公共卫生国际前沿丛书
翻译委员会

"十四五"国家重点出版物出版规划项目

公共卫生国际前沿丛书

丛书主译◎包 巍

OXFORD

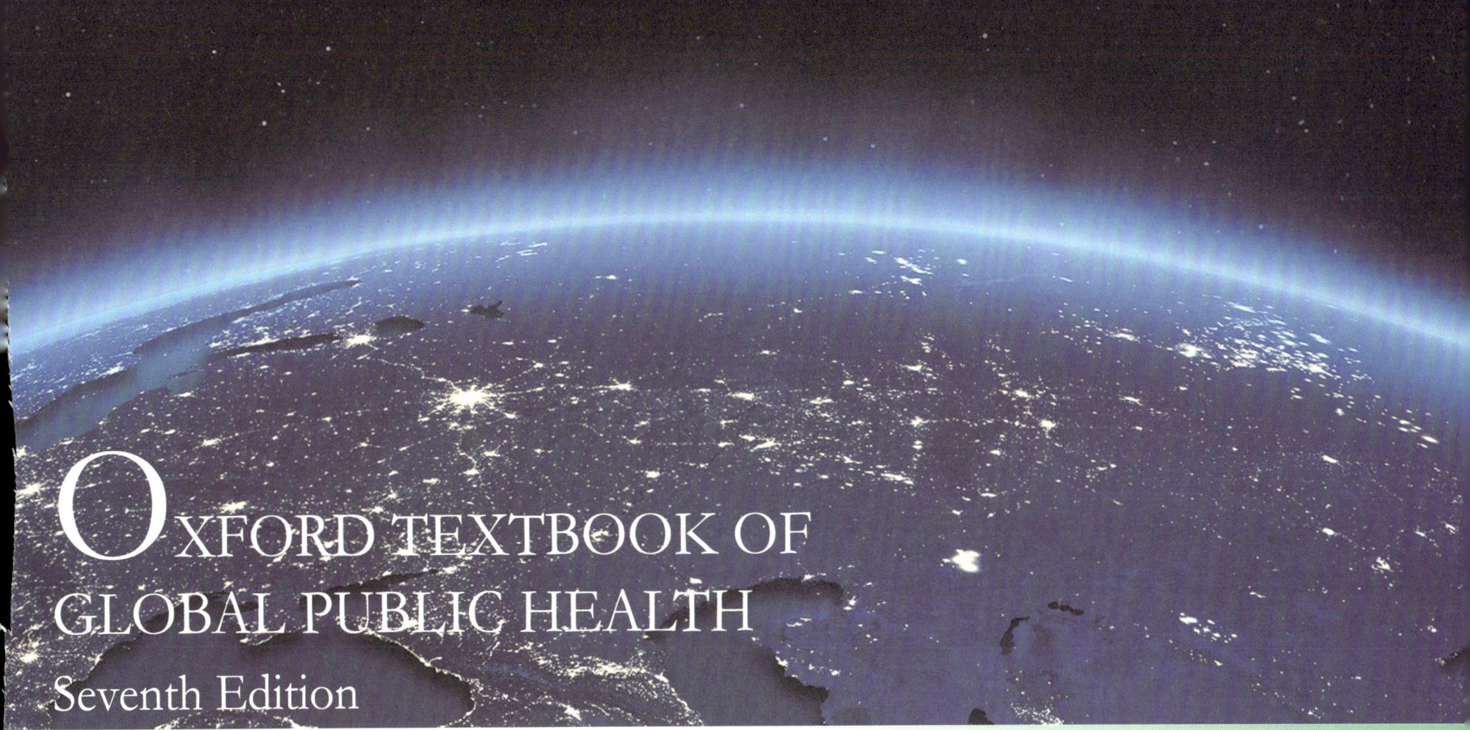

OXFORD TEXTBOOK OF GLOBAL PUBLIC HEALTH

Seventh Edition

Volume 3

牛津全球公共卫生教科书

（第7版）下册

〔美〕Roger Detels 〔南非〕Quarraisha Abdool Karim
〔澳〕Fran Baum 李立明 〔英〕Alastair H. Leyland ◎主编

李立明◎主审

叶冬青 包 巍◎主译

胡志斌◎执行主译

中国科学技术大学出版社

安徽省版权局著作权合同登记号：第 12242160 号

图书在版编目（CIP）数据

牛津全球公共卫生教科书．下册 /（美）罗杰·德特尔斯（Roger Detels）等主编；叶冬青，包巍主译．-- 合肥：中国科学技术大学出版社，2025. 5. --（公共卫生国际前沿丛书）. -- ISBN 978-7-312-06152-3

Ⅰ. R126.4

中国国家版本馆 CIP 数据核字第 2024GP2187 号

牛津全球公共卫生教科书（下册）
NIUJIN QUANQIU GONGGONG WEISHEN JIAOKESHU (XIACE)

出版 中国科学技术大学出版社
安徽省合肥市金寨路 96 号，230026
http://press.ustc.edu.cn
https://zgkxjsdxcbs.tmall.com

印刷 合肥华苑印刷包装有限公司
发行 中国科学技术大学出版社
开本 880 mm×1230 mm 1/16
印张 62.5
字数 1980 千
版次 2025 年 5 月第 1 版
印次 2025 年 5 月第 1 次印刷
定价 398.00 元

原著作者名单

Roger Detels

Distinguished Research Professor of Epidemiology and Infectious Diseases, Schools of Public Health and Medicine, University of California, Los Angeles, USA

Quarraisha Abdool Karim

Associate Scientific Director, CAPRISA, Professor in Clinical Epidemiology, Columbia University, Pro Vice-Chancellor (African Health), University of Kwazulu-Natal, South Africa

Fran Baum

Matthew Flinders Distinguished Professor of Public Health and Director of the Southgate Institute of Health, Society and Equity, Flinders University, Australia

Liming Li

Professor of Epidemiology, School of Public Health, Peking University Health Science Center, Beijing, China

Alastair H. Leyland

Associate Director and Professor of Population Health Statistics, MRC/ CSO Social and Public Health Sciences Unit, University of Glasgow, UK

译校人员名单

主　　审 李立明　北京大学

主　　译 叶冬青　安徽理工大学

包　巍　中国科学技术大学

核心译者（按姓氏笔画排序）

王　彤　山西医科大学

王　慧　上海交通大学

王军平　中国人民解放军陆军军医大学

王建明　南京医科大学

毛　琛　南方医科大学

叶冬青　安徽理工大学

包　巍　中国科学技术大学

吕　筠　北京大学

庄贵华　西安交通大学

刘雅文　吉林大学

闫永平　中国人民解放军空军军医大学

江　宇　中国医学科学院北京协和医学院

汤乃军　天津医科大学

孙　强　山东大学

苏　虹　安徽医科大学

杨维中　中国医学科学院北京协和医学院

李　颖　哈尔滨医科大学

吴群红　哈尔滨医科大学

何　纳　复旦大学

张　本　四川大学

张　军　厦门大学

张永红　苏州大学
陈　坤　浙江大学
陈　瑞　首都医科大学
陈卫红　华中科技大学
周脉耕　中国疾病预防控制中心
赵亚双　哈尔滨医科大学
胡东生　深圳大学
胡志斌　南京医科大学
胡国清　中南大学
段广才　郑州大学
施小明　中国疾病预防控制中心
贾　娜　军事医学研究院微生物流行病研究所
夏　敏　中山大学
徐桂凤　中国科学技术大学
唐金陵　深圳理工大学
黄存瑞　清华大学
曹广文　中国人民解放军海军军医大学
舒跃龙　中国医学科学院北京协和医学院病原生物学研究所
詹思延　北京大学
阚海东　复旦大学
缪小平　武汉大学
潘　安　华中科技大学

下册

执行主译　胡志斌　南京医科大学
副 主 译　段广才　郑州大学
夏　敏　中山大学
吴群红　哈尔滨医科大学

译　　者（按姓氏笔画排序）

丁　叶　南京医科大学
丁　玎　大连医科大学
马翔宇　中国人民解放军陆军军医大学
王建明　南京医科大学
龙金照　郑州大学
包　巍　中国科学技术大学
冯子健　中华预防医学会
朱黛云　军事医学研究院微生物流行病研究所
向　颖　中国人民解放军陆军军医大学
刘逸舒　南京医科大学
闫永平　中国人民解放军空军军医大学
汤乃军　天津医科大学
苏　虹　安徽医科大学
杨姗姗　中国人民解放军总医院
杨海燕　郑州大学
杨超杰　中国人民解放军疾病预防控制中心
李　颖　哈尔滨医科大学
李　霓　国家癌症中心
李丽萍　汕头大学
李瑞云　南京医科大学
吴　丹　南京医科大学
吴群红　哈尔滨医科大学
何　耀　中国人民解放军总医院
余灿清　北京大学
汪　宁　中国疾病预防控制中心
宋宏彬　中国人民解放军疾病预防控制中心
张　本　海南省人民医院
张永红　苏州大学
陆　慧　南京医科大学
陈帅印　郑州大学
苗豫东　郑州大学
林　苑　南京医科大学

总序一

随着国家经济实力的增强和国民生活水平的提高，我国正朝着“健康中国”的目标稳步迈进。在这一重要历史进程中，公共卫生扮演着至关重要的角色。作为一项关系人民大众健康的公共事业，公共卫生不仅是保障人民生命安全的重要手段，也是维护社会稳定、促进人民健康和福祉的重要基石，更是建设健康中国、筑牢中华民族伟大复兴的健康根基的重要组成部分。

为了促进我国公共卫生事业快速发展，引进学习国际上的新概念、新技术和新方法，中国科学技术大学公共卫生研究院和中国科学技术大学出版社协调组织引进并翻译了一套介绍公共卫生新技术、新方法和国际前沿研究成果的优秀著作，作为“公共卫生国际前沿丛书”出版，该丛书被列入“十四五”国家重点出版物出版规划项目。

英文原著经过业内顶尖专家团队精心筛选，均引自Oxford、Springer和Wiley等国际知名出版社，皆是本专业领域内填补空白的开创性著作或具有权威性的百科全书式经典著作。《免疫流行病学》《精准健康》《暴露组学方法与实践》《以生物样本库为基础的人群队列研究》均为各自前沿领域第一本著作；《ASPC预防心脏病学》是美国预防心脏病学会唯一冠名教材；《传染病流行病学》是美国高校研究生主流教材；《牛津全球妇女、儿童与青少年健康教科书》是牛津大学出版社的经典教科书之一，是英国医师协会（BMA）获奖图书；《牛津全球公共卫生教科书》更是享誉全球的大型参考书，包括上、中、下三册，被誉为公共卫生和流行病学领域的“圣经”，一直是公共卫生领域最全面的教科书，是公共卫生和流行病学专业人士和学生的重要资源，目前已出版第7版。本人应牛津大学出版社邀请，担任了《牛津全球公共卫生教科书》（第7版）英文版原著的主编之一，此次又应中国科学技术大学出版社邀请，担任中文版主审并为整套丛书作序推荐，期待丛书的出版能为广泛的公共卫生需求和现代卫生保健的优先事项提供全球化和更全面的视角。

“公共卫生国际前沿丛书”主审、主译团队阵容强大，包括来自中国疾病预防控制中心、国家心血管病中心、北京大学、清华大学、北京协和医学院、复旦大学、浙江大学、西安交通大学、中山大学、南京医科大学、天津医科大学、山西医科大学、华中科技大学、中南大学、吉林大学、厦门大学、山东大学、四川大学、哈尔滨医科大学、安徽医科大学、上海交通大学、南开大学、南方医科大学、首都医科大学、深圳大学、郑州大学、重庆医科大学、中国医科大学、苏州大学、中国人民解放军陆军军医大学、中国人民解放军军事科学院、中国人民解放军海军军医大学、中国人民解放军空军军医大学、安徽理工大学、中国科学技术大学等公共卫生领域顶尖的专家学者。本套丛书的出版是对"名家、名社、名译、名著"出版理念的最好注脚和诠释。

中国在全球公共卫生领域发挥着不可或缺的重要作用，此次翻译工作是促进国内和国际公共卫生与疾病防控接轨的重要举措和手段，对促进我国公共卫生事业发展和广泛传播医学创新知识与成果具有重大意义，将助推高水平公共卫生学院发展、高层次公共卫生人才培养和高层次公共卫生教材建设，并为我国高质量的公共卫生事业发展做出积极的贡献。

李立明

2024年8月于北京大学

总序二

人民生命健康是社会文明进步的基础。习近平总书记多次强调，坚持以人民为中心，保障人民生命安全和身体健康，建设健康中国，筑牢中华民族伟大复兴的健康根基，必须构建强大的公共卫生体系。引进出版“公共卫生国际前沿丛书”正是贯彻落实习近平总书记关于保障人民生命健康系列重要讲话、指示精神，引进学习国际上的新概念、新技术和新方法，助力我国公共卫生科学基础和体系建设的具体行动。

“公共卫生国际前沿丛书”由中国科学技术大学公共卫生研究院和中国科学技术大学出版社协调组织全国公共卫生与预防医学领域的顶尖专家共同翻译出版。公共卫生研究院由中国科学技术大学、中国科学院武汉病毒研究所和武汉市金银潭医院三方共建，于2022年11月16日正式揭牌成立。公共卫生研究院以国家需求为导向，以新医科建设为抓手，秉持“理工医交叉融合、医教研协同创新”的发展理念，是我校生命科学与医学部的重要组成部分，也是“科大新医学”发展的重要支撑和组成部分。我校出版社作为一流研究型大学的出版社，以传播科学知识、服务高校教学科研和人才培养、弘扬优秀传统文化为己任，实施精品战略，寻求重点突破，在科技、教育、科普、医学等领域形成了特色体系，出版了一批双效俱佳的精品力作，数百种图书荣获国家图书奖、中国图书奖、中宣部“五个一工程”奖、中国出版政府奖、中华优秀出版物奖等国家和省部级奖项。

这套丛书的出版得到了我校生命科学与医学部以及杨元庆校友的大力支持！杨元庆校友长期关心母校发展，2020年他向中国科学技术大学教育基金会定向捐款设立了杨元庆公共卫生基金，在推动我校公共卫生研究院和公共卫生与预防医学学科建设、开展公共卫生与健康系列讲座、专著引进与出版等方面发挥了重要作用。

我很欣喜地得知,这套丛书近期入选了“十四五”国家重点出版物出版规划项目。衷心感谢参与这套丛书翻译出版工作的所有专家学者和编辑。希望本套丛书的出版能够助力我国公共卫生事业再上一个新的台阶,为促进我国人民生命健康和人类命运共同体做出重要贡献。

包信和

2024年9月于中国科学技术大学

前言

公共卫生是我们作为一个社会为保障人们健康的各种条件所采取的集体行动。这就要求人们能够成功地应对对公众健康造成的持续和新出现的威胁……通过由公共卫生部门领导的有效、有组织和持续的努力。

——医学研究所(1988)

公共卫生实践从未如此重要。人类健康面临的社会、经济、政治和环境威胁在21世纪不断累积。本书通过49章内容提供了公共卫生实践如何有助于减少这些威胁的最新说明,每一章均由领域内的专家撰写。本书明确了公共卫生是地方、国家和全球关注的主题以及政府和公共机构的主要责任,为了促进公众健康,规范私营行业必要而紧迫。本书的章节涉及公共卫生实践,表明了对公共卫生的广泛关注,以及公共卫生比以往任何时候都更加是全球关注的问题,需要全球、国家、区域和地方范围内的有效治理,以确保预期寿命继续延长,并扭转一些国家出现的预期寿命逆转。本书侧重于将人口科学方法应用于公共卫生,通过干预措施和方法应对主要挑战。本书各章节为公共卫生战略提供了证据,必要时应重新评估优先事项,认识到不断变化的疾病负担和发生疾病的环境,并提出新的干预策略建议。

本书从讨论非传染性疾病的主要类别开始,包括心血管和呼吸系统疾病以及癌症。第八部分包括关于肥胖、缺乏身体活动和糖尿病的单独章节,反映出人们越来越关注这些疾病的患病率和对全球健康的影响。关于肥胖的一章对健康的商业决定因素进行了着重讨论,非常清楚地提示了营销和自由贸易如何使不健康的高脂肪、高糖食品和饮料更容易获得。这一部分还包含了一系列关于传染病的章节,包括关于结核病、疟疾、肝炎、新出现和再次出现的感染以及生物恐怖主义威胁的章节。这些疾病共同代表了健康主要优先事项:自20世纪初以来,结核病是造成10亿人死亡的原因,2016年全世界有630万例新报告结核病病例;疟疾每年造成近50万人死亡,自2015年以来,这一数字已停滞不减;3.28亿人慢性感染乙型和丙型肝炎病毒,每年有100万人死亡。在概述问题及其原因的同时,每一章都讨论了可能的解决方案,包括国家和国际疾病控制与预防战略。如果没有在上述每个疾病领域取得重大进展,联合国确定的2030年可持续发展目标将无法实现。

在关于烟草、酒精、药物滥用、伤害和暴力等公共健康危害的第九部分中,继续强调为预防疾病和促进健康而采取的干预措施。例如,监管、强制和激励措施与公共教育,以及通过卫生保健服务来管理高风险个人的策略。然而,我们应当清楚,那些对健康干预措施和环境可及性较差的群体通常面临最大的风险。

第十部分考虑了不同人口群体的公共卫生需求,特别关注因一系列原因易受公共卫生危害和疾病风险影响的群体,并在本次修订中重点强调了气候变化对健康状况的不公平影响。各章节概述了家庭、妇女、儿童、青少年、老年人、少数民族、残疾人以及被迫移徙者和流离失所者的需求。虽然在预防儿童死亡方面取得了重大进展,但2017年5岁以下儿童死亡人数达到惊人的540万。目前存在着有史以来规模最大的青少年群体,他们的健康和福祉日益受到城市化、移徙、全球通信、经济发展和地球生态系统可持续性等全球因素的影响。关于残疾人的一章指出,世界上有15%的人口有残疾,公共卫生必须在社会决定因素框架内制定应对措施,以解决贫困和失业等根本问题。关于土著人口、监狱和公共卫生的章节同样强调了社会决定因素的重要性,并表明欧洲殖民的影响持续了几个世纪,给全世界土著人口造成了多种健康问题。第10.7章指出,随着世界面临全球化和气候变化等健康问题,土著人口的认知和生存方式可能为应对这些挑战提供重要的依据。这些章节共同强调了公共卫生在分析这些处于边缘地位的人口的健康需要,倡导他们的健康权益,创造健康生活条件方面的重要性。这些章节为减少国家内部和国家之间的卫生不平等提供了明确的方向。

第十一部分分析了改善人口健康和减少健康不公平现象所需的核心公共卫生技能。这部分以关于需求概念的章节开头,该章节表明,能否受益于卫生干预与社会干预的原理是密不可分的。跨部门间采取行动通常至关重要,章节中关于控制非传染性疾病和传染病的当前策略即是例证。关于非传染性疾病的政治经济学的一章还表明了公共卫生的政治性质,以及公共卫生从业人员理解这一点对其实践影响的重要性。随后的一系列章节概述了通过卫生部门进行干预的潜力,包括医疗保健服务、人群筛查和环境卫生实践。公共卫生人力的部分包括培训社区卫生工作者和公共卫生专业人员以满足公共卫生需求的章节,还有关于规划和应对公共卫生突发事件(包括化学和辐射突发事件)的章节。

在本书的最后一部分,Quarraisha Abdool Karim和Roger Detels对公共卫生问题的干预必须由公共部门主导的假设提出了质疑。他们描述了强有力的私营部门公共卫生干预倡导者发挥的更大作用，同时提到应注意这种方法所面临的一些挑战以及政府管理和治理作用的重要性。Tedros Adhanom Ghebreyesus(世界卫生组织总干事)在结语中评论了本书前几章中提出的几个关键问题，分析了全球公共卫生界目前面临的紧迫挑战，并强调公共卫生是推动积极变革的强大动力，从而大幅改善所有人的健康和生活。他特别指出，空气污染已成为一个更加关键的问题，需要跨部门应对。世界卫生组织(World Health Organization，WHO)预计，在2030年至2050年期间，每年将约有25万人死于气候变化对健康的影响。

本书展现了我们所处世界的动态变化本质，以及新老健康威胁如何相互作用，为了迎接这些公共卫生挑战，我们需要提出创造性的应对方案。

目录

第八部分　主要的健康问题

8.1 心血管疾病流行病学与预防

8.1.1 引言

心血管疾病(cardiovascular disease,CVD)是发病和死亡的首要原因,根据2015年的最新数据表明,全球心血管疾病患病人数约为4.227亿例,死亡人数约为1 790万人(Roth et al.,2017),预计到2030年将增长至2 360万例,这些死亡人数的80%发生在中低收入国家(WHO,2011)。它是非传染性疾病(non-communicable diseases,NCDs)的主要因素,目前已经成为了全球发病率和死亡率最高的疾病类型。冠心病、外周动脉疾病、心力衰竭和中风等心血管疾病的发病率,以及主要危险因素的患病率,在地理区域、性别和种族背景上存在较大差异。多项流行病学研究为心血管疾病的发展和预后相关的危险因素提供了宝贵的见解,随机临床试验也已经证明了预防多种主要危险因素对心血管疾病的一级和二级预防具有一定价值。本章将讨论心血管疾病的流行病学、相关危险因素及其防控证据、心血管疾病风险评估,以及通过控制心血管疾病危险因素以预防心血管疾病的证据。

8.1.2 定义、发病率和分布情况

心血管疾病包括冠心病、心力衰竭、风湿热/风湿性心脏病、中风和先天性心脏病等。缺血性心脏病通常是心血管疾病的主要表现形式,在男性中因心血管疾病导致死亡的占46%,在女性中占38%,紧随其后的是脑血管疾病,分别占据了34%和37%(WHO,2011)。然而,在全球范围内某些地区,超过50%的心血管疾病死亡是缺血性心脏病导致的,且存在明显的地区差异(Roth et al.,2017)(图8.1.1)。在20世纪的大部分时间里,西方国家的心血管疾病的负担最高,但现在心血管疾病的死亡率最高的地点位于某些中亚和中东地区(Roth et al.,2017)。根据2012—2015年心血管疾病、冠心病和中风的国家死亡率(每10万人)数据表明,俄罗斯联邦男性(分别为1 041,709和204)和女性(分别为433,286和106)的死亡率最高,以色列男性和法国女性的死亡率最低(男性分别为96,45和20;女性分别为40,9和12),美国处于中间水平(男性分别为234,124和27;女性分别为117,48和20)(Benjamin et al.,2018)。

在美国,2011—2014年CVD的总患病率(包括高血压)从20岁至39岁男性的13.5%急剧上升到80岁以上男性的84.4%;女性的相应数值为11.5%和86.5%(Bejjemam et al.,2018)。

值得注意的是,在过去30年里,美国的男性和女性心血管疾病死亡率都显著下降。尽管自1985年以来,女性的心血管疾病死亡率一直高于男性,然而最近几年,女性的死亡人数却少于男性。这些下降可以被归因于心血管疾病及其相关危险因素的治疗方法的改善,以及生活方式因素的改善等,例如吸烟率的显著下降,只是日益严重的肥胖流行预计将抵消部分心血管疾病死亡率的下降。

心肌梗死、心绞痛和冠状动脉猝死是冠心病的主要临床表现。最初,约三分之一的冠心病病例表现为

突发性冠状动脉猝死。其他形式记录在案的冠心病包括因严重动脉粥样硬化而进行的手术,例如冠状动脉搭桥手术(coronary artery bypass grafting,CABG)或经皮冠状动脉介入术(percutaneous coronary intervention,PCI),包括血管成形术和支架植入术。通过冠状动脉造影、超声心动图、核心肌灌注显像、磁共振成像或计算机断层扫描以及冠状动脉钙化扫描等检查证实存在明显冠心病。然而,由于用于确诊患有冠心病的定义标准存在差异,这些患者通常不会住院治疗或出现严重的冠心病事件,因此在流行病学研究或临床试验中,尤其是在评估终点时,这些个体通常不被计算为发生冠心病的案例或现有病例。非致命性心肌梗死、致命性心肌梗死或冠状动脉猝死通常被视为严重的冠状动脉"硬化"的终点,而"广义"的冠心病可能还包括需住院治疗的心绞痛以及经皮冠状动脉介入术或冠状动脉搭桥手术。

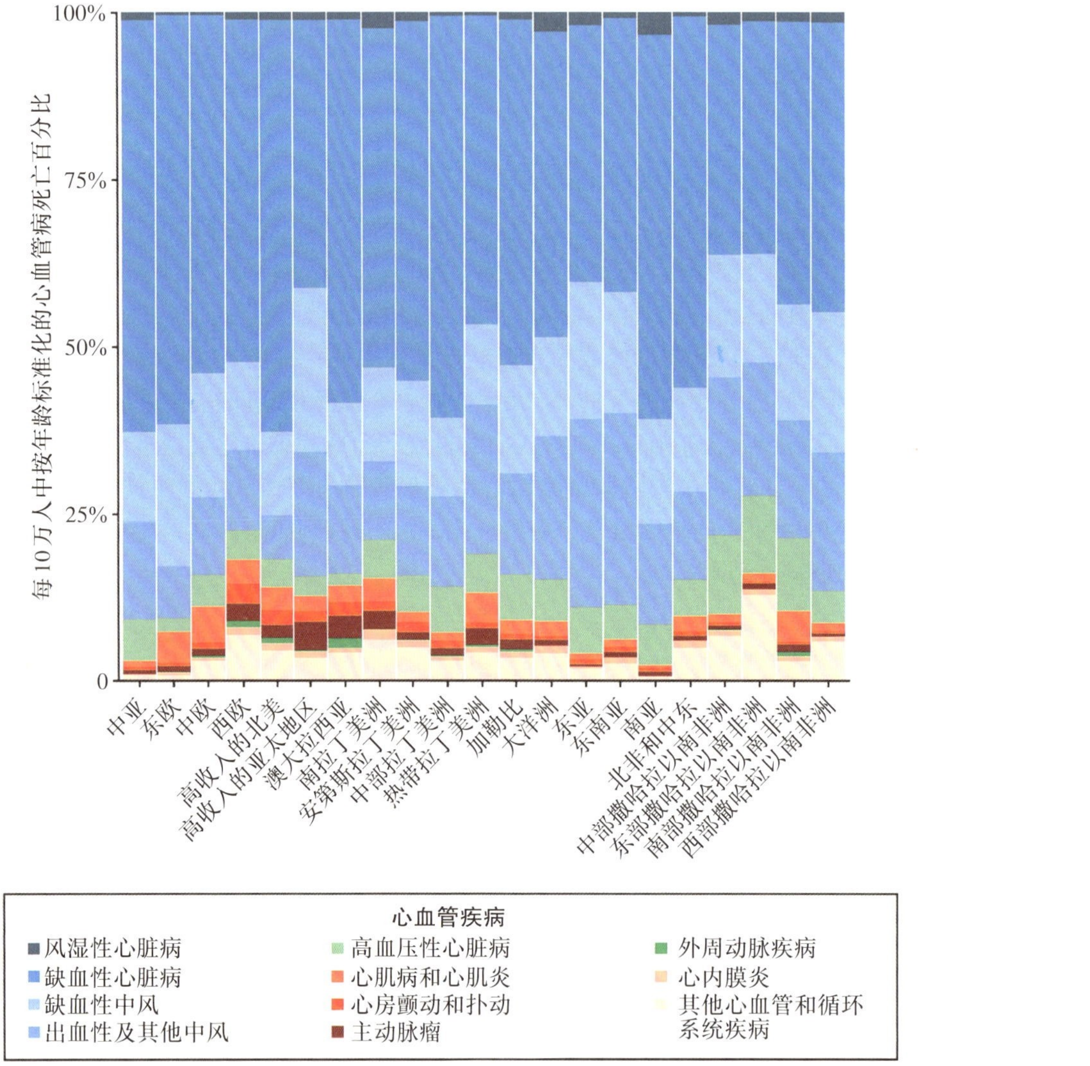

图8.1.1 全球21个疾病负担地区按原因分列的年龄标准化心血管疾病死亡的相对分布情况

资料来源:Roth GA,Johnson C,Abajobir A,et al.Global,Regional,and National Burden of Cardiovascular Diseases for 10 Causes,1990 to 2015.J Am Coll Cardiol.2017 Jul 4;70(1):1-25 under a CC BY 4.0 license.

在美国,冠心病的患病率因年龄和性别而有显著不同。根据2011—2014年的最新统计数据显示,美国20岁及以上的成年人中有1 650万人患有冠心病;这种患病率在美国不同种族和性别之间存在很大差异。例如,对于男性来说,尽管总体患病率为7.4%,但非西班牙裔白人男性的患病率为7.7%,黑人男性为7.1%,墨西哥裔美国男性为5.9%,亚洲男性为5.0%。而对于女性来说,总体患病率为5.3%,非西班牙裔白人女性为5.3%,黑人女性为5.7%,墨西哥裔美国女性为6.1%,亚洲女性为2.6%。美国每40秒就有一个人心脏病发作,在75岁以下的男性和女性中,所有心血管疾病导致死亡的病例中,冠心病占据了一半以上,男性和女性冠心病的终身风险(≥2个主要危险因素)分别为37.5%和18.3%(Benjamin et al.,2018)。

心血管疾病的其他重要表现包括脑血管疾病(包括中风和短暂性缺血性发作)、心力衰竭、心房颤动,以及外周动脉疾病等,比较少见但仍具有重要意义的疾病还有瓣膜心脏病、风湿性心脏病以及细菌感染和瓣膜内膜炎。

脑血管疾病包括中风和暂时性缺血发作(transient ischaemic attack,TIA)。在美国,40岁以下人群中风的患病率低于1%,而在80岁及以上的人群中男女患病率均为14%。据估计,美国20岁及以上的成年人中,有720万人曾经患过中风;每年估计有79.5万人经历新发或复发的中风,其中约有61万人是首次发病。在所有中风病例中,约87%是缺血性中风,10%是脑出血性中风,3%是蛛网膜下腔出血性中风(Benjamin et al.,2018)。经医生诊断的暂时性缺血发作的患病率约为2.3%,相当于500万人,但真实患病率可能更高,因为许多具有与暂时性缺血发作一致的神经症状的人没有向医疗保健提供者报告。大约12%的中风病例在发生中风前会出现暂时性缺血发作症状。

尽管过去30年来,心血管疾病(尤其是冠心病和中风)导致的死亡率大幅下降,但心血管疾病导致的住院率却在增加,其中心力衰竭导致的住院次数在1980年至2010年间增加了一倍以上(2010年在美国达到1 023 000次)。预计到2030年,这一数字将再增长25%。心力衰竭的患病率在40岁以下的人群中低于1%,而在80岁及以上的男性和女性中分别为14.1%和13.4%。

外周动脉疾病在美国40岁及以上的人群中广泛存在,约有850万人受到影响,是与发病率和死亡率显著相关的心血管疾病。这种疾病在55岁以上的老年人中最为常见,在大多数情况下没有症状,可以通过多普勒仪测量踝臂指数来诊断,当数值<0.9时可以诊断为外周动脉疾病。美国人口中外周动脉疾病的患病率约为7.2%;只有约10%的外周动脉疾病患者实际上出现间歇性跛行(或腿痛)的典型症状(Benjamin et al.,2018)。

瓣膜性心脏病,包括主动脉瓣、二尖瓣和三尖瓣疾病,在45岁以下的人群中患病率约为0.3%,而在75岁及以上的人群中患病率高达11.7%。虽然风湿性心脏病在发达国家不常见,但在非洲、亚洲和太平洋地区影响了超过1 500万人,每年导致超过20万人死亡。感染性心内膜炎相对较少见,其起因是在心脏瓣膜表面形成非细菌性血栓性心内膜炎,形成细菌血症,并与血液中的细菌相互黏附,普通人群的发病风险低至每1 400万人中才会有1例(Benjamin et al.,2018)。

8.1.3 心血管疾病的危险因素

"弗莱明翰心脏研究"(Framingham Heart Study)是一项重要的针对心血管疾病进行大规模追踪的流行病学研究。该研究始于1948年,地点位于美国马萨诸塞州的小镇弗莱明翰。最初的研究对象为5 209名年龄在30至62岁之间的参与者,他们每两年接受一次身体检查、危险因素评估,并进行心血管事件的监测(Wong,Levy et al.,2013)。弗莱明翰心脏研究对于最初确定与心血管疾病风险增加有关的危险因素起到了重要作用,并且在1961年首次提出了被广泛应用于许多不同医学领域的"危险因素"(risk factors)这一术语(Kannel et al.,1961)。随着弗莱明翰心脏研究和其他研究人员对于心血管疾病的主要危险因素的认识提高,推动了1960年代针对吸烟、1970年代针对高血压以及1980年代针对高胆固醇血症等重要公共卫生举措。近年来,肥胖和体力活动缺乏也被认为是心血管疾病的关键危险因素,糖尿病现在也被广泛认为是冠心病的危险因素,并且主要心脏代谢危险因素的组合,通常被称为代谢综合征,受到了研究人员和临床界的广泛关注(Grundy et al.,2005)。危险因素往往会共同出现,危险因素的数量和共存情况与冠心病的发病率直接相关(图8.1.2)。值得注意的是,弗莱明翰心脏研究首次引入了冠心病的多变量或终身风险预测评分工具概念(关于终身风险预测评分的细节请参见下文)(Wilson et al.,1998)。

家族史和基因组学。早发冠心病家族史是一个确定但无法改变的冠心病的危险因素,并且有时是使个体易患早发冠心病的最关键且唯一的危险因素(Hopkins et al.,2000;Williams et al.,2001)。大部分年轻患者发生的心肌梗死和中风被认为与遗传或家族易感性有关,因此,了解个体的家族史可以帮助指导预防措施。

一般将早发冠心病家族史定义为:男性一级亲属在45岁以下首次发生冠心病,女性一级亲属在55岁以下首次发生冠心病。患有早发冠心病的亲属人数也被认为是一个重要因素,因为发现那些仅有一个患病亲属的人患冠心病的风险是没有任何患病亲属的人的4倍,而那些有2个及以上患病亲属的人患冠心病的风险可能比没有任何患病亲属的人高出12倍以上(Hopkins et al.,2000)。此外,有研究显示,所有早发冠心病中35%的患者集中在3.2%的家庭中,且都有很明显的冠心病阳性家族史。家族性高胆固醇血症(familial hypercholesterolemia,FH)是一种常染色体显性遗传疾病,与极高水平的总胆固醇和低密度脂蛋白胆固醇(通常报告为总胆固醇水平超过500)相关,患者从父母一方或双方(纯合子)继承一个有缺陷的低密度脂蛋白胆固醇受体基因。已知患者在20岁前发生心肌梗死并且死亡,家族性高胆固醇血症是最广泛研究的导致冠心病的遗传条件之一。其他导致高血压、肥胖、糖尿病和其他主要心血管危险因素的遗传缺陷也已被确定,并且这些缺陷是重要的研究对象(Williams et al.,2001)。

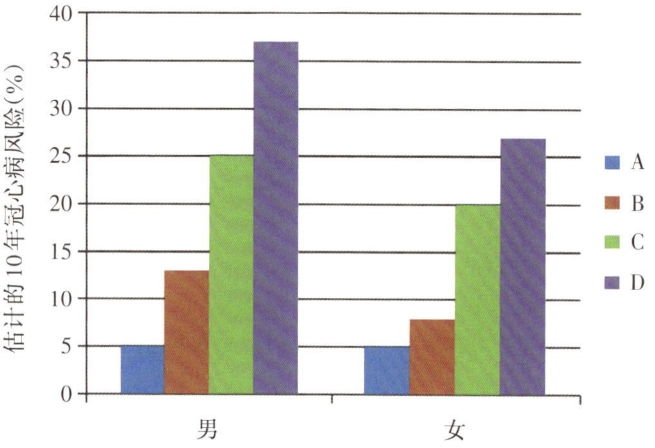

	A	B	C	D
血压(mmHg)	120/80	140/90	140/90	140/90
总胆固醇(mg/dl)	200	240	240	240
高密度脂蛋白胆固醇(mg/dl)	50	50	40	40
糖尿病	否	否	是	是
香烟	否	否	否	是

图8.1.2 根据各种危险因素的水平,评估55岁成人的10年冠心病风险:弗莱明翰心脏研究

资料来源:Wilson PWF et al.Prediction of Coronary Heart Disease Using Risk Factor Categories.Circulation. 1998(97): 1837-47.

近年来,随着整个人类基因组测序能力的进步,已经识别了关键的单核苷酸多态性(single nucleotide polymorphisms,SNPs),尽管需要更高的阈值才能确认显著的统计关系($p=10^{-8}$),但也发现其与冠心病相关联的可能性(Schunkert et al.,2011),其中一个因与冠心病有显著的关联而引起了重要关注的是9p21(Palomaki et al.,2010)。然而,与传统的危险因素相比,这些SNPs在提高冠心病预测方面的能力还很有限,因为迄今为止尚未证明其具有临床实用性,所以目前的指南尚未推荐基因组筛查。

最近孟德尔随机化研究在评估终身暴露于特定危险因素(或无危险因素)对冠心病风险的影响方面的新作用得到了极大关注。例如,在一项涉及312 321名参与者的荟萃分析研究中,研究了长期暴露于较低低密度脂蛋白胆固醇对冠心病风险的影响,结果发现通过6个不同基因中的9个多态性的自然随机分配与较低的低密度脂蛋白胆固醇相关,每降低1 mmol/L的低密度脂蛋白胆固醇将导致冠心病风险降低55%,这个效果约为晚年使用他汀药物治疗所观察到的效果的三倍(Ference et al.,2012)。

糖尿病和代谢综合征。糖尿病是冠心病的主要危险因素,并与冠心病、中风、慢性肾脏和周围血管疾病的风险增加显著相关(Kaseta,Sowers,2005),在不同性别和种族间,患病率存在很大的差异。在2011—2014年间,美国成年人中,经医生诊断的糖尿病的患病率在白人中最低(女性7.4%,男性8.0%),而在非西班牙裔黑人中最高(女性13.6%,男性14.1%)(Benjamin et al.,2018)。

超过四分之三的糖尿病患者死于心血管并发症，尽管外周动脉疾病和心力衰竭是糖尿病患者最常见的初始心血管疾病表现之一，但最常见的死因是心肌梗死和中风。已有研究表明，与未知心脏病的糖尿病患者相比，没有心脏病的糖尿病患者的冠心病风险与有冠心病（但没有糖尿病）的再发冠心病事件相似，尽管最近的研究表明这并非总是如此，近期的荟萃分析显示没有冠心病的糖尿病患者未来冠心病事件的风险约为有冠心病的患者（但没有糖尿病）的一半，但鉴于这一点，国家胆固醇教育计划仍将糖尿病确定为冠心病的等同危险因素（成年人高血胆固醇检测、评估和治疗专家小组，2001）。基于人群研究（例如弗莱明翰心脏研究）表明，与未患糖尿病的男性相比，糖尿病男性患者患心血管疾病的风险增加2～3倍，而在女性中，相应的风险增加3～7倍。

糖尿病通常通过糖化血红蛋白（HbAlc）水平大于等于6.5%，空腹血糖浓度高于126 mg/dL（7 mmol/L）或非空腹状态下胰岛素分泌试验后2小时血糖浓度超过200 mg/dL（11.1 mmol/L）来诊断（美国糖尿病协会，2018）。糖尿病前期诊断标准为空腹血糖浓度为100～125 mg/dl或偶发血糖浓度为140～199 mg/dl。

临床试验结果表明，对于糖尿病患者通过加强血糖控制是否能够降低心血管疾病发生率的结果并不一致。英国前瞻性糖尿病研究（The United Kingdom Prospective Diabetes Study，UKPDS）最早显示，新诊断2型糖尿病患者采用加强降糖治疗后，心肌梗死风险减少16%，但此结果并没有显著性（p=0.052），而该研究的10年后随访结果显示，心肌梗死的风险减少了15%，并具有显著性（p=0.01）（Holman et al.，2008）。此外，对1型糖尿病患者进行的糖尿病控制和并发症试验做了类似的延期随访。该试验在随机试验结束时并未显示出心血管疾病发病率的显著减少，但多年后的随访结果显示，最初进行的加强降糖治疗仍然具有效果，可以将任何心血管疾病的风险降低42%（糖尿病控制和并发症试验，2005）。这种随机血糖治疗的持续后试效应被称为“血糖遗留”效应。然而，最近的3项重要的随机临床试验[（行动控制心血管风险，Action to Control Cardiovascular Risk in Diabetes，ACCORD），ADVANCE和退伍军人事务糖尿病试验（Veterans Affairs Diabetes Trial，VADT）]并未表明加强降糖治疗（使HbA1c值达到6%～6.5%）相比于将HbA1c值维持在7%～9%范围内的标准维持治疗对心血管事件发生率有显著的降低作用。

事实上，在ACCORD试验中，随机分配到加强治疗组的患者心血管疾病的死亡率更高（糖尿病研究组中控制心血管风险行动，The Action to Control Cardiovascular Risk in Diabetes Study Group，2008），尽管这种增加的风险仅限于那些既往患有大血管疾病的患者，以及由于加强治疗而导致的血糖降低失败的患者；对于病情较轻的糖尿病患者（例如为新诊断病例且之前没有大血管疾病的患者），其主要终点的效益是明显的。在ACCORD的一项重要血脂研究中，检验了将纤维酸衍生物非诺贝特（fenofibrate）或安慰剂添加到目前的他汀类药物治疗中，结果显示在降低心血管事件发生率方面并没有益处（尽管在高甘油三酯和低高密度脂蛋白胆固醇亚组中有益处）。此外，在ACCORD的血压亚组研究中，相比于将收缩压维持在低于140 mmHg，维持在低于120 mmHg并没有在降低心血管疾病风险方面提供显著的益处，尽管在降低中风风险方面具有明显的益处。

然而，最近的新型糖尿病药物，特别是SGLT-2抑制剂和GLP-1受体激动剂，被证明在心血管结局试验中有益。SGLT-2抑制剂通过尿液排泄降低血糖，并对身体具有其他好处，如降压、改善动脉僵硬度、减轻体重/脂肪堆积和减少氧化应激的影响等。首批利用药物恩格列净（empagliflozin）对患有糖尿病和已确诊心血管疾病患者进行了EMPA-REG测试，结果显示主要复合心血管结局的风险显著降低了14%，而心血管疾病死亡率降低了38%，心力衰竭住院率降低了35%（Zinman et al.，2015）。随后，涉及卡格列净（canagliflozin）的CANVAS试验针对复合心血管结局风险和心力衰竭住院率显示了类似的益处，但在心血管死亡率方面没有明显的益处（Neal et al.，2017）。GLP-1受体激动剂是基于胃肠激素的治疗，可以促进胰岛素分泌，并抑制胰高血糖素分泌，并可能具有其他效应，包括降低炎症、血压、体重以及改善β细胞功能。涉及利拉鲁肽（liraglutide）的LEADER试验是第一个以GLP-1受体激动剂为驱动的心血管结局试验，结果显示主要复合心血管结局的风险显著降低了13%（Marso et al.，2016）。

尽管代谢综合征的概念在最近几年中已逐渐减弱，但这种疾病是指一系列与未来发生糖尿病和心血管疾病风险高度相关的心脏代谢危险因素的组合，对于界定具有多个危险因素者，以及可能受益于更加集中、统一的危险因素改善方法的人来说，仍然很有用。研究表明，30%～40%的美国成年人患有代谢综合征，在

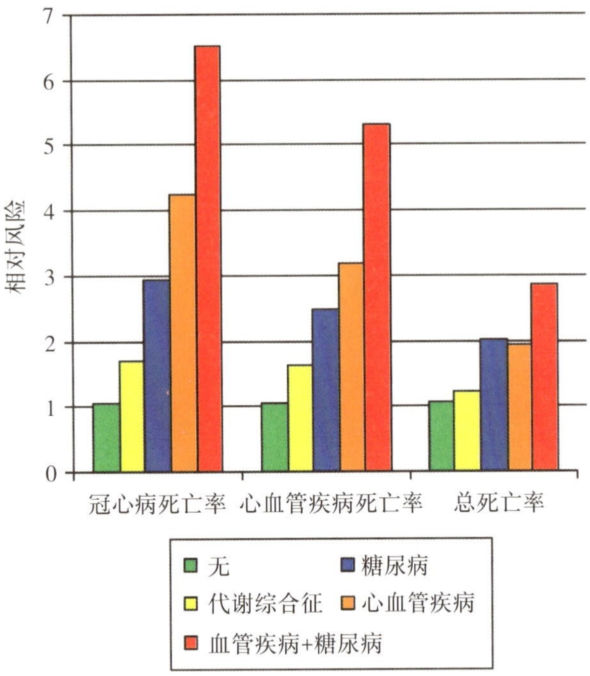

图8.1.3 美国成人中伴和不伴糖尿病的冠心病、心血管疾病和所有原因的相对风险:NHANES Ⅱ:1976—1980随访研究(平均13年随访)

资料来源:Malik S, Wong ND, Franklin SS, et al. Impact of the metabolic syndrome on mortality from coronary heart disease, cardiovascular disease, and all causes in United States Adults.Circulation;2004: 110: 1239-44.

一些地区,如中东地区的患病率更高。某些代谢综合征的定义将胰岛素抵抗或腹部肥胖视为必要条件,其他条件包括高血压、高密度脂蛋白胆固醇降低、甘油三酯升高和空腹血糖异常等。美国心脏协会/国家心肺血液研究所(The American Heart Association/National Heart Lung and Blood Institute)的定义(Grundy et al., 2005)要求至少具备以下五个标准中的三个:腹部肥胖(定义为女性腰围>35英寸或男性>45英寸);高密度脂蛋白胆固醇水平降低(男性<40 mg/dL,女性<50 mg/dL);甘油三酯水平升高(空腹三酰甘油水平>150 mg/dL);高血压(舒张压>85 mmHg或收缩压>130 mmHg,或者正在接受降压治疗);或空腹血糖异常[定义为≥100 mg/dL(5.6 mmol/L),或者正在接受降糖治疗]。需要注意的是,其他定义也存在,例如国际糖尿病联合会的定义,其中要求测量欧洲白人的腹部肥胖情况(男性腰围>94 cm,女性腰围>80 cm),以及大多数亚洲和中南美洲血统的人群(女性腰围>80 cm,男性腰围>90 cm定义为腹部脂肪增多)(Alberti et al.,2005)。

多项研究表明,代谢综合征患者未来发生心血管疾病的风险增加。在美国成年人中,已经显示出与代谢综合征、代谢综合征合并糖尿病或既往心血管疾病以及代谢综合征合并心血管疾病和糖尿病相关的冠心病、心血管疾病和总死亡风险逐步增加的关系(图8.1.3)(Malik et al.,2004)。

高血压。血压升高,特别是收缩压升高,与患冠心病和中风的风险呈强烈正相关。目前,高血压定义为收缩压为≥130 mmHg,舒张压≥80 mmHg(或服用降血压药物)。根据2017年新的ACC/AHA指南,收缩压为130～139 mmHg或舒张压为80～89 mmHg被定义为1期高血压,收缩压为≥140 mmHg或舒张压≥90 mmHg被定义为2期高血压(Whelton et al.,2018)。2011年至2014年美国NHANES数据显示,美国约有45.6%的成年人(1.033亿)被诊断患有高血压,其中36.2%(8 190万人)被建议接受高血压治疗,在接受治疗的患者中,53.4%(2 920万人)的血压仍高于目标血压(Muntner et al.,2018)。高血压的患病率随着年龄的增长而显著增加,基于之前的140/90 mmHg的临界值,35岁以下人群的患病率低于10%,随着年龄的增长逐渐增加,75岁及以上人群的患病率超过70%,而且55岁以上的男性患病率高于女性,但65岁以上的女性患病率高于男性(75岁及以上的女性患病率可达到81.2%)。值得注意的是,单纯性舒张性高血压(收缩压<140 mmHg且舒张压≥90 mmHg)好发于50岁以下人群,而单纯性收缩性高血压(收缩压≥140 mmHg且舒张压<90 mmHg)在60岁以上人群中占主导地位(Franklin et al.,2001)。

血压超过115/75 mmHg(收缩压/舒张压)后每升高20/10 mmHg,死于冠心病、中风或心血管疾病的风险就会增加一倍。大量临床试验表明,降低血压可显著降低患心血管疾病、中风和终末期肾病的风险。一项大型Meta分析结果显示,与安慰剂组相比,积极的高血压治疗(包括尽早使用低剂量利尿剂、β受体阻滞剂、ACE抑制剂或钙拮抗剂)可显著降低36%心力衰竭风险、降低33%中风风险、降低16%CHD风险、降低15%CVD死亡风险,总体CVD风险降低了25%,总死亡率降低了12%(Prospective Studies Collaborative et al., 2002;Elliott et al.,2005)。值得注意的是,最近具有里程碑意义的收缩压干预试验(Systolic Blood Pressure Intervention Trial,SPRINT)结果表明,那些没有糖尿病但心血管风险较高的参与者,目标收缩压<120 mmHg,而不是<140 mmHg(实际收缩压为121～136 mmHg),由于干预组的明确获益,显示其心血管疾病风险降低了

25%,心力衰竭住院率降低了38%,心血管死亡率降低了43%,因此提前停止了干预,全因死亡率也显著降低了27%(SPRINT Research Group et al.,2015)。

血脂异常。长期以来,总胆固醇和低密度脂蛋白胆固醇(low density lipoprotein cholesterol,LDL-c)水平升高被认为是冠心病的主要危险因素。总胆固醇和LDL-c与冠心病的风险之间存在直接的线性关系。例如,与总胆固醇水平为200 mg/dL的人相比,总胆固醇水平为240 mg/dL的人患冠心病的风险大约增加了两倍,而总胆固醇水平为300 mg/dL的人患冠心病的风险增加了四倍。然而,患有冠心病的人与未患有冠心病的人之间的总胆固醇或LDL-c水平存在显著重叠,并且约有三分之一的心脏病发作发生在总胆固醇水平低于200 mg/dL的人身上。更重要的是,无论总胆固醇水平如何,高密度脂蛋白胆固醇(high density lipoprotein cholesterol,HDL-c)的降低(通常定义为男性<40 mg/dL,女性<50 mg/dL)都与冠心病风险增加密切相关(Castelli et al.,1986)。例如,在总胆固醇水平从<200 mg/dL到>260 mg/dL的范围内,14年冠心病发病率仅在11.2%~12.5%之间变化,而当HDL-c>60 mg/dL时,冠心病发病率在3.7%~3.8%之间变化。

其他的脂质异常包括血清甘油三酯水平升高(正常范围<150 mg/dL)、细小颗粒LDL-c(也被称为小而密低密度脂蛋白胆固醇)和脂蛋白(a)水平升高。近年来,非高密度脂蛋白胆固醇也引起了人们的关注,因为它包含了所有具有致动脉粥样硬化作用的载脂蛋白B,并且不像LDL-c需要在空腹后进行测量。几项流行病学研究表明,与LDL-c相比,非高密度脂蛋白胆固醇与冠心病发病率之间的关系更为密切。

表8.1.1显示了2011—2014年20岁及以上的美国成年人的总胆固醇和LDL-c水平升高以及HDL-c水平降低的冠心病患病率(Benjamin et al.,2018)。

表8.1.1 20岁及以上美国成年人按性别和种族分列的总胆固醇、LDL-c升高和HDL-c降低的患病率(2011—2014年美国国家健康和营养调查)

人 口	总胆固醇 ≥200 mg/dl	总胆固醇 ≥240mg/dl	低密度脂蛋白胆固醇 ≥130 mg/dl	高密度脂蛋白胆固醇 <40 mg/dl
全部	39.70%	11.90%	30.30%	18.70%
男性	37.00%	10.60%	30.00%	27.90%
女性	42.00%	13.00%	30.40%	10.00%
白人男性	37.00%	10.80%	29.30%	28.40%
白人女性	43.40%	13.80%	32.10%	10.30%
黑人男性	32.60%	7.30%	29.90%	20.70%
黑人女性	36.10%	9.60%	27.90%	8.00%
墨西哥裔美国男性	43.10%	13.60%	36.60%	30.70%
墨西哥裔美国女性	41.20%	12.50%	28.70%	11.80%
亚裔男性	39.90%	10.80%	29.20%	25.00%
亚裔女性	40.50%	11.20%	25.00%	6.70%

资料来源:Benjamin EJ, Virani SS, Callaway CW, et al.American Heart Association Council on Epidemiology and Prevention Statistics Committee and Stroke Statistics Subcommittee.Heart Disease and Stroke Statistics-2018 Update: A Report from the American Heart Association.Circulation.2018;137(12):e67-e492.

大量的一级和二级预防临床试验已经证实了降低LDL-c可使冠心病和心血管疾病的发病率降低约25%~35%,特别是使用HMG-CoA还原酶抑制剂类药物("他汀类")。LDL-c水平越低,冠心病和心血管疾病发病率越低(Rosensen et al.,2004)。这些试验还表明,在心血管疾病事件发病率开始趋于平稳下降之前,LDL-c降低的阈值尚未出现。一项纳入90 056名受试者的涉及14种他汀类药物试验的大型Meta分析发现,在为期5年的治疗期间,LDL-c每降低1 mmol/L(约40mg/dL),全因死亡率降低12%、冠心病死亡率降低18%、心肌梗死和冠心病死亡率降低23%、中风发病率降低17%、所有主要血管事件发生率降低21%,但癌症发生率并没有显著差异（相对风险为1.00）（Baigent et al.，2005）。重要的是，几项试验显示高剂量他汀类治疗可以获得将LDL-c降低到100 mg/dL以下的额外益处，其中规模最大的“治疗新靶点（Treat to New Targets，TNT）”研究发现，与低剂量阿托伐他汀可将LDL-c降至101 mg/dL相比，高剂量阿托伐他汀可将LDL-c降至77 mg/dL，导致主要心血管事件额外降低22%（LaRosa et al.，2005）。

众多随机临床试验已证明，LDL-c水平降低仅能够使心血管疾病发病率降低不超过40%，因此解决余下的“残留”风险得到了研究者们的广泛关注，其中一个关键的因素是升高HDL-c水平在减少心血管疾病风险方面能否比降低LCL-c水平提供更多的益处。AIM-High试验（AIM-HIGH Investigators et al.，2011）旨在对HDL假说进行严格验证，将纳入的3 414名既往有心血管疾病，HDL-c水平较低且服用他汀类药物将LDL-c水平控制良好（平均为74 mg/dL）的男性和女性随机分为缓释烟酸组或安慰剂组。结果发现各组之间的LDL-c水平没有差异，并且烟酸治疗组的HDL-c水平平均高出5 mg/dL。然而，该试验因无效而提前终止，且未观察到心血管疾病发病率显著降低（HR=1.02，p=0.79）。该试验和第二个规模更大的烟酸试验、HPS2-Thrive的失败，以及胆固醇酯转移酶蛋白（CETP）抑制剂试验的失败，引发了人们对烟酸提高HDL-c水平益处的质疑，特别是对于已经使用他汀类药物控制良好的患者。

近年来，关于新型非他汀类药物治疗对心血管有益的证据不断积累。针对近期（10天内）患有急性冠脉综合征的患者进行的IMPROVEIT试验，与单独使用辛伐他汀相比，在辛伐他汀中添加胆固醇吸收抑制剂依折麦布可使主要复合心血管终点的相对风险降低6%，即使在高风险研究人群中，绝对风险依然降低了2%，因此需要治疗50人才能预防一次心血管疾病事件（Cannon et al.，2015）。此外，随着前蛋白转化酶枯草杆菌素/kexin9型（PCSK9）单克隆抗体，如依洛尤单抗和阿利西尤单抗上市，这些在最大耐受他汀药物治疗的基础上能够使LDL-c水平平均降低50%～60%，在最近报道的心血管结局试验（Sabatine et al.，2017；美国心脏病学会，2018）中，对于复合心血管疾病终点事件的相对风险进一步降低了15%，并且随着时间的推移，在那些具有较高风险特征（例如，最近发生的心肌梗死或既往心血管事件的数量）的患者中观察到更大的益处。

吸烟。吸烟是全球可预防的主要死亡原因之一。大量研究已将吸烟与心血管疾病的发病率和死亡率联系起来，美国每年约有50万人死于吸烟。此外，在美国，“二手烟”导致每年约有4万人死于心脏病。吸烟者患冠心病的风险是不吸烟者的2～4倍。此外，他们患中风的风险翻倍，患外周血管疾病的风险是不吸烟者的10倍以上（Luepker，Lando，2005）。2015年最新的数据表明，美国成年人总体吸烟率为15.1%，不同种族之间存在较大差异，从亚裔的7%到美洲印第安人/阿拉斯加原住民的21.9%不等（Benjamin et al.，2018）。

肥胖和缺乏运动。最近的数据表明，约有三分之二的美国成年人患有超重或肥胖（BMI≥25 kg/m^2），其中30%为肥胖（BMI≥30 kg/m^2）。自20世纪60年代以来，男性肥胖患病率急剧增加近三倍，从10.7%增加到34.4%，女性肥胖患病率增加两倍多，从15.7%增加到36.1%。此外，根据2013—2014年NHANES的最新调查数据，17.4%的6～11岁儿童和20.6%的12～17岁儿童被诊断为肥胖。2015年NHIS的数据估计，美国成年人口中仅有一半（49.7%，其中包括52.9%的男性和46.7%的女性）达到了国家推荐的体力活动水平（即每周150分钟的中等强度活动或75分钟剧烈活动或同等组合）（Benjamin et al.，2018）。

大量研究表明，肥胖可使冠心病死亡风险增加约1.5～2倍，当人群超重即BMI超过25 kg/m^{2}临界点时，冠心病死亡风险就显著增加。许多研究表明，增加体力活动或提高身体适应性可降低约20%～40%的心血管疾病的发病风险和死亡率。肥胖还与多种心血管危险因素相关，包括高血压、血脂异常（包括HDL-c水平降低）、2型糖尿病、阻塞性睡眠呼吸暂停和高胰岛素血症。研究表明，健康体适能与HDL-c水平升高以及收缩压和舒张压、胰岛素抵抗和葡萄糖不耐症减少有关。腹型肥胖，通常是指男性腰围>40英寸或女性腰围>35英寸，是代谢综合征的主要组成部分（McCowen，Blackburn，2005）。

心血管健康和心血管疾病风险的测量。美国心脏协会（AHA）（Benjamin et al.，2018）提倡到2020年将所有美国人的心血管健康水平改善20%，并将心脏病和中风的死亡率降低20%。这些目标提出了促进心血管健康的概念，这比预防心血管疾病的概念更积极，并重点关注实现以下七个指标中一个或多个“理想水平”的个人（也称为AHA的*Life's Simple Seven*™）：（1）吸烟（不吸烟是理想的）；（2）体力活动（每周150分钟或以上中等强度或同等强度的运动是理想的）；（3）BMI（<25 kg/m^{2}是理想的）；（4）健康饮食（至少实现5个关键饮

食成分中的4个，包括水果/蔬菜、鱼类、纤维、钠摄入量和含糖饮料摄入量）；（5）胆固醇（理想的水平是成人<200 mg/dL，儿童<170 mg/dL），（6）血压（<120/80 mmHg是理想的）；（7）空腹血糖（<100 mg/dL是理想的）。低于20%的成年人和大约40%的儿童符合理想心血管健康标准中的五项或以上，不到1%的成年人在所有七项心血管健康指标上都处于理想水平。此外，根据存在的心血管健康行为和因素的数量，心血管疾病发病率变化超过了10倍（Folsom et al.，2011）（图8.1.4）。

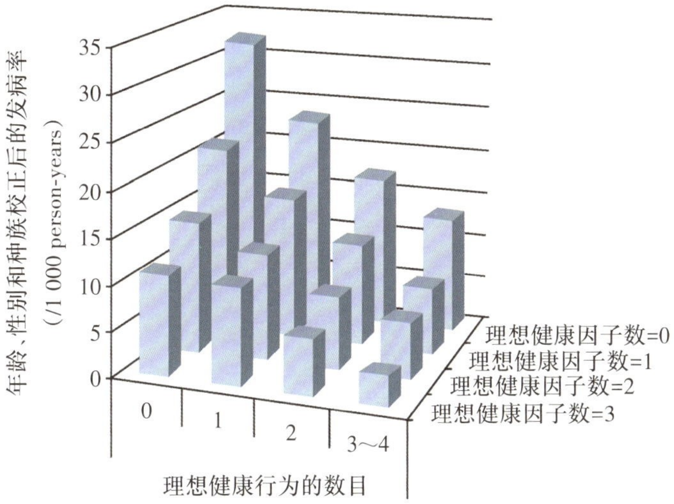

图8.1.4　由理想的健康行为和健康因素决定的心血管疾病的发病率

资料来源：Folsom AR，Yatsuya H，Nettleton JA，et al.Community prevalence of ideal cardiovascular health by the American Heart Association definition and relation with cardiovascular disease incidence.J Am Coll Cardiol 2011；57：1690-6.

8.1.4　中风的危险因素

中风的主要危险因素包括高血压、糖尿病、心律失常、低HDL-c、吸烟、家族病史和慢性肾脏疾病（WHO，2011）。高血压是缺血性中风和颅内出血的最重要危险因素，大约77%的首次中风患者的血压达到或超过140/90 mmHg。弗莱明翰心脏研究表明，中年发生前期高血压和收缩期高血压是中风的重要预测因子（Romero，Wolf，2013），即使是高血压前期也与中风发病率有关。随机临床试验结果同样表明，控制血压可预防中风。糖尿病也是中风的一个强有力的预测因素，尤其在55岁之前的黑人和65岁之前的白人中。房颤是中风的另一个重要危险因素，在所有年龄段独立增加大约五倍的中风风险，而在晚年中风人群中，约有四分之一人群患病归因于房颤。虽然总胆固醇水平升高对中风的预测作用不强，但一些研究发现低HDL-c水平可预测其风险，然而他汀类药物治疗的临床试验表明他汀类药物治疗对预防中风有益。前瞻性研究还显示，与无体力活动相比，中度到剧烈的体力活动与缺血性中风风险降低35%相关。即使校正了其他危险因素后，父母65岁之前的缺血性中风家族史也与子代中风风险增加三倍有关。最后，肌酐水平升高和肾小球滤过率（eFGR）降低已被证明可预测未来的中风及有关症状。

8.1.5　心衰的危险因素

高血压是导致心力衰竭最主要的危险因素之一，其次是前壁心肌梗死、升高的B型利钠肽水平和尿白蛋白/肌酐比率。在《医师健康研究》中，生活方式引起的心衰风险大于由高血压引起的心衰风险，在拥有健康的生活方式因素的人群中风险较低（包括正常体重、不吸烟、定期锻炼、适量饮酒、早餐谷物、水果和蔬菜的摄入）（Djousse et al.，2009）。弗莱明翰心脏研究是证明社区心力衰竭患者预后不良的关键，其中有一半的患者在诊断后5年内死亡，高血压会使男性心衰风险增加8倍，使女性心衰风险增加4倍。他们还记录了其他预测新发心衰的因素，包括升高的血浆利钠肽水平、无症状左心室收缩功能障碍和左心室舒张功能增加（Mahmood et al.，2013）。

8.1.6　外周动脉疾病的危险因素

外周动脉疾病与冠心病有许多相同的危险因素，尽管糖尿病和吸烟对外周动脉疾病的风险影响要大于对冠心病的影响，OR值为3～4。另一项研究显示，高血压、糖尿病、慢性肾脏疾病和吸烟与外周动脉疾病的发病有关。一项纳入16个队列研究的Meta分析显示，踝臂指数（ABI<0.9）低的人，无论男女，都有约三倍的全因死亡风险以及心血管死亡风险。

8.1.7　心血管疾病风险评估

个体患心血管疾病或冠心病的风险，对于了解个体疾病进展的"全球风险"是非常重要的。过去几十年来开发的大多数风险评分方法，包括来自美国弗莱明翰心脏研究和其他国家的评分方法，都涉及评估未来10年内发展冠心病的风险。这些评分方法有助于对个体风险进行分层，并用于考虑或加强危险因素管理，特别是降血脂治疗。最近，弗莱明翰开发了全面心血管疾病风险的算法，其中包括冠心病、中风、心衰和外周动脉疾病的综合风险（D'Agostinoet et al.，2008）。2013年末，美国ACC/AHA发布了汇总队列风险计算器（图8.1.5），用于预测40～79岁人群的10年动脉粥样硬化性心血管疾病风险和20～59岁人群终身动脉粥样

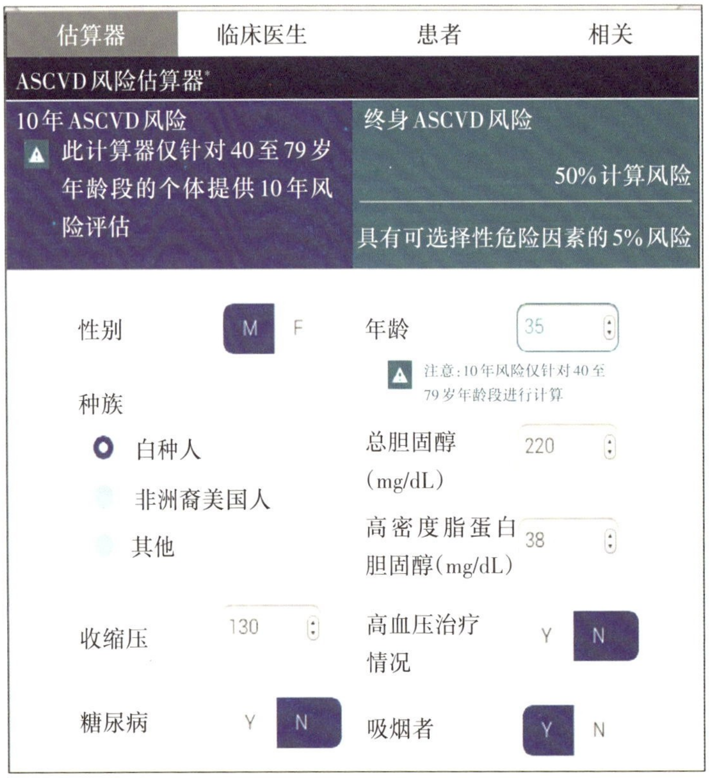

图8.1.5　汇总队列风险计算器

资料来源：https://clincalc.com/cardiology/ascvd/pooledcohort.aspx.

硬化性心血管疾病风险，包括非致命性或致命的心肌梗死或中风（Goff et al.，2014），目前是临床实践中推荐使用的风险评估标准。

在获得全球风险评估的情况下，根据风险状态，考虑到给定风险因素的适当治疗强度（请参见下文关于胆固醇控制的内容）。虽然推荐根据前述描述进行全球风险评估，但最好将其视为风险评估的起点，并强调将风险计算器作为患者与医务人员之间的"风险讨论"的一部分，以找到降低心血管疾病风险的最佳途径，包括通过改变生活方式和使用适当的预防治疗手段。此外，如果存在风险算法中未包括的其他风险因素，如腹部肥胖、严重的高甘油三酯血症、空腹血糖异常或早发性家族史等表现，医务人员可以使用这些因素来将个体的风险或相应的治疗强度分层。《2014年ACC/AHA心血管风险评估指南》（Goff et al.，2014）明确指出，如果根据风险计算器无法确定治疗决策，可以考虑以下附加措施以进一步支持治疗决策：(1) 早发性心血管疾病家族史（应始终作为患者评估的一部分进行）；(2) 超敏C反应蛋白（>2 mg/L表示风险较高）；(3) 冠状动脉钙化评分（评分>300 mg/dl或>75%，年龄和性别保证高风险水平）；或(4) 踝臂指数（<0.9表示外周动脉疾病的风险较高和诊断）（见下文）。

心血管疾病风险的炎症指标。多项研究表明，炎症标志物的水平升高，包括超敏C反应蛋白（hs-CRP，全身性炎症标志物）和脂蛋白相关磷脂酶A2（LpPla2），一种血管炎症标志物，与心血管疾病的风险相关。一些研究表明，其他炎症因子如IL-6、其他白细胞介素、髓过氧化物酶和肿瘤坏死因子alpha（TNF-α）也与心血管疾病相关，脑钠肽（BNP）和肌钙蛋白水平等其他生物标志物也是如此。建议将C-反应蛋白水平超过2 mg/L视为高风险水平，可以在全局风险评分之外提供治疗决策信息。然而，目前没有关于测量其他炎症标志物或生物标志物评估无症状成年人心血管疾病风险的建议。最近的CANTOS试验，提出了通过减少或改变炎症从而降低高风险个体心血管事件发病率的概念证明。在该试验中，已知患有心血管疾病的高风险个体在最佳治疗的基础上随机分配给抗IL-1β的单克隆抗体–卡那单抗，进行了中位数为3.7年的随访，结果表明其显著降低了15%的心血管疾病风险。

亚临床心血管疾病评估。对动脉粥样硬化负荷进行成像或直接测量的能力一直备受关注，但在过去的15年中，这些措施是否比传统基于诊所的风险因素测量（包括全球风险评估分数）更便宜、更容易实施且其是否提供了附加价值，已经成为了心血管流行病学和预防领域的一个重要问题（Greenland et al.，2010）。这些测量必须具有检测该疾病的高灵敏度和特异度，必须具有可重复性和成本效益，并且应该在当前基于诊所的风险评估之上提供附加的临床实用性。

过去25年的许多前瞻性流行病学研究，包括"社区动脉粥样硬化风险（ARIC）""心血管健康研究（CHS）"和"多民族动脉粥样硬化研究（MESA）"已经显示出由颈动脉B超测得的颈动脉内中膜厚度（CIMT）与未来心血管疾病的风险显著相关。CIMT也被用作涉及降血脂和其他干预措施的多项临床试验中的替代终点。此外，颈动脉斑块发生率提供了额外的信息，结合CIMT结果对于重新将无症状中度风险成年人的风险进行分类具有适度的临床实用性。虽然最新的"美国ACC/AHA心血管风险评估指南"不建议单独测量CIMT来评估心血管疾病风险（Goff et al.，2014），但由于近期的Meta分析显示CIMT在风险预测方面的改善作用，最新的欧洲指南强调了将CIMT与颈动脉斑块指标结合用来诊断颈动脉斑块。

踝臂指数（ABI）是通过多普勒仪从踝部和臂部血压测量获得的，可以评估外周动脉疾病，当ABI<0.9时，可诊断为存在外周动脉疾病。许多观察性研究已表明，低ABI与总死亡率及CVD死亡率的增加相关。然而，由于ABI直到60岁后才有可能降低，因此可作为老年人筛查外周动脉疾病最有用的工具。此外，如果全局风险评估结果不确定，ABI也是进一步确定治疗决策的参考指标（Goff et al.，2014）。

通过计算机断层扫描（CT）评估的冠状动脉钙化指标在许多前瞻性研究中已经显示出与冠心病（CHD）和心血管疾病的发病风险有关，而且这种关联独立于传统的危险因素（Greenland et al.，2010）。冠状动脉钙化指标还能提供额外的预测价值，并相对于全局风险评估对心血管事件的预测增加了重新分类。在MESA研究中，相比于其他主要生物标志物或亚临床疾病筛查测试，冠状动脉钙扫描（CAC）在中度风险个体中提供更大的额外风险预测（通过C-统计量改进）。冠状动脉钙扫描也被认为是目前改善中度风险受试者风险评估最有用的方法之一（Goff et al.，2014）。

还有许多其他检测与心血管疾病发病风险有关,但证据水平各不相同。这些检测包括内皮功能评估、脉搏波速度、肱动脉反应性和软斑块成像(如CT冠状动脉造影)。然而,大多数这些其他测试没有CIMT、ABI或CAC评估具有的证据数量、强度或一致性,因此就无法获得建议将它们用于筛查无症状成年人的共识。

8.1.8 降低心血管疾病风险的预防策略

心血管流行病学和疾病预防涵盖了一个广泛的领域,研究心血管疾病(主要包括冠心病和中风)的分布和变异,以及其风险因素的决定因素及面向个体和人群的预防策略,旨在预防心血管疾病的发展或复发。流行病学研究心血管疾病为个体和群体预防工作提供了工具。零级预防旨在预防心血管疾病的危险因素,例如预防高血压、肥胖或血脂异常,一级预防侧重于纠正这些和其他已知的危险因素,旨在预防心血管疾病的临床表现,例如心肌梗死和中风。二级预防侧重于那些已经有疾病表现的人群,通过积极控制危险因素可以有效预防疾病的复发。需要政府机构、社区和私营部门之间的协作努力,以寻求解决持续流行的心血管疾病问题的最佳途径。

预防策略可以使用"ABCDE"方法来考虑,包括阿司匹林/抗血小板治疗(A)、血压和高血压(B)、胆固醇和血脂异常(C)、饮食和营养(D)以及运动和体力活动(E)。针对已经存在心血管疾病的人群的二级预防,美国ACC/AHC已经颁布了指南(Smith et al.,2011)。

阿司匹林和抗血小板治疗。阿司匹林(每天81~162 mg)用于中等风险人群预防,用于预防男性冠心病和女性中风,包括那些患有糖尿病或代谢综合征的人。此外,对于已经存在心血管疾病的人,建议阿司匹林与氯吡格雷联合使用,以获得预防二次事件的额外效益,还讨论了其他替代性抗血小板治疗方法(Smith et al.,2011)。

血压控制。最近的美国ACC/AHC指南(Whelton et al.,2018)建议将高血压患者的标准血压控制目标设定为<130/80 mmHg,大多数患者首次治疗可考虑利尿剂、钙通道阻滞剂或ACE抑制剂/ARB作为初始治疗方案,并建议根据需要添加第二种药物,包括固定剂量复合药物,以达到目标血压,特别当血压超过目标收缩压20 mmHg或舒张压10 mmHg时。这样的药物治疗被推荐给大多数收缩压≥140/90 mmHg或10年的动脉粥样硬化性心血管疾病危险预测分数(通过汇总队列风险计算器得出)≥10%的高血压患者,因此在这些数值之间的人需要进行动脉粥样硬化性心血管疾病危险的评估。这些最新指南还更加强调了家庭或动态血压的监测,防止可能存在的医院高血压或假性高血压。

胆固醇和脂质控制。2014年美国心脏病学会/美国心脏协会(ACC/AHA)血脂管理指南(Stone et al.,2014)强调了定义四个"适合使用他汀类药物"的患者群体:(1)有临床动脉粥样硬化性心血管疾病(ASCVD)的患者;(2)LDL-c大于或等于190 mg/dL的患者;(3)糖尿病患者;以及(4)根据汇总队列风险计算器估算10年内ASCVD风险大于或等于7.5%的患者。由于缺乏临床试验证据,该指南明确删除了以往指南中存在的LDL-c目标。相反,重点在于足够的他汀类药物治疗强度。对于年龄<75岁的有临床ASCVD、LDL-c水平为190 mg/dL或糖尿病,以及10年内ASCVD风险大于或等于7.5%的患者,建议使用高强度他汀类药物,期望LDL-c降低50%或更多。对于年龄较大的患有ASCVD或糖尿病但10年内ASCVD风险低于7.5%的患者,或无症状患有10年内ASCVD风险大于或等于7.5%的患者,适用中等强度的他汀类药物。最近关于非他汀类药物的共识途径的更新(Lloyd-Jones et al.,2017)进一步提供了指导,当百分比目标(例如大于50%的LDL-c降低)或特定数值目标(例如较高风险患者LDL-c<70 mg/dL)未能实现时,可以推荐使用依折麦布或PCSK9单克隆抗体疗法等非他汀类治疗方法。

预防和干预吸烟。长期以来,戒烟已被证实能够降低心血管疾病的风险。戒烟一年内,冠心病的风险降低了50%,戒烟15年,将会降至从未吸烟者的水平。建议每次与医疗保健提供者的咨询中都应该利用这个机会来解决戒烟咨询的"5个A":询问(每次咨询都评估烟草使用情况);劝告(强烈敦促戒烟);尝试(尝试找出准备戒烟的吸烟者);援助(帮助患者戒烟);安排(进行后续联系)。针对吸烟的干预措施多种多样。对于青少年,有学校和社区为基础的预防计划,还有州和联邦的倡议,以及戒烟辅助措施可供选择。对于成年人，行为治疗、自助方法和药物治疗都有使用，但成功的程度有所不同。例如，仅接受医生建议的戒烟成功率为6%，而参加群体计划的戒烟成功率可达40%。

糖尿病控制。多种来源提供了用于优化心血管风险降低的糖尿病治疗建议。例如，美国糖尿病协会(2018b)最新的建议涉及抗血小板治疗、血糖控制、血压控制、血脂控制(前面已讨论)、体重控制和生活方式管理。此外，欧洲糖尿病研究协会(EASD)也发表了类似的指南。已经证明，以血脂、血压和血糖控制为重点的多因素干预可以将未来心血管疾病的风险降低50%以上(Gaede et al.，2008)。这是一个非常重要的信息，因为根据最近的报告，只有十分之一的糖尿病患者HbA1c、血压和低密度脂蛋白胆固醇目标治疗水平达到了标准(Wong et al.，2012)。尽管血糖控制的目标是使大多数无并发症糖尿病患者中HbA1c水平低于7%，如果没有副作用，甚至可以达到6%～6.5%，但鉴于最近的试验结果，对于那些有既往微血管或宏血管疾病或难以控制的糖尿病患者，HbA1c小于8%是一个适当的水平(美国糖尿病协会，2018b)。与前面讨论的ACC/AHA指南类似，合适强度的他汀治疗也被认为是适当的。此外，在需要进一步降低HbA1c(特别是当HbA1c达到9%或更高)的人群中，根据最新的美国糖尿病协会指南，推荐使用已显示出具有心血管结局益处的药物，例如恩格列净、坎格列净或利拉鲁肽(虽然二甲双胍和吡格列酮可能具有潜在益处)。

肥胖管理。ACC/AHA/肥胖学会肥胖管理指南(Jensen et al.，2014)提供了保持理想体重的指南，具体来说，它指出即使轻微的减重也可以对许多心脏代谢风险因素产生有益影响。它还建议与生活方式干预专家进行多达14次的训练，以在减重方面获得最大效益。

锻炼和身体活动。最近的ACC/AHA生活方式管理指南(Eckel et al.，2014)建议每周进行至少3～4次锻炼，每次持续约40分钟，中等强度的体育活动时间为150分钟，以降低LDL-c和血压。定期进行体育活动可以帮助保持健康的血压、体重、血脂水平、低水平炎症(C反应蛋白)和胰岛素敏感性。计步器是一种有效的管理工具，例如，建议每天至少行走10 000步。对于二级预防，建议制定运动计划，并建议那些正在康复中的冠心病患者参加有监督的心脏康复计划。

食物和营养。生活方式管理仍然是降低心血管疾病风险的基石，包括达到并维持最佳危险因素水平。《美国心脏病学会/美国心脏协会生活方式管理指南》(Eckel et al.，2014)强调蔬菜、水果和全谷物摄入的膳食模式，包括低脂奶制品、家禽、鱼类、豆类、非热带植物油和坚果，限制糖果、含糖饮料和红肉的摄入量。它指出，这种膳食模式应根据适当的总能量摄入要求、个人和文化饮食偏好以及其他疾病(包括糖尿病)的营养治疗来调整，并考虑遵循《控制高血压饮食法》(DASH饮食模式)、美国农业部(USDA)的食物模式或美国心脏协会饮食计划。此外，建议每天摄入的饱和脂肪不超过总热量的6%，并尽量避免反式脂肪的摄入；建议每天的钠摄入量不超过2 400毫克或者每天减少1 000毫克的钠摄入量。

心血管疾病二级预防的具体额外建议。除了脂质控制、血压控制、抗血小板、控制糖尿病和先前讨论过的生活方式建议外，二级预防的指南还包括β受体阻滞剂治疗、肾素-血管紧张素系统和醛固酮系统的药物，以及每年流感疫苗接种(Smith et al.，2011)。在医院设置中实施特定系统，如预印的出院指示、病历上的提醒(在电子病历系统的情况下可自动化)，是确保最大限度遵守冠心病二级预防建议治疗的关键。

8.1.9　结论

无论是在发达国家还是发展中国家，心血管疾病在全球范围内造成了最大的发病率和死亡率负担。高血压、吸烟、高血糖、体力不足、肥胖和高胆固醇等主要心血管病风险因素(按此顺序)是导致全球范围内死亡率的主要原因。据估计，除去肥胖、不健康饮食和缺乏体力活动等因素，可以将心脏病、中风和糖尿病发病率减少80%(Roth et al.，2017)。

最近由世界心脏联盟主席、欧洲心脏学会、AHA和其他主要心脏学会共同发布的报告(Smith et al.，2012)提出了到2025年将非传染性疾病死亡率降低25%的呼吁(其中近一半是由于心血管疾病)以及推荐的关键全球目标：(1) 将体力活动不足的患病率降低10%；(2) 将高血压患病率降低25%；(3) 将盐/钠摄入量降低30%,目标是每天摄入<5克盐(2 000毫克钠);和(4)将目前吸烟者的患病率相对降低30%。此外,还得到支持的是饱和脂肪酸摄入减少15%,肥胖患病率减半,酒精摄入减少10%,胆固醇水平降低20%,接受药物治疗以及预防心脏病和中风的人数增加50%,并增加基本技术和用于预防CVD的通用基本药物的供应量。

全球协同努力,旨在为患有既往CVD患者提供医疗服务(二级预防),即早发现心血管风险因素人群并为他们提供必要治疗的一级预防,并且针对肥胖和其他主要风险因素的根本性预防,对减少与心血管疾病相关的患病率和死亡率至关重要。

(翻译:夏敏)

参考文献

ACCORD Study Group (2010a). Effects of combination lipid therapy in type 2 diabetes mellitus. New England Journal of Medicine, 362, 1563-74.

ACCORD Study Group (2010b). Effects of intensive blood-pressure control in type 2 diabetes mellitus. New England Journal of Medicine, 362, 1575-85.

AIM-HIGH Investigators, et al. (2011). Niacin in patients with low HDL cholesterol levels receiving intensive statin therapy. New England Journal of Medicine, 365, 2255-67.

Alberti, K.G., Zimmet, P., and Shaw, J. (2005). IDF Epidemiology Task Force Consensus Group, the metabolic syndrome — a new world-wide definition. The Lancet, 366, 1059.

American College of Cardiology (2018). Evaluation of Cardiovascular Outcomes After an Acute Coronary Syndrome During Treatment with Alirocumab — ODYSSEY OUTCOMES. [Online] Available at: https://www.acc.org/latest-in-cardiology/clinical-trials/2018/03/09/08/02/odyssey-outcomes

American Diabetes Association (2018a). Classification and diagnosis of diabetes: standards of medical care in diabetes — 2018. Diabetes Care, 41(Suppl 1), S13-S27.

American Diabetes Association (2018b). Standards of medical care in diabetes — 2018. Diabetes Care, 41(Suppl 1), S1-159.

Baigent, C., et al. (2005). Efficacy and safety of cholesterol-lowering treatment: prospective meta-analysis of data from 90,056 partici-pants in 14 randomised trials of statins. The Lancet, 366, 1267-78.

Benjamin, E.J., et al. (2018). American Heart Association Council on Epidemiology and Prevention Statistics Committee and Stroke Statistics Subcommittee. Heart disease and stroke statistics — 2018 update: a report from the American Heart Association. Circulation, 137(12), e67-492.

Cannon, C.P., et al. (2015). Ezetimibe added to statin therapy after acute coronary syndromes. New England Journal of Medicine, 372(25), 2387-97.

Castelli, W.P., Garrison, R.J., Wilson, P.W., Abbott, R.D., Kalousdian, S., and Kannel, W.B. (1986). Incidence of coronary heart disease and lipoprotein cholesterol levels. The Framingham Study. Journal of the American Medical Association, 256(20), 2835-8.

D'Agostino, R.B., et al. (2008). General cardiovascular risk profile for use in primary care: the Framingham Heart Study. Circulation, 117, 743-53.

Detrano, R., et al. (2008). Coronary calcium as a predictor of coronary events in four racial or ethnic groups. New England Journal of Medicine, 358, 1336-45.

Djousse, L., Driver, J.A., and Gaxiano, J.M. (2009). Relation between modifiable lifestyle factors and lifetime risk of heart failure. Journal of the American Medical Association, 302, 394-400.

Eckel, R.H., et al. (2014). American College of Cardiology/American Heart Association Task Force on Practice Guidelines. 2013 AHA/ACC guideline on lifestyle management to reduce cardiovascular risk: a report of the American College of Cardiology/American Heart Association Task Force on Practice Guidelines. Journal of the American College of Cardiology, 63(25 Pt B), 2960-84.

Elliott, W.J. (2005). Cardiovascular events in clinical trials of antihypertensive drugs vs. placebo/no treatment: a meta-analysis.

Journal of Hypertension, 23(Suppl 2), S273.

Expert Panel on Detection, Evaluation, and Treatment of High Blood Cholesterol in Adults (2001). Executive Summary of the Third Report of the National Cholesterol Education Program (NCEP) Expert Panel on Detection, evaluation, and treatment of high blood cholesterol in adults (adult treatment panel Ⅲ). Journal of the American Medical Association, 285, 2486-97.

Ference, B.A., et al. (2012). Effect of long-term exposure to lower low-density lipoprotein cholesterol beginning early in life on the risk of coronary heart disease: a Mendelian randomization analysis. Journal of the American College of Cardiology, 60, 2631-9.

Folsom, A.R., et al. (2011). Community prevalence of ideal cardiovas-cular health by the American Heart Association definition and relation with cardiovascular disease incidence. Journal of the American College of Cardiology, 57, 1690-6.

Franklin, S.S., Jacobs, M.J., Wong, N.D., L'Italien, G.L., and Lapuerta, P. (2001). Predominance of isolated systolic hypertension among middle-aged and elderly US Hypertensives — analysis based on NHANES Ⅲ. Hypertension, 37, 869-74.

Gaede, P., Lund-Andersen, H., Parving, H.H., and Pedersen, O. (2008). Effect of multifactorial intervention on mortality in type 2 diabetes. New England Journal of Medicine, 358, 580-91.

Goff, D.C. Jr, et al. (2014). American College of Cardiology/American Heart Association Task Force on Practice Guidelines. 2013 ACC/AHA guideline on the assessment of cardiovascular risk: a report of the American College of Cardiology/American Heart Association Task Force on Practice Guidelines. Journal of the American College of Cardiology, 63(25 Pt B), 2935-59.

Greenland, P., et al. (2010). ACCF/AHA Guideline for Assessment of Cardiovascular Risk in asymptomatic adults: a report of the American College of Cardiology Foundation/American Heart Association Task Force on practice guidelines. Journal of the American College of Cardiology, 56, 50-103.

Grundy, S.M., et al. (2005). Diagnosis and management of the metabolic syndrome: an American Heart Association/National Heart, Lung, and Blood Institute Scientific statement. Circulation, 112, 2735-2752.

Holman, R.R., et al. (2008). 10-year follow-up of intensive glucose control in type 2 diabetes. New England Journal of Medicine, 359, 1577-89.

Hopkins, P.N., Hut, S.C., and Wu, L.L. (2000). Chapter 6. Family history and genetic factors. In: Wong, N.D., Black, H.R., and Gardin, J.M. (eds.). Preventive Cardiology: A Practical Approach. New York, NY: McGraw Hill.

Jensen, M.D., et al. (2014). 2013 AHA/ACC/TOS guideline for the management of overweight and obesity in adults: a report of the American College of Cardiology/American Heart Association Task Force on Practice Guidelines and The Obesity Society. Journal of the American College of Cardiology, 63(25 Pt B), 2985-3023.

Kannel, W.B., et al. (1961). Factors of risk in development of coronary heart disease — six year follow-up experience: the Framingham Study. Annals of Internal Medicine, 55, 33-50.

Kaseta, J. and Sowers, J.R. (2005). Chapter 9. Diabetes and the metabolic syndrome. In: Wong, N.D., Black, H.R., and Gardin, J. M. (eds.) Preventive Cardiology: A Practical Approach. New York, NY: McGraw Hill.

LaRosa, J.C., et al. (2005). Treating to New Targets (TNT) Investigators. Intensive lipid lowering with atorvastatin in patients with stable coronary disease. New England Journal of Medicine, 352, 1425-35.

Lloyd-Jones, D.M., et al. (2017). Focused update of the 2016 ACC Expert Consensus decision pathway on the role of non-statin therapies for LDL-cholesterol lowering in the management of atherosclerotic cardiovascular disease risk: a report of the American College of Cardiology Task Force on expert consensus decision pathways. Journal of the American College of Cardiology, 70(14), 1785-822.

Luepker, R.V. and Lando, H.A. (2005). Tobacco use, passive smoking, and smoking cessation interventions. In: Wong, N.D., Black, H.R., and Gardin, J.M. (eds.) Preventive Cardiology: A Practical Approach. New York: McGraw Hill.

Mahmood, S.S. and Wang, T.J. (2013). The epidemiology of congestive heart failure: contributions from the Framingham Heart Study. Global Heart, 8, 77-82.

Malik, S., et al. (2004). Impact of the metabolic syndrome on mortality from coronary heart disease, cardiovascular disease, and all causes in United States Adults. Circulation, 110, 1239-44.

Marso, S.P., et al. (2016). LEADER Steering Committee, LEADER Trial Investigators. Liraglutide and cardiovascular outcomes in type 2 diabetes. New England Journal of Medicine, 375(4), 311-22.

McCowen, K.C. and Blackburn, G.L. (2005). Chapter 10. Obesity and weight control. In: Wong, N.D., Black, H.R., Gardin, J.M. (eds.) Preventive Cardiology: A Practical Approach. New York: McGraw Hill.

Muntner, P., et al. (2018). Potential U.S. population impact of the 2017 ACC/AHA high blood pressure guideline. Journal of the American College of Cardiology, 71(2), 109-18.

Neal B, et al. (2017). CANVAS Program Collaborative Group. Canagliflozin and cardiovascular and renal events in type 2 diabetes. New England Journal of Medicine, 377(7), 644-57.

Palomaki, G.E., Melillo, S., and Bradley, L.A. (2010). Association between 9p21 genomic markers and heart disease. A meta-analysis. Journal of the American Medical Association, 303, 648-56.

Prospective Studies Collaborative (2002). Age-specific relevant of usual blood pressure to vascular mortality: a meta-analysis of individual data for one million adults in 61 prospective studies. The Lancet, 360, 1903.

Ridker, P.M., et al. (2017). CANTOS Trial Group. Antiinflammatory therapy with canakinumab for atherosclerotic disease. New England Journal of Medicine, 377(12), 1119-31.

Romero, J.R. and Wolf, P.A. (2013). Epidemiology of stroke. Legacy of the Framingham Heart Study. Global Heart, 8, 67-75.

Rosensen, R.S. (2004). Statins: can the new generation make an impression? Expert Opinion on Emerging Drugs, 9(2), 269-79.

Roth, G.A., et al. (2017). Global, regional, and national burden of cardiovascular diseases for 10 causes, 1990 to 2015. Journal of the American College of Cardiology, 70(1), 1-25.

Sabatine, M.S., et al. FOURIER Steering Committee and Investigators (2017). Evolocumab and clinical outcomes in patients with cardiovascular disease. New England Journal of Medicine, 376(18), 1713-22.

Schunkert, H., Konig, I.R., and Kathiresan, S. (2011). CARDIoGRAM Consortium. Large scale association analysis identifies 13 new susceptibility loci for coronary artery disease. Nature Genetics, 43, 333-8.

Smith, S.C. Jr, et al. (2011). AHA/ACCF secondary prevention and risk reduction therapy for patients with coronary and other atherosclerotic vascular disease: 2011 update: a guideline from the American Heart Association and American College of Cardiology Foundation endorsed by the World Heart Federation and the Preventive Cardiovascular Nurses Association. Journal of the American College of Cardiology, 58, 2432-46.

Smith, S.C. Jr, et al. (2012). World Heart Federation, American Heart Association, American College of Cardiology Foundation, European Heart Network, European Society of Cardiology. Our time: a call to save preventable death from cardiovascular disease (heart disease and stroke). Journal of the American College of Cardiology, 60, 2343-8.

SPRINT Research Group, et al. (2015). A randomized trial of intensive versus standard blood-pressure control. New England Journal of Medicine, 373(22), 2103-16.

Stone, N.J., et al. (2014). American College of Cardiology/American Heart Association Task Force on Practice Guidelines. 2013 ACC/AHA guideline on the treatment of blood cholesterol to reduce atherosclerotic cardiovascular risk in adults: a report of the American College of Cardiology/American Heart Association Task Force on Practice Guidelines. Journal of the American College of Cardiology, 63(25 Pt B), 2889-934.

The Action to Control Cardiovascular Risk in Diabetes Study Group (2008). Effects of intensive glucose lowering in type 2 diabetes. New England Journal of Medicine, 358, 2545.

The Diabetes Control and Complications Trial/Epidemiology of Diabetes Interventions and Complications Study Research Group (2005). Intensive diabetes treatment and cardiovascular disease in patients with type 1 diabetes. New England Journal of Medicine, 353, 2643-53.

Whelton, P.K., et al. (2018). 2017 ACC/AHA/AAPA/ABC/ACPM/AGS/APhA/ASH/ASPC/NMA/PCNA Guideline for the preven-tion, detection, evaluation, and management of high blood pressure in adults: a report of the American College of Cardiology/American Heart Association Task Force on clinical practice guidelines. Journal of the American College of Cardiology, 71(19), e127-248.

Williams, R.R., et al. (2001). Usefulness of cardiovascular family history data for population-based preventive medicine and medical research (The Health Family Tree Study and the NHLBI Family Heart Study). American Journal of Cardiology, 87, 129-35.

Wilson, P.W.F., et al. (1998). Prediction of coronary heart disease using risk factor categories. Circulation, 97, 1837-47.

Wong, K., et al. (2012). Comparison of demographic factors and cardiovascular risk factor control among US adults with type 2 diabetes by insulin treatment classification. Journal of Diabetes Complications, 26, 169-74.

Wong, N.D. and Levy, D. (2013). Legacy of the Framingham Heart Study: rationale, design, initial findings and implications. Global Heart, 8(1), 3-9.

World Health Organization (WHO) (2011). Global Atlas on Cardiovascular Disease Prevention and Control. Mendis, S., Puska, P., and Norrving, B. (eds.) Geneva: World Health Organization.

Zinman B, et al. (2015). EMPA-REG OUTCOME Investigators. Empagliflozin, cardiovascular outcomes, and mortality in type 2 diabetes. New England Journal of Medicine, 373(22), 2117-28.

8.2 癌症流行病学与公共卫生

肿瘤的分类基于《国际疾病分类:肿瘤学》(第3版)(Fritz et al.,2000),分别按肿瘤部位(根据肿瘤发生的器官)和肿瘤形态学(根据细胞的特征)分类。肿瘤以细胞的异常生长为特征,除了部位和形态外,还可以根据遗传和分子特征、临床行为以及对治疗的反应进行分类。

8.2.1 良性和恶性肿瘤

良性肿瘤指的是组织的局部生长,其绝大多数特征都是正常的:在多数情况下,它们仅引起轻微症状并且可通过手术治疗。但是,良性肿瘤有时也存在致命风险,在临床上不容小觑,它们可能会压迫所在器官且不易通过手术清除(主要是大脑),还能够分泌作用于全身的激素或其他物质(如由嗜铬细胞瘤产生的肾上腺素)。由于对大多数良性肿瘤的分布和病因了解相对较少,本章将不再进一步讨论。

恶性肿瘤以异常细胞的进行性增长为特征,与正常组织相比,这些细胞在结构和功能上发生了改变。在某些情况下,这些改变可能会严重到难以确定起源组织。大多数恶性肿瘤的特点是能够侵袭邻近组织,通过血液和淋巴管迁移、定植到其他器官,是否存在转移瘤及其扩张和控制程度往往是决定癌症患者能否治疗成功和存活的关键因素。

8.2.2 癌变过程

在越来越多的情况下,肿瘤可以根据其在分子水平的改变进行表征,例如根据表型特征(如受体的存在、基因的表达)和遗传改变(如一个或多个基因的遗传或获得性突变)。

近年来,对癌变分子和细胞机制的认识取得了巨大的进展。根据一个广为人知的模型,正常细胞必须具备六种特征才能完全恶化(Hanahan,Weinberg,2011)。这些特征包括:(1) 产生生长信号的能力:已知一些癌基因可模拟生长信号;(2) 对抑生长信号缺乏敏感性:视网膜母细胞瘤[Rb]蛋白及其同源物在细胞根据外部信号决定是否增殖、保持休眠或进入有丝分裂后状态方面发挥关键作用;(3) 对程序性细胞死亡或凋亡的抵抗:在许多情况下通过p53蛋白的失活实现;(4) 细胞的不死化:受限于端粒的长度,正常细胞具有有限的复制潜力;而在恶性细胞中,端粒酶的过度表达则可规避这一限制;(5) 刺激血管生成的能力:通过改变促血管生成和抑制血管生成间的平衡;以及(6) 侵袭和转移的能力。

这些肿瘤特征通常是通过相关基因的改变而获得的。然而,由于在正常生命周期内,上述功能基因上发生突变的积累是一个罕见事件,这使得恶性肿瘤细胞还具有另一个特征,即无法维持基因组的完整性,也就是所谓的基因组不稳定性,包括修复DNA损伤能力的降低。炎症也促生了多个癌症特征性标志,最终推动了癌变的发生。最后需要考虑的一点是癌症基因组改变的异质性:癌细胞可以在不同时间获得不同的生物学功能,而且,即使是相同类型的癌细胞,其获得上述功能的特定顺序也可能存在较大的差异。此外,肿瘤基质中含有一系列包括免疫细胞在内的正常细胞，这些细胞有助于形成肿瘤的微环境。

某些遗传因素可导致一种或多种癌症发生风险显著增高，家系研究和其他连锁研究已经确定了这些综合征相关的高外显基因（或高风险基因）（表8.2.1）。然而，这些情况相对比较罕见，仅能解释人类癌症中的一小部分，而包含大量低外显变异的遗传因素，可能与非遗传因素相互作用，进而决定个体的癌症风险。

表8.2.1 高外显率癌症易感基因示例

基　因	综　合　征	癌　症　类　型
RET	多发性内分泌腺瘤2型	甲状腺髓样癌、嗜铬细胞瘤、甲状旁腺瘤
MET	家族性乳头状肾癌综合征	乳头状肾癌
APC	家族性腺瘤性息肉症	结直肠癌
VHL	冯·希普尔·林道氏综合征（von Hippel-Lindau syndrome）	肾透明细胞癌、血管母细胞瘤、视网膜血管瘤、嗜铬细胞瘤
WT1	威尔姆斯瘤综合征	双侧肾母细胞瘤
RB1	遗传性视网膜母细胞瘤	视网膜母细胞瘤
NF1	神经纤维瘤病1型	神经纤维瘤、神经纤维肉瘤、视神经胶质瘤
NF2	神经纤维瘤病2型	前庭神经瘤、脑膜瘤
p53	李-佛美尼综合征	肉瘤、白血病、乳腺癌、脑癌、肺癌、胰腺癌、皮肤癌等
p16/DCK4	遗传性黑色素瘤综合征	黑色素瘤
PTCH	痣样基底细胞癌综合征	基底细胞癌
MEN1	多发性内分泌综合征1型	甲状旁腺、胃肠内分泌组织和垂体前叶肿瘤
BRCA1	遗传性乳腺卵巢癌综合征	乳腺癌、卵巢癌、前列腺癌、结肠癌
BRCA2	遗传性乳腺卵巢癌综合征	乳腺癌（包括男性）、卵巢癌
PTEN	科登综合征	错构瘤、乳腺癌、甲状腺癌
hMSH2，hMLH1，hPMS1，hPMS2	遗传性非息肉结肠癌	结肠癌、子宫内膜癌、卵巢癌、胃癌等
ATM	共济失调-毛细血管扩张症	白血病、淋巴瘤、乳腺癌
XP(A-G)	色素性干皮症	皮肤癌
BLM	布卢姆综合征	白血病、淋巴瘤、多数癌症
FAC，FAA	范科尼贫血	急性髓系白血病等
WRN	沃纳综合征	肉瘤、黑色素瘤、甲状腺癌

癌症发生是一个漫长的过程，这也使得在健康个体中对临床早期的某些肿瘤开发和应用筛查手段以尽早发现和治疗成为可能。

8.2.3 癌症流行病学特征与分布

癌症流行病学在过去几十年里取得了显著的进展，为研究癌症成因和预防策略奠定了基础。解析癌症的致病因素依赖于两种互补的方法，即流行病学和实验方法。

表8.2.2展示了2018年全球癌症统计报告（Globocan，2018）中特定癌症发病率的第20和第80百分位数（Bray et al.，2018；Ferlay et al.，2019）。对于所有癌症而言，男性发病率的第80百分位数与第20百分位数的比值为2.8，女性为2.0。在男性和女性人群中，常见癌症中发病率第80百分位数与第20百分位数比值最高的是肺癌（男性为8.8，女性为6.2）。上述比较是基于稳定的数据，在极高风险和极低风险地区会显现出更大的差异。表8.2.2中最高的比值代表了极端的地理差异，值得对癌症发生过程中的环境和遗传因素进行流行病学调查。

表8.2.2 2018年全球癌症统计报告中特定癌症的年龄标化发病率中第20和第80百分位数的比值(Bray et al.,2018)

癌症	男性	女性
所有癌症	2.8	2.0
口腔、咽喉癌	4.5	2.7
鼻咽癌	32	13
食管癌	4.6	5.3
胃癌	3.7	2.7
结肠-直肠癌	5.0	3.7
肝癌	3.0	2.5
胰腺癌	4.8	5.0
肺癌	8.8	6.2
黑色素瘤	8.1	15
乳腺癌	—	2.6
子宫颈癌	—	3.6
子宫内膜癌	—	5.3
卵巢癌	—	2.1
前列腺癌	4.9	—
膀胱癌	6.4	4.0
肾癌	10	6.0
神经系统癌	6.3	6.4
非霍奇金淋巴瘤	2.7	2.9
白血病	2.7	2.6

分析性流行病学研究(病例-对照和队列研究)已经揭示了特定暴露在几种恶性肿瘤发病中的致病作用。流行病学方法的一个局限性在于观察性研究存在不可避免的偏倚,这一点在试图发现相对较小的风险增加时尤其重要。例如,对于环境污染的风险评估,即使在最佳条件下,也难以通过流行病学手段确切地识别小于约20%的风险增加,且在解释50%以下的增加时会出现严重问题,因为任何观察性研究中固有的偏差至少都是这个数量级(Boffetta et al.,2015;Lagiou et al.,2018)。

利用实验研究识别致癌物主要依赖于三种:(1) 长期(通常是终身)致癌性试验:利用实验动物进行,最常用的是啮齿动物,如小鼠、大鼠和仓鼠;(2) 评估化学制剂对三类不同结局事件影响的短期试验:DNA损伤、诱变性和染色体损伤;以及(3) 机制实验:旨在确定化合物特异致癌过程中的中间步骤。

这些实验在一定程度上是有价值的,因为这些效应可能反映了癌症发生过程中的潜在事件。事实上,当被测试的物质在DNA损伤、诱变性和染色体损伤的测试中一致呈阳性,则通常被认为存在潜在的致癌性。此外,炎症(Mantovani et al.,2019)、激素和超重/肥胖等多种因素也可通过非基因毒性途径表现出致癌性,但是这些致癌机制目前还不明确,生物标志物也较少(Boffetta,Islami,2013)。

当某个环境因素有足够的流行病学数据证明其致癌性时,实验结果可以作为有效的证据支撑;但是,如果不存在流行病学证据支持,或者证据的质量或数量不足时,实验结果就变得更为重要。在后一种情况下,尽管尚无普遍认可的标准可以将长期或短期动物试验的数据自动转换成人类患癌的风险,但可以在现有科学证据的基础上对癌症风险作出判断和评估。这一政策已被国际癌症研究机构(IARC)采纳并用于化学物质对人类致癌风险的系统评估计划中。当某些物质具有充分的人群水平的流行病学证据被认为是致癌时,这些物质通常被归为1类致癌物。当上述人群水平的流行病学证据较为有限,且该物质是实验性致癌物时,则被归为2A类;而当对人类致癌性的证据有限并且实验动物中的致癌性证据也不足时,则被归为2B类

(IARC,2018)。自1972年以来,IARC已出版了124部书目,对1 014种化学、物理和生物物质,物质组,以及混合物和职业等暴露环境的致癌性进行评价和复评,共有120种物质被归为1类,82种被归为2A类,311种被归为2B类,500种被归为3类(无法根据其对人类的致癌性进行分类)。完整的物质列表及其致癌性评价可在Monographs网站查询(https://monographs.iarc.fr)。

癌症发病率的时间变化,尤其是在近几十年内的变化,与单纯遗传学的解释是不相符的,而环境暴露的变化及其与遗传因素可能存在的相互作用,也许在一定程度上解释了癌症发病率的时空变化。登记的发病率还受疾病分类、诊断精确度和疾病登记质量变化的影响。此外,死亡率受治疗效果变化的影响。然而,像肺癌的死亡率(Malvezzi et al.,2017)以及其他预后不佳的致死性肿瘤的明显趋势改变,很可能反映了癌症发病率的实时趋势,突显了环境因素的重要性。

8.2.4 癌症的病因风险因素

许多非遗传性因素和暴露与恶性肿瘤的风险增加相关,但它们的重要性在不同人群和不同器官肿瘤中有所不同。

8.2.4.1 烟草及相关病因

全球来看,吸烟是导致人类患癌的主要原因(IARC,2004;GBD,2017)。与烟草有关的癌症包括肺癌、鼻腔癌、喉癌、口腔癌、咽癌、食管癌、胃癌、肝癌、胰腺癌、结肠直肠癌、卵巢癌(黏液型组织学亚型)、宫颈癌、肾癌和膀胱癌以及髓性白血病。据估计,在高收入国家(high-income countries,HICs),由吸烟导致的癌症约占人类癌症的30%(Doll,Peto,2005)。然而,考虑到男性戒烟因素后,这个比例可能会有所下降。在许多中低收入国家(low- and middle-income countries,LMICs),由于烟草开始流行的时间相对较晚,目前与烟草相关癌症的负担仍然较低,但是这将导致未来癌症发病的数量增加。所有烟草制品都是致癌的,包括香烟、雪茄、小雪茄、烟斗烟草、水烟(水烟袋)、比迪烟(一种薄烟卷或小雪茄)以及大量的当地产品。烟草的烟雾含有大量致癌物质:多环芳烃(PAHs)是主要物质,这是一类在有机物燃烧过程中形成的化合物;以及烟草特有的亚硝胺,这是烟叶在烘烤过程中从尼古丁中产生的。接触二手烟(被动吸烟)是肺癌的一个危险因素,二手烟也可能影响鼻咽、口腔、食管和喉等其他器官。

使用无烟烟草制品会导致口腔及其他头颈部器官的癌症,也可能对其他消化器官产生影响。无烟烟草制品的致癌性可能在于其含有亚硝胺(Boffetta et al.,2008)。在南亚,无烟烟草制品的使用是导致癌症发生的一个非常重要的因素,不过它在其他地区也同样被广泛使用。

槟榔占咀嚼产品的大部分,这些产品主要用槟榔叶包裹几片槟榔,加入石灰(氢氧化钙)、香料,可能还有烟草。无论是否添加烟草,咀嚼槟榔都是头颈癌和食管癌的危险因素(Mehrtash et al.,2017)。

鸦片是从罂粟中提取的干燥乳胶,主要包括两大类生物碱:一类是菲类,如吗啡(占总重量的10%~16%)和可待因,它们是主要的神经活性成分;另一类是异喹啉,对中枢神经系统没有影响。虽然吸食鸦片时没有燃烧鸦片,但加热鸦片会导致活性生物碱蒸发,这与食管癌和其他消化道以及呼吸道癌症的风险增加相关(Kamangar et al.,2014)。尽管鸦片在几乎所有国家都是非法的,但在西亚和中亚的某些人群中,吸食鸦片作为娱乐用途仍然很普遍。

8.2.4.2 膳食与营养

尽管近年来开展了大量的研究工作,但膳食因素在导致或预防人类癌症方面的确切作用在很大程度上仍然无法被量化。有足够的证据表明,暴露于黄曲霉毒素的环境中会增加患肝癌的风险。黄曲霉毒素是一种由中国东南部、中国台湾、东南亚和撒哈拉以南非洲地区的一些真菌产生的污染物,有充足的证据表明,接触该类毒素会增加肝癌的风险。近期,一项关于营养和癌症的综述详尽表明(表8.2.3)(WCRE,AIRC,2018),大量摄入加工肉可增加结直肠癌的风险,而大量摄入红肉同样可能增加结直肠癌的风险。大量摄入富含膳食纤维和全谷物的食物可能会降低结直肠癌的风险,而摄入非淀粉类蔬菜和水果可降低上呼吸消化道癌症的风险。

表8.2.3 膳食因素与人类癌症的相关性评估(WCRF,AIRC,2018)

膳食因素(高摄入)	口腔癌、咽癌、喉癌	食管癌	胃癌	结肠癌、直肠癌	肺癌	乳腺癌	前列腺癌
非淀粉类蔬菜或水果	(-)	(-)					
全谷物				(-)			
富含膳食纤维的食物				(-)			
红肉				(+)			
加工肉				+			
乳制品				(-)			
盐腌制的食物			(+)				

注:作用方向:+为增加风险;-为降低风险。
证据的强度:若没有括号代表关联证据很可信。
括号:可能存在关联。

黄曲霉毒素是曲霉属真菌产生的一种产物,可导致肝癌的发生(Henry et al.,2002);当谷物和豆类在炎热潮湿的条件下储存时,就会发生污染。黄曲霉毒素的暴露范围很广,但是其对癌症的影响在撒哈拉以南非洲、东南亚和东亚尤为重要。

食用马兜铃会摄入马兜铃酸,这种致癌物可导致包括肾盂在内的上尿路肿瘤(Matin et al.,2014)。在中医使用草药时可能会接触马兜铃酸,特别是在亚洲地区;此外,蔬菜,如小麦,也有可能受到马兜铃酸污染。正如在中欧地区的巴尔干半岛,存在另一种马兜铃酸引起的流行病,即巴尔干地方性肾病(Stiborováet al.,2016)。

8.2.4.3 饮酒

酒是一种公认的致癌物,不存在明显的安全剂量范围。所有类型的酒都会导致癌症,对口腔癌、咽癌、喉癌、食管癌、肝癌、胰腺癌、结直肠癌和女性乳腺癌的影响尤为明显(WCRE,AIRC,2018)。据估计,在全球范围内,每年约有77万例癌症病例由饮酒引起,约占所有男性癌症总数的7.2%,女性癌症总数的3.5%(Praud et al.,2016)。

8.2.4.4 咖啡、茶和马黛茶

喝咖啡可以降低患癌症的风险,尤其是肝癌和子宫内膜癌的证据最强,此外也可能降低结直肠癌、乳腺癌以及黑色素瘤的风险(Alicandro et al.,2017)。尽管咖啡对癌症的保护作用可能与其对血糖代谢的有利影响有关,但是其背后的生物学机制尚不清楚,并且不能完全排除非因果关联的可能性。例如,喝咖啡的人通常会有更好的饮食习惯。饮茶与癌症风险的证据目前还不充分,尽管早期有研究报道,饮用绿茶可能对癌症有保护作用,但并未在后续的研究中得到证实(Yi et al.,2019)。

在一些南美国家饮用马黛茶很普遍,并且已被证明与食管癌的风险增加相关(Loria et al.,2009),由于马黛茶通常是热饮,其对食管癌的影响可能部分是由于过热导致的,因为饮用热茶也与食管癌的风险增加相关(Chen et al.,2015)。

8.2.4.5 人体测量学特征

有充分的证据表明，成年人体脂过多与食管癌（腺癌）、肝癌、胰腺癌、结直肠癌、绝经后乳腺癌、子宫内膜癌和肾癌的风险增加相关，与头颈癌、胃癌、胆囊癌、卵巢癌和前列腺癌的发生可能也存在因果关系（WCRF，AIRC，2018）。身高与结直肠癌、乳腺癌和卵巢癌的风险存在因果关系。

8.2.4.6 体力活动

定期进行强度适中的职业或娱乐性体力活动（例如，每天至少30分钟）可以降低结肠癌的风险，对乳腺癌和子宫内膜癌也可能有保护作用（WCRF，AIRC，2018）。体力活动可降低约40%的结肠癌和乳腺癌风险，并且与两种癌症的风险都显示出剂量-效应关系。尽管定期进行体力活动有助于控制体重，但是流行病学证据表明，这两个因素也可以独立发挥作用。体力活动预防癌症的具体机制尚不完全清楚，但可能是通过增强免疫功能、作用于性激素以及胰岛素和IGF-I途径产生影响。

8.2.4.7 传染性病原体

总体看来，传染性病原体是全球癌症的第二大危险因素。有充分的证据表明，有11种传染性病原体（包括7种病毒、1种细菌和3种寄生虫）会导致人类癌症的发生，还有一些其他病原体也可能与癌症的发生相关（表8.2.4）。据估计，感染因素导致的癌症占全部癌症病例的15.4%（Plummer et al.，2016），其中，肝癌、胃癌和宫颈癌占所有传染性病原体相关癌症的86%。在中低收入国家，传染性病原体所引起的癌症负担约为23.4%，远高于高收入国家的9.2%。

表8.2.4 传染性病原体与人类癌症的关联（Plummer et al.，2016）

病　原　体	靶　器　官*
病　　毒	
乙型肝炎病毒	肝脏、胆管、（白血病/淋巴瘤）
丙型肝炎病毒	肝脏、胆管、白血病/淋巴瘤
丁型肝炎病毒	肝脏
人乳头瘤病毒16型	宫颈、外阴、阴道、阴茎、肛门、口腔、扁桃体、咽、（喉）
人乳头瘤病毒18型	宫颈、（口腔）、（阴茎）、（肛门）、（外阴）
人乳头瘤病毒31、35、39、45、51、52、56、58和59型	宫颈
人乳头瘤病毒33型	宫颈、（肛门）、（外阴）
人乳头瘤病毒6和11型	（喉）
人乳头瘤病毒26、53、66、67、68、70、73、82型	（宫颈）
人乳头瘤病毒30、34、69、85、97型	
人乳头瘤病毒，β（除5和8型外）和γ型	（皮肤）
人乳头瘤病毒5和8型（鳞状上皮异形症患者）	（皮肤）
人类免疫缺陷病毒1型	肛门、卡波西肉瘤、宫颈、眼、白血病/淋巴瘤、（肝/胆管）、（皮肤）、（外阴）、（阴茎）
人类免疫缺陷病毒2型	卡波西肉瘤、非霍奇金淋巴瘤
人类嗜T细胞病毒I型	成人T细胞白血病/淋巴瘤

续表

病　原　体	靶　器　官*
人类嗜T细胞病毒Ⅱ型	
埃皮斯坦-巴尔病毒(Epstein-Barr病毒)	鼻咽、白血病/淋巴瘤、(胃)
人类疱疹病毒8型	(卡波西肉瘤)、白血病/淋巴瘤
顶泌碱聚病毒	(皮肤)
细　　菌	
幽门螺杆菌	胃、白血病/淋巴瘤
寄　生　虫	
埃及血吸虫	膀胱
日本血吸虫	(结肠、肝/胆管)
曼氏血吸虫	
泰国肝吸虫	肝/胆管
猫肝吸虫	
中华肝吸虫	肝/胆管
疟疾(疟原虫)	(白血病/淋巴瘤)

注:*括号内为可能的靶向器官。

8.2.4.8 职业与污染

虽然一些职业致癌物质(例如双氯甲醚)如今已不再使用,但石棉、结晶二氧化硅和多环芳烃(PAH)混合物等致癌物的职业暴露仍普遍存在(表8.2.5)。据估计,在高收入国家,已确认的职业致癌物所导致的癌症负担占男性癌症病例的3%~5%,女性癌症病例的0.5%~2.5%(Boffetta et al.,2009;Brown et al.,2018;Islami et al.,2018)。由于缺乏中低收入国家职业致癌物暴露的有效数据,因此无法准确估计职业暴露对这些国家癌症负担的影响。

表8.2.5　职业致癌物(Boffetta et al.,2010)

物质、混合物、环境	主要产业和用途
单个物质和物质组	
4-氨基联苯	颜料
砷及其化合物	玻璃、金属、农药
石棉	绝缘、过滤、纺织
苯	化学、溶剂
苯胺、代谢为苯胺的染料	颜料
苯并[a]芘	燃烧烟雾
铍及其化合物	航空航天
双(氯甲基)醚和氯甲基甲醚*	化学中间体
1,3-丁二烯	塑料、橡胶
镉及其化合物	染料/颜料
铬[VI]化合物	金属镀层、染料/颜料
二噁英	化学

续表

物质、混合物、环境	主要产业和用途
氧化乙烯	灭菌剂
甲醛	塑料、纺织品、实验室试剂
芥子气*	战争毒气
2-萘胺	颜料
镍化合物	冶金、合金、催化剂
PCB-126	化学
钚-239及其衰变产物	核工业
镭-226及其衰变产物*	荧光工业
镭-228及其衰变产物*	荧光工业
氡-222及其衰变产物	采矿
矽酸盐、结晶	石切割、采矿、玻璃
太阳辐射	农业
富含纤维状石棉的滑石	纸张、油漆
三氯乙烯	溶剂、干洗、金属
氯乙烯	塑料
X-和γγ射线	医疗
混　合　物	
焦油沥青	建筑、电极
煤焦油	燃料、建筑、化学
柴油引擎排气	交通
皮革粉尘	皮革
未经处理的矿物油	金属
页岩油	燃料
煤烟	颜料
木尘	木材
暴　露　环　境	
铝生产	
制造奥拉明	颜料
靴鞋制造和修理	
煤气化	
煤焦油蒸馏	
焦化生产	
赤铁矿采矿(地下)并暴露于氡	
铁和钢铸造	
品红颜色生产*	颜料
画家(职业性暴露)	
橡胶工业	
含硫酸的强无机酸雾	冶金

注:*主要是过去关注的物质。

8.2.4.9 空气和水污染

严重的室内和室外空气污染可以导致肺癌:该项证据在亚洲非吸烟的女性中表现尤为明显,她们在通风不良的住宅中进行烹饪和取暖时会暴露于高水平的烟雾,进而增加肺癌的风险(Bruce et al.,2015)。尽管风险的量化估计仍然存在问题,研究证据表明,空气污染中含有的多环芳烃(PAHs)等肺致癌物会增加肺癌的发病风险。目前,室外空气污染造成的癌症负担的估计存在不确定性,但是通常在1%以下(Boffetta et al.,2015;Brown et al.,2018;Islam et al.,2018)。

饮用水中高浓度的砷污染主要来自自然环境。在南美、南亚和东亚等砷污染严重地区开展的研究表明,砷污染与肺癌和膀胱癌的风险增加存在因果关系,也可能与皮肤和肾脏等其他器官的癌症有关(Karagas et al.,2015)。然而,全球大多数地区普遍存在低浓度(低于100微克/升)的砷污染,并未观察到对癌症的明显影响。饮用水的氯化处理会导致低浓度的氯仿及相关化合物(三卤甲烷)形成,这些物质在实验中被发现具有致癌作用(Richardson et al.,2007)。有人提出,饮用含氯水会增加膀胱癌的风险,但是目前证据还不够充分(Hrudey et al.,2015)。饮用水中微囊藻毒素的污染同样被认为可增加肝癌和结肠直肠癌的风险,但是目前也尚未定论(Martinez Hernandez et al.,2009)。

8.2.4.10 电离和非电离辐射

据估计,在高收入国家,电离辐射导致的癌症约占2%~4%(Brown et al.,2018;Doll,Peto,2005)。一些肿瘤,尤其是急性淋巴细胞白血病、急性和慢性髓系白血病,以及乳腺癌、肺癌、骨癌、脑癌和甲状腺癌等,都是由于暴露于高水平的电离辐射而产生的(IARC,2000)。紫外线(UV)非电离辐射包括太阳辐射和用于美容和医疗目的的人造UV辐射暴露。UV暴露会导致皮肤癌的发生,包括黑色素瘤和非黑色素瘤(Narayanan et al.,2010)。在高收入国家,UV暴露导致的癌症约占1%~4%(Boffetta et al.,2009;Brown et al.,2018),主要取决于不同种族和民族的皮肤特征以及UV的暴露率。

8.2.4.11 生殖因素

流行病学研究证据表明,生殖因素对乳腺癌的致癌效应最为明确.初潮年龄早、产次少、初次怀孕年龄晚以及绝经年龄晚均与乳腺癌的风险增加相关,而自发流产和人工流产则与患癌风险无关(Tamimi et al.,2018)。此外,母乳喂养对乳腺癌具有保护作用,对于激素受体阴性的乳腺癌保护效应更为明显(Islami et al.,2015)。在上述因素中,除了初次怀孕年龄外,其他因素对子宫内膜癌和卵巢癌的发生具有与乳腺癌相似的效应,而对其他癌症的影响目前证据还不充分。生殖因素对全球癌症负担贡献的估计存在很大差异,约从1%到15%不等,这主要取决于不同的基本假设,尤其是参照人群的选择(Boffetta et al.,2009;Doll,Peto,2005;Brown et al.,2018;Islami et al.,2018)。

8.2.4.12 激素

超重的绝经后妇女普遍存在内源性雌激素水平的升高,这与乳腺癌和子宫内膜癌的风险增加相关,内源性雄激素可能也具有类似的效应(Crous-Bou et al.,2018;Tamini et al.,2018)。黄体酮和催乳素等其他激素在这些癌症中的作用尚不明确,内源性雄激素在前列腺癌中的作用也还不清晰。

大量证据表明,生长激素,尤其是胰岛素和IGF-I,对乳腺癌、结肠癌、胰腺癌、子宫癌、前列腺癌和其他癌症的风险有较大影响(Faulds et al.,2012)。其他内源性激素,如生长激素对癌症的影响似乎也是合理的,但是目前在流行病学研究中尚未得到充分阐释(Clayton et al.,2011)。

此外,有充足的证据表明,外源性激素的暴露也会增加癌症的风险。目前或近10年内使用口服避孕药会略微增加乳腺癌的风险,但在停用10年或更长时间后则不再明显增加患病风险(CGHFBC,1996)。长期使用口服避孕药后,肝癌的发生风险增加,而子宫内膜和卵巢癌的风险则降低(Cibula et al.,2010)。绝经后的激素治疗会增加乳腺癌和子宫内膜癌的风险(CGHFBC,1997)。对于乳腺癌而言,雌激素-孕激素联合治疗的效果比其他类型的激素疗法更好(Beral et al.,2003)。目前,绝经后激素治疗对其他器官的影响证据还不充分。他莫昔芬被广泛用于乳腺癌的治疗,除了治疗作用外,它还可降低对侧乳腺癌的风险,但是增加子宫内膜癌的风险(Crous-Bou et al.,2018;Tamini et al.,2018)。对跨性别男性和女性的研究也提示了性激素在癌症发展中的潜在影响。由于跨性别个体通常接受相对较大剂量的激素疗法,其罹患癌症的风险可能会增加,并且潜伏期可能比使用其他激素短得多(de Blok et al.,2019)。

8.2.4.13 围产期因素

巨大儿可能与绝经前乳腺癌的风险增加相关(WCRF,AIRC,2018)。通常,围产期因素被认为可以导致相当比例的癌症,但是这种估计存在不确定性。通过更详细地了解围产期因素潜在的致癌机制,上述发现将更好地用于改善预防策略(Xue,Michels,2007)。

8.2.4.14 医疗方案和药物

除上述提及的绝经后激素疗法、口服避孕药和他莫昔芬之外,其他药物也可能导致癌症的发生。为了阻止癌细胞的复制,许多化疗药物直接作用于DNA序列,但是这可能同时导致对正常细胞的损害。化疗治疗最主要影响的肿瘤就是白血病,同时也增加实体肿瘤的风险。第二类致癌药物包括免疫抑制剂,其主要在接受移植的患者中进行研究(Gutierrez-Dalmau,Campistol,2007)。免疫抑制剂引起的肿瘤主要是非霍奇金淋巴瘤和白血病。含有苯乙酰胺的镇痛药物会增加肾盂肾癌的风险(Piper et al.,1985)。

观察性研究的大量证据表明,阿司匹林可以降低结直肠癌的患病风险(Cuzick et al.,2015),其他非甾体类抗炎药可能也具有类似的效应。关于药物使用对人类癌症发病的整体贡献目前尚没有精确的估计,但是,在高收入国家,这些药物的占比可能不会超过1%(Doll,Peto,2005),并且,使用这些药物进行治疗的收益往往大于潜在的致癌风险。

出于诊断目的而使用电离辐射可能也会增加少量癌症风险,但是目前仅发现接受过宫内暴露会增加儿童白血病的风险(IARC,2000)。儿童期接受计算机断层扫描(CT扫描)可能还会增加后续肿瘤的发生风险(Pearce et al.,2012)。放射治疗会增加接受照射部分的器官发生癌症的风险。目前没有明确的证据表明,其他医疗手段(包括外科手术植入物)会增加癌症的风险。

8.2.4.15 医疗卫生情况

免疫功能的变化可能在人类癌症的发生中发挥重要作用,但流行病学研究在很大程度上无法明确增加或减少癌症风险的具体因素。严重的免疫抑制和免疫刺激均可增加癌症的风险(Engels,Hildesheim,2018)。例如,感染人类免疫缺陷病毒(HIV)的个体和接受免疫抑制治疗的患者,如器官移植的受体,其罹患非霍奇金淋巴瘤、卡波西肉瘤、皮肤癌以及感染相关的癌症(如宫颈癌)的风险增加(Zucchetto et al.,2016;Engels,Hildesheim,2018)。此外,患有系统性自身免疫疾病的病人患淋巴瘤和其他肿瘤的风险也会增加(Engels,Hildesheim,2018)。然而,目前免疫能力轻度紊乱对于肿瘤患病风险的影响知之甚少。

几种慢性炎症状况也是癌症的危险因素:充分的流行病学研究证据显示,炎症性肠病患者后续发生结直肠癌的风险增加，而肺结核、疟疾和带状疱疹等慢性传染病患者则更容易发生淋巴瘤。此外，胃食管反流是导致下食管腺癌的重要原因，这种癌症在许多地区的发病率都在上升(Abnet et al.，2018)，而结核病则是肺癌的危险因素(Malhotra et al.，2016)。

8.2.5 全球肿瘤负担

据估计，2018年全球新发癌症病例为1 810万例，其中，男性950万例，女性860万例(Bray et al.，2018)。2018年，因癌症死亡人数为960万例，其中，男性540万例，女性420万例。肺癌、结直肠癌、胃癌、肝癌和乳腺癌是导致癌症死亡最常见的原因，占全部癌症死亡病例的一半：在男性中，肺癌、肝癌、胃癌、结直肠癌和前列腺癌是导致癌症死亡最常见的原因；而在女性中，乳腺癌、肺癌、结直肠癌、宫颈癌和胃癌是导致癌症死亡最常见的原因。

评估全球肿瘤负担的一种补充方法是权衡残疾生活年数，并将其与因过早死亡而损失的寿命相加(即伤残调整寿命年，disability-adjusted life years，DALYs)。根据全球疾病负担研究估计，2016年癌症导致了2.132亿DALYs，其中98%是由于过早死亡，2%是由于残疾(GBD，2018)。

8.2.5.1 特定癌症的地区分布、病因学和预防

根据2018年全球癌症统计报告(Globocan，2018)估计的死亡人数，以下段落将依次讨论前10种最常见癌症的流行病学特征(Bray et al.，2018)。

肺癌

肺癌是全球最常见的癌症。据估计，2018年，新发肺癌病例为2 093 876例，约占全球癌症负担的11.6%(Bray et al.，2018；Malhotra et al.，2018)。肺癌也是导致癌症死亡最常见的原因，2018年，因肺癌死亡的病例为1 761 007人，约占总死亡人数的18.4%。

男性肺癌的发病率和死亡率约为女性的两倍。肺癌是全球男性最常见的癌症，其新发病例约占所有癌症病例的14.5%，死亡病例约占所有癌症死亡病例的22%。其中，密克罗尼西亚/波利尼西亚(52.2/10万)和东欧(49.3/10万)男性的年龄标化发病率最高(Bray et al.，2018)。女性肺癌的发病率在地理分布上与男性略有不同，且普遍较低，这充分体现了历史上烟草消费模式的不同。对于女性肺癌而言，北美(30.7/10万)和北欧(26.9/10万)的年龄标化发病率最高。由于肺癌的致死性高，且全球各地肺癌的生存率差异较小，肺癌死亡率的地理分布与发病率高度相关。

肺癌的主要组织学类型包括鳞状细胞癌、小细胞癌、腺癌和大细胞癌。鳞状细胞癌是肺癌最主要的病理类型，但是在过去几十年里，该类型的肺癌病例在逐渐减少，而腺癌病例则不断增加。

肺癌发病率的地区和时间分布在很大程度上受到十年或二十年前烟草消费的影响。早在20世纪50年代，吸烟对肺癌的致癌作用已被证实，并且自60年代中期以来得到公共卫生和监督部门的认可。吸烟者发生肺癌的风险是非吸烟者的20～40倍。戒烟后，戒烟人群发生肺癌的风险相对于持续吸烟者会有所降低，但在长期戒烟者中可能会持续存在一定的残余过度风险。大量研究显示，非吸烟者接触二手烟暴露会增加约20%的肺癌发病风险(IARC，2004)。

英国百万女性队列研究结果表明，与不吸烟的人群相比，每天吸10支烟的人群发生肺癌的风险(RRs)为10.5倍，每天吸15支烟的人为22倍，而每天吸烟20支或更多的人风险可高达36倍(Pirie et al.，2013)。因此，即使是中度吸烟者也存在相当大的肺癌死亡风险。这种整体风险受多个因素的影响，包括平均吸烟量、吸烟时间、戒烟时长、开始吸烟年龄、烟草产品类型和吸入方式等，其中吸烟时间是主要作用因素。

持续吸烟者肺癌的终身累积风险为16%,该风险随着戒烟年数的增加而逐渐降低,在60岁、50岁、40岁和30岁戒烟的人群中分别降至10%、6%、3%和2%(Peto et al.,2000)。在美国,40岁前戒烟可将与持续吸烟相关的死亡风险降低约90%(Jha et al.,2013)。

就像在美国和其他烟草流行已至成熟期的国家中观察到的一样,烟草消费增加的数十年后往往伴随肺癌发病率的增加,同样地,烟草消费的减少也会随之导致肺癌发病率的下降。一个明显的例外是中国和其他东亚国家,女性吸烟人数少但肺癌的发病率却相对较高(21.9/10万人),可能是因为这些地区被动吸烟的现象非常普遍,并且室内空气污染程度较高。

肺癌的患病风险还在一些从事特定行业或职业的工人中有所增加。目前,对于其中几个高风险的职业场所,已经明确了导致肺癌发生风险增加的因素。其中,石棉和含有多环芳烃混合物的燃烧烟尘最为重要。尽管过去在工业化国家中,由职业因素导致的肺癌约占5%~10%,这一比例近年来可能有所降低。

肺结核也被证实可增加肺癌的发生风险,但目前尚不清楚这是由于肺实质的慢性炎症还是结核分枝杆菌的特定作用导致的。吸入大量的纤维和灰尘还可能导致肺纤维化(如矽肺和石棉肺),以及慢性支气管炎和肺气肿,这些因素也会增加肺癌的发病风险。

城市空气污染也是肺癌发生的危险因素。然而,在大多数污染严重的地区,这一风险一般不超过20%(Hamra et al.,2014)。

目前,已有确切的证据表明暴露于电离辐射会增加肺癌的风险(IARC,2000)。有研究表明,经历原子弹爆炸的幸存者和因强直性脊柱炎或乳腺癌而接受放射治疗的患者肺癌的发生风险有中等程度的增加;然而,对于相对较低水平辐射暴露的核工业工人并未观察到明显的肺癌风险增加。接触放射性氡及其衰变产物释放出的α粒子会使地下矿工患肺癌的风险增加(IARC,2000),并且该风险随着累积暴露量的增加而增加,同时随着年龄和停止暴露时间的增加而减少(Lubin et al.,1994),氡衰变产物的暴露主要来自外部(例如,来自家庭土壤的暴露)。

在进行了大量的研究之后,仍未发现任何与肺癌发生风险明确相关的饮食因素。然而,增加对绿色蔬菜、水果以及富含类胡萝卜素、β-胡萝卜素、视黄醇、异黄酮和纤维的食物的摄入,可以帮助预防肺癌的发生(WCRF,AICR,2018)。

目前还没有对于流行病学和临床具有重要意义的肺癌高风险基因被发现。大样本的全基因组关联研究(genome-wide association studies,GWAS)已明确位于染色体15q25(*CHRNA3*和*CHRNA5*)、5p15.33(*TERT-CLPTM1L*)和6p21.33(*BAT3*)区域的遗传多态性与肺癌易感性相关。但是,未来仍需进一步开展研究明确与肺癌发生相关的遗传因素、分子通路和特征(Marshall,Christiani,2013)。

肺癌的预防措施

目前,控烟(包括被动吸烟)仍然是预防肺癌的关键措施。此外,减少职业和环境致癌物的暴露(特别是室内空气污染和氡)也是重要预防措施之一。有明确的证据表明,低剂量胸部CT扫描可以在高风险人群中发现早期病变(Moyer,2014);据估计,这可以将肺癌死亡率降低约20%(Rota et al.,2019)。因此,通过对高危人群进行CT筛查,可以实现三级预防中的早诊断和早治疗。

结直肠癌

据估计,2018年,全球结直肠癌新发病例1 849 518例,新增结直肠癌死亡病例880 792例(Bray et al.,2018;Keum et al.,2018)。结直肠癌在全球癌症发病率中居第三位,新发病例约占所有癌症新发病例的10%;死亡率居第二位,死亡病例占所有癌症死亡病例的9%。此外,结直肠癌在男性中是第三大常见癌症(占所有男性癌症病例的10.9%),在女性中是第二常见癌症(占所有女性癌症病例的9.5%)。

大多数结直肠癌病例发生在全球的高收入地区,但在社会经济转型的国家,尤其是亚洲,其发病率正在迅速上升;男性和女性的地区分布特征相似。总体而言,男性结直肠癌的发病率略高于女性。北欧和中欧结直肠癌的年龄标化发病率最高(男性高达70/10万,女性高达40/10万),其次是澳大利亚、阿根廷和北美。

结直肠癌发病率在全球各地存在着显著的地理差异，南亚和西非的发病率最低（男性不到5/10万，女性不到3/10万）(Bray et al.，2018)。在过去几十年，大多数地区人群的结直肠癌发病率有所上升，但在西欧增长幅度较小(Siegel et al.，2014)。对移民人群的研究表明，结直肠癌的发生风险在一代人内趋近于其所迁移国家的发病率；城市地区的发病率高于农村地区。

结直肠癌的主要组织学类型是腺癌。通常情况下，这种腺癌由腺瘤性息肉或腺瘤发展而来，较少由表现为不同程度不典型增生的小面积扁平黏膜发展而来。腺瘤的恶性潜能受多种因素影响，如腺瘤表面直径大于1 cm、具有绒毛状（而不是管状）结构和严重的细胞异型性。患有一个直径大于1 cm腺瘤的患者患结直肠癌的风险增加2～4倍；而患有多个腺瘤的患者，这一风险会进一步增加。除地区环境影响外，结肠镜检查中发现的腺瘤患病率与结直肠癌的发病率密切相关。一些研究结果表明，吸烟与结直肠腺瘤的风险增加有关。在一些大型的前瞻性研究中，长期重度吸烟后结直肠癌的风险略有增加(IARC，2004)。此外，高度酗酒（每天50克酒精）与结直肠癌风险的增加相关(Bagnardi et al.，2015)。

溃疡性结肠炎和克罗恩病患者罹患结直肠癌的风险增加，平均风险(RR)约为正常人的5～20倍；诊断时年龄越小、疾病严重程度越高以及存在不典型增生，风险越大。然而，遗传和环境因素在这两种炎症性疾病和结直肠癌发病过程中的共同作用尚不清楚。糖尿病和胆囊切除术与（右侧）结肠癌风险的中度增加（1.5～2倍）相关，这可能是由于胆汁的持续分泌造成的。患有一种结肠癌的患者在结肠其他位置或直肠发生第二原发肿瘤的风险是正常人的2倍；并且第一次诊断时年龄越小，相对风险越大(Levi et al.，2008)。女性患子宫内膜癌、卵巢癌和乳腺癌与结直肠癌的发生相关，这可能是由共同的激素或饮食因素导致的。

遗传不稳定性（染色体不稳定性和微卫星不稳定性）、腺瘤性息肉病(APC)基因和错配修复基因的胚系突变在内的几种遗传因素被认为是结直肠癌的危险因素(Arends，2013)。通过GWAS和其他测序研究，已在多个遗传易感区域鉴定超过100个易感变异(Huyghe et al.，2019)。这些研究大多数是在欧洲人群中进行的，但大多关联也在东亚人群中得到验证(Lu et al.，2019)。

一些罕见的遗传性疾病与结直肠癌的发生高度相关，例如，家族性腺瘤性息肉病是由5号染色体上APC基因的遗传或新生突变引起，其特征是结直肠腺瘤数量非常多，患者到55岁时结直肠癌的累积发病率接近100%。Gardner综合征、Turcot综合征和幼年性息肉病都是与结直肠癌相关的罕见疾病，这些疾病对患者来说往往都非常严重，但在结直肠癌患者中的比例不超过1%。

Lynch Ⅰ型综合征，也称为遗传性非息肉性结直肠癌(HNPCC)，其特征是近端（右）结肠癌的风险增加，往往是由参与DNA修复的两个基因中的一个发生胚系突变而引起的。相反，Lynch Ⅱ型综合征患者同时伴随结直肠外肿瘤发生风险的增加，主要是子宫内膜癌和卵巢癌。在西方人群中，遗传性非息肉病性结直肠癌可能占据了相当比例的结直肠癌病例。除这些遗传性疾病外，结直肠癌患者的一级亲属罹患结肠或直肠癌的风险增加2～3倍。

超重、肥胖和缺乏体力活动是结直肠癌的重要危险因素(WCRF，AIRC，2018)。尽管潜在机制尚未完全阐明，但这些因素可以解释高收入人群中多达20%的病例(Islami et al.，2018)。

已有大量研究确定了与结直肠癌有关的饮食因素。除酒精外，最明确的证据是加工肉摄入量的增加与结直肠癌风险相关。对于全谷物、膳食纤维、蔬菜、水果、乳制品和钙的保护作用，以及红肉摄入的致癌作用，这些研究的报道目前仍缺乏充分的说服力。

维生素D，特别是其最活跃的形式25(OH)D，与结直肠癌发病风险呈负相关(Giovannucci，2005)。事实上，只有当维生素D受体(VDR)存在时才能起到预防作用，因此增加VDR的表达才可以增强维生素D的预防能力(Stubbins et al.，2012)。结直肠癌发病率的降低也与阿司匹林和其他非甾体类抗炎药使用的增加有关(Bosetti et al.，2012；Ferrandez et al.，2012)。此外，绝经期的激素替代治疗和其他女性激素（包括口服避孕药）与结直肠癌风险呈负相关，因此也可能起到一定的保护作用(ACS，2011a)。

结直肠癌的预防措施

增加体力活动、避免超重和肥胖、减少饮酒和戒烟是结直肠癌一级预防的主要手段，虽然阿司匹林也可以预防结直肠癌，但由于其存在一系列副作用，因此不被常规推荐使用。

结肠镜检查（包括切除腺瘤）是二级预防措施中的一种；另一种是粪便隐血试验，但是该方法灵敏度和特异性均较低，在筛查腺瘤方面尤为明显。尽管如此，临床随机试验表明，每年进行一次粪便隐血检查可以降低结直肠癌的死亡率。但是，该检查会产生大量假阳性病例，这些患者需要进行进一步的结肠镜检查来确诊。此外，随机对照试验也证明了乙状结肠镜检查在降低结直肠癌死亡率方面的有效性，尤其对远端结肠的效果更为显著。

当前，结直肠癌防治指南建议对50～75岁的普通人群进行筛查，可选择结肠镜检查（每10年1次），软式乙状结肠镜检查（每5年1次）或粪便隐血试验（每1～2年1次）（Benard et al.，2018；Wolf et al.，2018）。当然，不同国家和国际机构提出的建议可能存在一定差异。

胃癌

据估计，2018年新增胃癌1 033 701例，约占全球癌症负担的5.7%，是全球第六大常见癌症，也是2018年全球癌症死亡的第三大原因。2012年，胃癌死亡病例为782 685人，约占所有癌症死亡人数的8.2%（Bray et al.，2018；Ye et al.，2018）。这表明，自1975年胃癌成为全球最常见的癌症以来，其发病率已明显下降。男性胃癌的发病率约为女性的两倍。东亚和东欧的年龄标化发病率最高（男性超过15/10万，女性超过7/10万），非洲、北美和北欧地区的发病率较低。此外，绝大多数胃癌病例发生在发展中国家。

胃癌发病风险的增加与幽门螺杆菌的感染有关。幽门螺杆菌与癌前病变密切相关，包括慢性胃炎、萎缩性胃炎和不典型增生，这也证实了这种因果关系在生物学上的合理性。幽门螺杆菌在人群中的感染率非常高，尤其是在中低收入国家以及老年人群中，可以解释绝大多数胃癌患者的病因，甚至可以解释全球4%以上的癌症病例（Plummer et al.，2016）。然而，事实上只有少数幽门螺杆菌感染者会被诊断为胃癌，由于幽门螺杆菌的持续感染与毒力因子、免疫逃逸和操纵机制有关，因而与胃癌发生密切相关（Salama et al.，2013）。

胃癌另一个重要的危险因素是吸烟，与不吸烟者相比，吸烟者患胃癌的风险增加了50%～60%。这种关系可以解释约10%的胃癌风险（IARC，2004）。

在世界范围内，食用盐和含盐制品与胃癌发生之间均存在一致的相关性。大量研究发现，经常食用盐和含盐制品会增加约2倍的胃癌风险。从生物学角度来看，这种关系是合理的，因为盐可能导致胃黏膜保护层的损伤。

在过去一个世纪里，胃癌的发病率和死亡率在大多数高收入国家都有明显下降，并且在男性和女性都是如此。这种发病率和死亡率的持续下降以及移民研究的结果均表明，环境因素对胃癌有很大的影响。

导致胃癌发病率下降的原因很复杂，尚未完全了解，但几乎可以肯定的是，其中包括更多样化的食物、更好的食物保存方法（包括冷藏）以及对幽门螺杆菌感染的有效治疗。然而，胃癌诊断和治疗方法的改进是否也在胃癌发病率的降低中发挥了一定作用，特别是在最近一段时间，仍然值得讨论。

根据一篇GWAS的系统综述报道，目前已发现11个与胃癌风险显著相关的变异，他们对应的基因和不同胃癌亚型分别是：位于1q22的*MUC1*基因区域的rs2070803（弥漫性癌亚组）、位于1q22的*MTX1*基因区域的rs2075570（弥漫性）、位于1q22的前列腺干细胞抗原（*PSCA*）基因区域的rs2294008（非贲门）、位于5p13的*PRKAA1*基因区域的rs13361707（非贲门）、位于10q23的*PLCE1*基因区域的rs2274223（贲门）、位于3p22的*TGFBR2*基因区域的rs3087465（亚洲人）、位于1q22的*PKLR*基因区域的rs3762272（弥漫性）、位于*PSCA*基因区域的rs2976392（肠）、位于11q13的*GSTP1*基因区域的rs1695（亚洲人）、位于2q33的*CASP8*基因区域的rs3834129（混合性）和位于6p21.3的*TNF*基因区域的rs1799724（混合性）（Mocellin et al.，2015）。其中，证据最为充分的是*PSCA*基因相关的变异，该变异已在多个人群中被发现，并可能与幽门螺杆菌感染存在交互作用（Cai et al.，2017）。上述变异所在基因通过参与调控细胞的生长、分化、凋亡和血管生成，影响胃癌的发生发展。

在中国已知存在微量营养素缺乏的人群中进行的干预试验发现，β胡萝卜素、维生素E和硒的联合补充能够小幅度降低胃癌的发病风险(Qiao et al.,2009)。然而,针对其他营养状况较好的人群的最新研究结果是相反的(Plummer et al.,2007)。

通过改进饮食方式进行胃癌的一级预防是可行的,可鼓励高危人群减少食用腌肉和腌制食品。此外,可以通过根除幽门螺杆菌感染来进行预防,尤其是在儿童和青少年时期,并避免母婴传播。在日本和韩国,已经开发出通过X射线识别早期病变的筛查方法,然后进行胃镜检查以确诊。

肝癌

据估计,2018年全球新发肝癌病例为841 080例,占所有癌症新发病例的4.7%,新增死亡病例781 631人,占所有癌症死亡病例的8.2%,超过80%的肝癌发生在中低收入国家(Bamia et al.,2018;Bray et al.,2018)。除中南亚和西亚之外,世界上大多数低收入地区的肝癌发病率都很高。其中,东亚、东南亚以及北非的发病率最高(男性超过20/10万,女性超过6.5/10万)。中南亚的发病率最低,该地区男性肝癌的年龄标化死亡率低于5/10万,女性低于2/10万。南欧和北美地区发病率适中(男性5~10/10万)。男性肝癌发病率是女性的2~3倍,且高发病率地区的性别差异比低发病率地区更大。肝癌最主要的组织病理学类型是起源于肝细胞的肝细胞癌(hepatocellular carcinoma,HCC);其次是起源于胆道的胆管癌。

慢性乙型肝炎病毒(hepatitis B virus,HBV)和丙型肝炎病毒(hepatitis C virus,HCV)感染是HCC的主要病因,并且感染年龄越小,风险越高,感染导致的肝硬化是肝癌发生的关键步骤。在高风险国家,大多数HBV感染发生在围生期或幼儿期。在不同研究中,HBV和HCV感染者发生HCC的相对风险为感染者的10~50倍。在全球范围内,75%以上的肝癌病例与HBV和HCV感染有关,尽管其在不同高风险区域的流行程度有所不同。

生态学研究表明,HCC的发病率不仅与HBV和HCV感染有关,还与食物中黄曲霉毒素的污染有关。黄曲霉毒素是由真菌黄曲霉和寄生曲霉产生的一组真菌毒素,在许多动物实验中被证实可引起肝癌(Turner et al.,2012)。这类食品的污染主要源自谷物、花生、玉米和其他蔬菜的不当储存,尤其在非洲、东南亚等地区普遍存在。在低HBV和HCV感染率、低黄曲霉毒素暴露人群中,(酒精性)肝硬化可能是发生HCC最重要的危险因素,例如北美和北欧地区(La Vecchia,2007)。吸烟与HCC之间的关联已确定,吸烟者发生肝癌的相对风险是非吸烟者的1.5~2倍(IARC,2004)。

尽管绝对风险较小,研究发现使用类固醇会增加肝腺瘤的发病风险,并与HCC的发病风险相关。此外,也有研究报道称使用合成代谢类固醇与肝癌的发生有关,但证据并不充分(Cibula et al.,2010)。

糖尿病也与HCC的发病风险增加相关。在北美和其他地区的人群中,随着超重和肥胖的比例提升,糖尿病和非酒精性脂肪性肝病(NAFLD)的患病率也有所增加,这可能在HCC的发生过程中发挥了一定作用。还有研究表明,在考虑到肝炎、酒精和其他可能的混杂因素后,超重和糖尿病的联合暴露仍然能够导致HCC的发病风险提高4.75倍(Bosetti et al.,2014)。

此外,与超重、肥胖和糖尿病相关的肝癌风险增加与NAFLD的发展有关(Sanyal et al.,2010)。NAFLD表现为肝脏中脂肪的过度积聚,从孤立性肝脂肪变性到非酒精性脂肪性肝炎(NASH),后者是脂肪性肝病的侵袭性形式,最终可能发展为肝硬化和HCC。然而,即使在没有肝硬化的情况下,NAFLD/NASH也会增加HCC的风险(Bosetti et al.,2014)。还有研究指出,喝咖啡与肝癌风险降低相关,相对危险度为0.66(Bravi et al.,2017)。

目前,胆管癌的发病率在世界上许多地区正在上升(Khan et al.,2019)。在东南亚和东亚的许多地区,胆管癌是肝癌患者的主要类型,并与肝吸虫和华支睾吸虫感染相关。该类型癌症的其他风险因素包括原发性硬化性胆管炎(一种罕见的炎症条件),以及HBV和HCV感染,并且可能也与吸烟、糖尿病和超重/肥胖有关(Khan et al.,2019)。

肝癌的预防

在肝癌高发地区,必须给围产期婴儿接种乙肝疫苗。在过去几十年里,亚洲、南欧和非洲的许多国家扩大了国家儿童疫苗的接种计划,将乙型肝炎病毒纳入其中。由于乙肝疫苗接种的普及和含有黄曲霉毒素B_1食物的摄入减少,中国肝癌高发地区启东的年轻人肝癌的发病率有所下降(Sun et al.,2013)。目前尚无针对HCV的一级预防方法,然而,最近出现了新的抗病毒疗法,可以清除感染,并有望降低后续发生肝癌的风险(wazity et al.,2017)。

控制食品中黄曲霉毒素的污染是另一项重要的预防措施。尽管该措施在高收入国家很容易实现,但在许多高发病率地区,其实施受到经济和物流因素的限制。控制饮酒和吸烟也是肝癌重要的一级预防措施。

由于约有一半的HCC患者的肝脏分泌甲胎蛋白,而正常成人肝脏中不分泌该蛋白,因此有人提出将该蛋白的检测作为一种筛查方法。然而,目前尚未有以人群为基础的研究显示甲胎蛋白筛查的人群中肝癌的死亡率降低。最后,探索超声和MRI相结合的方法,以对肝硬化高危人群的肝癌进行早期发现也是一项关键的预防措施。

乳腺癌

乳腺癌是女性最常见和死亡人数最多的肿瘤。据估计,2018年,全球新发乳腺癌病例2 088 848例,死亡626 679例(Bray et al.,2018;Tamini et al.,2018)。乳腺癌的发病率在中非大多数国家,以及东亚和中南亚的一些国家相对较低(低于25/10万),而在北美、澳大利亚、新西兰、北欧以及西欧地区最高,约为70~100/10万。在过去几十年里,乳腺癌的发病率在许多资源匮乏型国家迅速增长,而在高收入国家则增长缓慢。在高收入国家,乳腺癌年龄别发病率在45岁后急剧增加,65岁以上女性的发病率超过250/10万;而在中低收入国家,45岁以上女性的乳腺癌发病率在50/10万~100/10万的范围内波动(图8.2.1)。1960年至1990年间,欧洲和美洲大多数国家的乳腺癌死亡率相对稳定;自20世纪90年代初以来,乳腺癌的死亡率出现明显下降。在女性绝经前,乳腺癌的发病率随着年龄的增长呈线性增加;而在绝经后,高收入国家中女性乳腺癌的发病率不再明显增长,低收入国家女性则几乎不再发生乳腺癌。此外,在各个年龄段,社会阶层较高的女性罹患乳腺癌的风险均比社会阶层较低女性高约30%~50%。

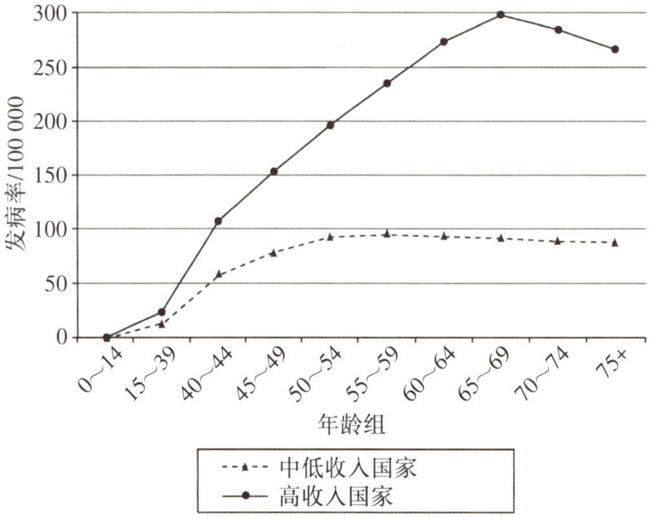

图8.2.1 2012年世界各区域乳腺癌年龄别发病率

生殖因素的综合研究证据表明,内源性激素在乳腺癌的发生中发挥重要作用。近期,多项前瞻性研究通过收集生物样本,直接评估了雌激素和睾酮与乳腺癌的关联。在绝经后的妇女中,外周血中雌二醇的浓度与乳腺癌风险的增加直接相关,而在绝经前的妇女中,相关研究证据则较少,并且结论不一致。上述关联在雌激素和孕激素受体阳性的乳腺癌中可能更为明显,尽管对于睾酮和其他雄激素的研究也有相似的发现,但在不同队列研究中结论并不都一致。

男性乳腺癌病例仅占所有乳腺癌病例的不到1%,其发病率与地区和种族的关联证据有限,与女性乳腺癌的发病率也没有明显的相关性。与高雌激素水平相关的因素可能是男性乳腺癌的风险因素，如性腺功能障碍、酒精滥用和肥胖。在男性家族性乳腺癌中，*BRCA2* 突变比 *BRCA1* 更常见。

纤维囊性病和纤维腺瘤是最常见的两种良性乳腺疾病，患这两种疾病的女性乳腺癌的风险增加2～3倍。尽管这些病变不太可能是癌前病变，但它们与乳腺癌一样存在上皮增生，这与激素的改变有关。

一级亲属中有乳腺癌病史的女性患乳腺癌的风险增加2～3倍。家族史的作用大部分可能是由激素代谢和调节、DNA损伤和修复相关的低风险基因引起。在家族连锁研究中，包括 *BRCA1*、*BRCA2*、*PTEN* 和 *TP53* 在内的几种低频高外显基因的突变携带者患乳腺癌的风险显著增加。这些基因的突变与乳腺癌的高风险有关，被定义为遗传性乳腺癌综合征，尽管这些基因的携带者终身乳腺癌累积风险超过50%，但在大多数人群中很罕见，仅能解释总病例的2%～5%。然而，也有例外情况，例如在德系犹太人中，高风险的 *BRCA1* 或 *BRCA2* 基因突变估计导致约12%的乳腺癌。此外，一组低频低外显的DNA修复基因与中等乳腺癌风险相关，包括 *CHEK2*、*ATM*、*BRIP* 和 *PALB2*。高风险和中风险基因约占所有乳腺癌家族史病例的25%。GWAS已鉴定100多个乳腺癌易感基因，参与代谢、凋亡、细胞周期调节、线粒体调节和其他癌症相关功能(Low et al., 2018)。

根据妇女健康计划的研究结果，三阴性乳腺癌(TNBC)与雌激素受体阳性(ER+)乳腺癌的风险特征既存在相似之处，也有差异。相似的危险因素包括体重指数(BMI)、缺乏体育活动以及乳腺密度(Phipps et al., 2011a)。无生育史与TNBC的风险降低有关，但与ER+乳腺癌的风险增加相关。在生育妇女中，生育次数与TNBC呈正相关，与ER+乳腺癌呈负相关。月经初潮和绝经年龄与ER+乳腺癌的风险存在一定关联，但与TNBC关联较小(Phipps et al., 2011b)。吸烟与TNBC无关，但却是ER+乳腺癌的危险因素。饮酒是ER+乳腺癌的特定危险因素(Kabat et al., 2011)。

许多生活方式已被证实可能是乳腺癌的病因。尽管已经开展了广泛的研究，但目前没有明确的证据将膳食因素与乳腺癌风险进行关联(WCRF/AICR, 2018)。饮酒已被确定是乳腺癌的病因，特别是绝经后的乳腺癌(WCRF, 2018)。每天饮用三杯或更多的酒会增加约30%～50%的乳腺癌风险，而每增加一杯的摄入量，乳腺癌风险增加约10%。超重、肥胖和成年体重增加已被明确是绝经后乳腺癌的危险因素，而对于绝经前的乳腺癌，效应可能是相反的(WCRF/AIRC, 2018)。超重和大量饮酒可能通过参与激素水平或代谢的机制影响乳腺癌。吸烟与乳腺癌的关系不一致，而且难以量化风险。另一方面，高水平的体育活动可能会适度降低乳腺癌的风险(WCRF/AIRC, 2018)。对职业因素和接触有机氯农药的研究未能提供致病作用的证据(Salehi et al., 2008)。

在美国、加拿大、瑞典、古巴和日本等高收入国家，得益于筛查和治疗手段的改进，乳腺癌的存活率已逐渐提高，5年生存率达到80%～90%。相反，在中等收入国家，乳腺癌的5年生存率介于60%至79%之间，在低收入国家则低于60%(Coleman et al., 2008)。在美国，黑人的乳腺癌存活率一直低于白人(Allemani et al., 2013)。

乳腺癌的预防

尝试通过营养干预实施乳腺癌的一级预防，主要包括减少能量摄入、减少脂肪摄入比例、减少酒精摄入以及增加水果和蔬菜摄入。尽管目前尚没有证据表明上述干预措施有效，但是控制体重增长，尤其对于绝经后的妇女，将有利于降低乳腺癌的风险。

对于乳腺癌的预防，最适合的方法是通过乳腺X射线检查进行二级预防。乳腺X射线检查对50岁以上女性乳腺癌筛查的有效性已经得到证实，各个国家也分别制定了相应的预防计划，但是这些计划在实施上存在差异(Jergensen et al., 2017)。该方案对于50岁以下女性乳腺癌的筛查效果尚未得到证实。其他筛查技术，包括超声或乳房自检，尚未被证明可以降低乳腺癌的死亡率(Siu et al., 2016)。

食管癌

据估计，2018年，全球新发食管癌约57.2万例，新增食管癌死亡病例50.9万例(Abnet et al., 2018; Bray et al.,2018)。食管癌的地区分布特点是在相对较小的区域内存在极大的变异。伊朗北部、中国东部各省以及中亚某些地区的男性和女性食管癌发病率非常高,超过50/10万(Torre et al.,2016)。在南非、东非、东亚、中国的一些省份以及中亚的一些地区,男性食管癌的发病率处于中等水平,为10~50/10万。

在所有这些高风险地区,鳞状细胞癌(SqCC)是主要的组织学类型。中亚土耳其或蒙古族裔人群罹患食管癌的风险较高,提示存在种族差异。通常,男性食管癌的发病率是女性的2~4倍,然而,在高风险人群中男性和女性的食管癌发病率相近。在许多高风险地区,食管鳞状细胞癌的发病率在最近几十年有所下降,而北欧人和美国白人中食管下段腺癌的发病率却大幅增加。

在西欧和北美,吸烟和饮酒引起了超过90%的食管鳞状细胞癌。然而,在中低收入国家,特别是在亚洲和南美的一些高风险地区,这一比例较低。中国的一项大型病例对照研究显示,烟草和酒精导致的鳞状细胞癌占该病例的40%(Wu et al.,2011a)。

在西方人群中,重度吸烟者患食管癌的风险是非吸烟者的5~10倍;而在亚洲人群中,这个风险要低得多。中国江苏一项最新的大型病例对照研究指出,每年吸烟数超过30包的个体,其患食管癌的风险是非吸烟者的1.85倍(OR=1.85,95%CI=1.49~2.29)(Wu et al.,2011b)。吸烟的持续时间和平均吸烟量已被证实与食管癌风险相关。戒烟可以显著降低食管癌风险:戒烟后5年内风险下降;戒烟10年内风险仍然明显较高;戒烟10年后风险降低40%(Bosetti et al.,2006;Wu et al.,2011b)。因此,戒烟可明显减少食管鳞状细胞癌的发生,是预防和公共卫生的首选策略。吸食黑烟草、高焦油和手卷香烟,以及使用烟斗,可能比吸食其他烟草制品对食管癌的影响更强。在印度和南非,咀嚼烟草是一个重要的危险因素,但其在中亚地区的作用尚未得到证实。在南非地区,吸烟和吸食鸦片是食管癌高发的原因之一(Shakeri et al.,2012)。使用鼻烟也与食管癌的风险增加有关,根据瑞典一项基于10名非吸烟病例的队列研究显示,使用鼻烟的人发生食管鳞状细胞癌的风险为不使用人群的3.5倍(Zendehdel et al.,2008;Lee,2011)。

在亚洲,槟榔咀嚼是食管鳞状细胞癌一个独立的危险因素,并且可能与吸烟协同增加食管癌的风险。槟榔中产生的致癌物亚硝胺在咀嚼者的唾液中形成,并被认为是口腔癌和食管癌的危险因素(Akhtar,2012)。

在对40个病例对照研究和13个队列研究的荟萃分析中,与不饮酒的人相比,轻度饮酒者(<12.5克/天)患食管鳞状细胞癌的风险为1.38倍,饮酒12.5~50克/天的风险为2.62倍,饮酒超过50克/天的风险达到5.54倍。在从不吸烟者中,轻度饮酒者与食管癌没有相关性,但重度饮酒者的风险升至3.1倍(Bagnardi et al.,2015)。酒精可能受到遗传因素的影响,如亚洲人群中的乙醛脱氢酶2(*ALDH2*)多态性(Islami et al.,2011;Wu et al.,2013)。目前尚不清楚不同酒类的致癌能力是否存在差异,但不同人群中与食管鳞状细胞癌关联最密切的通常是当地最常见的酒类。在戒酒15~20年后,食管鳞状细胞癌的风险会降低。此外,酒精的作用独立于烟草的作用,两种暴露之间的相互作用符合相加或相乘效应模型(Wu et al.,2011b)。

饮用马黛茶与食管癌的风险增加有关(Loria et al.,2009);同样,饮用热茶也与食管癌的风险相关(Chen et al.,2015)。

食管癌在某些家族性中存在聚集现象,这可能与调控角质增生症(跖型角化病)的基因有关。对没有跖型角化病基因的家庭,没有发现其他高外显率的遗传因素在食管癌症中发挥重要作用。然而,近期在中国和日本人群中进行的GWAS表明,某些低外显率变异参与了食管癌的发展。这些易感基因编码的酶参与酒精或烟草的代谢、DNA损伤修复和其他致癌途径(Cui et al.,2009;Wang et al.,2010;Wu et al.,2011)。

其他可能的致癌物质包括霉菌毒素或N-亚硝基化合物。在中国和南部非洲高风险地区,发霉的玉米中也检测到包括伏马菌素B1在内的霉菌毒素。此外,在日本,食用蕨类植物与食管癌的风险升高有关。揭示膳食因素在食管癌发生中的机制,尤其是霉菌毒素和N-亚硝基化合物(包括内源性形成的亚硝胺)的作用,对于理解和预防这种疾病至关重要。同时,食管癌与电离辐射有关,尤其是在接受乳腺癌放疗的女性中。

新鲜水果和蔬菜摄入量的减少似乎也是食管癌的一个危险因素,不仅如此,低鱼类摄入和高红肉及加工肉摄入也呈类似效应。总体而言,富含动物来源食物而缺乏维生素和纤维的膳食模式似乎会增加食管癌的风险(Bravi et al.,2012)。然而,现有数据尚不能确定水果和蔬菜中特定微量营养素的潜在预防作用,大多数使用维生素A、核黄素、维生素E、锌和硒的化学预防试验结果都未显示出益处。

患有普鲁默-文森综合征患者,即由于铁、维生素B2和其他维生素缺乏引起的铁缺乏性吞咽困难,其下咽癌和食管癌的发病率增加。腹腔疾病患者中食管癌的风险也增加,这可能是由于营养缺乏引起的。具有食管癌家族史的人群,在调整烟草和酒精的影响后,其罹患食管癌的风险大约是普通人的3倍,而在一级亲属具有食管癌家族史且存在重度吸烟和饮酒习惯的人群中,风险可能增加到100倍以上(Garavello et al.,2005)。

腺癌发生在食管的下三分之一。在大多数西方国家,腺癌的发病率在过去的40年中急剧上升,主要影响白人。Barrett食管是上皮的一种柱状化生,与腺癌发展密切相关。Barrett食管和食管腺癌的主要危险因素是持续性反流性食管炎,多见于美国或苏格兰等国家。

超重、肥胖、缺乏体育锻炼和胃食管反流是腺癌的典型危险因素。在一项涵盖22项研究的荟萃分析中(Turati et al.,2013),与正常体重的人相比,超重者(BMI 25～30)的合并RR为1.7,而肥胖者(BMI>30)为2.3。在北美和北欧,超重和缺乏体育锻炼的普遍增加可能在一定程度上或在很大程度上解释了腺癌发病率的增加(La Vecchia et al.,2002;Buas,Vaughan,2013)。

吸烟也与食管腺癌有着一致的关联。一项涵盖33项研究的荟萃分析显示,既往吸烟者的RR为1.8,而目前吸烟者的RR为2.36(Tramacere et al.,2011;Buas,Vaughan,2013)。相比之下,饮酒与食管腺癌没有明确的关联(Tramacere et al.,2012)。流行病学证据表明,大量摄入水果和蔬菜对食管腺癌具有保护作用,而高盐食物摄入可能具有不利作用。

食管癌预防

在西方人群中,避免吸烟和过量饮酒仍然是减轻食管鳞癌负担的主要预防方法。同时,改善饮食,特别是增加新鲜水果和蔬菜的摄入量,也可能有助于预防食管癌。预防食管腺癌的主要措施通常是戒烟、控制肥胖和增加体育锻炼。在许多高风险地区,由于其他因素的作用机制不完全清楚,预防策略的制定变得复杂,但减少热饮摄入和戒烟及鸦片可能同样很重要(Wu et al.,2011a)。

胰腺癌

胰腺癌中绝大多数是起源于分泌消化酶的外分泌部的腺癌(Bray et al.,2018)。罕见的胰腺癌包括分泌胰岛素和胰高血糖素的内分泌部分肿瘤(临床特征不确定)以及淋巴瘤和肉瘤(Bray et al.,2018)。

胰腺癌病例的临床诊断存在地区和时间差异,包括诊断的灵敏度、特异度以及组织学诊断的比例。即使是在相同时间段、生活在同一地区的人群(例如不同社会阶层或年龄组),其医疗保健水平的差异也可能影响胰腺癌的发病率和死亡率。

据估计,2018年新发胰腺癌病例约45.9万例,48%(21.9万例)发生在更发达的地区(Bray et al.,2018)。其中,美国和欧洲国家的黑人发病率最高,男性接近20/10万,女性接近15/10万。发病率最低的地区是南亚中南部和中东非,男性约为2/10万,女性约为1/10万,这可能与诊断不足有关。在美国,男性中黑人与白人的发病率比值为1.26,女性为1.36(ACS,2013)。

胰腺癌5年生存率的中位数为5.2%,不同经济水平的国家5年生存率的范围在2.2%～9.6%之间(ACS,2011b)。自2014年至2018年,胰腺癌的5年生存率从6%增加至9%,表明胰腺癌的诊疗水平有所改善(Rawla et al.,2019)。然而,胰腺癌仍然是最致命的癌症之一。鉴于胰腺癌生存率极低,其死亡率与发病率密切相关。男性胰腺癌的发病率约比女性高50%。自20世纪70年代以来,欧洲胰腺癌的发病率和死亡率有所增加,这在一定程度上可归因于诊断方法的改进。然而,近年来,美国、加拿大和英国的男性中胰腺癌的发病率和死亡率趋于平稳并有所下降(Lucas et al.,2016)。

城市人口的发病率高于农村人口,但这可能反映了诊断水平的差异。移民人口的研究表明,从低风险地区到高风险地区的第一代移民在15或20年后,胰腺癌的发病率甚至比移民国家的人群更高,这表明环境暴露在生命后期发挥着重要作用(Benetou et al.,2018)。

胰腺癌最常见的危险因素是吸烟。吸烟者的风险是非吸烟者的2～3倍,在许多人群中已经显示出吸烟和胰腺癌风险的剂量反应关系,以及戒烟的有利影响。据估计,男性和女性中有20%～30%和10%的病例可归因于吸烟(IARC,2004)。

目前已在多种族队列评估了胰腺癌风险的种族差异。相较于欧洲裔美国人,夏威夷原住民的胰腺癌相对风险为1.60(95%CI=1.30～1.98),日裔美国人为1.33(95%CI=1.15～1.54),非裔美国人为1.20(95%CI=1.01～1.42)。其中一些差异可以通过吸烟习惯的不同来解释。

现已对几种疾病与胰腺癌后续风险的关系进行了研究。有胰腺炎病史的人患胰腺癌的风险会增加十倍以上,而酒精性和非酒精性胰腺炎之间的差别不大。多项研究表明,糖尿病患者患胰腺癌的风险增加,相对危险度可能在1.3～2之间,并且在糖尿病诊断后的短期内风险更高。胃切除术患者患胰腺癌的风险增加2～3倍,该关联似乎与吸烟无关。有研究报告称,酒精与胰腺癌之间存在显著关联,但并非所有研究都如此。目前的证据表明,大量饮酒对胰腺癌的影响较弱,但证据并不充分(Lucenteforte et al.,2012)。

胰腺癌还与营养和饮食因素相关,包括肥胖和低体力活动、叶酸摄入、红肉和蔬菜水果摄入较少(WCRF/AICR,2018)。然而,营养、饮食和胰腺癌之间的关系在很大程度上仍未明确。早期关于咖啡消费与胰腺癌症风险之间关联的报告尚未得到更大规模、更近期的研究证实,这可能是因为早期研究存在选择偏倚(WCRF/AICR,2018)。

胰腺癌患者中有8%～10%存在家族史,这表明遗传因素可能起到了一定的作用。特定遗传疾病与胰腺癌的风险增加相关,包括Li-Fraumeni综合征、遗传性非息肉性结肠癌以及一些涉及酶代谢缺陷的罕见遗传性胰腺炎。然而,这些只能解释胰腺癌中很小一部分病例。胰腺癌GWAS已经确定了超过15个与胰腺癌易感性相关的变异(Amundadottir,2016),这些变异解释了该疾病的一部分家族聚集现象(Childs et al.,2016)。

除了少数患者可以通过手术治疗外,胰腺癌目前尚无有效治疗方法。目前也没有可用于胰腺癌筛查的方法。对于这种疾病,唯一可用的工具是一级预防:戒烟是减少病例数量的主要可行方法。控制肥胖和糖尿病也许是另一种预防措施。

头颈部癌(口腔、咽和喉癌)

发生在口腔、口咽、下咽部和喉部的肿瘤,因具有共同的组织学特征(大多数为鳞状细胞癌),以及吸烟、饮酒等主要致病因素,而被归类为头颈部癌。然而,嘴唇、鼻咽部和唾液腺肿瘤的致病因素各不相同。本节将重点讨论口腔癌、口咽癌、下咽癌和喉癌。

据统计,2018年全球有70.6万头颈部癌新发病例,其中35.5万发生于口腔,17.7万发生于喉部,17.4万发生于口咽和下咽。估计死亡人数为35.8万(Bray et al.,2018)。

口腔癌、口咽癌和下咽癌

口腔癌的发病率在巴布亚新几内亚、马尔代夫、斯里兰卡、巴基斯坦、孟加拉国和印度等高风险地区,以及中国、越南、韩国和海地等低风险地区间相差超过20倍(Bray et al.,2018;Rider et al.,2018)。在所有人群中,男性口腔和咽部的癌症发病率是女性的2～8倍。直至20世纪80年代末,欧洲和美洲人群中口腔和咽部的癌症发病率一直处于上升趋势;而在过去10年中,大多数国家上述癌症的发病率已趋于平稳或有所下降。对于口腔和咽部的亚部位,在欧洲高危人群中,口咽部和下咽部癌症的发病率与口腔癌的发病率相当,甚至更高;而在印度和美国,舌癌、口底癌和口腔其他部位的癌症则占大多数。

烟草和酒精是口腔和咽部癌症最主要的危险因素。在西方人群中,吸烟是烟草的主要使用方式,吸烟者患口腔癌的风险约为非吸烟者的3～10倍。重度吸烟者、长期吸烟者和吸食黑烟或高焦油卷烟的人群患口腔癌的风险更高。抽雪茄和烟斗也是口腔癌的危险因素,但戒烟后风险会降低。在印度,咀嚼烟草是口腔癌最主要的危险因素,比迪烟和香烟也会增加口腔癌的风险。在美国和欧洲,无烟烟草的使用也与口腔癌的发生相关(Boffetta et al.,2008)。

饮用含酒精饮料会增加罹患口腔癌和咽癌的风险(Islami et al.,2010;Tramacere et al.,2010;Turati F et al.,2010),重度饮酒者的风险约为戒酒者和轻度饮酒者的10倍。吸烟和饮酒对于口腔癌的影响是成倍或更大的；也就是说，同时暴露于这两种物质的影响接近或大于各自影响的总和。在高收入国家，80%的口腔癌和咽癌是由吸烟和饮酒共同导致的。同样地，在印度，咀嚼烟草和吸烟及两者的共同作用也是导致这些癌症的主要原因。

关于饮酒，还有一些问题值得进一步讨论。首先，前面研究发现，戒烟后口腔癌的发病风险存在明显的下降趋势。而在戒酒后，虽然看上去仍然会有持续数年的超额风险，但是其真实的风险模式尚不清楚。其次，尽管乙醇是含酒精饮料中最主要的致癌成分，但目前尚不清楚不同类型的酒精饮料对口腔癌的影响是否不同。例如，与啤酒或葡萄酒相比，一些以水果为原料的烈性酒风险更高（Boffetta et al.，2006），这也就可以部分解释，为什么匈牙利或捷克斯洛伐克这些国家有极高的口腔癌患病率，因为当地居民经常饮用以水果为原料的烈性酒。

在口咽部癌前病变和肿瘤组织中检测到人乳头瘤病毒（human papilloma virus，HPV）的DNA序列，与超过100倍的口咽癌超额风险有关（Pytynia et al.，2013）。HPV感染与口腔癌的相关性证据较弱，但被怀疑是下咽癌的致病因素之一。自20世纪90年代以来，由于欧洲和北美洲性行为方式的改变，HPV感染在头颈部癌症的发生中扮演着越来越重要的角色，而在全球其他地区则不那么重要。与烟草或酒精相比，口腔癌其他风险因素以及诊断和疾病管理的作用较小，并且在很大程度上还不明确。例如，饮食和营养因素，如水果和蔬菜的摄入对口腔癌具有预防效果。此外，随着时间的推移，口腔癌的早期诊断以及改善口腔癌预后的治疗方案对口腔癌的死亡率会产生有利影响。

不良的口腔卫生和不合适的假牙可能也是口腔癌的危险因素。此外，还有一些零星报道显示，从事特定职业也会增加口腔癌和咽癌的风险，但是这些证据仅适用于服务员和/或调酒师，提示这些职业可能会增加酒精和环境烟草烟雾（ETS）的暴露。

遗传易感性在口腔癌中的作用可能不大，只有少数研究报道口腔癌高危家族。然而，一些低外显率的因素，例如对诱变剂敏感性的增加以及酒精代谢相关酶（乙醇脱氢酶和乙醛脱氢酶）的遗传多态性可能发挥作用（Lewis et al.，2005）。在高加索人群中开展的口腔癌GWAS发现了5个口腔癌易感变异，其中3个位于乙醇脱氢酶基因区域（*ADH7*、*ADH1B*和*ADH1C*），一个染色体4q21区域的易感变异位于DNA修复基因*HEL308*和*FAM175A*附近，一个染色体12q24区域的变异位于*ALDH2*基因附近，这些变异与头颈癌的易感性有关（McKay et al.，2011）。此外，一项在印度人群中开展的烟草咀嚼相关口腔癌的GWAS研究样本量有限，并未发现达到全基因组显著水平的易感变异（Bhatnagar et al.，2012）。目前，头颈癌的GWAS还比较少，并且现有发现还需要在白种人以外的人群中进行验证。

口腔癌和咽癌的预防

避免烟草（吸食、咀嚼和吸鼻烟）暴露和过度饮酒行为是预防口腔和咽部癌症的主要措施。预防性接种HPV疫苗是口腔癌有效的一级预防措施，并且对于男性和女性均有效果（Kreimer et al.，2014）。目前尚不清楚是否可以通过增加水果和蔬菜的摄入量以及改善口腔卫生来获得更多益处。避免过度暴露于太阳辐射是预防唇癌的主要方法。对于中国以及其他国家的鼻咽癌高危人群，应建议避免食用咸鱼及其他腌制食品，尤其是不应作为断乳食品使用。

通过口腔检查发现癌前病变是口腔癌二级预防的有效途径。口腔检查可由经过医学认证的专业人员进行，也可由经过专门培训的卫生工作者进行，特别是在印度等发展中国家的高风险地区。一项大规模的预防性试验表明，在15年的随访中，口腔癌的死亡率整体有所下降，并且在吸烟者、饮酒者和坚持反复筛查的人群中下降幅度更大（Sankaranarayanan et al.，2013）。

喉癌

90%以上的喉癌是鳞状细胞癌，大多数起源于声门上及声门区域（Malhotra et al.，2018）。男性喉癌的发病率在古巴、中欧和中亚地区较高（10/10万或更高），在非洲最低（<1/10万）。女性喉癌的发病率在大部分人群中均≤1/10万。而目前，在大多数高收入国家，过去20年男性喉癌的发病率有所下降。

在高收入国家，多达80%的喉癌是由吸烟、饮酒以及两者间的相互作用导致的（Malhotra et al.，2018）。研究表明，对于喉癌而言，吸烟者的风险大约是非吸烟者的10倍，并且对声门型喉癌的影响似乎比声门上型喉癌更明显。多个人群研究表明,烟草暴露与喉癌的风险存在剂量-反应关系,并且戒烟对于降低喉癌风险具有益处(Pelucchi et al.,2008)。吸黑色烟草卷烟的风险大于吸金色烟草卷烟的风险。来自印度的研究也报告了咀嚼含烟草制品对喉癌的影响。饮酒对声门上肿瘤的影响大于其他部位,但是,目前尚不清楚不同酒类是否具有不同的致癌作用。

研究表明,大量摄入水果和蔬菜可能可以预防喉癌的发生,但是证据并不充分,并且有关胡萝卜素和维生素C等特定微量元素的数据也不足,同时对于其他食物存在影响的数据也并不一致。

石棉和强无机酸雾,特别是硫酸雾的职业暴露,也被怀疑是喉癌的病因;还有人认为,包括镍和电离辐射在内的其他职业暴露也可能影响喉癌的发生,但证据并不充分。

HPV感染也被认为可能是导致喉癌发生的原因之一。喉乳头状瘤是一种由6型和11型HPV感染引起的,以多发良性乳头状瘤为特征的疾病,会增加患喉癌的风险。一项关于HPV-DNA的Meta分析显示,HPV感染与喉鳞状细胞癌之间存在很强的相关性(OR=5.39;95%CI=3.25～8.94)。在HPV-16中也观察到了类似的效应(OR=6.07;95%CI=3.44～10.70)(Li et al.,2013)。

目前还没有证据表明喉癌的发生受到较强的遗传因素影响。不过,对于其他头颈部肿瘤而言,参与酒精和烟草代谢以及DNA修复酶的多态性是潜在的风险因素(McKay et al.,2011)。

在高收入国家,喉癌的五年生存率约为65%,而在发展中国家则为40%(Ellis et al.,2012)。这些患者非常容易在口腔、咽部和肺部发生第二原发肿瘤。尽管共同的危险因素在这些肿瘤间可能具有重要的作用,但宿主因素在一定程度上可能也发挥作用。例如,与对照组相比,喉癌患者的淋巴细胞,尤其是多发性肿瘤患者的淋巴细胞,对诱变剂的敏感性增加。一项研究指出,头颈癌患者的p53相关基因与第二原发肿瘤的易感性相关(Jin et al.,2013)。

控制吸烟和过度饮酒,同时增加水果和蔬菜的摄入,可以很大程度上预防大多数人群的喉癌。对于职业暴露的工人来说,控制暴露于已知和疑似的职业致癌物也是一种额外的预防措施。HPV疫苗的接种也有一定的预防潜力(Kreimer et al.,2014)。目前还没有可用于喉癌的筛查方法。

前列腺癌

前列腺癌是全球男性第二大常见癌症和第五大癌症死因。据估计,2018年前列腺癌新发病例约127.6万例,新增死亡病例约35.9万例(Bray et al.,2018;Wilson,Mucci,2018)。近60%的前列腺癌新发病例(75.4万例)发生在高收入地区。在大洋洲(79/10万)、北美(74/10万)和欧洲(62/10万),前列腺癌是最常见的男性恶性肿瘤。中低收入地区的前列腺癌发病率较低,如南亚(5.0/10万)。而非洲虽属于低收入水平地区,但其前列腺癌发病率相对较高(如西非为32/10万)。前列腺癌死亡率在各地区之间的差异较小,这表明在不同的国家诊断出非致死性前列腺癌的数量因筛查和其他诊断程序而异。

前列腺癌的发病率在很大程度上取决于前列腺特异性抗原(PSA)检测的使用情况。在采用PSA检测后,前列腺癌的发病率发生了显著变化,即在采用PSA检测后发现了大量现患病例,前列腺癌发病率首先大幅上升,随后又大幅下降。前列腺癌死亡率的变化趋势则较小。在美国和西欧,死亡率在20世纪90年代初达到峰值,之后趋于平稳并有所下降,在欧盟死亡率则接近20%(Bosetti et al.,2011)。

在高收入国家,前列腺癌死亡率的最新趋势与诊断水平的提高以及治疗的进步产生的有利影响是相关的(Hashim et al.,2016)。

前瞻性研究未能提供令人信服的证据来证明睾酮或其他性激素水平的升高会增加患前列腺癌的风险。据回顾性研究报道,有良性前列腺增生病史的个体罹患前列腺癌的风险增加,但在前瞻性研究中未发现过高的风险。如果前列腺增生与癌症之间存在关联,则可能是由共同的致病因素或共同的病理过程导致的。

有研究认为,性伴侣的数量、嫖娼的次数以及梅毒和淋病史都会增加患前列腺癌的风险。对HPV16和HPV18的血清学研究表明,阳性受试者的患病风险增加,但各项研究结果并不一致。然而,目前尚不清楚梅毒和HPV是前列腺癌的致病因素还是性传播感染的炎症标志物。

一些研究表明,较高的蔬菜摄入量对前列腺癌可能具有保护作用;而较高的肉类、乳制品、总脂肪和饱和脂肪酸摄入量可能是危险因素。然而,关于水果摄入量和特定微量营养素的摄入量等其他膳食因素的证据目前尚无定论。番茄红素(一种主要存在于西红柿中的视黄醇)在少数研究中被发现与前列腺癌风险降低有关,而其他研究中则没有;有研究认为钙与前列腺癌的风险增加有关,这可能是由于其对维生素D平衡的影响。事实上,有生物学证据表明,维生素D最活跃的形式,即25(OH)D,对前列腺癌有保护作用,但流行病学研究的证据并不一致(Gilbert et al.,2011)。维生素D可预防前列腺癌的发展,从而预防最具侵袭性的类型的发生(Li et al.,2007),同时一项荟萃分析还发现,血清中胰岛素样生长因子-1水平升高的人患前列腺癌的风险增加(Chen et al.,2009)。有报告称,BMI偏高的人罹患晚期前列腺癌的风险增加(Discacciati et al.,2012)。总体而言,有关营养因素和前列腺癌关联的证据大多不一致(WCRF,AIRC,2018)。

*BRCA1*和*BRCA2*基因突变携带者罹患前列腺癌的风险会增加4~5倍,其一级亲属罹患相同肿瘤的风险会增加2~3倍。在乳腺癌和结肠癌中也有少量类似的发现。GWAS研究(Rebbeck et al.,2017)已经发现60多个导致前列腺癌风险增加的低外显率遗传变异,特别是染色体8q24和17q12区域。8q24区域似乎在所有种族/民族的人群中均与前列腺癌风险有关,而对于其他变异,人群异质性可以部分解释易感关联的差异,尤其是在非洲裔人群中的风险差异(Rebbeck et al.,2017)。

前列腺癌广泛的地区差异表明,饮食和其他生活方式(如体育锻炼)相关的环境因素可能是该病的重要影响因素。然而,由于对前列腺癌的确切病因了解较少,一级预防的开展受到限制。有人提出基于PSA检测和直肠指检的二级预防方法,但是在对照试验中,几乎没有证据表明这两种方法能降低前列腺癌的死亡率(Boyle,Brawley,2009;Welch,Albertsen,2009;Andriole,2012;Schroder,2012)。尽管缺乏确凿证据,许多国家已广泛采用这些措施,尤其是PSA检测,这也是北美和其他高收入国家自20世纪80年代中期以来前列腺癌确诊病例数急剧增加的原因。目前尚不清楚自20世纪90年代中期以来,美国和西欧报告的死亡率下降中有多少是受到(计划外)PSA检测的有益影响,但这很可能主要归因于疾病管理和治疗的改善,包括更完善的手术、放疗和药物治疗方案。2012年,美国预防医学工作组(USPSTF)提出了反对对健康男性进行PSA筛查的最终建议,他们"中度或高度确定该服务没有益处或弊大于利"(Moyer et al.,2012)。因此,USPSTF发布了D级建议,不鼓励所有年龄段的男性使用该检测进行筛查。这一建议很可能对目前前列腺癌发病率的趋势产生影响(Fleshner et al.,2017)。

宫颈癌

据估计,2018年全球新发宫颈癌病例约57万例,新增宫颈癌死亡病例约31.1万例(Bray et al.,2018;Sundstrom et al.,2018)。在全球范围内,宫颈癌是女性癌症确诊和死亡的第四大原因。在中低收入地区,宫颈癌是一个重大的公共卫生问题,约87%的病例(49.7万,第二大常见癌症)和91%的死亡病例(28.2万,第三大常见癌症死因)发生在这些地区。在撒哈拉以南非洲和美拉尼西亚,宫颈癌的发病率很高(超过25/10万);而在西亚和北非,宫颈癌的发病率最低(低于7/10万)。高收入国家宫颈癌的发病率和死亡率呈稳步下降趋势,但在一些国家,年轻女性的发病率有所上升。中低收入国家几乎没有随时间变化趋势的宫颈癌发病率和死亡率数据,但近几十年来,这些国家的发病率可能也有所下降。在高收入国家,60岁以下人群宫颈癌发病率有所上升,而在中低收入国家,50岁以上人群的宫颈癌发病率几乎没有上升。宫颈癌更容易发生在受教育程度和社会阶层较低的女性中。

大多数宫颈浸润性癌症是鳞状细胞癌或腺-鳞癌混合。慢性高危HPV感染中约60%会自行消退,只有约15%的患者会在3~4年内发展为1级宫颈鳞状上皮内瘤变(CIN-1):吸烟、免疫抑制、其他宫颈感染(如衣原体和单纯疱疹病毒),以及口服避孕药的使用等因素会协同促进这一过程。如果不及时治疗,约有10%的CIN-1患者会发展为2级和3级鳞状上皮内瘤变(CIN-2和CIN-3)。总而言之,约有1%的高危型HPV感染女性会发展为浸润性癌症,所需时间周期约为25~40年(Basu et al.,2018)。

HPV的长期感染是宫颈癌的一个必要病因。利用灵敏的分子技术检测,几乎所有宫颈癌都呈HPV阳性(Clifford et al.,2005)。HPV存在不同类型,与宫颈癌相关的主要是16、18、31、45和58型,其中在大多数人群中HPV16是宫颈癌的主要致癌物,而其他类型的分布则因地理区域而异。宿主对HPV感染的反应是决定其致癌作用的重要因素;免疫抑制(如移植患者和感染HIV的妇女)会增加不典型增生、原位癌和浸润性癌的风险。

在大多数人群中,女性的性生活史(初次性交年龄早、性伴侣数量多)及其男性伴侣的性生活史(性伴侣数量多、患有生殖器疾病、嫖娼)是宫颈癌的危险因素,这些反映了感染HPV的可能性以及HPV感染持续时间的增加。事实上,对于大多数致癌物来说,暴露时间的长短是决定后续患癌症风险的主要因素(Plummer et al.,2016)。

吸烟对宫颈癌的发生也有独立作用,如果考虑到HPV感染的影响,吸烟者的RR值为1.5~1.6(IARC,2004;Moralejo,2009)。一些研究表明,富含水果和蔬菜的饮食对宫颈癌有一定的保护作用,但饮食对宫颈癌风险的影响可能不大,且其作用在很大程度上不明确。对于其他病原体感染(尤其是衣原体和单纯疱疹Ⅱ型),研究未能提供独立于HPV影响的确凿证据。长期或近期使用口服避孕药会导致宫颈癌风险增加2倍左右,但性行为或HPV感染并不能完全解释这种情况。然而,在停止使用口服避孕药5~10年后,这种关联就不再存在了(La Vecchia,Bos,2003)。因此,使用口服避孕药对宫颈癌风险的公共卫生影响是有时间限制的(Cibula et al.,2010)。另一方面,使用安全套和阴道隔膜可能可以通过预防HPV感染而起到保护作用。

对脱落的宫颈细胞进行细胞学检查(巴氏涂片,巴氏试验)可以有效识别可切除的癌前病变,从而大幅降低浸润性癌症的发病率和死亡率。然而,在细胞学和病理学专家数量有限的国家,包括许多HPV感染率高和浸润性癌症发病率高的国家,细胞学涂片可能不太适用。因此,有人提出二级预防的替代方法,包括利用醋酸目视检查法(VIA)检查宫颈中可能发生进展的癌前病变。VIA在敏感性和特异性方面与巴氏试验一样,可用于低收入地区(Bradford,Goodman,2013)。但目前看来,HPV-DNA检测的特异性和敏感性比巴氏涂片更高,因此在不久的将来,其可能取代巴氏涂片成为首选筛查方法。然而,目前预防后代宫颈癌的基本方法是通过接种HPV疫苗。自2006年以来,HPV预防性疫苗已在全球范围内逐步推广,大型临床试验和上市后研究显示了其对预防HPV相关病变和CIN-1的有效性和安全性(Lehtinen,Dillner,2013)。目前可用的三种HPV疫苗(二价、四价和九价)均含有HPV16和18抗原。100多个国家已经推出了相关的疫苗接种计划;在较早开始疫苗接种的高收入国家中,疫苗对HPV相关疾病已经产生了明显影响。在中低收入国家引入疫苗可能面临一定的经济挑战,但其将对癌症负担产生重大影响(de Sanjose,2019)。此外,吸烟是宫颈癌的独立致病因素,因此戒烟可能也发挥一定作用。

GWAS研究发现,位于6p21.3的主要组织相容性复合体(MHC)区域内的多个遗传变异与宫颈癌相关,这表明免疫反应受损在宫颈癌进展中起到重要作用(Chen,Gyllensten,2015)。

8.2.5.2 癌症一级预防和二级预防的原则

一级预防

许多恶性肿瘤明确的危险因素已被证实可优先用于癌症的预防,包括紫外线辐射、电离辐射、吸烟、饮酒、超重、多种病毒和寄生虫以及一些化学品、工业过程和职业暴露等。强调针对上述危险因素进行预防的优先性还有两个原因:一是,其中一部分因素导致的癌症占据了目前癌症病例中相当一部分比例;二是,从原则上来说,对于许多因素,减少甚至完全消除这些暴露都是可行的。若要将其作为癌症预防行动的目标,以下一些实际要点可能是有帮助的。

首先,尽管流行病学数据在大多数情况下,不能直接估计低剂量暴露所导致的癌症风险,但至少从预防的角度来看,造成DNA损伤的因素与癌症的风险存在线性的剂量(接触)-风险关系且没有阈值是合理的(Peto et al.,1991)。其次,致癌作用与剂量率(单位时间内的剂量)和暴露时间的依赖关系并不相同。例如,在经常吸烟的人群中,肺癌的发病率更多取决于吸烟的时间而不是吸烟剂量,随着吸烟时间的增加,肺癌的发病呈现四次方的增长,而吸烟剂量仅导致一次方或两次方的增加。

此外,如前所述,自首次接触致癌物开始到出现临床症状,癌症的发生是一个多阶段的过程。正如在小鼠皮肤癌癌变实验中首次提出的那样，我们可以将癌症的多阶段过程简化为两个阶段：诱导恶性细胞不可逆的“起始阶段”和促使这些细胞恶性增殖的“增殖阶段”。在此基础上，还可以观察到第三个“进展阶段”，其特征是癌细胞生长和转移的速率增加，以及细胞中染色体改变增多。传统的多阶段癌症发生统计模型为在（假定的）机制的基础上解释实验和流行病学现象提供了有力的理论基础。由于我们假设这些阶段以特定顺序发生，因此有些阶段可能被描述为“早期”，有些阶段则被归为“晚期”。举例来说，流行病学调查显示，吸烟对肺癌的早期和晚期都有影响：对肺癌早期的影响体现在，肺癌风险明显增加前至少间隔数年；对肺癌晚期的影响体现在，相对于持续吸烟者，戒烟者戒烟后不久肺癌风险就会下降。

癌症的预防策略已经从由环境和生活方式主导的方式逐渐演变为将个人导向的行为与公共卫生干预措施相匹配的模式。近些年，在识别、开发和测试可预防癌症发生或抑制/逆转早期病变的药物方面取得的成就，进一步支持该策略的实施。大量的实验和流行病学研究以及在预防试验中使用中间替代标志物进行次要结局的研究，为这一假设提供了科学依据。已有研究表明，一些癌症的预防，尤其在高风险人群中的预防，已经取得了可观的结果（Greenwald，2005；Dunn，Greenwald，2010）。

二级预防和化学预防

鉴于目前许多癌症的一级预防策略仍不够完善，癌症的早期诊断被视为一种替代选择，因为恶性肿瘤发现的时间越早、分期越早，患者的预后也越好。这意味着，如果一个肿瘤目前在临床上存在有效的治疗方案，癌症进展越慢，治疗范围越广，越能获得较好的预后。但是，这并不意味着治疗一定能获得较好的预后。

在大规模实施筛查方案前，还需要满足一些其他要求。首先，必须要有一种能够准确鉴别病例和非病例的筛查试验，即一种相对简单和快速，旨在发现临床前期病人的试验。换句话说，筛查的灵敏度和特异度都应该接近100%。考虑到筛查的目的是尽可能发现所有处于临床前可检测阶段的癌症早期病例，因而灵敏度高是非常重要的。但是，实际在对特定人群实施筛查时，起主导作用的往往是特异度。通常，在明确定义的人群中进行筛查时，处于临床前期癌症的患病率在0.1%～10%之间，如果使用特异度为95%的筛查标准，那么有5%的结果将是假阳性。换句话说，对于那些在诊断过程中应该是癌症的病例（假设灵敏度为100%），有5～50例是误诊，最终会发现并不是癌症。由于癌症的诊断会造成很大的心理和经济压力，这种情况可能无法接受。因此，解决这个问题的一个办法就是提高筛查方案的特异度，例如通过开发更好的筛查方案，或者将不同筛查方案进行组合，或者改变特定筛查方案的阳性标准，使其变得更加严格，当然这必然会降低灵敏度。此外，也可以通过选择癌症患病率相对较高的人群（即高危群体），以增加真阳性的数量。无论筛查方案的应用目标人群是哪一类，都要确保筛查试验是安全的、创伤性较小、容易快速实施的，并且能够被筛查的人群广泛接受的。在对预防癌症病例或死亡的不同方法的成本效益分析中，最好评估哪种方法便宜、哪种方法昂贵，这个问题本章不再进一步讨论。

如果满足这些要求，我们对于筛查方案（即应用于特定人群的筛查试验、诊断试验和治疗）可能产生的净收益仍然一无所知。为了评估筛查方案的效益，可以评价几个结果指标。早期的评价方法是基于已知癌症患者的分期进行评估，如果该筛查方案有效，那么在与通过普通医疗发现的病例相比时，通过筛查鉴定的病例应该在疾病的早期、侵袭性较小的阶段被发现。这种方法有一定的效果，但不能充分显示出筛查方案的有效性。第二个衡量标准是对比通过筛查发现的病例与普通医疗发现的病例的存活率。这是一个看起来有效但不明确的标准，因为在某种程度上，筛查可能只会提前诊断时间（从而看上去延长生存时间），而不会推迟死亡时间（即“领先时间偏倚”）。最后一个评价指标，也是评价筛查方案的主要方法，是比较筛查人群与未筛查人群特定部位癌症的死亡率。

原则上，应该在随机对照试验的框架内对筛查结果进行正确的、无偏倚的比较，从而无偏倚地评价筛查方案的效果。在随机对照试验中，将两组受试者随机分配到筛查组和非筛查组（即只接受现有的医疗方案），或者随机分配到使用两个不同筛查方法的组别中，例如，筛查方式不同或定期检查的时间间隔不同。然而，迫于希望有效实施大规模筛查方案的压力，经常会出现一种情况，即拒绝对某一人群进行筛查，这往往会被认为是不合伦理的或不被社会认可的，从而妨碍了适当试验的开展。目前，较少有随机对照试验评估筛查方案的有效性,通常都是通过非随机实验或观察性研究进行评价。

除了领先时间偏倚,在评估筛查方案时还存在另外三种偏倚。(1) 选择偏倚:那些选择接受早期筛查的人可能与那些不接受的人不同。例如,选择接受早期筛查的人可能属于受教育程度较高的阶层,总体上更健康且更有健康意识,这也使得他们的生存期更长,但是这与早期筛查无关。(2) 病程长短偏倚:与临床前期较短且病程快、侵袭性强的癌症相比,临床前期较长的癌症可能意味着生物学侵袭性更小、预后更好,因而更有可能在定期筛查中被发现。(3) 过度诊断偏倚:由于采用了最大限度发现早期病例的标准,许多实际上永远不会恶性生长的病变被列为"病例",从而使得诊断率虚高(Croswell et al.,2010)。

癌症的一级和二级预防也可以考虑化学预防,但大多数微量营养素或其他物质的结果都是阴性的或不一致的。

8.2.6 结论

癌症是一系列病因复杂、在人群中分布复杂的疾病。目前,对人类癌症病因的了解和控制策略的发展已促成了癌症预防的建议列表(表8.2.6)。全面的癌症控制策略或许可以避免相当大比例的人类癌症,其中最大的受益可通过控烟实现。然而,这样的策略意味着文化、社会和经济的重大变革。更适度的癌症预防目标应该着眼于在特定人群中普遍存在的癌症和暴露因素。例如,在非洲和亚洲的许多国家,为儿童接种乙肝疫苗可能是最具成本效益的癌症预防行动。

表8.2.6 欧洲抗癌守则(第4版)(Schüz et al.,2015)

1	拒绝吸烟;拒绝以任何形式使用烟草
2	在家中保持无烟环境;支持工作场所的无烟政策
3	保持健康的体重
4	在日常生活中积极锻炼身体;不要久坐
5	健康饮食: 多吃粗粮、豆类、蔬菜和水果; 减少摄入高热量食物(高糖或高脂肪的食物),避免摄入含糖饮料; 避免摄入加工肉类,减少摄入红肉和高盐食物
6	控制饮酒量,不喝酒更有利于预防癌症
7	避免过多的阳光照射(尤其是儿童),做好防晒,不要使用日光浴浴床
8	在工作场所,遵循健康和安全指示,保护自己免受致癌物质的侵害
9	检查您在家中是否暴露于天然的高氡辐射中,采取行动降低高氡水平
10	对于女性来说: 母乳喂养可降低母亲患癌症的风险,如果可以,亲自给宝宝喂奶; 激素替代疗法(HRT)会增加某些癌症的风险,减少使用激素替代疗法
11	确保您的孩子参加以下疫苗接种计划: 乙型肝炎(新生儿); 人乳头瘤病毒(HPV)(女孩)
12	参加已经成熟的癌症筛查项目: 肠癌(男性和女性); 乳腺癌(女性); 子宫颈癌(女性)

癌症将持续成为危害人类健康和死亡的主要原因。为了开发有效的癌症治疗方案,公众和个人都做出了相当大的努力。即使在不久的将来癌症患者的临床管理方面取得重大突破,这些变革也主要影响世界人口的富裕阶层。针对癌症已知的病因进行预防仍然是减少癌症影响最有前景的方式,尤其是在那些资源有限的国家。控制吸食烟草和无烟烟草产品、限制饮酒、减少加工肉和红肉摄入、增加蔬菜和水果摄入、减少超重和肥胖、增加体育锻炼、避免暴露于太阳辐射、控制已知的职业致癌物,以及疫苗接种、根除和治疗已知的致癌传染性因素是主要的防癌途径。

(翻译:胡志斌)

参考文献

Abnet, C.C., Nyrén, O., and Adami, H.O. (2018). Esophageal cancer. In: Adami, H.O., Hunter, D.J., Lagiou, P., and Mucci, L. (eds). Textbook of Cancer Epidemiology (3rd ed.). New York, NY: Oxford University Press, pp. 110-212.

Akhtar, S. (2012). Areca nut chewing and esophageal squamous-cell carcinoma risk in Asians: a meta-analysis of case-control studies. Cancer Causes Control, 24, 257-65.

Alicandro, G., Tavani, A., and La Vecchia, C. (2017). Coffee and cancer risk: a summary overview. European Journal of Cancer Prevention, 26, 424-32.

Allemani, C., et al. (2013). Breast cancer survival in the US and Europe: a CONCORD high-resolution study. International Journal of Cancer, 132, 1170-81.

Amundadottir, L.T. (2016). Pancreatic cancer genetics. International Journal of Biological Sciences, 12, 314-25.

Andriole, G.L., et al. (2012). Prostate cancer screening in the randomized Prostate, Lung, Colorectal, and Ovarian Cancer Screening Trial: mortality results after 13 years of follow-up. Journal of the National Cancer Institute, 104, 125-32.

Arends, M.J. (2013). Pathways of colorectal carcinogenesis. Applied Immunohistochemistry & Molecular Morphology, 21, 97-102.

Bagnardi, V., et al. (2015). Alcohol consumption and site-specific cancer risk: a comprehensive dose-response meta analysis. British Journal of Cancer, 112, 580-93.

Bamia, C., Stuver, S., and Mucci, L. (2018). Cancer of the liver and biliary tract. In: Adami, H.O., Hunter, D.J., Lagiou, P., and Mucci, L. (eds). Textbook of Cancer Epidemiology (3rd ed.). New York, NY: Oxford University Press, pp. 277-308.

Basu, P., Taghavi, K., Hu, S.Y., Mogri, S., and Joshi, S. (2018). Management of cervical premalignant lesions. Current Problems in Cancer, 42, 129-36.

Benard, F., Barkun, A.N., Martel, M., and von Renteln, D. (2018). Systematic review of colorectal cancer screening guidelines for average-risk adults: summarizing the current global recommendations. World Journal of Gastroenterology, 24, 124-38.

Benetou, V., Ekbom, A., and Mucci, L. (2018). Pancreatic cancer. In: Adami, H.O., Hunter, D.J., Lagiou, P., and Mucci, L. (eds). Textbook of Cancer Epidemiology (3rd ed.). New York, NY: Oxford University Press, pp. 309-25.

Beral, V., Million Women Study Collaborators (2003). Breast cancer and hormone-replacement therapy in the Million Women Study. The Lancet, 362, 419-27.

Bhatnagar, R., Dabholkar, J., and Saranath, D. (2012). Genome-wide disease association study in chewing tobacco associated oral cancers. Oral Oncology, 48, 831-5.

Boffetta, P. and Hashibe, M. (2006). Alcohol and cancer. Lancet Oncology, 7, 149-56.

Boffetta, P., Hecht, S., Gray, N., Gupta, P., and Straif, K. (2008). Smokeless tobacco and cancer. Lancet Oncology, 9, 667-75.

Boffetta P, et al. (2009). The causes of cancer in France. Annals of Oncology, 20, 550-5.

Boffetta, P., et al. (2010). An estimate of cancers attributable to occupational exposures in France. Journal of Occupational and Environmental Medicine, 52, 399-406.

Boffetta, P. and Islami, F. (2013). The contribution of molecular epidemiology to the identification of human carcinogens: current status and future perspectives. Annals of Oncology, 24, 901-8.

Boffetta, P., La Vecchia, C., and Moolgavkar, S. (2015). Chronic effects of air pollution are probably overestimated. Risk Analysis, 35, 766-9.

Bosetti, C., Bertuccio, P., Chatenoud, L., Negri, E., La Vecchia, C., and Levi, F. (2011). Trends in mortality from urologic cancers in Europe, 1970-2008. European Urology, 60, 1-15.

Bosetti, C., Gallus, S., Garavello, W., and La Vecchia, C. (2006). Smoking cessation and the risk of oesophageal cancer: an overview of published studies. Oral Oncology, 42, 957-64.

Bosetti, C., Rosato, V., Gallus, S., Cuzick, J., and La Vecchia, C. (2012). Aspirin and cancer risk: a quantitative review to 2011. Ann Oncol 23:1403-15.

Bosetti, C., Turati, F., and La Vecchia, C. (2014). Hepatocellular carcinoma epidemiology. Best Practice Research and Clinical Gastroenterology, 28, 753-70.

Boyle, P. and Brawley, O.W. (2009). Prostate cancer: current evidence weighs against population screening. CA: A Cancer Journal for Clinicians, 59, 220-4.

Bravi, F., et al. (2012). Dietary patterns and the risk of esophageal cancer. Annal of Oncology, 23, 765-70.

Bravi, F., Tavani, A., Bosetti, C., Boffetta, P., and La Vecchia, C. (2017). Coffee and the risk of hepatocellular carcinoma and chronic liver disease: a systematic review and meta-analysis of prospective studies. European Journal of Cancer Prevention, 26, 368-77.

Bray, F., Ferlay, J., Soerjomataram, I., Siegel, R.L., Torre, L.A., and Jemal, A. (2018). Global cancer statistics 2018: GLOBOCAN estimates of incidence and mortality worldwide for 36 cancers in 185 countries. CA: A Cancer Journal for Clinicians, 68, 394-424.

Brown, K.F., et al. (2018). The fraction of cancer attributable to modifiable risk factors in England, Wales, Scotland, Northern Ireland, and the United Kingdom in 2015. British Journal of Cancer, 118, 1130-41.

Bruce, N., et al. (2015). Does household use of biomass fuel cause lung cancer? A systematic review and evaluation of the evidence for the GBD 2010 study. Thorax, 70, 433-41.

Buas, M.F. and Vaughan, T.L. (2013). Epidemiology and risk factors for gastroesophageal junction tumors: understanding the rising incidence of this disease. Seminars in Radiation Oncology, 23, 3-9.

Cai, M., et al. (2017). Environmental factors, seven GWAS-identified susceptibility loci, and risk of gastric cancer and its precursors in a Chinese population. Cancer Medicine, 6, 708-20.

Chen, D. and Gyllensten U. (2015). Lessons and implications from association studies and post-GWAS analyses of cervical cancer. Trends in Genetics, 31, 41-54.

Chen, W., et al. (2009). Phenotypes and genotypes of insulin-like growth factor 1, IGF-binding protein-3 and cancer risk: evidence from 96 studies. European Journal of Human Genetics, 17, 1668-75.

Chen, Y., et al. (2015). Consumption of hot beverages and foods and the risk of esophageal cancer: a meta-analysis of observational studies. BMC Cancer, 15, 449

Childs, E.J., et al. (2016). Association of common susceptibility variants of pancreatic cancer in higher-risk patients: a PACGENE study. Cancer Epidemiology, Biomarkers & Prevention, 25, 1185-91.

Cibula, D., et al. (2010). Hormonal contraception and risk of cancer. Human Reproduction Update, 16, 631-50.

Clayton, P.E., Banerjee, I., Murray, P.G., and Renehan, A.G. (2011). Growth hormone, the insulin-like growth factor axis, insulin and cancer risk. Nature Reviews & Endocrinology, 7, 11-24.

Clifford, G. M., et al. (2005). Worldwide distribution of human papillomavirus types in cytologically normal women in the International Agency for Research on Cancer HPV prevalence surveys: a pooled analysis. The Lancet, 366, 991-8.

Coleman, M. P., et al. (2008). Cancer survival in five continents: a worldwide population - based study (CONCORD). Lancet Oncology, 9, 730-56.

Collaborative Group on Hormonal Factors in Breast Cancer (CGHFBC) (1996). Breast cancer and hormonal contraceptives: further results. Contraception, 54(3 Suppl), 1S-106S.

Collaborative Group on Hormonal Factors in Breast Cancer (CGHFBC) (1997). Breast cancer and hormone replacement therapy: collaborative reanalysis of data from 51 epidemiological studies of 52,705 women with breast cancer and 108,411 women without breast cancer. The Lancet, 350, 1047-59.

Croswell, J.M., Ransohoff, D.F., and Kramer, B.S. (2010). Principles of cancer screening: lessons from history and study design issues. Seminars in Oncology, 37, 202-15.

Crous-Bou, M., De Vivo, I., and Lagiou P. (2018). Endometrial cancer. In: Adami, H.O., Hunter, D.J., Lagiou, .P., and Mucci,

L. (eds). Textbook of Cancer Epidemiology (3rd ed.). New York, NY: Oxford University Press, pp. 441-57.

Cui, R., et al. (2009). Functional variants in ADH1B and ALDH2 coupled with alcohol and smoking synergistically enhance esophageal cancer risk. Gastroenterology, 137, 1768-75.

Cuzick, J., et al. (2015). Estimates of benefits and harms of prophylactic use of aspirin in the general population. Annals of Oncology, 26, 47-57.

de Blok, C.J.M., et al. (2019). Breast cancer risk in transgender people receiving hormone treatment: nationwide cohort study in the Netherlands. British Medical Journal, 365, l1652.

De Sanjosé, S., Brotons, M., LaMontagne, D.S., and Bruni, L. (2019). Human papillomavirus vaccine disease impact beyond expect-ations. Current Opinions and Virology, 39, 16-22.

Discacciati, A., Orsini, N., and Wolk, A. (2012). Body mass index and incidence of localized and advanced prostate cancer — a dose-response meta-analysis of prospective studies. Annals of Oncology, 23, 1665-71.

Doll, R. and Peto, R. (2005). Epidemiology of cancer. In: Warell, D.A., Cox, T.M., and Firth, J.D. (eds). Oxford Textbook of Medicine (4th ed.). Oxford, UK: Oxford University Press, pp. 193-218.

Dunn, B.K. and Greenwald, P. (2010). Cancer prevention I: introduction. Seminars in Oncology, 37, 190-201.

Ellis, L., Rachet, B., Birchall, M., and Coleman, M.P. (2012). Trends and inequalities in laryngeal cancer survival in men and women: England and Wales 1991-2006. Oral Oncology, 48, 284-9.

Engels, E.E. and Hildesheim, A. (2018). Immunological factors. In: Thun, M., Linet, M.S., Cerhan, J.R., Haiman, C.A., and Schottenfeld, D. (eds.). Cancer Epidemiology and Prevention (4th ed.) New York, NY: Oxford University Press, pp. 461-87.

Faulds, M.H., et al. (2012). Metabolic diseases and cancer risk. Current Opinion in Oncology, 24:58-61.

Ferlay, J., et al. (2019). Estimating the global cancer incidence and mortality in 2018: GLOBOCAN sources and methods. International Journal of Cancer, 144, 1941-53.

Ferrández, A., Piazuelo, E., and Castells, A. (2012). Aspirin and the prevention of colorectal cancer. Best Practice in Research and Clinical Gastroenterology, 26, 185-95.

Fleshner, K., Carlsson, S.V., and Roobol, M.J. (2017). The effect of the USPSTF PSA screening recommendation on prostate cancer incidence patterns in the USA. Nature Reviews in Urology, 14, 26-37.

Fritz, A., et al. (eds) (2000). International Classification of Disease for Oncology (ICD-O) (3rd ed.). Geneva, Switzerland: WHO.

Garavello, W., et al. (2005). Family history of cancer, its combination with smoking and drinking, and risk of squamous cell carcinoma of the esophagus. Cancer Epidemiology, Biomarkers & Prevention, 14, 1390-3.

Gilbert, R., et al. (2011). Associations of circulating and dietary vitamin D with prostate cancer risk: a systematic review and dose-response meta-analysis. Cancer Causes Control, 22, 319-40.

Giovannucci, E. (2005). The epidemiology of vitamin D and cancer incidence and mortality: a review (United States). Cancer Causes Control, 16, 83-95.

Global Burden of Disease 2015 Tobacco Collaborators (GBD) (2017). Smoking prevalence and attributable disease burden in 195 countries and territories, 1990-2015: a systematic analysis from the Global Burden of Disease Study 2015. The Lancet, 389, 1885-906.

Global Burden of Disease Cancer Collaboration, et al. (GBD) (2018). Global, regional, and national cancer incidence, mortality, years of life lost, years lived with disability, and disability-adjusted life-years for 29 cancer groups, 1990 to 2016: a systematic analysis for the Global Burden of Disease Study. JAMA Oncology, 4, 1553-68.

Greenwald, P. (2005). The future of cancer prevention. Seminars Oncology Nursing, 21, 296-98.

Gutierrez-Dalmau, A. and Campistol, J.M. (2007). Immunosuppressive therapy and malignancy in organ transplant recipients: a systematic review. Drugs, 67, 1167-98.

Hamra, G.B., et al. (2014). Outdoor particulate matter exposure and lung cancer: a systematic review and meta-analysis. Environmental Health Perspectives, 122, 906-11.

Hanahan, D. and Weinberg, R.A. (2011). Hallmarks of cancer: the next generation. Cell, 144, 646-74.

Hashim, D., et al. (2016). The global decrease in cancer mortality: trends and disparities. Annals of Oncology, 27, 926-33.

Henry, S.H., Bosch, F.X., and Bowers, J.C. (2002). Aflatoxin, hepatitis and worldwide liver cancer risks. Advances in Experimental Medicine and Biology, 504:229-33.

Hrudey, S.E., et al. (2015). Evaluating evidence for association of human bladder cancer with drinking-water chlorination disinfection by-products. Journal of Toxicology and Environmental Health B Critical Reviews, 18, 213-41.

Huang, B.Z., et al. (2019). Interethnic differences in pancreatic cancer incidence and risk factors: the multiethnic cohort. Cancer Medicine, 8, 3592-603.

Huyghe, J.R., et al. (2019). Discovery of common and rare genetic risk variants for colorectal cancer. Nature Genetics 51, 76-87.

International Agency for Research on Cancer (IARC) (2000). Ionizing Radiation, Part 1: X-radiation and Gamma-radiation, and Neutrons. IARC Monographs on the Evaluation of Carcinogenic Risks to Humans, 75. Lyon, France: International Agency for Research on Cancer.

International Agency for Research on Cancer (IARC) (2001). Ionizing Radiation, Part 2: Some Internally Deposited Radionuclides. IARC Monographs on the Evaluation of Carcinogenic Risks to Humans, 78. Lyon, France: International Agency for Research on Cancer.

International Agency for Research on Cancer (IARC) (2004). Tobacco Smoke and Involuntary Smoking. IARC Monographs on the Evaluation of Carcinogenic Risks to Humans, Vol 83. Lyon: International Agency for Research on Cancer.

International Agency for Research on Cancer (IARC) (2018). Preamble to the IARC Monographs [Online]. IARC Monographs on the Evaluation of Carcinogenic Risks to Humans. Lyon, France: International Agency for Research on Cancer. [https://www.iarc.fr/wp-content/uploads/2018/07/Monographs-QA.pdf]

Islami, F., et al. (2018). Proportion and number of cancer cases and deaths attributable to potentially modifiable risk factors in the United States. CA: A Cancer Journal for Clinicians, 68, 31-54.

Islami, F., et al. (2011). Alcohol drinking and esophageal squamous cell carcinoma with focus on light-drinkers and never-smokers: a systematic review and meta-analysis. International Journal of Cancer, 129, 2473-84.

Islami, F., et al. (2010). Alcohol drinking and laryngeal cancer: overall and dose risk relation — a systematic review and meta-analysis. Oral Oncology, 46, 802-10.

Islami, F., et al. (2015). Breastfeeding and breast cancer risk by receptor status — a systematic review and meta-analysis. Annals of Oncology, 26, 2398-407.

Jha, P., et al. (2013). 21st-century hazards of smoking and benefits of cessation in the United States. New England Journal of Medicine, 368, 341-50.

Jin, L., et al. (2013). Genetic variants in p53-related genes confer susceptibility to second primary malignancy in patients with index squamous cell carcinoma of head and neck. Carcinogenesis, 34, 1551-7.

Jøgensen, K.J., et al. (2017). Overview of guidelines on breast screening: why recommendations differ and what to do about it. Breast, 31, 261-9.

Kabat, G.C., et al. (2011). Smoking and alcohol consumption in relation to risk of triple-negative breast cancer in a cohort of postmenopausal women. Cancer Causes Control, 22, 775-83.

Kamangar, F., Shakeri, R., Malekzadeh, R., and Islami, F. (2014). Opium use: an emerging risk factor for cancer? Lancet Oncology, 15, e69-77.

Karagas, M.R., Gossai, A., Pierce, B., and Ahsan, H. (2015). Drinking water arsenic contamination, skin lesions, and malignancies: a systematic review of the global evidence. Current Environment Health Reports, 2, 52-68.

Keum, N., Wu, K., Giovannucci, E., and Hunter, D.J. (2018). Colorectal cancer. In: Adami, H.O., Hunter, D.J., Lagiou, P., and Mucci, L. (eds). Textbook of Cancer Epidemiology (3rd ed.). New York, NY: Oxford University Press, pp. 243-76.

Khan, S.A., Tavolari, S., and Brandi, G. (2019). Cholangiocarcinoma: epidemiology and risk factors. Liver International, 39 Suppl 1, 19-31.

Kreimer, A.R. (2014). Prospects for prevention of HPV-driven oropharynx cancer. Oral Oncology, 50, 555-9.

Lagiou, P., Trichopoulos, D., and Adami, H.O. (2018). Concepts in cancer epidemiology and etiology. In: Adami, H.O., Hunter, D.J., Lagiou, P., and Mucci, L. (eds). Textbook of Cancer Epidemiology (3rd ed.). New York, NY: Oxford University Press, pp. 111-33.

La Vecchia, C. (2007). Alcohol and liver cancer. European Journal of Cancer, 16, 495-97.

La Vecchia, C. and Bosetti, C. (2003). Oral contraceptives and cervical cancer: public health implications. European Journal of Cancer Prevention, 12, 1-2.

La Vecchia, C., Negri, E., Lagiou, P., and Trichopoulos, D. (2002). Oesophageal adenocarcinoma: a paradigm of mechanical carcinogenesis? International Journal of Cancer, 102, 269-70.

Lee, P.N. (2011). Summary of the epidemiological evidence relating snus to health. Regulatory Toxicology and Pharmacology, 59, 197-214.

Lehtinen, M. and Dillner, J. (2013). Clinical trials of human papillomavirus vaccines and beyond. Nature Reviews and Clinical Oncology, 10, 400-10.

Levi, F., Boffetta, P., and La Vecchia, C. (2008). High constant incidence rates of second primary neoplasms. European Journal of Cancer Prevention, 17, 385-88.

Lewis, S.J. and Smith G.D. (2005). Alcohol, ALDH2, and esophageal cancer: a meta-analysis which illustrates the potentials and limitations of a Mendelian randomization approach. Cancer Epidemiology, Biomarkers & Prevention, 14, 1967-71.

Li, H., et al. (2007). A prospective study of plasma vitamin D metabolites, vitamin D receptor polymorphisms, and prostate cancer. PLoS Medicine, 4, e103.

Li, X., et al. (2013). Human papillomavirus infection and laryngeal cancer risk: a systematic review and meta-analysis. Journal of Infectious Disease, 207, 479-88.

Loria, D., Barrios, E., and Zanetti, R. (2009). Cancer and yerba mate consumption: a review of possible associations. Revista Panamericana de Salud Pública, 25, 530-9.

Low, S.K., Zembutsu, H., and Nakamura, Y. (2018). Breast cancer: the translation of big genomic data to cancer precision medicine. Cancer Science, 109, 497-506.

Lu, Y., et al. (2019). Large -scale genome-wide association study of East Asians identifies loci associated with risk for colorectal cancer. Gastroenterology, 156, 1455-66.

Lubin, J.H., et al. (1994). Radon exposure in residences and lung cancer among women: combined analysis of three studies. Cancer Causes Control, 5, 114-28.

Lucas, A.L., et al. (2016). Global trends in pancreatic cancer mortality from 1980 through 2013 and predictions for 2017. Clinical Gastroenterology and Hepatology, 14, 1452-62.

Lucenteforte, E., et al. (2012). Alcohol consumption and pancreatic cancer: a pooled analysis in the International Pancreatic Cancer Case-Control Consortium (PanC4). Annals of Oncology, 23, 374-82.

Malhotra, J., Malvezzi, M., Negri, E., La Vecchia, C., and Boffetta, P. (2016). Risk factors for lung cancer worldwide. European Respiratory Journal, 48, 889-902.

Malhotra, J., Boffetta, P., and Mucci, L. (2018). Cancer of the lung, larynx, and pleura. In: Adami, H.O., Hunter, D.J., Lagiou, P., and Mucci, L. (eds). Textbook of Cancer Epidemiology (3rd ed.). New York, NY: Oxford University Press, pp. 327-53.

Malvezzi, M., et al.(2017). European cancer mortality predictions for the year 2017, with focus on lung cancer. Annals of Oncology, 28, 117-23.

Mantovani, A., Ponzetta, A., Inforzato, A., and Jaillon, S. (2019). Innate immunity, inflammation and tumour progression: double-edged swords. Journal of Internal Medicine, 285, 524-32.

Marshall, A.L. and Christiani, D.C. (2013). Genetic susceptibility to lung cancer — light at the end of the tunnel? Carcinogenesis, 34, 487-502.

Martínez Hernάndez, J., López-Rodas, V., and Costas, E. (2009). Microcystins from tap water could be a risk factor for liver and colorectal cancer: a risk intensified by global change. Medical Hypotheses, 72, 539-40.

Matin, S.F., et al. (2014). Highlights from the first symposium on upper tract urothelial carcinoma. Urology Oncology, 32, 309-16.

McKay, J.D., et al. (2011). A genome-wide association study of upper aerodigestive tract cancers conducted within the INHANCE con -sortium. PLoS Genetics, 7, e1001333.

Mehrtash, H., et al. (2017). Defining a global research and policy agenda for betel quid and areca nut. Lancet Oncology, 18, e767-75.

Mocellin, S., Verdi, D., Pooley, K.A., and Nitti, D. (2015). Genetic variation and gastric cancer risk: a field synopsis and meta-analysis. Gut, 64, 1209-19.

Moralejo, D. (2009). Smoking increased risk of cervical cancer, independent of infection with high-risk HPV types. Evidence Based Nursing, 12, 122.

Moyer, V.A. and US Preventive Services Task Force (2012). Screening for prostate cancer: US Preventive Services Task Force recommendation statement. Annals of Internal Medicine, 157, 120-34.

Moyer, V.A. and US Preventive Services Task Force (2014). Screening for lung cancer: US Preventive Services Task Force recommendation statement. Annals of Internal Medicine, 160, 330-8.

Narayanan, D.L., Saladi, R.N., and Fox, J.L. (2010). Ultraviolet radiation and skin cancer. International Journal of Dermatology, 49, 978-86.

Pearce, M.S., et al. (2012). Radiation exposure from CT scans in childhood and subsequent risk of leukaemia and brain tumours: a retrospective cohort study. The Lancet, 380, 499-505.

Pelucchi, C., Gallus, S., Garavello, W., Bosetti, C., and La Vecchia, C. (2008). Alcohol and tobacco use, and cancer risk for upper aerodigestive tract and liver. European Journal of Cancer Prevention, 17, 340-4.

Peto, R., Darby, S., Deo, H., Silcocks, P., Whitley, E., and Doll, R. (2000). Smoking, smoking cessation, and lung cancer in the UK since 1950: combination of national statistics with two case-control studies. British Medical Journal, 321, 323-9.

Peto, R., Gray, R., Brantom, P., and Grasso, P. (1991). Effects on 4080 rats of chronic ingestion of N-nitrosodiethylamine or N-nitrosodimethylamine: a detailed dose-response study. Cancer Research, 51, 6415-51.

Phipps, A.I., et al. (2011a). Body size, physical activity, and risk of triple-negative and estrogen receptor-positive breast cancer. Cancer Epidemiology, Biomarkers & Prevention, 20, 454-63.

Phipps, A.I., et al. (2011b). Reproductive history and oral contraceptive use in relation to risk of triple-negative breast cancer. Journal of National Cancer Institute, 103, 470-7.

Piper, J.M., Tonascia, J., and Matanoski, G.M. (1985). Heavy phenacetin use and bladder cancer in women aged 20 to 49 years. New England Journal of Medicine, 313, 292-5.

Pirie, K., Peto, R., Reeves, G.K., Green, J., Beral, V., and Million Women Study Collaborators (2013). The 21st century hazards of smoking and benefits of stopping: a prospective study of one million women in the UK. The Lancet, 381, 133-41.

Plummer, M., et al. (2007). Chemoprevention of precancerous gastric lesions with antioxidant vitamin supplementation: a randomized trial in a high-risk population. Journal of the National Cancer Institute, 99, 137-46.

Plummer, M., de Martel, C., Vignat, J., Ferlay, J., Bray, F., and Franceschi, S. (2016). Global burden of cancers attributable to infections in 2012: a synthetic analysis. Lancet Global Health, 4, e609-16.

Praud, D., et al. (2016). Cancer incidence and mortality attributable to alcohol consumption. International Journal of Cancer, 138, 1380-7.

Pytynia, K.B., Dahlstrom, K.R., and Sturgis, E.M. (2014). Epidemiology of HPV-associated oropharyngeal cancer. Oral Oncology, 50, 380-6.

Qiao, Y.L., et al. (2009). Total and cancer mortality after supplementation with vitamins and minerals: follow up of the Linxian General Population Nutrition Intervention Trial. Journal of the National Cancer Institute, 101, 507-18.

Rawla, P., Sunkara, T., and Gaduputi, V. (2019). Epidemiology of pancreatic cancer: global trends, etiology and risk factors. World Journal of Oncology, 10, 10-27.

Rebbeck, T.R. (2017). Prostate cancer genetics: variation by race, ethnicity, and geography. Seminars of Radiation Oncology, 27, 3-10.

Richardson, S.D., Plewa, M.J., Wagner, E.D., Schoeny, R., and Demarini, D.M. (2007). Occurrence, genotoxicity, and carcinogenicity of regulated and emerging disinfection by-products in drinking water: a review and roadmap for research. Mutation Research, 636, 178-242.

Rider, J., Brennan, P., and Lagiou, P. (2018). Oral and pharyngeal cancer. In: Adami, H.O., Hunter, D.J., Lagiou, P., and Mucci, L. (eds). Textbook of Cancer Epidemiology (3rd ed.). New York, NY: Oxford University Press, pp. 137-57.

Rota, M., Pizzato, M., La Vecchia, C., and Boffetta, P. (2019). Efficacy of lung cancer screening appears to increase with prolonged intervention: results from the MILD trial and a meta-analysis. Annals of Oncology, 30(7), 1040-3.

Ruddy, K.J. and Winer, E.P. (2013). Male breast cancer: risk factors, biology, diagnosis, treatment, and survivorship. Annals of Oncology, 24, 1434-43.

Salama, N.R., Hartung, M.L., and Müller, A. (2013). Life in the human stomach: persistence strategies of the bacterial pathogen Helicobacter pylori. Nature Reviews and Microbiology, 11, 385-99.

Salehi, F., Turner, M.C., Phillips, K.P., Wigle, D.T., Krewski, D., and Aronson, K.J. (2008). Review of the etiology of breast cancer with special attention to organochlorines as potential endocrine disruptors. Journal of Toxicology and Environmental Health, Part B: Critic Reviews, 11, 276-300.

Sankaranarayanan, R., et al. (2013). Long term effect of visual screening on oral cancer incidence and mortality in a randomized trial in Kerala, India. Oral Oncology, 49, 314-21.

Sanyal, A., Poklepovic, A., Moyneur, E., and Barghout, V. (2010). Population-based risk factors and resource utilization for HCC: US perspective. Current Medical Research and Opinion, 26, 2183-91.

Schroder, F.H., et al. (2012). Prostate-cancer mortality at 11 years of follow-up. New England Journal of Medicine, 366, 981-90.

Schüz, J., et al. (2015). European Code against Cancer 4th Edition: 12 ways to reduce your cancer risk. Cancer Epidemiology, 39 Suppl 1, S1-10.

Shakeri, R., et al. (2012). Is opium a real risk factor for esophageal cancer or just a methodological artifact? Hospital and neighborhood controls in case-control studies. PLoS One, 7, e32711.

Siegel, R., Ma, J., Zou, Z., and Jemal, A. (2014). Cancer statistics, 2014. CA: A Cancer Journal for Clinicians, 64, 9-29.

Siu, A. L., US Preventive Services Task Force. (2016). Screening for breast cancer: US Preventive Services Task Force recommendation statement. Annals of Internal Medicine, 164, 279-96.

Stiborová, M., Arlt, V.M., and Schmeiser, H.H. (2016). Balkan endemic nephropathy: an update on its aetiology. Archives of Toxicology, 90, 2595-615.

Stubbins, R.E., Hakeem, A., and Núñz, N.P. (2012). Using components of the vitamin D pathway to prevent and treat colon cancer. Nutrition Reviews, 70, 721-9.

Sun, Z., et al. (2013). Dramatic reduction of liver cancer incidence in young adults: 28 year follow-up of etiological interventions in an endemic area of China. Carcinogenesis, 34, 1800-5.

Sundströ, K., Dillner, J., and Adami, H.O. (2018). Cervical cancer. In: Adami, H.O., Hunter, D.J., Lagiou, P., and Mucci, L. (eds). Textbook of Cancer Epidemiology (3rd ed.). New York, NY: Oxford University Press, pp. 421-39.

Tamimi, R., Hankinson, S., and Lagiou, P. (2018). Breast cancer. In: Adami, H.O., Hunter, D.J., Lagiou, P., and Mucci, L. (eds). Textbook of Cancer Epidemiology (3rd ed.). New York, NY: Oxford University Press, pp. 381-419.

Torre, L.A., Siegel, R.L., Ward, E.M., and Jemal, A. (2016). Global cancer incidence and mortality rates and trends-an update. Cancer Epidemiology, Biomarkers & Prevention, 25, 16-27.

Tramacere, I., et al. (2010). A meta-analysis of alcohol drinking and oral and pharyngeal cancers. Part 1: overall results and dose-risk relation. Oral Oncology, 46, 497-503.

Tramacere, I., La Vecchia, C., and Negri, E. (2011). Tobacco smoking and esophageal and gastric cardia adenocarcinoma: a meta-analysis. Epidemiology, 22, 344-9.

Tramacere, I., et al. (2012). A meta-analysis on alcohol drinking and esophageal and gastric cardia adenocarcinoma risk. Annals of Oncology, 23, 287-97.

Turati, F., et al. (2010). A meta-analysis of alcohol drinking and oral and pharyngeal cancers. Part 2: results by subsites. Oral Oncology, 46, 720-6.

Turati, F., Tramacere, I., La Vecchia, C., and Negri, E. (2013). A meta-analysis of body mass index and esophageal and gastric cardia adenocarcinoma. Annals of Oncology, 24, 609-17.

Turner, P.C., Flannery, B., Isitt, C., Ali, M., and Pestka, J. (2012). The role of biomarkers in evaluating human health concerns from fungal contaminants in food. Nutrition Research Reviews, 25, 162-79.

Wang, L.D., et al. (2010). Genome-wide association study of esophageal squamous cell carcinoma in Chinese subjects identifies susceptibility loci at PLCE1 and C20orf54. Nat Genet 42:759-63.

Waziry, R., et al. (2017). Hepatocellular carcinoma risk following direct-acting antiviral HCV therapy: a systematic review, meta-analyses, and meta-regression. J Hepatol 67:1204-12.

Welch, H.G. and Albertsen, P.C. (2009). Prostate cancer diagnosis and treatment after the introduction of prostate-specific antigen screening: 1986-2005. Journal of the National Cancer Institute, 101, 1325-9.

Wilson, K.M. and Mucci, L. (2018). Prostate cancer. In: Adami, H.O., Hunter, D.J., Lagiou, P., and Mucci, L. (eds). Textbook of Cancer Epidemiology (3rd ed.). New York, NY: Oxford University Press, pp. 481-523.

Wolf, A.M.D., et al. (2018). Colorectal cancer screening for average-risk adults: 2018 guideline update from the American Cancer Society. CA: A Cancer Journal for Clinicians, 68, 250-81.

World Cancer Research Fund, American Institute for Cancer Research (WCRF/AIRC) (2018). Diet, Nutrition, Physical Activity and Cancer: A Global Perspective. London: WCRF.

Wu, C., et al. (2011). Genome-wide association study identifies three new susceptibility loci for esophageal squamous-cell carcinoma in Chinese populations. Nature Genetics, 43, 679-84.

Wu, M., et al. (2013). Single nucleotide polymorphisms of ADH1B, ADH1C and ALDH2 genes and esophageal cancer: a population-based case-control study in China. International Journal of Cancer, 132, 1868-77.

Wu, M., et al. (2011a). A large proportion of esophageal cancer cases and the incidence difference between regions are attributable to life-style risk factors in China. Cancer Letters, 308, 189-96.

Wu, M., et al. (2011b). Smoking and alcohol drinking increased the risk of esophageal cancer among Chinese men but not women in a high-risk population. Cancer Causes Control, 22, 649-57.

Xue, F. and Michels, K.B. (2007). Intrauterine factors and risk of breast cancer: a systematic review and meta-analysis of current evidence. Lancet Oncol, 8, 1088-100.

Ye, W., Nyrén, O., and Adami, H.O. (2018). Stomach cancer. In: Adami, H.O., Hunter, D.J., Lagiou, P., and Mucci, L. (eds). Textbook of Cancer Epidemiology (3rd ed.). New York, NY: Oxford University Press, pp. 213-42.

Yi, M., et al. (2019). Tea consumption and health outcomes: umbrella review of meta-analyses of observational studies in humans. Molecular Nutrition & Food Research, 63, e1900389.

Zendehdel, K., et al. (2008). Risk of gastroesophageal cancer among smokers and users of Scandinavian moist snuff. International Journal of Cancer, 122, 1095-9.

Zucchetto, A., et al. (2016). Non-AIDS-defining cancer mortality: emerging patterns in the late HAART era. Journal of Acquired Immune Deficiency Syndromes, 73, 190-6.

8.3 慢性阻塞性肺疾病和哮喘

8.3.1 背景

阻塞性呼吸道疾病是以气道功能障碍为特征的一种最常见的非恶性呼吸系统疾病，包括慢性阻塞性肺疾病(chronic obstructive pulmonary disease，COPD)和哮喘。近几十年来，这两种疾病在全球范围内均呈高度流行态势，且患病人数急剧增加，对患者及其家庭的生活质量产生了深远的影响。其中，COPD是当前全球第四大死因(WHO，2007)。本章，我们将回顾COPD和哮喘的定义、流行病学和相关危险因素。

8.3.2 定义

8.3.2.1 COPD

传统上，COPD是指由慢性支气管炎和肺气肿引起的不完全可逆的气流受限，且随着时间推移逐渐加重(Petty，2006)。Ciba基金会客座研讨会(Ciba Foundation Guest Symposium，1959)和美国胸科协会研讨会(Committee on Diagnostic Standards for Nontuberculous Respiratory Diseases，1962)分别提出了慢性支气管炎和肺气肿的首个正式定义。当前的定义仍主要基于最初的定义，即临床上将慢性支气管炎定义为每年咳嗽、咳痰3个月以上且持续2年，肺气肿则是指肺部终末细支气管远端气腔异常持久的扩张并伴有肺泡壁和细支气管的破坏而无明显肺纤维化的病理改变(美国胸科学会诊断标准委员会，1962)。COPD的最新定义由美国胸科协会(American Thoracic Society，ATS)、欧洲呼吸学会(European Respiratory Society，ERS)和慢性阻塞性肺病全球倡议(Global Initiative for Chronic Obstructive Lung Disease，GOLD)的指南(Agusti et al.，2017)提出，不同于将COPD定义为慢性支气管炎和肺气肿综合征的观点，指南强调对有害颗粒和气体的炎性反应是该疾病的主要病理特征。公认的GOLD(Agusti et al.，2017)定义指出COPD为：一种常见的、可预防和治疗的慢性气道疾病，其特征是持续存在的气流受限和相应的呼吸系统症状；其病理学改变主要是气道和(或)肺泡异常，通常与显著暴露于有害颗粒或气体相关(Agusti et al.，2017)。

尽管定义中不再明确列出慢性支气管炎和肺气肿，但这两种疾病仍然是COPD特征性慢性气流受限的重要原因。炎症、不完全可逆的气流受限和持续性肺功能降低，三者代表了导致COPD患者典型症状(慢性和进行性咳嗽、咳痰和呼吸困难)的主要病理生理事件。

8.3.2.2 COPD的临床诊断

肺功能检测是COPD临床诊断的重要工具。COPD的诊断仍沿用传统的诊断指标，即第一秒用力呼气容积(forced expiratory volume in 1 second,FEV1)与用力肺活量(forced vital capacity,FVC)的比值。目前仍主要以70%为诊断气流受限的界值(Agusti et al.,2017),但越来越多的研究关注使用正常值下限作为FEV1/FVC比值的界值(Vaz Fragoso et al.,2017)。使用该界值的潜在优势在于弥补了年轻人诊断不足和老年人过度诊断的局限,但截至目前,使用正常值下限相较于固定界值的显著优势尚未得到证实(Calverley et al.,2018)。为确定阻塞是否可逆、鉴别COPD和哮喘,在进行肺功能检测前使用支气管扩张剂是必要的。当COPD患者的阻塞程度为轻度或中度时,FVC通常不受或仅轻微受到影响,但FEV1会降低。而在严重阻塞时,气体受限可能导致FVC和FEV1均降低,可以通过流量-容积环分析或通过氮冲洗或体积描记法进行的肺容量测量来鉴别限制性肺疾病。由于肺组织破坏导致气体交换减少,通常COPD患者的肺一氧化碳弥散量(DLco)会降低。

对于FEV1/FVC低于70%的患者,通常基于FEV1评估其阻塞程度。2018年,GOLD标准将COPD的阻塞严重程度分为四级(Agusti et al.,2017)(文本框8.3.1)。虽然阻塞程度的判断有助于监测疾病进展,并且阻塞程度与死亡风险密切相关(Mannino et al.,2003),但FEV1对于COPD患者其他结局的预测能力较差,如症状负担和急性加重(Han et al.,2013)。由于这些以患者为中心的结局是常见治疗模式的主要目标,最近的GOLD指南开发了新的风险分层工具和治疗规范,在下文所阐述的肺功能检测基础上,这些工具和规范结合了症状评分和急性加重风险(Agusti et al.,2017)。

文本框8.3.1　COPD严重程度的GOLD标准

Ⅰ级(轻度):FEV1≥80%预计值。
Ⅱ级(中度):50%≤FEV1<80%预计值。
Ⅲ级(重度):30%≤FEV1<50%预计值。
Ⅳ级(极重度):FEV1<30%预计值。

8.3.2.3　COPD的流行病学研究定义

在流行病学队列研究和人群调查中,用于评估COPD患病率的方法往往低估了真实的患病率。在人群调查中,COPD诊断通常基于以下标准:(1) 自报医生诊断的COPD、支气管炎或肺气肿;(2) 自报的呼吸道症状;(3) 有或无支气管扩张剂使用的肺功能检测。自报临床诊断得到的患病率显著低于真实患病率(Halbert et al.,2006)。更准确的方法应该包括肺功能检测、暴露史和呼吸系统症状的综合评估(Buist et al.,2007)。

是否使用支气管扩张剂增加了大规模人群的肺功能检测调查的复杂程度,然而许多研究并没有收集使用支气管扩张剂后的测量结果。未检查气流阻塞的可逆性(使用支气管扩张剂前后的肺功能检测)可能导致对COPD患病率的高估。在人群研究中比较使用支气管扩张剂前后肺功能检测估计的COPD患病率发现,使用支气管扩张剂可使气流阻塞估计率降低30%~50%(Tilert et al.,2013)。因此,强烈建议在人群研究中使用支气管扩张剂后的肺功能检测来诊断COPD。

8.3.2.4　哮喘

"哮喘"一词源自希腊语,意为"喘息"(Keeney,1964),但在古埃及、希伯来和印度的医学著作中也可以找到类似哮喘症状的记载(Ellul-Micallef,1976)。早在公元二世纪,人们就已对哮喘发作有明确的记载,且早在17世纪就观察到肺部解剖结构异常的证据(Willis,1678)。1959年Ciba基金会会议(Ciba Foundation Guest Symposium,1959)首次提出哮喘定义,并于1962年得到美国胸科协会(American Thoracic Society Committee on Diagnostic Standards)的认可,即"哮喘是一种以气道阻力在短时间内出现明显变化为特征的疾病"。由于现在已经认识到气道炎症的重要性,上述特征在目前的一些定义中已不那么突出,但它们仍然是当前全球哮喘防治创议(Global Initiative for Asthma,GINA)的哮喘定义中不可或缺的部分,即:哮喘是一种以慢性气道炎症为特征的异质性疾病;具有喘息、气促、胸闷和咳嗽等呼吸道症状,伴有可变的呼气气流受限,呼吸道症状和强度可随时间而变化(GINA,2018)。

这一定义既包括病理生理机制(慢性气道炎症和支气管高反应性引起的可变气流阻塞),也包括这些机制对患者的症状影响,临床医生可据此识别和诊断这一疾病。

8.3.2.5 哮喘的临床诊断

目前还没有一种单一的检测方法或病理特征可以用来确诊哮喘。此外,病情的可变性意味着在初次评估时可能并不能识别到哮喘的诊断依据。因此,哮喘的诊断是基于临床病史、体格检查和间隔一段时间的肺功能检测的综合判断。也正是如此,哮喘同时存在严重的漏诊和误诊。研究显示,与哮喘样症状的现患率相比,社区中经医生诊断的哮喘患病率明显偏低,表明有20%~70%的哮喘患者被漏诊(Aaron et al.,2018)。此外,一些疾病具有与哮喘相似的体征和症状(如喘鸣),导致约1/3的病例被误诊(Aaron et al.,2017),被误诊为哮喘的常见疾病包括胃食管反流、慢性支气管炎、下呼吸道感染、支气管扩张、声带功能障碍、肥胖和COPD。

许多检查有助于哮喘的诊断和监测。其中,肺功能检测最为常用,它提供了有关气流变异性、可逆性和严重程度的重要信息。气流受限通常通过肺功能检测或呼气峰值流量(peak expiratory flow,PEF)计来测量。呼气峰值流量计价格便宜,使用方便,但不如肺功能检测精确,可能会低估气流受限的程度。因此,在有条件的情况下,最好使用肺功能检测进行诊断。鉴于评估气道高反应性和气流受限可逆性的重要性,指南强调,在评估哮喘患者的肺功能时,应在支气管扩张剂治疗前后进行肺功能或PEF测量(GINA,2018)。支气管扩张剂前后测量有助于确定阻塞是否可逆,并借此区分COPD。然而,由于哮喘病情的多变性,有些患者在哮喘控制良好时可能不会表现出气流受限可逆性,而非哮喘患者也可能存在气流受限可逆性,因此需要重复进行肺功能检测。

对于有哮喘症状但肺功能正常的个体,气道高反应性测试可作为辅助诊断手段。气道高反应性是指气道对非特异性刺激(如运动、冷空气和化学刺激物)的收缩反应。尽管气道高反应性与哮喘有关,但它也可能独立于哮喘发生,反之亦然,因此,气道高反应性不足以单独用于哮喘诊断。

目前有越来越多的非侵入性检测方法可用于测量气道炎症标志物,包括痰液诱导检查、呼出气一氧化氮检测和呼出气冷凝液炎症标志物检测。尽管这些检测可能有助于确定哮喘表型和识别潜在疗效更好的患者,但是否有助于哮喘的诊断目前尚无定论(Colak et al.,2018)。

有多种方法可以对哮喘进行分类。临床上通用的哮喘分类方法主要参考GINA标准(GINA,2006),即根据严重程度将哮喘分为四类:间歇、轻度持续、中度持续和严重持续。更新的指南(GINA,2018)建议,临床分类应基于当前的哮喘控制水平分为控制、部分控制、未控制三类,以更充分反映患者的个体临床需求。有些方法基于炎症类型对哮喘进行分类,如特异性、嗜酸性或TH-2升高性(Tran et al.,2016)。尽管这些哮喘类型可能有所重叠,但它们可能代表了不同的机制通路,对治疗产生的反应也不同。

8.3.2.6 哮喘的流行病学研究定义

在基于人群的流行病学调查中定义和诊断哮喘比基于个体的临床诊断更为困难。因此,哮喘患病率的调查通常基于自我或父母报告的哮喘症状,而非医生诊断的哮喘。这种方法可以以较低的成本快速调查大量研究对象。流行病学研究表明,在与哮喘相关的临床症状中,喘鸣是最重要的识别特征,因此评估哮喘患病率的问卷通常以询问喘鸣为主。症状问卷的另一种替代方法是采用相对客观的检测,如气道高反应性检测,其可以单独使用或与问卷结合使用。然而,气道高反应性检测的可靠性可能并不如单独使用问卷调查,部分原因在于评估时气道高反应性的多变性。

8.3.2.7 重叠综合征

虽然气道阻塞的可逆性是鉴别哮喘和COPD的主要临床特征,但越来越多的观点认识到患者可能同时具有这两种疾病特征(Woodruff et al.,2017)。这使得对这两种疾病进行鉴别诊断变得更为困难,以老年患者尤甚。由此催生了对哮喘-COPD重叠(Asthma-COPD overlap,ACO)的描述,即阻塞性呼吸道疾病同时表现出哮喘和COPD的特征(Woodruff et al.,2017)。人们对ACO的流行病学了解十分有限,且跨研究的不同定义限制了ACO患病率和关联研究的可比性。在确诊哮喘或COPD的患者中,约有17%符合ACO的标准,与仅患一种疾病的患者相比,ACO患者的病情急性加重、住院和失能风险更高(Vaz Fragoso et al.,2017;Woodruff et al.,2017)。由于ACO患者通常被排除在哮喘和COPD的临床治疗试验之外,因此需要进一步研究来明确定义这一综合征,以更好地判断长期结局,制定有效的治疗策略。

8.3.3 COPD的流行病学、危险因素和预防

8.3.3.1 COPD的流行病学

COPD是全球死亡和发病的主要原因之一,其急性加重导致患者频繁住院。COPD造成巨大的个人、社会和经济负担,但准确估计其患病率却困难重重,且常常低估。据世界卫生组织(World Health Organization,WHO)估计,全球COPD患者达2.1亿人,其中6 500万人为中至重度COPD患者(WHO,2007)。COPD也是医疗费用支出和劳动力损失的重要原因。

欧洲的COPD流行病学研究显示,COPD的患病率估计在2%~10%及以上(WHO,2007)。据推测,这些患病率估计的差异可归因于暴露因素或人口特征的不同,但COPD检测方法和定义的差异也可能起到一定作用。相关研究所使用的COPD定义从医生诊断到基于病理学和(或)肺功能检测等更为严格的定义,各不相同。

Halbert等人(Halbert et al.,2003)评估了文献中患病率估计值差异的原因,其筛选出有报告人群COPD患病率的研究,并详述了各研究估计COPD患病率的方法,最终共纳入32项COPD患病率研究,覆盖17个国家和8大WHO地区。其中,患病率的估计基于肺功能检测(11项)、呼吸系统症状(14项)、患者自报(10项)或专家意见。各研究报告的COPD患病率为0.23%至18.3%不等,其中,基于专家意见的患病率最低(0.2%~2.5%)。有16项研究估计了整个国家或地区的患病率,这些研究均在欧洲或北美进行,患病率集中在4%~10%,而部分研究估计的患病率可能更高。例如,荷兰LifeLines队列结果显示,在纳入的13 301名研究对象中有1 920人(14%)为GOLD Ⅰ级或以上(GOLD Ⅰ级1 402人,GOLD Ⅱ级494人,GOLD Ⅲ/Ⅳ级24人)。在随后的一项研究中,Halbert等人(Halbert et al.,2006)汇总了1990年至2004年间28个国家的101项COPD患病率估计值,合并COPD患病率为7.6%,单一慢性支气管炎的患病率为6.4%,单一肺气肿的患病率为1.8%,基于肺功能检测的COPD总患病率为8.9%。

尽管高收入国家的COPD患病率数据更为准确,但据WHO估计,2015年死于COPD的322万人中,近90%发生在中低收入国家(WHO,2013)。几乎没有流行病学研究能提供真正可比的COPD全球患病率估计值。为评估COPD的全球疾病负担而开展的阻塞性肺病负担(Burden of Obstructive Lung Disease,BOLD)研究,有助于对不同时期和不同种族或地区的COPD患病率进行更有效的比较(Buist et al.,2007)。这项研究纳入来自12个国家(中国、土耳其、奥地利、南非、冰岛、德国、波兰、挪威、加拿大、美国、菲律宾和澳大利亚)12个中心的9 425名研究对象。结果显示,COPD的患病率差异较大,女性GOLD Ⅱ级及以上的COPD患病

率从中国广州的5.1%到南非开普敦的16.7%不等，而男性则从冰岛雷克雅未克的8.5%到南非开普敦的22.2%不等。拉丁美洲阻塞性肺病调查项目(Latin American Project for the Investigation of Obstructive Lung Diseases，PLATINO)采用相似的研究设计，估计了5 315名来自五个拉丁美洲中心(墨西哥、委内瑞拉、巴西、智利和乌拉圭)研究对象的COPD患病率(Menezes et al.，2005)。COPD的粗患病率从墨西哥墨西哥城的7.8%到乌拉圭蒙得维的亚的19.7%不等。国家间COPD患病率的差异并不能完全由年龄和吸烟的差异解释，表明还存在其他危险因素发挥作用。

8.3.3.2 COPD的未来患病率和负担

评估COPD的未来患病率和负担需要考虑人口分布和吸烟习惯的变化。最近的一项基于法国数据的研究(Burgel et al.，2018)模拟了到2025年COPD的患病率，预测结果表明较严重COPD的发病率将增加四倍，而女性和75岁以上人群的患病率将不成比例地增加。在全球范围内，COPD预计将成为男性和女性的第三大死因，每年约有457万人死于COPD，增长42%(WHO，2007)。虽然这一增长主要由中低收入国家推动，且这些国家COPD的死亡占比预计增加主要由于吸烟率的上升，但在该研究纳入的每个经济体中，COPD的死亡率均将上升(WHO，2013)。随着经济水平的发展和生活模式的西方化，在亚洲、非洲和中东地区，COPD死亡率可能大幅上升(Bilano et al.，2015)。不仅是死亡率，COPD的发病率也在上升。预计到2030年，COPD将成为全球第七大发病原因(WHO，2007)。2015年全球疾病、伤害和危险因素负担研究表明，撒哈拉以南非洲、南亚和东南亚的COPD伤残调整寿命年负担最高。

在COPD流行病学研究中，最值得关注的是女性COPD患病率的变化(Aryal et al.，2013)。近几十年来，由于女性吸烟率的上升和女性开始吸烟年龄的降低，女性的COPD患病率与男性基本持平，死亡率也与男性接近(WHO，2007)。由于吸烟率的上升、持续生物燃料暴露和空气污染的加剧，预计这一趋势将在中低收入国家持续下去。尽管如此，女性COPD患者得到诊断和治疗的可能性仍然较低(Miravitlles et al.，2005)。

8.3.3.3 COPD的危险因素

吸烟

COPD通常与吸入刺激性物质有关。在发达国家，这种暴露主要来自烟草烟雾。烟草烟雾含有数千种有毒化学物质，包括尼古丁、丙酮和焦油。吸入这些烟雾会刺激炎症反应，将炎症细胞募集到肺部，导致肺实质受损和气道阻塞。吸烟还会导致黏膜纤毛清除受损、氧化应激增加和蛋白酶/抗蛋白酶失衡。二手烟(second-hand smoke，SHS)暴露也会通过类似机制增加COPD的风险并损害肺功能。

目前已经确立了当前和累积吸烟与COPD风险之间的关联，成年吸烟者的FEV1下降速度比非吸烟者更快。而戒烟后，过度下降的肺功能可能会恢复到同一年龄组的正常水平，这强调了早期戒烟干预的重要性。关于COPD发病与详细吸烟习惯的数据较为匮乏。哥本哈根城市心脏研究的分析证实，吸烟者的COPD发病率高于不吸烟者，在25年持续吸烟者中，有27%患上了GOLD Ⅱ～Ⅳ级定义的COPD，而不吸烟者中仅有5.7%(Lokke et al.，2006)。Vlagtwedde/Vlaardingen纵向队列研究经过25年的随访显示，与从不吸烟者相比，持续吸烟者、复吸烟者、不定期使用烟斗或雪茄吸烟者和戒烟者患COPD的风险更高。而在持续戒烟者、刚开始吸烟者、短期吸烟者和持续使用烟斗或雪茄吸烟者中，患COPD的风险没有显著差异。

对于非卷烟吸烟类型的相对风险，包括雪茄、传统烟斗、水烟、大麻以及电子烟和雾化器，目前还知之甚少。鉴于不同品牌和设备的暴露量不同，对这些吸烟类型的观察性研究仍面临挑战；然而，由于这些吸烟类型会产生与吸卷烟类似的免疫和炎症反应，因此相对风险可能是显著的。目前，关于这些替代吸入物的安全性和风险有关证据还不足以将其作为戒烟的推荐手段。

室内生物燃料暴露

虽然吸烟是与COPD相关的最常见吸入性暴露因素,但取暖和做饭时的生物燃料暴露也会导致COPD(WHO,2007)。在低收入国家,人们经常在没有适当通风的情况下使用生物燃料(木材和作物残渣)和煤炭来取暖和做饭,因此在这些国家,这类室内空气污染是重要的危险因素。据WHO估计,大约有30亿人(主要来自中低收入国家)使用固体燃料和煤油做饭,造成了家庭空气污染,增加了COPD的患病风险。据估计,这一暴露导致中低收入国家25%的COPD过早死亡(WHO,2007)。最近,人们意识到在相对富裕国家的市中心贫民区和农村地区同样存在着较高的室内生物燃料暴露(Levy et al.,2018)。虽然也有观点认为COPD与室外污染水平相关,但当前的证据并不能确定这一风险的大小(Schikowski et al.,2014)。

职业暴露

职业性接触粉尘、气体和烟雾也与FEV1下降速度和COPD的发展有关。COPD的职业危险因素包括煤尘、硅尘、油雾、焊接烟尘以及包括棉花、谷物和木材在内的有机粉尘。据估计,15%~20%以上的COPD是由职业因素引起的(Lytras et al.,2018)。例如,美国第三次全国健康与营养调查发现,美国约20%的COPD病例可归因于工作相关的暴露(Hnizdo et al.,2002)。在从未吸烟者中,这一比例高达约30%。有职业暴露的吸烟者COPD风险更高。

HIV

自艾滋病流行以来,肺部疾病一直是人类免疫缺陷病毒(human immunodeficiency virus,HIV)感染者继发疾病和死亡的重要原因。据报道,在有效的抗逆转录病毒疗法(antiretroviral therapy,ART)出现之前,COPD和肺气肿在HIV感染者中更为常见(Diaz et al.,2000),而近年来肺功能受损的患病率也并未明显下降。在美国退伍军人管理局进行的人群研究中发现,当前,与类似的HIV未感染者相比,HIV感染者更常被诊断患有COPD(Crothers et al.,2011),肺功能研究表明HIV感染是一氧化碳扩散能力受损的独立危险因素,提示肺功能异常,可反映肺气肿、COPD以及肺血管疾病(Crothers,2013;Fitzpatrick et al.,2013)。此外,超过一半的门诊HIV感染者报告有呼吸道症状(Gingo et al.,2014)。虽然COPD也可发生在从未吸烟的HIV感染者中,但在吸烟者中更为常见,因此戒烟对HIV感染者至关重要。

遗传因素

遗传性疾病α-1抗胰蛋白酶缺乏症(alpha-1 antitrypsin deficiency,AATD)是遗传因素作用于COPD的一个例子。AATD患者的SERPINA1基因发生突变,导致α-1抗胰蛋白酶结构异常或内源性水平降低,而α-1抗胰蛋白酶缺乏会导致早期肺组织破坏和COPD的发生(Piitulainen,Eriksson,1999)。吸入暴露与遗传因素之间存在相互作用。据观察,并非所有AATD患者均会发生COPD,AATD患者中,吸烟者的肺功能衰退速度是从未吸烟者的2~4倍(Piitulainen,Eriksson,1999)。同样,并非所有重度吸烟者均会发展为COPD。

除了单基因AATD外,COPD的遗传因素很可能是多因素的,相关研究较难开展。由于COPD主要表现为晚年发病,患者发病时,父母往往已经去世,而患者的子女可能年龄尚小,没有明显的不可逆气道阻塞。早期的COPD遗传研究纳入受试者人数较少,对疾病的定义也不同,这妨碍了研究间的有效比较,增加了出现虚假结果的可能。因此,COPD遗传研究的阳性结果尚未得到验证。此外,人群外推性(例如亚洲人和高加索人)的困难也是相关结果缺乏验证的原因之一。

关于COPD的遗传学研究大多集中在参与各种烟草烟雾产物处理、氧化应激或蛋白酶/抗蛋白酶平衡的基因上,特别是与烟草烟雾产物解毒酶编码基因(对氧化应激起保护作用)有关的变异可能解释只有一部分吸烟者会发展为COPD的现象。以这种方式确定的候选基因包括EPHX1、ADAM33、MMP1、GSTP1、GSTT1、GSTM1、HMOX1和SERPINA1(Postma et al.,2011)。

全基因组关联(genome-wide association,GWA)研究是利用全基因组的标记来确定与疾病相关的基因位点,而非根据其假定的生物学功能进行选择。第一项COPD的GWA研究确定了烟碱乙酰胆碱受体(nAChR)亚单位基因CHRNA3/5中的变异(Pillai et al.,2009),这些变异在后来的研究中得到了证实(Kim,Lee,2015)。先前发现,该烟碱群中的SNP与吸烟习惯和成瘾有关,这便带来了一个疑问,即这些基因是直接参与介导COPD的肺功能受损,还是通过对尼古丁成瘾的影响而间接发挥作用。其他GWA研究还发现了IREB2(调节与COPD肺动脉扩张相关的细胞铁)、AGER(其可溶性蛋白产物sRAGE是肺气肿患病和发展的潜在生物标志物)和hedgehog相互作用蛋白(HHIP,在肺发育和损伤反应中发挥作用)(Kim,Lee,2015)。最近一项针对重度COPD患者进行的全基因组测序研究证实了HHIP和CHRNA3基因变异的作用(Prokopenko et al.,2018)。数量性状位点(quantitative trait loci,QTL)分析可纳入基因表达、甲基化和许多其他数据类型,对GWA研究也起到了补充和验证作用。但目前,这些遗传研究的发现尚未带来治疗方法的革新。

8.3.3.4 COPD的预防

预防COPD的主要方法是减少对烟草烟雾和室内空气污染物的暴露。开展预防工作的障碍包括COPD诊断不足、公众对该疾病认识不足以及预防暴露的政策还不完善。在中低收入国家,呼吸系统疾病的预防工作可能更侧重于肺结核和肺炎等传染性肺部疾病。美国疾病预防控制中心(Centers for Disease Control,CDC)确定了预防COPD的四个主要目标(文本框8.3.2)。WHO推荐了五项控烟政策来降低COPD的发病率(文本框8.3.2)。

文本框8.3.2

美国CDC的COPD预防目标

- ◇ 监测和评估:提高公共卫生数据质量
- ◇ 公共卫生研究和预防策略:增进对COPD的了解
- ◇ 政策方针:促进利益相关方的合作
- ◇ 沟通:提高对COPD的认识

WHO控烟政策

- ◇ 倡导无烟环境
- ◇ 支持戒烟行动
- ◇ 警示烟草危害
- ◇ 禁止烟草广告
- ◇ 提高烟草税额

资料来源:Centers for Disease Control and Prevention.Public Health Strategic Framework for COPD Prevention.Atlanta,GA: Centers for Disease Control and Prevention;2011.Available at www.cdc.gov/copd;World Health Organization.World Health Statistics 2008.

降低吸烟率和鼓励戒烟的控烟工作具有非常重要的公共卫生意义。改善室内污染物的通风措施可以降低COPD的患病率和发病率(Zhou et al.,2014)。例如,一项系统综述和Meta分析发现,改良生物燃料炉具可减轻妇女的COPD和呼吸道症状(Thakur et al.,2018)。在COPD预防方面,如果能提前识别出那些处于有害暴露环境中肺部发育受损或肺功能快速下降的高危人群,将获得极大收益,而这仍然是当前研究的努力方向。

8.3.4 哮喘的流行病学、危险因素和预防

8.3.4.1 哮喘流行病学

与COPD一样,哮喘也在全球范围内广泛流行,约有3亿人受其影响,其患病率在全球范围内呈增长趋势,且在不同国家之间有所差异,确切数值受环境暴露、生活方式因素和城市化程度影响(WHO,2007)。由于哮喘与过敏密切相关,哮喘患病率的增加也反映了过敏的增多。尽管已研发出多种哮喘治疗药物,但每年,全世界仍有约25万人死于哮喘(WHO,2007)。哮喘也具有较高的发病率,尤其在儿童中,进而影响其学业。哮喘的发病率和死亡率的升高均与缺乏医疗保健和适当的治疗方法有关。

两项始于20世纪90年代初、进行了数十年的调查——欧洲共同体呼吸健康调查(European Community Respiratory Health Survey,ECRHS)及国际儿童哮喘和过敏研究(International Study of Asthma and Allergies in Childhood,ISAAC),提供了有关哮喘流行趋势变化的深入见解。这两项研究均表明哮喘症状流行率在国际范围内存在显著差异,尤其是在不列颠群岛、新西兰、澳大利亚、美国和加拿大等英语国家报告的哮喘症状流行率特别高(Asher et al.,1995;Burney et al.,1996;Asher et al.,1998;Beasley et al.,1998)。而在欧洲的非英语国家中,这两项研究均显示西欧的哮喘患病率较高,东欧和南欧的患病率较低。这些研究还补充了对非洲和亚洲哮喘流行情况的了解,即这些地区的哮喘患病率普遍较低。中国和印度尼西亚等发展中国家的患病率较低,而在新加坡和日本等较富裕的亚洲国家哮喘患病率相对较高。ISAAC调查还显示,在拉丁美洲地区的哮喘患病率特别高,且不同于较富裕国家患病率普遍较高的趋势,拉丁美洲的哮喘患病率高于西班牙。

8.3.4.2 哮喘的未来患病率和负担

全球哮喘患病率趋势表现为略有增加或趋于平稳。尽管不同研究提出了许多不同观点,但仍没有明确的解释。社会经济和遗传构成相似的国家却经历了不同的患病率变化(de Korte-de Boer et al.,2015;Backman et al.,2017)。在许多富裕国家,哮喘患病率已达到峰值,甚至开始下降,而在不富裕的国家,哮喘症状患病率仍在上升。哮喘患病率的变化可能是诊断方法变化的结果,但环境危险因素变化在其中发挥的作用也不容忽视。

8.3.4.3 哮喘的危险因素

特应质

特应质,即对特定过敏原产生IgE抗体,与人群中哮喘患病密切相关。约有一半的哮喘病例与特应质有关(Arbes et al.,2007),尽管在不富裕的人群中,人群归因风险度较低,约为20%,且人群中的风险是可变的(Weinmayr et al.,2007)。血清中的IgE水平与哮喘诊断和气道高反应性有关。虽然特应质是哮喘的一个危险因素,但它代表了对各种暴露(如过敏原暴露)的生物反应,可能会因遗传和/或环境易感性因素而改变。

过敏原暴露

对于变态反应性哮喘患者来说,接触过敏原可诱发哮喘发作,长期暴露可导致症状的迁延和加重;然

而，过敏原暴露在哮喘发病中的致病作用尚不明确。一项关键研究（Sporik et al.，1990）对67名有过敏家族史的儿童进行了跟踪调查，建立了婴儿期接触过敏原与哮喘发病的关联。随后进行的出生队列纵向研究发现，婴儿期尘螨过敏原暴露与儿童期哮喘发病之间几乎没有关联（Tepas et al.，2006）。最近的一项系统综述报告称，可见的霉菌或霉菌气味与儿童呼吸症状、喘鸣和哮喘的发生有关（Caillaud et al.，2018）。

性别和种族

哮喘与多种人口学因素有关，包括年龄、性别和种族。在12岁之前，女性的哮喘发病率和患病率一直低于男性，然而在青春期和成年期，女性的发病率和患病率却较高（Kimbell-Dunn et al.，1999）。造成这种差异的原因尚不清楚，但可能与女性在儿童和青少年期哮喘发病时间较晚以及不同性别在环境暴露、气道大小、特应质以及下呼吸道疾病的发生频率和严重程度等方面的不同有关。这些差异也可能是受激素影响所致。月经前后哮喘症状的恶化，即经前哮喘，怀孕通常会加强或减弱哮喘的控制，这些现象均表明激素可能在其中发挥作用。种族似乎也与哮喘风险有关，例如，在美国，波多黎各人的哮喘发病率很高，而墨西哥人的发病率很低，这一发现被称为“西班牙裔悖论”（Rosser et al.，2014）。

社会经济地位

关于社会经济地位对哮喘影响的观点并不一致。20世纪60～70年代的研究表明，哮喘在社会经济地位较高的儿童中更为常见；然而，重度哮喘似乎在低收入群体（Stewart et al.，2001）和一些弱势族群（Rosser et al.，2014）的儿童中更为常见。该研究结果可能表明在弱势群体中哮喘的患病率更高，或者是环境因素（如SHS、营养、职业暴露）、疾病管理不当和医疗资源不足导致病情加重。

肥胖

在成人和儿童的研究中均发现体重与哮喘之间存在关联，且有前瞻性研究表明肥胖往往发生于哮喘之前（Ronmark et al.，2005；Noal et al.，2011）。但是，支持这种关联的研究结果并不完全一致（Noal et al.，2011）。关于肥胖和特应质关联的证据也与一些研究相矛盾，这些研究表明肥胖与哮喘的关联与特应质无关（Visness et al.，2010；Holguin et al.，2013），且发现哮喘群体以肥胖、非特应质患者为主（Moore et al.，2010）。

饮食

饮食可能会影响哮喘的风险和严重程度。包括几项婴儿队列研究在内的许多研究均探究了母乳喂养对过敏和哮喘的影响，然而对于母乳喂养是保护因素、危险因素还是没有影响尚无定论（Friedman，Zeiger，2005；Kramer et al.，2007；Matheson et al.，2007）。其他营养因素也可能在哮喘的发病机制中发挥作用，尤其是有人推测哮喘发病率的增加可能是由于过去几十年饮食模式的变化，即随着文化“西方化”，人们从种植和食用本土食物转变为食用更多的加工食品和更少的新鲜农产品。这一假设得到了ISAAC Ⅱ期和其他研究结果的支持（Chatzi，Kogevinas，2009；Nagel et al.，2010），这些研究发现水果、蔬菜和鱼类的摄入与较低的喘鸣和哮喘患病率有关。一些变态反应性疾病的发生与食用n-6和n-3脂肪酸有关，但这一发现并不适用于所有变态反应性/过敏性疾病（Almqvist et al.，2007；Notenboom et al.，2011）。孕期补充叶酸也被认为是儿童哮喘的一个危险因素。

维生素D

关于维生素D缺乏与哮喘风险之间的关联研究结果尚存在分歧。一些基于膳食问卷的研究结果发现母体维生素D水平越高，儿童哮喘发病率越低（Gallo，2013），而哮喘儿童和成人血清维生素D水平越低，哮喘严重程度越高，控制效果越差（Korn et al.，2013）。一项关于维生素D的双盲随机对照试验的Meta分析发现，维生素D可降低需要皮质类固醇治疗的哮喘加重率（Joliffe et al.，2017），但并非所有补充维生素D的试验均能有效降低哮喘发病率或改善预后。

室外空气污染

室外空气污染物[颗粒物(particulate matter,PM)、臭氧、二氧化氮(nitrogen dioxide,NO_2)和二氧化硫]对哮喘的影响已被广泛研究(Guarnieri,Balmes,2014)。一些欧洲国家的研究表明,距主干道的远近或交通密度与哮喘症状之间存在关联。此外,大量研究报告了直接测量的空气污染水平与儿童和成人哮喘患者疾病恶化之间的关联(WHO,2007)。包括一项出生队列研究(Brauer et al.,2007)在内的一些研究还表明,空气污染可能会导致新发哮喘和过敏性疾病。特别是几项大型前瞻性研究均表明臭氧起到一定作用(McConnell et al.,2002),而PM2.5、烟尘和NO_2也与某些哮喘结局有显著关联(Brauer et al.,2007)。

室内空气污染

除SHS外,目前对室内空气污染物对哮喘发病率和患病率的影响知之甚少。燃烧化石燃料产生的NO_2受到最多关注,此外,燃烧含硫煤炭或煤气产生的二氧化硫、蚊香烟雾以及木材加工过程中产生的甲醛也备受关注。在高收入国家中,开放式或封闭式木材和煤炭燃烧产生的颗粒物受到的关注较少(Oluwole et al.,2017),但在中低收入国家的研究发现,其室内浓度已达到非常高的水平。在许多地区进行的大量研究均表明,潮湿的室内环境和室内真菌暴露也可能有一定影响(Douwes,Pearce,2003;Karvonen et al.,2018)。需要开展进一步研究以确定降低室内颗粒物浓度或湿度水平能否在减少呼吸道疾病发生的同时也有效降低哮喘患病率(Beasley et al.,2015)。

烟草

尽管吸烟是COPD的主要危险因素,其也可能影响哮喘的发生发展,无论是通过哮喘患者本身吸烟还是在出生前后暴露于SHS。已有相当充分的证据显示烟草烟雾会增加哮喘患儿疾病严重程度;然而越来越多的研究也表明SHS与哮喘发病存在正向关联(Accordini et al.,2012)。几项Meta分析推断出家庭SHS暴露与新发哮喘和年幼及年长儿喘鸣发病率有关(Vonk et al.,2003;Burke et al.,2012)。

职业暴露

职业性哮喘是高收入国家中最常见的职业性呼吸道疾病。据估计,在美国成人职业性哮喘的总比例为2%~15%,日本为15%(Chan-Yeung,Malo,1994),西班牙为5%(Kogevinas et al.,1996),新西兰为2%~3%(Fishwick et al.,1997),英国为2%~6%(Meredith,Nordman,1996)。美国的一项研究估计,成年人中高达六分之一的新发哮喘可能是由职业性暴露引起(Mazurek et al.,2013)。已有250多种物质被确认为职业性哮喘的病因,一些最常见的职业性哮喘致病物包括面粉/谷物粉尘、木屑、乳胶过敏原和异氰酸酯(Schenker et al.,1998)。

感染

过敏和哮喘的增加与传染病患病率的降低以及相应的非传染性微生物暴露的减少形成鲜明对比。有证据表明,过度拥挤和不卫生的条件与较低的特应质、湿疹、花粉热和哮喘患病率有关,这促使了卫生假说的提出,即对微生物暴露的减少是过敏和哮喘流行的可能原因(Lambrecht,Hammad,2017)。卫生假说可能无法完全解释当前哮喘患病率的时间和地理趋势,但"西方化"带来的相关变化可能正在促使全球哮喘易感性和患病率的增加。目前尚不清楚是感染剂量、感染途径(粪口传播或空气传播)、感染类型(病毒、细菌或寄生虫感染)还是感染部位(上呼吸道、下呼吸道或消化道),是防止过敏和哮喘的最重要因素。

病毒

病毒感染是引起哮喘急性加重和导致儿童和成年人住院的常见原因。事实上，在大多数哮喘急性加重的病例中均能检测到呼吸道病毒感染，其中约60%是鼻病毒(Johnston，2007)。病毒感染也可能与哮喘的发病有关，但证据并不充分。纵向研究表明，呼吸道合胞病毒和鼻病毒感染均会增加儿童早期反复喘鸣和哮喘的风险(Lemanske et al.，2005；Feldman et al.，2015)。病毒诱发哮喘的机制尚不明确，但有证据表明，中性粒细胞炎症、先天性免疫反应受损和TH17信号通路失调发挥着关键作用(Johnston，2007；Das et al.，2017)。

细菌

从出生开始，接触不同类型的非致病性细菌可能会对特应质和哮喘产生差异性影响。与剖宫产相比，经阴道分娩导致的围产期微生物暴露可能降低儿童哮喘发病风险(Kim et al.，2019)，但具体涉及哪些细菌以及这种关系是否是因果关系尚不清楚。此外，在农业和非农业环境中进行的研究表明，微生物物种的多样性，而非暴露于某种特定微生物成分，可能具有特殊的保护作用(Heederik，von Mutius，2012)。与这些发现一致的是，托儿所儿童的过敏和哮喘发病率较低，而托儿所常有较高的细菌多样性(Lee et al.，2007)。类似地，有上托儿所儿童的家庭或养猫狗的家庭也是如此(Maier et al.，2010)。活细菌暴露可能并非必需，因为室内促炎微生物因子(如细菌内毒素)水平与变态反应、花粉热以及变态反应性哮喘之间存在显著的负相关(Stein et al.，2016)。

微生物组

随着下一代测序技术的出现，我们能够比传统的培养检测方法识别出更多的人体内微生物。微生物组，即人体内微生物及其遗传物质的总和，可能会影响哮喘的发生和发展(Lynch，Boushey，2016)。肺部微生物组的组成和功能可能改变局部免疫反应，促进哮喘的发生。肺部某些细菌的富集与炎症有关，研究发现哮喘患者的肺部菌群与健康对照组存在差异，富集了普雷沃特氏菌和嗜血杆菌等细菌(Depner et al.，2017；Durack et al.，2017)。肠道微生物组也可能对哮喘产生影响，因为肠道微生物可对全身免疫产生深远影响，导致免疫耐受或炎症。婴幼儿时期和儿童期的菌群失调与喘鸣、过敏和哮喘的发生有关(Fujimara et al.，2016)。虽然使用益生菌改变肠道微生物组的努力在改善湿疹和潜在过敏方面取得了一定的成功(Wickens et al.，2013；Cabana et al.，2017)，但在哮喘上的相似收益尚未得到证实，也尚未进行过直接改变肺部微生物组的尝试。关于治疗性改变微生物组或直接靶向调节T细胞反应过程是否有助于哮喘的控制或预防，还需要进一步研究。

遗传因素

哮喘是一种多因素疾病，受多个基因和环境因素影响。据估计，哮喘的遗传率在35%~95%之间(Ober，Yao，2011)。哮喘并非以简单的孟德尔方式遗传，特定的遗传因素可能会影响哮喘复杂病因过程的一个或多个方面，包括变态反应性、支气管高反应性、气道炎症和先天免疫。而研究其中单个病因的潜在基因也困难重重，因为对这些病因的影响同样是多因素的。多个基因可能导致不同个体出现相同的表型，或者多个基因共同导致一个个体发生哮喘。哮喘的发生、加重和发展均可能涉及不同的环境诱因和遗传因素，从而使遗传研究的开展更加困难。

尽管有显著的异质性，但一些基因组连锁研究和GWA研究已确定了几个与哮喘易感性显著相关的染色体区域。17q21区域的几个基因，如*ORMDL3/GSDMB*基因，已在多个人群中被验证与哮喘相关(Moffatt et al.，2007；Moffatt et al.，2010)。在许多情况下，这些基因的产物可能参与哮喘的病理生理学过程，因为它们与各种炎症或上皮/细胞接触通路相关，而且其中还包括了细胞因子如IL-13和IL-33的基因。与COPD一样，上述关联的生物学合理性也在最近的表观基因组QTL研究中得到了进一步验证(Nicodemus-Johnson et al.,2016;Dijk et al.,2018)。然而,即使纳入了表观遗传因素,这些基因对个体整体疾病风险的贡献依然很小,而且不同研究中使用的哮喘分类标准不同也可能带来一些问题。尽管最近的GWA研究利用大规模队列数据,发现了更多新的与疾病相关的基因位点(Demenais et al.,2018),但有些基因变异可能只与某些哮喘亚型相关,仅凭目前的技术手段还难以识别。

8.3.4.4 哮喘的预防

与COPD相比,哮喘的危险因素可能更难以改变,且疾病的异质性使公共卫生措施变得更加复杂。虽然哮喘也可能出现在成年期,但大多数哮喘始于儿童期,因此大多数预防工作均集中在幼儿身上。鉴于室内过敏原和化学物质暴露的潜在作用,虽然针对家庭环境的策略尚未被证实可作为一级预防措施,但这一策略可能是有效的(Tanno et al.,2017)。二级预防旨在加强对哮喘的控制,包括减少环境诱发因素和提供适当的哮喘控制药物。鼓励父母戒烟显然对一级和二级预防以及预防父母患COPD都很重要。在培训医务工作者、制定治疗指南和提高公众意识方面的促进计划可能有助于降低哮喘的医疗成本。鉴于哮喘与微生物组的关联,将益生菌治疗纳入一级或二级预防措施可能会有所帮助,但其疗效尚未得到大规模研究的证实。与COPD一样,中低收入国家和高收入国家的预防工作面临着不同的障碍。

8.3.5 COPD和哮喘的治疗

COPD或哮喘患者的治疗启动和评估都是复杂的。有关治疗的具体建议可参考针对特定疾病的国际指南(如GOLD、GINA等)和地区性指南(Agusti et al.,2017;GINA,2018)。对所有患有慢性呼吸系统疾病的患者而言,避免吸入刺激物(尤其是烟草烟雾)、接种常见呼吸道病原体疫苗(如肺炎球菌疫苗、流感疫苗)以及仔细评估合并症都是有益的。对于患有轻度、间歇性哮喘或COPD的患者,可以在暴露于可能引发呼吸道症状的环境时或暴露前使用短效、按需使用的支气管扩张剂。

持续性哮喘的一线疗法是吸入糖皮质激素,通常会逐步添加长效支气管扩张剂和其他药物,包括低剂量茶碱和白三烯受体拮抗剂,直到病情得到控制。对于使用这些疗法后仍控制不佳的哮喘患者,长效毒蕈碱拮抗剂噻托溴铵可适度改善肺功能,并延长到需要口服类固醇的重度加重的时间。对于控制不佳的变态反应性哮喘或严重嗜酸性粒细胞性哮喘患者,同样可以考虑给予抗免疫球蛋白E治疗和抗白细胞介素5治疗(GINA,2018)。

相比之下,COPD的日常药物治疗从长效支气管扩张剂开始;反复加重时通常会加用吸入糖皮质激素。ACO的治疗由于疾病严重程度的增加以及持续气道阻塞和气道炎症的复合特征通常包括长效支气管扩张剂和吸入性类固醇(Vaz Fragoso et al.,2017)。功能状态受限的患者可从专业的肺康复计划中获益,但相较于哮喘患者,COPD患者获益更大(Mendes et al.,2010;McCarthy et al.,2015)。

8.3.6 结论

这些流行病学研究结果对哮喘和COPD的未来有何启示? COPD的患病率仍在上升,而预测表明,未来COPD的全球负担将进一步加重。吸烟仍然是COPD的首要病因,发展中国家吸烟人数的增加将导致烟草仍然是21世纪全球公共卫生的最大威胁之一。COPD的其他主要病因包括职业和室内暴露,尤其在所有国家的贫困人口中,这些因素仍然没有得到充分重视和解决。电子烟等不断发展的社会趋势的后续影响仍不清楚,需要进一步研究。吸入性暴露降低肺功能的遗传易感性不同,导致发展为COPD的可能性也不同。

COPD患病率的国家间差异可能会持续存在，对这些差异的研究将有助于针对高危人群采取戒烟等其他公共卫生措施。

全球哮喘患病率持续上升，且在不同国家和地区之间存在很大差异，而哮喘发展的主要驱动因素仍未完全明了。因此，目前的公共卫生工作努力的方向仅在于加强对哮喘的控制，而非预防。全球范围内暴露、饮食和职业模式的变化都可能通过“卫生假说”或其他方式改变免疫与环境之间的相互作用，因此需要进一步解析这些复杂的相互作用，以了解公共卫生干预措施如何更有效地减轻全球哮喘负担。

（翻译：余灿清）

参考文献

Aaron, S.D., et al. (2018). Under-diagnosis and over-diagnosis of asthma. American Journal of Respiratory and Critical Care Medicine, 197(8), 1065-7.

Aaron, S.D., et al. (2017). Re-evaluation of diagnosis in adults with physician-diagnosed asthma. Journal of the American Medical Association, 317, 269-79.

Accordini, S., et al. (2012). The role of smoking in allergy and asthma: lessons from the ECRHS. Current Allergy and Asthma Reports, 12, 185-91.

Agusti, A., et al. (2017). Global Strategy for Prevention, Diagnosis and Management of COPD: 2018 Report. Global Initiative for Chronic Obstructive Lung Disease. [Online] Available at: https://goldcopd.org/gold-reports/.

Almqvist, C., et al. (2007). Omega-3 and omega-6 fatty acid exposure from early life does not affect atopy and asthma at age 5 years. Journal of Allergy and Clinical Immunology, 119, 1438-44.

American Thoracic Society Committee on Diagnostic Standards (1962). Definitions and classification of chronic bronchitis, asthma and pulmonary emphysema. American Review of Respiratory Disease, 85, 762-8.

Arbes, S.J., Gergen, P.J., Vaughn, B., and Zeldin D.C. (2007). Asthma cases attributable to atopy: results from the Third National Health and Nutrition Examination Survey. Journal of Allergy and Clinical Immunology, 120, 1139-45.

Aryal, S., Diaz-Guzman, E. and Mannino, D.M. (2013). COPD and gender differences: an update. Translational Research, 162, 208-18.

Asher, M.I., et al. (1998). Worldwide variations in the prevalence of asthma symptoms: International Study of Asthma and Allergies in Childhood (ISAAC). European Respiratory Journal, 12, 315-35.

Asher, M.I., et al. (1995). International Study of Asthma and Allergies in Childhood (ISAAC): rationale and methods. European Respiratory Journal, 8, 483-91.

Backman, H., et al. (2017). Increased prevalence of allergic asthma from 1996 to 2006 and further to 2016 — results from three population surveys. Clinical and Experimental Allergy, 47, 1426-35.

Beasley, R., et al. (1998). Worldwide variation in prevalence of symptoms of asthma, allergic rhinoconjunctivitis and atopic eczema: ISAAC. The Lancet, 351, 1225-32.

Beasley, R., Semprini, A. and Mitchell, E.A. (2015). Risk factors for asthma: is prevention possible? The Lancet, 386, 1075-85.

Bilano, V., et al. (2015). Global trends and projections for tobacco use, 1990-2025: an analysis of smoking indicators from the WHO Comprehensive Information Systems for Tobacco Control. The Lancet, 385, 966-76.

Brauer, M., et al. (2007). Air pollution and development of asthma, allergy and infections in a birth cohort. European Respiratory Journal, 29, 879-88.

Buist, A.S., et al. (2007). International variation in the prevalence of COPD (the BOLD Study): a population-based prevalence study. The Lancet, 370, 741-50.

Burgel, P.R., et al. (2018) An attempt at modeling COPD epidemiological trends in France. Respiratory Research, 19, 130.

Burke, H., et al. (2012). Prenatal and passive smoke exposure and incidence of asthma and wheeze: systematic review and meta-analysis. Pediatrics, 129, 735-44.

Burney, P., et al. (1996). Variations in the prevalence of respiratory symptoms, self-reported asthma attacks, and use of asthma medi

-cation in the European community respiratory health survey (ECRHS). European Respiratory Journal, 9, 687-95.

Cabana, M.D., et al. (2017). Early probiotic supplementation for eczema and asthma prevention: a randomized controlled trial. Pediatrics, 140, e20163000.

Caillaud, D., et al. (2018). Indoor mould exposure, asthma, and rhinitis: findings from systemic reviews and recent longitudinal studies. European Respiratory Reviews, 27, 170137.

Calverley, P.M.A., et al. (2018). The effect of defining chronic obstructive pulmonary disease by the lower limit of normal of FEV1/FVC ratio in tiotropium safety and performance in Respimat participants. Annals of the American Thoracic Society, 15, 200-8.

Centers for Disease Control and Prevention (CDC) (2011). Public Health Strategic Framework for COPD Prevention. Atlanta, GA: Centers for Disease Control and Prevention. [Online] Available at: https://www.cdc.gov/copd.

Chan-Yeung, M. and Malo, J.-L. (1994). Epidemiology of occupational asthma. In: Busse, W. and Holgate, S.T. (eds.) Asthma and Rhinitis. Oxford: Blackwell Scientific, pp. 44-57.

Chatzi, L. and Kogevinas, M. (2009). Prenatal and childhood Mediterranean diet and the development of asthma and allergies in children. Public Health Nutrition, 12, 1629-34.

Ciba Foundation Guest Symposium (1959). Ciba Foundation Guest Symposium (1959). Terminology definitions, classification of chronic pulmonary emphysema and related conditions. Thorax, 14, 286-99.

Colak, Y., et al. (2018). Combined value of exhaled nitric oxide and blood eosinophils in chronic airway disease: the Copenhagen General Population Study. European Respiratory Journal, 52, 1800616.

Crothers, K.A., et al. (2011). HIV infection and risk for incident pulmonary diseases in the combination antiretroviral therapy era. American Journal of Respiratory and Critical Care Medicine, 183, 388-95.

Crothers, K. A. (2013). HIV infection is associated with reduced pulmonary diffusing capacity. Journal of Acquired Immune Deficiency Syndrome, 64, 271-8.

Committee on Diagnostic Standards for Nontuberculous Respiratory Diseases, American Thoracic Society (1962). Definitions and classification of chronic bronchitis, asthma and pulmonary emphysema. American Review of Respiratory Disease, 85, 762-9.

Das, S., et al. (2017). Respiratory syncytial virus infection of newborn CX3CR1-deficient mice induces a pathogenic pulmonary innate immune response. JCI Insight, 2, e94605.

Diaz, P.T., et al. (2000). Increased susceptibility to pulmonary emphysema among HIV-seropositive smokers. Annals of Internal Medicine, 132, 369-72.

de Korte-de Boer, D., et al. (2015). Stabilising prevalence trends of eczema, asthma and rhinoconjunctivitis in Dutch schoolchildren (2001-2010). Allergy, 70, 1669-73.

Demenais, F., et al. (2018). Multiancestry association study identifies new asthma risk loci that colocalize with immune-cell enhancer marks. Nature Genetics, 50, 42-53.

Depner, M., et al. (2017). Bacterial microbiota of the upper respiratory tract and childhood asthma. Journal of Allergy and Clinical Immunology, 139, 826-34.

Dijk, F.N., et al. (2018). Genetic regulation of IL1RL1 methylation and IL1RL1-a protein levels in asthma. European Respiratory Journal, 51, 1701377.

Douwes, J. and Pearce, N. (2003). Is indoor mold exposure a risk factor for asthma? American Journal of Epidemiology, 158, 203-6.

Durack, J., et al. (2017). Features of the bronchial microbiome associated with atopy, asthma, and responsiveness to inhaled corticosteroid treatment. Journal of Allergy and Clinical Immunology, 140, 63-75.

Durack, J., et al. (2018). Bacterial biogeography of adult airways in atopic asthma. Microbiome, 6, 104.

Ellul-Micallef, R. (1976). Asthma: a look at the past. British Journal of Diseases of the Chest, 70, 112-16.

Feldman, A.S., et al. (2015). Toward primary prevention of asthma. Reviewing the evidence for early-life respiratory viral infections as modifiable risk factors to prevent childhood asthma. American Journal of Respiratory and Critical Care Medicine, 191, 34-44.

Fishwick, D., et al. (1997). Occupational asthma in New Zealanders: a population based study. Occupational & Environmental Medicine, 54, 301-6.

Fitzpatrick, M., et al. (2013). HIV infection is associated with diffusing capacity impairment in women. Journal of the Acquired Immune Deficiency Syndrome, 64, 284-8.

Friedman, N.J. and Zeiger, R.S. (2005). The role of breast-feeding in the development of allergies and asthma. Journal of Allergy and

Clinical Immunology, 115, 1238-48.

Fujimara, K.E., et al. (2016). Neonatal gut microbiota associates with childhood multisensitized atopy and T cell differentiation. Nature Medicine, 22, 1187-91.

Gingo, M.R., et al. (2014). Pulmonary symptoms and diagnoses are associated with HIV in the MACS and WIHS cohorts. BMC Pulmonary Medicine, 14, 75.

Global Burden of Disease 2015 Chronic Respiratory Disease Collaborators (2017). Global, regional, and national deaths, prevalence, disability-adjusted life years, and years lived with disability for chronic obstructive pulmonary disease and asthma, 1990-2015: a systematic analysis for the Global Burden of Disease Study 2015. Lancet Respiratory Medicine, 5, 691-706.

Global Initiative for Asthma (GINA) (2006). Global Strategy for Asthma Management and Prevention [Online]. Available at: http://www.ginasthma.org/.

Global Initiative for Asthma (GINA) (2018). Global Strategy for Asthma Management and Prevention [Online]. Available at: http://www.ginasthma.org/.

Guarnieri, M. and Balmes, J.R. (2014). Outdoor air pollution an asthma. The Lancet, 383, 1581-92.

Halbert, R.J., et al. (2003). Interpreting COPD prevalence estimates: what is the true burden of disease? Chest, 123, 1684-92.

Halbert, R.J., et al. (2006). Global burden of COPD: systematic review and meta-analysis. European Respiratory Journal, 28, 523-32.

Han, M.K., et al. (2013). GOLD 2011 disease severity classification in COPDGene: a prospective cohort study. Lancet Respiratory Medicine, 1, 43-50.

Heederik, D. and von Mutius, E. (2012). Does diversity of environmental microbial exposure matter for the occurrence of allergy and asthma? Journal of Allergy and Clinical Immunology, 130, 44-50.

Hnizdo, E., et al. (2002). Association between chronic obstructive pulmonary disease and employment by industry and occupation in the US population: a study of data from the Third National Health and Nutrition Examination Survey. American Journal of Epidemiology, 156, 738-46.

Holguin, F., et al. (2013). An association between L-arginine/asymmetric dimethyl arginine balance, obesity, and the age of asthma onset phenotype. American Journal of Respiratory and Critical Care Medicine, 187, 153-9.

Johnston, S.L. (2007). Innate immunity in the pathogenesis of virus-induced asthma exacerbations. Proceedings of the American Thoracic Society, 4, 267-70.

Joliffe, D.A., et al. (2017). Vitamin D supplementation to prevent asthma exacerbations: a systematic review and meta-analysis of individual participant data. Lancet Respiratory Medicine, 5, 881-90.

Karvonen, A.M., et al. (2018). Early age exposure to moisture damage and systemic inflammation at the age of 6 years. Indoor Air, 28, 450-8.

Keeney, E.L. (1964). The history of asthma from Hippocrates to Meltzer. Journal of Allergy & Clinical Immunology, 35, 215-26.

Kim, H., Sitarik, A. R., Woodcroft, K., Johnson, C. C., Zoratti, E. (2019). Birth mode, breastfeeding, pet exposure, and antibiotic use: associations with the gut microbiome and sensitization in children. Current Allergy and Asthma Reports, 19(4):22. doi: 10.1007/s11882-019-0851-9.

Kim, W.J. and Lee, S.D. (2015). Candidate genes for COPD: current evidence and research. International Journal of Chronic Obstructive Pulmonary Disease, 10:2249-55.

Kimbell-Dunn, M., Pearce, N.E., and Beasley, R. (1999). Asthma. In: Hatch, M. (ed.) Women and Health. San Diego, CA: Academic Press, pp. 724-39.

Kogevinas, M., et al. (1996). The risk of asthma attributable to occupational exposures — a population-based study in Spain. American Journal of Respiratory and Critical Care Medicine, 154, 137-43.

Korn, S., et al. (2013). Severe and uncontrolled adult asthma is associated with vitamin D insufficiency and deficiency. Respiratory Research, 14, 25.

Kramer, M.S., et al. (2007). Effect of prolonged and exclusive breast feeding on risk of allergy and asthma: cluster randomised trial. British Medical Journal, 335, 815.

Lambrecht, B.N. and Hammad, H. (2017). The immunology of the allergy epidemic and the hygiene hypothesis. Nature Immunology, 18, 1076-83.

Lee, L., Tin, S., and Kelley, S.T. (2007). Culture-independent analysis of bacterial diversity in a child-care facility. BMC

Microbiology, 7, 27.

Lemanske, R.F., Jr., et al. (2005). Rhinovirus illnesses during infancy predict subsequent childhood wheezing. Journal of Allergy and Clinical Immunology, 116, 571-7.

Levy, J.I., et al. (2018). Established and emerging environmental contributors to disparities in asthma and chronic obstructive pulmonary disease. Current Epidemiology Reports, 5, 114-24.

Lokke, A., et al. (2006). Developing COPD: a 25 year follow up study of the general population. Thorax, 61, 935-9.

Lynch, S.V. and Boushey, H.A. (2016). The microbiome and development of allergic disease. Current Opinions in Allergy and Clinical Immunology, 16, 165-71.

Lytras, T., et al. (2018). Occupational exposures and 20-year incidence of COPD: the European Community Respiratory Health Survey. Thorax, 73(11), 1008-15.

Maier, R.M., et al. (2010). Environmental determinants of and impact on childhood asthma by the bacterial community in household dust. Applied and Environmental Microbiology, 76, 2663-7.

Mannino, D.M., et al. (2003). Lung function and mortality in the United States: data from the First National Health and Nutrition Examination Survey follow up study. Thorax, 58, 388-93.

Matheson, M.C., et al. (2007). Breast-feeding and atopic disease: a cohort study from childhood to middle age. Journal of Allergy and Clinical Immunology, 120, 1051-7.

Mazurek, J.M., et al. (2013). Occupational asthma incidence: findings from the behavioral risk factor surveillance system asthma call-back survey — United States, 2006-2009. Journal of Asthma, 50, 390-4.

McCarthy B., et al. (2015). Pulmonary rehabilitation for chronic obstructive pulmonary disease. Cochrane Database of Systematic Reviews, 2, CD003793.

McConnell, R., et al. (2002). Asthma in exercising children exposed to ozone: a cohort study. The Lancet, 359, 386-91.

Mendes, F.A., et al. (2010). Effects of aerobic training on psychosocial morbidity and symptoms in patients with asthma: a randomized clinical trial. Chest, 138, 331-7.

Menezes, A.M., et al. (2005). Chronic obstructive pulmonary disease in five Latin American cities (the PLATINO study): a prevalence study. The Lancet, 366, 1875-81.

Meredith, S. and Nordman, H. (1996). Occupational asthma: measures of frequency from four countries. Thorax, 51, 435-40.

Miller, M.R., et al. (2005). Standardisation of spirometry. European Respiratory Journal, 26, 319-38.

Miravitlles, M., et al. (2005). Characteristics of a population of COPD patients identified from a population-based study. Focus on previous diagnosis and never smokers. Respiratory Medicine, 99, 985-95.

Moffatt, M.F., et al. (2010). A large-scale, consortium-based genomewide association study of asthma. The New England Journal of Medicine, 363, 1211-21.

Moffatt, M.F., et al. (2007). Genetic variants regulating ORMDL3 expression contribute to the risk of childhood asthma. Nature, 448, 470-3.

Moore, W.C., et al. (2010). Identification of asthma phenotypes using cluster analysis in the Severe Asthma Research Program. American Journal of Respiratory and Critical Care Medicine, 181, 315-23.

Nicodemus-Johnson, J., et al. (2016). DNA methylation in lung cells is associated with asthma endotypes and genetic risk. JCI Insight, 1, e90151.

Noal, R.B., et al. (2011). Childhood body mass index and risk of asthma in adolescence: a systematic review. Obesity Reviews, 12, 93-104.

Notenboom, M.L., et al. (2011). Maternal fatty acid status in pregnancy and childhood atopic manifestations: KOALA Birth Cohort Study. Clinical & Experimental Allergy, 41, 407-16.

Ober, C. and Yao, T.C. (2011). The genetics of asthma and allergic disease: a 21st century perspective. Immunological Reviews, 242, 10-30.

Oluwole, O., et al. (2017). Household biomass fuel use, asthma symptoms severity, and asthma underdiagnosis in rural schoolchildren in Nigeria: a cross-sectional observational study. BMC Pulmonary Medicine, 17, 3.

Petty, T.L. (2006). The history of COPD. International Journal of COPD, 1, 3-14.

Piitulainen, E. and Eriksson, S. (1999). Decline in FEV1 related to smoking status in individuals with severe alpha 1-antitrypsin deficiency (PiZZ). European Respiratory Journal, 13, 247-51.

Pillai, S.G., et al. (2009). A genome-wide association study in chronic obstructive pulmonary disease (COPD): identification of two major susceptibility loci. PLoS Genetics, 5, e1000421.

Postma, D.S., et al. (2011). Asthma and chronic obstructive pulmonary disease: common genes, common environments? American Journal of Respiratory and Critical Care Medicine, 183, 1588-94.

Prokopenko D., et al. (2018) Whole genome sequencing in severe chronic obstructive pulmonary disease. American Journal of Respiratory Cell and Molecular Biology, 59(5), 614-22.

Ronmark, E., et al. (2005). Obesity increases the risk of incident asthma among adults. European Respiratory Journal, 25, 282-8.

Rosser, F.J., Forno, E., Cooper, P.J., and Celedón, J.C. (2014). Asthma in Hispanics. An 8-year update. American Journal of Respiratory and Critical Care Medicine. 189, 1316-27.

Schenker, M. B., et al. (1998). Respiratory health hazards in agriculture. American Journal of Respiratory and Critical Care Medicine, 158, S1-S76.

Schikowski, T., Mills, I. C., and Anderson, H. R. (2014). Ambient air pollution — a cause for COPD? European Respiratory Journal, 43, 250-63.

Sporik, R., et al. (1990). Exposure to house-dust mite allergen (Der-P-I) and the development of asthma in childhood — a prospective-study. The New England Journal of Medicine, 323, 502-7.

Stein M.M., et al. (2016). Innate immunity and asthma risk in Amish and Hutterite farm children. New England Journal of Medicine, 375, 411-21.

Stewart, A.W., et al. (2001). The relationship of per capita gross national product to the prevalence of symptoms of asthma and other atopic diseases in children (ISAAC). International Journal of Epidemiology, 30, 173-9.

Tanno, L.K., et al. (2017). Implementation gaps for asthma prevention and control. Respiratory Medicine, 130, 13-19.

Tepas, E.C., et al. (2006). Sensitization to aeroallergens and airway hyperresponsiveness at 7 years of age. Chest, 129, 1500-8.

Tilert, T., et al. (2013). Estimating the U.S. prevalence of chronic obstructive pulmonary disease using pre-and post-bronchodilator spirometry: the National Health and Nutrition Examination Survey (NHANES) 2007-2010. Respiratory Research, 14, 103.

Thakur M., et al. (2018). Impact of improved cookstoves on women's and child health in low and middle income countries: a systematic review and meta-analysis. Thorax, 73(11), 1026-40.

Tran, T.N., et al. (2016). Overlap of atopic, eosinophilic, and TH2-high asthma phenotypes in a general population with current asthma. Annals of Allergy Asthma and Immunology, 116, 37-42.

Vaz Fragoso, C.A., et al. (2017). Asthma-COPD overlap syndrome in the U.S.: a prospective population-based analysis of patient-reported outcomes and health care utilization. International Journal of Chronic Obstructive Pulmonary Disease, 12, 517-27.

Visness, C.M., et al. (2010). Association of childhood obesity with atopic and nonatopic asthma: results from the National Health and Nutrition Examination Survey 1999 2006. Journal of Asthma, 47, 822-9.

Vonk, J.M., et al. (2003). Risk factors associated with the presence of irreversible airflow limitation and reduced transfer coefficient in patients with asthma after 26 years of follow up. Thorax, 58, 322-7.

Weinmayr, G., et al. (2007). Atopic sensitization and the international variation of asthma symptom prevalence in children. American Journal of Respiratory and Critical Care Medicine, 176, 565-74.

Wenzel, S.E. (2012). Asthma phenotypes: the evolution from clinical to molecular approaches. Nature Medicine, 18, 716-25.

Wickens, K., et al. (2013). Early supplementation with Lactobacillus rhamnosus HN001 reduces eczema prevalence to 6 years: does it also reduce atopic sensitization? Clinical and Experimental Allergy, 43, 1048-57.

Willis, T. (1678). Practice of Physick, Pharmaceutice Rationalis or the Operations of Medicine in Humane Bodies. London: Dring, Harper and Leigh.

Woodruff, P.G., et al. (2017). American Thoracic Society/National Heart, Lung, and Blood Institute asthma-chronic obstructive pulmonary disease overlap workshop report. American Journal of Respiratory and Critical Care Medicine, 196, 375-81.

World Health Organization (WHO) (2007). Global surveillance, prevention and control of chronic respiratory diseases. [Online] Available at http://apps.who.int/iris/bitstream/handle/10665/43776/9789241563468_eng.pdf.

World Health Organization (WHO) (2013). Global health estimates summary tables. [Online] Available at: http://www.who.int/healthinfo/global_burden_disease/projections/en/.

Zhou, Y., et al. (2014). Lung function and incidence of chronic obstructive pulmonary disease after improved cooking fuels and kitchen ventilation: a 9-year prospective cohort study. PLoS Medicine, 11, e1001621.

8.4 肥　　胖

8.4.1 引言

自1975年以来，全球范围内成年肥胖患者人数增加了六倍以上，从1亿增加到2016年的6.7亿；儿童和青少年肥胖人数增加了十倍以上，从1 100万增加到1.25亿。尽管肥胖被视为主要影响发达国家的一种疾病，但在全球范围内超过15%的肥胖成年人（约1.05亿）生活在中国和印度，全球超过20%的肥胖儿童生活在中国。

许多中等收入国家目前面临肥胖和营养不良（发育迟缓、低体重和/或微量营养素缺乏）的"双重负担"。由于肥胖会增加多种慢性疾病、残疾和过早死亡的风险，肥胖率的增长趋势成为了世界各地人口健康和医疗保健保障所关注的重点。采取行动以改善人们的饮食质量和降低体重的必要性已经逐渐成为国际共识。许多国家正在实施肥胖预防政策，例如，在食品标签中添加警示和对含糖饮料予以征税。然而，为避免肥胖在未来人群健康、社会福祉及生产力上造成可预见的负担，需要从全球政治到本地社区的各个层面采取进一步的行动。

8.4.2 肥胖的定义

8.4.2.1 常用的人群健康测量方法

世界卫生组织将肥胖定义为"可能损害健康的异常或过度的脂肪堆积"（WHO，2000）。虽然许多方法可以准确测量人体体脂百分比，例如双标水法、双能X射线吸收测定法和磁共振成像等，但这些方法因成本高、测量复杂而限制了其在大型人群调查中的应用（Peeters et al.，2016）。目前，在人群调查中更常使用一些简单易行、重现性好，且与体脂百分数高度相关的人体测量指标，主要包括体重、身高、腰围和臀围。最常见的是用体重和身高计算得到的体重指数（body mass index，BMI），其计算方法为体重（公斤）除以身高（米）的平方。

虽然BMI在估计人群中肥胖的风险、展示肥胖率的时间变化趋势或分析群体间差异上是有价值的，但不应该单独依靠BMI进行个体肥胖的诊断：较多的肌肉质量可能会提高BMI，但这不代表存在过度肥胖的风险；而较少的肌肉质量可能会使个体在"正常"BMI范围内存在过度肥胖的风险。

8.4.2.2 成年人

肥胖的诊断界值最初是由美国大都会人寿保险公司进行的BMI值与死亡率的相关性分析来确定的（James，1976）。BMI约为25 kg/m^2为死亡率显著升高的临界值；而BMI为30 kg/m^2时，死亡率比25 kg/m^2的上限还要高出20%。1995年，WHO将BMI作为评估低体重和超重程度的方法，并以18.5 kg/m^2作为区分正常体重和低体重的界值（表8.4.1；WHO，1995）。

然而，人们逐渐认识到，在人群水平上所有常见的肥胖流行病学测量指标都有局限性。从公共卫生的角度来看，确切的临界点的选择是武断的，因为健康危害是渐进的、与年龄相关的，并且在任何特定的临界点都不会发生实质性变化。与BMI过高相关的常见并发症，例如糖尿病、高血压、胆结石和冠心病等的发病风险，在BMI约19 kg/m^{2}或20 kg/m^{2}时就开始呈现线性显著增加。

尽管体重和身高等人体测量指标比影像学和生物电阻抗分析等方法更简单、成本更低，但它们不能直接反映体脂信息，因此哪种方法最好一直存在争议(Tanamas et al.，2016)。此外，在相同的BMI下，欧洲人的体脂含量普遍低于亚洲人，但高于非洲人或太平洋岛民，因此建议应该使用较低的BMI界值来定义亚洲人的超重和肥胖，或者在不同人群中应根据人群特异的BMI亚类指导公共卫生行动(WHO，2004)。

此外，随着年龄的增长，人体的脂肪量逐渐增加，而肌肉量逐渐减少。因此，随着年龄的增长，尽管体脂增加，体重指数可能保持稳定，此类情况可被称为肌肉减少性肥胖(sarcopenic obesity)(Stenholm et al.，2008)，在老年人中更常见，这提示了较低的BMI界值应该被用于老年人群的肥胖预防和治疗干预措施。

一些研究还提出各种替代或附加测量方法来改进对肥胖的评估和/或提供对不良健康结局和慢性疾病风险的更好预测。这些指标包括腰围(waist circumference，WC)、腰臀比(waist-hip ratio，WHR)、腰高比(waist-height ratio)、颈围、锥削指数(conicity index)和身体脂肪指数(body adiposity index)，其中大部分指标都基于简单计算，与生物学解释并不对应。它们也难以具象化，这给公众理解其在健康促进中的应用造成了阻碍。在体脂范围非常宽的情况下(这种情况在大多数人群调查中很常见)，WC与体脂总量的相关性极强，能够解释70.4%~77.8%的差异性，略优于BMI，至少在男性中如此(Lean et al.，1996)。WC对于代谢风险和慢性病的预测能力也略优于BMI，部分原因是其能更大程度上反映身体脂肪量，从而更好地识别出健康风险增加的人群，另有部分原因是可以识别那些BMI无法识别的中心性肥胖个体(Lean et al.，1995)。BMI的简单可操作性仍然是其主要优势，因此WHO建议"BMI是人群水平上衡量超重和肥胖的最有用的指标"(WHO，2011)。然而，最近的数据表明，随着时间的推移，WC和BMI归类的高风险肥胖人群之间的重叠性越来越少，提示可能需要进一步考虑新的组合测量方法(Gearon et al.，2018)。

表8.4.1提供了成人BMI和WC的国际界值。虽然已知在不同界值的风险水平存在种族差异，但WHO建议所有国家根据这些界值进行报告，以便进行国际比较(WHO，2004)。

表8.4.1 成年人体重指数和腰围界值

	国际界值*		其他用于报告和行动的BMI界值
	腰围	BMI	BMI
低体重		<18.5 kg/m^2	<16 kg/m^2
			≥16至<17 kg/m^2
			≥17至<18.5 kg/m^2
正常体重	<80 cm(女性)	18.5至<25 kg/m^2	≥18.5至<23 kg/m^2
	<94厘米(男性)		≥23至<25 kg/m^2
超重	80至<88 cm(女性)	25至<30 kg/m^2	≥25至<27.5 kg/m^2
	94至<102 cm(男性)		≥27.5至<30 kg/m^2
肥胖	≥88 cm(女性)	≥30 kg/m^2	
	≥102 cm(男性)		
肥胖Ⅰ级			≥30至<32.5 kg/m^2
			≥32.5至<35 kg/m^2
肥胖Ⅱ级			≥35至<37.5 kg/m^2
			≥37.5至<40 kg/m^2
肥胖Ⅲ级			≥40 kg/m^2

注：*国际界值来源于欧洲人群，WHO建议使用国际界值，并在可能的情况下额外使用特定种族的界值。

资料来源：WHO Expert Consultation，2004.

8.4.2.3 儿童

由于儿童生长迅速，且随着年龄的增长身体会发生变化，因此儿童超重和肥胖的分类比成年人更加困难。基于全国人口调查的分类系统已经开发出来，并在部分国家投入使用。国际肥胖工作组(International Obesity Task Force，IOTF)于2000年发布了基于多国的儿童分类系统，并于2012年扩展，随后该系统已被广泛使用(Cole et al.，2000；Cole，Lobstein，2012)。最近，WHO制定了一套针对5岁以下儿童的分类标准，以及一套针对大龄儿童的参考值分类标准(WHO，2018c；WHO，2018d)。这两种国际分类系统显示出广泛的一致性，但在特定人群中超重和肥胖的患病率可能会因年龄和性别而异。建议在估计儿童群体的肥胖率时，同时使用IOTF和WHO分类系统进行报告，以实现反向可比性和趋势估计。

8.4.2.4 肥胖作为一种疾病

在过去的五年里，许多国家的医学会已经确定有必要将肥胖归类为一种疾病。WHO专家报告《肥胖症：预防和控制全球流行病》(WHO，2000)将肥胖描述为一种慢性疾病，但这一描述受到了质疑，尤其是因为它将数百万成年人和儿童归类为患病人群。2013年，美国医学会(American Medical Association)公开表示支持将肥胖描述为一种疾病，认为尽管这样的声明不会产生法律效应，但它将为肥胖患者在美国医疗体系内得到更好的治疗铺平道路。

这一立场声明反映了全球日益增长的广泛认知，即肥胖症患者没有接受能够改善他们的健康和生活质量的及时、可负担、遵从循证医学证据的治疗。虽然存在治疗选项和护理途径的差异，但已有研究表明由于卫生专业人员的歧视和卫生系统资金不足等原因，许多肥胖症患者并没有得到充足的治疗和管理(All-Party Parliamentary Group on Obesity，2018)。

将肥胖确定为一种疾病，有可能推动更广泛的肥胖预防和治疗的医疗保健覆盖面，并可能提高人们对体重增加的生理不可逆性质的认识。

2017年，世界肥胖联盟(World Obesity Federation)发表了一份立场声明，支持将肥胖确定为慢性复发性进展性的疾病过程(Bray et al.，2017)。该声明认为，“肥胖符合疾病进程的流行病学模型，只不过它的毒性因素或致病因素是饮食而不是微生物”。因此，他们主张在全球范围内改善对肥胖的治疗和管理，因为需要不断努力来控制肥胖的疾病复发过程。

同时，世界肥胖联盟发表了一篇相关文章，其中指出，认可肥胖是一种疾病可能有诸多益处(Lobstein et al.，2017)。文章指出，这对需要获得医疗建议和支持的肥胖症患者是有益的，并且宣布肥胖为疾病将加强解决社会决定因素、致肥胖环境和个体体重增加的系统性原因的论据。此外，它可能有助于反驳普遍持有的观点，即肥胖是一种“生活方式的选择”和完全把肥胖的产生归咎于个人责任。

随着世界各地越来越多的卫生组织宣布肥胖为一种疾病，监测这一行动是否有助于更好地预防、管理和治疗超重和肥胖是非常重要的。

8.4.3 全球超重和肥胖趋势

8.4.3.1 肥胖流行趋势

截至2016年，全球约有3.9亿女性和2.81亿男性患有肥胖症，另有13亿成年人超重(BMI 25～30 kg/m^2)

(NCD Risk Factor Collaboration，2017)。在儿童和青少年(5～19岁)中，约有5 000万女孩和7 400万男孩患有肥胖症，另有2.13亿青少年超重(文本框8.4.1)。

文本框8.4.1 全球肥胖患病率估计

本章引用的数据来自WHO全球卫生观察数据库(参见http://www.who.int/gho/ncd/risk_factors/overweight/en/)，由慢性非传染性疾病危险因素协作组织(参见http://ncdrisc.org/index.html)提供。用于制定国家和地区估算值的方法包括在不同时间进行的研究之间的差值，以及根据人口相似性对国家进行交叉匹配。对于依赖自我报告的体重和身高的调查数据，会进行相应调整。童年时期的BMI分类基于WHO推荐的界值。类似的方法已用于全球疾病负担分析(参见http://www.healthdata.org/gbd)，不过在这种情况下，童年时期的BMI分类是基于IOTF临界值。

肥胖何时成为了重要的公共卫生问题？如果我们回顾一下美国的Kannel和Gordon在1974年的研究，我们会发现，"在富裕国家，人们对肥胖问题非常关注，患者和他们的医生一直在努力纠正这一问题但是常常受挫"(Kannel，Gordon，1974)。英国的Garrow指出"肥胖是在英国和其他富裕社会中最常见和最严重的营养性疾病"(Garrow，1974)。

在同一年(1974年)，肥胖(基于目前的定义)影响了美国大约13%的成年人以及英国7%的成年人。在接下来的40年里，这些国家的肥胖率增加了两倍多，到2016年，肥胖影响了美国超过36%的成年人，英国28%的成年人，澳大利亚29%的成年人，南非27%的成年人，墨西哥29%的成年人，埃及35%的成年人。

后两个数字可能是最令人震惊的，因为肥胖率在几个中等收入国家的增长率远远高于高收入国家。如图8.4.1所示(NCD Risk Factor Collaboration，2017)，从20世纪70年代起，传统高收入国家的肥胖率就开始逐渐增长。而在一些中等收入国家，成人肥胖患病率的上升是近期才发生的，而且增长速率更为显著，并且容易发生在体重管理服务可获得性差、医疗保健途径欠发达的国家或地区。

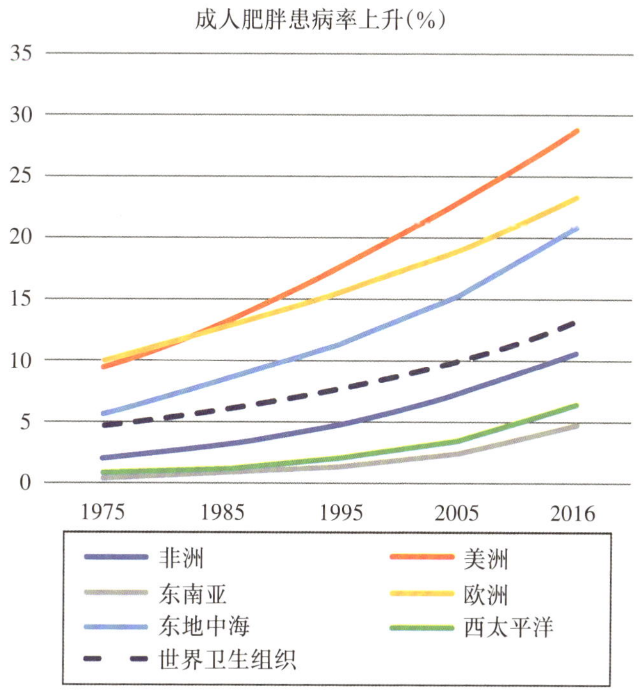

图8.4.1 1975—2016年成人肥胖患病率趋势

资料来源：N.C.D.Risk Factor Collaboration. Worldwide trends in body-mass index，underweight，overweight，and obesity from 1975 to 2016：a pooled analysis of 2416 population-based measurement studies in 128.9 million children，adolescents，and adults. Lancet 2017；390：2627-42.

随着肥胖的主要驱动因素(包括久坐行为、城市化和不健康及超加工食品的消费)变得越来越全球化,在暴露于这些驱动因素的人群中可以看到肥胖患病率的上升。全球疾病负担(Global Burden of Disease,GBD)研究进行的估算表明,在过去的十年中,肥胖患病率增长最快的国家和地区是东南亚、拉丁美洲和非洲部分地区这些新兴地区(表8.4.2)。

表8.4.2 2010—2014年成人肥胖患病率增长率最高的20个国家

国家	4年增长百分比,%
缅甸	29.3
乌干达	26.7
柬埔寨	26.1
老挝人民民主共和国	26.0
布隆迪	24.4
越南	23.5
斯里兰卡	22.9
马拉维	22.6
卢旺达	22.6
坦桑尼亚联合共和国	21.4
韩国	21.4
印度尼西亚	20.9
东帝汶	20.6
赞比亚	20.4
埃塞俄比亚	20.0
肯尼亚	19.5
莫桑比克	18.6
利比里亚	18.3
马达加斯加	18.0
塞拉利昂	17.7

资料来源:WHO Global Health Observatory.

8.4.3.2 儿童肥胖

虽然肥胖在儿童中并不常见,但其患病率在各国的增长模式与成年人相似(NCD Risk Factor Collaboration,2017)。有不同方法可以定义儿童肥胖,而且各调查之间的直接比较可能并不可靠,但使用相同定义的调查显示,儿童肥胖率呈显著上升趋势。

与成年人一样,儿童肥胖症在大多数高收入国家长期稳定增长,而在中低收入国家,这种增长更为迅速。一些地区尤其值得关注:墨西哥以南的拉丁美洲国家,在短短20年内儿童肥胖率翻了一番;从埃及到海湾地区的中东青少年肥胖患病率约为15%~20%,一些太平洋岛屿的青少年肥胖患病率超过30%(表8.4.3)。

表 8.4.3　2016 年 10～19 岁青少年肥胖患病率最高的国家

国家	患病率,%
瑙鲁	31.7
库克群岛	30.3
帕劳	29.4
纽埃	27.6
图瓦卢	25.3
汤加群岛	24.9
马绍尔群岛	24.4
科威特	22.8
基里巴斯	20.9
美国	20.7
萨摩亚	19.9
密克罗尼西亚(联邦制)	18.7
卡塔尔	17.6
沙特阿拉伯	16.7

资料来源:WHO Global Health Observatory.

8.4.3.3　年龄和社会差距

各国间肥胖流行率的差异很大,一定程度上是因为国家的经济发展阶段不同,但各国内部亚人群之间的差异揭示了公共卫生领域关注的其他因素。

不同年龄组的差异最明显(图 8.4.2)。在几乎所有有研究数据的国家中,肥胖率随着年龄的增长而增加。在大多数高收入国家,只有 65 岁以上年龄组的肥胖率才有所下降。这种贯穿生命历程的积累反映了一旦体重增加,减重是很困难的,并且数十年来观察到所有年龄组的患病率均在上升。这意味着只报告全国平均水平可能掩盖了一个更严重的危机:在英国,平均肥胖患病率为 26%,但在 55～64 岁的成年人中是 34%(NHS Digital,2017a)。因此,可以预见到在其他条件相同的情况下,有超过三分之一的成年人在他们的一生

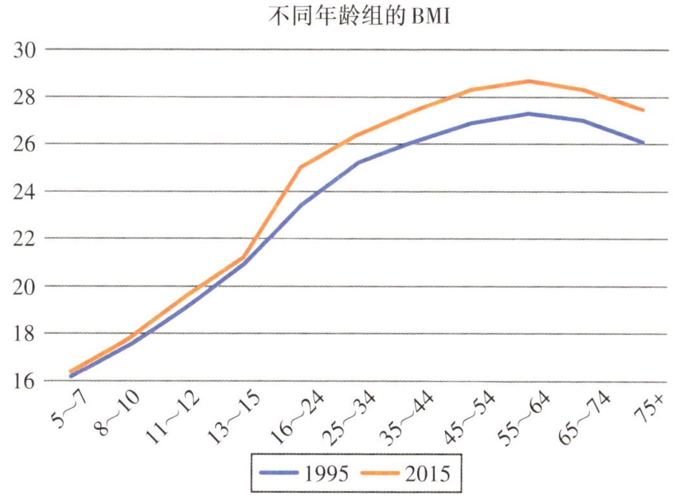

图 8.4.2　英国各年龄组 BMI 增长情况

资料来源:NHS Digital(2017),'Health Survey for England 2016: Adult Overweight and Obesity'(London: Health and Social Care Information Centre).

中会经历肥胖。在美国，老年人的终身肥胖率是45%，其中非西班牙裔黑人妇女的终身肥胖率是57%。

需要注意的是，这些数据是来自所示年份的横断面调查，因此，除了严重超重所造成的死亡之外，60岁以后平均BMI的下降可能是由于其他因素造成的，例如，它既可能是因为前几代人中较低BMI的持续存在，也有可能是因为20世纪20年代或40年代成长起来的那些人的特定队列效应。同样，也有可能是周围环境的重大变化所造成的。例如，这些人从工资收入转向养老金收入，或因为肌肉量的减少而不是因为体脂减少。这种下降趋势在男性和女性中都存在，所以不太可能是被存活率的性别差异所影响的。

在许多国家可以看到社会经济地位（用受教育水平或家庭收入表示）不同而造成的肥胖流行率的差异。在高收入国家，肥胖的风险往往在较不富裕或受教育程度较低的人群中更高，从最高到最低的社会经济地位群体呈递减趋势，尤其在妇女和儿童中更为明显，男性则不那么明显（McLaren，2007）。英国国家儿童测量计划（National Child Measurement Programme）的数据非常清楚地表明了这一点，该调查几乎测量了全国每个孩子开始上小学和小学毕业时（分别大约5岁和11岁）的身体状况（图8.4.3）（NHS Digital，2017b）。按照学校周边地区贫困水平分类，数据显示，贫困指数每降低10%，肥胖率就会明显下降，而且下降趋势近乎一致。

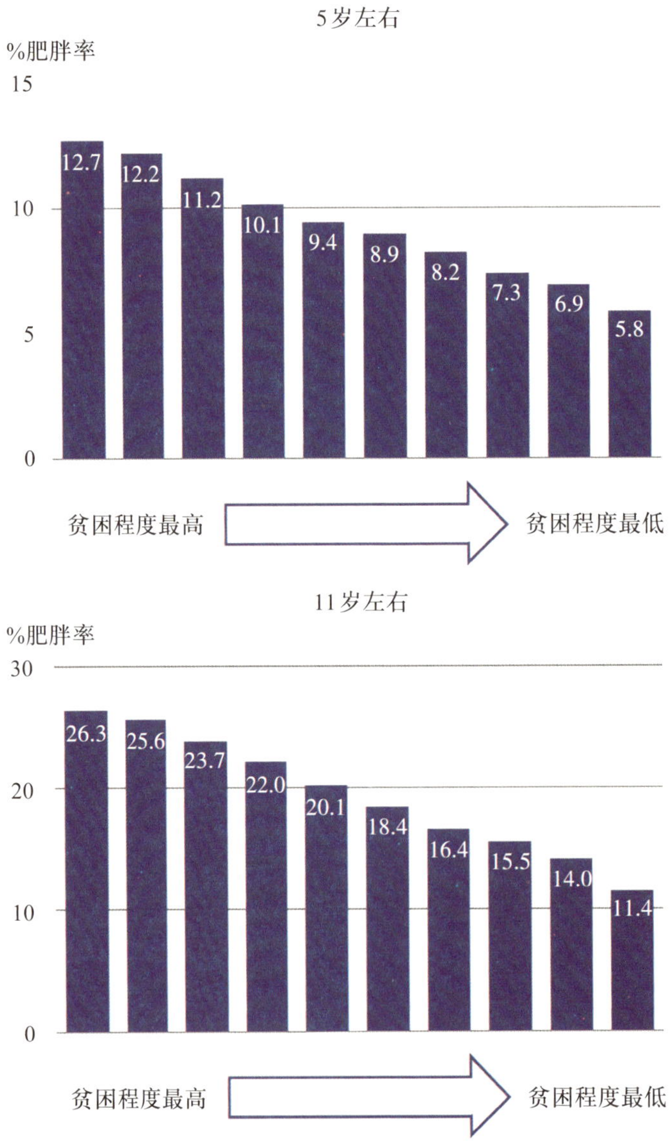

图8.4.3 英国国家儿童测量计划项目报告的肥胖率，根据贫困指数的十分位数进行分组（肥胖定义参考英国儿童生长标准）

资料来源：NHS Digital.National Child Measurement Programme — England，2016—17. London：Health and Social Care Information Centre 2017.

在低收入国家，该趋势则相反。较富裕或受过良好教育的家庭发生肥胖的风险较高，部分原因可能是他们更多地暴露于低劳力、城市化、加工食品的环境中。随着各国的营养转型和流行病学转型进程，这种趋势已被证明是可逆转的。Monteiro等人在2004年发表的经典论文（Monteiro et al.，2004a，2004b）证明了“交叉点”（cross-over point）在当时国家人均GDP 2 500美元左右。

其他亚组在调整社会经济地位后可能表现出差异。种族或民族背景会影响肥胖风险，且可能与性别相互作用。在美国，西班牙裔男性肥胖患病率低于总体人口平均水平，而西班牙裔女性肥胖患病率高于平均水平；亚裔患病率普遍显著低于平均水平；黑人或非洲裔美国人肥胖风险在男性和女性中都高于平均水平，且该群体中50%以上的女性均患有肥胖（Ogden et al.，2014）。

许多其他国家也存在显著的种族差异。在新西兰，毛利人尤其是太平洋岛民群体的肥胖率高于平均水平（Ministry of Health-ManatūHauora），澳大利亚土著和托雷斯岛民的情况也是如此（Australian Bureau of Statistics，2018）。

虽然日益加剧的城市化似乎与肥胖流行在总体上相关，但在一些国家，例如美国和澳大利亚，居住在农村或城市周边地区的人群比居住在市区的人群患肥胖症的风险更大。目前还不清楚如果将社会经济地位差异考虑进来这种差异是否仍然成立。值得注意的是，其他人群也可能会有肥胖的高风险，包括近期的移民人口和依赖粮食援助的难民等（Grijalva-Eternod et al.，2012；Wandell，2013）。

最后，不同的国家在许多方面都有所不同，但有一个与公共卫生政策相关的有意思的问题是社会中表现出的不平等程度。许多财富差距的测量方法，例如使用基尼指数，已被发现与人群健康状况的多项指标（包括成人和儿童肥胖）密切关联（Pickett et al.，2005；Knai et al.，2012）。因此，即使不同国家的人均GDP相似，其肥胖患病率也可能存在差异，这与财富分配的差异有关。

8.4.3.4　未来展望

根据过去的趋势来预测未来的肥胖患病率仍困难重重。正如我们所展示的，过去的发展趋势在不同国家之间存在很大差异。肥胖率的变化是非线性的，并有极大可能是具有自限性的，即可能在100%以下存在一个最大的自限水平，尽管这一自限水平可能因国家和亚人群而异。建模者在分析数据时必须尝试区分年龄、时期和队列（age-period-cohort）效应的影响，同时还要考虑亚组差异和人口统计学变化。虽然过去的发展趋势可能有助于预测未来前景，但是国家和地方层面上对肥胖危机的应对可能会导致改变肥胖率发展轨迹的政策出台，而经济危机、不断变化的市场动态、贸易政策或全球变暖对粮食供应的影响可能会使轨迹朝着另一个方向发展。

尽管存在上述问题，但预测未来10年肥胖趋势的一些尝试仍然是有意义的，尤其是对于那些负责医疗服务的政府部门而言——他们面临着因肥胖导致的慢性致残性疾病治疗需求日益增长的局面。治疗肥胖相比于治疗肥胖并发症可以节省更多成本。虽然各国的指南不同，但最常见的BMI干预界点为35 kg/m^2。表8.4.4对一些世界大国BMI超过35 kg/m^{2}的成年人数量进行了粗略预测。

表8.4.4　预计患有严重肥胖症（BMI>35 kg/m^2）的成年人数量排名前20的国家

国家	人数（以百万为单位）	
	2010	2025
全球	73.73	177.62
美国	16.57	25.48
中国	1.42	16.90
巴西	4.62	9.49
墨西哥	4.43	8.09

续表

国家	人数(以百万为单位)	
	2010	2025
俄罗斯联邦	5.18	7.06
埃及,阿拉伯共和国	2.94	5.73
土耳其	3.01	5.35
伊朗,伊斯兰共和国	2.78	4.79
联合王国	2.64	4.26
尼日利亚	0.69	3.97
印度	0.08	3.76
南非	1.74	3.43
法国	2.21	3.39
德国	2.33	3.25
沙特阿拉伯	1.37	2.71
阿根廷	1.43	2.60
意大利	1.78	2.55
加拿大	1.50	2.34
西班牙	1.67	2.33
哥伦比亚	1.16	2.32

资料来源:CD Risk Factor Collaboration.Trends in adult body-mass index in 200 countries from 1975 to 2014: a pooled analysis of 1698 population-based measurement studies with 19.2 million participants. The Lancet 2016; 387: 1377-96.

8.4.4 超重和肥胖的社会成本和健康成本

8.4.4.1 "成本"的定义

在考虑肥胖的成本之前,我们需要对这一定义加以明确。首先,我们应避免使用"肥胖的成本"(或"肥胖的负担")这一说法,如果该说法是在带有体重偏见的语境下使用的,就意味着肥胖患者是给更广泛人群带来社会和经济负担的原因。在目前的讨论中,我们使用"肥胖的直接成本"来指治疗肥胖或治疗肥胖相关疾病(如糖尿病、肝病和心血管疾病)所产生的成本;使用"肥胖的间接成本"来指因健康状况不佳或过早死亡所产生的经济损失。肥胖还会导致个人及其家庭承受相应的成本损失,如失去受教育的机会和生活质量下降等。

8.4.4.2 不良健康结局

肥胖带来身体功能的显著变化,涉及胰岛素、生长激素、前列腺素、雄激素和雌激素以及其他类固醇激素的活性改变,关节和肌肉生理学的改变,以及肝损伤、心血管功能不良、血糖和血脂控制不良的风险增加,从而导致骨关节炎、心脏病、脑卒中、糖尿病、肝功能不全和一系列癌症的风险相应增加(WHO,2000)。

此外，肥胖者在许多国家都容易受到高度歧视，这既表现在被认为是“不受欢迎”的体型外貌上，也表现在被假定为有明显的性格缺陷上。与非肥胖同龄人相比，肥胖患者的受教育年限可能更短，接受高等教育的可能性较小，尤其是女性人群中，进入高薪行业的可能性较小。在这种情况下，也许不足为奇的是，肥胖患者更可能认为自己的身体没有吸引力，并将自己排除在社会互动之外。

8.4.4.3 预估成本和疾病负担

更高的健康风险反映在对医疗保健的更大需求上。如表8.4.5所示，有一些国家已经根据BMI状况对卫生服务需求的相对增长进行了估计。

表8.4.5 医疗服务或医疗保健支出的相对利用率

	澳大利亚：医院门诊的使用（普华永道会计师事务所，2015）	澳大利亚：医院住院的使用（普华永道会计师事务所，2015）	马耳他共和国：全科医师服务的使用（普华永道会计师事务所，2017）	马耳他共和国：医院服务的使用（普华永道会计师事务所，2017）	美国：人均医疗保健支出（Arterburn et al.，2005）	多个国家：人均医疗保健支出（Kent et al.，2017）
BMI 18.5～24.9 kg/m²	1.0	1.0	1.0	1.0	1.0	1.0
BMI 25～29.9 kg/m²	1.14	1.07	1.03～1.15	1.01～1.38	1.099	0.85～1.65
BMI 30～34.9 kg/m²	1.25	1.22	1.26～1.38	1.0～1.75	1.231	1.08～1.41
BMI 35～39.9 kg/m²	1.39	1.49	1.23～1.57	1.01～1.57	1.448	1.21～1.64
BMI 40+kg/m²	1.07	1.76	1.84～1.85	1.56～4.03	1.815	1.44～2.10

尽管各项研究使用的衡量标准并不相同，而且并不包括一些相关的成本，但是根据体重状态的相对医疗需求增加是显而易见的。根据这些数据，世界肥胖联盟（World Obesity Federation，2017）估计了许多国家由于体重增加产生的相应医疗保健支出（其中部分国家情况见表8.4.6）。

表8.4.6 与BMI升高相关的医疗保健支出估计实例（单位：亿美元）

	2014	2025	2017—2025
美国	3250	5550	4.2万
埃及	39	78	580
澳大利亚	90	170	1270
墨西哥	102	207	1520
马耳他	1.15	2.06	16
英国	191	306	2370
南非	44	86	630
德国	313	502	3900
巴西	166	344	2510
哥伦比亚	27	56	420
全世界	6000	1.2万	9.1万

注：表中的医疗保健总支出（包括私人和政府支出）是根据WHO《2014年世界卫生报告》，以2014年价值（以美元为计），经过购买力平价调整折算后得出的。对2025年的预测是基于世界银行对人口增长的估计以及根据2000—2014年数据的BMI线性趋势假设进行计算的。

资料来源：World Obesity Federation.Global Data on Costs and Consequences，2017. Available from：https://www.obesityday.worldobesity.org/ourdata2017.

这些估算值可能仍是保守的。美国米尔肯研究所（Milken Institute）的一项评估表明，2014年与肥胖和超重有关的健康状况的医疗直接成本为4 278亿美元，占美国医疗支出的14%（Waters，DeVol，2016）。

除了直接的医疗保健费用外，还有由于肥胖导致的不良健康结局引起的经济活动减少而产生的间接费用，这些包括来自旷工、缺勤和生产力降低所导致的经济损失，如表8.4.7所示。

表8.4.7 与肥胖相关的间接成本估计举例

日期	国家	估计费用	基础
2015	德国	336.5亿欧元	病假，失业，看护，康复，提前退休养老金，过早死亡，遗孀和孤儿的养老金
2013	加拿大	164亿加元	由于健康状况不佳和过早死亡而导致的未实现收益（基于与直接成本的比率）
2012	美国	86.5亿美元	由于疾病造成的生产力损失
2009	德国	人均772欧元	由于疾病造成的生产力损失
2009	泰国	3.918亿美元	由于住院造成的生产力损失，过早死亡

资料来源：Tremmel M，Gerdtham UG，Nilsson PM，Saha S. Economic Burden of Obesity：A Systematic Literature Review.Int J Environ Res Public Health 2017；14.Krueger H，Krueger J，Koot J. Variation across Canada in the economic burden attributable to excess weight，tobacco smoking and physical inactivity.Can J Public Health 2015；106：e171-7.

米尔肯研究所（Milken Institute）的报告还估计了因肥胖导致的健康状况不佳及其造成的缺勤或工作表现不佳的间接成本，该研究所估计2014年的间接成本高达9 888亿美元。加上该报告所估算的直接成本，总共1.4万亿美元，相当于美国当年国内生产总值的8.2%。

其他形式的间接成本也被考虑在内。为满足体重更高的人群的生活需要，必须种植和运输更多的粮食。在1985—2016年期间，澳大利亚成年人的平均BMI增加了10.1%，英国成年人的平均BMI增加了10.4%，美国成年人的平均BMI增加了12.6%（NCD Risk Factor Collaboration）。仅仅是为满足保持身体机能稳定的目的，普通成年人的食物摄取量需增加10%，这意味着需要提供大量额外的食物，远远超过成年人数量增加所需要的。大多数人直到成年后才会积累过多的脂肪，因此，令人更为担忧的是，这三个国家的儿童和青少年平均BMI增加分别为6.8%、5.7%和8.1%。

另外的成本还包括医院等行业基础设施的额外成本。对美国航空燃料使用量的计算表明，1990—2000年期间美国人口增长的平均BMI导致美国燃料需求量增加2.4%，即3.5亿加仑喷气燃料，并使温室气体排放量增加了380万吨（Dannenberg et al.，2004）。对美国的汽车运输进行的计算表明（Jacobson，King，2009），2008年，约有11亿加仑的燃料被用于私人车辆运输超重的美国人口，释放了约900万吨的二氧化碳。

8.4.4.4 营养双重负担

上个世纪经历了一场非同寻常的“营养转型”（nutrition transition），高糖、高脂肪的能量密集型食物和饮料在全球发达国家和城市化程度较高的地区广泛流行。在食品供应仍然不健康的情况下，可能会出现健康的双重负担：越南、巴西和南非的调查发现，超重儿童存在生长发育迟缓的问题；事实上，在英国，与高收入家庭的孩子相比，低收入家庭的孩子更容易超重，更可能低于平均身高（Lobstein et al.，2015）。

我们无法明确这一具体问题的成本估计。然而，最近有学者尝试计算未能达到膳食指南建议的人群的直接和间接成本。英国的一项研究估计，2006—2007年间，不良饮食所造成的医疗成本为58亿英镑（Scarborough et al.，2007）。加拿大一项分析从疾病结局角度评估未遵循加拿大膳食指南建议的经济成本，结果表明，不良饮食每年造成直接医疗保健费用为51亿加元，间接费用为87亿加元（Lieffers et al.，2018）；这还不包括与超重和肥胖相关的成本，估计每年为235亿加元（Krueger et al.，2015）。

8.4.5 超重和肥胖的原因

8.4.5.1 超重和肥胖决定因素的复杂系统

对个人而言,肥胖是由于能量摄入和消耗之间的不平衡,即能量摄入始终大于能量消耗所造成的。在这个看似简单的等式背后,肥胖更应该被描述为是由于广泛的驱动因素之间复杂的相互作用所造成的,是更广泛的社会生态学模型的集中体现(Dahlgren,Whitehead,1991;Swinburn et al.,2011;Ohri-Vachaspati et al.,2015)。

肥胖是个体的生理、心理、身体活动和食物消耗以及周围的社会和环境因素之间复杂的相互作用的结果,还包括更广泛的社会心理学、身体活动环境以及食品生产和贸易过程(Vandenbroeck et al.,2007)。这种复杂的交互关系在2007年英国前瞻报告(UK Foresight Report)中的肥胖系统地图进行了详细的描绘(Vandenbroeck et al.,2007)。由于每个因素内部和之间的相互关联数目众多,该地图被称为“意大利面地图(spaghetti map)”(Allender et al.,2015)(图8.4.4)。

这些模型的核心是一系列个体特征因素,如年龄、性别、种族/民族,以及影响个体体重增长的易感基因。这些个体特征受到一系列生活方式行为的影响,包括饮食、身体活动和睡眠。在社会、社区网络和环境层面,影响因素还包括社会文化、社会经济、工作场所、娱乐和交通环境,所有这些因素都会放大或减弱个体层面的因素,并且反过来又受到食物和运输系统等高级系统驱动因素以及更广泛的社会经济、商业和政治因素等健康决定因素的影响。

8.4.5.2 肥胖流行

由于我们生活方式的一系列巨大变化,包括城市化、更容易获得和负担得起的产业化食品系统和日益增长的自动化所导致的日常活动量减少等原因,肥胖在世界范围内广泛流行。虽然如前所述,对于个体来说,有许多因素可以直接导致个人肥胖的发生,但全球肥胖大流行的主要原因被广泛认为是全球食物和饮食的变化(Swinburn et al.,2011)。

由于中低收入国家快速的城市化和食品公司投资的增加,以往在高收入国家出现的肥胖率的上升现在也出现在中低收入国家(Friel,Baker,2009;Baker,Friel,2014)。中国是一个有代表性的例子,其在近期经历了从营养不良到肥胖率快速增长的转变(Gordon-Larsen et al.,2014)。在过去的20年中,中国的全国健康调查报告了中国人饮食、身体活动和肥胖的快速变化,这些都反映了巨大的社会变化(Popkin,2014)。通过对中国健康与营养调查(China Health and Nutrition Survey)数据的分析,Popkin等人记录了食物供应、烹饪方式、饮食行为、交通方式和身体活动模式等方面的变化,这些变化都反映在1991年至2009年间观察到的成年人超重患病率增加了两倍(Popkin,2014)。

在全球范围内,我们的食物和活动环境的变化被统称为“致肥胖”环境(obesogenic environments)的发展(Swinburn et al.,1999)。认识到我们的环境会鼓励和刺激导致肥胖的行为的变化,这对于将解决方案的探索范围从个人教育和行为改变扩大到社会、经济、政治、食物和身体活动环境的转变至关重要。

8.4.5.3 上游原因

正如Friel等人指出,“只关注让人们吃得更健康,更多地参加体育活动,而忽略了问题的核心:支持健康体重的潜在因素的不均等分布。除非我们注意到这一点,否则肥胖流行及其不平等现象将持续存在并有可能加剧”(Friel et al.,2007)。这些原因,即健康的上游决定因素,为我们的“致肥胖”环境提供了背景。住房、

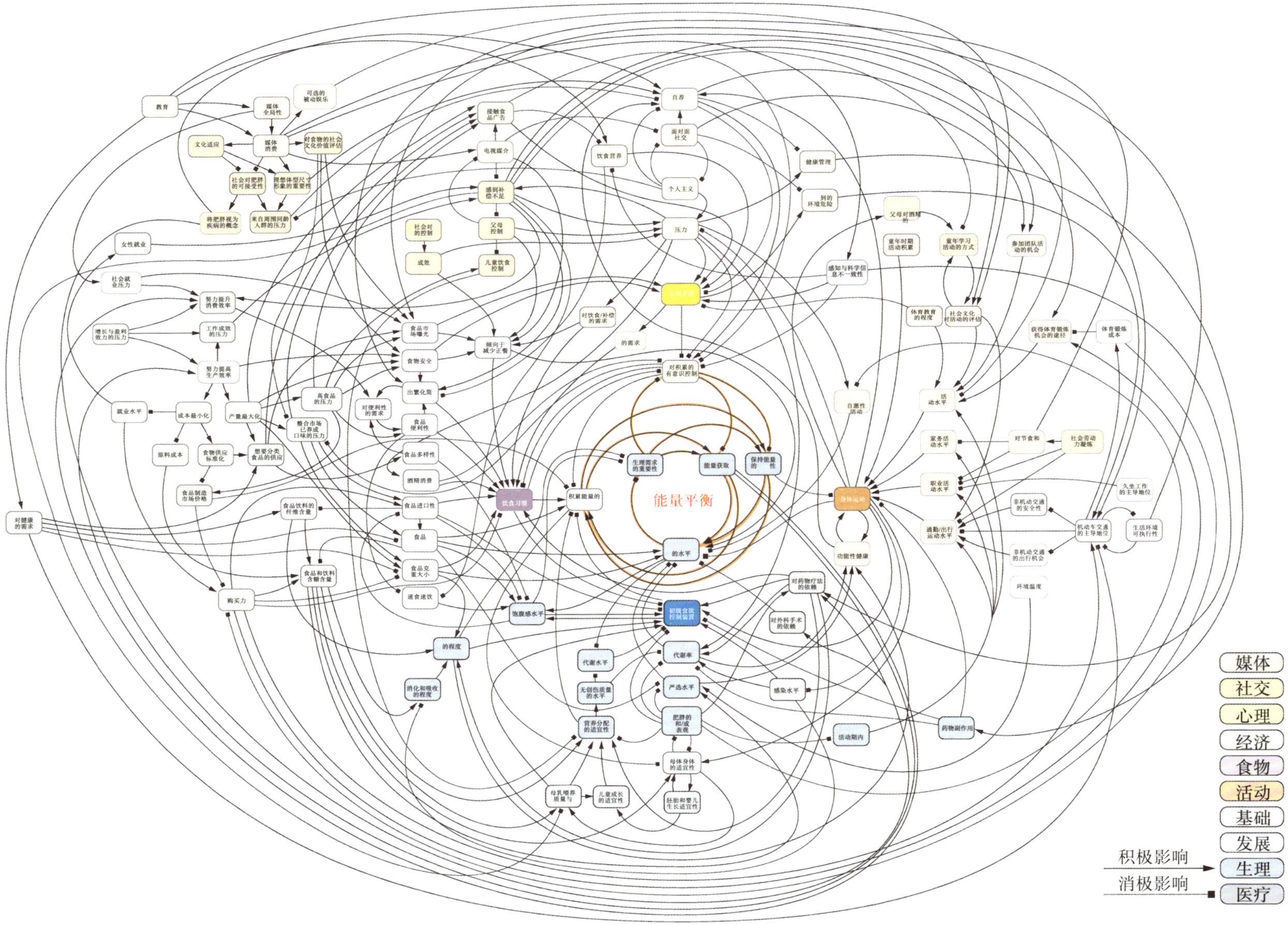

图 **8.4.4** 英国前瞻报告中的肥胖系统地图

资料来源：Vandenbroeck, IP et. al. (2007), 'Foresight. Tackling Obesities: Future Choices — Obesity System Atlas', (Government Office for Science, UK Government's Foresight Programme) under the Open Government License.

收入、贸易和社会规范都会增加过度消费和久坐行为的可能性。

政策和经济环境显著影响着食物增长和消费的水平,以及公民可用于保持健康生活方式的资源(社会、经济、知识和技能)。虽然需要在食物和身体活动环境层面采取直接行动,但也需要考虑上游的“原因之原因”(causes of causes),以确定有效和公平的干预目标。

8.4.5.4 饮食和身体活动

2011年,Swinburn等人设定了肥胖流行的“临界点”,确定了饮食是目前肥胖趋势主要的直接驱动因素(Swinburn et al.,2011)。虽然他们承认上述的英国前瞻报告肥胖系统地图中确定的所有因素都归在个人和社会层面上导致体重增加和肥胖,但他们认为自20世纪70年代以来的肥胖流行可以从两个不同的阶段来解释:“所谓的少运动和保持苗条(1910—1960)阶段,其特征是减少身体活动水平和能量摄入量,人们保持苗条;随后被称为吃得更多和体重增加阶段,其特征是能量摄入量增加,人们体重增加”(Swinburn et al.,2011)。以下我们将探讨已被证明可以影响个人和群体体重增加的饮食和运动特征。

有证据表明,个人的饮食习惯是由社会生态模型的多个层面的因素驱动的:微观层面(人际和个人内部因素)——例如个人的知识和技能及其社会网络和社会规范;中观层面(食物环境)——例如食品和饮料的营销及其感知和实际情况上的可获得性和可负担性;以及宏观层面(更广泛的社会政治因素)——如营销法规和农业政策(Peters,2018)。

有许多研究表明,特定的食物、营养素和饮食模式与肥胖之间存在关联。Mozaffarian在2016年发表的一篇综述中指出,当考虑到肥胖、糖尿病和心血管疾病等健康结局时,建议增加水果、非淀粉类蔬菜、坚果、豆类、鱼类、植物油、酸奶和全谷物的摄入量;减少红肉、加工肉类(例如钠盐腌制的)和富含精制谷物、淀粉、添加糖、盐和反式脂肪的食物的摄入(Mozaffarian,2016)。进一步的研究表明,饮食质量和体重维持之间存在前瞻性关联(Romaguera et al.,2010;Bertoia et al.,2015;Fung et al.,2015;Schulze et al.,2018),软饮料摄入和体重增加也存在着显著关联性(Malik et al.,2006;Malik et al.,2013;Singh et al.,2015;Bucher Della Torre et al.,2016)。

身体活动水平和久坐时间同样受到社会生态模型多个层面的因素驱动:微观层面(人际和个人因素)——例如个人的知识和技能、安全感、社交网络和社会规范;中观层面(身体活动和交通环境)——例如社区的步行便利性、公共交通的可获得性以及身体活动的可获得性和可负担性;宏观层面(更广泛的社会政治因素)——例如城市规划和交通政策(Durand et al.,2011;Hesketh et al.,2017)。虽然个体的身体活动水平与体重增加之间有明确的联系,但人群研究表明,自20世纪80年代以来,许多国家人群的身体活动水平没有发生实质性变化(Swinburn et al.,2011;Rodgers et al.,2018)。

一些观察性研究也表明久坐不动的时间、看电视或屏幕的时间、中度或剧烈的身体活动水平以及交通模式与体重增加和肥胖之间有显著关联(Dunstan et al.,2005;Turrell et al.,2018)。

8.4.5.5 基因和生物学

世界肥胖联盟最近发布了关于肥胖的声明,其中阐述了肥胖是一种慢性、复发性疾病过程的观点。在这个过程中,作为体重增加的主要驱动因素,食物(特别是能量密度高的食物,例如高脂肪食物或含糖饮料)与体重增加的其他驱动因素(例如运动量少和睡眠不足)以及个体的遗传易感性之间存在相互作用。

有少数已知的基因对肥胖的发生有显著的影响,如瘦素基因。还有大量的基因对体重增加的易感性有影响。除了直接的遗传效应,表观遗传学和身体的体重维持生理学效应在个体体重增加的易感性以及体重维持和变化方面发挥了巨大作用。

在过去的十年中,我们对表观遗传学在肥胖发展中作用的理解迅速增加(van Dijk et al.,2014)。最近有一篇综述概括了肥胖与总体的、位点特异性的或全基因组的DNA甲基化之间关系的研究,结果表明,虽然存在许多与肥胖相关的差异甲基化位点,但没有一致的证据证明全局甲基化和肥胖之间有显著关联。作为一个新兴的领域，目前的证据表明，在胎儿期就有能预测未来的肥胖风险的表观遗传修饰，提示在生命早期进行干预可能降低肥胖风险（van Dijk et al.，2014；van Dijk et al.，2015）。

对于那些试图减重的人来说，身体的生理机能是体重反弹的强大驱动因素。正如Sumithran等人详细描述的，来自胃肠道、脂肪组织和其他外周部位的激素信号在下丘脑中被整合，以影响食欲和能量消耗（Sumithran，Proietto，2013）。能量消耗、新陈代谢和参与食欲调节的激素途径的改变等生理变化会促使体重反弹，其中许多变化有可能会长期持续。

8.4.5.6 “并发流行病”中的肥胖

肥胖、营养不良和其他饮食风险是目前导致全球健康状况不佳的最主要原因，但其很可能被气候变化的后果所取代。肥胖、营养不良和气候变化这三大流行——代表了流行病的“并发”或“协同作用”，因为它们在时间和地点上共同发生、相互作用并产生复杂的后续不良效应，具有共同的潜在社会驱动因素。虽然这超出了本章的范围，但这样的全球性“并发流行病”（syndemic）是21世纪最重要的公共卫生挑战。柳叶刀肥胖委员会（Lancet Commission on Obesity，2019）发表的报告更详细地讨论了这一点。

8.4.6 超重和肥胖的预防

需要采取一系列公共卫生策略来降低全生命周期的肥胖风险（Baker et al.2017）。具体而言，需要采取策略来减少肥胖的代际传递和易感性的发生，对于体重健康者支持其减少体重增加并终身维持体重，对于体重略高于健康范围者支持其进行体重维持和轻度减重，对于肥胖患者支持其减重后的体重维持。

此外，还需要公共卫生策略来减轻肥胖造成的危害。具体而言，包括减少与肥胖相关的污名（Puhl，Heuer，2010），降低肥胖对人们生活质量的影响，包括平衡肥胖者就业、住房和结婚的机会（Black et al.，2018）。一个结构完善、全方位和多因素的公共卫生政策的优势在于，它可以同时解决所有这些问题。

8.4.6.1 目前关于肥胖的公共卫生措施的建议

目前，各个国家和国际上对于肥胖的公共卫生措施的建议高度一致。许多建议属于政府的职责范围，但显然，为了实现未来降低肥胖率所需的文化、政治和经济变革，需要包括公民、社区和非政府组织以及私营部门的社会各利益相关方采取共同行动（Huang et al.，2015）。此外，从地方到国家政府，以及多个政府部门等都有各自发挥作用的空间（Sacks et al.，2009）。

无论是针对儿童还是针对整个社会的建议，很明显，我们需要措施来重新调整食物和身体活动环境，赋予公民权利并提升他们的技能，重新思考我们关于肥胖的社会对话（图8.4.5）（Moody，2008；McGuire，2012；终止儿童肥胖委员会，2017；WHO，2017b；WHO，2018c）。2012年，WHO设定了一个目标，即到2025年将非传染性疾病的过早死亡率降低25%，并且成人和青少年超重和肥胖率不增长（WHO，2013）。在2017年，WHO下设的终止儿童肥胖委员会（Commission on Ending Childhood Obesity）发布了一份报告，包括各国政府为实现后一个目标需要采取的高级别政策行动（终止儿童肥胖委员会，2017）。除此之外，WHO还为私营部门制定了行动建议（WHO，2004）。

WHO所制定的政府建议被认为是减少不健康饮食和增加身体活动的最佳选择，涵盖了从定价、标签和指导方针到公众教育运动的关键公共卫生要素（文本框8.4.2）。肥胖预防可能需要政府在更多领域进行干预，如改善国际贸易和食品采购政策等（Friel et al.，2013；Hawkes et al.，2013），并可能需要针对营养、身体活动和/或肥胖制定国家计划（终止儿童肥胖委员会，2017；Peeters，2018；WHO，2018c；WHO，2018d），并伴随持续的社区咨询、研究和监测（Swinburn et al.，2013）。

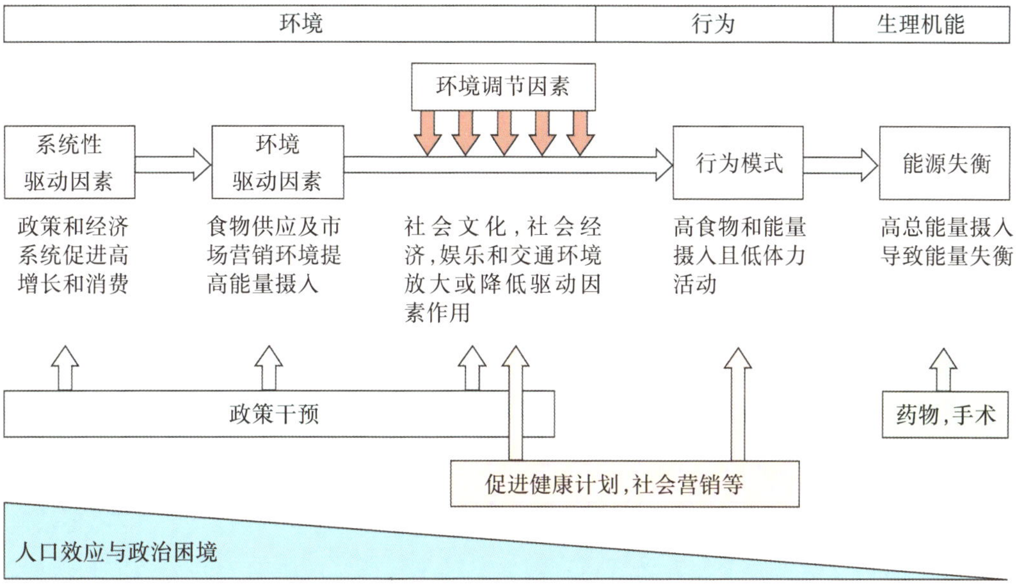

图 8.4.5 肥胖决定因素和解决方案的分类框架

资料来源：Swinburn, B. A., et al. (2011), 'The global obesity pandemic: shaped by global drivers and local environments', Lancet, 378(9793), 804-14, with permission from Elsevier.

文本框 8.4.2 政府应对肥胖的公共卫生措施的关键要素

减少不健康的饮食

◇ 贯彻饮食、身体活动和健康的全球战略

◇ 执行 WHO 关于向儿童提供食品和非酒精饮料的建议

◇ 通过对含糖饮料有效征税来减少糖的消费

◇ 促进和支持出生后 6 个月的纯母乳喂养

◇ 实施补贴以增加水果和蔬菜的摄入量

◇ 限制分量和包装大小，以减少能量摄入和超重/肥胖的风险

◇ 在不同场合（例如学前班、学校、工作场所和医院）进行营养教育咨询，以增加水果和蔬菜的摄入量

◇ 添加营养标签，以减少总能量、糖、钠和脂肪的摄入量

◇ 实施健康饮食的大众媒体宣传运动，包括社会营销，以减少总脂肪、饱和脂肪、糖和盐的摄入量，并促进水果和蔬菜的摄入

减少身体活动不足

◇ 贯彻饮食、身体活动和健康的全球战略

◇ 开展全社区范围的身体活动公共教育和宣传运动，其中包括大众媒体运动，并结合其他以社区为基础的教育、激励和环境方案，旨在支持身体活动水平的行为改变

◇ 采用简要的干预措施，将提供身体活动咨询和转诊作为常规初级保健服务的一部分

◇ 确保宏观层面的城市设计纳入住宅密度，包括人行道在内的相互连接的街道网络、便于前往各种目的地和使用公共交通等核心要素

◇ 实施包括优质体育教育、提供适当的设施和方案，以支持所有儿童的身体活动的全校方案

◇ 提供方便和安全的优质公共开放空间和足够的基础设施，以支持步行和骑行

◇ 实施多组分的工作场所身体活动方案

◇ 通过有组织的体育团体和俱乐部、方案和活动来促进身体活动

资料来源：World Health Organization (2017). Tackling NCDs: 'best buys' and other recommended interventions for the prevention and control of noncommunicable diseases. World Health Organization. https://apps.who.int/iris/handle/10665/259232.

许多国际机构也提供了详细的建议，以改善人们的饮食和身体活动水平。世界癌症研究基金会（World Cancer Research Fund）主持了NOURISHING框架的开发（Hawkes et al.，2013），该框架总结了改善人群饮食所需的政策领域，并附有数据库，整理了有关实施促进健康饮食和减少肥胖政策的信息。WHO全球营养行动数据库（Global Database on the Implementation of Nutrition Action，GINA）也起到了类似的作用，该数据库囊括了方案实施情况、国家适应情况和经验教训（WHO，2018a）。全球身体活动网络（Global Physical Activity Network）拥有一个知识数据库，重点关注身体活动政策和相关证据及其实施情况（WHO，2018b）。

此外，为了确保这些建议得以实施，还需要增加政治和社会的行动意愿（Huang et al.，2015；Baker et al.，2017）。Baker及其同事最近的一项综述（Baker et al.，2017）指出，有可能建立和激励对肥胖预防的政治承诺。他们明确了公共卫生专业人员在这一过程中的重要作用，并指出催化因素将包括"由凝聚力强、资源丰富和领导有力的营养行动者网络采取的战略行动"（Baker et al.，2017）。这些行动可以得到支持政治意识形态和可行政策选择的证据的支持（Clarke et al.，2016）。成功实施这些建议还需要应对各行业内对许多推荐政策的强烈反对。WHO总干事首次谈到了管制食品和饮料行业的重要作用，指出"不仅仅只是烟草巨头问题了，公共卫生还必须应对食品业巨头、饮料业巨头和酒业巨头的问题。所有这些行业都害怕监管，并使用相同的策略来保护自己"（Chan，2013）。这种认识的一个结果是制定了强有力和透明的利益冲突指导文件（Buse et al.，2017；WHO，2017a）。

最后，重要的是要认识到，虽然迫切需要对肥胖采取公共卫生措施，但如果没有综合考虑并关注适当治疗选择的可及性和可获得性，肥胖的疾病负担和经济负担将持续数十年。

8.4.6.2 影响力的证据

许多现阶段提出的肥胖预防策略已经被实施、评估并对其在人群层面的影响和成本效益进行了建模。成本效益比较分析表明，一些人群层面的干预方法，包括征收含糖饮料税、限制不健康食品和饮料的销售、增加健康食品相对于不健康食品的可获得性等，可能会在社会层面上节省成本，降低肥胖及其生命历程不良健康效应发生的风险（表8.4.8）（Gortmaker et al.，1993；Carter et al.，2009；Vos et al.，2010；Dobbs et al.，2014）。其他改变社会行为的策略，如食品重新配方和标准分量的减少，也被证明可以带来大规模的人群层面的益处。

实施一项政策来改善目前导致肥胖的食品或身体活动问题的某一个方面，必然需要数年时间才能对体重增加和肥胖产生影响。此外，在影响肥胖的各种社会变化中，要量化任何一种途径的效果都不容易。为了支持基于证据的决策，全面收集和整合各种证据是很重要的。整合逻辑途径和系统动力学的方法将有助于得出结论，来确定某项政策、干预或计划是否能对其直接目标行为、任何意外效果以及最终对体重增加和肥胖产生预期效果（Peeters，2018）。最近的评估已经开始采用系统科学的方法（Rutter et al.，2017；Owen et al.，2018），虽然这些方法仍在改进中，但通过识别和整合各种证据来源，这些方法有潜力对肥胖预防政策进行更全面的评估。

Hall及其同事提出的一种方法为多项干预评估奠定了基础，该方法通过量化能量失衡对体重的影响来实现（Hall et al.，2011）。这种数学建模方法利用人体代谢研究的结果模拟了减重期间的能量消耗适应情况。除了为多个模型研究提供信息外，该方法还确定了肥胖流行的一个重要特征：每天摄入和消耗的能量之间非常小的不平衡，约为平均每天30千焦，就可以解释观察到的平均体重增加。这还不到一块饼干的能量值，表明有效的预防策略有可能影响人群肥胖率。

就长期影响而言，已实施的政策和方案不仅要有效，还要具备可持续性和公平性。最近对人群肥胖趋势的分析显示，高收入国家的肥胖不平等现象并没有减少（Devaux，Sassi 2013；Chung et al.，2016）。此外，有证据表明，虽然一些人群的肥胖率可能正在改善，但这些改善在非弱势群体中比在弱势群体中更常见（Chung et al.，2016）。为确保实施的政策惠及风险最高的弱势群体，需要对不同人群间有效性的差异有更全面的了解。已有研究对一些人群肥胖预防政策的有效性进行了评估，结果表明，征收含糖饮料税和面向社区的干预措施可能在不同社会经济状况的群体中都有效。然而，大多数推荐政策尚未对公平性的影响进行评估，继续评估这些政策对公平性的影响是非常重要的（Backholer et al.，2014；Peeters，Backholer，2015）。同时，继续收集与人群健康相关的其他重要问题（包括营养不良和气候变化）的协同效应的证据也是至关重要的（柳叶刀肥胖委员会，2019）。

表 8.4.8 人群肥胖预防干预的成本效益

干预措施	成本效益*	其他信息
食物分量控制	有	高人群影响力
		存在行为改变证据支持
食品重新配方	有	高人群影响力
		行为改变证据有限
学校课程	有	高人群影响力
		存在行为改变证据支持
食品标签	有	中度的人群影响力
		行为改变证据有限
价格促销	有	中度的人群影响力
		行为改变逻辑模型
市场营销限制	有	中度的人群影响力
		行为改变证据有限
高糖、高脂肪产品征税	有	中度的人群影响力
		行为改变逻辑模型
公共卫生运动	有	中度的人群影响力
		行为改变逻辑模型

注：*无成本效益定义为≥\$50 000/伤残调整寿命年（DALYs）；有成本效益定义为<50 000/DALYs。所有分析基于英国的背景进行。

资料来源：Dobbs，R，et al.（2014），'Overcoming obesity: An initial economic analysis': McKinsey Global Institute.

8.4.7 结论

一个能够成功应对肥胖问题的公共卫生政策需要具备强有力的政治承诺和领导力，同时得到社区和组织的支持。重新调整我们的食物环境和身体活动环境，同时支持和提升公民的技能，将推动必要的文化变革，以扭转肥胖流行的趋势。为了减少代际传递和超重增加，以及支持主动减重的人保持体重，我们需要采取全面综合的多领域结合的策略。另外，对于肥胖的评估技术需要继续发展，以确保实施的干预措施是有效的、公平的和可持续的。

（翻译：包巍）

参考文献

All-Party Parliamentary Group on Obesity (2018). The Current Landscape of Obesity Services. London: House of Commons.

Allender, S., et al. (2015). A community based systems diagram of obesity causes. PLoS One, 10(7), e0129683.

Anonymous (2017). Worldwide trends in body-mass index, under-weight, overweight, and obesity from 1975 to 2016: a pooled analysis of 2416 population-based measurement studies in 128.9 million children, adolescents, and adults. The Lancet, 390 (10113), 2627-42.

Arterburn, D. E., Maciejewski, M. L., and Tsevat, J. (2005). Impact of morbid obesity on medical expenditures in adults. International Journal of Obesity (London), 29(3), 334-9.

Australian Bureau of Statistics (2018). 4727.0.55.001 — Australian Aboriginal and Torres Strait Islander Health Survey: First Results, Australia, 2012-13 (updated 27 November 2013). [Online] Available at: http://www.abs.gov.au/ausstats/abs@.nsf/0/A07BD8674C37D83 8CA257C2F001459FA? opendocument.

Backholer, K., et al. (2014). A framework for evaluating the impact of obesity prevention strategies on socioeconomic inequalities in weight. American Journal of Public Health, 104(10), e43-50.

Baker, P. and Friel, S. (2014). Processed foods and the nutrition transition: evidence from Asia. Obesity Review, 15(7), 564-77.

Baker, P., et al. (2017). Generating political priority for regulatory interventions targeting obesity prevention: an Australian case study. Social Science & Medicine, 177, 141-49.

Bertoia, M.L., et al. (2015). Changes in intake of fruits and vegetables and weight change in united states men and women followed for up to 24 years: analysis from three prospective cohort studies. PLoS Medicine, 12(9), e1001878.

Black, N., Kung, C.S.J., and Peeters, A. (2018). For richer, for poorer: the relationship between adolescent obesity and future household economic prosperity. Preventive Medicine, 111, 142-50.

Bray, G.A., et al. (2017). Obesity: a chronic relapsing progressive disease process. A position statement of the World Obesity Federation. Obesity Review, 18(7), 715-23.

Bucher Della Torre, S., et al. (2016). Sugar-sweetened beverages and obesity risk in children and adolescents: a systematic analysis on how methodological quality may influence conclusions. Journal of the Academy of Nutrition and Diabetes, 116(4), 638-59.

Buse, K., Tanaka, S., and Hawkes, S. (2017). Healthy people and healthy profits? Elaborating a conceptual framework for governing the commercial determinants of non-communicable diseases and identifying options for reducing risk exposure. Global Health, 13(1), 34.

Carter, R., et al. (2009). Assessing cost-effectiveness in obesity (ACE-obesity): an overview of the ACE approach, economic methods and cost results. BMC Public Health, 9, 419.

Chan, M. (10 June 2013). WHO Director-General Addresses Health Promotion Conference: Opening Address at the 8th Global Conference on Health Promotion. Finland: World Health Organization.

Chung, A., et al. (2016). Trends in child and adolescent obesity prevalence in economically advanced countries according to socioeconomic position: a systematic review. Obesity Review, 17(3), 276-95.

Clarke, B., Swinburn, B., and Sacks, G. (2016). The application of theories of the policy process to obesity prevention: a systematic review and meta-synthesis. BMC Public Health, 16(1), 1084.

Cole, T.J. and Lobstein, T. (2012). Extended international (IOTF) body mass index cut-offs for thinness, overweight and obesity. Pediatric Obesity, 7(4), 284-94.

Cole, T.J., et al. (2000). Establishing a standard definition for child overweight and obesity worldwide: international survey. British Medical Journal, 320(7244), 1240-3.

Commission on Ending Childhood Obesity (2017). Report of the Commission on Ending Childhood Obesity. Geneva: World Health Organization.

Dahlgren, G. and Whitehead, M. (1991). Policies and Strategies to Promote Social Equity in Health. Stockholm: Institute for Futures Studies.

Dannenberg, A.L., Burton, D.C., and Jackson, R.J. (2004). Economic and environmental costs of obesity: the impact on airlines. American Journal Preventive Medicine, 27(3), 264.

Devaux, M. and Sassi, F. (2013). Social inequalities in obesity and over-weight in 11 OECD countries. European Journal of Public Health, 23(3), 464-9.

Dobbs, R., et al. (2014). Overcoming Obesity: An Initial Economic Analysis. McKinsey Global Institute.

Dunstan, D.W., et al. (2005). Associations of TV viewing and physical activity with the metabolic syndrome in Australian adults. Diabetologia, 48(11), 2254-61.

Durand, C.P., et al. (2011). A systematic review of built environment factors related to physical activity and obesity risk: implications for smart growth urban planning. Obesity Review, 12(5), e173-82.

Friel, S. and Baker, P.I. (2009). Equity, food security and health equity in the Asia Pacific region. Asia Pacific Journal of Clinical Nutrition, 18(4), 620-32.

Friel, S., Chopra, M., and Satcher, D. (2007). Unequal weight: equity oriented policy responses to the global obesity epidemic. British Medical Journal, 335(7632), 1241-3.

Friel, S., et al. (2013). Monitoring the impacts of trade agreements on food environments. Obesity Reviews, 14, 120-34.

Fung, T.T., et al. (2015). Long-term change in diet quality is associated with body weight change in men and women. Journal of Nutrition, 145(8), 1850-6.

Garrow, J.S. (1974). Energy Balance and Obesity in Man. Amsterdam: North-Holland Publishing, p. 287.

Gearon, E., et al. (2018). Diet and physical activity as possible mediators of the association between educational attainment and body mass index gain among Australian adults. International Journal of Public Health, 63(7), 883-93.

Gordon-Larsen, P., Wang, H., and Popkin, B.M. (2014). Overweight dynamics in Chinese children and adults. Obesity Review, 15 Suppl 1, 37-48.

Gortmaker, S.L., et al. (1993). Social and economic consequences of overweight in adolescence and young adulthood. New England Journal of Medicine, 329(14), 1008-12.

Grijalva-Eternod, C.S., et al. (2012). The double burden of obesity and malnutrition in a protracted emergency setting: a cross-sectional study of Western Sahara refugees. PLoS Medicine, 9(10), e1001320.

Hall, K.D., et al. (2011). Quantification of the effect of energy imbalance on bodyweight. The Lancet, 378(9793), 826-37.

Hawkes, C., Jewell, J., and Allen, K. (2013). A food policy package for healthy diets and the prevention of obesity and diet-related non-communicable diseases: the NOURISHING framework. Obesity Review, 14 Suppl 2, 159-68.

Hesketh, K.R., Lakshman, R., and van Sluijs, E.M.F. (2017). Barriers and facilitators to young children's physical activity and sedentary behaviour: a systematic review and synthesis of qualitative literature. Obesity Review, 18(9), 987-1017.

Huang, T.T., et al. (2015). Mobilisation of public support for policy actions to prevent obesity. The Lancet, 385(9985), 2422-31.

Jacobson, S.H. and King, D.M. (2009). Measuring the potential for automobile fuel savings in the US: the impact of obesity. Transportation Research Part D (Transport and Environment), 14(1), 6-13.

James, W.P.T. (1976), Research on obesity: a report of the DHSS/MRC group/compiled by James, W.P.T.; [for the] Department of Health and Social Security [and the] Medical Research Council. Waterlow, J.C (ed.) London: H.M.S.O.

Kannel, W.B. and Gordon, T. (1974). Some determinants of obesity and its impact as a cardiovascular risk factor. In: Howard, A. (ed.) Recent Advances in Obesity Research: I. Proceedings of the First International Congress on Obesity. Tunbridge Wells: Newman Publishing, p. 14.

Kent, S., et al. (2017). Body mass index and healthcare costs: a systematic literature review of individual participant data studies. Obesity Review, 18(8), 869-79.

Knai, C., et al. (2012). Socioeconomic patterning of childhood over-weight status in Europe. International Journal Environmental Research and Public Health, 9(4), 1472-89.

Krueger, H., Krueger, J., and Koot, J. (2015). Variation across Canada in the economic burden attributable to excess weight, tobacco smoking and physical inactivity. Canadian Journal of Public Health, 106(4), e171-7.

Lancet Commission on Obesity (2019). Report of the Lancet Commission on Obesity. London: Lancet.

Lean, M.E., Han, T.S., and Morrison, C.E. (1995). Waist circumference as a measure for indicating need for weight management. British Medical Journal, 311(6998), 158-61.

Lean, M.E., Han, T.S., and Deurenberg, P. (1996). Predicting body composition by densitometry from simple anthropometric measurements. American Journal of Clinical Nutrition, 63(1), 4-14.

Lieffers, J.R.L., et al. (2018). The economic burden of not meeting food recommendations in Canada: the cost of doing nothing. PLoS One, 13(4), e0196333.

Lobstein, T., et al. (2017). Comment: obesity as a disease — some implications for the World Obesity Federation's advocacy and public health activities. Obesity Review, 18(7), 724-26.

Lobstein, T., et al. (2015). Child and adolescent obesity: part of a bigger picture. The Lancet, 385(9986), 2510-20.

Malik, V.S., Schulze, M.B., and Hu, F.B. (2006). Intake of sugar-sweetened beverages and weight gain: a systematic review. American Journal of Clinical Nutrition, 84(2), 274-88.

Malik, V.S., et al. (2013). Sugar-sweetened beverages and weight gain in children and adults: a systematic review and meta-analysis. American Journal of Clinical Nutrition, 98(4), 1084-102.

McGuire, S. (2012). Institute of Medicine. 2012. Accelerating progress in obesity prevention: solving the weight of the nation. Washington, DC: the National Academies Press. Advanced Nutrition, 3(5), 708-9.

McLaren, L. (2007). Socioeconomic status and obesity. Epidemiology Review, 29, 29-48.

Ministry of Health — Manatū Hauora obesity statistics. (updated 01 August 2018) [Online]. Available at: https://www.health.govt.nz/

nz-health-statistics/health-statistics-and-data-sets/obesity-statistics.

Monteiro, C.A., et al. (2004a). Obesity and inequities in health in the developing world. International Journal of Obesity and Related Metabolic Disorders, 28(9), 1181-6.

Monteiro, C.A., et al. (2004b). Socioeconomic status and obesity in adult populations of developing countries: a review. Bulletin of the World Health Organization, 82(12), 940-6.

Moodie, A.R. (2008). Australia: the healthiest country by 2020. Medical Journal of Australia, 189(10), 588-90.

Mozaffarian, D. (2016). Dietary and policy priorities for cardiovascular disease, diabetes, and obesity: a comprehensive review. Circulation, 133(2), 187-225.

NCD Risk Factor Collaboration (2017). Worldwide trends in body-mass index, underweight, overweight, and obesity from 1975 to 2016: a pooled analysis of 2416 population-based measurement studies in 128.9 million children, adolescents, and adults. The Lancet, 390(10113), 2627-42.

NCD Risk Factor Collaboration. Adult body-mass index: evolution of BMI over time. [Online] Available at: http://ncdrisc.org/data-downloads.html.

NCD Risk Factor Collaboration (2016). Trends in adult body-mass index in 200 countries from 1975 to 2014: a pooled analysis of 1698 population-based measurement studies with 19.2 million participants. The Lancet, 387(10026), 1377-96.

NHS Digital (2017a). Health Survey for England 2016: Adult Overweight and Obesity. London: Health and Social Care Information Centre.

NHS Digital (2017b). National Child Measurement Programme — England, 2016-17. National Child Measurement Programme. London: Health and Social Care Information Centre.

Ogden, C.L., et al. (2014). Prevalence of childhood and adult obesity in the United States, 2011-2012. Journal of the American Medical Association, 311(8), 806-14.

Ohri-Vachaspati, P., et al. (2015). The relative contribution of layers of the Social Ecological Model to childhood obesity. Public Health Nutrition, 18(11), 2055-66.

Owen, B., et al. (2018). Understanding a successful obesity prevention initiative in children under 5 from a systems perspective. PLoS One, 13(3), e0195141.

Peeters, A. and Backholer, K. (2015). Reducing socioeconomic inequalities in obesity: the role of population prevention. Lancet Diabetes and Endocrinology, 3(11), 838-40.

Peeters, A. (2018). Obesity and the future of food policies that promote healthy diets. Nature Reviews Endocrinology, 14, 430-7.

Peeters, A., et al. (2016). Beyond BMI: how to capture influences from body composition in health surveys. Current Nutrition Reports, 1-9.

Pickett, K.E., et al. (2005). Wider income gaps, wider waistbands? An ecological study of obesity and income inequality. Journal of Epidemiology and Community Health, 59(8), 670-4.

Popkin, B.M. (2014). Synthesis and implications: China's nutrition transition in the context of changes across other low-and middle-income countries. Obesity Review, 15 Suppl 1, 60-7.

Price Waterhouse Coopers (2015). Weighing the Costs of Obesity: A Case for Action. Sydney: PwC.

Price Waterhouse Coopers (2017). Weighing the Costs of Obesity in Malta. Qurmi: PwC.

Puhl, R.M. and Heuer, C A. (2010). Obesity stigma: important considerations for public health. American Journal of Public Health, 100(6), 1019-28.

Rodgers, A., et al. (2018). Prevalence trends tell us what did not precipitate the US obesity epidemic. Lancet Public Health, 3(4), e162-3.

Romaguera, D., et al. (2010). Mediterranean dietary patterns and prospective weight change in participants of the EPIC-PANACEA project. American Journal of Clinical Nutrition, 92(4), 912-21.

Rutter, H., et al. (2017). The need for a complex systems model of evidence for public health. The Lancet, 390(10112), 2602-4.

Sacks, G., Swinburn, B., and Lawrence, M. (2009). Obesity Policy Action framework and analysis grids for a comprehensive policy approach to reducing obesity. Obesity Review, 10(1), 76-86.

Scarborough, P., et al. (2011). The economic burden of ill health due to diet, physical inactivity, smoking, alcohol and obesity in the UK: an update to 2006-07 NHS costs. Journal of Public Health (Oxford), 33(4), 527-35.

Schulze, M.B., et al. (2018). Food based dietary patterns and chronic disease prevention. British Medical Journal, 361, k2396.

Singh, G.M., et al. (2015). Estimated global, regional, and national disease burdens related to sugar-sweetened beverage consumption in 2010. Circulation, 132(8), 639-66.

Stenholm, S., et al. (2008). Sarcopenic obesity: definition, cause and consequences. Current Opinion in Clinical Nutrition & Metabolic Care, 11(6), 693-700.

Sumithran, P. and Proietto, J. (2013). The defence of body weight: a physiological basis for weight regain after weight loss. Clinical Science (London), 124(4), 231-41.

Swinburn, B., Egger, G., and Raza, F. (1999). Dissecting obesogenic environments: the development and application of a framework for identifying and prioritizing environmental interventions for obesity. Preventive Medicine, 29(6 Pt 1), 563-70.

Swinburn, B., et al. (2013). INFORMAS (International Network for Food and Obesity/non-communicable diseases Research, Monitoring and Action Support): overview and key principles. Obesity Reviews, 14, 1-12.

Swinburn, B.A., et al. (2011). The global obesity pandemic: shaped by global drivers and local environments. The Lancet, 378 (9793), 804-14.

Tanamas, S.K., et al. (2016). Changing guards: time to move beyond body mass index for population monitoring of excess adiposity. QJM: An International Journal of Medicine, 109(7), 443-46.

Tremmel, M., et al. (2017). Economic burden of obesity: a systematic literature review. International Journal of Environmental Research and Public Health, 14(4), 435.

Turrell, G., et al. (2018). Do active modes of transport cause lower body mass index? Findings from the HABITAT longitudinal study. Journal of Epidemiology and Community Health, 72(4), 294-301.

van Dijk, S. J., et al. (2015). Recent developments on the role of epigenetics in obesity and metabolic disease. Clinical Epigenetics, 7, 66.

van Dijk, S. J., et al. (2014). Epigenetics and human obesity. International Journal of Obesity, 39, 85.

Vandenbroeck, I.P., Goossens, J., and Clemens, M. (2007). Foresight. Tackling obesities: future choices — obesity system atlas. In: Vandenbroeck, P., Goossens, J., and Clemens, M. (eds.), Tackling Obesities: Future Choices — Obesity System Atlas. London: Government Office for Science, UK Government's Foresight Programme.

Vos, T., et al. (2010). Assessing Cost-Effectiveness in Prevention (ACE-Prevention): Final Report. Melbourne: University of Queensland, Brisbane and Deakin University.

Wandell, P.E. (2013). Population groups in dietary transition. Food Nutrition Research, 57. Doi: 10.3402/fnr.v57i0.21668.

Waters, H. and DeVol, R. (2016). Weighing Down America: The Health and Economic Impact of Obesity. Santa Monica: Milken Institute.

WHO Expert Consultation (2004). Appropriate body-mass index for Asian populations and its implications for policy and intervention strategies. The Lancet, 363(9403), 157-63.

World Health Organization (WHO) (1995). Physical Status: The Use and Interpretation of Anthropometry. Report of a WHO Expert Committee. WHO Technical Report Series 854. Geneva: WHO.

World Health Organization (WHO) (2000). Obesity: Preventing and Managing the Global Epidemic. Report of a WHO Consultation. WHO technical report series: 894. Geneva: WHO.

World Health Organization (WHO) (2004). Global Strategy on Diet, Physical Activity and Health. Geneva: WHO.

World Health Organization (WHO) (2011). Obesity and Overweight. Fact Sheet No. 311. [Online] Available at: http://www.who.int/mediacentre/factsheets/fs311/en/.

World Health Organization (WHO) (2013). Global Action Plan for the Prevention and Control of NCDs 2013-2020. Geneva: WHO.

World Health Organization (WHO) (2017a). Safeguarding against possible conflicts of interest in nutrition programmes: approach for the prevention and management of conflicts of interest in the policy development and implementation of nutrition programmes at country level. [Online] Available at: http://www.who.int/nutrition/consultation-doi/comments/en/.

World Health Organization (WHO) (2017b). 'Best Buys' and Other Recommended Interventions for the Prevention and Control of Noncommunicable Diseases: Updated (2017) Appendix 3 of the Global Action Plan for the Prevention and Control of Noncommunicable Diseases 2013-2020. Geneva: World Health Organization.

World Health Organization (WHO) (2018a). Global database on the Implementation of Nutrition Action (GINA). [Online] Available at: https://extranet.who.int/nutrition/gina/en.

World Health Organization (WHO) (2018b). Global Action Plan on Physical Activity 2018-2030: More Active People for a Healthier World. Geneva: World Health Organization.

World Health Organization (WHO) (2018c). Growth Reference 5-19 Years. [Online] Available at: http://www.who.int/growthref/en/.

World Health Organization (WHO) (2018d). Child Growth Standards. [Online] Available at: http://www.who.int/childgrowth/en/.

World Obesity Federation (2017). Global data on costs and consequences. [Online] Available at: https://www.obesityday.worldobesity.org/ourdata2017.

8.5 身体活动与公共卫生

8.5.1 引言

身体活动有确切的健康益处。然而，在发达国家和快速城市化的发展中国家，大多数成年人没有进行足够的身体活动以获得健康益处。此外，许多人的日常生活以长时间久坐为特征。这已构成一系列严峻的公共卫生挑战。

尽管运动和身体活动与健康的关系自古以来就备受关注(Tipton，2014；Myers et al.，2015)，但现代身体活动和公共卫生的时代可以追溯到20世纪50年代初，当时莫里斯及其同事进行了开创性的流行病学研究。该研究以伦敦交通管理局的雇员(公交车司机与售票员相比)和邮局的雇员(文职人员与邮政工人相比)为研究对象，结果发现，与大部分工作时间都在爬楼梯、走路或者站立的售票员相比，久坐不动的公交车司机的致死性冠心病年龄调整发病率几乎翻了一倍。同样，与久坐不动的文职人员和行政人员相比，积极进行身体活动的邮政工人的冠心病发病率更低(Morris et al.，1966，1953)。从更广泛的公共卫生角度来看，莫里斯和同事们最初考虑的假设之一是压力对公交车司机的心血管健康有潜在影响，他们认为公交车司机在工作中比售票员更容易发生社会孤立。

自莫里斯研究之后的70年以来，发达国家和发展中国家的居民经历了广泛的人口统计学、流行病学、经济、社会和技术变迁。随着城市化进程的加速，大量农村人口进入城市，这种现象在中低收入国家尤为突出。许多以前需要人工完成的工作或者家务已经实现了自动化，人们在工作或者生活的许多方面变得更轻松安全。但这些变化的一个普遍后果是，全球许多人的生活环境变得不太支持有计划的或即时性的身体活动，而更方便长时间坐着。正因如此，身体活动不足被称为“全球大流行病”(Kohl et al.，2012)，这需要多学科和多部门联合应对(Reis et al.，2016)。

在本章中，我们重点关注在当代公共卫生背景下的身体活动和久坐行为(简单地说，就是运动太少、坐得太多)，本章要点：

◇ 身体活动、运动和久坐行为的定义和区别。

◇ 目前有关身体活动与健康结局关系的证据以及目前的身体活动建议。

◇ 关于身体活动和久坐行为的现状和趋势的现有证据，以及监测和测量身体活动和久坐行为的一些关键问题。

◇ 如何理解身体活动和久坐行为，从而为公共卫生方法实践提供信息。

我们强调跨学科和跨部门合作的策略的重要性，即与公共卫生领域以外的利益相关者(如城市规划师、建筑师和决策者)合作，以便创造有利于身体活动的建成环境，为身体活动成为日常生活的一部分提供社会公平的机会。

8.5.2 身体活动和久坐行为:定义、健康影响和指导原则

8.5.2.1 定义

当思考什么是身体活动以及在何处进行身体活动时,人们脑海中可能浮现的是在健身房锻炼或参加体育运动的画面。然而,身体活动的范畴远不止结构化的运动。虽然“身体活动”“锻炼”“体质”和“久坐行为”这几个词语经常互换使用,但这些术语概念描述截然不同,明确其定义和区别对于该领域的研究和实践非常重要(Caspersen et al.,1985;Pate et al.,2008;Brown et al.,2012;Tremblay et al.,2017)(表8.5.1)。

表8.5.1 关键术语和定义:身体活动和久坐行为

身体活动	由骨骼肌肉产生的需要消耗能量的任何身体动作,“身体活动”通常是指促进健康的所有运动——例如,一次至少持续10分钟的中等强度至高强度的活动,可以是闲暇时间的活动、在不同地点之间往返交通(如步行或骑行)、职业或家务劳动、玩耍、游戏、运动或有计划的锻炼等
锻炼	有目的、有计划和结构化的身体活动的子集——目标更倾向于改善身体素质的各个方面(见下文);“锻炼”一词有时与“身体活动”同义
体质	人们拥有或达到的与健康或技能相关的一组属性,如心肺耐力、肌肉力量和耐力、柔韧性、平衡力、身体组成等,人们拥有这些属性的程度可以通过特定的测试来衡量
基础活动	日常生活中所有低强度的活动,如站立、慢走和举起较轻的物体,还包括短暂的中度或剧烈活动,比如爬几段楼梯
久坐行为	在清醒状态下任何以能量消耗≤1.5 METs(代谢当量)为特征的行为,无论是坐着、斜躺或者平躺,需要注意的是这不同于“身体不活跃”

如前所述,现在人们日益关注久坐行为的独特健康效应和决定因素。虽然“久坐”在历史上经常被用来描述没有进行足够身体活动的人(即身体不活跃),但近年来它被明确定义为人在清醒状态下并且处于坐姿或斜躺姿势时以能量消耗≤1.5 METs(代谢当量)为特征的任何行为(久坐行为研究网络,2012;Tremblay et al.,2017)。

身体活动和运动可以通过强度(多高)、持续时间(多长)、频率(多频繁)、方式(什么类型)等要素进行量化,如步行、跑步、游泳、骑自行车等(Powell et al.,2004)。这些要素被用于判断某人是否符合身体活动指南(文本框8.5.1)。

文本框8.5.1 身体活动和久坐行为的建议指南

◇ 成年人每周应累计进行至少150分钟的中等强度身体活动,或至少75分钟的高强度身体活动,或中等强度和高强度活动的等效组合(如跑步、快走、骑自行车、打网球、跳舞和游泳)。

◇ 为了获得额外的健康益处,成年人应将中等强度的身体活动增加到每周300分钟或等价活动量。

◇ 应每周至少2天进行涉及主要肌肉群的肌肉强化活动,例如举重、健美操(如半深蹲、俯卧撑、引体向上、仰卧起坐等体重阻力训练)、搬运重物、繁重的园艺活动(如举重物、挖土或铲土)。

◇ 避免久坐不动,尽量减少坐着的总时间,尤其是长时间坐着,例如,将长时间(约30~60分钟)的坐立(如工作、看电视)改为多站立和多活动。

8.5.2.2 健康影响:为什么身体活动不足和久坐行为是重要的公共卫生问题

强有力的证据表明,缺乏身体活动是一种可改变的危险因素,会导致非传染性疾病等一系列健康问题,

这些疾病在发达国家和发展中国家都是日益严峻的公共卫生问题。据估计,全球范围内有6%~10%的非传染性疾病死亡(包括2型糖尿病相关死亡的7%,冠心病死亡的6%,乳腺癌/结肠癌死亡的10%)可以归因于身体活动不足,居全球死因第四位(Lee et al.,2012)。

身体活动不足不仅与疾病风险增加和过早死亡有关,还造成了全球范围内的巨大经济负担。基于142个国家的数据(占全球93.2%的人口)的首次全球估算,保守估计2013年身体活动不足导致的全球经济损失超过675亿美元,主要表现在医疗保健支出和生产力损失,中低收入国家因身体活动不足造成的疾病负担最大(Ding et al.,2016)。

身体活动对健康有诸多益处,包括控制体重增加,并降低2型糖尿病、意外跌倒、抑郁症和认知功能丧失的风险(Warburton et al.,2010;WHO,2010;Warburton,Bredin,2016;体能活动指导咨询委员会,2018)(文本框8.5.2)。

文本框8.5.2　身体活动对健康效益的证据强度

强有力证据表明身体活动可以降低以下健康结局的发生率:

◇ 全因死亡

•冠心病　•高血压　•脑卒中　•代谢综合征　•2型糖尿病　•乳腺癌　•结肠癌　•抑郁症　•跌倒

有力证据表明身体活动可以:

◇ 增加心肺功能和肌肉适能

•促成更健康的体重和体成分　•改善骨骼健康　•增加功能健康　•改善认知功能

中等强度证据表明身体活动:

◇ 有助于维持老年人的身体机能,有助于减轻体重,改善睡眠,并降低髋部骨折和骨质疏松症的风险

此外,有中等强度的证据表明,身体活动可以维持老年人的身体机能,有助于减轻体重,改善睡眠,降低髋部骨折和骨质疏松症的风险。不同类型的身体活动通过多种生理途径影响广泛的健康结局,导致不健康的急性和慢性生理适应在很大程度上取决于所进行的活动类型。例如,有氧运动往往会引起心脏和血管系统的许多变化(如增加心输出量、增加毛细血管密度和降低外周阻力);抗阻活动(如举重或对抗体重的活动)对心血管系统的影响不大,但确实可以提高肌肉力量和耐力(Powell et al.,2004;Garber et al.,2011)。这些说明任何单一的活动类型都不是全面健康效益的最佳选择,而取决于所关注的群体更感兴趣的健康效应。

越来越多的研究也表明,采用低强度、低频次的活动来减少和替代久坐行为,对不同群体的代谢和心血管健康是有益的,尽管获益幅度较小(Dempsey et al.,2016;Chastin et al.,2017;Chastin et al.,2018)。目前许多国家开展的前瞻性观察性研究也一致表明,过多的久坐行为与全因死亡率、心脏病、糖尿病和某些癌症的风险增加有关(Wilmot et al.,2012;Biswas et al.,2015),在活动量不足或身体不适人群中会进一步加剧(Biswas et al.,2015;Bouchard et al.,2015;Ekelund et al.,2016)。最近的一项荟萃分析估计,约6%的死亡可归因于每日自我报告的久坐行为。

由于全球大部分人都身体活动不足(Hallal et al.,2012),且成年人醒着的时间大部分都在久坐(Matthews et al.,2008;Healy et al.,2015),因此上述许多数据可能低估了缺乏身体活动和久坐行为带来的全球经济和疾病负担。从公共卫生的角度来看,是否存在一个最低的身体活动量可以减少久坐带来的一些健康风险,或者是否存在一个阈值,超过它身体活动的益处就会减弱,这是当下需要研究的问题(Powell et al.,2004)。

8.5.2.3 身体活动和久坐行为的指南

在一些具有里程碑意义的文件中可以找到佐证身体活动对人群健康很重要的证据,包括:

◇ 1996年美国卫生与公众服务部《美国卫生总监关于身体活动与健康的报告》。

◇ 2008年美国卫生与公众服务部《美国居民身体活动指南》。

◇ 2010年世界卫生组织《关于身体活动有益健康的全球建议》。

◇ 2010年，第三届国际身体活动与健康大会通过了《多伦多身体活动宪章》(Bull et al.，2010)，呼吁采取全球行动，优先考虑全民身体活动。

根据国内和国际机构文件汇编的广泛证据综合汇总，针对成年人的身体活动，已经形成了普遍一致的建议。世界卫生组织针对18～64岁成年人的建议是每周至少进行150分钟中等强度的有氧运动(如快走、慢速骑行)，或每周至少进行75分钟高强度的有氧运动(如慢跑、跑步、快速骑行)，或中等强度和高强度的一个等效组合。此外，建议个人每周至少进行2天的肌肉强化活动(文本框8.5.1)。每周进行超过建议的最低总活动量150分钟(建议每周最多300分钟)可能会有额外的健康益处。世界卫生组织的建议旨在对非传染性疾病进行一级预防(Vuori，2018)。

对于那些不爱运动或久坐不动的人来说，任何形式的身体活动都是有益的，即使身体活动量少于建议量的一半，也对健康有益(Powell et al.，2004；WHO，2010)。事实上，随着活动量的增加，各种疾病和病症的发生风险都会呈曲线下降。当那些非常不活跃或久坐不动的人开始增加身体活动时，健康收益和死亡风险降低往往最为显著(Powell et al.，2004；Haskell et al.，2007；Garber et al.，2011)。

对于65岁或以上的老年人，只要体力允许，推荐的指导原则与成年人大致相同，应特别强调避免过度的不活动和久坐不动。对于儿童或青少年，建议每天至少进行60分钟的中高强度的身体活动，每周至少进行3次肌肉或骨骼的强化锻炼。

近年来，有关久坐行为的建议被纳入一些特定国家的指南中，但这些建议的具体性不如身体活动指南。例如，澳大利亚的《身体活动和久坐行为指南》建议成年人"尽量减少久坐时间"，并"尽可能多地打破长时间坐着的习惯"(DoH，2017)。世界卫生组织在过去几十年中在呼吁成员国对身体活动不足采取行动方面发挥了领导作用(Vuori，2018)。2013年，世界卫生大会批准的《世界卫生组织2013—2020年预防和控制非传染性疾病全球行动计划》将身体活动不足确定为非传染性疾病四大危险因素之一，与吸烟、饮酒和不健康饮食并列。2018年，世界卫生组织发布了《2018—2030年促进身体活动全球行动计划：加强身体活动，造就健康世界》，旨在为各国提供最新的身体活动指导和政策应对框架。该计划提出了一个目标，即到2030年，将成年人和青少年缺乏身体活动的情况减少15%。

8.5.3　身体活动和久坐行为：流行现状和趋势

8.5.3.1　身体活动

通过比较不同国家，我们可以深入了解世界各地身体活动和久坐行为的差异。根据先前概述的指南评估自我报告的身体活动情况，全球未达到指南要求的成年人比例估计有31.1%。然而，不同国家和区域的平均值差别很大。例如，在孟加拉国，只有4.7%的人口被认为身体活动不足，而在马耳他，这一比例高达71.9%(Hallal et al.，2012)。地中海东部地区(43.2%)和美洲(43.3%)身体活动不足的比例较高，相比之下，东南亚(17.0%)和非洲(27.5%)身体活动不足的比例较低。总体而言，与低收入国家相比，高收入国家身体活动不足的比例更高(Dumith et al.，2011)。有人认为，这可能是因为在高收入国家，人们在工作场所中身体活动的贡献往往较低(Hallal et al.，2012)。

在各个国家内部，不同人群的平均身体活动水平也各不相同，这种差异对了解健康不平等和恰当地制定有针对性的健康促进方案具有重要意义。一些特殊人群，包括社会经济地位较低的人群、残疾人、女孩、妇女和老年人，他们难以获得进行安全和负担得起的身体活动的空间，这可能是身体活动不足的一个促成因素。

大多数国家研究表明，身体活动水平存在性别差异，女性比男性更有可能缺乏身体活动(Hallal et al.，2012；Bauman et al.，2009，2012)。这些差异可归因于一系列经济、社会和文化因素。女性通常花更多的时间在家务活动上,而这并不总是在身体活动调查问卷中体现出来(Hallal et al.,2003)。然而,世界各地的女性在闲暇时间的身体活动水平也往往低于男性(Brown et al.,2016),这可能是由于社会和文化因素造成的,例如,在那些女性参与身体活动可能受到限制的国家(如海湾合作委员会成员国)(Mabry et al.,2010)。在高收入国家,尽管文化障碍对参与身体活动的限制不那么明显,身体活动水平也存在性别差异,这表明社会规范可能也起着一定作用。因此,可能需要采取针对性别的策略来解决身体活动问题(Brown et al.,2016)。

研究表明,身体活动水平也因社会经济地位而异。在社会经济地位较高的人群中,休闲相关的身体活动水平往往更高,而在社会经济地位较低的人群中,职业相关的身体活动水平更高(Gidlow et al.,2006;Beenackers et al.,2012)。有证据表明,职业身体活动(通常涉及举重物及保持长时间的静态姿势)可能不如休闲期间进行的自愿身体活动对改善健康有益(Holtermann et al.,2012;Coenen et al.,2018),这被认为是健康不平等的表现(Coenen et al.,2018)。这强调了在评估人群身体活动水平和设计干预措施时,需要考虑身体活动的方式和环境。

8.5.3.2 久坐行为

近期研究结果强调了世界各地成年人的久坐程度,然而,相比于对身体活动的了解,我们对久坐行为的全球流行程度知之甚少。跨国研究发现,自我报告的每日久坐时间在不同国家间有显著差异。在葡萄牙、巴西和哥伦比亚等国家,自我报告的每日久坐时间从2.5小时到3小时不等,在丹麦和荷兰为6小时/天,在日本和沙特阿拉伯为7小时/天(Bauman et al.,2011;Loyen et al.,2016)。然而,从使用加速度计(一种活动监测器)的研究中获得的数据表明,这些自我报告的数字可能低估了实际的久坐时间。一些报告称,成年人醒着的时间中有55%~70%在久坐(Matthews et al.,2008;Hagstromer et al.,2010),或每天久坐时间超过8小时(Bauman et al.,2018)。

8.5.3.3 身体活动和久坐行为趋势

来自高收入国家的研究表明,随着时间的推移,身体活动趋势的方向会根据评估活动的环境而变化。近几十年来,虽然休闲相关身体活动水平趋于稳定或略有增加,但是,工作、家庭环境和交通中的身体活动有所减少(Hallal et al.,2012;Ng,Popkin,2012)。在全球范围内,现在从事需要身体活动的职业的人越来越少。在美国,过去50年来从事制造业工作的工人比例急剧下降,而服务相关的工作却变得更加普遍。2008年,只有20%的职业需要至少中等强度的身体活动,而1960年时这一比例为48%(Church et al.,2011)。目前许多成年人都在办公桌前工作,超过三分之二的工作时间都是坐着的(Clemes et al.,2014;van Dommelen et al.,2016)。图8.5.1(改编自Ng和Popkin)提供了过去、近期和预测的身体活动和久坐行为趋势的估计。

虽然关于身体活动趋势的大部分证据来自高收入国家,但来自中国和巴西的证据表明(Ng,Popkin,2012;Ng et al.,2014),近几十年来,这些国家的职业和家庭身体活动也有所减少。例如,中国的全国性调查显示,从1991年到2006年(Ng et al.,2009),身体活动水平下降了32%,其中大部分下降是由于职业和家庭身体活动水平的下降。与此同时,大多数人休闲时间的身体活动水平总体上保持稳定(Ng et al.,2014)。

新技术正在转变和完善我们对身体活动和久坐行为的看法,并开辟新的研究领域。可穿戴技术和智能手机/手表(内置加速度计)的使用迅速增长,也为监测和潜在干预身体活动和久坐行为提供了独特的机会(Althoff et al.,2017;Phillips et al.,2018)。直到最近,身体活动和久坐时间(如上文所述)的人群患病率监测通常依赖于调查人们对闲暇时间的利用和自我报告的中等强度身体活动的时间占比,或人们对每天总静坐时间或观看电视/屏幕时间的估计。然而,使用加速度传感器(可以记录动作的时间、持续时间、频率和强度)和倾角-加速度传感器(可以提供关于坐着、站立和行走更准确的数据)的活动监测方法可以对全天活动水平进行更精确的测量。值得注意的是,自我报告和传感器评估方法都有其优势和局限性。自我报告容易受到回忆偏倚和应答偏倚、社会期望或低估或高估的影响,而传感器评估测量法在大范围人群研究中可能成本较高,并且常常无法区分身体活动和久坐行为的不同情景(Sallis,Saelens,2000;Prince et al.,2008;Healy et al.,2011)。

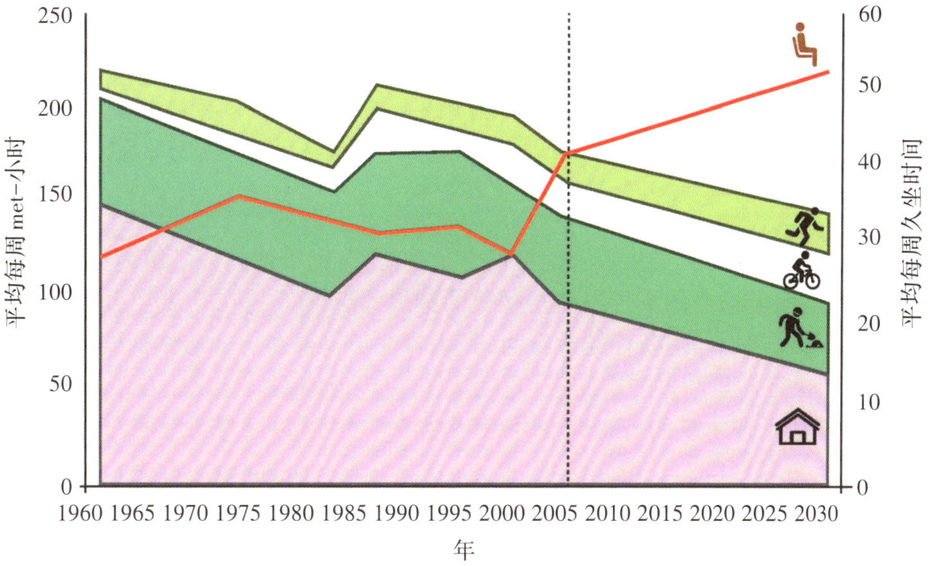

图 8.5.1 英国成年人的代谢当量(metabolic equivalents of task, MET)——每周久坐行为的时间，以及每周在不同领域的各种身体活动的时间(休闲、旅游活动、职业和家务身体活动)：基于 1961—2005 年测量和 2006—2030 年预测的时间利用调查

资料来源：Ng SW, Popkin BM. Time use and physical activity: a shift away from movement across the globe. Obes Rev. 2012;13(8):659-80, with permission from John Wiley and Sons.

全球身体活动水平监测的一个挑战是各国当前代表性数据可用性之间存在差异。不同国家获取身体活动的方法不同，这也给国家之间的比较带来了挑战(Varela et al., 2017)。定期的、全国性的身体活动水平监测一般集中在高度发达的国家，而在非洲、拉丁美洲部分地区和中亚的一些中低收入国家，他们的居民身体活动水平的数据有限或缺失(Hallal et al., 2012)。全球身体活动观察站(GoPA!)最近开发了一系列国家卡片，以整合关于身体活动监测、政策和研究数据的国家特异性指标(Varela et al., 2017)。这些卡片将被用作宣传工具，以促进对与身体活动有关的公共卫生政策、研究和计划的更多认识和投资，这对于中低收入国家而言尤其有价值(Ramirez Varela et al., 2018)。

8.5.4 从生态学角度了解并影响身体活动和久坐行为

身体活动的范畴比结构化的锻炼或体育运动之类的活动更广泛。在各种不同的环境中都可以进行身体活动，如在休闲、交通和工作场所或学校环境中。同样，当我们提到久坐行为时，会想到在办公室的工作、在家看电视或者开车出行等场景。了解身体活动和久坐行为发生的环境以及影响这些行为的因素，对制定公共卫生干预措施尤为重要。在文本框 8.5.3 中概述了身体活动和久坐行为通常发生的三种主要场景。

文本框 8.5.3 身体活动和静坐少动行为场景

◇ **休闲时间**：与工作场所或学校等其他环境相比，休闲时进行的身体活动和久坐行为在一定程度上受意志控制。对于许多成年人来说，身体活动即使有，也只占他们全部休闲时间的一小部分。相反，大部分的休闲时间都花在久坐不动的活动上，比如看电视、玩电脑或与朋友社交。

◇ **工作**：在工作中进行的身体活动通常被称为"职业性身体活动"。需要搬运重物和其他体力劳动的工作通常需要较高水平的身体活动。近几十年来，随着许多行业的自动化程度不断提高，大量劳动力"坐在了办公桌前"，导致职业身体活动不断减少。许多工作者(如从事办公室工作、部分制造业和运输业的员工)每天大部分时间都是坐着的。因此，工作场所已成为减少久坐行为的关键目标场所。

◇ **交通**：在交通过程中进行的身体活动通常被称为“主动交通”，包括步行或骑行往返目的地及公共交通站点。世界各地的主动交通比例差异很大。例如，在中国和荷兰，超过三分之一的人口步行或骑车上班，而在澳大利亚或美国，这个比例不到5%，特别是骑自行车，在中国、荷兰和丹麦非常普遍，而在澳大利亚和美国，绝大多数人开车上下班。除了花在身体活动上的时间更少之外，对汽车的高度依赖意味着更长时间的坐立。

概念模型和理论对于公共卫生实践者来说是很有帮助的，有助于他们去了解为什么一种行为会发生或者不会发生，以及如何采取最适当的干预以获得积极的健康效应（Owen et al.，2011）。生态学模型是一个很有用的框架，已被用来帮助我们理解各种健康行为，其优势在于可以在一个总体框架内整合多种理论，为理解主要健康风险的潜在决定因素和多层次的干预方法提供更广泛的途径（Sallis，Owen，2015）。

生态学方法除了专注个体水平的行为改变外，还考虑外在因素对行为的影响（图8.5.2），其最终目标是创造安全、方便、有吸引力和经济的环境和政策，使人们能够做出促进健康的行为，并激励和教育人们接受这些健康的观点。

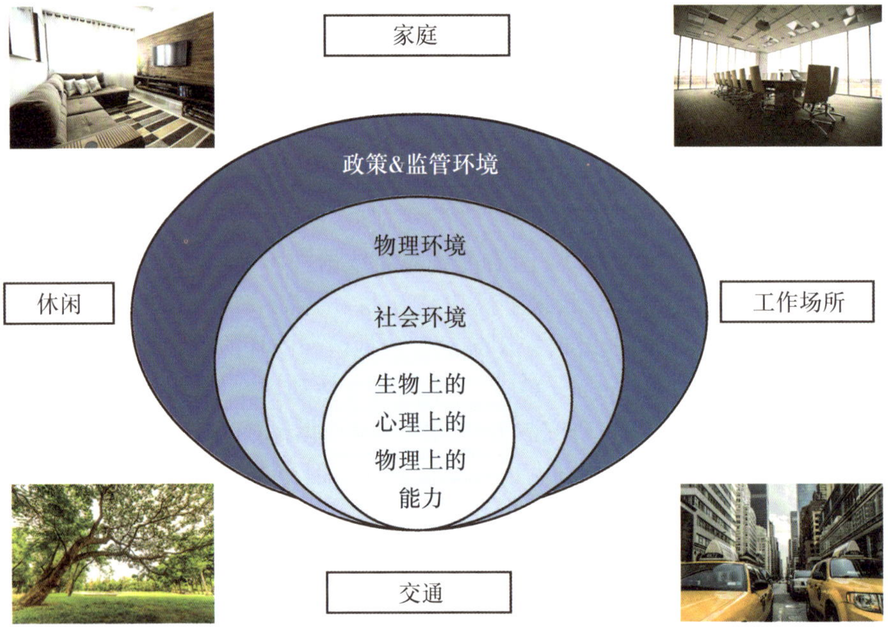

图8.5.2　身体活动和久坐行为的生态学模型概要

资料来源：Owen N et al（2011）.‘Adults’ Sedentary Behavior Determinants and Interventions’Am.J. Preventive Medicine 41（2）：189-96，with permission from Elsevier.

生态学模型需要遵循以下五个关键原则，这些原则直接影响身体活动和久坐行为的途径（Sallis，Owen，2015）：

◇ 对健康行为的影响是多层次的。

◇ 环境场所是健康行为的重要决定因素。

◇ 对行为的影响存在不同层面上的交互作用。

◇ 生态学模型应该具有行为特异性。

◇ 多层次的干预是最有效改变行为的方法。

对于身体活动和久坐行为而言，影响这些行为的因素是复杂和多方面的，包括个体因素（例如兴趣爱好、能力或动机等）、社会因素（例如社会支持程度、社会规范）、环境因素（例如是否有相应的活动设备或舒适的活动环境）和政策因素（例如工作场所提供的相关主动交通政策）（Owen et al.，2011）。这些影响因素被认为在不同层面上相互作用，那么只关注某一层面（如个体、行为因素等）的干预或策略可能会对行为的干预效果有限（Hadgraft et al.，2018）。

针对身体活动不足和久坐行为过多的公共卫生措施，基于考虑“个人选择”的策略不会取得好的效果，重要的是要认识和解决群体中大多数人进行身体活动时面临的更广泛的结构性障碍，包括生活和工作中的广泛的社会和环境因素(Owen et al.,2014)。世界卫生组织强调，解决身体活动不足问题需要采取基于系统的方法，既关注上游政策，也关注下游以个人为焦点的策略方法。

8.5.5　制定增加身体活动和减少久坐时间的公共卫生策略

在《多伦多身体活动宪章》发布后，一项证据综述明确了7项被认为适用于所有人群的身体活动的“最佳投资”(文本框8.5.4)。值得注意的是，这些方法针对身体活动多个层面的影响，包括上游的社会和环境因素，以及下游的个体层面。

文本框8.5.4　促进身体活动的7个最佳投资

1. 支持性的学校环境：在所有学校实施学生在校期间优先安排身体活动的措施，并为其提供活动设施及资源。
2. 交通政策和机制：通过优先步行、骑自行车和乘坐公共交通的方式促进主动交通。
3. 支持身体活动的城市基础设施设计和规范：城市建成环境应支持不同年龄人群的交通方式，如散步、骑自行车和休闲活动。
4. 将身体活动纳入初级卫生保健系统：应将身体活动作为非传染性疾病的重要干预危险因素纳入初级卫生保健措施中。
5. 提高教育和认识：应利用传统媒体、社交媒体和公众教育等多种方法，促进人们对身体活动的认识和了解，并转变社会观念。
6. 全社区参与身体活动：应在整个生命历程中推广身体活动，并且应将这些活动的项目融入人们所处的多种环境中(如工作场所、学校、社区环境)。
7. 使所有人都能参与体育活动：通过体育活动促进身体活动，确保不同年龄、性别、能力和社会各经济阶层的人都能享受体育活动并能够参与体育活动。

根据生态学模型的一项关键原则，增加身体活动和减少久坐行为的公共卫生策略必须针对这些行为发生的环境而制定。如前所述，身体活动和久坐行为可能在多种环境中发生。许多对身体活动的最佳投资也可能对减少久坐行为产生积极影响；例如，大规模媒体宣传、推广步行和骑自行车而不是使用汽车的基础设施和政策(Scheepers et al.,2014)。虽然相对于身体活动而言，关于减少久坐行为的有效措施的知识较少，但有证据表明，工作场所环境的改变，如采用坐立两用的工作站，可以显著减少久坐时间(Neuhaus et al.,2014; Chu et al.,2016)。与健康行为生态学模型一致，这些类型的干预措施在作为针对多个影响层面的多组分方法的一部分时，似乎更有效(Chu et al.,2016)。

这些环境中，影响身体活动和久坐时间的主要因素并不一定相同，了解这些差异对于制定干预措施非常重要(Owen et al.,2011)。要想设计出有效的干预措施，需要确定在特定环境下这些行为的决定因素或影响因素，这样才能制定出合适的针对性策略。重要的是，还应考虑到身体活动倡议的公平性，包括尽可能提供零成本或低成本的策略(文本框8.5.4和文本框8.5.5)。

文本框8.5.5　基于不同场景的增加身体活动和/或减少久坐行为的方法示例

工作场所

◇ 引入坐立两用式工作台，解决桌面工作造成的久坐影响

◇ 改变室内物理环境以促进楼梯使用(例如吸引人走楼梯的设计、促使人做出走楼梯决策的提示)并提供抵达终点的结束提示，以促使人们主动地上楼梯

学校
- ◇ 实施步行上学方案，鼓励儿童步行上学，而不是坐车上学
- ◇ 将身体活动纳入教学课堂，并促进课间活动

交通
- ◇ 设立安全且隔开的自行车道，鼓励骑自行车的出行方式
- ◇ 减少免费停车场的供应，以提倡运动出行方式和公共交通的使用

社区
- ◇ 在公共场所组织活动（例如太极拳、舞蹈课、瑜伽）
- ◇ 成立社区步行团

值得注意的是，关于增加身体活动和减少久坐行为的"有效策略"的证据大多来自高收入国家的研究，这些研究的随访时间相对较短（Foster et al., 2005）。关于社区范围内的干预措施的有效性证据有些不一致，这可能是研究方法的问题以及群体水平研究固有的问题（Baker et al., 2015）。为了进一步增强我们对某些类型的群体水平干预措施既有效又具有成本效益的了解，应当优先考虑向这些类型方法的长期和严格评估研究提供资金和资源支持（Laine et al., 2014; Reis et al., 2016）。尤其重要的是，要了解到各种研究方法在不同人群中的有效性，包括低收入和中等收入国家人群、贫困、残疾还有来自不同文化和语言背景的人群。

8.5.5.1 城市和交通系统、身体活动和久坐时间

发展中国家的快速城市化给全球公共卫生带来了一系列重大挑战和潜在机遇。随着越来越多的人口从农村迁移到城市生活，公众健康确实有许多获益，例如人们获得更好的医疗服务和卫生设施，极大降低了感染性疾病发病率（Leon, 2008）。然而，这些益处被糖尿病和心血管疾病等非传染性疾病的增加所抵消（Yusuf et al., 2001），这些非传染性疾病的增加是由于营养不良、身体活动不足和久坐时间过长等危险因素所导致的（Popkin, 2004）。

传统的城市交通设计考虑的是如何为汽车提供更安全的道路，但现在人们越来越关注城市交通的"可步行性"，以及建成环境如何能促进或限制身体活动（Giles-Corti et al., 2016）。一项大型国际研究表明，特殊的城市设计会显著影响人们日常身体活动时间。街道贯通性高、密度大（以促进城市间融合发展和公共交通）以及当地目的地的可用性与更多的步行交通相关（Giles-Corti et al., 2016）。在有配套设施的地区，例如有独立的自行车道和自行车停车场，骑自行车也更加普遍（Pucher, Buehler, 2008; Hallal et al., 2012）。步行和骑自行车的优势在于价格低廉，甚至是免费的，这意味着大部分人（即那些身体条件允许步行或骑自行车的人）都可以广泛使用，这使得步行尤其成为一种随着人们年龄的增长既可行又容易接受的身体活动方式。

增加主动交通出行次数并减少使用汽车时间，除了可以影响身体活动水平外，还对公众健康产生广泛益处，例如，开车时间和许多慢性病危险因素有关，包括腰围、BMI、空腹血糖和心血管代谢风险评分（Sugiyama et al., 2016）。减少汽车尾气排放也将对环境和健康产生更广泛益处（Woodcock et al., 2009）。

8.5.5.2 国际身体活动和环境网络

2004年国际身体活动和环境网络（International Physical Activity and the Environment Network, IPEN）项目成立，旨在解决此前倡导的环境和政策议程中的关键内容。IPEN作为一个由12个国家（澳大利亚、比利时、巴西、哥伦比亚、捷克共和国、丹麦、中国、墨西哥、新西兰、西班牙、英国和美国）组成的国际团队，通过开展研究以确定与身体活动和久坐行为相关的邻里环境因素。

一些对公共卫生有重要影响的研究成果陆续报道。IPEN项目通过使用加速传感器测量身体活动，进而研究各国的身体活动水平差异以及参与者对其居住区附近建成环境和自然环境的看法差异，并利用地理信

息系统数据库提供了环境因素的客观指标(不同国家特定指标示例见图8.5.3)。

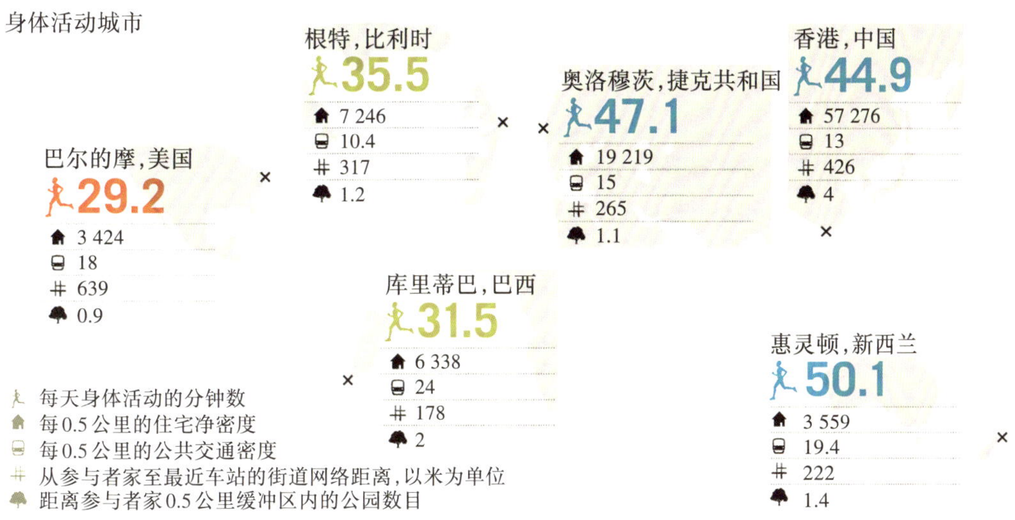

图8.5.3 来自IPEN项目的具体国家活动水平和相关环境属性的示例

资料来源:J.F.Sallis et al. The Lancet 387,2207-2217(2016).

在确定居住区附近环境属性与身体活动和健康的关系时,使用"可步行性"的概念(一个综合指标,包括净居住密度、交叉路口密度、土地利用混合度和净零售面积比),可以提供非常丰富的信息。

通过IPEN项目的推进,已经出现了一些关于建成环境在促进或阻碍身体活动方面所发挥作用的有趣发现。基于来自10个国家14个城市的数据,有几个社区环境属性与加速传感器评估的中度至剧烈的身体活动有一致的相关性,其中包括:

◇ 居住密度。
◇ 公共交通站点数量。
◇ 十字路口数量。
◇ 步行可及的公园数量。

这种关系是呈线性相关的,例如,居住密度越高,身体活动也相应越多。居住在最适合活动社区的人比居住在最不适合活动社区的人每周多做68~89分钟的身体活动(Sallis et al.,2016)。

IPEN项目研究结果在所调查的城市存在较好的一致性,这为先前关于改变政策的呼吁提供了有力证据支持。政府应当调整城市规划,促进公共交通、公园和娱乐设施的发展,进而增加居民身体活动。"身体活动友好型"邻里特征与身体活动呈线性关系,这表明城市建成环境的每一次改善都有助于增加身体活动,而且无论居民一开始时的身体活动水平是低还是高,这种改善都会增加其身体活动时间。不过,这些发现是来自一些发达国家,日本的研究中也发现了类似的结果(Liao et al.,2016),而在低收入和中等收入国家这些环境属性是否同样重要,仍有待确定。

在城市中创建促进而非阻碍身体活动的环境,需要城市规划人员、工程师和各级政府的政策制定者以及公共卫生从业人员的共同参与。各利益相关部门间建立信任并达成一致意见,对于有效地跨部门行动以创建健康城市至关重要(Barr et al.,2008)。

8.5.6 结论

尽管几十年来,针对身体活动不足的干预一直是公共卫生优先事项,但在提高人群身体活动水平方面的进展仍然有限(Heath et al.,2012)。与许多公共卫生挑战一样,了解如何解决日益增长的城市化、汽车依赖问题,以及在家庭、工作场所中频繁使用屏幕而导致的人群身体活动水平低等问题,相当棘手。

致力于创造健康且适合身体活动环境的公共卫生举措,例如制定有针对性的城镇规划和改善城市建成环境,为促进健康提供了极大的可能性。这些方法不仅通过促进身体活动产生积极影响,也会通过改善空气污染、噪声、压力和获得优质食物的机会受限等其他不利因素带来益处(Giles-Corti et al.,2016)。

身体活动不足和久坐行为过多的原因是多方面的,需要根据不同的环境和人群采取不同的方法。要想实现大规模的变化,需要采用跨部门和系统化的方法来开发干预措施和政策,还需要结合广泛的专业知识并且认识到传统非健康领域对健康危险行为和健康结局的影响。

(翻译:杨海燕)

参考文献

Althoff, T., Sosič, R., Hicks, J.L., King, A.C., Delp, S.L., and Leskovec, J. (2017). Large-scale physical activity data reveal worldwide activity inequality. Nature, 547(7663), 336-9.

Baker, P.R., Francis, D.P., Soares, J., Weightman, A.L., and Foster, C. (2015). Community wide interventions for increasing physical activity. Cochrane Database of Systemic Reviews, 1, CD008366.

Barr, V., Pedersen, S., Pennock, M., and Rootman, I. (2008). Health Equity Through Intersectoral Action: An Analysis of 18 Country Case Studies. Ontario: Public Health Agency of Canada and WHO.

Bauman, A., et al. (2011). The descriptive epidemiology of sitting. A 20-country comparison using the International Physical Activity Questionnaire (IPAQ). American Journal of Preventive Medicine, 41(2), 228-35.

Bauman, A., et al. (2009). The International Prevalence Study on Physical Activity: results from 20 countries. International Journal of Behavioral Nutrition and Physical Activity, 6, 21.

Bauman, A.E., Petersen, C.B., Blond, K., Rangul, V., and Hardy, L.L. (2018). The descriptive epidemiology of sedentary behaviour. In: Sedentary Behaviour Epidemiology. Cham: Springer, pp. 73-106.

Bauman, A.E., Reis, R.S., Sallis, J.F., Wells, J.C., Loos, R.J.F., and Martin, B.W. (2012). Correlates of physical activity: why are some people physically active and others not? The Lancet, 380(9838), 258-71.

Beenackers, M.A., et al. (2012). Socioeconomic inequalities in occupational, leisure-time, and transport related physical activity among European adults: a systematic review. International Journal of Behavioral Nutrition and Physical Activity, 9(1), 116.

Biswas, A., et al. (2015). Sedentary time and its association with risk for disease incidence, mortality, and hospitalization in adults: a systematic review and meta-analysis. Annals of Internal Medicine, 162(2), 123-32.

Bouchard, C., Blair, S.N., and Katzmarzyk, P.T. (2015). Less sitting, more physical activity, or higher fitness? Mayo Clinic Proceedings, 90(11), 1533-40.

Brown, W.J., Bauman, A.E., Bull, F.C., and Burton, N.W. (2012). Development of Evidence - Based Physical Activity Recommendations for Adults (18 - 64 Years). Report prepared for the Australian Government Department of Health. [Online] Available at: https://www1.health.gov.au/internet/main/publishing.nsf/Content/F01F92328EDADA5BCA 257BF0001E720D/$File/DEB-PAR-Adults-18-64years.pdf.

Brown, W.J., Mielke, G.I., and Kolbe-Alexander, T.L. (2016). Gender equality in sport for improved public health. The Lancet, 388 (10051), 1257-8.

Bull, F.C., Gauvin, L., Bauman, A., Shilton, T., Kohl, H., and Salmon, A. (2010). The Toronto Charter for Physical Activity: a global call for action. Journal of Physical Activity and Health, 7(4), 421-2.

Caspersen, C.J., Powell, K.E., and Christenson, G.M. (1985). Physical activity, exercise, and physical fitness: definitions and distinctions for health-related research. Public Health Reports, 100(2), 126-31.

Chastin, S., et al. (2017). Interventions for reducing sedentary behaviour in community-dwelling older adults (Protocol). Cochrane Database of Systematic Reviews, 9, CD012784.

Chastin, S.F.M, et al. (2018). How does light-intensity physical activity associate with adult cardiometabolic health and mortality? Systematic review with meta-analysis of experimental and observational studies. British Journal of Sports Medicine, 53(6), 370-6.

Chau, J.Y., et al. (2013). Daily sitting time and all-cause mortality: a meta-analysis. PLoS One, 8(11), e80000.

Chu, A.H., Ng, S.H., Tan, C.S., Win, A.M., Koh, D., and Muller-Riemenschneider, F. (2016). A systematic review and meta-analysis of workplace intervention strategies to reduce sedentary time in white-collar workers. Obesity Review, 17(5), 467-81.

Church, T.S., et al. (2011). Trends over 5 decades in U.S. occupation-related physical activity and their associations with obesity. PLoS One, 6(5), e19657.

Clemes, S.A., O'Connell, S.E., and Edwardson, C.L. (2014). Office workers objectively measured sedentary behavior and physical activity during and outside working hours. Journal of Occupational and Environmental Medicine, 56(3), 298-303.

Coenen, P., et al. (2018). Do highly physically active workers die early? A systematic review with meta-analysis of data from 193 696 participants. British Journal of Sports Medicine, 52(20), 1320-6.

Dempsey, P.C., Owen, N., Yates, T.E., Kingwell, B.A., and Dunstan, D.W. (2016). Sitting less and moving more: improved glycaemic control for type 2 diabetes prevention and management. Current Diabetes Reports, 16(11), 114.

Department of Health (DoH) (2017). Australia's Physical Activity and Sedentary Behaviour Guidelines 2017 [updated 21 November]. [Online] Available at: http://www.health.gov.au/internet/main/publishing.nsf/content/health-pubhlth-strateg-phys-act-guidelines.

Ding, D., et al. (2016). The economic burden of physical inactivity: a global analysis of major non-communicable diseases. The Lancet, 388(10051), 1311-24.

Dumith, S.C., Hallal, P.C., Reis, R.S., and Kohl, H.W. (2011). Worldwide prevalence of physical inactivity and its association with human development index in 76 countries. Preventive Medicine, 53(1-2), 24-8.

Ekelund, U., et al. (2016). Does physical activity attenuate, or even eliminate, the detrimental association of sitting time with mortality? A harmonised meta-analysis of data from more than 1 million men and women. The Lancet, 388(10051), 1302-10.

Foster, C., Hillsdon, M., Thorogood, M., Kaur, A., and Wedatilake, T. (2005). Interventions for promoting physical activity. Cochrane Database of Systematic Reviews, 1, CD003180.

Garber, C.E., et al. (2011). American College of Sports Medicine position stand. Quantity and quality of exercise for developing and maintaining cardiorespiratory, musculoskeletal, and neuromotor fitness in apparently healthy adults: guidance for prescribing exercise. Medicine & Science in Sports & Exercise, 43(7), 1334-59.

Gidlow, C., Johnston, L.H., Crone, D., Ellis, N., and James, D. (2006). A systematic review of the relationship between socio-economic position and physical activity. Health Education Journal, 65(4), 338-67.

Giles-Corti, B., et al. (2016). City planning and population health: a global challenge. The Lancet, 388(10062), 2912-24.

Global Advocacy for Physical Activity the Advocacy Council of the International Society for Physical Activity and Health (GAPA-ISPAH) (2012). NCD prevention: investments that work for physical activity. British Journal of Sports Medicine, 46(10), 709-12.

Hadgraft, N.T., Dunstan, D.W., and Owen, N. (2018). Models for understanding sedentary behaviour. In: Leitzmann, M., Jochem, C., and Schmid, D. (eds.) Sedentary Behaviour Epidemiology. Cham: Springer, pp. 381-403.

Hagstromer M, Troiano RP, Sjostrom M, and Berrigan D. (2010). Levels and patterns of objectively assessed physical activity — a comparison between Sweden and the United States. American Journal of Epidemiology, 171(10), 1055-64.

Hallal, P.C., Andersen, L.B., Bull, F.C., Guthold, R., Haskell, W., and Ekelund, U. (2012). Global physical activity levels: surveillance progress, pitfalls, and prospects. The Lancet, 380(9838), 247-57.

Hallal, P.C., Victora, C.G., Wells, J.C., and Lima, R.C. (2003). Physical inactivity: prevalence and associated variables in Brazilian adults. Medical Science and Sports Exercise, 35(11), 1894-900.

Haskell, W.L., et al. (2007). Physical activity and public health: updated recommendation for adults from the American College of Sports Medicine and the American Heart Association. Circulation, 116(9), 1081-93.

Healy, G.N., Clark, B.K., Winkler, E.A., Gardiner, P.A., Brown, W.J., and Matthews, C.E. (2011). Measurement of adults' sedentary time in population-based studies. American Journal of Preventive Medicine, 41(2), 216-27.

Healy, G.N., Winkler, E.A., Owen, N., Anuradha, S., and Dunstan, D.W. (2015). Replacing sitting time with standing or stepping: associations with cardio-metabolic risk biomarkers. European Heart Journal, 36(39), 2643-9.

Heath, G.W., et al. (2012). Evidence-based physical activity intervention: lessons from around the globe. The Lancet, 380, 272-81.

Holtermann, A., Hansen, J.V., Burr, H., Sogaard, K., and Sjogaard, G. (2012). The health paradox of occupational and leisure-time physical activity. British Journal of Sports Medicine, 46(4), 291-5.

Kassavou, A., Turner, A., and French, D.P. (2013). Do interventions to promote walking in groups increase physical activity? A meta-analysis. International Journal of Behavioral Nutrition and Physical Activity, 10(1), 18.

Kohl, H.W., et al. (2012). The pandemic of physical inactivity: global action for public health. The Lancet, 380(9838), 294-305.

Laine, J., Kuvaja-Kollner, V., Pietila, E., Koivuneva, M., Valtonen, H., and Kankaanpaa, E. (2014). Cost-effectiveness of population-level physical activity interventions: a systematic review. American Journal of Health Promotion, 29(2), 71-80.

Lee, I.-M., et al. (2012). Effect of physical inactivity on major non-communicable diseases worldwide: an analysis of burden of disease and life expectancy. The Lancet, 380(9838), 219-29.

Leon, D.A. (2008). Cities, urbanization and health. International Journal of Epidemiology, 37(1), 4-8.

Liao, Y., et al. (2016). Associations of perceived and objectively-measured neighborhood environment attributes with leisure-time sitting for transport. Journal of Physical Activity and Health, 13(12), 1372-7.

Loyen, A., van der Ploeg, H.P., Bauman, A., Brug, J., and Lakerveld, J. (2016). European sitting championship: prevalence and correlates of self-reported sitting time in the 28 European Union member states. PLoS One, 11(3), e0149320.

Mabry, R.M., Reeves, M.M., Eakin, E.G., and Owen, N. (2010). Evidence of physical activity participation among men and women in the countries of the Gulf cooperation council: a review. Obesity Review, 11(6), 457-64.

Matthews, C.E., et al. (2008). Amount of time spent in sedentary behaviors in the United States, 2003-2004. American Journal of Epidemiology, 167(7), 875-81.

Mendoza, J.A., Watson, K., Baranowski, T., Nicklas, T.A., Uscanga, D.K., and Hanfling, M.J. (2011). The walking school bus and children's physical activity: a pilot cluster randomized controlled trial. Pediatrics, 128(3), e537-44.

Morris, J.N., Heady, J.A., Raffle, P.A., Roberts, C.G., and Parks, J.W. (1953). Coronary heart-disease and physical activity of work. The Lancet, 265(6796), 1111-20.

Morris, J.N., Kagan, A., Pattison, D.C., and Gardner, M.J. (1966). Incidence and prediction of ischaemic heart-disease in London busmen. The Lancet, 2(7463), 553-9.

Myers, J., McAuley, P., Lavie, C.J., Despres, J.P., Arena, R., and Kokkinos, P. (2015). Physical activity and cardiorespiratory fitness as major markers of cardiovascular risk: their independent and interwoven importance to health status. Progressive Cardiovascular Disease, 57(4), 306-14.

Neuhaus, M., et al. (2014). Reducing occupational sedentary time: a systematic review and meta-analysis of evidence on activity-permissive workstations. Obesity Review, 15(10), 822-38.

Ng, S.W., Howard, A.G., Wang, H.J., Su, C., and Zhang, B. (2014). The physical activity transition among adults in China: 1991-2011. Obesity Review, 15 (Suppl 1), 27-36.

Ng, S.W., Norton, E.C., and Popkin, B.M. (2009). Why have physical activity levels declined among Chinese adults? Findings from the 1991-2006 China Health and Nutrition Surveys. Social Science and Medicine, 68(7), 1305-14.

Ng, S.W. and Popkin, B.M. (2012). Time use and physical activity: a shift away from movement across the globe. Obesity Review, 13 (8), 659-80.

Oldenburg, B., Sallis, J.F., Harris, D., and Owen, N. (2002). Checklist of Health Promotion Environments at Worksites (CHEW): development and measurement characteristics. American Journal of Health Promotion, 16(5), 288-99.

Owen, N., Salmon, J., Koohsari, M.J., Turrell, G., and Giles-Corti, B. (2014). Sedentary behaviour and health: mapping environmental and social contexts to underpin chronic disease prevention. British Journal of Sports Medicine, 48(3), 174-7.

Owen, N., Sugiyama, T., Eakin, E.E., Gardiner, P.A., Tremblay, M.S., and Sallis, J.F. (2011). Adults' sedentary behavior determinants and interventions. American Journal of Preventive Medicine, 41(2), 189-96.

Pate, R.R., O'Neill, J.R., and Lobelo, F. (2008). The evolving definition of 'sedentary'. Exercise and Sport Sciences Reviews, 36 (4), 173-8.

Phillips, S.M., Cadmus-Bertram, L., Rosenberg, D., Buman, M.P., and Lynch, B.M. (2018). Wearable technology and physical activity in chronic disease: opportunities and challenges. American Journal of Preventive Medicine, 54(1), 144-50.

Physical Activity Guidelines Advisory Committee (2018). Physical Activity Guidelines Advisory Committee Scientific Report. Washington, DC: US Department of Health and Human Services.

Popkin, B.M. (2004). The nutrition transition: an overview of world patterns of change. Nutrition Review, 62(Suppl_2), S140-3.

Powell, K.E., Paluch, A.E., and Blair, S.N. (2004). Physical activity for health: what kind? How much? How intense? On top of what? Annual Review of Public Health, 32, 349-65.

Prince, S.A., Adamo, K.B., Hamel, M.E., Hardt, J., Connor Gorber, S., and Tremblay, M. (2008). A comparison of direct versus self-report measures for assessing physical activity in adults: a systematic review. International Journal of Behavior and Nutrition and Physical Activity, 5, 56.

Pucher, J. and Buehler, R. (2008). Making cycling irresistible: lessons from the Netherlands, Denmark and Germany. Transport Reviews, 28(4), 495-528.

Ramirez Varela, A., et al. (2018). Worldwide use of the first set of physical activity country cards: the Global Observatory for Physical Activity — GoPA! International Journal of Behavioural Nutrition and Physical Activity, 15(1), 29.

Reis, R.S., Salvo, D., Ogilvie, D., Lambert, E.V., Goenka, S., and Brownson, R.C. (2016). Scaling up physical activity interventions worldwide: stepping up to larger and smarter approaches to get people moving. The Lancet, 388(10051), 1337-48.

Sallis, J.F., et al. (2016). Physical activity in relation to urban environments in 14 cities worldwide: a cross-sectional study. The Lancet, 387(10034), 2207-17.

Sallis, J.F. and Owen, N. (2015). Ecological models of health behavior. In: Glanz, K., Rimer, B.K., Viswanath, K. (eds.) Health Behavior: Theory, Research, and Practice. (5th ed.). San Francisco, CA: Jossey-Bass, pp. 43-64.

Sallis, J.F. and Saelens, B.E. (2000). Assessment of physical activity by self-report: status, limitations, and future directions. Research Quarterly for Exercise and Sport, 71 Suppl 2, 1-14.

Scheepers, C.E., Wendel-Vos, G.C.W., den Broeder, J.M., van Kempen, E.E.M.M., van Wesemael, P.J.V., and Schuit, A.J. (2014). Shifting from car to active transport: a systematic review of the effectiveness of interventions. Transportation Research Part A: Policy and Practice, 70, 264-80.

Sedentary Behavior Research Network (2012). Standardized use of the terms 'sedentary' and 'sedentary behaviours'. Applied Physiology, Nutrition, & Metabolism, 37, 540-2.

Sugiyama, T., Wijndaele, K., Koohsari, M.J., Tanamas, S.K., Dunstan, D.W., and Owen N. (2016). Adverse associations of car time with markers of cardio-metabolic risk. Preventive Medicine, 83, 26-30.

Tipton, C.M. (2014). The history of 'Exercise Is Medicine' in ancient civilizations. Advances in Physiology Education, 38(2), 109-17.

Tremblay, M.S., et al. (2017). Sedentary Behavior Research Network (SBRN) — Terminology Consensus Project process and outcome. International Journal of Behavioral Nutrition and Physical Activity, 14(1), 75.

US Department of Health and Human Services (2008). 2008 Physical Activity Guidelines for Americans: Be Active, Healthy, and Happy! [Online] Available at: https://health.gov/sites/default/files/2019-09/paguide.pdf.

US Department of Health and Human Services (1996). Physical Activity and Health: A Report of the Surgeon General. Atlanta, GA: Centers for Disease Control and Prevention.

van Dommelen, P., Coffeng, J.K., van der Ploeg, H.P., van der Beek, A.J., Boot, C.R., and Hendriksen, I.J. (2016). Objectively measured total and occupational sedentary time in three work settings. PLoS One, 11(3), e0149951.

Varela, A.R., et al. (2017). Worldwide surveillance, policy, and research on physical activity and health: the global observatory for physical activity. Journal of Physical Activity and Health, 14(9), 701-9.

Vuori, I. (2018). World Health Organization and physical activity. Progress in Preventive Medicine, 3(1), e0012.

Warburton, D.E. and Bredin, S.S. (2016). Reflections on physical activity and health: what should we recommend? Canadian Journal of Cardiology, 32(4), 495-504.

Warburton, D.E., Charlesworth, S., Ivey, A., Nettlefold, L., and Bredin, S.S. (2010). A systematic review of the evidence for Canada's Physical Activity Guidelines for Adults. International Journal of Behavioral Nutrition and Physical Activity, 7, 39.

Watson, A., Timperio, A., Brown, H., Best, K., and Hesketh, K.D. (2017). Effect of classroom-based physical activity interventions on academic and physical activity outcomes: a systematic review and meta-analysis. International Journal of Behavioral Nutrition and Physical Activity, 14(1), 114.

Wilmot, E.G., et al. (2012). Sedentary time in adults and the association with diabetes, cardiovascular disease and death: systematic review and meta-analysis. Diabetologia, 55(11), 2895-905.

Woodcock, J., et al. (2009). Public health benefits of strategies to reduce greenhouse-gas emissions: urban land transport. The Lancet, 374(9705), 1930-43.

World Health Organization (WHO) (2010). Global recommendations on physical activity for health. Geneva: WHO. Available from: http://whqlibdoc.who.int/publications/2010/9789241599979_eng.pdf.

World Health Organization (WHO) (2013). Global Action Plan for the Prevention and Control of Noncommunicable Diseases 2013-2020. Geneva: WHO.

World Health Organization (WHO) (2018). Global Action Plan on Physical Activity 2018-2030: More Active People for a Healthier World. Geneva: WHO.

Yusuf, S., Reddy, S., Ôunpuu, S., and Anand, S. (2001). Global burden of cardiovascular diseases: part I: general considerations, the epidemiologic transition, risk factors, and impact of urbanization. Circulation, 104(22), 2746-53.

8.6 糖 尿 病

8.6.1 引言

8.6.1.1 糖尿病定义、分类和诊断

定义和分类

糖尿病是一种以血糖升高为特征的复杂慢性疾病。“diabetes”一词起源于希腊语，意为尿液排出；“mellitus”一词来源于拉丁语，意为甜的。糖尿病中血糖升高或高血糖可归因于胰岛素异常，胰岛素作用受损或二者兼有（ADA，2018）。胰岛素由朗格汉斯胰岛中的β细胞产生，是调节葡萄糖水平的主要激素。在摄入食物后胰岛β细胞对升高的血糖做出反应，通过分泌胰岛素促进葡萄糖的摄取、利用，将血糖维持在正常水平。持续多年高血糖可引起大血管和小血管损伤。糖尿病诱发的大血管并发症包括冠状动脉疾病、脑血管疾病以及外周动脉疾病；小血管并发症包括视网膜疾病（可导致失明）、神经性疾病（可导致足溃疡）以及肾病（可导致终末期肾病）。流行病学研究发现，血糖水平可增加大血管和小血管并发症的风险，从而影响定义和分类高血糖和糖尿病的阈值。

美国糖尿病协会（American Diabetes Association，ADA）以及世界卫生组织（WHO）提出了公认的糖尿病分型和诊断标准（WHO，2006）。需要强调的是，糖尿病分型的划分多少有一些武断，相关因素见图8.6.1。值得注意的是，1型糖尿病患者需要胰岛素才能生存，而其他类型糖尿病患者可能需要进行非胰岛素治疗。本文将探讨糖尿病的主要分类，即1型糖尿病、2型糖尿病和妊娠期糖尿病。

1型糖尿病是由产生胰岛素的胰岛β细胞被破坏所引起的疾病。最常见的原因是β细胞自身抗体所致，但也见于胰腺切除术后患者以及慢性胰腺炎或胰腺损伤的患者。在全球范围内，1型糖尿病只占糖尿病的很少部分。

代谢功能异常可发展为2型糖尿病，包括胰腺胰岛素分泌异常，肝脏糖异生增加，肠促胰岛素分泌效应下降，骨骼肌摄取葡萄糖减少，脂解增加，神经递质功能异常，以及肾脏葡萄糖重吸收增加（Defronzo，2009）。

与1型糖尿病β细胞受损不同，妊娠期糖尿病和2型糖尿病都是由胰岛素抵抗以及胰岛素分泌受损引起的。妊娠期糖尿病通常在妊娠中晚期被诊断，在分娩后痊愈。然而，患有妊娠期糖尿病的女性在未来发展为2型糖尿病的风险，比妊娠期血糖正常者患糖尿病的风险高7倍（Bellamy et al.，2009）。

还有其他相对少见和特定的糖尿病，包括：(1) 胰腺外分泌功能不全相关的糖尿病，如囊性纤维化相关性糖尿病；(2) 单基因糖尿病综合征，如新生儿糖尿病以及青少年起病的成人型糖尿病；(3) 药物相关糖尿病，如类固醇引起的糖尿病。

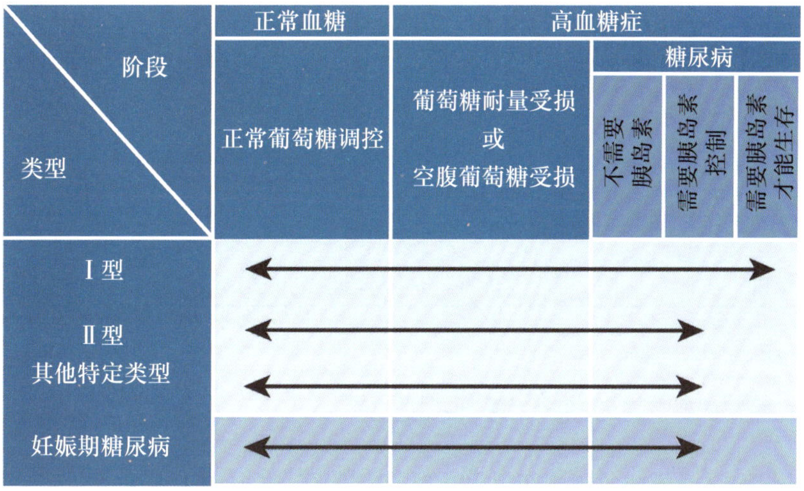

图8.6.1 糖尿病和中度高血糖的定义和诊断

资料来源:World Health Organization and International Diabetes Federation (2006).'Definition and diagnosis of diabetes mellitus and intermediate hyperglycemia. A report of a WHO/IDF Consultation.' With permission from the WHO. Available from http://www.who.int/diabetes/publications/diagnosis_diabetes2006/en/.

诊断

糖尿病的诊断依赖于血糖水平,可通过空腹血糖水平、餐后2小时血糖水平或二者兼有,这些都可以作为口服葡萄糖耐量试验(oral glucose tolerance test,OGTT)的一部分。口服葡萄糖耐量试验(OGTT),在摄入负荷量的葡萄糖前及2小时后测量血糖水平,因此能检测葡萄糖代谢受损。与只检测空腹葡萄糖水平相比,通常OGTT试验更复杂且花费更高,所以ADA更推荐使用空腹血糖或糖化血红蛋白(HbA1c)诊断糖尿病。糖化血红蛋白是一种非空腹试验,反映过去8～12周血糖的平均水平(Nathan et al.,2007)。OGTT是检测空腹血糖值正常但葡萄糖耐量受损的最佳方法(Balkau,2000),所以是WHO首选的诊断方法。表8.6.1总结了最新的ADA和WHO糖尿病诊断标准(WHO,2006;ADA,2018),其中包含了WHO 2011年特别咨询报告的内容,将HbA1c也作为一个诊断指标(WHO,2011)。

表8.6.1中的诊断标准都可以单独用于诊断糖尿病、空腹血糖受损或葡萄糖耐量受损,其中空腹血糖受损(impaired fasting glucose,IFG)的标准差别最大,ADA和WHO的标准明显不同。ADA将HbA1c 5.7%～6.4%作为糖尿病前期的诊断标准,其进展为糖尿病的风险增加。HbA1c只需通过简单的非空腹血糖测定,就能给出平均血糖值,是最简单的工具。但WHO最初并不推荐将它作为诊断指标(WHO,2006),主要是担心费用、实用性和国际实验室的一致性以及HbA1c随健康状况影响红细胞周转(如镰状细胞贫血)的可变性。因此,现在使用HbA1c作为诊断工具时,仍应考虑这些问题。

表8.6.1 ADA和WHO糖尿病和非糖尿病高血糖诊断标准

	ADA	WHO
	糖尿病	
空腹血糖	≥7.0 mmol/L	
2小时血糖	≥11.1 mmol/L	
糖化血红蛋白	>6.5%	
	空腹血糖受损	
空腹血糖	5.6～6.9 mmol/L	6.1～6.9 mmol/L
2小时血糖		

续表

	ADA	WHO
葡萄糖耐量受损		
空腹血糖	<7.0 mmol/L	
2小时血糖	≥7.8且<11.0 mmol/L	
糖尿病前期		
糖化血红蛋白	5.7%~6.4%	

8.6.1.2 糖尿病:全球流行情况和趋势

自1980年,世界范围内糖尿病负担在男性和女性中均稳步增加(NCD Risk Collaborators,2016)。近年来研究发现,每个国家糖尿病的患病率都在增加,这与人口老龄化和增长密切相关,在某种程度上与生活习惯的改变有关(NCD Risk Collaborators,2016)。

国际糖尿病联合会(International Diabetes Federation,IDF)跟踪了近20年糖尿病的发病情况。最新的糖尿病地图显示,IDF估计4.63亿20~79岁成年人患有糖尿病。不幸的是,几乎有一半的糖尿病患者未被诊断。全球数百万成年人患有糖尿病,预计到2045年将增至7亿。此外,妊娠期高血糖将影响全世界16.2%或2 130万的新生儿(Cho et al.,2018)。

需注意的是,女性糖尿病的患病率略低于男性,65~79岁年龄组中患病率最高(图8.6.2)。城市中糖尿病的患病率高于农村地区(10.2% VS 6.9%)。目前,北美洲、中东、非洲北部以及东南亚糖尿病患病率最高。这些趋势和发现被其他大型综合分析所证实(图8.6.3)(NCD Risk Collaborators,2016)。

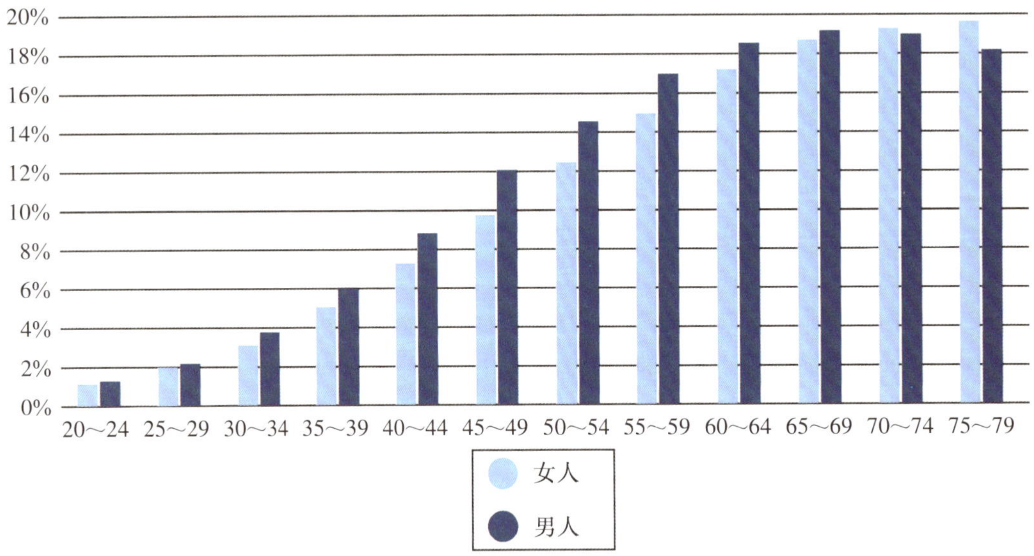

图8.6.2 2017年按年龄和性别划分的糖尿病患病率

资料来源:International Diabetes Federation,Diabetes Atlas,Eighth Edition,Figure 3.1,International Diabetes Federation,Brussels,©2017,available from http://diabetesatlas.org/resources/2017-atlas.html.

IDF估计4.63亿糖尿病患者中75%以上的人生活在中低收入国家。IDF和NCD危险因素合作组发现,未来几年糖尿病患病率增长最大、最快的是中低收入国家(NCD Risk Collaborators,2016;Cho et al.,2018)。

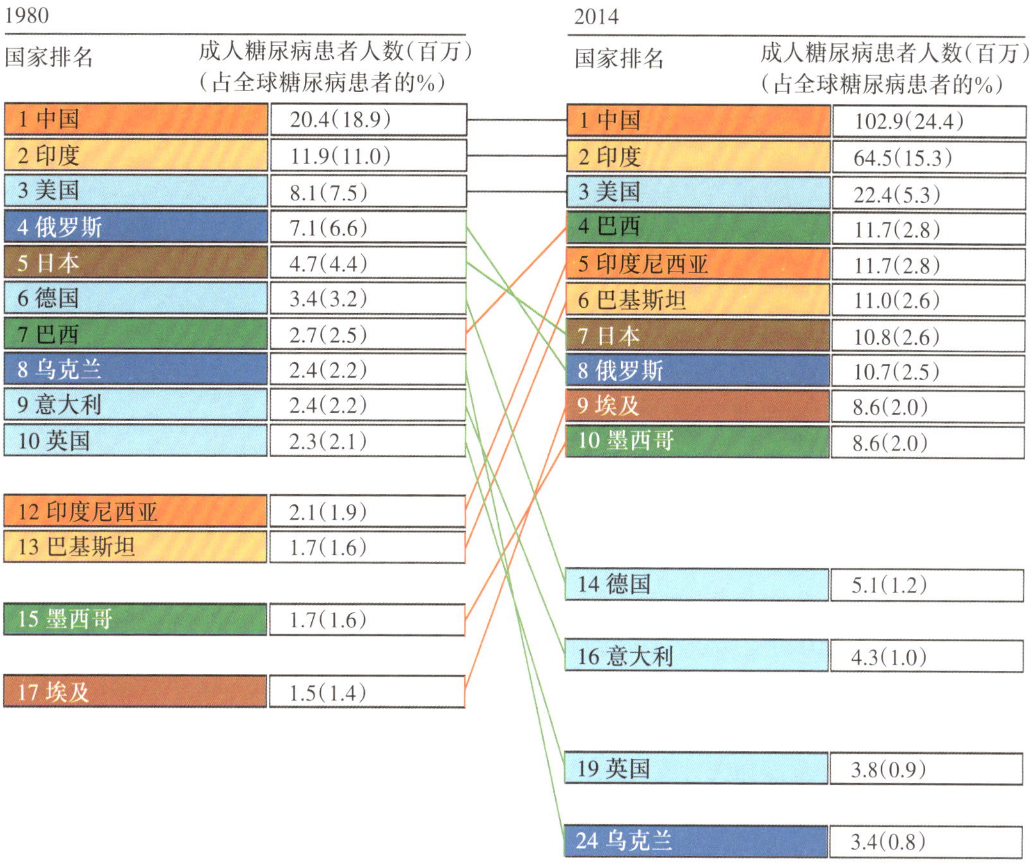

图8.6.3　1980年和2014年成人糖尿病患者人数最多的10个国家

资料来源:Zhou B. et al(NCD Risk Factor Collaboration,2016). Worldwide trends in diabetes since 1980: a pooled analysis of 751 population-based studies with 4.4 million participants.The Lancet.387:10027,9-15 Pages 1513-30 under a CC BY 4.0 license.

8.6.2　糖尿病对全球疾病负担的贡献

疾病负担常根据健康、经济和社会影响进行评估。就健康负担而言,与糖尿病相关的并发症可能是急性的,因为血糖的极端波动需要紧急医疗护理来维持生命,当血糖长期控制不佳时也可能会出现慢性并发症。慢性并发症最常见的特征是心脏、大脑、眼、肾脏或四肢的血流中断(由于血管损伤),也包括心理健康以及传染性疾病。

糖尿病患者患心血管疾病的风险比非糖尿病患者高2～4倍(Stamler et al.,1993;Folsom et al.,1997),这是糖尿病相关死亡率增加的重要原因(Roglic et al.,2005)。糖尿病是高收入国家(HICs)肾功能衰竭的主要原因,在美国和加拿大占新增透析患者的40%～50%,在欧洲和澳大利亚占15%～33%(Atkins,2005)。与糖尿病有关的神经损伤可影响周围神经和自主神经。周围神经损伤和周围血管血流中断可引起糖尿病肢体和足部疾病,如果得不到及时治疗会导致截肢(Edmonds et al.,1996)。在高收入国家,糖尿病是非创伤性下肢截肢最重要的单一原因,占所有截肢的40%～60%(Unwin,2000),糖尿病患者截肢的风险比非糖尿病患者高15倍(Edmonds et al.,1996)。无论是单独还是综合考虑,这些情况都会导致发病率增加,生活质量下降,医疗保健支出增加,死亡率上升。

值得注意的是,尽管世界范围内大多数其他原因引起的死亡率都在下降,但是糖尿病相关的死亡率一直持平和/或有所上升(Ali et al.,2015)。每年糖尿病引起的各种死亡人数约500万(8.4%),其中中低收入国家约占五分之四(Cho et al.,2018)。

除了过早死亡导致生产力丧失，糖尿病还是一种昂贵的疾病，需要长期频繁的医疗就诊和治疗。目前，据估计糖尿病每年需近一万亿美元的直接医疗支出。糖尿病也导致世界范围内患者及其看护者更高以及不断增加的非医疗花费。在个人层面，随着并发症的出现，护理费用也急剧增加；糖尿病患者中有小血管或大血管并发症者费用比无并发症者高2～3倍，同时伴有小血管和大血管并发症者费用比无并发症者高5～6倍（Williams，2005）。糖尿病与其他慢性病一样，可能会限制就业，影响患者及其看护者的收入。2007年，几个国家预估了糖尿病对国内生产总值（GDP）的影响，结果英国损失了0.4%的GDP，美国损失1.2%，印度损失2.1%（经济学人智库，2007）。

研究糖尿病社会影响的工作发现，糖尿病干扰了社会的作用和功能，增加了长期护理（在家或医院）的需求来支持有身体缺陷的糖尿病患者（如截肢或需要透析者），容易导致抑郁、认知功能障碍、社会完整性受损和人际关系较差等情况。这些社会成本以及相关的心理伤害很难量化。

8.6.3 不同背景下的挑战：中低收入国家与高收入国家

与高收入国家（HICs）相比，中低收入国家（LMICs）获得常规护理、药物（如胰岛素）和可挽救生命的基础设施资源（如胰岛素冷藏）的机会有限，其健康状况往往也更差（Sobngwi et al.，2012）。就糖尿病相关并发症而言，在HICs中2型糖尿病的典型并发症已大幅减少，主要是心肌梗死、中风、截肢以及死亡率的下降（Gregg et al.，2016）。但LMICs的糖尿病相关并发症负担的变化趋势尚不清楚（Gregg et al.，2016）。LMICs中糖尿病及其并发症更常见于15～69岁的青少年和成年，而HICs中更常见于65岁及以上人群。

尽管LMICs面临着相对更高的糖尿病负担，但相关研究却集中在少数HICs（Narayan，2016）。HICs和LMICs在研究能力和研究产出方面的差异，对政策和决策产生了影响。LMICs的研究能力不足，而且往往是碎片化的。在LMICs，当地主导的糖尿病研究对于提出适合本国文化且具有成本效益的干预措施至关重要。此外，LMICs开展本土研究还有助于更好地调查干预策略实施的阻碍因素。

8.6.3.1 表型差异

患有IFG（空腹血糖受损）或糖耐量受损（impaired glucose tolerance，IGT，高于正常餐后血糖水平）或两者兼而有之的人，不管其潜在的表型和生理差异如何，都属于糖尿病前期。据国际糖尿病联合会（International Diabetes Federation，IDF）估计，全世界有3.18亿人（占成年人口的6.7%）患有某种形式的IGT，但该数据中不包括单纯的IFG患者，也不完全包括合并IFG-IGT的患者（IDF，2013）。由于诊断为糖尿病前期所需的血液检查相对昂贵，而且后续管理也不方便，因此很难获得关于全球糖尿病前期亚型分布的估计数据（Ali et al.，2017）。数据的缺乏对了解不同类型糖尿病的自然病史以及实施适当的干预措施具有重大影响。

糖尿病的不同表型以及糖尿病前期，在病因、临床表现、诊断、治疗和预防方面存在差异（Ahlqvist et al.，2018），例如，皮马印第安人与亚裔印第安人相比较（Narayan，2016），皮马人表现出肥胖、高胰岛素抵抗的表型，而南亚人表现出相对的消瘦、胰岛素分泌不足。对南亚表型的研究表明，数代人营养不良更易发生脂肪蓄积、胰岛素抵抗和胰岛素分泌早期障碍（Enas et al.，2007；Unnikrishnan et al.，2014；Narayan，2016）。这种基因或表观遗传脆弱性可由生活方式的选择引发——南亚人吸烟和酗酒率较高，精制碳水化合物（如白米饭）的摄入量很高，身体活动水平较低（Hu，2011）。尽管生活方式因素能影响糖尿病的发生，但对代谢异常的消瘦者研究表明，改变生活方式只能轻微降低糖尿病的发病率（Absetz et al.，2007；Weber et al.，2016）。这可能是由于在这些亚群中，早期β细胞功能障碍是更主要的病理生理学改变，这种现象在新兴经济体人群中相当普遍（Chan et al.，2004；Maskarinec et al.，2009；Gujral et al.，2013；Mohan et al.，2013；Gujral et al.，2014；Staimez et al.，2013；Sattar，Gill，2015）。与欧洲人（Ikehara et al.，2015）、美国人（Kanaya et al.，2014）和荷兰人

(Jainandunsing et al.,2015)相比,南亚人似乎对β细胞功能低下的易感性更高。当然,目前大多数已发表的数据来自横断面研究,因此需要对多种族进行纵向研究,以阐明因果关系及其机制(Narayan,2016)。

糖尿病的影响也因种族而异,例如,即使BMI在健康范围内,南亚人出现血脂异常(以低HDL和高甘油三酯为特征)的可能性是其他种族/民族的5至9倍(Patel et al.,2016;Gujral et al.,2018)。在美国,非裔、亚裔(中国和日本)和西班牙裔糖尿病患者的心肌梗死发生率明显低于欧裔,同时后两个糖尿病人群的中风发生率也较低。在英国的非裔人群中,也有类似的发现(Davis,2008)。南亚裔糖尿病患者患心血管疾病的风险与欧裔糖尿病患者相似或更高(Gholap et al.,2011)。这些差异并不能完全由传统风险因素之间的不同解释。

研究表明,不同种族的人患终末期肾病的风险存在显著差异,非裔和亚裔比欧裔患病风险更大(Karter et al.,2002;Lanting et al.,2005)。亚洲人患糖尿病相关肾病的风险也很高(Chan et al.,2009)。不同种族群体下肢截肢的风险存在差异,例如,美国和英国亚裔人群的风险明显低于欧裔人群(Lanting et al.,2005;Chan et al.,2009)。

但是,医疗保健服务、健康行为和遗传易感性对这些种族群体差异的相对贡献目前仍不完全清楚(Karter et al.,2002;Lanting et al.,2005)。

8.6.3.2 医疗服务获得和护理方面的差异

在HICs,人们通常通过保险资助的医疗保健获得糖尿病护理,而在LMICs却大多需要自费,因此往往使个人和家庭陷入困境。医疗保健的不同获取途径以及低资源环境,都影响糖尿病的护理和结局。在LMICs,面对快速增长的需求,资源是相对稀缺的。低资源环境在提供糖尿病护理和教育方面面临许多障碍,例如获得护理的机会有限,文化、社会和经济障碍,识字水平较低。HICs和LMICs在护理方面都存在很大差距。随着全球移动电话和互联网的日益普及,不仅HICs,LMICs也有机会在基于手机短信(SMS)的服务中受益,从而解决糖尿病护理方面问题。尽管如此,来自非洲、亚洲、欧洲、拉丁美洲和美国的数据显示,超过一半的糖尿病患者未达到预防并发症的推荐目标(Gakidou et al.,2011;Sobngwi et al.,2012;Ali et al.,2013;Stone et al.,2013)。另一项来自欧洲8个国家的研究表明,尽管80%~98%的糖尿病患者在过去一年中记录了糖化血红蛋白、血压和血脂值,但很少有人能够达到推荐值(分别为54%、19%和55%)(Stone et al.,2013)。在LMICs,几乎没有能代表所有人口的数据(Narayan et al.,2012)。一项针对非洲6个国家的研究报告称,47%的糖尿病受访者在过去一年中记录了糖化血红蛋白水平,29%的受访者糖化血红蛋白低于6.5%,只有13%和65%的受访者分别接受了降脂或降压药物治疗(Sobngw et al.,2012)。总的来说,世界各地不同的医疗机构、地区和国家对糖尿病护理质量的监测、记录和报告方式存在很大差异。

全世界在糖尿病的预防方面也存在着很大差距。在美国,据估计8 400万有资格享受预防服务的糖尿病前期患者中,90%的人并不知道自己的身体状况(Li et al.,2012),因此没有参与糖尿病的预防计划。由于糖化血红蛋白检测成本昂贵,OGTT试验耗时且不受患者的欢迎,所以目前LMICs缺乏相关数据,也就无法得知糖尿病高危人群所占的比例,也不清楚这些人群是否知道自己处于糖尿病前期。

8.6.3.3 社会经济梯度

糖尿病的患病率及其影响随地理和社会经济背景而异,具体包括农村与城市、教育水平、职业和收入。更重要的是,在HICs和LMICs环境下,这些梯度的模式似乎处于其演变的不同阶段。

在LMICs,那些受过高等教育的群体,经历了快速工业化、城市化、国际贸易、从农村向城市中心迁移以及生活方式的改变(包括高热量饮食、身体活动减少和吸烟),正在经历更快、更高的糖尿病负担(Robbins et al.,2005;Willi et al.,2007;Ramachandran et al.,2010;Anjana et al.,2011;Hu,2011;Lee et al.,2012;Xu et al.,2013;Dagenais et al.,2016)。

在HICs,社会经济地位与糖尿病之间的关系似乎是相反的,穷人的患病风险最大,负担最重,例如,贫困、受教育程度低和2型糖尿病之间存在很强的相关性(Robbins et al.,2001;Krishnan et al.,2010;Sims et al.,2011)。最近一项对23个病例对照研究和队列研究进行的荟萃分析,使用43种测量方法检验社会经济地位与糖尿病的关系,发现社会经济地位较低群体(基于教育、职业、收入判定)患2型糖尿病的总体风险较高(Agardh et al.,2011)。然而,在LMICs这种关联的强度与此不同,因为在LMICs相关研究很少(Corsi,Subramanian,2012)。

8.6.4 全球糖尿病的变化情况

糖尿病仍然是一个重大的全球健康问题。然而,随着我们了解的深入、预防方案的实施、护理服务方案的修订,以及其他背景影响因素(例如社会、政治、经济环境)的变化,与糖尿病相关的流行病学现状和疾病负担正在演变。我们将重点关注正在改变全球糖尿病面貌的几个关键趋势。

首先,年轻人中2型糖尿病的患病率和发病率一直在上升。在过去的几十年里,人们注意到,随着年轻一代肥胖负担日益增加,年轻人中2型糖尿病的发病率明显升高(Dabelea,2018),这种情况在少数民族和土著居民中尤其明显。年轻人中发生2型糖尿病的危险因素与老年人有相似之处,即肥胖、代谢因素以及家族史,但其他因素例如孕期肥胖和妊娠期糖尿病或宫内营养不良,可能也发挥重要作用。较早发病(即在40岁之前发病)增加了糖尿病的暴露因素,会导致长期微血管和大血管并发症的风险增加。另有证据表明,2型糖尿病发病年龄越小,可能症状越重,出现糖尿病并发症越早(Lascar et al.,2018),南亚人群也出现了这种情况(Amutha et al.,2017)。因此,这就需要对年轻人的2型糖尿病患者进行重点研究,以确定更有效预防和治疗早发性糖尿病的方法。

其次,随着获得有效糖尿病护理的机会增加,糖尿病患者的寿命也在延长(Gregg et al.,2016),其寿命延长有三个重要意义:

(1) 糖尿病并发症正在发生变化。传统上,糖尿病并发症以冠状动脉、脑血管和外周血管系统疾病为主;然而,随着预防和治疗这些大血管疾病的成功和预期寿命的延长,在老龄糖尿病患者中出现了像癌症、感染和精神疾病等其他并发症。此外,还没有成功减少肾脏并发症,而且肾脏并发症的增多扩大了糖尿病对全球经济和健康的影响。

(2) 糖尿病患者的共病患病率呈增长趋势。大多数成人糖尿病患者至少患有一种其他慢性病,一些估计表明,随着预期寿命的延长,多达40%的成人糖尿病患者会罹患至少三种其他慢性病(Piette,Kerr,2006;Teljeur et al.,2013),这通常被定义为"共病",共病现象使糖尿病的管理复杂化。因为一些药物会对其他的器官系统产生不利影响,对于糖尿病患者的照护者来说,额外的合并症通常会使治疗的选择复杂化。此外,额外的合并症也伴随着额外的经济成本,以及身体、精神和情感上的损害,这些都会极大地影响成人糖尿病患者的自我护理。总之,更复杂的管理、多药治疗和较差的自我护理都会增加残疾和死亡的风险(Ekundayo et al.,2009),并增加糖尿病对经济和社会的影响。

(3) 随着有效预防和管理干预措施的获得,以及不同背景下这些措施在质量上的差异不断持续,糖尿病及相关并发症有可能会进一步扩大各国之间、各国内部的健康差距。

这就要求我们采取政策行动,以确定能预防和治疗糖尿病的有效方法,否则就会遭受"非自然"选择对下游人群的影响。

8.6.5 流行曲线能否回落?能做些什么?

2型糖尿病曾经只是HICs的疾病,现在却已成为一种全球公共卫生危机,已蔓延到世界各国。糖尿病流行的动态正在迅速变化。下面将从以下三个领域来阐述糖尿病的流行状况。

8.6.5.1 开展研究以了解和治疗糖尿病的不同表型

最近的研究进展加深了我们对糖尿病病理生理学的理解,但目前确定的遗传易感性位点不足以解释不同种族之间糖尿病风险的差异,也不足以解释过去几十年糖尿病患病率的快速上升(Hu,2011)。未来探究2型糖尿病预防和治疗相关表型的一个重要领域是胰岛素分泌先天性或早期问题在其中发挥的作用。现在,是时候考虑整个2型糖尿病的病理生理学了,这包括主要受胰岛素抵抗影响的患者(2A型糖尿病)到主要受胰岛素分泌影响的患者(2B型糖尿病),并根据主要问题为不同的亚人群量身定制预防措施(Narayan,2016)。例如,无论是在空腹状态下还是在给予葡萄糖刺激的情况下,亚裔印第安人2型糖尿病表型可能涉及更多的先天性胰岛素分泌问题。这对预防和治疗都有影响。

未来科学研究的另一个领域是糖尿病转化研究,旨在将试验结果转化到日常医疗保健和社区环境(Ali et al.,2012;Johnson et al.,2013)。虽然流行病学和随机临床试验研究表明,2型糖尿病可以通过改变生活方式(饮食和身体活动)来预防,但要将这些研究成果转化为实践,需要从根本上改变公共政策、社会环境和卫生系统。尽管糖尿病转化问题是复杂多样的,我们仍有必要确定和了解不同背景下糖尿病转化的障碍和促进因素(Garfield et al.,2003)。另一个方面,还需要可持续的干预措施——特别是如何在研究的力度和强度下降后仍能维持干预措施(Boothroyd et al.,1994;Haw et al.,2017)。

需要开展更多的研究,以了解如何在现实世界中更好地实施和维持基于证据的糖尿病护理,并填补重要的知识空白,特别是在实施和可扩展性方面。需要确定处于最高优先级别的干预措施,特别是在LMICs发现、预防和管理糖尿病(Ali et al.,2017);需要确定探索糖尿病预防的最佳生命阶段的研究,了解使个体和亚人群易患肥胖和2型糖尿病的生命早期因素(Cunningham et al.,2014),旨在更好地了解生命早期决定因素(如产妇环境)的作用,以帮助制定疾病预防计划(Zimmet et al.,2014)。

最后,还需要进行研究,以解决大多数研究是在HICs进行的但大多数糖尿病负担却分布于LMICs的问题。总的来说,需要来自LMICs的纵向数据,以便了解糖尿病的自然史,以及不同种族、基因型或表型变异是否影响糖尿病前期和糖尿病的疾病进展过程。

8.6.5.2 根据现有知识实施干预措施

预防

为了控制糖尿病的流行,全球政策的重点应是通过研究了解一级预防和表型治疗差异(Hu,2011)。糖尿病的一级预防工作包括对具有风险因素的人群进行有针对性的筛查,以识别糖尿病前期和糖尿病(Ali et al.,2017),并为有糖尿病风险的人群制定糖尿病预防策略。有证据表明,生活方式的改变和药物治疗成功地降低了糖尿病的发病率和糖尿病并发症。尽管包括芬兰(Saaristo et al.,2010)、美国(Albright,Gregg 2013)、印度(Ramachandran et al.,2006)和澳大利亚(Dunbar et al.,2014)在内的几个国家正在加大工作力度,但还需采取更多措施,以招募高危人群加入并完成这些项目。

管理

为了改善糖尿病前期和糖尿病的管理,降低并发症的风险,我们需要去除阻碍实现护理目标的患者层面、提供者层面和系统层面的障碍(Ali et al.,2017)。有人提出对糖尿病前期患者使用二甲双胍以预防糖尿病的发生,但目前糖尿病前期还不是使用二甲双胍的适应证(Moin et al.,2015)。

协作护理治疗共病

协作护理模式在减少共病问题相关的身体和精神负担方面显示出一定的前景。目前的指南通常侧重于糖尿病的个体化治疗,而规模化措施则往往侧重于标准化方法。目前,需要进行更多的研究,以确定标准化护理与个性化护理是否能为全球糖尿病患者提供最大的帮助(Coventry et al.,2015),将这两者结合起来的谨慎做法,很可能是帮助糖尿病患者健康老龄化的关键。

8.6.5.3 实施缩小差距的政策和模式

目前的研究发现,年轻人中肥胖相关的2型糖尿病通常发生在少数民族和土著群体中(Cunningham et al.,2017b)。通过促进生活方式和综合文化变革来预防肥胖,可能是遏制日益严重的早发性2型糖尿病的唯一方法。非常有必要进行旨在增加身体活动,以及制作人们负担得起的健康食物(而不是高热量快餐)方面的研究、计划和政策。在社交网络环境下,这些文化变革尤为重要。社会关系对健康及慢性病社会传播的影响这一概念最早见于早期社交网络概念建模工作,这项工作在20世纪70年代完成(Berkman,2000)。多年来,人们进一步分析和检验了社交网络对健康和死亡率的影响,并在2007年发现社交网络对肥胖的影响不断增加(Christakis,Fowler,2007)。此后发表的一项研究发现,2型糖尿病的发病率与糖尿病或肥胖的社会接触之间存在关联。对结果的进一步分层分析发现,2型糖尿病的发病率与兄弟姐妹的糖尿病和配偶的肥胖有关——这些关联将使糖尿病遗传风险评分较高的个体发生糖尿病的风险更高(Raghavan et al.,2016;Cunningham et al.,2017a)。对社交网络及其对2型糖尿病和肥胖传播所起的作用进行更多研究,有助于揭示缩小群体之间差异的解决方案。最终,由于贫困、全球城市化加剧和获得医疗保健的机会参差不齐,在制定所有方案和政策时都要考虑到存在的较大差异。

8.6.6 结论

糖尿病是一种疾病负担重且花费昂贵的常见慢性疾病。在全球每个角落都能感受到糖尿病所带来的负担,并且该负担还在不断演变。医疗、科研和公共卫生团体已经在改善糖尿病的检测、预防和管理方面取得了重大进展,但工作仍未完成。在我们对不同表型糖尿病有效措施的理解中,仍有许多未知内容;在如何有效将已知的干预措施付诸实施方面,仍存在巨大不足;在获得干预措施方面,也需要继续努力。最后,鉴于糖尿病是一种受多因素影响的疾病,想要解决和预防其疾病负担,需要政策、计划、临床和个人层面的共同努力(Hill et al.,2013)。

(翻译:李颖、赵艳、侯绍英)

参考文献

Absetz, P., et al. (2007). Type 2 diabetes prevention in the ‘real world’: one-year results of the GOAL Implementation Trial. Diabetes Care, 30(10), 2465-70.

Agardh, E., Allebeck, P., Hallqvist, J., Moradi, T., and Sidorchuk, A. (2011). Type 2 diabetes incidence and socio-economic position: a systematic review and meta-analysis. International Journal of Epidemiology, 40(3), 804-18.

Ahlqvist, E., et al. (2018). Novel subgroups of adult-onset diabetes and their association with outcomes: a data-driven cluster analysis of six variables. The Lancet Diabetes & Endocrinology, 6(5), 361-9.

Albright, A. L., and Gregg, E. W. (2013). Preventing type 2 diabetes in communities across the U. S.: the National Diabetes Prevention Program. American Journal of Preventive Medicine, 44(4 Suppl 4), S346-51.

Ali, M., et al. (2017). Chapter 12. Diabetes: an update on the pandemic and potential solutions cardiovascular, respiratory, and related disorders. In: Prabhakaran, D., et al. (eds.) Disease Control Priorities (3rd ed.) (Vol. 5). Washington, DC: World Bank.

Ali, M.K., Bullard, K.M., Saaddine, J.B., Cowie, C.C., Imperatore, G., and Gregg, E.W. (2013). Achievement of goals in U.S. diabetes care, 1999-2010. New England Journal of Medicine, 368(17), 1613-24.

Ali, M.K., Echouffo-Tcheugui, J., and Williamson, D.F. (2012). How effective were lifestyle interventions in real-world settings that were modeled on the Diabetes Prevention Program? Health Affairs (Millwood), 31(1), 67-75.

Ali, M.K., Jaacks, L.M., Kowalski, A.J., Siegel, K.R., and Ezzati, M. (2015). Noncommunicable diseases: three decades of global data show a mixture of increases and decreases in mortality rates. Health Affairs, 34(9), 1444-55.

American Diabetes Association (2018). 2. Classification and diagnosis of diabetes: standards of medical care in Diabetes — 2018. Diabetes Care, 41(Suppl 1), S13-S27.

Amutha, A., et al. (2017). Incidence of complications in young-onset diabetes: Comparing type 2 with type 1 (the young diab study). Diabetes Research and Clinical Practice, 123, 1-8.

Anjana, R.M., et al. (2011). Prevalence of diabetes and prediabetes (impaired fasting glucose and/or impaired glucose tolerance) in urban and rural India: phase I results of the Indian Council of Medical Research - INdia DIABetes (ICMR - INDIAB) study. Diabetologia, 54(12), 3022-7.

Atkins, R.C. (2005). The epidemiology of chronic kidney disease. Kidney International Supplement, (94), S14-18.

Balkau, B. (2000). The DECODE study. Diabetes epidemiology: collaborative analysis of diagnostic criteria in Europe. Diabetes & Metabolism, 26(4), 282-286.

Bellamy, L., Casas, J. P., Hingorani, A. D., and Williams, D. (2009). Type 2 diabetes mellitus after gestational diabetes: a systematic review and meta-analysis. The Lancet, 373(9677), 1773-9.

Berkman, L.F. (2000). Social support, social networks, social cohesion and health. Social Work in Health Care, 31(2), 3-14.

Boothroyd, P., Green, L. W., Hertzman, C., Lynam, J., and McIntosh, J. (1994). Tools for sustainability: Iteration and implementation Ecological Public Health: From Vision to Practice. Toronto: Centre for Health Promotion, University of Toronto, pp. 111-21.

Chan, J. C., et al. (2009). Diabetes in Asia: epidemiology, risk factors, and pathophysiology. Journal of the American Medical Association, 301(20), 2129-40.

Chan, W.B., et al. (2004). The associations of body mass index, C-peptide and metabolic status in Chinese Type 2 diabetic patients. Diabetes Medicine, 21(4), 349-53.

Cho, N., et al. (2018). IDF Diabetes Atlas: global estimates of diabetes prevalence for 2017 and projections for 2045. Diabetes Research and Clinical Practice, 138, 271-81.

Christakis, N.A., and Fowler, J.H. (2007). The spread of obesity in a large social network over 32 years. New England Journal of Medicine, 357(4), 370-9.

Corsi, D.J., and Subramanian, S.V. (2012). Association between socioeconomic status and self-reported diabetes in India: a cross-sectional multilevel analysis. BMJ Open, 2(4), e000895.

Coventry, P., et al. (2015). Integrated primary care for patients with mental and physical multimorbidity: cluster randomised controlled trial of collaborative care for patients with depression comorbid with diabetes or cardiovascular disease. British Medical Journal, 350, h638.

Cunningham, S. A., Adams, S. R., Schmittdiel, J. A., and Ali, M. K. (2017a). Incidence of diabetes after a partner's diagnosis. Preventive Medicine, 105, 52-7.

Cunningham, S. A., Kramer, M. R., and Narayan, K. (2014). Incidence of childhood obesity in the United States. New England Journal of Medicine, 370, 401-9.

Cunningham, S.A., et al. (2017b). County-level contextual factors associated with diabetes incidence in the United States. Annals of Epidemiology, 28(1), 20-5.e2.

Dabelea, D. (2018). Diabetes in youth-looking backwards to inform the future: Kelly West Award Lecture 2017. Diabetes Care, 41 (2), 233-40.

Dagenais, G. R., et al. (2016). Variations in diabetes prevalence in low-, middle-, and high-income countries: results from the prospective urban and rural epidemiological study. Diabetes Care, 39(5), 780-7.

Davis, T.M. (2008). Ethnic diversity in type 2 diabetes. Diabetes Medicine, 25 Suppl 2, 52-6.

Defronzo, R.A. (2009). Banting lecture. From the triumvirate to the ominous octet: a new paradigm for the treatment of type 2 diabetes mellitus. Diabetes, 58(4), 773-95.

Dunbar, J.A., et al. (2014). Scaling up diabetes prevention in Victoria, Australia: policy development, implementation, and evaluation. Diabetes Care, 37(4), 934-42.

Economist Intelligence Unit (2007). The Silent Epidemic: An Economic Study of Diabetes in Developed and Developing Countries. [Online] Available at: https://fliphtml5.com/htbs/kmtr.

Edmonds, M., et al. (1996). Report of the Diabetic Foot and Amputation Group. Diabetes Medicine, 13(9 Suppl 4), S27-42.

Ekundayo, O.J., Muchimba, M., Aban, I.B., Ritchie, C., Campbell, R.C., and Ahmed, A. (2009). Multimorbidity due to diabetes mellitus and chronic kidney disease and outcomes in chronic heart failure. American Journal of Cardiology, 103(1), 88-92.

Enas, E. A., Mohan, V., Deepa, M., Farooq, S., Pazhoor, S., and Chennikkara, H. (2007). The metabolic syndrome and dyslipidemia among Asian Indians: a population with high rates of diabetes and premature coronary artery disease. Journal of Cardiometabolic Syndromes, 2(4), 267-75.

Folsom, A.R., Szklo, M., Stevens, J., Liao, F., Smith, R., and Eckfeldt, J.H. (1997). A prospective study of coronary heart disease in relation to fasting insulin, glucose, and diabetes. The Atherosclerosis Risk in Communities (ARIC) Study. Diabetes Care, 20(6), 935-42.

Gakidou, E., et al. (2011). Management of diabetes and associated cardiovascular risk factors in seven countries: a comparison of data from national health examination surveys. Bulletin of the World Health Organization, 89(3), 172-83.

Garfield, S.A., et al. (2003). Considerations for Diabetes Translational Research in Real-World Settings. Diabetes Care, 26(9), 2670.

Gholap, N., Davies, M., Patel, K., Sattar, N., and Khunti, K. (2011). Type 2 diabetes and cardiovascular disease in South Asians. Primary Care Diabetes, 5(1), 45-56.

Gregg, E.W., Sattar, N., and Ali, M.K. (2016). The changing face of diabetes complications. The Lancet Diabetes & Endocrinology, 4(6), 537-47.

Gujral, U.P., Narayan, K.M., Kahn, S.E., and Kanaya, A.M. (2014). The relative associations of beta-cell function and insulin sensitivity with glycemic status and incident glycemic progression in migrant Asian Indians in the United States: the MASALA study. Journal of Diabetes Complications, 28(1), 45-50.

Gujral, U.P., Pradeepa, R., Weber, M.B., Narayan, K.M., and Mohan, V. (2013). Type 2 diabetes in South Asians: similarities and differences with white Caucasian and other populations. Annals of the New York Academy of Sciences, 1281, 51-63.

Gujral, U.P., Weber, M.B., Staimez, L.R., and Narayan, K.M.V. (2018). Diabetes among non-overweight individuals: an emerging public health challenge. Current Diabetes Reports, 18(8), 60.

Haw, J. S., et al. (2017). Long-term sustainability of diabetes prevention approaches: a systematic review and meta-analysis of randomized clinical trials. JAMA Internal Medicine, 177(12), 1808-17.

Hill, J.O., et al. (2013). Scientific statement: socioecological determinants of prediabetes and type 2 diabetes. Diabetes Care, 36(8), 2430-9.

Hu, F.B. (2011). Globalization of diabetes. Diabetes Care, 34(6), 1249.

Ikehara, S., et al. (2015). Age trajectories of glycaemic traits in non-diabetic South Asian and white individuals: the Whitehall II cohort study. Diabetologia, 58(3), 534-42.

International Diabetes Federation (2013). Clinical Practice Guidelines. [Online] Available at: http://www.idf.org/guidelines

Jainandunsing, S., et al. (2015). Failing beta-cell adaptation in South Asian families with a high risk of type 2 diabetes. Acta Diabetologica, 52(1), 11-19.

Johnson, M., et al. (2013). Can diabetes prevention programmes be translated effectively into real-world settings and still deliver improved outcomes? A synthesis of evidence. Diabetes Medicine, 30(1), 3-15.

Kanaya, A.M., et al. (2014). Understanding the high prevalence of diabetes in U.S. south Asians compared with four racial/ethnic groups: the MASALA and MESA studies. Diabetes Care, 37(6), 1621-8.

Karter, A.J., Ferrara, A., Liu, J.Y., Moffet, H.H., Ackerson, L.M., and Selby, J.V. (2002). Ethnic disparities in diabetic complications in an insured population. Journal of the American Medical Association, 287(19), 2519-27.

Krishnan, S., Cozier, Y.C., Rosenberg, L., and Palmer, J.R. (2010). Socioeconomic status and incidence of type 2 diabetes: results from the Black Women's Health Study. American Journal of Epidemiology, 171(5), 564-70.

Lanting, L.C., Joung, I.M., Mackenbach, J.P., Lamberts, S.W., and Bootsma, A.H. (2005). Ethnic differences in mortality, end-stage complications, and quality of care among diabetic patients: a review. Diabetes Care, 28(9), 2280-8.

Lascar, N., Brown, J., Pattison, H., Barnett, A. H., Bailey, C. J., and Bellary, S. (2018). Type 2 diabetes in adolescents and young adults. Lancet Diabetes Endocrinol, 6(1), 69-80.

Lee, I.M., Shiroma, E.J., Lobelo, F., Puska, P., Blair, S.N., and Katzmarzyk, P.T. (2012). Effect of physical inactivity on major non-communicable diseases worldwide: an analysis of burden of disease and life expectancy. The Lancet, 380(9838), 219-29.

Li, Y., Geiss, L.S., Burrows, N.R., Rolka, D.B., and Albright, A. (2012). Awareness of prediabetes: United States 2005-2010. [Press release] Morbidity and Mortality Weekly Report (MMWR), 62(11), 209-12.

Maskarinec, G., et al. (2009). Diabetes prevalence and body mass index differ by ethnicity: the multiethnic cohort. Ethnicity & Disease, 19(1), 49-55.

Mohan, V., et al. (2013). Associations of beta-cell function and insulin resistance with youth-onset type 2 diabetes and prediabetes among Asian Indians. Diabetes Technology & Therapeutics, 15(4), 315-22.

Moin, T., et al. (2015). Metformin prescription for insured adults with prediabetes from 2010 to 2012: a retrospective cohort study. Annals of Internal Medicine, 162(8), 542-8.

Narayan, K.M., Echouffo-Tcheugui, J.B., Mohan, V., and Ali, M.K. (2012). Analysis & commentary: global prevention and control of type 2 diabetes will require paradigm shifts in policies within and among countries. Health Affairs (Millwood), 31(1), 84-92.

Narayan, K.M.V. (2016). Type 2 diabetes: why we are winning the battle but losing the war? 2015 Kelly West award lecture. Diabetes Care, 39(5), 653.

Nathan, D.M., Turgeon, H., and Regan, S. (2007). Relationship between glycated haemoglobin levels and mean glucose levels over time. Diabetologia, 50(11), 2239-44.

NCD Risk Collaborators (2016). Worldwide trends in diabetes since 1980: a pooled analysis of 751 population-based studies with 4.4 million participants. The Lancet, 387(10027), 1513-30.

Patel, S.A., et al. (2016). Is the 'South Asian phenotype' unique to South Asians?: Comparing cardiometabolic risk factors in the CARRS and NHANES Studies. Global Heart, 11(1), 89-96.e83.

Piette, J.D., and Kerr, E.A. (2006). The impact of comorbid chronic conditions on diabetes care. Diabetes Care, 29(3), 725-31.

Raghavan, S., et al. (2016). Incident type 2 diabetes risk is influenced by obesity and diabetes in social contacts: a social network analysis. Journal of General Internal Medicine, 31(10), 1127-33.

Ramachandran, A., et al. (2006). The Indian Diabetes Prevention Programme shows that lifestyle modification and metformin prevent type 2 diabetes in Asian Indian subjects with impaired glucose tolerance (IDPP-1). Diabetologia, 49(2), 289-97.

Ramachandran, A., Ma, R.C., and Snehalatha, C. (2010). Diabetes in Asia. The Lancet, 375(9712), 408-18.

Robbins, J.M., Vaccarino, V., Zhang, H., and Kasl, S.V. (2001). Socioeconomic status and type 2 diabetes in African American and non-Hispanic white women and men: evidence from the Third National Health and Nutrition Examination Survey. American Journal of Public Health, 91(1), 76-83.

Robbins, J.M., Vaccarino, V., Zhang, H., and Kasl, S.V. (2005). Socioeconomic status and diagnosed diabetes incidence. Diabetes Research in Clinical Practice, 68(3), 230-6.

Roglic, G., et al. (2005). The burden of mortality attributable to diabetes: realistic estimates for the year 2000. Diabetes Care, 28(9), 2130-5.

Saaristo, T., et al. (2010). Lifestyle intervention for prevention of type 2 diabetes in primary health care: one-year follow-up of the Finnish National Diabetes Prevention Program (FIN-D2D). Diabetes Care, 33(10), 2146-51.

Sattar, N., and Gill, J.M. (2015). Type 2 diabetes in migrant south Asians: mechanisms, mitigation, and management. Lancet Diabetes Endocrinology, 3(12), 1004-16.

Sims, M., et al. (2011). The socioeconomic gradient of diabetes prevalence, awareness, treatment, and control among African Americans in the Jackson Heart Study. Annals of Epidemiology, 21(12), 892-8.

Sobngwi, E., et al. (2012). Type 2 diabetes control and complications in specialised diabetes care centres of six sub-Saharan African countries: the Diabcare Africa study. Diabetes Research in Clinical Practice, 95(1), 30-6.

Staimez, L.R., et al. (2013). Evidence of reduced beta-cell function in Asian Indians with mild dysglycemia. Diabetes Care, 36(9),

2772-8.

Stamler, J., Vaccaro, O., Neaton, J.D., and Wentworth, D. (1993). Diabetes, other risk factors, and 12-yr cardiovascular mortality for men screened in the Multiple Risk Factor Intervention Trial. Diabetes Care, 16(2), 434-44.

Stone, M.A., et al. (2013). Quality of care of people with type 2 diabetes in eight European countries: findings from the Guideline Adherence to Enhance Care (GUIDANCE) study. Diabetes Care, 36(9), 2628-38.

Teljeur, C., Smith, S.M., Paul, G., Kelly, A., and O'Dowd, T. (2013). Multimorbidity in a cohort of patients with type 2 diabetes. European Journal of General Practice, 19(1), 17-22.

Unnikrishnan, R., Anjana, R.M., and Mohan, V. (2014). Diabetes in South Asians: is the phenotype different? Diabetes, 63(1), 53-5.

Unwin, N. (2000). Epidemiology of lower extremity amputation in centres in Europe, North America and East Asia. British Journal of Surgery, 87(3), 328-37.

Weber, M.B., et al. (2016). The stepwise approach to diabetes prevention: results from the D-CLIP randomized controlled trial. Diabetes Care, 39(10), 1760-7.

Willi, C., Bodenmann, P., Ghali, W.A., Faris, P.D., and Cornuz, J. (2007). Active smoking and the risk of type 2 diabetes: a systematic review and meta-analysis. Journal of the American Medical Association, 298(22), 2654-64.

Williams, R. (2005). Medical and economic case for prevention of type 2 diabetes and cardiovascular disease. European Heart Journal Supplements, 7(Suppl D), D14-D17.

World Health Organization (WHO) (2006). Definition and Diagnosis of Diabetes Mellitus and Intermediate Hyperglycemia: Report of a WHO/IDF Consultation. Geneva: WHO.

World Health Organization (WHO) (2011). Use of Glycated Haemoglobin (HbA1c) in Diagnosis of Diabetes Mellitus: Abbreviated Report of a WHO Consultation. Geneva: WHO. [Online] Available at: https://www.who.int/diabetes/publications/report-hba1c_2011.pdf.

Xu, Y., et al. (2013). Prevalence and control of diabetes in Chinese adults. Journal of the American Medical Association, 310(9), 948-59.

Zimmet, P.Z., Magliano, D.J., Herman, W.H., and Shaw, J.E. (2014). Diabetes: a 21st century challenge. The Lancet Diabetes & Endocrinology, 2(1), 56-64.

8.7　公共精神卫生与自杀

8.7.1　引言

根据世界卫生组织(WHO)的定义,心理健康不仅仅是没有疾病,而是一种幸福状态,在这种状态下,每个人能够意识到自己的能力,应对正常的生活压力,富有成效地工作,并对其社区作出贡献(WHO,2013)。因此,公共精神卫生不仅是关于人群中精神障碍的发生和预防,而且还涉及心理健康和幸福感的促进。因此,公共精神卫生是一项旨在发展人群心理健康和创建健康社会的行动。

公共精神卫生研究包括:描述心理健康问题及其决定因素的总体经历、发生、分布和轨迹;心理健康促进和精神障碍预防;精神卫生系统政策和管理;服务提供以及精神卫生服务组织。

由于社会转型到信息时代,如今的心理健康要比以往任何时候都重要。人群的心理资本(如角色功能所需的认知、情感和社交技能资源)是个人、企业和社会发达的先决条件。信息驱动型经济中存在诸多压力,使心理健康变得更加宝贵,也更加脆弱。同时,在低收入国家,贫穷、歧视和不良的心理健康形成了一种阻碍经济发展的恶性循环(Patel,Thornicroft,2009;Patel et al.,2015)。

心理健康受损给个人、家庭、社会和经济带来巨大负担和成本,亟需采取行动来预防心理健康受损和提升积极的心理健康和幸福感。这就要求公共精神卫生行动不仅要重治疗,而且要预防心理健康受损和提升积极的心理幸福感。

8.7.2　心理健康问题的严重程度和负担

尽管有数据显示心理健康问题是一项日益严峻的健康挑战,但心理健康问题和精神障碍的严重程度和负担相对被忽视(Jané-Llopis et al.,2011;Wahlbeck,2015)。归因于心理和行为障碍的负担份额已经相当大,而且未来可能会稳步增加。心理和行为障碍日益加重的负担将给全球卫生系统带来新的挑战。

全球疾病负担研究的最新进展(Kassebaum et al.,2016)表明了心理健康障碍负担的严重性。伤残调整寿命年(DALYs)包括因过早死亡而损失的潜在寿命年数,以及因健康状况不佳或残疾而损失的同等"健康"寿命年数。DALYs数据表明,精神障碍在全球疾病负担中所占比例越来越高。从2005到2015年,全球范围内精神障碍和药物滥用障碍导致的DALYs增加了14.9%。残疾和过早死亡的一个主要原因是重度抑郁症。从1990到2015年,抑郁症在全球DALYs主要原因中的排名从第19位上升到第15位。按重要性排序,导致DALYs的其他主要精神障碍依次是焦虑障碍(占全球DALYs的1.0%)、药物使用障碍(0.7%)、精神分裂症(0.6%)和酒精使用障碍(0.5%)(Kassebaum et al.,2016)。2015年,自伤在造成全球DALYs的原因中排名第21位,增加了精神和行为障碍对人群健康的总体影响。

DALYs的分布在不同地区之间差异很大。在发达经济体中,心理和行为障碍的相对贡献通常较高。根据全球疾病负担研究，在澳大拉西亚、欧洲和北美等高收入地区，抑郁障碍是DALYs的第八大主要原因。在许多西方经济体中，多达一半的残疾养老金是因精神障碍，尤其是抑郁症而发放的。因此，可以预见的是，全球生活水平的持续提高将促使流行病学继续向增加精神障碍对公共健康的影响转变。在许多发达经济体中，抑郁症在造成DALYs的原因排名中位居第三、第四或第五位（Murray et al.，2012；Kassebaum et al.，2016）。在自杀死亡率较高的地区，如东欧、日本和韩国，自伤在造成DALYs的原因排名中位居第五或第六位。

男性和女性的心理和行为障碍的致残负担几乎相同，但主要原因却有所不同。女性的抑郁症负担比男性高出50%。相比之下，男性酒精和药物使用障碍的发生率几乎是女性的7倍，占男性心理和行为障碍负担的近三分之一。无论是在中低收入国家还是在高收入国家，酒精使用障碍都是导致健康寿命损失年（years lived with disability，YLDs）的十大主要原因之一。这仅仅包括酒精依赖和滥用造成的直接负担，而归因于饮酒造成的残疾的总负担则要大得多。

可持续发展目标（sustainable development goals，SDGs）的首要目标是减少经济贫困和不平等，改善环境稳定性，以及确保两性的教育、健康和幸福感（United Nations，2017）。SDGs表明，流行病学已从传染性疾病转向非传染性的社会心理障碍，这构成了一项全球健康挑战。因为心理健康会对全球幸福感产生巨大影响，所以促进人群心理健康至关重要。在WHO世界卫生大会上，世界卫生组织成员国批准的《世界卫生组织2013—2020年精神卫生行动计划》是承认心理健康和全民幸福感重要性的里程碑（WHO，2013）。

现有数据证实精神障碍造成的巨大的残疾负担，不仅体现在DALYs上，还体现在其他指标上，如工作日损失、工作效率低下和生活质量下降（Wittchen et al.，2011）。这是由于精神障碍的高患病率和与之高水平相关的损伤和残疾的重要结合。许多精神障碍，尤其是焦虑、物质使用和躯体形式障碍，起病较早，通常会对个体的心理和社会发展产生不利影响，导致其在学业和学术成就、社会功能和社会融合方面表现不佳。

与许多躯体疾病相比，精神障碍的成本构成有所不同，其间接成本（如病假、残疾、提前退休和自杀导致的死亡）过高，而直接医疗保健成本（即诊断、治疗和护理支出）相对较低。精神障碍是造成全球疾病经济负担的主要因素。据估计，2010年全球心理健康状况的成本为2.5万亿美元，预计到2030年将激增至6万亿美元。总成本中约有三分之二来自间接成本，其余来自直接成本。目前，高收入国家承担了约65%的负担，预计在未来20年内这一比例也不会有太大变化（Bloom et al.，2011）。

例如，在欧洲，抑郁症是导致生产力损失的一个主要原因（Wahlbeck，2009）。2004年，抑郁症的经济成本估计为每位居民250欧元，合计1 180亿欧元。在美国，2010年重度抑郁症的经济成本估计为2 105亿美元（Greenberg et al.，2015）。正如前文所述，直接成本仅占总经济负担的一小部分（Sobocki et al.，2006），约65%到85%的大部分成本是间接的。来自欧洲的数据表明，用于抑郁症的成本正在增加。此外，抑郁症还显著降低了幸福感以及健康相关生命质量（Sobocki et al.，2007）。

患有精神障碍包括物质使用障碍的人面临自杀的风险。据估计，90%的自杀与精神障碍有关，其中大部分与情绪障碍有关，如抑郁症与60%的自杀有关（Mann et al.，2005），同时也与酒精使用障碍有关。然而，自杀行为通常是复杂的社会环境、行为和精神疾病因素相互作用的结果。高危群体包括患有严重躯体疾病的人、社会弱势群体、近期失去亲人（尤其是通过自杀）的人（Nordentoft，2007）以及一些移民群体（Garssen et al.，2006；Westman et al.，2006；Gilliver et al.，2014）。有自杀未遂史的人死于自杀的风险更高（Fleischmann et al.，2008）。

根据WHO的数据，2012年有804 000人自杀（即因故意自我伤害导致的死亡），占全球总死亡人数的1.4%（WHO，2014），其占比从非洲地区的0.5%到东南亚地区的1.9%不等（Värnik，2012）。然而，WHO的估计并未包括意图不明的伤害死亡或原因不明的死亡，这些通常被认为是未被识别的自杀。此外，并非所有WHO成员国都报告了数据。

据估计，全球自杀率为11.4/100 000，其中男性15/100 000，女性8/100 000（WHO，2014）。无论是男性还是女性，自杀率最高的地区都在欧洲，主要是东欧，即立陶宛、俄罗斯联邦、白俄罗斯，其次是芬兰、匈牙利和拉脱维亚，这些国家有着相似的历史和社会文化特征，以及相似的饮酒模式。然而，在一些与这些特征截然不同的国家，例如古巴、日本、斯里兰卡和韩国，也发现了类似的高自杀率。总体而言，伊斯兰国家的自杀率最低（Bertolote，Fleischmann，2009；WHO，2017）。

全球自杀率男性高于女性，但也有例外，在一些亚洲国家，自杀的性别差异正好相反，并且年轻女性的自杀风险高于男性（WHO，2017），主要归因于她们使用农药作为自杀方式的冲动性自杀（Law，Liu，2008）。

晚年自杀是一个全球性的公共卫生问题。在向WHO报告自杀统计数据的大多数国家和地区中，65岁及以上的人群自杀率最高（Conejero et al.，2018）。在这个年龄段中，非致命性自杀行为往往较为少见（Fässberg et al.，2012）。

青少年自杀的流行病学研究显示，在过去100年中青少年自杀率发生了显著变化，近几十年来呈逐步下降趋势。解释这一趋势的可能因素之一是青少年日益广泛地使用抗抑郁药，尤其是使用选择性5-羟色胺再摄取抑制剂（Bursztein，Apter，2009）。即使在同一国家内，不同种族背景的青少年在自杀意念和行为上也存在显著差异。在美国，美洲印第安人/阿拉斯加原住民青少年的致命自杀行为的发生率往往是所有族裔群体中最高的（Amitai，Apter，2012；Hern et al.，2014）。加拿大的因纽特人和以色列的埃塞俄比亚人在致命自杀方面也有类似的发现。此外，与其他法属领地相比，法属圭亚那的美洲印第安人的自杀率也非常高，尤其是年轻群体，不论男女（Pacot et al.，2018）。所有这些青少年都表现出一种未能将传统文化与现代西方文化融合的相似模式（Amitai，Apter，2012）。然而，重要的是要注意到殖民化给原住民带来的问题。正如在加拿大不列颠哥伦比亚省发现的那样（Chandler，Lalonde，2008），那些拥有自己的土地且保持文化传承的原住民的青少年自杀率要低得多。

许多弱势群体的自杀率较高，如少数民族或性少数群体。遭受家庭排斥或负面反应的男同性恋、女同性恋或双性恋青少年企图自杀的概率是未遭受家庭排斥者的8倍（Ryan et al.，2009；Cotter et al.，2014）。同性恋青少年的自杀风险是可以改变的；那些生活在学校有反欺凌政策但没有特别提及性取向作为受保护群体的地区的同性恋青少年，在过去一年中自杀未遂的概率几乎是那些生活在有相关保护政策地区的2倍（Hatzenbuehler，Keyes，2013）。

研究证明基于学校的自杀预防干预在显著减少自杀未遂方面是有效的（Zalsman et al.，2016）。新的研究表明，这些干预不仅有效，而且还具有较好的成本效益，例如“青年心理健康意识计划”干预（Ahern et al.，2018），该干预是“欧洲青少年生命拯救与赋能”研究的一部分（Wasserman et al.，2015）。

精神障碍患者自杀未遂后，其自杀风险会大大增加。为了降低他们再次自杀的风险，精神障碍患者需要接受后续护理，尤其是在自杀未遂后的前两年（Fleischmann et al.，2008；Tidemalm et al.，2008）。

在过去50年中，自杀死亡率的流行中心已经从西欧转移到了东欧，现在又转移到了亚洲（Värnik，2012）。世界上自杀人数最多的国家是中国和印度，占全球自杀总人数的一半，而韩国的自杀率在过去十年中也呈现大幅增长（Vijayakumar，2004；Värnik，2012；Jeon et al.，2016）。

8.7.3 精神卫生政策

尽管心理健康问题对公共卫生有影响，但在20世纪90年代之前，心理健康问题在国际公共卫生议程中一直被忽视。为了将心理健康问题提上政治议程，欧洲制定了一种新的方法并强调，不能把心理健康问题简化为精神障碍问题，既不是把精神障碍的高患病率作为切入点，也不是把精神病学需要更多资源作为切入点，从而避免了与精神障碍相关的病耻感。相反，强调心理健康是公共卫生不可分割的一部分，这对国家及其人力、社会和经济资本具有重大影响。这样做的目的是将心理健康从专业、组织甚至政治上的孤立状态提升到更广泛的公共卫生领域，也就是说，将重点从个人层面转向加强人群层面的心理健康方法上来。承认心理健康的心理社会决定因素为促进全民心理健康的全面行动打开了大门（Wahlbeck，2011；Wahlbeck，2015）。Durkheim认为，社会结构促进或阻碍了社会的融合和调节，影响了个人的生活，也影响了不同群体和不同时期自杀率的差异（Condorelli，2016）。因此，在制定社会政策时应考虑到Durkheim的实证观察和理论。

现在人们普遍认为，心理健康的主要决定因素是可以通过政策行动加以改变的。在过去几十年里，许多政府和政府间组织已经制定了心理健康政策，以应对人们日益增长的心理健康需求。这些政策的典型目标包括增加精神和躯体障碍之间的平等性、减少病耻感、尊重人权、使医疗服务提供从医院转向社区，以及加强初级保健中的心理保健能力。

与精神障碍相关的病耻感可能会对决策者推行高水平心理健康政策的意愿产生负面影响。采取明确的公共卫生方针，并将促进心理健康作为核心目标之一，突出心理健康与生产力的联系，为成功避免心理健康问题带来的病耻感和歧视提供了一条途径。

精神障碍与人权问题密不可分。受精神障碍影响的个人和家庭所遭受的病耻感、歧视和人权侵犯是严重且普遍的。大多数国际精神卫生政策文件都以人权原则为基础，强调需要尊重精神卫生服务使用者并赋予他们权利。2006年通过的联合国《残疾人权利公约》申明，精神健康残疾人士有权充分参与和融入社会，包括独立生活、受教育和工作的权利。《残疾人权利公约》和来自国际社会的相关压力，将日益把人权和基本权利问题置于全球新的地区和国家精神卫生政策的前沿。

2013年5月，WHO世界卫生大会通过了首个覆盖2013—2020年的WHO精神卫生行动计划(WHO, 2013)。该计划的四个主要目标包括：加强心理健康领域的有效领导和治理能力；在社区环境中提供全面、一体化且反应迅速的心理健康及社会保健服务；实施心理健康的促进和预防策略；加强心理健康方面的信息系统、证据收集和研究。该计划为心理健康工作指明了新方向，特别强调社区保健的核心作用和人权问题的重要性。该计划还强调增强精神残障人士的自主能力，需要构建强有力的民间社会，并实施健康促进和预防措施。该计划为成员国、WHO及其合作伙伴指明了具体行动方向，并提出了一些指标和目标来评估实施效果、进展和影响，如到2020年将严重精神障碍的服务覆盖率提高20%以及将各国的自杀率降低10%等。

在政策行动计划中设定一些心理健康目标可有助于集中精力推动政策的执行。然而，制定这些目标时，应以健康公平为导向，从而在最弱势群体或最贫困地区改善心理健康并减少自杀。为了确保目标的有效性，评估目标时应避免以某一群体的健康状况的改善来掩盖另一群体的恶化(例如，以老年人自杀率的下降来掩盖年轻人自杀率的上升)(Wahlbeck, 2009)。

8.7.4 病耻感与公众态度

患有心理健康问题的人必须应对两个问题：首先是心理健康问题本身的症状，其次是心理健康问题带来的病耻感(Rüsch et al., 2005)。病耻感是理解公共精神卫生领域和卫生服务供给的一个核心概念。病耻感对精神卫生服务的现状、资源分配和对医护人员的吸引力方面有很大影响。它构成了一种障碍，在很大程度上导致了有心理健康问题人群的低求助行为，并对服务的供给产生了负面影响。

病耻感和刻板印象形成了公众对有心理健康问题者和精神病学的态度。与心理健康问题相关的病耻感可分为：(1) 感知的公众病耻感，即刻板印象认知；(2) 个人病耻感，即刻板印象认同(人们对精神疾病的个人信念)；以及(3) 自我病耻感(人们对自身心理健康问题的看法)(Rüsch et al., 2005)。对精神障碍患者的歧视是病耻感的一种常见表现形式。

全球有关病耻感的研究得出的结论基本一致。精神与躯体障碍之间缺乏平等性，即精神障碍患者以及为他们提供的服务受到的重视程度较低。这是非常不幸的，因为公众对精神疾病的理解与处在精神痛苦中的人是否寻求帮助或是否能够披露自己的问题之间有着明显的联系(Littlewood, 1998; Clement et al., 2015)。尽管因文化而异，但羞愧感(对自己或家人)和责备感(来自他人)是病耻感最常见的核心体验。

然而，国际上的研究表明，对精神障碍患者的病耻感和歧视在不同文化环境中一直很常见(Thornicroft et al., 2009; Lasalvia et al., 2013; Seeman et al., 2016)。一些研究指出，发展中国家的病耻感程度往往是高于发达国家的(Barke et al.,2011;Semrau et al.,2015)。与西方国家相比,在亚洲,人们害怕患有精神疾病的人,认为他们是危险的,并且把他们排除在社会之外。此外,很多来自亚洲的研究报告称,人们会认为精神疾病的症状来自超自然力量(Lauber,Rössler,2007)。因此,不同文化间的人群对精神障碍的感受是不同的。

病耻感概念的提出可以追溯到Goffman(1963)和社会互动理论学家们,他们关注社会互动在病耻感中的作用,包括标签化和刻板印象。这种观点受到了关注结构性病耻感和歧视的理论家们的质疑,他们认为,立法和赋予精神疾病患者权利将减少病耻感。Link 和 Phelan 于 2001 年将这些不同观点融合在他们的改良标签理论中(Link,Phelan,2001)。他们认为病耻感是一个涉及标签化、刻板印象、隔离、地位丧失和歧视的过程。他们强调了结构性歧视和劣势,并认为社会、经济和政治权力是产生病耻感的必要条件。

遗憾的是,即使是大规模且耗资巨大的反病耻感运动也没有在改变公众态度方面取得令人满意的成效(Sartorius,2010;Henderson,Thornicroft,2013)。虽然澳大利亚的"超越蓝色"运动可能减少了歧视和病耻感,但不仅很难确定它在多大程度上实现了这一目标,而且相应地也没有实现与意识提高活动相同程度的改变(Nous Group,2014)。与精神障碍患者积极的社会接触、抗议病耻感的信息和措施以及教育相结合似乎是对抗病耻感最有效的方法。社会接触是最有前景的循证干预方法,包括"代理"接触,例如通过电影叙述的方式(Quinn et al.,2011;Stuart,2016)。

专注于传播积极信息和强调优势而不是去除消极观念似乎更有成效。相关方案应提供一些机会,通过与普通人和同龄人的认同来修正对精神障碍的刻板印象。仅仅以患有精神障碍的名人作为正面示范可能无法达到预期效果,因为这些人可能被视为特例。最佳做法是,将提供社会接触的反病耻感活动纳入学校课程和专业人员的培训中。在欧洲青少年中提高对心理健康的认识,并结合课堂上的角色扮演活动,可以促进课堂上的社交互动并加深他们理解心理健康问题的可预防性,这样的方式对年轻人来说有良好的感知力和吸引力(Wasserman et al.,2012)。

媒体对心理健康问题哗众取宠且带有负面色彩的报道屡见不鲜。许多全国性的运动通过使用信件、电子邮件和电话等组成的联络网来抗议电台、报纸或电视节目的负面报道。这对于反对"严重精神疾病患者是危险的"的报道可能是有效的。与其他民权运动相比,公众抗议在精神卫生运动中所起的作用很有限,这可能归因于社会上存在着根深蒂固的偏见和可能遭到的嘲笑(Goldie et al.,2012)。

8.7.5 心理健康影响因素

社会、行为和生物科学已经深入研究了危险因素和保护因素在心理健康和精神障碍的发展过程中的作用。生物、心理和社会中的危险和保护因素以及它们之间的相互作用在整个生命周期中对心理健康的影响已得到证实,最早可追溯到胎儿时期。其中许多因素是可改变的,因此,这些因素也是心理健康促进和预防措施的潜在目标。心理健康问题和精神障碍的其他社会经济和环境影响因素与贫困、缺乏自由、战争和不平等等宏观问题有关(WHO,2004)。

早期的生活经历通常是心理健康问题和精神障碍的根源。有充分的证据表明,营养不良、暴露于有毒物质(如孕期饮酒)、分娩过程中的创伤、产妇抑郁、父母忽视、性虐待、其他形式的创伤以及缺乏激励都会影响儿童的认知发展和社会情感状态(Richter et al.,2010;Liu et al.,2017)。

心理健康和精神疾病是由多种且相互作用的社会、心理和生物因素决定的。心理健康的个人、家庭和社会决定因素往往存在于非健康领域,如社会政策、教育和城市规划。然而,有证据表明目前存在有效的改善心理健康的干预(Doughty,2005;Das et al.,2016),如在当地社区进行的干预(Hawkins et al.,2002)、儿童支持项目、家访项目(Olds,2002)以及学校项目(Weare,Nind,2011)。

迄今为止,相关研究主要集中在心理异常的影响因素上,在很大程度上忽视了识别危险因素和保护因素的必要性。近期,人们对积极心理健康和幸福感的影响因素的兴趣日益增加。有证据表明,社会关系对提升幸福感和缓解心理异常至关重要(Diener,Seligman,2002),几乎适用于各年龄段人群(Forsman et al.,

2013;Chang et al.,2017)。尽管大众媒体认为食物选择经常与幸福感有关,但关于各种营养因素的作用的证据却很复杂。因此,在更多研究完成之前,健康饮食与感觉良好的直接联系仍然模糊不清(Kirkwood et al.,2008;Lai et al.,2014;O'Neil et al.,2014)。有越来越多的证据表明,体育锻炼对心理健康有影响(Firth et al.,2015;Kvam et al.,2016)。一些证据表明,无论男女,青春期较高频率的体力活动和体育运动均有助于提升幸福感,缓解焦虑和抑郁症状(McMahon et al.,2017)。一些纵向研究表明,体力活动有助于预防晚年认知衰退以及抑郁症状和焦虑的发生(Kirkwood et al.,2008)。

无论是在发达国家还是在发展中国家,精神障碍都与社会劣势有关。生活在易受伤害环境中的人群更容易受到心理健康问题的影响并经常死于自杀。弱势群体更容易患有精神疾病,原因包括不安全感、绝望感、社会的急剧变化、暴力、身体状况不佳等。

导致心理健康问题和自杀的主要社会经济学危险因素包括贫困、受教育程度低、失业、高额债务、社会隔离以及重大负面生活事件。被社会边缘化和贫困的人更容易出现心理健康问题,尤其是抑郁症。

在社区层面,自杀与社会经济贫困和失业有关(Rehkopf,Buka,2005;Middleton et al.,2006;Milner et al.,2012)。在1970至2007年间的欧洲,失业率每上升超过3%,自杀率就会上升4.5%(Stuckler et al.,2009)。此外,年轻的自杀未遂者在日后的劳动力市场中更容易处于边际地位,更可能长期失业、长期请病假或提前领残疾抚恤金(Niederkrotenthaler et al.,2014)。移民身份也会影响自杀率。在斯堪的纳维亚人群中的研究表明,第二代和中间一代的移民有更高的自杀风险(Di Thiene et al.,2015)。

有偿工作对心理健康的影响是复杂的。一方面,工作是个人满足感和成就感、人际交往和经济保障的来源。这些都是良好心理健康状态的前提条件。工作场所的社会资本(即信任关系)可以预防心理疾病(Oksanen et al.,2010;Gao et al.,2014)。失业者出现抑郁症状和被诊断为临床抑郁症的概率是未失业者的两倍(Dooley et al.,1994)。另一方面,有证据表明,高负荷或不稳定的工作、高情感需求以及学校或工作场所的欺凌和暴力均与抑郁症有关(Theorell et al.,2015)。

产前产妇压力是行为和精神障碍(包括抑郁症)的一个危险因素。那些因胎儿期压力导致出生时体重较轻者出生后有较高的风险患精神障碍(Wahlbeck et al.,2001;Räikkönen et al.,2008;Lahti et al.,2010)以及出现自杀身亡或自杀未遂(Mittendorfer-Rutz et al.,2004)。敌视、不稳定和缺乏相互支持的亲子关系会导致孩子患抑郁症(Berg et al.,2017)。体罚、严厉的养育方式和虐待儿童(身体虐待、性虐待和情感虐待)、与父母暂时分离(Räikkönen et al.,2011)以及父母间的冲突都与儿童期(Madigan et al.,2007)和青少年时期(Allen et al.,2007;Mills et al.,2013)的不良心理结局和心理障碍有关。父母患有抑郁症的儿童是精神障碍的高危群体,有数据显示十分之六的儿童会在25岁之前患上精神障碍(Beardslee et al.,1993)。Weissman等人(2006)发现,父母患有抑郁症的子女患焦虑症、抑郁症和物质使用障碍的风险是父母未患抑郁症子女的3倍。提高照料者与儿童之间的早期互动水平,可增强儿童面对负面生活事件时的复原力,并促进终身的心理健康和幸福。

物质使用是精神障碍的一个危险因素,例如,饮酒会导致抑郁症(Rehm et al.,2003)。酒精问题会加剧抑郁症的严重程度,表现为更早发病、更频繁的抑郁发作以及自杀未遂(Sher et al.,2008)。在许多欧洲国家(如丹麦、法国、匈牙利、挪威和瑞典),人均酒精消费量的增加与战后自杀死亡率的上升有关,但在南欧没有发现这种关联(Norström,Ramstedt,2005)。这种关联在烈性酒消费占主导地位的国家似乎更为明显。有确凿的证据表明通过征税和限制获取途径来调控酒精市场的政策可以有效减少酒精造成的伤害(Anderson,2006;Anderson et al.,2013)。20世纪80年代后期,苏联在戈尔巴乔夫执政期间进行的一项自然实验,包括政治改革、严格限制酒类销售并对饮酒持限制态度,这成为了历史上最有效的预防男性自杀的案例。在1984至1986年期间,苏联的男性自杀人数减少了40%。相比之下,同期22个欧洲国家男性自杀人数只减少了3%(Wasserman et al.,1998)。提倡健康的生活方式和避免过量饮酒是促进良好心理健康和预防自杀的关键。

心理、社会和行为健康问题之间的相互作用可能会加剧它们对个人行为和幸福感的影响。一方面,物质滥用、暴力行为以及虐待妇女和儿童,在高失业率、低收入、低文化水平、工作压力大、性别歧视、不健康的生活方式和人权受侵犯的条件下更为普遍,也更难以应对。另一方面,像心脏病、抑郁症和焦虑症等健康问题在这些不利条件下也更常见,且治疗和应对难度更大。

8.7.6　幸福感和心理健康促进

近年来,公共精神卫生领域的工作重点已明显从疾病转向幸福感。积极心理学的兴起以及对幸福感科学的研究,引发了更多关于确定积极心理健康和幸福感背后原因的兴趣。在基于人群的调查中已使用了标准化的幸福感测量方法(Bech et al.,2003;Tennant et al.,2007;Vaingankar et al.,2018),而且欧洲西北部的几个国家在人群中进行了心理幸福感的重复测量。

心理健康促进旨在通过增强幸福感来提升人群的心理健康。这意味着要创造有利于个人、社会和环境的条件,增强人们的能力,实现最佳的健康和发展。这类倡议涉及让个人参与实现积极的心理健康、幸福感和生活质量的过程中去。心理健康促进是一个由人、与人和为人所用的有益过程。

2008年颁布的《墨尔本宪章》为现代心理健康促进提出了一系列共同遵守的原则和建议。该宪章提供了一个框架,强调社会和经济决定因素对心理健康和精神疾病的影响,并指出了多个部门(包括但不限于卫生部门)在创造或改善积极心理健康条件方面所做出的贡献。宪章强调,心理健康促进是每个人的关注点和责任;心理幸福感最容易在公平、公正和非暴力的社会中实现;尊重和参与是促进心理健康的最佳方式,文化和文化遗产及其多样性能在这种方式下得到认可和重视(全球心理健康促进和预防联盟,2009)。

尽管在许多方面,心理健康促进与预防有所重叠,但两者不同。心理健康促进的重点在于积极的心理健康和幸福感(如何使人们保持健康或变得更加健康),而不是疾病预防(如何避免疾病)。

基于人群的促进心理健康和幸福感的方法运用了公众参与、介入和赋权的原则,并在家庭、学校和工作场所等日常环境中得到实施。有效的心理健康促进建立在与教育、住房、就业和工业、交通、艺术、体育、城市规划和司法等非卫生部门的跨部门合作之上。

成功控制传染病和心血管疾病的经验教训表明,提高人群心理健康的途径不在于投资心理健康服务,而在于开展促进和预防活动。因此,近来许多政策文件都采取了"将健康融入所有政策"(Health in All Policies,HiAP)的方法,即在全人群的各政策领域中针对心理健康的决定因素,呼吁公共政策制定者将心理健康促进和预防心理健康问题纳入非卫生政策的主流。HiAP是一种相对较新的方法,用于制定、实施和评估各部门的公共政策,系统性地考虑决策的健康影响。它可以被视为一种策略,旨在认识到心理健康在很大程度上受到卫生部门以外其他部门政策的影响(Wahlbeck,Taipale,2006;Makinen,2009;Wahlbeck,2015)。例如,就业部门的政策会影响失业率和自杀率(Dooley et al.,1994;Norstrom,Gronqvist,2015)。

脆弱的群体对心理健康促进行动有着特别的需求。加强心理健康有助于增加弱势群体的人力资本价值。通过促进积极的心理健康结局,心理健康促进可以在打破贫困和心理异常之间的代际循环中发挥重要作用(Petersen et al.,2010)。

幸福感的概念包括两大要素:感觉良好(享乐幸福感)和功能良好(健康幸福感)。快乐和享受是享乐幸福感的两个方面。复原力(应对逆境的能力)、对自己生活的掌控感,以及一致感和乐观主义是健康幸福感的特征(Huppert,2008)。

正念是指关注并意识到当下正在发生的事情的一种状态,这种状态能预测积极的心理状态、自我调节行为和提高自我认知(Brown,Ryan,2003),并可能显著改善各种心理健康问题的症状(Gotink et al.,2015)。自我决定理论认为,开放的意识对于选择符合自身需求、价值观和兴趣的行为尤为宝贵(Ryan,Deci,2000)。这种自我调节行为对幸福感非常重要。

尽管心理健康促进领域的干预研究仍在发展,但已经确定了几种有效的人群层面的干预(Mrazek,Haggerty,1994;Sandler et al.,2014)。心理健康促进项目的多方面成果影响了教育、劳动和就业以及家庭凝聚力等其他领域;然而,与大多数标准干预研究相比,心理健康促进研究的干预效果的显现通常需要更长的随访时间。

心理健康促进干预的一个重要目标是育儿方式,包括早期的亲子互动和教育子女的方式。这类项目应解决不良育儿行为的代际传递问题。受到虐待和忽视的儿童更有可能在成年后对自己的子女充满敌意、拒绝履行育儿职责、对自己的孩子采取消极的管教方式。育儿支持措施需要着重于积极方面,采用鼓励性的方法,并增强父母和婴儿之间的积极互动和愉快体验(Stewart-Brow,Schrader-McMillan,2011)。

促进看护人和儿童之间早期的亲密互动可以增强儿童在面对不利生活事件时的复原力,并终身促进他们的心理健康和幸福感。在低收入和中等收入国家,由经过培训的非专业妇女执行的家访项目,在提供咨询服务以及加强亲子互动的具体干预措施方面,已被证明是有效的(Cooper et al.,2009),而在高收入国家,由训练有素的护士实施的类似项目也同样有效(Olds,2002)。这些项目在提高母亲对儿童的细腻关怀、减少不必要的干涉以及改善亲子依恋关系上具有良好的效果(Cooper et al.,2009)。

在过去的20年里,在学校开展的关于心理健康预防和促进方面的研究与良好实践有了显著增长(Wasserman et al.,2015;Zalsman et al.,2016;Ahern et al.,2018)。学校在帮助建立身份认同、人际关系和其他可转移技能方面发挥着重要作用,是促进心理健康的重要场所。在世界各地,越来越多的学校正在参与一系列与心理健康有关的倡议和政策,在许多方面都取得了可喜的成果。这些活动的主题多种多样,不仅包括"心理健康",还包括"社交和情感学习""情感素养""情商""复原力""生活技能"和"品格教育"。越来越多的证据表明,在学校进行心理健康促进是有效的。积极影响包括减少抑郁、攻击性、冲动和反社会行为,以及培养促进心理健康的能力,如合作、复原力、乐观感、同理心以及积极和现实的自我认知。研究还表明,这些项目有助于预防和减少早期性经历、酗酒和药物使用、校内外暴力和欺凌行为,促进亲社会行为,并在某些情况下,减少青少年犯罪(Weare,Nind,2011;Sandler et al.,2014)。此外,心理健康促进项目能显著提高学习成绩。一项总结了213个有关社交和情感学习项目研究的Meta分析发现,实施有效项目的学校在成绩测试方面提高了11%,在社交和情感技能方面提高了25%,在课堂不良行为、焦虑和抑郁方面降低了10%。数据表明,成功的学校项目通常包含连贯且综合的技能培养课程,采用活跃的学习形式来培养技能,并专注于技能发展和明确的学习目标(Durlaket et al.,2011)。还有研究表明,在评估学校心理健康项目时,当考虑学生的反馈时,意识到心理健康专业人员和学生之间的权力关系是至关重要的,因为较为内向的学生的意见可能会被无意中忽视(Wasserman C et al.,2018)。教师的幸福感是全校心理幸福感的一个重要组成部分,欧洲的一项研究结果表明(Wasserman et al.,2010;Carli et al.,2013),教师的心理幸福感与教师是否愿意帮助有心理健康问题的学生有关(Sisask et al.,2014)。

对成年人来说,工作场所是促进心理健康的重要环境,既可以在工作场所内的组织层面实施行动,也可以针对特定个人实施行动。前者可以针对管理人员,包括采取措施提高他们对工作场所中心理健康和幸福感的认识,增强他们管理压力和心理健康问题的能力(Nyberg et al.,2011)。检查工作内容、改善工作条件、协调雇佣条款、加强工作中的社会关系、改善实际工作环境、实行灵活工时、改善雇主与员工间的沟通以及提供职业晋升机会可以实现上述目的。针对个人的措施则包括调整工作量、提供认知行为疗法、放松和冥想训练、时间管理培训、运动计划、写日记、生物反馈和设定目标。调整就业结构以创造"良好的工作"不仅能给个人带来健康收益,也能给企业带来经济效益,同时还能直接和间接地改善社会结构。有效的方案需要同时关注工作环境、工作内容和个人的适应能力。有效的管理方式应促进组织公正、为员工提供支持、合理安排工作任务、鼓励员工积极参与,并保持清晰与连贯的沟通。有效的工作内容应保护员工免受不合理的工作要求的影响,增加员工的自主权,提供灵活的工作时间安排,并确保工作稳定。对于个人而言,全面有效的方案应包括培训员工的坚韧性和压力管理能力(Czabafa et al.,2011)。

对于老年人来说,社会活动是促进心理健康最有前景的干预措施。研究表明,老年人群的社会资本与他们的心理健康息息相关(Forsman et al.,2011,2012)。社会资本中个体层面的重要因素,如社会支持的不足和狭小的社交网络规模,与抑郁症状和抑郁症相关,而孤独感更是直接与抑郁相关。研究强调了公民的不信任和缺乏交往或社会参与活动(即个人层面的低社会资本)与老年人的抑郁症状之间的联系。增强老年人的社会资本可以有效提升他们的心理健康。随着许多国家不断提高退休年龄,工作很可能对老年人起到保护作用,但前提是工作足够灵活,能够考虑到老年人不同的能力和需求。有数据强调了社会活动在维持老年人心理健康和幸福感方面的有效性和主观重要性。社交活动是老年人重要的心理健康资源,因为这些活动会使老年人产生对社会群体的归属感以及对日常生活和未来希望的目标感。针对老年人的社会心理干预,如增加社会接触,往往能减少孤独感,进而提高幸福感。系统综述和Meta分析显示,与无干预的对照组相比,老年人的社会活动能显著减少抑郁症状(Forsman et al.,2011),并支持在老年人群中使用社会资本干预(Coll-Planas et al.,2017)。

8.7.7 精神障碍的预防

心理健康问题及障碍的预防自古以来就已存在。早在20世纪初期,精神卫生运动的早期理念首次被转化为初级卫生保健、学校教育以及公共卫生实践中的实验性活动。然而,以科学为基础的预防项目以及检验预防干预有效性的对照研究,直到1980年左右才真正开始系统地发展。自那以后,随着人们对可改变的危险和保护因素知识的不断增长,促进了心理健康预防科学这一多学科领域的迅速发展,并且有证据表明预防性干预可以有效影响这些因素,并降低某些精神障碍的发病率和患病率(WHO,2004),同时减少自伤行为(Zalsman et al.,2016)。

精神障碍的预防旨在减少其发生、发作频率和复发次数,缩短患者症状持续时间,或降低患上心理疾病的风险,预防或延缓疾病的发生,并减轻其对患者本人、家庭以及社会的影响。近来,人们对精神障碍预防重要性的认识和接受度有了显著提升。

许多有效的预防措施都与社会公平、机会均等以及对社会弱势群体的关怀原则相一致。这些干预措施包括改善营养、确保接受基础教育、获得就业机会、消除对种族和性别的歧视,以及确保基本的经济安全。无论是在个人还是在社区与国家之间,冲突和暴力对心理健康的威胁都尤为严重且较为常见,由此造成的精神困扰和障碍是深远的。尽管预防暴力需要更广泛的社会努力,但心理健康专业人员通过实施一些具体的预防措施并使人道主义援助更加关注心理健康,或许可以减轻这些现象的负面影响(WHO,2004;Wahlbeck,2015)。

可以通过多种方式对预防进行分类。第一级预防侧重于解决影响全人群的更广泛的决定因素。根据目标群体的不同,第一级预防可以是一般性的、选择性的或指示性的。一般性预防针对的是一般人群,对总人口中的每个人都有益。选择性预防侧重于针对罹患某种疾病风险较高的群体。指示性预防针对的是那些被识别为具有最小的、但可检测到的预示精神障碍的体征或症状,或体内有表明精神障碍易感性的生物标志物,但在当时不符合该障碍现有诊断标准的高风险人群。第二级预防包括早期发现和干预。第三级预防指对确诊患有某种疾病的人进行治疗,从而促进康复并减少疾病复发的风险(Mrazek,Haggerty,1994;Campion et al.,2012)。

人们越来越认同预防工作将产生更广泛的影响,不仅仅是在心理健康领域,还包括就业能力、教育成就和社会适应能力。这是因为精神障碍的常见危险因素和生活中的各种不幸是相通的,故而对其共同的危险因素进行干预比仅防治某种疾病更有效。

产后时期对母亲和孩子的心理健康都至关重要。研究一再表明,父母有精神障碍的家庭,其子女患精神障碍的风险也会增加。为了防止精神障碍的代际传递,针对儿童及其家庭中的危险和保护因素,已经制定了一系列干预措施。这些干预措施所解决的问题包括家庭成员对心理疾病的了解,培养儿童的心理社会适应力,改善亲子关系和家庭互动,减少病耻感以及增加社会网络支持。一些干预针对早期的亲子互动;而另一些则在儿童时期和青春期早期采用全家庭参与方法,或关注那些处于风险中的儿童本身(Siegenthaler et al.,2012;Sandler et al.,2014;Lauritzen,Reedts,2015)。系统综述和Meta分析表明,通过预防性干预可将子女患精神障碍的风险降低40%(Siegenthaler et al.,2012)。

有确凿的证据表明,改善社会经济弱势儿童的营养和发育状况,可促进其认知能力的健康发展,提高教育成果，并降低心理健康不良的风险，特别是对于那些处于风险中或生活在贫困社区的儿童而言。最有效的干预模式结合了营养干预（如食物补充）和生长曲线，同时提供心理辅导和心理社会关怀（如温暖、专注倾听）（WHO，2004）。此外，碘是确保甲状腺正常发挥功能的关键，它在预防心理和身体发育迟缓以及学习能力受损方面发挥着重要作用。研究发现，妊娠早期碘摄入量不足与子代在8～9岁时较低的言语智商以及较差的阅读能力有关。碘补充计划确保儿童通过加碘盐或水摄取足够的碘。此外，可能还需要有针对孕妇的预防措施以确保充足的碘摄入（Bath et al.，2013；Velasco et al.，2018）。

青少年欺凌是一个重要的公共卫生问题，它普遍存在，并且经常带来有害影响。遭受欺凌与抑郁或焦虑、社会和情绪适应不良、学业成绩下降（Hertz et al.，2013）以及酒精滥用（Marschall-Levesque et al.，2016）有关。数据表明，被欺凌与随后出现的抑郁症、恐慌症以及自杀相关行为之间存在因果关联（Klomek et al.，2010；Copeland et al.，2013；Holt et al.，2015；Brunstein Klomek et al.，2016；Barzilay et al.，2017）。欺凌行为的实施者也被证实有抑郁和自杀的风险（Kaltiala-Heino et al.，1999；Saluja et al.，2004）。预防欺凌将改善许多年轻人的心理健康结局，而且目前已经制定了有效的反欺凌预防方案。一项关于校园欺凌策略的Meta分析得出结论，与仅包括课堂课程或社会技能小组的干预措施相比，包含多个学科以及针对不同层次学校组织的互补成分的全校方法更能减少受害和欺凌现象（Vreeman，Carroll，2007）。

社区系统强化（Fund，2010）源于社区历来采取的保护和支持其成员的行动。世界卫生组织在1978年的《阿拉木图宣言》，以及近期关于健康的社会决定因素的工作都体现了现代社区卫生保健的方法。社区系统强化干预侧重于发展赋权过程，并在社区成员中建立起归属感和社会责任感。“社区关怀”项目就是此类干预措施的一个例子，该项目已在美国成功实施，并且目前正被多个发达国家采用和推广。“社区关怀”干预促使社区建立暴力和侵害预防系统（Hawkins et al.，2002）。该策略帮助社区利用本地关于风险和保护因素的数据来识别风险并制定行动计划，包括在多个生态层面同时开展的干预：社区（如动员、媒体和政策变革）、学校（如改变学校管理结构、课程和教学实践）、家庭（如家长培训策略）和个人（如社交能力策略）。在不同的“社区关怀”场所进行的评估表明，青少年的各方面问题均有所改善，例如校园问题、武器指控、盗窃、毒品罪和袭击指控的减少。

有充分的证据证明，年轻人的行为失调、攻击性和暴力性行为是可以预防的。减少攻击行为和行为失调的最有效的预防干预的核心是提高儿童、父母、同伴和教师的社会能力和亲社会行为。对行为问题有显著影响的普遍干预主要是以学校为基础的，包括课堂行为管理，提高儿童社交能力以及需要父母参与的多模式策略。例如“良好行为游戏”这样的课堂行为管理项目，旨在通过公开鼓励期望的行为和劝阻不期望的行为，帮助儿童更好地满足课堂上的社会需求。社会技能项目（例如“我能解决问题”或“推广替代性思维策略”）旨在为儿童提供认知技能，帮助他们更好地应对社会困境。这些项目会在课堂上教授儿童倾听、换位思考、人际关系问题的处理以及对冲突和愤怒的管理的相关技能。此外，为各种环境设计的选择性干预措施在预防行为问题方面也是有效的，包括产前和/或儿童早期项目以及学校或社区项目。产前和/或儿童早期项目通常旨在提高父母培养、支持和教导儿童亲社会行为模式的技能，以及发展儿童的社会技能。事实证明，这些项目可以减少青春期儿童的行为问题，包括减少暴力行为和被警察拘捕。针对有风险的特定儿童群体的学校或社区项目，成功地提高了儿童的社会能力和解决问题的能力和/或父母的管理能力，减少了亲子互动中的负面行为，降低了老师对儿童在学校行为问题的评价得分（Powell et al.，2007）。

最近的研究表明，可以以一种具有成本效益甚至是节省成本的方式预防抑郁发作和焦虑症（Cuijpers et al.，2012；Chisholm et al.，2016）。预防干预可将重度抑郁症的发病率降低约25%。在预防干预中加入分级护理模式可能会进一步减少新发病例的数量（Van't Veer-Tazelaar et al.，2009）。然而，分级护理模式似乎只在某些情况下才具有成本效益，这取决于支付意愿（Van der Aa et al.，2017）。经证实有效的方法包括教育、心理治疗、药物治疗、生活方式和营养干预。据报道，针对儿童和青少年认知、解决问题和社会技能的校本计划（如“机智青少年计划”）在干预一年后，高抑郁症水平降低了50%或更多。一些以应对重大生活事件为目标的选择性干预，显示出在高水平抑郁症状中显著且长期的减少，例如针对父母死亡或离婚的儿童或针对失业成人的项目。针对那些抑郁症状水平较高但没有抑郁症的人实施的指示性干预项目在减少高水平抑郁症状和预防抑郁发作方面有显著效果。这类项目主要采用小组形式，教育处于风险中的人保持积极思维，挑战消极思维方式，提高问题解决能力，并已被证明在学校（Clarke et al.，1995；Weersing et al.，2016；Garber et al.，2018）或初级保健环境中是有效的。

预防焦虑症可以通过增强学龄儿童的情绪复原力、自信心和认知上的解决问题的能力。认知行为项目（如“FRIENDS项目”）显著减少了学龄儿童焦虑症的首次发作（WHO，2004；Stallard et al.，2014）。

目前，对创伤后应激障碍（post-traumatic stress disorder，PTSD）干预有效性的证据有限。不过，一些研究表明，在潜在创伤事件发生后的数周，进行以创伤为焦点的简短预防性认知行为疗法和改良的长期暴露疗法，可以减轻PTSD的严重程度（Birur et al.，2017）。心理疏导并不能降低因犯罪、袭击或意外创伤而导致的平民受害者的PTSD或相关心理症状的发生率或严重程度，因此不应作为常规预防措施提供（Gartlehner et al.，2013）。

在儿童和青少年中已经制定并试行了几种饮食障碍的预防项目。目前发表的文献中的证据不足以表明任何特定类型的项目在预防饮食障碍方面是有效的。尽管基于挑战瘦身理想（如“身体计划”）或促进能量平衡（如“健康体重干预”）的饮食障碍预防项目已经降低了未来发生饮食障碍的风险，但在大规模实施饮食障碍预防项目之前，还需要对其有效性进行更多的研究（Stice et al.，2013；Stice et al.，2015；Akers et al.，2017）。

减少酒精和药物获得性的一般性政策行动可以预防物质使用障碍。有效的监管干预包括征税、限制供应以及全面禁止各种形式的直接和间接广告。旨在减少成瘾物质危害的政策干预可以预防物质使用障碍。在应用于酒类时，教育和说服策略通常包括减少饮酒、酒后驾车的危害及相关话题。尽管公益广告的出发点良好，但由于其无法抵消大众媒体上付费广告中更频繁出现的鼓励饮酒的信息，因此被视为一种无效的预防措施。

精神病是一种严重的精神障碍，其发病高峰期在青少年晚期或成年早期。目前，一般性和选择性干预措施均不是预防精神病的可行策略。指示性预防方法和早期识别与干预有希望减轻精神分裂症和其他精神病负担。通常情况下，从精神分裂症发病到开始治疗之间会有1～2年的延迟，这是因为未能及时识别精神病的发作，而在许多情况下，精神病的发作可能是缓慢而渐进的。精神病延迟治疗的时间越长，其预后越差。为了缩短精神病延迟治疗的持续时间，已经制定了几项以人群为基础的预防项目。挪威的“精神病治疗与识别研究”以及随后在澳大利亚进行的研究均显示提高社区意识和普通民众的精神健康素养可以缩短精神病患者就诊的延迟时间（Correll et al.，2010）。尽管第二代抗精神病药物和认知行为疗法有望预防和延缓成人从高危状态向精神障碍过渡，并已成为公共卫生实践建议的一部分，但仍需更多的研究来观察其详细的治疗效果（Schmidt et al.，2015）。

8.7.8 自杀预防

自杀预防的公共卫生途径必须结合社会和文化视角与医学和心理学视角，从而以有效和可测量的方式制定能够挽救最多生命的策略（Wasserman D，2016）。

公共卫生行动可以预防自杀，自杀预防一直具有很高的成本-效果价值。大量证据表明，广泛应用于人群层面的干预是有效的，如限制获取致命自杀手段的途径和媒体负责任地报道自杀问题（Zalsman et al.，2016）。

限制获取致命自杀手段的途径已得到强有力证据的支持。枪支管制立法与自杀率下降有关。对镇痛药的管制，特别是小包装的销售，已被证明能有效减少自杀死亡。限制巴比妥类药物的处方和销售也降低了自杀发生率。在常使用农药作为自杀手段的国家，限制农药的可获取性已显示出成效。在高处跳下多发地修建障碍物，可使这种方式的自杀总数减少86%，并且没有其他主要替换点。家用煤气的无害化处理和在汽车中安装催化转换器也是有效的自杀预防方法（这些内容摘自《牛津自杀学和自杀预防教科书（第2

版）》，第13部分——公共卫生策略：控制自杀手段的获取，第74～81章，由Danuta Wasserman编辑，2020年出版）。

当人们无法采用首选的自杀方式时，他们企图自杀的可能性就会降低。虽然有些人可能会寻求其他方式，但大多数人不会这样做；即使他们换了其他方式，通常选择的手段也不会致命，与选择更危险的手段相比，导致的死亡风险也更低。如果在关键时刻无法获得致命的自杀手段时，自杀企图可能会被推迟，因而在某些情况下，自杀的冲动会在没有致命后果的情况下消退（Yip et al.，2012；Barber，Miller，2014）。

作为一项公共卫生措施，限制手段的使用由来已久；John Snow于1845年在英国伦敦宽街移除水泵把手就是一个早期案例，也是公共卫生实践中的一个历史性里程碑（Johnson，2006）。限制手段是一种不依赖于个人意愿或意志的社区或社会行动。这种措施适用于全人群，通常会影响到那些有自杀风险但尚未被发现的人，以及那些在危机时刻不寻求治疗援助或在必要时不寻求挽救生命干预的人。通过移除或限制获取致命手段的途径，可以改变潜在的自杀环境，阻止可能的致命行为或迫使其使用较不致命的方法。

根据国家的不同，自杀方式限制的全人群措施的应用可能会被公众视为或多或少地侵犯了个人的自由。人们对这种限制和安全措施的抵触，往往源于一个常见的误解：尽管有数据表明这些措施在人群层面有显著效果，但人们认为一个有严重自杀倾向的人最终总能找到方法，并且认为所有自杀手段的致命性大致相同。为了实施这些限制措施，重要的是要消除这种误解并获得社区的支持。

自杀手段的选择因国家而异，甚至在同一国家内也有所不同，而且也因年龄和性别而异（Ajdacic-Gross et al.，2008；Mars et al.，2014；Qi et al.，2014）。所使用的自杀手段也会随时间变化。这些模式表明，特定自杀手段的可获得性和致命性存在明显差异。由于农药容易获得，在亚洲农业人口中因农药中毒造成的自杀较为常见（Phillips，Gunnell，2009；Mew et al.，2017），而在城市环境中，由于高楼和桥梁的易于接近使得从高处跳下成为一种常见的自杀手段（Beautrais，Gibb，2009；Chen，Yip，2009；Chen et al.，2012）。

在和平时期，大多数与枪支相关的死亡都是自杀（Resnick et al.，2017）。实施枪支管控政策（如购买限制、购枪的等待时间、提高购枪年龄门槛、持枪许可证审查、安全储存措施）可降低枪支自杀事件（WHO，2010）。实证数据表明，那些旨在减少枪支普及率的法规对于减少男性自杀有显著影响，而那些旨在禁止高风险人群持枪的法规则效果较弱（Rodriguez Andrés，Hempstead，2011；Anestis et al.，2015）。家中有枪会增加家庭内暴力死亡的风险；美国的数据表明，家中有枪的男性自杀死亡的风险是家中无枪男性的10倍。家中有枪支的人用枪自杀死亡的可能性是用其他方式自杀的30倍（Dahlberg et al.，2004）。与其他致命性低的方法相比，枪支的致命性极高，几乎不需要任何准备，更可能被用来自杀，特别当自杀行为是一时冲动时。通过管制手段从家庭中移除枪支是一个理想的做法，能有效减少自杀事件，但在那些强烈支持拥有枪支的国家，这一目标可能难以实现。

安全的环境（如铁路站台上的安全门、桥梁上的防护栏、上锁的枪支存放处）有助于预防自杀。在规划过程中或在某个环境（如桥梁和铁路）被确定为自杀的高发地点后，都可以考虑自杀的预防（Beautrais，Gibb，2009；Ladwing et al.，2009；Pirkis et al.，2015；Ueda et al.，2015；Sinyor et al.，2017）。

媒体对于自杀和自杀行为的描述可能会对普通人群产生保护作用，但对弱势群体则可能产生不利影响。自杀行为的减少与媒体封锁和更优质的报道有关。来自世界各地的大量证据表明，对自杀事件进行过度渲染的报道，对所使用的方法进行详细描述，确实会导致“模仿式”自杀，尤其当有关名人自杀的新闻报道在社交媒体上得到更多的关注时更是如此（Ueda et al.，2017）。自杀传播是传染病模型的一个概念，它假定自杀行为可能促使后续类似行为的发生。模仿指的是解释自杀行为传播的过程。自杀传播现象主要在青少年群体中被研究，结果显示，在105例青少年自杀事件中，高达5%的自杀事件可能是因为看到别人自杀而产生的聚类效应（Westerlund et al.，2009）。另一方面，媒体负责任地报道自杀案例能有效减少模仿自杀行为，尤其对青少年群体具有保护作用（Niederkrotenthaler，Sonneck，2007；Niederkrotenthaler et al.，2010）。与媒体合作以及利用基于互联网的教育系统，在教育公众了解抑郁症、自杀预防方法以及如何负责任地报道自杀方面发挥着重要作用（Westerlund，Wasserman，2009）。遵循自杀报道和监管具有自杀病耻感倾向报道的媒体指南，与自杀病耻感的报道和自杀的减少有关。此类报告指南可以参考WHO的相关建议

(2017)。

针对初级保健提供者、"守门人"(如青年工作者、警察和教师)、普通大众和患者及其亲属的基于社区的同步多层次干预的效果,还需要更多的证据支持(Zalsman et al.,2016)。然而,提高普通大众、"守门人"、全科医生及其他专业医疗保健人员识别自杀风险人群的意识和应对能力可以有效预防自杀(Hegerl et al.,2009;Hoven et al.,2009;Zalsman et al.,2016)。针对有自杀行为者的需求提供快速响应的服务是预防自杀的重要组成部分。培训全科医生和其他医护人员识别抑郁和物质使用问题并提供适当的治疗,已在减少自杀倾向和自杀行为方面取得成效(Appleby et al.,2000;Rutz,2001;Roskar et al.,2010;Zalsman et al.,2016)。这种方法对于预防女性自杀尤其有效,因为在许多文化中,女性比男性更倾向于寻求专业医疗保健人员的帮助(Hadlaczky,Wasserman,2009)。

在过去十年内,涉及基于学校项目的评估性研究质量有所提高。系统性综述表明,这些项目有效提高了学生对自杀问题的认识和态度,其中三项大型随机对照试验还表明这些项目在减少学生自杀企图和意念方面取得了显著成效(Zalsman et al.,2016)。"欧洲青少年生命拯救与赋能"项目是一项涵盖10个欧盟国家、168所学校和11 110位学生的多中心整群随机对照试验。该研究发现,与对照组相比,"青少年心理健康意识项目"能显著减少自杀未遂和严重自杀意念的发生(Wasserman et al.,2015)。

以社区、家庭和学校为基础的心理健康干预和项目可提高人们对治疗可能性的知晓,并有助于他们接受治疗,这些都是预防自杀的重要因素。

越来越多的证据显示,针对自杀风险较高的亚人群(如因自杀而失去亲人者,暴力、身体虐待或性虐待的受害者)的特定策略是有效的(Wasserman et al.,2012;Zalsman et al.,2016),因为高危群体的自杀率通常比一般人群高,所以关注这一群体非常重要。

使用各种精神病学疗法进行的指示性预防在预防自杀方面效果显著(Wasserman et al.,2012;Zalsman et al.,2016)。对抑郁症、精神障碍和物质使用障碍等精神疾病的药物治疗能有效预防自杀。虽然抗抑郁药能降低自杀风险,但在儿童和青少年中,这些药物可能会增加自杀意念。但是考虑到未经治疗的抑郁症会增加自杀的风险,因此还是需要使用这些药物进行治疗。对情绪障碍患者进行的心理治疗也被证明能有效地降低他们的自杀风险。

药物治疗与心理治疗(如认知行为疗法、辩证行为疗法、人际关系疗法、问题解决疗法等)相结合的方法,加上外展服务在预防自杀方面非常有效且值得推荐。对自杀未遂者进行的随访(Fieischmann et al.,2008)和心理健康服务获取(Pitt et al.,2013)已被证明很有成效。

尽管全人群策略有可能预防更多的死亡(Pitman,Caine,2012),但重要的是,这种方法需要与选择性和指示性策略结合使用,这样才能减少个人及其家庭的痛苦。

8.7.9 精神卫生服务

精神卫生服务的设计、管理和评估是公共精神卫生的核心任务。现今,全球精神卫生服务正在从以医院为中心的模式转变为以社区为中心的模式。这种变化反映了我们对于什么样的治疗方式性价比更高有了更深的了解;也意识到以老旧偏远的机构(如精神病院)为基础的照护体系在促进患者社会融入和维护患者人权方面的不足。

在经济发达国家,精神卫生服务的近代史可以分为三个时期:第一,精神病院的兴起;第二,精神病院的衰落;第三,精神卫生服务的均衡(表8.7.1)。

现代精神卫生保健体系以均衡保健为基础,包括现代社区保健和现代医院保健。在均衡保健方面,重点关注在普通社区环境中提供的服务,尽可能接近需要这些服务的人群,并且只在必要的情况下,才会迅速安排患者进入综合医院的精神病科进行治疗(Thornicroft,Tansella,1992,2002;Gaebel et al.,2012)。

表8.7.1 精神卫生保健系统历史发展中三个阶段的主要特征

第一阶段:精神病院的兴起	第二阶段:精神病院的衰落	第三阶段:精神卫生服务的均衡
精神病院的建成	精神病院被忽视	精神病院被更小的设施替代
医院床位数量增加	医院床位数量减少	床位减少的速度减慢
家庭的作用减弱	家庭的作用日益增强,但尚未得到充分认识	在提供保健、治疗的潜力、所承担的负担以及作为政治游说团体方面,家庭的重要性逐渐被认识到
对机构的公共投资	对精神卫生服务的公共投资减少	对治疗和护理的私人投资逐渐增加,公共部门注重成本效益和成本控制
工作人员:只有医生和护士	临床心理学家、职业治疗师以及社工学科的发展	更多的社区员工,并强调多学科团队合作
	出现了有效的治疗方法、开始进行治疗评估、建立标准化诊断系统、个人和团体心理治疗的影响日益扩大	与药理学、社会、心理治疗相关的"循证"精神病学出现
抑制过度治疗	注重药物控制和社会康复,减少从精神病院出院的残疾	出现了对控制病人和病人独立性之间平衡的担忧

资料来源:Thornicroft G, and Tansella M(2002).'Balancing community-based and hospital-based mental health care.' World Psychiatry, 1(2), pp. 84-90, ©2002.

现代卫生政策支持将医疗和社会服务结合在一起,特别是将精神卫生服务纳入初级保健中,这样做能提高人们获取保健的可能性,将精神卫生服务融入综合的医疗体系是实现均衡保健、缩小治疗差距并确保人们获得所需保健的最可行方法。由于精神障碍的高患病率,只有那些复杂和/或严重的病例才应由专业的精神卫生保健机构来处理。为了持续做到这一点,医疗服务机构需要从每年四分之一的精神障碍患者中确定优先接受专业保健的人。目标明确的服务是那些专科保健集中向症状和残疾程度最严重的人提供直接服务。对于常见精神障碍的医疗责任,初级保健机构应得到便捷的转诊系统和专家指导的支持(Tansella, Thornicroft, 1999)。在初级保健中即使提供最基本的心理治疗,也能预防抑郁症的全面暴发(Smit et al., 2006)。针对初级保健医生的教育项目提高了对抑郁症的发现率,甚至降低了因抑郁导致的自杀率(Rutz, 2001)。利用新媒体,如电子心理健康服务和智能手机技术,以及非专业健康咨询师的参与,可以加快心理健康干预的普及,尤其是在中低收入国家。

均衡保健系统的另一个关键是提供安全且优质的家庭和社区专科服务。任何完善的精神医疗保健体系都包括针对儿童和青少年的专业社区服务。现代精神卫生系统应包括危机应对团队、家庭治疗服务、积极的外展工作、早期干预团队、日间治疗设施以及提供就业支持。研究显示,包括通过提供灵活的工作支持帮助人们尽早进入正常工作环境的支持性就业计划,比传统的庇护性或过渡性就业方式效果更好。对于那些患有精神障碍并希望工作的人,应该将支持性就业作为他们治疗方案的一部分。现有证据表明,支持性就业不仅能改善患有严重精神障碍人群的临床结局,还有助于他们更好地融入社会(Crowther et al., 2001; Bruns et al., 2007; Luciano et al., 2014)。

在多样化的现代精神卫生保健系统中,需要特别注意保持系统内各部分之间的高效沟通。需要强调三种类型的相互沟通:(1) 精神卫生服务机构内部各组成部分之间的相互沟通;(2) 卫生服务机构内部,精神卫生服务和其他服务(包括初级保健与二级保健)之间的相互沟通;(3) 卫生和其他公共服务机构(如社会服务和住房部门)之间的相互沟通。

现有证据表明,以社区为基础且服务多样化的精神卫生系统,在多个评价指标上优于以医院为中心的精神卫生系统。例如,与传统的以医院为基础的服务相比,以社区为基础的、完善的、多方面的精神卫生服务与较低的自杀率有关(Pirkola et al., 2009)。从医院出院的患者能从良好发展的社区保健中受益;对于精神病患者出院后7天内社区随访能够明显降低他们的自杀率(While et al., 2012)。此外,研究表明,与常规治疗相比,简短的信息干预与自杀未遂后的长期随访相结合,能够显著预防其后续的自杀死亡(Fleischmann et al.,2008)。

现代精神卫生保健的核心要素之一是赋权于接受服务的患者和非正式护理人员。历史上,心理健康问题患者往往缺乏发言权,赋予他们更多权力意味着在心理健康服务中让他们受到尊重并参与到决策中来。研究数据表明,患者如果能够具有一定的控制权和影响力,将会带来积极的心理健康结局,比如情感幸福度增加、独立性提高、参与的积极性增加及更有效的应对策略。患者和保健人员认为重要并呼吁倡导的关键问题包括自主权和自决权、获取可接受和易于获取的服务、患者主导的服务评价、法律面前人人平等、消除对精神障碍的病耻感以及提供更具包容性和更受尊重的服务,包括让患者和保健人员参与其中(WHO,2005)。在提供精神卫生服务时引入更多同行支持和“经验丰富的专家”将有助于赋权于患者并改进服务(Pitt et al.,2013)。

发展精神卫生服务体系需要依赖于有关精神卫生服务及其趋势的可靠数据。以可比数据为基础的国际基准是推动各国精神卫生服务发展的重要动力。不幸的是,大多数国家的精神卫生信息系统主要以医院数据为主,对于发展以社区为基础的精神卫生服务体系来说,这些数据的作用不大。现代服务提供的许多方面,如患者的选择权、患者赋权以及尊重人权等,几乎从未被卫生信息系统所涵盖(Wahlbeck,2011)。此外,在许多中低收入国家,精神卫生资源和活动有限,且分配不均,效率低下(WHO,2009)。

总之,有充分的证据支持有效的公共精神卫生措施能够预防自杀行为。因此,公共卫生政策制定者和组织实施者有责任实施这些基于循证的策略和措施。

(翻译:贾存显)

参考文献

Afifi, T.O., MacMillan, H.L., Boyle, M., Taillieu, T., Cheung, K., and Sareen, J. (2014). Child abuse and mental disorders in Canada. Canadian Medical Association Journal, 186(9), E324-32.

Ahern, S., et al. (2018). A cost-effectiveness analysis of school-based suicide prevention programmes. European Child & Adolescent Psychiatry.

Ajdacic-Gross, V., et al. (2008). Methods of suicide: international suicide patterns derived from the WHO mortality database. Bulletin of the World Health Organization, 86, 726-32.

Akers, L., et al. (2017). Cost-effectiveness of achieving clinical improvement with a dissonance-based eating disorder prevention program. Eating Disorders, 25(3), 263-72.

Allen, J.P., Porter, M., and McFarland, C. (2007). The relation of attachment security to adolescents' paternal and peer relationships, depression, and externalizing behavior. Child Development, 78, 1222-39.

Amitai, M. and Apter, A. (2012). Social aspects of suicidal behavior and prevention in early life: a review. International Journal of Environmental Research and Public Health, 9(3), 985-94.

Anderson, P. (2006). Alcohol in Europe: A Public Health Perspective. Luxembourg: European Commission.

Anderson, P., Moller, L., Galea, G., et al. (2013). Alcohol in the European Union: Consumption, Harm and Policy Approaches. Copenhagen: WHO Europe.

Anestis, M.D., Khazem, L.R., Law, K.C., et al. (2015). The association between state laws regulating handgun ownership and statewide suicide rates. American Journal of Public Health, 105, 2059-67.

Appleby, L., et al. (2000). An educational intervention for front-line health professionals in the assessment and management of suicidal patients (the STORM project). Psychological Medicine, 30(4), 805-12.

Barber, C.W., and Miller, M.J. (2014). Reducing a suicidal person's access to lethal means of suicide: a research agenda. American Journal of Preventive Medicine, 47(3; Suppl 2), S264-72.

Barke, A., Nyarko, S., and Klecha, D. (2011). The stigma of mental illness in Southern Ghana: attitudes of the urban population and patients' views. Social Psychiatry & Epidemiology, 46, 1191-202.

Barzilay S., et al. (2017). Bullying victimization and suicide ideation and behavior among adolescents in Europe: a 10-country study.

Journal of Adolescent Health, 61(2), 179-86.

Bath, S.C., Steer, C.D., Golding, J., Emmett, P., and Rayman, M.P. (2013). Effect of inadequate iodine status in UK pregnant women on cognitive outcomes in their children: results from the Avon Longitudinal Study of Parents and Children (ALSPAC). The Lancet, 382(9889), 331-7.

Beardslee, W.R., et al. (1993). The impact of parental affective disorder on depression in offspring: a longitudinal follow-up in a nonreferred sample. Journal of the American Academy of Child & Adolescent Psychiatry, 32, 723-30.

Beautrais, A. and Gibb, S. (2009). Protecting bridges and high buildings in suicide prevention. In: Wasserman, D. and Wasserman, C. (eds.) The Oxford Textbook of Suicidology and Suicide Prevention: A Global Perspective. Oxford: Oxford University Press, pp. 563-8.

Bech, P., Olsen, L.R., Kjoller, M., and Rasmussen, N.K. (2003). Measuring well-being rather than the absence of distress symptoms: a comparison of the SF-36 Mental Health subscale and the WHO-Five Well-Being Scale. International Journal of Methods in Psychiatric Research, 12(2), 85-91.

Berg, N., Kiviruusu, O., Rahkonen, O., and Huurre, T. (2017) Pathways from problems in adolescent family relationships to midlife mental health via early adulthood disadvantages ± a 26-year longitudinal study. PLoS One, 12(5), e0178136.

Bertolote, J.M. and Fleischmann, A. (2009). A global perspective of the magnitude of suicide mortality. In: Wasserman, D. and Wasserman, C. (eds.) The Oxford Textbook of Suicidology and Suicide Prevention: A Global Perspective. Oxford: Oxford University Press, pp. 91-8.

Birur, B., Moore, N.C., and Davis, L.L. (2017). An evidence-based review of early intervention and prevention of posttraumatic stress disorder. Community Mental Health Journal, 53(2), 182-201.

Bloom, D.E., et al. (2011). The Global Economic Burden of Noncommunicable Diseases. Geneva: World Economic Forum.

Brown, K.W. and Ryan, R.M. (2003). The benefits of being present: mindfulness and its role in psychological well-being. Journal of Personality and Social Psychology, 84, 822-48.

Bruns, T., et al. (2007). The effectiveness of supported employment for people with severe mental illness: a randomised controlled trial. The Lancet, 370, 1146-52.

Brunstein Klomek, A., et al. (2016). Association between victimization by bullying and direct self-injurious behavior among adolescence in Europe: a ten-country study. European Child & Adolescent Psychiatry, 25(11), 1183-93.

Bursztein, C. and Apter, A. (2009). Adolescent suicide. Current Opinion in Psychiatry, 22, 1-6.

Campion, J., Bhui, K., and Bhugra, D. (2012). European Psychiatric Association (EPA) guidance on prevention of mental disorders. European Psychiatry, 27, 68-80.

Carli, V., et al. (2013). The Saving and Empowering Young Lives in Europe (SEYLE) randomized controlled trial (RCT): methodological issues and participant characteristics. BMC Public Health, 13(1), 479.

Chandler, M.J. and Lalonde, C. (2008). Cultural continuity as a moderator of suicide risk among Canada's First Nations. In: Kirmayer, L. and Valaskaskis, G. (eds.) Healing Traditions: The Mental Health of Aboriginal Peoples in Canada. Vancouver: University of British Columbia Press, pp. 221-48.

Chang, Q., Chan, C.H., and Yip, P.S.F. (2017). A meta-analytic review on social relationships and suicidal ideation among older adults. Social Science & Medicine, 191, 65e76.

Chen, Y.-Y. and Yip, P. (2009). Prevention of suicide by jumping: experiences from Taipei City (Taiwan), Hong Kong and Singapore. In: Wasserman, D. and Wasserman, C. (eds.) The Oxford Textbook of Suicidology and Suicide Prevention: A Global Perspective. Oxford: Oxford University Press, pp. 569-72.

Chen, Y.-Y., Wu, K. C.-C., Yousuf, S., and Yip, P.S.F. (2012). Suicide in Asia: opportunities and challenges. Epidemiological Review, 43(1), 129-44.

Chisholm, D., et al. (2016). Scaling-up treatment of depression and anxiety: a global return on investment analysis. Lancet Psychiatry, 3, 415-24.

Clarke, G.N., et al. (1995). Targeted prevention of unipolar depressive disorder in an at-risk sample of high school adolescents: a randomized trial of group cognitive intervention. Journal of the American Academy of Child & Adolescent Psychiatry, 34, 312-21.

Clement, S., et al. (2015). What is the impact of mental health-related stigma on help-seeking? A systematic review of quantitative and qualitative studies. Psychological Medicine, 45, 11-27.

Coll-Planas, L., Nyqvist, F., Puig, T., Urrutia, G., Sola, I., and Monteserin, R. (2017). Social capital interventions targeting older people and their impact on health: a systematic review. Journal of Epidemiology and Community Health, 71(7), 663-72.

Condorelli, R. (2016). Social complexity, modernity and suicide: an assessment of Durkheim's suicide from the perspective of a non-linear analysis of complex social systems. SpringerPlus, 5, 374.

Conejero, I., Olie, E., Courtet, P., and Calati, R. (2018). Suicide in older adults: current perspectives. Clinical Interventions in Aging, 13, 691-9.

Cooper, P.J., et al. (2009). Improving the quality of the mother-infant relationship and infant attachment in a socio-economically deprived community in a South African context: a randomised controlled trial. British Medical Journal, 338, b974.

Copeland, W.E., Wolke, D., Angold, A., and Costello, E.J. (2013). Adult psychiatric outcomes of bullying and being bullied by peers in childhood and adolescence. JAMA Psychiatry, 70, 419-26.

Correll, C.U., Hauser, M., Auther, A.M., and Cornblatt, B.A. (2010). Research in people with psychosis risk syndrome: a review of the current evidence and future directions. Journal of Child Psychology and Psychiatry, 51(4), 390-431.

Cotter, P., et al. (2014). Victimisation and psychosocial difficulties associated with sexual orientation concerns: a school-based study of adolescents. Irish Medical Journal, 107(10), 310-13.

Crowther, R., Marshall, M., Bond, G.R., and Huxley, P. (2001). Vocational rehabilitation for people with severe mental illness. Cochrane Database of Systematic Reviews, 2, CD003080.

Cuijpers, P., Beekman, A.T., and Reynolds, C.F. 3rd. (2012). Preventing depression: a global priority. Journal of the American Medical Association, 307(10), 1033-4.

Czabała, C., Charzyńska, K., and Mroziak, B. (2011). Psychosocial interventions in workplace mental health promotion: an overview. Health Promotion International, 26(Suppl. 1), i70-84.

Dahlberg, L.L., Ikeda, R.M., and Kresnow, M. (2004). Guns in the home and risk of a violent death in the home: findings from a national study. American Journal of Epidemiology, 160, 929-36.

Das, J.K., et al. (2016). Interventions for adolescent mental health: an overview of systematic reviews. Journal of Adolescent Health, 59, S49-S60.

Di Thiene, D., Alexanderson, K., Tinghö, P., La Torre, G., and Mittendorfer-Rutz, E. (2015). Suicide among first-generation and second-generation immigrants in Sweden: association with labour market marginalisation and morbidity. Journal of Epidemiology and Community Health, 69(5), 467-73.

Diener, E. and Seligman, M.E.P. (2002). Very happy people. Psychological Science, 13, 81-4.

Dooley, D., Catalano, R., and Wilson, G. (1994). Depression and unemployment: panel findings from the Epidemiologic Catchment Area Study. American Journal of Community Psychology, 22(6), 745-65.

Doughty, C. (2005). The effectiveness of mental health promotion, prevention and early intervention in children, adolescents and adults. A critical appraisal of the literature. New Zealand Health Technology Assessment (NZHTA) Report, 8(2). Christchurch: NZHTA.

Durlak, J.A., Weissberg, R.P., Dymnicki, A.B., Taylor, R.D., and Schellinger, K.B. (2011). The impact of enhancing students' social and emotional learning: a meta-analysis of school-based universal interventions. Child Development, 82(1), 405-32.

Fäsberg, M.M., et al. (2012). A systematic review of social factors and suicidal behavior in older adulthood. International Journal of Environmental Research and Public Health, 9(3), 722-45.

Firth, J., Cotter, J., Elliott, R., French, P., and Yung, A. R. (2015). A systematic review and meta-analysis of exercise interventions in schizophrenia patients. Psychological Medicine, 45(7), 1343-61.

Fleischmann, A., et al. (2008). Effectiveness of brief intervention and contact for suicide attempters: a randomized controlled trial in five countries. Bulletin of the World Health Organization, 86(9), 703-9.

Forsman, A.K., Nordmyr, J., and Wahlbeck, K. (2011a). Psychosocial interventions for the promotion of mental health and the prevention of depression among older adults. Health Promotion International, 26(Suppl. 1), i85-107.

Forsman, A., Nyqvist, F., Herberts, C., Wahlbeck, K., and Schierenbeck, I. (2013). Understanding the role of social capital for mental well-being among older adults. Ageing & Society, 33(5), 804-25.

Forsman, A., Nyqvist, F., Schierenbeck, I., Gustafson, Y., and Wahlbeck, K. (2012). Structural and cognitive social capital and depression among older adults in two Nordic regions. Aging & Mental Health, 16(6), 771-9.

Forsman, A.K., Nyqvist, F., and Wahlbeck, K. (2011b). Cognitive components of social capital and mental health status among older adults: a population-based cross-sectional study. Scandinavian Journal of Public Health, 39, 757-65.

Fund, G. (2010). Community Systems Strengthening Framework. Geneva: The Global Fund.

Gaebel, W., et al. (2012). EPA guidance on the quality of mental health services. European Psychiatry, 27(2), 87-113.

Gao, J., et al. (2014). Workplace social capital and mental health among Chinese employees: a multi-level, cross-sectional study. PLoS ONE, 9(1), e85005.

Garber, J., et al. (2018). Prevention of depression in at-risk adolescents: moderators of long-term response. Prevention Science, 19(1), 6-15.

Garssen, M.J., Hoogenboezem, J., and Kerkhof, A.J. (2006). [Suicide among migrant populations and native Dutch in The Netherlands]. Nederlands Tijdschrift voor Geneeskunde, 150(39), 2143-9.

Gartlehner, G., et al. (2013). Interventions for the Prevention of Posttraumatic Stress Disorder (PTSD) in Adults after Exposure to Psychological Trauma. Comparative Effectiveness Review, 109. Rockville, MD: Agency for Healthcare Research and Quality. [Online] Available at: http://www.effectivehealthcare.ahrq.gov/reports/final.cfm.

Gilliver, S.C., Sundquist, J., Li X., and Sundquist, K (2014). Recent research on the mental health of immigrants to Sweden: a literature review. European Journal of Public Health, 24(1), 72-9.

Global Consortium for the Advancement of Promotion and Prevention in Mental Health (From Margins to Mainstream: 5th World Conference on the Promotion of Mental Health and the Prevention of Mental and Behavioural Disorders, Melbourne, 2008) (2009). The Melbourne Charter for Promoting Mental Health and Preventing Mental and Behavioural Disorders. [Online] Available at: http://www.vichealth.vic.gov.au/Publications/Mental-health-promotion/Melbourne-Charter.aspx.

Goffman, E. (1963). Stigma: Notes on Management of Spoiled Identity. Englewood Cliffs, NJ: Prentice-Hall.

Goldie, I., Quinn, N., and Knifton, L. (2012). Best practice challenging stigma and discrimination against people with depression: best practice guidelines, values and resources. The ASPEN Project. [Online] Available at: http://www.antistigma.eu/sites/default/files/ASPEN_WP4_BEST_PRACTICE_TOOLKIT.pdf.

Gotink, R.A., Chu, P., Busschbach, J.J.V., Benson, H., Fricchione, G.L., and Hunink, M.G.M. (2015). Standardised mindfulness-based interventions in healthcare: an overview of systematic reviews and meta-analyses of RCTs. PloS One, 10(4), e0124344.

Greenberg, P.E., Fournier, A-A., Sisitsky, T., Pike, C.T., and Kessler, R.C (2015). The economic burden of adults with major depressive disorder in the United States (2005 and 2010). Journal of Clinical Psychiatry, 72(2), 155-62.

Hadlaczky, G. and Wasserman, D. (2009). Suicidality in women. In: Chandra, P.S., et al. (eds.) Contemporary Topics in Women's Mental Health: Global Perspectives in a Changing Society. Chichester: Wiley, pp. 117-37.

Hatzenbuehler, M.L. and Keyes, K.M. (2013). Inclusive anti-bullying policies and reduced risk of suicide attempts in lesbian and gay youth. Journal of Adolescent Health, 53(Suppl. 1), S21.e6.

Hawkins, J.D., Catalano, R.F., and Arthur, M.W. (2002). Promoting science-based prevention in communities. Addictive Behaviors, 27(6), 951-76.

Hegerl, U., Dietrich, S., Pfeiffer-Gerschel, T., Wittenburg, L., and Althaus, D. (2009). Education and awareness programmes for adults: selected and multilevel approaches in suicide prevention. In: Wasserman, D. and Wasserman, C. (eds.) The Oxford Textbook of Suicidology and Suicide Prevention: A Global Perspective. Oxford: Oxford University Press, pp. 495-500.

Henderson, C. and Thornicroft, G. (2013). Evaluation of the Time to Change programme in England 2008-2011. British Journal of Psychiatry, 202, s45-8.

Hern, M., Bartholomew, M.L., and Weahkee, R.L. (2014). Suicide mortality among American Indians and Alaska Natives, 1999-2009. American Journal of Public Health, 104(3), s336-42.

Hertz, M.F., Donato, I., and Wright, J. (2013). Bullying and suicide: a public health approach. Journal of Adolescent Health, 53(Suppl. 1), S1-S3.

Holt, M.K., et al. (2015). Bullying and suicidal ideation and behaviors: a meta-analysis. Pediatrics, 135(2), e496-509.

Hoven, C.W., Wasserman, D., Wasserman, C., and Mandell, D.J. (2009). Awareness in nine countries: a public health approach to suicide prevention. Legal Medicine, 11(Suppl. 1), S13-17.

Huppert, F. (2008). Psychological Well-Being: Evidence Regarding its Causes and its Consequences. London: Foresight Mental Capital and Wellbeing Project.

Jané-Llopis, E., et al. (2011). Reducing the silent burden of impaired mental health. Journal of Health Communication, 16(Suppl. 2), 59-74.

Jeon, S.Y., Reither, E.N., and Masters, R.K. (2016). A population-based analysis of increasing rates of suicide mortality in Japan and South Korea, 1985-2010. BMC Public Health, 16, 356.

Johnson, S. (2006). The Ghost Map: The Story of London's Most Terrifying Epidemic: And How it Changed Science, Cities and the Modern World. London: Riverhead Books.

Kaltiala-Heino, R., Rimpelä M., Marttunen, M., Rimpelä A., and Rantanen, P. (1999). Bullying, depression, and suicidal ideation in Finnish adolescents: school survey. British Medical Journal, 319(7206), 348-51.

Kassebaum N., et al (2016). Global, regional, and national disability-adjusted life-years (DALYs) for 315 diseases and injuries and healthy life expectancy (HALE), 1990-2015: a systematic analysis for the Global Burden of Disease Study 2015. The Lancet, 388, 1603-58.

Kirkwood, T., Bond, J., May, C., McKeith, I., and Teh, M. (2008). Mental Capital Through Life Challenge Report. London: Foresight Mental Capital and Wellbeing Project.

Klomek, A.B., Sourander, A., and Gould, A. (2010). The association of suicide and bullying in childhood to young adulthood: a review of cross-sectional and longitudinal research findings. Canadian Journal of Psychiatry, 55, 282.e8.

Kvam, S., Kleppe, C.L., Nordhus, I.H., and Hovland, A. (2016). Exercise as a treatment for depression: a meta-analysis. Journal of Affective Disorders, 202, 67-86.

Ladwig, K.-H., Ruf, E., Baumert, J., and Erazo, N. (2009). Prevention of metropolitan and railway suicide. In: Wasserman, D. and Wasserman, C. (eds.) The Oxford Textbook of Suicidology and Suicide Prevention: A Global Perspective. Oxford: Oxford University Press, pp. 589-94.

Lahti, M., et al. (2010). Prenatal origins of hospitalization for personality disorders: the Helsinki Birth Cohort Study. Psychiatry Research, 179(2), 226-30.

Lai, S.J., et al. (2014). A systematic review and meta-analysis of dietary patterns and depression in community-dwelling adults. The American Journal of Clinical Nutrition, 99(1), 181-97.

Lasalvia, A., et al. (2013). Global pattern of experienced and anticipated discrimination reported by people with major depressive disorder: a cross-sectional survey. The Lancet, 381(9860), 55-62.

Lauber, C., and Rösler, W. (2007). Stigma towards people with mental illness in developing countries in Asia. International Review of Psychiatry, 19(2), 157-178.

Lauritzen, C., and Reedts, C. (2015). Knowledge transfer in the field of parental mental illness: objectives, effective strategies, indicators of success, and sustainability. International Journal of Mental Health Systems, 9, 6.

Law, S. and Liu, P. (2008). Suicide in China: unique demographic patterns and relationship to depressive disorder. Current Psychiatry Reports, 10, 80-6.

Link, B.G. and Phelan, J.C. (2001). Conceptualising stigma. American Sociological Review, 27, 363-85.

Littlewood, R. (1998). Cultural variation in the stigmatisation of mental illness The Lancet, 352, 1056-7.

Liu, Y., et al. (2017). Maternal depressive symptoms and early childhood cognitive development: a meta-analysis. Psychological Medicine, 47, 680-689.

Luciano, A., et al. (2014). Evidence-based supported employment for people with severe mental illness: past, current, and future research. Journal of Vocational Rehabilitation, 40, 1-13.

Madigan, S., Moran, G., and Schuengel, C. (2007). Unresolved maternal attachment representations, disrupted maternal behaviour and disorganized attachment in infancy: links to toddler behaviour problems. Journal of Child Psychology and Psychiatry, 48, 1042-50.

Mann, J., et al. (2005). Suicide prevention strategies — a systematic review. Journal of the American Medical Association, 294 (16), 2064-74.

Mars, B., Burrows, S., Hjelmeland, H., and Gunnell, D., (2014). Suicidal behaviour across the African continent: a review of the literature. BMC Public Health, 14, 606.

Marschall-Levesque, B., et al. (2016). Victimization, suicidal ideation, and alcohol use from age 13 to 15 years: support for the self-medication model. Journal of Adolescent Health, 60, 380-7.

McMahon, E.M., et al. (2017). Physical activity in European adolescents and associations with anxiety, depression and well-being. European Child & Adolescent Psychiatry, 26(1), 111-22.

Mew, E.J., et al. (2017). The global burden of fatal self-poisoning with pesticides 2006-15: systematic review. Journal of Affective Disorders, 219, 93-104.

Middleton, N., Sterne, J.A.C., and Gunnell, D. (2006). The geography of despair among 15-44-year-old men in England and Wales: putting suicide on the map. Journal of Epidemiology and Community Health, 60, 1040-7.

Mills, R., Scott, J., Alati, R., O'Callaghan, M., Najman, J.M., and Strathearn L. (2013). Child maltreatment and adolescent mental health problems in a large birth cohort. Child Abuse & Neglect, 37, 292-302.

Milner, A., McClure, R., and De Leo, D. (2012). Socio-economic determinants of suicide: an ecological analysis of 35 countries. Social Psychiatry and Psychiatric Epidemiology. 47(1), 19-27.

Mittendorfer-Rutz, E., Rasmussen, F., and Wasserman, D. (2004). Restricted fetal growth and adverse maternal psychosocial and so-cioeconomic conditions as risk factors for suicidal behaviour of off-spring: a cohort study. The Lancet, 364(9440), 1135-40.

Mrazek, P. and Haggerty, R. (1994). Reducing Risks of Mental Disorder: Frontiers for Preventive Intervention Research. Washington, DC: National Academy Press.

Murray, C.J.L., Vos, T., Lozano, R., et al. (2012). Disability-adjusted life years (DALYs) for 291 diseases and injuries in 21 regions, 1990-2010: a systematic analysis for the Global Burden of Disease Study 2010. The Lancet, 380, 2197-223.

Mäkinen, I.H. (2009). Social theories of suicide. In: Wasserman, D. and Wasserman, C. (eds.) Oxford Textbook of Suicidology and Suicide Prevention. United Kingdom: Oxford University Press, pp. 139-47.

Niederkrotenthaler, T. and Sonneck, G. (2007). Assessing the impact of media guidelines for reporting on suicides in Austria: interrupted time series analysis. Australian & New Zealand Journal of Psychiatry, 41(5), 419-28.

Niederkrotenthaler, T., et al. (2010). Role of media reports in completed and prevented suicide. Werther v. Papageno effect. British Journal of Psychiatry, 197(3), 234-43.

Niederkrotenthaler, T., et al. (2014). Future risk of labour market marginalization in young suicide attempters — a population-based prospective cohort study. International Journal of Epidemiology, 43(5), 1520-30.

Nordentoft, M. (2007). Prevention of suicide and attempted suicide in Denmark. Danish Medical Bulletin, 54(2), 306-69.

Norström, T. and Ramstedt, M. (2005). Mortality and population drinking: a review of the literature. Drug and Alcohol Review, 24 (6), 537-47.

Norstöm, T., and Grönqvist, H. (2015). The Great Recession, unemployment and suicide. Journal of Epidemiology and Community Health, 69(2), 110-16.

Nous Group (2014). Independent evaluation of beyondblue. [Online] Available at: https://www.beyondblue.org.au/docs/default-source/research-project-files/bw0265.pdf? sfvrsn=33739de9_0.

Nyberg, A., et al. (2011). Destructive managerial leadership and psychological well-being among employees in Swedish, Polish, and Italian hotels. Work, 39(3), 267-281.

Oksanen, T., et al. (2010). Prospective study of workplace social capital and depression: are vertical and horizontal components equally important? Journal of Epidemiology and Community Health, 64(8), 684-9.

Olds, D.L. (2002). Prenatal and infancy home visiting by nurses: from randomized trials to community replication. Prevention Science, 3, 1153-72.

O'Neil, A., et al. (2014). Relationship between diet and mental health in children and adolescents: a systematic review. American Journal of Public Health, 104, e31-e42.

Pacot, R., Garmit, B., Pradem, M., Nacher, M., and Brousse, P. (2018). The problem of suicide among Amerindians in Camopi-Trois Sauts, French Guiana 2008-2015. BMC Psychiatry, 18, 99.

Patel, V., Chisholm, D., Dua T., Laxminarayan R., and Medina-Mora, M.E. (2015). Mental, Neurological, and Substance Use: Disease Control Priorities (3rd ed., Volume 4). Washington, DC: The International Bank for Reconstruction and Development/The World Bank.

Patel, V. and Thornicroft, G. (2009). Packages of care for mental, neurological, and substance use disorders in low-and middle-income countries. PLoS Medicine, 6(10), e1000160.

Petersen, I., Swartz, L., Bhana, A., and Flisher, A.J. (2010). Mental health promotion initiatives for children and youth in contexts of poverty: the case of South Africa. Health Promotion International, 25(3), 331-41.

Phillips, M.R. and Gunnell, D. (2009). Restrictions of access to pesticides in suicide prevention. In: Wasserman, D. and Wasserman, C. (eds.) The Oxford Textbook of Suicidology and Suicide Prevention: A Global Perspective, pp. 583-8. Oxford: Oxford University Press.

Pirkis, J., Too, L.S., Spittal, M.J., Krysinska, K., Robinson, L., and Cheung, Y.T.D. (2015). Interventions to reduce suicides at suicide hotspots: a systematic review and meta-analysis. Lancet Psychiatry, 2, 994-1001.

Pirkola, S., Sund, R., Sailas, E., and Wahlbeck, K. (2009). Community mental health services and suicide rate in Finland: a nationwide small area analysis. The Lancet, 373(9658), 147-53.

Pitman, A. and Caine, E. (2012). The role of the high-risk approach in suicide prevention. British Journal of Psychiatry, 201, 175-7.

Pitt, V., Lowe, D., Pictor, M., Hetrick, S.E., Ryan, R., and Berends, L. (2013). Consumer-providers of care for adult clients of statutory mental health services (Review). Cochrane Database of Systematic Reviews, 3, CD004807.

Powell, N.R., Lochman, J.E., and Boxmeyer, C.L. (2007). The prevention of conduct problems. International Review of Psychiatry, 19(6), 597-605.

Qi, X., Hu, W., Page, A., and Tong, S. (2014). Dynamic pattern of suicide in Australia, 1986-2005: a descriptive-analytic study. BMJ Open, 4, e005311.

Quinn, N., Shulman, A., Knifton, L., and Byrne, P. (2011). The impact of a national mental health arts and film festival on stigma and recovery. Acta Psychiatrica Scandinavica, 123(1), 71-81.

Räikkönen, K., et al. (2011). Risk of severe mental disorders in adults separated temporarily from their parents in childhood: the Helsinki Birth Cohort Study. Journal of Psychiatric Research, 45(3), 332-8.

Räikkönen, K., et al. (2008). Depression in young adults with very low birth weight: the Helsinki study of very low-birth-weight adults. Archives of General Psychiatry, 65, 290-6.

Rehkopf, D.H. and Buka, S.L. (2005). The association between suicide and the socio-economic characteristics of geographical areas: a systematic review. Psychological Medicine, 36(2), 145-57.

Rehm, J., et al. (2003). The relationship of average volume of alcohol consumption and patterns of drinking to burden of disease: an overview. Addiction, 98, 1209-28.

Resnick, S., et al. (2017). Firearm deaths in America: can we learn from 462,000 lives lost? Annals of Surgery, 266(3), 432-40.

Richter, L., Dawes, A., and de Kadt, J. (2010). Early childhood. In: Petersen, I., Bhana, A., Swartz, L., Flisher, A., and Richter, L. (eds.) Mental Health Promotion and Prevention for Poorly Resourced Contexts: Emerging Evidence and Practice. Pretoria: HSRC Press, pp. 91-123.

Rodriguez Andrés, A. and Hempstead, K. (2011). Gun control and suicide: the impact of state firearm regulations in the United States 1995-2004. Health Policy, 101, 95-103.

Roskar, S., et al. (2010). Effects of training program on recognition and management of depression and suicide risk evaluation for Slovenian primary-care physicians: follow-up study. Croatian Medical Journal, 51(3), 273-42.

Rüsch, N., Angermeyer, M.C., and Corrigan, P.W. (2005). Mental illness stigma: concepts, consequences, and initiatives to reduce stigma. European Psychiatry, 20, 529-39.

Rutz, W. (2001). Preventing suicide and premature death by education and treatment. Journal of Affective Disorders, 62, 123-9.

Ryan, C., Huebner, D., Diaz, R.M., and Sanchez, J. (2009). Family rejection as a predictor of negative health outcomes in white and Latino lesbian, gay, and bisexual young adults. Pediatrics, 123, 346-52.

Ryan, R.M. and Deci, E.L. (2000). Self-determination theory and facilitation of intrinsic motivation, social development, and well-being. American Psychologist, 55, 68-78.

Saluja, G., Iachan, R., Scheidt, P.C., Overpeck, M.D., Sun, W., and Geidd, J.N. (2004). Prevalence and risk factors for depressive symptoms among young adolescents. Archives of Pediatric & Adolescent Medicine, 158(8), 760-5.

Sandler, I., et al. (2014). Overview of meta-analyses of the prevention of mental health, substance use and conduct problems. Annual Reviews of Clinical Psychology, 10, 243-73.

Sarchiapone, M., et al. (2007). Childhood trauma and suicide attempts in patients with unipolar depression. Depression and Anxiety, 24(4), 268-72.

Sartorius, N. (2010). Short-lived campaigns are not enough. Nature, 468, 163-5.

Schmidt, S.J., et al. (2015). EPA guidance on the early intervention in clinical high risk states of psychoses. European Psychiatry, 30, 388-404.

Seeman, N., Tang, S., Brown, A.D., and Ing, A. (2016). World survey of mental illness stigma. Journal of Affective Disorders, 190, 115-21.

Semrau, M., Evans-Lacko, S., Koschorke, M., Ashenafi, L., and Thornicroft, G. (2015). Stigma and discrimination related to mental illness in low-and middle-income countries. Epidemiology and Psychiatric Sciences, 24, 382-94.

Sher, L., et al. (2008). Depressed patients with co-occurring alcohol use disorders: a unique patient population. Journal of Clinical Psychiatry, 69(6), 907-15.

Siegenthaler, E., Munder, T., and Egger, M. (2012). Effect of preventive interventions in mentally ill parents on the mental health of the off-spring: systematic review and meta-analysis. Journal of the American Academy of Child & Adolescent Psychiatry, 51(1), 8-17.

Sinyor, M., et al. (2017). Did the suicide barrier work after all? Revisiting the Bloor Viaduct natural experiment and its impact on suicide rates in Toronto. BMJ Open, 7, e015299.

Sisask, M., et al. (2014). Teacher satisfaction with school and psychological well-being affects their readiness to help children with mental health problems. Health Education Journal, 73, 382-93.

Smit, F., et al. (2006). Cost-effectiveness of preventing depression in primary care patients: randomised trial. British Journal of Psychiatry, 188, 330-6.

Sobocki, P., Jösson, B., Angst, J., and Rehnberg, C. (2006). Cost of depression in Europe. Journal of Mental Health Policy and Economics, 9(2), 87-98.

Sobocki, P., et al. (2007). The economic burden of depression in Sweden from 1997 to 2005. European Psychiatry, 22(3), 146-52.

Stallard, P., et al. (2014). Classroom-based cognitive behaviour therapy (FRIENDS): a cluster randomised controlled trial to Prevent Anxiety in Children through Education in Schools (PACES). Lancet Psychiatry, 1, 185-192.

Stewart-Brown, S.L. and Schrader-McMillan, A. (2011). Parenting for mental health: what does the evidence say we need to do? Report of Workpackage 2 of the DataPrev project. Health Promotion International, 26(Suppl. 1), i10-28.

Stice, E., Becker, C. B., and Yokum, S. (2013). Eating disorder prevention: current evidence-base and future directions. International Journal of Eating Disorders, 46(5), 478-85.

Stice, E., Yokum, S., Burger, K., Rohde, P., Shaw, H., and Gau, J.M. (2015). A pilot randomized trial of a cognitive reappraisal obesity prevention program. Physiology & Behavior, 138, 124-32.

Stuart, H. (2016) Reducing the stigma of mental illness. Global Mental Health, 3(e17), 1-14.

Stuckler, D., et al. (2009). The public health effect of economic crises and alternative policy responses in Europe: an empirical analysis. The Lancet, 374(9686), 315-23.

Tansella, M. and Thornicroft, G. (1999). Common Mental Disorders in Primary Care. London: Routledge.

Tennant, R., et al. (2007). The Warwick-Edinburgh Mental Well-being Scale (WEMWBS): development and UK validation. Health and Quality of Life Outcomes, 5, 63.

Theorell, T., et al. (2015). A systematic review including meta-analysis of work environment and depressive symptoms. BMC Public Health, 15, 738.

Thornicroft, G., Brohan, E., Rose, D., Sartorius, N., Leese, M.; INDIGO Study Group (2009). Global pattern of experienced and anticipated discrimination against people with schizophrenia: a cross-sectional survey. The Lancet, 373(9661), 408-15.

Thornicroft, G. and Tansella, M. (1999). The Mental Health Matrix. A Manual to Improve Services. Cambridge: Cambridge University Press.

Thornicroft, G. and Tansella, M. (2002). Balancing community-based and hospital-based mental health care. World Psychiatry, 1 (2), 84-90.

Tidemalm, D., et al. (2008). Risk of suicide after suicide attempt according to coexisting psychiatric disorder: Swedish cohort study with long term follow-up. British Medical Journal, 337, 1328-30.

Ueda, M., Mori, K., Matsubayashi, T., and Sawada, Y. (2017). Tweeting celebrity suicides: users' reaction to prominent suicide deaths on Twitter and subsequent increases in actual suicides. Social Science & Medicine, 189, 158-66.

Ueda, M., Sawada, Y., and Matsubayashi, T. (2015). The effectiveness of installing physical barriers for preventing railway suicides and accidents: evidence from Japan. Journal of Affective Disorders, 178, 1-4.

United Nations (2017). Sustainable Development Goals Report 2017. New York: United Nations. [Online] Available at: https://unstats. un.org/sdgs/files/report/2017/TheSustainableDevelopmentGoalsR eport2017.pdf.

Vaingankar, J.A., et al. (2018). Psychometric properties and population norms of the positive mental health instrument in a representative multi-ethnic Asian population. BMC Medical Research Methodology, 18, 29.

Van der Aa, H.P.A., van Rens, G.H.M.B., Bosmans, J.E., Comijs, H.C., and van Nispen, R.M.A. (2017). Economic evaluation of stepped-care versus usual care for depression and anxiety in older adults with vision impairment: randomized controlled trial. BMC

Psychiatry, 17, 280.

Van't Veer-Tazelaar, P.J., et al. (2009). Stepped-care prevention of anxiety and depression in late life. A randomized controlled trial. Archives of General Psychiatry, 66(3), 297-304.

Värnik, P. (2012). Suicide in the world. International Journal of Environmental Research and Public Health, 9, 1.

Velasco, I., Bath, S.C., and Rayman, M.P. (2018). Iodine as essential nutrient during the first 1000 days of life. Nutrients, 10(3), 290.

Vijayakumar, L. (2004). Suicide prevention: the urgent need in developing countries. World Psychiatry, 3(3), 158-9.

Vreeman, R.C. and Carroll, A.E. (2007). A systematic review of school-based interventions to prevent bullying. Archives of Pediatrics & Adolescent Medicine, 161, 78-88.

Wahlbeck, K. (2009). Background Document for the Thematic Conference on Prevention of Depression and Suicide. Luxembourg: European Communities.

Wahlbeck, K. (2011a). European comparisons between mental health services. Epidemiology and Psychiatric Sciences, 20(1), 15-18.

Wahlbeck, K. (2011b). European mental health policy should target everybody. European Journal of Public Health, 21(5), 551-3.

Wahlbeck, K. (2015). Public mental health: the time is ripe for translation of evidence into practice. World Psychiatry, 14(1), 36-42.

Wahlbeck, K., et al. (2001). Association of schizophrenia with low maternal body mass index, small size at birth, and thinness during childhood. Archives of General Psychiatry, 58, 48-52.

Wahlbeck, K. and Taipale, V. (2006). Europe's mental health strategy. BMJ, 333, 210-11.

Wasserman, C., et al. (2012). Suicide prevention for youth — a mental health awareness program: lessons learned from the Saving and Empowering Young Lives in Europe (SEYLE) intervention study. BMC Public Health, 12(1), 776.

Wasserman, C., Postuvan, V., Herta, D., Iosue, M., Värnik, P., and Carli, V. (2018). Interactions between youth and mental health professionals: the Youth Aware of Mental health (YAM) program experience. PLoS One, 13(2), e0191843.

Wasserman, D. (2016). Suicide: An Unnecessary Death (2nd ed.). New York: Oxford University Press.

Wasserman, D., et al. (2010). Saving and Empowering Young Lives in Europe (SEYLE): a randomized controlled trial. BMC Public Health, 10, 192.

Wasserman, D., et al. (2015). School-based suicide prevention programmes: the SEYLE cluster-randomised, controlled trial. The Lancet, 385(9977), 1536-44.

Wasserman, D., et al. (2012). The European Psychiatric Association (EPA) guidance on suicide treatment and prevention. European Psychiatry, 27(2), 129-41.

Wasserman, D., Värnik, A., Dankowicz, M., and Eklund, G. (1998). Suicide-preventive effects of perestroika in the former USSR: the role of alcohol restriction. Acta Psychiatrica Scandinavica Supplementum, 394, 1-44.

Weare, K. and Nind, M. (2011). Mental health promotion and problem prevention in schools: what does the evidence say? Health Promotion International, 26(Suppl. 1), i29-69.

Weersing, V.R., et al. (2016). Prevention of depression in at-risk adolescents: predictors and moderators of acute effects. Journal of the American Academy of Child & Adolescent Psychiatry, 55(3), 219-26.

Weissman, M.M., Wickramaratne, P., Nomura, Y., Warner, V., Pilowsky, D., and Verdeli, H. (2006). Offspring of Depressed Parents: 20 Years Later. American Journal of Psychiatry, 163, 1001-8.

Westerlund, M., Sylvia, S., and Schmidtke, A. (2009). The role of mass-media reporting and suicide prevention. In: Wasserman, D. and Wasserman, C. (eds.) The Oxford Textbook of Suicidology and Suicide Prevention: A Global Perspective. Oxford: Oxford University Press, pp. 515-24.

Westerlund, M., and Wasserman, D. (2009). The role of the internet in suicide prevention. In: Wasserman, D. and Wasserman, C. (eds.) The Oxford Textbook of Suicidology and Suicide Prevention: A Global Perspective. Oxford: Oxford University Press, pp. 525-32.

Westman, J., et al. (2006). Country of birth and suicide: a follow-up study of a national cohort in Sweden. Archives of Suicide Research, 10(3), 239-48.

While, D., et al. (2012). Implementation of mental health service recommendations in England and Wales and suicide rates, 1997-2006: a cross-sectional and before-and-after observational study. The Lancet, 379, 1005-12.

Wittchen, H.U., et al. (2011). The size and burden of mental disorders and other disorders of the brain in Europe 2010. European Neuropsychopharmacology, 21, 655-79.

World Health Organization (WHO) (2004). Prevention of Mental Disorders: Effective Interventions and Policy Options: Summary Report. Geneva: WHO.

World Health Organization (WHO) (2005). Empowerment and Mental Health Advocacy. Briefing Paper for the WHO European Ministerial Conference on Mental Health: Facing the Challenges, Building Solutions. Copenhagen: WHO.

World Health Organization (WHO) (2009). Mental Health Systems in Selected Low-and Middle-Income Countries: A WHO-AIMS Cross-Nation Analysis. Geneva: WHO.

World Health Organization (WHO) (2010). Guns, Knives and Pesticides: Reducing Access to Lethal Means. Geneva: WHO. [Online] Available at: https://www.who.int/mental_health/prevention/suicide/vip_pesticides.pdf.

World Health Organization (WHO) (2013). Mental Health Action Plan 2013-2020. Geneva: WHO. [Online] Available at: http://apps. who.int/iris/bitstream/handle/10665/89966/9789241506021_eng. pdf? sequence=1.

World Health Organization (WHO) (2014). Preventing suicide: a global imperative. Geneva: WHO. [Online] Available at: http://apps. who. int/iris/bitstream/handle/10665/131056/9789241564878_eng. pdf; jsessionid=E9D04176FDB088AF4D135ACDAC1CF3D1?sequence=8.

World Health Organizations (WHO) (2017a). Age-standardized suicide rates (per 100 000 population), both sexes, 2015. Geneva: WHO. [Online] Available at: http://gamapserver. who. int/mapLibrary/Files/Maps/Global_AS_suicide_rates_bothsexes_2015. png?ua=1.

World Health Organization (WHO) (2017b). Preventing Suicide: A Resource for Media Professionals, Update 2017. Geneva: WHO.

World Health Organization (WHO) (n.d.). Social Determinants of Health. [Online] Available at: http://www. who. int/hia/evidence/doh/en/index.html.

Yip, P.S.F., Caine, E., Yousuf, S., Chang, S.-S., Wu, K.C.-C., and Chen, Y.-Y. (2012). Means restriction for suicide prevention. The Lancet, 379, 2393-9.

Zalsman, G., et al. (2016). Suicide prevention strategies revised: 10-year systematic review. Lancet Psychiatry, 3, 646-59.

8.8 口腔公共卫生

8.8.1 引言

口腔健康问题是一个重大的公共卫生挑战。普遍的轻度口腔疾病，累积影响却造成了巨大的社会负担。口腔疾病的普遍程度令人担忧，不仅给个体健康带来影响，对社会造成的负担也不容小觑，比如对人群死亡率、整体健康水平和生活质量的影响，甚至造成直接成本或生产力的损失。

8.8.2 口腔公共卫生的范围

口腔公共卫生是通过有组织的社会干预，以预防口腔疾病、促进口腔健康、提高生活质量为目标的科学和艺术。

口腔公共卫生主要包括：

◇ 口腔健康监测。
◇ 口腔健康状况、牙科干预措施和服务效果的评估。
◇ 政策、战略的制定和实施。
◇ 口腔卫生的政策主导和多部门协作。
◇ 口腔健康的改善。
◇ 卫生和公共保护。
◇ 高质量口腔服务的发展和监督。
◇ 口腔公共卫生信息技术。
◇ 口腔公共卫生学术研究。
◇ 其他健康服务相关活动。

在一些国家，该专业还涉及为特殊人群提供服务。

本章首先回顾了构成公共卫生问题四种最重要的口腔疾病（龋病、牙周病、口腔癌和口腔颌面部创伤）及其流行病学特征、病因和治疗方案；然后根据社会健康问题决策委员会的框架要求，概述了改善口腔健康水平的方法；最后，本章探讨了人群口腔健康的未来发展方向。

8.8.3 具有重要公共卫生意义的口腔疾病

8.8.3.1 龋病

龋病是由于口腔细菌的酸性代谢物对牙体组织的脱矿作用而引起的口腔疾病。在早期阶段,病变表现为白垩色斑点。如果病变持续进展,牙齿表面的物质会分解,导致龋洞形成。如果龋坏到达深层的牙本质,它会更容易地通过这种多孔且矿化程度较低的组织向牙髓扩散,牙髓的感染可能会使细菌沿着根管进入牙槽骨。

这一过程将直接导致牙体组织的破坏、疼痛,并可能形成脓肿。当牙本质因龋洞破坏而暴露时,则可能出现与过冷过热饮食或甜食相关的短暂疼痛。随后,当牙髓出现炎症时,可能会出现自发剧烈疼痛,且持续较长时间。当发生牙槽脓肿时,对牙齿的压力会传至受感染的牙槽组织,患者会出现咬合痛和叩痛。

8.8.3.2 危险因素

龋病的发展有以下四个因素:饮食中的糖、牙齿表面易感、牙菌斑微生物和足够的时间。牙齿表面形成的牙菌斑主要由细菌构成,特别是变异链球菌,它们能够代谢糖并产酸,导致牙体组织脱矿。每次进食糖类后,牙菌斑的pH值都会急剧下降,并在接下来的一个小时内缓慢回升至正常水平。因此,龋病的发生与摄入糖类的频率有关。

在高pH值下,牙体组织会发生再矿化,尤其是在氟化物存在的情况下。唾液通过简单的稀释、缓冲牙菌斑中的酸以及作为矿物质和免疫性牙菌斑抑制因子的来源,在预防龋病方面发挥着至关重要的作用。因此,龋病更常见于唾液不易接触的部位,如后牙的窝沟点隙、牙齿的邻接处,以及唾液量降低的人。

8.8.3.3 流行病学

恒牙列的龋齿传统上是通过龋齿数、因龋失牙数和因龋补牙数来计算的(DMFT指数)。而对于乳牙,由于自然脱落的牙齿和因龋病缺失的牙齿难以区分,故使用dft指数来表示。为了更加准确,可以计算受影响的牙面数量(DMFS、dfs),该指数综合了疾病和治疗经验,因此受到牙医治疗决策的影响,且随着年龄的增长,其有效性降低。由于每个类别的权重相同,因此其对疾病的严重程度和治疗结果都不敏感。尽管如此,已经使用了近80年的DMFT指数在未来一段时间内仍将继续延用。除了评估龋病的患病率之外,其产生的影响也需定期评估,最常见的方式是以口腔健康相关的生活质量来衡量。

通常情况下,发达国家的高龋齿水平与高糖饮食有关。20世纪70年代中期,在美国及高收入的欧洲国家等发达国家,12岁儿童的DMF指数开始大幅下降,而在低收入国家则没有明显下降(Kassebaum et al.,2017)。英国1973至2013年的全国调查显示,5岁儿童中明显龋洞(牙本质龋)的患病率从1973年的72%逐渐下降至2013年的26%。同样,15岁儿童的龋齿患病率明显下降,从1973年的97%下降到2013年的42%(Murray et al.,2015)。2011至2012年的国家健康与营养调查(NHANES)也显示,与1999至2004年相比,乳牙龋齿数量有所减少,恒牙患龋率降低(Dye et al.,2007)。这种下降趋势可归因于一些国家氟化物供应量的增加、诊断行为的改变以及便捷的医疗服务。

整合国际龋病水平的流行病学数据具有一定价值,但是它掩盖了一些重要的趋势,特别是区域间口腔健康水平不均衡现象。当患病率较高时,龋病几乎是普遍存在的,疾病之间的差异主要表现为个体受影响牙齿数量的差异。随着患病率降低,疾病分布出现高度倾斜,通常表现为20%~25%的人口患有中度或重度龋病(受影响的牙齿超过三颗),而大多数人却无明显的龋齿。这类患病的少数群体往往是生活在最贫困地区的人群。此外,与低收入环境中的儿童和老年人相比,龋病对高收入环境中的儿童和老年人的生活影响较小。这些发现强调了评估疾病影响和流行情况的重要性。根据世界卫生组织2000至2015年数据库数据,12岁儿童的平均DMF中位数从低收入国家的0.9到中、高收入国家的2.1(Frencken et al., 2017)。

尽管数据较少,但在一些正经历经济增长和膳食营养结构变迁的国家,人们对儿童龋齿患病率的升高感到担忧。例如,在部分亚洲和南美国家的12岁儿童中,龋病的患病率很高且程度严重,但在大多数经济增长缓慢且糖类消费受限的非洲国家仍然相对较低。同样地,国家的数据可能掩盖了地区差异,特别是城市地区的高龋齿患病率。

在估算龋病造成的负担时,未治疗的龋齿比已治疗者更有价值。2015年,未经治疗的龋齿在恒牙中的年龄标准化患病率估计为34.1%,影响25亿人;在乳牙中为7.8%,影响全球5.73亿人(Kassebaum et al., 2017)。

8.8.3.4 治疗方案

19世纪以前,拔牙是唯一能够用于治疗龋齿的方法。此后,治疗方法发展到恢复性治疗,即去除牙齿内受感染的部分,并用惰性材料充填,例如采用银汞合金充填。20世纪下半叶,在发达国家,用于成人的手术治疗方法已经越来越多样,操作技术也更加丰富。严重的龋齿现在可以用一系列的牙色粘接材料修复。这些材料可以在口腔中制备,也可以在实验室准备,然后在口腔内充填。最初,缺失的牙齿只能用可摘义齿来代替,现在则可以用固定桥或者骨结合种植体及其修复体来取代缺失牙。

在发展中国家,通常缺乏必要的基础设备来进行复杂的龋齿治疗。在某些地区,非创伤性修复治疗是唯一可持续的方法,因为龋坏组织是通过手用器械去除的,并且用玻璃离子水门汀填充龋洞。这些器械易于携带,可以低成本无痛地提供治疗,无须局部麻醉、电力或昂贵的牙科设备。系统评价展示了非创伤性修复治疗方法的有效性(Duangthip et al., 2017)。

8.8.3.5 龋病患病率变化的影响

在发达国家,龋病患病率较低,龋齿更多影响的是牙齿的咬合面。此时,窝沟封闭剂可以应用于咬合面以预防龋齿,该项举措在龋齿低流行地区实施,具有较高的成本效益。这种疾病只需简单的修复即可治疗,且进展缓慢,也可以通过延迟手术的方式治疗。由于许多病变在早期阶段就可以被诊断出来,因此可以利用微创技术结合新的牙科材料加以治疗。微创牙科治疗是一种旨在通过整合龋病的预防、脱矿牙釉质和牙本质的再矿化以及修复体的安置与替换来保护牙体组织的新方法。

对于疾病发病率低的儿童和成人来说,增加牙科检查的间隔时间是非常安全且有效的。除口腔医生外,还可以雇用牙科护理专业人员,他们也可以提供有效的预防干预措施,例如涂布氟化物。但是由于龋齿的分布不均匀,仍有少数高患龋水平的患者需要进行专科治疗。

此外,还有一大群50岁以上的人群经历过严重的龋齿和再修复周期。这种所谓的“重金属代”(图8.8.1)在未来几十年里将持续需要复杂和专门的治疗,并且他们对在老年时保留自然牙列抱有很高的期望。相比之下,年轻人的需求可能更为简单,并且这种简单治疗的比例正持续增长。简单治疗可以委托专业牙科护理人员实施,特别是在贫困社区,这样能够使牙科医生有更充分的时间进行更复杂的治疗。

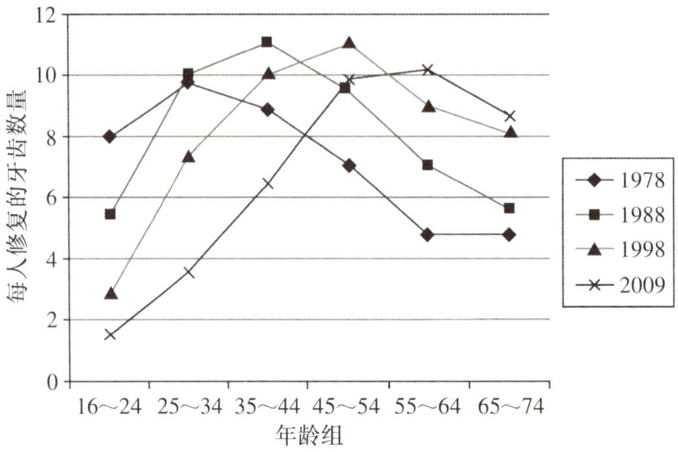

图8.8.1 "重金属代"

资料来源:Steele, J. et al., Complexity and maintenance — a report from the Adult Dental Health Survey 2009, The Health and Social Care Information Centre, London, UK, ©2011, Re-used with the permission of the Health and Social Care Information Centre(now NHS Digital).

8.8.4 牙周病

牙周病是指包括一系列牙周组织(牙龈和牙齿之间的附着)的炎症性疾病。在牙龈炎中,附着保持在其原来的位置,而牙周炎是指上皮附着的丧失,以及支持牙齿的牙周膜和骨量的减少。

牙龈炎非常常见,是对牙菌斑的炎症反应。除了红肿之外,牙龈可能会因轻微的刺激(例如刷牙)而出血。疼痛并不常见。激素变化、皮肤病和药物使用等全身因素可能会改变这些疾病或引起其他牙龈变化。在牙周炎中,牙周组织的附着丧失会导致牙龈和牙齿之间的牙周袋加深以及牙龈退缩。严重情况下,牙周支持组织被大量破坏,导致牙齿松动。这种疾病很少引起疼痛,除非急性感染使牙周袋情况复杂化("牙周脓肿"),或者暴露的牙根表面对温度更敏感。

牙周炎与日常生活中的心理和社会因素相关,而干预研究表明,牙周治疗可以减缓牙周炎的进展。更严重且未治疗的牙周病会导致牙齿脱落,并需要额外的治疗来修复这些牙齿。

另一种具有重要公共卫生意义的牙周疾病是急性坏死性溃疡性龈炎(又称"战壕口炎"),会导致牙龈坏死、溃疡、疼痛和出血。溃烂的龈乳头表面可能有灰色坏死物,并且伴随特征性恶臭,患者还可能出现淋巴结肿大和低热。更为严重的是,坏死可能会蔓延到邻近组织,导致口腔和面部组织的严重破坏(称为"走马疳"或"坏疽性口炎")。

8.8.4.1 发病机制

牙周炎的发病机制涉及牙菌斑病原体与宿主免疫系统的相互作用。大量研究致力于确定哪些特定病原体(如果存在)会导致牙周破坏("特定菌斑假说")。牙菌斑无处不在,但破坏性疾病只发生在少数人身上。因此,除了牙菌斑之外,还有一些重要因素影响牙周病的易感性。

现在已经清楚,烟草是牙周炎发病的独立危险因素。一般来说,吸烟的牙周炎患者治疗效果较差,而戒烟可以对牙周组织产生积极影响(Alexandridi et al., 2018)。压力是另一个危险因素,例如,更大的职业压力与牙周炎的进展有关。急性坏死性溃疡性龈炎常发生在执行困难任务的士兵、考试期间的学生以及经历负面生活事件的人群中。

牙周炎通常需要几十年才能在临床上被检查出来。虽然随着年龄的增长,牙周炎更加常见和严重,但牙周炎并不是年龄的结果。它与口腔卫生不佳有关，在口腔卫生良好的成年人中不会出现。

8.8.4.2 流行病学

英国40多年来的全国调查显示，牙龈炎影响着近一半的15岁儿童，且患病率一直保持稳定(Murray et al.,2015)。轻度牙周袋很常见，大约一半的英国成年人和63%的美国成年人都存在轻度牙周袋(White et al.,2011;Eke et al.,2012)，而严重牙周炎的发生率要低得多。9%的英国成年人和25%的美国成年人存在6 mm或以上的附着丧失或牙周袋(被认为足以威胁牙齿的存留)。牙龈炎患病率在不同国家间存在明显差异，其中的部分原因可能是由于调查方法不同所致。2015年，全球重度牙周炎的年龄标准化患病率为7.4%(影响5.38亿人)，且患病率没有性别差异(Kassebaum et al.,2017)。在牙齿清洁措施不太完善的国家，这种疾病更为常见和严重。

在许多发达国家，急性坏死性溃疡性龈炎是一种青壮年疾病，目前尚无可靠的发病率数据，但近年来，这种疾病在发达国家人群中的发生率已有所下降。该疾病的一种变异与HIV感染有关。急性坏死性溃疡性龈炎也见于发展中国家的儿童，在这些国家，在缺乏治疗的情况下，疾病可能会进一步发展。

8.8.4.3 治疗方案

对于大多数人来说，牙周破坏的进展与进入老年时天然牙列的保留是一致的。相当一部分人可能会因牙周疾病而失去牙齿，并且牙科专业人员花费了大量精力来预防和治疗这些疾病，主要是通过定时刷牙和使用牙线清洁牙齿来机械性去除牙菌斑。辅助治疗包括去除钙化的牙菌斑(牙石)、根面平整术以及严重病例的牙周手术。

研究综述逐渐为牙周治疗提供证据基础，尽管可能存在相当大的霍桑效应，反映出初级医疗中常规治疗的有效性与高校院系进行的临床试验的有效性之间的差异，也很少有对牙齿固位影响的长期研究。Meta分析表明，与手动牙刷相比，电动牙刷在短期和长期(超过3个月)内都能更显著地减少牙菌斑和牙龈炎(Yaacob et al.,2014)。预防和治疗牙周病最常见的专业方法是通过洗牙和抛光去除牙石。低至中等强度的证据表明其在改善牙菌斑和牙龈炎方面的有效性，特别是结合口腔卫生指导时。没有令人信服的证据能够表明，仅用专业的机械性去除牙菌斑比简单的口腔卫生指导更能预防牙周病。然而，反复的口腔卫生指导与反复的专业性机械去除牙菌斑一样有益(Needleman et al.,2005,2015)。非手术牙周治疗是治疗牙周病的金标准，特别是在轻或中度牙周袋的情况下，其减少和维持稳定的牙周袋深度的效果可以达到与手术治疗相似的效果。然而，对于重度牙周袋，它在减少初始牙周袋深度方面不如手术治疗有效。此外，全身使用抗生素会对治疗结果有一定益处(Drisko,2014)。

8.8.5 口腔癌

口腔良性肿瘤包括乳头状瘤、息肉和各种类型的肉芽肿。本小节将主要讨论口腔恶性肿瘤，其中约90%是鳞状细胞癌。口腔肿瘤可发生在唇、舌、牙龈、口底或口腔其他部位(一些口腔癌的统计数据也包括咽部)，发生肿瘤的这些部位多有相应病因存在。发生肿瘤时，这些部位主要病理变化可能表现为肿胀、溃疡或红、白色斑块，许多病损在变大之前是无痛的。恶变可发生在肿瘤发展之前的许多病变中，表现为来源不明的白色或红色斑块。恶变也偶尔见于口腔扁平苔藓和增殖型念珠菌病。

8.8.5.1 危险因素

下唇癌与阳光照射密切相关,尤其是皮肤白皙的人。使用烟草,无论是咀嚼还是吸食,都容易患口腔癌。南亚人患口腔癌的概率很高,部分原因是在槟榔中添加了烟草。口腔癌的风险与吸烟持续时间和吸入烟草类型存在剂量反应关系。目前有研究显示,吸烟者患口腔癌的风险是不吸烟者的三倍;而曾经吸烟者的风险低于当前吸烟者(Gandini et al.,2008)。酒精与烟草的使用有累加效应,而在不吸烟、不咀嚼槟榔的情况下,酒精可能与口腔癌呈负相关(Globocan,2010;Petti et al.,2013)。其他危险因素包括人乳头瘤病毒(HR-HPV)类型(HPV16和HPV18)和营养缺乏(Shield et al.,2017)。HPV相关肿瘤好发于扁桃体和口咽部。虽然HPV相关口腔肿瘤有明显侵袭性,但预后较好。

过去,口腔癌主要发生在老年人中(60岁以上)。然而,由于45岁以下人群的发病率上升,发达国家的发病率正在上升,其中口腔癌可能是与人乳头瘤病毒(HPV)相关的一种独特形式,并与阴道性交和口交有关。较高的头颈癌风险与较低的收入和教育水平有关,且这种差异不能完全用吸烟、饮酒和饮食来解释(Conway et al.,2015)。

8.8.5.2 流行病学

口腔癌是全球第八大常见癌症。全球每年有超过450 000人被诊断患有口腔癌和/或口咽癌(Crall,Forrest,2018)。唇癌、口腔癌和口咽癌占所有癌症病例的3.8%,并导致3.6%的癌症死亡(Shield et al.,2017)。口腔癌患者往往诊断较迟,在全球范围内,5年生存率仅为50%(Gupta et al.,2016)。

在一些西欧国家,该病的发病率正在上升。根据报告,发病率最高的是印度、斯里兰卡、巴基斯坦和孟加拉国等南亚国家,口腔癌是这些国家最常见的癌症,占所有新发癌症病例的四分之一(Gupta et al.,2016)。

2015年,全球范围内,每10万人中口腔癌和唇癌的年龄标准化发病率约为男性8.1例,女性4.1例。每10万人中男性的年龄标准化死亡率为3.1,高于女性(1.4)(Global Burden of Disease Cancer Collaboration,2017)。

8.8.5.3 治疗方案

由于早期干预可以提高口腔癌的生存率,而且许多病例发生前都有癌前病变,因此早期诊断对疾病控制具有重要意义。在印度进行的一项为期15年的随访研究中,筛查组和未筛查组之间的口腔癌死亡率没有显著差异,而在吸烟和饮酒者中,接受筛查者的死亡率显著低于未筛查者(Sankaranarayanan et al.,2013)。然而,仍然没有强有力的证据证明在口腔癌患病率较低且可获得牙科服务的国家进行积极筛查的合理性。将机会性筛查作为常规牙科检查的一部分可能是可行的。

8.8.6 创伤

牙齿外伤非常常见,并且经常导致牙齿折裂、骨折或牙脱位,包括完全脱位。很多情况下,会威胁到牙齿的远期保留效果。由于前牙和大多数可见的牙齿最易受影响,因此牙齿外伤可能会导致毁容。

8.8.6.1 危险因素

创伤的主要原因是跌倒(31.7%至64.2%)、体育活动(高达40.2%)、骑车事故(高达19.5%)、交通事故(高达7.8%)和身体暴力(高达6.6%)。上前牙突出和嘴唇覆盖不足也会增加牙齿、颌面部创伤的风险(Zaleckiene et al.,2014)。

8.8.6.2 流行病学

全球范围内,颌面部创伤的发生率约为10%～15%。12至15岁学龄儿童遭受外伤性牙齿创伤的比例在14.4%至33.8%。创伤多发生于青春期早期,其中男童受伤的比例高于女童。恒牙外伤的发生率(58.6%)高于乳牙(36.8%)。在乳牙阶段,支持骨矿化程度较低,因此在乳牙中牙齿移位(脱位)更为常见,而牙折在恒牙中更常见(Zaleckiene et al.,2014)。

8.8.6.3 治疗方案

乳牙外伤需观察随诊,以防导致的感染威胁到下方发育的恒牙。在恒牙中,粘接材料(通常是氢氧化钙)可用于保护敏感的折裂牙,以使未成熟的牙根继续发育。已脱落的恒牙应尽快放回牙槽窝内,或浸泡于牛奶或生理盐水中。在30分钟内进行牙再植可使脱位牙长期保存率最高,所以应立即前往口腔科治疗。应将该牙与邻牙固定7至14天,并给予抗生素和抗破伤风治疗。

牙外伤(尤其是牙脱位损伤)的治疗费用昂贵、耗时久,并且需要多位专家参与。在英国,治疗一名牙外伤患者的平均总费用约为1 665美元(Wong,Kolokotsa,2004)。在丹麦,每年的治疗费用约为200～500万美元/100万人(Andersson,2013)。

8.8.7 口腔疾病的影响

除了造成死亡外,口腔疾病还会影响全身健康状况。食物选择受限及卡路里、微量营养素的摄入不足是口干、不良修复体和牙齿缺失等疾病的直接后果。幼儿时期的龋齿可限制生命中最重要阶段的生长发育。

口腔疾病也直接影响生活质量。牙疼是非常常见的口腔疾病。在英国,牙疼的12个月患病率为8%至40.4%不等,这会导致功能限制和残疾(Joury et al.,2018)。嘴巴的外形也非常重要,会影响自尊及与他人互动的意愿。患有明显口腔疾病的人会被他人认为社交能力、智力和心理适应能力较差。某些有声望的职业需要良好的牙齿外观。

大量研究评估了口腔疾病对日常生活各方面的影响程度。相关研究正开始揭示这些影响的决定因素。这些研究结果也将被用来作为确定资源配置、提出行动方案以及评估干预措施的依据。

8.8.8 全球口腔疾病负担

从1990年到2015年,尽管口腔疾病的年龄标准化患病率相对稳定,但由于人口增长和老龄化,未经治疗的口腔疾病病例数从25亿增加到35亿(Kassebaum et al.,2017)。

直接成本是指包括口腔疾病以及由口腔疾病引起或加剧的其他疾病的治疗费用。在全球范围内,2010年治疗口腔疾病的直接费用约为2 980亿美元,约占全球卫生支出的4.6%(Kassebaum et al.,2017)。2015年,直接费用达到3 568亿美元。支出最高的是高收入北美地区,其次是西欧。西方牙科治疗模式的费用将超过许多发展中国家的国家医疗保健总支出。

间接成本包括可能造成就业或晋升的机会减少、学术成就受限以及经济生产力的损失等。在澳大利亚,每年有110万个工作日和60万个上学日损失(Richardson,Richardson,2011)。低收入家庭更有可能因为口腔疾病而失去工作和上学的时间,从而加剧在健康、收入和教育程度方面已经存在的不平等。2015年,全球范围内与口腔疾病相关的生产力损失总额为1 876.1亿美元。重度缺牙是主要原因,造成1 266.7亿美元(67%)的损失,其次是重度牙周炎(388.5亿美元,21%)。未经治疗的恒牙和乳牙龋齿分别造成211.9亿美元(11%)和9.0亿美元(0.5%)的损失。西欧和北美的生产力损失最高。2015年,牙科疾病的直接和间接成本累计达到5 444.1亿美元(Righolt et al.,2018)。

8.8.9 与其他疾病的关联

在过去的20年中,研究发现口腔状况与全身健康状况之间存在许多关联。有学者提出,牙周疾病与心血管疾病、糖尿病、中风、早产和低出生体重有关,部分学者甚至认为牙周疾病是这些疾病的独立危险因素。他们声称一些特定的心血管危险因素,如吸烟、肥胖和血清高密度脂蛋白降低,在有较多口腔疾病史的人群中更为常见。而有些因素,例如吸烟,是心血管疾病和牙周疾病的独立危险因素。

不良的口腔卫生状况可预测苏格兰成年人的心血管疾病结局,尽管这种关联的性质尚未确定。较少的牙齿数量和不戴假牙可以前瞻性地预测日本老年人跌倒的发生率。口腔健康与全因死亡率之间的关联一部分可以通过协变量来解释,但在将许多协变量纳入后,这种关联仍然存在(Sabbah et al.,2013)。

由于方法的复杂性,对这些关联的系统性和描述性综述尚未得出明确的结论。目前,我们认为这些关联受到这两种疾病共有的环境和生活方式因素的共同影响。现有证据表明,单纯改善牙周健康的干预措施并不能解决其他健康问题。然而,口腔健康与全身健康之间的流行病学关联与有针对性的干预策略相契合,该策略可以采用常见危险因素方法,解决许多疾病常见的危险因素。常见危险因素方法有望提供多种益处,能够减少重复、节省资源、提高效率并减少社会不平等。然而,近来有关常见危险因素方法的一个担忧是"生活方式漂移",这些策略主要是针对人们的行为方式,而不是针对决定这些行为方式的结构、社会和心理因素。认识到个体做出的选择与其所处的社会环境有关可有效避免从个人角度解释社会健康现象。

口腔健康计划应紧密纳入改善全体人口和特定群体(如老年人)总体健康的计划中(Satur et al.,2010)。对全球卫生政策进行类似研究发现,对单一疾病的关注忽视了有多种健康问题的人群,并加剧了健康不平等。

8.8.10 口腔健康不平等

几乎所有口腔疾病的分布都是不均衡的。在健康问题社会决定因素委员会(Commission for the Social Determinants of Health,CSDH)的领导下,对这一领域的研究与对健康不平等的关注同步增长。国际牙科研究协会建立的全球口腔健康不平等研究议程(Sgan-Cohen et al.,2013)将有望推动制定切实可行的政策。

口腔健康不平等与社会经济地位、种族或地区有关,无论是在宏观角度还是细节层面。无论社会经济地位是通过教育、职业还是收入来衡量的,这些不平等始终与社会不平等的程度有关,而不仅仅是资源的分配。英国儿童的口腔健康状况因种族和家庭贫困程度而存在差异,但在青少年中则不太明显。然而,在青少年中，因缺乏居所而产生的差异更大，这表明使用多种方法调查社会经济劣势影响的重要性（Rouxel，Chandola，2018）。此外，美国各地的牙齿缺失程度与每个州的收入不平等程度有关，而不仅仅是绝对贫困程度（Bernabé，Marcenes，2011）。

口腔癌发病率（Johnson et al.，2011）、牙齿缺失（Tsakos et al.，2011）、牙列缺失、未治疗的龋齿或充填过的牙齿（Elani et al.，2012）、重度牙周炎（Eke et al.，2012）、未经治疗的口腔疾病引起的疼痛（Joury et al.，2018）、口腔健康自评和口腔影响（Tsakos et al.，2011）等存在社会梯度。牙周疾病在儿童时期并不常见，但在巴西12岁儿童中，牙周病与健康的结构性决定因素的关系比其与个人因素的关系更为密切（Jordao et al.，2012）。

生命周期方法表明人们早年生活环境对其终身健康的影响具有累积效应。对出生队列的长期随访证实了这种累积效应的重要性。在一项研究中，社会经济地位较低的5岁儿童存在更多的龋齿及充填物和更严重的牙周炎。他们即使在儿童时期控制了口腔健康，在26岁时拔牙的可能性还是会更大。此外，一生中社会经济地位的变化与成年后不同的口腔健康水平也存在关联（Thomson et al.，2004）。

8.8.11 减少口腔健康不平等

对健康不平等的更多关注产生了更广泛的影响。早期认为，整体社会经济、文化和环境条件以及人们的生活和工作条件等因素是健康的上游决定因素。更激进的模型进一步关注这些上游因素，以考虑健康不平等的社会决定因素（Krieger，2008）。从这个角度来看，健康的社会决定因素是由政治生态、权力和社会关系产生并维持的（Krieger et al.，2012）。

CSDH采用了一个概念框架，其中不良的社会政策和计划、不公平的经济布局和恶劣的政治环境交织在一起，创造了社会经济和政治背景。这些结构性因素塑造了中间决定因素，包括个人和群体的社会地位（如教育、职业、收入、性别或种族/民族）。这种社会地位决定了人们的物质环境、行为、社会凝聚力、社会心理和生物因素，同时也决定了其对医疗体系的利用程度。这一系列因素共同塑造了健康和生活质量的分布（见第2.1章）。

对于那些关注改善健康和减少健康不平等的人来说，CSDH提供了一个用于规划干预措施的综合框架，该框架虽然不针对任何特定疾病，但直接适用于口腔健康（Kwan，Petersen，2010；Marmot，Bell，2011）。委员会建议了三项行动原则：

1. 解决权力、金钱和资源分配不公平的问题，创造更加公平的社会经济和政治环境。
2. 改善日常生活条件，使物质条件、社会凝聚力、社会心理和行为因素以及卫生服务的保障更加公平。
3. 了解问题并评估行为的影响。

这三项行为既不是独立的，也不是相互排斥的。例如，关于权力和资源分配的行为将改善生活条件，并且任一层面的工作都将或多或少地涉及相同的参与者。重点应放在模型（CSDH，2008；Kwan，Petersen，2010）以及社会的各个层面。

系统评价表明，下游的、基于行为的干预措施似乎并没有减少反而可能会加剧不平等现象（Lorenc et al.，2013）。在牙科健康领域，人们早已认识到健康教育本身也存在剥夺权力和指责受害者的危险，因为在社会经济地位较高的群体中比在社会经济地位较低的群体中更有效，它可能会增加口腔健康的不平等（Qadri et al.，2018）。相反，结构性工作场所干预和定价政策等上游方法有可能减少不平等（Satur et al.，2010）。Conway及其同事（2008）的综述将口腔癌风险与低社会经济地位联系起来，为引导卫生政策从着重关注生活方式因素转向采取综合方法从根源上解决不利因素提供了证据。

CSDH方法的一项改进是采用了比例普遍主义原则。Marmot（2010）建议，应通过努力改善社会各阶层的健康来降低健康不平等的梯度，但行动的规模和强度应与不利因素的程度成正比，例如，在整体人口战略中针对风险最大的群体采取特定干预措施。

对于关注社会不公正的公共卫生从业者来说，人们对健康不平等的日益关注是令人兴奋的。然而，当前的全球经济危机导致达成共识并克服构成健康问题社会决定因素的权力失衡以及随之而来的健康不平等的可能性降低。此外,不平等现象似乎正在加剧(Thomson et al.,2004)。最近几代人的社会流动性增加,使社会经济地位较低的群体在个人特征方面更加同质化,以及由于物质和非物质资源(如文化资本)的差异,导致社会经济群体之间的易患疾病及消费行为存在差异,所以健康不平等可能持续存在(Mackenbach,2012)。

改善健康水平和减少健康不平等的行为将对口腔健康产生类似的影响,但某些方面尤其相关(文本框8.8.1)。因此,CSDH框架和这些原则将在本节的其余部分中使用。

文本框8.8.1　在健康问题社会决定因素委员会框架内改善口腔健康和减少不平等

1. 解决权力、金钱和资源分配不公平的问题:改变日常生活条件的结构性驱动因素:
◇ 政府最高层采取行动促进健康和健康公平,并在所有部门制定一致的政策。
◇ 再分配直接税制度。
◇ 有关儿童发展、教育、工作和生活条件以及医疗保健的公共资助措施。
◇ 市场责任。
◇ 对直接影响健康的商品和服务进行监管。
◇ 赋予所有人政治权利和合法代表权。
◇ 对所有政策进行口腔健康影响和口腔健康公平审查。
2. 改善日常生活条件,改变人们出生、成长、生活、工作的环境:
◇ 早期生活、儿童成长和早期生活干预的综合性措施。
◇ 全面普及的社会保障。
◇ 城市规划和城乡之间的公平性,以防止农村的贫困。
◇ 充分、公平的就业,以及可接受的、安全的工作和合理的工作与生活平衡。
◇ 获得全民医疗保健。
◇ 增加氟化物的使用:
　○ 饮水
　○ 牛奶
　○ 食盐
　○ 片剂/滴剂
　○ 牙膏
　○ 漱口水
　○ 涂料
◇ 膳食糖。
◇ 口腔清洁。
◇ 戒烟。
◇ 创伤的预防和处理。
◇ 使用口腔保健服务。
3. 衡量和理解问题并评估行动的影响:
◇ 包含口腔健康、其决定因素和健康公平的相关措施的常规系统。
◇ 牙医和牙科公共卫生专家作为倡导者。

8.8.11.1 解决权力、金钱和资源分配不公平的问题

CSDH(2008)报告的这一部分提出了最上游和最激进的建议,以改变社会的组织方式。由政府最高层

提倡有关健康和健康公平的行动，以确保所有部门的政策有效且一致。为了确保为公共资助行动提供充足的资金，CSDH提出了再分配直接税制度，这明显减少了贫困。

提供包括清洁水、医疗保健和教育在内的基本人类和社会需求被视为国家而非市场的主要职能。该委员会还建议将健康公平作为全球发展目标，并将健康的社会决定因素作为整个世界卫生组织的指导原则。

口腔健康可以纳入这些针对健康不平等的广泛行动和卫生政策。例如，目前，在许多国家，龋病是一种贫穷疾病，特别是在儿童中。在这些国家，重新分配税收可能会减少口腔健康不平等现象。与农业部门合作，特别是与糖和烟草等经济作物的生产有关的合作，对口腔健康有明显的适用性。尽管此类政策有效性的证据基础薄弱，但仍然建议对烟草、酒精和致龋食品的进口和营销加强监管。

口腔疾病可能会造成社会分层，因为它们经常是肉眼可见的。嘴巴的外形会使其他人形成社会判断，这可能会限制生活中的机会和就业。从这个角度来看，口腔健康不仅是一个目标，也是实现平等的一种手段。然而，为了降低口腔疾病的社会影响，需要建立满足人口需求的口腔卫生服务体系。如果可能的话，初级口腔保健服务应当得到普遍保障。

8.8.11.2　改善日常生活条件

CSDH认识到促进健康的因素在一生中分布并不均匀，因此提出了一系列改善日常生活条件的建议。

生命中困境的增加意味着必须早期对儿童的生存和发展采取全面的措施，并建立全面的社会机制，以有足够的收入来维持健康的生活。安全、公平的就业和获得全民医疗保健的社会政策至关重要，这些措施对口腔健康有直接和间接的影响。提高氟化物的使用是一个评价较好的改善日常生活条件的方法。还有一些方法，更侧重于口腔健康行为，如口腔清洁、戒烟和预防创伤。

8.8.11.3　提高氟化物的使用

氟化物主要通过局部作用预防或逆转龋齿，包括抑制牙齿结构的脱矿、增强晶体结构的矿化作用以及抑制细菌酶。因此，氟化物已被添加到供水、牙膏、食品、饮料和专业供应产品中，用于预防龋齿。

饮水氟化

在对美国科罗拉多儿童发育过程中牙齿变色的调查中，无意中发现了在牙齿发育期间长期摄入氟化物对牙齿健康的有益影响。

饮水氟化已被指定为目前可采取的十大最重要的公共卫生措施之一（疾病预防控制中心，2010）。Dean最初建议饮水氟化的最佳浓度为百万分之一（ppm）（1 mg/L）（Dean et al.，1950）。最近，美国卫生与公众服务部建议将0.7 mg/L作为最佳氟化物浓度（Spencer，Do，2016）。

饮水氟化用于预防龋齿的有效性和安全性一直得到权威观点和系统评价的支持。一篇综述研究得出，饮水氟化促进乳牙列无龋儿童百分比增加15%和恒牙列无龋儿童百分比增加14%，且dmft数值降低35%，DMFT降低26%（Iheozor-Ejiofor et al.，2015）。澳大利亚的一项全国性研究发现，在调整社会经济地位的协变量后，终身接触氟化水与儿童龋齿之间存在显著关联（Spencer et al.，2018）。研究还发现，饮水氟化的效果优于其他氟化物来源，尤其是牙膏。

值得注意的是，饮水氟化与氟斑牙的发生存在直接的剂量反应关系。在含氟量为1 ppm时，氟中毒的患病率约为48%，而其中造成美观影响的约为12.5%。其他可能的负面影响包括骨折、癌症、唐氏综合征、老年痴呆和甲状腺肿，目前还没有明确证据可证明这些潜在影响。

饮水氟化的成本效益取决于龋齿的基线水平和必要设备的成本。在单一水源向大量人口供水的地区，氟化是最具成本效益的。氟化的安全性、有效性、成本效益和对生活质量的影响仍需进一步的高质量研究。

饮水氟化计划一直受到反氟化主义团体的反对。反对饮水氟化的主要论点包括前面概述的安全问题以及与四项原则有关的伦理反对意见：自主、慈善、无伤和公正（Jones, Lennon, 1997）。

关于失去自主性的观点，提议氟化的人认为，为了社区的整体利益，个人选择自由的减少是可以接受的。他们同时承认只有社会中有牙齿的人才有可能从饮水氟化中受益的这一论点，但也认为氟化不会对任何社会成员造成伤害。在公正的原则上，一些人声称这对那些反对饮水氟化的人不公平。支持者反驳了这一论点，他们认为氟化可能减少牙齿健康方面的不平等，这是帮助那些最无力自助的人的公正方式。

最近的另一种观点认为，在龋齿患病率较低的发达国家，饮水氟化的效果有限（为预防病例而需要治疗的人数相对较多），但新氟化计划的政治斗争可能会增加其引入成本。

其他使用氟化物的方法包括：

含氟牛奶

自20世纪50年代以来，许多国家将氟化物添加到牛奶中，作为水的替代品。这些方案因儿童开始饮用牛奶的年龄、使用牛奶的年限、每年饮用牛奶的天数以及添加的氟化物浓度等而异（Marino et al., 2006）。关于含氟牛奶有效性的证据不足（Yeung et al., 2015）。

食盐氟化

20世纪50年代，瑞士首次使用氟化食盐。在某些州和一些拉丁美洲国家，所有供人食用的盐都是含氟的，包括法国在内的其他欧洲国家只出售家用氟化盐。氟化物的典型浓度是250 ppm。几项横断面研究报告称，含氟食盐在减少龋齿方面是有效的。然而，减少食盐摄入也是公共卫生目标之一。

氟化物片剂/滴剂

氟化物片剂/滴剂的使用也开始于20世纪50年代。它们已被用作膳食补充剂，不同国家有不同的剂量方案（基于儿童的年龄、体重、龋齿风险和水中的氟化物）。与不补充氟化物相比，补充氟化物导致DMFS降低24%，而对乳牙的影响不太清楚（Marinho, 2014）。有一些证据表明，当摄入达到最高局部剂量时，乳牙可产生预防效果。补充氟化物的两个关键问题是坚持给药方案和氟中毒的风险。这些问题减少了作为公共卫生措施的片剂/滴剂的使用。

局部用氟

氟化物通过以下几种途径，以高浓度施加到牙齿表面以产生局部保护作用。

1. 含氟牙膏：牙膏是最广泛的氟化物来源，一些国家儿童龋齿率的下降归因于经常使用牙膏。牙膏中的氟化物和浓度因品牌和国家而异。通常浓度为1 000～1 500 ppm，也可提供更高浓度（超过2 000 ppm）。它们为频繁低剂量应用氟化物提供了一种极好的载体，在减少儿童龋齿方面的有效性已得到证实，预防分数（PF）为23%。如果加用其他类型的局部氟化物治疗，还可获得额外的预防分数（10%的合并预防分数）（Marinho, 2014）。通过涂抹牙膏和对6岁以下儿童的监护，可以最大限度地减少牙膏引起的氟中毒风险。

作为一种广泛的预防策略，含氟牙膏比饮水氟化有明显的缺点，因为它依赖于人们的刷牙行为。在发达国家，刷牙频率低和龋齿发病率高是相关的，因此，最能从中受益的人可能并不是使用含氟牙膏的。在发展中国家，可能没有用牙膏清洁牙齿的习惯，西方专利品牌的牙膏较贵，便宜的国产牙膏可能也非常有效。

2. 含氟漱口水：含氟漱口水在过去40年中得到了广泛的应用。学校方案在某些国家很普遍，但现在主要是在个人家中使用。随着龋齿的普遍减少和含氟牙膏的普及，现在只建议高危儿童采用基于人群的漱口方案。由于摄入氟化物具有风险，不建议6岁以下的儿童使用漱口水。两种主要的浓度是每天使用0.05%（230 ppm）的氟化钠和每周使用0.2%（900 ppm）的氟化钠。

3. 含氟涂料/凝胶：二十多年来，作为社区方案的一部分和个人基础方案，含氟涂料和凝胶已被广泛使用。含氟涂料需由专业人士使用，两种最常用的涂料含有22 600 ppm或7 000 ppm氟（Marinho et al., 2015）。氟化物凝胶可由专业人士使用或在监督下自行使用。最常用的凝胶是专业应用的含氟量为12 300 ppm的酸性磷酸氟。由于存在过量摄入的风险，这种凝胶不建议幼儿使用。

一系列系统评价试验通过预防分数研究了各种局部用氟的有效性（干预组和对照组之间龋齿增量的差异）（表8.8.1）。

表8.8.1 局部用氟的相对有效性

来源	ppm	预防分数(%)
含氟牙膏	1 000～1 250	23
	2 400～2 800	36
	1 450～1 500	30
含氟漱口水	230～900	26
含氟涂料	7 000～22 000	43(恒牙)37(乳牙)
含氟凝胶	12 300	28(恒牙)20(乳牙)

资料来源:Marinho, V. C.2014.Cochrane fluoride reviews: an overview of the evidence on caries prevention with fluoride treatments. Faculty Dental Journal, 5(2), 78-83 and Marinho, V. C., et al.2015.Fluoride gels for preventing dental caries in children and adolescents. The Cochrane Library.

膳食糖

膳食糖是导致临床相关的龋齿的必要原因。遗憾的是,反复的系统评价表明,饮食建议既不能减少它们的摄入量,也不能减少龋病的发生率(Kay,Einstein,1997)。健康教育计划只有在涉及氟化物使用途径的推荐或处方时才有效。

然而,数据表明,通过其他方式限制膳食糖摄入具有预防龋齿的效果。例如,在国家生态比较中,人均糖供应量和龋齿数据显著相关。澳大利亚的一个多子女家庭有一个几乎不含糖的饮食方案,直到12岁时才可自行选择食物,因此孩子们的龋齿水平非常低。同样,第二次世界大战期间,龋齿水平随着糖消费的减少而下降。

人们很难限制糖的摄入。不断改进的甜食和饮料令人感到愉快。因此,"隐藏"的糖使加工食品味道更好。此外,用于给食品添加甜味的其他产品可能不会引起关注,即使它们具有类似的危害风险(例如果葡糖浆)。更令人困惑的是,生态和动物研究表明,水果中的糖(有时称为内源糖)不会引起龋齿。此外,内源糖的血糖指数相对较低,并含有纤维,因此通常不会导致肥胖。

世界卫生组织建议每日糖摄入量低于每日能量的5%(Moynihan et al.,2018)。此外,含游离糖食物的食用频率应限制在每天最多4次。以健康为导向的食品政策重点关注含有不健康糖的产品的供应,因为这种不健康糖可能会引起牙科疾病以及更广泛的健康问题,有证据表明它们是肥胖、心肌梗死、血脂异常、胰腺炎和肝功能障碍的原因(Lustig et al.,2012)。

这些政策应制定更广泛战略以减少精制谷物产品和土豆膳食摄入量。可能的战略包括教育、替代、管制、定价或供应。可以用多层次的财政政策来限制含糖产品的生产和销售,包括对含糖食品和饮料征税以及禁止向儿童做广告。除了针对个人的方法之外,还可以采取权威的饮食指南的形式,为国家政策、社区倡议和餐饮业提供参考。例如,芬兰国家教育委员会建议减少芬兰学校中甜食的销售(Kankaanpää et al.,2012)。医护人员可以例行询问病人关于糖的摄入量(牙医总是这样做)。所有这些方法和直接的消费者压力可以促使餐饮和零售店提供更为健康的食品。

膳食糖可以用人造甜味剂代替,以减少龋齿的发生。无糖碳酸饮料在欧洲和北美的销售证明了这一措施与商业利益的兼容性。然而,其替代膳食糖的能力有限,因为许多食品的制造依赖于糖的其他特定性质。此外,一些甜味剂也存在副作用,所以对长期使用人造甜味剂仍然存在异议。

口腔清洁

由于牙菌斑是牙周病的必要原因,因此清洁牙齿(主要是刷牙)应该成为管理和预防牙周病的基石。改善口腔卫生的干预措施可以相应地减少牙龈炎症。然而,大多数研究的随访时间很短,即使是最好的干预措施,其有效性也会随着时间的推移而减弱。因此,几乎没有证据表明,改善口腔卫生可有效预防破坏性疾病。尽管如此,改善口腔卫生作为一种改善牙周健康的公共卫生方法仍然是人们的共识。

去除牙菌斑和预防龋齿之间的关系更具争议性。有试验发现,专业口腔清洁并没有表现出比涂布窝沟封闭剂、局部应用氟化物等标准预防方法更好的预防效果。针对不同研究方法对口腔清洁和龋齿之间的关系的影响进行回顾,发现"没有明确的证据表明良好的口腔清洁可以减少龋齿"。这类研究十分困难,因为除了评估牙齿疾病外,研究还容易受到选择偏倚、干预措施的泄露以及自我行为、饮食和口腔卫生之间的混杂因素的影响。研究表明使用含氟牙膏是有效的,可以预防龋病。因此,目前大多数发达国家使用的刷牙方法可以预防龋病和牙周病,应予以推广。

口腔卫生行为很难作出可持续改变。刷牙是幼儿时期养成的习惯,在以后的生活中很难改变。因此通过医护人员和社会机构对幼儿及其父母进行指导干预是非常必要的。

刷牙通常需与其他健康行为相结合,如戒烟、运动、健康饮食和洗手等卫生行为。这些行为与个人因素有关,这些因素包括较强的自我效能、自尊、在家庭中有信心、生活满意度、在学校的表现,以及没有其他健康问题。此外,刷牙是由结构和资源相关因素以及生活条件决定的,这些因素包括家庭结构、社会支持、外部障碍、国内布局、社会规范、文化因素、社会经济地位和社会经济发展状况。因此,针对这些层面的行动最有可能改善牙周健康和牙周健康的公平性。

戒烟

戒烟可在5～10年内降低口腔癌的相关风险。许多其他口腔疾病也直接或间接与吸烟有关,其中牙齿染色、牙龈萎缩、味觉改变等很容易被个人察觉,这些症状可能会促使戒烟行为发生。牙科医护人员发现个人和社会环境也会促使人们戒烟(例如怀孕或新工作)。因此,牙科医护人员可以通过向患者提供建议来支持戒烟。社会不平等在吸烟率方面很明显,但通过税收政策和精心设计的大众媒体宣传活动可以有效减少这种不平等(Purcell et al.,2015)。

预防创伤

颌面部创伤与社会经济地位、饮酒、道路规划和使用等环境和结构因素有关。在儿童中,牙外伤与地区的社会经济地位和密集的人口密切相关,其中许多因素可以通过改善生活条件来避免。

社会和个体的措施有助于减少面部和牙齿的创伤。运动场可以用能吸收冲击力的材料建造,以缓冲创伤。在一些国家,使用护齿套是某些运动项目的强制性规定。护齿套不仅可以防止牙齿受伤,还可以防止颌面部软组织撕裂,降低下颌骨骨折的风险,并且起到保护颅腔的作用。护齿套可以预制成各种基本尺寸,也可以首先在热水中软化,以达到适合口腔的尺寸;定制的护齿套是最舒适的,可以在外伤期间支撑下颌牙和下颌骨。

考虑到对急诊医疗的需求(特别是被打掉的牙齿),技术熟练的牙科急诊服务应该是全天候的。通过向运动员及其教练和培训师宣传创伤后立即就医的必要性,可以减少创伤的影响。前牙突出的正畸治疗虽然是长期且复杂的,但对于8或9岁的儿童来说这可以减少创伤风险。

健康服务的使用

国际上,牙科领域的重点和资源仍然集中在患者牙科疾病的"治愈"方法,而不是提高人群口腔健康水平的循证策略(Baelum,2011)。

牙科医疗和保健也存在类似的问题。医疗服务资源是有限的,并且可能分配不当。医疗服务仍然集中在那些负担得起的人身上,而那些负担不起的人几乎无法控制自己的健康和医疗保健。在世界上的每个国家,都有人无法获得和/或负担不起牙科治疗,即使在发达的牙科保健系统中也存在着严重的不平等现象。

Penchansky和Thomas(1981)使用框架对确保获得牙科服务的具体变化进行分类,服务必须是可用的、可获得的、可负担的、可接受的和包容的。这一框架与Andersen(1995)的行为模型中的牙科服务的特征大体一致。

提高可及性对口腔服务有直接影响，包括澳大利亚、新西兰、加拿大和英国在内的一些国家雇用的牙科护理专业人员（又称为学校牙科护士、牙科辅助人员和牙科治疗师）的治疗范围有限。牙科治疗师的执业范围因国家而异。一般来说，他们可以进行诊断、制定治疗计划和提供预防服务，对乳牙和恒牙进行充填治疗，以及拔牙。治疗师可以通过提高服务量和服务范围来增加人们获得牙科保健的机会，从而增强公平性（Dyer et al.，2013）。现有数据表明，治疗师与牙医提供的保健效果相似。在发展中国家，龋病发病率不断上升，且可能没有足够的牙医时，增加牙科治疗师可能是一个适当的解决方案。因此，将治疗师纳入现有牙科系统是可行且必要的。

在许多国家，收费制度是按服务向牙医直接支付费用。如果没有特定收费的话，单纯按项目收费促使牙医快速工作，甚至可能促进过度治疗而非预防。因此，这种制度需要修改，如果患者按治疗人次付费，既可以减少恢复性治疗，又可以增加预防性护理，还可以避免"监管疏漏"。

一项针对不去看牙医的人的定性研究强调了牙科服务的可接受性。除了受到牙科保健可及性的影响之外，参与者还会受到对牙科的信任度以及他们将口腔健康作为商品的看法的影响。对于这些人来说，加大宣传力度可能会在鼓励使用牙科服务方面起到反作用。

8.8.12 中低收入国家的牙科服务

非工业化国家通常受到劳动力、先进技术和可靠的电力供应等资源的限制。例如，在非洲许多国家，牙医与人口的比例约为1∶150 000，而大多数工业化国家为1∶2 000。WHO推荐的比例为1∶7 500（Kandelman et al.，2012）。牙医分布不平等及其从中低收入国家向较发达国家的移民趋势加剧了获得医疗机会的不平等。

在发展中国家，传统的牙齿治疗方法更为局限。牙科手术方法是技术密集型的，需要持续的电力供应和昂贵的设备。因此，牙医需要治疗那些可以帮助他们收回成本的病人。这些压力限制了服务的提供，并造成服务提供方面的不平等。在医疗保健计划中过度强调临床调查等大部分西方牙科保健模式在发展中国家可能是不合适的。服务需基于规范评估，这就限制了社区对医疗保健的参与，忽视了口腔疾病的社会影响。在一个典型案例中，肯尼亚全国牙科从业者竟然需要花费长达21年的时间来统计肯尼亚儿童牙周治疗需求的调查数据。在相对较差的条件下，服务可以集中于几种主要口腔健康问题：牙痛（不是龋齿）、创伤、口腔感染和肿瘤。

初级口腔保健方法（PHCA）仍然适用于所有国家，尤其是发展中国家，其有以下五个原则.

1. 服务的公平分配：牙科也存在服务的可用性和对服务的需求之间的"逆向照顾法则"。在贫富差距悬殊的国家，这种情况尤其严重。在非洲，80%受过培训的专业人员在城市的富裕社区生活和工作，然而同样比例的人口却生活在农村地区。因为对牙医的政治游说可能不如工业化国家那么完善，发展中国家的牙科护理专业人员的普及范围反而可能更大。牙科护理专业人员可以提供简单但必不可少的治疗，以扩大服务的可用性并减少获得服务的不平等。

2. 社区参与保健：这意味着鼓励人们监管自身健康，是保健计划蓬勃发展所必需的。这也许是初级口腔保健方法最困难的方面，因为它要求卫生专业人员放弃其传统角色。个人和社区往往也认为健康是他们无法控制的，且可能并不认为口腔健康是一个优先事项。有一些零星的例子表明人们广泛参与口腔健康具有益处。在苏格兰的格拉斯哥，社区口腔健康行动小组（包括家长、教师、保育员、家访护士和牙医）降低了该市贫困地区幼儿的龋齿水平（Blair et al.，2004）。

3. 注重预防：预防口腔疾病被普遍认为是保健的一个重要组成部分。但在过去，人们只是被动地接受信息，而不是积极参与健康促进。

4. 使用合适的技术："合适的技术"并不意味着"廉价"或"二流"，而是一种基于当地社区的需求和资源的方法。例如，非创伤性修复治疗将这些需求与龋齿进展和牙科材料学发展的相关知识相结合。

5. 多部门协作：一项有效的卫生战略将涉及国家和地方政府的多个部门，包括供水机构、教育系统、社区成员和医务人员等。这些都需要协调一致的整合,而不仅仅是利用其他部门的资源来促进口腔健康。

8.8.13 衡量和了解问题并评估行动的影响

CSDH框架的第三个方面涉及监测口腔健康的社会决定因素,这就要求常规系统来记录相关的健康措施及其决定因素和健康公平性。这些数据可以在牙科治疗期间通过调查收集。

国际上应该给予关于社会决定因素在口腔健康公平中的作用的新依据以及对减少不平等的干预措施的评估足够的重视。例如,世界卫生组织应对关注健康的社会决定因素相关工作优先提供资金。全球口腔健康不平等研究议程可以立即提供一个分享和解释新科学根据的论坛。

牙科本科和研究生课程会提供关于这一主题的程度和重点各不相同的培训。世界卫生组织口腔健康规划为解决口腔健康不平等问题提供了指导,但如果有更多资源,将会有更大益处(Kwan,Petersen,2010)。

8.8.14 未来发展

目前,口腔健康发展呈现出几个趋势。首先,在一些国家,特别是发展中国家,龋齿水平可能由于高糖饮食而增高。即使这些趋势仅限于更富裕的城市居民,但治疗的增加和对发展中经济体造成的负担仍旧令人担忧。这种负担有时也会因某些地区对牙科治疗的低水平需求而减轻。其次,发达国家过去40年来龋齿流行率的下降速率似乎已经放缓。有证据表明龋齿及其对人们日常生活的影响存在广泛的不平等。最后,在许多发达国家,人口结构的变化、对口腔健康的态度的转变以及牙齿的保存产生了一种有趣的模式。越来越多的老年人将拥有更长的寿命,并保留许多经过修复的牙齿,这将增加对保健的需求。其中一些保健也更为复杂,这又将反过来推动专业化。

牙科的去专业化将继续加快步伐,并以多种不同的形式表现出来。在许多发达国家,患者作为医疗保健消费者,要求获得一定的"权利"。同时,营销理论正被应用于牙科中,这使消费者满意度被视为商业成功的关键。类似的原则是新型公共卫生的基石。健康促进需要公众在口腔健康中的参与程度远远超出了临床牙科。即使在临床护理中,满意度也是护理过程中不可或缺的一部分,而不仅仅是结果。其他机构,例如政府和保险公司,也越来越多地参与医疗保健领域。在确保护理质量的同时,应用最大限度地降低护理成本和提高医疗机构责任感的外部措施都有助于促进牙科的去专业化。

Gigerenzer和Gray(2011)将21世纪命名为患者的世纪。他们建议广泛的利益相关者参与,利用所有可用的理论和实践知识来解决常见的医疗保健问题。

这种去专业化的趋势可能会持续下去,并可能有助于使口腔保健更符合所服务人群的需求。在个人和社区层面,去专业化和更多非专业人士对牙科的参与,将减少权力结构和等级制度作为支撑健康社会决定因素的影响。当发现社会地位而非社会经济状况是导致健康不平等的原因时,这一点可能尤其重要。鉴于专业人士可能会抵制任何削弱其权力的趋势,牙科公共卫生部门需把握时机促进和管理牙科的去专业化。

8.8.15 证据基础

只有少数从业者和学者通过系统回顾为牙科循证基础的增长做出了贡献。不幸的是,这些回顾一再得出这样的结论:缺乏可作为决策依据的良好原始数据。虽然需要为个人保健建立更大的证据基础,但也需要对人群一级干预措施的益处进行更多的研究。这不仅是为了改善健康水平,而且是为了减少不平等。

本书的其他章节将详细讨论健康促进的评价(见第2.1章),但关于公共卫生对照试验的争论仍在继续。健康促进发生在“现实世界”中,干预措施和健康结果之间的关系受时间和其他因素影响。例如,采用生命历程方法来减少不平等现象可能需几十年时间才能显现其效果。因此,世界卫生组织在1998年提出:“在大多数情况下,使用随机对照试验评估健康促进措施是不适当的、有误导性的,并且带来不必要的过高花费。”即使是随机对照试验的倡导者也承认,它们不适合评估立法和政策变化。然而,许多反对在公共卫生领域进行试验的问题是可以克服的。

临床和行业资助的试验中的另一个问题是,大部分试验并不能确定治疗效果。因此,在进行新的评估研究之前,需要进一步考虑试验方法。

8.8.16　科技

技术发展也会影响口腔健康和保健。在发达国家,骨结合种植体越来越多地应用于临床修复治疗。然而,目前种植治疗需要专业知识,还需要定期维护,会产生较高的成本。因此,种植治疗仅限于那些能够负担得起的人,从而导致口腔健康的不平等。其他远期的可能技术包括龋齿疫苗、干细胞牙齿再生、纳米技术和激光钻的使用。

3D成像和打印的发展有可能简化牙冠和假牙等修复体的生产,形成流水线化生产。然而,即使这些技术被引入,它们是否会产生公共卫生效益仍有待观察。

8.8.17　牙科美容

牙科美容包括漂白牙齿和牙贴面,被用来改善牙齿的外观。牙科美容可以被视为美容的医学化和医源性的一种形式。当牙医提醒患者注意轻微的牙齿异常(可能并不影响日常生活)并建议他们进行矫正,这种行为被称为供给者诱发需求。现在,个人魅力也许比以往任何时候都更加重要,并且当今社会,大部分人对自己的外表都不够满意。了解到改善牙齿外观的牙科治疗可能会使得人们更难接受自己与正常外表不同。这些信息通过图片在报纸、杂志和广播媒体中被放大。杂志上的照片比平时看到的牙齿更白、更齐,看到这些图像会增加对自己外表的不满。此外,牙科美容将只提供给那些有能力负担得起的人。牙科美容的消费可能会进一步区分社会经济群体,从而加剧社会分层和社会不平等。从这个角度来看,牙科美容可能会对接受它的人和社会产生广泛的不利影响。因此,可能需要考虑是否继续不受限制地促进牙科美容的发展。

8.8.18　消费主义和口腔健康产业的作用

消费主义在过度消费、与媒体文化的联系、社会主义和女权主义方面受到广泛的批评。它在口腔健康中的作用并不那么明确。在牙膏中添加氟化物是有史以来最成功的口腔公共卫生干预措施之一,其几十年来累积的影响令人震惊。第一批含氟牙膏于20世纪50年代推出,但在20世纪70年代,其在英国的销售量急剧上升(含氟牙膏的销售比例从1970年的不到10%上升到1976年的90%以上)。

虽然牙医参与了含氟牙膏的开发、评估和推广,但推动这一发展的是家庭保健产品制造商的商业利益。直至今日,还有许多其他制造商和牙科组织共同努力促进口腔健康的例子。

口腔保健产品的商业营销还拥有其他优势。它突出了口腔健康的重要性,并强化了将定期口腔清洁作为社会规范的理念。此外,口腔保健产品的正面宣传方式也使口腔健康看起来并非遥不可及。

8.8.19 结论

总之,我们认为,口腔健康状况不理想是一个重大的公共卫生问题,由于受影响的人数众多,口腔疾病给人群带来了巨大的负担。虽然龋病的发病率在发达国家已经下降,但与其他疾病相比,其患病率仍旧是惊人的。牙周病、癌症和创伤都会带来特殊的问题。所有这些疾病对健康和生活质量都有较大的影响,给个人和社会造成相当大的负担。口腔健康和全身健康之间的关联表明,相关主管部门应将改善这两组问题并减少医疗资源不平等的策略纳入他们的理论框架。财政紧缩,口腔健康趋势,牙科的去专业化,消费主义在口腔健康中的作用,以及需要更好的证据基础等几个因素,都将是很好的努力方向。此外,技术融合、科技进步和牙科美容的发展都将促进口腔公共卫生的蓬勃发展。

(翻译:袁华)

参考文献

Alexandridi, F., Tsantila, S., and Pepelassi, E. (2018). Smoking cessation and response to periodontal treatment. Australian Dental Journal, 63(2), 140-9.

Andersen, R.M. (1995). Revisiting the behavioral model and access to medical care: does it matter? Journal of Health and Social Behavior, 36(1), 1-10.

Andersson, L. (2013). Epidemiology of traumatic dental injuries. Pediatric Dentistry, 35, 102-5.

Baelum, V. (2011). Dentistry and population approaches for preventing dental diseases. Journal of Dentistry, 39(Suppl. 2), S9-19.

Bernabé, E., and Marcenes, W. (2011). Income inequality and tooth loss in the United States. Journal of Dental Research, 90(6), 724-9.

Blair, Y., Macpherson, L.M., McCall, D.R., McMahon, A.D., and Stephen, K.W. (2004). Glasgow nursery-based caries experience, before and after a community development-based oral health programme's implementation. Community Dental Health, 21(4), 291-8.

Centers for Disease Control and Prevention (2010). Community Water Fluoridation. [Online] Available at: http://www.cdc.gov/fluoridation/.

Commission on Social Determinants of Health (CSDH) (2008). Closing the Gap in a Generation: Health Equity Through Action on the Social Determinants of Health. Final Report of the Commission on Social Determinants of Health. Geneva: WHO.

Conway, D.I., Petticrew, M., Marlborough, H., Berthiller, J., Hashibe, M., and Macpherson, L.M. (2008). Socioeconomic inequalities and oral cancer risk: a systematic review and meta-analysis of case-control studies. International Journal of Cancer, 122(12), 2811-19.

Conway, D.I., et al. (2015). Estimating and explaining the effect of education and income on head and neck cancer risk: INHANCE consortium pooled analysis of 31 case-control studies from 27 countries. International Journal of Cancer, 136(5), 1125-39.

Crall, J.J., and Forrest, C.B. (2018). A life course health development perspective on oral health. In: Halfon, N., Forrest, C.B., Lerner, R.M., and Faustman, E.M. (eds.) Handbook of Life Course Health Development. New York: Springer.

Dean, H.T., Arnold, F.A. Jr., Jay, P., and Knutson, J. W. (1950). Studies on mass control of dental caries through fluoridation of the public water supply. Public Health Reports, 65(43), 1403-8.

Drisko, C.L. (2014). Periodontal debridement: still the treatment of choice. Journal of Evidence Based Dental Practice, 14, 33-41.

Duangthip, D., Chen, K.J., Gao, S.S., Lo, E.C.M., and Chu, C.H. (2017). Managing early childhood caries with atraumatic restorative treatment and topical silver and fluoride agents. International Journal of Environmental Research and Public Health, 14(10), 1204.

Dye, B.A., et al. (2007). Trends in oral health status: United States, 1988-1994 and 1999-2004. Vital and health statistics. Series 11, Data from the National Health Survey, 11(248), 1-92.

Dyer, T., Owens, J., and Robinson, P.G. (2013). What matters to patients when their care is delegated to dental therapists? British Dental Journal, 214(6), E17.

Eke, P.I., Dye, B.A., Wei, L., Thornton-Evans, G.O., and Genco, R.J. (2012). Prevalence of periodontitis in adults in the United States: 2009 and 2010. Journal of Dental Research, 91(10), 914-20.

Elani, H.W., Harper, S., Allison, P.J., Bedos, C., and Kaufman, J.S. (2012). Socio-economic inequalities and oral health in Canada and the United States. Journal of Dental Research, 91(9), 865-70.

Frencken, J.E., Sharma, P., Stenhouse, L., Green, D., Laverty, D., and Dietrich, T. (2017). Global epidemiology of dental caries and severe periodontitis-a comprehensive review. Journal of Clinical Periodontology, 44(Suppl. 18), S94-S105.

Gandini, S., et al. (2008). Tobacco smoking and cancer: a meta-analysis. International Journal of Cancer, 122(1), 155-64.

Gigerenzer, G., and Gray, J.A.M. (2011). Launching the century of the patient. In: Gigerenzer, G. and Gray, J.A.M. (eds.) Better Doctors, Better Patients, Better Decisions. Cambridge, MA: The MIT Press, pp. 3-29.

Global Burden of Disease Cancer Collaboration (2017). Global, regional, and national cancer incidence, mortality, years of life lost, years lived with disability, and disability-adjusted life-years for 32 cancer groups, 1990 to 2015: a systematic analysis for the global burden of disease study. JAMA Oncology, 3(4), 524-48.

Globocan (2010). Estimated Cancer Incidence, Mortality, Prevalence and Disability-adjusted Life years (DALYs) Worldwide in 2008. Paris: International Agency for Research on Cancer/WHO. [Online] Available at: http://globocan.iarc.fr/.

Gupta, N., et al. (2016). Changing Trends in oral cancer-a global scenario. Nepal Journal of Epidemiology, 6(4), 613-19.

Iheozor-Ejiofor, Z., et al. (2015). Water fluoridation for the prevention of dental caries. Cochrane Database of Systematic Reviews, 6 (6), CD010856.

Johnson, N.W., et al. (2011). Global oral health inequalities in incidence and outcomes for oral cancer: causes and solutions. Advances in Dental Research, 23(2), 237-46.

Jones, S. and Lennon, M.A. (eds.). (1997). Fluoridation. Community Oral Health. Bath: Wright.

Jordao, L.M.R., Vasconcelos, D.V., da Silveira Moreira, R., and Freire, M.C.M. (2012). Individual and contextual determinants of periodontal health in 12 year old schoolchildren in a Brazilian capital city. International Journal of Dentistry, 2012, 325475.

Joury, E., Bernabé, E., Gallagher, J.E., and Marcenes, W. (2018). Burden of orofacial pain in a socially deprived and culturally diverse area of the United Kingdom. Pain, 159(7), 1235-43.

Kandelman, D., Arpin, S., Baez, R.J., Baehni, P.C., and Petersen, P.E. (2012). Oral health care systems in developing and developed countries. Periodontology 2000, 60(1), 98-109.

Kankaanpää., R., Seppäen, S., Hiiri, A., Manninen, M., Puska, P., and Lahti, S. (2012). Effect of national recommendations on the sale of sweet products in the upper level of Finnish comprehensive schools. Community Dental Health, 29(2), 149-53.

Kassebaum, N.J., et al. (2017). Global, regional, and national prevalence, incidence, and disability-adjusted life years for oral conditions for 195 countries, 1990-2015: a systematic analysis for the global burden of diseases, injuries, and risk factors. Journal of Dental Research, 96(4), 380-7.

Kay, E.J. and Locker, D. (1997). Effectiveness of Oral Health Promotion: A Review. London: Health Education Authority.

Krieger, N. (2008). Ladders, pyramids and champagne: the iconography of health inequities. Journal of Epidemiology and Community Health, 62(12), 1098-104.

Krieger, N., Dorling, D., and McCartney, G. (2012). Mapping injustice, visualising equity: why theory, metaphors and images matter in tackling inequalities. Public Health, 126(3), 256-8.

Kwan, S. and Petersen, P.E. (2010). Oral health: equity and social determinants. In: Blas, E., and Sivasankara Kurup, A.S. (eds.) Equity, Social Determinants and Public Health Programmes. Geneva: WHO, pp. 159-76.

Lorenc, T., Petticrew, M., Welch, V., and Tugwell, P. (2013). What types of interventions generate inequalities? Evidence from systematic reviews. Journal of Epidemiology and Community Health, 67(2), 190-3.

Lustig, R.H., Schmidt, L.A., and Brindis, C.D. (2012). The toxic truth about sugar. Nature, 482(7383), 27-9.

Mackenbach, J.P. (2012). The persistence of health inequalities in modern welfare states: the explanation of a paradox. Social Science & Medicine, 75(4), 761-9.

Marino, R., Villa A., and Weitz A. (2006). Dental Caries Prevention using Milk as the Vehicle for Fluorides: The Chilean Experiences. Melbourne: School of Dental Science, University of Melbourne.

Marmot, M. (2010). Fair Society, Healthy Lives: Strategic Review of Health Inequalities in England Post-2010. London: Marmot Review.

Marmot, M., and Bell, R. (2011). Social determinants and dental health. Advances in Dental Research, 23(2), 201-6.

Marinho, V.C. (2014). Cochrane fluoride reviews: an overview of the evidence on caries prevention with fluoride treatments. Faculty Dental Journal, 5(2), 78-83.

Marinho, V.C., Worthington, H.V., Walsh, T., and Chong, L.Y. (2015). Fluoride gels for preventing dental caries in children and adolescents. Cochrane Database of Systematic Reviews, (6), CD002280.

Moynihan, P., Makino, Y., Petersen, P.E., and Ogawa, H. (2018). Implications of WHO guideline on sugars for dental health professionals. Community Dentistry and Oral Epidemiology, 46(1), 1-7.

Murray, J.J., Vernazza, C.R., and Holmes, R.D. (2015). Forty years of national surveys: an overview of children's dental health from 1973-2013. British Dental Journal, 219(6), 281-5.

Needleman, I., Nibali, L., and Di Iorio, A. (2015). Professional mechanical plaque removal for prevention of periodontal diseases in adults — systematic review update. Journal of Clinical Periodontology, 42(Suppl. 16), S12-35.

Needleman, I., Tucker, R., Giedry-Leeper, and Worthington, H. (2005). Guided tissue regeneration for periodontal intrabony defects — a Cochrane Systematic Review. Periodontology 2000, 37, 106-23.

Penchansky, R., and Thomas, J.W. (1981). The concept of access. Definition and relationship to consumer satisfaction. Medical Care, 19(2), 127-40.

Petti, S., Masood, M., Messano, G.A., and Scully, C. (2013). Alcohol is not a risk factor for oral cancer in nonsmoking, betel quid non-chewing individuals. A meta-analysis update. Ann Ig, 25(1), 3-14.

Purcell, K.R., O'Rourke, K., and Rivis, M. (2015). Tobacco control approaches and inequity — how far have we come and where are we going? . Health Promotion International, 30(suppl. 2), ii89-ii101.

Qadri, G., Alkilzy, M., France, M., Hoffmann, W., and Splieth, C. (2018). School-based oral health education increases caries inequalities. Community Dental Health, 35(3), 153-9.

Richardson, B. and Richardson, J. (2011). End the Decay: The Cost of Poor Dental Health and What Should be Done About It. Melbourne: Brotherhood of St Lawrence.

Righolt, A. J., Jevdjevic, M., Marcenes, W., and Listl, S. (2018). Global-, regional-, and country-level economic impacts of dental diseases in 2015. Journal of Dental Research, 97(5), 501-7.

Rouxel, P., and Chandola, T. (2018). Socioeconomic and ethnic inequalities in oral health among children and adolescents living in England, Wales and Northern Ireland. Community Dentistry and Oral Epidemiology, 46(5), 426-34.

Sabbah, W., Mortensen, L. H., Sheiham, A., and Batty, D. (2013). Oral health as a risk factor for mortality in middle-aged men: the role of socioeconomic position and health behaviours. Journal of Epidemiology & Community Health, 67(5), 392-7.

Sankaranarayanan, R., et al. (2013). Long term effect of visual screening on oral cancer incidence and mortality in a randomized trial in Kerala, India. Oral Oncology, 49(4), 314-21.

Satur, J.G., Gussy, M., Morgan, M.V., Calache, H., and Wright, C. (2010). Review of the evidence for oral health promotion effectiveness. Health Education Journal, 69(3), 257-66.

Sgan-Cohen, H.D., et al. (2013). Global Oral Health Inequalities Research Agenda (IADR-GOHIRA(R)): a call to action. Journal of Dental Research, 92(3), 209-11.

Shield, K.D., et al. (2017). The global incidence of lip, oral cavity, and pharyngeal cancers by subsite in 2012. CA: A Cancer Journal for Clinicians, 67(1), 51-64.

Spencer, A.J., and Do, L.G. (2016). Caution needed in altering the 'optimum' fluoride concentration in drinking water. Community Dentistry and Oral Epidemiology, 44(2), 101-8.

Spencer, A.J., Do, L.G., and Ha, D.H. (2018). Contemporary evidence on the effectiveness of water fluoridation in the prevention of childhood caries. Community Dentistry and Oral Epidemiology, 46(4), 407-15.

Thomson, W.M., Poulton, R., Milne, B.J., Caspi, A., Broughton, J.R., and Ayers, K.M. (2004). Socioeconomic inequalities in oral health in childhood and adulthood in a birth cohort. Community Dentistry Oral Epidemiology, 32(5), 345-53.

Tsakos, G., Demakakos, P., Breeze, E., and Watt, R.G. (2011). Social gradients in oral health in older adults: findings from the English longitudinal survey of aging. American Journal of Public Health, 101(10), 1892-9.

White, D., Pitts, N., Steele, J., Sadler, K., and Chadwick, B. (2011). Disease and Related Disorders — A Report from the Adult Dental Health Survey 2009. London: The Health and Social Care Information Centre.

Wong, F.S. and Kolokotsa, K. (2004). The cost of treating children and adolescents with injuries to their permanent incisors at a dental hospital in the United Kingdom. Dental Traumatology, 20(6), 327-33.

Yaacob, M., et al. (2014). Powered versus manual toothbrushing for oral health. Cochrane Database of Systematic Reviews, 6, CD002281.

Yeung, C. A., Chong, L. Y., and Glenny, A. M. (2015). Fluoridated milk for preventing dental caries. Cochrane Database of Systematic Reviews, 8, CD003876.

Zaleckiene, V., Peciuliene, V., Brukiene, V., and Drukteinis, S. (2014). Traumatic dental injuries: etiology, prevalence and possible outcomes. Stomatologija, 16(1), 7-14.

8.9 肌肉骨骼疾病

8.9.1 引言

肌肉骨骼疾病(musculoskeletal disorders,MSDs)是指一大类影响肌肉、肌腱、韧带、神经和骨骼功能的各种病症的总称。骨关节炎、骨质疏松症、腰痛、类风湿关节炎和腕管综合征等疾病都属于这一大类疾病。

与个人的内在特征相关的许多因素、所处环境以及日常活动等多种因素都可能引起MSDs的发生并增加疾病负担。在世界不同地区的人群中,这些因素对MSDs的相对贡献可能有所不同。随着对这些疾病发生机制的更多了解,我们已经能够更好地理解多种复杂的途径,如何将一个人从健康状态转变为疾病状态的。关于MSDs的诊断和发病机制的新认识强调了一个事实,即MSDs实际上可能包括几种完全不同的疾病,这意味着MSDs本质上没有单一有效的诊断、治疗或康复途径,即使在非常明确的特定人群中也是如此。

MSDs的重要性和主要公共卫生负担源于以下事实:与其他可能影响人类健康的疾病相比,这些疾病更为常见;MSDs一旦发生,其病程往往比其他疾病更长,并且会与其他疾病同时存在,即共病,这些疾病有时是由相同的因素引起的致命疾病或并发症。例如,在美国,约有500万成年人被医生诊断患有关节炎,而其中120万人,即每四个关节炎患者中就有一人(24%)还同时患有心脏病(Cisternas et al.,2009)。这些特点直接导致了沉重的社会负担,表现在直接卫生服务费用的上涨、MSDs患者接受治疗机会的减少以及这些患者和家庭痛苦感的增加。此外,由于不同地区的医疗可及性存在差异,MSDs的疾病负担在不同纬度地区之间可能存在显著差异,从而引发社会公平与公正方面的问题。

在本章中,我们首先对一些最具公共卫生意义的MSDs进行简要描述,随后简要介绍我们对MSDs病因的了解以及如何预防或减少其对社会的影响。我们还将从公共卫生的角度描述这一类疾病所涉及的领域,这些疾病的流行病学特征,预计造成的社会成本,以及阻碍患者获得缓解的主要障碍。最后,我们就公共卫生政策行动和未来研究提出了一些建议。

8.9.2 MSDs的定义和分类

MSDs是由一系列涉及肌肉、骨骼和神经等病症所构成的一大类疾病,包括炎症性疾病(如痛风和类风湿关节炎)、年龄相关疾病(如骨关节炎和骨质疏松症)、病因不明的疾病(如纤维肌痛和腰痛)、职业暴露引起的损伤、运动损伤以及滑倒、绊倒和跌倒导致的肌肉、骨骼和神经损伤。虽然其中一些疾病表现为急性发作且持续时间较短,但是绝大多数的这类疾病会反复发作或成为终身伴随的健康问题(Woolf et al.,2010)。这些疾病会严重损害心理和生理功能(Carder et al.,2013;Holmgren et al.,2013),因此是全球人群健康的重要影响因素。

在科学文献中可以找到MSDs的不同分类方法,例如,按受影响的躯体部位进行分类,按致病原因分类,即按系统性因素或外部因素来分类(例如,是否与工作有关)。

《国际疾病分类》(第13版)提供了一个有用的框架,用于对MSDs进行诊断分类(ICD-10)(http://apps.who.int/classifications/icd10/browse/2010/en#/XIII),其中包括:

关节病:主要影响肢体关节功能的疾病,也包括由致病微生物引起的疾病(例如类风湿关节炎、幼年关节炎、痛风、银屑病性脊柱炎)。

系统性结缔组织病:包括自身免疫性疾病和胶原性血管病(例如系统性红斑狼疮和干燥综合征)。

背部病变:脊柱疾病,包括背部畸形、脊椎病和其他背部病症(例如颈部疼痛、坐骨神经痛和腰痛)。

软组织疾病:肌肉疾病(例如肌肉拉伤)。

骨病和软骨病:包括骨密度和结构异常的疾病(例如骨质疏松症);以及软骨病(例如幼年型骨软骨病)。

其他疾病:其他未分类的疾病,包括术后肌肉骨骼疾病和未明确的生物机械性损伤。

有一些没有归到分类中的其他MSDs可能被纳入其他系统疾病分类中:在神经系统疾病分类中,可能找到涉及神经损伤的MSDs(例如腕管综合征)。此外,涉及关节和韧带拉伤的MSDs可以在损伤分类中找到。

8.9.3 主要的MSDs:病例的定义、自然史、病理生理学、危险因素和治疗

虽然存在许多类型的MSDs,但总体上,肌肉骨骼组织的退化可以由系统性疾病、外伤和反复的生物机械性牵拉引起,这些因素都可能导致残疾和疼痛。例如,自身免疫性疾病可以引发并持续造成对身体组织,包括肌肉骨骼组织的损害(Smolen,Aletaha,2008)。同样,激素失衡可以导致骨骼结构组织的流失,从而引起骨质疏松症。另一方面,外伤,例如在年幼时摔倒,可能导致基因表达过程变得异常,或导致基因修复过程不全,最终影响肌肉骨骼的组织结构。此外,重复的负荷会导致组织微损伤,影响肌肉和骨组织功能,如果得不到恢复的话,这些微损伤最终可累积为重大损伤。

环境因素(例如饮食和体力活动习惯)以及个体特征(例如遗传因素和年龄)是MSDs的影响因素(Gabriel,Michaud,2009),它们通过复杂的关系影响这些疾病的发生发展。例如,不良的饮食习惯可能导致个人超重,进而影响关节的生物机械性负荷,从而引起骨关节炎的发生(Guilak,2011;Vincent et al.,2012)。同样,遗传因素可能与系统性炎症性疾病有关,并且还可以影响躯体在不同病程阶段的反应。另一方面,衰老通过组织成分表达不足或引发其他与年龄相关且能够影响组织退化过程的疾病,激活不同组织退化的生化过程。

尽管很难确定疾病过程的起点,但可以认为在整个生命周期中都存在着组织退化的不断累积。基于放射学或血清学证据,我们可以在临床上观察到累积的损伤。例如,可以通过影像技术观察到组织撕裂和组织变形。目前,已开展了大量研究,以寻找能够追踪疾病发生发展的新型生物标志物(Naylor,Eastell,2012;Pisetsky et al.,2012;Rousseau,Garnero et al.,2012)。然而,这些影像学的结果难以成为残疾的预测标志。对于特定的上肢疾病,最近的一项综述得出结论,目前仍然缺乏支持定量的医学影像生物标志物与颈部和肩部MSDs之间存在关联的证据。

影响MSDs患者残疾和康复状态的关键特征是疼痛的存在(Laisnéet al.,2012)。疼痛一旦由MSDs引起,就可能在患者一生中间歇性地复发。如果疼痛持续时间足够长和/或足够剧烈,就会导致残疾。因此,疼痛的管理非常重要,因为它最终决定了MSDs对个人、家庭和社会的负担。尽管疼痛影响个人感受的方式复杂且尚未确定,但似乎情绪过程(如抑郁)可能与疼痛的感知有关,从而决定了疼痛的后果有多大。认知因素(例如对疼痛注意力提高);行为因素(例如低水平体力活动、适应性疼痛应对行为受限和社会支持受损);以及神经生理因素(例如中枢神经系统处理疼痛过程增强、神经内分泌功能受损)似乎介导了从情绪紊乱发展到最终结局的过程(Edwards et al.,2011)。

腰痛、颈部疼痛、骨关节炎、骨质疏松症和类风湿关节炎是MSDs中最常见的疾病，给社会带来了沉重的公共卫生负担。下面简要介绍几种主要疾病的自然史、诊断和治疗。

8.9.3.1 腰痛

定义

腰痛（low back pain，LBP）表现为第十二肋骨和大腿上侧面之间的解剖区域的疼痛，伴有或不伴有腿部放射性疼痛（Krismer，Van Tulder，2007）。腰痛可以由几种不同的原因引起。非特异性腰痛在卫生保健领域受到的关注最多，因为它代表了卫生保健机构中80%以上的腰痛病例，这些腰痛病例可以根据其是否表现为一条腿或两条腿疼痛以及疼痛的持续时间来初步分类。

病理生理学

腰痛的病理生理一般可分为机械性和非机械性。机械性腰痛可由椎间盘突出引起，椎间盘周围的纤维环撕裂，能够使椎间盘核挤压附近的神经根，从而引起疼痛。造成老年人群腰痛的另一种潜在的机械性原因是关节炎刺痛，它会冲击椎管中邻近的神经根，进而引起疼痛。随着我们年龄的增长，骨重塑会引起椎体产生骨刺，这些骨刺会直接压迫神经根和血管结构，导致疼痛、炎症和继发性水肿。非机械性腰痛可由肿瘤性、感染性、炎性关节炎或其他疾病（例如派杰氏病、舒尔曼病、巴斯特鲁普病等）引起（Jarvik，Deyo，2002）。

自然史

大多数人一生中至少会有一次腰痛的感觉，尽管只有一部分人可能会寻求卫生保健服务，但这与自身拥有的基础性疾病无关（Balagué et al.，2012）。在患有非特异性腰痛的个体中，疼痛的频率和持续时间可能有很大差异，一些人存在多个疼痛期，疼痛期之间有疼痛较轻或无痛的间歇期。

这种疼痛期可能持续时间较短，持续几天，也可能时间更长，几周甚至几个月，最终导致残疾。若疼痛持续时间明显延长，超过约2个月的正常愈合期，则可能出现慢性疼痛综合征（Krismer，Van Tulder，2007）。有研究表明，疼痛累及一条腿或两条腿时，将会出现明显的功能缺失（Hoy et al.，2010a）。

绝大多数成年人一生中都会经历一次腰痛，其中很多人会经历多次腰痛（Jeffries，Grimmer-Somers，2007）。最近的研究把那些寻求治疗的腰痛个体分为了四类："持续轻度"疼痛者；从轻度疼痛开始并较快恢复到无疼痛者；持续高度疼痛的"严重慢性"疼痛者；以及疼痛时而表现为轻度、时而表现为高度疼痛的"波动性"疼痛者（Dunn et al.2006）。

危险因素

腰痛发作的危险因素可能包括：总体健康状况不佳、女性和女性个体的体重（对于女性而言，体重也是影响腰痛的因素）（Croft et al.，1999），遗传因素和年龄，职业暴露和教育（Hoy et al.，2010a）。虽然非特异性腰痛的病因不明，但在临床影像学检查显示腰痛与腰椎间盘退变存在关联。有文献表明，机械因素可能与自我报告的腰痛发作有关；但一些荟萃分析和系统综述显示，笨拙姿势、不当的手动操作和推拉动作以及久坐等机械因素并不是腰痛的原因。肥胖和吸烟可能对腰痛的发作也有一定的影响（Balaguéet al.，2012）。遗传因素也可能在腰痛发生中发挥作用，一些遗传因素与椎间盘狭窄有关，两个基因即儿茶酚-O-甲基转移酶（COMT）和μ-阿片受体（OPM1）与疼痛感知、信号传导和免疫有关。白细胞介素-1基因簇多态性与modic变化相关，可能具有致病作用。此外，基因型也可能与退行性椎间盘疾病的手术结果相关（Balaguéet al.，2012）。

治疗

综上所述,无论患者是否伴有腿部放射性疼痛,急性腰痛往往都具有良好的预后。虽然某些诸如压力管理、采用鞋套、鞋垫或腰背部支撑、相关的健康教育以及减少抬高活动等干预措施尚未被证明有效,但运动干预似乎是减少腰背痛的最有效方法。例如,干预研究显示,与对照组的个体相比,那些接受过特殊培训(使用或不使用辅助设备情况下,正确规范进行手工操作)的人,因病请假的比例减少(Balagué et al.,2012)。

8.9.3.2 颈部疼痛

定义

颈部疼痛(neck pain,NP)包括颈部疼痛至少持续一天,伴有或不伴有上肢放射性疼痛(活动受限)的多种临床表现(Hoy et al.,2010b)。颈部疼痛可由特定原因(如创伤)或严重病理性疾病(如炎症性疾病、神经根病变或脊髓病)引起;但多数情况下,颈部疼痛与腰痛一样属于非特异性的(Hoving et al.,2001)。

骨与关节十年行动计划之颈部疼痛及其相关疾病(Carroll et al.,2008)的专家组建议按以下方案进行分类:

Ⅰ级颈部疼痛:尚没有反映主要结构性病理过程的症状或体征出现,不影响日常活动,没有或仅有轻微影响;会对最低限度的干预有所反应,如安慰和疼痛控制;不需要做细致的检查或持续治疗。

Ⅱ级颈部疼痛:无主要结构病理学体征或症状,对日常活动有较大影响;需要缓解疼痛和早期干预以预防残疾。

Ⅲ级颈部疼痛:无主要结构病理体征或症状,但有如深肌腱反射减弱、虚弱和/或感觉缺陷等神经病学体征的存在;可能需要仔细的检查或必要时进行创伤性的治疗。

Ⅳ级颈部疼痛:具有主要结构病理体征或症状,如骨折、脊髓病、肿瘤或全身性疾病;需要及时细致的检查和治疗。

病理生理学

许多人的颈部疼痛可由在劳动或日常活动时不合适的体位、姿势、压力和/或慢性肌肉疲劳等引起的肌肉或韧带损伤所致。此外,颈部肌肉疼痛也可能继发于肩部或其他上肢关节疼痛(Bogduk,2011)。患有上颈关节退行性关节炎的患者可能会出现严重的颈部疼痛,且这种疼痛会向下放射至颈部或耳后。

自然史

颈部疼痛最早可发生于儿童或青少年时期,在一生中可能会多次出现。事实上,绝大多数颈部疼痛的人很难完全康复。最近的研究表明,50%至85%的人在一生中的某个时点上经历过颈部疼痛,并且在1~5年后再次出现颈部疼痛(Haldeman et al.,2010)。这种颈部疼痛的经历在一般人群、工人和经历机动车碰撞的人群中的几率似乎是相似的(Haldeman et al.,2010)。

对于寻求卫生保健的患者来说,他们的颈部疼痛表现多样,往往伴随头痛、肩部、上肢、背和/或腰部疼痛(Leaver et al.,2012)。然而,在患有非特异性颈部疼痛的个体中,疼痛的原因和病程进展也各不相同。此外,由颈部以外的解剖区域引起的疼痛可以解释为神经支配的颈椎结构引起的疼痛,或与颈部疼痛共存的其他区域性疾病,或涉及颈部疼痛的广泛疼痛综合征。尽管如此,颈部疼痛仍可能是一种难以治疗的复杂疾病状态,并会严重增加MSDs的疾病负担(Leaver et al.,2012)。

有些因素会影响颈部疼痛的进程。例如,一般来说,年龄较小的个体往往预后良好,而身体健康状况不佳和既往有颈部疼痛发作历史的个体往往预后较差。心理不健康,如对颈部疼痛过度忧虑、焦虑和沮丧的心理状态，都与不良预后有关，而乐观、自信的应对方式以及更少的社交需求都与更好的预后有关，而特定的工作场所或体力工作需求与颈部疼痛的恢复无关(Haldeman et al.,2008)。

危险因素

据报道，总体健康状况不佳、吸烟、疼痛加剧和较低的心理成分得分[短期健康调查(SF-12)]均与颈部疼痛相关残疾的程度独立相关(Leaver et al.,2012)。一些流行病学研究表明，颈部疼痛是一个多危险因素的病症，包括年龄、性别和遗传因素。然而，还没有证据表明常见的颈椎退行性改变是颈部疼痛的危险因素。研究还表明，吸烟、二手烟暴露和参加体育活动是颈部疼痛可改变的影响因素。职业健康研究也证明，超强度工作、缺乏社会支持的工作场所、久坐不动、重复性工作和精确性工作均与颈部疼痛风险增加有关(Haldeman et al.,2008)。

治疗

全身性颈部疼痛可以通过非处方止痛药、冰敷、热敷、按摩以及在家里进行强化和/或拉伸运动来保守治疗。一般认为，若经过几周的保守治疗后疼痛仍然存在，则需要进一步评估(Haldeman et al.,2010)，但目前仍缺乏治疗颈部疼痛的最佳特效方法。例如，有许多关于治疗颈部疼痛临床对照试验的综述，但综述作者对这些干预措施的结论并不一致。关于探索颈部疼痛治疗后长期效果的相关研究很少。Haldeman等人(2008)进行的一项研究表明，在颈部疼痛的成年人中，即使在控制了不良事件风险、治疗效果以及患者对健康结果的偏好之后，与标准的非甾体抗炎药、Cox-2非甾体抗炎药、锻炼和推拿等措施相比，在短期或长期内采取积极治疗仍不能显著地改善生活质量(Linton,van Tulder,2001;Haldeman et al.,2008)。

8.9.3.3 骨关节炎

定义

骨关节炎(osteoarthritis,OA)是一种退行性骨关节疾病，也称为退行性关节病、退行性关节炎或骨关节病。总之，骨关节炎涉及关节组织退化病变，包括关节软骨和软骨下骨组织的退化。髋关节和膝关节是最常受累的骨关节，其次是手、脊椎和脚关节。患有这类疾病的人常感觉到关节周围有特殊的疼痛、压痛、僵硬和关节及周围的活动度受限。在患有慢性关节退化的个体中，可能会看到关节周围的肌肉萎缩和韧带松动。按照目前的分类方案，骨关节炎分为以下几类：影像学上的软骨丢失，软骨下骨硬化，软骨下囊肿形成和骨赘以及自我报告的关节疼痛(Fransen et al.,2011)。

病理生理学

如果没有已知病因，一般认为骨关节炎是原发性的(Punzi et al.,2010)。当然，骨关节炎也可能继发于其他疾病，如先天性关节疾病和糖尿病。一般情况下，骨关节炎主要影响滑膜关节的软骨；然而，病理生理学变化也可能发生在滑液、骨结构、关节囊和其他关节组织中(Punzi et al.,2010)。在骨关节炎的早期阶段，随着蛋白多糖的增加，软骨通常会肿胀，这反映了软骨细胞结构修复软骨损伤的过程。这个阶段可能会持续几年或几十年，其特征是关节软骨的强烈修复。然而，随着骨关节炎的进一步发展，软骨最终开始软化并失去弹性，从而进一步损害关节表面的完整性。从长远来看，软骨的丧失会导致关节间隙的丧失(Punzi et al.,2010)。

自然史

骨关节炎是一种涉及关节缓慢地、进行性退化的关节疾病，是所有关节炎疾病中最常见的类型。骨关节炎的发生是关节软骨损伤的结果,而关节软骨损伤可能由遗传、代谢、生化和生物力学因素的复杂相互作用引发,并继发于炎症途径。整个自然过程涉及软骨、骨骼和滑膜的相互降解和修复过程。在所有参与骨关节炎发病机制的细胞中,软骨细胞起着重要作用。有关动物和人群的研究表明,这些细胞涉及多种导致骨关节炎的代谢功能障碍。与其他疾病的病理学相比,骨关节炎的病理特征更容易导致日常活动困难,如行走、爬楼梯和其他下肢活动(Gabriel,Michaud,2009)。

危险因素

尽管有证据表明一些因素(如遗传易感性、年龄、肥胖、女性、骨密度大、关节松弛,以及过度的机械负荷)与骨关节炎的发病有关(Punzi et al.,2010),然而,若骨关节炎属于病因不明性质的,则称其为原发性骨关节炎。来自北美和欧洲队列的最新证据表明,肥胖或重度职业体力活动是症状性膝关节和髋关节炎的危险因素(Gabriel,Michaud,2009;Fransen et al.,2011)。此外,也有其他研究表明,关节损伤史、频繁爬楼梯或频繁举重与髋关节炎显著相关,其中有关节损伤史与髋关节炎的相关性最强。日本的一项病例对照研究发现,骨关节炎与职业举重有关,但与肥胖无关(Fransen et al.,2011)。另一项研究则认为骨关节炎与肥胖程度和心血管疾病有关,两者可能会引起协同效应(Punzi et al.,2010)。

治疗

虽然目前还没有治愈骨关节炎的办法,但一些治疗方法可以帮助减轻疼痛并保持关节的活动度。治疗方法通常包括锻炼、改变生活方式(如膳食)和服用止痛药。如果病情严重,通常建议进行关节置换手术。虽然一些特定药物可以用来减轻疼痛(例如对乙酰氨基酚和阿片类镇痛药是有用的),但它们对关节炎症没有像非甾体抗炎药一样的效应。在更严重的骨关节炎病例中,有两种类型的注射剂显示出具有适度改善疼痛的作用:类固醇(即糖皮质激素)注射以及一种被称为透明质酸的注射液,用这种液体的目的是模拟关节间隙中的固有液体(Iagnocco,Naredo,2012)。富血小板血浆是一种含有高浓度血小板的自体血液制品,已成为治疗骨关节炎的一种可行方法(Bennell et al.,2017)。越来越多的流行病学数据表明,富血小板血浆治疗骨关节炎是有效和安全的,特别是在骨关节炎的早期阶段(Meheux et al.,2016)。一旦这些保守和微创的方法都无效,可能需要手术方法来修复骨关节炎导致的关节损伤(Iagnocco,Naredo,2012)。

8.9.3.4 骨质疏松症

定义

根据是否有已知原因,骨质疏松症(osteoporosis)分为原发性和继发性两种类型。骨质疏松症在本质上是一种代谢性骨疾病,其特征是骨量低和骨组织的微结构退化,从而导致骨脆弱性增强和骨折风险增加(Riis,1993)。继发性骨质疏松症可以由多种慢性疾病引起,这些疾病会导致骨矿物质的流失;也可以由药物和营养物质缺乏引起。世界卫生组织使用骨密度来定义骨质疏松症,如骨密度评分低于年轻成年人平均值2.5个标准差或更多,可认为患有骨质疏松症。而骨密度低于平均值1到2.5个标准差的个体被认为患有骨质减少(Kanis et al.,1994)。以脊柱为例,骨密度降低会增加骨折的风险;脊柱骨密度每降低1个标准差,新发椎体骨折的风险增加2.0到2.4倍(Wasnich,1993)。

病理生理学

人体生长发育过程中,骨质获得困难和骨质达峰值后骨质加速流失是骨质疏松症发生的主要机制。研究表明,这两种机制都受到环境和遗传因素的影响(Iagnocco,Naredo,2012)。研究表明,在绝经后妇女中,约三分之二的骨折风险与绝经前骨量峰值有关(Farmer et al.,1984)。在双胞胎研究和母女组合研究中,观察到的骨量变异中约有40%～80%可归因于遗传因素。事实上，生物学研究表明，调节雌激素受体、转化生长因子-β、载脂蛋白E和胶原蛋白的基因与骨质疏松症的发生相关。相比之下，骨质流失受营养、行为和药物等个人因素的影响更大，而这些因素与雌激素遗传的关系不大(Ronis et al.，2011)。

自然史

骨质疏松症是一种复杂的动态的骨疾病，是每单位体积的骨量无症状地减少。当骨质量达到非常低的阈值时，骨骼提供的结构完整性和机械支持就会减弱，并可能导致骨折。这种疾病的整体自然过程涉及破骨细胞(骨破坏)和成骨细胞(骨生长)活动之间的稳态失调。如果在一个方向上发生了充分的重塑(即骨骼破坏多于生长)，骨骼会变脆弱并可能导致骨折(Hoy et al.，2010；Hoy et al.，2012)。

危险因素

众所周知，骨质疏松症有一些可改变和不可改变的危险因素。不可改变的危险因素包括年龄、体型、种族和家族史(Drake et al.，2012；Wright，Saag，2012)。美国最近的流行病学研究表明，处于危险中的男性和非白人女性增加了大约3 000万至5 400万。已有研究报道，骨质疏松症和骨质疏松性骨折的患病率存在着种族和民族差异(Ibrahim et al.，2012)。一些研究还指出，亚裔妇女的骨密度低于白人妇女(ILO，1999)。在年龄方面，有研究表明，骨密度降低和骨质疏松性骨折的发生率随着年龄的增加而增加。同样地，男性骨质疏松症发生率也随年龄而上升，但发病率与女性不同(ILO，2000；Jarvik，Deyo，2002)。另一方面，可改变的危险因素包括性激素缺乏、膳食、某些疾病(如神经性厌食症)、药物、缺乏体育活动、大量饮酒和吸烟(Wright，Saag，2012)。

治疗

骨质疏松症的治疗方案通常是多方面的，往往通过药物治疗和行为干预来减少骨折风险和改善骨矿化。例如，治疗方案可以包括体育锻炼、营养改善和预防跌倒的教育培训。药物干预通常是这些方法的补充，包括改变骨重塑、增加骨密度，进而降低骨折风险的药物。矿物质和维生素的补充也很重要，包括钙和维生素D的联合使用(Drake et al.，2012)。

8.9.3.5 类风湿性关节炎

定义

类风湿性关节炎(rheumatoid arthritis，RA)是一种以关节慢性炎症为特征的疾病，并且邻近组织和其他身体器官(如皮肤、心脏、肺和眼睛)也可能受到影响。在这种情况下，身体的免疫系统启动并攻击关节内的组织和结构。虽然任何关节都可能受到类风湿性关节炎的影响，但手和脚是最常受累及的部位，并且最有可能导致关节损坏和功能障碍(Huizinga，Pincus，2010)。

病理生理学

虽然类风湿性关节炎的直接病因尚不清楚，但有几个危险因素与免疫系统反应的发生有关，包括关节感染、创伤和吸烟。这些免疫系统触发因素导致关节内的组织增生并引起炎症，尤其是对那些有免疫敏感性遗传倾向的人。最终，关节的慢性炎症会导致包括软骨在内的各种关节组织的受损。

自然史

流行病学研究表明,类风湿性关节炎患病率存在着地理上的差异,其中北美皮马人(5.3%)和奇佩瓦族印第安人(6.8%)患病率最高,日本和中国人患病率最低(0.2%~0.3%)(Helmick et al.,2008)。该疾病流行在地理上的差异,进一步表明,可能存在遗传或环境因素的作用(Silman,Pearson,2002)。基于人群的估计,大约三分之一的类风湿性关节炎患者在发病两年内丧失工作能力,大约50%的患者在发病10年后丧失工作能力(Combe,2009;JD,2010)。由于类风湿性关节炎所致的残疾导致长期躯体不适、情感障碍和社会交往能力下降,严重影响患者的生活质量。虽然医生对患者疼痛的评价通常低于患者自我报告,但疾病的严重程度与患者所经历的疼痛程度和他们的身体功能有关。

危险因素

研究已经证明,影响类风湿性关节炎发生的危险因素有两大类,即可改变的危险因素和不可改变的危险因素。事实上,大部分类风湿性关节炎病例是由遗传(即不可改变因素)和环境(即可改变因素)暴露之间的相互作用引起的。例如,女性新发类风湿性关节炎病例数通常是男性的两到三倍,在60岁以上的男性和女性中发病率最高(Silman,Pearson,2002)。可改变的危险因素包括吸烟、营养或膳食因素、感染因子和生殖激素暴露(Pincus,Callahan,1993)。在这些因素中,烟草暴露已被证明是与类风湿性关节炎关联强度最强的因素,在众多研究中也是一致性最高的,特别是在血液中含特定免疫标志物的人群中(例如抗纤氨酸化蛋白或肽抗体检测阳性)(Scott,2010)。其他研究也证明了使用口服避孕药与类风湿关节炎风险之间存在关联(Brennan,1997)。

治疗

类风湿性关节炎的治疗方案很多,从最新的类风湿性关节炎治疗药物到包括运动和非甾体类抗炎药,以及个性化的照护管理。类风湿性关节炎有两类治疗药物,分为一线药物和二线药物。一线药物包括阿司匹林和类固醇等通常用于减轻疼痛和抗炎症的药物。二线药物是那些作用相对缓慢的药物,包括改善症状的抗风湿药物,如甲氨蝶呤(即甲氨蝶呤片和特伦苏)和羟氯喹(即硫酸羟氯喹片),这些药物可阻止并缓解关节炎症的进展。类风湿性关节炎通常需要终身治疗,包括药物治疗、物理治疗、运动、教育和手术干预,当然采取何种治疗措施取决于疾病的严重程度(Ibrahim,2012)。

8.9.4 MSDs的相关问题

全世界有成千上万的人患有MSDs。如果患有MSDs,人们的日常活动会受到不同程度的影响,也将影响工作和创造社会价值。MSDs的患者及其家属承受着难以估量的痛苦。家庭和社会(如政府、行业)需不断地支持与MSDs相关的社会福利和医疗保健项目(Fransen,2011)。

理解并量化MSDs社会负担的严重性是一项艰巨的任务(Caban-Martinez et al.,2011)。大多数费用估计只包括保健支出,而且只能够获得某些国家针对特定疾病的费用统计。另一方面,虽然统计疾病发生率(流行率和发病率)可以全面概述世界不同地理区域的疾病流行状况,但这在方法上是有难度的(例如,由于MSDs发病缓慢,往往难以确定疾病开始的时间)。

基于现有可利用的相关信息,我们可以得出如下主要结论:(1) MSDs的发生频率很高;(2) MSDs治疗费用昂贵;(3) MSDs所致疾病负担随着时间的推移而增加;(4) MSDs的分布存在明显的地理差异。

8.9.4.1 MSDs是常见病

全球范围内,MSDs都是人群中最常见的疾病之一。全球疾病负担研究估计,2016年全球有12.66亿人患有MSDs(GBD,2016a,2016b)。在各种MSDs中,影响较大的是腰痛、颈部疼痛和骨关节炎。MSDs的患病率从1990年的15.1%持续增长到2016年的17.8%(GBD,2016a,2016b)。然而,值得注意的是,全球疾病负担研究估计的患病率并没有包括所有的MSDs(Hoy et al.,2012)。

8.9.4.2 MSDs负担昂贵

2011年,全世界卫生总费用支出6.9万亿美元(WHO,2014),这一数字包括政府卫生支出和个人自付支出。在发达国家,这一费用支出的一个重要部分可归于MSDs,MSDs约占疾病总负担的25%(Walsh et al.,2008)。另外,在绝大多数国家,大约20%的日常初级保健就诊是由于MSDs(Walsh et al.,2008)。多数MSDs患者,通过采取自我药物治疗或到初级保健机构寻求医生帮助来缓解疼痛。在医疗保健可及性高的国家,MSDs占了相当数量的就诊比例和卫生保健支出(Murray et al.,2012)。

已有的关于卫生保健支出的相关数据,可代表特定地理区域和特定的MSDs相关费用支出情况,在发达国家相关数据比较完整。例如,在加拿大维多利亚州,1997至2000年期间,到医疗中心门诊就诊的最常见原因是患有MSDs(占总数的11.6%)。此外,在26个医学专科中,MSDs的住院人数排名第六(2000年1月为6.2%)。就费用而言,在1997至2001年期间,因MSDs而请病假的天数排名第五位(Osborne et al.,2007)。

关于MSDs相关费用支出的例子并不局限于加拿大。在英国,关于腰背痛的一项经济研究估计,1998年腰痛的直接成本为16亿英镑。当考虑腰痛相关的间接成本时,像瑞典(人均成本:24美元的直接成本;266美元的间接成本;8% VS 92%)和荷兰(24美元的直接成本;299美元的间接成本;7% VS 93%)等国家的直接成本都低于间接支出。在美国,来自1988年全国健康问卷调查的数据显示,每年因普通腰痛可导致1.49亿个工作日的损失,而1.02亿个工作日的损失由劳动相关腰痛所导致。总而言之,男性腰痛患者年人均卫生支出1 230美元,女性773美元,所有患者的年度生产力损失为280亿美元(Krismer,Van Tulder,2007)。

8.9.4.3 MSDs的疾病负担仍在增长

在全球疾病负担研究中,采用伤残调整寿命年(DALYs)指标来估计MSDs的疾病负担。DALYs这一指标包括了因残疾所致的健康损失年(YLDs)和因死亡而致的寿命损失年两部分,它适用于数百种疾病,相关疾病的目录每年都有所更新。例如,如果一个人由于某种疾病(该疾病的残疾权重)失去了执行日常活动的一部分能力,那么此人将在其预期寿命终结之前,按比例失去相应部分的健康年数。这两个损失的总和就是DALYs。每种疾病都有许多种后遗症(结局)。例如,对于“腰痛”,就可能有四种后遗症,与慢性疼痛相对应的急性或亚急性疼痛;与是否有腿部疼痛相对应的无腿部疼痛的、伴有一只腿疼痛的和伴有两只腿疼痛的腰部疼痛(Hoy et al.,2010)。YLDs的计算方法是将一个后遗症的患病率乘以该后遗症的残疾权重。一种疾病或伤害的YLDs是与该疾病相关的每一种后遗症的YLDs的总和。这些估计的价值在于,保证1990年和2016年这两个时间段上不同地理区域的数据具有可比性。

为了理解DALYs,一些方法学方面的问题需要强调:由于MSDs死亡造成的寿命损失年数一般较低,部分原因是这些疾病的慢性的特点导致它们的影响是通过生活质量的损失而不是寿命年数的损失而反映的。然而,也有例外。例如,所有骨质疏松性骨折的死亡率都是增加的;尽管死亡不会归因于潜在的骨质疏松症,但却会归因于伤害。我们在其他MSDs中也看到了这种错误分类,如系统性血管炎和未经治疗的类风湿关节炎,死亡证明很可能被标注为死于终末器官衰竭或其他合并症。因此,该指标没有完全涵盖因患有

MSDs而过早丧失生命的情况。对于死亡率较低的疾病,如骨关节炎,实际上可能会有更大的死亡负担(Woolf et al.,2010)。

疾病负担分布的变化,已从以前的传染性疾病、孕产妇相关疾病和新生儿疾病为主要疾病负担,转向了包括MSDs在内的非传染性疾病。1990年,约45.5%的DALYs是由传染病、孕产妇和新生儿疾病造成的,43.9%是由非传染性疾病引起的,10.6%是由伤害引起的。而2016年的估计数字分别为27.9%、61.4%和10.7%(GBD,2016a,2016b)。从绝对数值来看,全球由于MSDs导致的DALYs从1990年的8 660万(63.1~112.7)增加到2016年的1.4亿(102.3~181.7)(增加了45%);从相对值来看,从1 645/10万人(1 199.3~2 140.7)增长到2016年的1 894/10万人(1 384.3~2 457.8)(增长了12%)。2016年,这些疾病占DALYs的5.8%,比1990年估计的3.6%(GBD,2016a,2016b)的比例要大得多。

从1990年到2016年,MSDs中具体某种疾病的比例没有显著变化,但是腰痛(41.2%)、颈部疼痛(20.7%)和骨关节炎(11.6%)仍然是2016年MSDs病例中占比最大的部分(GBD,2016a,2016b)。此外,腰痛是唯一从1990年到2016年占比最高的MSDs;在全球疾病负担研究所调查的195个国家和地区中,有133个国家和地区的YLDs的年龄标化率最高(Vos et al.,2012,2017)。2016年在全球范围内,腰痛合并颈部疼痛所致的DALYs排列第四位,在中等、高-中和高收入国家中,分别列第四、第三和第二位(GBD,2016a,2016b)。

尽管一些研究者们关于颈部疼痛研究提出了一些问题,如颈部疼痛诊断方面存在的潜在方法学问题和不同地域间存在的测量误差等方面的问题,但腰痛和颈部疼痛等疾病在不同地理区域之间存在着较大差异仍是客观的(Vos et al.,2017)。

从绝对意义上说,MSDs是年龄在40岁至49岁人的严重疾病负担(GBD,2016a,2016b)。然而,对于男性来说,与同龄人患有的其他疾病相比,MSDs在10岁时就开始成为一个重要问题(考虑所有DALYs),并且这一病症或多或少地持续到生命终点;在35岁至44岁年龄范围内,成为最重要的疾病类型。对于女性来说,MSDs同样在10岁时开始变得重要。以每10万人患病人数来表示,从1990年到2016年期间疾病负担保持稳定,但随着年龄的增长而增加;直到70~74岁,之后疾病负担稳定或略有下降(GBD,2016a,2016b)。

8.9.5 MSDs的影响因素

在世界范围内,公认有四个危险因素影响MSDs的发生:肥胖、衰老、多次创伤[特别是道路交通事故(Walsh et al.,2008)]和重复机械负荷(特别是在工作环境)(Lim et al.,2012)。在另一个因果关系层面,与饮食和体力活动相关的行为变化可能正在影响着肥胖的变化。这些行为变化的主要影响因素包括技术发展、收入增加、全球化、大众媒体的发展和城市化等(图8.9.1)。

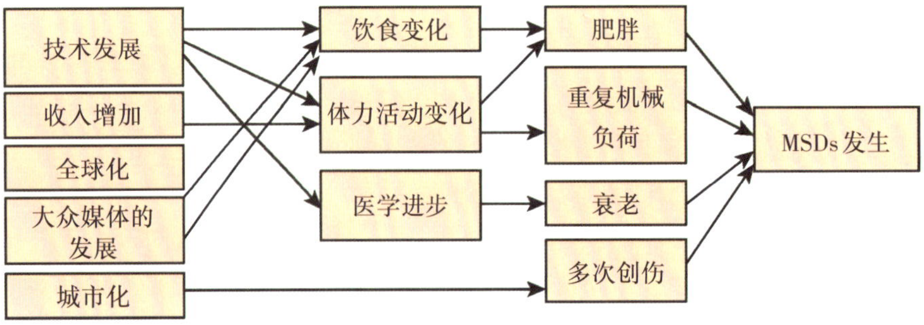

图8.9.1 肌肉骨骼疾病主要决定因素的概念模型

技术进步带来了不同的后果。一方面,医学进步和婴儿死亡的预防(Anderson,Arias,2003)以及人口老龄化，导致了人类预期寿命的增加（Olshansky et al.，2005）。另一方面，预期寿命的提高也增加了世界人口的老龄化，因此也增加MSDs的发生。此外，至少对一部分人口来说，技术进步也减少了对体力劳动的需求（Popkin et al.，1989），从而增加肥胖和MSDs的发生风险。最后，在许多行业中，这种理念并没有完全融合到现实工作中，导致了突然的大量体力劳动需求或者永久性的低需求，这一现状会促进MSDs的发生。

其他相关因素包括：(1) 影响休闲、交通和工作期间能量消耗的贸易技术创新的全球转变；(2) 现代食品加工、营销和分销技术的全球化（往往与世界饮食西方化相关）；(3) 全球大众媒体的广泛扩张；(4) 构成了由于世界经济扩大开放而产生的效应的其他变化（Popkin et al.，1989）。

8.9.5.1 肥胖

在世界范围内，无论在发达国家还是发展中国家，超重和肥胖都是重要的公共卫生问题。全球疾病负担研究对归因于超重或肥胖的MSDs的DALYs进行了估计。这项研究的最新报告表明，世界上几乎所有地区，在过去几年里，与身体质量指数（BMI）相关的MSDs的负担有所增加。2016年在中欧、东欧和中亚地区，由MSDs引起的每10万人中225 DALYs归因于BMI，约占同一年由MSDs所引起DALYs（DALYs/10万人）的8.6%。1980至2008年间，全球男性平均BMI（超重和肥胖水平的替代测量）每10年增加了0.4 kg/m^2，女性每10年增加0.5 kg/m^2。BMI或超重肥胖在性别和地理上的差异随着年代而变化。例如，2008年的调查数据显示，某些大洋洲国家的男性和女性BMI最高，其中瑙鲁的男性达到33.9 kg/m^2，女性达到35.0 kg/m^2。孟加拉国的女性BMI最低（20.5 kg/m^2），刚果民主共和国的男性BMI最低（19.9 kg/m^2），撒哈拉以南的非洲以及东亚、南亚和东南亚的几个国家，男性和女性的BMI都低于21.5 kg/m^2。在高收入国家中，美国的BMI最高。2008年，全球估计有14.6亿成年人的BMI为25 kg/m^{2}或更高；其中2.05亿男性和2.97亿女性为肥胖（Finucane et al.，2011）。从1992年到2000年，基于36个国家的代表性数据统计，在多数国家的20～49岁女性中，超重和肥胖者的比例超过了低体重的比例（Mendez et al.，2005）。更令人担忧的是，儿童的肥胖问题与成人的肥胖问题相似，并伴随着糖尿病相关的问题（Popkin，2006）。

在全球范围内，超重和肥胖增加的趋势是由多种因素造成的，其中最重要的是体力活动和饮食。尽管各国之间有很大的差异，但世界各地的食品已经变得越来越高能量和高甜度；加工的精细食品正在取代高纤维食品（Popkin，2006）。另一方面，渴望减少体力需求始终是人类社会发展的一个目标。随着信息时代的到来，更多的现代技术被用于工作场所、购物场所和家庭中，体力活动水平将会降低。关于体力活动的变化、变化原因和变化后果，仍需要开展系统性的调查来详细描述。从一开始，人类就努力减少家庭和工作中的体力消耗。此外，对美食的需求不断增长，包括富含脂肪和糖的食品（Popkin et al.，1989）。例如，在美国，2至19岁儿童青少年摄入的平均热量，从2003～2004年的2 065卡路里增加到2005～2008年的2 952卡路里；而同期成年人摄入的总热量略有下降，从2 170卡路里降至2 106卡路里。

经济研究局（Economic Research Service，ERS）对影响膳食决策的因素进行了一系列研究，得出了一些有趣的结论。社会人口统计学因素（即较低的收入、较小的年龄和较低的正规教育水平）、家庭特征（家务劳动、单亲家庭）、文化适应（例如，适应美国文化的西班牙裔）和对家庭食物质量的误解等，都与较低的饮食质量或不良习惯（不规律饮食、外出就餐）有关（ERS，2012）。

8.9.5.2 老龄

世界人口正在老龄化。世界人口的中位年龄从1950年的23.9岁上升到2015年的29.6岁（图8.9.2）。全球60岁及以上人口数从1950年的约2.02亿人（占总人口的8.0%）增加到2015年的9.06亿人（占总人口的12.3%）；80岁以上人口数从约1 400万人（占总人口的0.6%）增加到2015年的约1.26亿人（占总人口的1.7%）（UN，2017）。

欧洲、北美洲和大洋洲目前的人口年龄中位数远远高于世界平均水平。欧洲日益增长的趋势尤其令人担忧,亚洲以及拉丁美洲和加勒比地区目前也出现了类似的趋势。在亚洲,65岁以上人口比例从2008年的6.8%增加到2014年的16.2%。预计从2008年到2040年,新加坡65岁以上的人口比例将增长316%,印度增长274%,马来西亚增长269%,孟加拉国增长261%,菲律宾增长256%。在2008年时,日本是人口老龄化最严重的国家,从绝对值来看,中国和印度的65岁以上人口数最多(分别为1.06亿和6 000万)(Fransen et al.,2011)。

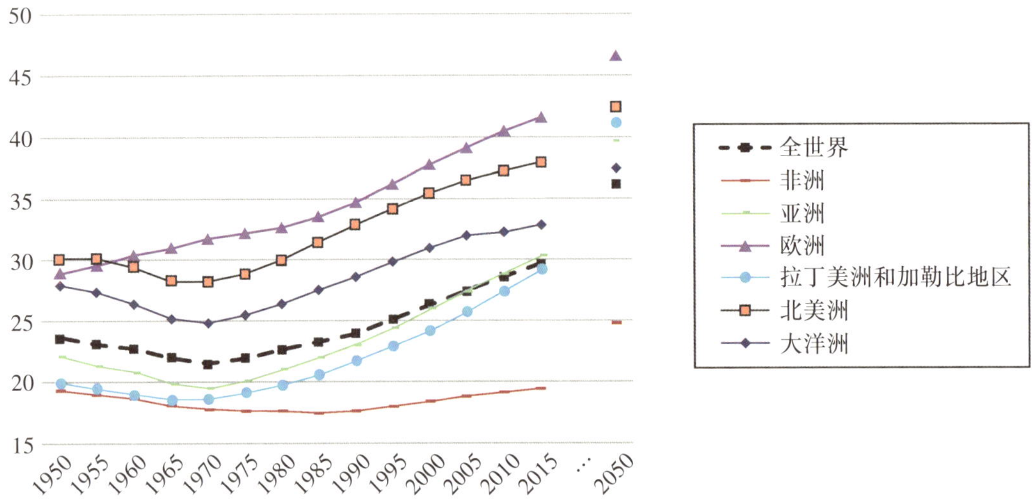

图8.9.2 过去几十年世界人口的中位年龄及到2050年的预测

需要重视的是老龄化将增加多病的概率。来自苏格兰的一份报告表明,65岁至84岁的老年人中,有64.9%患有共病(Barnett et al.,2012)。最近的一项综述强调了MSDs的重要性,作为常见共病组成部分,与其他慢性疾病相比,MSDs能够不成比例地降低生活质量(Duffield et al.,2017)。当然,共病的存在意味着治疗方面的新挑战,同时也将带来卫生服务费用的显著增加。

8.9.5.3 职业因素

尽管工作场所因素作为腰痛等主要MSDs影响因素的重要性受到了质疑(Coggon et al.,2018),但至今仍然认为,工作场所的人体工程学条件会显著影响腰痛和其他疾病的发生,包括颈痛和其他上肢疾病。据全球疾病负担研究估计,2016年,每10万人口因人体工程因素而引起的DALYs大致在150/10万人口(例如北非、中东、拉丁美洲和加勒比地区)至275/10万人口(例如中欧、东欧和中亚地区)之间。然而,自1990年至2016年,北非、中东以及拉丁美洲和加勒比地区是过去几年中增长最快的地区,DALYs从140/10万人口增加到超过150/10万人口。

8.9.6 未来方向

到目前为止,应该清楚的是,有一些社会决定因素通过几种不同的复杂途径发挥作用,这些社会因素在影响人类发展和提高生活质量的同时,也促进了MSDs的显著增加。要解决如此复杂的问题,需要在不同层面采取不同的策略(图8.9.3)。

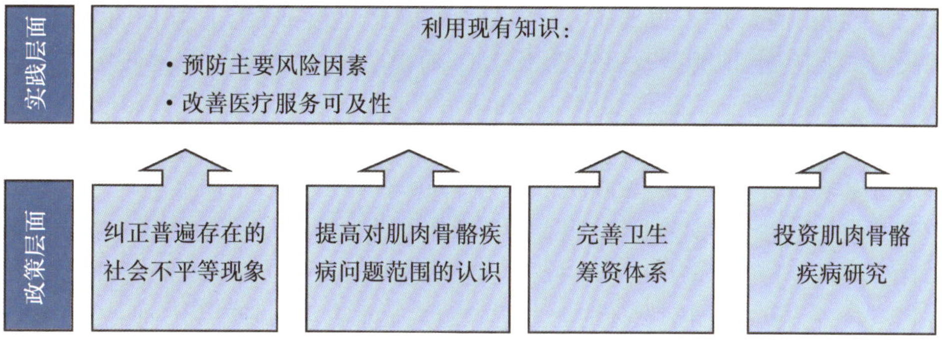

图8.9.3 解决肌肉骨骼疾病的实践和政策层面的概念模型

8.9.6.1 政策层面

虽然并非专门针对MSDs，但却有两项必须实施的促进全民健康的措施：一是纠正普遍存在的社会不平等现象，包括教育、就业、住房和食品；二是完善卫生筹资体系。这些通常属于政府的行动范围，也是其他行动的基础。如果不处理好这些因素，任何卫生系统都无法单独解决卫生不平等问题。根据国际劳工组织(International Labour Organization，ILO)的数据，全世界只有五分之一的成年人享有包括病假工资在内的社会保障，而全世界一半以上的人口缺乏任何形式的社会保障(ILO，1999；ILO，2000)。例如，撒哈拉以南非洲和南亚仅有约5%～10%的成年人享有社会保障，而中等收入国家的这一比例却高达20%～60%。世界卫生组织已就此提出建议：各国政府需要确保，人们在接受医疗卫生服务时，个人支付的费用与他们适时的支付能力相符；政府还需要改善低收入群体初级保健服务的可及性，尽管在资源匮乏和经济困难的国家实施这类服务具有一定挑战性(WHO，2010)。

对这类系统提供财政支持时，应特别关注更好地分配现有资源。在经济合作与发展组织(经合组织)成员国中，有一种众所周知的“20/80综合征”，即这些国家将世界80%以上的医疗卫生资源用于只占世界总人口不到20%的人口。在非洲地区和东南亚地区，分别只有6.5%和3.7%的国内生产总值(GDP)用于医疗卫生服务方面，而东加勒比国家组织在医疗卫生服务方面的支出比例要相对大得多(12.4%)。年人均收入低于1 005美元的低收入国家需要自费卫生保健支出，以美元计算，这些国家居民自费支出占总卫生保健支出的50%，而在人均收入高于12 276美元的国家，卫生保健的自费支出仅占13%(WHO，2010)。

在政策层面，针对MSDs的其他重要行动，是建立和认知MSDs问题范畴以及投资MSDs相关研究。认识是行动的基础，意识推动政治意愿。例如，最近的全球疾病负担研究表明，在2016年所评估的全球328种疾病中，腰痛是单一的主要致残原因(Vos et al.，2016)。然而，与健康相关的可持续发展目标仍然侧重于降低死亡率，而非针对主要致残原因。人们认为，解决残疾问题比解决死亡率问题是更加艰巨的任务(Vos et al.，2017)。尽管如此，解决残疾问题这项任务仍在继续中，需要将相关信息传递至决策者并使其理解，以便迅速采取行动。“骨骼和关节十年行动计划”，是全球肌肉骨骼健康联盟的一个行动计划，其工作重点是通过发展可持续的网络和改善具有成本效益的预防和治疗的可及性，来提高人们对MSDs负担的认识。

卫生保健系统现在正面临着日益增加的MSDs患病率和保健成本的挑战，这需要制定一项连贯的政策来应对MSDs带来的挑战。最重要的是，要优先考虑资源匮乏国家如何有效应对这些疾病(Murray et al.，2012)。关于MSDs，卫生保健应该兼顾社会和经济效益，特别应该考虑到患MSDs共病的老龄人群和BMI不断增加的趋势。随着MSDs疾病负担的增加，需要从长远的角度来考虑那些具有成本效益的战略投资。此外，亟需对现有和即将加入卫生服务队伍的工作人员进行培训和教育，以充分应对将受到MSDs影响的庞大群体。卫生专业教育的改革，应该包括以地区为基础的MSDs的管理，以便足够快地获取人口统计学和流行病学的变化趋势，从而对疾病负担进行前瞻性评估(Murray et al.，2012)。

采取行动前还需要通过研究来回答一些重要的问题。应该针对有重大需求的问题展开研究。这一领域的研究应遵循本文提出的大框架,既要研究政策层面的需求,也要研究实践层面的需求。在政策层面,存在着一些未解决的重要问题,即哪些政策有助于MSDs的预防、卫生服务和改善残疾严重程度(Vos et al.,2017)。在实践层面,特别需要研究最佳临床实践和新治疗方法,优先的重点研究领域包括通过实施创新的治疗方法,评估可改变的危险因素的影响。针对这些危险因素而制定的公共政策,可帮助显著降低公共卫生负担和MSDs的成本(Haldeman et al.,2008)。

针对特定人群的特定危险因素的研究,仍有待开展和推进。例如,从低收入国家到中等收入国家,仍缺乏关于MSDs的流行病学研究(Hoy et al.,2014)。在这些地区,由于影响MSDs发生和进展的人口统计学和环境因素有显著差异,在高收入国家发现的一些危险因素很难合理地外推到中低收入国家。在发展中国家,肥胖趋势、重体力劳动负担、疼痛治疗相关卫生服务可及性低以及语言差异都导致了报告和治疗的MSDs不尽相同(Fransen et al.,2011)。然而,鉴于发展中国家普遍缺乏流行病学数据来支持制定更佳的政策,因此这些观察结果对真实情况的估计可能出现偏差(Gabriel,Michaud,2009)。

8.9.6.2 实践层面

随着研究的进展,我们已经知道该做些什么,并应将其付诸实践。我们已经知道哪些是主要可改变的危险因素和改善卫生服务可及性的路径。虽然在应用于特殊条件下可能需要调整,但对这一问题已有了基本理解并提出了潜在的解决方法。

以腰痛治疗为例,为探索针对腰痛患者治疗的新技术、新药物和管理策略,有些临床科研正在进行中。令人鼓舞的是,我们对腰痛所带来的挑战已经有了许多了解,腰痛受宿主遗传、生理、心理、环境、文化和社会等诸多因素的影响(Balaguéet al.,2012)。不幸的是,MSDs患者常常被忽视,他们的诉求也常常被卫生保健人员误解。大规模人群研究表明,为阻止肌肉骨骼疼痛进展到慢性疼痛,在其急性期就必须采取有效的治疗。对这些疾病的患者,尤其对资源匮乏地区的患者(Walsh et al.,2008),有必要采用更宽泛的照护标准。当MSDs与其他健康状况并存时,尤其如此。例如,有研究表明,MSDs与心理健康和身体残疾密切相关。在老年MSDs患者中,抑郁症很常见,并且与功能性残疾相关(Punzi et al.,2010)。有研究显示,老年人的抑郁和疼痛比放射影像学结果更能预测残疾。这些发现可以为制定实践指南提供参考,以筛查MSDs的其他合并症,从而改善MSDs患者的整体健康状况(Punzi et al.,2010)。

关于可改变的MSDs危险因素的预防,在实践中,应强调采用新方法来预防和控制肥胖及工作场所的不当机械操作。然而,在全球范围内各个国家或地区,在系统地解决肥胖问题方面努力不够(Popkin,2006)。从20世纪80年代到2008年,各国的平均BMI变化趋势有很大差异。大多数国家都亟需针对这些可改变的危险因素来制定干预措施和政策,以改变BMI增加的现状(Finucane et al.,2011)。

在实际工作中,MSDs的预防和保健措施还应包括饮食教育。芬兰和韩国在此方面做出的努力值得肯定(Holveck et al.,2007)。据报道,芬兰是致力于跨部门合作的国家之一(Pietinen et al.,2010)。他们制定了综合性的全国价格和食品标签政策,同时制定了有关饮食和营养的教育计划,并由特定组织进行宣传。第二个例子是韩国,其长期以来一直提倡采用富含蔬菜和低脂肪的传统饮食,这与在其他中等收入国家所观察到的饮食西化趋势截然不同(Lee et al.,2012)。多年来,韩国政府为新婚夫妇提供了社区教育培训班,传授如何烹饪传统菜肴,避免融入西式菜肴。这些工作降低了韩国的肥胖水平,也减少了高能量食物摄入量,这一成就是其他高收入国家所期待的。

关于治疗方案和实践,有必要将已知科学知识转化为临床指南。随着信息时代的到来,卫生服务专业人员很容易被来自专业组织、药物开发商和科学期刊等多方面的信息所困扰。所有这些来源的数据可以以一种更系统的方式进行组合、消化和展现,以便最终用户(即卫生服务专业人员)能够从统一、最新的关于MSDs治疗的最佳实践信息中获益。鼓励将基础和临床科学知识转化为真实的临床实践(Punzi et al.,2010)。在这种情况下,应该优先考虑共病和治疗负担的临床建议(Duffield et al.,2017)。然而,形成临床建议似乎并不足以改变临床实践。因此,有必要研究如何有效地把临床建议落实到实践中(Buchbinder et al.,2015)。

关于卫生保健的可及性，需努力使现有的治疗普及到所有有需求的人，特别是弱势群体。当然这关系到前面提到的财政问题。例如，在发展中国家的农村地区，人们获得关节置换手术的机会很少，导致大量老年人在伴有高度退化性骨关节疾病的状态下生活，生活质量低下。考虑到与获取技术有关的伦理问题和新障碍，应该探索数字时代下改善医疗卫生服务可及性的新途径(Lupton，2015；Howard，Kaufman，2018)。

在发展中国家，即使卫生保健服务人员可获得新信息，但也可能存在其他困难(Turner，2009；Doughty et al.，2010；Vargas et al.，2010)。例如，为了最大限度地减少腰痛的后遗症，发展中国家的医疗卫生服务人员，可以采用循证指南来规范其管理方法，并改善其在社区环境中的MSDs治疗效果。然而，尽管在过去20年里，在全国范围内制定和更新指南等方面取得了进展，但医疗卫生服务人员对指南的接受程度并不理想(全球肌肉骨骼健康联盟报告)。在资源匮乏的背景下，实施指南也存在挑战性，包括在这些地方可能不易获得特定药物或技术，以及来自行业或医疗卫生服务人员的压力，他们可能会对医疗和公共卫生实践的改变提出质疑(Balagué et al.，2012)。

(翻译：张永红)

参考文献

Anderson, R. and Arias, E. (2003). The effect of revised populations on mortality statistics for the United States, 2000. National Vital Statistics Reports, 51, 1-24.

Balagué, F., Mannion, A., Pellisé, F., and Cedraschi, C. (2012). Non specific low back pain. The Lancet, 379, 482-491.

Barnett, K., Mercer, S., Norbury, M., Watt, G., Wyke, S., and Guthrie, B. (2012). Epidemiology of multimorbidity and implications for health care, research, and medical education: a cross-sectional study. The Lancet, 380(9836), 37-43.

Bennell, K., Hunter, D., and Paterson, K. (2017). Platelet-rich plasma for the management of hip and knee osteoarthritis. Current Rheumatology Reports, 19, 24.

Biyani, A., and Andersson, G. (2004). Low back pain: pathophysiology and management. Journal of the American Academy of Orthopedic Surgery, 12, 106-15.

Bogduk, N. (2011). The anatomy and pathophysiology of neck pain. Physical Medicine & Rehabilitation Clinics of North America, 22, 367-82.

Brennan, P., Bankhead, C., Silman, A., and Symmons, D. (1997). Oral contraceptives and rheumatoid arthritis: results from a primary care-based incident case-control study. Seminars in Arthritis & Rheumatism, 26, 817-23.

Buchbinder, R., Maher, C., and Harris A. (2015). Setting the research agenda for improving health care in musculoskeletal disorders. Nature Reviews Rheumatology, 11(10), 597-605.

Caban-Martinez, A., et al. (2011). Arthritis, occupational class, and the aging US workforce. American Journal of Public Health, 101, 1729-34.

Carder, M., Mcnamee, R., Turner S., Hodgson J., Holland F., and Agius, R. (2013). Time trends in the incidence of work-related mental ill-health and musculoskeletal disorders in the UK. Occupational & Environmental Medicine, 70(5), 317-24.

Carroll, L., et al. (2008). Bone and joint decade 2000-2010 task force on neck pain and its associated disorders 2008. course and prog-nostic factors for neck pain in workers: results of the bone and joint decade 2000-2010 task force on neck pain and its associated dis-orders. Spine, 33, S93-100.

Cisternas, M., et al. (2009). Trends in medical care expenditures of us adults with arthritis and other rheumatic conditions 1997 to 2005. Journal of Rheumatology, 36, 2531-8.

Coggon, D., et al. (2018). Drivers of international variation in prevalence of disabling low back pain: findings from the Cultural and Psychosocial Influences on Disability study. European Journal of Pain, 23(1), 35-45.

Combe, B. (2009). Progression in early rheumatoid arthritis. Best Practice & Research in Clinical Rheumatology, 23, 59-69.

Croft, P., Papageorgiou, A., Thomas, E., Macfarlane, G., and Silman, A. (1999). Short-term physical risk factors for new episodes of low back pain. Prospective evidence from the South Manchester Back Pain Study. Spine, 24, 1556-61.

Doughty, K., Rothman, L., Johnston, L., Le, K., Wu, J., and Howard, A. (2010). Low-income countries' orthopaedic information needs: challenges and opportunities. Clinical Orthopaedics & Related Research, 468, 2598-603.

Drake, M., et al. (2012). Clinical review. Risk factors for low bone mass-related fractures in men: a systematic review and meta-analysis. Journal of Clinical Endocrinology & Metabolism, 97, 1861-70.

Duffield, S., et al. (2017). The contribution of musculoskeletal disorders in multimorbidity: implications for practice and policy. Best Practice & Research Clinical Rheumatology, 31, 129-44.

Dunn, K., Jordan, K., and Croft, P. (2006). Characterizing the course of low back pain: a latent class analysis. American Journal of Epidemiology, 163, 754-61.

Economic Research Service (2012). Food Consumption and Nutrition Intakes. United States Department of Agriculture. [Online] Available at: http://www.ers.usda.gov/data-products/food-consumption-and-nutrient-intakes.aspx.

Edwards, R., Cahalan, C., Mensing, G., Smith, M., and Ja, H. (2011). Pain, catastrophizing, and depression in the rheumatic diseases. Nature Reviews Rheumatology, 7, 216-24.

Farmer, M., White, L., Brody, J., and Bailey, K. (1984). Race and sex differences in hip fracture incidence. American Journal of Public Health, 74, 1374-80.

Finucane, M., et al. (2011). National, regional, and global trends in body-mass index since 1980: systematic analysis of health examination surveys and epidemiological studies with 960 country-years and 9.1 million participants. The Lancet, 377, 557-67.

Fransen, M., Bridgett, L., March, L., Hoy, D., Penserga, E., and Brooks, P. (2011). The epidemiology of osteoarthritis in Asia. International Journal of Rheumatic Diseases, 14, 113-21.

Gabriel, S., and Michaud, K. (2009). Epidemiological studies in incidence, prevalence, mortality, and comorbidity of the rheumatic dis-eases. Arthritis Research & Therapy, 11, 229-44.

Global Burden of Disease (GBD) (2016a). Deaths and DALYs for 2016 with trends since 1990. [Online] Available at: http://ghdx.healthdata.org/gbd-results-tool.

Global Burden of Disease (GBD) (2016b). GBD Compare. [Online] Available at: https://vizhub.healthdata.org/gbd-compare/.

Global Alliance for Musculoskeletal Health. The Bone and Joint Decade. [Online] Available at: http://bjdonline.org/.

Guilak, F. (2011). Biomechanical factors in osteoarthritis. Best Practice & Research in Clinical Rheumatology, 25, 815-23.

Haldeman, S., Carroll, L., and Cassidy, J. (2010). Findings from the bone and joint decade 2000 to 2010 task force on neck pain and its associated disorders. Journal of Occupational & Environmental Medicine, 52, 424-7.

Haldeman, S., Carroll, L., Cassidy, J., Schubert, J., and Nygren, Å. (2008). The bone and joint decade 2000-2010 task force on neck pain and its associated disorders. Spine, 33, S5-S7.

Helmick, C., Felson, D., Lawrence, R., and Workgroup, N. A. D. (2008). Estimates of the prevalence of arthritis and other rheumatic conditions in the United States. Part I. Arthritis & Rheumatology, 58, 15-25.

Holmgren, K., Fjällström-Lundgren, M., and Hensing, G. (2013). Early identification of work-related stress predicted sickness absence in employed women with musculoskeletal or mental disorders: a prospective, longitudinal study in a primary health care setting. Disability & Rehabilitation, 35, 418-26.

Holveck, J., et al. (2007). Prevention, control, and elimination of neglected diseases in the Americas: pathways to integrated, inter-programmatic, inter-sectoral action for health and development BMC Public Health, 7, 6.

Hoving, J., et al. (2001). A critical appraisal of review articles on the effectiveness of conservative treatment for neck pain. Spine, 26, 196-205.

Howard, I. and Kaufman, M. (2018). Telehealth applications for outpatients with neuromuscular or musculoskeletal disorders. Muscle Nerve, 58(4), 475-85.

Hoy, D., et al. (2012). A systematic review of the global prevalence of low back pain. Arthritis & Rheumatism, 64, 2028-37.

Hoy, D., Brooks, P., Blythe, F., and Buchbinder, R. (2010a). The epidemiology of low back pain. Best Practice & Research Clinical Rheumatology, 24, 769-81.

Hoy, D., Protani, M., Dea, R., and Buchbinder, R. (2010b). The epidemiology of neck pain. Best Practice & Research Clinical Rheumatology, 24, 783-92.

Hoy, D., Geere, J., Davatchi, F., Meggitt, B., and Barrero, L. (2014). A time for action: opportunities for preventing the growing burden and disability from musculoskeletal conditions in low-and middle income countries. Best Practice & Research Clinical Rheumatology, 28, 377-93.

Huizinga, T., and Pincus, T. (2010). In the clinic. Rheumatoid arthritis. Annals of Internal Medicine, 153, ITC1-1-ITC1-15.

Iagnocco, A. and Naredo, E. (2012). Osteoarthritis: research update and clinical applications. Rheumatology (Oxford), 51, vii 2-5.

Ibrahim, I., Owen, S., and Barton, A. (2012). Genetics and the impact on treatment protocols in patients with rheumatoid arthritis. Expert Reviews in Clinical Immunology, 8, 509-11.

ILO (1999). Unemployment, Social Protection and Crises: Trends and Issues. Geneva: ILO.

ILO (2000). Income Security and Social Protection in a Changing World: World Labour Report 2000. Geneva: ILO.

Jarvik J. and Deyo R. (2002). Diagnostic evaluation of low back pain with emphasis on imaging. Annals of Internal Medicine, 137, 586-97.

Jd., I. (2010). The changing face of rheumatoid arthritis: sustained remission for all? Nature Reviews Immunology, 10, 605-11.

Jeffries, L. and Grimmer-Somers, K. (2007). Epidemiology of adolescent spinal pain a systematic overview of the research literature. Spine, 32, 2630-7.

Kanis, J., Melton, L., Christiansen, C., Johnston, C., and Khaltaev, N. (1994). The diagnosis of osteoporosis. J Bone Miner Res, 9, 1137-1141.

Krismer, M. and Van Tulder, M. (2007). The low back pain group of the bone and joint health strategies for Europe project 2007. Low back pain (non-specific). Best Practice & Research Clinical Rheumatology, 21, 77-91.

Laisné, F., Lecomte, C., and Corbière, M. (2012). Biopsychosocial predictors of prognosis in musculoskeletal disorders: a systematic review of the literature. Disability Rehabilitation, 34, 355-82.

Leaver, A., Maher, C., Mcauley, J., Jull, G., and Refshauge, K. (2012). Characteristics of a new episode of neck pain. Manual Therapy, 18(3), 254-7.

Lee, H., Duffey, K., and Popkin, B. (2012). South Korea's entry to the global food economy: shifts in consumption of food between 1998 and 2009. Asia Pacific Journal of Clinical Nutrition, 21, 618-29.

Lim, S., Theo Vos, T., Flaxman, A., Danaei, G., Shibuya, K., and Adair-Rohani, H. (2012). A comparative risk assessment of burden of disease and injury attributable to 67 risk factors and risk factor clusters in 21 regions, 1990-2010: a systematic analysis for the Global Burden of Disease Study 2010. The Lancet, 380, 2224-60.

Linton, S. and Van Tulder, M. (2001). Preventive interventions for back and neck pain problems: what is the evidence? Spine, 26, 778-87.

Lupton, D. (2015). Health promotion in the digital era: a critical commentary. Health Promotion International, 30(1), 174-83.

Meheux, C., McCulloch, P., Lintner, D., Varner, K., and Harris J. (2016). Efficacy of intra-articular platelet-rich plasma injections in knee osteoarthritis: a systematic review. Arthroscopy, 32, 495-505.

Mendez, M., Monteiro, C., and Popkin, B. (2005). Overweight exceeds underweight among women in most developing countries. American Journal of Clinical Nutrition, 81:714-21.

Murray, C., et al. (2012). Disability-adjusted life years (DALYs) for 291 diseases and injuries in 21 regions, 1990-2010: a systematic analysis for the Global Burden of Disease Study 2010. The Lancet, 380, 2197-23.

Naylor, K. and Eastell, R. (2012). Bone turnover markers: use in osteoporosis. Nature Reviews Rheumatology, 8, 379-89.

Olshansky, S., et al. (2005). A potential decline in life expectancy in the United States in the 21st century. New England Journal of Medicine, 352, 1138-45.

Osborne R., Nikpour M., Busija J., Sundararajan V., and Wicks I. (2007). Prevalence and cost of musculoskeletal disorders: a population-based, public hospital system healthcare consumption approach. The Journal of Rheumatology, 34, 2466-75.

Pietinen, P., Männistö S., Valsta, L., and Sarlio-Läteenkorva, S. (2010). Nutrition policy in Finland. Public Health Nutrition, 13, 901-6.

Pincus, T. and Callahan, L. (1993). What is the natural history of rheumatoid arthritis? . Rheumatic Diseases Clinics of North America, 19, 123-51.

Pisetsky, D., Ullal, A., Gauley, J., and Tc, N. (2012). Microparticles as mediators and biomarkers of rheumatic disease. Rheumatology (Oxford), 51, 1737-46.

Popkin, B. (2006). Global nutrition dynamics: the world is shifting rapidly toward a diet linked with noncommunicable diseases. American Journal of Clinical Nutrition, 84, 289-98.

Popkin B., Haines P., and Reidy K. (1989). Food consumption trends of US women: patterns and determinants between 1977 and 1985. American Journal of Clinical Nutrition, 49, 1307-19.

Punzi, L., Oliviero, F., and Ramonda, R. (2010). New horizons in osteoarthritis. Swiss Medical Weekly, 140, w13098.

Riis, B. (1993). Biochemical markers of bone turnover Ⅱ: diagnosis, prophylaxis, and treatment of osteoporosis. The American Journal of Medicine, 95, S17-S21.

Ronis, M., Mercer, K., and Chen, J. (2011). Effects of nutrition and alcohol consumption on bone loss. Current Osteoporosis Reports, 9, 53-59.

Rousseau, J. and Garnero, P. (2012). Biological markers in osteoarthritis. Bone, 51, 265-77.

Scott, D., Wolfe, F., and Huizinga, T. (2010). Rheumatoid arthritis. The Lancet, 376, 1094-108.

Silman, A. and Pearson, J. (2002). Epidemiology and genetics of rheumatoid arthritis. Arthritis Research & Therapy, 4, S265-72.

Smolen, J. and Aletaha, D. (2008). The burden of rheumatoid arthritis and access to treatment: a medical overview. European Journal of Health Economics, 8, S39-47.

Turner, T. (2009). Developing evidence-based clinical practice guidelines in hospitals in Australia, Indonesia, Malaysia, the Philippines and Thailand: values, requirements and barriers. BMC Health Services Research, 9, 235.

United Nations (2017). World population prospects 2017. [Online]. Available at: https://esa.un.org/unpd/wpp/DataQuery/.

Vargas, I., Vúzquez, M., Mogollón-Pérez, A., and Unger, J. (2010). Barriers of access to care in a managed competition model: lessons from Colombia. BMC Health Services Research, 10, 297.

Vincent H., Raiser S., and Vincent K. (2012). The aging musculoskeletal system and obesity-related considerations with exercise. Ageing Research Reviews, 11, 361-73.

Vos T., et al. (2017). Global, regional, and national incidence, prevalence, and years lived with disability for 328 diseases and injuries for 195 countries, 1990-2016: a systematic analysis for the Global Burden of Disease Study 2016. Lancet, 390, 1211-59.

Vos T., et al. (2012). Years lived with disability (YLDs) for 1160 sequelae of 289 diseases and injuries 1990-2010: a systematic analysis for the Global Burden of Disease Study 2010. The Lancet, 380, 2163-96.

Walsh N., et al. (2008). Bone and joint decade task force for standards of care for acute and chronic musculoskeletal pain 2008. Standards of care for acute and chronic musculoskeletal pain: the bone and joint decade (2000-2010). Archives of Physical Medicine & Rehabilitation, 89, 1830-45.

Wasnich R. (1993). Bone mass measurement: prediction of risk. American Journal of Medicine, 95, 6S-10S.

World Health Organization (WHO) (2010). The World Health Report: Health Systems Financing: The Path to Universal Coverage. Geneva: WHO.

World Health Organization (WHO) (2014). WHO Global Health Expenditure Atlas. Geneva: WHO.

Woolf A., Vos T., and March L. (2010). How to measure the impact of musculoskeletal conditions. Best Practice & Research Clinical Rheumatology, 24, 723-32.

Wright N. and Saag K. (2012). From fracture risk prediction to evaluating fracture patterns: recent advances in the epidemiology of osteoporosis. Current Rheumatology Reports, 14, 205-11.

8.10 神经系统疾病、流行病学和公共卫生

8.10.1 引言

本章简要描述了头痛、创伤性脑损伤(traumatic brain injury,TBI)、癫痫、痴呆、周围神经病变、帕金森病(Parkinson's disease,PD)和多发性硬化症(multiple sclerosis,MS)。尽管其诊断对流行病学研究至关重要,但通常由于漫长的临床前不可检测期而变得困难。仅基于临床标准而非病理证据可能导致疾病的错误分类和虚假推论。在某种程度上,生物标志物正逐渐被视为疾病的临床前指标或增加症状诊断确定性的手段。

开展人群研究是避免虚假、有偏见或不具有普遍性结果的最佳方法,但大多数神经系统疾病很少进行这样的研究。从方法学角度来看,病例对照研究应从产生"病例"的相同人群中选择"对照",但这往往被研究人员忽视;队列研究应从"没有疾病"的人群中开始,但如果无法在临床前检测疾病过程,风险因素关联可能会发生严重偏倚。

确定风险因素暴露,并评估其是否发生在一个潜在导致相关疾病的时间窗口内(而不是由于疾病引起),是至关重要的。在急性TBI中,这一点尤其明显,而对于可能有30年临床前期的阿尔茨海默病(Alzheimer's disease,AD)来说,这是隐蔽的。研究人员很少拥有足以确定先前暴露模式的记录、生物标本或者准确的自我报告。生物标志物(基因型除外)偶尔用于癌症研究(如DNA加合物),很少用于神经系统疾病,但这可能为未来提供一些希望。活组织检查的可行性较差,而尸检结果反映的是疾病的横断面累积效应,易造成混淆。

在欠发达国家或地区,疾病诊断和暴露测量问题日益突出,可用设施和当地实践的差异可能是最容易解决的。然而,解决政治关切和疑虑以获得开展研究所需的合作,可能需要额外的时间和准备。

8.10.2 头痛

8.10.2.1 头痛的临床概况

头痛是最常见的医学症状之一,但大多数头痛的发病机制尚不清楚。头痛的疾病分类是基于已知和未知病因的临床表现。多达90%的原发性头痛属于以下几类,包括偏头痛、紧张性头痛和丛集性头痛。虽然阵发性紧张性头痛是人群研究中最常见的类型,但偏头痛是向初级保健医生寻求头痛救助患者中最常见的诊断。国际头痛疾病分类是最常用的头痛分类系统,目前已更新至基于更多科学证据的第3版(国际头痛协会头痛分类委员会)(文本框8.10.1)。因为大多数患者可能有一种以上的头痛,该系统对个体头痛进行分类。与神经系统或系统性疾病相关的头痛相对罕见;特发性头痛则更常见,包括偏头痛(有先兆或无先兆)、紧张性头痛和丛

集性头痛。由于这些特发性头痛占绝大多数，其对流行病学研究的影响最大。

文本框 8.10.1 国际头痛学会，头痛的简略分类

1. 偏头痛
   1.1 无先兆偏头痛
   1.2 先兆偏头痛
2. 紧张性头痛
3. 三叉神经性自主脑瘫
4. 其他原发性头痛疾病
5. 头部和/或颈部外伤引起的头痛
6. 头部和/或颈部血管紊乱引起的头痛
7. 非血管性颅内疾病引起的头痛
8. 由某种物质或其戒断引起的头痛
9. 感染引起的头痛
10. 与体内稳态失衡有关的头痛
11. 头盖骨、颈部、眼睛、耳朵、鼻子、鼻窦、牙齿、口腔、其他面部或颅骨结构紊乱引起的头痛或面部疼痛
12. 归因于精神疾病的头痛
13. 脑神经损伤及其他面部疼痛
14. 其他头痛疾病

资料来源：International Headache Society, The International Classification of Headache Disorders: 3rd edition, Cephalalgia, Volume 38, Supplement 1, pp. 1-211.©International Headache Society 2018.

无先兆偏头痛，以前称为普通偏头痛，是一种典型的单侧复发性头痛。一些人有脉动性疼痛，另一些人则有持续的非脉动性疼痛；可能伴有恶心、畏光和恐音。这种疼痛常持续几个小时，典型的头痛持续时间为4～72小时。

先兆偏头痛，以前称为典型偏头痛。先兆由完全可逆的神经功能改变组成，往往发生在头痛前。通常包括一个视觉丧失的中心区域，周围有一圈闪烁的光（闪烁暗斑）。非视觉先兆可能包括感觉异常、麻木、虚弱、失语或眩晕。先兆通常比头痛早20分钟，但时间可能有所不同。头痛最常见，但并不总是呈单侧、悸动样，常伴有恶心呕吐，通常持续几个小时，可能在头痛和先兆之前就有前驱症状。

紧张性头痛是最常见的头痛类型，通常呈双侧，头部周围有压迫感或紧绷感，不太可能出现前驱症状或恶心呕吐，无先兆。紧张性头痛通常比偏头痛持续时间更长，通常持续一天或数天，其形成速度比偏头痛慢。

丛集性头痛的命名源于持续数周至数月丛集性发生的头痛，但其他类型的头痛也可能以丛集方式出现，且诊断是基于头痛的特征而不是丛集。丛集性头痛往往是突然发作。在丛集期间，通常每天发生1～8次，并发生在一天的同一时间。丛集性疼痛比其他特发性头痛更短暂，通常在3小时内消退；往往比偏头痛更严重，患者在发作期间经常焦躁不安。

对于患者本身，轻度头痛往往是紧张性头痛，而更严重的头痛则是偏头痛。随着时间的推移，患者的头痛通常会从青年时期的典型偏头痛转变为中年时期的紧张性头痛。头痛的频率可能随年龄的增长而增加，发展成慢性的日常头痛。有些人将这种头痛称为“过渡性偏头痛”。这个术语不包括在国际头痛疾病分类中，其中许多病例实际上是源于药物过度使用。

8.10.2.2 头痛的患病率

头痛在病例定义、样本特征、方法学和分析设计方面存在差异，有些实质性差异会引发可比性问题。头

痛的一年患病率差异很大，从所有类型头痛的20%～90%、偏头痛的3%～24.6%、紧张性头痛的9.8%～72.3%，到慢性头痛的0.5%～7.3%(Stovner et al.,2007)。

一些研究评估了偏头痛的患病率，反映了对这种疾病有效调查工具的可用性(Natoli et al.,2010)。根据2016年全球疾病负担研究，偏头痛的年龄标准化患病率为14.4%(95%CI:13.8%～15%)(Stovner et al.,2018)。偏头痛的患病率在30～39岁达到高峰，在女性、白人和低收入群体中较高(Lipton et al.,2007)。不到50%的患者向医生报告他们的偏头痛，其中约40%没有得到正确的诊断(Lipton et al.,1998)。偏头痛的易感性可能受到种族的影响，因为与非洲人、非裔美国人或亚裔美国人相比，高加索人中偏头痛更常见(Osuntokun et al.,1992;Stewart et al.,1996)。

尽管紧张性头痛是最常见的头痛类型，但相关研究较少。有高达89%的人在某些时候会出现紧张性头痛，但这种情况并不常见(Kaniecki,2012)。约25%的患者每周都会经历紧张性头痛，其中2%～3%为慢性紧张性头痛(Lyngberg et al.,2005a)。虽然导致这种情况的因素尚不完全清楚，但紧张性头痛的患病率似乎在上升。大约50%的紧张性头痛患者在10年内有所改善(Lyngberg et al.,2005b)。人们也越来越关注药物过度使用导致的慢性日常头痛(Tepper,2012)。

丛集性头痛是最不常见的特发性头痛疾病。汇总的数据显示，丛集性头痛的终身患病率为124/10万(95%CI:101/10万～151/10万)，一年患病率为53/10万(95%CI:26/10万～95/10万)(Fischera et al.,2008)。

8.10.2.3 头痛的家族遗传风险

遗传因素影响偏头痛的研究主要包括家族聚集性和双生子研究两方面。对家族性偏瘫性偏头痛的单基因研究有助于深入了解其病理生理学(Ward,2012)。同卵双胞胎和异卵双胞胎的先兆偏头痛总体终身患病率为7%，与人群调查相似(Gervil et al.,1999;Ulrich et al.,1999);同卵双胞胎的一致性为34%，而异卵双胞胎的一致性为12%。对于无先兆偏头痛，同卵双胞胎的一致性为28%，异卵双胞胎的一致性为18%。这表明了其潜在的遗传作用，但改变环境因素影响也同等重要。无论是共同抚养还是分开抚养，同卵双胞胎的一致性都高于异卵双胞胎，大约50%的差异可以用遗传因素来解释，另外50%差异可以用“非共有环境因素”以及测量误差来解释(Ziegler et al.,1998;Russell et al.,2007)。

与对照组相比，偏头痛患者一级亲属患偏头痛的相对危险度(RR)为1.88(Stewart et al.,2006)。在16岁之前出现头痛患者的亲属中患有头痛的风险(RR=2.50)比16岁以后出现头痛患者的亲属(RR=1.44)更高。严重头痛患者亲属的RR为2.38(95%CI:1.56～3.62)，而疼痛较轻者亲属的RR为1.52(95%CI:0.99～2.34)。一些候选基因与偏头痛有关，包括编码TRESK(一种双孔结构域钾通道)的*KCNK18*基因(Lafrenière et al.,2010)和编码酪蛋白激酶I异构体δ的*CSNK1D*基因(Brennan et al.,2013)。然而，对来自全基因组关联研究汇总的27个预测偏头痛的候选基因进行系统再评估，在超过5 175名偏头痛患者和13 972名对照受试者中，发现没有一个候选基因达到具有统计学意义的阈值(de Vries et al.,2016)。因此，哪些候选位点和基因真正与偏头痛的发病机制有关仍然存在不确定性。

8.10.2.4 头痛的风险因素

压力或心理因素通常被认为是导致紧张性头痛的原因。然而，在偏头痛和紧张性头痛患者中，这些因素出现的频率相似。随着病程延长，心理变化的频率增加，这表明心理问题是继发于慢性头痛，而非头痛的病因。研究发现，偏头痛患者患抑郁症的风险增加，先前患有抑郁症的人患偏头痛的风险也增加，表明这两种疾病可能有共同的机制;早期研究已综述了偏头痛与抑郁症的关系(Frediani,Villani,2007)。

慢性日常头痛在女性、白种人和受教育程度较低的人群中更为常见。在头痛发生一年后，头痛频率得到改善的情况在受过高等教育、非白种人和已婚人群中则更常见(Scher et al.,2003)。然而，在有偏头痛家族史的青少年中,偏头痛的患病率在低收入和高收入人群中是相同的,这表明在易受遗传影响的人群中,遗传因素的影响远大于环境风险因素(Hagen et al.,2002)。此外,头痛的极大危险因素之一是先前出现过头痛(RR=4.15)(Boardman et al.,2006),且身体其他部位的疼痛也与头痛有关(RR=1.43)。

8.10.2.5 卒中和偏头痛

在许多研究中,偏头痛被发现与缺血性卒中有一定的关联,但与出血性卒中的关联较小(Alhazzani,Goddeau,2013)。然而,为充分描述偏头痛和卒中之间的真正关系,未来仍需要进一步的研究。

8.10.2.6 头痛的经济负担和公共卫生影响

据估计美国有2 300万偏头痛患者,导致每年缺勤约1.5亿个工作日,相关费用损失高达170亿美元(Cady,199;Hu et al.,1999)。然而,相对于工作缺勤,更多的人会因为头痛而导致工作效率下降(Schwartz et al.,1997)。在欧洲,头痛造成的经济成本相当高,药物过度使用的人均年成本为3 561欧元,偏头痛为1 222欧元,紧张性头痛为303欧元(Linde et al.,2012)。高频率的偏头痛发作也会使患者的健康相关生活质量下降(Wang et al.,2001)。然而,由于现有流行病学数据的局限性,在确定成本方面仍存在许多挑战(Leonardi et al.,2005)。据准确估计,偏头痛占全球健康寿命损失年数的1.4%,是导致男性健康寿命减少的第19大原因,在女性中排名第12位。尽管已开发出一些治疗偏头痛发作的方法,如神经激动剂和名为"gepants"的新化合物,但偏头痛仍然是一个严重的公共卫生问题,其影响值得关注。

8.10.3 创伤性脑损伤

8.10.3.1 创伤性脑损伤的临床概况

TBI通常根据作用机制分为两类:(1)穿透性头部损伤,(2)闭合性头部损伤。这些也可能由直接接触损伤或脑震荡性的"加速减速"型损伤造成。在穿透性损伤中,高速穿透物引起的组织损伤较低速穿透物更为严重。穿透性和闭合性损伤都可能扰乱或损害脑血流,导致脑缺血和脑代谢改变。由脑血管痉挛引起的脑血流受损预示着较差的预后,约30%的TBI病例中可能发生这种情况(Werner,Engelhard 2007)。脑挫伤可能导致血管和细胞膜损伤,进而引发血管源性或细胞毒性水肿。脑脊液正常流动受阻可能导致脑积水。最后,闭合性头部损伤可能引起弥漫性轴突损伤。弥漫性轴突损伤会导致轴突材料球出现在轴突截断部位或轴突流动改变部位。颅内压监测是一个值得关注的问题;然而,最近的一项试验并不支持其优于其他形式的神经系统的监测(Chesnut et al.,2012)。由于脑灌注受损和其他因素,TBI引起的神经系统损伤可能在损伤后加重。

对于轻度头部损伤,包括颅骨骨折、脑震荡和未明确的颅内或头部损伤(Bazarian et al.,2005),损伤的严重程度通常以创伤后失忆症的程度来衡量。最近,由于反复轻度头部损伤引起的慢性创伤性脑病,已成为数年后引起痴呆和功能障碍的主要原因,特别是对于从事接触性运动的人群,这已经引起了广泛关注(Baugh et al.,2012;McKee et al.,2013)。头部损伤的严重程度通常依据格拉斯哥昏迷量表得分(13~15分为轻度,9~12分为中度,5~8分为重度,4分或更低为非常严重)和昏迷的时长来分类(Jennett et al.,1976;Sherer et al.,2007)。由于其可重复性、简单性和对整体预后的预测价值,格拉斯哥昏迷量表被普遍接受为TBI分类的工具,但也受到一些混杂因素的影响,如气管插管、药物镇静、瘫痪和中毒。该评分系统的替代选择是全面无反应量表评分，其中包括脑干检查；但这对于非神经科医生而言，执行起来可能有些复杂，对预后预测的记录也较短。

8.10.3.2 创伤性脑损伤的发病率和患病率

美国疾病预防控制中心估计，2013年美国有250万TBI急诊就诊，发病率从2007年的534/10万增加到2013年的787/10万，其中部分增加归因于老年人跌倒。根据所有报告的TBI的急诊科就诊、住院和死亡情况的统计数据，约有52 844例死亡（TBI死亡率为17.1/10万）。Cassidy等（2004）汇总了超过160项已发表研究，发现约70%～90%治疗过的TBI可能是轻度的，导致治疗过的轻度TBI的预期发病率为（100～300）/10万。近期的研究发现，在患有TBI的儿童中，残疾负担主要由轻度TBI造成（Rivara et al.，2012）。2013年0～4岁儿童的TBI发病率在所有年龄组中最高，为1 591.5/10万；而住院率和死亡率在65岁及以上年龄段最高。2013年跌倒导致的TBI占47.2%，被击打或撞击事件占15.4%，机动车交通事故占13.7%。总体而言，男性的TBI发病率高于女性（959/10万 VS 810.8/10万）。男性故意自伤相关TBI的发病率是女性的5倍以上（11.7/10万 VS 2.3/10万）。TBI相关死亡的主要原因在不同年龄组存在差异。65岁及以上人群中，跌倒是死亡的最常见原因；45～64岁人群中，故意自伤是主要原因；15～24岁人群中，交通事故是主要原因；0～4岁儿童，凶杀是主要原因（Taylor et al.，2017）。

8.10.3.3 创伤性脑损伤的危险因素

跌倒

跌倒可能是TBI最常见的原因，随着年龄增长，发病率显著增加。每10万人跌倒相关的TBI发病率中，75岁及以上人群最高（1 859），其次是0～4岁（1 119.3）和65～74岁（539.8）人群（Taylor et al.，2017）。使用4种或更多药物可能会显著增加跌倒导致TBI的风险。

跌倒也是幼龄儿童中TBI的重要原因。美国疾病预防控制中心的15个州监测系统对0～11个月和12～23个月儿童因意外跌倒导致的TBI住院率进行比较发现，幼龄儿童与大龄儿童跌倒相关的TBI住院率分别为71.5/10万和36.5/10万。尽管幼龄儿童的TBI主要是由家庭或操场上的跌倒引起的，但在大龄儿童中，交通事故是主要原因（Keenan，Bratton，2006）。

故意自伤

TBI相关死亡的最常见原因已经发生变化，从2007年的机动车事故变为2013年的故意自伤。故意自伤导致的死亡主要集中在男性，而枪支是主要的伤害机制。这种死亡率的增加与美国自杀率的整体增加一致，凸显了提供全面协调的预防工作的重要性，包括加强社会支持、减少寻求帮助的污名化，并为高风险人群提供帮助（Curtin et al.，2016；Taylor et al.，2017）。

交通事故

因交通事故而导致的TBI，以每10万人口计算，发病率最高的年龄段为15～24岁（258.3），其次为25～34岁（182.9）和35～44岁（126.5）。机动车事故造成的伤害，无论是发生在司机和乘客身上，还是发生在行人或骑自行车的人与机动车之间，都可能导致更严重的TBI。强制安全带和儿童安全座椅的法律可以减少司机和乘客受伤，而自行车和摩托车头盔的使用可能有助于降低这类人群中TBI的发生率。

暴力

据估计，2003年美国发生的TBI中，袭击约占10%，共16万例（Rutland-Brown et al.，2006）。多达20%的TBI可能是暴力行为的结果，其中约50%是由于枪支伤害。最高风险的年龄段为15～24岁。虽然男性似乎更容易因暴力行为受伤，但女性死亡的可能性更大。与枪支相关的伤害或死亡的发生率为42/10万。凶杀率因不同年龄和种族有很大差异，总体而言约为14/10万；但在非裔美国男性中上升为73/10万，在15～34岁的非裔美国男性中进一步上升至164.2/10万。

虐待和家庭暴力是妇女和儿童TBI的主要原因（Monahan，O'Leary，1999；Valera，Berenbaum，2003；Banks，2007）。Monahan估计每年约有两三百万女性遭受伴侣殴打，其中约35%因此患有TBI。Keenan等（2003）发现，在2岁以下儿童中，身体虐待可能是TBI最常见的原因，估计发生率约为17/10万人年；婴儿的发生率高于较大的儿童，男孩风险稍高于女孩。

8.10.3.4 战争和社会政治导向的暴力

截止2012年底约有两百万名美国和英国的男性和女性曾参加过伊拉克和阿富汗战争，导致数千人死亡和数万人严重受伤。对美国军队来说，TBI是一个重大问题；国防部报告称，2000—2017年间有375 230名军人患有TBI。与爆炸冲击有关的伤害可能占很大一部分（Warden，2006），而这类伤害的后续进展可能对个人和公共健康产生重要影响，并持续多年。爆炸不仅占据了大部分可观察和即时的伤害，而且还可能导致更轻微或未报告的颅脑创伤，这些创伤可能与创伤后应激障碍（PTSD）相结合（Hoge et al.，2004；Holbrook et al.，2005；Okie，2005）。那些经历过TBI或与爆炸有关的TBI的人在进入60～80岁时可能面临更高的痴呆风险。

8.10.3.5 公共卫生启示

由TBI导致的潜在生产寿命损失年因其原因而异，而这些原因在不同年龄段的影响不同。在严重受伤的患者中，TBI后癫痫发作的风险增加了17倍（Annegers et al.，1998）。虽然与跌倒和交通相关的伤害最为常见，但受影响最严重、预后最差、需要持续护理的人往往是幼儿和老年人。运动受伤往往是轻微的，会逐渐康复；但在多次受伤的情况下，可能多年后引发严重的后遗症。因为大量的士兵服役以及爆炸和其他伤害的高发生率，再加上PTSD、精神症状、认知缺陷及退行性痴呆症或其他神经系统疾病的发展，与战争有关的TBI可能是一个意想不到的公共卫生负担的来源。

8.10.4 癫痫

8.10.4.1 癫痫的临床概况

国际抗癫痫联盟分类和术语委员会是目前最常用的组织癫痫综合征的资源，并于2010年对1989年的分类系统提出了实质性修改，且于2017年进行了进一步的修订（表8.10.1）（Fisher et al.，2017）。目前的框架允许根据现有的信息和资源在4个级别上进行诊断，并且还涉及所有级别的病因学和相关合并症的广泛概念。

表 8.10.1 癫痫发作分类(2017年国际抗癫痫联盟)

Ⅰ. 全身性癫痫发作	
运动性	非运动性(失神)
• 张力-阵挛发作 • 阵挛发作 • 张力发作 • 肌阵挛发作 • 肌阵挛-张力-阵挛发作 • 肌阵挛-无张力发作 • 无张力发作 • 癫痫痉挛发作	• 典型发作 • 非典型发作 • 肌阵挛发作 • 眼睑肌阵挛
Ⅱ. 局灶性癫痫发作	
运动性发作	非运动性发作
• 自知力 • 意识受损	• 自知力 • 意识受损
• 自动行为 • 无张力 • 阵挛 • 癫痫痉挛发作 • 运动过度 • 肌阵挛 • 张力	• 自主神经系统 • 行为停顿 • 认知 • 情绪 • 感觉
• 局灶性双侧强直阵挛	• 局灶性双侧强直阵挛
Ⅲ. 不明原因癫痫发作	
运动性	非运动性
• 张力-阵挛发作 • 癫痫痉挛发作	• 行为停顿
Ⅳ. 未分类的癫痫发作	

资料来源:Fisher, R.S.Position Paper of the ILAE Commission for Classification and Terminology, Epilepsia, Volume 58, Issue 4, pp. 1522-30, ©2017.

癫痫发作分为全身性发作、局灶性发作和不明原因发作。局灶性癫痫发作(以前称为部分或局部癫痫发作),仅涉及大脑的特定局部区域,而全身性癫痫发作波及整个大脑。最初受累的脑区决定了与位置相关的癫痫发作的症状。局灶知觉性发作对应于先前的术语“单纯部分性癫痫发作”。局灶知觉损害性发作对应于先前的术语“复杂部分性发作”。“局灶扩展至双侧强直-阵挛”是一种特殊的发作类型,与1981年的术语“局灶发作伴继发性全面性发作”相对应。

全身性癫痫发作(旧称大发作)开始于大脑的广泛区域。最常见的全身性癫痫特征是肌肉僵硬,随后抽搐(强直-阵挛)。全身性癫痫发作分为运动性和非运动性(失神)癫痫。进一步的细分与1981年的分类相似。失神癫痫(旧称小发作)包括短暂的凝视和缺乏反应。肌阵挛性发作包括肌肉的短暂抽搐而不是重复性的阵挛性运动。强直性发作有全身肌肉僵硬。失张力发作包括肌肉张力的突然丧失。

8.10.4.2 癫痫的发病率和患病率

已有综述对癫痫流行病学的各方面进行了评价(Fiest et al.,2017)。癫痫的流行病学研究面临着一些困难,如难以进行确诊,以及诊断和分类所需的高度复杂的技术和专业知识。大量被诊断为癫痫的患者在仔细检查后未出现癫痫发作(Uldall et al.,2006)。同时,使用不同的癫痫定义会得到截然不同的患病率,因此在病例确认的标准化方面存在难度(Svendsen et al.,2007)。

在荟萃分析中,癫痫的总发病率为61.4/10万,其中低收入/中等收入国家为139/10万,高收入国家为48.9/10万(Fiest et al.,2017)。基于人群的前瞻性研究的发病率高于以临床和回顾性研究为基础的发病率。儿童的发病率较高,但随时间推移,儿童的发病率和患病率下降,而老年人的发病率和患病率则增加(Hauser et al.,1996;Hirtz et al.,2007)。其他研究发现男性、老年人、黑人及先前存在残疾或合并症的人群癫痫发病率增加(Kaiboriboon et al.,2013)。一项英国儿童的研究发现,1994—1996年出生的儿童到达5岁时癫痫的累积发病率为1%,2003—2005年出生的儿童为0.53%(Meeraus et al.,2013);2001—2008年,发病率年均下降4%。然而,来自美国明尼苏达州罗切斯特市的一项纵向研究发现,随时间推移,癫痫发病率略有上升(Zarrelli et al.,1999)。

癫痫的患病率估计为7.6/1 000(Fiest et al.,2017)。然而,不同地区的患病率存在差异。在非洲人群中,不同地区的患病率相差超过2倍(Ngugi et al.,2013)。年轻癫痫患者更常见于创伤原因,而老年患者更常见于感染原因。中国台湾地区也有类似的发现(Chen et al.,2012)。总的来说,贫困地区的癫痫负担是高收入地区的2倍以上,其中很大一部分差异可以通过可预防的感染、围产期护理和创伤来解释(Newton,Garcia,2012)。研究方法学、调查方法、病例定义、社区内先进医疗技术的可获得性以及文化等方面的差异使得癫痫患病率研究更具挑战性。

8.10.4.3 癫痫死亡率

癫痫患者的死亡风险可能是正常人的2~3倍(Thurman et al.,2017)。复发性癫痫发作患者的标准化死亡率约为预期的4倍。一项纵向研究发现,癫痫患者的死亡率相比全因死亡率要高出3倍,而在20岁以下的人群中则高出7倍(Shackleton et al.,1999)。一些与癫痫相关的死亡风险可能与潜在疾病,如脑肿瘤和脑血管疾病有关。然而,与非癫痫患者相比,癫痫患者由于意外事故(通常是溺水和烧伤)和自杀的死亡率也有所增加(Lhatoo,Sander,2005)。越来越多的证据表明,癫痫患者不明原因猝死是其死亡的一个重要原因,并且随着癫痫病程的持续和严重程度而增加(Devinsky,2011)。这种现象在成年人中更为常见。在社区人群中,不明原因猝死的发生率为0.09~2.65,在癫痫中心为1.2~5.9,在接受癫痫手术的患者中为6.0~9.3。一项以人群为基础的针对癫痫患儿长达40年的随访研究发现,9%发生了猝死,占所有死亡人数的38%。

8.10.4.4 癫痫的传染性病因

相比美国和欧洲,感染在发展中国家是更为重要的癫痫病因。寄生虫、细菌和病毒感染,再加上遗传因素、围产期损害、头部创伤和有毒物质接触,导致这些国家的癫痫发病率相当高(Newton,Garcia,2012)。一个重要的传染性风险因素的实例是晚期人类免疫缺陷病毒(HIV)感染,HIV本身或相关的机会性感染,如弓形虫病或结核瘤,可能导致癫痫。另一个重要的传染原因是猪带绦虫囊虫病,它会引起神经囊虫病,这是全球癫痫的一个主要原因(Del Brutto,2012)。癫痫的其他传染性原因包括各种发热性疾病,尤其是脑炎和疟疾。

8.10.4.5 癫痫的遗传学

癫痫的遗传学病因常基于家族聚集性研究和双生子研究。只有少部分患者存在已知的基因突变，但随着分子技术的进步，这种情况正在迅速改变。目前已有超过200个基因与癫痫相关，涵盖了单基因、复杂基因、线粒体基因、染色体基因和印记基因。用于评估癫痫患者的筛查方法也已被提出(Lemke et al.,2012)。表观遗传因素也可能影响癫痫中神经回路的兴奋性和神经发生(Roopra et al.,2012)。目前许多类型的癫痫被认定为遗传性疾病。然而，这些是癫痫的罕见形式，而对大多数病例的遗传贡献仍然无法解释。癫痫患者的一级亲属患病风险增加2~4倍(Annegers et al.,1982)。现已有多种癫痫疾病被证实是由通道病变引起的，即离子通道的突变(Avanzini et al.,2007)。未来预计将会发现更多与癫痫相关的基因。

8.10.4.6 癫痫的经济和公共卫生负担

18岁以上的癫痫患者中仅有42%就业，而非癫痫患者的这一比例为70%(Libby et al.,2012)。癫痫患者的工作缺勤率更高。在控制其他变量的情况下，相较于非癫痫患者，癫痫患者的生产力损失达9 504美元。间接费用可能占总费用的85%，而直接费用的最大比例可归因于难治性癫痫(Begley et al.,2000)。癫痫发作的频率与健康相关的生活质量呈负相关(Leidy et al.,1999)。未曾发作癫痫的个体报告其生活质量与一般人群相似；然而，无论是否存在其他并发症，更频繁的癫痫发作会导致生活质量下降；有效控制癫痫似乎对降低经济成本和提高患者生活质量至关重要。

8.10.4.7 痴呆症

痴呆症的临床概况

痴呆症表现为一个人从几个领域中的任何一个领域逐渐丧失正常和习惯的认知功能。这些认知缺陷表现为相比先前功能水平的下降，且严重到足以干扰日常功能和独立性。这通常始于阿尔茨海默病(AD)的记忆问题，也可能始于额颞叶变性(frontotemporal lobar degeneration,FTLD)的语言缺陷或失忆，或血管性认知障碍中的执行功能缺陷，或路易体病中的睡眠障碍或幻觉。无论起始领域是什么，与大多数痴呆症相关的认知损害往往会随时间的推移而进展，并影响其他认知领域。痴呆症通常包括行为变化，如焦虑、游走、个性改变或抑郁，以及睡眠障碍和精神症状。随着对特定痴呆症亚型的认识不断增加，研究界越来越依赖于这些亚型的特定临床标准。虽然《诊断与统计手册》(American Psychiatric Association,1994)标准最初是为了提供相互排斥的诊断亚组，但现在普遍认为，可能多种潜在的“脑部疾病”共存并导致痴呆症的表现。

痴呆症有多种原因，包括神经退行性、血管性、感染性和创伤性因素。随着年龄增长而出现的主要神经退行性痴呆疾病包括AD、路易体病[也称为路易体痴呆(dementia with Lewy bodies,DLB)或PD痴呆]及FTLD痴呆。脑血管疾病可能与上述疾病中的任何一种并存，并可能是血管性痴呆(vascular dementia,VaD)的主要原因之一。朊病毒病及其相关的海绵状脑病(如克雅氏病和变异型克雅氏病)虽然罕见，但可能通过摄入动物组织或接触或移植人体组织传播。其他导致痴呆症的疾病和损伤包括药物诱发的疾病、酗酒、亨廷顿氏病、硬膜下血肿、脑肿瘤、脑积水、维生素B12缺乏症、多发性硬化症、甲状腺功能减退症和神经梅毒。

AD痴呆(McKhann et al.,2011)、AD引起的轻度认知障碍(Albert et al.,2011)及临床前AD(Sperling et al.,2011)的临床诊断标准强调了增加生物标志物来反映潜在的病理变化。在临床前AD中，淀粉样蛋白成像和脑脊液检测淀粉样β蛋白、tau蛋白和磷酸化tau蛋白是最重要的，因为在这个阶段患者并不表现出认知症状。过去的神经病理学标准是根据临床病理NIA-Reagan共识标准(Anonymous,1997)对病理特征(如淀粉样斑块和神经原纤维缠结)的频率进行排序,以推测引起临床痴呆的可能性。新的神经病理学标准(Hyman et al.,2012)只依据现有病理特征进行诊断,而不考虑临床表现。因此,研究界已经迈出了重要一步,通过现有的病理标准(临床和神经病理学)对AD定义,并正式认识到无症状AD的存在。这为第二级预防的概念化带来了新的可能性。

8.10.4.8 轻度认知障碍

轻度认知障碍(mild cognitive impairment,MCI)是指临床上观察到的认知能力下降,但尚未达到痴呆症标准(Petersen,2004)。它可能是痴呆症的前驱症状,也可能仅是一种受损状态,其原因可能多种多样;MCI本身并不是一种特定的病因学诊断,而是认知功能受影响的一种表现形式。有关AD引起的轻度认知损伤的部分已经有了正式的临床标准和生物标志物适应证(Albert et al.,2011)。AD疾病过程可能已经持续了10~25年,这可以通过脑脊液生物标志物和/或淀粉样蛋白成像来检测到(Sperling et al.,2011;Bateman et al.,2012)。这一认识改变了流行病学家对于研究风险因素和可能导致疾病发作的暴露时间的看法。病理性发病也在一定程度上解释了为何对于轻度或中度受损患者,潜在治疗的成功机会几乎为0。AD引起痴呆的康复治疗可能需要减缓或阻止病理形成;若能康复,还需要促进神经元的再生、分支和连接。

追踪和描述与认知能力下降相关的预后因素一直是许多研究的主题。然而,对于AD和其他潜在原因而言,认知能力下降的时间和过程可能更多地与病理损伤的频数和位置相关,而非与教育等因素有关。确定和描述可能改变有症状疾病患者衰退过程的潜在可改变因素,是AD和其他痴呆症的主要挑战之一。原始MCI标准(Petersen,2007)允许其代表除AD之外的各种病因。对于非遗忘型MCI,可能涉及血管性认知障碍及由于额颞叶变性痴呆或路易体痴呆引起的认知障碍。然而,许多人认为MCI的记忆受损主要代表早期AD(Morris et al.,2001;Morris,Cummings,2005;Morris,2006)。被诊断为MCI的人可能会康复,不会继续发展为痴呆症。Sperling等(2011)很好地描述了认知能力下降的潜在进展为一个连续体,并非重新分类为痴呆或MCI的单独类别。

8.10.5 痴呆症和阿尔茨海默病

8.10.5.1 痴呆症和AD的患病率和发病率

多年前,Evans及其团队基于美国马萨诸塞州东波士顿的社区研究报告了痴呆症和AD的患病率(Evans et al.,1989)。他们发现,65~74岁年龄段的痴呆症患病率为3%,而85岁以上年龄段的则为47%,其中超过80%的痴呆症被归类为AD。Evans随后预测2050年将有1 030万AD患者。最近,全球患病率研究的荟萃分析(Prince et al.,2013)显示,世界各地不同年龄段的患病率和年龄调整总患病率非常相似,撒哈拉以南非洲的患病率最低,而拉丁美洲和加勒比地区的患病率可能最高。据全球疾病负担研究报告,2016年全球痴呆症患者估计为4 380万。预计2050年患病人数将增至1.1538亿。2010年美国和西欧用于痴呆症治疗的费用约为4 200亿美元;全球范围则花费了6 040亿美元。另一项发病率荟萃分析(Nichols et al.,2019)汇总了23项研究的数据,估计了欧洲、美国和东亚的痴呆症、AD和VaD的发病率。在欧洲,临床诊断的痴呆症发病率从3.6/1 000人年(65~69岁)上升到37.7/1 000人年(85~89岁);而在美国,同样年龄段的发病率从2.4/1 000人年到27.5/1 000人年不等。

同样,Rocca等(1998)重新分析了1975—1984年的痴呆症和AD发病率数据,并观察到年度年龄别发病率似乎保持相当稳定。Launer等(1999)结合了在丹麦、法国、荷兰和英国招募的队列,确定痴呆症的发病率从2.5/1 000人年(65～69岁)到85.6/1 000人年(90岁及以上)不等;而AD在相同年龄组中的发病率从1.2/1 000人年上升到63.5/1 000人年。

假设AD的发病率是通过包括无症状人群在内的阳性生物标志物的发展来估计的,这种变化将如何改变年龄分布和发病率?

尽管人们尝试确定主要病因或病理上"纯粹"的病例,但导致痴呆的病因(如AD、血管性、路易体、FTLD)似乎在社区居住的患者中经常混合存在。这种混合符合这些疾病可能存在多种淀粉样变性病的观点:这些疾病是由错误折叠的蛋白质聚集引起的(Morimoto,2006)。

现在,正如Sperling等(2011)指出的,在一定程度上已经可以区分正常人、MCI患者和患有潜在痴呆相关病理的无症状人群,这是基于新开发的神经影像技术(Klunk et al.,2003;Mathis et al.,2003;Small,2004)和脑脊液生物标志物。这些生物标志物可能提供关于疾病病理起始以及疾病发病前的风险因素和关键暴露期的线索(Mintun et al.,2006;Bacskai et al.,2007;Fagan et al.,2007;Rowe et al.,2007)。

8.10.5.2 AD的风险(和保护)因素

由于方法学和生物学上的限制,确定AD的环境风险因素一直是令人失望且矛盾的尝试。病理性疾病可能在任何症状出现之前的10～25年就开始了,这意味着可能与疾病发生相关的暴露时间窗口甚至更早。除遗传因素外,很少有观察性研究能够在如此早期的阶段确定任何暴露。因此,病例对照研究可能存在方法学上的问题,包括诊断分类错误及暴露数据不完整或缺失。相比之下,队列研究设计稍微好一些,因为最初的队列包括无症状的人群,但是如果基础队列不能有效地排除患病的影响,就可能导致诊断分类错误。因此,到目前为止,在流行病学病例对照或队列研究中报告的风险或保护因素必须以谨慎态度看待;一个值得注意的例外是遗传风险因素,如载脂蛋白E(APOE)ε4等位基因。APOE可能独立发挥作用,也可能改变或混淆环境风险因素的影响(Corder et al.,1993;Launer et al.,1999;Mehta et al.,1999)。

高教育水平被认为能降低AD患病风险,但这种关系十分复杂(Hendrie,1998;Geerlings et al.,1999;Koepsell et al.,2007)。高教育水平带来更大的"认知储备",在疾病侵袭时可以发挥作用,这个想法令人心动,尽管从生物学角度尚无确凿证据支持。Koepsell等在一项临床病理研究中发现,"没有证据表明,当AD患者神经病理更严重时,受教育程度和认知功能相关的差异性更高",并进一步得出结论:"受教育程度更高的轻度或无AD的人较高的MMSE得分表明其可能具有更好的智力测试技能或认知储备,但这些优势最终可能会被AD的神经病理所抵消"(Koepsell et al.,2007)。另一项研究指出,早年生活环境质量如兄弟姐妹的数量和居住地区,与晚年患AD有关,但教育水平与患AD的风险没有显著相关(Moceri et al.,2000)。

已有研究探究抗炎药物对AD的潜在保护作用(Breitner,1996;In t'Veld et al.,2001;Szekely et al.,2007)。2001年启动了AD抗炎预防试验,该试验招募了2 625名70岁或以上的受试者,随机分为安慰剂组、塞来昔布组或萘普生钠组。由于治疗组出现了较多的心血管事件,试验提前终止。根据试验结束后的初步数据分析显示,与安慰剂相比,塞来昔布或萘普生钠在预防AD上并没有显著效果。

雌激素替代疗法作为一种保护因素,其研究结果与抗炎药物有着相似之处,大量流行病学和生物学证据都支持这种保护作用。尽管大量流行病学和实验室证据支持雌激素对AD发病的潜在保护作用,但妇女健康倡议记忆研究(雌激素和雌激素加黄体酮与安慰剂的随机对照试验)显示,在接受积极治疗的人群中,痴呆症风险显著增加(Shumaker et al.,2003,2004)。把雌激素作为AD潜在治疗方法的结果也显示,其对AD没有影响(Henderson et al.,2000;Mulnard et al.,2000)。

与心血管疾病和代谢综合征(包括糖尿病)相关的因素可能会对AD和其他痴呆症产生影响,尽管交互作用的确切机制可能尚未阐明(Launer et al.,2000;Yaffe et al.,2004;Kivipelto,Solomon,2006;Laitinen et al.,2006;Li et al.,2007;Muller et al.,2007)。这种做法的基本原理似乎是,治疗高血压、高胆固醇、糖尿病和肥胖是合理的医疗实践,如果能够实现更全面和有效的治疗,可能还可以通过血管或其他途径,从而直接或间接减少痴呆症的发生,这些途径可能会、也可能不会直接影响AD的病理过程。目前,乙酰胆碱酯酶抑制剂和美兰替汀是唯一可用于改善这些患者整体功能和认知的症状性药物。乙酰胆碱酯酶抑制剂针对痴呆症患者中因Meynert基底核及其投射神经元缺失而产生的乙酰胆碱不足。这些药物可能被视为症状疗法,而不是神经保护或改变潜在疾病轨迹的方法。

8.10.5.3 遗传与AD

在20世纪80年代末和90年代,AD遗传学研究取得了重大进展。随着早老素-1和早老素-2及淀粉样前体蛋白突变被发现为家族性、常染色体显性遗传的病因,APOEε4等位基因被认为是“风险因素”。一些关于AD遗传学的综述,如Hardy(1998)、Levy-Lahad(1998)、St GeorgeHyslop(2000)和Haass等(2004)更详细地描述了这一发展时期。

目前,晚发性非常染色体显性遗传性AD的最强和最一致的遗传风险因素是APOE基因型,这一关联最早是由Allen Roses博士的实验室提出的(Corder et al., 1993; Saunders et al., 1993; Strittmatter et al., 1993)。APOE自然存在3种不同的等位基因(ε2、ε3和ε4),它们在个体中形成6种基因型之一。包含ε4等位基因的基因型与AD风险增加有关;纯合子ε4极大增加了风险(如大于8倍)。自从首次报道与ε4等位基因相关的风险增加以来,许多研究者已经观察到这种关联。APOE基因型的讨论现在几乎包含在所有AD遗传和风险因素研究中,无论是作为研究焦点还是作为关联的潜在混杂因素/效应修饰因子。尽管包含APOE基因型的研究很多,但有关ε2、ε3和ε4等位基因如何影响AD风险的研究相对较少。

基于大量AD受试者的GWAS研究(Hollingworth et al., 2011; Naj et al., 2011)中,学者们发现并复制了一系列新的常见变异。如最近2项重要研究表明,TREM2与AD风险增加有关(Guerreiro et al., 2013),而ABCA7与非裔美国人的AD风险增加有关(Reitz et al., 2013)。由于这些基因和其他当前的GWAS包含高度复制性,它们被认为优于20世纪90年代中期至2010年间的大多数候选基因研究。更多类似的研究已在开展。此外,数据共享使其他研究人员能够检查这些已确定的基因位点与临床特征(内表型)的关联,如认知能力下降等。

8.10.5.4 血管性痴呆

血管性痴呆(VaD)在临床和神经病理学上很难表述。对于VaD和AD“纯粹”病例的寻找可能阻碍了对这些疾病如何作用和相互作用的理解。在老年人中,血管特征常与AD共存:较新的精密成像和其他措施及神经病理学证实了这一点(Au et al., 2006)。已经有学者开发了几种不同的标准来诊断VaD(Chui et al.; 1992; Roman et al., 1993; American Psychiatric Association, 1994)。在对VaD的临床定义和识别方面,很多开创性工作都应归功于Hachinski和他的同事,Hachinski缺血评分继续被用来表征认知衰退中脑血管损害的程度(Hachinski, 1994)。

因为对于脑部战略性区域的白质损伤、梗死和病变位置缺乏明确的定义,病理学上VaD是一个谜。实际上,VaD缺乏病理学上的金标准,无法对临床诊断或临床标准进行比较并衡量其有效性(Murray et al., 2007)。因此,临床诊断标准在实践中被证明是困难的,并且可能不可靠,即使是经验丰富的研究员应用也是如此(Chui et al., 2000)。

8.10.5.5 路易体病和额颞叶变性

另外两种类型的痴呆,路易体病(McKeith, 2006)和FTLD(Cairns et al., 2007a),已根据其临床表现,但更具体地说,根据其病理学从AD中分离出来。路易体病(或DLB)在痴呆症病例中的占比高达30%。PD也是一种路易体疾病,若PD患者生存时间足够长,他们将因此而出现痴呆症状(Zaccai et al., 2005; Tsuang et al.,

2006)。路易体病(或DLB)通常表现为认知表现波动、视觉幻觉、快速眼动睡眠行为障碍和/或帕金森氏症状。在疾病的早期阶段,记忆障碍可能不如注意力缺陷、额叶皮层下能力和视觉空间能力缺陷那么突出(Knopman et al.,2001;Korczyn,Reichmann,2006)。

自从最初对颗粒蛋白前体的研究以来,FTLD在分类方面经历了一场革命(Gass et al.,2006;Rademakers et al.,2007)。随后对TDP-43的参与进行了详细研究(Neumann et al.,2006;Van Deerlin et al.,2010),并发现与C9ORF72的关联(DeJesus-Hernandez et al.,2011)。这些发现涉及特定的疾病亚型,可能是65岁以下人群中最常见的痴呆症(Mackenzie,Rademakers,2007)。行为变异性额颞叶痴呆(bvFTD)是一种行为亚型,其特征包括个人意识丧失、社交能力丧失、去抑制、过度活动、躁动、冲动、注意力不集中、过度兴奋、逃避社交、冷漠或惰性,以及刻板印象或持久性行为。记忆丧失呈现多样化,通常是由于缺乏关注或精力。额叶损伤涉及抽象思维、计划和行为自我调节。FTLD也可能与帕金森综合征或运动神经元疾病有关。病理上约40%的额颞叶变性与17号染色体上微管相关蛋白tau(MAPT)基因突变有关,因此属于"tau病";这些疾病包括匹克氏病、皮质基底变性和进行性核上性麻痹(Rademakers,Hutton,2007;Tolnay,Frank,2007)。约50%FTLD不是"tau病",与其说是MAPT突变,还不如说是泛素蛋白反应(FTLD-U)(Mackenzie,Rademakers,2007)。最近人们发现,同样位于17号染色体上的颗粒蛋白前基因突变是FTLD-U疾病的重要原因(Baker et al.,2006;Cruts et al.,2006;Gass et al.,2006),包括原发性进行性失语症(Mesulam et al.,2007)。参与这些疾病及运动神经元疾病的病理蛋白是TDP-43(Mackenzie et al.,2006;Neumann et al.,2006;Cairns et al.,2007b;Kwong et al.,2007),这些可以说是近年来关于痴呆症和FTLD最令人兴奋和重要的发现。与AD相比,FTLD是罕见的,并且由于其早发病和不常见的临床症状,也常被误诊为精神疾病。

8.10.6　周围神经病变

8.10.6.1　周围神经病变的临床概况

虽然"周围神经病变"可涉及任何影响周围神经的疾病,但通常描述的是影响周围神经的系统性疾病,而不是单个神经的局灶性疾病。这些疾病通常首先影响远端神经,症状最初出现在足部,然后向腿部延伸。少数周围神经病变首先影响较短的近端神经。随着症状到达膝盖,手部开始出现症状,然后是前躯干和头顶。症状因受累的神经纤维类型而异。受影响的运动纤维导致虚弱、肌肉萎缩和反射不足。若长期存在,运动神经病变可能引发足弓增高(高足弓)或锤状趾。感觉神经受累可导致感觉丧失、感觉扭曲(感觉障碍)或自发的不适感(感觉异常)。自主神经病变可导致体位性低血压、性功能障碍、肠功能障碍、膀胱功能障碍和胃轻瘫。受影响神经纤维的大小通常可通过大纤维疾病病史(导致反射、振动和关节位置丧失)来判断。小纤维疾病常导致自主神经功能障碍、感觉障碍、痛觉丧失和温度感觉丧失。

电诊断试验通常用于周围神经病变的诊断和分类。神经传导速度可将周围神经病变分为脱髓鞘型和轴突型,脱髓鞘神经病会导致不成比例的神经传导速度减慢和潜伏期增加。轴突疾病导致振幅不成比例的丧失,但传导速度相对稳定。神经传导研究仅测量高速传导的大直径纤维。肌电图(EMG)通常用于测量肌肉纤维的电活动。大髓鞘神经元的肌纤维神经支配丧失导致介入活动增加、正波、纤颤电位、多相运动单位电位,以及EMG招募模式的减少;有时神经或肌肉活检也用于诊断多发性神经病变。

通常多发性神经病变涉及多个周围神经,导致自主神经病变、感觉丧失或无力。单神经病变,顾名思义,是指单个神经的损伤或压迫,如腕管综合征(carpal tunnel syndrome,CTS)或贝尔麻痹。周围神经疾病通常分为遗传性和后天获得性两类。沙可-玛丽-图斯综合征是广为人知的遗传性疾病。获得性神经障碍可能与创伤/压迫、糖尿病、酒精中毒及其他营养和代谢问题有关;也可能与传染性诱因有关,如吉利安-巴氏综合征、麻风病、莱姆病或HIV感染;也可能是由于接触有毒金属(如铅、汞)、工业化学品或治疗药物(如抗肿瘤药物)所致(Rowland,Merritt,1995)。虽然周围神经病变很常见,但对其流行病学知之甚少。已开展的少数研究发现周围神经病变患病率在2.4%～8%(Martyn,Hughes,1997)。随着年龄的增长,患病率显著增加,85岁及以上人群的患病率为54%(Mold et al.,2004)。

8.10.6.2 腕管综合征

腕管综合征(CTS)可能是最常见的神经病变。腕管松解术是最常见的手部手术。不同于非职业性CTS,重复性、高影响行为引起的职业性CTS的男性和女性的发生率几乎相同,其平均年龄(37岁)低于非职业性CTS(51岁)(Franklin et al.,1991)。根据美国工人的赔偿记录发现,其发生率为1.74/1 000个全职等效工作。

与职业性CTS发病率相比,普通人群CTS发病率为3.46/1 000人年(Nordstrom et al.,1998)。发病率的明显增加可能反映了真实情况,但也可能受到对该病的普遍认识和诊断怀疑的影响。与真实疾病流行率相关的症状流行率也是一个需要考虑的因素(Atroshi et al.,1999)。据报告,CTS的刺痛、疼痛和麻木症状的患病率约为14%,而CTS的确诊率不到3%。

伴有炎性关节炎、糖尿病和甲状腺功能减退的CTS患者更有可能接受CTS松解术(Solomon et al.,1999)。遗传是CTS的单一最强预测因子,有50%CTS风险是由遗传因素引起的(Hakim et al.,2002)。同卵和异卵双胞胎的研究发现,其遗传度约为0.46(95%CI:0.34～0.58)。年龄分布呈双峰分布,峰值在50～54岁和75～84岁(Bland,Rudolfer,2003)。一项病例对照研究发现,CTS患者体重指数升高比对照组中更常见(Stallings et al.,1997)。

8.10.6.3 糖尿病

糖尿病是引发单纯性和多发性神经病变的常见而复杂的病因。据称,糖尿病周围神经病变可能影响26%～47%的糖尿病患者(Barrett et al.,2007),但也有研究显示该比例较低,为7.8%～17.4%(Dyck et al.,2012),更有效的血糖控制可以在一定程度上降低周围神经病变的风险。糖尿病周围神经病变,尤其是那些有疼痛症状的患者,其成本可能是巨大的(Currie et al.,1998;Barrett et al.,2007)。

研究指出,微血管疾病、慢性高血糖及糖尿病类型是多神经病变中最重要的预测因子(Dyck et al.,1999)。自主神经病变受高血糖的强烈影响,并与死亡率增加相关(Orchard et al.,1996)。舒张压升高、酮症酸中毒、空腹甘油三酯水平升高及微量白蛋白尿也是糖尿病多发性神经病变的危险因素(Tesfaye et al.,1996)。

8.10.6.4 营养性神经病变

维生素B12缺乏是导致外周神经病变的多种营养缺乏中最常见的一种。1992—1993年由于缺乏肉类和奶制品,周围神经病变的流行影响了古巴5万多人,发病率为461/10万(Roman,1994)。通过观察病变的视觉和外周症状表现,怀疑是营养缺乏,用多种维生素特别是B族维生素治疗,最终遏制了疾病暴发。

8.10.6.5 感染引起的周围神经病变

HIV感染是导致周围神经病变的重要原因,其中包括弥漫性周围神经病变、格林-巴罗综合征、单神经病变、继发感染性神经病变及药物引发的神经病变(Brew,2003)。然而,由于不同研究之间发病率和患病率的巨大差异,因此无法对其进行准确估计。

格林-巴罗综合征是由自身免疫攻击周围神经髓磷脂所致。此前,格林-巴罗综合征被认为是一种特发性疾病,但目前认识到很大一部分病例与之前的感染有关,包括空肠弯曲杆菌和巨细胞病毒(Hardy et al.,2011)。尽管麻风病患病率正在下降,但它仍然是发展中国家周围神经病变的最重要原因之一(Suzuki et al.,2012)。幸运的是,早期治疗可以预防许多因该病而导致的残疾和毁容。

8.10.7 帕金森综合征和帕金森病

在描述和定义特发性PD方面,帕金森研究领域存在分歧:(1)是否需要全面呈现临床症状(例如主要体征);(2) PD病理生理学证据(如路易体病理)是否足以证明该病存在;(3) PD是否应被视为一种系统性神经退行性疾病,而不仅局限于运动障碍(Langston,2006;Litvan et al.,2007)。一些支持扩大PD定义的争论认为,仅限于疾病本身的临床和病理观点可能会限制研究进展的潜力(Langston,2006)。

8.10.7.1 PD的临床概况

PD临床特征包括4个主要表现:震颤、肌强直、运动缓慢和后期姿势步态改变。通常,PD临床诊断需要观察到上述2种或更多症状。在病情严重时,患者可能会在面对像门槛或裂缝等微小障碍时出现行动停滞的情况。虽然运动障碍专家对PD诊断有所把握,但通常还需要通过组织病理学检查来确诊。为了提高临床诊断的准确性和有效性,人们提出了修改诊断标准的建议(Gelb et al.,1999;Jankovic et al.,2000)。

帕金森综合征涵盖了几个主要亚型:特发性帕金森综合征(PD)、症状性帕金森综合征(如药物诱导、毒素诱导或其他特定原因引起)、帕金森叠加综合征(如多系统萎缩(MSA)、进行性核上性麻痹)和遗传性退行性疾病(如Hallervorden-Spatz病、亨廷顿病)。PD或特发性帕金森综合征约占帕金森综合征的80%。

MSA有时会被误诊为PD,这是一种相对罕见但极其严重的疾病,通常涉及进行性的自主神经衰竭,同时对左旋多巴或小脑共济失调显示出不良反应。新的证据表明,类似于PA和DLB,MSA是一种突触核蛋白病(Goedert,Spillantini 1998;Dickson et al.,1999;Armstrong et al.,2006)。

8.10.7.2 PD发病率和患病率

PD患病率因不同的诊断标准、研究人群和使用的流行病学方法而存在差异。工业化国家PD患病率一般估计为总人口的0.3%,60岁以上人群的患病率约为1%(Nussbaum,Ellis,2003)。PD患病率报告差异性较大,通常报告的患病率约为50/10万~200/10万,最高可达约350/10万。共纳入了14 636名65岁或以上人群的5项欧洲研究(de Rijk et al.,1997)发现,根据欧洲1991年标准人口进行年龄调整后,PD患病率为1.6/100(1 600/10万)。此外,PD年龄别患病率如下:40~49岁为41/10万;50~59岁为107/10万;55~64岁为173/10万;60~69岁为428/10万;65~74岁为425/10万;70~79岁为1 087/10万;80岁以上为1 903/10万(Pringsheim et al.,2014)。

与患病率一样,PD和帕金森综合征的发病率也给公众带来了许多警示。一项综述估计的PD标准化发病率为8/10万人年~18/10万人年(De Lau,Breteler,2006)。PD很少在50岁前发病,60岁后发病率急剧上升。当然,PD总发病率可能取决于人口的年龄结构,但年龄别发病率可以直接比较。衰老如何影响PD临床表现或退行性过程,以及衰老如何与遗传和环境风险因素共同作用,进而触发病理生理或临床症状,仍然是帕金森综合征和PD流行病学的关键问题。

8.10.7.3 PD的危险因素

研究人员通过观察1-甲基-4-苯基-1,2,3,6-四氢吡啶(MPTP)在摄入后不久引起急性PD,从而希望确定PD的一致环境诱因(Langston,Ballard,1983;Langston et al.,1983)。MPTP及其代谢产物的结构与常见农药有些相似,这引起了人们对其作为PD危险因素或诱因的兴趣。过去环境因素的研究优势至少部分让位给了遗传和病理生理病因的研究(Litvan et al.,2007;Do et al.,2011)。

Tanner等(2011)发表了一篇关于农药/除草剂暴露作为PD危险因素的综述。该综述提出,病理生理的开始可能发生在PD诊断的多年之前,因此确定关键的暴露时间和暴露持续时间是研究PD危险因素时需要克服的一个挑战。此外,从暴露到病理生理或临床疾病发作的时间也有很大差异。相比于接触农药,接触MPTP(1-甲基-4-苯基-1,2,3,6-四氢嘧啶)会立即引发PD临床症状(Gorell et al.,1998;Petrovitch et al.,2002;Firestone et al.,2005)。对农药暴露作为一种潜在原因的兴趣促使人们采用生物转化基因方法来评估易感人群发病;具体来说,由于参与代谢的多态基因的影响,一些人可能或多或少能够代谢环境毒素。细胞色素P-450生物转化基因家族之一*CYP2D6*参与异丙嗪(结构类似于农药)代谢;某些多态基因形式的代谢能力较差,而其他形式则能够正常或迅速代谢异丙嗪。最初研究似乎显示,代谢不良的人患PD风险增加,但随后的研究和荟萃分析未能支持这一结论(Maraganore et al.,2000;Scordo et al.,2006)。一些研究采用类似方法来确定易感性,重点是谷胱甘肽转移酶(GST)多态性,该酶参与农药和其他异种生物的代谢(Menegon et al.,1998)。通过这种方式来确定基因–环境相互作用的持续努力最终可能会被证明是富有成效的,但目前的研究成果相对有限。

Gorell等(1999)描述了金属暴露与PD的关联,最近Racette等(2012)报告了金属焊接与PD的关联。过去重金属如铁、铜、锰和铅曾被提出作为潜在的风险因素,而Racette等的研究可能在某种程度上提供了重复验证。

在综述和论著类研究中,吸烟普遍被认为与PD风险降低有关。尽管与吸烟的负相关性是较一致的发现,但这并非完全没有其他解释,其中一个合理解释是尼古丁具有神经保护潜力。另一个可能的解释是,与未患有PD者相比,患有PD的更有可能戒烟,或者早期就不可能吸烟。这是因为多巴胺是大脑奖励系统的关键组成部分,在PD症状出现之前,其基底神经节中多巴胺显著减少,那些后来发展为PD症状的人不太进行包括吸烟在内的寻求奖励行为。大多数PD流行病学研究使用"现存"病例。除了大规模的研究(或非常大的队列研究)之外,PD的低发病率实际上不允许仅关注新诊断的病例。当试图确定横断面研究的病例样本以进行病例对照研究时,可以证明那些患病时间较长的患者更有可能被纳入研究。那些严重、病程短或快速恶化的病例往往会被忽略。如果那些具有吸烟史的PD患者比具有吸烟史的对照更有可能较早死亡,那么由于吸烟的"对照组"较多,吸烟似乎具有保护作用。尽管有这样的争论,但帕金森病研究界似乎对吸烟的潜在保护作用相对自信(Ritz et al.,2007)。

一些研究指出,与饮食相关的因素可以降低PD风险,如鱼类和蔬菜(Gao et al.,2007)、咖啡和咖啡因(Ross et al.,2000)及饮食中的叶酸和维生素B12等(de Lau et al.,2006)。有报道称,体重指数的增加会增加PD风险(Hu et al.,2006),而痛风和高尿酸血症则可能具有预防PD的效果(de Lau et al.,2005;Alonso et al.,2007)。

在过去的20年中,人们普遍认为PD完全是由环境因素引起的。然而现在,随着遗传学知识和技术的迅速发展,以及对一些可能参与发病机制的蛋白质的理解,Hardy指出,迄今为止发现的基因已经解释了PD近50%疾病风险(Hardy,2010)。Do等(2011)讨论了最近GWAS和与PD风险相关的基因。已发现PD患者脑中葡萄糖脑苷酶缺乏;类似地*GBA*基因与导致PD和痴呆症的路易体疾病相关(Tsuang et al.,2012)。虽然与PD相关的基因不断增加,但公认的隐性基因主要包括*parkin*(*PARK2*)、*PINK1*(*PARK6*)和*DJ-1*(*PARK7*)等,常染色体显性基因主要包括*SNCA*、*UCHL1*、*LRRK2*、*GBA*和*MAPT*等。正如Do和其他学者所讨论的那样,与AD和FTLD等其他神经退行性疾病一样,PD的相关基因列表也在不断增加。

8.10.7.4 PD的公共卫生影响

PD是一种进行性疾病并导致身体逐渐衰弱。尽管最初使用左旋多巴和类似药物可有效缓解大多数运动症状，但约50%患者在3～5年后出现药物效果减弱的情况。到目前为止，尚无真正有效的疾病治疗方法，我们才刚刚开始研究导致发病机制的遗传途径或可能在症状出现之前改变疾病进程的药物靶点(Siderowf et al.，2012)，实现这一目标仍然是一个艰巨的挑战。随着活动障碍问题的增加，患者的医疗支出增加并且生活质量下降。目前，痴呆症几乎被视为PD不可避免的后果，假设患者生存时间足够长，这在许多情况下会导致需要长期护理。PD痴呆症和DLB痴呆症之间的重叠非常有趣，因为可能存在潜在的突触核蛋白病理学及潜在的遗传关系(Rocca et al.，2007；Tsuang et al.，2012)。

8.10.8 多发性硬化症

8.10.8.1 MS的临床概况

尽管多发性硬化症(MS)相对不常见，但对社会的影响巨大。由于侵袭年轻人、治疗费用高昂及可能导致残疾，该疾病的影响异常严重。Minden等(2004)报道只有21%的MS患者没有工作限制，29%的患者仍在工作。MS的医疗费用也非常高(Minden et al.，2004；Adelman et al.，2013)，由于收入减少和医疗费用增加，MS是导致20～50岁人群严重残疾的第三大主要原因(LaRocca et al.，1984)。

其临床表现是中枢神经系统白质脱髓鞘病变，引发了运动、感觉、小脑、视觉、脑干、自主神经、脊髓通路等多种症状。这些症状通常在MS发作期间完全或部分恢复，且在恶化(疾病复发/缓解)时保持稳定(Lublin，Reingold，1996)，或者可能在没有恶化的情况下缓慢进展(原发性进行性疾病)。复发/缓解病例可能会进展为继发性进行性疾病，导致基本功能缓慢恶化。当疾病死亡时，直接原因通常是传染病，继发于尿路问题或肺炎。

皮质类固醇可以缩短疾病的恶化时间。目前已有9种药物获美国食品和药物管理局批准用于减缓这种疾病，其他药物仍在审查中。除改善疾病治疗外，通常还需要对症治疗。很多新的治疗方法正在试验中，为未来寻求更有效治疗带来了希望。

8.10.8.2 MS的定义

目前的诊断标准是修订后的McDonald标准(Polman et al.，2011)，其要求在神经系统的不同时间和位置出现2次或以上的神经功能缺损。满足标准的MS发作必须具有典型的MS症状，并且在检查或临床试验中有客观发现。新标准允许仅通过临床表现进行诊断，同时也允许使用核磁共振成像(magnetic resonance imaging，MRI)结果来显示时间或位置的扩散。与以前的诊断相比，修订后的McDonald标准使得在疾病更早阶段做出诊断成为可能。

8.10.8.3 MS的病例确定

由于需要神经学专业知识和特殊研究才能做出可靠的诊断，报告的全球MS患病率不可能完全可比，特别是在医疗保健的可得性和质量存在差异的情况下。鉴于该病的临床表现和病程多变，这一点尤其正确。MS诊断通常在反复发作之后才能确立，且最初的临床症状往往模糊不清，这使得准确的发病率数字难以及时确定。

8.10.8.4 MS的患病率

考虑到确定疾病发病时间的困难,MS的患病率比发病率易于确定。随着新的McDonald标准、MRI技术的普及和对该病认识的提高,从症状出现到诊断的时间正迅速缩短(Marrie et al.,2005)。报告的MS患病率因地理纬度而异,从赤道附近的每10万人中不到1例,到一些高纬度地区每10万人中超过150例(Koch-Henriksen,Sorensen,2011)。移民人群中,他们在青少年期之前居住地的地理因素仍然可能影响MS的风险(Alter et al.,1966a,1966b)。然而,一项2010年多发性硬化症流行病学研究的系统综述和荟萃分析,对纬度与MS风险的普遍关联提出了质疑;结果显示,在西欧、北美和澳大利亚/新西兰地区,MS患病率随着地理纬度增加而增加;但MS发病率仅在澳大利亚/新西兰随地理纬度增加而增加,在西欧和北美则没有这种关联。因此,在北半球MS发病率并不存在纬度梯度,纬度梯度对MS患病率的影响可能与其他因素相关,如生存时间、诊断准确性和确定概率。

8.10.8.5 MS的危险因素

性别

约75%的MS患者为女性。然而,在20世纪上半叶却以男性患者为主(Kurtzke,2005)。性别比约在20世纪中叶开始转变为女性为主,女性/男性比例持续以每年约0.85%的速度增加(Orton et al.,2006;Wallin et al.,2012)。该病在怀孕期间不太活跃,但在产后3个月内活动性增加(Confavreux et al.,1998;Langer-Gould,Beaber,2013)。MS的活跃程度可能与激素水平和妊娠期间免疫系统功能的变化有关;然而,性别比例随时间变化的原因仍不清楚。

MS的种族背景

一般来说,MS在白人中的发病率较高,尤其是北欧血统的人。其他种族的发病率和患病率较低,但这种情况似乎正在发生改变。相比于白人男性退伍军人,黑人退伍军人罹患MS的RR从第二次世界大战/朝鲜战争时期的0.44增加到越南战争时期的0.67,再到海湾战争时期的1.16(Wallin et al.,2012)。在同一时间段内,相比白人男性,黑人女性罹患MS的RR从1.28增加到2.86,再增加到3.62,逐渐接近白人女性的水平,分别为1.79、2.99和3.54。

MS的遗传易感性

在高加索人中,HLA复合体的一些等位基因与MS易感性有关,尤其是HLA-DRB1.1501(Haines et al.,1996)。此外,其他影响免疫反应或髓鞘结构的基因组研究也受到关注(Sadovnick et al.,1991)。到目前为止,大型GWAS研究已确定了超过100种与MS相关的基因多态性,但这些关联并不强,仅能解释该病不到25%的遗传度(Hafler et al.,2007;Sawcer et al.,2011;Lin et al.,2012)。然而,这些研究验证了免疫功能相关基因的重要性。

在丹麦的双胞胎研究中,同卵和异卵双胞胎的MS一致性分别为24%和3%(Hansen et al.,2005)。相比非双胞胎和异卵双胞胎,同卵双胞胎的标准化发病比率分别为1.23和0.78。MS患者的其他一级亲属患MS的风险也会增加。在一项丹麦研究中,MS患者一级亲属患病RR为7.1(95%CI:5.8～8.8)(Nielsen et al.,2005)。男性和女性一级亲属的终身患病风险分别为2.8%和2.9%。一些研究发现,父亲患有MS的子女患病的风险高于母亲患有MS的子女(优势比OR=1.99,95%CI:1.05～3.77)(Kantarci et al.,2006)。这种在疾病不常见的亚群(男性)向后代传递的增加速率表明了一种遗传贡献,其中患有该疾病的男性身上的基因更为集中。然而,也有研究报道称,无论患有MS的亲代是父亲还是母亲,子女患病的风险是相似的(Herrera et al.,2007)。一项加拿大研究发现,兄弟姐妹的年龄别的MS风险为3.11%(95%CI:2.39%~3.83%)(Ebers et al.,2004)。该研究小组还发现了"母女对"病例多于"父子对"病例的情况,暗示表观遗传因素可能会起作用(Chao et al.,2010)。这些研究表明,该病存在重要的遗传因素,但环境因素也发挥重要作用。

MS的环境因素

存在固有易感性的情况下,一些外部因素似乎与MS有关。MS患者暴露于常见儿童期发疹性疾病的年龄较晚,出生顺序较低,尽管并非所有研究都支持这一发现(Bager et al.,2006)。关于疾病聚集的报告认为这些疾病与环境暴露有关,但调查显示这些所谓的疾病聚集通常不会超出预期的变异范围。

MS与纬度的密切关系使一些人推测,日照较少、维生素D水平较低的地区可能与这种疾病有关(Simon et al.,2012)。在25-羟基维生素D[25(OH)D]水平低的新兵中,其随后患MS的风险增加。维生素D水平低与儿童MS的风险相关。维生素D摄入量增加的母亲其后代患MS的风险较低。MS患者通常有较低的25(OH)D水平。一项对MS患者补充25(OH)D的小型试验发现其MRI成像活动方面没有差异(Stein et al.,2011)。其他25(OH)D治疗的随机试验正陆续开展。

MS患病率、纬度、迁移和社会经济因素的关系使一些人认为,MS与暴露于各种传染性生物的程度和时间有关(Fleming,Cook,2006)。这种卫生学假说认为,在生命后期接触传染性病原体会导致免疫系统的变化,最终导致MS。EB病毒(EBV)与MS有关(Ascherio,Munger,2007;Owens,Bennett,2012)。MS在从未患过EBV的人群中极为罕见。此外,那些在儿童晚期接触到EBV的人比那些在儿童早期接触EBV的风险增加了2~3倍。MS患者的EBV抗体滴度通常在疾病被识别前几年内上升,但这可能反映了免疫系统的普遍上调。巨细胞病毒似乎对儿童具有保护作用(Waubant et al.,2011)。

据报道,既往吸烟者和现在吸烟者患MS的风险均增加(Jafari,Hintzen,2011)。接触香烟烟雾的儿童患MS的风险更高(Mikaeloff et al.,2007)。吸烟与残疾增加、更多的MRI成像活动和转化为继发性进展性MS有关。

8.10.8.6 MS的小结

环境因素和遗传易感性似乎是导致MS风险增加的原因。这些因素引发了对中枢神经系统的免疫攻击,导致症状发生。遗传因素涉及多基因遗传,而环境因素尚未完全明确。免疫调节治疗在减缓疾病进展方面发挥重要作用,但效果有限。MS疾病过程的机制尚存许多未解之谜,更深入地了解这些机制有望推动更全面的治疗方法。

8.10.9　结论

介绍神经系统疾病的最新进展和有用的研究信息是一项艰巨的任务。本章试图说明一些特定神经系统疾病所面临的挑战,并引用大量当前或经典的研究论文。头痛等疾病由于受影响的年龄组、患病率及相关的生产力损失(或经济损失)而对公共卫生产生重大影响。MS是一种相对常见的神经系统疾病,可影响成年早期,降低其生产力,并最终导致生活自理能力丧失。TBI常发生于年轻人,幸存者除直接损失生产力外,可能还需要多年额外的医疗护理。癫痫可能在整个生命周期中发作,可能是由创伤引起的,也可能与特定基因有关。尽管存在难治性癫痫,但目前在控制癫痫发作方面已取得了巨大进步,使患者能够过上相对充实和正常的生活。神经退行性疾病,如PD和AD,剥夺了老年人的生产力、功能能力和独立性,同时也导致医疗成本大幅增加。毫无疑问,神经系统疾病对公共卫生产生重大影响。

本章中确定大多数疾病和病症的发病率和患病率是相当不准确的。这些病症通常很难在人群中定义和检测,并且在大多数情况下它们被视为“不可报告”的情况。因此,我们主要通过有限但(希望是)良好设计和实施的研究来了解疾病发生情况。如本章引言所述,神经系统疾病的流行病学研究是一个复杂的问题,诊断不准确和疾病隐匿性影响了我们观察风险因素关联的能力,与存活相关的因素可能被误认为是风险/保护因素。

人类基因组计划和HapMap项目的最新工作极大地影响了技术,并使得10年前无法想象的全基因组研究成为可能。导致疾病的基因自身的贡献,可能小于与其他基因以复杂方式相互作用或代谢或增强环境暴露的基因的贡献。基因与环境之间的表观遗传相互作用将在未来得到越来越深入的研究。对基因产物和功能的描述可能会推动新的特异性药物治疗途径。本章中呈现的遗传信息,虽然相对较新,但可能很快过时。遗传学和分子生物学领域正在快速发展。对流行病学家来说,将遗传研究所获得的知识应用于流行病学研究的设计和分析也是一项挑战。借助遗传信息,神经系统疾病的诊断可能会更准确、更早地进行。科学和公共卫生将从中受益,甚至超出我们目前的预期。

流行病学必须利用这些分子进展。许多学者已经就科学中还原主义的利弊写过文章。流行病学在很大程度上取决于其公共卫生背景,基因对神经系统疾病的影响也可能如此。基因阵列可以识别易感个体;然而,这些人可能会避免发生疾病,除非遭遇特定的环境或行为暴露。公共卫生和流行病学的任务仍然涉及预防、疾病的非随机发生及其环境背景以及遗传,未来将继续完善解决这些任务的工具。

(翻译:苏虹)

参考文献

Adelman, G., Rane, S.G., and Villa, K.F. (2013). The cost burden of multiple sclerosis in the United States: a systematic review of the literature. Journal of Medical Economics, 16, 639-47.

Albert, M.S., et al. (2011). The diagnosis of mild cognitive impairment due to Alzheimer's disease: recommendations from the National Institute on Aging-Alzheimer's Association work-groups on diagnostic guidelines for Alzheimer's disease. Alzheimer's & Dementia, 7, 270-9.

Alhazzani, A. and Goddeau, R.P. (2013). Migraine and stroke: a continuum of association in adults. Headache, 53(6), 1023-7.

Alonso, A., Rodriguez, L.A., Logroscino, G., and Hernan, M.A. (2007). Gout and risk of Parkinson disease: a prospective study. Neurology, 69, 1696-700.

Alter, M., Leibowitz, U., and Halpern, L. (1966a). Multiple sclerosis in European & Afro-Asian populations of Israel. A clinical appraisal. Acta Neurologica Scandinavica, 42(Suppl. 19), 47-54.

Alter, M., Leibowitz, U., and Speer, J. (1966b). Risk of multiple sclerosis related to age at immigration to Israel. Archives of Neurology, 15, 234-37.

American Psychiatric Association (1994). Diagnostic and Statistical Manual of Mental Disorders: DSM - IV. Washington, DC: American Psychiatric Association.

Annegers, J.F., Hauser, W.A., Anderson, V.E., and Kurland, L.T. (1982). The risks of seizure disorders among relatives of patients with childhood onset epilepsy. Neurology, 32, 174-9.

Annegers, J.F., Hauser, W.A., Coan, S.P., and Rocca, W.A. (1998). A population-based study of seizures after traumatic brain injuries. The New England Journal of Medicine, 338, 20-4.

Anonymous (1997). Consensus recommendations for the postmortem diagnosis of Alzheimer's disease. The National Institute on Aging, and Reagan Institute Working Group on Diagnostic Criteria for the Neuropathological Assessment of Alzheimer's Disease. Neurobiology of Aging, 18, S1-2.

Armstrong, R.A., Cairns, N.J., and Lantos, P.L. (2006). Multiple system atrophy (MSA): topographic distribution of the alpha-synuclein-associated pathological changes. Parkinsonism & Related Disorders, 12, 356-62.

Ascherio, A. and Munger, K.L. (2007). Environmental risk factors for multiple sclerosis. Part I: the role of infection. Annals of Neurology, 61, 288-99.

Atroshi, I., Gummesson, C., Johnsson, R., Ornstein, E., Ranstam, J., and Rosen, I. (1999). Prevalence of carpal tunnel syndrome in a general population. Journal of the American Medical Association, 282, 153-8.

Au, R., et al. (2006). Association of white matter hyperintensity volume with decreased cognitive functioning: the Framingham Heart Study. Archives of Neurology, 63, 246-50.

Avanzini, G., Franceschetti, S., and Mantegazza, M. (2007). Epileptogenic channelopathies: experimental models of human pathologies. Epilepsia, 48(Suppl. 2), 51-64.

Bacskai, B.J., et al. (2007). Molecular imaging with Pittsburgh Compound B confirmed at autopsy: a case report. Archives of Neurology, 64, 431-4.

Bager, P., et al. (2006). Sibship characteristics and risk of multiple sclerosis: a nationwide cohort study in Denmark. American Journal of Epidemiology, 163, 1112-17.

Baker, M., et al. (2006). Mutations in progranulin cause tau-negative frontotemporal dementia linked to chromosome 17. Nature, 442, 916-19.

Banks, M.E. (2007). Overlooked but critical: traumatic brain injury as a consequence of interpersonal violence. Trauma, Violence & Abuse, 8, 290-8.

Barrett, A.M., Lucero, M.A., Le, T., Robinson, R.L., Dworkin, R.H., and Chappell, A.S. (2007). Epidemiology, public health burden, and treatment of diabetic peripheral neuropathic pain: a review. Pain Medicine, 8(Suppl. 2), S50-62.

Bateman, R.J., et al. (2012). Clinical and bio-marker changes in dominantly inherited Alzheimer's disease. The New England Journal of Medicine, 367, 795-804.

Baugh, C.M., et al. (2012). Chronic traumatic encephalopathy: neurodegeneration following repetitive concussive and subconcussive brain trauma. Brain Imaging and Behavior, 6, 244-54.

Bazarian, J.J., McClung, J., Shah, M.N., Cheng, Y.T., Flesher, W., and Kraus, J. (2005). Mild traumatic brain injury in the United States, 1998-2000. Brain Injury, 19, 85-91.

Begley, C.E., et al. (2000). The cost of epilepsy in the United States: an estimate from population-based clinical and survey data. Epilepsia, 41, 342-51.

Bland, J.D. and Rudolfer, S.M. (2003). Clinical surveillance of carpal tunnel syndrome in two areas of the United Kingdom, 1991-2001. Journal of Neurology, Neurosurgery, & Psychiatry, 74, 1674-9.

Boardman, H.F., Thomas, E., Millson, D.S., and Croft, P.R. (2006). The natural history of headache: predictors of onset and recovery. Cephalalgia, 26, 1080-8.

Breitner, J.C. (1996). Inflammatory processes and anti-inflammatory drugs in Alzheimer's disease: a current appraisal. Neurobiology of Aging, 17, 789-94.

Brennan, K.C., et al. (2013). Casein kinase iδ mutations in familial migraine and advanced sleep phase. Science Translational Medicine, 5, 56.

Brew, B.J. (2003). The peripheral nerve complications of human immunodeficiency virus (HIV) infection. Muscle & Nerve, 28, 542-52.

Cady, R.K. (1999). Focus on primary care female population with migraine. Obstetrical & Gynecological Survey, 54, S7-13.

Cairns, N.J., et al. (2007a). Neuropathologic diagnostic and nosologic criteria for frontotemporal lobar degeneration: consensus of the Consortium for Frontotemporal Lobar Degeneration. Acta Neuropathologica, 114, 5-22.

Cairns, N.J., et al. (2007b). TDP-43 in familial and sporadic frontotemporal lobar degeneration with ubiquitin inclusions. American Journal of Pathology, 171, 227-40.

Cassidy, J.D., et al. (2004). Incidence, risk factors and prevention of mild traumatic brain injury: results of the WHO Collaborating Centre Task Force on Mild Traumatic Brain Injury. Journal of Rehabilitation Medicine, 43, 28-60.

Centers for Disease Control and Prevention (CDC) (2003). Nonfatal fall-related traumatic brain injury among older adults — California, 1996-1999. Morbidity and Mortality Weekly Report, 52, 276-8.

Centers for Disease Control and Prevention (CDC) (2007). Nonfatal traumatic brain injuries from sports and recreation activities — United States, 2001-2005. Morbidity and Mortality Weekly Report, 56, 733-7.

Chao, M.J., et al. (2010). Parent-of-origin effects at the major histocompatibility complex in multiple sclerosis. Human Molecular

Genetics, 19, 3679-89.

Chen, C.C., Chen, L.S., Yen, M.F., Chen, H.H., and Liou, H.H. (2012). Geographic variation in the age-and gender-specific prevalence and incidence of epilepsy: analysis of National Health Insurance-based data. Epilepsia, 53, 283-90.

Chesnut, R.M., et al. (2012). A trial of intracranial-pressure monitoring in traumatic brain injury. The New England Journal of Medicine, 367, 2471-81.

Chui, H.C., et al. (2000). Clinical criteria for the diagnosis of vascular dementia: a multicenter study of comparability and interrater reliability [see comments]. Archives of Neurology, 57, 191-6.

Chui, H.C., Victoroff, J.I., Margolin, D., Jagust, W., Shankle, R., and Katzman, R. (1992). Criteria for the diagnosis of ischemic vascular dementia proposed by the State of California Alzheimer's Disease Diagnostic and Treatment Centers [see comments]. Neurology, 42, 473-80.

Confavreux, C., Hutchinson, M., Hours, M.M., Cortinovis-Tourniaire, P., and Moreau, T. (1998). Rate of pregnancy-related relapse in multiple sclerosis. Pregnancy in Multiple Sclerosis Group. The New England Journal of Medicine, 339, 285-91.

Corder, E.H., et al. (1993). Gene dose of apolipoprotein E type 4 allele and the risk of Alzheimer's disease in late onset families [see comments]. Science, 261, 921-3.

Cruts, M., et al. (2006). Null mutations in progranulin cause ubiquitin-positive frontotemporal dementia linked to chromosome 17q21. Nature, 442, 920-4.

Currie, C.J., Morgan, C.L., and Peters, J.R. (1998). The epidemiology and cost of inpatient care for peripheral vascular disease, infection, neuropathy, and ulceration in diabetes. Diabetes Care, 21, 42-8.

Curtin, S.C., Warner, M., and Hedegaard, H. (2016). Increase in suicide in the United States, 1999-2014. NCHS Data Brief, 241, 1-8.

De Boer, A.G., Sprangers, M.A., Speelman, H.D., and De Haes, H.C. (1999). Predictors of health care use in patients with Parkinson's dis-ease: a longitudinal study. Movement Disorders, 14, 772-9.

Dejesus-Hernandez, M., et al. (2011). Expanded GGGGCC hexanucleotide repeat in noncoding region of C9ORF72 causes chromosome 9p-linked FTD and ALS. Neuron, 72, 245-56.

De Lau, L.M., Koudstaal, P.J., Hofman, A., and Breteler, M.M. (2005). Serum uric acid levels and the risk of Parkinson disease. Annals of Neurology, 58, 797-800.

De Lau, L.M., Koudstaal, P.J., Witteman, J.C., Hofman, A., and Breteler, M.M. (2006). Dietary folate, vitamin B12, and vitamin B6 and the risk of Parkinson disease. Neurology, 67, 315-18.

Del Brutto, O.H. (2012). Neurocysticercosis. Continuum (Minneapolis Minn), 18, 1392-416.

De Lau, L.M. and Breteler, M.M. (2006). Epidemiology of Parkinson's disease. The Lancet Neurology, 5, 525-35.

De Rijk, M.C., et al. (1997). Prevalence of parkinsonism and Parkinson's disease in Europe: the EUROPARKINSON Collaborative Study. European Community Concerted Action on the Epidemiology of Parkinson's disease. Journal of Neurology, Neurosurgery, and Psychiatry, 62, 10-15.

de Vries, B., et al. (2016). Systematic re-evaluation of genes from candidate gene association studies in migraine using a large genome-wide association data set. Cephalalgia, 36, 604-14.

Devinsky, O. (2011). Sudden, unexpected death in epilepsy. The New England Journal of Medicine, 365, 1801-11.

Dickson, D.W., Lin, W., Liu, W.K., and Yen, S.H. (1999). Multiple system atrophy: a sporadic synucleinopathy. Brain Pathology, 9, 721-32.

Do, C.B., et al. (2011). Web-based genome-wide association study identifies two novel loci and a substantial genetic component for Parkinson's disease. PLoS Genetics, 7, e1002141.

Dyck, P.J., et al. (2012). Impaired glycemia and diabetic polyneurop-athy: the OC IG Survey. Diabetes Care, 35, 584-91.

Dyck, P.J., Davies, J.L., Wilson, D.M., Service, F.J., Melton, L.J., 3rd, and O'Orien, P.C. (1999). Risk factors for severity of diabetic polyneuropathy: intensive longitudinal assessment of the Rochester Diabetic Neuropathy Study cohort. Diabetes Care, 22, 1479-86.

Ebers, G.C., Sadovnick, A.D., Dyment, D.A., Yee, I.M., Willer, C.J., and Risch, N. (2004). Parent-of-origin effect in multiple sclerosis: observations in half-siblings. The Lancet, 363, 1773-4.

Evans, D.A., et al. (1989). Prevalence of Alzheimer's disease in a community population of older persons. Higher than previously reported. Journal of the American Medical Association, 262, 2551-6.

Fagan, A.M., Roe, C.M., Xiong, C., Mintun, M.A., Morris, J.C., and Holtzman, D.M. (2007). Cerebrospinal fluid tau/beta-amyloid(42) ratio as a prediction of cognitive decline in nondemented older adults. Archives of Neurology, 64, 343-9.

Fiest, K.M., et al. (2017). Prevalence and incidence of epilepsy: a systematic review and meta-analysis of international studies. Neurology, 88, 296-303.

Firestone, J.A., Smith-Weller, T., Franklin, G., Swanson, P., Longstreth, W.T., Jr., and Checkoway, H. (2005). Pesticides and risk of Parkinson disease: a population-based case-control study. Archives of Neurology, 62, 91-5.

Fischera, M., Marziniak, M., Gralow, I., and Evers, S. (2008). The incidence and prevalence of cluster headache: a meta-analysis of population-based studies. Cephalalgia, 28, 614-18.

Fisher, R.S., et al. (2017). Operational classification of seizure types by the International League Against Epilepsy: Position Paper of the ILAE Commission for Classification and Terminology. Epilepsia, 58, 522-30.

Fleming, J.O. and Cook, T.D. (2006). Multiple sclerosis and the hygiene hypothesis. Neurology, 67, 2085-6.

Franklin, G.M., Haug, J., Heyer, N., Checkoway, H., and Peck, N. (1991). Occupational carpal tunnel syndrome in Washington State, 1984-1988. American Journal of Public Health, 81, 741-6.

Frediani, F. and Villani, V. (2007). Migraine and depression. Neurological Sciences, 28(Suppl. 2), S161-5.

Gao, X., et al. (2007). Prospective study of dietary pattern and risk of Parkinson disease. American Journal of Clinical Nutrition, 86, 1486-94.

Gass, J., et al. (2006). Mutations in progranulin are a major cause of ubiquitin-positive frontotemporal lobar degeneration. Human Molecular Genetics, 15, 2988-3001.

Geerlings, M.I., et al. (1999). Cognitive reserve and mortality in dementia: the role of cognition, functional ability and depression. Psychological Medicine, 29, 1219-26.

Gelb, D.J., Oliver, E., and Gilman, S. (1999). Diagnostic criteria for Parkinson disease. Archives of Neurology, 56, 33-9.

Gervil, M., Ulrich, V., Kyvik, K.O., Olesen, J., and Russell, M.B. (1999). Migraine without aura: a population-based twin study. Annals of Neurology, 46, 606-11.

Goedert, M., and Spillantini, M.G. (1998). Lewy body diseases and multiple system atrophy as alpha-synucleinopathies. Molecular Psychiatry, 3, 462-5.

Gorell, J.M., Johnson, C.C., Rybicki, B.A., Peterson, E.L., and Richardson, R.J. (1998). The risk of Parkinson's disease with exposure to pesticides, farming, well water, and rural living. Neurology, 50, 1346-50.

Gorell, J.M., Rybicki, B.A., Cole Johnson, C., and Peterson, E.L. (1999). Occupational metal exposures and the risk of Parkinson's disease. Neuroepidemiology, 18, 303-8.

Guerreiro, R., et al. (2013). TREM2 variants in Alzheimer's disease. The New England Journal of Medicine, 368, 117-27.

Haass, C. (2004). Take five — BACE and the gamma-secretase quartet conduct Alzheimer's amyloid beta-peptide generation. EMBO Journal, 23, 483-8.

Hachinski, V. (1994). Vascular dementia: a radical redefinition. Dementia, 5, 130-2.

Hafler, D.A., et al. (2007). Risk alleles for multiple sclerosis identified by a genomewide study. The New England Journal of Medicine, 357, 851-62.

Hagen, K., Vatten, L., Stovner, L.J., Zwart, J.A., Krokstad, S., and Bovim, G. (2002). Low socio-economic status is associated with increased risk of frequent headache: a prospective study of 22718 adults in Norway. Cephalalgia, 22, 672-9.

Haines, J.L., et al. (1996). A complete genomic screen for multiple sclerosis underscores a role for the major histocompatibility complex. The Multiple Sclerosis Genetics Group. Nature Genetics, 13, 469-71.

Hakim, A.J., Cherkas, L., El Zayat, S., MacGregor, A.J., and Spector, T.D. (2002). The genetic contribution to carpal tunnel syndrome in women: a twin study. Arthritis & Rheumatism, 47, 275-9.

Hansen, T., Skytthe, A., Stenager, E., Petersen, H.C., Bronnum-Hansen, H., and Kyvik, K.O. (2005). Concordance for multiple sclerosis in Danish twins: an update of a nationwide study. Multiple Sclerosis, 11, 504-10.

Hardy, J. (2010). Genetic analysis of pathways to Parkinson disease. Neuron, 68, 201-6.

Hardy, J., Duff, K., Hardy, K.G., Perez-Tur, J., and Hutton, M. (1998). Genetic dissection of Alzheimer's disease and related dementias: amyloid and its relationship to tau [published erratum appears in Nat Neurosci 1998 Dec; 1 (8) : 743]. Nature Neuroscience, 1, 355-8.

Hardy, T.A., Blum, S., McCombe, P.A., and Reddel, S.W. (2011). Guillain-Barré syndrome: modern theories of etiology. Current

Allergy and Asthma Reports, 11, 197-204.

Hauser, W.A., Annegers, J.F., and Rocca, W.A. (1996). Descriptive epidemiology of epilepsy: contributions of population-based studies from Rochester, Minnesota. Mayo Clinic Proceedings, 71, 576-86.

Headache Classification Committee of the International Headache Society (2018). The International Classification of Headache Disorders: 3rd edition. Cephalalgia, 38, 1-211.

Henderson, V.W., et al. (2000). Estrogen for Alzheimer's disease in women: randomized, double-blind, placebo-controlled trial. Neurology, 54, 295-301.

Hendrie, H.C. (1998). Epidemiology of dementia and Alzheimer's disease. American Journal of Geriatric Psychiatry, 6, S3-18.

Herrera, B.M., et al. (2007). Parental transmission of MS in a population-based Canadian cohort. Neurology, 69, 1208-12.

Hirtz, D., Thurman, D.J., Gwinn-Hardy, K., Mohamed, M., Chaudhuri, A.R., and Zalutsky, R. (2007). How common are the 'common' neurologic disorders? Neurology, 68, 326-37.

Hoge, C.W., Castro, C.A., Messer, S.C., Mcgurk, D., Cotting, D.I., and Koffman, R.L. (2004). Combat duty in Iraq and Afghanistan, mental health problems, and barriers to care. The New England Journal of Medicine, 351, 13-22.

Holbrook, T.L., Hoyt, D.B., Coimbra, R., Potenza, B., Sise, M., and Anderson, J.P. (2005). Long-term posttraumatic stress disorder persists after major trauma in adolescents: new data on risk factors and functional outcome. Journal of Trauma, 58, 764-9; discussion 769-71.

Hollingworth, P., et al. (2011). Common variants at ABCA7, MS4A6A/MS4A4E, EPHA1, CD33 and CD2AP are associated with Alzheimer's disease. Nature Genetics, 43, 429-35.

Hu, G., Jousilahti, P., Nissinen, A., Antikainen, R., Kivipelto, M., and Tuomilehto, J. (2006). Body mass index and the risk of Parkinson disease. Neurology, 67, 1955-9.

Hu, X.H., Markson, L.E., Lipton, R.B., Stewart, W.F., and Berger, M.L. (1999). Burden of migraine in the United States: disability and economic costs. Archives of Internal Medicine, 159, 813-18.

Hyman, B.T., et al. (2012). National Institute on Aging-Alzheimer's Association guidelines for the neuropathologic assessment of Alzheimer's disease. Alzheimer's & Dementia, 8, 1-13.

In t'Veld, B.A., et al. (2001). Nonsteroidal antiinflammatory drugs and the risk of Alzheimer's disease. The New England Journal of Medicine, 345, 1515-21.

Jafari, N. and Hintzen, R.Q. (2011). The association between cigarette smoking and multiple sclerosis. Journal of the Neurological Sciences, 311, 78-85.

Jankovic, J., Rajput, A.H., Mcdermott, M.P., and Perl, D.P. (2000). The evolution of diagnosis in early Parkinson disease. Parkinson Study Group. Archives of Neurology, 57, 369-72.

Jennett, B., Teasdale, G., Braakman, R., Minderhoud, J., and Knill-Jones, R. (1976). Predicting outcome in individual patients after severe head injury. The Lancet, 1, 1031-4.

Jorm, A.F. and Jolley, D. (1998). The incidence of dementia: a meta-analysis. Neurology, 51, 728-33.

Kaiboriboon, K., Bakaki, P.M., Lhatoo, S.D., and Koroukian, S. (2013). Incidence and prevalence of treated epilepsy among poor health and low-income Americans. Neurology, 80, 1942-9.

Kaniecki, R.G. (2012). Tension-type headache. Continuum (Minneapolis Minn), 18, 823-34.

Kantarci, O.H., et al. (2006). Men transmit MS more often to their children vs. women: the Carter effect. Neurology, 67, 305-10.

Keenan, H. T. and Bratton, S. L. (2006). Epidemiology and outcomes of pediatric traumatic brain injury. Developmental Neuroscience, 28, 256-63.

Keenan, H.T., Runyan, D.K., Marshall, S.W., Nocera, M.A., Merten, D.F., and Sinal, S.H. (2003). A population-based study of inflicted traumatic brain injury in young children. Journal of the American Medical Association, 290, 621-6.

Kivipelto, M., and Solomon, A. (2006). Cholesterol as a risk factor for Alzheimer's disease — epidemiological evidence. Acta Neurologica Scandinavica Supplement, 185, 50-7.

Klunk, W.E., et al. (2003). Imaging the pathology of Alzheimer's disease: amyloid-imaging with positron emission tomography. Neuroimaging Clinics of North America, 13, 781-9, ix.

Knopman, D.S., et al. (2001). Practice parameter: diagnosis of dementia (an evidence-based review). Report of the Quality Standards Subcommittee of the American Academy of Neurology. Neurology, 56, 1143-53.

Koch-Henriksen, N. and Sorensen, P.S. (2011). Why does the north-south gradient of incidence of multiple sclerosis seem to have disappeared on the northern hemisphere? Journal of the Neurological Sciences, 311, 58-63.

Koepsell, T.D., Kurland, B.F., Harel, O., Johnson, E.A., Zhou, X.H., and Kukull, W.A. (2007). Education, cognitive function, and severity of neuropathology in Alzheimer disease. Neurology, 68, A169-70.

Korczyn, A.D., and Reichmann, H. (2006). Dementia with Lewy bodies. Journal of the Neurological Sciences, 248, 3-8.

Kurtzke, J.F. (2005). Epidemiology and etiology of multiple sclerosis. Physical Medicine & Rehabilitation Clinics of North America, 16, 327-49.

Kwong, L.K., Neumann, M., Sampathu, D.M., Lee, V.M., and Trojanowski, J.Q. (2007). TDP-43 proteinopathy: the neuropathology underlying major forms of sporadic and familial frontotemporal lobar degeneration and motor neuron disease. Acta Neuropathologica, 114, 63-70.

Lafrenière, R.G., et al. (2010). A dominant-negative mutation in the TRESK potassium channel is linked to familial migraine with aura. Nature Medicine, 16, 1157.

Laitinen, M.H., et al. (2006). Fat intake at midlife and risk of dementia and Alzheimer's disease: a population-based study. Dementia and Geriatric Cognitive Disorders, 22, 99-107.

Langer-Gould, A. and Beaber, B.E. (2013). Effects of pregnancy and breastfeeding on the multiple sclerosis disease course. Clinical Immunology, 149(2), 244-50.

Langston, J.W. (2006). The Parkinson's complex: parkinsonism is just the tip of the iceberg. Annals of Neurology, 59, 591-6.

Langston, J.W., and Ballard, P.A., Jr. (1983). Parkinson's dis-ease in a chemist working with 1-methyl-4-phenyl-1,2,5,6-tetrahydropyridine. The New England Journal of Medicine, 309, 310.

Langston, J.W., Ballard, P., Tetrud, J.W., and Irwin, I. (1983). Chronic Parkinsonism in humans due to a product of meperidine-analog synthesis. Science, 219, 979-80.

Larocca, N.G., et al. (1984). Field testing of a minimal record of disability in multiple sclerosis: the United States and Canada. Acta Neurologica Scandinavica Supplement, 101, 126-38.

Launer, L.J., et al. (1999). Rates and risk factors for dementia and Alzheimer's disease: results from EURODEM pooled analyses. EURODEM Incidence Research Group and Work Groups. European Studies of Dementia. Neurology, 52, 78-84.

Launer, L.J., et al. (2000). CASCADE: a European collaborative study on vascular determinants of brain lesions. Study design and objectives. Neuroepidemiology, 19, 113-20.

Leidy, N.K., Elixhauser, A., Vickrey, B., Means, E., and Willian, M.K. (1999). Seizure frequency and the health-related quality of life of adults with epilepsy. Neurology, 53, 162-6.

Lemke, J.R., et al. (2012). Targeted next generation sequencing as a diagnostic tool in epileptic disorders. Epilepsia, 53, 1387-98.

Leonardi, M., Steiner, T.J., Scher, A.T., and Lipton, R.B. (2005). The global burden of migraine: measuring disability in headache disorders with WHO's Classification of Functioning, Disability and Health (ICF). Journal of Headache Pain, 6, 429-40.

Levy-Lahad, E., Tsuang, D., and Bird, T.D. (1998). Recent advances in the genetics of Alzheimer's disease. Journal of Geriatric Psychiatry and Neurology, 11, 42-54.

Lhatoo, S.D. and Sander, J.W. (2005). Cause-specific mortality in epilepsy. Epilepsia, 46(Suppl. 11), 36-9.

Li, G., et al. (2007). Age-varying association between blood pressure and risk of dementia in those aged 65 and older: a community-based prospective cohort study. Journal of the American Geriatrics Society, 55, 1161-7.

Libby, A.M., Ghushchyan, V., McQueen, R.B., Slejko, J.F., Bainbridge, J.L., and Campbell, J.D. (2012). Economic differences in direct and indirect costs between people with epilepsy and without epilepsy. Medical Care, 50, 928-33.

Lin, R., Charlesworth, J., Van Der Mei, I., and Taylor, B.V. (2012). The genetics of multiple sclerosis. Practical Neurology, 12, 279-88.

Linde, M., et al. (2012). The cost of headache disorders in Europe: the Eurolight project. European Journal of Neurology, 19, 703-11.

Lipton, R.B., Bigal, M.E., Diamond, M., Freitag, F., Reed, M.L., and Stewart, W.F. (2007). Migraine prevalence, disease burden, and the need for preventive therapy. Neurology, 68, 343-9.

Lipton, R.B., Stewart, W.F., and Simon, D. (1998). Medical consultation for migraine: results from the American Migraine Study. Headache, 38, 87-96.

Litvan, I., et al. (2007). The etiopathogenesis of Parkinson disease and suggestions for future research. Part I. Journal of Neuropathology & Experimental Neurology, 66, 251-7.

Lublin, F.D. and Reingold, S.C. (1996). Defining the clinical course of multiple sclerosis: results of an international survey. National Multiple Sclerosis Society (USA) Advisory Committee on Clinical Trials of New Agents in Multiple Sclerosis. Neurology, 46, 907-11.

Lyngberg, A.C., Rasmussen, B.K., Jorgensen, T., and Jensen, R. (2005a). Has the prevalence of migraine and tension-type headache changed over a 12-year period? A Danish population survey. European Journal of Epidemiology, 20, 243-9.

Lyngberg, A.C., Rasmussen, B.K., Jorgensen, T., and Jensen, R. (2005b). Prognosis of migraine and tension-type headache: a population-based follow-up study. Neurology, 65, 580-5.

Mackenzie, I.R., et al. (2006). The neuropathology of frontotemporal lobar degeneration caused by mutations in the progranulin gene. Brain, 129, 3081-90.

Mackenzie, I.R. and Rademakers, R. (2007). The molecular genetics and neuropathology of frontotemporal lobar degeneration: recent developments. Neurogenetics, 8, 237-48.

Maraganore, D.M., Farrer, M.J., Hardy, J.A., Mcdonnell, S.K., Schaid, D.J., and Rocca, W.A. (2000). Case-control study of debrisoquine 4-hydroxylase, N-acetyltransferase 2, and apolipoprotein E gene polymorphisms in Parkinson's disease. Movement Disorders, 15, 714-19.

Marrie, R.A., Cutter, G., Tyry, T., Hadjimichael, O., Campagnolo, D., and Vollmer, T. (2005). Changes in the ascertainment of multiple sclerosis. Neurology, 65, 1066-70.

Martyn, C.N. and Hughes, R.A. (1997). Epidemiology of peripheral neuropathy. Journal of Neurology, Neurosurgery, & Psychiatry, 62, 310-18.

Mathis, C.A., Wang, Y., Holt, D.P., Huang, G.F., Debnath, M.L., and Klunk, W.E. (2003). Synthesis and evaluation of 11C-labeled 6-substituted 2-arylbenzothiazoles as amyloid imaging agents. Journal of Medicinal Chemistry, 46, 2740-54.

McKee, A.C., et al. (2013). The spectrum of disease in chronic traumatic encephalopathy. Brain, 136, 43-64.

McKeith, I.G. (2006). Consensus guidelines for the clinical and pathologic diagnosis of dementia with Lewy bodies (DLB): report of the Consortium on DLB International Workshop. Journal of Alzheimer's Disease, 9, 417-23.

Mckhann, G.M., et al. (2011). The diagnosis of dementia due to Alzheimer's disease: recommendations from the National Institute on Aging-Alzheimer's Association workgroups on diagnostic guidelines for Alzheimer's disease. Alzheimer's & Dementia, 7, 263-9.

Meeraus, W.H., Petersen, I., Chin, R.F., Knott, F., and Gilbert, R. (2013). Childhood epilepsy recorded in primary care in the UK. Archives of Disease in Childhood, 98, 195-202.

Mehta, K.M., et al. (1999). Head trauma and risk of dementia and Alzheimer's disease: the Rotterdam study. Neurology, 53, 1959-62.

Menegon, A., Board, P.G., Blackburn, A.C., Mellick, G.D., and Le Couteur, D.G. (1998). Parkinson's disease, pesticides, and glutathione transferase polymorphisms. The Lancet, 352, 1344-6.

Mesulam, M., et al. (2007). Progranulin mutations in primary progressive aphasia: the PPA1 and PPA3 families. Archives of Neurology, 64, 43-7.

Mikaeloff, Y., Caridade, G., Tardieu, M., and Suissa, S. (2007). Parental smoking at home and the risk of childhood-onset multiple sclerosis in children. Brain, 130, 2589-95.

Minden, K., Niewerth, M., Listing, J., Biedermann, T., Schontube, M., and Zink, A. (2004). Burden and cost of illness in patients with juvenile idiopathic arthritis. Annals of the Rheumatic Diseases, 63, 836-42.

Mintun, M.A., et al. (2006). [11C]PIB in a non-demented population: potential antecedent marker of Alzheimer disease. Neurology, 67, 446-52.

Moceri, V.M., Kukull, W.A., Emanuel, I., Van Belle, G., and Larson, E.B. (2000). Early-life risk factors and the development of Alzheimer's disease. Neurology, 54, 415-20.

Mold, J.W., Vesely, S.K., Keyl, B.A., Schenk, J.B., and Roberts, M. (2004). The prevalence, predictors, and consequences of peripheral sensory neuropathy in older patients. Journal of the American Board of Family Medicine, 17, 309-18.

Monahan, K., and O'Leary, K.D. (1999). Head injury and battered women: an initial inquiry. Health & Social Work, 24, 269-78.

Morimoto, R.I. (2006). Stress, aging, and neurodegenerative disease. The New England Journal of Medicine, 355, 2254-5.

Morris, J.C. (2006). Mild cognitive impairment is early-stage Alzheimer disease: time to revise diagnostic criteria. Archives of Neurology, 63, 15-16.

Morris, J.C., and Cummings, J. (2005). Mild cognitive impairment (MCI) represents early-stage Alzheimer's disease. Journal of

Alzheimer's Disease, 7, 235-9; discussion 255-62.

Morris, J.C., et al. (2001). Mild cognitive impairment represents early-stage Alzheimer disease. Archives of Neurology, 58, 397-405.

Muller, M., Tang, M.X., Schupf, N., Manly, J.J., Mayeux, R., and Luchsinger, J.A. (2007). Metabolic syndrome and dementia risk in a multiethnic elderly cohort. Dementia and Geriatric Cognitive Disorders, 24, 185-92.

Mulnard, R.A., et al. (2000). Estrogen replacement therapy for treatment of mild to moderate Alzheimer disease: a randomized controlled trial. Alzheimer's Disease Cooperative Study. Journal of the American Medical Association, 283, 1007-15.

Murray, M.E., Knopman, D.S., and Dickson, D.W. (2007). Vascular dementia: clinical, neuroradiologic and neuropathologic aspects. Panminerva Medica, 49, 197-207.

Naj, A.C., et al. (2011). Common variants at MS4A4/MS4A6E, CD2AP, CD33 and EPHA1 are associated with late-onset Alzheimer's disease. Nature Genetics, 43, 436-41.

Natoli, J.L., et al. (2010). Global prevalence of chronic migraine: a systematic review. Cephalalgia, 30, 599-609.

Neumann, M., et al. (2006). Ubiquitinated TDP-43 in frontotemporal lobar degeneration and amyotrophic lateral sclerosis. Science, 314, 130-3.

Newton, C.R. and Garcia, H.H. (2012). Epilepsy in poor regions of the world. The Lancet, 380, 1193-201.

Ngugi, A.K., et al. (2013). Prevalence of active convulsive epilepsy in sub-Saharan Africa and associated risk factors: cross-sectional and case-control studies. The Lancet Neurology, 12, 253-63.

Nichols, E., et al. (2019). Global, regional, and national burden of Alzheimer's disease and other dementias, 1990-2016: a systematic analysis for the Global Burden of Disease Study 2016. The Lancet Neurology, 18, 88-106.

Nielsen, N.M., et al. (2005). Familial risk of multiple sclerosis: a nation-wide cohort study. American Journal of Epidemiology, 162, 774-8.

Nordstrom, D.L., Destefano, F., Vierkant, R.A., and Layde, P.M. (1998). Incidence of diagnosed carpal tunnel syndrome in a general population. Epidemiology, 9, 342-5.

Nussbaum, R.L. and Ellis, C.E. (2003). Alzheimer's disease and Parkinson's disease. New England Journal of Medicine, 348, 1356-64.

Okie, S. (2005). Traumatic brain injury in the war zone. The New England Journal of Medicine, 352, 2043-7.

Orchard, T.J., Ce, L.L., Maser, R.E., and Kuller, L.H. (1996). Why does diabetic autonomic neuropathy predict IDDM mortality? An analysis from the Pittsburgh Epidemiology of Diabetes Complications Study. Diabetes Research and Clinical Practice, 34 (Suppl.), S165-71.

Orton, S.M., et al. (2006). Sex ratio of multiple sclerosis in Canada: a longitudinal study. The Lancet Neurology, 5, 932-6.

Osuntokun, B.O., et al. (1992). Prevalence of headache and migrainous headache in Nigerian Africans: a community-based study. East African Medical Journal, 69, 196-9.

Owens, G.P. and Bennett, J.L. (2012). Trigger, pathogen, or bystander: the complex nexus linking Epstein-Barr virus and multiple sclerosis. Multiple Sclerosis, 18, 1204-8.

Petersen, R.C. (2004). Mild cognitive impairment as a diagnostic entity. Journal of Internal Medicine, 256, 183-94.

Petersen, R.C. (2007). Mild cognitive impairment: current research and clinical implications. Seminars in Neurology, 27, 22-31.

Petrovitch, H., et al. (2002). Plantation work and risk of Parkinson disease in a population-based longitudinal study. Archives of Neurology, 59, 1787-92.

Polman, C.H., et al. (2011). Diagnostic criteria for multiple sclerosis: 2010 revisions to the McDonald criteria. Annals of Neurology, 69, 292-302.

Prince, M., Bryce, R., Albanese, E., Wimo, A., Ribeiro, W., and Ferri, C.P. (2013). The global prevalence of dementia: a systematic review and metaanalysis. Alzheimer's & Dementia, 9, 63-75.e2.

Pringsheim, T., Jette, N., Frolkis, A., and Steeves, T.D. (2014). The prevalence of Parkinson's disease: a systematic review and meta-analysis. Movement Disorders, 29, 1583-90.

Racette, B.A., et al. (2012). Increased risk of parkinsonism associated with welding exposure. Neurotoxicology, 33, 1356-61.

Rademakers, R., et al. (2007). Phenotypic variability associated with progranulin haploinsufficiency in patients with the common 1477C —>T (Arg493X) mutation: an international initiative. The Lancet Neurology, 6, 857-68.

Rademakers, R., and Hutton, M. (2007). The genetics of frontotemporal lobar degeneration. Current Neurology and Neuroscience Reports, 7, 434-42.

Reitz, C., et al. (2013). Variants in the ATP-binding cassette transporter (ABCA7), apolipoprotein E 4, and the risk of late-onset Alzheimer disease in African Americans. Journal of the American Medical Association, 309, 1483-92.

Ritz, B., et al. (2007). Pooled analysis of tobacco use and risk of Parkinson disease. Archives of Neurology, 64, 990-7.

Rivara, F.P., et al. (2012). Incidence of disability among children 12 months after traumatic brain injury. American Journal of Public Health, 102, 2074-9.

Rocca, W.A., et al. (2007). Risk of cognitive impairment or dementia in relatives of patients with Parkinson disease. Archives of Neurology, 64, 1458-64.

Rocca, W.A., Cha, R.H., Waring, S.C., and Kokmen, E. (1998). Incidence of dementia and Alzheimer's disease: a reanalysis of data from Rochester, Minnesota, 1975-1984. American Journal of Epidemiology, 148, 51-62.

Roman, G. C. (1994). An epidemic in Cuba of optic neuropathy, sensorineural deafness, peripheral sensory neuropathy and dorsolateral myeloneuropathy. Journal of the Neurological Sciences, 127, 11-28.

Roman, G.C., et al. (1993). Vascular dementia: diagnostic criteria for research studies. Report of the NINDS-AIREN International Workshop [see comments]. Neurology, 43, 250-60.

Roopra, A., Dingledine, R., and Hsieh, J. (2012). Epigenetics and epilepsy. Epilepsia, 53(Suppl. 9), 2-10.

Ross, G.W., et al. (2000). Association of coffee and caffeine intake with the risk of Parkinson disease. Journal of the American Medical Association, 283, 2674-9.

Rowe, C.C., et al. (2007). Imaging beta-amyloid burden in aging and dementia. Neurology, 68, 1718-25.

Rowland, L.P. and Merritt, H.H. (1995). Merritt's Textbook of Neurology. Baltimore, MD: Williams & Wilkins.

Russell, M.B., Levi, N., and Kaprio, J. (2007). Genetics of tension-type headache: a population based twin study. American Journal of Medical Genetics Part B, 144, 982-6.

Rutland-Brown, W., Langlois, J.A., Thomas, K.E., and Xi, Y.L. (2006). Incidence of traumatic brain injury in the United States, 2003. Journal of Head Trauma Rehabilitation, 21, 544-8.

Sadovnick, A.D., Bulman, D., and Ebers, G.C. (1991). Parent-child concordance in multiple sclerosis. Annals of Neurology, 29, 252-5.

Saunders, A.M., et al. (1993). Apolipoprotein E epsilon 4 allele distributions in late-onset Alzheimer's disease and in other amyloid-forming diseases [see comments]. The Lancet, 342, 710-11.

Sawcer, S., et al. (2011). Genetic risk and a primary role for cell-mediated immune mechanisms in multiple sclerosis. Nature, 476, 214-19.

Scher, A.I., Stewart, W.F., Ricci, J.A., and Lipton, R.B. (2003). Factors associated with the onset and remission of chronic daily headache in a population-based study. Pain, 106, 81-9.

Schwartz, B.S., Stewart, W.F., and Lipton, R.B. (1997). Lost workdays and decreased work effectiveness associated with headache in the workplace. Journal of Occupational & Environmental Medicine, 39, 320-7.

Scordo, M.G., Dahl, M.L., Spina, E., Cordici, F., and Arena, M.G. (2006). No association between CYP2D6 polymorphism and Alzheimer's disease in an Italian population. Pharmacological Research, 53, 162-5.

Shackleton, D.P., Westendorp, R.G., Trenite, D.G., and Vandenbroucke, J.P. (1999). Mortality in patients with epilepsy: 40 years of follow up in a Dutch cohort study [see comments]. Journal of Neurology, Neurosurgery, & Psychiatry, 66, 636-40.

Sherer, M., Struchen, M.A., Yablon, S.A., Wang, Y., and Nick, T.G. (2007). Comparison of indices of TBI severity: Glasgow coma scale, length of coma, post-traumatic amnesia. Journal of Neurology, Neurosurgery, & Psychiatry, 79(6), 678-85.

Shumaker, S.A., et al. (2004). Conjugated equine estrogens and incidence of probable dementia and mild cognitive impairment in postmenopausal women: Women's Health Initiative Memory Study. Journal of the American Medical Association, 291, 2947-58.

Shumaker, S. A., et al. (2003). Estrogen plus progestin and the incidence of dementia and mild cognitive impairment in postmenopausal women: the Women's Health Initiative Memory Study: a randomized controlled trial. Journal of the American Medical Association, 289, 2651-62.

Siderowf, A., et al. (2012). Impaired olfaction and other prodromal features in the Parkinson At-Risk Syndrome Study. Movement Disorders, 27, 406-12.

Simon, K.C., Munger, K.L., and Ascherio, A. (2012). Vitamin D and multiple sclerosis: epidemiology, immunology, and genetics. Current Opinion in Neurology, 25, 246-51.

Small, G.W. (2004). Neuroimaging as a diagnostic tool in dementia with Lewy bodies. Dementia and Geriatric Cognitive Disorders, 17

(Suppl. 1), 25-31.

Solomon, D.H., Katz, J.N., Bohn, R., Mogun, H., and Avorn, J. (1999). Nonoccupational risk factors for carpal tunnel syndrome. Journal of General Internal Medicine, 14, 310-14.

Sperling, R.A., et al. (2011). Toward defining the preclinical stages of Alzheimer's disease: recommendations from the National Institute on Aging-Alzheimer's Association workgroups on diagnostic guidelines for Alzheimer's disease. Alzheimer's & Dementia, 7, 280-92.

Stallings, S.P., Kasdan, M.L., Soergel, T.M., and Corwin, H.M. (1997). A case-control study of obesity as a risk factor for carpal tunnel syndrome in a population of 600 patients presenting for independent medical examination. Journal of Hand Surgery, 22, 211-15.

Stein, M.S., et al. (2011). A randomized trial of high-dose vitamin D2 in relapsing-remitting multiple sclerosis. Neurology, 77, 1611-18.

Stewart, W.F., Bigal, M.E., Kolodner, K., Dowson, A., Liberman, J.N., and Lipton, R.B. (2006). Familial risk of migraine: variation by proband age at onset and headache severity. Neurology, 66, 344-8.

Stewart, W.F., Lipton, R.B., and Liberman, J. (1996). Variation in migraine prevalence by race. Neurology, 47, 52-9.

St George-Hyslop, P.H. (2000). Molecular genetics of Alzheimer's disease. Biological Psychiatry, 47, 183-99.

Stovner, L., et al. (2007). The global burden of headache: a documentation of headache prevalence and disability worldwide. Cephalalgia, 27, 193-210.

Stovner, L.J., et al. (2018). Global, regional, and national burden of migraine and tension-type headache, 1990-2016: a systematic analysis for the Global Burden of Disease Study 2016. The Lancet Neurology, 17, 954-76.

Strittmatter, W.J., et al. (1993). Apolipoprotein E: high-avidity binding to beta-amyloid and increased frequency of type 4 allele in late-onset familial Alzheimer disease. Proceedings of the National Academy of Sciences of the United States of America, 90, 1977-81.

Suzuki, K., Akama, T., Kawashima, A., Yoshihara, A., Yotsu, R. R., and Ishii, N. (2012). Current status of leprosy: epidemiology, basic science and clinical perspectives. Journal of Dermatology, 39, 121-9.

Svendsen, T., Lossius, M., and Nakken, K.O. (2007). Age-specific preva-lence of epilepsy in Oppland County, Norway. Acta Neurologica Scandinavica, 116, 307-11.

Szekely, C.A., et al. (2007). NSAID use and dementia risk in the Cardiovascular Health Study. Role of APOE and NSAID type. Neurology, 68, 1800-8.

Tanner, C.M., et al. (2011). Rotenone, paraquat, and Parkinson's disease. Environmental Health Perspectives, 119, 866-72.

Taylor, C.A., Bell, J.M., Breiding, M.J., and Xu, L. (2017). Traumatic brain injury-related emergency department visits, hospitalizations, and deaths — United States, 2007 and 2013. Morbidity and mortality weekly report. Surveillance Summaries (Washington, D.C.: 2002), 66, 1-16.

Tepper, S.J. (2012). Medication-overuse headache. Continuum (Minneapolis Minn), 18, 807-22.

Tesfaye, S., et al. (1996). Prevalence of diabetic peripheral neur-opathy and its relation to glycaemic control and potential risk factors: the EURODIAB IDDM Complications Study. Diabetologia, 39, 1377-84.

Thurman, D.J., et al. (2017). Epidemiology Commission of the International League Against Epilepsy. The burden of premature mortality of epilepsy in high-income countries: a systematic review from the Mortality Task Force of the International League Against Epilepsy. Epilepsia, 58, 17-26.

Tolnay, M., and Frank, S. (2007). Pathology and genetics of frontotemporal lobar degeneration: an update. Clinical Neuropathology, 26, 143-56.

Tsuang, D., al. (2006). Predicting Lewy body pathology in a community-based sample with clinical diagnosis of Alzheimer's disease. Journal of Geriatric Psychiatry and Neurology, 19, 195-201.

Tsuang, D., et al. (2012). GBA mutations increase risk for Lewy body disease with and without Alzheimer disease pathology. Neurology, 79, 1944-50.

Uldall, P., Alving, J., Hansen, L.K., Kibaek, M., and Buchholt, J. (2006). The misdiagnosis of epilepsy in children admitted to a tertiary epilepsy centre with paroxysmal events. Archives of Disease in Childhood, 91, 219-21.

Ulrich, V., Gervil, M., Kyvik, K.O., Olesen, J., and Russell, M.B. (1999). Evidence of a genetic factor in migraine with aura: a population-based Danish twin study. Annals of Neurology, 45, 242-6.

Valera, E.M. and Berenbaum, H. (2003). Brain injury in battered women. Journal of Consultant Clinical Psychology, 71, 797-804.

Van Deerlin, V.M., et al. (2010). Common variants at 7p21 are associated with frontotemporal lobar degeneration with TDP-43 inclusions. Nature Genetics, 42, 234-9.

Wallin, M.T., et al. (2012). The Gulf War era multiple sclerosis cohort: age and incidence rates by race, sex and service. Brain, 135, 1778-85.

Wang, S.J., Fuh, J.L., Lu, S.R., and Juang, K.D. (2001). Quality of life differs among headache diagnoses: analysis of SF-36 survey in 901 headache patients. Pain, 89, 285-92.

Ward, T.N. (2012). Migraine diagnosis and pathophysiology. Continuum (Minneapolis Minn), 18, 753-63.

Warden, D. (2006). Military TBI during the Iraq and Afghanistan wars. Journal of Head Trauma Rehabilitation, 21, 398-402.

Waubant, E., et al. (2011). Common viruses associated with lower pediatric multiple sclerosis risk. Neurology, 76, 1989-95.

Werner, C., and Engelhard, K. (2007). Pathophysiology of traumatic brain injury. British Journal of Anaesthesia, 99, 4-9.

Wimo, A., Jonsson, L., Bond, J., Prince, M., Winblad, B., and Alzheimer's Disease International (2013). The worldwide economic impact of dementia 2010. Alzheimer's & Dementia, 9, 1-11.e3.

Yaffe, K., et al. (2004). The metabolic syndrome, inflammation, and risk of cognitive decline. Journal of the American Medical Association, 292, 2237-42.

Zaccai, J., Mccracken, C., and Brayne, C. (2005). A systematic review of prevalence and incidence studies of dementia with Lewy bodies. Age & Ageing, 34, 561-6.

Zarrelli, M.M., Beghi, E., Rocca, W.A., and Hauser, W.A. (1999). Incidence of epileptic syndromes in Rochester, Minnesota: 1980-1984. Epilepsia, 40, 1708-14.

Ziegler, D.K., Hur, Y.M., Bouchard, T.J., Jr., Hassanein, R.S., and Barter, R. (1998). Migraine in twins raised together and apart. Headache, 38, 417-22.

8.11 传染病和朊病毒病

8.11.1 引言

尽管全球在降低传染病发病率和死亡率方面取得了相当大的进展，但传染病仍然是全球发病率、致残率和死亡率的重要负担。虽然非传染性疾病(NCDs)仍然是全球死亡率(Liu et al.,2016)的主要原因，但下呼吸道感染(lower respiratory infections,LRIs)、腹泻和结核病(tuberculosis,TB)等疾病仍然是所有年龄和性别人群(WHO,2018b)的十大杀手之一。此外，许多新的病毒、细菌、真菌和寄生虫病原体的出现以及抗菌药物耐药性的上升是当前面临的主要挑战。

由于不同的环境、社会、经济和公共卫生因素变化，在过去的150年中，工业化国家的传染病发病率和死亡率有所下降，其结果是逐渐过渡到包括心血管疾病、糖尿病和癌症在内的慢性疾病，在当今成为这些国家人民的主要死亡原因。然而，欠发达国家则与此相反，传染病一直是疾病整体负担中的重要原因。

关于传染病的定义、传播方式及其控制的详细内容见第11.3章。第8.17章对新发和再发传染病的相关问题进行了概述。同样，由性传播感染、HIV/获得性免疫缺陷综合征(AIDS)、结核病和疟疾引起的疾病的详细内容见第8.12～8.15章。本章将综述儿童和成人常见传染病的全球负担、资源贫乏国家高传染病负担的决定因素，以及占全球儿童与成人发病率和死亡率主要份额的传染病的临床表现、诊断和治疗。

8.11.2 传染病负担

20世纪初，传染病是世界范围内造成死亡的主要原因。当时，三种疾病——肺炎、腹泻和结核病——在美国造成了约30%的死亡。在上个世纪，美国的传染病死亡率从1900年的每10万人中有797人死亡下降到1980年的每10万人中有36人死亡。

20世纪后期，中低收入国家(LMICs)的儿童死亡率大幅下降。从1960年到1990年，儿童死亡率平均每年下降2.5%，在出生后5年内死亡的风险减半，这是儿童生存率的重大成就。在1990年到2001年期间，主要在新生儿期之后，死亡率平均每年下降1.1%。5岁以下儿童死亡数从1990年的1 270万下降到2015年的约590万，2016年进一步下降到560万(UN IGME,2017)。5岁以下儿童死亡率的年均下降率从1990—2000年的1.8%稳步上升到2000—2015年的3.9%(UN IGME,2015)。5岁以下儿童死亡率的下降在很大程度上归因于传染病导致的死亡率下降。据WHO评估，在2000年至2012年间，因麻疹、腹泻和肺炎导致的儿童死亡率分别降低了80%、50%和40%(WHO,2018c)。

然而，尽管下降趋势可观，但联合国千年发展目标(MDGs)4却未能实现，该目标要求在1990年的基数上将5岁以下儿童死亡率降低三分之二。人们已经认识到，这在很大程度上是由于降低新生儿死亡率方面进展相对缓慢。新生儿死亡率下降了49%，而1～59个月龄儿童死亡率下降了62%(UN IGME,2017)。

随着5岁以下儿童死亡数的减少，新生儿死亡的比例有所增加。在2016年死亡的560万5岁以下儿童中，有260万为新生儿，占5岁以下儿童死亡总数的近一半。早产并发症(16%)、肺炎(16%)、产时相关事件(11%)

和腹泻(8%)占全球儿童死亡数的一半以上(UN IGME,2017)。因此,尽管在公共卫生方面取得了许多成就,但传染病仍然是5岁以下儿童的主要杀手之一。此外,新生儿脓毒症、疟疾和艾滋病(AIDS)分别占所有5岁以下儿童死亡率的7%、5%和1%(UN IGME,2017)。这些主要死亡原因在WHO各地区的分布情况见图8.11.1。

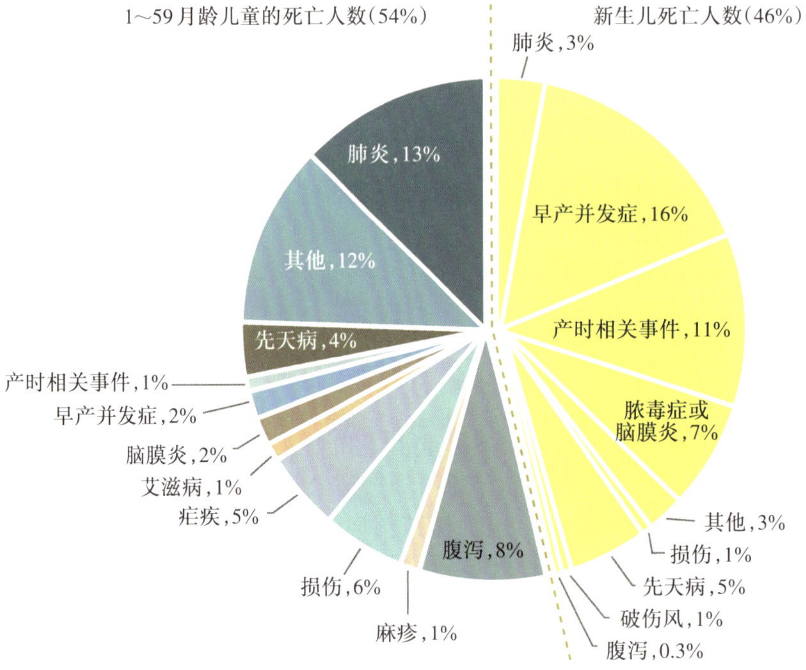

图8.11.1 2017年儿童死亡率水平和趋势

资料来源:United Nations Inter-agency Group for Child Mortality Estimation(UN IGME),'Levels&Trends in Child Mortality: Report 2017,Estimates Developed by the UN Inter-agency Group for Child Mortality Estimation',United Nations Children's Fund,New York,2017,with permission from UNICEF.

全球近80%的5岁以下儿童的死亡发生在两个地区:撒哈拉以南非洲和南亚(UN IGME,2017)。撒哈拉以南非洲的5岁以下儿童死亡率为每1 000名活产儿79人死亡,仍然是幼儿死亡率最高的地区。仅有6个国家(印度、尼日利亚、巴基斯坦、刚果民主共和国、埃塞俄比亚和中国)占全球5岁以下儿童死亡数的一半,其主要原因是新生儿疾病和可预防的感染,如肺炎和腹泻(图8.11.2;表8.11.1)。

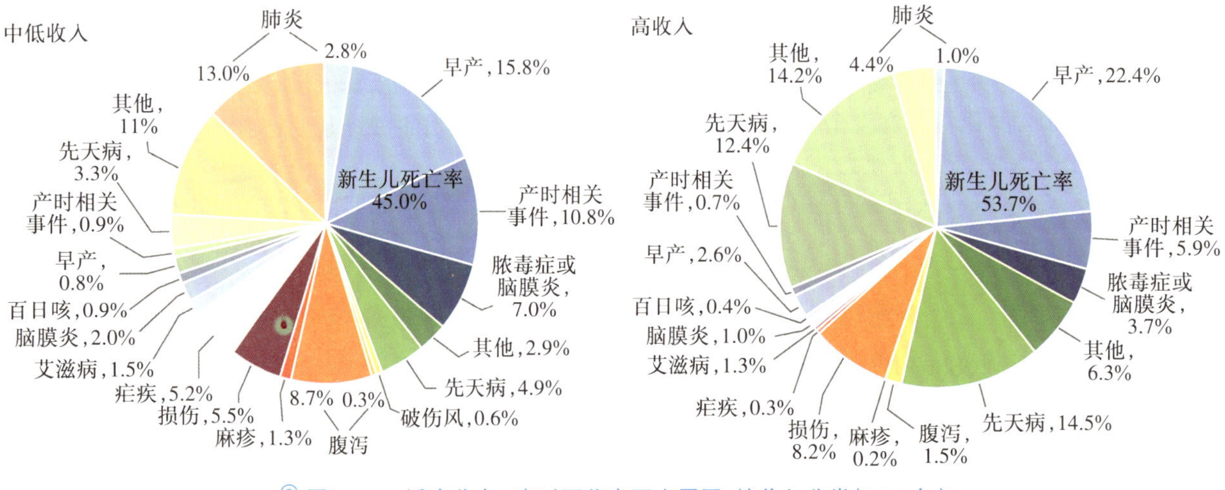

图8.11.2 活产儿中5岁以下儿童死亡原因,按收入分类(2015年)

资料来源:Liu,L.,Hill,K.,Oza,S.,Hogan,D.,Cousens,S.,Mathers,C.,Stanton,C.,Lawn,J. and Black,R.(2016).Levels and Causes of Mortality Under Age Five.In: R.Black,R. Laxminarayan,M.Temmerman and N.Walker,ed.,Reproductive,Maternal,Newborn and Child Health—Disease Control Priorities,3rd ed.[online]Washington DC: International Bank for Reconstruction and Development/The World Bank.

表8.11.1 2006年至2016年期间,全球死亡人数、每10万人的年龄标准化死亡率以及所有GBD原因的男女死亡率和百分比变化

	各年龄段死亡人数(千人)		年龄标准化死亡率(每10万人)	
	2016	%Δ 2006—2016	2016	%Δ 2006—2016
所有原因	54 698.6 (54 028.7~55 514.9)	4.1(2.8~5.6)*	832.7 (822.7~845.0)	-16.8 (-17.9至-15.7)*
传染性、母婴性、新生儿性和营养性失调	10 558.0 (10 097.7~11 143.4)	-23.9 (-26.1至-21.6)	154.1 (147.1~163.1)	-32.3 (-34.2至-30.3)*
HIV/AIDS和结核病	2 246.8 (2 172.8~2 314.5)	-34.7* (-36.5至-32.9)	31.0 (30.0~31.9)	-44.8 (-46.3至-43.3)
结核病	1 213.1 (1 161.5~1 265.4)	-20.9 (-24.5至-17.9)*	17.3 (16.5~18.1)	-36.1 (-39.2至-33.8)
HIV/AIDS	1 033.8 (987.4~1 081.6)	-45.8(-47.7至-43.7)	13.7(13.1~14.3)	-52.8(-54.4至-51.0)*
疾病症状,细菌和病毒性疾病				
新生儿脓毒症及其他新生儿感染	243.0 (205.0~317.7)	-11.8 (-21.9至1.5)	3.5 (3.0~4.6)	-11.5 (-21.7至1.8)
腹泻疾病	1 655.9 (1 244.1~2 366.6)	-24.2 (-32.2至-14.2)*	25.1 (18.8~36.0)	-35.9 (-42.4至-27.2)
下呼吸道感染	2 377.7 (2 145.6~2 512.8)	-8.2 (-12.4至-3.9)	36.8 (33.2~38.9)	-22.1 (-25.3至-18.9)
上呼吸道感染	2.3 (2.0~2.7)	-26.2 (-37.4至-12.1)	0.0 (0.0~0.0)	-34.9 (-44.7至-22.9)*
中耳炎	1.1 (0.8~1.5)	-41.1 (-53.8至-22.1)	0.0 (0.0~0.0)	-49.2 (-59.4至-33.5)*
脑膜炎	318.4 (262.5~408.7)	-8.4 (-19.3至9.5)	4.5 (3.8~5.8)	-16.3 (-26.0至0.2)
脑炎	102.9 (83.9~138.4)	-1.9 (-19.1至20.9)	1.5 (1.2~2.0)	-14.1 (-28.3至5.0)
白喉	1.1 (0.8~1.5)	-66.4 (-77.7至-48.3)	0.0 (0.0~0.0)	-68.2 (-78.9至-50.8)
百日咳	73.0 (38.9~126.1)	-36.3 (-63.5至17.6)	1.0 (0.6~1.8)	-38.3 (-64.7至13.7)
破伤风	36.7 (22.2~47.2)	-59.5 (-65.5至-52.9)*	0.5 (0.3~0.7)	-62.4 (-67.8至-56.3)*
麻疹	68.1 (25.5~146.1)	-72.5 (-77.0至-67.8)	1.0 (0.4~2.1)	-73.3 (-77.9至-69.1)*
水痘和带状疱疹	12.5 (11.4~13.9)	-15.2 (-22.2至-7.9)	0.2 (0.2~0.2)	-28.9 (-34.4至-23.2)

续表

	各年龄段死亡人数(千人)		年龄标准化死亡率(每10万人)	
	2016	%Δ 2006—2016	2016	%Δ 2006—2016
被忽视的热带病和疟疾				
疟疾	719.6 (594.6~863.0)	−25.9 (−41.4至−6.1)*	10.2 (8.4~12.3)	−30.5 (−45.3至−12.0)*
利什曼病	13.7 (7.7~23.0)	−54.1 (−57.9至−49.8)*	0.2 (0.1~0.3)	−58.9 (−62.1至−55.1)*
登革热	37.8 (10.9~52.7)	81.8 (42.3至132.6)*	0.5 (0.2~0.7)	60.9 (26.1至105.8)*
狂犬病	13.3 (7.2~19.1)	−47.4 (−56.2至−35.3)*	0.2 (0.1~0.3)	−53.4 (−61.2至−42.7)
蛔虫病	4.9 (4.0~6.1)	−39.2 (−50.0至−24.6)*	0.1 (0.1~0.1)	−42.9 (−53.0至−29.3)*
其他被忽视的热带疾病	27.1 (19.2~34.0)	3.1 (−23.2至34.3)	0.4 (0.3~0.5)	−4.8 (−28.3至23.4)

注:括号内为95%的不确定区间。星号表示有统计意义的显著增减($p<0.05$)。

资料来源:The Lancet, Volume 390, Issue 10100, GBD 2016 Causes of Death Collaborators, Global, regional, and national age-sex specific mortality for 264 causes of death, 1980-2016: a systematic analysis for the Global Burden of Disease Study 2016, pp. 1151-210, ©2017.

联合国千年发展目标(MDGs,2016)的重点是遏制传染病的传播,特别提到了人类免疫缺陷病毒(HIV)和疟疾。虽然目标没有完全实现,但部分指标已经达到,HIV和疟疾的发病率有所下降。2016年,在全球3 670万HIV感染者中,有2 000多万人获得了抗逆转录病毒治疗(ART)。随着ART的普及,HIV的发病率在1990年至2013年间下降了40%(WHO,2015)。此外,自2010年以来,HIV新发感染率下降了近11%;2016年为170万,而2010年为190万(UNAIDS,2017)。

据联合国艾滋病联合规划署(Joint United Nations Programme on HIV/AIDS,UNAIDS)评估表明,43%的新发HIV感染者发生在东非和南非,该地区承受着最沉重的疾病负担。然而,在2010年至2016年期间,该地区AIDS相关死亡人数的比例下降了42%。同样,在这期间大多数其他地区如亚洲和太平洋地区、西非和中非、中东和北非,新发HIV病例也有所下降。

下呼吸道感染(LRIs)是造成全球伤残调整寿命年(DALYs)的第三大主要原因,其中60%的LRIs DALYs来自5岁以下儿童。腹泻病是全球DALYs的第五大主要原因。AIDS排名第10位,疟疾和结核病分别排名第13位和第18位。在高收入国家,DALYs十大主要原因中没有传染病。相比之下,肺炎、AIDS、腹泻和疟疾是中低收入国家(LMICs)死亡和DALYs的前十大原因(Murray et al.,2012;GBD,2016;DALYs,HALE Collaborators,2017)。表8.11.2显示了5岁以下儿童按死因估计的死亡人数,表8.11.3显示了2000年和2015年儿童传染病死亡率的比较。

表8.11.2 2015年5岁以下儿童按死因估计的死亡人数

	估计数量(百万)
0~27天的新生儿	
早产并发症	0.943(0.832~1.066)
产时相关并发症	0.631(0.550~0.723)
脓毒症或脑膜炎	0.402(0.280~0.522)

续表

	估计数量(百万)
先天性异常	0.305(0.260～0.382)
肺炎*	0.161(0.111～0.239)
破伤风	0.034(0.018～0.084)
腹泻*	0.018(0.010～0.070)
其他情况	0.187(0.142～0.240)
1～59月龄的儿童	
肺炎*	0.760(0.651～0.943)
腹泻*	0.509(0.401～0.661)
损伤	0.326(0.272～0.410)
疟疾	0.306(0.225～0.452)
先天性异常	0.207(0.165～0.259)
脑膜炎	0.115(0.091～0.162)
早产并发症	0.112(0.061～0.168)
艾滋病	0.086(0.076～0.101)
麻疹	0.074(0.038～0.268)
产时相关并发症	0.058(0.028～0.092)
百日咳	0.054(0.053～0.060)

注:*不确定度范围(UR)定义为2.5～97.5百分位数。1～59月龄儿童的其他情况包括围产期原因、癌症、严重营养不良和其他特定原因。产时相关事件以前被称为“出生窒息”。

资料来源:Liu L., et al.(2016)‘Global, regional, and national causes of under-5 mortality in 2000-15: an updated systematic analysis with implications for the Sustainable Development Goals’The Lancet 388(10063)pp. 3027-35.

表8.11.3 2000—2015年全球新生儿和1~59月龄儿童因感染而死亡的估计人数

	2000	2015*
新生儿(百万)		
肺炎	0.296	0.161
脓毒症/脑膜炎	0.532	0.402
破伤风	0.161	0.034
腹泻	0.04	0.018
儿童(1～59个月)(百万)		
肺炎	1.4	0.76
脑膜炎	0.284	0.115
腹泻	1.2	0.509
麻疹	0.485	0.074
疟疾	0.725	0.306
艾滋病	0.22	0.086
百日咳	0.056	0.054

注:*从2000年到2015年,新生儿脓毒症/脑膜炎、新生儿肺炎、新生儿破伤风、儿童肺炎、儿童腹泻、脑膜炎、腹泻、麻疹、疟疾和AIDS的死亡率均下降了30%以上。

资料来源:Liu L., et al.(2016)‘Global, regional, and national causes of under-5 mortality in 2000-15: an updated systematic analysis with implications for the Sustainable Development Goals’The Lancet 388(10063)pp. 3027-35.

上个世纪，工业化国家传染病发病率下降的原因包括营养改善、食品和水供应更安全、个人卫生和环境卫生改善、抗菌剂的引入以及免疫接种，所有这些都降低了宿主的易感性，减少了疾病传播(Nakatani, 2016)。虽然上个世纪传染病导致的发病率和死亡率大幅下降，但高收入国家和中低收入国家之间的儿童和成人死亡率仍存在巨大差距。

除了儿童感染这一直接原因外，还有一些决定因素也是造成中低收入国家传染病高负担的原因。这些因素包括几个远端决定因素，如收入、社会地位和教育，它们通过中等水平的环境和行为风险因素发挥作用。这些危险因素反过来又成为导致死亡的近因（更接近终末期事件），例如营养不良、传染病和损伤(WHO, 2008)。影响幼儿死亡率和发病率的主要社会决定因素包括贫困、室内空气污染、营养不良、社会不平等性、缺乏教育、与健康有关的社会行为和实践不足，以及影响健康的其他社会和文化决定因素。

8.11.3 特定疾病类别

如上一节所述，数量有限的传染病在全球发病率和死亡率总负担中占有相当高的比例，特别是在资源有限的地区。本节将概述导致全世界儿童和成人大部分急性和慢性发病率和死亡率的主要传染病类型。关于预防和控制这些疾病方法的详细信息，请参见第11.3章。

8.11.3.1 新生儿脓毒症

脓毒症和脑膜炎是新生儿，尤其是早产儿和低出生体重婴儿发病和死亡的重要原因，据估计每年造成420 000人死亡，占新生儿死亡率的近16%(Laxminarayan, Bhutta, 2016)。新生儿脓毒症可通过临床标准（表8.11.4）和/或微生物学检测，通过血液和/或脑脊液培养阳性来定义；也可以根据发病时间进行分类：早发性脓毒症(early onset sepsis, EOS)和晚发性脓毒症(late onset sepsis, LOS)。脑膜炎可作为脓毒症的一部分发生在EOS和LOS时间段，也可作为LOS疾病的局灶性感染发生。这种区别具有临床意义，因为EOS疾病主要是由于分娩前和分娩过程中细菌感染引起的，而LOS疾病则是由于分娩后细菌感染引起的（医院来源或社区来源）。然而，在文献中，对于适用的年龄限制几乎没有共识，EOS的范围为分娩后48小时到6天。尽管存在这一局限性，但最常用的分界线是EOS小于7天，LOS大于等于7天。

表 8.11.4 新生儿脓毒症和脑膜炎的临床诊断标准

脓毒症	脑膜炎
症状*	一般体征
• 惊厥	• 嗜睡
• 不能进食	• 摄食减少
• 神志不清	• 神志不清
• 嗜睡	• 无精打采
• 发热（>37.7 ℃或感觉热）	• 尖叫
• 低体温（<35.5 ℃或感觉寒冷）	• 呼吸暂停
体征	
• 吸气时胸腔凹陷	特定体征
• 活动减少	• 惊厥
• 捻发音	• 前囟隆起
• 发绀	

注：*新生儿的症状越多，患病的可能性就越高。

8.11.4 全球和区域流行病学

据估计，2016年有260万新生儿死亡，占当年5岁以下儿童死亡总数的46%。在新生儿死亡中，主要原因包括早产并发症(35%)、产时相关并发症(以前被称为“出生窒息”)(24%)，而脓毒症或脑膜炎占新生儿死亡的15%(UN IGME，2017)。尽管在新生儿护理方面取得了重大进展，但脓毒症的总体病死率从2%到高达50%不等。

不幸的是，发展中国家的医院也是感染传播的温床，尤其是多重耐药的院内感染。据报道，新生儿败血症的发病率从每千名医院出生的活产婴儿中6.5例到38例不等，血液感染率从每千名活产婴儿中1.7例到33例不等，非洲的发病率集中在每千名活产婴儿中20例左右，南亚的发病率集中在每千名活产婴儿中15例左右。据评估，中低收入国家40%的新生儿死亡率与医院获得性感染有关(Zaidi et al.，2005)。导致医院获得性新生儿脓毒症的因素包括：缺乏无菌手术技术、手部卫生和手套使用不足、灭菌和消毒措施不足、过度使用侵入性器械、重复使用未经充分消毒的一次性用品、重复使用一次性药瓶、产房过于拥挤且人手不足、沐浴和皮肤护理不卫生、奶瓶喂养受污染、抗生素使用不当且长期使用，以及缺乏有效的感染控制措施。

8.11.4.1 病原学

一般来说，革兰氏阴性病原体在早发性脓毒症(EOS)中占很大比例。在工业化国家中，B群链球菌(group B streptococci，GBS)是新生儿脓毒症的常见病因，而在发展中国家，肺炎克雷伯菌是重要的病原体。晚发性脓毒症(LOS)最常见的病原体是大肠杆菌、金黄色葡萄球菌、化脓性葡萄球菌、肺炎链球菌和沙门氏菌。表8.11.5列出了中低收入国家导致新生儿脓毒症和脑膜炎的病原体。最近发表了南亚新生儿感染病原学(Aetiology of Neonatal Infection in South Asia，ANISA)的研究结果，这些结果表现出与以前中低收入国家相似的模式(表8.11.6)(Saha et al.，2018)。

表8.11.5 按发病年龄分列的所有分离菌株分布情况

分离出的微生物	N	生命周期<7天(%)(95%置信区间)	N	生命周期8～59天(%)(95%置信区间)	N	生命周期60～90天(%)(95%置信区间)
金黄色葡萄球菌	47	14.6(10.8～18.5)	276	14.3(12.7～15.9)	1	2.3(0.0～6.7)
A群链球菌/化脓性链球菌	4	1.2(0.0～2.4)	55	2.8(2.1～3.5)	8	18.2(6.8～29.6)
B群链球菌(GBS)	22	6.8(4.1～9.6)	42	2.2(1.6～2.9)	0	0.0(-)
D群链球菌/肠球菌	6	1.9(0.4～3.4)	15	0.8(0.4～1.2)	0	0.0(-)
肺炎链球菌	14	4.3(2.1～6.5)	111	5.7(4.7～6.7)	14	31.8(18.0～45.6)
其他/未指明的链球菌属	25	7.7(4.8～10.6)	51	2.6(1.9～3.3)	0	0.0(-)
其他/未指明的革兰氏阳性菌[1]	3	0.9(0.0～1.9)	117	6.0(4.9～7.1)	0	0.0(-)
所有革兰氏阳性菌	121	37.5(32.2～42.8)	667	34.5(32.4～36.6)	23	52.3(37.5～67.1)
肺炎克雷伯菌	24	7.4(4.6～10.3)	235	12.2(10.7～13.7)	2	4.5(0.0～10.6)
其他/未指明的克雷伯氏菌属	10	3.1(1.2～5.0)	41	2.1(1.5～2.7)	0	0.0(-)
大肠杆菌	50	15.5(11.6～19.5)	337	17.4(15.7～19.1)	1	2.3(0.0～6.7)
假单胞菌属	23	7.1(4.3～9.9)	180	9.3(8.0～10.6)	1	2.3(0.0～6.7)
肠杆菌属	13	4.0(1.9～6.1)	71	3.7(2.7～4.5)	0	0.0(-)
沙雷氏菌属	0	0.0(-)	40	2.1(1.5～2.7)	1	2.3(0.0～6.7)

续表

分离出的微生物	N	生命周期<7天(%)(95%置信区间)	N	生命周期8~59天(%)(95%置信区间)	N	生命周期60~90天(%)(95%置信区间)
变形杆菌属	6	1.9(0.4~3.4)	7	0.4(0.1~0.7)	0	0.0(-)
沙门氏菌属	1	0.3(0.0~0.9)	33	1.7(1.1~2.3)	6	13.6(3.5~23.7)
流感嗜血杆菌	3	0.9(0.0~1.9)	37	1.9(1.3~2.5)	4	9.1(0.6~17.6)
脑膜炎奈瑟菌	0	0.0(-)	14	0.7(0.3~1.1)	0	0.0(-)
不动杆菌属	20	6.2(3.6~8.8)	116	6.0(4.9~7.1)	3	6.8(0.0~14.2)
其他/未指明的革兰氏阴性菌[2]	47	14.6(10.8~18.5)	69	3.6(2.8~4.4)	1	2.3(0.0~6.7)
所有革兰氏阴性菌	197	61.0(55.7~66.3)	1 180	61.0(58.8~63.2)	19	43.2(28.6~57.8)
未说明/未确定	5	1.5(0.2~2.8)	87	4.5(3.6~5.4)	2	4.5(0.0~10.6)
总计	323	100.0(n/a)	1 934	100.0(n/a)	44	100.0(n/a)

注:[1]包括气球菌属、芽孢杆菌属和其他细菌的数据。

[2]包括枸橼酸杆菌属、莫拉式菌属、志贺氏菌属、气单胞菌属和其他细菌的数据,还提取了凝固酶阴性葡萄球菌的数据:生命周期≤7天——3个分离株;生命周期7~59天——880个分离株;生命周期60~90天——0个分离株。

资料来源:Waters, D. et al., Aetiology of community-acquired neonatal sepsis in low-and middle-income countries, Journal of Global Health, Volume 1, Issue 2, pp. 154-70, ©2011, reproduced under the Creative Commons Attribution License 3.0.

表8.11.6 基于部分潜伏类模型的结果估算的病原学特定发病率(南亚新生儿感染病原学研究)

每千名活产儿发病率	
病原体类别	每千名活产儿的总值(95%置信区间)[4]
细菌[1]	
检测的所有细菌	13.24(11.18,15.63)
博德特氏菌属	0.66(0.34,1.32)
肺炎衣原体	0.07(0.04,0.15)
沙眼衣原体	0.21(0.12,0.41)
大肠杆菌	1.43(0.88,2.18)
A群链球菌	0.25(0.23,0.29)
B群链球菌	0.93(0.54,1.43)
泛流感嗜血杆菌	0.38(0.21,0.79)
肺炎克雷伯菌	1.49(0.97,2.06)
肺炎支原体	0(0,0)
脑膜炎奈瑟菌	0.15(0.1,0.26)
铜绿假单胞菌	0.24(0.11,0.52)
沙门氏菌属	1.07(0.44,2.11)
金黄色葡萄球菌	0.88(0.53,1.4)
肺炎链球菌	0.96(0.58,1.64)
解脲支原体属	2.38(1.62,3.17)
其他血培养[2]	2.14(1.71,2.6)
病毒[1]	
检测的所有病毒	10.13(9.04,11.55)

续表

每千名活产儿发病率	
病原体类别	每千名活产儿的总值(95%置信区间)[4]
腺病毒	0.42(0.22,0.77)
巨细胞病毒	0.69(0.3,1.27)
肠道病毒/鼻病毒	1.12(0.69,1.96)
人偏肺病毒	0.34(0.22,0.61)
人副肠孤病毒	0.14(0.07,0.27)
A型流感病毒	0.42(0.2,0.78)
B型流感病毒	0.44(0.31,0.76)
副流感病毒1型	0.41(0.26,0.72)
副流感病毒2型	0.06(0.03,0.13)
副流感病毒3型	0.58(0.37,1.01)
呼吸道合胞病毒	5.39(4.84,6.31)
风疹病毒	0.12(0.07,0.23)
其他/无[3]	60.42(57.69,62.87)

注:[1]该比率基于疑似严重细菌感染病例中的病原体流行率估计值,模型来自部分潜伏类模型(方法见正文),该模型评估了从63 114名登记活产儿中识别出的5 253例疑似严重细菌感染病例。

[2]病原体类别"其他血培养"包括所有在血培养中生长但在南亚新生儿感染病原学(ANISA)分子诊断面板上没有相关检测的细菌;该类别不是直接从模型中估计的,而是通过计算"其他血培养"类别中血培养分离株的数量和包括血培养在内多种测试的病原体的平均病因比例的乘积来间接估计的。

[3]病原体类别"其他/无"包括未被部分潜伏类模型(详见正文)归于ANISA病原体类别之一的任何疑似严重细菌感染病例。

[4]总发病率的计算方法是通过每月平均登记的活产儿数加权为特定地点的发病率。

资料来源:Saha,S.,et al(2018).Causes and incidence of community-acquired serious infections among young children in south Asia (ANISA): an observational cohort study. Lancet.

8.11.4.2 解决新生儿感染的循证干预措施

第四个千年发展目标(MDGs)未能成功实现,很大程度上是由于新生儿死亡率下降相对较慢。新生儿存活率是全球和区域议程的重点,在可持续发展目标(SDGs)中非常明显。SDGs要求到2030年将新生儿死亡率降至每千例活产儿12例以下。要在挽救新生儿方面取得真正的进展,就必须提供预防和治疗服务的良好结合。针对孕产妇风险因素和潜在原因,扩大有效的干预措施,可以将新生儿感染率降低84%(Bhutta et al.,2014)。

8.11.4.3 治疗方法

及时救助和治疗患病新生儿对其存活至关重要。通常,医疗机构会在新生儿脓毒症病例中使用氨苄西林和庆大霉素的组合试剂,同时联合或不联合万古霉素(表8.11.7)。如果感染金黄色葡萄球菌的风险很高,建议选择氯唑西林联合庆大霉素。然而,在社区和医院环境中,引起新生儿脓毒症的常见微生物对抗生素的耐药性不断增加,这给选择合适的抗生素带来了挑战。新生儿感染的病例管理主要通过儿童保健服务机构提供,包括提供设施和家庭社区护理。同样,作为在卫生系统中解决儿童健康问题的主要方法,儿童疾病综合管理(integrated management of childhood illnesses,IMCI)已被广泛实施。然而,IMCI指南依赖于将患病儿童送往医疗机构。将IMCI修改为新生儿期疾病综合管理,并扩展到社区环境,目前已被包括印度在内的许多国家列为一项公共卫生战略。

表8.11.7 新生儿脑膜炎和脓毒症的抗菌治疗

患者群体	可能的病因	抗菌剂选择	
		发达国家	发展中国家
脓毒症			
免疫功能正常的新生儿	发达国家	氨苄西林或青霉素+一种氨基糖苷类药物	氨苄西林或青霉素+庆大霉素
	B群链球菌,大肠杆菌		
	发展中国家		复方新诺明+庆大霉素
	克雷伯氏菌属		
	假单胞菌属		
	沙门氏菌属		
脑膜炎			
免疫功能正常的新生儿(年龄<3个月)	发达国家	氨苄西林+头孢曲松或头孢噻肟	氨苄西林+庆大霉素
	B群链球菌		
	大肠杆菌		
	单增李斯特菌		
	发展中国家		
	肺炎链球菌		
	大肠杆菌		
免疫缺陷型	革兰氏阴性杆菌	氨苄西林+头孢他啶	
	单增李斯特菌		

社区卫生工作者使用口服复方新诺明和注射用庆大霉素后新生儿死亡率明显降低,在转诊困难的情况下也可采用这一策略。此外,非洲新生儿脓毒症试验表明,针对可能的严重细菌感染,在家中或初级医疗保健机构使用注射用庆大霉素、口服阿莫西林以及在某些情况下使用注射用普鲁卡因苄青霉素的简化抗生素方案,其效果与世界卫生组织推荐的肠外抗生素方案相当(Tshefu et al.,2015)。WHO目前治疗可能的严重细菌感染的建议是,在医院使用肠外苄青霉素联合庆大霉素或氨苄青霉素联合庆大霉素进行为期7天的治疗,或由一线卫生工作者使用肌肉注射庆大霉素和口服阿莫西林进行治疗(WHO,2015)。目前,在一些卫生系统中,卫生外展工作者、社区营养和儿童发展工作者正在接受培训,以便从婴儿出生后不久开始,在最初的10天内对所有母亲和新生儿进行2到3次家访,以提供家庭预防保健/健康促进服务,并发现需要转诊的患病新生儿。

8.11.4.4 预防措施

预防性干预措施需要贯穿从怀孕、分娩到新生儿期及以后的整个护理过程。缺乏积极的健康相关行为、教育和贫困是导致许多新生儿死亡的根本原因,这些原因或增加了孕产妇感染等风险因素的发生率,或减少了获得有效护理的机会。

试图在人口层面降低低出生体重儿比例的努力收效甚微。通过格外注意保暖、喂养或及时治疗感染都可以预防早产儿和足月出生的低出生体重儿的死亡。在中低收入国家,在没有熟练、专业卫生人员在场的情况下,90%的母亲在家中分娩;全球有5 000万新生儿在家中出生(Lawn et al.,2014)。事实证明,简单的低成本干预措施,特别是破伤风类毒素疫苗接种、提供清洁接生包、纯母乳喂养、分娩准备咨询以及通过同龄顾问和妇女团体推广母乳喂养，可以降低新生儿发病率和死亡率（Bhutta et al.，2014）。在产后，袋鼠式护理低出生体重儿、局部润肤疗法、洗手、注意环境卫生和消毒以及使用抗生素治疗新生儿感染是卫生系统的补充措施。用于手部卫生的酒精消毒剂是一种很有吸引力的创新，因为它能有效减少手部污染，而且使用方便，尤其是在洗手池和洗手用品有限的情况下。

尽早开始母乳喂养会通过多种机制影响新生儿的健康结果。出生后不久就哺乳后代的母亲有更多机会在整个婴儿期成功建立和维持母乳喂养，并提供多种免疫和非免疫成分，加速肠道成熟、抵抗感染和上皮细胞从感染中恢复。母乳喂养前喂食非人乳抗原可能会破坏正常的生理肠道启动。WHO目前建议对新生儿进行干式脐带护理，并对死亡风险高的地区在家出生的新生儿使用洗必泰（WHO，2013）。在这种情况下，在脐带残端涂抹洗必泰可将脐炎减少27%，并将新生儿死亡风险降低23%（Imdad et al.，2013）。与此密切相关的一个问题是需要进行一般皮肤护理。事实证明，局部润肤疗法可将院内感染风险降低50%，将新生儿死亡率降低27%（Salam et al.，2013）。

怀孕期间应至少给予两剂破伤风类毒素，以便将保护性抗体传递给胎儿体内，保护胎儿免受新生儿破伤风的侵害。有长期胎膜破裂史的女性，尤其是早产儿，应给予预防性抗生素治疗。在这种情况下，产妇使用抗生素治疗可有效降低产妇和新生儿与感染相关的发病率。一项关于产前、产中和产后干预措施的详细综述指出，对早产胎膜早破使用抗生素可将与感染相关的新生儿死亡率和早产相关并发症各降低2%（Bhutta et al.，2014）。对经过培训的家庭助产士队伍进行培训，使其能够识别早产胎膜早破，提供转诊服务，并在可能的情况下提供初步的抗菌治疗。

在发达国家，预防新生儿感染的一个重要方面与B群链球菌（GBS）疾病有关。美国制定并实施的联合指南大大减轻了疾病负担。大多数有习惯性GBS风险的母亲所生的新生儿都经过了全面的诊断性评估和经验性治疗。

近年来，人们已认识到新生儿院内感染的重要性，这种感染往往带有多重耐药菌。当务之急是严格执行预防策略，例如洗手、避免不必要的住院和环境控制。

8.11.4.5 胃肠道感染

腹泻是肠道感染最常见的表现形式，是大多数发展中国家可预防死亡的主要原因，对婴幼儿的影响最大。感染性腹泻可能伴有多种并发症（表8.11.8）。

表8.11.8 胃肠道感染的并发症

并发症	致病病原体
脱水	霍乱弧菌、微小隐孢子虫（尤其是免疫力低下的宿主）、产肠毒素性大肠杆菌（ETEC）、轮状病毒
严重呕吐	葡萄球菌食物中毒、诺如病毒、轮状病毒
出血性结肠炎	空肠弯曲杆菌、肠出血性大肠杆菌（EHEC）、沙门氏菌、志贺氏菌、副溶血性弧菌
中毒性巨结肠、肠穿孔	EHEC、志贺氏菌、空肠弯曲杆菌（罕见）、艰难梭菌（罕见）、沙门氏菌（罕见）、耶尔森氏菌（罕见）
溶血性尿毒综合征（HUS）、血栓性血小板减少性紫癜（TTP）	EHEC、志贺氏菌、空肠弯曲杆菌（罕见）
反应性关节炎	空肠弯曲杆菌、志贺氏菌、沙门氏菌、耶尔森氏菌
吸收不良/营养不良	环孢子虫、蓝氏贾第鞭毛虫、微小隐孢子虫或人隐孢子虫（尤其是免疫力低下的宿主）
远处转移性感染	沙门氏菌、空肠弯曲杆菌（罕见）、耶尔森氏菌（罕见）
吉兰-巴雷综合征	空肠弯曲杆菌（罕见）

侵袭性腹泻是指由细菌病原体侵入肠黏膜引起的腹泻,会导致炎症和组织损伤,并可能引起便血(血性腹泻)。侵袭性腹泻约占全球5岁以下儿童腹泻病例的10%,约占该年龄组腹泻相关死亡病例的15%(GBD Diarrhoeal Diseases Collaborators,2017)。虽然血性腹泻的发生率较低,但通常持续时间较长,并发症风险和病死率较高,并且更有可能对儿童的成长产生不利影响。疾病负担主要在低龄儿童身上;72%的腹泻死亡病例和81%的肺炎死亡病例发生在2岁以下儿童身上。

全球和区域流行病学

胃肠道感染的病因和严重程度由多种流行病学因素决定。幼儿和老年人最有可能患上严重的疾病和并发症。儿童营养不良和不安全的水、环境卫生和个人卫生被认为是腹泻的两个主要风险因素。基础疾病,尤其是那些损害免疫力的疾病,会大大增加感染的风险,并最终加重感染的严重程度。卫生条件差、供水不足以及食品运输系统的日益全球化,都容易导致大规模的食源性和水源性胃肠道疾病暴发。季节性或周期性天气变化也会影响腹泻病和食物中毒的流行病学分布(Hamer,Gorbach,2010)。

一些综述对腹泻负担和死亡率进行了评估。二十多年前进行的一篇综述表明,每年460万儿童死于腹泻。Kosek等人通过回顾1990年至2000年间发表的60篇有关腹泻发病率和死亡率的研究报告,对这些估计数字进行了更新(Kosek et al.,2003)。他们得出的结论是,腹泻占5岁以下儿童死亡总数的21%,每年造成250万人死亡,但发病率相对保持不变。最近,全球疾病负担(GBD)研究估计,2005年至2015年间,腹泻发病率和死亡率分别下降了近6%和21%。然而,2015年有23.9亿次腹泻发作,2015年造成超过130万人死亡,其中近50万例发生在5岁以下儿童中(GBD Diarrhoeal Diseases Collaborators,2017)。腹泻发病率居高不下,占5岁以下儿童死亡人数的8%,这可能会对儿童的线性生长以及身体和认知功能产生重大的长期影响。幸运的是,腹泻的主要风险因素正在减少,2005年至2015年间,因不安全饮用水和卫生条件差而导致的腹泻伤残调整寿命年(DALYs)减少了13.4%,因儿童营养不良而导致的DALYs减少了10%。

病原学

非炎症性腹泻的常见病原体包括产肠毒素性大肠杆菌(ETEC)和其他菌株,如肠聚集性大肠杆菌(EAEC)、弥漫性黏附性大肠杆菌和肠致病性大肠杆菌、霍乱弧菌;非01型霍乱弧菌,如创伤弧菌;寄生虫,包括蓝氏贾第鞭毛虫、微小隐孢子虫和微孢子虫;以及几种不同的病毒,包括轮状病毒、诺如病毒和星状病毒。急性炎症性腹泻是细菌性肠道病原体感染的结果,如志贺氏菌、弯曲杆菌、沙门氏菌属、肠出血性大肠杆菌(EHEC)、副溶血性弧菌和艰难梭菌。在寄生虫中,尽管大肠杆菌、曼氏血吸虫、日本血吸虫、毛滴虫、钩虫和螺旋体旋毛虫都可引起血性黏液性腹泻,但溶组织内阿米巴是导致痢疾最常见的病因。2015年,轮状病毒、志贺氏菌和沙门氏菌是导致腹泻死亡的主要病原体。虽然5岁以下年龄组腹泻死亡的病因相似,但腹泻死亡的前三位病因分别是轮状病毒、隐孢子虫和志贺氏菌(GBD Diarrhoeal Diseases Collaborators,2017)。在8个中低收入国家(LMICs)开展的MAL-ED研究报告称,诺如病毒、轮状病毒和弯曲杆菌属是2岁以下儿童最常见的腹泻病原体(Platts-Mills et al.,2015)。表8.11.9列出了与死亡风险增加相关的主要腹泻病原体轮状病毒和霍乱的估计值。

表8.11.9 按WHO地区分列的腹泻发病和死亡情况

若干次腹泻发病	非洲地区	美洲地区	地中海东部地区	欧洲地区	东南亚地区	西太平洋地区	世界范围
轮状病毒							
发病次数(×103)	2 557 (1 901~3 026)	1 129 (833~1 330)	1 344 (990~1 576)	660 (488~781)	2382 (1 753~790)	1 781 (1 312~2 090)	9 853 (7 277~11 593)
占所有严重病例的比例(%)	26.8%	23.4%	31.3%	25.9%	25.5%	32.6%	27.3%

续表

若干次腹泻发病	非洲地区	美洲地区	地中海东部地区	欧洲地区	东南亚地区	西太平洋地区	世界范围
霍乱弧菌							
发病次数（×103）	38（28～45）	—	—	—	416（306～488）	2（2～3）	456（336～536）
占所有严重病例的比例（%）	0.4%	—	—	—	4.5%	0.04%	1.3%
腹泻死亡人数							
轮状病毒							
死亡人数（×103）	95（52.5～151.3）	2.6（1.9～5.6）	30.2（20.1～48.0）	1.6（1.1～2.8）	58.1（47.7～74.7）	5.5（2.0～7.7）	192.7（133.1～284.4）
腹泻死亡比例（%）	26.8%	23.4%	31.3%	25.9%	25.5%	32.6%	27.1%
霍乱弧菌							
发病次数（×103）	1.4（0.8～2.3）	—	—	—	10.2（8.4～13.2）	0.1（0.02～0.1）	11.7（7.9～16.8）
腹泻死亡比例（%）	0.4%	—	—	—	4.5%	0.04%	1.6%

资料来源：The Lancet，Volume 381，Issue 9875，Fischer Walker，C.L. et al.，Global burden of childhood pneumonia and diarrhoea，pp. 1405-16，©2013.

受污染食物和饮料中的传染性微生物是旅行者腹泻的主要来源。高风险食物包括未煮熟的蔬菜、洋葱、番茄酱、肉类和海鲜。自来水、冰、未经巴氏杀菌的牛奶和乳制品、沙拉和未削皮的水果也会增加患病风险。虽然可能有多种不同的病原体，但主要的罪魁祸首是各种形式的大肠杆菌，尤其是产肠毒素性大肠杆菌（ETEC）和肠聚集性大肠杆菌（EAEC）。食物中毒最常见的原因是食用了被细菌或细菌毒素污染的食物。食物中毒也可由寄生虫（如旋毛虫）、病毒（如甲型肝炎病毒）和其他毒素（如鹅膏菌）引起。目前公认的细菌性食物中毒原因主要有以下几种：产气荚膜梭菌、金黄色葡萄球菌、弧菌属（包括霍乱弧菌和副溶血性弧菌）、蜡样芽胞杆菌、沙门氏菌属、肉毒杆菌、志贺氏菌属、产毒性大肠杆菌（ETEC 和 EHEC），以及某些种类的弯曲杆菌、耶尔森氏菌、李斯特菌和气单胞菌。

临床表现和诊断

胃肠道感染通常会导致三种主要综合征：非炎症性腹泻、炎症性腹泻和全身性疾病。非炎症性腹泻主要涉及小肠，而炎症性腹泻主要累及结肠。感染的部位影响腹泻病的临床特征和某些诊断特征（表 8.11.10）。因此，以小肠为靶器官的微生物往往会产生水样的甚至脱水性腹泻，而感染大肠的微生物则会引起与里急后重相关的血性黏液性腹泻。

急性水样腹泻可导致迅速脱水，粪便丢失量可达 250 mg/kg/d 或更多，很快就会超过血浆和组织间液的总量，除非能提供积极的输液治疗，否则会危及生命。这种急剧脱水通常是由轮状病毒、ETEC 或霍乱弧菌引起的，对幼童最为危险。

持续性腹泻是指腹泻持续 14 天或更长时间，表现为吸收不良、营养流失和消瘦，通常与营养不良有关。虽然持续性腹泻占腹泻病例的 8%～20%，但其导致的死亡风险却大大增加。持续性腹泻通常发生在血性腹泻之后，其死亡风险要高出十倍。

表 8.11.10　腹泻病的临床特征和病因

特征	感染部位	
	小肠	大肠
病原体	• 大肠杆菌(肠道致病性大肠杆菌、产肠毒素性大肠杆菌) • 微小隐孢子虫 • 蓝氏贾第鞭毛虫 • 诺如病毒 • 轮状病毒 • 霍乱弧菌	• 大肠杆菌(EIEC,EHEC) • 溶组织内阿米巴 • 志贺氏菌属
疼痛部位	中腹部	下腹部、直肠
大便量	多	少
便血	罕见	常见
粪便白细胞	罕见	常见(阿米巴病除外)
乙状结肠镜检查	正常	黏膜溃疡、出血灶、黏膜脆弱

炎性腹泻是侵袭性肠道感染的一种表现,与肠道损伤和营养恶化有关,通常伴有发热等全身表现。虽然临床医生经常将"血性腹泻"与"痢疾"互换使用,但后者是一种综合征,包括经常排出特征性的小量血性黏液便、腹部绞痛和腹痛。血性腹泻通常由志贺氏菌或某些大肠杆菌菌株引起。引起血性腹泻或痢疾的病原体也会引发一种腹泻,但临床上并不表现为明显的便血,不过会出现黏膜损伤和炎症,显微镜下通常能检测到粪便中的血液和白细胞。

由于感染性腹泻的发病率高、费用高,因此进行特异性实验室诊断对流行病学、诊断和治疗都很有用。明确诊断主要通过研究粪便标本,使用细菌培养、病毒培养或直接电子显微镜检测病毒颗粒,以及鉴定微生物抗原(病毒、细菌、寄生虫或毒素)来实现。现在,DNA 探针、聚合酶链反应(PCR)和免疫诊断测试可用于鉴定粪便标本中的多种病原体。

循证干预措施

口服补液疗法的使用增加、营养改善、母乳喂养增加、辅食喂养的改善以及个人卫生和环境卫生的改善被认为有助于腹泻发病率和死亡率的下降。综合征诊断为优化治疗策略提供了重要线索,并在程序和流行病学上都具有相关性。腹泻的正确治疗需要母亲认识到问题并及时就医,卫生工作者需要给予口服补液(oral rehydration solution,ORS)或其他液体以预防或治疗脱水,必要时给予适当的抗生素,提供适当喂养的建议,并进行随访,特别是对于严重发病或死亡风险增加的儿童。低渗 ORS 和锌补充剂(10~20 mg/d)已显著改善了腹泻的治疗效果。《柳叶刀》杂志(Bhutta et al.,2013b)发表的系列文章强调了 15 项核心干预措施在应对儿童肺炎和腹泻方面的作用,其中几项也是最近强调的常见营养干预措施(表 8.11.11)(Bhutta et al.,2013a)。

治疗方法

由于急性感染性腹泻最严重的后果是液体丢失,因此治疗的主要目标是补充液体和电解质。虽然静脉注射一直是传统的给药途径,但事实证明口服补液(ORS)是有效的,而且在后勤补给上更实用,成本更低,尤其是在发展中国家。只要呕吐不是胃肠道感染的主要特征,ORS 就是儿童和成人轻中度腹泻的首选治疗方法。ORS 也可用于初次肠外补液后严重脱水的患者。

尽管 ORS 在治疗脱水性腹泻方面的价值毋庸置疑,但其溶液的最佳钠浓度仍存在争议,尤其是在治疗轻中度腹泻方面。WHO标准ORS配方中的钠离子浓度较高(90 mmol),可能会导致高钠血症,甚至在非霍乱性水样腹泻患儿中出现惊厥。因此,较低浓度的钠和渗透压较低的溶液对补液很有效,且不会引起任何严重的临床不良反应。因此,联合国儿童基金会(UNICEF)和WHO推荐使用低渗ORS来预防和治疗脱水。与家庭用输液相比,ORS在治疗严重脱水的儿童方面具有很大优势,并且与锌疗法(每天20 mg硫酸锌,连续10天)相结合是治疗儿童腹泻的主要方法。据估计,在目前的全球覆盖率下,ORS可将腹泻死亡率降低69%,如果覆盖率达到100%,这一比例将提高到93%(Munos et al.,2010)。此外,研究表明,补锌可使腹泻持续时间缩短25%,粪便量减少30%。

表8.11.11　预防和治疗腹泻、肺炎和营养不良的干预措施

腹　泻	肺　炎	营　养
• 促进母乳喂养 • 改善水源、环境卫生和个人卫生 • 预防性补充维生素A • 预防性补锌 • 口服补液 • 治疗腹泻的锌 • 治疗痢疾的抗生素	• 促进母乳喂养 • 改善水源、环境卫生和个人卫生 • 预防性补充维生素A • 预防性补锌 • 乙型流感嗜血杆菌疫苗 • 肺炎球菌疫苗 • 新生儿感染的病例管理 • 口服抗生素:儿童肺炎的病例管理	• 促进母乳喂养 • 改善水源、环境卫生和个人卫生 • 预防性补充维生素A • 预防性补锌 • 围孕期叶酸补充或强化 • 适当的辅食喂养 • 孕产妇均衡能量蛋白质补充 • 孕产妇钙补充 • 妊娠期多种微量营养素补充 • 中重度急性营养不良的管理

资料来源:The Lancet, Volume 382, Issue 9890, Bhutta, Z. A. et al., Evidence based interventions for improvement of maternal and child nutrition: what can be done and at what cost? pp. 452-77, ©2013 Elsevier Ltd.

禁食是治疗急性腹泻病的传统方法,它限制了必要的热量、液体和电解质的摄入。在急性发作期,患者通常会觉得避免食用辛辣、高脂肪和高纤维食物更舒服,因为所有这些食物都会增加粪便量和肠道蠕动。虽然让肠道休息可以缓解症状,但持续口服液体和食物对于补液和预防营养不良至关重要。对于儿童来说,尤其重要的是,一旦孩子愿意接受口服进食,就应立即重新开始喂养。

由于某些食物和液体会增加肠道蠕动,因此明智的做法是避免饮用咖啡、茶、可可和含酒精的饮料。摄入牛奶和乳制品会促进液体分泌并增加粪便量。除了前面概述的口服补液疗法外,轻度脱水的成人可接受的饮料还包括果汁和各种瓶装软饮料。碳酸饮料在饮用前应在杯中静置,使其"去汽化"。急性腹泻患者一般可以接受柔软、易消化的食物。

由于大多数感染性腹泻患者,即使是有公认病原体的患者,病程都比较轻微,且有自限性,因此不需要进行粪便培养或特殊治疗。但是,对于较严重的病例,在粪便和血培养结果出来之前,应进行经验性抗菌治疗。可能对抗生素治疗有反应的胃肠道感染包括霍乱、贾第虫病、环孢子虫病、志贺菌病、婴儿大肠杆菌腹泻、无症状旅行者腹泻和艰难梭菌腹泻。抗菌药物的选择应以体外药敏模式为基础,而这些模式因地区而异。氟喹诺酮类抗生素是经验性治疗的良好选择,因为这些药物具有广谱抗菌活性,几乎可以抵抗所有导致急性感染性腹泻的细菌病原体(艰难梭菌除外)。南亚和东南亚地区对氟喹诺酮类药物的耐药性问题日益严重。

严重社区获得性腹泻患者的特征是每天大便次数超过4次,持续至少3天或更长时间,并伴有至少一种相关症状,如发烧、腹痛或呕吐,因此很有可能分离出细菌病原体。在这种情况下,使用氟喹诺酮类药物的短期疗程(即1～3天)通常可以迅速缓解症状,且不良反应风险较低。氟喹诺酮类药物对寄生虫感染无效,应从粪便涂片中确定病原体后使用特定的抗寄生虫药物。

抗菌治疗的持续时间尚未明确规定。虽然建议的疗程从3天到10天不等,但有几项包括严重腹泻的研究表明,单次用药与更长时间的治疗同样有效。一些研究表明,在有必要进行治疗时,抗菌药物和抗肠动力药物联合使用能最迅速地缓解腹泻。

预防措施

腹泻疾病影响着发达国家和发展中国家的富人和穷人、老人和年轻人,然而,贫穷、不卫生的环境与腹泻发作的次数和严重程度之间存在着密切的关系,尤其是对5岁以下的儿童而言。贫困还限制了提供适龄的营养均衡饮食的能力,或在发生腹泻时改变饮食以减轻和修复营养损失的能力。由于缺乏充分、可用和负担得起的医疗服务,这种影响更加严重。因此,腹泻的预防和管理战略必须注重公平。

营养不良是腹泻疾病发生频率和严重程度的独立预测因素,并可能导致恶性循环,即连续的腹泻疾病导致营养状况日益恶化、免疫功能受损和更易感染。

必须在预防、营养、洗手和卫生、麻疹疫苗接种、预防性补锌以及何时何地就医等方面加强家庭对腹泻的认识。据估计,在20世纪90年代,每年可避免100多万人死于腹泻,这主要归功于这些疗法的推广和使用。

2016年的一项Meta分析估计,近一半的腹泻病例可以通过母乳喂养来预防(Victora et al.,2016)。不进行母乳喂养会导致0~5个月婴儿的腹泻发病率增加165%(Bhutta et al.,2014)。在腹泻期间继续母乳喂养可为婴儿提供营养,防止体重下降,并改善腹泻后的恢复情况。受污染和劣质的辅食与腹泻负担加重和发育迟缓有关。事实证明,适当、安全和恰当地添加辅食可将幼儿死亡率降低6%。腹泻经常会引起发烧,改变宿主的新陈代谢,并导致体内储存的营养消耗殆尽。这些损失必须在康复期得到补充,而康复期比疾病发展期要长得多。因此,腹泻期间适当的喂养策略是治疗的基石。

多项研究表明,缺锌人群患腹泻病、呼吸道感染和生长迟缓的风险增加。最近的一项系统综述得出结论,锌疗法可使腹泻相关入院人数减少23%,急性腹泻持续时间减少0.5天,持续腹泻减少0.68天(Lazzerini,Wanzira,2016)。评估表明,90%的儿童腹泻是由卫生条件差、缺乏清洁水源和个人卫生不当造成的。最近的一项Cochrane综述评估指出,在高收入和中低收入环境中推广洗手可使腹泻发病率降低30%(Ejemot-Nwadiaro et al.,2015),而其他一些综述则显示,用肥皂洗手可使腹泻风险降低近48%(Black et al.,2003,2008)。在社区环境中,洗手推广策略也被证明可以减轻腹泻负担,并带来额外益处。

免疫接种是预防某些细菌性和病毒性疾病的理想方法,但在防治许多肠道病原体方面尚未取得成功。数十年来一直在使用的霍乱疫苗效力低、副作用风险大、作用时间短。较新的口服霍乱疫苗,如灭活B亚单位疫苗,对预防严重霍乱非常有效。据评估,轮状病毒疫苗可将严重轮状病毒感染的疾病发生率降低近74%,2009年,WHO建议将该疫苗纳入国家免疫规划,特别是在中低收入国家(Khan,Bhutta,2017)。根据全球疫苗免疫联盟(GAVI)的数据,自项目启动以来,轮状病毒疫苗已接种了5 400多万名儿童(GAVI,2016)。众所周知,麻疹易继发于麻疹引起的免疫缺陷所致的腹泻疾病,评估表明,不同覆盖率水平(45%~90%)的麻疹疫苗可预防44%~64%的麻疹病例、0.6%~3.8%的腹泻发作和6%~26%的5岁以下儿童腹泻死亡。对四个中低收入国家人口健康调查数据的回顾表明,接种麻疹疫苗与儿童腹泻和急性呼吸道感染(ARIs)的减少有关(Bawankule et al.,2017)。

8.11.4.6 急性呼吸道感染

急性呼吸道感染(ARIs)分为上呼吸道感染和下呼吸道感染。上呼吸道感染包括普通感冒、中耳炎、鼻窦炎和咽炎,而下呼吸道感染包括咽喉炎、气管炎、支气管炎、毛细支气管炎、肺炎及其任意组合。ARIs不仅局限于呼吸道,还可能因感染扩散到血液、微生物毒素的产生、炎症和肺功能降低而产生全身性影响。

下呼吸道感染(LRIs),尤其是毛细支气管炎和肺炎,是导致5岁以下儿童患病和死亡的最常见原因。在成人中,肺炎和流感是发达国家和欠发达国家发病和死亡的主要原因。

全球和区域流行病学

全球疾病负担(GBD)研究评估表明,2015年有275万人死于下呼吸道感染(LRIs),其中包括肺炎和毛细支气管炎。根据GBD的评估表明,5岁以下儿童的肺炎死亡人数占肺炎死亡人数的绝大部分,接近70.4万人(根据联合国儿童死亡率估算机构间小组的评估,92万人);然而,2005年至2015年间,由于广泛使用的抗生素疗法和疫苗,如B型流感嗜血杆菌(Hib)和肺炎球菌结合疫苗,该年龄组的LRIs死亡人数下降了近37%(卫生计量与评估研究所,未注明日期)。然而,在更大的年龄组中,尤其是在老年人中,LRIs死亡率也很高。GBD研究指出,在70岁及以上的成年人中,估计有127万人死于LRIs(GBD,2015;LRIs Collaborators,2017)。

肺炎是造成大多数ARIs死亡的原因,也是5岁以下儿童的第二大杀手,占全球5岁以下儿童死亡总数的近16%。在5岁以下儿童中,肺炎仍然是头号杀手,12.8%的死亡可归因于肺炎(Liu et al.,2016)。在撒哈拉以南非洲地区,肺炎仍然是5岁以下儿童死亡的主要原因,死亡人数接近49万,占5岁以下儿童总死亡率的16.6%。南亚作为一个高负担地区,肺炎导致的5岁以下儿童死亡人数有所下降,2015年,肺炎导致的死亡人数占所有5岁以下儿童死亡人数的近15.1%,而2000年这一比例为19.2%。值得注意的是,65%的儿童肺炎病例发生在15个高负担国家,即阿富汗、安哥拉、布基纳法索、中国、刚果民主共和国、埃塞俄比亚、印度、印度尼西亚、肯尼亚、马里、尼日尔、尼日利亚、巴基斯坦、坦桑尼亚和乌干达。据估计,全球0~4岁年龄组的肺炎发病率为每名儿童每年0.19次。评估表明,东南亚(0.26)和非洲(0.27)的区域发病率最高(Walker et al.,2013)。新生儿严重感染占全球新生儿死亡率的近25%,而脓毒症和肺炎造成的死亡很难区分。如果将新生儿肺炎计算在内,最近的估计表明,肺炎是造成儿童死亡的最大因素,约占全球5岁以下儿童死亡总数的16%。还必须指出的是,尽管几十年前就开始实施控制ARIs的全球计划,但与死亡率大幅下降的腹泻死亡形成鲜明对比的是,肺炎死亡的总体负担仅略有下降。一项关于全球肺炎负担的综合研究评估指出,81%的儿童肺炎死亡病例发生在最初两年。12%的儿童肺炎会发展成重症,重症肺炎的病死率为8.9%。可以预见的是,东南亚(39%)和非洲(43%)地区的重症肺炎病例比例最高。大多数儿童重症肺炎病例都是由肺炎链球菌(18.3%)引起的,占全球儿童肺炎死亡率的33%。

尽管工业化国家的医疗保健可用性和质量有所提高,但ARIs,尤其是LRIs,仍然是成人和儿童发病和死亡的主要原因。事实上,即使在今天,肺炎和流感也是美国成年人第八大常见死因。与年轻人相比,老年人从肺炎中康复所需的时间更长,并发症和死亡率也更高。肺炎是导致老年人住院和日常生活能力下降的最常见原因之一。成人死于肺炎的风险因素包括高龄、饮酒、白细胞减少、菌血症、低氧血症、合并症(如糖尿病、充血性心力衰竭、活动性恶性肿瘤和免疫抑制)以及某些症状和体征(包括低体温、高热、呼吸过速、低血压和精神状态改变)。导致老年人肺炎发病率升高的因素很多,如存在某些并发症、使用某些药物、呼吸道纤毛和黏液等非特异性宿主防御系统的理化特性发生变化、营养不良和机械设备等。然而,感染发病率增加的一个重要诱因是与年龄有关的免疫反应能力下降。免疫反应的变化不仅会降低对病原体的抵抗力,还会导致呼吸道感染的发病率和死亡率上升。

病原学

儿童和成人社区获得性肺炎由多种不同的细菌和病毒病原体引起,其中最主要的是肺炎链球菌,占所有病例的一半(表8.11.12)。近年来,病毒病原体在急性下呼吸道感染(ALRIs)病因中的作用越来越多地被描述出来。虽然流感是公认的病毒性肺炎病因,但一些研究也证明了副流感病毒、呼吸道合胞病毒(RSV)、腺病毒和人类偏肺病毒的重要性。在所有年龄组的下呼吸道感染(LRIs)死亡病例中,55.4%与肺炎链球菌有关,而在5岁以下年龄组的LRIs死亡病例中,肺炎链球菌几乎占到同样的比例(55.8%)。继肺炎链球菌之后,Hib(B型流感嗜血杆菌)、RSV和流感病毒也是导致5岁以下儿童肺炎死亡的主要病原体(GBD LRIs,2015)。然而,随着疾病负担的不断变化、城市化进程的加快以及疫苗接种的普及,人们越来越有兴趣研究儿童肺炎病因的变化,以便为更新的治疗方案和疫苗提供依据(Levine et al.,2012)。

表 8.11.12 儿童和成人肺炎的特异性病原体

年龄段	最常见的致病菌
新生儿(出生到出生后30天)	化脓性链球菌、金黄色葡萄球菌和大肠杆菌
婴儿(3周到4个月)	肺炎链球菌
4个月以上婴儿和学龄前儿童	呼吸道病毒和肺炎链球菌
发展中国家的儿童	金黄色葡萄球菌和流感嗜血杆菌,包括无法分型的菌株
成人门诊患者	肺炎链球菌、肺炎支原体、流感嗜血杆菌、肺炎衣原体和呼吸道病毒
成人住院患者	肺炎链球菌、肺炎支原体、肺炎衣原体、流感嗜血杆菌、嗜肺军团菌、呼吸道病毒和吸入
成人重症监护室	肺炎链球菌、金黄色葡萄球菌、嗜肺军团菌、革兰氏阴性杆菌和流感嗜血杆菌

临床表现和诊断

WHO仅根据肉眼观察的临床结果和呼吸频率的临界值来定义肺炎。目前,WHO针对2～59月龄儿童急性呼吸道感染(ARIs)的诊断标准,将非重症肺炎定义为咳嗽或呼吸困难和呼吸急促(2～11月龄患儿呼吸频率≥50次/min;或12～59月龄儿童呼吸频率≥40次/min)和/或胸闷。重症肺炎被定义为咳嗽或呼吸困难,并至少伴有以下一种或多种体征:中心性紫绀、严重呼吸困难、无法喝水、昏睡或抽搐。此外,重症肺炎还可能出现呼吸急速和胸闷。目前的标准基于WHO在2013年推出的最新分类法(WHO,2014)。以前的分类方法将"凹陷性肺炎"归类为重症肺炎,需要转诊并使用肠外抗生素治疗。然而,根据最新的研究和证据,WHO现在建议将"凹陷性肺炎"与"肺炎"进行相同的分类和治疗,即在家中使用口服抗生素进行治疗。这对于在无法转诊的困难情况下挽救肺炎患儿的生命具有重要意义。人们认识到,如果能及早发现并提供适当的治疗,因ARIs而导致的儿童死亡率可降低一半。

与WHO推荐用于发展中国家的简单临床肺炎定义不同,在资源丰富的国家,肺炎通常以出现特征性体征和症状(如干咳或咳痰、呼吸急促、发热、呼吸系统检查发现病灶)、低氧血症以及胸片上出现浸润影为依据。一般来说,老年人的肺炎症状往往比年轻患者少或不典型,因此发热或精神状态改变等非特异性特征可能是潜在下呼吸道感染的指标。

还可进行微生物学研究,以支持由特定感染病原体引起的肺炎诊断,并促进抗生素管理决策的制定。虽然各种指南都推荐使用广谱经验性抗菌药物,但如果开始使用不适当的抗生素治疗,则有可能导致临床治疗失败,并增加死亡率。如果可以获得足够质量的标本,则应进行血培养和痰液革兰氏染色及培养,尤其是随着病情的加重。在考虑进行RSV(呼吸道合胞病毒)、流感或嗜肺军团菌等特定诊断时,快速诊断检测可能很有用。

由于传统的微生物学方法灵敏度不高,而当前的标准又缺乏足够的特异性,缺乏金标准严重阻碍了儿童肺炎的临床治疗方法。因此,由辅助卫生工作者识别和管理肺炎的社区策略,依靠简单的临床标准,而不是听诊,可能会过度诊断细菌性肺炎。人们有理由担心,对所有ARIs广泛使用一线抗生素会导致疗效丧失。

循证干预措施

直到20世纪80年代初,在免疫接种和腹泻控制计划启动很久之后,国际社会才意识到儿童肺炎在流行病学上的严重性,这促使WHO和联合国儿童基金会(UNICEF)决定将降低肺炎死亡率作为最初的急性呼吸道感染(ARIs)计划的主要目标。早期对发展中国家住院但未经治疗的肺炎患儿肺部吸出物进行的微生物学研究表明,50%以上的病例中存在细菌,并且公认细菌病原体是造成最严重病例的罪魁祸首,显然,及时接受全疗程的有效抗生素治疗可以挽救生命。然而,在中低收入国家(LMICs),只有43%的肺炎患儿能得到医护人员的诊治,只有29%的患儿能接受抗生素治疗(Bhutta et al.,2013b)。

肺炎的抗生素治疗

虽然肺炎抗生素治疗的建议是基于病原学诊断，但在常规临床护理中很难确定致病菌，因此通常会采用经验性抗生素治疗。工业化国家免疫功能健全的成人肺炎治疗指南通常建议门诊患者使用大环内酯类或多西环素；对于病情较轻的住院患者，建议使用阿奇霉素或克拉霉素等高级大环内酯类药物，外加β-内酰胺类药物或单独使用呼吸道氟喹诺酮类药物；对于需要重症监护的成人，建议使用β-内酰胺类药物，外加高级大环内酯类药物或呼吸道氟喹诺酮类药物（Mandell et al.，2007）。

表8.11.13列出了WHO现行指南建议的根据疾病严重程度对儿童进行抗生素治疗的各种方式。

修订后的WHO急性呼吸道感染（ARIs）治疗指南还为受艾滋病毒影响地区的儿童肺炎治疗提供了经验性治疗建议。建议将氨苄西林加庆大霉素或头孢曲松作为感染艾滋病毒和受艾滋病毒影响的5岁以下儿童肺炎或重症肺炎的一线治疗药物，而如果氨苄西林/庆大霉素联合用药无效，则建议将头孢曲松单独作为二线治疗药物。此外，对于感染HIV和暴露于HIV的婴儿（2～12个月），该指南建议将复方新诺明疗法作为一种额外的治疗方法，用于治疗疑似杰氏肺囊虫肺炎（原人类卡氏肺囊虫肺炎）（WHO，2014）。有人呼吁进一步研究WHO针对严重急性营养不良（SAM）儿童的重症肺炎治疗方案，以减少该群体的治疗失败率和死亡率（Chisti et al.，2015a）。

表8.11.13　根据疾病严重程度小儿肺炎的治疗方式

体征/症状		
伴有咳嗽或呼吸困难	分类	治疗
呼吸急促： 2～11月龄儿童≥50次/min 1～5岁的儿童≥40次/min 胸闷	肺炎	• 家庭护理 • 给予适当的抗生素，持续5天 • 如果出现危险征兆，建议看护人返回 • 用安全的补救措施舒缓喉咙并缓解咳嗽 • 3天后随访
中心性紫绀、严重呼吸窘迫和/或危险体征（无法饮水、昏睡、抽搐）	重症肺炎	• 入院治疗 • 给予推荐的抗生素 • 给氧 • 气道管理 • 退烧药

重症肺炎的氧疗可以挽救生命。最近的证据表明，在有条件的情况下，通过持续气道正压（CPAP）供氧可改善儿科重症肺炎病例的预后（Chisti et al.，2015b）。

儿童疾病综合管理

20世纪80年代中期，WHO启动了一项急性呼吸道感染（ARIs）控制计划，重点是卫生工作者对病例的管理。目前，ARIs的病例管理已被纳入全球IMCI，该计划培训卫生工作者识别呼吸急促、下胸壁凹陷或有呼吸道症状儿童的危险体征（如发绀或无法饮水）。

来自亚洲和非洲的证据表明，训练有素的社区卫生工作者可以使用WHO的标准对呼吸急促和/或吸入性肺炎进行分类，并提供阿莫西林家庭治疗以及转诊重症肺炎病例。肺炎社区病例管理（CCM）可在资源匮乏环境中提供及时护理、降低肺炎发病率和死亡率方面发挥关键作用。然而，有人担心这种方法可能导致肺炎的过度诊断和不适当的抗生素治疗，从而导致抗菌药耐药性的产生。

联合国儿童基金会（UNICEF）和WHO认识到社区卫生工作者在经过充分培训和配备后可以发挥关键作用，在许多中低收入国家（LMICs）支持综合社区病例管理（iCCM）策略，在这些地区，社区卫生工作者使用适当的治疗方法，如口服补液（ORS）和锌、口服抗生素或以青蒿素为基础的联合疗法（ACT），识别并治疗儿童肺炎、腹泻和疟疾(在疟疾流行地区)。

预防措施

贫困、过度拥挤、空气污染、营养不良、有害的传统习俗以及治疗延误和不适当的病例管理是急性呼吸道感染(ARIs)病死率高的重要潜在决定因素。肺炎的预防策略包括为儿童接种疫苗、洗手、提倡充足营养(包括纯母乳喂养和锌摄入)以及减少室内空气污染(Bhutta,2007)。

有三种疫苗有可能大幅减少5岁以下儿童因肺炎而死亡的人数。目前有两种预防肺炎球菌的疫苗:一种是23价多糖疫苗(PPSV23),这种疫苗更适合成人而非儿童;另一种是不同配方的蛋白结合多糖疫苗(PCV),其中最重要的是含有7种和13种肺炎链球菌血清型(分别为PCV7和PCV13)。自2000年在美国婴儿中使用PCV7和2010年使用PCV13以来,侵袭性肺炎链球菌疾病(IPD)的发病率有所下降。虽然目前许多资源匮乏的国家都在使用B型流感嗜血杆菌(Hib)疫苗,但PCV的推广却滞后了。有证据表明,接种Hib疫苗可使肺炎发病率降低18%,而接种肺炎链球菌结合疫苗可使肺炎发病率降低23%~35%(WHO,2013)。

发达国家儿童保育中心推广洗手的对照试验报告表明,上呼吸道感染率显著降低12%~32%。巴基斯坦一项以社区为基础的推广洗手的分组随机试验也报告说,经常洗手(用或不用肥皂)使肺炎发病率降低了50%(Luby et al.,2005)。

大约30亿人仍然依赖固体燃料,24亿人依赖生物质能,其余的人依赖煤炭,其中大部分在中国。超过一半的死亡和83%的伤残调整寿命年(DALYs)损失归因于5岁以下儿童的下呼吸道感染。通过适当使用清洁燃料和低排放炉灶,将室内空气污染减少50%,可以减少33%的重症肺炎(WHO/UNICEF,2013)。最近的一项Cochrane综述得出结论,补锌与降低2~59月龄儿童肺炎的发病率和流行率有关(Lassi et al.,2016)。然而,WHO仍没有足够的证据推荐在LRIs中补锌。

公共卫生影响

尽管控制急性呼吸道感染(ARIs)的全球计划由来已久,但肺炎造成的总体死亡人数却减少有限。儿童肺炎造成的死亡主要集中在贫困人口身上,他们患ARIs的风险较高,如过度拥挤、环境条件差、营养不良以及获得医疗服务的机会有限。必须强调在社区环境中为贫困人群提供肺炎治疗的重要性。这些策略包括通过社区卫生工作者在社区环境中识别和动态管理肺炎,确保重症肺炎的交通和设施便利以及抗生素的供应。

8.11.4.7 新生儿、儿童和成人脑膜炎

急性脑膜炎是一种潜在的致命感染,由多种微生物引起,包括细菌、病毒、寄生虫和真菌。此外,脑膜炎与慢性发病和发育障碍的风险有关。虽然发展中国家脑膜炎的确切发病率尚不确定,但病死率在10%到30%之间。据最近的全球疾病负担(GBD)研究评估,2016年有31.84万人死于脑膜炎,比2006年减少了8.4%(GBD,2016;Causes of Death Collaborators,2017)。即使提供了有效的治疗,10%到50%的幸存者仍会出现神经系统后遗症。脑膜炎的预后良好与多种因素有关,包括有效抗生素治疗前的年龄、时间和临床稳定性、微生物的种类、诊断时脑脊液中细菌的数量或活性细菌产物的数量、宿主炎症反应的强度以及对脑脊液培养物进行灭菌的时间。

病原学

肺炎链球菌、流感嗜血杆菌和脑膜炎奈瑟菌这三种最常见的细菌病原体占美国细菌性脑膜炎病例总数的80%以上(Brouwer et al.,2010),但单增李斯特菌对老年人、免疫力低下者和孕妇的影响更大(表8.11.14)。尽管肺炎链球菌仍是美国细菌性脑膜炎的主要病因,但其发病率已从0.8/100 000人(1997年)下降到0.3/

100 000人,这一下降归因于疫苗接种(Castelblanco et al.,2014)。发展中国家的微生物学资料相对较少,但在新生儿期之后,脑膜炎的主要病原体包括B型流感嗜血杆菌(Hib)、肺炎链球菌和脑膜炎奈瑟菌,报告的病死率分别为7.7%、10%和3.5%。

表8.11.14 细菌性脑膜炎的病因和治疗

患者组别	常见微生物	抗菌疗法
免疫功能正常的儿童(年龄≥3个月~18岁)	流感嗜血杆菌 肺炎链球菌 脑膜炎奈瑟菌	发展中国家:氨苄西林加氯霉素 发达国家:万古霉素加第三代头孢菌素(头孢噻肟或头孢曲松*)
免疫缺陷者、孕妇和老年人(>50岁)	单增李斯特菌 肺炎链球菌 脑膜炎奈瑟菌 需氧革兰阴性杆菌	万古霉素加氨苄西林加头孢吡肟或美罗培南
神经外科问题和头部创伤	金黄色葡萄球菌 肺炎链球菌	万古霉素加第三代头孢菌素或美罗培南

注:*对于耐药的肺炎链球菌,美国儿科学会推荐采用万古霉素加头孢他啶或头孢曲松作为经验疗法。

资料来源:Brouwer, M.C. et al., Epidemiology, diagnosis, and antimicrobial treatment of acute bacterial meningitis, Clinical Microbiology Reviews, Volume 23, Number 3, pp. 467-92, ©2010, American Society for Microbiology.

临床表现和诊断

表8.11.15总结了有助于诊断脑膜炎的临床特征。一般来说,临床医生在检查和排除儿童脑膜炎时应降低标准,因为这些特征可能是非特异性的。腰椎穿刺和脑脊液检查可确诊脑膜炎。脑脊液外观混浊、蛋白质升高、白细胞计数增加且以中性粒细胞为主,革兰氏染色和/或培养发现病原体,即可确诊为细菌性脑膜炎。细菌性脑膜炎评分已被证明是一种可靠的临床评分系统,有助于对脑膜炎做出决策(Nigrovic et al.,2012)。如果患者不具备以下因素之一:脑脊液革兰氏染色阳性、脑脊液绝对中性粒细胞计数≥1 000个细胞/微升、脑脊液蛋白≥80毫克/分升、外周血中性粒细胞绝对计数≥10 000个细胞/微升,或在发病前或发病时有惊厥史,那么他们患细菌性脑膜炎的可能性很小(阴性预测值=99.9%)(Nigrovic et al.,2007)。近年来,用于诊断细菌性脑膜炎的PCR技术已经问世,其灵敏度从80%到100%,特异性为95%到100%(Brouwer et al.,2012)。此外,PCR还可用于检测肠道病毒,有助于区分细菌性脑膜炎和病毒性脑膜炎。

表8.11.15 小儿脑膜炎的症状和体征

症状或病史	体征
• 呕吐、无法进食和饮水 • 头痛或颈后部疼痛 • 惊厥 • 易怒 • 颅内压升高的征兆 • 近期头部外伤史 • 瞳孔不等大 • 姿势僵硬 • 任何肢体或躯干局部瘫痪 • 呼吸不规则	• 颈部僵硬,反复惊厥 • 枕骨隆起 • 瘀斑或紫癜 • 易怒 • 昏睡,有头部外伤迹象

治疗方法

治疗的主要方法是对疑似细菌性脑膜炎患者及时进行抗生素治疗。在获得脑脊液培养和药敏结果之前,就需要开始使用抗生素。这就需要选择一种适当的抗生素,已知这种抗生素对当地流行的常见细菌病原体有效。越来越多的产β-内酰胺酶的B型流感嗜血杆菌(Hib)菌株对氨苄西林产生耐药性,少数产氯霉素乙酰转移酶的菌株对氯霉素产生耐药性。此外,对青霉素、头孢曲松和头孢噻肟不敏感的肺炎链球菌脑脊液分离物的比例也有所增加。目前,治疗疑似或确诊细菌性脑膜炎的药物包括万古霉素加广谱头孢菌素,如果怀疑是单增李斯特菌,还可加用氨苄西林(表8.11.14)。如果没有这些选择,则可使用氨苄西林加庆大霉素或氯霉素。如果怀疑是脓毒症,则应使用氨苄西林或青霉素加氨基糖苷类药物治疗,直至确诊为脑膜炎。

极早期胃肠外给予皮质类固醇(在开始抗生素治疗之前或使用抗生素时)可显著降低严重不良结局和病死率。同样,有证据表明,在最初48小时内限制液体摄入可能会改善结局。最近的一项Cochrane系统评价发现,皮质类固醇可预防严重听力损失和神经系统后遗症,但并不能降低高收入国家社区获得性细菌性脑膜炎患者的总体死亡率。在低收入环境中没有看到有益效果(Brouwer et al.,2015)。

预防措施

尽管贫困、营养不良和过度拥挤是疾病的重要风险因素,但延误和不当的病例管理是造成不良后果的常见决定因素。有效疫苗的开发是发达国家减轻脑膜炎负担的主要因素。这些疫苗包括B型流感嗜血杆菌(Hib)疫苗、肺炎球菌结合疫苗和脑膜炎球菌疫苗。

B型流感嗜血杆菌疫苗

目前,有三种Hib结合疫苗可用于婴幼儿,且疗效相当。Hib疫苗还能预防该病原体引起的其他感染,如肺炎、关节感染和菌血症。目前,所有工业化国家都将Hib疫苗纳入了国家免疫计划,从而使侵入性Hib疾病得以基本消除。一些发展中国家在引入Hib疫苗后也有令人印象深刻的受益证据。在全球疫苗免疫联盟(GAVI)的支持下,作为五价疫苗一部分的Hib覆盖率在GAVI支持的73个国家中接近80%(五价第三剂覆盖率)。WHO推荐该疫苗与白喉、百日咳和破伤风(DTP)疫苗同时进行3针基础免疫,从6周龄开始接种,间隔4~8周进行第2针和第3针免疫。

肺炎球菌疫苗

较老的23价肺炎球菌多糖疫苗不适合幼儿使用。7价、10价和13价蛋白结合多糖疫苗(PCVs)的开发是控制侵袭性肺炎链球菌疾病(IPD)的一大进步。2000年,美国将7价PCV纳入2岁以下婴幼儿的常规疫苗接种中,到2001年,该年龄组所有IPD的发病率下降了69%。在GAVI的支持下,57个国家(主要来自拉丁美洲、亚洲和撒哈拉以南非洲)已将肺炎球菌结合疫苗作为常规免疫计划的一部分。

脑膜炎球菌疫苗

脑膜炎球菌多糖疫苗可接种A、C、W-135和Y血清群。这种四价疫苗已在几个发达国家作为常规疫苗接种计划的一部分,特别是针对上大学期间将住在拥挤宿舍的青少年。在许多中低收入国家(LMICs),这种疫苗已被四价脑膜炎球菌结合疫苗所取代,后者的免疫原性更强,而且由于能诱导记忆细胞,可能会产生更持久的保护性免疫反应。B型脑膜炎球菌结合疫苗的有效性和安全性的最新证据表明,在不久的将来,我们将拥有针对所有主要脑膜炎球菌血清群的高效疫苗(Vesikari et al.,2013)。MenAfriVac(A型脑膜炎球菌结合疫苗)大规模疫苗接种活动和试验在非洲脑膜炎流行的地域取得了显著的成功,并导致WHO修订了建议,要求这些国家随后将该疫苗纳入常规免疫接种(WHO,2015)。

8.11.4.8 伤寒

伤寒是由伤寒沙门氏菌引起的一种全身性疾病，是一种以发热和胃肠道感染的变态反应和非特异性症状为特征的急性疾病。由副伤寒沙门氏菌（A、B或C）引起的全身性疾病在临床上也很相似；伤寒和副伤寒统称为肠伤寒。耐药菌株的出现，尤其是对氨苄西林、氯霉素、甲氧苄啶磺胺甲噁唑、氟喹诺酮类药物以及最近的第三代头孢菌素产生耐多药（MDR）和广泛耐药（XDR）的伤寒杆菌，是一个日益严重的问题（Klemm et al.，2018）。

全球和区域流行病学

据估计，2000年全球伤寒发病率为2 160万例，死亡人数超过20万（Crump et al.，2004）。最近的文献显示，每年约有1 100～2 100万病例和145 000～161 000人死亡，其中撒哈拉以南非洲的发病率最高，其次是北非/中东和南亚（Mogasale et al.，2014；Antillón et al.，2017）。在南亚地区，以社区为基础的研究表明，大部分病例发生在5岁以下儿童身上，具有显著的发病率和死亡率。表8.11.16显示了伤寒在中低收入国家（LMICs）的地区分布情况。

表8.11.16 由中低收入国家构成的全球疾病负担地区和次地区的伤寒病例总数和发病率

区域/地区	病例数（百万）	发病率（每10万人年）
所有中低收入国家	17.8	293
中欧、东欧和中亚	0.1	28
拉丁美洲和加勒比	1.0	169
北非和中东	2.6	557
撒哈拉以南非洲	7.2	762
东南亚、东亚和大洋洲	2.21	108
南亚	3.6	204

资料来源：The burden of typhoid fever in low-and middle-income countries：A meta-regression approach Marina Antillo'n1，Joshua L. Warren，Forrest W. Crawford，Daniel M. Weinberger，Esra Ku¨ru¨m，Gi Deok Pak，Florian Marks，Virginia E. Pitzer.2017.PLoS NTD.

与食物来源或供水污染有关的伤寒暴发有明显的点源性，使用受污染的地下水、食用街头食品、个人卫生差是常见的感染危险因素。

临床表现和诊断

摄入受污染的食物或水后，伤寒沙门氏菌会穿透小肠黏膜并迅速进入淋巴管和血液。在最初的菌血症之后，病原体被隔离在网状内皮系统的细胞中并在那里繁殖，在数天后再次出现菌血症的反复波动，这一事件启动了感染的症状阶段。伤寒沙门氏菌感染的潜伏期为5～14天。

伤寒是一种病程较长的发热性疾病，以谵妄、持续性菌血症、脾肿大及多种全身表现为特征。儿童通常表现为发热、头痛、腹部不适、腹泻、厌食、干咳或肌痛和便秘。在发病后期，可能会出现包括肝脏肿大和脾脏肿大在内的更特殊的体征。皮肤白皙的患儿在发病初期可能会出现玫瑰疹，大部分患儿的舌头中央有覆膜。部分患者会出现脉温失调。大约50%的患者排便习惯没有改变；事实上，在伤寒患儿中，便秘比腹泻更常见。

在中低收入国家，根据WHO的建议，如果儿童出现发热（尤其是发热超过7天）和以下任何一种症状：腹痛、呕吐、便秘、头痛、咳嗽或一过性皮疹，医务人员应考虑为伤寒（如果已排除疟疾）（Khan，Bhutta，2017）。

此外，伤寒在婴儿中可表现为急性发热性疾病，偶尔会导致低体温和休克。

由于反复发生菌血症，伤寒患者可发展为肺炎、肾盂肾炎、骨髓炎、化脓性关节炎和脑膜炎。肠道出血和穿孔是最常见的并发症，常发生在感染的第三周或恢复期。最严重的并发症是肠穿孔，发生率为伤寒患者的0.5%～3%，由于这些并发症通常发生在不易获得最佳医疗服务的地区，因此可能导致4.8%～30.5%的病死率。伤寒沙门菌特异性毒素（Song et al.，2013）的发现不仅为伤寒的发病机制提供了令人兴奋的新信息，也为开发新疫苗和干预措施提供了令人兴奋的可能性。

伤寒和副伤寒的诊断需要进行血液、骨髓、粪便或尿液培养，以确认伤寒杆菌的生长。实验室检查结果通常包括白细胞减少、血小板减少、蛋白尿和转氨酶升高，但这些都是相对非特异性的，并不常见。在发展中国家，培养设施费用昂贵，且大多局限于医院，而大多数伤寒患者都是通过临床诊断并在门诊接受治疗。在其他情况下，可通过肥达（Widal）试验进行血清学诊断。后者虽然成本低，但在流行地区灵敏度不够。其他诊断测试，如Typhidot和Tubex，可检测针对特定伤寒沙门氏菌抗原的IgM抗体（Bhutta，2006）。由于这些较新的检测方法尚未被证明具有足够的灵敏度和特异性，无法在社区环境中常规使用，因此有必要进一步完善该疾病的血清学或分子诊断。聚合酶链反应（PCR）和酶联免疫吸附（ELISA）试验是快速可靠的现代诊断技术，但成本较高。

治疗方法

在前抗生素时代，伤寒的病死率接近20%。除了休息、补充水分、软饮食和发热管理等支持性措施外，抗生素治疗也是伤寒治疗的核心。使用有效的抗菌药（氨苄西林、氯霉素、复方新诺明以及后来的环丙沙星）进行治疗后，除耐多药（MDR）菌株外，病死率逐渐降至1%以下。氟喹诺酮类药物和第三代头孢菌素对MDR伤寒有效，但在过去几年中，亚洲关于伤寒沙门氏菌株对氟喹诺酮类药物敏感性降低的报道越来越多。体外萘啶酸耐药性的出现与氟喹诺酮类药物的临床治疗失败有关。在这种情况下，建议使用替代疗法，包括阿奇霉素或第三代头孢菌素。然而，近年来发现了一种对氯霉素、氨苄西林、复方新诺明、氟喹诺酮类药物和第三代头孢菌素耐药的新型MDR菌株，研究人员将其命名为“广泛耐药（XDR）型伤寒杆菌”（Klemm et al.，2018）。使用阿奇霉素和美罗培南成功治疗了这种菌株的患者。

据报道，儿童MDR伤寒的发病率相当高，死亡率也较高，因此必须及时采用适当的抗生素治疗，在有适当设备的情况下，应根据药敏试验来选择治疗方法。

预防措施

在家庭接触者、商业食品处理人员或受污染的饮用水源中检测与近期伤寒有关的感染源，对于制定有效的疾病控制预防措施至关重要。

自2000年以来，WHO推荐了两种用于预防2岁以上儿童和成人疾病的许可疫苗：Ty21a（一种减毒的伤寒沙门氏菌菌株，口服）和Vi（纯化的细菌多糖疫苗，肠外给药）。最近，WHO建议将伤寒结合疫苗用于伤寒流行国家6个月以上儿童和45岁以下成人的常规接种（WHO，2018a）。WHO推荐的伤寒结合疫苗优于前两种疫苗，因为它具有更好的免疫特性和持久的保护作用。

8.11.4.9 登革热

近年来，登革热已成为最常见的蚊媒病毒性传染病，目前已成为国际公共卫生关注的主要问题。登革热病毒属于黄病毒属（单链不分节段RNA病毒），包括四个血清学上不同的血清型（DEN-1、DEN2、DEN-3和DEN-4）。四种血清型内部和之间的病毒株差异会影响疾病的严重程度。不同血清型之间的保护作用有限。二次感染（尤其是血清2型）更有可能导致严重疾病和登革出血热。

全球和区域流行病学

人类和蚊子是登革热病毒的主要宿主,但一些非人灵长类动物也会感染登革热病毒。登革热流行发生在温暖、潮湿的雨季,这有利于蚊媒——埃及伊蚊的繁殖。全球五分之二以上的人口(约25亿)生活在登革热潜在风险地区,登革热在全球100多个国家流行,亚洲、西太平洋、拉丁美洲和加勒比海的热带地区是受影响最严重的地区。

在一些病例系列研究中,登革热被报告为从热带地区返回的旅行者中住院的第二大常见原因(仅次于疟疾)。据估计,每年有3.9亿例登革热感染,其中近1亿例伴有临床症状(Bhatt et al.,2013)。大约95%的病例发生在15岁以下的儿童中,其中婴儿占病例的5%。

临床表现和诊断

疾病潜伏期可持续3至14天(通常为5至7天),病毒血症可持续12天(通常为4至5天)。发热通常持续5~7天;持续超过10~14天的发热提示其他诊断。登革热的临床特征因患者年龄而异。大多数登革热感染,尤其是儿童感染,症状轻微或无症状。儿童还可能出现非典型综合征,如脑病和暴发性肝衰竭。

典型登革热的特征是突发高热,有时伴有两个高峰(鞍背热)、严重肌痛、关节痛、眶后痛、头痛和三种皮疹中的任何一种,包括瘀点性皮疹、弥漫性红斑性皮疹伴孤立的正常皮肤斑块、麻疹样皮疹、出血性表现和白细胞减少。其他表现还包括面色潮红、咽喉痛、咳嗽、皮肤感觉过敏和味觉异常。恢复期可能延长,并伴有严重的疲劳和抑郁。

重症发病前的预警体征包括腹痛或压痛、持续呕吐、黏膜出血、临床积液、肝脏肿大、嗜睡以及血细胞比容升高而血小板计数下降。出现上述任何体征都表明需要严格观察和及时处理,以避免并发症。

WHO对重症登革热(登革出血热)的定义是出现以下一种或多种症状:血浆渗漏,可能导致休克、积液、严重出血和/或严重器官损伤。据估计,20%~30%的重症登革热病例会发展为休克(登革热休克综合征),40%~50%的休克患者会死亡。

一种血清型的感染被认为对该血清型产生终身免疫力,但对其他血清型仅产生部分免疫力。既往感染特定血清型后再感染新的血清型,会大大增加登革出血热的发病风险。

登革热病毒血清型可通过补体结合试验和中和试验进行鉴别。登革热患者的其他诊断性检查包括红细胞压积、血小板计数、肝功能检查、凝血酶原时间、部分凝血活酶时间、电解质和血气分析。登革热常见的实验室检查结果包括白细胞减少、淋巴细胞增多、肝酶浓度升高和血小板减少。诊断可通过几种实验室检测来确认,尤其是血凝抑制试验和IgG或IgM酶免疫测定。

循证干预

快速的城市化导致伊蚊繁殖的环境因素增加,这些因素包括无节制的城市发展、对水和废物的管理不善、存在一系列大型储水设施以及成为幼虫栖息地的一次性不可生物降解的容器。解决这些问题是控制登革热病媒和疾病传播的关键。

治疗方法

除了镇痛药和退烧药外,登革热没有特效治疗药物。治疗为支持性治疗;类固醇、抗病毒药或卡巴克络(可降低毛细血管通透性)的作用尚未得到证实。相比之下,利巴韦林、α干扰素和6-氮杂尿苷在体外显示出一定的抗病毒活性。轻度或经典型登革热可通过对乙酰氨基酚等退烧药、卧床休息和补充液体(通常是口服,只有极少数情况下是胃肠外给药)来治疗;大多数病例可在门诊治疗。

登革出血热和登革热休克综合征的治疗完全是支持性的。应避免使用阿司匹林和其他非甾体抗炎药,因为会增加发生瑞氏综合征和出血的风险。

预防措施

在没有疫苗的情况下,病媒控制是唯一有效的预防措施。在个人层面上,使用防护服和驱虫剂可以降低蚊虫叮咬的风险。在登革热流行地区,旅行者最有效的预防措施是使用含有N,N-二乙基-3-甲基苯甲酰胺(DEEP)或派卡瑞丁的驱虫剂来避免蚊虫叮咬。驱虫剂应在清晨和傍晚使用,因为此时伊蚊最活跃。

在公共卫生层面,可以通过清除邻近地区的积水源(尤其是住宅内的积水源)、使用杀幼虫剂(尤其是无法清除的容器)、使用喷雾杀虫剂和引进捕食性甲壳类动物来降低登革热暴发的风险。

第一种登革热疫苗(CYD-TDV)Dengvaxia由赛诺菲公司生产,是一种重组四价活疫苗,于2015年获得许可,可用于9岁及以上人群(Sabchareon et al.,2012)。然而,2017年在菲律宾开展的大规模疫苗接种活动中,因接种的80万名儿童中有14人死亡而被迫停止。在此之后,经过反复斟酌和证据审查,WHO发布了仅在登革热血清反应阳性者中使用疫苗的建议,因为给以前未感染过登革热的人接种疫苗可能会导致反应(WHO,2018c)。然而,在缺乏登革热血清状态快速诊断检测的情况下,这种疫苗的效用仍然有限。与此同时,武田登革热疫苗(TAK-003)和巴西布坦坦研究所的疫苗正在进行第三阶段试验。

8.11.4.10 寄生虫感染

寄生虫种类繁多,困扰着全世界。某些寄生虫,如引起疟疾的疟原虫,已得到广泛认可,并在研究和计划控制干预方面得到了国际社会的大力支持,而其他寄生虫则被认为是世界上最容易被忽视的疾病之一。一些主要的被忽视的热带寄生虫病包括原生动物感染,如非洲人类锥虫病、内脏利什曼病和美洲锥虫病(Chagas病),以及蠕虫感染,如土壤传播的线虫病(蛔虫病、钩虫病、毛滴虫病)、血吸虫病、淋巴丝虫病、盘尾丝虫病和麦地那龙线虫病。

在感染人类的20种主要蠕虫中,最常见的是土源性蠕虫。最普遍的种类是圆虫(蛔虫)、鞭虫(毛滴虫)和钩虫(美洲钩虫和十二指肠钩虫)。在许多低收入国家,感染比不感染更常见。事实上,在流行社区长大的儿童可能在断奶后不久就被感染,并不断再感染,甚至终身受到感染。

全球和区域流行病学

最近的全球评估表明,全球超过四分之一的人口感染了一种或多种蠕虫。蛔虫在许多热带和亚热带地区的地理分布与社会经济和卫生条件密切相关。在存在多种肠道寄生虫的地区,同时感染蛔虫、毛滴虫和钩虫的情况很常见。在中低收入国家(LMICs)中,约有12亿人感染了蛔虫,而超过7亿人感染了钩虫或鞭虫(Hotez et al.,2004)。然而,最近一些研究报告的数字较低,认为近4.4亿人感染钩虫,8.2亿人感染蛔虫,4.65亿人感染鞭虫(Pullan et al.,2014)。2010年全球疾病负担(GBD)研究评估指出,152 300人死于被忽视的热带病,这些疾病主要是寄生虫感染,但值得注意的是狂犬病(Lozano et al.,2012)。寄生虫感染虽然不会导致死亡,但却造成了大量的发病率,并且由于其对营养状况的负面影响,间接导致了其他疾病造成的死亡。世界银行认为,与其他任何感染相比,土源性蠕虫是导致全球5~15岁儿童健康状况不佳的最大原因。

临床表现

学龄期儿童因疾病的临床表现而面临的风险最大。研究表明,蠕虫感染与营养不良、缺铁性贫血、发育迟缓、出勤率低和认知测试成绩差有关。目前,约有4 400万名孕妇因感染钩虫而难产,这使得母亲和儿童在怀孕和分娩期间面临更高的贫血和死亡风险。儿童受到严重的鞭虫感染可能会导致鞭虫病,其典型症状包括血痢、贫血、生长发育迟缓,偶有直肠脱垂。圆虫和鞭虫的大量感染与蛋白质能量营养不良和某些微量元素(如维生素A)缺乏有关。

治疗方法

WHO推荐使用阿苯达唑、甲苯达唑、双萘羟酸噻嘧啶、左旋咪唑(表8.11.17)。阿苯达唑和甲苯达唑对蛔虫有较高疗效,对鞭虫有中等疗效。单剂量甲苯达唑对钩虫的疗效较差,治愈率通常低于60%。

表8.11.17 主要肠道线虫感染的诊断和治疗

微生物	样本类型	样本制备	卵或幼虫的大小(μm)	药物选择	替代疗法
鞭虫	粪便	直接涂片或浓缩法	50–54×23	甲苯达唑,100 mg,口服(PO),每日2次(bid)×3天	阿苯达唑,400 mg PO 1次
蛔虫	粪便	直接涂片或浓缩法	45–70×35–50	甲苯达唑,100 mg PO bid×3天,或阿苯达唑,400 mg PO 1次,或双羟萘酸噻嘧啶,11 mg/kg PO 1次(最多1 g)	枸橼酸哌嗪,75 mg/kg,bid(最多1 g),通过鼻胃管给药×2~3天,直至梗阻缓解
十二指肠钩虫 美洲钩虫	粪便	直接涂片或浓缩法	55–70×35–45	甲苯达唑,100 mg,PO,bid×3天	阿苯达唑,400 mg PO 1次或双羟萘酸噻嘧啶,11 mg/kg PO×3天(最多1 g)
蛲虫	胶粘带	直接镜检	50–60×20–30	甲苯达唑,100 mg,PO 1次或双羟萘酸噻嘧啶,11 mg/kg,PO 1次;2周后重复	阿苯达唑,400 mg PO 1次;2周后重复
粪类圆线虫	粪便、十二指肠抽吸物	浓缩法或贝尔曼法	400–500×15	伊维菌素,150~200 μg/kg,PO×1~2天*	阿苯达唑,400 mg PO每日1~2次×3天

注:*直肠内注射伊维菌素是治疗高级别类圆线虫病的一种选择。

预防措施

改善卫生条件可以减少土壤和水的传播,因为土源性蠕虫的传播依赖于在被带卵粪便污染的环境中传播。在高覆盖率的情况下,提供充足的卫生设施是消除蠕虫感染最有效的干预措施。由于成本高昂,在资源有限的地方很难实施这一战略。世界银行和WHO都在推广蠕虫控制计划,并将其视为改善发展中国家健康状况最具成本效益的战略之一。这些方案强调大规模用药是控制的主要组成部分。

建议在公共卫生环境中使用的药物包括阿苯达唑(单次剂量:400 mg,12个月和24个月的儿童减至200 mg)、甲苯达唑(单次剂量:500 mg)以及左旋咪唑或双萘羟酸噻嘧啶。如果感染率大于20%,建议每年用药一次;如果感染率大于50%,建议每年用药两次。

由于种种原因,在家中提供驱虫药是有问题的,因此首选以学校为基础的驱虫方案。事实证明,这些计划能提高学校的参与率,而且非常实用,因为学校提供了现成、广泛和持续的基础设施,并拥有一支可随时培训的熟练劳动力队伍。在肯尼亚,这种方案将旷课率降低了四分之一,其中最年幼的儿童获得的收益最大。也许更重要的是,这项研究表明,那些没有接受过治疗的儿童也从学校普遍降低的传播率中受益。然而,最近的一项Cochrane综述得出结论,尽管对儿童进行个别治疗有营养方面的益处,但大规模治疗方案并未改善平均营养状况、血红蛋白水平、认知技能或学习成绩(Taylor-Robinson et al.,2015)。这些措施必须与社区行为改变战略相结合,目的是通过推广使用厕所和卫生行为,减少对土壤和水的污染。如果不改变排便习惯,定期驱虫就无法稳定地减少传播。

8.11.5 抗菌素耐药性

过度使用和滥用抗菌素,尤其是抗生素,会导致生物体的基因发生变化,使其对治疗药物产生抗药性。除了传染病的威胁,抗菌药耐药性(antimicrobial resistance,AMR)也是全球健康领域日益严重的危机。细菌、病毒和寄生虫对抗菌药产生了抗药性,导致标准治疗无效。这些"超级病菌"的感染往往持续存在并迅速蔓延。据估计,全球每年消耗700亿剂抗生素。然而,AMR造成的发病率和死亡率负担只能大致估算,特别是在中低收入国家(LMICs),滥用抗菌药物的情况很普遍,而且缺乏监测。WHO认识到解决这一问题的重要性,目前正在构建一个系统,即全球抗菌药物耐药性监测系统(Global Antimicrobial Resistance Surveillance System,GLASS),该系统支持收集和研究有关AMR的区域和全球数据。

最近在非洲三个国家进行的一项突破性研究发现,在新生儿出生后、学龄前儿童中大规模分发抗生素阿奇霉素后,该群体的死亡率降低了(Keenan et al.,2018)。在儿童死亡率高的地区,这种干预措施的潜在效果可能是巨大的,但考虑到抗生素耐药性的危险,必须谨慎实施。

8.11.5.1 朊病毒病

朊病毒病,也称为传染性海绵状脑病(TSEs),是导致人类和其他几种哺乳动物物种快速进展、致命的神经退行性疾病的原因。朊病毒的名称"prion"源自proteinaceous和infectious。缺乏核酸的非常规传染性蛋白质是可能的原因;这种朊病毒蛋白似乎由正常细胞朊病毒蛋白(PrP^c)的修饰亚型组成,该亚型被转化为PrP^{Sc},这导致PrP的理化性质发生重大变化,导致正常细胞蛋白的异常折叠。朊病毒病与以弥漫性海绵状变性为特征的脑部病理有关。通过使用从受感染人类身上提取的朊病毒对各种灵长类动物进行脑内接种,确定了其传播性。

流行病学

人类朊病毒病可以是散发性、遗传性或传播性的。散发性疾病包括通过同类相食仪式感染的库鲁病和散发性克-雅脑病(CJD)。由于PrP基因的种系突变或感染牛朊病毒[变异型CJD(vCJD)],CJD也可能以家族方式发生。TSEs包括疯牛病(BSE);绵羊瘙痒症;鹿、麋鹿和骡子慢性消耗性疾病;猫海绵状脑病(可能继发于摄入被朊病毒污染的牛组织和骨粉);传染性水貂脑病;以及库杜、尼亚拉和大羚羊的外来羚羊脑病(Ramasamy et al.,2003)。尽管美国和加拿大对慢性消耗性疾病进行了监测,但从动物到人类的跨物种感染证据有限(Waddell et al.,2018)。

人类感染的主要形式是散发性CJD、vCJD和一种遗传形式的朊病毒病,即格斯特曼综合征。受感染的硬脑膜移植、消毒不当的深度电极、移植的角膜以及从尸体垂体中提取的人类生长激素和促性腺激素也可能导致医源性CJD。

英国于1986年开始流行BSE,近20万头牛受到影响,随后从1994年开始出现人感染vCJD的病例(Brown et al.,2001)。BSE暴发的源头是牲畜尸体处理工艺的改变,当时牲畜尸体被用作富含蛋白质的营养补充剂,用来喂养反刍动物和其他动物。禁止使用肉类和骨粉有助于最终控制BSE的流行。20世纪90年代中期,英国的vCJD病例有所增加,截至2000年11月,英国共发现87例确诊或疑似病例,法国和爱尔兰也发现了一些病例。由于vCJD的潜伏期尚不清楚,因此假设如果上世纪80年代中后期暴发的BSE是其病源,那么潜伏期可短至5~10年。2000年至2005年期间,每年因vCJD死亡的人数逐渐减少。1995年至2011年期间,英国共有176例病例,其他11个国家共有49例病例。

临床表现

经典型CJD通常发生在老年人身上(发病年龄中位数为68岁),表现为记忆力减退、视觉问题和精神症状,随后出现进行性认知障碍,最后进展为运动性缄默状态(Iwasaki et al.,2017)。患者通常在4~5个月内死亡。相比之下,vCJD病例的中位年龄为27岁,病程为13~14个月,临床特征为突出的行为和精神症状、疼痛性麻痹和神经系统症状的延迟出现。此外,vCJD病例均为PrP基因第129个密码子上蛋氨酸的同源遗传,脑组织中蛋白酶抗性PrP明显积聚,神经病理学上出现大量鲜艳的神经斑,而经典型CJD病例则很少出现甚至没有花斑。

诊断和治疗

通过Western印迹或免疫组化进行神经病理学评估是诊断人类朊病毒疾病的最终方法。这种方法也可用于监测vCJD和其他形式的CJD。脑电图(EEG)和磁共振成像(MRI)可能是诊断CJD患者的有用辅助手段。脑电图上的周期性尖波通常出现在经典型CJD患者中,但在vCJD患者中却不存在,而"丘脑枕征"是T2和弥散加权核磁共振成像图像上丘脑后部的异常信号,在大多数vCJD患者中都存在,但在CJD患者中却很少见或不存在。最近在诊断方面取得的一项重要进展是对脑脊液进行实时震动诱导转化实验,该试验对散发性和变异型CJD具有很高的灵敏度和特异性(McGuire et al.,2016)。

目前还没有已知的治疗朊病毒病的方法。朊病毒病的预后很差,CJD的中位死亡时间为4~5个月,vCJD的中位死亡时间为一年左右。

(翻译:贾娜、朱黛云)

参考文献

Antillón, M., et al. (2017). The burden of typhoid fever in low-and middle-income countries: a meta-regression approach. PLoS Neglected Tropical Diseases, 11(2), e0005376.

Bhatt, S., et al. (2013). The global distribution and burden of dengue. Nature, 496, 504-7.

Bhutta, Z., et al. (2014). Can available interventions end preventable deaths in mothers, newborn babies, and stillbirths, and at what cost? . Obstetrical & Gynecological Survey, 69(11), 641-3.

Bhutta, Z.A. (2006). Current concepts in the diagnosis and treatment of typhoid fever. BMJ, 333, 78-82.

Bhutta, Z. A. (2007). Dealing with childhood pneumonia in developing countries: how can we make a difference? Archives of Diseases of Childhood, 92, 286-8.

Bhutta, Z.A., et al. (2013a). Evidence based interventions for improvement of maternal and child nutrition: what can be done and at what cost? The Lancet, 382(9890), 452-77.

Bhutta, Z.A., et al. (2013b). Interventions to address deaths from childhood pneumonia and diarrhoea equitably: what works and at what cost? The Lancet, 381, 1417-29.

Black, R.E., Morris, S.S., and Bryce, J. (2003). Where and why are 10 million children dying every year? The Lancet, 361, 2226-34.

Black, R.E., et al. (2008). Maternal and child undernutrition: global and regional exposures and health consequences. The Lancet, 371(9608), 243-60.

Brouwer, M., McIntyre, P., Prasad, K., and van de Beek, D. (2015). Corticosteroids for acute bacterial meningitis. Cochrane Database of Systematic Reviews, (9), CD004405.

Brouwer, M.C., Thwaites, G.E., Tunkel, A.R., and van de Beek, D. (2012). Dilemmas in the diagnosis of acute community-acquired bacterial meningitis. The Lancet, 380, 1684-92.

Brouwer, M.C., Tunkel, A.R., and van de Beek, D. (2010). Epidemiology, diagnosis, and antimicrobial treatment of acute bacterial meningitis. Clinical Microbiology Reviews, 23, 467-92.

Brown, P., Will, R.G., Bradley, R., Asher, D.M., and Detwiler, L. (2001). Bovine spongiform encephalopathy and variant Creutzfeldt-Jakob disease: background, evolution, and current concerns. Emerging Infectious Diseases, 7, 6-14.

Castelblanco, R., Lee, M., and Hasbun, R. (2014). Epidemiology of bacterial meningitis in the USA from 1997 to 2010: a population-based observational study. The Lancet Infectious Diseases, 14(9), 813-19.

Chisti, M., et al. (2015a). Treatment failure and mortality amongst children with severe acute malnutrition presenting with cough or respiratory difficulty and radiological pneumonia. PLoS One, 10(10), e0140327.

Chisti, M., et al. (2015b). Bubble continuous positive airway pressure for children with severe pneumonia and hypoxaemia in Bangladesh: an open, randomised controlled trial. The Lancet, 386(9998), 1057-65.

Crump, J.A., Luby, S.P., and Mintz, E.D. (2004). The global burden of typhoid fever. Bulletin of the World Health Organization, 82, 346-53.

Ejemot-Nwadiaro, R.I., Ehiri, J.E., Arikpo, D., Meremikwu, M.M., and Critchley, J.A. (2015). Hand washing promotion for preventing diarrhoea. Cochrane Database of Systematic Reviews, (9), CD004265.

Fischer Walker, C.L., et al. (2013). Global burden of childhood pneumonia and diarrhoea. The Lancet, 381, 1405-16.

GAVI — The Vaccine Alliance (2016). GAVI Progress Report. [Online] Available at: https://www.gavi.org/sites/default/files/publications/progress-reports/Gavi-Progress-Report-2016.pdf.

GBD 2015 LRI Collaborators (2017). Estimates of the global, regional, and national morbidity, mortality, and aetiologies of lower respiratory tract infections in 195 countries: a systematic analysis for the Global Burden of Disease Study 2015. The Lancet Infectious Diseases, 17(11), 1133-61.

GBD 2016 Causes of Death Collaborators (2017). Global, regional, and national age-sex specific mortality for 264 causes of death, 1980-2016: a systematic analysis for the Global Burden of Disease Study 2016. The Lancet, 390(10100), 1151-210.

GBD 2016 DALYs and HALE Collaborators (2017). Global, regional, and national disability-adjusted life-years (DALYs) for 333 diseases and injuries and healthy life expectancy (HALE) for 195 countries and territories, 1990-2016: a systematic analysis for the Global Burden of Disease Study 2016. The Lancet, 390(10100), 1260-344.

GBD Diarrhoeal Diseases Collaborators (2017). Estimates of global, regional, and national morbidity, mortality, and aetiologies of diarrhoeal diseases: a systematic analysis for the Global Burden of Disease Study 2015. The Lancet Infectious Diseases, 17(9), 909-48.

Hamer, D.H. and Gorbach, S.L. (2010). Gastrointestinal infections. In: Warrell, D.A., Cox, T.M., and Firth, J.D. (eds.) Oxford Textbook of Medicine (5th ed.). Oxford: Oxford University Press pp. 2424-34.

Hotez, P.J., et al. (2004). Hookworm infection. The New England Journal of Medicine, 351, 799-807.

Imdad, A., Bautista, R., Senen, K., Uy, M., Mantaring III, J., and Bhutta, Z. (2013). Umbilical cord antiseptics for preventing sepsis and death among newborns. Cochrane Database of Systematic Reviews, (5), CD008635.

Institute for Health Metrics and Evaluation (n.d.). Global Burden of Disease (GBD). [Online] Available at: http://www.healthdata.org/gbd.

Iwasaki, Y. (2017). Creutzfeldt-Jakob disease. Neuropathology, 37, 174-88.

Keenan, J., et al. (2018). Azithromycin to reduce childhood mortality in sub-Saharan Africa. New England Journal of Medicine, 378(17), 1583-92.

Khan, A. and Bhutta, Z. (2017). Childhood infectious diseases: overview. In: Quah, S., (ed.) The International Encyclopedia of Public Health (2nd ed.). Oxford: Elsevier, pp. 517-38.

Klemm, E.J., et al. (2018). Emergence of an extensively drug-resistant Salmonella enterica Serovar Typhi clone harboring a promiscuous plasmid encoding resistance to fluoroquinolones and third generation cephalosporins. mBio 9(1), e00105-18.

Kosek, M., Bern, C., and Guerrant, R.L. (2003). The magnitude of the global burden of diarrheal disease from studies published 1992-2000. Bulletin of the World Health Organization, 81, 197-204.

Lassi, Z., Moin, A., and Bhutta, Z. (2016). Zinc supplementation for the prevention of pneumonia in children aged 2 months to 59 months. Cochrane Database of Systematic Reviews, (12), CD005978.

Lawn, J., et al. (2014). Every Newborn: progress, priorities, and potential beyond survival. The Lancet, 384(9938), 189-205.

Laxminarayan, R. and Bhutta, Z. (2016). Antimicrobial resistance — a threat to neonate survival. The Lancet Global Health, 4(10), e676-7.

Lazzerini, M. and Wanzira, H. (2016). Oral zinc for treating diarrhoea in children. Cochrane Database of Systematic Reviews, 12 (12), CD005436.

Levine, O., et al. (2012). The pneumonia etiology research for child health project: a 21st century childhood pneumonia etiology study. Clinical Infectious Diseases, 54(suppl 2), S93-S101.

Liu, L., et al. (2016). Global, regional, and national causes of under-5 mortality in 2000-15: an updated systematic analysis with implications for the Sustainable Development Goals. The Lancet, 388(10063), 3027-35.

Lozano, R., et al. (2012). Global and regional mortality from 235 causes of death for 20 age groups in 1990 and 2010: a systematic analysis for the Global Burden of Disease Study 2010. The Lancet, 380, 2095-128.

Luby, S., et al. (2005). Effect of handwashing on child health: a randomised controlled trial. The Lancet, 366(9481), 225-33.

Mandell, L.A., et al. (2007). Infectious Diseases Society of America/American Thoracic Society consensus guidelines on the management of community-acquired pneumonia in adults. Clinical Infectious Diseases, 44, S27-S72.

McGuire, LI., et al. (2016). Cerebrospinal fluid real-time quaking-induced conversion is a robust and reliable test for sporadic Creutzfeldt-Jakob disease: an international study. Annals of Neurology, 80, 160-5.

Mogasale, V., et al. (2014). Burden of typhoid fever in low-income and middle-income countries: a systematic, literature-based update with risk-factor adjustment. The Lancet Global Health, 2(10), e570-80.

Munos, M., Walker, C., and Black, R. (2010). The effect of oral rehydration solution and recommended home fluids on diarrhoea mor-tality. International Journal of Epidemiology, 39(suppl. 1), i75-i87.

Murray, C.J.L., et al. (2012). Disability-adjusted life years (DALYs) for 291 diseases and injuries in 21 regions, 1990-2010: a systematic analysis for the Global Burden of Disease Study 2010. The Lancet, 380, 2197-223.

Nakatani, H. (2016). Global strategies for the prevention and control of infectious diseases and non-communicable diseases. Journal of Epidemiology, 26(4), 171-8.

Nigrovic, L., Malley, R., and Kuppermann, N. (2012). Meta-analysis of bacterial meningitis score validation studies. Archives of Disease in Childhood, 97(9), 799-805.

Nigrovic, L.E., et al. (2007). Clinical prediction rule for identifying children with cerebrospinal fluid pleocytosis at very low risk of bacterial meningitis. Journal of the American Medical Association, 297, 52-60.

Platts-Mills, J., et al. (2015). Pathogen-specific burdens of community diarrhoea in developing countries: a multisite birth cohort study (MAL-ED). The Lancet Global Health, 3(9), e564-75.

Pullan, R., Smith, J., Jasrasaria, R., and Brooker, S. (2014). Global numbers of infection and disease burden of soil transmitted helminth infections in 2010. Parasites & Vectors, 7(1), 37.

Ramasamy, I., Law, M., Collins, S., and Brooke, F. (2003). Organ distribution of prion proteins in variant Creutzfeldt-Jakob disease. The Lancet Infectious Diseases, 3, 214-22.

Sabchareon, A., et al. (2012). Protective efficacy of the recombinant CYD tetravalent dengue vaccine in Thai schoolchildren: a randomised controlled phase 2b trial. The Lancet, 380, 1559-67.

Saha, S.K., et al. (2018). Causes and incidence of community-acquired serious infections among young children in south Asia (ANISA): an observational cohort study. Lancet. [Online] Available at: https://www.thelancet.com/pdfs/journals/lancet/PIIS0140-6736(18)31127-9.pdf.

Salam, R., Das, J., Darmstadt, G., and Bhutta, Z. (2013). Emollient therapy for preterm newborn infants — evidence from the devel-oping world. BMC Public Health, 13(Suppl 3), S31.

Song, J., Gao, J., and Gálan, J. (2013). Structure and function of the Salmonella Typhi chimeric A2B5 typhoid toxin. Nature, 499, 350-4.

Taylor-Robinson, D., Maayan, N., Soares-Weiser, K., Donegan, S., and Garner, P. (2015). Deworming drugs for soil-transmitted intestinal worms in children: effects on nutritional indicators, haemoglobin, and school performance. Cochrane Database of Systematic Reviews, (7), CD000371.

Tshefu, A., et al. (2015). Simplified antibiotic regimens compared with injectable procaine benzylpenicillin plus gentamicin for treatment of neonates and young infants with clinical signs of possible serious bacterial infection when referral is not possible: a randomised, open-label, equivalence trial. The Lancet, 385(9979), 1767-76.

UNAIDS.org. (2017). Fact sheet -Latest statistics on the status of the AIDS epidemic. [Online] Available at: http://www.unaids.org/

en/resources/fact-sheet.

United Nations Inter-agency Group for Child Mortality Estimation (UN IGME) (2015). Levels and Trends in Child Mortality Report 2015. [Online] Available at: https://www.un.org/en/development/desa/population/publications/mortality/child-mortality-report-2015.asp.

United Nations Inter-agency Group for Child Mortality Estimation (UN IGME) (2017). Levels and Trends in Child Mortality Report 2017. [Online] Available at: https://www.un.org/en/development/desa/population/publications/mortality/child-mortality-report-2017.asp.

Vesikari, T., et al. (2013). Immunogenicity and safety of an investigational multicomponent, recombinant, meningococcal serogroup B vaccine (4CMenB) administered concomitantly with routine infant and child vaccinations: results of two randomised trials. The Lancet, 381, 825-35.

Victora, C. G., et al. for The Lancet Breastfeeding Series Group (2016). Breastfeeding in the 21st century: epidemiology, mechanisms, and lifelong effect. The Lancet, 387, 475-90.

Waddell, L., Greig, J., Mascarenhas, M. Otten, A., Corrin, T., and Hierlihy, K. (2018). Current evidence on the transmissibility of chronic wasting disease prions to humans — a systematic review. Transboundary & Emerging Diseases, 65, 37-49.

Walker, C., et al. (2013). Global burden of childhood pneumonia and diarrhoea. The Lancet, 381(9875), 1405-16.

World Health Organization (WHO) (2015). Summary of WHO Position Paper on Meningococcal A Conjugate Vaccine: Updated Guidance. Geneva: WHO. [Online] Available at: https://www.who.int/immunization/policy/position_papers/pp_menA_2015_summary.pdf? ua=1.

World Health Organization (WHO) (2008). Closing the Gap in a Generation: Health Equity Through Action on the Social Determinants of Health. Geneva: WHO. [Online] Available at: https://www.who.int/social_determinants/final_report/csdh_finalreport_2008.pdf.

World Health Organization (WHO) (2013). WHO Recommendations on Postnatal Care of the Mother and Newborn. Geneva: WHO. [Online] Available at: https://www.who.int/maternal_child_adolescent/documents/postnatal-care-recommendations/en/.

World Health Organization (WHO) (2014). Revised WHO Classification and Treatment of Childhood Pneumonia at Health Facilities. Geneva: WHO. [Online] Available at: https://www.who.int/maternal_child_adolescent/documents/child-pneumonia-treatment/en/.

World Health Organization (WHO) (2015). Guideline: Managing Possible Serious Bacterial Infection in Young Infants When Referral is not Feasible. Geneva: WHO. [Online] Available at: https://www.who.int/maternal_child_adolescent/documents/bacterial-infection-infants/en/.

World Health Organization (WHO) (2015). Health in 2015 from MDGs to SDGs. Geneva: WHO. [Online] Available at: https://www.who.int/gho/publications/mdgs-sdgs/en/.

World Health Organization (WHO) (2018a). WHO Recommends Use of First Typhoid Conjugate Vaccine. Geneva: WHO. [Online] Available at: http://www.who.int/immunization/newsroom/press/who_recommends_use_first_typhoid_conjugate_vaccine/en/.

World Health Organization (WHO) (2018b). Executive Summary: CYD:TDV Dengue Vaccine. Geneva: WHO. [Online] Available at: http://www.who.int/immunization/sage/meetings/2018/april/1_WHO_DengueExecSum_SAGE_Apr2018.pdf.

World Health Organization (WHO) (2018c). The Top 10 Causes of Death. Geneva: WHO. [Online] Available at: http://www.who.int/en/news-room/fact-sheets/detail/the-top-10-causes-of-death.

World Health Organization/The United Nations Children's Fund (WHO/UNCF) (2013). Ending Preventable Child Deaths from Pneumonia and Diarrhoea by 2025-The integrated Global Action Plan for Pneumonia and Diarrhoea (GAPPD). Geneva: World Health Organization/The United Nations Children's Fund.

Zaidi, A., Huskins, W., Thaver, D., Bhutta, Z., Abbas, Z., and Goldmann, D. (2005). Hospital-acquired neonatal infections in developing countries. The Lancet, 365(9465), 1175-88.

8.12 性传播感染

8.12.1 引言

性传播感染(sexually transmitted infections,STIs)是指主要通过性接触途径传播病原体而导致的一系列感染和疾病,常见性接触形式包括阴道性交、肛交及口交。全球大多数细菌性性传播感染是由沙眼衣原体(简称衣原体)、淋病奈瑟菌(简称淋球菌)和梅毒螺旋体导致,病毒性性传播感染常由以下几种病毒导致:人乳头瘤病毒(HPV)、1型和2型单纯疱疹病毒(HSV-1和HSV-2)、乙型和丙型肝炎病毒(HBV和HCV)以及人类免疫缺陷病毒(human immunodeficiency virus,HIV)。寄生虫也是造成全球性传播疾病负担的主要原因之一,例如阴道毛滴虫是泌尿生殖道滴虫病的病原体。截至目前,共有30余种生物体及数百种亚型可通过性接触传播(表8.12.1),其中包括最新发现的寨卡病毒(Zika)和埃博拉病毒(Ebola)。

表8.12.1 性传播感染病原体和相关疾病/综合征

病原体	相关疾病或综合征
细菌	
淋病奈瑟菌	成人:宫颈炎、尿道炎、直肠炎、咽炎、前庭大腺炎、子宫内膜炎、盆腔炎性疾病(PID)、不孕症、慢性盆腔疼痛、睾丸炎、附睾炎、尿道狭窄、前列腺炎、肝周炎、播散性感染、炎症性关节炎综合征、高HIV感染风险,通常无症状比例女性高达2/3、男性高达1/3
	孕产妇:异位妊娠、产妇死亡、胎膜早破
	新生儿/婴儿:新生儿结膜炎、角膜瘢痕、失明、早产、低出生体重
沙眼衣原体	成人:宫颈炎、尿道炎、直肠炎、咽炎、前庭大腺炎、子宫内膜炎、盆腔炎性疾病(PID)、不孕症、慢性盆腔疼痛、睾丸炎、附睾炎、尿道狭窄、前列腺炎、肝周炎、播散性感染、炎症性关节炎综合征、性病淋巴肉芽肿(LGV)——肛门生殖器溃疡或腹股沟肿胀、高HIV感染风险,通常无症状比例女性高达2/3、男性高达1/3
	孕产妇:异位妊娠、产妇死亡、胎膜早破
	新生儿/婴儿:新生儿结膜炎、肺炎、早产、低出生体重
生殖支原体	成人:尿道炎、宫颈炎、盆腔炎性疾病(PID)、高HIV感染风险
梅毒螺旋体(梅毒)	成人:生殖器溃疡(硬下疳)、局部淋巴结肿大、皮疹、湿疣、肝炎、关节炎、高HIV感染风险;骨骼、心血管(如主动脉疾病)和中枢神经系统疾病(如脑膜炎、中风、脑神经异常、视神经萎缩、脊髓痨、麻痹性痴呆)
	孕产妇:流产、死胎、早产
	新生儿/婴儿:新生儿死亡、先天性梅毒、低出生体重
杜克雷嗜血杆菌(软下疳)	成人:生殖器溃疡、腹股沟腺炎、毁容病变、组织破坏、高HIV感染风险

续表

病原体	相关疾病或综合征
肉芽肿荚膜杆菌(肉芽肿)	成人:腹股沟和肛门生殖器区域的结节性肿胀和慢性溃疡性病变(又称腹股沟肉芽肿)
志贺氏菌	成人:男性同性恋人群的志贺氏菌病
沙门氏菌	成人:男性同性恋人群的肠炎及直肠结肠炎
弯曲杆菌	成人:男性同性恋人群的肠炎及直肠结肠炎
病　　毒	
人类免疫缺陷病毒(HIV)1型和2型	成人:HIV相关疾病、机会性感染、淋巴瘤
	孕产妇感染者:母婴垂直传播
	婴儿:HIV感染
单纯疱疹病毒(HSV)1型和2型	成人:肛门生殖器水疱性病变和溃疡、复发性生殖器溃疡、唇疱疹、宫颈炎、尿道炎、咽炎、直肠炎、慢性疼痛、关节炎、无菌性脑膜炎、肝炎、高HIV感染风险
	产妇:母婴垂直传播
	新生儿/婴儿:皮肤、眼睛和黏膜溃疡;脑炎、播散性肝炎感染、肺炎、脑炎;神经系统异常
人乳头瘤病毒(已鉴定出超过30种生殖器基因型)	成人:肛门生殖器和口腔疣;宫颈、阴茎、外阴、阴道及肛门部位癌和上皮内瘤变;口咽癌;复发性呼吸道乳头状瘤
	孕产妇:母婴垂直传播
	新生儿/婴儿:复发性呼吸道乳头状瘤
乙型肝炎病毒	成人:急性肝炎、肝硬化、终末期肝病、肝细胞癌
	孕产妇:母婴垂直传播
	新生儿/婴儿:肝硬化、终末期肝病、原发性肝癌
丙型肝炎病毒	成人:急性丙型肝炎、肝硬化、终末期肝病、肝细胞癌
巨细胞病毒	成人:传染性单核细胞增多症、肝炎
	新生儿/婴儿:新生儿原发感染、肝炎、败血症、失聪、智力低下
传染性软疣病毒	成人:生殖器传染性软疣
人类嗜T淋巴细胞逆转录病毒1型	成人:成人T细胞白血病或淋巴瘤
人类疱疹病毒8型	成人:卡波西氏肉瘤、原发性渗出性淋巴瘤、巨大淋巴结增生症(卡斯尔曼氏病)
寨卡病毒	孕产妇:母婴垂直传播
	新生儿/婴儿:小头畸型
原　生　动　物	
阴道毛滴虫	成人:阴道炎、宫颈炎、尿道炎、子宫内膜炎、输卵管炎、高HIV感染风险
	孕产妇:绒毛膜羊膜炎、早产
	新生儿/婴儿:低出生体重、肺炎、发热、女婴阴道分泌物
溶组织内阿米巴虫	成人:男男性行为人群的阿米巴病
肠兰伯氏鞭毛虫	成人:男男性行为人群的贾第虫病
寄　生　虫	
阴虱	成人:阴虱感染
疥螨	成人:疥疮、结痂性(播散性)疥疮
	新生儿/婴儿:结痂性(播散性)疥疮

性传播感染十分常见。据世界卫生组织(WHO,2015)估计,2012年全球可治愈的(细菌性和原虫性)性传播感染有3.574亿例。此外,在拥有公共卫生监测系统的国家,性传播感染是最常报告的感染之一。然而,与细菌性或原虫性的性传播感染相比,病毒性性传播感染更为普遍,估计每年有7.08亿例单纯疱疹病毒和人乳头瘤病毒感染。

鉴于大量性传播感染,无论医疗资源丰富与否,几乎在每个国家的门诊接诊量和医疗费用开支中,性传播感染都占了不小的比例。性传播感染也被污名化,还可能给感染者带来焦虑、耻感和压力等社会心理后果。此外,性传播感染带来的并发症如不孕症、不良妊娠结局、恶性肿瘤等均增加了医疗成本。

虽然性传播感染通常与生殖器溃疡、分泌物异常增多或皮疹相关,但大多数性传播感染是无症状的。世界上许多国家以综合征管理(syndromic management),即识别和管理有症状的患者,作为临床上管理性传播感染的一种方法,但许多非特异性症状可能导致过度治疗(疑似性传播感染者而非确诊),而无症状又可能导致治疗不足。因此,在基础设施完备的国家,对有性传播感染风险的无症状人群进行筛查,是重要的预防和管理手段。虽然性传播感染发病率在青少年和青年中最高,但最严重的健康结局往往发生在感染多年以后,这在妇女和婴儿人群中表现更明显。综上,性传播感染防控是每个国家的重要公共卫生议题。

有多种降低性传播感染的方法。疫苗接种可以预防一些病毒性性传播感染,例如,目前已有针对乙型肝炎、致疣或癌的人乳头瘤病毒的疫苗。此外,物理屏障法可以减少甚至消除性传播感染的风险,例如使用男性和女性安全套。

此外,还有大量性传播感染的诊断试剂,各种体液检测,包括唾液、尿液、血液、阴道或肛门分泌物,以及自行收集的尿道拭子,都可以用于检测。由于性传播感染通常是先通过局部黏膜感染,而不易在血液或尿液中检测到,因此,任何在性活动中可能接触到病原体的局部体表、官窍和黏膜部位,都应考虑采样检测。此外,现在已有多种多样的生化检测方法,可以对某些性传播感染进行快速检测,例如HIV和梅毒。其他检测方法,如聚合酶链反应(PCR),通常可能需要专业的实验室设备,但现在的新PCR技术也已开发出了快检试剂,可以在60~90分钟内初步筛查性传播感染的病原体。

细菌性性传播感染和滴虫感染可以治愈,然而感染者并不能因此而获得免疫力,治愈后仍有再次感染风险。病毒性性传播感染常常无法治愈。HCV感染现在可治愈,但很少通过性传播。其他性传播感染如生殖器疱疹和艾滋病病毒感染目前还无法治愈,但可通过药物有效控制慢性感染并降低传播风险。此外,我们还可通过接种疫苗预防某些病毒性性传播感染及其并发症,如人乳头瘤病毒(HPV)、乙型肝炎病毒(HBV),且部分HPV、HBV和HCV感染具有自限性,无需任何医疗干预即可自愈。

我们对性传播感染领域的认知也在不断进步。近年来我们不但发现了新的病原体,如有些寨卡病毒感染者是通过性传播的,在已知的性传播感染领域我们也面临新的挑战,如淋球菌的耐药性。与此同时,性传播感染防控方法和工具也在与时俱进,如艾滋病病毒感染的暴露前预防、梅毒和衣原体的暴露后预防(PEP)及世界各地正在推广应用的HIV/梅毒快检试剂。

下面从几个方面重点进行阐述:性传播感染的全球流行现况和相关疾病负担、性传播感染的影响因素、相关公共卫生干预措施以降低发病率和流行率以及未来面临的挑战和机遇。

8.12.2 性传播感染

性传播感染的全球负担包括感染总数、感染者的短期和长期不良健康结局(含死亡)、性传播感染及其并发症相关的医疗费用(卫生保健和医疗费用)、个人和社会层面的社会心理影响。

据世界卫生组织估计,四种可治愈的性传播感染,即沙眼衣原体、淋球菌、梅毒螺旋体和阴道毛滴虫,在2012年全球新增约3.57亿例(WHO,2015),其中,衣原体感染1.309亿例,淋病7 830万例,梅毒560万例,滴虫病1.426亿例。在198个国家中,108个国家有相关监测系统,但这些监测系统没有统一标准,因此难以在全球范围内评估某些性传播感染(如难治性淋病)的传播情况。虽然新发性传播感染在所有地方都很常见,但发生率最高的地区集中在非洲、美洲和西太平洋。相比以前,可治愈的性传播感染的全球流行率似乎在下降。然而,由于评估系统和机制有较大的地区性差异,如某些国家和地区仅基于小规模人群数据或病例报告数据估算,其流行率估计准确度较差。与2008年相比,2012年的性传播感染总例数相对较少(分别为4.989亿例和3.57亿例)。衣原体病例数从1.057亿例增加至1.309亿例,但全球淋病、梅毒和滴虫病的病例数有所减少(图8.12.1)。据WHO性传播感染防治全球战略报告,全球90%以上的国家对性传播感染采取综合征管理方法。WHO建议监测以下两类综合征:男性尿道分泌物、男性和女性的生殖器溃疡。尿道分泌物最常由淋球菌感染和沙眼衣原体感染引起。生殖器溃疡通常由梅毒和软下疳引起,但其他病毒感染也可引起这一综合征,如单纯疱疹病毒。生殖器溃疡会增加艾滋病病毒传播风险。2014年有56个国家报告生殖器溃疡数据(图8.12.2),其中,非洲地区生殖器溃疡疾病负担最高,其次是美洲和西太平洋地区。

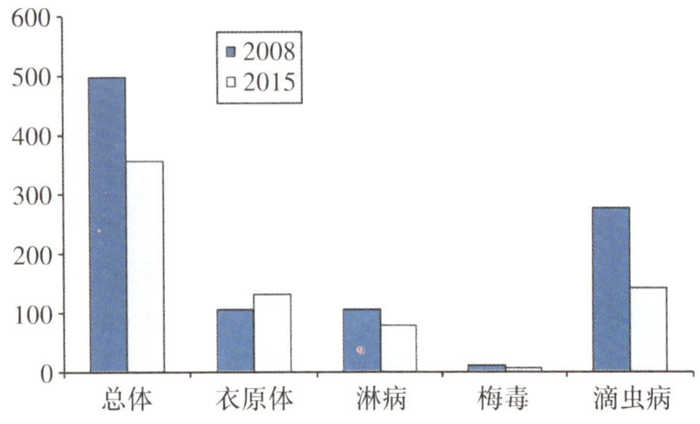

图8.12.1 2008年和2015年四种可治愈性传播感染新发病例(百万)

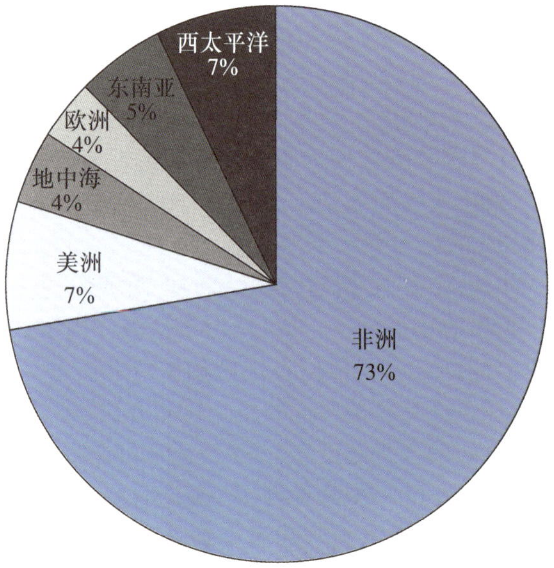

图8.12.2 2014年各地区生殖器溃疡疾病负担比例

虽然综合征管理是临床上行之有效的管理患者和评估疾病负担的方法,但实验室诊断性传播感染却具有更高的敏感性和特异性。然而综合考虑政府财政负担、基础设施条件和检测成本等因素,实验室检测诊断的实际可及性和可行性太差。有许多实验室检测方法主要用来检测淋球菌和梅毒,如通过革兰染色镜检和细菌培养可检测出淋球菌。而PCR新型检测方法因其具有更高的敏感性和特异性,在淋球菌检测诊断中越来越受青睐。梅毒快速检测则在梅毒初筛中使用越来越普遍,但由于快检无法区分既往感染和新发感染,该方法目前仅适用于筛查既往无梅毒病史的感染者,初筛阳性者仍需进行两种梅毒确诊实验,即特异性梅毒螺旋体实验(treponemal test)和非特异性梅毒螺旋体实验(non-treponemal test),但这两种检测方法尚未在全球范围普及。因此,各国对梅毒的疾病负担估计可能与实际负担不一致。

8.12.3 病毒性性传播感染

唯一可治愈的病毒性性传播感染是丙型肝炎,其他如生殖器疱疹和艾滋病病毒感染是无法治愈的,但可通过抗病毒药物得到有效控制。HIV可能是最耳熟能详的病毒性性传播感染,全球共有7 690万人感染;此外,全球约有4.17亿人感染2型单纯疱疹病毒及2.91亿妇女感染人乳头瘤病毒(HPV)。

生殖器疱疹感染是由1型单纯疱疹病毒(HSV-1)或2型单纯疱疹病毒(HSV-2)引起的慢性、终身性病毒感染。据估计，2012年，在15岁至49岁之间的人群中有4.17亿人感染了HSV-2，其中女性感染者多于男性（分别为2.67亿和1.5亿），主要因为女性比男性更易感。全球范围内，非洲地区的HSV-2感染率最高，其次是西太平洋和东南亚地区（Looker et al.，2015）（图8.12.3）。药物治疗可有效遏制生殖器疱疹的发病和传染。

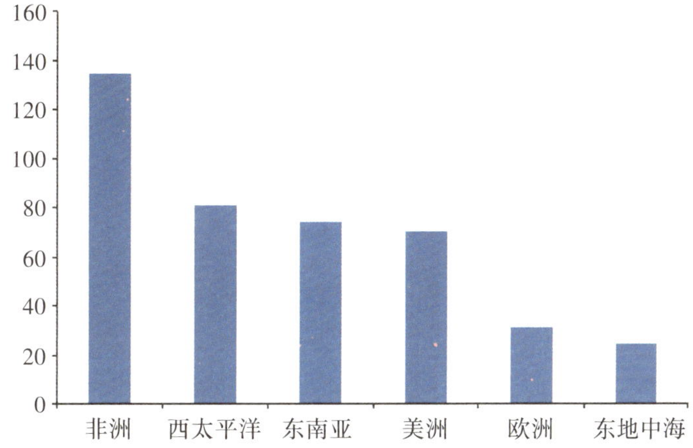

图8.12.3　2012年各地区2型单纯疱疹病毒感染的估计流行率（百万）

资料来源：Looker K. et al‘Global Estimates of Prevalent and Incident Herpes Simplex Virus Type 2 Infections in 2012’.PLoS One，10，e114989.

全球范围内约有2.91亿妇女感染了人乳头瘤病毒（HPV），HPV有100多种亚型，其中约30种亚型主要感染口咽（咽喉）和生殖器，至少有13种致癌亚型，因此被称为“高危”型病毒。宫颈癌是全球女性的第四大常见癌症。2012年，有近27万妇女死于宫颈癌，其中有23万的死亡病例发生在中低收入国家。在低收入国家，宫颈癌导致的相关伤残调整寿命年（DALYs）仅次于口咽癌（美国癌症协会，2015）。16和18型HPV病毒导致了70%的宫颈癌和宫颈癌前病变。全球范围内，16型HPV最为流行，其次为18型（Bruni et al.，2010）。在美国，每年有35 000例与HPV相关的癌症发生，其中女性占61%，男性占39%。每年用于筛查和治疗HPV相关健康问题的费用为80亿美元（Jemal et al.，2013）。

HIV感染导致的发病率和死亡率仍然显著。自21世纪初，抗逆转录病毒药物的可及性持续改善，中低收入国家约有2 000万人得到治疗，避免了520万艾滋病相关死亡（UNAIDS，2013b）。此外，儿童HIV发病率大幅度下降，在过去10年减少一半以上（UNAIDS，2013a）。虽然在减少HIV传播方面取得了巨大进展，但全球仍有3 690万HIV现患感染者，撒哈拉以南非洲地区仍是HIV感染者最多、死亡和新发感染人数最多的地区（Fettig et al.，2014）。

在2015年，病毒性肝炎相关死亡人数达134万，且呈上升趋势（WHO，2017a）。许多可引起肝病的病毒被统称为病毒性肝炎，已知甲型、乙型、丙型和丁型肝炎可以通过性传播，其中乙肝又是最为常见的性传播肝炎病毒。病毒性肝炎造成的慢性肝病是导致感染者死亡的主要原因（72万人死于肝硬化），其次是原发性肝癌（47万人死于肝细胞癌）。乙型和丙型肝炎导致96%的病毒性肝炎相关死亡。据估计，2015年全球有2.57亿人患有慢性乙肝，7 100万人患有慢性丙肝。非洲和西太平洋地区的乙肝流行率最高，而欧洲地区的丙肝流行率最高。2016年5月，世界卫生大会发布《2016—2021年全球卫生部门病毒性肝炎战略》，设定2030年目标，即将新发感染减少90%、死亡率减少65%。其他病毒性肝炎见表8.12.2。

虽然大多数性传播感染发生在性活动期间，但也可在围产期通过母婴传播。通过产前HIV筛查并对阳性孕产妇进行抗逆转录病毒治疗，可极大程度上减少母婴传播。据联合国艾滋病规划署估计，2018年有18万名儿童通过围产期或母乳喂养感染HIV（UNAIDS，2018）；而在2003年HIV流行高峰期，这一数字估计为42万。2017年，在全球HIV母婴传播发生率最高的地区（即非洲东部和南部）的94万名孕妇感染者中，共有93%的孕妇接受了抗逆转录病毒治疗和预防，将平均HIV母婴传播率降低到10%以下。

梅毒螺旋体可以在妊娠期间轻松穿过胎盘，并可能导致孕产妇和新生儿的发病和死亡。据估计，2008年至2012年期间，由梅毒引起的孕产妇感染和不良妊娠结局总数从52万例降至35万例，下降幅度为38%。

这35万例中包括14.3万例死胎或死产、6.2万例新生儿死亡、4.4万例早产/低出生体重儿和10.2万例婴儿梅毒感染(WHO,2015)。全球各地区先天梅毒发病率均有所下降,其中东南亚下降幅度最大。截至2018年,众多国家包括古巴、泰国、白俄罗斯、安圭拉、安提瓜和巴布达、百慕大、开曼群岛、蒙特塞拉特以及圣基茨和尼维斯(WHO,2014;WHO,2017b),在消除HIV和梅毒的母婴传播方面取得了成功。世界卫生组织宣布了亚美尼亚已消除HIV母婴传播、摩尔多瓦共和国已消除梅毒母婴传播。消除HIV母婴传播的策略包括预防意外怀孕、增加检测和咨询服务可及性、药物治疗、安全分娩和科学健康的婴儿喂养策略(WHO,2014)。消除梅毒母婴传播的策略包括早期产前检测和治疗。至于其他性传播感染,如沙眼衣原体、淋球菌和HSV感染,新生儿通过阳性母亲产道时可能因接触病原体而感染,预防策略详见后文。

表8.12.2 病毒性肝炎

甲肝	2015年造成约1.1万人死亡。疫苗已问世。主要通过接触受污染的食物或水传播,可以通过性行为传播
乙肝	2015年造成超过88万人死亡。疫苗已问世。主要通过血液或精液传播
丙肝	2015年造成超过40万人死亡。目前有治愈慢性丙肝的药物。主要通过血液传播
丁肝	以干扰素为基础的药物可用于治疗这种病毒,但效果欠佳。它是一种单股负链RNA病毒,只能感染已携带HBV的感染者并依赖HBV进行复制。主要通过血液传播。乙肝合并丁肝感染者的预后和健康结局更差。大多数专家估计,5%的乙肝感染者会合并感染丁肝
戊肝	2015年造成约4.4万人死亡和2 000万人感染。中国已研发出预防戊型肝炎感染的疫苗(已获药物许可),但尚未在全球推广普及。戊肝通过粪口途径传播,主要是通过水污染传播。孕妇的病死率更高

自2015年寨卡(Zika)病毒在巴西爆发以来,有越来越多研究揭示其特征。尽管寨卡病毒的主要传播途径(>99%)是蚊子叮咬,但也可以通过性传播(Baud et al.,2017)。此外,寨卡病毒感染与一系列严重不良妊娠结局有相关性,如流产、死产和小头畸形等,也有新的研究发现寨卡病毒可以在围产期通过母婴传播(Blohm et al.,2018)。

HSV-1和2型的新生儿感染者病死率超过50%。据估计,2010至2015年之间,每年约有14 000例新生儿感染病例,其中含4 000例HSV-1型和10 000例HSV-2型(Looker et al.,2017)。在美洲、欧洲和西太平洋地区,HSV-1型比HSV-2型感染更多见;而在非洲,HSV-2型更多见。先天性巨细胞病毒(CMV)感染会引起新生儿耳聋和神经发育问题,据统计,在所有活产婴儿中,发达国家的CMV发病率为0.6%~0.7%,发展中国家则为1%~5%(Marsico,Kimberlin,2017),远远高于寨卡病毒。

8.12.3.1 性传播感染相关疾病发病率

性传播感染的表现可以从无症状到危及生命。与性传播感染相关的疾病或综合征见表8.12.1。性传播感染还会导致污名化、耻感和心理伤害(Cunningham et al.,2009)。此外,许多性传播感染会导致长期健康问题,这些健康问题可分为四大类:女性生殖健康问题,如不孕症;不良妊娠结局,如新生儿死亡;恶性肿瘤,如HPV感染导致的子宫颈癌;高HIV感染风险。

沙眼衣原体和淋球菌感染是不孕症的重要原因(疾病预防控制中心,2018c)。在未及诊治的女性感染者中,10%~15%可发展为盆腔炎性疾病,上生殖道感染会导致输卵管、子宫和周围组织的炎症和瘢痕,并造成永久性损伤,导致不孕症。输卵管瘢痕也会增加异位妊娠的风险,需医疗或外科紧急处理。沙眼衣原体感染也可能与HPV导致的宫颈癌相关(Madeleine et al.,2007)。筛查可有效降低衣原体和淋病相关的女性生殖健康问题(Workowski et al.,2015)。在女性HIV感染者中,阴道毛滴虫感染会增加盆腔炎性疾病风险。

许多性传播感染与不良妊娠结局相关,导致新生儿的发病和死亡。妊娠期最严重的性传播感染之一是梅毒。据估计,相比梅毒阴性孕妇,感染梅毒孕妇的死胎和死产发生率为21%,新生儿死亡率为9.3%,早产或低出生体重儿发生率为5.8%(Gomez et al.,2013)。此外,有临床证据证明,未经治疗的梅毒孕妇感染者所生的新生儿中，有15%患先天性梅毒。新生儿主要在分娩期间因直接接触病原体而感染沙眼衣原体和淋球菌，而未经治疗的沙眼衣原体感染可能导致严重的围产期疾病发病率，包括失明和肺炎。未经治疗的淋球菌感染可导致鼻炎、阴道炎、尿道炎、失明、败血症、关节炎和脑膜炎。在分娩后，预防性使用抗生素眼膏可预防眼部感染，产前筛查和治疗可预防新生儿衣原体和淋球菌感染(Workowski et al.，2015)。除HIV感染外，其他病毒性性传播感染也会导致新生儿的发病和死亡。新生儿疱疹与皮肤、眼睛和口腔疾病、持续性神经损伤、播散性感染相关，并且在未接受治疗的新生儿中，约有60%的病死率(Looker et al.，2017)。围产期感染HPV的新生儿，可能会罹患复发性呼吸道乳头状瘤这一严重疾病(疾病预防控制中心，2017)。乙肝病毒孕妇感染者的新生儿若未及时注射乙型肝炎免疫球蛋白进行暴露后阻断治疗，大约40%会发展为慢性乙肝，其中又有约1/4可能死于慢性肝病并发症(疾病预防控制中心，2018d)。最近研究发现，妊娠期感染寨卡病毒与小头畸形、大脑和眼睛发育异常、听力损失以及肌肉和骨骼损伤相关(疾病预防控制中心，2018b)。

某些恶性肿瘤与性传播感染相关，可在慢性感染期出现，这些恶性肿瘤主要包括：HPV感染导致的肛门生殖器癌、慢性肝炎导致的肝细胞癌、HIV感染导致的淋巴瘤及HPV-8型病毒感染导致的卡波西肉瘤。中低收入国家的性传播感染相关癌症负担高于高收入国家。

在HPV的100多种亚型中，其中13种有致癌性(WHO，2018)。在致癌型HPV病毒中，70%的宫颈癌和癌前病变由16和18型引起，肛门、外阴、阴道和阴茎部位癌症也与HPV感染有关(Crosbie et al.，2013)。全球范围内，宫颈癌是女性的第四大常见恶性肿瘤。2012年，全球估计有53万例新发宫颈癌，约27万宫颈癌相关死亡病例(WHO，2018)，其中85%以上的死亡病例发生在中低收入国家。免疫系统功能减弱的女性(如女性HIV感染者)，慢性持续性HPV感染发展为宫颈癌的过程需5~10年时间；而免疫系统功能正常的女性群体中，这一过程则需15~20年时间。在高收入国家，常规筛查治疗可预防高达80%的宫颈癌。截至2018年，宫颈癌可通过常规的巴氏检测、液基细胞学、醋酸视觉检查及高危型别HPV检测进行筛查；而对致癌型HPV病毒，已有高效、安全的疫苗上市，提高HPV疫苗接种率对预防全球HPV相关癌症(包括女性及男性群体)有巨大潜力。

2015年，估计有47万人死于病毒性肝炎继发性肝细胞癌(WHO，2017a)。大多数肝细胞癌与慢性乙肝和丙肝有关(El-Serag，2012)。大约一半肝细胞癌和几乎所有儿童人群的肝细胞癌可归因于慢性乙肝感染。此外，据估计有270万人患乙肝和HIV共感染(WHO，2017a)。乙肝流行率在西太平洋和非洲地区最高，其次是东南亚地区。2015年全球乙肝疫苗接种覆盖率达到84%，这降低了五岁以下儿童的感染率。尽管挑战仍然存在，世界卫生组织制定了消除病毒性肝炎战略，希冀通过加强全球监测、扩大加快检测和治疗基础设施建设及创新诊治手段在2030年达到这一目标。

由于免疫功能缺陷，HIV感染者患多种癌症的风险增加(Yarchoan，Uldrick，2018)。与艾滋病相关的恶性肿瘤包括非霍奇金淋巴瘤、卡波西肉瘤和宫颈癌。HIV感染者患肺癌、肛门癌、霍奇金淋巴瘤、口腔癌、咽喉癌、肝细胞癌、外阴癌和阴茎癌的风险也增加，但这些都不是艾滋病患者特有的恶性肿瘤。

性传播感染也会增加感染和传播HIV的风险。梅毒或生殖器疱疹等引起生殖器溃疡会使感染或传播HIV的风险增加两到三倍(WHO，2016)，其他的性传播感染，如沙眼衣原体、淋球菌和阴道毛滴虫感染，以及其他相关疾病，如细菌性阴道炎，可能会因黏膜炎症而增加感染和传播HIV的风险(Galvin，Cohen，2004；Ward，Ronn，2010)。已有研究发现梅毒可能会增加HIV病毒载量并减少CD4 T细胞数量(Buchacz et al.，2004)。

8.12.3.2 全球性传播感染的管理成本

世界卫生组织将性传播感染列为全球主要公共卫生问题之一，并于2016年提出《2016—2021年全球卫生部门性传播感染战略草案》，设定了一系列目标，希冀在2030年终结性传播感染。为实现这些目标，70%的国家需具备性传播感染监测系统；70%的国家需对95%的孕妇进行梅毒和HIV筛查，且对95%的梅毒感染者进行有效治疗；70%的重点人群能够获取性传播感染和HIV相关的健康服务；70%的国家需要在所有

HIV诊所、生殖健康、计划生育以及产前和产后护理的医疗场所提供性传播感染防治服务;70%的国家需要通过国家免疫规划实现HPV疫苗的普及,目标是达到全国90%的覆盖率,并且在每个区县(或同等行政区划)至少达到80%的覆盖率;70%的国家对淋球菌耐药性情况进行报告(WHO,2016)。某些战略投资可产生巨大的回报,如HPV疫苗接种,但这些策略启动阶段往往也耗资巨大。近期有分析估计,在2016至2021年间,117个中低收入国家的实施总成本高达182亿美元,其中HPV疫苗接种耗资32.6亿美元,HPV筛查耗资36.9亿美元,衣原体筛查耗资25.4亿美元,梅毒筛查耗资14亿美元(Korenromp et al.,2017);而性传播感染的临床诊治需额外耗资30亿美元,其中沙眼衣原体和淋球菌感染检测占14亿美元,而相关临床治疗服务占8亿美元。

8.12.4 性传播感染的传播

许多风险因素与性传播感染传播有关,包括行为风险和生物风险。行为风险因素包括初次性行为年龄、性伴侣数量和类型,以及物理屏障的使用。生物风险因素包括性别、年龄和生理发展变化。除个人风险因素外,还有社区风险因素,如当地性传播感染流行情况、筛查和治疗服务供应情况,及社会、经济、人口和文化风险因素。

传播动力学

May等人在1987年通过针对HIV感染的数学模型,明确了STI传播的人口动力学(May,Anderson,1987)。该模型指出,每个感染者引起的平均新发感染人数由三个因素决定:(1)感染者在性活动中将病原体传播给未感染性伴侣的可能性;(2)感染者和非感染者之间形成新性伴侣的平均数量;(3)感染者传播病原体的平均持续时间。以上任何一个维度数值变大都会增加人群患病率,反之亦然。基于这一模型,我们可对性传播感染的防控策略进行归类。无论性传播感染预防干预措施的异同,通常这些干预的目的都是通过诊断和治疗感染者,以减少感染者传播病原体平均持续时间。文本框8.12.1中列出了不同性传播感染防控策略。

文本框8.12.1　性传播感染防控策略

- ◇ 临床检测和治疗
- ◇ 以社区为基础的筛查
- ◇ 全面性教育
- ◇ 疫苗接种
- ◇ 物理屏障保护,如安全套
- ◇ 男性包皮环切手术
- ◇ HIV病毒和其他性传播感染暴露前和暴露后预防
- ◇ 感染者伴侣加速治疗策略

8.12.5 男性包皮环切手术

已有证据证实男性包皮环切手术可降低男性感染HIV及其他性传播感染的风险(疾病预防控制中心,2018a)。有人推测,切除包皮后,暴露在外的男性阴茎皮肤随之变厚,从而形成有效保护屏障、降低感染HIV和其他性传播感染的风险。此外,切除包皮减少了易感黏膜免疫细胞数量,改变了生殖器微生物群。三个随机临床试验表明,成年男性包皮环切手术可降低异性恋男性感染HIV 51%~60%的风险(Auvert et al.,

2005；Bailey et al.，2007；Gray et al.，2007）。此外，男性包皮环切手术可将生殖器溃疡患病率降低47%，将HPV患病率降低23%～47%（Auvert et al.，2009；Tobian et al.，2009；Serwadda et al.，2010；Mehta et al.，2012）。包皮环切男性的伴侣也一定程度上得到保护。肯尼亚和乌干达开展的一项大型多国随机试验中纳入HIV单阳异性恋伴侣（即其中一方阳性另一方阴性），结果发现男性梅毒发病率降低了42%，女性梅毒发病率降低了59%（Pintye et al.，2014）。此外，男性包皮环切术与女性其他性传播感染疾病，如感染高危型HPV和罹患宫颈癌的风险降低也相关（Svare et al.，2002；Drain et al.，2006；Wilson et al.，2013；Grabowski et al.，2016）。男性包皮环切术与其他性传播感染的相关性则证据不一，包括HSV-2（Borkakoty et al.，2010；Mugo et al.，2011；Mujugira et al.，2011；Davis et al.，2017）、生殖器溃疡（Gray et al.，2009）、沙眼衣原体感染（Castellsague et al.，2005；Nayyar et al.，2014；Russell et al.，2016）和阴道毛滴虫感染（Gray et al.，2009）。

8.12.6 性网络和核心群体

性网络是一种社会网络，具有明显个体间性行为和性活动的特征。性网络受到社会、经济、文化、流动状态或政治背景等因素影响，性网络既可以通过现实接触产生，也可以通过互联网产生（Doherty et al.，2005）。性传播感染在性网络中的传播取决于性联结数目和性伙伴关系时空性（即是同时发生还是依次发生）。在实体空间产生性网络的经典场所之一是浴室澡堂。20世纪70—80年代，男男性行为人群（men who have sex with men）在浴室澡堂里寻找性伴侣的现象非常普遍。流行病学研究人员恰如其分地利用了澡堂空间形成的性网络，对HIV和其他性传播感染进行追踪。现如今，互联网催生了新的虚拟性网络空间，手机APP和社交网络平台让线上结识性伴侣、产生性联结更为便利。

8.12.7 未来方向和挑战

最新的全球倡议以终结性传播感染这一公共卫生威胁为目标。近年来，预防HIV感染的新方法在不断更新迭代，HPV疫苗接种率也在逐步改善，越来越多国家成功消除了HIV和梅毒母婴传播。然而，多重耐药淋球菌仍在蔓延，是性传播感染防控的挑战之一。

8.12.7.1 全球和区域倡议

2016年，世界卫生组织首次发布《2016—2021年全球卫生部门性传播感染战略草案》，该战略将性传播感染定义为主要公共卫生问题，确定了终结性传播感染战略规划的愿景、目标、指标、指导原则和一系列优先行动（WHO，2016）。该战略强调应从以下方面着手：通过循证实践，推广应用基于证据、实证有效的策略，采用行为学、生物医学、卫生系统和管理等综合性解决方案，加快并集中力量开展全面防控工作，以提升个人对自身感染状况知晓率，并改进相关服务的可得性、综合性和持续性，同时，还需解决社会上普遍存在的污名化和歧视现象。该战略2030年具体目标是：（1）与2018年数据相比，全球梅毒感染发病率降低90%；（2）与2018年数据相比，全球淋球菌感染发病率降低90%；（3）80%国家达到先天性梅毒病例≤50例/10万例活产；（4）在HPV疫苗已被纳入国家免疫规划的国家或地区，达到90%的全国覆盖率；并且每个区县（或同等行政区划）达到80%的覆盖率。

世界卫生组织将消除HIV和梅毒母婴传播列为优先全球卫生问题，此外，少数国家同时致力于消除乙肝母婴传播。迄今为止，世界卫生组织宣布11个国家消除了HIV或梅毒母婴传播（WHO，2014；WHO，2017b），消除标准为：95%的孕妇接受产前护理；95%的孕妇在妊娠期间接受HIV和梅毒检测；95%确诊HIV

或梅毒感染的孕妇已开始治疗;每10万活产中,≤50例儿童HIV新发感染,且母乳喂养婴儿感染率<5%,或非母乳喂养婴儿感染率<2%;每10万活产中,≤50例先天性梅毒。在实现以上目标的同时,世界卫生组织还在保障人权、性别平等和社群参与等方面也做了相应要求。

8.12.7.2 抗生素耐药性

自20世纪30年代采用磺胺类药物对淋球菌感染进行有效治疗以来,淋球菌已对曾用于治疗的所有抗生素都产生了耐药性(Hook,Kirkcaldy,2018)。淋球菌对磺胺类、青霉素类、早期头孢菌素类、四环素类、大环内酯类和氟喹诺酮类药物有耐药性(Alirol et al.,2017)。超广谱头孢菌素是淋球菌感染仅存的最后一种单药疗法,而据最新证据,淋球菌对超广谱头孢菌素也产生了耐药性。此外,有报道称淋球菌对双联疗法(头孢曲松和阿奇霉素)耐药。2015年,世界卫生组织发布《抗生素耐药性全球行动计划》,并正式启动全球抗生素研发合作伙伴关系,合作目标是加快新抗生素研发,评估现有抗生素及联合用药治疗的潜力,开发固定剂量的药物组合,并制定耐药菌的简化治疗指南,目前有三种针对耐药性淋球菌的新药正在研发中。

8.12.7.3 技术发展

广泛使用社交网络APP寻找性伴侣可能会增加性传播感染的风险(Beymer et al.,2014),但其他科学技术的进步为我们提供了越来越多行之有效的防控策略,如HIV暴露前预防可有效预防HIV传播和感染(WHO,2016)。性传播感染自我检测和快速检测也有助于早诊断、早治疗,同时还可以提高服务质量和伴侣告知服务(Tucker et al.,2013)。此外,数字创新,如移动健康信息干预、互联网线上外展和综合干预措施的可行性和可接受性均较好,能产生一定影响力。线上干预措施也可触达传统途径难以接触到的隐匿人群(Daher et al.,2017)。最后,诊断试剂创新性研究也让家庭或诊所快速(20分钟内)、同时检测多种病原体及耐药性成为可能。

8.12.8 结论

性传播感染是全球发病率、死亡率和医疗成本增加的主要原因之一。本章探讨了性传播感染疾病负担、防治策略和相关全球战略规划等主要问题。虽然本领域不断有新挑战涌现,但与时俱进的科学研究技术、全球合作战略规划让我们更有信心减少、遏制并终结性传播感染的传播。

拓展阅读

Centers for Disease Control and Prevention(2015).Sexually Transmitted Diseases Treatment Guidelines.[Online]Available at:https://www.cdc.gov/std/tg2015/default.htm.

World Health Organization(WHO)(2015).Report on Global Sexually Transmitted Infection Surveillance.[Online]Available at:https://www.who.int/reproductivehealth/publications/rtis/stissurveillance-2015/en/.

World Health Organization (WHO). Global Health Sector Strategy on Sexually Transmitted Infections 2016-2021.[Online]Available at:https://www.who.int/reproductivehealth/publications/rtis/ghsssstis/en/.

(翻译:吴丹)

参考文献

Alirol, E., et al. (2017). Multidrug-resistant gonorrhea: a research and development roadmap to discover new medicines. PLoS Medicine, 14, e1002366.

American Cancer Society (2015). American Cancer Society. The Global Economic Cost of Cancer. [Online] Available at: http://www.cancer.org/acs/groups/content/@internationalaffairs/documents/document/acspc-026203.pdf.

Auvert, B., et al. (2009). Effect of male circumcision on the prevalence of high-risk human papillomavirus in young men: results of a randomized controlled trial conducted in Orange Farm, South Africa. Journal of Infectious Disease, 199, 14-19.

Auvert, B., Taljaard, D., Lagarde, E., Sobngwi-Tambekou, J., Sitta, R., and Puren, A. (2005). Randomized, controlled intervention trial of male circumcision for reduction of HIV infection risk: the ANRS 1265 Trial. PLoS Medicine, 2, e298.

Bailey, R.C., et al. (2007). Male circumcision for HIV prevention in young men in Kisumu, Kenya: a randomised controlled trial. The Lancet, 369, 643-56.

Baud, D., Gubler, D.J., Schaub, B., Lanteri, M.C., and Musso, D. (2017). An update on Zika virus infection. The Lancet, 390, 2099-109.

Beymer, M.R., et al. (2014). Sex on demand: geosocial networking phone apps and risk of sexually transmitted infections among a cross-sectional sample of men who have sex with men in Los Angeles County. Sexually Transmitted Infections, 90, 567-72.

Blohm, G.M., et al. (2018). Evidence for mother-to-child transmission of Zika virus through breast milk. Clinically Infectious Diseases, 66, 1120-1.

Borkakoty, B., Biswas, D., Walia, K., and Mahanta, J. (2010). Potential impact of spouse's circumcision on herpes simplex virus type 2 prevalence among antenatal women in five northeastern states of India (14th International Congress on Infectious Diseases (ICID) Abstracts). International Journal of Infectious Diseases, 14, e411.

Bruni, L., Diaz, M., Castellsague, X., Ferrer, E., Bosch, F.X., and De Sanjose, S. (2010). Cervical human papillomavirus prevalence in 5 continents: meta-analysis of 1 million women with normal cytological findings. Journal of Infectious Diseases, 202, 1789-99.

Buchacz, K., et al. (2004). Syphilis increases HIV viral load and decreases CD4 cell counts in HIV-infected patients with new syphilis infections. AIDS, 18, 2075-9.

Castellsague, X., et al. (2005). Chlamydia trachomatis infection in female partners of circumcised and uncircumcised adult men. American Journal of Epidemiology, 162, 907-16.

Centers for Diseases Control and Prevention (CDC) (2017). Manual for the Surveillance of Vaccine-Preventable Diseases. Atlanta, GA: Centers for Disease Control and Prevention.

Centers for Diseases Control and Prevention (CDC) (2018a). Information for Providers to Share with Male Patients and Parents Regarding Male Circumcision and the Prevention of HIV Infection, Sexually Transmitted Infections, and other Health Outcomes. Atlanta, GA: Centers for Disease Control and Prevention.

Centers for Diseases Control and Prevention (CDC) (2018b). Outcomes of Pregnancies with Laboratory Evidence of Possible Zika Virus Infection, 2015-2018. Atlanta, GA: Centers for Disease Control and Prevention.

Centers for Diseases Control and Prevention (CDC) (2018d). Viral Hepatitis. Atlanta, GA: Centers for Disease Control and Prevention.

Centers for Diseases Control and Prevention (CDC) (2018c). STDs & Infertility. Atlanta, GA: Centers for Disease Control and Prevention.

Crosbie, E.J., Einstein, M.H., Franceschi, S., and Kitchener, H.C. (2013). Human papillomavirus and cervical cancer. The Lancet, 382, 889-99.

Cunningham, S. D., Kerrigan, D. L., Jennings, J. M. & Ellen, J. M. 2009. Relationships between perceived STD-related stigma, STD-related shame and STD screening among a household sample of adolescents. Perspectives on Sexual & Reproductive Health, 41, 225-30.

Daher, J., et al. (2017). Do digital innovations for HIV and sexually transmitted infections work? Results from a systematic review

(1996-2017). British Medical Journal Open, 7, e017604.

Davis, S., et al. (2017). Association between HIV and sexually transmitted infections and partner circumcision among women in uMgungundlovu District, South Africa: a cross-sectional analysis of HIPSS baseline data. IAS2017. [Online] Available at: http://programme.ias2017.org/Abstract/Abstract/2833.

Doherty, I.A., Padian, N.S., Marlow, C., and Aral, S.O. (2005). Determinants and consequences of sexual networks as they affect the spread of sexually transmitted infections. Journal of Infectious Diseases, 191 Suppl 1, S42-54.

Drain, P.K., Halperin, D.T., Hughes, J.P., Klausner, J.D., and Bailey, R.C. (2006). Male circumcision, religion, and infectious diseases: an ecologic analysis of 118 developing countries. BMC Infectious Diseases, 6(172), 1-10.

EL-Serag, H.B. (2012). Epidemiology of viral hepatitis and hepatocellular carcinoma. Gastroenterology, 142, 1264-73.e1.

Fettig, J., Swaminathan, M., Murrill, C.S., and Kaplan, J.E. (2014). Global epidemiology of HIV. Infectious Disease Clinics of North America, 28, 323-37.

Galvin, S.R. and Cohen, M.S. (2004). The role of sexually transmitted diseases in HIV transmission. Nature Reviews Microbiology, 2, 33-42.

Gomez, G.B., Kamb, M.L., Newman, L.M., Mark, J., Broutet, N., and Hawkes, S.J. (2013). Untreated maternal syphilis and adverse outcomes of pregnancy: a systematic review and meta-analysis. Bulletin of the World Health Organization, 91, 217-26.

Grabowski, M. K., et al. (2016). Partner human papillomavirus viral load and incident human papillomavirus detection in heterosexual couples. Journal of Infectious Diseases, 213, 948-56.

Gray, R.H., et al. (2007). Male circumcision for HIV prevention in men in Rakai, Uganda: a randomised trial. The Lancet, 369, 657-66.

Gray, R.H., et al. (2009). The effects of male circumcision on female partners' genital tract symptoms and vaginal infections in a randomized trial in Rakai, Uganda. American Journal of Obstetric Gynecology, 200(42), e1-7.

Hook, E.W., 3rd and Kirkcaldy, R.D. (2018). A brief history of evolving diagnostics and therapy for gonorrhea: lessons learned. Clinical Infectious Diseases, 67(8), 1294-9.

Jemal, A., et al. (2013). Annual Report to the Nation on the Status of Cancer, 1975-2009, featuring the burden and trends in human papillomavirus (HPV)-associated cancers and HPV vaccination coverage levels. Journal of the National Cancer Institute, 105, 175-201.

Korenromp, E.L., Wi, T., Resch, S., Stover, J., and Broutet, N. (2017). Costing of national STI program implementation for the global STI control strategy for the health sector, 2016-2021. PLoS One, 12, e0170773.

Looker, K.J., et al. (2017). First estimates of the global and regional incidence of neonatal herpes infection. Lancet Global Health, 5, e300-9.

Looker, K.J., Magaret, A.S., Turner, K.M., Vickerman, P., Gottlieb, S.L., and Newman, L.M. (2015). Global estimates of prevalent and incident herpes simplex virus type 2 infections in 2012. PLoS One, 10, e114989.

Madeleine, M.M., et al. (2007). Risk of cervical cancer associated with Chlamydia trachomatis antibodies by histology, HPV type and HPV cofactors. International Journal of Cancer, 120, 650-5.

Marsico, C. and Kimberlin, D.W. (2017). Congenital cytomegalovirus infection: advances and challenges in diagnosis, prevention and treatment. Italian Journal of Pediatrics, 43, 38.

May, R.M. and Anderson, R.M. (1987). Transmission dynamics of HIV infection. Nature, 326, 137-42.

Mehta, S.D., Moses, S., Parker, C.B., Agot, K., Maclean, I., and Bailey, R.C. (2012). Circumcision status and incident herpes simplex virus type 2 infection, genital ulcer disease, and HIV infection. AIDS, 26, 1141-9.

Mugo, N., et al. (2011). Prevalence of herpes simplex virus type 2 infection, human immunodeficiency virus/herpes simplex virus type 2 coinfection, and associated risk factors in a national, population-based survey in Kenya. Sexually Transmitted Diseases, 38, 1059-66.

Mujugira, A., Magaret, A. S., Baeten, J. M., Celum, C., and Lingappa, J. (2011). Risk factors for HSV-2 infection among sexual partners of HSV-2/HIV-1 co-infected persons. BMC Research Notes, 4, 64.

Nayyar, C., Chander, R., Gupta, P., and Sherwal, B.L. (2014). Co-infection of human immunodeficiency virus and sexually transmitted infections in circumcised and uncircumcised cases in India. Indian Journal of Sexually Transmitted Diseases, 35, 114-17.

Pintye, J., et al. (2014). Association between male circumcision and incidence of syphilis in men and women: a prospective study in HIV-1 serodiscordant heterosexual African couples. Lancet Global Health, 2, e664-71.

Russell, A.N., et al. (2016). Analysis of factors driving incident and ascending infection and the role of serum antibody in Chlamydia trachomatis genital tract infection. Journal of Infectious Diseases, 213, 523-31.

Serwadda, D., et al. (2010). Circumcision of HIV - infected men: effects on high-risk human papillomavirus infections in a randomized trial in Rakai, Uganda. Journal of Infectious Diseases, 201, 1463-9.

Svare, E.I., Kjaer, S.K., Worm, A.M., Osterlind, A., Meijer, C.J., and Van Den Brule, A.J. (2002). Risk factors for genital HPV DNA in men re-semble those found in women: a study of male attendees at a Danish STD clinic. Sexually Transmitted Infections, 78, 215-18.

Tobian, A.A., et al. (2009). Male circumcision for the prevention of HSV-2 and HPV infections and syphilis. New England Journal of Medicine, 360, 1298-309.

Tucker, J.D., Bien, C.H., and Peeling, R.W. (2013). Point-of-care testing for sexually transmitted infections: recent advances and implications for disease control. Current Opinion on Infectious Disease, 26, 73-9.

UNAIDS (2013a). AIDS by the Numbers. Geneva: Joint United Nations Programme on HIV/AIDS.

UNAIDS (2013b). Global Report on the Global AIDS Epidemic. Joint United Nations Program on HIV/AIDS (UNAIDS). Geneva: UNAIDS.

UNAIDS (2018). UNAIDS Data 2018. Geneva: UNAIDS.

Ward, H. and Ronn, M. (2010). Contribution of sexually transmitted infections to the sexual transmission of HIV. Current Opinion in HIV & AIDS, 5, 305-10.

Wilson, L.E., et al. (2013). Male circumcision reduces penile high-risk human papillomavirus viral load in a randomised clinical trial in Rakai, Uganda. Sexually Transmitted Infections, 89, 262-6.

Workowski, K.A., Bolan, G.A., and Centers for Disease, Control & Prevention (2015). Sexually transmitted diseases treatment guide -lines, 2015. MMWR Recommended Reports, 64, 1-137.

World Health Organization (WHO) (2014). Global Guidance on Criteria and Processes for Validation: Elimination of Mother-to-Child Transmission of HIV and Syphilis. Geneva: WHO. [Online] Available at: https://www.who.int/reproductivehealth/publications/emtct-hiv-syphilis/en/.

World Health Organization (WHO) (2015). Report on Global Sexually Transmitted Infection Surveillance 2015. Geneva: WHO. [Online] Available at: https://www.who.int/reproductivehealth/publications/rtis/stis-surveillance-2015/en/.

World Health Organization (WHO) (2016). Global Health Sector Strategy on Sexually Transmitted Infections 2016-2021. Geneva: WHO.

World Health Organization (WHO) (2017a). Global Hepatitis Report 2017. Geneva: WHO.

World Health Organization (WHO) (2017b). Six Caribbean Islands Eliminate Mother-to-Child Transmission of HIV and Syphilis. Geneva: WHO.

World Health Organization (WHO) (2018). Human Papillomavirus (HPV) and Cervical Cancer. Geneva: WHO.

Yarchoan, R. and Uldrick, T.S. (2018). HIV-associated cancers and related diseases. New England Journal of Medicine, 378, 1029-41.

8.13 获得性免疫缺陷综合征

8.13.1 引言

在首次报告获得性免疫缺陷综合征(acquired immune deficiency syndrome,AIDS),又称艾滋病病例约35年后,2016年5月,联合国成员国在纽约召开的特别高级别会议上通过了《到2030年终结艾滋病宣言》。这一雄心勃勃的艾滋病控制目标,是基于对人类免疫缺陷病毒(human immunodeficiency virus,HIV)感染和传播的深刻认识,主要是围绕使用抗逆转录病毒药物进行治疗和预防。当然,仍在持续地开发艾滋病病毒疫苗、优化治疗方法以及消除艾滋病病毒的新方法手段和策略。

"终结艾滋病"在流行病学上可将其定义为通过积极有效的干预措施,将艾滋病病毒新发感染率、艾滋病病毒感染流行率、艾滋病发病率或HIV/AIDS相关的死亡率降低到当地可接受的水平。虽然尚未确定实现控制流行的流行病学指标,但它的数学定义是基本再生率(R_0)低于1。专家们一致意见认为,只要将每年艾滋病病毒新发感染率控制在低于万分之一,就可以实现这一目标。

为了跟踪在控制流行方面取得的进展,联合国艾滋病规划署(UNAIDS)制定了监测降低艾滋病病毒新发感染率、降低HIV/AIDS相关的死亡率、消除与艾滋病有关的污名和歧视等进展情况的快速通道战略。

2020年中期目标包括:(1) 要达到使90%的艾滋病病毒感染者知道自己的感染状况,90%被诊断的艾滋病病毒感染者接受抗逆转录病毒治疗,90%接受抗逆转录病毒治疗的感染者达到病毒被抑制水平,也称为"90-90-90";(2) 与2010年相比,HIV新发感染率降低90%;(3) 减少污名和歧视。

本章综述艾滋病的历史,包括艾滋病的发现、艾滋病病毒的起源、全球应对措施、HIV/AIDS流行现状、在消除艾滋病方面取得的进展以及仍然存在的挑战。

8.13.2 艾滋病病人的发现与报告

1981年首次报告了获得性免疫缺陷综合征。当时在洛杉矶报告了5名原先健康的男同性恋者发生卡氏肺囊虫肺炎(pneumocystis carinii pneumonia,PCP,现为pneumocystis jirovecii),同时,在加利福尼亚和纽约的另一批男同性恋者出现卡波西肉瘤(疾病预防控制中心,1981;Gottlieb et al.,1981;Greene,2007)。在接下来的18个月里,在美国各大城市又报道了一些原先健康的男同性恋者患有PCP和卡波西肉瘤的病例(疾病预防控制中心,1982a)。这些病人的主要症状包括细胞介导的免疫力严重低下,并伴有多种机会性感染和罕见的恶性肿瘤(疾病预防控制中心,1981)。疾病的预后很差,结果常常是在这些症状出现后迅速死亡。这种新疾病以年轻男性同性恋病例为主,表明其与性有关,导致人们认为这是一种基于生活方式的疾病,又被称为同性恋相关免疫缺陷(gay-related immune deficiency,GRIDD)或"同性恋瘟疫"。一个月后,这种疾病在海地人和血友病患者中被发现,这最初导致人们认为它起源于海地(疾病预防控制中心,1982b)。然而,在乌干达发现了一种类似艾滋病症状的新型消耗性疾病病例，被称为“消瘦病”，这使人们对这种疾病的起源产生了怀疑(Serwadda et al.,1985)。在1982年至1983年期间，报告了第一例艾滋病母婴传播病例和第一例与艾滋病相关的婴儿死亡(年龄为20个月)。此外，陆续在血友病患者、注射毒品者、接受输血和使用血制品者、男性艾滋病病人的女性伴侣中报告了艾滋病病例，首次表明艾滋病也可能通过血液和异性性行为传播(疾病预防控制中心,1982b;Greene,2007)。之后，这种新的疾病被重新命名为艾滋病，所有主要传播途径也都已确定，但其病原体、诊断和治疗仍然没有明确(Marx,1982;Gottlieb et al.,1983)。

由于当时缺乏关于艾滋病病原体的信息，再加上缺乏这种疾病的治疗和检测方法，使艾滋病病人感到极大的恐惧、不确定和羞耻。许多人认为艾滋病可以通过牵手或共用马桶座圈传播。父母拒绝见罹患艾滋病的成年子女，护理人员拒绝为病人提供膳食，医生争论治疗这些病人是否是一种道德义务，宗教团体将艾滋病病人称为“可憎之物”，认为艾滋病是“神对那些生活方式有罪的人的一种惩罚”(Fee,Krieger,1993;Smith,Whiteside,2010)。艾滋病患者(people living with AIDS,PLWA)受到人身攻击、被不公平地解雇、被非法赶出家园、得不到各种保健服务。这推动了一些组织和团体的发展，旨在倡导和填补照顾这些病人的空白，并发起公民权利保护政策(Gostin,1990;Herek,Capitanio,1993)。同性恋权利运动争取将艾滋病视为一个人权问题，理由是艾滋病病人除了需要面临疾病本身的问题，还可能因此遭受歧视(Bayer,Fairchild,2006)。许多公共卫生官员支持这一论点，并表达了由于歧视和污名会阻碍对疾病检测和医疗服务利用的担忧(Smith,Whiteside,2010)。这几年公众媒体对艾滋病的报道一直很少，然而，一些社会组织的活动和宣传成为早期关注艾滋病的应对措施，并鼓励专业人员去发现其病原体和开发诊断方法。

8.13.3　艾滋病病毒的发现和溯源

艾滋病病原体的鉴定和分离具有挑战性。因为艾滋病患者在感染多年后才可能出现多种临床体征、症状，并且还会出现各种其他机会性感染。1983年，法国巴斯德研究所的Luc Montagnier和Francoise Barre-Sinoussi宣布分离出一种新的逆转录病毒，即淋巴腺病相关病毒(LAV)，认为它是艾滋病的病原体，然而，没有建立因果关系的证据。18个月后，美国国家癌症研究所的Robert Gallo科研团队宣布分离并鉴定出第二种逆转录病毒，即人类T淋巴细胞嗜型病毒-Ⅲ(HTLV-Ⅲ)，并提供了充分的与艾滋病因果关系的证据(Popovic et al.,1984)。三个月后，Jay Levy在旧金山的研究团队从22名艾滋病患者身上分离出一种“与艾滋病相关的逆转录病毒”，证实了这种逆转录病毒与艾滋病之间的联系(Levy et al.,1984)。直到1985年，LAV、HTLV-Ⅲ和艾滋病相关逆转录病毒被证实是同一种逆转录病毒的变体(Ratner et al.,1985;Marx,1988)，然后被确定为艾滋病原体，并统一更名为艾滋病病毒HIV(Cofffn et al.,1986)。1986年从西非病人身上分离出第二种流行程度较低且毒性较弱的艾滋病病毒毒株，进一步证实了两者之间的因果关系。这种病毒被命名为艾滋病病毒-2型(HIV-2)，之前发现的艾滋病病毒随后被重新命名为艾滋病病毒-1型(HIV-1)(Clavel et al.,1986)。

在确定病原体之后，利用1950年至1960年间获得的可用的HIV序列，进行病毒系统发育分析和统计建模来研究其起源。研究表明，HIV-1和HIV-2起源于西非中部，是猿类免疫缺陷病毒(simian immunodeficiency virus,SIV)从灵长类动物向人类的人兽共患转移，转移途径为灵长类动物被屠宰并作为丛林肉食用(图8.13.1)(Sharp,Hahn 2008;Tebit,Arts,2011)。从旧大陆猴到黑猩猩的SIV跨物种转移，再从黑猩猩到大猩猩的SIV变异，导致人类感染HIV-1。HIV-1的M和N基因组与黑猩猩亚种Pan troglodytes的SIV有关，HIV-1组P和O基因组与西部大猩猩有关。HIV-2与黑白眉猴亚种Cerocebus atys的SIV有关(Nerrienet et al.,2005;Santiago et al.,2005;Keele et al.,2006;Sharp,Hahn,2008;Plantier et al.,2009)。据估计，HIV-1的M、N和O基因组分别起源于1908年(估计范围:1884—1924)、1963年(估计范围:1948—1977)和1920年(估计范围:1890—1940)。而HIV-2的A和B基因组起源分别估计为1932年(估计范围:1906—1955)和1935年(估计范围:1907—1961)(Korber et al.,2000;Wertheim,Worobey,2009;Tebit,Arts,2011;Sharp,Hahn,2008,2011)。

HIV-1最古老的谱系M组起源于金沙萨,并将其在中非的传播归因于铁路运输的广泛使用。铁路运输将各个地区联系起来,并使这些地区之间的人口能够相互迁徙(Faria et al.,2014)。其他研究指出,城市发展、移民、城市化和旅行范围扩大是导致艾滋病病毒呈指数级传播及其亚型和循环重组分布不均的主要因素(Tebit,Arts,2011;Sharp,Hahn,2008;Faria et al.,2014)。

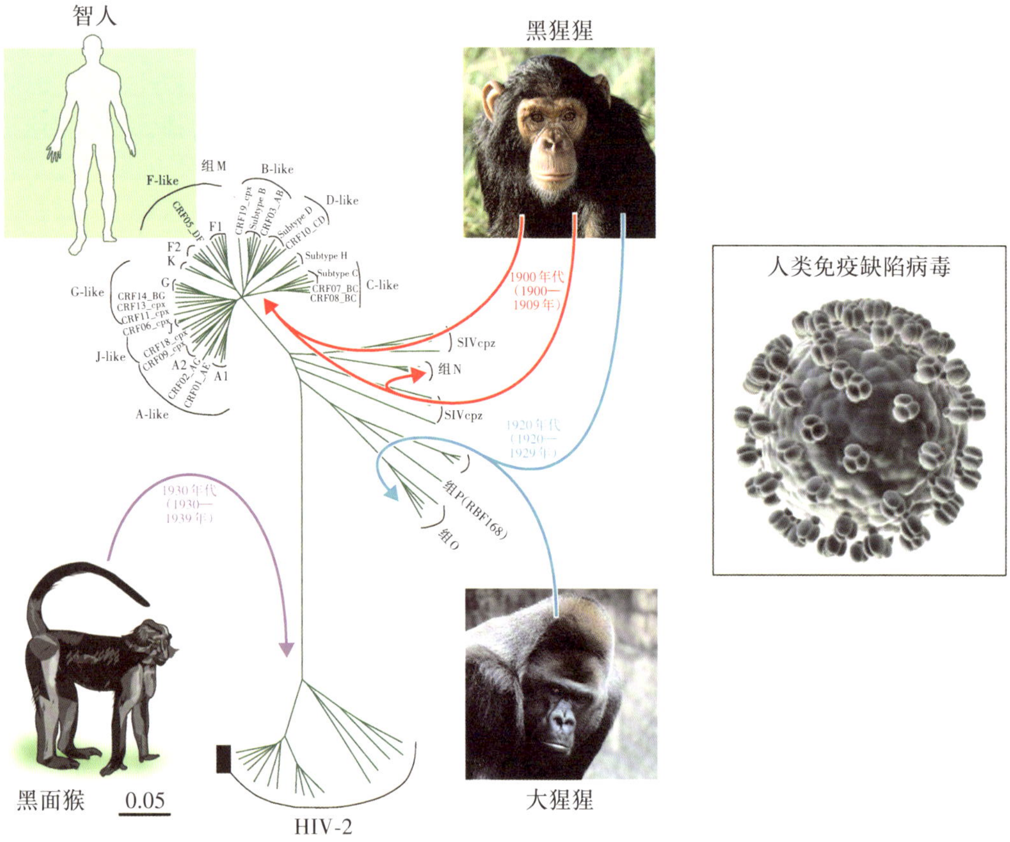

图8.13.1 艾滋病病毒的起源和演变

资料来源:Denis M Tebit,Eric J Arts.Tracking a century of global expansion and evolution of HIV to drive understanding and to combat disease.The Lancet Infectious Diseases,11(1):45-56 with permission from Elsevier.

8.13.4 艾滋病病毒抗体检测与HIV/AIDS监测

在发现艾滋病病毒后不久,科学家们就开始开发诊断工具来识别艾滋病病毒感染者。到1985年3月,酶联免疫吸附试验(ELISA)被批准为第一个艾滋病病毒抗体检测方法。当时的艾滋病病毒抗体检测ELISA方法只能识别人感染HIV-1后产生的IgG抗体。美国和世界其他地方的血库开始使用ELISA方法对捐献的血液进行常规筛查(Roberts,1994)。尽管ELISA检测在血液制品筛查中敏感且有用,但其在艾滋病病毒感染后有至少12周的抗体阴性窗口期,并且在其他感染、妊娠、自身免疫性疾病和各种未知情况下的假阴性结果发生率很高(Chappel et al.,2009)。1986年,Western blot免疫测定(疾病预防控制中心,1989)和HTLV-I-Ⅱ免疫荧光测定作为艾滋病病毒感染的确认性检测获得批准。HTLV-I-Ⅱ免疫荧光检测的艾滋病病毒抗体阴性窗口期缩短为6周(Hedenskog et al.,1989;Chappel et al.,2009)。要求进行两次ELISA检测,均表现为阳性结果之后,再进行确认试验。20世纪80年代后期开发了第二代HIV-ELISA检测,进一步将HIV-1抗体阴性窗口期缩短至4周,并通过将HIV-1特异性P24抗原、HIV-2特异性蛋白和HIV-1 O组抗原加入抗原包备,以检测这些抗原的抗体,提高检测的特异性。随后开发了第三代和第四代HIV-ELISA试验,每种试验都缩短了艾滋病病毒抗体阴性窗口期。然而,每种ELISA检测仍然需要与确认性western blot免疫测定或HTLV-I-Ⅱ免疫荧光测定联合使用。2015年开发的第五代HIV-ELISA检测则不再需要进一步确认检测,因为它们提供了P24抗原和HIV抗体的结果,并可同时报告HIV-1和HIV-2两种抗体检测结果(Alexander,2016)。HIV快速检测试剂盒于2002年问世,准确率为99.6%,20分钟内可获得结果,其目前在大多数情况下是初步筛查诊断的主要选择。

这些诊断测试方法使艾滋病病毒感染监测系统得以建立,以监测不断演变的艾滋病病毒感染流行状况。到1985年底,世界上几乎所有的地区都报告了至少一例艾滋病病例。艾滋病病毒感染监测对于定量描述艾滋病病毒感染流行的严重程度、监测艾滋病病毒新感染趋势、确定感染艾滋病病毒的风险因素、确定预防干预措施的效果等都至关重要。

在美国,1981年美国疾病预防控制中心(CDC)首次报告艾滋病病例后不久,采取实名制报告每一个新诊断的艾滋病病例成为对州卫生部门的一项要求。虽然艾滋病报告被广泛接受并容易实施,但实名制的艾滋病病毒感染报告引发了社区抗议(Goston et al.,1997)。同性恋权利组织和公民自由主义者担忧这会侵犯艾滋病病毒感染者的隐私和信息,这些艾滋病病毒感染者可能在就业、保险和住房方面遭到歧视和偏见(Gostin et al.,1997)。但公共卫生官员认为使用实名制报告是合理的,因为这将有助于卫生部门监测艾滋病病毒感染者并确保他们获取医疗护理服务,使卫生部门与感染者之间能够保持联系,以便就预防艾滋病病毒进一步传播提供咨询,并监测艾滋病病毒的流行和新发感染率。然而,对使用实名制报告艾滋病病毒感染者的持续抗议,导致了2003年初开始实施保密病例报告系统,该系统在报告中使用代码标识符而不是感染者的姓名(1994年Ryan White CARE法案,美国医学研究委员会)。这些系统为全球匿名的艾滋病病毒感染者监测奠定了基础。

UNAIDS每年根据从会员国收集的数据发布一份关于全球艾滋病病毒流行状况的报告。今天,艾滋病病毒感染者在世界各地都有发现。自艾滋病开始流行以来,全球共约有7 730万人感染了艾滋病病毒,3 540万人死于与HIV/AIDS有关的疾病。在2017年,全球约有存活的艾滋病病毒感染者3 700万人,当年96万人死于艾滋病相关疾病,同时有180万人新感染艾滋病病毒。撒哈拉以南非洲地区艾滋病病毒感染负担尤其严重(占全球存活的艾滋病病毒感染者的65%)。大约四分之三的艾滋病病毒感染发生在15个国家,其中大多数在撒哈拉以南非洲(图8.13.2)。

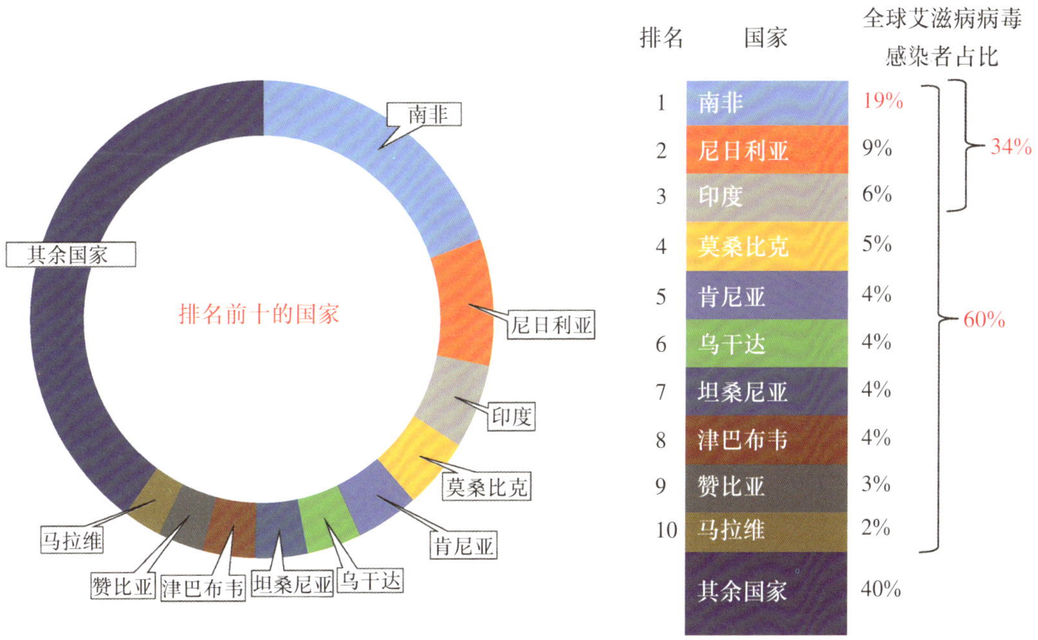

图8.13.2 全球艾滋病病毒感染者/艾滋病负担概况

资料来源:UNAIDS Global Report 2017.

这些全球数据掩盖了国家内部和国家之间HIV疫情的多样性。例如，南部和东部非洲占全球所有新发艾滋病病毒感染的52%。全球约三分之一的新感染者发生在15至24岁的年轻人中。在撒哈拉以南的非洲，青春期女童和年轻女性约占所有新感染者的40%。在全球范围内，重点人群，如男男性行为者(MSM)、跨性别者、注射毒品者和性工作者群体HIV感染负担尤其高，他们在寻求服务方面也面临巨大挑战，特别是在他们被边缘化或被定罪的情况下。

8.13.5 艾滋病病毒的结构与成分

HIV是一种逆转录病毒，因其编码逆转录酶而得名。这种独特的酶可以从病毒RNA逆转录成DNA。逆转录是一个非常容易出错的过程，是基因容易变异导致不同类型HIV的主要原因。病毒颗粒呈球形，直径约为100 nm，只能在电子显微镜下观察(图8.13.3a)。外脂质膜来源于人类宿主，包含两种主要的包膜糖蛋白gp120和gp41，"gp"代表糖蛋白，其数量为分子量，以千道尔顿为单位(图8.13.3b)。这些蛋白质连接在一起并以三聚体形式存在于病毒表面，促进结合并进入宿主细胞。包膜蛋白被称为"Env"，其他主要结构蛋白是组相关抗原或Gag蛋白。位于包膜下方的基质蛋白(p17)为颗粒提供结构，而衣壳蛋白(p24)则包裹病毒RNA。衣壳蛋白在电子显微镜下清晰可见，在粒子中心呈深色锥形结构(图8.13.3a)。HIV编码三种独特的

(a)

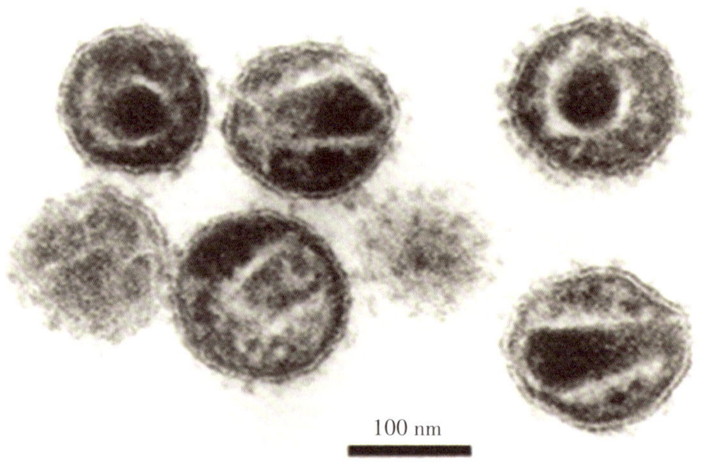

(b)

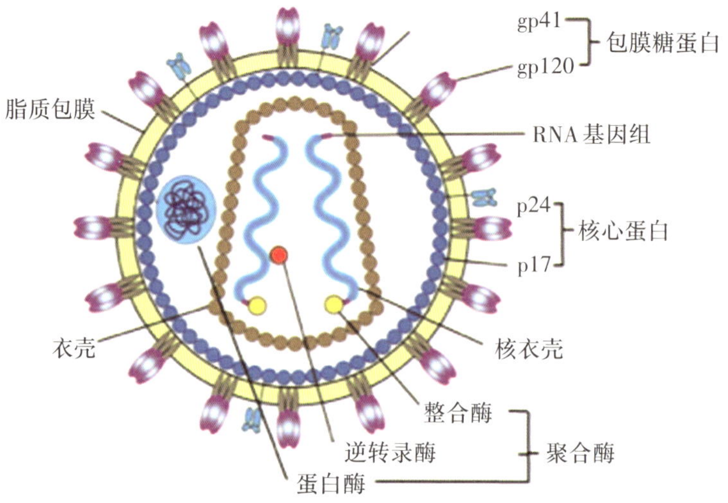

图8.13.3 (a) 成熟HIV的电子显微图像；(b) HIV-1结构与成分示意图

酶，这些酶是抗逆转录病毒疗法的主要靶点。它们是逆转录酶(RT)、整合酶和蛋白酶，统称为聚合酶或简称“Pol”。这三种酶都在病毒颗粒内保持活性。除主要结构蛋白外，艾滋病病毒还产生一些调节蛋白和辅助蛋白，这些蛋白只在病毒感染细胞时产生，并不存在于病毒颗粒内。这些蛋白包括Tat和Rev，能提高基因表达水平，以及Vif，Vpr，Vpu和Nef，它们的功能是增加病毒增殖和传染性。

8.13.6　艾滋病的治疗

1986年以前，针对艾滋病病人的临床处理，仅仅包括对艾滋病相关疾病和机会性感染的临床治疗和预防性治疗，患者通常在就诊后两年内经历持续的痛苦，直到死亡。1986年，艾滋病病毒的发现、病毒的特征鉴定和艾滋病病毒诊断方法的发展，使我们看到了艾滋病患者临床转归的转折点，这个转折点就是发现了齐多夫定(azidothymidine，AZT)，这是美国国家癌症研究所和Burroughs Wellcome制药公司合作，研制的第一种能够抑制在培养基的艾滋病病毒复制的药物(Mitsuya et al.，1985；Broder，2010)。这种核苷逆转录酶抑制剂(NRTI)最初于1964年合成，用于癌症治疗，被发现作为DNA聚合酶链终止剂，对艾滋病病毒的逆转录酶具有选择性抑制效应(Furman et al.，1986；De Clercq，2005)。1987年，美国食品和药物管理局(FDA)批准其用于治疗艾滋病患者，并为治疗艾滋病病毒提供了初步的验证(Broder，2010)。1987—1995年，齐多夫定单药治疗是艾滋病的主要治疗方案。AZT的发现伴随着各种核苷类似物的开发，包括去羟肌苷(ddI)(1991)、扎西他滨(ddc)(1992)、司他夫定(d4T)(1994)和拉米夫定(3TC)(1995)(表8.13.1)。1995年，第一个蛋白酶抑制剂(PI)沙奎那韦(SQV)被批准，1996年，第一个非核苷类逆转录酶抑制剂(NNRTI)奈韦拉平(NVP)被批准(De Clercq，2009)。

在齐多夫定获得批准之后，FDA批准了更多的核苷类逆转录酶抑制剂、蛋白酶抑制剂和非核苷类逆转录酶抑制剂，这改变了艾滋病病毒治疗的局面，从单药治疗(1987—1995)过渡到双联治疗(1992—1996)，再过渡到三联治疗的高效抗逆转录病毒治疗(HAART)(1996年至今)，现在被称为联合抗逆转录病毒治疗(combination antiretroviral therapy，cART)(Arts，Hazuda，2012)。cART在至少治疗6个月的艾滋病病毒感染者中显示出血浆病毒载量显著降低，并从1996年开始成为标准疗法(Carpenter et al.，1997)。为对抗艾滋病病毒耐药，新药研发不断取得进展，2003年开发出第一个融合抑制剂/gp41抑制剂恩夫韦里肽(enfuviritide，T-20)，2007年开发出第一个CCR5抑制剂/进入抑制剂马拉维罗(maraviroc，MVC)，2007年开发出第一个整合酶抑制剂拉特拉韦(raltegravir，RAL)。这些药物为出现并发症(即毒性或与其他药物不相容)或耐药的艾滋病患者提供了替代治疗方案(Arts，Hazuda，2012)。

随着cART成为全球艾滋病病毒感染者的标准治疗方案，开发包含两种或三种药物组合的固定剂量联合用药(FDC)，成为提高依从性、减少治疗失败和耐药发生的新方法。Combivir™，一种含有AZT和3TC组合的单一药片，是1997年开发的第一个FDC药片。随后又开发出了其他的双药组合药物，包括2002年的Kaletra(LPV和RTV)、2004年的Epzicom/Kivexa(ABC和3TC)和舒发泰(TDF和FTC)。2000年开发的第一个三药联合药片Trizivir，包含ABC、3TC和AZT；2006年开发的依法韦恩茨(Atripla)包含富马酸替诺福韦酯(TDF)、恩曲他滨(FTC)和依法韦伦(EFV)(表8.13.1)。Atripla是第一种用于治疗初治患者的完整FDC方案，并且是最常用的FDC疗法(De Clercq，2009；Este，Cihlar，2010)。

表8.13.1　用于治疗艾滋病病毒感染的抗逆转录病毒药物

(因为国内外商品名称不一样，请见本章末的附录“药物名称的中文翻译”)

品牌	总名称	缩写	批准
核苷类逆转录酶抑制剂			
逆转录病毒药物	齐多夫定，叠氮胸腺嘧啶	AZT，ZDV	1987年3月

续表

品牌	总名称	缩写	批准
惠妥滋	去羟肌苷、地达诺新	ddl	1991年10月
唑西他宾	唑西他滨二脱氧胞苷(未长期上市)	ddC	1992年6月
泽瑞特	司他夫定	d4T	1994年6月
埃皮韦	拉米夫定	3TC	1995年11月
双汰芝	拉米夫定和齐多夫定	3TC/ZDV	1997年9月
硫酸阿巴卡韦	硫酸阿巴卡韦	ABC	1988年12月
三齐韦尔	阿巴卡韦、齐多夫定和拉米夫定	ABC/ZDV/3TC	2000年11月
去羟肌苷	肠溶性二腺苷	ddI EC	2000年10月
韦瑞德	富马酸替诺福韦	TDF	2001年10月
埃姆特里瓦	恩曲他滨	FTC	2003年7月
埃普齐康姆	阿巴卡韦和拉米夫定	ABC/3TC	2004年8月
特鲁瓦达	富马酸替诺福韦和恩曲他滨	TDF/FTC	2004年8月
	非核苷逆转录酶抑制剂(NNRTIs)		
奈韦拉平	奈韦拉平(立即释放)	NVP	1996年6月
地拉韦定	地拉夫定	DLV	1997年4月
苏斯蒂瓦	依法韦仑	EFV	1998年9月
依曲韦林	依曲韦林	RTR	2008年1月
埃杜兰特	利匹韦林	RPV	2011年5月
奈韦拉平	奈韦拉平(延长释放)	NVP	2011年3月
	蛋白酶抑制剂(PIs)		
甲磺酸沙奎那韦	甲磺酸沙奎那韦	SQV	1995年12月
诺韦	利托那韦	RTV	1996年3月
克里克西万	印地那韦	IDV	1996年3月
维拉塞普	甲磺酸奈非那韦	NFV	1997年3月
沙奎那韦	沙奎那韦(不再上市)	SQV	1997年11月
安普那韦	安普那韦(不再上市)	APV	1999年4月
卡莱特拉	洛匹那韦和利托那韦	LPV/RTV	2000年9月
雷亚塔兹	硫酸阿他那韦	ATV	2003年6月
莱克西瓦	福桑普那韦钙	FOS-APV	2003年10月
阿普蒂夫斯	替拉那韦	TPV	2005年6月
普雷齐斯塔	达鲁那韦	DRV	2006年6月
	融合抑制剂		
富泽翁	恩夫维肽	T-20	2003年3月
	进入抑制剂-ccr5共受体拮抗剂		
塞尔茨内特	马拉韦罗	MVC	2007年8月
	HIV整合酶链转移抑制剂		
伊森特里斯	拉替格拉韦	RAL	2007年10月
蒂维凯	度鲁特韦	DTG	2013年8月

续表

品牌	总名称	缩写	批准
维特克塔	埃尔维特格拉韦	EVG	2014年9月
多类组合产品			
阿特里普拉	依非韦伦、恩曲他滨和替诺福韦富马酸二羟基酯	EFV/FTC/TDF	2006年7月
加塞拉	恩曲他滨、利匹韦林和替诺福韦富马酸二羟基酯	FTC/RPV/TDF	2011年8月
复方埃替拉韦/恩曲他滨/富马酸替诺福韦酯片	埃尔维特格拉韦、科比西他特、恩曲他滨、富马酸替诺福韦	EVG/COBI/FTC/TDF	2012年8月
埃沃塔兹	硫酸阿他那韦	ATV/COBI	2015年1月
普雷斯科比克斯	乔皮斯塔、达鲁那韦乙醇酸盐	COBI/DRV	2015年1月

1996年至1997年期间，美国的艾滋病状况在引入cART后发生了变化，从一种不可避免的致命疾病转变为一种可控制的慢性疾病。然而，在资源有限的地区，与艾滋病相关的死亡直到2007年才开始下降（UNAIDS，2013）。撒哈拉以南非洲占全球艾滋病疾病负担约70%，但该地区感染者获得抗逆转录病毒药物的机会有限，原因是强制执行防止专利药物非专利制造的贸易法协定，导致了抗逆转录病毒药物价格高昂。例如，在南非，1986年的平均收入为每年2 600美元，而当时的抗逆转录病毒药物费用高达每月1 000美元。不在世界贸易组织（WTO）实施的此类贸易法协定的国家，如泰国和印度等，则能够以比专利抗逆转录病毒药物低得多的价格来开发和销售仿制药，使其公民能够获得价格实惠的抗逆转录病毒药物，并挽救生命。与专利药估计每人每年1万美元的费用相比，非专利抗逆转录病毒药物的平均费用为每人每年365美元（Fisher，Rigamont，2005）。由于专营权，非洲仍然无法获得仿制的抗逆转录病毒药物，导致数百万人死于艾滋病，预期寿命大大缩短，数十万人成为孤儿。在2000年，通过全球团结、行动主义，以及抗击艾滋病、结核病和疟疾全球基金和美国总统防治艾滋病紧急救援计划（PEPFAR）的建立，数百万非洲人获得了挽救生命的抗逆转录病毒药物。

通过探索抗逆转录病毒药物和增加全球范围抗逆转录病毒药物的可及性，艾滋病在全球范围内已从一种不可避免的致命疾病演变为一种慢性和可控的疾病。2017年，全球约有2 200万艾滋病病毒感染者使用cART，但估计仍有40%的艾滋病病毒感染者需要获得cART治疗。虽然死亡率已大幅下降，但每年仍有大约100万的艾滋病相关死亡案例。持续的污名化和歧视、有限的医疗服务的获取和未得到治疗的结核病仍然是实现cART治疗的主要障碍，持续努力提高cART可及性需要更加关注这些因素。接受cART的艾滋病病毒感染者寿命更长，并正经历与老龄化相关的新健康挑战。接受cART的HIV感染者比HIV阴性群体更容易出现痴呆、慢性神经系统并发症、虚弱和老年综合征（Wing，2016）。长期使用抗逆转录病毒药物还与免疫系统过度激活、过早的免疫衰老和慢性炎症相关（Appay，Kelleher 2016）。多项研究提示，这些免疫和炎症变化促使衰老加快，但这仍存在争议（Justice，Falutz，2014；Pathai et al.，2014）。与阴性群体相比，年轻的HIV感染者的免疫功能的逐渐恶化、老年综合征和虚弱的发生率增加、代谢综合征的发生率增加和炎症标志物的持续增加，这些都支持了感染HIV加速衰老过程的观点（Franceschi et al.，2000）。相反，一些研究者认为坚持cART意味着HIV感染者的病毒载量可以得到有效抑制，并且CD4计数维持在>500 cells/μl水平以上，可以获得与HIV阴性群体同样的预期寿命，因此感染HIV不会加速衰老（Althoff et al.，2015；Rasmussen et al.，2015）。这个争议需要进一步的研究来澄清。

除了可能加速衰老，长期使用抗逆转录病毒药物还会增加所有年龄段的艾滋病病毒感染者的非艾滋病定义疾病（或称艾滋病共病）的风险（Smit et al.，2015）。这些合并症包括糖尿病（Kalra et al.，2011；Medapalli et al.，2012）、肥胖（Freitas et al.，2012）以及心血管疾病和中风（Shahbaz et al.，2015）。与衰老问题一样，关于糖尿病和艾滋病病毒感染之间关系的研究也一直存在争议，早期研究显示两者之间存在明确联系，但后来的研究表明这种联系存在变化(Ford et al.,2010;Rasmussen et al.,2012;Jarrett et al.,2013;Monroe et al.,2015)。虽然使用阿巴卡韦与心血管疾病之间的关联也仍然存在争议(Martin-Iguacel et al.,2015),但退伍军人衰老队列研究(Veteran Aging Cohort Study,Freiberg et al.,2013;Sico et al.,2015)和其他研究(Obel et al.,2007;Klein et al.,2015)发现,即使在病毒载量受到抑制的情况下,HIV感染者的心肌梗死和卒中的风险仍然增加,并且与年龄无关。最近,新的研究阐明了饮食和抗逆转录病毒药物之间的联系,发现服用抗逆转录病毒药物结合高脂饮食会损害能量平衡、葡萄糖代谢、炎症转录通路并导致代谢功能障碍(Pepin et al.,2018)。综上所述,这些资料表明,尽管cART在治疗艾滋病方面具有益处,但是其需要终身使用并有长期药物副作用,因此对全周期照护的需求仍然是至关重要的。

8.13.7 预防艾滋病病毒的母婴传播

预防艾滋病病毒母婴传播(prevention of mother-to-child transmission,PMTCT)是控制艾滋病流行的一个重要里程碑,也代表了人类治疗艾滋病领域的重大成功之一。1982年首次描述了艾滋病病毒的母婴传播(MTCT),归因于宫内、产时或产后通过母乳喂养引起的艾滋病病毒感染(疾病预防控制中心,1982a;疾病预防控制中心,1983;Greene,2007)。1985年底,美国公共卫生部门发布了第一个预防艾滋病病毒母婴传播的建议,建议为艾滋病病毒阳性的孕妇提供咨询,指导她们如何应对自身感染艾滋病病毒的状况,以及如何照顾感染艾滋病病毒的孩子。这些指南还建议感染艾滋病病毒的产妇不要母乳喂养,以避免婴儿通过母乳感染艾滋病病毒,因为有早期研究发现母乳喂养是一种艾滋病病毒传播途径(疾病预防控制中心,1985;Ziegler et al.,1985)。1987年,世界卫生组织确认母乳喂养是艾滋病病毒传播的途径之一(WHO,1987),围产期艾滋病病毒传播被列为儿童感染艾滋病病毒的主要原因。预防工作的重点是通过教育努力预防育龄妇女感染艾滋病病毒,同时建议艾滋病病毒阳性妇女不要母乳喂养。然而,这并没有解决艾滋病病毒阳性母亲的产儿在子宫内或产时感染艾滋病病毒的问题,也没有解决一些地区缺乏清洁水供应的问题,无法实施人工喂养。因此,儿童的艾滋病病毒感染率持续上升也就不足为奇了。

1991年4月,美国国立卫生研究院与法国国家卫生和医学研究所同国家艾滋病研究机构合作,资助了儿科艾滋病临床试验方案(AIDS Clinical Trials Group,ACTG076),这是一项随机双盲临床试验,在美国和法国研究齐多夫定(AZT)在预防艾滋病病毒母婴传播中的有效性(疾病预防控制中心,1985)。从妊娠14~34周开始口服AZT至整个妊娠期,分娩时静脉注射AZT,婴儿分娩后口服AZT 6周(疾病预防控制中心,1994)。1993年12月公布的中期结果表明,在选定的孕妇及其婴儿中,围产期艾滋病病毒传播的风险降低了67.5%,并且对婴儿没有明显的毒副作用(疾病预防控制中心,1994;Connor et al.,1994;国家过敏和传染病研究所,1994)。由于这些有效的结果,终止了安慰剂组的招募,并向现有的安慰剂组感染者提供AZT。到1994年,将AZT用于艾滋病病毒母婴阻断的做法获得批准。但当时人们仍不清楚AZT的长期影响,并且提出这一建议所依据的研究仍不完善,需要延长观察时间,继续完善(疾病预防控制中心,1993)。尽管如此,它还是很快成为工业化国家的标准疗法,然而,低收入地区由于基础设施不完善、药物费用和当地政策等问题难以实施这一治疗方案。另外,还有四项AZT/ZDV与安慰剂比较的临床试验:一项在泰国(Shaffer et al.,1999),两项在非洲(Wiktor et al.,1999),一项在科特迪瓦/布基纳法索(Dabis et al.,1999;Msellati et al.,1999)。试验方案的差异使得很难对研究结果进行直接比较。然而,一项非洲研究(总部设在科特迪瓦)和一项泰国研究采用了相同的方案,分别显示了37%和50%的有效性。无论采用何种治疗方案,所有的AZT/ZDV研究均显示使用AZT/ZDV可降低艾滋病病毒的母婴传播。在母亲不进行母乳喂养的PMTCT试验PHPT-1中,研究了对母亲和婴儿进行不同时长的AZT/ZDV治疗的影响,发现产前较长的AZT/ZDV治疗比较短的治疗更有效,然而,较长的产后治疗对婴儿没有额外的益处(Lallemant et al.,2000)。

1999年在乌干达开始的HIVNET 012围产期艾滋病病毒预防试验,旨在研究对新生儿和分娩期使用单剂NVP和AZT/ZDV的有效性和安全性(Guay et al.,1999)。此外,本试验还比较了单剂量NVP(sdNVP)与短期AZT/ZDV治疗的有效性。该试验报告NVP治疗方案的艾滋病病毒的垂直传播发生率低于AZT治疗方案，并且没有增加副作用或改变死亡率(Guay et al.,1999;Jackson et al.,2003)。专家们对于包括记录保存、方法和数据分析在内的试验方面出现了一些争议，导致NIH要求美国医学研究所(IOM)对2004年完成的HIVNET 012试验进行独立审查，并确认报告的结果是准确的(Delvaux,2004)。此时，母婴使用短期疗程的AZT或单剂NVP可以成功地将艾滋病病毒的垂直传播减少50%，并且是在资源有限的情况下具有成本效益的预防方法，且副作用很小(Guay et al.,1999;Shaffer et al.,1999)。虽然上述预防方法已在临床使用，但其他的临床试验仍在进行，以阐明预防艾滋病病毒母婴传播的有效方法，特别是解决HIV药物耐药性问题，例如与NVP单药治疗相关的艾滋病病毒耐药现象(Wainberg,Friedland,1998)。在南非、坦桑尼亚和乌干达进行的两项研究都肯定了联合治疗(AZT/ZDV和3TC)对预防母婴传播的有效性，包括ANRS 075项目评价非母乳喂养阻断产后的艾滋病病毒母婴传播(Mandelbrot et al.,2001)和PETRA项目评价包括母乳喂养阻断产后的艾滋病病毒母婴传播(PETRA team,2002)。虽然结果表明对预防艾滋病病毒母婴传播有效，但两项试验均显示出现了艾滋病病毒耐药性，特别是对3TC的耐药性，ANRS 075试验由于3TC的治疗持续时间较长，因此耐药水平较高。有趣的是，南非SAINT试验比较了AZT/ZDV+3TC(产时给药和出生后1周给药)和单剂量奈韦拉平(sdNVP)(即产时给药和分娩期间给母亲和婴儿出生后72小时内用药1剂)对预防母婴传播的有效性，结果发现结局无显著差异(Moodley et al.,2003)。

PHPT-2 Thai试验(Lallement et al.,2004)、在科特迪瓦进行的ANRS1201 DITRAME PLUS研究(Dabis et al.,2005)和在马拉维的开放标签随机试验(Taha et al.,2004)均研究了在AZT/ZDV方案的基础上加用奈韦拉平(NVP)预防艾滋病病毒母婴传播的效果，并没有发现额外的获益。虽然很难对试验进行比较，但趋势表明，较长的疗程与良好结局相关，sdNVP是预防婴儿HIV的最有效和最具成本效益的方案。此外，在含AZT/ZDV方案的基础上加用sdNVP仅在母乳喂养的婴儿中显示出额外的益处。

直到2009年，在发展中国家，最常用的治疗方案是短期疗程的AZT/ZDV和sdNVP，分别在分娩期间和出生后72小时给母亲和新生儿服用。来自高收入国家的艾滋病病毒感染母亲被建议避免母乳喂养。2009年，世界卫生组织发布了指南，建议对所有CD4计数<350 cells/ml的孕妇从妊娠14周开始使用cART，并建议对母乳喂养的婴儿从出生至6周每日使用奈韦拉平(NVP)，或对非母乳喂养的婴儿每日使用齐多夫定(AZT)或奈韦拉平。该指南还建议，如果婴儿需要母乳喂养，则应每日使用奈韦拉平治疗12个月，这是发展中国家的常见情况。这些指南在几年后发生了变化，建议所有CD4计数<500 cells/ml的孕妇从妊娠14周开始接受cART。目前的方案治疗策略规定，所有感染艾滋病病毒的孕妇，无论CD4计数如何，都应尽快接受cART，以减少病毒载量并预防艾滋病病毒的母婴传播，所有哺乳妇女也应接受cART(Chappell,Cohn,2014)。

使用抗逆转录病毒药物来预防艾滋病病毒母婴传播已使艾滋病病毒的母婴传播大幅减少，但是，消除艾滋病病毒母婴传播仍然至关重要。2011年，世界卫生组织发起的全球计划的目标是将母婴传播减少90%(WHO,2011)，世界卫生组织于2014年制定了关于消除母婴传播的综合措施和验证方法的指南(WHO,2014)。世界卫生组织将消除艾滋病病毒母婴传播定义为每10万名活产婴儿中少于50例儿童感染，母乳喂养婴儿的母婴传播率<5%，非母乳喂养婴儿的母婴传播率<2%。此外，95%的孕妇必须接受产前保健、艾滋病病毒检测。如果艾滋病病毒呈阳性，则必须接受后续治疗。古巴是2015年第一个获得消除艾滋病病毒母婴传播(EMTCT)验证的国家(Caffe et al.,2016)，随后是2016年的白俄罗斯、泰国和亚美尼亚(WHO,2016)。博茨瓦纳、莫桑比克、纳米比亚、南非、斯威士兰和乌干达这六个世界卫生组织确定的重点国家在预防母婴传播方面也都取得了积极成果，这些国家均在2015年实现了将预防母婴传播减少90%的全球计划目标(UNAIDS,2016a)。另外14个重点国家仍然需要实现全球计划和/或消除艾滋病病毒母婴传播目标。值得注意的是，除尼日利亚外，所有这些国家都在2015年推出了预防母婴传播的方案，因此在2009—2015年期间，育龄女性的艾滋病相关死亡人数有所下降(UNAIDS,2016a)。

除了在2015年将艾滋病病毒母婴传播率降低90%之外，全球计划还为各国设定了一项目标，要将使用母乳喂养的妇女的母婴传播率降至5%以下，将非母乳喂养的妇女的母婴传播率降至2%以下。在21个全球计划的重点国家中，2009年至2015年期间，母乳喂养妇女的母婴传播率从22.4%下降至8.9%(UNAIDS,

2014),显示了朝着目标方向的下降趋势。为了实现EMTCT,仍然需要应对各种挑战,特别是在中低收入国家。阻碍这些国家消除母婴传播的主要问题包括:寻求产前护理的延误、对非母乳喂养的误解、对艾滋病的歧视和污名化、诊所和国家层面的资源缺乏、婴儿等待艾滋病病毒检测结果的时间过长、治疗的副作用、性别关系和文化信仰(UNAIDS,2014,2016)。这些挑战凸显了实施治疗之外的干预措施的必要性,并强调了疫苗和治愈方法的必要性。此外,它强调了一个事实,即要实现EMTCT,降低成人艾滋病病毒发病率至关重要。

8.13.8 预防艾滋病病毒的经性传播

禁欲或终身一夫一妻制的群体几乎没有感染艾滋病病毒的风险,间断性的一夫一妻制,即存在多个连续的短期一夫一妻制关系,与艾滋病病毒感染风险增加有关,但与同时有多个性伙伴的风险程度不同。减少性伙伴的数量和使用安全套是艾滋病病毒预防知识的关键组成部分,这些健康知识作为促进禁欲、忠诚和使用安全套的"ABC"运动的一部分得到广泛推广。自2010年以来,预防艾滋病病毒感染知识已扩大到包括艾滋病病毒传播途径、男性包皮环切术、暴露前/后预防(PrEP/PEP),以及艾滋病病毒的检测和治疗。

8.13.8.1 男用和女用安全套

安全套是抗击艾滋病病毒/艾滋病的关键组成部分。它们价格低廉,相对容易使用,并提供保护,防止艾滋病病毒的感染和传播、各种其他性传播感染以及意外怀孕(具备多功能)。如果坚持正确使用男用和女用安全套可以非常有效地预防艾滋病病毒的性传播。

安全套在预防艾滋病病毒传播方面的作用的最有力证据来自艾滋病病毒抗体单阳(血清不一致)伴侣的研究。这些研究一致表明,增加安全套使用会大幅降低艾滋病病毒传播风险。尽管安全套的可及性越来越高,并且在预防艾滋病病毒方面已证明有效,但有许多因素阻碍安全套的使用,最常见的是普遍认为使用安全套会降低性快感,暗示对艾滋病病毒感染的自我承认或对伴侣缺乏信任。在希望怀孕的婚姻关系或稳定的伴侣关系的背景下,或在妇女的从属地位限制了她们协商安全性行为的情况下,推广安全套的使用收效甚微。

一些研究表明,饮酒与不坚持使用安全套有关。这对那些在有酒精的社会环境中遇到高危性伴侣的人构成了挑战。在采取有效避孕方式的伴侣关系中,安全套的使用率较低。这表明需要采取干预措施,促进高危妇女使用双重避孕方法(同时使用安全套和另一种避孕方式)。

8.13.8.2 性传播感染

性传播感染,特别是溃疡性感染,如梅毒、软下疳和2型单纯疱疹病毒(HSV-2)感染,会增加性交过程中的艾滋病病毒传播(Wald,Link,2002;Freeman et al.,2006)。性传播感染引起的生殖器溃疡或炎症增加了艾滋病病毒感染者的传染性和艾滋病病毒阴性群体的易感性。虽然只有一项随机对照试验能够证明在治疗其他性传播感染后艾滋病病毒感染率显著下降(Grosskurth et al.,2000),但在任何艾滋病病毒预防工作中,都需要解决可治愈的性传播感染的高负担所带来的严重的性和生殖健康挑战。

8.13.8.3 医学男性包皮环切

医学男性包皮环切术是一种已被证实的男性预防艾滋病病毒的方法,可显著地降低女性向男性传播艾滋病病毒60%的风险(Siegfried et al.,2009)。男性包皮环切术已成为全球预防艾滋病病毒的优先组成部分。自2007年推出以来,男性包皮环切术数量从2008年的5 190例增加到2016年约1 450万例。最近,Orange Farm提供了包皮环切术对南非人群艾滋病病毒感染水平影响的证据,在那里,男性包皮环切率从2007年的12%上升到2010年的53%,与此相关的是艾滋病病毒感染率下降了57%(Auvert et al.,2013)。

8.13.9 使用抗逆转录病毒药物作为艾滋病病毒的暴露前预防

除了治疗的益处外,抗逆转录病毒药物的预防性使用为艾滋病病毒预防领域带来了新的希望。自2010年7月CAPRISA 004项目(Abdool Karim et al.,2010)首次将抗逆转录病毒药物用于预防艾滋病病毒的性传播以来,艾滋病病毒预防的局面发生了变化,主要是通过口服含有替诺福韦(TFV)的艾滋病病毒暴露前预防PrEP(Grant et al.,2010;Baeten et al.,2012;TTigpen et al.,2012;Van Damme et al.,2012a;Marrazzo et al.,2015;McCormack et al.,2015)。

在全球范围内,每日口服TDF/FTC已被证明对MSM和跨性别女性有持续的效果(Grant et al.,2010;McCormack et al.,2015),但是,在非洲女性中进行的临床试验结果显示不一致,很可能是因为服药依从性水平不同(TTigpen et al.,2012;Baeten et al.,2012;Van Damme et al.,2012a;Marrazzo et al.,2015)。例如,在FEM-PREP研究(Van Damme et al.,2012b)中,每日口服TDF/FTC组只有24%的女性可检测到药物水平。同样,在VOICE研究中,每日替诺福韦凝胶组、每日口服TDF/FTC组和每日口服TDF组分别只有25%、29%和30%的女性可检测出药物水平(Marrazzo et al.,2015)。然而,服药依从性的挑战不仅仅是一个行为问题,与男性相比,女性更有可能要求近乎100%地依从口服PrEP,才能够有效预防艾滋病病毒感染(Donnell et al.,2014),这表明生物因素可能也需要重点考虑。生殖器炎症已被证明是感染艾滋病病毒的独立危险因素(Masson et al.,2015),并影响妇女使用暴露前预防的效果(McKinnon et al.,2018)。深度测序技术揭示了生殖器炎症的原因,表明阴道厌氧细菌(在生态失调的阴道微生物组中常见)与生殖器炎症和艾滋病病毒感染风险均相关(Williams,Passmore,2016)。最近利用蛋白质组学的研究表明,由<50%的乳杆菌属组成的生态失调的阴道微生物组直接影响了局部使用暴露前预防的有效性(Klatt et al.,2017)。尽管在依从性方面存在挑战,但口服暴露前预防仍是一项重要的艾滋病病毒预防措施,目前正作为艾滋病病毒综合性预防方案的一部分在多个国家实施。在工业化国家,高昂的药物费用仍然是一个主要障碍。在暴露前预防使用者中观察到其他的性传播感染增加,这突出了在使用口服暴露前预防药物的同时,使用物理屏障保护的重要性。目前科学家们正在对提高使用依从性的新型抗逆转录病毒药物和给药机制进行深入的研究。

8.13.9.1 治疗即预防

HPTN 052研究发现对艾滋病病毒感染者尽早地进行抗逆转录病毒治疗,可以预防艾滋病病毒的传播,这一发现具有里程碑意义(Quinn et al.,2000)。HPTN05项目研究了来自9个国家的艾滋病病毒单阳家庭,艾滋病病毒阳性伴侣的早期抗逆转录病毒治疗表明,单阳家庭的艾滋病病毒性传播减少了96%(Cohen et al.,2016)。其他观察数据显示,接受抗逆转录病毒治疗的血清单阳家庭的艾滋病病毒性传播显著减少。结合这些数据,如果通过抗逆转录病毒治疗抑制了病毒载量,则可以显著减少艾滋病病毒的继续传播。尽早地开始cART并且达到艾滋病病毒被抑制水平,可以大大降低对未感染人群的艾滋病病毒传播,尽早开始cART也被越来越多地用作一种预防选项,这就是近年来被称为“持续检测不到=不具有传染性”(undetectable equals uninfectious,U=U)的概念。

8.13.9.2 运用现代技术

由于污名化和歧视在很大程度上阻碍了艾滋病病毒检测和治疗,因此越来越多人使用现代通信传播技术促进艾滋病病毒检测、抗逆转录病毒治疗和服药依从性,这些策略包括电子医疗(eHealth)和移动医疗技术(mHealth)(Muessig et al.,2015)。电子医疗手段旨在通过电子方式或通过人们经常访问的网站向高风险人群发布教育信息。到目前为止,电子医疗手段已经应用于MSM人群艾滋病预防控制。同性恋组织利用该工具开发了适用于同性恋群体的网站,为他们提供教育信息并提供转介服务将其转至同性恋友好的艾滋病病毒检测和治疗中心(Sullivan et al.,2013;Muessig et al.,2015)。同样,移动医疗利用社交媒体应用程序(apps),通过移动设备或平板电脑向用户传递量身定制的HIV/AIDS信息。例如,这项技术已经被应用于中国的同性恋交友应用程序Blued(Blued app,2009),它通过使用"非评判性社区动员活动"来传递HIV/AIDS教育信息和鼓励进行HIV检测。除此之外,移动医疗还可以改善使用抗逆转录病毒药物的依从性,通过提醒患者服药,并询问患者是否服药,该技术还为患者提供了门诊就诊的提醒。

系统发生树分析是利用一个共同社会网络(Villandréet al.,2019)或地理区域(de Oliveira et al.,2017)中新近感染个体的艾滋病病毒序列,比较病毒分子遗传进化相似度,进而研究病毒的亲缘关系和传播方向。目前正被用于更好地了解传播动力学,加强监测工作,并为应对艾滋病病毒传播提供更有针对性和更有效的方法。

微生物组学分析(Williams,Passmore,2016)和蛋白质组学(Klatt et al.,2017)使我们可以进一步了解生物学因素在使某些女性比其他人更容易感染HIV方面发挥的作用,以及微生物组学在降低暴露前预防效果方面发挥的作用。

8.13.10 注射毒品

注射毒品是艾滋病病毒感染的一个主要危险因素,通常是阿片、海洛因。据估计,十分之一的新发艾滋病病毒感染是由共用受污染的针头引起的(AIDS Alliance,2016)。撒哈拉以南非洲以外地区所有艾滋病病毒新发感染中,约有三分之一发生在注射毒品者中(国际减少伤害组织,2016a;UNODC,2016)。中国、俄罗斯和美国的注射毒品者合计占全世界所有注射毒品人群的50%。这些群体造成了最多的艾滋病病毒感染(国际减少伤害组织,2016a)。东欧和中亚也有较高的注射毒品负担,这些地区发生在注射毒品人群中的艾滋病病毒感染占所有新发艾滋病病毒感染的一半(国际减少伤害组织,2016b)。尽管注射毒品人群被列为艾滋病病毒预防和治疗的重点人群,但治疗、预防和检测服务的可及性在这个群体却是最差的。这是由于毒品使用相关的立法、刑事定罪和污名化造成的,这些阻碍了注射毒品者寻求医疗保健服务(UNAIDS,2016b)。这一群体对艾滋病病毒的高度易感性,加之在某些地区,非医疗目的发放或拥有注射器或针头是违法的,更加重了他们共用针头的情况(Beletsky et al.,2012a,2012b)。

虽然注射毒品人群是独立的关键人群,但性工作者和药物成瘾之间也存在着联系。据报道,在蒙古、阿富汗和中亚地区的性工作者中,注射毒品者感染艾滋病病毒的风险比不注射毒品者的感染风险高出20倍之多(Baral et al.,2013)。因为商业性行为性质,他们也使其他相关人群面临感染艾滋病病毒的风险,突出了针对这一关键人群的艾滋病防治工作的重要性。迄今为止,旨在降低注射毒品人群感染艾滋病病毒风险的干预措施包括清洁针具交换方案(NSPs)、阿片替代疗法(OST)和暴露前预防(PrEP),这些通常被称为减少危害措施。有证据表明,在注射毒品人群中应将这些方法结合使用(Degenhardt et al.,2010)。

清洁针具交换方案不仅旨在减少艾滋病病毒的传播,而且还能够减少其他血液传播的感染,如丙型肝炎和乙型肝炎。一些干预方案每年为每名毒品使用者提供200支无菌针头,一些地点还提供准备药品的设备,如无菌水、过滤器和混合容器。除此之外,一些方案采用更多的干预措施来减少与注射毒品有关的危害,例如提供:关于如何安全注射毒品的建议,关于如何预防和管理毒品使用过量的知识,关于如何处理和安全处置针具的信息,关于艾滋病病毒检测和治疗以及其他卫生服务的转诊(NICE,2014)。一些清洁针具发放交换是通过固定站点、流动单位、同伴清洁针具交换计划、街道外展、背包客服务、送货上门、注射器自动贩卖机和药房等方式实施(Obadia et al.,1999;Riley et al.,2000;WHO,2007;Bryant et al.,2010;Jain et al.,2014)。尽管证明了清洁针具交换在降低注射毒品人群中艾滋病病毒感染率方面的成功(Jones et al.,2010;Palmateer et al.,2010;Abdul-Quader et al.,2013;Aspinall et al.,2014;MacArthur et al.,2014),但是在158个国家中,清洁针具交换的干预方法仅在90个国家实施(世界减少伤害组织,2016b)。

虽然东欧和中亚所有29个国家都有清洁针具交换项目,但这些项目的开展受到强势的政治力量反对及政府支持不足的阻碍,迫使一些国家的项目关闭(世界减少伤害组织,2016b)。在亚洲及太平洋地区,只有17个国家有清洁针具交换项目,原因是严厉的毒品政策、不灵活的工作时间、资金和人力资源的减少(世界减少伤害组织,2016b)。清洁针具交换项目在西欧、中欧和北美的覆盖率很高,特别是在加拿大,据估计有94.5%的注射毒品者报告在最后一次注射中使用了干净的针头。然而,在欧洲许多国家,可运作的清洁针具交换项目数量正在下降,而且由于18岁以下的注射毒品者无法获得这种服务,以及由于移民所在地区的没有开展此类项目,移民无法获得这种服务,因此,有多类的注射毒品群体得不到这种服务。拉丁美洲、中东和北非的清洁针具交换项目非常有限,不足以满足该地区的注射毒品人群的需求。在这些地区,毒品使用的定罪、限制工作时间、资源不足和工作人员培训不足都是造成现有清洁针具交换项目不足的原因。在撒哈拉以南非洲,由于缺乏政治意愿和政府支持与资金,清洁针具交换项目仅在54个国家中的5个国家存在(世界减少伤害组织,2016b)。

除了清洁针具交换,阿片替代疗法(OST)也被用于管理注射毒品和减少危害。阿片替代疗法是为非法的毒品使用者提供替代药物(如阿片类药物),最常见的是美沙酮维持治疗,有时是丁丙诺啡替代治疗,这是在有监督的临床环境下口服给药。各种研究表明,特别是在发达国家,阿片替代疗法在降低注射使用频率、改善健康和社会功能、促进抗逆转录病毒药物治疗、增进注射毒品者与卫生服务的联系以及减少犯罪和不安全注射方面都取得了成功(Lawrinson et al.,2008;Weber et al.,2009;Gowing et al.,2011;Vorma et al.,2013)。研究报告使用阿片替代疗法使注射毒品人群中的艾滋病病毒传播减少了54%(Riley et al.,2000;Aspinall et al.,2014)。研究还表明,注射毒品人群在阿片替代疗法的依从时间越久,其健康态度越积极,从事危险行为的可能性越低(Kumar et al.,2009)。尽管阿片替代疗法取得了成功,但估计只有8%的注射毒品者有机会接受这一干预。最近一项对注射毒品人群中预防和控制艾滋病病毒干预措施的覆盖率进行的系统综述表明,澳大利亚、荷兰、奥地利和挪威的清洁针具交换和阿片替代疗法覆盖率较高,加拿大、新西兰和越南的覆盖率属于中等水平。中国、印度尼西亚、坦桑尼亚和其他几个发展中国家的覆盖率较低,而俄罗斯等地获得清洁针具交换的机会非常有限,并且不提供阿片替代疗法(Larney et al.,2017)。这被归因于社会和结构性的歧视、将毒品使用定为犯罪的严厉法律、由于相信戒断毒品使用是治疗药物成瘾的唯一成功方法而缺乏实施阿片替代疗法等干预措施的政治意愿(Connck et al.,2007;Jurgens et al.,2010;Kermode et al.,2011)。

每日口服抗逆转录病毒药物(PrEP)可保护艾滋病病毒阴性群体在接触艾滋病病毒之前避免病毒感染,也是减少注射毒品人群中艾滋病病毒传播的推荐方法。口服PrEP通常包括TDF和FTC组合药物,即舒发泰。据报道,口服PrEP在减少注射毒品人群中的艾滋病病毒传播方面取得了成功,然而,口服PrEP的高成本是阻碍其在注射毒品人群中大规模实施的主要因素(Choopanya et al.,2013;Fu et al.,2018)。

虽然有强有力的证据表明,清洁针具交换和阿片替代疗法分别将注射毒品行为和艾滋病病毒传播减少了48%和54%,但在大多数国家实施这些措施仍存在障碍(Aspinall et al.,2014;MacArthur et al.,2014)。主要是由于与毒品使用相关的犯罪化和污名化,以及缺乏政治支持和政府资助。虽然与阿片替代疗法和清洁针具交换相比,口服PrEP提供了一种争议较小且可能更容易获得的替代途径,但它也存在成本高的问题,除非同时纳入其他药物,否则不能降低丙型肝炎病毒和其他注射毒品相关病原体的感染率。必须认识到在注射毒品人群中预防艾滋病病毒感染和传播,对性工作者和一般人群具有深远的影响,因为这些群体之间存在重叠,因此减少一个群体的艾滋病病毒感染率可能会转化为减少其他各种群体的感染率。

8.13.11 结论

尽管取得了巨大的科学进展,并在预防控制规划方面取得了成功,使近2 200万艾滋病病毒感染者接受cART,并将母婴垂直传播率降低到1%以下。但是,2017年全球仍然约有100万例艾滋病相关死亡,180万例新发艾滋病病毒感染,约3 700万的艾滋病病毒感染者。这些数据凸显了我们继续面临的挑战,需要做更多的工作来预防新的艾滋病病毒感染,并列为工作重点,继续努力地为重点人群提供服务,促进其获得服务。

在全球范围内,我们有望实现艾滋病治疗的中期目标,但是,预防新发艾滋病病毒感染仍然是一项重大挑战,因为每年的新发艾滋病病毒感染仅减少了约15%,远低于联合国艾滋病规划署要求的50万以下的目标。无论是真实存在的或被感知到的污名化和歧视仍然是突出问题,是重点人群了解自身艾滋病病毒状况或寻求预防或护理服务的主要障碍。

一些国家已经实现了联合国艾滋病规划署要求的2020年目标,并正在朝着实现2030年终结艾滋病的目标迈进。大多数国家在实现2020年中期目标的进程中的不同阶段。人们越来越认识到,仅实现"90-90-90"治疗目标,不足以使我们实现联合国2030年终结艾滋病的愿景。

尽管预防科学研究取得了巨大进展,但预防艾滋病病毒新发感染仍然是一项重大挑战,过去6年对降低艾滋病病毒新发感染率方面效果甚微。全球每天约有5 000例的新发艾滋病病毒感染,消除艾滋病仍然是一个难以实现的目标。污名、歧视、边缘化、道德审判,以及基于性取向、药物使用、职业或年龄等将人群进行定罪,这些因素综合在一起,仍然是人们了解自身艾滋病病毒状况和获得艾滋病病毒检测以及急需的治疗和预防服务的障碍。根据联合国艾滋病规划署2018年的报告,估计全球有多达940万艾滋病病毒感染者不知道自己的感染状况,在一些国家中比例更高,因此既没有得到检测,也没有得到治疗。人们认识到,艾滋病病毒传播持续存在是因为这些未经检测的感染者和未得到充分治疗的感染者继续从事高风险活动。同伴主导的干预措施使重点人群和社区参与进来并与之合作,对于接触那些无法通过常规医疗服务系统和方法触及到的人群至关重要。鉴于国家内部和国家之间的艾滋病病毒感染流行在规模、传播方式和风险人群方面具有多样性,没有单一的方法能够解决所有挑战。设计和实施艾滋病预防控制的方案规划,需要确保适合于当地流行特点的最佳干预措施和战略组合。

需要继续投资新的预防方法,开发疫苗和研发治愈手段,以实现2030年终结艾滋病流行的目标,并最终消除和根除艾滋病病毒。迄今为止,我们成功应对终结艾滋病流行的目标的核心是有勇气的倡导者和人民,他们的权利必须得到尊重,他们必须继续成为我们成功应对的核心部分。

(翻译:汪宁)

参考文献

Abdool Karim, Q., et al. (2010). Effectiveness and safety of tenofovir gel, an antiretroviral microbicide, for the prevention of HIV infection in women. Science, 329, 1168-74.

Abdul-Quader, A.S., et al. (2013). Effectiveness of structural-level needle/syringe programs to reduce HCV and HIV infection among people who inject drugs: a systematic review. AIDS & Behavior, 17, 2878-92.

AIDS Alliance (2016). The facts speak for themselves: so why is no-one listening? [Online] Available at: https://aidsalliance.org/blog/719-the-facts-speak-for-themselves-so-why-is-noone-listening.

Alexander, T.S. (2016). Human immunodeficiency virus diagnostic testing: 30 years of evolution. Clinical and Vaccine Immunology, 23, 249-53.

Althoff, K.N., et al. (2015). Comparison of risk and age at diagnosis of myocardial infarction, end-stage renal disease, and non-AIDS-defining cancer in HIV-infected versus uninfected adults. Clinical Infectious Diseases, 60, 627-38.

Appay, V. and Kelleher, A.D. (2016). Immune activation and immune aging in HIV infection. Current Opinion in HIV & AIDS, 11, 242-9.

Arts, E.J,. and Hazuda, D.J. (2012). HIV-1 antiretroviral drug therapy. Cold Spring Harbor Perspectives in Medicine, 2, a007161.

Aspinall, E.J., et al. (2014). Are needle and syringe programmes associated with a reduction in HIV transmission among people who inject drugs: a systematic review and meta-analysis. International Journal of Epidemiology, 43, 235-48.

Auvert, B., et al. (2013). Association of the ANRS-12126 male circumcision project with HIV levels among men in a South African township: evaluation of effectiveness using cross-sectional surveys. PLoS Medicine, 10, e1001509.

Baeten, J.M., et al. (2012). Antiretroviral prophylaxis for HIV prevention in heterosexual men and women. New England Journal of Medicine, 367, 399-410.

Baral, S., et al. (2013). HIV among female sex workers in the Central Asian Republics, Afghanistan, and Mongolia: contexts and convergence with drug use. Drug & Alcohol Dependency, 132 S13-16.

Bayer, R. and Fairchild, A.L. (2006). Changing the paradigm for HIV testing — the end of exceptionalism. New England Journal of Medicine, 355, 647-9.

Beletsky, L., et al. (2012a). Mexico's northern border conflict: collateral damage to health and human rights of vulnerable groups. Revista Panamericana de Salud Pública, 31, 403-10.

Beletsky, L., et al. (2012b). Policy reform to shift the health and human rights environment for vulnerable groups: the case of Kyrgyzstan's Instruction 417. Health & Human Rights, 14, 34-48.

Blued app (2019). Blued. [Online] Available at: https://www.blued. com/en/index.html.

Broder, S. (2010). The development of antiretroviral therapy and its impact on the HIV-1/AIDS pandemic. Antiviral Research, 85, 1-18.

Bryant, J., et al. (2010). Is point of access to needles and syringes related to needle sharing? Comparing data collected from pharmacies and needle and syringe programs in south-east Sydney. Drug & Alcohol Review, 29, 364-70.

Caffe, S., et al. (2016). Cuba validated as the first country to eliminate mother-to-child transmission of human immunodeficiency virus and congenital syphilis: lessons learned from the implementation of the global validation methodology. Sexually Transmitted Diseases, 43, 733-6.

Carpenter, C.C., et al. (1997). Antiretroviral therapy for HIV infec-tion in 1997. Updated recommendations of the International AIDS Society-USA panel. Journal of the American Medical Assocation, 277, 1962-9.

Center for Disease Control (CDC), Morbidity & Mortality Weekly Report (1981). Kaposi's sarcoma and pneumocystis pneumonia among homosexual men — New York City and California. MMWR Weekly, 30, 305-8.

Centers for Disease Control (CDC) (1989). Interpretation and use of the Western blot assay for serodiagnosis of human immuno-deficiency virus type 1 infections. MMWR Morbidity & Mortality Weekly Report, 38, 1-7.

Centers for Disease Control and Prevention (CDC) (1983). Current trends acquired immunodeficiency syndrome (AIDS) update — United States. MMWR Morbidity & Mortality Weekly Report, 32, 309-11.

Centers for Disease Control and Prevention (CDC) (1985). Current trends recommendations for assisting in the prevention of peri-natal transmission of human T-lymphotropic virus type Ⅲ/lymphadenopathy-associated virus and acquired immunodeficiency syndrome. MMWR Morbidity & Mortality Weekly Report, 34, 721-6, 731-2.

Centers for Disease Control and Prevention (CDC) (1993). Recommendations of the U.S. Public Health Service Task Force on the use of zidovudine to reduce perinatal transmission of human immunodeficiency virus. MMWR Morbidity & Mortality Weekly Report, 43, 1-20.

Centers for Disease Control and Prevention (CDC) (1994). Zidovudine for the prevention of HIV transmission from mother to infant. MMWR Morbidity & Mortality Weekly Report, 43, 285-7.

Centers for Disease Control and Prevention (1982b). Opportunistic infections and Kaposi's Sarcoma among Haitians in the United

States. MMWR Morbidity & Mortality Weekly Report, 31, 353-4, 360-1.

Centre for Disease Control (CDC) (1982a). Epidemiologic notes and reports: possible transfusion-associated acquired immune deficiency syndrome, AIDS — California. MMWR Morbidity & Mortality Weekly Report, 31, 652-4.

Chappel, R.J., Wilson, K.M., and Dax, E.M. (2009). Immunoassays for the diagnosis of HIV: meeting future needs by enhancing the quality of testing. Future Microbiology, 4, 963-82.

Chappell, C.A. and Cohn, S.E. (2014). Prevention of perinatal transmission of human immunodeficiency virus. Infectious Disease Clinics of North America, 28, 529-47.

Choopanya, K., et al. (2013). Antiretroviral prophylaxis for HIV infection in injecting drug users in Bangkok, Thailand (the Bangkok Tenofovir Study): a randomised, double-blind, placebo-controlled phase 3 trial. The Lancet, 381, 2083-90.

Clavel, F., et al. (1986). Isolation of a new human retrovirus from West African patients with AIDS. Science, 233, 343-6.

Coffin, J., et al. (1986). What to call the AIDS virus? Nature, 321, 10.

Cohen, M.S., et al. (2016). Antiretroviral therapy for the prevention of HIV-1 transmission. New England Journal of Medicine, 375, 830-9.

Connock, M., et al. (2007). Methadone and buprenorphine for the management of opioid dependence: a systematic review and economic evaluation. Health Technology Assessment, 11, 1-171, iii-iv.

Connor, E.M., et al. (1994). Reduction of maternal-infant transmission of human immunodeficiency virus type 1 with zidovudine treatment. Pediatric AIDS Clinical Trials Group Protocol 076 Study Group. New England Journal of Medicine, 331, 1173-80.

Dabis, F., et al. (2005). Field efficacy of zidovudine, lamivudine and single-dose nevirapine to prevent peripartum HIV transmission. AIDS, 19, 309-18.

Dabis, F., et al. (1999). 6-month efficacy, tolerance, and acceptability of a short regimen of oral zidovudine to reduce vertical transmission of HIV in breastfed children in Cote d'Ivoire and Burkina Faso: a double-blind placebo-controlled multicentre trial. DITRAME Study Group. DIminution de la Transmission Mere-Enfant. The Lancet, 353, 786-92.

De Clercq, E. (2009). Anti-HIV drugs: 25 compounds approved within 25 years after the discovery of HIV. International Journal of Antimicrobial Agents, 33, 307-20.

De Clercq, E. (2005). Emerging anti-HIV drugs. Expert Opinion in Emergerging Drugs, 10, 241-73.

De Clercq, E. (2009). The history of antiretrovirals: key discoveries over the past 25 years. Reviews in Medical Virology, 19, 287-99.

de Oliveira, T., et al. (2017). Transmission networks and risk of HIV infection in KwaZulu-Natal, South Africa: a community-wide phylogenetic study. Lancet HIV, 4, e41-e50.

Degenhardt, L., et al. (2010). Prevention of HIV infection for people who inject drugs: why individual, structural, and combination approaches are needed. The Lancet, 376, 285-301.

Delvaux, T. (2004). Nevirapine sustains reduction of mother-to-child HIV transmission at 18 months. Evidence-based Healthcare, 8, 87-8.

Donnell, D., et al. (2014). HIV protective efficacy and correlates of tenofovir blood concentrations in a clinical trial of PrEP for HIV prevention. Journal of Acquired Immune Deficiency Syndrome, 66, 340-8.

Este, J.A. and Cihlar, T. (2010). Current status and challenges of anti-retroviral research and therapy. Antiviral Research, 85, 25-33.

Faria, N.R., et al. (2014). HIV epidemiology. The early spread and epidemic ignition of HIV-1 in human populations. Science, 346, 56-61.

Fee, E. and Krieger, N. (1993). Understanding AIDS: historical interpretations and the limits of biomedical individualism. American Journal of Public Health, 83, 1477-86.

Fisher, W.W. and Rigamont, C.P. (2005). The South Africa AIDS Controversy: A Case Study in Patent Law and Policy. Cambridge, MA: Harvard Law School.

Ford, E.S., Li, C., and Zhao, G. (2010). Prevalence and correlates of metabolic syndrome based on a harmonious definition among adults in the US. Journal of Diabetes, 2, 180-93.

Franceschi, C., et al. (2000). Inflammaging. An evolutionary perspective on immunosenescence. Annals of the New York Academy of Sciences, 908, 244-54.

Freeman, E.E., et al. (2006). Herpes simplex virus 2 infection increases HIV acquisition in men and women: systematic review and meta-analysis of longitudinal studies. AIDS, 20, 73-83.

Freiberg, M.S., et al. (2013). HIV infection and the risk of acute myocardial infarction. JAMA Internal Medicine, 173, 614-22.

Freitas, P., et al. (2012). Prevalence of obesity and its relationship to clinical lipodystrophy in HIV-infected adults on anti-retroviral therapy. Journal of Endocrinology Investigation, 35, 964-70.

Fu, R., Owens, D.K., and Brandeau, M.L. (2018). Cost-effectiveness of alternative strategies for provision of HIV preexposure prophylaxis for people who inject drugs. AIDS, 32, 663-72.

Furman, P.A., et al. (1986). Phosphorylation of 3′-azido-3′-deoxythymidine and selective interaction of the 5′-triphosphate with human immunodeficiency virus reverse transcriptase. Proceeding of the National Academy of Sciences U S A, 83, 8333-7.

Gostin, L.O., Ward, J.W., and Baker, A.C. (1997). National HIV case reporting for the United States. A defining moment in the history of the epidemic. New England Journal of Medicine, 337, 1162-7.

Gostin, L.O. (1990). The AIDS litigation project. A national review of court and human rights commission decisions, part Ⅱ: discrimination. Journal of the American Medical Association, 263, 2086-93.

Gottlieb, M.S., et al. (1983). The acquired immunodeficiency syndrome. Annals of Internal Medicine, 99, 208-20.

Gottlieb, M.S., et al. (1981). Pneumocystis carinii pneumonia and mucosal candidiasis in previously healthy homosexual men: evidence of a new acquired cellular immunodeficiency. New England Journal of Medicine, 305, 1425-31.

Gowing, L., et al. (2011). Oral substitution treatment of injecting opioid users for prevention of HIV infection. Cochrane Database of Systematic Reviews, 10, CD004145.

Grant, R.M., et al. (2010). Preexposure chemoprophylaxis for HIV prevention in men who have sex with men. New England Journal of Medicine, 363, 2587-99.

Greene, W.C. (2007). A history of AIDS, looking back to see ahead. European Journal of Immunology, 37, S94-102.

Grosskurth, H., et al. (2000). Control of sexually transmitted diseases for HIV-1 prevention: understanding the implications of the Mwanza and Rakai trials. Lancet, 355, 1981-7.

Guay, L.A., et al. (1999). Intrapartum and neonatal single-dose nevirapine compared with zidovudine for prevention of mother-to-child transmission of HIV-1 in Kampala, Uganda: HIVNET 012 randomised trial. Lancet, 354, 795-802.

Harm Reduction International (2016a). The Case for a Harm Reduction Decade: Progress, Potential and Paradigm Shifts. [Online] Available at: https://www.hri.global/files/2016/03/10/Report_The_Case_for_a_Harm_Reduction_Decade.pdf.

Harm Reduction International (2016b). Global State of Harm Reduction. [Online] Available at: https://www.hri.global/global-state-of-harm-reduction-reports.

Hedenskog, M., et al. (1986). Testing for antibodies to AIDS-associated retrovirus (HTLV-III/LAV) by indirect fixed cell immunofluorescence: specificity, sensitivity, and applications. Journal of Medical Virology, 19, 325-34.

Herek, G.M. and Capitanio, J.P. (1993). Public reactions to AIDS in the United States: a second decade of stigma. American Journal of Public Health, 83, 574-77.

Institute of Medicine (US) Committee on the Ryan White CARE Act (1994). Data for Resource Allocation, Planning, and Evaluation. Measuring What Matters: Allocation, Planning, and Quality Assessment for the Ryan White CARE Act. Washington, DC: National Academies Press (US).

Jackson, J.B., et al. (2003). Intrapartum and neonatal single-dose nevirapine compared with zidovudine for prevention of mother-to-child transmission of HIV-1 in Kampala, Uganda: 18-month follow-up of the HIVNET 012 randomised trial. The Lancet, 362, 859-68.

Jain, B., et al. (2014). Effect of peer-led outreach activities on injecting risk behavior among male drug users in Haryana, India. Harm Reduction Journal, 11. doi.org/10.1186/1477-7517-11-3.

Jarrett, O.D., et al. (2013). Metabolic syndrome predicts all-cause mortality in persons with human immunodeficiency virus. AIDS Patient Care STDS, 27, 266-71.

Jones, L., et al. (2010). Optimal provision of needle and syringe programmes for injecting drug users: a systematic review. International Journal of Drug Policy, 21, 335-42.

Jurgens, R., et al. (2010). People who use drugs, HIV, and human rights. The Lancet, 376, 475-85.

Justice, A. and Falutz, J. (2014). Aging and HIV: an evolving understanding. Current Opinion in HIV & AIDS, 9, 291-3.

Kalra, S., et al. (2011). Understanding diabetes in patients with HIV/AIDS. Diabetology & Metabolic Syndrome, 3, 2.

Keele, B.F., et al. (2006). Chimpanzee reservoirs of pandemic and nonpandemic HIV-1. Science, 313, 523-6.

Kermode, M., et al. (2011). Opioid substitution therapy in resource-poor settings. Bulletin of the World Health Organization, 89, 243.

Klatt, N.R., et al. (2017). Vaginal bacteria modify HIV tenofovir microbicide efficacy in African women. Science, 356, 938-45.

Klein, D.B., et al. (2015). Declining relative risk for myocardial infarction among HIV-positive compared with HIV-negative individuals with access to care. Clinical Infectious Diseases, 60, 1278-80.

Korber, B., et al. (2000). Timing the ancestor of the HIV-1 pandemic strains. Science, 288, 1789-96.

Kumar, M.S., et al. (2009). Opioid substitution treatment with sublingual buprenorphine in Manipur and Nagaland in Northeast India: what has been established needs to be continued and expanded. Harm Reduction Journal, 6, 4.

Lallemant, M., et al. (2000). A trial of shortened zidovudine regimens to prevent mother-to-child transmission of human immunodeficiency virus type 1. Perinatal HIV Prevention Trial (Thailand) Investigators. New England Journal of Medicine, 343, 982-91.

Lallemant, M., et al. (2004). Single-dose perinatal nevirapine plus standard zidovudine to prevent mother-to-child transmission of HIV-1 in Thailand. New England Journal of Medicine, 351, 217-28.

Larney, S., et al. (2017). Global, regional, and country-level coverage of interventions to prevent and manage HIV and hepatitis C among people who inject drugs: a systematic review. Lancet Global Health, 5, e1208-20.

Lawrinson, P., et al. (2008). Key findings from the WHO collaborative study on substitution therapy for opioid dependence and HIV/AIDS. Addiction, 103, 1484-92.

Levy, J.A., et al. (1984). Isolation of lymphocytopathic retroviruses from San Francisco patients with AIDS. Science, 225, 840-2.

MacArthur, G.J., et al. (2014). Interventions to prevent HIV and Hepatitis C in people who inject drugs: a review of reviews to assess evidence of effectiveness. International Journal of Drug Policy, 25, 34-52.

Mandelbrot, L., et al. (2001). Lamivudine-zidovudine combination for prevention of maternal-infant transmission of HIV-1. Journal of the American Medical Association, 285, 2083-93.

Marrazzo, J.M., et al. (2015). Tenofovir-based preexposure prophylaxis for HIV infection among African women. New England Journal of Medicine, 372, 509-18.

Martin-Iguacel, R., Llibre, J.M., and Friis-Moller, N. (2015). Risk of cardiovascular disease in an aging HIV population: where are we now? Current HIV/AIDS Reports, 12, 375-87.

Marx, J.L. (1985). A virus by any other name. Science, 227, 1449-51.

Marx, J.L. (1982). New disease baffles medical community. Science, 217, 618-21.

Masson L, et al. (2015). Genital inflammation and the risk of HIV acquisition in women. Clinical Infectious Disease, 61, 260-9.

McCormack, S., et al. (2015). Pragmatic open-label randomised trial of preexposure prophylaxis: the PROUD study abstract 22LB. In: Conference on Retroviruses and Opportunistic Infections (CROI). Seattle, USA.

McKinnon, L.R., et al. (2018). Genital inflammation undermines the effectiveness of tenofovir gel in preventing HIV acquisition in women. Nature Medicine, 24, 491-6.

Medapalli, R.K., et al. (2012). Comorbid diabetes and the risk of progressive chronic kidney disease in HIV-infected adults: data from the Veterans Aging Cohort Study. Journal of Acquired Immune Deficiency Syndrome, 60, 393-9.

Mitsuya, H., et al. (1985). 3′-Azido-3′-deoxythymidine (BW A509U): an antiviral agent that inhibits the infectivity and cytopathic effect of human T-lymphotropic virus type III/lymphadenopathy-associated virus in vitro. Proceedings of the National Academy of Sciences U S A, 82, 7096-100.

Monroe, A.K., Glesby, M.J., and Brown, T.T. (2015). Diagnosing and managing diabetes in HIV-infected patients: current concepts. Clinical Infectious Diseases, 60, 453-62.

Moodley, D., et al. (2003). A multicenter randomized controlled trial of nevirapine versus a combination of zidovudine and lamivudine to reduce intrapartum and early postpartum mother-to-child transmission of human immunodeficiency virus type 1. Journal of Infectious Disease, 187, 725-35.

Msellati, P., et al. (1999). Zidovudine and reduction of vertical transmission of HIV in Africa. ANRS 049 Trial Group. American Journal of Public Health, 89, 947-8.

Muessig, K.E., et al. (2015). A systematic review of recent smartphone, Internet and Web 2.0 interventions to address the HIV continuum of care. Current HIV/AIDS Reports, 12, 173-90.

National Institute for Health and Care Excellence (NICE) (2014). Needle and Syringe Programmes. Public health guideline [PH52]. [Online] Available at: https://www.nice.org.uk/guidance/ph52.

National Institute of Allergy and Infectious Diseases (1994). Clinical Alert: Important Therapeutic Information on the Benefit of Zidovudine for the Prevention of the Transmission of HIV from Mother to Infant. In. Bethesda, MD: National Institutes of Health, National Institute of Allergy and Infectious Diseases.

Nerrienet, E., et al. (2005). Simian immunodeficiency virus infection in wild - caught chimpanzees from cameroon. Journal of Virology, 79, 1312-19.

Obadia, Y., et al. (1999). Syringe vending machines for injection drug users: an experiment in Marseille, France. American Journal of Public Health, 89, 1852-4.

Obel, N., et al. (2007). Ischemic heart disease in HIV-infected and HIV-uninfected individuals: a population-based cohort study. Clinical Infectious Diseases, 44, 1625-31.

Palmateer, N., et al. (2010). Evidence for the effectiveness of sterile injecting equipment provision in preventing hepatitis C and human immunodeficiency virus transmission among injecting drug users: a review of reviews. Addiction, 105, 844-59.

Pathai, S., et al. (2014). Is HIV a model of accelerated or accentuated aging? Journals of Gerontology: Series A Biological Sciences & Medical Science, 69, 833-42.

Pepin, M. E., et al. (2018). Antiretroviral therapy potentiates high - fat diet induced obesity and glucose intolerance. Molecular Metabolism, 12, 48-61.

Petra Study Team (2002). Efficacy of three short-course regimens of zidovudine and lamivudine in preventing early and late transmission of HIV-1 from mother to child in Tanzania, South Africa, and Uganda (Petra study): a randomised, double-blind, placebo-controlled trial. The Lancet, 359, 1178-86.

Plantier, J.C., et al. (2009). A new human immunodeficiency virus derived from gorillas. Nature Medicine, 15, 871-2.

Popovic, M., et al. (1984). Detection, isolation, and continuous production of cytopathic retroviruses (HTLV-III) from patients with AIDS and pre-AIDS. Science, 224, 497-500.

Quinn, T.C., et al. (2000). Viral load and heterosexual transmission of human immunodeficiency virus type 1. New England Journal of Medicine, 342, 921-9.

Rasmussen, L.D., et al. (2012). Risk of diabetes mellitus in persons with and without HIV: a Danish nationwide population-based cohort study. PLoS One, 7, e44575.

Rasmussen, L.D., et al. (2015). Time trends for risk of severe age-related diseases in individuals with and without HIV infection in Denmark: a nationwide population-based cohort study. Lancet HIV, 2, e288-98.

Ratner, L., Gallo, R.C., and Wong-Staal, F. (1985). HTLV-Ⅲ, LAV, ARV are variants of same AIDS virus. Nature, 313, 636-7.

Riley, E.D., et al. (2000). Comparing new participants of a mobile versus a pharmacy-based needle exchange program. Journal of Acquired Immune Deficiency Syndrome, 24, 57-61.

Roberts, B.D. (1994). HIV antibody testing methods: 1985-1988. Journal of Insurance Medicine, 26, 13-14.

Santiago, M.L., et al. (2005). Simian immunodeficiency virus infection in free-ranging sooty mangabeys (Cercocebus atys atys) from the Tai Forest, Cote d'Ivoire: implications for the origin of epidemic human immunodeficiency virus type 2. Journal of Virology, 79, 12515-27.

Serwadda, D., et al. (1985). Slim disease: a new disease in Uganda and its association with HTLV-Ⅲ infection. The Lancet, 2, 849-52.

Shaffer, N., et al. (1999). Short-course zidovudine for perinatal HIV-1 transmission in Bangkok, Thailand: a randomised controlled trial. Bangkok Collaborative Perinatal HIV Transmission Study Group. The Lancet, 353, 773-80.

Shahbaz, S., et al. (2015). Cardiovascular disease in human immunodeficiency virus infected patients: a true or perceived risk? World Journal of Cardiology, 7, 633-44.

Sharp, P.M. and Hahn, B.H. (2008). AIDS: prehistory of HIV-1. Nature, 455, 605-6.

Sharp, P.M. and Hahn, B.H. (2011). Origins of HIV and the AIDS pandemic. Cold Spring Harbor Perspectives in Medicine, 1, a006841.

Sico, J.J., et al. (2015). HIV status and the risk of ischemic stroke among men. Neurology, 84, 1933-40.

Siegfried, N., et al. (2009). Male circumcision for prevention of heterosexual acquisition of HIV in men. Cochrane Database of Systematic Reviews, (2), CD003362.

Smit, M., et al. (2015). Future challenges for clinical care of an ageing population infected with HIV: a modelling study. Lancet Infectious Diseases, 15, 810-18.

Smith, J.H. and Whiteside, A. (2010). The history of AIDS exceptionalism. Journal of the International AIDS Society, 13, 47.

Sullivan, P.S., Grey, J.A., and Simon Rosser, B.R. (2013). Emerging technologies for HIV prevention for MSM: what we have learned, and ways forward. Journal of Acquired Immune Deficiency Syndrome, 63 Suppl 1, S102-7.

Taha, T.E., et al. (2004). Nevirapine and zidovudine at birth to reduce perinatal transmission of HIV in an African setting: a randomized controlled trial. Journal of the American Medical Association, 292, 202-9.

Tebit, D.M. and Arts, E.J. (2011). Tracking a century of global expansion and evolution of HIV to drive understanding and to combat disease. Lancet Infectious Diseases, 11, 45-56.

Thigpen, M.C., et al. (2012). Antiretroviral preexposure prophylaxis for heterosexual HIV transmission in Botswana. New England Journal of Medicine, 367, 423-34.

UNAIDS (2013). How Africa Turned AIDS Around. In: African Union Summit: Joint United Nations Programme for HIV/AIDS.

UNAIDS (2014). The Gap Report. Geneva: Joint United Nations Programme for HIV/AIDS.

UNAIDS (2016a). On the Fast-Track to an AIDS-free Generation. Geneva: Joint United Nations Programme for HIV/AIDS.

UNAIDS (2016b). Prevention Gap Report. Geneva: Joint United Nations Programme for HIV/AIDS.

United Nations Office on Drugs and Crime (UNODC) (2016). World Drug Report. [Online] Available at: https://www.unodc.org/wdr2016/.

Van Damme, L., et al. (2012a). Preexposure Prophylaxis for HIV Infection among African Women. New England Journal of Medicine, 367, 411-22.

Van Damme, L., et al. (2012b). The FEM-PrEP trial of emtricitabine/tenofovir disoproxil fumarate (truvada) among African women [Abstract 32LB]. Seattle, WA: Conference of Retroviruses and Opportunistic Infections.

Villandré, L., et al. (2019). Assessing the role of transmission chains in the spread of HIV-1 among men who have sex with men in Quebec, Canada. PLoS One, 14, e0213366.

Vorma, H., et al. (2013). Participation in opioid substitution treatment reduces the rate of criminal convictions: evidence from a community study. Addictive Behaviors, 38, 2313-16.

Wainberg, M.A. and Friedland, G. (1998). Public health implications of antiretroviral therapy and HIV drug resistance. Journal of the America Medical Association, 279, 1977-83.

Wald, A. and Link, K. (2002). Risk of human immunodeficiency virus infection in herpes simplex virus type 2-seropositive persons: a meta-analysis. Journal of Infectious Diseases, 185, 45-52.

Weber, R., et al. (2009). Uptake of and virological response to anti-retroviral therapy among HIV-infected former and current injecting drug users and persons in an opiate substitution treatment programme: the Swiss HIV Cohort Study. HIV Medicine, 10, 407-16.

Wertheim, J.O. and Worobey, M. (2009). Dating the age of the SIV lineages that gave rise to HIV-1 and HIV-2. PLoS Computational Biology, 5, e1000377.

Wiktor, S.Z., et al. (1999). Short-course oral zidovudine for prevention of mother-to-child transmission of HIV-1 in Abidjan, Cote d'Ivoire: a randomised trial. The Lancet, 353, 781-5.

Williams, B. and Passmore, J.-A. (2016). Role of vaginal microbiota in genital inflammation and enhancing HIV acquisition in women. Durban: International AIDS Conference 2016.

Wing, E.J. (2016). HIV and aging. International Journal of Infectious Diseases, 53, 61-8.

World Health Organization (WHO) (2014). Global Guidance on Criteria and Processes for Validation: Elimination of Mother-to-Child Transmission of HIV and Syphilis. Geneva: WHO.

World Health Organization (WHO) (2011). Global Monitoring Framework and Strategy for the Global Plan Towards the Elimination of new HIV Infections Among Children by 2015 and Keeping their Mothers Alive. Geneva: WHO.

World Health Organization (WHO) (2007). Guide to Starting and Managing Needle and Syringe Programmes. Geneva: WHO.

World Health Organization (WHO) (1987). Summary Statement on Breast-Feeding, Breast Milk and HIV. Geneva: WHO.

World Health Organization (WHO) (2016). WHO Validates Elimination of Mother-To-Child Transmission of HIV and Syphilis in Thailand, Armenia, Belarus and the Republic of Moldova. Geneva: WHO.

Ziegler, J.B., et al. (1985). Postnatal transmission of AIDS-associated retrovirus from mother to infant. The Lancet, 1, 896-8.

附录：抗逆转录病毒药物名称的中文翻译

核苷类抗病毒药物（NRTIs）
阿巴卡韦（Abacavir，ABC）
阿兹夫定（Azvudine）
去羟肌苷（Didanosine，ddI）
恩曲他滨（Emtricitabine，FTC）
拉米夫定（Lamivudine，3TC）
司他夫定（Stavudine，d4T）
富马酸丙酚替诺福韦（Tenofovir Alafenamide Fumarate，TAF）
富马酸替诺福韦二吡呋酯（Tenofovir disoproxil，TDF）
齐多夫定（Zidovudin，ZDV 或 AZT）
非核苷类抗病毒药物（NNRTIs）
艾诺韦林（Ainuovirine，ANV）
多拉韦林（Doravirine，DOR）
依非韦伦（Efavirenz，EFV）
奈韦拉平（Nevirapine，NVP）
依曲韦林（Etravirine，ETV）
利匹韦林（Rilpivirine，RPV）
整合酶抑制剂（INSTIs）
比克替拉韦（Bictegravir，BIC）
卡博特韦（Cabotegravir，CAB）
多替拉韦（Dolutegravir，DTG）
埃替拉韦（Elvitegravir，EVG）
拉替拉韦（Raltegravir，RAL）
蛋白酶抑制剂（PIs）
阿扎那韦（Atazanavir，ATV）
安普那韦（Amprenavir，APV）
达鲁那韦（Darunavir，DRV）
茚地那韦（Indinavir，IDV）
洛匹那韦（Lopinavir，LPV）
奈非那韦（Nelfinavir，NFV）
沙奎那韦（Saquinavir，SQV）
替拉那韦（Tipranavir，TPV）
融合抑制剂（FIs）
恩夫韦肽（Enfuvirtide，T-20）
艾博韦泰（Albuvirtide，ABT）
CCR5 受体拮抗剂
马拉维罗（Maraviroc，MVC）
衣壳抑制剂
利那卡帕韦（Lenacapavir，LEN）

附着抑制剂
福替沙韦(Fostemsavir,FTR)
单克隆抗体(mAb)
伊巴珠单抗(Ibalizumab,IBA)
药物浓度增强剂(Boosters)
考比司他(Cobicistat,Cobi)
利托那韦(Ritonavir,RTV)
复合制剂(STR)
艾诺米替片(Ainuovirine/Lamivudine/Tenofovir Disoproxil Fumarate,ANV/3TC/TDF)
比克恩丙诺片(Bictegravir/Tenofovir Alafenamide/Emtricitabine,BIC/TAF/FTC)
Darunavir/Cobicistat/Tenofovir Alafenamide/Emtricitabine,DRV/c/TAF/FTC
多替阿巴拉米片(Dolutegravir/Abacavir/Lamivudine,DTG/ABC/3TC)
Dolutegravir/Rilpivirine,DTG/RPV
多拉米替片(Doravirine/Tenofovir Disoproxil Fumarate/Lamivudine,DOR/TDF/3TC)
Efavirenz/Tenofovir Disoproxil Fumarate/Emtricitabine,EFV/TDF/FTC
Efavirenz/Tenofovir Disoproxil Fumarate/Lamivudine,EFV/TDF/3TC
艾考恩丙替片(Elvitegravir/Cobicistat/Tenofovir Alafenamide/Emtricitabine,EVG/c/TAF/FTC)
Elvitegravir/Cobicistat/Tenofovir Disoproxil Fumarate/Emtricitabine,EVG/c/TDF/FTC
拉米夫定多替拉韦片(Lamivudine/Dolutegravir,3TC/DTG)
Rilpivirine/Tenofovir Alafenamide/Emtricitabine,RPV/TAF/FTC
Rilpivirine/Tenofovir Disoproxil Fumarate/Emtricitabine,RPV/TDF/FTC
Rilpivirine/Dolutegravir,RPV/DTG
在研药物
Islatravir
Elsulfavirine
单克隆抗体(三期临床,如leronlimab、UB-421、VRC01、VRC01LS……)

8.14 结核病

8.14.1 引言

结核病(tuberculosis,TB)是人类历史上极大的灾难,自古以来就对人类社会造成了严重破坏。尽管结核病是一种可治可防的疾病,但自20世纪以来已夺走了超过十亿人的生命,远远超过任何其他一种疾病(Paulson,2013)。这场结核病造成的全球健康灾难代表了公共卫生服务的最大失败,同时也反映了新药研发进展缓慢,以及对各种疾病过程缺乏基本理解。由于缺少新的干预措施,结核病研究受到了影响。自20世纪50年代以来仅有两种全新的药物上市,仅在1998年推出了一种全新诊断方法。因此,实现世界卫生组织(WHO)"终止结核病战略"所设定的消除结核病目标仍是一项艰巨的挑战(WHO终止结核病战略 http://www.who.int/tb/strategy/en/)。

在过去二十年里,通过积极应对HIV流行造成的影响,同时加倍努力控制结核病,包括实施新的诊断方法和治疗措施,已经显著减少了结核病全球疾病负担(Maher et al.,2007)。尽管如此,前方的道路并不平坦。实现终止结核病目标的解决方案相当复杂,不仅需要尽快理解其发病机制,还要加速开发和部署诊断方法、治疗药物和疫苗。此外,纠正和调整卫生系统的方向,解决疾病的经济、社会和行为驱动因素也是必要的。现在是摒弃教条,大胆创新,实现变革的时候了,需恰当分配资源,快速将研究成果转化为政策和实践。结核病是全球贫困和不平等的"指示性疾病"(Fox et al.,2017)。在发现抗生素之前,1918年至1943年的"帕普沃斯实验"就发现,通过改善就业、营养和住房等社会环境,可以降低儿童结核病发病率。相反,在世界大战后面临广泛贫困时,结核病发病率就迅速增加(Fox et al.,2017)。WHO"终止结核病战略"旨在到2035年结束全球结核病的流行,同时在2015—2030年间将结核病死亡率降低95%,发病率降低90%,并强调扶贫、人权和公平在实施有效的生物医学和公共卫生政策中的作用(WHO终止结核病战略 http://www.who.int/tb/strategy/en/;Lonnroth et al.,2010;Lonnroth,Raviglione,2016;Fox et al.,2017)。本章虽然聚焦于生物医学干预措施,但并未低估改善社会经济地位和行为干预在消除结核病方面的相对贡献。

8.14.2 结核病负担和全球趋势

据世界卫生组织估计,2016年全球新报告结核病630万例,估计发病率和死亡率较2015年分别下降约3%和2%(WHO,2017)。结核病发病率以每年2%的速度下降,约16%的病例因该病死亡。这些估计值均未达到实现"终止结核病战略"2020年里程碑目标所需的每年约4%~5%和10%的降幅。虽然结核病发病率下降最快的是世界卫生组织欧洲区域(从2015年到2016年下降了4.6%),但是值得注意的是,自2010年以来,包括埃塞俄比亚、肯尼亚、莱索托、纳米比亚、俄罗斯联邦、坦桑尼亚、赞比亚和津巴布韦在内的几个结核病高负担国家的每年下降率也超过了4%。22个结核病高负担、中低收入国家的病例数占了全球的80%。大多数高收入国家的结核病年发病率低于10/10万,而大多数结核病高负担国家发病率则达到150~300/10万,朝鲜、莱索托、莫桑比克、菲律宾和南非等少数国家超过500/10万。令人担忧的是,近39%的病例仍未被报告,实际全球结核病估计发病数约为1 040万例,其中90%是成人,10%是HIV感染者(PLHIV)。在非洲南部,HIV是结核病流行的主要驱动因素,导致了大量易感人群,这些HIV感染者易感染结核杆菌,也易于从结核杆菌潜伏感染发展到活动性结核病(WHO,2017)。

耐药(DR)结核病仍是一个持续威胁,约60万新发病例对最有效的一线药物利福平产生耐药,其中49万例为耐多药结核病(MDR-TB),6.2%的病例为广泛耐药结核病(XDR-TB)(WHO,2017)。几乎一半(47%)的耐药病例出现在印度、中国和俄罗斯,其中多数(72%)未接受治疗。共有129 689人启动耐药结核病治疗,治疗人数仅占22%,治疗成功率保持在54%左右的较低水平。对于亚洲和非洲国家而言,低报告率以及低治疗率仍是一个关键挑战(WHO,2017)。

图8.14.1显示了未满足的需求和特定疾病阶段的关键进展。结核病传播是一个复杂的过程,阻断传

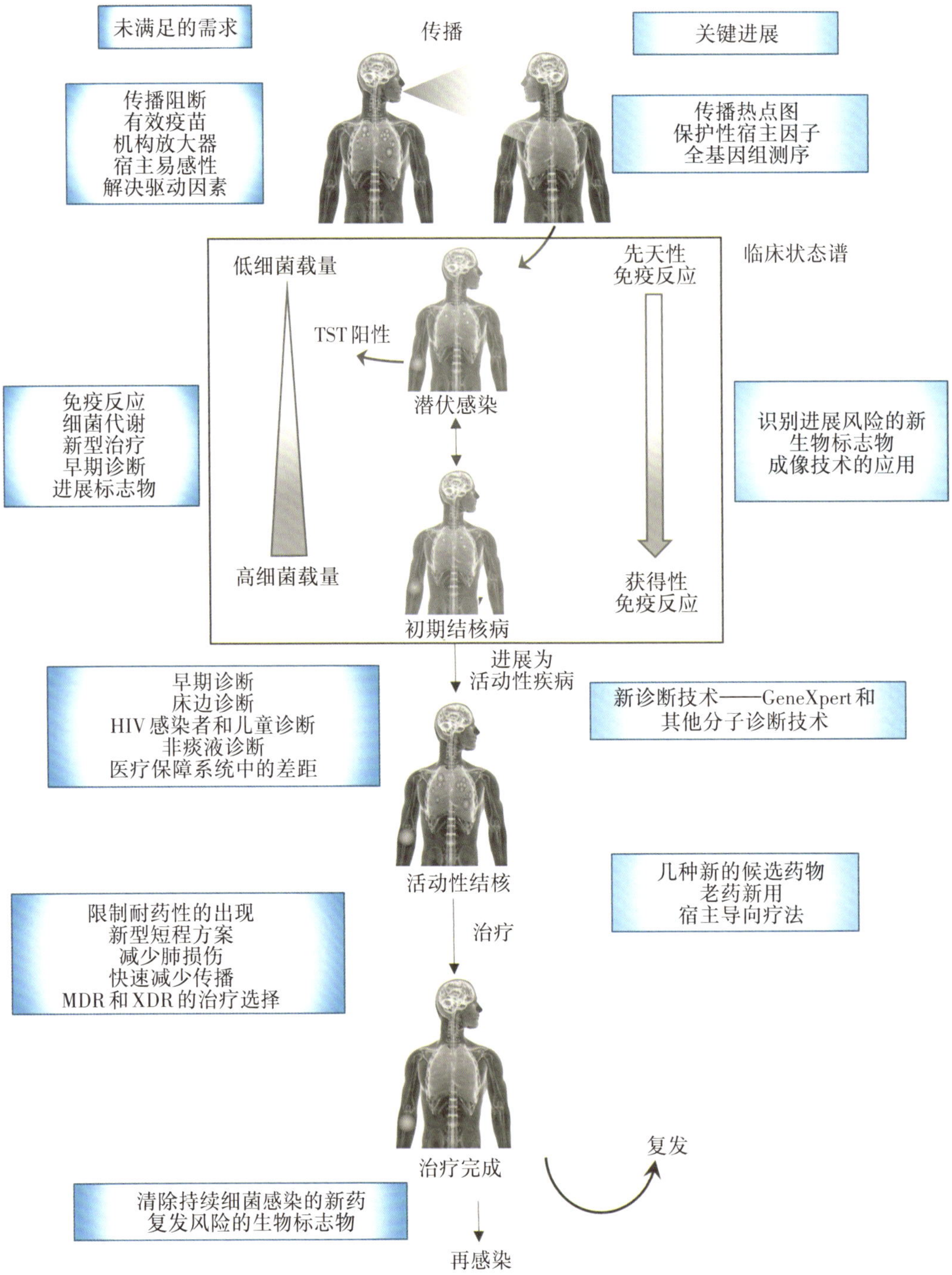

图8.14.1 根除结核病尚未满足的需求和关键进展

播对消除结核病至关重要。感染后会出现一系列不同状态，细菌载量和免疫反应的变化反映了疾病进展。使用生物标志物早期识别那些将发展为活动性疾病的个体，有助于针对易感人群进行预防性治疗。活动性结核病的诊断和照护需要新的诊断方法并解决医疗系统中的短板，迫切需要新的结核病药物来缩短治疗时间并实现无复发性治愈。

8.14.3 结核感染

据估计，有17亿人(接近世界人口的四分之一)感染了结核分枝杆菌，这是一个庞大的潜在结核病宿主群(Houben，Dodd，2016，ORCID http://orcid.org/0000-0001-5825-9347)。

大量感染病例凸显了结核病在家庭和社区中的持续传播，强调了制定阻断传播策略的迫切需求。约5%～15%的感染者将会发展为活动性结核病(http://www.who.int/mediacentre/factsheets/fs104/en/)，但对疾病进展的确切机制以及与此相关的复杂的宿主-病原体相互作用仍然知之甚少。传统上，我们将“潜伏感染”和“活动性结核病”区分开来，并在个体治疗和公共卫生应对中对这两种状态做出不同的反应。我们倾向于将疾病过程描述为五种不同感染谱：从对结核病具有免疫力到缺乏免疫控制和活动性疾病(Barry et al.，2009)。暴露于结核分枝杆菌后，感染可能被先天免疫清除(无需T细胞启动)或在特异性免疫反应启动后清除。在暴露后无法预防或清除感染的人群中，多数人能够建立并维持免疫控制。这些个体通常有T细胞启动的证据，并维持在低菌量状态，难以使用现有诊断方法检测或量化。随后，宿主-病原体平衡的改变可能允许活动性分枝杆菌复制，导致亚临床活动性感染(或早期结核病)。潜伏和活动性感染间的关系可能随时间动态变化，两者之间存在双向转换。如图8.14.1所示，免疫控制的丧失和分枝杆菌负荷的上升，会导致症状发展和明显的临床疾病。因此，所谓的潜伏感染可能代表了在细菌一系列代谢状态和免疫控制变化之间的动态平衡。将“潜伏性结核病感染”理解为一系列免疫反应、分枝杆菌代谢活动和细菌负荷的谱系，有助于重新定义筛查、诊断和预防结核病的方法。对这些复杂性的认识促进了新疫苗和生物标志物的发现，并强调了HIV对结核病复发的影响。同样重要的是，抗逆转录病毒药物在恢复HIV感染者活动性感染免疫控制方面发挥了关键作用。HIV感染是发展为活动性结核病的最强风险因素。在高结核病流行环境中，由于外源性再次接触结核分枝杆菌而导致的复发性结核病也很可能发挥关键作用，进一步增加细菌数量，增加疾病进展的可能性。在这里，我们考虑了潜伏感染对疾病控制策略的影响，因为任何旨在消除结核病的策略都需要解决潜在感染和疾病储存库的问题，其核心是增加对宿主因素的了解，包括宿主遗传学、结核病感染早期细菌所在的位置，以及不同位置和环境是否影响细菌行为和对治疗的反应。另一个重要的问题是，细菌在感染和疾病之间的代谢相似度如何？如果存在差异，我们如何确定潜伏性感染的易感药物靶点？回答这些问题受限于无法从潜伏性感染者中采集有意义的细菌样本。随着预防结核病病程进展的干预措施发展，这些知识差距应该同时得到解决。

8.14.4 预防结核病进展的干预措施

20世纪50年代以来，异烟肼预防性治疗(isoniazid preventive therapy，IPT)作为综合控制策略的一部分，成功地被应用于阻断人群层面的传播，并在个体层面上将活动性结核病的风险降低了60%。在Thibela TB试验(2006—2011年)中，南非采矿工人被随机分配到大规模IPT或标准护理(矿山卫生服务提供全面免费医疗护理，包括结核病诊断和治疗服务、HIV检测和抗逆转录病毒治疗)，旨在通过治疗活动性疾病或潜伏感染相关的大规模筛查来阻断结核病传播(Churchyard et al.，2014)。然而，该干预措施并未减少结核病的发病率或流行率，这很可能是由于接受率、依从性等在内的多种因素影响。目前有几项评估预防药物敏感性结核杆菌感染的研究正在进行,这些研究使用了新药或药物组合(Tiberi et al.,2018),这些创新疗法或缩短治疗时间,或改进药物递送机制。最近的一项试验(A5279研究,NCT01404312)表明,与常规单独使用异烟肼9个月疗程相比,在HIV感染者中使用每周一次共1个月疗程的异烟肼/利福喷汀(Isoniazid/Rifapentine,INH/RPT)是安全有效的(Swindells et al.,2018)。这些结果为面临活动性结核病发病风险的HIV感染者提供了额外的短程预防选择,安全、有效且更方便。其他简化预防性治疗的临床试验结果预计在2018年公布,包括在HIV感染者中进行的3个月HP(H-异烟肼,P-吡嗪酰胺)、9个月H和间歇性3HP(WHIP3TB研究;NCT02980016)的三臂对照试验;在成年和儿童感染者中开展4R(4个月利福平)与9H(9个月异烟肼)的比照试验(NCT00931736)。此外,在孕妇和产后妇女中,开展督导下的3HP方案与单用异烟肼的效果比较研究(P2001;NCT02651259)。这些研究的结果备受期待,如果成功,将极大简化预防性治疗的选择。

然而,广泛实施结核病预防性治疗的主要限制仍然在于能否推广到整个人群,因为80%以上的成年人可能被感染,但只有少部分(<10%)有发展为活动性疾病的风险。最近在风险因素方面取得一些新进展,如识别了健康人血细胞中的炎症信号,揭示了从感染到活动性结核病的进展过程,使得针对感染"检测和治疗"成为可能。风险靶向干预相关性研究(Correlate of Risk Targeted Intervention Study,CORTIS)正在评估3HP对高风险个体的有效性,其治疗决策基于血液样本检测16个基因的转录RNA生物标志物(NCT02735590)(Zak et al.,2016),可以有针对性地对活动性结核病高风险人群进行前瞻性治疗评估。如果成功,可能会成为一个床边检测工具,对减轻全球结核病负担产生重大影响。

由于对一线抗结核药物(如异烟肼和利福平衍生物)耐药的菌株普遍存在,尤其是在缺乏国际预防性指南的情况下,需要采用不同的方法。指示病例为耐多药(MDR)或广泛耐药结核病(XDR-TB),对其家庭接触者的检测结果显示多数是潜伏感染或活动性结核病。然而,并非所有家庭接触者都感染了与指示病例相同的菌株,有相当数量的人(10%~80%,取决于研究)可能被社区中不同的(有时是敏感的)菌株感染(Moore,2016)。一些药物或药物组合,包括氟喹诺酮类药物、乙胺丁醇、吡嗪酰胺和乙磺酰胺,已经在小型试验中进行了评估,但目前尚无推荐使用的药物。治疗药物大多具有毒性,多数患者甚至无法完成6个月的治疗(Moore,2016)。对于耐药菌感染,有3项随机对照试验正在进行。成人VQUIN MDR试验(ACTRN12616000215426)和5岁以下儿童TB CHAMP研究(ISRCTN92634082)中,每天服用6个月的左氧氟沙星与安慰剂进行比较;PHOENIX耐多药结核病试验(https://www.actgnetwork.org/newsletter/oct2015/penix)中,针对MDR和XDR患者,比较6个月德拉马尼+异烟肼与6个月单独使用异烟肼的疗效。在规划预防性治疗阻断结核病传播的干预措施时,必须考虑流行病学和卫生系统环境。除非采用其他干预措施(包括与有效治疗相结合的积极病例发现),否则可能不会产生人群层面的影响。

评估结核病感染后是否完全清除病原菌是一个更大的挑战,这个难题主要源于活动性和潜伏性结核病感染的不同特点。在活动性结核病例中,细菌负荷通常很高且可检测到,这使得治疗后的细菌水平可以明显降低,为治疗反应提供了清晰的指标。然而,潜伏性结核病感染的情况截然不同,在潜伏感染状态下,体内结核分枝杆菌和相关抗原的水平非常低,难以识别是否清除病菌。识别感染的持久性与细菌清除率的相关特征有助于识别那些易进展为活动性结核病的高风险个体,并指导他们接受抗结核感染治疗。

8.14.5 阻止结核传播的干预措施

降低结核病的发病率,仅仅通过针对密切接触者的预防措施是不够的,还需要寻求在人群层面上可以采取哪些策略和干预措施来避免大范围传播事件,应特别关注那些导致传染性结核病继发病例的事件。例如,在传播主要源于特定且可识别人群(例如年轻成年男性)的环境中(Dodd et al.,2016),针对这些群体的病例发现工作往往是可行的。在高风险群体中,如HIV阳性者(Pretorius et al.,2014)、有糖尿病或营养不良等风险因素的人(Odone et al.,2014)、老年人群(Prince et al.,2015),如果病原体再次激活比较常见,那么针对这些人群进行预防性治疗可能是至关重要的。在人群聚集环境中(例如监狱或医疗机构),感染控制和环境改造可以对减少传播产生重大影响，关键问题在于解决传播驱动因素、测量传播并确定新的阻断传播策略(Shah et al.,2017)。预防性治疗干预措施的成功率各不相同。越来越多的研究表明，密切接触者仅占传播事件的少数(Verver et al.,2004;Mathema et al.,2006;Chamie et al.,2015;Glynn et al.,2015;Shah et al.,2017)，表明我们当前用于阻断传播的工具和方法是存在不足的。我们对传播生物学和地区决定因素的理解还存在着巨大差距，需要在这一领域做出更多努力。

8.14.6 结核传播的驱动因素

来自HIV和耐药结核病流行国家的最新证据表明，持续传播是维持结核病高发病率的驱动力，这些国家的HIV和耐药性结核病流行水平各不相同((Li et al.,2007;Becerra et al.,2011;Shah et al.,2017)。传播的驱动因素可以被视为三个阶段的级联:(1) 传染性个体与易感个体在同一个空间呼吸;(2) 指示病例具有传染性;(3) 其他暴露个体对疾病的易感性(Dowdy et al.,2014)。这些阶段在地区和国家层面上不完全一致，每个阶段的相对作用在很大程度上由当地特征决定，包括医疗保健的可及性、人口年龄结构、人口密度和移民(Wood et al.,2010;Liu et al.,2012)。宿主易感性的变化与当地HIV、糖尿病、矽肺的流行程度一致，也可显著改变传播级联(Murray et al.,1996;Hanifa et al.,2009)。

结核病控制方案在病例发现和治疗策略方面的应用程度是影响当地传播动态的另一个因素。较大比例的未诊断或未治疗的患者将导致社区内持续传播，这种传播的异质性对结核病控制构成了重大挑战。为了设计有效和高效的结核病控制策略，有必要界定不同环境中各种结核病传播驱动因素的相对贡献。最终，包括但不限于指示病例的传染性、接触者的易感性以及贫穷、拥挤、寻求医疗行为和机构驱动因素在内的传播驱动因素，这些因素必须在当地层面进行研究和理解。

8.14.7 测量结核的传播水平

结核病漫长的自然史意味着观察到的病例反映了近期传播和疾病复发的综合效应，后者由感染再激活和外源性再感染组成。此外，大多数通过被动病例发现系统(患者自行转诊至医疗服务提供者)观察到的病例，低估了社区中应诊未诊的传染性个体数量。目前测量传播的方法包括基于结核菌素皮肤试验(tuberculin skin test,TST)或γ-干扰素释放试验(interferon-gamma release assays,IGRA)的病例报告率和趋势。然而，目前可用的任何检测方法(例如TST、IGRA、胸部X射线、痰液分析)都无法实时、准确地诊断个体近期结核杆菌暴露情况。正如CORTIS试验所描述的(但不限于此)，近期暴露生物标志物将实现精确靶向预防性治疗，并能加速确定结核病“热点”高发区，以便更早和更有效地实施感染控制措施(Wood et al.,2014)。当新的药物、诊断方法和疫苗正在通过产品开发管线取得进展时，这种“热点”检测和消除是阻断传播并减少全球结核病负担的一项即时措施。一旦出现新的传播干预措施，这些热点社区也可以作为试点的优先领域(Lee et al.,2015)。

近来，基于全基因组测序的分子流行病学极大地促进了对患者和人群传播层面的研究(Verver et al.,2004;Mathema et al.,2006;Glynn et al.,2015)。几项研究旨在通过比较家庭或社区环境中发生的病例基因型来估计家庭内传播的比例。这些研究发现，在中高负担结核病环境中，大多数结核病传播发生在家庭外或与已知的密切接触者之间(Chamie et al.,2015;Guerra-Assuncao et al.,2015)。因此，在这样的环境中，作为结核病控制活动的接触者调查结果可能低于传统预期。促进传染病例与未感染个体之间空气交换的聚集地点，如交通枢纽、教堂、学校和监狱，已被认为是“热点”或传播的机构放大器，可能为针对性干预提供机会(Dowdy et al.,2012;Zelner et al.,2016)。然而，尚不清楚其他不太明显的聚集地点是否也在推动持续传播，毫无疑问,需要将传统流行病学和空间、人口学、全基因组分析方法相结合来识别这些驱动因素(Davies et al.,2015;Vynnycky et al.,2015)。

遏制结核病传播不必局限于生物医学干预措施。西欧的历史数据显示,二战后结核病发病率每年下降10%,表明了社会经济发展对减少结核病传播的影响。因此,迫切需要多种方法来了解社会经济发展如何阻断结核病传播,并系统测试干预措施的影响,包括吸引其他政府部门参加,这些部门具备加速受结核病影响社区经济发展的能力和知识。

除了对家庭和社区造成的毁灭性影响外,持续的医院内结核病传播对全球医疗保健工作人员构成了生命威胁。结核病已成为高负担国家医疗服务提供者的职业性肺病,这些医疗服务提供者包括一线社区卫生工作者、护士、医学生和医生(Naidoo,Jinabhai,2006;Barnagarwala,2014)。结核病作为与职业相关的个人风险,在21世纪是不可接受的,必须由国家和国际专业协会解决,以免他们的工作人员死于结核病。

最终,需要建立新的干预措施来终结结核病。因为预防性治疗的效果不稳定且可能无法持久,特别是在传播和感染力非常高的环境下(Comstock et al.,1967;Hanson et al.,1967;Comstock et al.,1979;Ayles et al.,2013;Churchyard et al.,2014)。可以想象,任何新的干预措施,包括接种预防性疫苗,可能只对单次或低剂量暴露起到保护作用,而对多次或高剂量的暴露无效。

因此,结核病控制规划应该使用所有可用的方法减少持续传播,通过综合运用缩小潜伏性结核病感染库(预防性治疗)、缩短治疗时间(病例发现和诊断)和预防关键环境中的传播等干预措施,可以实现减少结核病传播的协同作用。

归根结底,我们有理由感到乐观,因为针对结核病传播的每个组成部分都有有效的干预措施以及证明其有效性的分析工具。此外,结核病没有动物病源,我们可以专注于人类群体、行为和环境方面的研究。研究人员、资助者和决策者越来越多地致力于解决结核病传播的问题,这得益于重点开发新方法来实现终结结核病目标。

8.14.8 结核诊断新方法

快速、早期和准确的诊断对于及时启动抗结核治疗、监测和最终控制结核病至关重要。然而,估计1 040万例病例中,39%未得到诊断或未被报告。肺外结核、儿童结核、HIV感染者和孕妇的诊断仍然相当困难。此外,在全球通报的结核病病例中,只有41%进行了利福平耐药性检测,估计耐药结核病新发病例只有22%得到了恰当治疗(WHO,2017)。理想情况下,诊断工具应当:(1) 通过高度准确的床边检测发现更多结核病,并取代涂片镜检;(2) 包括一种简单、低成本的现场分诊检测,以排除结核病;(3) 实现通用、快速的DST,为治疗方案选择提供信息(Denkinger,2017);(4) 提供基于痰液的床旁检测(POC)替代技术,该技术能够检测所有形式的结核病,特别是儿科结核病(Kik et al.,2014)。然而,仅解决现有诊断工具中存在的关键缺陷而不去识别和治疗未来可能发展为活动性结核病的感染者,将会严重阻碍终结结核病目标的实现(Pai et al.,2016),因此,我们增加了一个更进一步的规定:(5) 识别和区分结核病感染谱。

复杂的生物信息学计算工具和系统生物学方法正被应用于生物标志物的发现和验证,在理解T细胞反应和T细胞功能、蛋白质和基因表达方面取得了实质性研究进展。作为潜在筛查和分诊工具,正在研究的还有基于呼吸的非痰液检测和自动数字放射摄片。本文综述了目前针对疾病和感染的结核病诊断方法的应用和性能、正在开发的新技术,并确定了在加强结核病控制规划和消除结核病方面需要解决的薄弱环节和进展领域。

显微镜、培养和核酸扩增试验(nucleic acid amplification tests,NAAT)是目前活动性结核病的三种有效诊断方法,胸部X线摄片有时也用于筛查活动性结核病(Pai et al.,2016)。与涂片和培养相关的主要缺点已进行了描述,此处不再讨论。需要指出的是,在相当比例的HIV感染者中结核病诊断的能力大大降低,这对公共卫生产生了巨大影响,进一步加剧了疾病传播,导致发病率和死亡率升高(Dorman,2010)。由于结核杆菌培养是进行详细表型DST和基因分型的先决条件(Pai et al.,2016),因此检测细菌耐药性所需的时间较长、所需的专业技术知识、生物安全要求和次均检测成本高是这一诊断方法的局限(Dorman,2010)。

NAATs是通过扩增特定DNA区域来检测结核分枝杆菌的分子检测方法(Denkinger,Pai,2017),具有高度的敏感性和特异性,可检测约100%的涂阳肺结核,同时区分结核分枝杆菌和非结核分枝杆菌(Flores et al.,2005)。然而,在涂片阴性患者、肺外标本和HIV流行环境中,其敏感性大大降低,因此,NAAT检测不能用于排除性检测(Denkinger,Pai,2017)。市场上有几种NAAT测试,还有一些正在开发中(参见https://www.finddx.org/tb/)。

在NAATs中,GeneXpert MTB/RIF(Cepheid,Sunnyvale,CA,USA)可在2小时内直接从临床标本中同时快速检测结核分枝杆菌复合体DNA和利福平耐药性,表现出高灵敏度和特异性,应用最广泛。GeneXpert MTB/RIF在识别结核分枝杆菌方面相当敏感,每毫升痰只需要131个菌落形成单位,而涂片镜检需要每毫升痰10 000个菌落形成单位(Steingart et al.,2014)。2010年底,世界卫生组织批准在结核病流行区使用GeneXpert MTB/RIF检测方法(WHO,2014)。尽管总体上灵敏度很高,但GeneXpert对涂片阴性结核病的灵敏度仅为60%~80%。敏感性在儿童(66%)和PLHIV(79%)中也有所降低,并且在肺外标本中有所变化(Detjen et al.,2015;Pai et al.,2016)。尽管采用了革命性的方法,但GeneXpert MTB/RIF并没有应用到各级卫生保健系统中,也不能满足消除结核病的所有诊断需求(Pai et al.,2016),显著缺点包括GeneXpert MTB/RIF的成本、无法检测潜伏性结核病和对多种药物的耐药性。此外,无法区分活菌和死菌,对高温的敏感性以及对持续电源的需求是这种诊断工具的一些重要限制,阻碍了其广泛推广(Pai et al.,2016)。

一种新的分子测试,GeneXpert MTB/RIF Ultra,显示出比GeneXpert MTB/RIF更高的灵敏度,每毫升痰只需要16个杆菌,对液体培养物具有类似的灵敏度。2017年3月,世界卫生组织建议将其作为当前GeneXpert MTB/RIF的替代品(WHO,2017)。Ultra检测应能显著提高涂片阴性患者的结核病检出率,并提供更可靠的利福平耐药性检测。此外,便携式床边检测设备GeneXpert Omni计划于2018年上市(Pai et al.,2016)。与其他GeneXpert平台不同,Omni是电池供电的,可以承受显著的温度变化,使其能够用作诊所的床边检测,用于快速诊断药物敏感和耐药结核病,使患者能够及时开始有效治疗。这有可能改善患者的治疗结果,并最终减少结核病的传播。在卫生系统常常承受压力的负担最重的国家迅速采用这些新工具至关重要。目前正在对其准确性和可行性进行多国评价(https://www.finddx.org/news/find-ultra-study/)。

类似GenoType MTBDR(Hain Lifescience,Germany),线探针检测(line probe assays,LPAs)允许使用聚合酶链反应和反向杂交方法快速区分分枝杆菌,并同时检测培养物中的耐药突变(Denkinger,Pai,2017)。MTBDRsl允许快速检测与氟喹诺酮类药物、氨基糖苷类药物和环丝氨酸耐药相关的突变,这些药物用于治疗耐多药结核病。LPAs在检测利福平耐药方面表现出了优异的敏感性和特异性,但在检测异烟肼耐药方面却参差不齐(Ling et al.,2008;Bwanga et al.,2009)。LPAs比传统表型DST方法更快,生物安全风险更低,但需要熟练的实验室人员、良好的质量控制和依赖培养方法,因此限制了其在资源匮乏环境中的作用(Pai et al.,2016;Denkinger,Pai,2017)。GenoType MTBDR得到世界卫生组织的认可,并通过EXPAND-TB项目在高负担国家迅速推广(Denkinger,Pai,2017)。鉴于持续传播导致的耐药结核病比例很高(Kendall et al.,2015),以及在诊断和治疗耐药结核病方面经常出现的严重延误,改进病例发现和诊断措施产生的影响应该更大。快速分子检测的广泛实施,即使仅用于被动病例检测,预计可避免在印度等地因利福平耐药结核病而导致的大量发病和死亡(Salje et al.,2014)。

大量潜伏感染的成年人是未来再激活病例的巨大储存宿主。据估计,即使能够预防所有新的结核病感染,到2035年,全球17亿感染者的结核病发病率将达到16.6/10万人年,从而使2050年根除结核病的目标无法实现。分别于20世纪初和2005年开发的TST和干扰素-γ释放试验(IGRA)是目前用于潜隐结核病感染的两种诊断工具。这两种测试都是评估结核分枝杆菌特异性T细胞是否存在致敏反应,因此无法区分潜伏性、活动性或陈旧性结核病,或无法区分其进展、治疗后复发或接种疫苗后的保护(新一代IGRAs除外)(Denkinger,Pai,2017)。因此,迫切需要使用新的非痰液诊断方法来识别早期结核病病例。正如CORTIS试验中所描述的那样,基于血液的鉴别检测能够对活动性和亚临床结核病患者进行有针对性的调查,包括从潜伏感染进展为活动性疾病状态风险最高的无症状个体,有可能缩短开始治疗的时间,并在症状出现前预防早期结核病。最近在结核病潜伏感染者中进行的研究表明,结核分枝杆菌特异性CD4 T细胞具有特征性的趋化因子表达特征,与健康受试者相比,潜伏感染者这些细胞的数量增加,这表明CD4 T细胞亚群在结核感染中发挥作用(Arlehamn et al.,2014)。这些特征可能对识别最需要预防性治疗的个体以及确定短期靶向预防性治疗是否可以在特定个体中预防结核病具有重要意义(Penn-Nicholson et al.,2016)。

虽然更快速的诊断应该加速治疗的启动,从而减少疾病传播,但目前被动病例发现的方式限制了新诊断工具的效果(Dowdy et al.,2017)。结核病患者在前往医疗机构就诊前通常会出现数周至数月的症状(Dheda et al.,2016),并且在出现症状前,他们的痰中可能检测到结核杆菌的时间达数月(Dowdy et al.,2013)。在一项随机对照试验中,虽然诊断时间缩短,但并没有证明GeneXpert MTB/RIF比涂片镜检有更为显著的治疗效果(Theron et al.,2014)。相比之下,主动病例发现(active case finding,ACF)可以更早地发现传染性病例,从而有可能阻断疾病传播。最近的一项随机试验(XACT I)评估了GeneXpert MTB/RIF在南非和津巴布韦对于主动病例发现的可行性和影响,该试验使用配备GeneXpert的移动货车,每辆货车配备三名卫生保健工作者(Calligaro et al.,2017)。与痰涂片镜检相比,GeneXpert MTB/RIF与开始抗结核治疗的患者数量增加53%相关。该试验表明,使用新分子工具实现主动病例发现是可行的,并且大大增加了高负担环境中启动治疗的患者比例。重要的是,正如在南非进行的另一项群组随机试验(Churchyard et al.,2015)所证明的那样,扩大GeneXpert MTB/RIF不太可能影响死亡率或传播,除非同时与更好的护理联系在一起。多项正在进行的研究正在评估更高灵敏度的诊断方法,例如GeneXpert Ultra和/或更便携的主动病例发现方法(https://www.finddx.org/news/find-ultra-study/),需要有针对性的干预措施。

总之,早期数据表明,新的分子诊断工具(如果结合使用主动病例发现),可能有助于减少高负担环境中的结核病传播。其他需求包括开展试验,以评估更敏感和/或可扩展的诊断方法(特别是在主动病例发现的背景下)的有效性,开展成本效益和可行性比较研究,使用新工具确定传播风险最高的患者,以及开展结论性研究,证明早期诊断和启动治疗可在人群层面减轻结核病负担。尽管取得了这些有希望的进展,但在通过诊断和发现病例来阻止结核病传播的干预措施方面,仍有几个未解决的问题,其中包括成本效益、可行性和在不同环境下的影响、筛查工具的最佳组合,以及从免疫学、临床和寻医行为的角度总结的结核病传播特征。最终,能够检测早期结核病的新型诊断工具只有在更广泛的筛查和主动病例发现背景下使用时,才会对传播产生变革性影响(Dowdy et al.,2017)。

8.14.8.1 结核病诊断管线

耐药性突变并不能反映所有结核病药物的特征,尤其是用于治疗耐多药结核病和广泛耐药结核病的二线药物和一些新型药物缺乏耐药基因突变位点。下一代全基因组测序(NGS)仍然是结核病耐药检测最具吸引力的工具,有可能在一次分析中生成所有药物的抗生素敏感性谱(Dookie et al.,2018),并可能最终成为耐药鉴定的参考标准。成本降低以及高通量测序中心和易用分析工具的建立大大增加了应用NGS的机会,NGS正在几个国家作为常规服务进行实施。然而,在大多数高负担国家,它仍然只是在海外进行分析的研究手段。直接从痰中进行NGS的原理已经得到证明,但为了进行全面分析,首先需要分离和培养生物样本以获得足够的细菌DNA,这阻碍了其在患者管理中的应用。最近的研究在这一方面取得了一些成功(Votintseva et al.,2015;Votintsva et al.,2017;Dookie et al.,2018)。结核病诊断管线是最强大的且专注于新技术,这些技术能够更好地了解变化多端的宿主免疫反应和非基于痰液的检测方法选择(Walzl et al.,2018,https://www.finddx.org/news/find-relaunchs-diagnosticpipeline-tracker/)。正在研究的新方法包括测试呼气中的肺结核代谢物,以及应用纳米技术和微流体来提高检测能力和减少手工样本操作(Walzl et al.,2018)。使用新型、更灵敏的技术来检测阿拉伯糖醛酸脂和循环抗原肽,已经报道了有前景的结果。能够评估可变大小和组成的分子或检测多种蛋白质的新平台正在开发中,可以支持对宿主反应生物标志物的测量。GeneXpert MTB/RIF的竞争对手正在接受监管部门获准评估,即将推出产品FIND。这些竞争对手设计的设备适用于低技术要求的显微镜中心或高通量仪器，用于参考实验室的扩展耐药性检测。大多数检测都是基于痰标本的，但也有一些检测使用血液或尿液，这可能有助于检测肺外结核病和儿童结核病。终结结核这一流行病需要创新技术和有利的环境。2020年有望实施以下措施：(1) 首诊进行分诊和高灵敏度检测；(2) 采用快速检测同时结合关键药物敏感性测试的方法确诊结核病，以推动定点机构的治疗方案决策；(3) 与卫生系统能力相适应的参比水平的综合药物敏感性测试(Denkinger，2017)。

8.14.8.2　对抗结核新药的需求

目前，从美国制定的对痰涂片和痰培养阴性、肺部病变较轻患者的4个月标准疗程，到世界卫生组织推荐的对药物敏感性结核病的6个月短程化疗，结核病的治疗既漫长又有毒性。药物敏感性结核病的短程化疗方案包括初始2个月强化期(每天使用异烟肼、利福平、吡嗪酰胺和乙胺丁醇)，接着在后续4个月使用异烟肼和利福平。对于耐药结核病，需要使用二线、效力较低且毒性更强的药物治疗18～24个月，包括6～9个月的强化期，使用氨基糖苷类药物(阿米卡星/卡那霉素)和环丝氨酸、特立西酮、乙硫异烟胺、丙硫异烟胺、卷曲霉素、对氨基水杨酸和氟喹诺酮类药物。药物敏感性结核病的治疗成功率大约为85%，MDR-TB为50%，XDR-TB为30%。为了改善这些结果，理想的新疗法应该是安全、快速杀菌，并对在持续化疗面前仍具有药物耐受性的细菌亚群具有强大的灭菌活性。全球的愿景是引入一种超短程、简单、经济的结核病疗法，适用于包括儿童在内的几乎所有结核病患者。这需要一种完全由新药组成的多药疗法。这样的疗法将统一当前所有形式的结核病治疗。因此，焦点从单一药物开发转变为疗法建立。需要药物组合来根除各种细菌亚群并防止耐药性的发展。

为了开发新的候选药物，以便为新疗法提供足够数量和组合药物，采用了多管齐下的方法，这包括发现新的抗结核药物，以及重新利用既往批准的抗生素和开发针对宿主的疗法。综合方法使用高通量筛选化学库来识别新的先导化合物，随后解构药物靶标，评估其对代谢的影响，并识别可能的耐药性机制(Evans，Mizrahi，2018)。这种方法与其他方法相结合，使得结核病药物开发管线得到补充，有14种化学化合物已沿着临床开发路径取得进展，包括处于临床前(8种化合物)和临床期(9种化合物)的新化学药物(Tiberi et al.，2018)。新的作用机制对复制和非复制细菌都有活性，减少了药物与药物的相互作用，特别是与P450酶的相互作用。具有可接受的药代动力学、药效学安全性和耐受性的口服生物利用度是新型结核病候选药物的理想特性。然而，还需要更多的候选药物来构建一个足够强大的管线，以构建全新的治疗方案。理想的药物组合应包括至少3种对耐多药结核病和广泛耐药结核病有活性的药物，并对不同的结核分枝杆菌亚群具有有效、协同和互补的活性。这种组合应该对药物敏感和耐药性结核病同样有效，并在比标准疗程短得多的时间内产生稳定的治愈率。新的抗结核药物要影响基于蛋白酶抑制剂的治疗，也要能有效治疗HIV合并感染的人群。要想取得成功，创新试验需要确定合适的候选药物，且将儿童纳入试验对象，并具备足够资源的试验能力和监管指导的支持。

8.14.8.3　导向优化和临床评估

贝达喹啉(bedaquiline)是近50年来首个开发出的新型结核病药物，它通过结合FoF1 ATP合成酶发挥作用，该酶利用分枝杆菌电子传递链产生的质子动力来催化ATP的产生(Andries，2005)。贝达喹啉对药敏性和耐药性结核分枝杆菌都具有很高的效力，已被批准用于治疗耐药结核病。对于药物敏感性结核病，贝达喹啉与利福平、德拉马尼和利奈唑胺在TRUNCATE-TB28(NCT03474198)2c期开放性标签试验中以5种不同组合进行联合给药(Diacon et al.，2009；Belard et al.，2015；Tiberi et al.，2018)。贝达喹啉还被应用于Next-5001、STREAM和endTB试验中。贝达喹啉的成功也凸显了分枝杆菌电子传递链是可能新药靶标的丰富来源，这一点通过其他类似的药物如Q203的开发得到证实(Bald et al.，2017；Iqbal et al.，2018)。

德拉马尼和普瑞玛尼是硝基咪唑类药物,通过F420依赖性硝基还原酶转化,形成抑制分枝杆菌细胞壁中分枝杆菌酸合成的代谢产物(Xavier,Lakshmanan,2014)。这两种药物目前正在进行耐药结核病的3期临床试验,并评估其缩短疗程的潜力,如通过与贝达喹啉联合使用(Tiberi et al.,2018)。SQ109是一种与乙胺丁醇结构相关的1,2-乙烯小分子,它抑制了分枝杆菌酸合成到分枝杆菌细胞壁的整合过程(Protopopova et al.,2005;Tahlan et al.,2012;Boeree et al.,2017)。早期杀菌活性评估的数据令人鼓舞,证实了其安全性、可耐受性和无不良心脏反应。在优化方案下,SQ109在耐药结核病治疗中显示出了希望(Tiberi et al.,2018)。苯并噻唑酮是另一个有趣的化合物,它通过抑制阿拉伯半乳糖生物合成靶向分枝杆菌细胞壁(Makarov et al.,2009),其中一种分子PBTZ169是BTZ043的哌嗪苯并噻唑酮衍生物,化学合成相对容易,药效学前景良好,已进入2期临床试验。

噁唑烷酮类化合物是一类新型口服生物利用蛋白质合成抑制剂,它们通过结合到核糖体的23s亚基并中断蛋白质合成发挥作用。利奈唑胺是一种噁唑烷酮,被世界卫生组织推荐用于治疗耐药结核病,但其效力尚不清楚。在XDR-TB患者中进行的两项随机对照试验表明,利奈唑胺的痰培养阴转率有所提高,但耐受性差,限制了其广泛应用(Lee et al.,2012;Maartens,Benson,2015;Tang et al.,2015)。随着此类药物的开发,苏替唑胺显示出良好的药代动力学特性(Rausch et al.,2018)。然而,将苏替唑胺推进到2期临床试验正在等待审查(Wallis et al.,2014),因为一项在大鼠中进行的6个月苏替唑胺毒性研究引发了安全性问题。德帕唑胺(LCB01-0371)是一种含有环状酰胺酮基团的新型噁唑烷酮,德帕唑胺以及康替唑胺(也称为MRX)目前正处于临床开发阶段。

GSK070是一种具有全新作用机制的新候选药物,可抑制分枝杆菌蛋白质合成所需的亮氨酰-tRNA合成酶(leucyl-tRNA synthetase,LeuRS)。LeuRS系统允许tRNA的氨酰化,以及具有校对位点以去除不正确带电的氨基酸,抑制这一过程会影响翻译。GSK070目前正在进入1期临床试验。

8.14.8.4 治疗方案构建

目前正在测试新药与现有药物的各种组合,以开发低毒的短程疗法。基于一项2b期试验中极有希望的结果,将开展NC-005方案的3期临床试验(NCT02193776),即BPaMZ(贝达喹啉+普瑞玛尼+莫西沙星+吡嗪酰胺),以提供对药敏性和耐药结核病都更有效、更短程的疗法。Nix-TB试验(NCT02333799)将评估使用普瑞玛尼、贝达喹啉和利奈唑胺治疗XDR-TB的较短程口服治疗方案,这种组合有望为耐药结核病提供新的替代方案。类似的ZeNix试验(NCT03086486)也将评估由普瑞玛尼、贝达喹啉和较低剂量利奈唑胺组成的较短程口服方案改善安全性的潜力。

氯法齐明(clofazimine,CFZ)是一种吩嗪类药物,历史上用于治疗麻风病(Sharma et al.,2017)。这种药物有几个优点,包括在巨噬细胞的胞内积累、耐药性低、具有抗炎特性,对小鼠结核病具有灭菌活性,在人类MDR-TB治愈后无复发方面贡献显著。然而,其最佳剂量、药代动力学/药效学、安全性和耐受性比率以及治疗持续时间尚未经过明确测试。可逆的但可能带来污名化的皮肤变色以及已知的QT间期延长已减弱了人们的热情。尽管如此,CFZ在小鼠模型中展示了显著的结核分枝杆菌杀灭活性和缩短疗程的潜力。研究者将在标准结核病治疗(利福平/异烟肼/吡嗪酰胺/乙胺丁醇)的3个月和4个月疗程中加入CFZ(ACTG试验A5362),以研究其对药敏性结核病的早期疗效(12周培养转换)和缩短疗程的效果(Treatment Action Group,2017)。

8.14.8.5 宿主导向疗法

宿主导向疗法(host-directed therapies,HDT)是抗感染领域的新方法,用于克服抗菌药物的耐药性,并恢复由致病菌结核分枝杆菌扰乱的细胞通路(Wallis,Hafner,2015;Yang,2017;Kaufmann et al.,2018)。针对结核病的HDT旨在:(1) 调节病原体复制或持续感染所需的宿主细胞因子;(2) 增强针对病原体的保护性免疫反应;(3) 减少过度的炎症反应;(4) 在病变部位平衡免疫反应。在结核病中,HDT旨在增强吞噬细胞的抗菌活性,并通过调节分泌因子(如花生四烯酸和细胞因子)或细胞膜蛋白(如共刺激分子)来抑制炎症,并调节肉芽肿以便抗生素进入或限制组织损伤(Kaufmann et al.,2018)。通过直接靶向宿主而非病原体,HDT可能不易使患者对这些疗法产生耐药性。大多数HDT方法不会被单独应用,而是与常规疗法结合。针对结核分枝杆菌吞噬细胞生命周期的每个阶段,已经有多种HDT被开发,以克服对微生物杀灭的耐药性,包括(1) 触发激活:IFN和TNF调节剂及磷酸二酯酶(phosphodiesterase,PDE)抑制剂;(2) 诱导抗菌肽:维生素D、组蛋白去乙酰化酶[hdac]抑制剂、苯丁酸;(3) 抑制脂质生成:他汀类和维生素D;(4) 触发自噬:吉非替尼、维生素D、mTOR抑制剂、二甲双胍、他汀类、维拉帕米、氟西汀、硝唑尼特、卡马西平、丙戊酸;(5) 促进吞噬体成熟:二甲双胍、激酶抑制剂、他汀类(Parihar et al.,2014;Singhal et al.,2014;Pauwels et al.,2017)。迄今为止,很少有HDT进展到临床评估期并取得成功的结果。值得注意的是,二甲双胍临床评估并未产生有希望的结果(Dutta et al.,2017)。一项大型2期临床试验旨在评估多种辅助宿主导向治疗结核病的安全性和初步疗效,包括CC-11050(PDE-4抑制剂)、金诺芬、依维莫司(mTOR抑制剂)和维生素D,以评估它们缩短结核病治疗时间和/或预防永久性肺损伤的潜力(https://clinicaltrials.gov/ct2/show/NCT02968927)。抗IL-1阻断、自噬靶标、他汀类和伊马替尼的临床前评估已经完成,他汀类和伊马替尼项目正在进行治疗结核病合并HIV感染的概念验证临床研究(Mayer-Barber et al.,2010;Napier et al.,2011;Dutta et al.,2016;Gupta et al.,2016)。

尽管进展缓慢且困难重重,但HDT无疑将在未来结核病治疗中发挥作用。通过进一步改进患者潜在遗传易感性的识别方法,发现和验证可能指示疾病阶段的宿主或病原体生物标志物、治疗反应、炎症反应类型,将有可能实现靶向HDT。主要障碍包括这些药物可能具有细胞毒性或诱发更严重的炎症反应,缺乏支持性的评估潜在疗效和选择合适候选物方面的临床前和临床数据,尤其是将这些药物添加到已经很昂贵的耐多药和广泛耐药结核病治疗中可能会带来更高的成本。

8.14.8.6 结核疫苗

疫苗接种是预防、控制和/或消灭传染病最有效的干预措施。根据数学模型估计,如果没有新的干预措施,特别是那些阻断传播的干预措施(如保护性疫苗),到2035年,结核病的发病率将不可能降至10/10万以下。广泛耐药和无法治疗的结核病负担越来越重,投资回报的有力论据强调了开发有效预防结核病疫苗的必要性和动机。本节重点介绍结核病疫苗研究的主要挑战和最新进展。目前新的发现、临床前和临床期管线已在其他地方详细描述。最新的进展提供了更广泛多样的结核病候选疫苗,并对结核病疫苗开发跨越式发展充满热情,包括扩大抗原筛选和疫苗介导免疫反应的范围,以及在动物模型和较小规模的人体临床试验中进行实验设计,这为扩大疫苗预防和可能治疗结核病的有效性证明提供了前所未有的机会。

在动物和人类中开展的结核病研究显示,需要强大的细胞免疫反应来预防结核分枝杆菌感染和疾病(Evans et al.,2016),而目前获得许可的最成功的疫苗可以诱导提供保护性免疫的中和抗体。因此,目前大多数临床结核病候选疫苗都是基于各种载体、佐剂和抗原设计的,这些载体、佐剂或抗原可以诱导CD4或CD8 T细胞对TH1细胞因子(如IFN-γ或TNF-α)的反应。这些临床候选物基于各种疫苗制备方法,例如灭活全细胞或全细胞提取物,包括印度分枝杆菌、母牛分枝杆菌、DAR-901(*M. obuense*分枝杆菌)、RUTI和耻垢分枝杆菌;病毒载体候选物,包括基于牛痘的MVA85A、流感、人腺病毒5和35以及黑猩猩腺病毒;与TH1诱导佐剂融合的蛋白亚基,如M72/AS01,Hybrid 1/CAF01,Hybrid 1/IC31,H4/IC31,H56/IC31 and ID93/GLA-SE;活的重组BCG或减毒疫苗,如VPM 1002、Aeras 422、rBCG30和MTBVAC。不同国家,特别是新兴经济体正在开发DNA疫苗,但尚未进入人体临床试验。到目前为止,表征这些候选疫苗的临床试验,包括对不同人群安全性和免疫原性的研究,人群涵盖健康的、未感染结核病的成年人和婴儿,潜伏感染的青少年和成年人,感染HIV的成年人,以及接受结核病药物治疗的患者(Evans et al.,2016)。

结核病疫苗可分为3类:(1) 暴露前预防性疫苗(或初种疫苗),通常用于新生儿预防感染(prevention of

infection，POI）；（2）暴露后预防性疫苗（或加强疫苗），适用于结核潜伏感染的青少年和成人或以前接种过疫苗的人；（3）与结核病药物一起使用的治疗性疫苗，以缩短和改善疗程并防止疾病复发。可能需要不同的疫苗来诱导不同人群的免疫反应，这些人群包括婴儿、年轻人、结核分枝杆菌潜伏感染者或正在接受结核病治疗的人以及合并感染HIV者。

第一个进行疗效测试的候选疫苗MVA85A（基于改良安卡拉牛痘病毒载体表达抗原85A）未能显示出保护作用（Tameris et al.，2013），其他候选疫苗仍在临床试验中，如M72/AS01的2b期预防性试验，该试验在3 600名HIV阴性结核分枝杆菌潜伏感染的成人中使用GSK佐剂融合蛋白疫苗。

专注于病毒载体疫苗预防疾病的迭代方法尚未产生有希望的结果。试验设计、疫苗制备方法、结构和给药途径等方面的创新旨在面向更有针对性的人群，可以通过减少样本量来证明候选疫苗的生物活性，这为疫苗开发人员提供了令人鼓舞的新证据和途径。在南非进行的一项预防感染的2期试验中，重新接种BCG显著减少了高危青少年的持续结核病感染。实验用候选疫苗H4:IC31是免疫显性抗原TB10.4和Ag85B的融合蛋白，与IC31佐剂配制，尽管效果没有达到统计学显著水平，但也减少了结核杆菌持续感染。然而，观察到的H4:IC31的趋势首次显示出亚单位疫苗预防人类结核病感染或疾病的能力。这些结果表明，持续的QFT-GIT转化可以通过再接种BCG预防，为人类可能的保护机制提供了新见解。一项在中国广西开展的灭活母牛分枝杆菌裂解物疫苗预防潜伏性感染者发病的3期试验结果即将公布。而一项针对候选疫苗ID93“预防复发”的试验旨在确定该疫苗能否降低活动性结核病治疗成功后4%～6%的复发率和/或再感染率。所有这些实验设计都遵循非传统的临床开发路径，但试图通过减少样本量来提高效率，因而比传统的分阶段产品开发计划更早地展示生物信号。

最近，一种新的疫苗研发方法使用了一种常见疱疹病毒弱化体，即巨细胞病毒（cytomegalovirus，CMV）作为表达结核分枝杆菌Ag85A的载体，在接种疫苗的恒河猴中显示出41%的完全保护作用，并将总体结核病减少了68%。巨细胞病毒在体内终身存在，并诱导强大的适应性和先天免疫以及不断增加（“通胀”）的反应（Beverley et al.，2014），而BCG对照组没有显示出保护作用。尽快了解这种重新设计的CMV在接种疫苗的猴子体内产生并保持对病原体高免疫力的机制至关重要，尤其是因为这种方法有可能比标准疫苗更好地发挥作用。结果表明，小的抗原特异性反应与先天激活产生的协同作用可能非常有效，这种情况涉及IL-21和自然杀伤（natural killer，NK）细胞，并有望在未来开发此类候选疫苗。

开发适当的临床前模型，优先考虑最佳候选疫苗以促进人体研究是一个关键但未能满足的需求。许多结核病疫苗研发动物模型的反应变化范围很窄，不易区分候选疫苗。这一限制正在通过改进小鼠、豚鼠和猕猴模型来解决，以更好地模拟结核分枝杆菌的自然感染，更好地模拟人类疾病。近期低剂量激发、复杂的PET/CT成像技术和新型候选疫苗（如H56、巨细胞病毒方法、雾化腺病毒疫苗和静脉注射BCG）的使用表明，猕猴模型可能有助于反映疫苗诱导保护的相关性。

缺乏结核病感染和疾病不同阶段免疫反应的相关保护和替代生物标志物，一直是影响候选疫苗临床评估的障碍（Abubakar et al.，2016）。我们已经讨论了在活动性和潜伏性结核病感染病例中与疾病进展相关的炎症生物信号基因表达模式的意义（Evans et al.，2016）。同样，一种广泛的无偏系统生物学方法，通过在不同时间点的样本中比较基因表达特征（Evans et al.，2016），然后将其与特定的免疫原性测量指标或疗效研究中的保护力相关联，可能会产生疫苗诱导保护的潜在相关性。

鉴于缺乏经过验证的免疫保护相关性，动物模型存在很大局限性，加上资助和开展疗效试验的能力有限，尽管需要克服重大的安全性、测量/报告、伦理和监管挑战，但结核病人感染模型将通过提供研究候选物、疫苗接种途径、剂量优化和免疫相关性识别，从而促进疫苗开发。如果成功的潜在结核病疫苗在健康受试者中进行测试，这些受试者将与减毒结核分枝杆菌菌株进行对比，这些菌株是活的、能够复制但不会引起感染或疾病，也不会传播。非人类灵长类动物的实验计划于2019年年中开始，使用BCG作为对照是一种更安全的选择，而针对结核分枝杆菌特异抗原的疫苗则不适合BCG对照模型，因为已经证明了其有希望的结果。

在过去5年中，结核病疫苗的开发取得了指数级的进展。疗效试验的结果将有助于深入了解疫苗如何提供保护性免疫，新工具将加速结核病疫苗的开发，这不仅可以提供一种成本较低、快速的方法来评估潜在的疫苗疗效，还可以在识别与保护相关的免疫方面取得更快进展。尽管开发结核病疫苗面临巨大挑战，但研究界正在接受这一挑战。

8.14.9　缩小差距：应对全球威胁

10多年来，针对结核病照护和预防的资金一直在增加，但严重的资金缺口仍然存在，2017年估计达23亿美元。总卫生支出也低于实现全民健康覆盖所需的标准。结核病导致的死亡高于其他任何一种病菌，此情形与结核病研究的投资减少形成对比。很明显，疾病流行国家的政府和捐助国的政府还没有承诺投入适当的资源来实现《终止结核病战略》。弥补这些差距需要国内来源（特别是中等收入国家）和国际捐助者（特别是低收入国家）的更多资源。鉴于这种复杂的资金环境，结核病特别容易受到全球政治环境突变的影响。英国脱欧的全民公投就产生风险，即结核病研究的第六大贡献者很可能会重点关注贸易，并减少对全球卫生工作的支持。在美国，类似令人担忧的情况普遍存在，结核病的低发病率使其不再是公共卫生问题，而是国际发展和外国援助的问题。结核病在全球研发议程中的排名也很低，尤其是在埃博拉等新现传染病的背景下，这些传染病吸引了国际关注并获得资源。在这种情况下，结核病流行国家的政治意愿成为确保国际支持的关键，并在消除结核病中发挥核心作用。

人们认为结核病研究和开发的利润很低，主要因为这种疾病大多在最贫穷的环境中流行，无法提供一个经济上有利可图的市场来推动药物研发。结核病研究和试验发展目前由公私合作共同推动。尽管研究和开发结核病的总资金已从2005年的3.581亿美元增加到2015年的6.206亿美元，但这对于成本而言仍是不足的。自2009年以来，公共机构在结核病研究上花费了约28亿美元，其中美国国立卫生研究院贡献了一半以上。结核病研究的其他资金来源有：日本制药公司Otsuka贡献60%行业支出，盖茨基金会贡献89%慈善资金，Unitaid贡献47%多边基金。值得注意的是，迄今为止，结核病研发最大的多边支持者是全球基金，从2002年到2015年，该基金为结核病研究捐款1.202亿美元。在政府和捐助机构的巨额投资下，HIV/艾滋病研究在30～40年内取得了重大进展。与此相对，结核病研究和试验开发的投资仍然远远不够，因此更应该优先考虑。

8.14.10　结论

结核病体现了发展中国家现代医学的结构，经济和社会弱势群体因结核病而死亡的状况仍在继续。为了解决这一问题，世界卫生组织在《终止结核病战略》中制定了大胆目标，为了实现这些目标，结核病发病率年下降幅度需要更高。虽然需要采取大胆的方法来根除结核病，但实现这些目标是否会给疾病流行国家瘫痪的医疗系统带来不合理的绩效负担是值得担心的。这些国家可能需要一个缓慢但稳定、持续的下降速度，而这已经可以通过更有效地利用现有工具，以及保护可用抗生素（采用限制耐药性出现的医疗实践）来实现。也就是说，除了加强医疗保健系统的综合性方法外，还迫切需要新的结核病诊断和治疗工具。识别和解决结核病照护中的差距至关重要，强大的政治意愿是核心，同时也是创造资源、建设基础设施和吸引急需资金所必需的。实验室能力有限且存在治疗障碍可能会破坏引进新干预措施带来的收益，因此，实施结核病控制方案并加强医疗保健服务，对于消除结核病至关重要。与许多其他传染病一样，制定卫生干预措施的跨学科方法有望取得成功。在这方面，支持整个价值链的研发工作，推进新药和疫苗开发，为未来结核病消除工作奠定基础至关重要。此外，需要考虑HIV感染和糖尿病等合并症，以确保未来的控制计划能考虑到那些最有可能发展为活动性结核病的人。虽然药物敏感性结核病的治疗费用对于大多数流行国家来说是可负担的，但治疗耐药结核病的费用却令人望而却步。这就要求所有利益相关者，包括学术机构、政府和大型制药公司,改变成本模式,投资开发新的、更便宜的治疗方案。为了使这些努力取得成功,捐助者之间的协调对于优先考虑研究问题和吸引更多资金投入该领域并发挥最佳性价比也很重要。最后,世界再也不能忽视日益严重的抗生素耐药性的威胁。考虑到有记录的细菌耐药性病例中有一半以上涉及耐药结核分枝杆菌,如果无法消除结核病,有可能使人类重新回到抗生素时代之前,我们不能让这种现象发生。

(翻译:王建明)

参考文献

Abubakar, I., Lipman, M., McHugh, T.D., and Fletcher H. (2016). Uniting to end the TB epidemic: advances in disease control from prevention to better diagnosis and treatment. BMC Medicine, 14, 47.

Andries, K., et al. (2005). A diarylquinoline drug active on the ATP synthase of Mycobacterium tuberculosis. Science, 307(5707), 223-7.

Arlehamn, C.L., et al. (2014). Transcriptional profile of tuberculosis antigen-specific T cells reveals novel multifunctional features. Journal of Immunology, 193(6), 2931-40.

Ayles, H., et al. (2013). Effect of household and community interventions on the burden of tuberculosis in southern Africa: the ZAMSTAR community-randomised trial. The Lancet, 382(9899), 1183-94.

Bald, D., Villellas, C., Lu, P., and Koul, A. (2017). Targeting energy metabolism in mycobacterium tuberculosis, a new paradigm in antimycobacterial drug discovery. mBio, 8(2), e00272-17.

Barnagarwala, T. (2014). TB hospital staff live under shadow of dreaded disease. The Indian Express. Uttar Pradesh, India: IE Online Media Services. [Online] Available at: https://indianexpress.com/article/cities/mumbai/tb-hospital-staff-live-under-shadow-of-dreaded-disease/.

Barry, C.E., et al. (2009). The spectrum of latent tuberculosis: re-thinking the biology and intervention strategies. Nature Reviews Microbiology, 7(12), 845-55.

Becerra, M.C., et al. (2011). Tuberculosis burden in households of patients with multidrug-resistant and extensively drug-resistant tuber-culosis: a retrospective cohort study. The Lancet, 377(9760), 147-52.

Belard, S., Heuvelings, C.C., Janssen, S., and Grobusch, M.P. (2015). Bedaquiline for the treatment of drug-resistant tuberculosis. Expert Review of Anti-Infective Therapy, 13(5), 535-53.

Beverley, P.C., et al. (2014). A novel murine cytomegalovirus vaccine vector protects against Mycobacterium tuberculosis. Journal of Immunology, 193(5), 2306-16.

Boeree, M.J., et al. (2017). High-dose rifampicin, moxifloxacin, and SQ109 for treating tuberculosis: a multi-arm, multi-stage randomised controlled trial. Lancet Infectious Diseases, 17(1), 39-49.

Bwanga, F., Hoffner, S., Haile, M., and Joloba, M.L. (2009). Direct susceptibility testing for multi drug resistant tuberculosis: a meta-analysis. BMC Infectious Diseases, 9, 67.

Calligaro, G.L., et al. (2017). Effect of new tuberculosis diagnostic technologies on community-based intensified case finding: a multicentre randomised controlled trial. Lancet Infectious Diseases, 17(4), 441-50.

Chamie, G., et al. (2015). Identifying locations of recent TB transmission in rural Uganda: a multidisciplinary approach. Tropical Medicine & International Health, 20(4), 537-45.

Churchyard, G.J., Fielding, K.L., and Grant, A.D. (2014). A trial of mass isoniazid preventive therapy for tuberculosis control. New England Journal of Medicine, 370(17), 1662-3.

Churchyard, G.J., et al. (2014). A trial of mass isoniazid preventive therapy for tuberculosis control. New England Journal of Medicine, 370(4), 301-10.

Churchyard, G. J., et al. (2015). Xpert MTB/RIF versus sputum mi-croscopy as the initial diagnostic test for tuberculosis: a cluster-randomised trial embedded in South African roll-out of Xpert MTB/RIF. Lancet Global Health, 3(8), e450-7.

Comstock, G.W., Baum, C., and Snider, D.E. Jr. 1979. Isoniazid prophylaxis among Alaskan Eskimos: a final report of the bethel isoniazid studies. American Review of Respiratory Disease, 119(5), 827-30.

Comstock, G.W., Ferebee, S.H., and Hammes, L.M. (1967). A controlled trial of community-wide isoniazid prophylaxis in Alaska. American Review of Respiratory Disease, 95(6), 935-43.

Davies, G.R., Phillips, P.P., and Jaki, T. (2015). Adaptive clinical trials in tuberculosis: applications, challenges and solutions. International Journal of Tuberculosis & Lung Disease, 19(6), 626-34.

Denkinger, C.M. (2017). The TB Diagnostic Pipeline. Guadalajara, Mexico: The 48th Union World Conference on Lung Health.

Denkinger, C.M. and Pai, M. (2017). Handbook of Global Tuberculosis Control — Practices and Challenges. New York: Springer.

Detjen, A.K., et al. (2015). Xpert MTB/RIF assay for the diagnosis of pulmonary tuberculosis in children: a systematic review and meta-analysis. Lancet Respiratory Medicine, 3(6), 451-61.

Dheda, K., Barry, C.E. 3rd, and Maartens, G. (2016). Tuberculosis. The Lancet, 387(10024), 1211-26.

Diacon, A.H., et al. (2009). The diarylquinoline TMC207 for multidrug-resistant tuberculosis. New England Journal of Medicine, 360 (23), 2397-405.

Dodd, P. J., et al. (2016). Age-and sex-specific social contact patterns and incidence of mycobacterium tuberculosis infection. American Journal of Epidemiology, 183(2), 156-66.

Dookie, N., Rambaran, S., Padayatchi, N., Mohomed, S., and Naidoo, K. (2018). Evolution of drug resistance in Mycobacterium tuberculosis: a review of the molecular determinants of resistance and implications for personalised care. Journal of Antimicrobial Chemotherapy, 73(5), 1138-51.

Dorman, S.E. (2010). New diagnostic tests for tuberculosis: bench, bedside, and beyond. Clinical Infectious Diseases, 50 Suppl 3, S173-7.

Dowdy, D.W., Azman, A.S., Kendall, E.A., and Mathema, B. (2014). Transforming the fight against tuberculosis: targeting catalysts of transmission. Clinical Infectious Diseases, 59(8), 1123-9.

Dowdy, D.W., Basu, S., and Andrews, J.R. (2013). Is passive diagnosis enough? The impact of subclinical disease on diagnostic strategies for tuberculosis. American Journal of Respiratory & Critical Care Medicine, 187(5), 543-51.

Dowdy, D.W., Golub, J.E., Chaisson, R.E., and Saraceni, V. (2012). Heterogeneity in tuberculosis transmission and the role of geographic hotspots in propagating epidemics. Proceeding of the National Academies of Science U S A, 109(24), 9557-62.

Dowdy, D.W., Grant, A.D., Dheda, K., Nardell, E., Fielding, K., and Moore, D.A.J. (2017). Designing and Evaluating Interventions to Halt the Transmission of Tuberculosis. Journal of Infectious Diseases, 216(suppl_6), S654-61.

Dutta, N.K., et al. (2016). Statin adjunctive therapy shortens the duration of TB treatment in mice. Journal of Antimicrobial Chemotherapy, 71(6), 1570-7.

Dutta, N.K., Pinn, M.L., and Karakousis, P.C. (2017). Metformin adjunctive therapy does not improve the sterilizing activity of the first-line antitubercular regimen in mice. Antimicrobial Agents in Chemotherapy, 61(8), PMID: 28559262.

Evans, J.C. and Mizrahi, V. (2018). Priming the tuberculosis drug pipeline: new antimycobacterial targets and agents. Current Opinion in Microbiology, 45, 39-46.

Evans, T.G., Schrager, L., and Thole, J. (2016). Status of vaccine research and development of vaccines for tuberculosis. Vaccine, 34(26), 2911-14.

Flores, L.L., Pai, M., Colford, J.M., Jr., and Riley, L.W. (2005). In-house nucleic acid amplification tests for the detection of Mycobacterium tuberculosis in sputum specimens: meta-analysis and meta-regression. BMC Microbiology, 5, 55.

Fox, G.J., Dobler, C.C., Marais, B.J., and Denholm, J.T. (2017). Response to: socio-political prescriptions for latent tuberculosis infection are required to prevent reactivation of tuberculosis. International Journal of Infectious Diseases, 58, 117-18.

Glynn, J.R., et al. (2015). Whole genome sequencing shows a low proportion of tuberculosis disease is attributable to known close contacts in rural Malawi. PLoS One, 10(7), e0132840.

Guerra-Assuncao, J.A., et al. (2015). Large-scale whole genome sequencing of M. tuberculosis provides insights into transmission in a high prevalence area. eLife, 4, e05166.

Gupta, A., Misra, A., and Deretic, V. (2016). Targeted pulmonary delivery of inducers of host macrophage autophagy as a potential host-directed chemotherapy of tuberculosis. Advances in Drug Delivery Reviews, 102, 10-20.

Hanifa, Y., Grant, A.D., Lewis, J., Corbett, E.L., Fielding, K., and Churchyard, G. (2009). Prevalence of latent tuberculosis infec-tion among gold miners in South Africa. International Journal of Tuberculosis & Lung Disease, 13(1), 39-46.

Hanson, M.L., Comstock, G.W., and Haley, C.E. (1967). Community isoniazid prophylaxis program in an underdeveloped area of Alaska. Public Health Reports, 82(12), 1045-56.

Houben, R.M. and Dodd, P.J. (2016). The global burden of latent tuberculosis infection: a re-estimation using mathematical modelling. PLoS Medicine, 13(10), e1002152.

Iqbal, I.K., Bajeli, S., Akela, A.K., and Kumar, A. (2018). Bioenergetics of Mycobacterium: an emerging landscape for drug discovery. Pathogens, 7(1), 24.

Kaufmann, S.H.E., Dorhoi, A., Hotchkiss, R.S., and Bartenschlager, R. (2018). Host-directed therapies for bacterial and viral infections. National Reviews Drug Discoveries, 17(1), 35-56.

Kendall, E.A., Fofana, M.O., and Dowdy, D.W. (2015). Burden of transmitted multidrug resistance in epidemics of tuberculosis: a transmission modelling analysis. Lancet Respiratory Medicine, 3(12), 963-72.

Kik, S.V., Denkinger, C.M., Casenghi, M., Vadnais, C., and Pai, M. (2014). Tuberculosis diagnostics: which target product profiles should be prioritised? European Respiratory Journal, 44(2), 537-40.

Lee, M., et al. (2012). Linezolid for treatment of chronic extensively drug-resistant tuberculosis. New England Journal of Medicine, 367(16), 1508-18.

Lee, R.S., et al. (2015). Population genomics of Mycobacterium tuberculosis in the Inuit. Proceedings of the National Academy of Sciences, 112(44), 13609-14.

Li, X., et al. (2007). Transmission of drug-resistant tuberculosis among treated patients in Shanghai, China. Journal of Infectious Diseases, 195(6), 864-9.

Ling, D.I., Zwerling, A.A., and Pai, M. (2008). GenoType MTBDR assays for the diagnosis of multidrug-resistant tuberculosis: a meta-analysis. European Respiratory Journal, 32(5), 1165-74.

Liu, L., Wu, J., and Zhao, X.Q. (2012). The impact of migrant workers on the tuberculosis transmission: general models and a case study for China. Mathematical Biosciences & Engineering, 9(4), 785-807.

Lonnroth, K., et al. (2010). Tuberculosis control and elimination 2010-50: cure, care, and social development. The Lancet, 375 (9728), 1814-29.

Lonnroth, K. and Raviglione, M. (2016). The WHO's new End TB Strategy in the post-2015 era of the Sustainable Development Goals. Transactions of the Royal Society Tropical Medicine & Hygience, 110(3), 148-50.

Maartens, G. and Benson, C.A. (2015). Linezolid for treating tuberculosis: a delicate balancing act. EBioMedicine, 2(11), 1568-9.

Maher, D., et al. (2007). Planning to improve global health: the next decade of tuberculosis control. Bulletin of the World Health Organization, 85(5), 341-7.

Makarov, V., et al. (2009). Benzothiazinones kill Mycobacterium tuber-culosis by blocking arabinan synthesis. Science, 324(5928), 801-4.

Mathema, B., Kurepina, N.E., Bifani, P.J., and Kreiswirth, B.N. (2006). Molecular epidemiology of tuberculosis: current insights. Clinical Microbiology Reviews, 19(4), 658-85.

Mayer-Barber, K.D., et al. (2010). Caspase-1 independent IL-1beta production is critical for host resistance to Mycobacterium tuberculosis and does not require TLR signaling in vivo. Journal of Immunology, 184(7), 3326-30.

Moore, D.A. (2016). What can we offer to 3 million MDR-TB household contacts in 2016? BMC Medicine, 14, 64.

Murray, J., Kielkowski, D., and Reid, P. (1996). Occupational disease trends in black South African gold miners. An autopsy-based study. American Journal of Respiratory & Critical Care Medicine, 153(2), 706-10.

Naidoo, S. and Jinabhai, C.C. (2006). TB in health care workers in KwaZulu-Natal, South Africa. International Journal of Tuberculosis & Lung Disease, 10(6), 676-82.

Napier, R.J., et al. (2011). Imatinib-sensitive tyrosine kinases regulate mycobacterial pathogenesis and represent therapeutic targets against tuberculosis. Cell Host Microbe, 10(5), 475-85.

Odone, A., Houben, R.M., White, R.G., and Lonnroth, K. (2014). The effect of diabetes and undernutrition trends on reaching 2035 global tuberculosis targets. Lancet Diabetes Endocrinology, 2(9), 754-64.

Pai, M., Nicol, M.P., and Boehme, C.C. (2016). Tuberculosis diagnostics: state of the art and future directions. Microbiology Spectrum, 4(5), doi: 10.1128/microbiolspec.TBTB2-0019-2016.

Parihar, S.P., et al. (2014). Statin therapy reduces the Mycobacterium tuberculosis burden in human macrophages and in mice by enhancing autophagy and phagosome maturation. Journal of Infectious Diseases, 209(5), 754-63.

Paulson, T. (2013). Epidemiology: a mortal foe. Nature, 502(7470), S2-3.

Pauwels, A.M., Trost, M., Beyaert, R., and Hoffmann, E. (2017). Patterns, receptors, and signals: regulation of phagosome maturation. Trends Immunology, 38(6), 407-22.

Penn-Nicholson, A., Scriba, T.J., Hatherill, M., White, R.G., and Sumner, T. (2016). A novel blood test for tuberculosis prevention and treatment. South Africa Medical Journal, 107(1), 4-5.

Pretorius, C., et al. (2014). The potential effects of changing HIV treatment policy on tuberculosis outcomes in South Africa: results from three tuberculosis-HIV transmission models. AIDS, 28 Suppl 1, S25-34.

Prince, M.J., et al. (2015). The burden of disease in older people and implications for health policy and practice. The Lancet, 385 (9967), 549-62.

Protopopova, M., et al. (2005). Identification of a new antitubercular drug candidate, SQ109, from a combinatorial library of 1,2-ethylenediamines. Journal of Antimicrobial Chemotherapy, 56(5), 968-74.

Rausch, L., McFarlane, C., Iyer, L., Thai, D., and Mirsalis, J.C. (2018). 6-Month Safety Evaluation of Sutezolid in Sprague Dawley Rats. Menlo Park, CA: Society of Toxicology Annual Meeting, Biosciences Division, SRI International.

Salje, H., Andrews, J.R., Deo, S., Satyanarayana, S., Sun, A.Y., Pai, M., and Dowdy, D.W. (2014). The importance of implementation strategy in scaling up Xpert MTB/RIF for diagnosis of tuberculosis in the Indian health-care system: a transmission model. PLoS Med, 11(7), e1001674.

Shah, N.S., et al. (2017). Transmission of extensively drug-resistant tuberculosis in South Africa. New England Journal of Medicine, 376(3), 243-53.

Shah, N.S., Kim, P., Kana, B.D., and Rustomjee, R. (2017). Getting to zero new tuberculosis infections: insights from the National Institutes of Health/US Centers for Disease Control and Prevention/Bill & Melinda Gates Foundation workshop on research needs for halting tuberculosis transmission. Journal of Infectious Diseases, 216(suppl 6), S627-8.

Sharma, D., Dhuriya, Y.K., Deo, N., and Bisht, D. (2017). Repurposing and revival of the drugs: a new approach to combat the drug resistant tuberculosis. Frontiers of Microbiology, 8, 2452.

Singhal, A., et al. (2014). Metformin as adjunct antituberculosis therapy. Science Translational Medicine, 6(263), 263ra159.

Steingart, K.R., Schiller, I., Horne, D.J., Pai, M., Boehme, C.C., and Dendukuri, N. (2014). Xpert(R) MTB/RIF assay for pulmonary tuberculosis and rifampicin resistance in adults. Cochrane Database of Systematic Reviews, (1), CD009593.

Swindells, S., et al. (2018). One Month of Rifapentine/Isoniazid to Prevent TB in People with HIV: BRIEF-TB/A5279. Conference on Retroviruses and Opportunistic Infections. Boston, MA. Abstract number: 37LB.

Tahlan, K., et al. (2012). SQ109 targets MmpL3, a membrane transporter of trehalose monomycolate involved in mycolic acid donation to the cell wall core of Mycobacterium tuberculosis. Antimicrobial Agents & Chemotherapy, 56(4), 1797-809.

Tameris, M.D., et al. (2013). Safety and efficacy of MVA85A, a new tuberculosis vaccine, in infants previously vaccinated with BCG: a ran-domised, placebo-controlled Phase 2b trial. The Lancet, 381(9871), 1021-8.

Tang, S., et al. (2015). Efficacy, safety and tolerability of linezolid for the treatment of XDR-TB: a study in China. European Respiratory Journal, 45(1), 161-70.

Theron, G., et al. (2014). Feasibility, accuracy, and clinical effect of point-of-care Xpert MTB/RIF testing for tuberculosis in primary -care settings in Africa: a multicentre, randomised, controlled trial. The Lancet, 383(9915), 424-35.

Tiberi, S., et al. (2018). Tuberculosis: progress and advances in development of new drugs, treatment regimens, and host-directed therapies. Lancet Infectious Diseases, 18(7), e183-98.

Treatment Action Group (2017). 2017 Pipeline Report. [Online]. Available at: https://www.treatmentactiongroup.org/resources/pipeline-report/2017-pipeline-report/.

Verver, S., et al. (2004). Proportion of tuberculosis transmission that takes place in households in a high-incidence area. The Lancet, 363(9404), 212-14.

Votintseva, A.A., et al. (2017). Same-day diagnostic and surveillance data for tuberculosis via whole-genome sequencing of direct respiratory samples. Journal of Clinical Microbiology, 55(5), 1285-98.

Votintseva, A.A., et al. (2015). Mycobacterial DNA extraction for whole-genome sequencing from early positive liquid (MGIT) cultures. Journal of Clinical Microbiology, 53(4), 1137-43.

Vynnycky, E., et al. (2015). Tuberculosis control in South African gold mines: mathematical modeling of a trial of community-wide isoniazid preventive therapy. American Journal of Epidemiology, 181(8), 619-32.

Wallis, R.S., et al. (2014). Mycobactericidal activity of sutezolid (PNU-100480) in sputum (EBA) and blood (WBA) of patients with pulmonary tuberculosis. PLoS One, 9(4), e94462.

Wallis, R.S. and Hafner, R. (2015). Advancing host-directed therapy for tuberculosis. Nature Reviews Immunology, 15(4), 255-63.

Walzl, G., et al. (2018). Tuberculosis: advances and challenges in development of new diagnostics and biomarkers. Lancet Infectious Diseases, 18(7), e199-e210.

Wood, R., et al. (2010). Changing prevalence of tuberculosis infection with increasing age in high-burden townships in South Africa. International Journal of Tuberculosis and Lung Disease, 14(4), 406-12.

Wood, R., et al. (2014). Quantification of shared air: a social and environmental determinant of airborne disease transmission. PLoS One, 9(9), e106622.

World Health Organization (WHO) (2014). Global Tuberculosis Report 2014. Geneva: WHO.

World Health Organization (WHO) (2017). Global Tuberculosis Report 2017. Geneva: WHO.

World Health Organization (WHO) (2017). Next-Generation Xpert® MTB/RIF Ultra Assay Recommended by WHO. [Online] Available at: https://www.who.int/tb/features_archive/Xpert-Ultra/en/.

Xavier, A. S. and Lakshmanan, M. (2014). Delamanid: a new armor in combating drug-resistant tuberculosis. Journal of Pharmacology & Pharmacotherapy, 5(3), 222-4.

Yang, C.S. (2017). Advancing host-directed therapy for tuberculosis. Microbiol Cell, 4(3), 105-7.

Zak, D.E., et al. (2016). A blood RNA signature for tuberculosis disease risk: a prospective cohort study. The Lancet, 387(10035), 2312-22.

Zelner, J.L., et al. (2016). Identifying hotspots of multidrug-resistant tuberculosis transmission using spatial and molecular genetic data. Journal of Infectious Diseases, 213(2), 287-94.

8.15 疟　疾

8.15.1 引言

疟疾是一种威胁生命的传染性疾病，主要在热带和亚热带地区流行，对全球卫生构成重大影响。该病是由寄生虫引起的，通过具有感染性的雌性按蚊叮咬传播。根据世界卫生组织发布的《2018年世界疟疾报告》，2017年发生了2.19亿例疟疾病例，导致43.5万人死亡，其中近61%的死亡病例发生在5岁以下的儿童中。世界卫生组织(WHO)非洲地区承担着最大的疟疾负担，病例占92%，死亡病例占93%。

2017年，五个国家的疟疾病例占所有疟疾病例的近一半。这些国家分别是尼日利亚(25%)、刚果民主共和国(11%)、莫桑比克(5%)、印度(4%)和乌干达(4%)。在以上和其他疟疾流行的撒哈拉以南非洲国家，疟疾是贫困和不发达的重要原因。在撒哈拉以南非洲地区，每年国内生产总值因疟疾减少约1.3%。在持续高传播环境中，疟疾可能导致出生时预期寿命缩短6年以上(Bawah，Binka，2007；WHO，2018a)。

按全球人口计算，自20世纪90年代以来，疟疾病例和死亡人数稳步减少。从2000年到2015年，疟疾病例数量每年都在减少。然而，自2015年以来，这一趋势已经停滞不前，如果不采取紧急措施，过去20年取得的成果可能会逆转。因此，疟疾仍然是实现可持续发展目标(SDGs)的重要威胁(Rowe，2017)。

8.15.2 疟疾：历史

疟疾寄生虫的最早证据是在约3 000万年前的蚊虫化石中发现的。希波克拉底描述了疟疾的表现，并将其与患者的居住地和一年中的发病时间联系起来。在他的描述之前，公元前2700年的《内经》(《中国医学大典》)和公元前6世纪的楔形文字片中就提到了疟疾及其症状(Ross，1923；Neghina et al.，2010)。

1879年，阿尔方斯·拉弗朗在阿尔及利亚的开创性工作极大地提高了对这种疾病传染基础的理解。他在疟疾患者的血液中发现了黑色素，最终使人们认识到疟原虫是传染性病原体(Sundberg，2007；Cox，2010)。唐纳德·罗斯在19世纪末进行的实验使人们了解了寄生虫的生命周期。使用显微镜鉴定疟原虫寄生虫并采取干预措施打破寄生虫生命周期链条，是诊断、治疗和控制这种疾病的基础(Dobson，1999；Cox，2017)。

在全面了解疟原虫及其生命周期之前，人们就已经开始干预疟疾的预防和治疗。20世纪30年代，罗马人认为疟疾与死水(最终被认为是蚊子的滋生地)有关，因此开始实施排水计划(Majori，2012)。早期传统中医使用的青蒿素衍生物至今仍是疟疾治疗的重要组成部分(Krishna et al.，2008)。秘鲁印第安人使用金鸡纳树的苦皮，后来加工成奎宁，用于治疗发热。奎宁在疟疾治疗中仍然是一种重要药物。在1955年至1969年间，全球疟疾根除计划(GMEP)在南欧许多地区和美洲部分地区消灭了疟疾。然而，在撒哈拉以南非洲地区的影响非常有限，几乎没有取得成功(Bruce-Chwatt，1974；Krishna et al.，2008；Najera et al.，2011；Cohen et al.，2012；Majori，2012)。1998年，时任世界卫生组织总干事的格罗·哈莱姆·布伦特兰博士发起了“减少疟疾”

(RBM)行动,为疟疾流行国家提供了更多的资金和支持动力(Nabarro,1999;Remme et al.,2001)。

与上世纪80年代和90年代相比,许多国家的疟疾传播已大幅减少;现在,各国都在努力推动消除和根除疟疾(Mendis et al.,2009;Alonso et al.,2011)。

在过去连续三年内没有本土疟疾病例的国家可以向世界卫生组织申请获得无疟疾状态认证。2016年,世界卫生组织欧洲地区所有国家报告没有本土疟疾病例。吉尔吉斯斯坦和斯里兰卡在2016年获得了无疟疾认证。

8.15.3 人类疟原虫

疟疾是由属于疟原虫属的原虫引起的。在感染哺乳动物的100多种疟原虫中,目前已知有五种会导致人类患病。它们分别是恶性疟原虫、间日疟原虫、三日疟原虫、卵形疟原虫和诺氏疟原虫。

8.15.3.1 恶性疟原虫

恶性疟原虫(*P. falciparum*)导致全球超过90%的疟疾病例和死亡。它是撒哈拉以南非洲地区最主要的疟疾病原体。儿童、孕妇和非免疫成年人易受到严重疟疾的影响。根据2018年世界疟疾报告,5岁以下儿童受影响最严重,占总死亡人数的61%(WHO,2018a)。在高传播环境中生活的人反复感染会使得部分免疫力得到提高。这是高传播地区成年人较不易感染严重恶性疟原虫疟疾的原因。恶性疟疾与布基特淋巴瘤(一种B淋巴细胞癌)的发生有关(Thorley-Lawson et al.,2016)。恶性疟疾缺乏固定结构,在其生命周期中不断变化以适应环境的复杂机制(Dhangadamajhi et al.,2010)。恶性疟疾的潜伏期为9至14天。

8.15.3.2 间日疟原虫

间日疟原虫感染是五种人类疟疾中地理分布最广泛的一种,全球约有35%的人口面临感染风险。每年在亚太地区、拉丁美洲和非洲部分地区感染1 900万至5 000万人。它引起严重的疾病并可能导致死亡。临床上,间日疟表现为一种急性衰弱性疾病,其特点是反复发作的阵发性发热和休眠肝阶段(休眠子)的复发。即使血液寄生虫密度低,这些症状也可能发生。虽然感染者没有症状,但间日疟可以存在并对蚊虫媒介具有传染性。间日疟的肝脏阶段在首次感染后可能休眠数周至数年,然后引起症状性疟疾的复发。伯氨喹是唯一针对肝脏阶段的已许可抗疟药物。过去认为间日疟依赖于达菲抗原侵入红细胞,不表达达菲抗原的个体对间日疟感染具有抵抗力。关于达菲抗原阴性患者感染间日疟的报道提出了另一种入侵机制的可能性(Menard et al.,2010;Howes et al.,2016)。间日疟的潜伏期为12至18天。

间日疟原虫对于消除疟疾提出了特殊的挑战,原因如下:(1) 它可以在较冷的气候中存活,因此其地理覆盖范围更广;(2) 使用当前的诊断技术更难检测到它;(3) 单次感染可以引起多次疟疾发作;(4) 治疗肝期寄生虫需要使用14天的伯氨喹;(5) 伯氨喹治疗可能在葡萄糖-6-磷酸脱氢酶(G6PD)缺乏的人中产生严重的副作用(WHO,2015a;Baird et al.,2016)。

8.15.3.3 三日疟原虫

三日疟原虫是一种广泛分布的疟原虫物种,其在非洲、南美洲、亚洲和西太平洋部分地区流行,是一种轻度疟疾的病原体。由三日疟原虫引起的疟疾通常被称为良性四日疟。这是因为它很少导致严重疾病,相关的发热往往以三天为间隔发生,而其他类型通常是两天(即发热间隔为两天)。三日疟原虫有慢性低剂量、无症状感染的倾向,如果不治疗,可能导致肾病综合征和蛋白尿(Gilles,Hendrickse,1963;Ehrich,Eke,

2007)。三日疟原虫没有动物储存宿主。2015年南巴布亚的一项大型病例系列报告显示,三日疟原虫引起少数(2.6%)的临床疟疾病例,但有可能导致更严重的贫血。患有三日疟原虫感染的患者的平均血红蛋白比其他当地常见的疟原虫物种低0.3~0.6 g/dl,与没有疟疾的个体相比,严重贫血的概率增加了2.3倍(Langford et al.,2015)。三日疟原虫疟疾的潜伏期变化很大,范围为16至59天(Collins,Jeffery,2007)。晚期复发可能发生在三日疟原虫疟疾中。

8.15.3.4 卵形疟原虫

卵形疟原虫主要分布在撒哈拉以南的非洲地区(Collins,Jeffery,2005)。通过分子方法,卵形疟原虫被分为两个亚种,分别称为库蒂斯(curtisi)卵形疟原虫和沃利克里(wallikeri)卵形疟原虫。卵形疟原虫也会引起轻度(良性)疟疾,但相对而言,它对于严重疟疾的发病率和死亡率并不显著。2017年一项关于卵形疟原虫疟疾的临床表现、治疗和复发特征的系统综述报告发现了22例严重病例、5例死亡病例和2例先天性疟疾病例。大多数病例来自撒哈拉以南的非洲、印度尼西亚、巴布亚新几内亚和印度(Groger et al.,2017)。相比之下,卵形疟原虫在医学研究中受到的关注较少,对于其治疗的最佳药物存在知识空白。潜伏期为18至40天不等。

8.15.3.5 诺氏疟原虫

诺氏疟原虫是一种在猴子体内发现的疟原虫,通过蚊虫叮咬可以感染人类(Moyes et al.,2014)。人类感染首次报告于1964年。然而直到2004年,有关马来西亚沙捞越州出现大量人类自然感染病例的报告才引起了全球对这一物种的更多关注(Singh et al.,2004)。诺氏疟原虫是会引起危及生命的疟疾,但其报道不足且常常被错误报道为三日疟原虫。它是马来西亚最常见的疟疾原因。印度尼西亚、泰国、越南和缅甸也报告了该病例。诺氏疟原虫感染与高水平的寄生虫感染有关。成年人患重症疾病的风险似乎与恶性疟原虫相当。多年来,误诊与延迟治疗和高死亡率有关。对其致病潜力的认识已经改善了治疗并减少了病例死亡率(Rajahram et al.,2012;Jeremiah et al.,2014)。撒哈拉以南非洲地区尚不清楚是否存在诺氏疟原虫的本地传播,这可能是由于缺乏宿主所致。静脉注射青蒿琥酯对严重的诺氏疟原虫疟疾非常有效,而氯喹和青蒿素联合疗法(ACT)对无并发症的诺氏疟原虫疟疾非常有效(Barber et al.,2017)。关于人与人之间的诺氏疟原虫感染还存在不确定性。

8.15.4 疟原虫和病媒的生命周期

在讨论受感染的雌性按蚊(病媒)叮咬如何传播疟原虫(寄生虫)并引起疟疾时,有两个生命周期很重要。这些是疟原虫和雌性按蚊的生命周期。对这些生命周期基本方面有较深的了解,对于了解预防和治疗干预措施的出现以及迄今为止它们的应用、限制性和开发新工具的前景非常重要(Acharya et al.,2017)。

8.15.4.1 疟原虫的生命周期

疟疾是由受感染的雌性按蚊叮咬人类宿主引起的。它将含有按蚊素(一种抗凝血剂)的唾液注入宿主体内。这种物质抵消了宿主的止血反应,并防止吸入的血液凝结。在这个过程中,雌性按蚊将疟原虫的孢子虫注入受害者的血液中。在叮咬中传播的是疟原虫生命周期的孢子虫阶段。在摄入后的30到60分钟内,孢子虫通过静脉循环迁移到肝脏(https://www.ncbi.nlm.nih.gov/books/NBK215619/)。在肝细胞内,孢子虫经历一系列无性繁殖,形成包含下一阶段寄生虫裂殖子的裂殖体。这个过程被称为孢子虫裂殖,因为它发生在肝脏中,也被称为肝脏或红细胞前期阶段(Mota et al.,2002;Mota,Rodriguez,2002)(图8.15.1)。

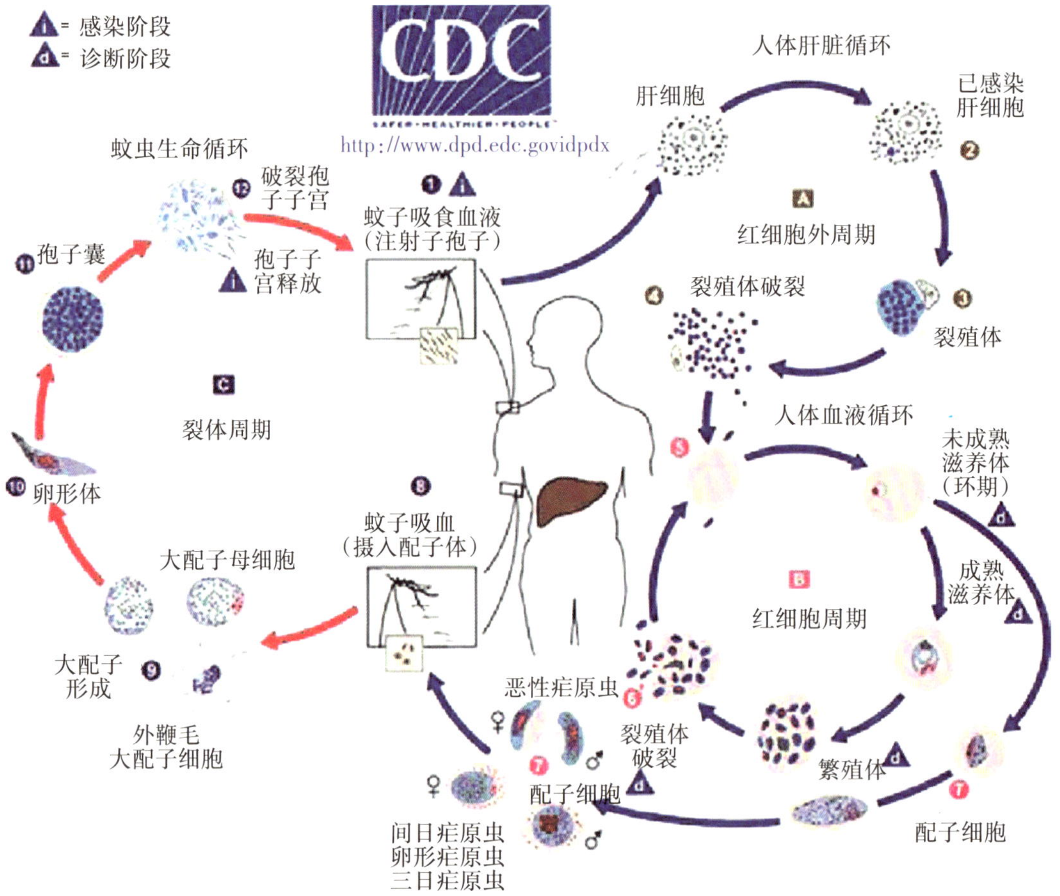

图8.15.1 疟原虫的生命周期

资料来源:CDC,available freely at https://www.cdc.gov/malaria/about/biology/mosquitoes/.This does not constitute its endorsement or recommendation by the U.S.Government, Department of Health and Human Services, or Centers for Disease Control and Prevention.

在它们成熟后,裂殖子形成的子孢子会破裂释放出来,进入血液中攻击红细胞(RBCs),开始红细胞期的发育。在红细胞内,裂殖子进一步分化为称为滋养体的环形形态。滋养体经历进一步的无性繁殖并发育成裂殖体,这个过程被称为红细胞裂殖。裂殖子在成熟时破裂,释放更多的裂殖子进入血液中。红细胞期裂殖体从红细胞中破裂出来,与症状的出现同时发生。在红细胞内,发育中的寄生虫消化血红蛋白并将废物转化为疟原虫色素(也称为疟疾色素),并将其包装在称为消化液泡的囊泡中。裂殖体的爆裂导致消化液泡(DVs)释放到血液中,引发免疫反应并出现症状。虽然消化液泡被吞噬,裂殖子在很大程度上逃避了免疫系统的攻击,攻击更多的红细胞,并进一步加重疾病。

通常,从孢子虫注射到症状出现需要10~14天的潜伏期。红细胞和寄主细胞的释放周期、对新细胞的攻击以及进一步的红细胞破坏导致了发热、寒战和其他疾病症状的发作(Mueller et al.,2015;Tannous,Ghanem,2018)。

美国政府、卫生与公共服务部或疾病预防控制中心对其并不认可或推荐。在红细胞内阶段,一些裂殖子分化为雄性(微配子体)和雌性(巨配子体)配子体。配子体是寄生虫的性形式,能够感染蚊虫的发育阶段。在吸血过程中,雌性按蚊摄入配子体,从而重新启动寄生虫发育的孢子发育阶段。在蚊虫的肠道中,雄性和雌性配子体发育成配子,融合后,在唾液腺中经过2到3周的发育,形成孢子体。较高的气温加速了蚊虫体内寄生虫的发育(Afrane et al.,2012)(https://www.cdc.gov/malaria/about/biology/mosquitoes/)。这是气候变化对疟疾的预期影响之一。

虽然上述是疟原虫生命周期的经典描述,但需要注意不同疟原虫的生命周期存在重要差异。就间日疟原虫和卵形疟原虫而言,一种休眠阶段(休眠体)可以在肝脏中持续存在,并在感染后数周甚至数年后侵入血液引起复发(Olliaro et al.,2016)。一旦进入血液,间日疟原虫倾向于攻击网织红细胞(幼稚红细胞)并保持环形体。间日疟原虫攻击红细胞的能力是由易感人群红细胞上的达菲(Duffy)血型抗原的存在所致。多年来,认为这个抗原的缺失是撒哈拉以南非洲人群对间日疟原虫较不易感染的原因。现在这一观点已经被质疑。

一般来说,与恶性疟原虫感染相比,间日疟原虫感染的寄生虫水平要低得多。配子体血症也往往在间日疟病程的早期出现。这使得患者几乎在症状出现之初就具有传染性。

疟原虫生命周期的不同阶段对宿主免疫系统提出了一系列抗原挑战。抗原表达已被认为与严重疟疾的发病机制有关(Pal et al.,2016,2017)。通过新兴的基因技术促进对抗原表达性质的更好理解,应该能够为疾病的管理和控制提供新的诊断和治疗方案。

8.15.4.2 按蚊的生命周期

按照1818年J. W. Meigen命名的蚊虫类别,按蚊是一种传播疟疾的媒介。虽然有100多种按蚊可以传播人类疟疾,但常见的只有30～40种。冈比亚按蚊是其中研究最深入的种属之一,因为它在疟疾传播中起着重要作用(Afrane et al.,2012)。

疟蚊的发育经历卵、幼虫、蛹和成虫四个阶段。这始于雌性按蚊在清水或积水中产卵。易于积水的地方,如罐头、水桶、废弃轮胎、堵塞的雨水槽都是产卵的常见地点。卵孵化成幼虫,进一步发育成蛹。这三个阶段都是水生的,大约持续5到14天。这段时间的长短取决于按蚊的物种、湿度和环境温度(Beck-Johnson et al.,2013)。

成年阶段幼虫在繁殖水面破蛹而出。雌性按蚊寻找血液来获取必需的营养物质,以使其卵受精。在此过程中,它作为疟疾的媒介将寄生虫传播给人类。

尽管成年雌性蚊虫有可能活上一个月,但通常存活不超过两周。因此,要想传播疟疾,按蚊的寿命必须足够长,以便完成疟原虫的孢子发育阶段。全球变暖的影响之一是其将缩短寄生虫发育的孢子阶段,并增强蚊虫传播疟疾的能力(Afrane et al.,2012;Caminade et al.,2014)。

8.15.5 疟疾的发病机制

所有感染恶性疟原虫导致疟疾的机制都与寄生虫发育的红细胞阶段相关(Buffet et al.,2011;Sanyal et al.,2012)。当红细胞被疟原虫感染时,它们(红细胞)会发生构型变化。这些变化包括失去正常的圆盘形状,膜硬度增加,对各种离子和其他物种的渗透性增加以及黏附性增强(Mohandas,An,2012)。

黏性红细胞更容易附着在其他正常红细胞上(花环现象)和毛细血管内壁上(细胞黏附)。凝集、花环现象和细胞黏附会导致小血管阻塞,并在身体的多个器官中引起缺血性细胞损伤(Moxon et al.,2011)。最明显的是肺、心脏、脑和肾。这解释了为什么疟疾是一种多系统疾病,具有广泛的非特异性临床表现。对脑部的影响是脑型疟疾的基础。寄生红细胞破裂和免疫系统细胞(包括脾脏)清除畸形寄生和未寄生红细胞是疟疾贫血的主要原因(Autino et al.,2012;Safeukui et al.,2015;White,2017)。破裂红细胞中的毒素(早期称为消化泡囊)释放到血液中会导致细胞因子表达和非特异性症状,如发热、头痛、食欲不振和呕吐。

在孕妇体内,寄生的红细胞附着在胎盘的硫酸软骨素A上。红细胞的积聚影响了胎盘的效能,导致流产、子宫内生长迟缓、低出生体重和死胎等临床表现。

被红细胞攻击的细胞在免疫系统激活过程中在表面表达抗原。正是通过抗原表达引发免疫系统的重复刺激,形成了对疟疾的免疫和耐受的基础(Matuschewski,2017)。这是疟疾的严重程度通常随着年龄增长和孕产(在怀孕的情况下)而减轻的原因,适用于生活在疟疾流行国家的人们(Mendonca,Barral-Netto,2015)。这也是为什么在流行区生活过的人们搬到非流行区后会失去一些免疫力的原因。

身体免疫反应的一个重要方面是动员所有可能的力量来消灭寄生红细胞。身体中负责消灭寄生和受损红细胞的主要器官是脾脏和肝脏。反复攻击导致的过度活跃会导致这些器官的增大,尤其是脾脏。以往基于社区的可触及脾脏增大的患病率被用作衡量疟疾流行程度的标准(Snow et al.,2012)。

8.15.6 临床表现

如前所述,疟疾的临床表现与其发病机制的阶段密切相关。疟原虫生命周期中的肝脏阶段没有临床症状。症状在红细胞侵袭和破裂后出现。在一个"可中断"的连续过程中,有两种临床表现形式:分别是轻度疟疾和重度疟疾。

8.15.6.1 轻度疟疾

轻度疟疾的症状包括发热、头痛、呕吐和全身不适。在大多数高传播区域,这些症状往往会引起对疟疾的怀疑,并在有条件的情况下开始治疗。不幸的是,轻度疟疾的症状非常缺乏特异性,也可能是其他感染,尤其是病毒感染引起的。在没有检测的情况下,错误诊断为疟疾会导致使用抗疟药物进行治疗。如果在这个阶段被正确诊断并得到有效治疗,几乎能够完全康复。大多数疟疾病例都是轻度的,除非治疗延迟或错误给药,否则不会发展为重度疟疾。

8.15.6.2 重度疟疾

当疟疾的治疗延迟或治疗效果不佳时,一系列的病理生理事件会导致疟疾的严重或并发症发展。为了流行病学和研究目的,重度疟疾被定义为在没有明确的替代原因的情况下,出现表8.15.1中定义的一个或多个病症,并且存在恶性疟原虫无性寄生虫血症(WHO,2014)。

表 8.15.1 严重恶性疟疾的流行病学和研究定义

项　目	定　　义
意识受损	成人的格拉斯哥昏迷评分<11,儿童的布兰特尔昏迷评分<3
酸中毒	碱剩余(base deficit)>8 meq/L,如果不可用,血浆碳酸氢盐<15 mm或静脉血浆乳酸>5 mm;严重酸中毒在临床上表现为呼吸困难——呼吸急促、深而费力
低血糖	血液或血浆葡萄糖<2.2 mmol(<40 mg/dl)
严重疟疾性贫血	儿童(<12岁)血红蛋白浓度<5 g/dl或红细胞压积<15%(成人分别为<7 g/dl和<20%),并且寄生虫计数>10 000/μl
肾功能损伤(急性肾损伤)	血浆或血清肌酐>265 μm(3 mg/dl)或血尿素>20 mm
黄疸	血浆或血清胆红素>50 μm(3 mg/dl),并且寄生虫计数>100 000/μl
肺水肿	放射学证实,或在室内空气中氧饱和度<92%,呼吸频率>30次/分钟,通常伴有胸部凹陷和听诊时的湿啰音
严重出血	包括鼻子、牙龈或静脉穿刺部位反复或持续出血;呕血或黑便
休克	代偿性休克被定义为毛细血管再充盈时间≥3秒或腿部温度梯度(从中部到近端肢体),但没有低血压;失代偿性休克被定义为儿童收缩压<70 mm Hg或成人<80 mm Hg,并伴有灌注障碍的证据(末梢冷或毛细血管再充盈时间延长)
高度寄生虫感染	恶性疟原虫感染率>10%

资料来源:WHO et al(2014)'Severe Malaria' Tropical Medicine&International Health 19(s1):123,©WHO 2014,with permission from John Wiley&Sons.

持续的红细胞破坏和多器官损伤导致重度疟疾。虽然全身各器官都受到影响，但在早期最敏感的是大脑。大脑受累表现为一系列症状，其中最常见的是脑型疟疾。脑型疟疾是指与疟疾感染相关的意识改变综合征，不能归因于惊厥、镇静药物或低血糖，也不能归因于非疟疾原因。常见的相关症状包括严重的食欲减退、不能耐受口服摄入、反复呕吐、定向力丧失和惊厥。

持续的红细胞破坏导致严重的虚弱、苍白、黄疸（眼睛和皮肤发黄）和肾功能衰竭。需要进行紧急和有效的治疗以防止死亡。最高的死亡率出现在5岁以下的儿童、孕妇和非免疫成年人中。

在这些人中，疟疾从轻度到重度的过程非常迅速。在撒哈拉以南非洲的儿童中，意识状态通常通过布兰太尔昏迷评分（BCS）来评估，这是一个良好的预后指标。

在冈比亚，对2 901名患有严重疟疾的儿童进行的一项回顾研究发现，BCS为2或更低是预测死亡或发展神经系统后遗症的最敏感和特异性指标（Jallow et al.，2012）。经重症疟疾存活下来的儿童可能会出现长期的神经系统缺陷，影响其发育和学校表现（Fernando et al.，2003；Brooker et al.，2008；Clarke et al.，2008；Gomes et al.，2009；Dondorp et al.，2010）。在高流行区，非免疫成年人比儿童更容易出现多器官衰竭，包括肾功能衰竭。

8.15.7　妊娠期疟疾

妊娠期疟疾是高传播国家孕产妇发病率和围产儿死亡率的主要原因。据估计，撒哈拉以南非洲有多达950万孕妇面临恶性疟原虫感染的风险。如果没有干预措施，妊娠期疟疾将导致90万（95%置信区间53万至124万）低体重的婴儿出生（Walker et al.，2014）。

怀孕会增加患疟疾的风险，每年约有1.25亿孕妇感染。在高传播区域，初次怀孕的妇女患重症疟疾的风险尤其高。部分免疫力的发展会降低连续怀孕的风险。在低传播区域，这种模式不太明显。怀孕期间患疟疾的风险在第二孕期最高。在第一孕期，疟疾会使流产的风险增加60%，严重疟疾患者在怀孕期的死亡率可高达50%。年轻妇女在怀孕期间尤其容易患疟疾（WHO，2015b；Tarning，2016）。

孕妇对疟疾的易感性增加是由于疟原虫感染的红细胞在母体胎盘中的滞留。这种滞留在恶性疟原虫感染中最为严重。寄生虫感染的红细胞与胎盘的亲和性是通过感染红细胞表面的寄生虫衍生蛋白VAR2CSA的表达来介导的。这些细胞与胎盘中的硫酸软骨素A（CSA）结合并引起胎盘炎症。这个炎症过程导致单核细胞在胎盘中聚集，影响胎盘作为胎儿母体传递媒介的效率。

寄生虫在胎盘中的滞留可以在早期妊娠中发生，并导致胎盘发育不良。这表现为绒毛血管发育不良和胎盘体积小。这种早期影响可能导致流产、宫内生长迟缓和死胎。在高传播环境中，胎盘寄生虫滞留可以在妊娠早期没有疟疾症状的情况下发生。然而，同时在脑部发生寄生虫滞留会导致严重的疟疾，并可能产生严重后果。

妊娠期疟疾诊断的一个难题是它可能没有症状，即使胎盘中寄生虫负荷很高，血涂片显微镜检查结果也会呈阴性（Geelhoed et al.，2001；Kakuru et al.，2016）。显微镜检查在孕妇外周血中检测疟原虫的敏感性可能仅为42%。抗原诊断和聚合酶链反应的使用分别将敏感性提高到约80%和97%（Mockenhaupt et al.，2002）。

8.15.8　疟疾的诊断

在实际中，对于疟疾的诊断有三种方法。这些方法是：

（1）推定法。

（2）快速诊断试验。

（3）血涂片显微镜检查。

8.15.8.1 推定法

推定法依赖于主治医师的临床判断,其基于患者所表现出的症状和体征。多年来,在高传播环境中,发热被用作疟疾感染的替代指标。这是有道理的,因为传播率很高,这使得疟疾成为大多数发热的直接或潜在原因。这也是因为在许多治疗疟疾的地方,显微镜检查是不切实际的,并且当时常用的抗疟药物大多相对便宜。

疟疾的症状非常缺乏特异性,几乎可以由许多其他急性传染病引起。因此,推定法导致了大量的过度诊断、抗疟药物的不当使用以及抗药性菌株的产生。这种方法还导致了对发热的确切原因的延迟诊断和治疗。直到2000年代末,人们才开始放弃推定方法,这得益于快速诊断试剂盒的开发、全球验证和推广。如今,仅基于症状和体征来管理疟疾被认为是不可取的,并且被认为与世界卫生组织推荐的“检测-治疗-追踪”策略不一致。因此,只有在无法进行寄生虫学检测时才应使用推定法。

8.15.8.2 快速诊断试验

快速诊断疟疾的油尺技术是在20世纪90年代初开发的。然而,直到21世纪才开始被广泛使用(Bell et al.,2006a,2006b;Baiden et al.,2012)。疟疾快速诊断试验(mRDT)是一种可用于确认寄生虫感染的现场设备,大约需要15到30分钟(Perkins,Bell,2008)。它们的可用性彻底改变了疟疾的诊断,并改善了抗疟药物的定位。该技术依赖于检测疟原虫产生的抗原。这些抗原包括富含组氨酸的蛋白质-2(HRP-2),乳酸脱氢酶(LDH)和醛缩酶。虽然LDH和醛缩酶由所有疟原虫物种表达,但HRPS-2抗原是恶性疟原虫的特异性抗原。这使得可以开发出能够区分恶性疟原虫和非恶性疟原虫感染的快速诊断试验。

使用mRDT的重要优势包括非实验室技术人员可以在最简单的培训下使用。它还可以在所有环境中使用,而不受基础设施能力的限制。mRDT的缺点是其不能提供寄生虫感染程度的定量测量。此外,抗原在血液中的持续存在意味着基于HRP2的mRDT阳性结果在成功治疗后可以持续3~4周(Baiden et al.,2012;Mbabazi et al.,2015;de Oliveira et al.,2009)。因此,基于HRP-2的mRDT不能用于监测治疗反应,在严重疟疾的诊断和管理中应使用血涂片显微镜检查。

一个新兴的挑战是某些寄生虫的基因组中删除了疟原虫hrp2和hrp3基因。这可能会影响基于HRP2的mRDTs的性能。这已经在南美、印度、厄立特里亚和肯尼亚报道过,并且很可能会扩散,因为带有hrp2和hrp3基因的寄生虫在测试中无法被检测到(Nima et al.,2017)。尽管大多数高传播国家中HRP2基因缺失的患病率仍然较低,但需要进行有效的监测(Gamboa et al.,2010;Beshir et al.,2017;WHO,2018a)。

8.15.8.3 血涂片显微镜检查

显微镜检查自阿方斯·拉弗朗的工作以来一直是疟疾确诊的主要方法。它包括提取静脉血,制作玻片血涂片,处理并在光学显微镜下观察。需要一个训练有素的技术人员来读取血涂片。这个过程对基础设施、物流和技术能力方面提出了很高的要求。在疟疾流行的大部分地区,进行疟疾显微镜检查的能力无法维持在地区和县一级以上。即使在有能力进行疟疾显微镜检查的设施中,由于进行这项测试需要时间,结果可能在治疗开始后才能得到。在经过良好训练的显微镜技师手中,显微镜检查是疟疾诊断的金标准。

显微镜的一个主要优势是它能够区分物种并量化寄生虫数量。因此,它可以用于监测寄生虫数量,作为治疗反应的一部分。保持血涂片显微镜检查能力的一个主要原因是,除了寄生虫病的诊断可能性外,还增加了血涂片显微镜检查的实用性和经济性。

8.15.9　聚合酶链反应(PCR)在疟疾诊断中的应用

检测疟疾感染的另一种方法是使用PCR基因检测。在20世纪90年代,开发了用于检测疟疾寄生虫的PCR基因检测方法。与显微镜检测相比,PCR基因检测具有100倍以上的敏感性。然而,高昂的成本和技术复杂性限制了其作为即时诊断设备的使用。在疟疾即将消除且寄生虫感染水平较低的地区,它们用于调查很高效。PCR基因检测的一个非常有用的场景是在妊娠期间检测疟疾感染。

8.15.10　T3:检测-治疗-追踪

在2012年世界防治疟疾日,世界卫生组织推出了T3:检测、治疗、追踪的战略,呼吁疟疾流行国家、捐助者和全球疟疾社区加大对疟疾的诊断测试、治疗和监测的力度。T3战略是基于质量保证的mRDTs的大幅提高供应、疟疾传播水平的大幅降低以及对现有抗疟药物范围的谨慎使用的需求(WHO,2010,2015b)。

根据该战略,现在要求在开始治疗之前,必须通过寄生虫学检测确认所有疑似疟疾病例。在各种试验和操作研究中,这种方法已被证明可以显著减少抗疟药物的使用。据报道,使用量减少了30%至60%(Skarbinski et al.,2009;D'Acremont et al.,2010;Kyabayinze et al.,2010;Thiam et al.,2011;Yukich et al.,2012)。然而,在加纳高传播环境中的一项试验中,抗疟药物使用的减少仅为12%。在这项试验中发现,相比于推定法,依靠mRDTs的结果来管理发热的5岁以下儿童可以提高抗疟药物的针对性使用,而不会影响临床结果(Baiden et al.,2016)。在管理轻度疟疾中使用mRDTs也被发现在不同传播环境中具有成本效益(Yukich et al.,2010;Tawiah et al.,2016)。

提高抗疟药物使用的针对性付出了相当大的代价。由于缺乏确定其他发热病因的工具,在非疟疾发热疾病的治疗中,抗生素的推定使用率有所上升(Baiden et al.,2011;Iroh Tam et al.,2016)。如果非洲撒哈拉以南地区的临床医生能够得到更好的指导,就需要对疟疾流行国家的发热病因有更好的了解(Baiden et al.,2012年;D'Acremont et al.,2014;Hopkins et al.,2017)。

8.15.11　疟疾的治疗

疟疾治疗的主要目标是:

- 在患者中实现治愈和完全康复。
- 通过减少传染源,降低传染给他人的风险。
- 预防抗疟药物的耐药性的出现和传播。

抗疟药物的有效性和实用性是根据其内在潜力来评估其实现这些目标的能力。

8.15.11.1　抗疟药物

青蒿素类药物

青蒿素的发现及其抗疟活性的确立的故事,由中国科学家完成,是20世纪后半叶医学领域的伟大发现之一(Krishna et al.,2008)。青蒿素是一类源自中国植物青蒿的抗疟药物。

这是一种在中国传统医学中已有1 000多年历史的草药。1972年,中国中医研究院的科学家屠呦呦从青蒿中提取了青蒿素(Liu,2016)。如今,含有青蒿素衍生物的治疗方案已成为疟疾的标准治疗方法。

2015年,屠呦呦因其开创性的工作而被授予诺贝尔生理学或医学奖。青蒿素及其半合成衍生物被描述为中国传统医学赠予世界的礼物。关于青蒿素如何成为当今最重要的抗疟药物类别的描述是全球卫生领域的经典之作。这是一个呼吁尊重中医学及补充医疗的案例(Guo,2016;Ikram,Simonsen,2017)。

青蒿素是一种含有独特过氧化物桥的倍半萜内酯,据推测这种结构使其具有抗疟疾的特性。一旦进入血液中青蒿素衍生物在几分钟内能杀死大部分寄生虫,但会迅速代谢。青蒿素生物利用率低限制了其有效性。为了克服这一限制,已经开发了半合成衍生物。二氢青蒿素是所有青蒿素化合物的活性代谢物。现在,它以二氢青蒿素–哌喹的药物形式可供使用(Baiden et al.,2015;Adjei et al.,2016;Oduro et al.,2017)。青蒿素的副作用较小,包括恶心、呕吐、持续咳嗽和头晕。关于青蒿素的致畸作用知之甚少。因此,不建议在妊娠的第一期常规使用。这种情况可能很快会改变。

最初认为青蒿素的短半衰期将限制抗药性的发展可能性。然而,最近的报告证实了东南亚地区青蒿素抗药性的出现。青蒿素抗药性现在是一个重要的全球公共卫生问题(Mbengue et al.,2015;Woodrow,White,2017)。常用的青蒿素衍生物有青蒿琥酯、蒿甲醚和蒿乙醚。

青蒿琥酯是青蒿素的水溶性酯衍生物。它与阿莫地喹、磺胺乙胺嘧啶和甲氟喹等抗疟药物联合使用,用于治疗轻度疟疾。在撒哈拉以南非洲和东南亚许多国家,联合疗法中的青蒿素是治疗轻度疟疾的一线药物。作为单一疗法,它以静脉注射或肌肉注射的方式用于治疗重度疟疾。在亚洲和非洲人群中进行的一系列临床试验中,已经证实了青蒿素(与奎宁和青蒿酯相比)的优越疗效(Dondorp et al.,2005,2010;Esu et al.,2014)。青蒿琥酯直肠剂是一种特别有用的制剂,可用于在家中和社区一级治疗重症疟疾患儿,这些儿童病情严重,无法耐受口服药物。在因偏远而可能延迟到达最近的医疗机构的情况下,已经证明青蒿琥酯直肠剂可以减少五岁以下儿童的死亡和神经系统后遗症的风险(Gomes et al.,2009)。

蒿甲醚是一种半合成的、脂溶性的二氢青蒿素甲醚。当肌肉注射后,血浆峰浓度在6小时内达到。蒿甲醚对恶性疟原虫和间日疟原虫的血液形态具有非常快速的杀血吸虫活性。它与鲁美芬特林结合在一起,成为常用的抗疟药品牌Coartem(蒿甲醚–鲁美芬特林)。在撒哈拉以南非洲的大多数疟疾流行国家,蒿甲醚也是治疗轻度疟疾的一线药物。蒿甲醚肌肉注射用于治疗重度疟疾。

蒿乙醚有两种形式:蒿乙醚和α/β蒿乙醚,两者均以肌肉注射的方式每天一次给予。它是青蒿素衍生物中使用最少的一种。

青蒿素复方制剂是目前最有效的抗疟药物。世界卫生组织目前推荐使用五种青蒿素综合疗法来对抗恶性疟原虫。各个国家选择使用的ACT应该基于对当地恶性疟原虫株和ACT疗效的了解。不幸的是,青蒿素的产量较少,导致全球供应短缺和价格上涨(Peplow,2016;Ikram,Simonsen,2017)。

氯喹

氯喹是一种4-氨基喹啉,于1934年发现,并在治疗疟疾方面广泛使用了60多年。氯喹通过口服和肌肉注射途径给药。苦味和瘙痒是其主要的副作用。然而,一旦进入血液中,氯喹可以杀死寄生虫的无性生殖形式。它对成熟的配子体没有活性,对间日疟原虫的孢子体或休眠体也没有影响。其终末消除半衰期为45~55天。其主要的血浆代谢物去乙酰氯喹的半衰期更长,为59~67天。长期使用(如治疗皮肤病)可能导致视网膜病变。易于生产、单一疗法和持续的预防性使用导致了寄生虫耐药性的出现,到20世纪90年代末,在许多疟疾流行国家已经超过了世界卫生组织推荐的25%的阈值(Abuaku et al.,2005;Oduro et al.,2005;Takala-Harrison,Laufer,2015)。

世界卫生组织不再推荐氯喹用于撒哈拉以南非洲的疟疾治疗。然而,它仍然与伯氨喹结合用于治疗旅行者的间日疟或卵形疟,以达到根治的目的。然而,最近的报告表明,在一些最初抗药性很高且多年未使用氯喹的撒哈拉以南非洲地区,氯喹的疗效正在重新建立(Kublin et al.,2003;Frosch et al.,2014;Galatas et al.,2017;Ndam et al.,2017)。氯喹有可能恢复疗效并被重新引入以用于疟疾的预防和治疗。

阿莫地喹

阿莫地喹是一种4-氨基喹啉,其结构和活性与氯喹相似。自1948年以来,它已被用作抗疟药物,并对许多氯喹耐药株的寄生虫仍然有效。尽管耐受性限制了其在间歇性预防治疗中的使用,但在妊娠第一期后期被认为是安全的(Clerk et al.,2008)。与青蒿素联合使用,阿莫地喹是一些撒哈拉以南非洲国家治疗疟疾的一线药物之一。与氯喹一样,阿莫地喹可以通过合成生产,并被认为是一种经济实惠的抗疟药物。它有苦味,主要副作用包括头痛、嗜睡和视觉障碍。过量使用可能导致心脏骤停(Olliaro,Mussano,2003)。

磺胺多辛-乙胺嘧啶

这是一种复合药物,含有磺胺多辛(磺胺类药物)和乙胺嘧啶(抗原虫药物)。几十年来,它被用于治疗和预防疟疾。这种组合药物通过协同作用抑制原虫叶酸合成。磺胺多辛与对氨基苯甲酸竞争,而乙胺嘧啶则作为二氢叶酸的选择性抑制剂。多年来,磺胺多辛-乙胺嘧啶被用于治疗轻度疟疾,并在21世纪初的短暂时期内与青蒿琥酯联合用于印度、东非和南部非洲的轻度疟疾治疗。寄生虫对磺胺多辛-乙胺嘧啶的抗药性增加,降低了其在撒哈拉以南非洲许多地区的疗效。目前,磺胺多辛-乙胺嘧啶几乎只用于妊娠期间的间歇性预防治疗(IPT)(Owusu-Boateng,Anto,2017)。然而,寄生虫dhps基因中的抗药性突变威胁到了其在这种适应证中的使用。过敏反应可能导致史蒂文斯-约翰逊综合征。磺胺多辛-乙胺嘧啶是人工合成的,被认为是一种经济实惠的抗疟药物。

伯氨喹

1946年发现的伯氨喹是一种8-氨基喹啉,用于治疗和预防由间日疟原虫和卵形疟原虫引起的疟疾。在前往间日疟流行地区前,建议使用伯氨喹进行初级预防。在低传播环境中,建议恶性疟原虫疟疾患者单剂量服用0.25 mg/kg体重的伯氨喹,并结合青蒿素综合疗法,除了孕妇、6个月以下的婴儿和哺乳6个月以下婴儿的妇女。这旨在减少传播风险。

目前,伯氨喹是唯一能够消灭间日疟原虫在肝脏中的休眠形态的抗疟药物。因此,它被用于预防前往间日疟流行地区的人群的疟疾复发。伯氨喹具有迅速而强效的能力,可以杀死恶性疟原虫和间日疟原虫的配子体。在2018年初,美国食品和药物管理局(FDA)批准了Krintafel(他非诺喹)作为单剂量抗疟药物,用于根治(预防复发)间日疟疾。它被批准用于15岁以上的患者,并且这些患者正在接受适当的抗疟治疗以治疗急性间日疟感染。

伯氨喹可杀死配子体,因此,世界卫生组织在2012年建议,在青蒿素抗药性地区,在疟疾治疗计划中加入单剂量0.25 mg/kg伯氨喹,以阻止疟疾传播。伯氨喹的副作用包括恶心、呕吐和胃痉挛。伯氨喹在葡萄糖-6-磷酸脱氢酶缺乏症(G6PD)患者中禁用。在这些人中,伯氨喹会引起剂量依赖性的氧化性溶血(Watson et al.,2018)。出于同样的原因,伯氨喹在孕妇和哺乳期妇女中也是禁用的。伯氨喹可以通过合成生产,被认为是一种经济实惠的抗疟药。2018年的一份病例报告强调了CYP-4502D6突变在伯氨喹治疗失败中的重要作用(Dijanic et al.,2018)。

奎宁

奎宁是一种碱性胺,最早于1820年从金鸡纳属植物的树皮中分离出来,并一直是一种有效的抗疟药物。在实验室分离出奎宁之前,金鸡纳树的树皮已经被用于治疗发热超过一个世纪。据推测,奎宁通过干扰疟原虫在红细胞中溶解和代谢血红蛋白的能力来对抗恶性疟原虫。奎宁的各种盐酸形式可以口服、静脉注射和肌肉注射。直到最近,奎宁一直是治疗重度疟疾的首选药物。尽管它仍然是许多国家指南中列出的治疗重度疟疾的药物之一,但肌肉注射蒿甲醚、静脉和肌肉注射青蒿琥酯更受青睐(见下文)。奎宁的常见副作用包括头痛、心悸、恶心、耳鸣、听力受损、头晕、视力模糊和色觉障碍。静脉注射奎宁的一个重要副作用是引发低血糖。奎宁中毒可能导致心脏骤停。尽管奎宁可以通过合成生产,但从金鸡纳属植物中获取仍然是最经济可行的来源(Shanks,2016;Gachelin et al.,2017)。

8.15.11.2 妊娠期间的疟疾治疗

除了在怀孕的第一期,非孕期成人用于治疗疟疾的药物也可以用于孕妇。这包括基于青蒿素的衍生物。然而,在怀孕的第一期使用基于青蒿素的衍生物仍然受到限制,只有在使用的好处超过风险或没有更安全的选择时才可以使用。有越来越多的呼吁要求世界卫生组织撤销目前的限制,并推荐在怀孕的第一期使用青蒿素衍生物治疗疟疾(Moore et al.,2016)。在怀孕的第一期被认为安全的抗疟药物有奎宁、氯喹、克林霉素和氯胍。世界卫生组织推荐在怀孕的第一期使用口服奎宁和克林霉素联合治疗疟疾(表8.15.2)。

表 8.15.2 妊娠期间恶性疟疾的影响及其治疗药物

	不良反应		治疗的药物选择	
	孕妇	胎儿	轻度	重度
第一期	• 流产的心理影响 • 贫血	• 流产 • 宫内发育迟缓	• 口服奎宁+克林霉素 • 口服奎宁+克林霉素	• 静脉/肌肉注射奎宁 • 静脉/肌肉注射青蒿琥酯 • 肌肉注射蒿甲醚
第二和第三期	• 早产 • 贫血 • 低血糖 • 肺水肿 • 死亡 • 其他感染风险增加	• 宫内发育迟缓 • 宫内死亡	• 青蒿琥酯-阿莫地喹 • 蒿甲醚-本芴醇 • 双氢青蒿素-哌喹	• 静脉/肌肉注射青蒿琥酯 • 肌肉注射蒿甲醚 • 静脉/肌肉注射奎宁
分娩和产后	• 早产 • 细菌感染	• 死胎 • 低出生体重 • 新生儿死亡		

8.15.11.3 病媒控制

疟疾控制的一个重要部分是杀死蚊虫或破坏繁殖地点。这种方法被称为病媒控制。已被证明有效且常使用的病媒控制干预措施包括睡在喷有杀虫剂的蚊帐中(insecticide-treated nets,ITNs)和室内残留喷洒(in-door residual spraying,IRS)。这两种干预措施都依赖于化学杀虫剂的使用(Alonso et al.,2011;Williams et al.,2018)。

驱虫蚊帐

对ITNs的功效的调查始于20世纪80年代末和90年代初,在撒哈拉以南非洲的不同地区进行了一系列研究,评估了ITNs使用对发病率和儿童全因死亡率的影响。研究表明,ITNs的使用可以将儿童整体死亡率降低17%至33%(Alonso et al.,1991;D'Alessandro et al.,1995;Binka et al.,1996;Nevill et al.,1996;Habluetzel et al.,1997;Lengeler et al.,1998;Phillips-Howard et al.,2003;Binka,Akweongo,2006)。随后,使用ITNs被证明可以通过减少ITNs使用地区的感染蚊虫数量来提供社区范围的保护(Binka et al.,1998)。

ITNs的发展的一个重要基础是大多数媒介蚊虫的叮咬发生在夜间,大多数人都在床上的时候。在撒哈拉以南非洲,疟原虫传播蚊虫的叮咬活动高峰期被认为发生在晚上22:00至次日05:00之间。因此,在驱虫蚊帐下睡觉可以减少叮咬的风险，并增强杀死可能传播寄生虫的蚊虫的能力。然而，在2000年左右，有证据表明，随着长效杀虫蚊帐的大规模使用，按蚊的叮咬模式发生了变化。现在已经有确凿的证据证明，这种媒介生物的适应性行为对使用长效杀虫蚊帐来控制和消除疟疾媒介生物构成了挑战。

尽管上述所述，睡在ITNs下仍然是疟疾控制中最具成本效益的干预措施之一。在加纳北部农村地区，每获得一年健康寿命的折现成本估计为73.5美元（Binka et al.，1997）。在其他地区，每避免一例死亡的成本可能高达1 449美元（Yukich et al.，2009）。

为了促进ITNs的广泛使用，在一些疟疾流行国家进行了免费分发。2014年至2016年，全球制造商共提供了5.82亿个ITNs（其中在撒哈拉以南非洲为5.05亿个）。在非洲，75%的ITNs是通过大规模分发活动进行分发的。2010年至2016年，至少拥有一张驱虫蚊帐的家庭比例从50%增加到80%。在非洲，更多处于疟疾风险中的人们正在使用ITNs入睡。2016年，54%的人口通过这种干预措施得到了保护，相比2010年的30%有所增加（WHO，2018a）。据报道，ITNs分发规模的扩大是撒哈拉以南非洲疟疾传播、相关发病率和死亡率显著下降的原因之一（Bhatt et al.，2015）。

在疟疾控制中，使用ITNs面临两个主要挑战。首先是ITNs拥有和使用之间的差距逐渐出现（Lengeler，Snow，1996）。在加纳北部农村地区，ITNs的使用取决于成本和年份（Binka，Adongo，1997）。在许多地方，免费大规模分发ITNs已经解决了成本问题，但即使在拥有这些ITNs的家庭中，对ITNs的供应仍然不足。而且，这些高水平的拥有与使用情况不匹配（Doda et al.，2018）。

第二个主要挑战是杀虫剂对用于浸渍蚊帐的化学药剂的抗药性的传播（Ranson，Lissenden，2016；Kisinza et al.，2017；Rakotoson et al.，2017）。拟除虫菊酯是最常用的杀虫剂。对拟除虫菊酯的抗药性现在在冈比亚按蚊和不吉按蚊这两种主要的疟疾媒介蚊中普遍存在。在克服ITNs杀虫剂抗药性方面取得了突破。最近，由伦敦卫生与热带医学学院领导的一项试验报告了抗药性。该试验涉及坦桑尼亚的15 000名儿童，发现与含有拟除虫菊酯的蚊帐相比，含有胡椒基丁醚的蚊帐可将疟疾感染率降低44%（Protopopoff et al.，2018）。这一发现促使世界卫生组织修改了其关于ITNs生产和使用的建议。现在，建议在非洲蚊虫对拟除虫菊酯产生抗药性的地区使用喷洒胡椒基丁醚的蚊帐。布基纳法索目前正在进行一项评估使用不同组合蚊帐效果的试验。

室内残留喷洒

IRS是疟疾控制和消除中最古老的干预措施之一。从字面上来说，它是一种“再利用”和“重新包装”的疟疾控制干预措施。以二氯二苯三氯乙烷（DDT）作为杀虫剂，IRS是20世纪40年代至60年代许多国家消除疟疾的主要方法。据估计，在20年的时间内，大约有7亿人，主要分布在欧洲、亚洲和拉丁美洲，摆脱了疟疾的风险（Mabaso et al.，2004）。IRS包括使用杀虫剂喷洒住宅内墙壁，其技术基础是住宅内墙壁保留了足够致命的杀虫剂剂量，可以杀死栖息在这些墙壁上的蚊虫。

20世纪40年代到60年代，在世界卫生组织的倡导下，之后的几年里害虫室内喷洒的使用非常有限，因为人们担心在撒哈拉以南非洲使用DDT会对生态系统造成损害并在食物链中引起中毒。最终，DDT被禁止作为害虫室内喷洒剂使用。拟除虫菊酯的发展作为替代品重新引起了对害虫室内喷洒的兴趣，但由于害虫对杀虫剂产生抗药性，这种兴趣很快就消失了。然而，1999年至2000年南非爆发的疟疾疫情迫使该国政府获得国际豁免权，以在基于害虫室内喷洒的疟疾消除计划中使用DDT。该计划的成功重新引起了对在南部非洲地区使用害虫室内喷洒和DDT的兴趣（Mabaso et al.，2004；Channa et al.，2012a，2012b）。目前在害虫室内喷洒中使用的杀虫剂包括DDT、拟除虫菊酯（杀虫菊酯、溴氰菊酯、高效氯氰菊酯）、有机磷酯（马拉硫磷、虫螨磷）和氨基甲酸酯（苯究卡白）。在南部非洲地区，DDT仍然有效，博茨瓦纳、纳米比亚、南非和斯威士兰的风险人群正在通过这种干预措施得到保护（Smith Gueye et al.，2016a，2016b）。对更便宜的杀虫剂的抵抗以及需要转向更昂贵的化学品，正在减缓撒哈拉以南非洲其他地区的室内喷洒杀虫剂的实施（WHO，2018a）。根据2018年世界疟疾报告，IRS的保护率从2010年的5%峰值下降到2017年的3%，所有世界卫生组织地区都出现了下降。在世界卫生组织非洲地区,覆盖范围从2010年的8 000万人下降到2016年的4 500万人(WHO,2018a)。这种干预措施在家庭中也不受欢迎,因为它可能会干扰正常生活。

幼虫源管理

幼虫源管理(larval source management,LSM)是指有针对性地管理蚊虫的繁殖地点,以减少蚊虫幼虫和蛹的数量。世界卫生组织认为它是疟疾媒介控制的一项补充措施。LSM的四种类型如下:

(1) 栖息地改造:即对环境进行永久性改变,例如土地开垦;

(2) 栖息地操控:即定期的活动,例如冲洗溪流;

(3) 灭幼虫:定期向水体施用生物或化学杀虫剂;

(4) 生物控制:将天然捕食者引入水体中。

LSM在全球疟疾控制和消除中很少被提及,尽管LSM在20世纪70年代初在南欧、古巴、拉丁美洲其他地区和北非的疟疾根除工作中是一项重要的干预措施,且在全面实施的非洲地区已经证明了其有效性。2009年,古巴和委内瑞拉政府与西非国家经济共同体(ECOWAS)的国家达成协议,通过提供财政和技术支持,包括在非洲建立基于LSM产品的工厂,扩大了杀幼虫活动(Newman et al.,2013)。除了古巴目前带头进行的努力外,似乎全球对LSM的实施几乎没有兴趣。《2018年世界疟疾报告》中只提到了一次LSM。

8.15.12 化学预防

当抗疟药用于化学预防时,它们在疟疾控制中发挥着重要作用。抗疟药物针对的是最易感的人群,包括前往疟疾流行国家的无免疫力旅行者。目前在这方面的主要干预措施包括孕妇间歇性预防治疗(intermittent preventive treatment in pregnant women,IPTp)和季节性疟疾化学预防(seasonal malaria chemoprophylaxis,SMC)。

8.15.12.1 孕期间歇性预防治疗

妊娠期间疟疾对母亲和婴儿的风险一直受到重视,多年来,在疟疾流行的国家,化学预防一直是妊娠管理的一部分。在氯喹有效的时代,建议每周使用亚治疗剂量来预防妊娠期间的疟疾(Geelhoed et al.,2001)。大规模的亚治疗剂量使用和有限的依从性导致了疟原虫对氯喹的耐药性。

在20世纪90年代末至2000年初进行的试验中,探索替代药物的选择最终确定为磺胺多辛-乙胺嘧啶(sulfadoxine-pyrimethamine,SP)。在临床试验中,使用SP进行孕期间断预防治疗可将中度至重度贫血、产前寄生虫感染、胎盘寄生虫感染、自然流产和低出生体重的风险分别降低40%、62%、55%、39%和19%(Wilson et al.,2011;Desai et al.,2018)。目前,世界卫生组织建议在中度至高度疟疾传播地区,孕妇在第一孕期的每次定期产前检查后都应接受使用SP的孕期间歇性预防治疗。第一次SP剂量应在妊娠13周时尽早给予,每次后续剂量应至少相隔一个月。最后一次剂量可在分娩前给予(WHO,2015b)。

物流和其他原因继续阻碍着在撒哈拉以南非洲许多国家有效实施ITPp-SP。根据《2018年世界疟疾报告》,2017年约有22%的符合条件的孕妇接受了建议的三剂或更多的IPTp。这一比例较2015年的17%和2016年的19%有所增加。各国的覆盖率差异很大。截至2017年,只有赞比亚的第三剂IPTp(IPTp3)的覆盖率达到50%或更高(WHO,2018a)。

由于寄生虫对SP产生抗药性的问题仍令人担忧,双氢青蒿素-哌喹看起来是最有希望作为潜在的替代性抗疟药物。试验表明,它耐受性好、有效性高且可接受,尽管它也容易产生青蒿素抗药性(Chico,Moss,2015;Kakuru et al.,2016;Tarning,2016;Rogerson et al.,2018)。

8.15.12.2 季节性疟疾化学预防

在世界上许多疟疾肆虐的地区,传播是高度季节性的。这种模式提供了在疟疾发病率最高的时候实施干预措施的机会。这个原则是SMC的基础。这是一种针对疟疾控制的干预措施,通过每间隔3或4个月,在疟疾传播高峰期为幼儿提供有效的抗疟疾药物组合的治疗疗程。

在临床试验中,这种方法将轻度疟疾的发病率降低了82%,重症疟疾的发病率也降低了82%。世界卫生组织在2012年建议,在撒哈拉以南非洲的疟疾传播高度季节性、寄生虫对这些药物敏感的地区,使用含有SP和阿莫地喹的SMC来治疗3至59个月龄的儿童(Cairns et al.,2012;Matangila et al.,2015;Coldiron et al.,2017;Greenwood,2017)。有越来越多的证据表明,有必要将这种干预措施扩展到年龄较大的儿童,因为在这个特定年龄组中显示出的益处以及5岁以上儿童患疟疾的负担不断增加。在部署疟疾疫苗时也提出了类似的原则,这些疫苗具有很高的初始效力,但只能提供短期的保护。布基纳法索和马里正在进行的一项试验正在探索这个假设(Greenwood,2017;Greenwood et al.,2017)。

8.15.12.3 婴儿间歇性预防治疗

婴儿间歇性预防治疗(intermittent preventive treatment in infants,IPTi)是通过扩大免疫计划,在规定的时间间隔内(通常在10周、14周和9个月龄时),给予处于中高度疟疾传播地区的患有恶性疟风险的婴儿一整个疗程的SP治疗(Gosling et al.,2009)。

IPTi可减少出生后第一年的临床疟疾、贫血和重症疟疾。尽管世界卫生组织在2009年推荐了IPTi,但只有塞拉利昂将其纳入政策并实施了干预措施,且规模有限。

8.15.12.4 大规模药物治疗

大规模药物治疗(mass drug administration,MDA)是指在特定区域内向整个人群(除了禁忌证患者)提供全剂量的抗疟疾治疗,无论其是否有症状或感染。在减少传播方面,MDA旨在尽可能多地向人群提供治疗浓度的抗疟疾药物,以治愈无症状感染并在治疗后预防再感染。为了对传播产生影响,MDA需要对目标人群进行高覆盖率,这又要求高水平的社区参与和合作。

MDA在控制和消除被忽视的热带病(NTDs)如沙眼、淋巴丝虫病和鞭虫病方面发挥了重要作用。世界卫生组织推荐MDA以实现以下目标:(1) 在以消除为目标的地区中断恶性疟疾传播;(2) 减少大湄公河地区多药耐药性传播的风险;(3) 在疟疾流行和特殊复杂紧急情况下减轻疟疾负担。特殊复杂紧急情况的例子包括2014年至2016年西非埃博拉疫情期间进行的MDA以及随后在刚果民主共和国暴发的疫情。

8.15.12.5 疟疾和旅行医学

有91个国家的国际旅行者可能面临疟疾风险(WHO,2018a)。对于前往热带地区的非免疫的旅行者来说,疟疾是一个始终存在的危险。这里的非免疫指的是那些通常居住在温带非疟疾流行国家的人。那些原本居住在疟疾流行国家但在非流行国家逗留超过6个月的人也被视为非免疫者。这些人对疟疾几乎没有免疫力,他们有可能患上非常严重的疟疾。这种疾病可能迅速恶化,并在几小时到一天内发展成脑型疟疾。

非免疫的旅行者前往热带国家需要寻求专家建议。他们可能需要在自己的原籍国开始抗疟疾化学预防治疗,继续在热带地区逗留期间进行治疗,然后在返回常住国家的一段时间内继续治疗。马拉隆(malarone)是常用的抗疟疾预防药之一,含有阿托伐醌和氯胍。其他用于抗疟疾预防的药物包括甲氟喹和多西环素。

一种新兴的替代疟疾化学预防的方法是“备用紧急治疗”(SBET)。这种方法是为旅行者提供紧急疟疾治疗,以便在没有医疗救助时自行使用,或在确诊疟疾后在医疗监督下使用(Genton,D'Acremont,2017)。

尽量避免怀孕妇女和5岁以下儿童前往疟疾传播地区的非必要旅行。如果旅行不可避免,应在旅行前、期间和之后寻求适当的建议,了解最佳的疟疾防护和化学预防方法(Irvine et al.,2011),包括使用驱虫蚊帐、防护衣物和驱蚊剂来避免蚊虫叮咬。

8.15.13　疟疾疫苗

如果能够开发出有效的疫苗来补充其他干预措施,那么当前为控制、消除甚至可能根除疟疾的努力将更有可能取得成功。随着基因技术的发展,更多的靶向疟原虫抗原被鉴定出来,人们对实现这一目标的期望空前高涨。目前在疟疾疫苗研发中探索的三种主要机制是:(1) 抗感染;(2) 阻断传播;(3) 抗疾病。迄今为止最先进的疟疾疫苗是由葛兰素史克(GSK)开发的抗感染疫苗RTS,S/AS01。

8.15.13.1　RTS,S/AS01疫苗

RTS,S/AS01疫苗是疟疾疫苗开发中抗感染机制的一个例子。它是一种单价重组蛋白疫苗,针对的是环孢子虫蛋白寄生虫抗原的一个片段。它已在非洲的11个地点进行了大规模的3期试验。这些试验在2009年至2013年期间进行,结果显示该疫苗对年龄较大的儿童(5～17个月)提供了部分的临床疟疾保护。在接种0、1、2和20个月的三剂疫苗加强剂后,儿童在接种0个月到研究结束(每个儿童中位数为48个月)期间的有效性为36.3%。与第一剂后14个月的50.4%相比,效果有所下降。在6～12周龄组中,无论在试验期间是否接种加强剂,都没有观察到对重症疟疾的显著有效性(Moorthy,Okwo-Bele,2015;Rts,2015)。RTS,S/AS01疫苗已于2015年7月获得欧洲药品管理局的积极科学意见,并且世界卫生组织已推荐在加纳、肯尼亚和马拉维进行有限的试点部署。该部署是在疟疾疫苗实施计划(MVIP)的旗帜下进行的,目标是至少5个月大的儿童。评估在儿童中接种所需的四剂疫苗的可行性,以及接种疫苗是否安全有效,能否降低接种人群的疟疾发病率。马拉维和加纳的项目于2019年4月启动。

8.15.13.2　传播阻断疫苗(TBV)

TBV旨在针对蚊虫体内寄生虫发育的性阶段。它们利用配子体、配子、合子和卵子体表达的抗原,诱导产生能够攻击蚊虫体内寄生虫并损害其生存能力和进一步发育的抗体。已经进入人体试验阶段的TBV包括Pfs25及其恶性疟原虫同源物Pvs25,以及Pfs230(Ogobara et al.,2018)。

抗原Pfs25是经评估效果最好的。它由一种糖基磷脂酰肌醇连接的蛋白质组成,表达在卵子表面。它的结构配置复杂,尚未完全阐明。如果对抗原的结构构象有更好的理解,并找到与之匹配的佐剂,很可能使Pfs25和其他疟疾疫苗成为现有疟疾消除和根除工具的重要补充。

8.15.13.3　前红细胞疫苗

前红细胞疫苗针对疟原虫的孢子虫期和肝脏期,旨在预防疾病并中断传播。该机制中的主要方法是使用基因减毒寄生虫、辐射减毒孢子体和/或野生型孢子体与化学预防药物联合接种。使用整个孢子体疫苗后的免疫反应原理已经确立(Coelho et al.,2017)。与结核杆菌疫苗一样,主要挑战是提高诱导的免疫反应水平。

PfSPZ是一种非复制的辐照全孢子疫苗,已经进入人体试验阶段。在马里,它被证明对自然传播的寄生

虫有效。目前正在开展第三阶段的计划。

研究提出，即使是一种不完美的疟疾疫苗，在季节性疟疾疫苗接种中仍然有用(Greenwood et al.,2017)。虽然RTS,S/AS01疫苗的研究结果使世界更接近有效的疟疾疫苗的目标，但免疫力迅速衰退以及对6～12周龄儿童无效的结果表明，它并没有使人类免疫系统超出其自然能力。然而，证明这个原理仍然是一个重大突破，人们乐观地认为，距实现真正有效和实用的疟疾疫苗的目标并不遥远。

8.15.14 监测

公共卫生监测是对规划、实施和评估公共卫生实践所需的健康相关数据进行持续、系统的收集、分析和解释。有效的监测旨在实现以下目标：

◇ 提供即将发生的公共卫生紧急情况的预警。

◇ 设定目标并跟踪干预结果的进展。

◇ 准确定义健康问题的流行病学，以便确定优先事项并制定知情的公共卫生政策和策略。

《全球疟疾技术战略(2016—2030)》(GTS)强调了对所有患疟疾风险人群进行核心疟疾干预的普及覆盖，并强调了使用高质量监测数据进行决策的重要性。监测是《全球疟疾技术战略(2016—2030)》的三大支柱之一，已从卫生系统的例行活动转变为疟疾流行地区所有环境中的核心干预措施。疟疾监测新的12个核心原则包括：

◇ 疟疾病例的准确寄生虫学诊断应是疟疾监测系统的基础。

◇ 疟疾监测系统的主要组成部分应该整合到常规的卫生管理信息系统(HMIS)中。

◇ 国家标准操作程序应基于国家需求和世界卫生组织的建议。

◇ 参与疟疾监测、记录和报告的一线工作人员应该是疟疾监测系统数据的首批使用者。

◇ 监测系统应解决疟疾在国内的异质性。

◇ 应该进行必要的投资，以应对疟疾负担的变化，并进行系统转型。

◇ 所有疟疾监测数据应与卫生系统中适当层级的决策相联系。

◇ 应该做出协同努力，包括来自所有领域的数据和私营部门。

◇ 疟疾监测可能在传播中断后成为一般卫生服务的广泛责任。然而，应该支持疟疾计划的监测系统以确保监测工作。

◇ 创新和技术进步应基于实证证据的额外效益、成本和可持续性，并纳入疟疾监测中。

◇ 疟疾监测应包括对治疗中使用的抗疟药物疗效的定期监测。

◇ 疟疾监测系统应定期评估其准确性、可靠性、完整性、精确性、及时性、完整性和根据监测结果采取的行动。

疟疾监测的数据来源可以是例行的(基于医疗机构和/或社区)或定点检测。病例可以通过主动或被动的方法来确定。主动方法的强度或两者的混合取决于疟疾传播环境。随着传播水平的下降，越来越多地采用主动方法。

建议采用一套46项指标。这些指标考虑了疟疾控制的资源可用性水平(项目融资、商品)、服务提供水平(干预覆盖率)、监测、监控和评估系统的绩效以及传播、感染和疾病的趋势。其中12项指标(1项为投入指标、6项为结果指标、5项为影响指标)被视为核心指标。这些指标在表8.15.3中有详细说明。

随着监测成为疟疾干预的核心，世界卫生组织于2018年3月发布了一本详细的疟疾监测、监控和评估参考手册。该手册介绍了将疟疾监测作为核心干预的证据基础、疟疾监测系统的建立方式、疟疾监测的新概念和实践、抗疟药物疗效和药物抗性的监测、昆虫监测的方法以及病媒控制的监测和评估。它还涉及疟疾早期预警、爆发的检测和应对、国家计划的监测和评估等问题。这本手册是所有卫生专业人员的强烈推荐读物，因为他们的工作影响到从疟疾控制到消灭疟疾的整个过程(WHO,2018b)。

表 8.15.3 监测疟疾计划和实施全球疟疾技术战略(2016—2030)的12个推荐核心指标

指标			传播强度			数据来源		
			高	低和非常低	根除或预防重新产生	常规报告系统	健康设施调查	家庭调查
输入	融资	每人针对疟疾控制和消除的支出	X	X	X	X		
结果	病媒控制	过去12个月中,在ITNs下睡觉或住在经过IRS喷洒的房屋中的人口比例	X	X		C		C
	化学预防	孕妇接受三剂或更多IPTp的比例	X			X		X
	案例检测	在过去两周内发烧的5岁以下儿童中,寻求了建议或治疗的比例	X	D				X
	诊断测试	疑似疟疾患者接受寄生虫学检测的比例	X	X		X	X	
	治疗	根据国家政策,接受一线抗疟治疗的确诊疟疾患者比例	X	X	X	X	X	
	监测	监测系统检测到的疟疾病例比例	X	X	X	C		C
影响	患病率	寄生虫患病率:人群中感染疟疾寄生虫的比例	X	D				X
	发生率	疟疾发病率:每年每千人的发病人数和发病率	X	X	X	X		
	死亡率	疟疾死亡人数:每年每10万人的数量和比率	X	D	D	X		
	消除量	自2015年以来消除疟疾的地区和国家数量			X	X		
	预防重新出现	2015年重新出现疟疾的地区和国家的数量			X	X		

注:X指标与该环境高度相关;C需要来自常规系统和家庭调查的数据;D指标可能与该环境相关。

资料来源:Malaria surveillance, monitoring&evaluation: a reference manual. Geneva: World Health Organization; 2018. Licence: CC BY-NC-SA 3.0 IGO, with permission from the World Health Organization.

8.15.15 疟疾发病的衡量标准

疟疾发病率(发病率)和血液中携带疟原虫的人口比例(患病率)是衡量疟疾流行程度的最常用的代理指标。这两个指标相对于其他指标的优势在于计算相对简单、成本较低,并且可以在短时间内报告。这两个指标可以从常规卫生信息系统和基于人口的调查中获得。正如本节中进一步阐述的原因,这两个指标都是疟疾传播的不精确测量指标(Oduro et al.,2011,2016)。

8.15.15.1 疟疾发病率

虽然疟疾病例、住院患者和死亡人数的绝对数字可以用来估计随时间变化的趋势,并确定疟疾问题最严重的地区,但由于不同人口规模,这些数字对于评估哪些人群最容易感染疟疾不太有用。疟疾发病率可以指示感染疟疾的风险,它是通过将一定时期内的新疟疾病例数除以风险人群总数来计算的。在大多数疟疾流行国家,这两个指标的确定都面临挑战。

诊断测试的覆盖范围仍然不普遍,在许多地方,被计算在疟疾病例中的已确认和未确认病例混杂在一起。从常规卫生服务记录中往往无法清楚得知已确认疟疾病例的数量,也不清楚未确认病例中有多少可以估计为真正的疟疾。另一个挑战是所谓的冰山现象。在疟疾流行国家的许多农村和城市社区,获得卫生设施的机会仍然存在挑战。获得卫生设施的机会通常受到经济、地理和文化因素的限制,只有少数生病的人会寻求卫生设施的医疗服务。因此，用于计算疟疾发病率的卫生服务数据往往倾向于低估疾病风险。

为确定处于风险中的人口，世界卫生组织建议使用相关政府部门（如统计局、规划局或人口普查办公室）发布的人口规模估计。然而，重要登记的中断以及缺乏持续跟踪人口的系统使得很难确定这些官方来源得到的数据是否真正代表处于风险中的人口。尽管存在这些限制，在合理的时间范围内和大规模人群中应用时，疟疾的发病率可以准确衡量感染风险的大小。趋势数据也能够传达出足够深刻的风险方向印象。

8.15.15.2 疟疾的患病率

疟疾发病的第二个容易确定的衡量指标是人群中寄生虫感染率。传统上，这代表了在调查中发现2~10岁儿童血液中有疟原虫的比例。国家疟疾防治计划通常使用这个指标来监测干预措施的效果。这些程序已经纳入了各种人口和健康调查、多指标群集调查和疟疾指标调查中。寄生虫感染的确定是由受过训练的非专业领域工作者在访谈点进行的，mRDTs的可用性使得这些程序变得不那么繁琐和复杂。

然而，通过调查确定疟疾患病率存在一个问题，即无法充分衡量传播和疾病负担。在许多疟疾肆虐地区，不少儿童携带疟原虫但不生病（White，2017）。这种现象使得寄生虫水平和疾病风险之间的推断不准确。另一个问题是使用mRDT的固有限制。血液中HRP2抗原的持续存在同样削弱了mRDT阳性意味着疟疾风险的推断。已经有人尝试建立基于模型的患病率和感染率之间的联系。然而，由于模型结构和校准数据存在差异，因此尚未就疾病负担估算的最佳应用达成共识（Patil et al.，2009）。尽管有这些注意事项，但寄生虫患病率的测定易于应用，并能通过程序的逐年一致性来确定趋势，因此是衡量地方病流行程度和干预措施影响的一种有吸引力且实用的替代方法。

8.15.16 昆虫学监测指标

主要的昆虫学指标分为5类：

- 成年病媒的组成（物种出现和密度）。
- 成年病媒的行为（人体血液指数、人体叮咬率、叮咬时间、叮咬位置、休息位置）。
- 成年病媒对杀虫剂的抗性（抗性频率、状态、强度和机制）。
- 未成年病媒的水生栖息地（栖息地可用性和占用情况，幼虫密度）。
- 传播的替代指标[孢子虫率、昆虫接种率（entomological inoculation rate，EIR）、接受能力]。

两个与疟疾传播直接相关的关键指标是EIR和病媒传播能力。

8.15.16.1 昆虫接种率

疟疾传播的最直接指标是EIR。EIR衡量的是特定人群中每人每年被感染叮咬的平均次数。为了计算EIR，需要确定两个参数。这些参数是人体着陆率（human landing rate，HLR）和孢子虫携带率。确定HLR涉及一个复杂的过程，即捕捉所有在夜间落在一个人身上的蚊虫（人体叮咬率），并将其表示为每人每晚。所有捕获的蚊虫都被送到实验室，其中每只蚊虫的唾液腺被解剖以确定携带孢子虫的蚊虫的比例（孢子虫携带率-SR）（Morrow，Moss，2017）。EIR是HLR和SR的乘积。确定特定地点的EIR的过程昂贵且技术要求高。因此，在疟疾流行国家的常规疟疾监测中通常不包括EIR。通常，EIR仅在研究或资金充足的特定项目中可用。一些病媒物种的白天叮咬特性正成为一个日益严重的问题。

8.15.16.2 病媒传播能力

病媒传播能力(vectorial capacity,VC)是疟疾传播的另一个基本指标。它是指在给定地点和时间,如果人类群体对疟疾完全易感并保持易感状态,特定病媒种群每天每例可诱发的新感染病例数。它衡量了潜在感染接触率,并取决于蚊虫的寿命和对疟原虫感染的易感性。

对于疟疾传播来说,雌性按蚊必须活得足够长,以完成疟原虫寄生周期的孢子期,并在吸血过程中注入孢子。与EIR类似,VC是衡量疟疾传播的一个很好的指标,但计算方法非常复杂,因此不常用。

8.15.17 配子体携带期及其意义

配子体是疟原虫生命周期中对蚊虫具有感染力的阶段。因此,配子体对疟疾传播至关重要。然而,由于配子体携带期没有症状(在间日疟疾中可能有症状),人类发育停滞的这一阶段成为持续感染和再感染疟疾的储存库。开发针对配子体的抗疟药物是消除疟疾议程的重要部分。最近,亚甲蓝的配子体杀伤活性引起了人们的兴趣(Lu et al.,2018)。研究发现,在阿莫地喹和SP中加入单剂量0~25 mg/kg伯氨喹,或在双氢青蒿素-哌喹中加入3天15 mg/kg/d亚甲蓝,可预防恶性疟原虫传播(Dicko et al.,2018)。配子体阶段在人体中的"耐受"存在揭示了自然免疫如何在疟疾中演化。有人推测一定程度的配子体血症是维持自然免疫所必需的(Stone et al.,2018)。

8.15.18 控制、消除和根除:连续体

在实现国家和全球无疟疾状态的过程中,有4个明确的阶段。这些阶段分别是控制、预消除、消除和防止再引入。世界卫生组织有一个详细的流程来确定国家或地区是否已经从一个阶段过渡到另一个阶段。这需要对相关的描述性术语进行清晰、正确和统一的使用。世界卫生组织提供了以下术语:

控制:这是通过有意识的努力将疾病的发病率、患病率或死亡率降低到当地可接受的水平。为了保持控制,需要持续干预。

消除:指的是在特定地理区域中断当地传播(即将疟疾病例减少到零)的特定寄生虫。需要持续采取措施以防止传播重新出现。

根除:指的是通过努力,将全球由人类疟疾寄生虫引起的感染发生率永久降至零的过程。一旦达到根除,就不再需要干预措施。术语"消除"与"根除"的可互换使用已不再被接受。

8.15.19 疟疾消除

2016年,世界卫生组织确定了21个有潜力在2020年消除疟疾的国家(即所谓的E-2020国家)(表8.15.4)。到2018年,其中11个国家仍在朝着实现消除目标的方向前进,而10个国家在2017年报告了本土疟疾病例有所增加。然而,全球范围内的消除病例网络不断扩大,越来越多的国家朝着零本土病例的方向发展。2017年,有46个国家报告的这类病例少于1万例,比2016年的44个国家和2010年的37个国家有所增加。在2016至2019年间,世界卫生组织欧洲地区、巴拉圭、阿尔及利亚和阿根廷已被认证为无

疟疾国家。

表 8.15.4　按世界卫生组织地区划分的到2020年有可能消除本地疟疾传播的国家
（截至2016年）

世界卫生组织	国　　家
非洲地区	阿尔及利亚、博茨瓦纳、佛得角、科摩罗、南非、斯威士兰
美洲地区	伯利兹、哥斯达黎加、厄瓜多尔、萨尔瓦多、墨西哥、巴拉圭、苏里南
东地中海地区	伊朗（伊斯兰共和国）、沙特阿拉伯
东南亚地区	不丹、尼泊尔、东帝汶
西太平洋地区	中国、马来西亚、韩国

这是世界卫生组织对一个国家宣布为无疟疾的认证。当通过按蚊传播的疟疾在连续三年内停止，并建立了预防该疾病重新传播的完整系统时，才会授予这个认证。世界卫生组织的全球疟疾计划负责管理认证的过程。国家通过申请和提供必要的证据自愿参与这个认证过程。世界卫生组织总干事负责授予疟疾消除证书（WHO，2016）。

8.15.20　疟疾根除

在过去几年中，全球关于疟疾的讨论主要集中在消除和可能的根除问题上，以及实现这一目标需要什么。在20世纪60年代的失败尝试之后的许多年里，根除疟疾被认为在技术上是不可能的。然而最近，特别是在美国亿万富翁、慈善家比尔·盖茨宣布将根除疟疾作为其基金会疟疾项目的目标之后，疟疾根除重新成为全球议程的焦点（Star，2015）。讨论的重点已经从全面宣布不可行转向哪些工具（如果可行的话）能够实现这一目标。还有一种愿望，即通过逐个国家、逐个地区消除疾病来实现疟疾根除的愿望正在倒退。这一愿景在2016年至2030年疟疾全球技术战略（GTS）“无疟疾世界”中得到了推动。该战略的目标是分别在2020年、2025年和2030年在10个、20个和35个国家消除疟疾（WHO，2015c）。

疟疾根除研究议程（malERA）倡议汇集了世界上最优秀的一批疟疾学家，旨在设计一条针对根除疟疾的研究路径。在该小组的意见中，他们认为目前的工具和知识水平无法实现疟疾根除（Alonso et al.，2011；Drugs mCGo，2011；Strategies mCGoI，2011）。除此之外，他们主张需要具备单次接触根治和预防（SERCaP）能力的药物。这种药物的目标产品概况（TPP）应包括根治，即消除所有寄生虫（包括肝脏中长寿命的间日疟原虫或卵形疟原虫休眠子），适合大规模使用（包括对健康人群的使用，并且具备非常好的安全性），以及治疗后至少1个月的预防，以超过按蚊媒介的疟原虫的典型发育周期。还需要开发能够减少并有助于阻断传播的疫苗，即所谓的TBVs。目前正在开发的疫苗并不符合这一标准，因为它们的目标是减少发病率和死亡率，而不是阻断传播（Drugs mCGo，2011；Vaccines mCGo，2011）。随着疟疾发病率的下降，解决国内异质性将需要新的控制和监测工具（Greenwood，Targett，2011）。2018年4月，随着《柳叶刀》疟疾根除委员会的成立，推动疟疾根除的努力进一步增强。这是一个由来自世界各地的24位专家组成的委员会，旨在制定疟疾根除的路线图（Chen et al.，2018）。

8.15.21　低频术语

多年来，有4个级别的分类被用来描述疟疾的流行程度。这些级别分别是全地区性流行、高地区性流行、中地区性流行和低地区性流行（与感染强度和EIR降低相对应）。2018年世界疟疾报告和世界卫生组织关于疟疾监测的手册都没有提到这种分类方法。目前,这些术语已经很少使用,最好避免使用。

8.15.22 全球计划和战略

8.15.22.1 全球疟疾计划

全球疟疾计划(GMP)是世界卫生组织在抗击疟疾方面的领导机构。它负责协调全球控制和消除疟疾的工作。GMP通过以下方式支持成员国实现全球疟疾战略(GTS)的目标:

◇ 制定和传播关于疟疾控制和消除的全球指导方针和政策。

◇ 支持各国在适应、采纳和实施世界卫生组织关于疟疾控制和消除的全球规范和标准。

◇ 协助各国制定国家疟疾战略计划。

◇ 帮助国家建立健全疟疾监测系统。

◇ 响应国家的要求,解决生物和运营紧急情况以及瓶颈问题。

GMP每年发布《世界疟疾报告》。这是关于全球疟疾状况的最全面的报告。它提供了全球和各国的进展情况,以实现设定的全球目标。GMP还每两个月发布一次新闻简报,重点介绍GMP工作中的最新消息和发展动态。订阅请访问https://www.who.int/malaria/news/sign_up_form/en/。

8.15.22.2 疟疾政策咨询委员会

疟疾政策咨询委员会(MPAC)成立于2011年,是在对世界卫生组织全球疟疾计划发起的疟疾控制和消除政策制定过程进行广泛审查之后成立的(D'Souza,Newman,2012)。该委员会为世界卫生组织提供独立的战略建议,内容包括:

◇ 根据成员国和疟疾控制合作伙伴的疟疾项目实施数据以及对最佳可用证据的审查,制定适当的疟疾政策和标准。

◇ 世界卫生组织参与疟疾相关的倡议。

◇ 实现全球疟疾目标的主要问题和挑战。

◇ 确定优先活动,以应对已确定的挑战。

MPAC每年在日内瓦召开两次会议,由世界上最杰出的一些疟疾专家组成。它得到了GMP指南开发组和临时证据审查组的支持,这些组织支持政策制定过程。MPAC对疟疾相关的政策和倡议产生了深远影响,其中包括关于疟疾预防治疗中磺胺多辛-乙胺嘧啶的最新政策建议,以及使用单剂量伯氨喹作为恶性疟原虫配子体杀灭剂。正是基于MPAC的建议,目前在加纳、肯尼亚和马拉维实施了有限的RTS,S/AS01疟疾疫苗部署。

8.15.22.3《2016—2030年全球疟疾战略》

《2016—2030年全球疟疾战略》是由全球疟疾计划组织制定并于2015年5月被世界卫生大会采纳的文件。该战略提供了一个全面的框架,以指导各国和机构加快推进疟疾消除进程。自疟疾根除时代开始以来,该战略设定了最雄心勃勃的目标,即减少疟疾病例和死亡人数(表8.15.5)。2016—2030年的时间表与2015年由所有联合国会员国认可的可持续发展议程相一致。实现这些目标的路径基于三个支柱和两个支持要素。

表8.15.5　2016—2030年全球疟疾技术战略的里程碑和目标

目　　标	里程碑		具体目标
	2020	2025	2030
1. 与2015年相比，降低全球疟疾死亡率	>40%	>75%	>90%
2. 与2015年相比，降低全球疟疾病例发生率	>40%	>75%	>90%
3. 在2015年出现疟疾传播的国家消除疟疾	至少有10个国家	至少有20个国家	至少有25个国家
4. 防止所有无疟疾的国家重新出现疟疾	预防再次传播	预防再次传播	预防再次传播

这些支柱是：

◇ 支柱1：确保全民普遍获得疟疾预防、诊断和治疗。

◇ 支柱2：加快努力，实现消除疟疾并达到无疟疾状态。

◇ 支柱3：将疟疾监测转变为核心干预措施。

GTS的两个支持要素是(1) 创新和研究；(2) 非常有利的环境。

（翻译：李瑞云）

参考文献

Abuaku, B.K., Koram, K.A., and Binka, F.N. (2005). Antimalarial prescribing practices: a challenge to malaria control in Ghana. Medical Principles & Practice, 14(5), 332-7.

Acharya, P., Garg, M., Kumar, P., Munjal, A., and Raja, K.D. (2017). Host-parasite interactions in human malaria: clinical implications of basic research. Frontiers of Microbiology, 8, 889.

Adjei, A., et al. (2016). Treatment outcomes in a safety observational study of dihydroartemisinin/piperaquine (Eurartesim((R))) in the treatment of uncomplicated malaria at public health facilities in four African countries. Malaria Journal, 15, 43.

Afrane, Y.A., Githeko, A.K., and Yan, G. (2012). The ecology of Anopheles mosquitoes under climate change: case studies from the effects of deforestation in East African highlands. Annals of the New York Academy of Sciences, 1249, 204-10.

Africa WHOROf (2007). Implementation of Indoor Residual Spraying of Insecticides for Malaria Control in the WHO African Region Report World Health Organization Regional Office for Africa. Geneva: WHO.

Alonso, P.L., et al. (1991). The effect of insecticide-treated bed nets on mortality of Gambian children. The Lancet, 337(8756), 1499-502.

Alonso, P.L., et al. (2011). A research agenda to underpin malaria eradication. PLoS Medicine, 8(1), e1000406.

Autino, B., Corbett, Y., Castelli, F., and Taramelli, D. (2012). Pathogenesis of malaria in tissues and blood. Mediterranean Journal of Hematology & Infectious Diseases, 4(1), e2012061.

Baiden, F., et al. (2016). Effect of test-based versus presumptive treatment of malaria in under-five children in rural Ghana — a cluster-randomised trial. PLoS One, 11(4), e0152960.

Baiden, F., Webster, J., Owusu-Agyei, S., and Chandramohan, D. (2011). Would rational use of antibiotics be compromised in the era of test-based management of malaria? Tropical Medicine & International Health, 16(2), 142-4.

Baiden, F., et al. (2012). Accuracy of rapid tests for malaria and treatment outcomes for malaria and non-malaria cases among under-five children in rural Ghana. PLoS One, 7(4), e34073.

Baiden, R., et al. (2015). Prospective observational study to evaluate the clinical safety of the fixed-dose artemisinin-based combination Eurartesim(R) (dihydroartemisinin/piperaquine), in public health facilities in Burkina Faso, Mozambique, Ghana, and Tanzania. Malaria Journal, 14, 160.

Baird, J.K., Valecha, N., Duparc, S., White, N.J., and Price, R.N. (2016). Diagnosis and treatment of plasmodium vivax malaria. American Journal of Tropical & Medical Hygiene, 95(6 Suppl), 35-51.

Barber, B.E., Grigg, M.J., William, T., Yeo, T.W., and Anstey, N.M. (2017). The treatment of plasmodium knowlesi malaria.

Trends in Parasitology, 33(3), 242-53.

Bawah, A.A. and Binka, F.N. (2007). How many years of life could be saved if malaria were eliminated from a hyperendemic area of northern Ghana? American Journal of Tropical & Medical Hygiene, 77(6 Suppl), 145-52.

Beck-Johnson, L.M., Nelson, W.A., Paaijmans, K.P., Read, A.F., Thomas, M.B., and Bjornstad, O.N. (2013). The effect of temperature on Anopheles mosquito population dynamics and the potential for malaria transmission. PLoS One, 8(11), e79276.

Bell, D., Peeling, R.W., and Pacific/TDR WH-ROftW (2006a). Evaluation of rapid diagnostic tests: malaria. Nature Reviews Microbiology, 4(9 Suppl), S34-8.

Bell, D., Wongsrichanalai, C., Barnwell, J.W. (2006b). Ensuring quality and access for malaria diagnosis: how can it be achieved? Nature Reviews Microbiology, 4(9 Suppl), S7-20.

Beshir, K.B., et al. (2017). Plasmodium falciparum parasites with histidine-rich protein 2 (pfhrp2) and pfhrp3 gene deletions in two endemic regions of Kenya. Science Reports, 7(1), 14718.

Bhatt, S., et al. (2015). The effect of malaria control on Plasmodium falciparum in Africa between 2000 and 2015. Nature, 526 (7572), 207-11.

Binka, F. and Akweongo, P. (2006). Prevention of malaria using ITNs: potential for achieving the millennium development goals. Current Molecular Medicine, 6(2), 261-7.

Binka, F.N. and Adongo, P. (1997). Acceptability and use of insecticide impregnated bednets in northern Ghana. Tropical Medicine & International Health, 2(5), 499-507.

Binka, F.N., Indome, F., and Smith, T. (1998). Impact of spatial distribution of permethrin-impregnated bed nets on child mortality in rural northern Ghana. American Journal of Tropical & Medical Hygiene, 59(1), 80-5.

Binka, F.N., et al. (1996). Impact of permethrin impregnated bednets on child mortality in Kassena-Nankana district, Ghana: a randomized controlled trial. Tropical Medicine & International Health, 1(2), 147-54.

Binka, F.N., Mensah, O.A., and Mills, A. (1997). The cost-effectiveness of permethrin impregnated bednets in preventing child mortality in Kassena-Nankana district of Northern Ghana. Health Policy, 41(3), 229-39.

Brooker, S., Clarke, S., Snow, R.W., and Bundy, D.A. (2008). Malaria in African schoolchildren: options for control. Transactions of the Royal Society of Tropical Medicine & Hygiene, 102(4), 304-5.

Bruce-Chwatt, L.J. (1974). Resurgence of malaria and its control. Journal of Tropical Medicine & Hygiene, 77(4), s62-6.

Buffet, P.A., et al. (2011). The pathogenesis of Plasmodium falciparum malaria in humans: insights from splenic physiology. Blood, 117(2), 381-92.

Cairns, M., et al. (2012). Estimating the potential public health impact of seasonal malaria chemoprevention in African children. Nature Communications, 3, 881.

Caminade, C., et al. (2014). Impact of climate change on global malaria distribution. Proceedings of the National Academy of Sciences U S A, 111(9), 3286-91.

Channa, K.R., et al. (2012a). Regional variation in pesticide concentrations in plasma of delivering women residing in rural Indian Ocean coastal regions of South Africa. Journal of Environmental Monitoring, 14(11), 2952-60.

Channa, K., Rollin, H.B., Nost, T.H., Odland, J.O., and Sandanger, T.M. (2012b). Prenatal exposure to DDT in malaria endemic region following indoor residual spraying and in non-malaria coastal regions of South Africa. Science of the Total Environment, 429, 183-90.

Chen, I., Cooney, R., Feachem, R.G.A., Lal, A., and Mpanju-Shumbusho, W. (2018). The Lancet Commission on malaria eradication. The Lancet, 391(10130), 1556-8.

Chico, R.M. and Moss, W.J. (2015). Prevention of malaria in pregnancy: a fork in the road? The Lancet, 386(10012), 2454-6.

Clarke, S.E., et al. (2008). Effect of intermittent preventive treatment of malaria on health and education in schoolchildren: a cluster-randomised, double-blind, placebo-controlled trial. The Lancet, 372(9633), 127-38.

Clerk, C.A., et al. (2008). A randomized, controlled trial of intermittent preventive treatment with sulfadoxine-pyrimethamine, amodiaquine, or the combination in pregnant women in Ghana. Journal of Infectious Diseases, 198(8), 1202-11.

Coelho, C.H., Doritchamou, J.Y.A., Zaidi, I., and Duffy, P.E. (2017). Advances in malaria vaccine development: report from the 2017 malaria vaccine symposium. NPJ Vaccines, 2, 34.

Cohen, J.M., et al. (2012). Malaria resurgence: a systematic review and assessment of its causes. Malaria Journal, 11, 122.

Coldiron, M.E., Von Seidlein, L., and Grais, R.F. (2017). Seasonal malaria chemoprevention: successes and missed opportunities.

Malaria Journal, 16(1), 481.
Collins, W.E. and Jeffery, G.M. (2007). Plasmodium malariae: parasite and disease. Clinical Microbiology Reviews, 20(4), 579-92.
Collins, W.E. and Jeffery, G.M. (2005). Plasmodium ovale: parasite and disease. Clinical Microbiology Reviews, 18(3), 570-81.
Cox, F.E. (2010). History of the discovery of the malaria parasites and their vectors. Parasite Vectors, 3(1), 5.
Cox, F.E.G. (2017). The Golden Age of parasitology — 1875-1925: the Scottish contributions. Parasitology, 144(12), 1567-81.
D'Acremont, V., et al. (2014). Beyond malaria — causes of fever in outpatient Tanzanian children. New England Journal of Medicine, 370(9), 809-17.
D'Souza, B.J. and Newman, R.D. (2012). Strengthening the policy setting process for global malaria control and elimination. Malaria Journal, 11, 28.
D'Acremont, V., Lengeler, C., and Genton, B. (2010). Reduction in the proportion of fevers associated with Plasmodium falciparum parasitaemia in Africa: a systematic review. Malaria Journal, 9, 240.
D'Alessandro, U., et al. (1995). A comparison of the efficacy of insecticide-treated and untreated bed nets in preventing malaria in Gambian children. Transactions of the Royal Society of Tropical Medicine & Hygiene, 89(6), 596-8.
de Oliveira, A.M., et al. (2009). Performance of malaria rapid diagnostic tests as part of routine malaria case management in Kenya. American Journal of Tropical Medicine & Hygiene, 80(3), 470-4.
Desai, M., et al. (2018). Prevention of malaria in pregnancy. Lancet Infectious Diseases, 18(4), e119-e32.
Dhangadamajhi, G., Kar, S.K., and Ranjit, M. (2010). The survival strategies of malaria parasite in the red blood cell and host cell polymorphisms. Malaria Research & Treatment, 2010, 973094.
Dicko, A., et al. (2018). Efficacy and safety of primaquine and methylene blue for prevention of Plasmodium falciparum transmission in Mali: a phase 2, single-blind, randomised controlled trial. Lancet Infectious Diseases, 18(6), 627-39.
Dijanic, C., Nickerson, J., Shakya, S., Dijanic, A., and Fabbri, M. (2018). Relapsing malaria: a case report of primaquine resistance. Case Reports in Infectious Disease, 2018, 9720823.
Dobson, M.J. (1999). The malariology centenary. Parassitologia, 41(1-3), 21-32.
Doda, Z., Solomon, T., Loha, E., Gari, T., and Lindtjorn, B. (2018). A qualitative study of use of long-lasting insecticidal nets (LLINs) for intended and unintended purposes in Adami Tullu, East Shewa Zone, Ethiopia. Malaria Journal, 17(1), 69.
Dondorp, A., Nosten, F., Stepniewska, K., Day, N., White, N., South East Asian Quinine Artesunate Malaria Trial (2005). Artesunate versus quinine for treatment of severe falciparum malaria: a randomised trial. The Lancet, 366(9487), 717-25.
Dondorp, A. M., et al. (2010). Artesunate versus quinine in the treatment of severe falciparum malaria in African children (AQUAMAT): an open-label, randomised trial. The Lancet, 376(9753), 1647-57.
Drugs mCGo (2011). A research agenda for malaria eradication: drugs. PLoS Medicine, 8(1), e1000402.
Ehrich, J.H. and Eke, F.U. (2007). Malaria-induced renal damage: facts and myths. Pediatric Nephrology, 22(5), 626-37.
Esu, E., Effa, E.E., Opie, O.N., Uwaoma, A., and Meremikwu, M.M. (2014). Artemether for severe malaria. Cochrane Database of Systematic Reviews, (9), CD010678.
Fernando, S.D., et al. (2003). The impact of repeated malaria attacks on the school performance of children. American Journal of Tropical Medicine & Hygiene, 69(6), 582-8.
Frosch, A.E., et al. (2014). Return of widespread chloroquine-sensitive Plasmodium falciparum to Malawi. Journal of Infectious Diseases, 210(7), 1110-14.
Gachelin, G., Garner, P., Ferroni, E., Trohler, U., and Chalmers, I. (2017). Evaluating Cinchona bark and quinine for treating and preventing malaria. Journal of the Royal Society of Medicine, 110(2), 73-82.
Galatas, B., et al. (2017). In-vivo efficacy of chloroquine to clear asymptomatic infections in Mozambican adults: a randomized, placebo-controlled trial with implications for elimination strategies. Science Reports, 7(1), 1356.
Gamboa, D., et al. (2010). A large proportion of P. falciparum isolates in the Amazon region of Peru lack pfhrp2 and pfhrp3: implications for malaria rapid diagnostic tests. PLoS One, 5(1), e8091.
Geelhoed, D.W., Visser, L.E., Addae, V., Asare, K., Schagen van Leeuwen, J.H., and van Roosmalen, J. (2001). Malaria prophylaxis and the reduction of anemia at childbirth. International Journal of Gynaecological Obstetrics, 74(2), 133-8.
Genton, B. and D'Acremont, V. (2017). Standby emergency treatment of malaria in travellers (SBET): So Be Eager to Test. Journal of Travel Medicine, 24(5).
Gilles, H.M. and Hendrickse, R.G. (1963). Nephrosis in Nigerian children. Role of Plasmodium malariae, and effect of antimalarial

treat-ment. British Medical Journal, 2(5348), 27-31.

Gomes, M.F., et al. (2009). Pre-referral rectal artesunate to prevent death and disability in severe malaria: a placebo-controlled trial. The Lancet, 373(9663), 557-66.

Gosling, R.D., Carneiro, I., and Chandramohan, D. (2009). Intermittent preventive treatment of malaria in infants: how does it work and where will it work? Tropical Medicine & International Health, 14(9), 1003-10.

Greenwood, B., et al. (2017). Seasonal vaccination against malaria: a potential use for an imperfect malaria vaccine. Malaria Journal, 16(1), 182.

Greenwood, B. (2017). New tools for malaria control — using them wisely. Journal of Infection, 74(Suppl 1), S23-S6.

Greenwood, B.M. and Targett, G.A. (2011). Malaria vaccines and the new malaria agenda. Clinical Microbiology & Infection, 17(11), 1600-7.

Groger, M., Fischer, H.S., Veletzky, L., Lalremruata, A., and Ramharter, M. (2017). A systematic review of the clinical presentation, treatment and relapse characteristics of human Plasmodium ovale malaria. Malaria Journal, 16(1), 112.

Guo, Z. (2016). Artemisinin anti-malarial drugs in China. Acta Pharmaceutica Sinica B, 6(2), 115-24.

Habluetzel, A., et al. (1997). Do insecticide-treated curtains reduce all-cause child mortality in Burkina Faso? Tropical Medicine & International Health, 2(9), 855-62.

Hopkins, H., et al. (2017). Impact of introduction of rapid diagnostic tests for malaria on antibiotic prescribing: analysis of observational and randomised studies in public and private healthcare settings. British Medical Journal, 356, j1054.

Howes, R.E., et al. (2016). Global epidemiology of Plasmodium vivax. American Journal of Tropical & Medical Hygiene, 95(6 Suppl), 15-34.

Ikram, N. and Simonsen, H.T. (2017). A review of biotechnological artemisinin production in plants. Frontiers in Plant Science, 8, 1966.

Iroh Tam, P.Y., Obaro, S.K., and Storch, G. (2016). Challenges in the etiology and diagnosis of acute febrile illness in children in low-and middle-income countries. Journal of the Pediatric Infectious Diseases Society, 5(2), 190-205.

Irvine, M.H., Einarson, A., and Bozzo, P. (2011). Prophylactic use of antimalarials during pregnancy. Canadian Family Physician, 57(11), 1279-81.

Jallow, M., et al. (2012). Clinical features of severe malaria associated with death: a 13-year observational study in the Gambia. PLoS One, 7(9), e45645.

Jeremiah, S.S., Balaji, V., Anandan, S., and Sahni, R.D. (2014). A possible alternative to the error prone modified Hodge test to correctly identify the carbapenemase producing Gram-negative bacteria. Indian Journal of Medical Microbiology, 32(4), 414-18.

Kakuru, A., et al. (2016). Dihydroartemisinin-piperaquine for the prevention of malaria in pregnancy. New England Journal of Medicine, 374(10), 928-39.

Kisinza, W.N., et al. (2017). Multiple insecticide resistance in Anopheles gambiae from Tanzania: a major concern for malaria vector control. Malaria Journal, 16(1), 439.

Krishna, S., Bustamante, L., Haynes, R.K., and Staines, H.M. (2008). Artemisinins: their growing importance in medicine. Trends in Pharmacological Science, 29(10), 520-7.

Kublin, J.G., et al. (2003). Reemergence of chloroquine-sensitive Plasmodium falciparum malaria after cessation of chloroquine use in Malawi. Journal of Infectious Diseases, 187(12), 1870-5.

Kyabayinze, D.J., Asiimwe, C., Nakanjako, D., Nabakooza, J., Counihan, H., and Tibenderana, J.K. (2010). Use of RDTs to improve malaria diagnosis and fever case management at primary health care facilities in Uganda. Malaria Journal, 9, 200.

Langford, S., et al. (2015). Plasmodium malariae infection associated with a high burden of anemia: a hospital-based surveillance study. PLoS Neglected Tropical Diseases, 9(12), e0004195.

Lengeler, C., Armstrong-Schellenberg, J., D'Alessandro, U., Binka, F., and Cattani, J. (1998). Relative versus absolute risk of dying reduction after using insecticide-treated nets for malaria control in Africa. Tropical Medicine & International Health, 3(4), 286-90.

Lengeler, C. and Snow, R.W. (1996). From efficacy to effectiveness: insecticide-treated bednets in Africa. Bulletin of the World Health Organization, 74(3), 325-32.

Liu, W. and Liu, Y. (2016). Youyou Tu: significance of winning the 2015 Nobel Prize in physiology or medicine. Cardiovascular Diagnosis & Therapy, 6(1), 1-2.

Lu, G., et al. (2018). Efficacy and safety of methylene blue in the treatment of malaria: a systematic review. BMC Medicine, 16(1), 59.

Mabaso, M.L., Sharp, B., and Lengeler, C. (2004). Historical review of malarial control in southern African with emphasis on the use of indoor residual house-spraying. Tropical Medicine & International Health, 9(8), 846-56.

Majori, G. (2012). Short history of malaria and its eradication in Italy with short notes on the fight against the infection in the Mediterranean basin. Mediterranean Journal of Hematology & Infectious Diseases, 4(1), e2012016.

Matangila, J.R., Mitashi, P., Inocencio da Luz, R.A., Lutumba, P.T., and Van Geertruyden, J.P. (2015). Efficacy and safety of intermittent preventive treatment for malaria in schoolchildren: a systematic review. Malaria Journal, 14, 450.

Matuschewski, K. (2017). Vaccines against malaria-still a long way to go. FEBS Journal, 284(16), 2560-8.

Mbabazi, P., Hopkins, H., Osilo, E., Kalungu, M., Byakika-Kibwika, P., and Kamya, M.R. (2015). Accuracy of two malaria rapid diagnostic tests (RDTS) for initial diagnosis and treatment monitoring in a high transmission setting in Uganda. American Journal of Tropical Medicine & Hygiene, 92(3), 530-6.

Mbengue, A., et al. (2015). A molecular mechanism of artemisinin resistance in Plasmodium falciparum malaria. Nature, 520 (7549), 683-7.

Menard, D., et al. (2010). Plasmodium vivax clinical malaria is commonly observed in Duffy-negative Malagasy people. Proceedings of the National Academy of Sciences U S A, 107(13), 5967-71.

Mendis, K., Rietveld, A., Warsame, M., Bosman, A., Greenwood, B., and Wernsdorfer, W.H. (2009). From malaria control to eradication, The WHO perspective. Tropical Medicine & International Health, 14(7), 802-9.

Mendonca, V.R. and Barral-Netto, M. (2015). Immunoregulation in human malaria: the challenge of understanding asymptomatic infection. Memórias do Instituto Oswaldo Cruz, 110(8), 945-55.

Mockenhaupt, F.P., Ulmen, U., von Gaertner, C., Bedu-Addo, G., and Bienzle, U. (2002). Diagnosis of placental malaria. Journal of Clinical Microbiology, 40(1), 306-8.

Mohandas, N. and An, X. (2012). Malaria and human red blood cells. Medical Microbiology & Immunology, 201(4), 593-8.

Moore, K.A., et al. (2016). Safety of artemisinins in first trimester of prospectively followed pregnancies: an observational study. Lancet Infectious Diseases, 16(5), 576-83.

Moorthy, V.S. and Okwo-Bele, J.M. (2015). Final results from a pivotal phase 3 malaria vaccine trial. The Lancet, 386(9988), 5-7.

Morrow, R.H. and Moss, W.J. (2017). Malaria. In: Detels, R.B., Lansang, M.A., Gulliford, M. (eds.) Oxford Textbook of Public Health (5th ed.) Oxford: Oxford University Press, p. 1728.

Mota, M.M., Hafalla, J.C., and Rodriguez, A. (2002). Migration through host cells activates Plasmodium sporozoites for infection. Nature Medicine, 8(11), 1318-22.

Mota, M.M. and Rodriguez, A. (2002). Invasion of mammalian host cells by Plasmodium sporozoites. Bioessays, 24(2), 149-56.

Moxon, C.A., Grau, G.E., and Craig, A.G. (2011). Malaria: modification of the red blood cell and consequences in the human host. British Journal of Haematology, 154(6), 670-9.

Moyes, C.L., et al. (2014). Defining the geographical range of the Plasmodium knowlesi reservoir. PLoS Neglected Tropical Diseases, 8(3), e2780.

Mueller, I., Shakri, A.R., and Chitnis, C.E. (2015). Development of vaccines for Plasmodium vivax malaria. Vaccine, 33(52), 7489-95.

Nabarro, D. (1999). Roll Back Malaria. Parassitologia, 41(1-3), 501-4.

Najera, J.A., Gonzalez-Silva, M., and Alonso, P.L. (2011). Some lessons for the future from the Global Malaria Eradication Programme (1955-1969). PLoS Medicine, 8(1), e1000412.

Ndam, N.T., et al. (2017). Reemergence of chloroquine-sensitive pfcrt K76 Plasmodium falciparum genotype in southeastern Cameroon. Malaria Journal, 16(1), 130.

Neghina, R., Neghina, A.M., Marincu, I., and Iacobiciu, I. (2010). Malaria, a journey in time: in search of the lost myths and forgotten stories. American Journal of Medical Science, 340(6), 492-8.

Nevill, C.G., et al. (1996). Insecticide-treated bednets reduce mortality and severe morbidity from malaria among children on the Kenyan coast. Tropical Medicine & International Health, 1(2), 139-46.

Newman, R.D., Mnzava, A., and Szilagyi, Z. (2013). Mosquito larval source management: evaluating evidence in the context of prac-tice and policy. Cochrane Database of Systematic Reviews, (8), ED000066.

Nima，M.K.，et al.（2017）. Case report：a case of plasmodium falciparum hrp2 and hrp3 gene mutation in Bangladesh. American Journal of Tropical Medicine & Hygiene，97(4)，1155-8.

Oduro，A.R.，et al.（2005）. A randomized comparative study of chloroquine，amodiaquine and sulphadoxine-pyrimethamine for the treatment of uncomplicated malaria in Ghana. Tropical Medicine & International Health，10(3)，279-84.

Oduro，A.R.，Bojang，K.A.，Conway，D.J.，Corrah，T.，Greenwood，B.M.，and Schellenberg，D.（2011）. Health centre surveys as a potential tool for monitoring malaria epidemiology by area and over time. PLoS One，6(11)，e26305.

Oduro，A.R.，Maya，E.T.，Akazili，J.，Baiden，F.，Koram，K.，and Bojang，K.（2016）. Monitoring malaria using health facility based surveys：challenges and limitations. BMC Public Health，16，354.

Oduro，A.R.，et al.（2017）. Post-licensure safety evaluation of dihydroartemisinin piperaquine in the three major ecological zones across Ghana. PLoS One，12(3)，e0174503.

Ogobara，K.，Doumbo，K.N.，Healy，S.A.，Sagara，I.，and Duffy，P.E.（2018）. Malaria transmission-blocking vaccines：present status and future perspectives. In：Manguin，S. and Dev，V.（eds.）Towards Malaria Elimination — A Leap Forward. IntechOpen. [Online] Available at：https://www.intechopen.com/books/towards-malaria-elimination-a-leap-forward/malaria-transmission-blocking-vaccines-present-status-and-future-perspectives.

Olliaro，P. and Mussano，P.（2003）. Amodiaquine for treating malaria. Cochrane Database of Systematic Reviews，(2)，CD000016.

Olliaro，P.L.，et al.（2016）. Implications of Plasmodium vivax biology for control，elimination，and research. American Journal of Tropical Medicine & Hygiene，95(6 Suppl)，4-14.

Owusu-Boateng，I. and Anto，F.（2017）. Intermittent preventive treatment of malaria in pregnancy，a cross-sectional survey to assess uptake of the new sulfadoxine-pyrimethamine five dose policy in Ghana. Malaria Journal，16(1)，323.

Pal，P.，Balaban，A.E.，Diamond，M.S.，Sinnis，P.，Klein，R.S.，and Goldberg，D.E.（2017）. Plasmodium falciparum histidine-rich protein Ⅱ causes vascular leakage and exacerbates experimental cerebral malaria in mice. PLoS One，12(5)，e0177142.

Pal，P.，Daniels，B.P.，Oskman，A.，Diamond，M.S.，Klein，R.S.，and Goldberg，D.E.（2016）. Plasmodium falciparum Histidine-Rich Protein Ⅱ Compromises Brain Endothelial Barriers and May Promote Cerebral Malaria Pathogenesis. MBio，7(3).

Patil，A.P.，et al.（2009）. Defining the relationship between Plasmodium falciparum parasite rate and clinical disease：statistical models for disease burden estimation. Malaria Journal，8，186.

Peplow，M.（2016）. Synthetic biology's first malaria drug meets market resistance. Nature，530(7591)，389-90.

Perkins，M.D. and Bell，D.R.（2008）. Working without a blindfold：the critical role of diagnostics in malaria control. Malaria Journal，7 Suppl 1，S5.

Phillips-Howard，P.A.，et al.（2003）. Impact of permethrin-treated bed nets on the incidence of sick child visits to peripheral health facilities. American Journal of Tropical & Medical Hygiene，68(4 Suppl)，38-43.

Protopopoff，N.，et al.（2018）. Effectiveness of a long-lasting piperonyl butoxide-treated insecticidal net and indoor residual spray interventions，separately and together，against malaria transmitted by pyrethroid-resistant mosquitoes：a cluster，randomised controlled，two-by-two factorial design trial. The Lancet，391(10130)，1577-88.

Rajahram，G.S.，Barber，B.E.，William，T.，Menon，J.，Anstey，N.M.，and Yeo，T.W.（2012）. Deaths due to Plasmodium knowlesi malaria in Sabah，Malaysia：association with reporting as Plasmodium malariae and delayed parenteral artesunate. Malaria Journal，11，284.

Rakotoson，J.D.，et al.（2017）. Insecticide resistance status of three malaria vectors，Anopheles gambiae (s.l.)，An. funestus and An. mascarensis，from the south，central and east coasts of Madagascar. Parasitic Vectors，10(1)，396.

Ranson，H. and Lissenden，N.（2016）. Insecticide resistance in African Anopheles mosquitoes：a worsening situation that needs urgent action to maintain malaria control. Trends in Parasitology，32(3)，187-96.

Remme，J.H.，Binka，F.，and Nabarro，D.（2001）. Toward a framework and indicators for monitoring Roll Back Malaria. American Journal of Tropical & Medical Hygiene，64(1-2 Suppl)，76-84.

Rogerson，S.J.，Desai，M.，Mayor，A.，Sicuri，E.，Taylor，S.M.，and van Eijk，A.M.（2018）. Burden，pathology，and costs of malaria in pregnancy：new developments for an old problem. Lancet Infectious Diseases，18(4)，e107-e18.

Ross，R.（1923）. Memoirs，With a Full Account of the Great Malaria Problem and its Solution. London：J. Murray.

Rowe，A.K.（2017）. Assessing the health impact of malaria control interventions in the MDGs/sustainable development goal era：a new generation of impact evaluations. American Journal of Tropical & Medical Hygiene，97(3 Suppl)，6-8.

Rts，S.C.T.P.（2015）. Efficacy and safety of RTS，S/AS01 malaria vaccine with or without a booster dose in infants and children in

Africa: final results of a phase 3, individually randomised, controlled trial. The Lancet, 386(9988), 31-45.

Safeukui, I., et al. (2015). Malaria induces anemia through CD8+ T cell-dependent parasite clearance and erythrocyte removal in the spleen. MBio, 6(1):e02493-14.

Sanyal, S., et al. (2012). Plasmodium falciparum STEVOR proteins impact erythrocyte mechanical properties. Blood, 119(2), e1-8.

Shanks, G.D. (2016). Historical review: problematic malaria prophylaxis with quinine. American Journal of Tropical & Medical Hygiene, 95(2), 269-72.

Singh, B., et al. (2004). A large focus of naturally acquired Plasmodium knowlesi infections in human beings. The Lancet, 363 (9414), 1017-24.

Skarbinski, J., et al. (2009). Effect of malaria rapid diagnostic tests on the management of uncomplicated malaria with artemether-lumefantrine in Kenya: a cluster randomized trial. American Journal of Tropical & Medical Hygiene, 80(6), 919-26.

Smith Gueye, C., et al. (2016b). Strategies and approaches to vector control in nine malaria-eliminating countries: a cross-case study analysis. Malaria Journal, 15, 2.

Smith Gueye, C., Newby, G., Tulloch, J., Slutsker, L., Tanner, M., and Gosling, R.D. (2016a). The central role of national programme management for the achievement of malaria elimination: a cross case-study analysis of nine malaria programmes. Malaria Journal, 15(1), 488.

Snow, R.W., Amratia, P., Kabaria, C.W., Noor, A.M., and Marsh, K. (2012). The changing limits and incidence of malaria in Africa: 1939-2009. Advances in Parasitology, 78, 169-262.

Star, T. (2015). Bill Gates and UN say malaria could be eradicated by 2040. [Online] Available at: https://www.thestar.com/life/health_wellness/2015/09/28/bill-gates-and-un-say-malaria-could-be-eradicated-by-2040.html.

Stone, W.J.R., et al. (2018). Unravelling the immune signature of Plasmodium falciparum transmission-reducing immunity. Nature Communications, 9(1), 558.

Strategies mCGoI (2011). A research agenda for malaria eradication: cross-cutting issues for eradication. PLoS Medicine, 8(1), e1000404.

Sundberg, C. (2007). Alphonse Laveran: the Nobel Prize for Medicine 1907. Parassitologia, 49(4), 257-60.

Takala-Harrison, S. and Laufer, M.K. (2015). Antimalarial drug resistance in Africa: key lessons for the future. Annals of the New York Academy of Sciences, 1342, 62-7.

Tannous, S. and Ghanem, E. (2018). A bite to fight: front-line innate immune defenses against malaria parasites. Pathologies of Global Health, 112(1), 1-12.

Tarning, J. (2016). Treatment of malaria in pregnancy. New England Journal of Medicine, 374(10), 981-2.

Tawiah, T., et al. (2016). Cost-effectiveness analysis of test-based versus presumptive treatment of uncomplicated malaria in children under five years in an area of high transmission in Central Ghana. PLoS One, 11(10), e0164055.

Thiam, S., et al. (2011). Major reduction in anti-malarial drug consumption in Senegal after nation-wide introduction of malaria rapid diagnostic tests. PLoS One, 6(4), e18419.

Thorley-Lawson, D., Deitsch, K.W., Duca, K.A., and Torgbor, C. (2016). The link between plasmodium falciparum malaria and endemic Burkitt's lymphoma-new insight into a 50-year-old enigma. PLoS Pathogens, 12(1), e1005331.

Vaccines mCGo (2011). A research agenda for malaria eradication: vaccines. PLoS Medicine, 8(1), e1000398.

Walker, P.G., ter Kuile, F.O., Garske, T., Menendez, C., and Ghani, A.C. (2014). Estimated risk of placental infection and low birthweight attributable to Plasmodium falciparum malaria in Africa in 2010: a modelling study. Lancet Global Health, 2(8), e460-7.

Watson, J., Taylor, W.R.J., Bancone, G., Chu, C.S., Jittamala, P., and White, N.J. (2018). Implications of current therapeutic restrictions for primaquine and tafenoquine in the radical cure of vivax malaria. PLoS Neglected Tropical Diseases, 12(4), e0006440.

White, N.J. (2017). Does antimalarial mass drug administration increase or decrease the risk of resistance? Lancet Infectious Diseases, 17(1), e15-e20.

White, N.J. (2017). Malaria parasite clearance. Malaria Journal, 16(1), 88.

Williams, Y.A., et al. (2018). Expanding the vector control toolbox for malaria elimination: a systematic review of the evidence. Advances in Parasitology, 99, 345-79.

Wilson, N.O., et al. (2011). Intermittent preventive treatment with sulfadoxine-pyrimethamine against malaria and anemia in pregnant women. American Journal of Tropical & Medical Hygiene, 85(1), 12-21.

Woodrow, C.J. and White, N.J. (2017). The clinical impact of artemisinin resistance in Southeast Asia and the potential for future spread. FEMS Microbiology Reviews, 41(1), 34-48.

World Health Organization (WHO) (2010). Guidelines for the Treatment of Malaria (2nd ed.). Geneva: WHO.

World Health Organization (WHO) (2014). Severe malaria. Tropical Medicine & International Health, 19 Suppl 1, 7-131.

World Health Organization (WHO) (2015a). Confronting Plasmodium Vivax Malaria. Geneva: WHO.

World Health Organization (WHO) (2015b). Guidelines for the Treatment of Malaria. Geneva: WHO.

World Health Organization (WHO) (2015c). Global Technical Strategy for Malaria 2016-2030. Geneva: WHO.

World Health Organization (WHO) (2016). Eliminating Malaria. Geneva: WHO.

World Health Organization (WHO) (2018a). World Malaria Report. Geneva: WHO.

World Health Organization (WHO) (2018b). Malaria Surveillance, Monitoring & Evaluation: A Reference Manual. Geneva: WHO. Licence: CC BY-NC-SA 3.0 IGO, 2018.

Yukich, J., D'Acremont, V., Kahama, J., Swai, N., and Lengeler, C. (2010). Cost savings with rapid diagnostic tests for malaria in low-transmission areas: evidence from Dar es Salaam, Tanzania. American Journal of Tropical & Medical Hygiene, 83(1), 61-8.

Yukich, J.O., et al. (2012). Reductions in artemisinin-based combination therapy consumption after the nationwide scale up of routine malaria rapid diagnostic testing in Zambia. American Journal of Tropical Medicine & Hygiene, 87(3), 437-46.

Yukich, J.O., Zerom, M., Ghebremeskel, T., Tediosi, F., and Lengeler, C. (2009). Costs and cost-effectiveness of vector control in Eritrea using insecticide-treated bed nets. Malaria Journal, 8, 51.

8.16 病毒性、酒精性和脂肪肝疾病

8.16.1 引言

全球肝病负担仍持续加重，急性和慢性肝病(chronic liver disease，CLD)的病因在不同大洲之间存在差异。在非洲和亚洲，乙型和丙型病毒性肝炎是CLD的主要病因，而在欧美国家，酒精性和非酒精性脂肪肝病(non-alcoholic fatty liver disease，NAFLDs)占主导地位。然而，亚洲和非洲移民涌入欧洲国家的大量人群预计将影响全球肝病的流行病学格局。患病率和死亡率数据表明，欧洲、非洲、东亚和美国肝硬化和肝细胞癌患者数量与日俱增，这与下列因素有关：饮酒增加、脂肪肝患者增多以及亚非各国乙型和丙型慢性病毒性肝炎患者增多。本章我们将介绍几种肝病的流行病学、自然史、预防和治疗的相关更新知识。

8.16.2 乙型肝炎

8.16.2.1 病原体

乙型肝炎病毒(HBV)属嗜肝DNA病毒家族，是一种双链、包膜病毒。乙型肝炎病毒颗粒由表面颗粒和核心颗粒组成，核心颗粒中包含DNA聚合酶和e抗原，其负链为双链、环状结构，长度约为3 200 bp，主要编码4个基因：S(表面)、C(核心)、P(聚合酶)和X(转录反式激活)基因。S基因由3个区域组成：S、pre-S2和pre-S1——编码小包膜、中包膜、大包膜蛋白，合称为乙型肝炎表面抗原(HBsAg)。HBsAg是病毒包膜的脂蛋白，以球形和管状颗粒的形式在血液中循环。C基因分为两个区域：前核心和核心区，编码两种不同的蛋白，核心抗原(HBcAg)和e抗原(HBeAg)。根据HBV核苷酸序列异质性≥8%的分类原则可将基因型分为A到J共10种基因型(Cao，2009；Tanwar，Dusheiko，2012；Sunbul，2014)。举例来说，基因型A主要分布在撒哈拉以南非洲、北欧和西非；基因型B和C主要分布在南亚、东南亚以及太平洋地区；基因型D在非洲、欧洲、地中海地区和印度普遍存在；基因型E局限于西非；基因型F发现于中美洲和南美洲；基因型G曾在法国、德国和美国报告过；基因型H发现于中美洲(Kurbanov et al.，2010；Lin，Kao，2011)。基因型A、B、C、D和F又可进一步划分为多达4个的亚基因型和若干次要基因型(Yin，2010)。近年来，大规模移民潮影响了全球HBV基因型的地理分布。

乙型肝炎病毒感染受细胞免疫和体液免疫控制(Tan et al.，2015；Corti et al.，2018)。目前，我们可以通过血清学病毒抗原或免疫系统产生的病毒特异性抗体来检测病毒感染。在未检测到HBsAg，但表面抗体和/或核心抗原(抗-HBs和HBc抗原)阳性时，通常认为(少数例外)感染已消退，可作为既往HBV感染的证据。在血液中相隔6个月连续两次都检测到HBsAg或在患有隐匿性乙型肝炎病毒感染(OBI)时持续检测到HBV

DNA(即使在HBsAg未检测到的情况下)可诊断为持续性乙型肝炎病毒感染(慢性携带状态)(Raimondo et al.,2013)。HBeAg是由前核心基因翻译的分泌蛋白,可认为是高复制性和传染性的标志。HBV DNA可作为病毒复制的指标,与预后存在明显的关联,在总共3 653名30~65岁的表面抗原阳性随访队列中,HBV DNA <50 IU/ml的人群中,肝硬化、肝细胞癌的年累积发病率分别为4.5%和1.3%,而HBV DNA水平在50~2×10^5 IU/ml的人群中,累计发病率分别为36.2%和14.9%。这一研究结果可以作为使用抗病毒药物治疗高HBV DNA水平患者的依据(Chen et al.,2006)。

8.16.2.2 流行病学和传播

全球而言,乙型肝炎是最常见的传染病之一(MacLachlan et al.,2015;Schweitzer et al.,2015)。然而,对于全球持续性HBV感染的人数,已发表文献的估计存在很大差异,HBsAg携带者的数量在2.4~3.5亿之间(Basnayake,Easterbrook,2016),占世界人口数达到约3.5%,而曾经感染过HBV(WHO,2012)的患者约有20亿人(约占世界人口的30%),主要分布在非洲、亚洲和西太平洋地区。最新数据显示,全球约有2.96亿人患有慢性HBV感染(Devarbhavi et al.,2023)。

结合血清流行病学调查,世界卫生组织根据慢性HBsAg携带情况将各个国家流行状况分为4种:低HBV流行(<2.0%)、较低中等流行(2.0~4.99%)、较高中等流行(5.0~7.99%)和高流行(≥8.0%)。

HBV经皮或黏膜组织接触感染的血液、体液传播。病毒在血液和浆液渗出物中的浓度最高。主要的传播途径是垂直和围产期传播、幼年期暴露(通常被称为水平传播)、性接触和经皮接触血液或感染的体液(如注射、针刺、输血、纹身)(Zhang et al.,2008)。

大多数围产期感染常见于慢性持续HBV感染孕妇的婴儿。当母亲的HBeAg为阳性(对应于高病毒载量)时,婴儿出生后一年经垂直或水平传播感染HBV后,发展为慢性HBV感染的可能性为70%~90%,而HBeAg阴性母亲诞下的婴儿,这个比例小于15%(Lee S et al.,1986)。大多数早期儿童感染发生在慢性HBV感染者家庭,其机制最有可能是不明显的经皮或经黏膜接触感染者的体液(例如咬伤、皮肤破裂、皮肤病变、皮肤溃疡)。性传播引起的HBV感染在工业化国家成年人中估计占到新发感染的50%。最常见的风险因素包括多个性伴侣、男男性行为(MSM)、性传播感染史和非法注射药物。最后,不安全注射及其他不安全的经皮或黏膜操作(如吸食可卡因)是许多国家HBV、丙型肝炎病毒(HCV)和HIV的血源性病原体传播的主要来源。针刺暴露于HBsAg阳性患者血液中发生HBV感染的风险约为30%,全球每年因不安全注射行为导致的HBV感染人数在800万至1 600万之间。

在HBV高流行地区,HBV感染的终身风险超过60%,大多数感染发生在围产期或幼年早期。在中等流行地区,HBV感染的终身风险在20%~60%之间,各年龄人群都可通过4种传播途径感染HBV,但婴幼儿是主要感染人群。在低流行地区,感染主要在成年期通过性途径或非肠道途径传播(如药物使用)。临床上,成年人的急性感染症状更显著,而幼儿和年纪较大儿童的无症状急性感染往往被忽视。婴儿和学前儿童最有可能成为慢性HBsAg携带者,发展为携带者的几率受感染年龄影响的确切机制尚不清楚,可能与不同年龄段人群免疫系统清除和消除感染的能力差异有关,因为对病毒的免疫耐受随年龄增长而逐渐增加。

全球约75%的慢性HBV携带者生活在亚洲国家。2018年,中国有至少8 700万的携带者,数量最多,印度排名第二,其携带者数量为3 500万(Tandon,1997;WHO Hepatitis Data and Statistics https://www.wpro.who.int/hepatitis/data/hepatitis_data_statistics/en/)。值得注意的是,HBV慢性携带者不仅有感染长期发展的风险,而且还是其他感染的重要传染源。

最新数据显示,全球每年有82万人死于HBV相关病因,HBV导致的肝细胞癌死亡占到总数的40%,达到33万人(Devarbhavi et al.,2023),而HBV导致的肝硬化死亡数大约有19.2万人(Hsu et al.,2023)。

除了感染年龄,HBV感染结局的多样性可能与病毒的遗传异质性有关。急性感染转为慢性感染在基因型A和D的患者中似乎更常见。A型和B型慢性感染者预后可能更好,而C型和D型通常是由HBV的前核心基因突变引起,且在亚洲、地中海国家和南欧最常见。

8.16.2.3 HBV感染的临床表现和免疫发病机制

急性乙型肝炎的潜伏期长，从15天到180天不等（平均90天）。同时，个体对感染的反应差异很大。三分之一的患者有亚临床感染症状；三分之一经历不伴黄疸的“流感样”轻度症状；剩下的三分之一发展为黄疸、酱油尿、极度疲劳、厌食和腹痛。黄疸通常在1～2周内达到高峰，然后逐渐消退。大约90%～95%的感染成年人及10%～50%的感染新生儿和婴儿能够自然恢复，而剩下的人表现为持续HBV感染。急性感染者ALT和AST正常，抗-HBs抗体血清转化可以认为是临床康复的标准。只有极小部分(0.1%～0.5%)急性感染的成年人会发展为重型乙型肝炎，其中三分之二患者病情极为严重，除非及时用核苷(酸)类似物进行治疗，否则会有致命风险，只能进行紧急肝移植(Roche，Samuel，2014)。大约5%～10%的急性感染的成年人和50%～90%的新生儿会逐渐转变成慢性感染并保持传染性(Kumar et al.，2007)。

潜伏-隐匿HBV感染，也称为OBI感染，表现为宿主肝细胞内的HBV闭合环状(ccc)DNA可能在所谓的临床恢复和抗-HBs抗体血清转化后持续数十年(Rehermann et al.，1996)。这样的患者会进入HBV感染的静息阶段，当接受免疫抑制剂治疗时，包括恶性肿瘤化疗或抗炎生物制剂——例如炎性肠病、银屑病或类风湿性关节炎，会发生HBV再激活的风险(Shouval，Shibolet，2013)。HBV再激活的患者较难实现HBV免疫清除，相反常会发展为肝硬化，甚至是肝功能全面衰竭。

新生儿、婴儿与成年人相比，急性和慢性乙型肝炎的免疫病理过程可能会导致不同的结局。婴儿和早年感染过HBV的年轻人在急性感染后，通常会对HBV产生免疫耐受，这与高病毒载量和肝损伤较小有关。当宿主失去HBV免疫耐受时，免疫系统会损伤肝细胞，表现为炎性坏死和纤维化，之后ALT水平通常会上升，宿主试图清除HBV。长期持续的免疫清除期会加剧纤维化，从而引发肝硬化和肝功能损伤。一旦宿主免疫系统成功对病毒进行免疫控制，病毒的复制水平就会下降，肝损伤在组织学层面可能会得到控制或消失。然而，肝脏的炎症消散不一定意味着治愈，因为肝细胞核的HBV DNA可能仍然以HBV cccDNA形式存在或者整合到宿主肝细胞基因组中。因此，持续HBV感染的特征表现为明显的病毒血症、血清中可检测到HBV DNA和HBsAg，或是感染后保持静息状态，即隐匿性感染(OBI)。

8.16.3　HBV感染的肝外表现

慢性HBV感染所致的肝外表现通常认为是免疫反应的结果，可能涉及几乎所有器官系统，甚至可能导致比肝病更严重的疾病(Cacoub，P et al.，2022)。

急性和慢性HBV感染患者出现肝外表现的比例为10%～20%，这些表现包括血清病样反应、皮疹、关节痛、肾小球病和罕见的再生障碍性贫血。

值得注意的是，并非所有的HBV感染者都会存在肝外表现，但对于存在肝外表现的患者来说，症状可能更严重，并影响生活质量，从而导致严重的健康问题。因此，HBV感染的管理策略需要考虑到慢性疾病的全身性影响，以提供最佳的个体化护理。

8.16.3.1 治疗

能否成功治疗慢性乙型肝炎取决于慢性乙型肝炎的感染阶段。病毒复制本身并不会引起细胞病变和肝损伤，只有当病毒复制激活了宿主的细胞免疫和适应性免疫时才会造成肝细胞损害。美国和欧洲肝病研究协会制定了慢性和急性乙型肝炎感染的治疗指南，其中治疗指征包括：ALT升高>2倍基线水平；HBV DNA ≥2 000 IU/ml；中度或重度肝纤维化迹象；接受化疗或免疫抑制剂治疗。

慢性乙型肝炎的短期治疗目标是抑制病毒复制、HBeAg阳性患者的血清学转化或者只是抑制抗-HBe阳性患者的病毒复制。一些患者的HBsAg滴度会下降或通过常规手段无法检测到,但抗-HBs的血清转化和HBsAg消失相对少见,而这是最终治疗目标。长期治疗目标为预防肝硬化和肝细胞癌。然而,尽管持续乙型肝炎患者的炎症和肝硬化进展能够控制住,但感染无法完全消除,HBV cccDNA也没法根除。目前,通常使用耐受性良好的核苷(鸟)类似物(口服)进行长期甚至是终身治疗。经许可批准的口服抗病毒药物包括拉米夫定、替比夫定、恩替卡韦和替诺福韦,在这些药物中首选恩替卡韦和替诺福韦,因为它们有着较高的遗传屏障(抗药的可能性较低)和效力。干扰素α耐受性较差,皮下注射治疗约48周后,能有效诱导约四分之一HBeAg阳性的慢性乙型肝炎患者抗-HBe血清转化,从而实现长期抑制病毒复制的效果,但干扰素有着显著的不良反应,且治疗后感染完全消失者罕见。总而言之,口服抗病毒药物治疗慢性HBV感染在抑制病毒复制和肝炎方面非常有效,但难以让抗-HBs血清转化和感染完全消失。最近发现肝细胞表面存在钠牛磺酸共转运肽(NTCP),作为HBV的受体,预计可以作为研发针对HBV的新型有效抗病毒药物(Ni et al.,2014;Li,2015;Lin,Kao,2016)。

8.16.3.2 预防

全球主要卫生机构都认为,减轻乙型肝炎负担的最有效方法是尽可能在新生儿出生时即进行全面疫苗接种(母婴阻断),以控制疾病传播。切断传播途径需要普及疾病传播方式的知识,并通过健康教育改变个体行为,实行安全性行为,保持良好的个人卫生。通过对捐赠的血液进行筛查,在采用通用预防措施和无菌技术基础上进行侵入性治疗之后,感染乙型肝炎的可能性已经大大降低。

自1980年代以来,安全有效的乙型肝炎疫苗开始普及,接种乙型肝炎疫苗仍然是全球预防乙型肝炎疾病及其后果的最有效手段(Zanetti et al.,2008)。虽然疫苗不能治愈慢性乙型肝炎,但它在预防慢性感染方面的有效性达到了95%,并且是针对人类主要癌症的第一种疫苗。

1980年代开发和许可血浆源性疫苗注射后,(从1986年开始)重组DNA技术使得在细菌、酵母、哺乳动物细胞甚至植物中表达HBsAg成为可能。因此,不同的制造商已经成功地开发出针对HBV的重组DNA疫苗,这些疫苗目前是全球大多数疫苗接种计划的主要来源(Shouval,2003)。

此外,除了针对乙型肝炎的单价疫苗外,还有一种针对乙型和甲型肝炎的联合疫苗,以及一系列包含HBV组分的五价和六价联合疫苗,特别适用于婴幼儿期的接种。这些疫苗已被证明同时具有安全性和免疫原性,可以提供对包括白喉、破伤风、小儿麻痹症、百日咳(无论是全细胞还是无细胞组分)和流感嗜血杆菌等多种病原体的保护。最近,所谓的第三代乙型肝炎疫苗——基于S-、pre-S1-和pre-S2-抗原,或包含新的佐剂——已经被开发出来(Barry,Cooper,2007;Leroux-Roels,2015;Shouval et al.,2015)。尤其在免疫受损人群和对传统疫苗无反应人群中,这种疫苗产生的针对HBsAg的体液免疫反应比传统的重组HBV疫苗更强,所产生的免疫反应也更强。

在0、1和6个月时进行肌肉注射三针疫苗制剂实现乙型肝炎的免疫接种。起效更快的保护(例如,对暴露于HBV的医护人员或患有急性乙型肝炎患者的易感性性伴侣)可以通过采用替代方案实现,即在0、1和2个月时注射三剂疫苗,并在12个月时给予一剂加强剂。血浆源和重组HBV疫苗的优越安全和耐受性已经在广泛和长期使用中得到证实。1998年,法国的几份病例报告引发了关注,但尚未证实存在因果关系:乙型肝炎疫苗可能诱发多发性硬化症(MS)或其他脱髓鞘疾病(包括格林-巴利综合征)的新发或复发(Duclos,2003)。必要情况下,孕妇或哺乳期妇女接种乙型肝炎疫苗无禁忌证。

乙型肝炎感染的血清学保护定义为完全免疫后具有超过10 IU/L的抗-HBs水平(疾病预防控制中心,1987)。评估新生儿和婴儿HBV疫苗接种的情况发现,在所有免疫计划中,最后一剂疫苗接种后1个月,98%~100%的接种者的抗-HBs达到血清保护水平(Venters et al.,2004)。虽然超过95%的健康人完全接种HBV疫苗后都能够诱导出足够的免疫反应,但已经证实抗-HBs免疫反应在个体间存在较大差异。乙型肝炎疫苗的抗体反应取决于使用的疫苗类型、剂量和接种计划,以及接种者的年龄、性别、遗传因素、合并症和免疫系统状态(Hadler,Margolis,1992;Hollinger,1989)。免疫缺陷患者,如HIV感染者,或那些正在接受血液透析或免疫抑制治疗的患者,可能需要更高剂量的疫苗或更多次注射(即在0、1、2和6个月时)以达到足够和持久的免疫反应。

随访研究表明,疫苗诱导的抗-HBs抗体可以持续数十年,抗-HBs阳性的持续时间与初次接种后达到的抗体峰值水平有关(Jilg et al.,1988;Leuridan,Van Damme,2011)。对成功接种者的随访结果表明,抗体浓度通常会随时间下降,但临床上显著的突破性感染很少。成功接种疫苗后,随着时间推移,失去抗体的人通常在初次接种几年后补打疫苗或暴露于HBV时能够表现出快速的记忆反应,这意味着对HBsAg的免疫记忆可以超过抗-HBs抗体的检测期限,从而提供长期保护,预防急性疾病和HBsAg携带状态的发展(Banatvala,Van Damme,2003)。因此,对于免疫能力正常的儿童和成人,为维持长期保护,不必常规接种疫苗加强针(Consensus-Group,2000)。这样的结论是基于在高和低流行国家疫苗接种的最初10~20年收集的数据(Kao,Chen,2005;Zanetti et al.,2005)。

自从乙型肝炎疫苗在工业国家普及以来,早期的HBV控制策略就强调了对高风险群体的免疫接种(如男同性恋群体、医护人员、性传播感染诊所的患者、性工作者、静脉药物使用者、有多个性伴侣者以及慢性感染者的家庭接触者)和来自HBsAg阳性母亲的婴儿。然而,这种针对特定风险群体的接种策略对HBV流行国家的总负担影响甚微,因此其他更加有效的新生儿普遍接种计划将会逐渐取代该策略。

1991年,世界卫生组织呼吁所有儿童接种乙型肝炎疫苗。这项建议已经取得了实质性进展:到2012年底,有179个国家已经实施或计划实施新生儿、婴儿和青少年的全面乙型肝炎免疫接种计划。到2015年,全球接种乙型肝炎疫苗第三剂的覆盖率达到了84%,这离世界卫生组织为2020年设定的90%的目标并不遥远(WHO,2017)。高覆盖率使全球5岁以下儿童的慢性HBV感染率以及HCC发病率大幅度降低。然而疫苗接种覆盖率存在差异,特别是乙肝流行国家的出生疫苗接种上,比如非洲、东地中海和一些欧洲地区的覆盖率仍低于全球平均水平。在婴儿出生后的几小时内进行早期疫苗接种,并且确保婴儿接受完整的疫苗接种程序,对于儿童慢性乙型肝炎感染的普遍流行具有最大的整体影响(WHO,2004)。基于模型的预测结果来看,全面HBV婴儿免疫接种(即使没有接种出生剂量疫苗以预防围产期HBV感染),将有效预防全球高达75%HBV相关死亡的发生,而增加出生剂量将使预防的死亡比例提高到84%(Goldstein et al.,2005)。

对于疾病高或中等流行的国家来说,最有效的策略是出生后(<24小时)开始接种。在这些地区,即使后期接种方案中有包含HBV组分的联合接种疫苗,也推荐接种单价HBV疫苗的出生剂量。低HBV流行的国家可以考虑儿童或青少年接种作为新生儿接种的替代方案(WHO,2004,2006)。

事实上,乙型肝炎新生儿和婴儿免疫计划的有效性已经在各个国家和情境中得到证明(Andre,Zuckerman,1994;Lee,1997;WHO,2001)。全球乙型肝炎计划的有效实施成果显著,不仅使乙型肝炎急性感染的发病率有所降低,而且使免疫队列的携带者率以及乙型肝炎相关的肝癌和肝硬化死亡率也有所降低(Coursaget et al.,1994;Chang et al.,1997;Liaw,2013)。在中国台湾,15岁以下儿童的HBsAg携带率从1984年的9.8%下降到1999年的0.7%(Chan et al.,2004)。在冈比亚,自从引入全球婴儿免疫计划以来,儿童HBsAg患病率从10%下降到0.6%(Viviani et al.,1999)。夏威夷的数据显示,自从1991年开始婴儿乙型肝炎疫苗接种计划以来,HBsAg的患病率已经减少了97%。1990年至2004年期间,儿童和成人新发乙型肝炎急性感染的发病率从每10万人4.5例减少到0(Perz et al.,2006b)。在阿拉斯加的布里斯托尔湾,全球乙型肝炎免疫实施前,3.2%的儿童呈HBsAg阳性;10年后,10岁以下的儿童无HBsAg阳性(Wainwright et al.,1997)。最后,来自意大利的监测数据显示,自从1991年在婴儿以及青少年中开始全球计划以来,乙型肝炎急性感染的发病率逐渐下降,15~24岁年龄组和0~14岁年龄组分别下降了24倍和50倍(Mele et al.,2008)。

8.16.3.3 公共健康影响

HBV感染是一个严重的全球性健康问题,受到世界卫生组织(WHO,2017)的持续监测。为了预防和消除慢性HBV感染,人们利用各种评估方法来估计慢性HBV感染的全球负担(Wtlctor,Hu tin,2016)。其中一项评估显示，截至2012年，全球约有20亿人感染过HBV，HBV慢性携带者超过2.5亿人（WHO，2012），大约15%～40%的感染患者将发展为肝硬化、肝衰竭或HCC。根据各种估计，主要由慢性肝炎导致的HBV感染后果，如肝硬化和肝癌，每年造成60万至90万人死亡（Goldstein et al.，2005；Lavanchy，2004；Perz et al.，2006a；Schweitzer et al.，2015）。由于这些并发症主要发生在儿童期感染HBV的成年人，因此20～30年前开始的疫苗接种的大部分效益尚未实现。同时，由于持续HBV感染而常被低估的另一个后果是HBV对个人、家庭、社交和职业生活的污名化。

8.16.3.4 丁型肝炎病毒

HDV是一种可传播的RNA病原体，通常需要类似HBV的嗜肝DNA病毒的帮助才能进行自身复制，类似于类病毒或植物病毒卫星RNA（Hughes et al.，2011；Rizzetto，2015）。由于HDV需要HBV存在才能进行完整的病毒颗粒组装和分泌，因此在自然情况下，只有持续感染HBV的患者才会发现有HDV。不过也有例外，HDV也可在没有明显HBV存在的情况下复制，如免疫抑制治疗或移植的肝脏中。

8.16.3.5 病原体

HDV的基因组是一个由大约1 680个碱基组成的小型单链RNA，具有独特的环形构象，使用宿主RNA聚合酶进行复制。HDV基因组包含一个开放阅读框，可翻译为HDV抗原——小型（S-HD）和大型（L-HD）蛋白质，两者之间相差19个氨基酸。L-HD氨基酸序列与S-HD相同，但在病毒RNA复制周期中，S-HD终止密码子被编辑后，L-HD在羧基末端增加了19～20个氨基酸。S-HD对病毒复制是必需的，可能促进新生HDV RNA的RNA聚合酶Ⅱ延长，而L-HD对HDV颗粒的组装是必需的（Tseng，Lai，2009）。

8.16.3.6 流行病学和传播

HDV感染有三种类型：同时感染HDV和HBV的共感染，HBV携带者被HDV二重感染（Rizzetto，Verme，1985）以及没有明显HBV再感染的单独HDV感染（如在免疫抑制的患者中）。共感染通常会逐渐恢复，但患严重急性肝炎甚至暴发性肝炎的风险比急性HBV单独感染的情况要高。二重感染在大约90%的情况下会演变为慢性。在单独HDV感染中，肝功能测试通常在正常范围内，没有显著的组织炎症活动。

根据世界卫生组织的数据，至少有5%的慢性HBV感染者存在HDV共感染，全球共有1 500～2 000万人感染HDV（http://www.who.int/news-room/fact-sheets/detail/hepatitis-cl），但由于许多国家并未报告HDV的患病率，因此，这只是一个粗略的全球估计。自1980年代以来，全球HDV感染总数一直在下降。这主要是由于成功控制了传播，更重要的是由于全球HBV疫苗接种计划。迄今为止，已经鉴定出8种HDV基因型，基于少量的全基因组序列，其在全基因组核苷酸水平上的差异为19%～38%（Hughes et al.，2011）。最常见的基因型是：基因型Ⅰ（包括欧洲、北美、非洲和一些亚洲的HDV分离株），基因型Ⅱ（在日本、中国台湾和东欧发现），基因型Ⅲ（仅在南美发现），基因型Ⅳ（主要在西非发现）和基因型Ⅴ（在中非发现）。尽管HBV和HDV不同基因型的全球分布已广为人知，但对偏远地区人群中流行类型还知之甚少。对于驱动地方毒株和流行病暴发的病毒传播机制还不甚了解。然而，就个体而言，似乎通过NTCP受体促进了肝细胞之间的新的细胞间传播。

与美国和西欧相比，HDV感染在赤道亚热带和热带地区的患病率相对较高，主要集中在特定人群中（Torres，1996）。巴西报告了一种可能更严重的HDV类型，这种HDV流行于西部亚马逊州（Parana et al.，2008；Viana et al.，2005）。HDV感染也在几个东欧和巴尔干国家以及土耳其流行。在西欧，HDV较为罕见，影响到大约5%的慢性携带者（Rizzetto，Ciancio，2012）。HDV感染与进展为晚期慢性肝病、早期肝硬化和HCC的风险增加有关（Farci，2003；Smedile，Bugianesi，2005）。在流行地区，所有HBV携带者都应接受HDV

检测。HDV感染的诊断基于血清学鉴定，抗-HDV(IgG)可作为既往或当前暴露的证据，而抗-HDV(IgM)可用于鉴定HBsAg携带者的活跃/新近超感染或共感染。通过聚合酶链反应(PCR)进行HDV RNA检测，可以用于确认HDV病毒血症，也可以用于定量评估HDV治疗方案。

8.16.3.7 预防和治疗

目前没有针对HDV的疫苗来预防HDV。因此，防止HBsAg携带者接触HDV患者是至关重要的。此外，目前还没有有效的方法来治疗HDV感染。长期的干扰素α治疗可能会在一些患者中抑制HDV RNA，并减缓肝纤维化进展，但通常不会使HDV感染消除。控制HDV感染的最有效方法是通过免疫接种来预防HBV感染。目前还无法判断最近开发的针对HDV的实验药物——阻断NTCP受体(Yurdaydin，2019)是否会获得许可(Hughes et al.，2011；Yurdaydin，2019)。最后，对于那些发展为失代偿和肝功能衰竭的HDV共感染或超感染的患者，肝移植后的生存率优于HBV单独感染的患者(Roche，Samuel，2012)。

8.16.4 丙型肝炎

丙型肝炎是由丙型肝炎病毒引起的一种肝脏疾病，该病毒可引起急慢性肝炎感染，其严重程度从最初的轻度疾病(持续数周)到严重程度不一的终身疾病不等。急性丙型肝炎感染后，50%～80%的患者会发展为持续感染和严重程度不一的慢性肝炎，其中约20%的患者会发展为肝硬化，每年发生肝细胞癌的风险为4%～5%。

8.16.4.1 病原体

丙型肝炎病毒(HCV)属于黄病毒科(flaviviridae)，与其他黄病毒一样，HCV是一种有包膜的RNA病毒，其核心是核蛋白，包膜含有两种糖蛋白E1和E2，它们在病毒颗粒的表面形成异源二聚体(形成功能亚单位)(Dubuisson，Cosset，2014；Panel，2015)，可通过直接克隆或测序其基因组鉴定出来。尽管30年前就已有研究鉴定出了该病毒(Choo et al.，1989)，但对于其复制周期的了解仍十分有限。HCV的一个重要特性是病毒基因组在个体以及群体水平上都显示出广泛的遗传异质性。因此，即使在同一宿主内，HCV基因组种群也以与“准种”密切相关的序列形式循环。也就是说，HCV在单个患者体内也存在不同的病毒变种，它们的遗传序列非常相似，但又有差异。这样的群体能够适应外部环境的变化，如果宿主体内环境发生变化，比如受到免疫系统的攻击或用药治疗，其中某些成员可能就因为有利的变异而存活下来，从而使得整个病毒群体能够持续在宿主体内存在。全球范围内由于高度遗传变异，HCV至少存在6个主要基因型和100多种与之关联的亚型(Porns，Bukh，1999)。据报道，到目前为止病毒的致病性以及对当前治疗标准的敏感性似乎会根据不同的亚型而发生变化，如基因型2和3对干扰素α的反应会比基因型1和4好。不过通过开发新的直接抗病毒药物，这种相对抗药性已经得到了实质性的克服。

8.16.4.2 流行病学和传播

HCV的全球患病率及其结局估计具有较大的差异(Alter，2007；WHO，2012；Basnayake，Easterbrook，2016；Polaris Observatory，2017)。一项文献调查显示，HCV携带者全球流行率的广泛估计范围为7 100万～2亿，其中至少有228万人合并感染HIV(http://www.who.int/news-room/fact-sheets/detail/hepatitis)。然而，我们仍然无法获得部分国家的可靠数据。一项对HCV感染的流行病学和基因型分布的回顾研究揭示了HCV抗体的全球平均患病率为1.6%(范围为1.3%~2.1%),相当于1.15亿既往或当前病毒血症感染。在全球范围内,基因型1是最常见的变体(46%),其次是基因型3(22%),而基因型4是非洲HCV患者中最常见的基因型。大量慢性感染者将逐步发展为肝硬化或肝癌(Gower et al.,2014)。

在全球范围内,埃及HCV的患病率最高,尼罗河三角洲血清阳性率的范围从10~19岁年龄组的19%到30岁年龄组的60%,其可能与肝硬化的高患病率有关。据报道,尼罗河三角洲的高患病率与肝吸虫病的肌注射治疗有关,因为这种治疗使用的是未经充分灭菌的注射材料(Frank et al.,2000)。美国约有390万人患有HCV慢性感染,非洲裔美国人的患病率高达8%~10%(Smith et al.,2012)。血液透析患者、血友病患者、药物成瘾者以及1990年前接受过输血的人群更容易受到这种疾病的影响。欧洲0.1%~3.3%的人口已经受到感染,其中南欧(意大利)和罗马尼亚的患病率最高(Blachier et al.,2013)。

尽管有预防和控制感染的具体措施,但医疗工作者由于意外暴露仍然面临着血源获得性HCV感染的风险。据世界卫生组织报道,每年有200万例新发HCV感染是由于治疗性注射引起的。许多用于治疗的注射操作是在不够理想的环境中完成的,比如经常重复使用同一支针头,或者使用多剂量装填的药物,并且这种情况不仅仅存在于中低收入国家。同时,虽然在中低收入国家的输血途径中经血途径感染HCV的风险较低,但其安全保障仍是普遍关心的重大问题。在城市地区,60%~70%的静脉药物使用者HCV抗体呈阳性,其感染率取决于药物使用的时间,在使用静脉药物一年内,约有25%的患者感染HCV,在使用5年内接近50%的患者感染HCV,而在使用静脉药物超过5年后,感染率高达90%。

20世纪后半叶,肌肉注射治疗及输血次数的增加导致了HCV的全球性流行。而随着高收入国家医疗条件的快速改善以及献血者的HCV抗体筛查,医源性HCV的发病率急剧下降(Prati,2006)。然而,药物注射使用仍然是传播的主要途径,占新发HCV感染的近90%。目前虽已证实存在母婴传播,但相对于HBV来说该传播风险较低。HCV感染母亲,特别是合并HIV感染者,体内病毒载量高,围产期儿童感染HCV的风险为3%~10%(Kato et al.,1994),由于传播通常被认为发生在子宫内,因此受感染母亲哺乳新生儿没有禁忌症。而性传播相对较为罕见,最多占2%~3%,因此,对于单配偶及稳定的夫妇来说,不建议使用避孕套,但与此同时由于HCV携带者数量较多,为接触潜在感染的伴侣提供了多种暴露机会。具有多个性伴侣的个体、男同性恋者、性交易人群、常见性传播感染的患者以及HCV与HIV共感染者是通过性行为获得HCV的高风险群体。而在大多数HCV感染中,传播因素或途径无法得知(Memon,2002)。

8.16.4.3 临床表现

在临床症状出现前,丙型肝炎的潜伏期平均为6~7周。急性感染中最常见的症状是疲劳和黄疸;即使是那些发展为慢性感染的病例,大多数病例(60%~70%)也会在多年内不表现症状;而暴发性丙型肝炎非常罕见。虽然大多数急性HCV感染者的症状轻微或无症状,但50%~85%的感染者会发展为慢性疾病。而慢性疾病症状也较轻微,感染从急性阶段不知不觉地过渡到慢性阶段,因此很难识别HCV病毒。急性HCV感染的血清学诊断主要基于近期HCV抗体(抗-HCV)血清转化。HCV感染持续存在的诊断标准是血液中至少存在HCV RNA 6个月。尽管已知HCV慢性病发展是在对HCV蛋白产生体液和细胞反应的情况下发生的(Park,Rehennann,2014),但导致HCV持续存在的机制目前仍然不清楚。在目前的研究中,感染时的年龄较大、男性以及免疫抑制状态,如HIV感染,似乎都与慢性疾病发展相关(Lauer,Walker,2001)。

8.16.4.4 丙型肝炎的肝外表现

丙型肝炎病毒感染可引起淋巴B细胞功能障碍,从而导致自身免疫的肝外表现。目前已经发现几种自身免疫和代谢疾病与HCV感染有关:扁平苔藓、环形肉芽肿、晚发性斑疹性病以及牛皮癣(Andrade et al.,2012)。与HCV相关的冷球蛋白血症是HCV携带者中自身免疫的一个重要表现,这种病症可以引起紫癜、血管炎、肾小球肾炎甚至周围神经病变(Atta et al.,2010)。患有淋巴增生性疾病(主要是B细胞非霍奇金淋巴瘤)的HCV携带者中曾发现冷球蛋白血症(Yu,Lin,2013)。此外,HCV感染与胰岛素抵抗和糖尿病的较高风险相关(N aing et al.,2013),而同时糖尿病也是肝细胞癌发展的确定危险因素。

器官特异性自身抗体是在HCV携带者中发现的自身免疫的另一种表现,在一些研究中其与晚期纤维化和干扰素-α加利巴韦林联合治疗丙型肝炎失败有关。自身免疫性疾病通常使用核蛋白(ANA),平滑肌(SMA),肝肾微粒体I型抗原(LKM-1),免疫球蛋白G(RF),中性粒细胞质(ANCA)和磷脂(APL)等自身抗原来作为其生物标志物,在HCV携带者中可发现不同的患病率,它们的诱导似乎主要涉及HCV多聚蛋白与人类自身抗原之间的分子模拟引起的免疫交叉反应(Atta et al.,2010)。

8.16.4.5 治疗

治疗HCV感染的主要目标包括根除感染以及降低CLD和HCC的发病率和死亡率,通常通过恢复肝功能(如ALT/AST)正常、完全清除HCV、减缓疾病进展的方法使生活质量得到改善,同时减少慢性携带者的储存,从而控制进一步传播。与乙型肝炎不同,慢性HCV感染是有可能完全治愈的。目前,病毒学治愈或持续病毒反应(SVR)定义为在结束治疗后至少24周(SVR 24)HCV RNA不可检测(Gurusamy et al.,2013)。

目前,我们建议对有发展为肝硬化风险的HCV感染患者进行治疗,对可能产生有害的肝外表现的HCV以及肝移植受者进行移植后HCV再感染的治疗。在肝硬化患者中,积极的治疗可以降低因肝病死亡的风险,包括失代偿、肝功能衰竭和HCC的风险(Veldt et al.,2007)。

截至2011年,在接受每周联合聚乙二醇化干扰素治疗及每日利巴韦林治疗24~48周的HCV患者中,基因型1高达50%,基因型2或3的有效SVR高达80%(Chevaliez,Pawlotsky,2007;Tan,Lok,2007)。随着2011年第一代直接抗病毒蛋白酶抑制剂Telaprevir和Boceprevir的上市,使用各种组合方案对未接受治疗的患者进行治疗时,他们对反应的SVR率上升到70%~80%,即使有研究表明该反应可能与重大不良事件相关(Kwo et al.,2010;Jacobson et al.,2011)。自2014年以来,几种有效、安全且耐受性好的全新直接抗病毒药物(DAAs)已经开发并在全球范围内获得许可,主要用于无干扰素的慢性HCV感染治疗(即不同组合的索磷布韦、利德帕韦、西麦普韦、达克拉塔韦、利托那韦增强的帕瑞他韦、奥比塔韦、达沙韦韦、艾尔巴韦和格拉瑞韦),这导致未接受过治疗的各种基因型患者在经过8~12周的治疗后SVR率超过90%(欧洲肝病学会,2015;Panel,2015;美国肝病学会丙型肝炎指南,2020)。

近来,瑞典诺贝尔奖委员会在识别HCV的显著突破以及开发有效抗病毒药物方面给予了高度的认可。2020年的诺贝尔生理学或医学奖分别授予了三位科学家Harvey J. Alter、Michael Houghton以及Charles M. Rice,他们对抗血源性肝炎做出了决定性的贡献。然而,制药行业对抗病毒药物收取的过高费用在某种程度上淡化了新一代DAAs的开发热潮,尽管已经证明了其成本效益,但中低收入国家甚至美国和欧洲的健康保险公司都难以承担高额的医疗费用,全球数百万患者更是如此(Chhatwal et al.,2015)(http://www.who.int/hepatitis/publications/hep-c-access-report/en/)。世界卫生组织目前正致力于将发展中国家的医疗方案简单化(http://www.who.intlhepatitis/news-events/hep-c-access-report-2018/en/)。

8.16.4.6 预防

目前没有针对HCV的许可疫苗。HCV基因组的高突变率使疫苗的开发复杂化,关于证明有效疫苗的潜在接种者目前仍没有达成共识。虽然20%~35%的急性HCV感染者可自行清除病毒,但HCV感染后缺乏有效的保护性免疫反应,从而阻碍了疫苗研究。一些研究虽已显示出存在病毒中和抗体,但对于免疫系统是否能够消除病毒以及消除病毒的方式仍不清楚。在全球范围内,将有效而又昂贵的DAAs用于大规模的HCV携带者,尤其是针对某些高危人群,将公共卫生措施与有效的DAAs相结合,将会对HCV的疾病负担造成重大影响。因此,坚持减少HCV传播的风险是至关重要的,包括医源性暴露(血液筛查,严格实施感染控制,减少不安全的注射实践等)和高风险行为(如注射药物使用)。医学领域中,要预防血液传播病毒,关键是要遵守基本的预防和控制措施,其中包括安全注射操作及正确的无菌操作。关于针对药物成瘾患者制定限制药物使用的教育方案,旨在防止共用针头及其他设备,从而减少这种感染的来源。目前一些国家已经建立了针具互助计划,提供方便获取无菌针头和注射器的途径,同时也提供咨询和健康教育以及安全处理使用过的注射器的指导。

8.16.4.7 公共卫生影响

世界卫生组织估计,每年约400 000人死于HCV感染及其并发症(http://www.who.int/news-room/fact-sheets/detail/hepatitis-c)。同时,每年300～400万人新发感染,其中约20%在感染后的前10年内进展为肝硬化(Alter,2007;Gerberding,Henderson,1992)。根据多队列模型,2001年美国慢性HCV患病率已达到峰值,预计肝硬化和HCC的患病率将在未来几十年内继续增加(Davis et al.,2010)。慢性丙型肝炎是工业化国家进行肝移植的主要指征(Adam et al.,2012),在欧洲过去十年的总体患病率为0.13%～3.26%,在欧盟和经济区国家约占1%(https://ecdc.europa.eu/en/hepatitis-c),但全球大多数感染者对自身的状况一无所知(Blachier et al.,2013)。

8.16.5 酒精性肝病

自人类有历史记录以来,就已有饮酒相关记载。2005年的一项研究估计,全球40%以上的成年人口消费酒精,每位饮酒者的平均消费量为每年17.1 L(Shield et al.,2013)。2010年全球酒精消费量的估计值为每人每年6.2 L纯酒精(相当于每天13.5 g纯酒精)(WHO,2014)。

长期以来,人们都知道酒精消费是导致疾病增加和死亡的原因之一。全球每年约330万人死于酒精(占全因死亡的5.9%),而16.2%的病例中存在肝硬化及其并发症(WHO,2014)。此外,在全球疾病和伤害负担中,1.39亿的伤残调整寿命年(5.1%)归因于酒精消费(WHO,2014)。该疾病负担并没有均衡分布于各国之间,其中负担最高的是东欧的酗酒人数较多的国家和拉丁美洲。值得注意的是,过去20年英国和芬兰的酒精消费量显著增加,而其他国家如法国、西班牙和葡萄牙,肝脏疾病相关死亡数量却在减少(Sheron,2016;Williams et al.,2018)。

酒精性肝病是肝病患者住院的最常见原因,约占欧洲肝死亡的41%(Sheron,2016)。2004—2013年美国因此种病因新登记的肝移植数量增加了45%(Wong et al.,2015),1988—1995年及1996—2000年欧洲因酒精性肝病进行肝移植的患者比例增加了8.3%(Burra et al.,2010)。肝移植的主要适应证包括酒精性肝病(38%)、病毒性肝炎(43%)以及两者共同发生(6%),其次是肝硬化。

酗酒给社会带来的代价是无法忽视的。2006年,美国的总支出达到了2 235亿美元,其中医疗费用占11%,几乎四分之三的支出是由于酗酒造成的(Bouchery et al.,2011)。2003年,欧洲由于酒精消费产生的支出约为1 250亿欧元,相当于国内生产总值的1.3%,而酒精行业对欧洲经济的贡献约为90亿欧元(Rabinovich et al.,2009)。

2010年,酒精占全球疾病负担的5.5%,几乎与烟草相关疾病的负担(6.3%)相同(Lim et al.,2012)。因此,酒精使用是东欧、大部分拉丁美洲和撒哈拉以南非洲全球疾病负担的主要风险因素。

8.16.5.1 酒精性肝病的形态和自然历史

1. 脂肪肝(脂肪变性)

巨细胞脂肪变性是归因于酒精最可预测的肝脏变化。如果停止饮酒,这种疾病通常在2周内恢复(Diehl,1997),而约有5%～15%的此类患者在10年随访期内会发展为肝硬化(Sorensen et al.,1984)。

2. 酒精性脂肪肝炎

酒精性脂肪肝炎的发展谱包括与肝细胞损伤相关的肝细胞脂肪浸润,如气球样变性、Mallory小体、中性粒细胞或淋巴细胞的炎症以及具有周围静脉、周围窦和周围细胞排列的纤维化,这些变化约占所有酗酒者的10%～35%。据估计,酒精性肝病患者发展为肝硬化的概率大约是每年10%～20%,而其中70%最终会发展为肝硬化(Diehl,1997),甚至会发展为致命的肝功能失代偿。

3. 肝硬化

2010年,酒精性肝硬化占全球肝硬化相关死亡的48%(Rerun et al.,2013)。戒酒可以改善酒精性肝硬化的长期预后,长期饮酒的代偿性肝硬化患者的5年生存率约为70%,而戒酒后可以提高到90%,同时在有失代偿性肝硬化的患者中,长期饮酒的个体5年生存率下降至30%,但戒酒后可以提高至60%(Alexander et al.,1971;Diehl,1997)。

4. 肝细胞癌

酒精通常被视为肝癌的一个重要诱因,并且与肿瘤的发生有关,但由于酒精中毒者中丙型肝炎相对较常见,因此在早期研究中报告的HCC发病率中酒精的比例可能被高估。尽管酒精性肝硬化中HCC的确切年发病率尚不清楚,但已有研究证明酒精性肝硬化是HCC的重要风险因素,因此我们仍然需要对HCC进行监测(Bruix et al.,2005)。

8.16.5.2 影响酒精性肝病风险的因素

大多数研究表明,重度饮酒者(每天摄入50～60 g酒精)发展为肝病的风险更高(Becker et al.,2002),但患上酒精性肝炎或肝硬化的绝对风险相对较低(6.9%),这表明遗传因素或环境因素可能在病理发生中起作用。

1. 酒精量

过度饮酒与肝硬化的风险增加相关,然而对于两者之间特定剂量反应关系的研究尚未达成一致。有证据表明,男性每天摄入60～80 g酒精或女性每天摄入20 g酒精会增加酒精性肝病的风险(Day,2000)。研究和指南表明,女性每天最多两杯酒,男性每天最多三杯酒以及每周至少有三天不饮酒是肝脏所能承受的“安全”范围(Rehm et al.,2010;欧洲肝病学会,2018)。

2. 饮酒行为

丹麦一项30 630人的研究显示:与啤酒和烈酒相比,葡萄酒更不容易诱发肝病(Becker et al.,2002)。但是目前还不能确定的是,是否是葡萄酒本身降低肝病风险,还是饮用葡萄酒和摄入蔬菜、水果等行为一样能起到有益健康的作用(Everhart,2003)。据报道,非用餐时间酗酒已成为了当今社会一种不良行为模式,这种行为会使罹患酒精性肝炎的风险增加五倍(Barrio et al.,2004),并增加人群全因死亡的风险(Tolstrup et al.,2004)。最关键的是,经济合作组织的一份报告显示,30%的男性和12%的女性每月至少酗酒一次(经济合作与发展组织,2017)。此外,饮用多种类型的酒类饮品已被证实与肝硬化和非肝硬化性肝病的风险有关(Naveau et al.,1997)。不过,现在针对酗酒所带来的风险仍然存在争议。丹麦一项针对55 000名参与者的调查显示,每日饮酒是导致肝硬化的最显著危险因素(Askgaard et al.,2015),而芬兰一项针对6 366名无基线肝病受试者的健康调查显示,酗酒与肝病风险增加有关,而平均酒精摄入量则与肝病风险增加无关(Aberg et al.,2017)。

3. 性别

全球由于酒精导致的死亡人数比例因性别而异,2012年男性死亡人数占7.6%,女性死亡人数占4.0%(WHO,2014)。然而女性健康比男性更容易受酒精影响。男性和女性的肝脏大小相近,当酒精代谢率与肝脏质量正常时,男女性肝脏代谢率也相似。不过由于女性的体重较轻,脂肪占身体质量的比例较高,因此在摄入同等剂量的酒精后,女性血液中的酒精含量通常会高于男性。动物模型的证据表明,雌激素会增加肠道对内毒素的通透性,从而上调Kupffer细胞的内毒素受体,导致肿瘤坏死因子α的产生增加以应对内毒素(Enomoto et al.,1999),并且男性和女性的胃乙醇脱氢酶活性也可能不同(Parlesak et al.,2002)。

4. 合并症

与健康人群相比,患有影响肝脏的合并症的人饮酒后更容易罹患肝病(Fattovich et al.,2004)。这一点在丙型肝炎(CorraoandArico,1998)、乙型肝炎、遗传性血色病(Fletcher et al.,2002)和肥胖症(Naveau et al.,1997)疾病中得到了充分证明,而且此结论很可能也适用于其他原因引起的慢性肝炎。

5. 遗传多态性

流行病学证据有力证明了酒精性肝病存在遗传易感性。这似乎与多种基因多态性有关,其中一些影响酒精代谢,另一些则影响肝脏免疫反应(De Re,V,2019)。

6. 预防

酗酒、酒精性肝病及其并发症的整体治疗不在本章讨论范围之内。不过,一般治疗措施包括戒酒和提供营养支持,许多减少酒精摄入的公共卫生政策都已证明是有效并且兼顾成本效益的(Wagenaar et al.,2009;Wagenaar et al.,2010),具体包括征税或设定最低单价、限制酒精供应、限制营销和广告等可以有效提高价格的政策。值得注意的是,儿童对影响其饮酒行为的酒精营销特别敏感(Anderson et al.,2009)。英国哥伦比亚为酒精设定了最低单价,这种方法将酒精相关死亡率降低了32%,无疑是非常成功的(Stockwell et al.,2013)。

8.16.6 非酒精性脂肪性肝病和非酒精性脂肪性肝炎

8.16.6.1 定义

脂肪肝由肝实质细胞或肝细胞中脂肪累积而成,分为大泡性和小泡性两种形式,大泡性脂肪肝的特点是细胞质的大部分空间被脂肪空泡(其主要成分是甘油三酯)所占据,而细胞核则被推向细胞边缘,并且肝细胞可能因这些脂肪空泡而增大。大泡性脂肪肝可以根据含有脂肪空泡的肝细胞的百分比进行如下分级:小于5%为轻微或无脂肪肝;5%~32%为轻度脂肪肝;33%~65%为中度脂肪肝;大于66%为重度大泡性脂肪肝。小泡性脂肪肝通常含有双极脂质形成的小囊,这些小囊分布在细胞质中,不会使细胞核移位,因此小泡性脂肪肝细胞往往尺寸正常。许多患者两种类型的脂肪肝都存在,称为混合型脂肪肝。在这些情况下,大泡性脂肪肝通常占主导地位。

脂肪肝患者可能表现出不同严重程度的组织病理学疾病,从没有其他异常的单纯脂肪变性,到伴有炎症、组织损伤、肝纤维化,最终到肝硬化。非酒精性脂肪性肝病(NAFLD)是指没有继发性肝脏脂肪堆积原因(如大量饮酒和使用致脂肪药物)的个体所患的脂肪肝。值得注意的是,非酒精性脂肪肝还不包括其他慢性肝病,比如慢性病毒性肝炎、中毒性肝炎(由工业毒素、溶剂或药物引起)、自身免疫性肝病、血色病、威尔逊氏病和一些罕见的代谢紊乱。丙型肝炎(尤其是基因型3)和威尔逊氏病是伴有脂肪变性的肝病的两个典型例子,但它们不属于非酒精性脂肪肝。

非酒精性脂肪性肝病在组织学上可分为非酒精性脂肪肝(NAFL)和非酒精性脂肪性肝炎(NASH)。非酒精性脂肪肝的定义是肝脏脂肪变性超过5%,但无肝细胞损伤或纤维化的证据。非酒精性脂肪性肝炎是指肝脏脂肪变性超过5%,伴有炎症和肝细胞损伤(尤其是肝细胞气球样变性),可能发生纤维化,不过发展为肝硬化的风险极低。非酒精性脂肪性肝炎可能发展为肝硬化、肝功能衰竭和肝细胞癌(Chalasani et al.,2018)。文献中对非酒精性脂肪肝定义所允许的最大每日饮酒量并不确定,并且文献与文献之间也缺乏一致的结论。关于参与临床试验的资格,共识会议建议男性和女性在两年内每周饮酒量分别不得超过21和14个标准杯(Sanyal et al.,2011)。根据美国国家酒精滥用和酒精中毒研究所(NIAAA,2016)的数据,一杯标准酒精饮料约含14g纯酒精。对饮酒的诊断有赖于详尽的病史和异体病史，以及详细的7天饮酒记录。因此，“非酒精性”方面的诊断是解释有关非酒精性脂肪肝患病率和自然史的任何数据的首要问题。

近年来，有部分专家认为非酒精性脂肪性肝病（NAFLD）和非酒精性脂肪性肝炎（NASH）这两个术语存在局限性，包括诊断的排他性、缺乏对病情根本原因的认识以及使用潜在的污名化术语（脂肪）。因此，德尔菲小组建议使用脂肪变性一词代替脂肪一词，由此产生了代谢功能障碍相关脂肪性肝病（MASLD）。根据新定义，患有肝脂肪变性、一种或多种CMRF（基于心血管疾病方面成熟且经过验证的标准，并按种族进行调整）且没有其他可辨别的脂肪变性病因的患者将被归类为患有MASLD。同时，与从NAFLD到MASLD的变化相称，NASH被代谢功能障碍相关脂肪性肝炎（MASH）所取代（Fasiha，Kanwal，2023）。新证据也表明，NAFLD和MASLD定义之间的一致性极好，即约99%的NAFLD患者符合MASLD标准（Mary，Rinella，2023）。因此，以下内容以NAFLD为主，相关MASLD的最新报道可自行了解。

8.16.6.2 诊断

第一个问题是非酒精性脂肪肝的诊断。患者可能无法准确报告自己的饮酒量。实验室检查[包括天冬氨酸转氨酶（AST）的升高超过谷丙转氨酶（ALT）的升高，以及γ-谷氨酰转肽酶（γ-GT）的升高]可能会有所帮助但并不准确。详尽的病史和异体病史是诊断的基础，但仍有可能存在一些问题。

第二个问题是如何区分脂肪变性和脂肪性肝炎。通过腹部超声诊断中度至重度脂肪变性的敏感性为70%～75%，特异性为60%～70%（Bellentani et al.，2000）。计算机断层扫描和磁共振成像在进行同样的区分时，特异性（100%）和敏感性（75%）相同（Rinella et al.，2001）。因此，这些非侵入性方法的灵敏度不高，无法对脂肪变性进行准确分级，也无法诊断是否存在炎症或纤维化，因此无法区分非酒精性脂肪肝和非酒精性脂肪性肝炎。

脂肪性肝炎的诊断则更为复杂。虽然普遍认为实验室检查观察到转氨酶水平的升高是肝细胞受损从而引发炎症的迹象，但这种看法并不准确，因为肝脏化验异常的患者在肝活检时可能只有单纯的脂肪变性而没有炎症，50%的患者经活检证实患有脂肪性肝炎，但其转氨酶则保持正常状态（Prati et al.，2002），并且转氨酶正常水平的临界值一直饱受争议，将男性转氨酶正常值的上限降低到30 U/L，女性转氨酶正常值的上限降低到19 U/L，会让非酒精性脂肪性肝炎诊断的敏感性从42%提高到74%，但特异性从80%降低到42%（Kunde et al.，2005）。有研究发现细胞角蛋白18片段的循环水平可以作为非酒精性脂肪肝患者炎症存在的新型生物标志物（Chen et al.，2014；Cusi et al.，2014），然而这种检测方法目前还不能用于临床治疗。诊断脂肪性肝炎的金标准仍然是肝活检，然而侵入性的检测方法限制了其应用范围。

目前有几种成熟的非侵入性工具可供临床医生评估非酒精性脂肪肝患者的晚期纤维化情况。非酒精性脂肪肝纤维化评分（NFS）基于六个现成的参数（年龄、体重指数、高血糖、血小板计数、白蛋白和谷草转氨酶/谷丙转氨酶比值）。一项荟萃分析结果显示，NFS预测晚期纤维化的AUROC值为0.85（Musso et al.，2011）。FIB-4指数是一种基于血小板计数、年龄、谷草转氨酶和谷丙转氨酶的算法，提供双重临界值（得分<1.45的患者不太可能有晚期肝纤维化，而得分>3.25的患者很可能有晚期肝纤维化）（Kaswala et al.，2016）。增强型肝纤维化（ELF）面板最近在欧洲获准投入商业使用，该面板由3种基质周转蛋白（透明质酸、金属蛋白酶组织抑制剂1和N端胶原蛋白Ⅲ-肽）的血浆水平组成，检测晚期纤维化的AUROC为0.87，灵敏度为89%，特异度为96%（Rosenberg et al.，2004）。

振动控制瞬态弹性成像（VCTE，FibroScan）是一种基于超声波的无创肝脏硬度测量方法，最近获得了美国食品药品管理局的批准。有几项研究考察了VCTE在疑似非酒精性脂肪肝患者中的表现：美国的一项研究对164名经活检证实患有非酒精性脂肪肝的患者（中位体重指数为32.2 kg/m^2）进行了检测，结果显示，检测晚期纤维化的灵敏度为95%，特异度为77%，AUROC为93%。值得注意的是，有27%的参与者的VCTE结果并不可靠（Tapper et al.，2016）。日本的一项类似研究纳入了142名经活检证实的非酒精性脂肪肝患者（平均体重指数为28.1 kg/m^2），发现晚期纤维化的AUROC为0.88（Imajo et al.，2016）。磁共振弹性成像技术可很好地识别非酒精性脂肪肝患者不同程度的纤维化(Kim et al.,2013;Loomba et al.,2014;Imajo et al.,2016),但目前该工具在临床试验和卓越研究中心以外的泛用性有限。

8.16.6.3 NAFLD的发病率和患病率

如前文所述,诊断非酒精性脂肪变性的困难和缺乏准确的脂肪变性诊断工具是获得精确流行病学数据的两大限制,组织样本的选择(即肝脏活检)是诊断的第三个障碍。只有少数研究对非酒精性脂肪肝的发病率进行了长期评估。有两项来自亚洲的研究通过超声或磁共振成像对受试者进行了为期3~5年的随访,结果显示随访期间总体脂肪肝发病率为12%~13.5%(Sung et al.,2014;Wong et al.,2016),而一项对77 425名无NAFLD的受试者进行了平均4.5年随访的队列研究显示,通过超声记录的NAFLD发病率为每千人年29.7例(Chang et al.,2016)。以色列的一项研究指出,发病率为每千人年28例(Zelber-Sagi et al.,2012),英国一项基于ICD-10编码(K76)的研究也报告了类似的发病率(Whalley et al.,2007)。2016年的一项荟萃分析显示,亚洲和西方国家的非酒精性脂肪肝发病率分别为52%和28%(Younossi et al.,2016)。

2016年的一项荟萃分析对非酒精性脂肪肝的患病率进行了评估,其结果显示通过成像诊断的非酒精性脂肪肝的全球总患病率高达25%(Younossi et al.,2016)。地区间存在差异,南美和中东地区的患病率最高,约为30%~32%,而非洲的患病率最低,约为13%(Younossi et al.,2016)。值得注意的是,肝病的患病率和阶段会随着年龄的增长而增加(Frith et al.,2009;Koehler et al.,2012),男性的患病率约为女性的两倍(Zelber-Sagi et al.,2006),同时有文献描述了非酒精性脂肪肝存在种族差异(Masuoka,Chalasani,2013)。这些差异的部分原因可能是与类靛红磷脂酶域含蛋白3(PNPLA-3)基因有关的遗传变异(Dongiovanni et al.,2013)。

鉴于肝活检是诊断非酒精性脂肪性肝炎的金标准,但因为这种方法在普通人群中并不可行,所以无法直接评估非酒精性脂肪性肝炎的患病率。在因临床指征而接受肝活检的非酒精性脂肪肝患者中,有59%被诊断为非酒精性脂肪性肝炎。然而,在没有特定临床指征而进行肝活检的非酒精性脂肪肝患者中,非酒精性脂肪性肝炎患病率估计为6.67%~29.85%。考虑到这些数字,一般人群中非酒精性脂肪性肝炎的发病率估计在1.5%~6.45%之间(Younossi et al.,2016)。

8.16.6.4 NAFLD和NASH与代谢综合征

代谢综合征的定义是内脏超重、血脂异常、高胰岛素血症或糖尿病以及动脉高血压,这是《美国国家胆固醇教育专家小组关于成人高血脂检测、评估和治疗的第三次报告》(*Adult Treatment Panel-ATP Ⅲ*)中提出的。这一定义似乎与非酒精性脂肪性肝病(NAFLD)和非酒精性脂肪性肝炎(NASH)密切相关。一些学者认为NAFLD和NASH是代谢综合征的肝脏表现,并且一些流行病学研究也肯定了这两种疾病之间的密切关系。

根据ATP Ⅲ标准,在NAFLD患者中,30%的男性和60%的女性患有代谢综合征,而40%的男性和65%的女性患有内脏脂肪过多症,10%的男性和30%的女性患有糖尿病,这些患病率明显高于对照人群。与单纯脂肪变性患者相比,代谢综合征在NAFLD患者中的发病率明显更高(38% VS 14%,P=0.004)(Marchesini et al.,2003)。

在肥胖症患者中,60%~95%的人存在脂肪变性,这个比例取决于患者的选择和诊断程序(例如,在一系列接受减肥手术的患者中,采用超声波或组织学检查)。体重指数是肝脏脂肪堆积的一个独立预测因素。

自1980年以来,全球超重和肥胖的发生率一直在上升,且上升速度仍在加快。全球肥胖症的年龄标准化患病率从1980年的6.4%上升到2008年的12.0%,几乎翻了一番(Stevens et al.,2012),而其中儿童和青少年超重率的增加尤其令人担忧。糖尿病的发病率也在增加,2008年全球糖尿病发病率约为9%(Danaei et al.,2011),在美国,22%的成年人符合代谢综合征的标准(Lin,Pi-Sunyer,2007)。

8.16.7　NAFLD的自然史和预后

与患病率数据相同，对于非酒精性脂肪肝和非酒精性脂肪性肝炎自然史的数据具有三个局限性。在非酒精性脂肪性肝炎患者中，45%会出现纤维化进展，19%最终会发展为肝硬化(Fassio et al.,2004)。

另一方面，在一项对109名NAFL患者(活检结果为纯脂肪肝，无炎症)进行中位16.7年随访的研究中，只有一名患者在随访期间发展为肝硬化，此结果支持了该病症临床过程良性的印象(Dam-Larsen et al.,2004)。一项长期随访研究(平均随访时间13.7年)显示，肝酶升高和初次活检为纯脂肪变性的患者死亡率没有增加。此外，活检证实为非酒精性脂肪性肝炎的患者死于心血管疾病(15.5% VS 7.5%, P=0.04)和肝脏相关原因(2.8% VS 0.2%, P=0.04)的风险较高。不过，该研究也注意到了疾病的进展：41%的患者出现纤维化进展，5.4%的患者发展为肝硬化，这与最初活检的炎症特征无关(Ekstedt et al.,2006)。

与没有非酒精性脂肪肝的匹配对照人群相比，非酒精性脂肪肝患者的总死亡率更高，最常见的死因是心血管疾病(Adams et al.,2005；Sayiner et al.,2017)。在非酒精性脂肪肝患者中，与肝脏相关的死亡是第二或第三大死因，而在普通人群中，与肝脏相关的死亡仅是第十二大死因(Younossi,Henry,2016)。

在最近的一项荟萃分析中，NAFLD和非NAFLD患者的肝脏特异性死亡率分别为每千人年0.77和11.77(Younossi et al.,2016)。NAFLD与长期死亡率相关的最重要组织学因素是纤维化阶段(Younossi et al.,2011；Angulo et al.,2015)。

重要的是，非酒精性脂肪性肝炎是肝移植的第二大常见原因，随着越来越多的HCV患者接受有效的抗病毒治疗，非酒精性脂肪性肝炎将有可能取代病毒性肝炎成为肝移植的第一大原因(Wong et al.,2015)。

在隐源性肝硬化患者中，超过60%的患者具备可能与非酒精性脂肪性肝炎相关的特征，在这些患者中，普遍认为肝硬化是非酒精性脂肪性肝炎的终末阶段(Ekstedt et al.,2006)。在欧洲，隐源性肝硬化基本上占肝移植总适应症的4%(Adam et al.,2012)。值得注意的是，非酒精性脂肪性肝炎可能在肝移植后复发，这进一步强化了非酒精性脂肪性肝炎作为隐源性肝硬化病因的概念(Maheshwari,Thuluvath,2006)。

在美国，非酒精性脂肪肝目前是肝细胞癌(HCC)的第三大常见病因(Mohamad et al.,2016)。非酒精性脂肪肝相关的HCC发病率正以每年9%的速度增长，这可能是肥胖和代谢综合征的增加所致(Younossi et al.,2015)。在Ekstedt系列研究中(Ekstedt et al.,2006)，2.3%的患者发展为HCC，占有肝硬化记录患者的43%。而对于全因肝硬化中通常报告10%累积风险来说，目前尚不清楚该风险是否与其相同，甚至可能更高(Smedile,Bugianesi,2005)。与其他病因的HCC患者相比，非酒精性脂肪肝相关HCC患者年龄更大、生存时间更短、更有可能死于原发性肝癌(Mohamad et al.,2016)。重要的是，退伍军人管理局的一项研究报告称，约13%的HCC患者没有肝硬化，而在没有肝硬化的情况下，非酒精性脂肪肝与HCC有独立的相关性。这项研究进一步证实了之前报告非肝硬化非酒精性脂肪肝患者发生HCC的小型研究(Mittal et al.,2016)，并提出了是否有必要筛查非肝硬化非酒精性脂肪性肝炎患者发生HCC的问题，不过据估计，非肝硬化非酒精性脂肪肝患者发生HCC的风险非常低，因为在普通人群中有大量非酒精性脂肪肝患者没有肝硬化(Younossi et al.,2015)。

据报道，与纤维化风险增加相关的危险因素有：年龄(40或50岁)、糖尿病、体重指数(25/28/30)、高甘油三酯血症、转氨酶升高至正常值上限的两倍，以及AST/ALT比值为1(Angulo et al.,1999；Adams et al.,2005)。与没有糖尿病的非酒精性脂肪肝患者相比，患有非酒精性脂肪肝和糖尿病的患者发生肝硬化和与肝脏相关死亡的概率更高(Abrams et al.,2004)。在Ekstedt系列研究中(Ekstedt et al.,2006)，41%的纤维化进展与较高的谷丙转氨酶水平、随访期间较高的体重增加、更严重的胰岛素抵抗和更明显的脂肪浸润有关。值得注意的是，与单纯脂肪变性的患者相比，非酒精性脂肪性肝炎患者更符合代谢综合征的标准，更有可能出现内脏肥胖。普遍认为，非酒精性脂肪性肝炎是非酒精性脂肪肝的一个亚组，有进行性纤维化的风险，因此代谢综合征及其组成部分显然是纤维化和肝硬化的一个危险因素，鉴于肥胖和糖尿病及其相关疾病的流行，这将成为疾病的一个主要负担。

8.16.8 预防和治疗

对于非酒精性脂肪肝以及非酒精性脂肪性肝炎，目前还没有具体的治疗方法。不过，在实施改变行为和生活方式的措施以及治疗晚期患者方面已达成共识（Sourianarayanane et al.，2013）。非酒精性脂肪性肝炎的治疗取决于疾病的阶段和相关的代谢异常，如超重、高血糖和高脂血症。在疾病的晚期阶段，除了传统的治疗措施外，还必须添加药物。迄今为止，非酒精性脂肪性肝炎患者明显受益于体育锻炼和均衡合理的饮食，这可能是通过减轻体重和降低胰岛素抵抗来实现的（Carulli et al.，2013）。

一篇对8项随机对照试验（RCT）的荟萃分析显示，体重减轻5%或以上的患者肝脏脂肪变性情况有所改善，而体重减轻7%也与非酒精性脂肪肝活动评分（包括脂肪变性、小叶炎症和气球膨胀）的改善有关（Musso et al.，2012）。最近对261名患者进行的一项前瞻性试验（包括配对肝活检）结合了热量限制和体育锻炼，结果表明体重减轻与非酒精性脂肪性肝炎组织病理学改善之间存在剂量反应关系（Vilar-Gomez et al.，2015）。重要的是，体重减轻超过5%的患者在94%的病例中纤维化得到了稳定或改善，然而在这项试验中，只有50%的患者在12个月时体重减轻了7%以上（Vilar-Gomez et al.，2015）。

目前建议体重指数大于40 kg/m^2或体重指数大于35 kg/m^2且有合并症的患者进行减肥手术。该手术效果显著，即使是肝硬化重症患者也可采用，但如果患者患有门静脉高压症，手术的发病风险就会变高。

对于发展为晚期肝病或HCC的患者，可以对其进行肝移植，但移植后非酒精性脂肪性肝炎复发的情况很常见。

具体的药物疗法包括用于治疗代谢综合征（如他汀类药物、贝扎贝特）和糖尿病的药物，以及具有抗氧化作用的药物。有两项荟萃分析得出结论，二甲双胍不能使非酒精性脂肪肝患者的肝组织学情况得到明显改善，因此不推荐用于治疗非酒精性脂肪肝（Li et al.，2013）。吡格列酮是核转录因子过氧化物酶体增殖激活受体γ的配体，已在多项治疗非酒精性脂肪肝的试验中进行了评估，总体上显示可在组织学层面改善肝脏情况。值得注意的是，吡格列酮与潜在的有害不良事件有关，如体重增加和可能的膀胱癌（Aithal et al.，2008；Sanyal et al.，2010；Yau et al.，2013；Cusi et al.，2016；Tuccori et al.，2016）。美国肝病研究协会（AASLD）实践指南建议，这种药物可用于治疗活检证实的非酒精性脂肪性肝炎患者，但在开始治疗前应与每位患者讨论其风险和益处（Chalasani et al.，2018）。

胰高血糖素样肽-1（GLP-1）类似物用于治疗代谢综合征，可能是治疗非酒精性脂肪性肝炎的有力选择。最近的一项RCT评估了利拉鲁肽对非酒精性脂肪性肝炎患者48周的治疗效果，发现脂肪性肝炎的缓解和纤维化进展的减少与体重减轻有关（Armstrong et al.，2016）。

目前认为抗氧化剂是治疗非酒精性脂肪性肝炎的新方向，但相关研究还处于起步阶段。在可能的抗氧化剂药物中，维生素E的疗效最稳定，甚至可以改善肝脏病理（Sanyal et al.，2010）。

尽管观察到上述药物疗法的益处，但在非酒精性脂肪性肝炎患者中长期使用这些药物的疗效和安全性仍是未知的，长期服用维生素E可能会导致一些不良反应，如脑血管出血风险、凝血功能障碍和前列腺疾病等。

8.16.9 要点

◇ 肝硬化和原发性肝癌是全球重要的公共健康问题，每年导致数百万人死亡。

◇ 病毒性乙型肝炎和丙型肝炎、酒精性和非酒精性脂肪肝是全球肝硬化和原发性肝癌的主要原因，所有这些疾病都有致癌的可能。

◇ 尽管有效且低成本的乙型肝炎疫苗已经上市并得到广泛使用，但仍需努力保持乙型肝炎病毒（HBV）普遍免疫计划的势头，并特别强调接种乙型肝炎病毒疫苗的出生剂量。

◇ 抗丙型肝炎病毒的新型DAAs在清除慢性丙型肝炎病毒感染方面疗效显著。让每个人都有机会获得新型抗病毒药物至关重要。

◇ 丙型肝炎疫苗的研发尚未取得成功，因此预防和控制措施对所有从事公共卫生工作的人员来说都是一项重大挑战。

◇ 饮酒仍然是一个主要的健康问题，饮酒导致的死亡占全球死亡总人数的6%。

◇ 脂肪肝、脂肪性肝炎与代谢综合征相关的慢性肝病在全球范围内呈上升趋势。

◇ 亟需开发新型高效药物来应对日益增多的脂肪肝患者。

8.16.10　结论

尽管目前有了减少乙型肝炎病毒慢性感染的安全有效的疫苗，但与乙型肝炎相关的疾病负担仍然非常严峻。为了最终实现世界卫生组织消灭乙型肝炎病毒的目标，我们需要不断努力，将预防乙型肝炎列入全球公共卫生机构的议事日程，并继续改善已患慢性乙型肝炎患者的治疗方案。

尽管与HBV相比，HCV目前造成的疾病负担略低，但由于缺乏有效的疫苗，控制这一全球性流行病的工作仍面临巨大挑战。此外，由于20～30年前（1946—1964年出生的婴儿潮一代）HCV感染率较高，导致慢性阻塞性肺病的负担加重，给公共卫生部门带来了巨大挑战。不过，最近推出的高效DAAs应有助于实现世界卫生组织未来十年内在全球范围内消灭HCV的目标，前提是治疗成本能够大幅降低。

酒精性肝病仍然是全球发病和死亡的主要原因。事实上，在过去30年中，一些国家酒精相关肝硬化的死亡率有所下降。然而在其他一些国家，酒精相关肝硬化的死亡率不再下降，在中低收入地区甚至还在上升。因此，人们担心在未来几十年中，全球酒精性肝病的发病率可能会上升。最近的数据表明，在这些中低收入国家，酒精消费量正在增加。此外，女性过量饮酒的比例似乎在上升，酗酒已成为一种常见的过量饮酒模式。

尽管有关非酒精性脂肪肝/非酒精性脂肪性肝炎的患病率和自然史的数据很少，而且存在多种方法学问题，但很明显，由于它们与代谢综合征及其组成部分有关，并且在西方人群中呈上升趋势，因此非酒精性脂肪肝、非酒精性脂肪性肝炎和HCC在不久的将来会成为一个主要的健康问题。此外，最近的数据表明，非酒精性脂肪肝可能会对COVID-19感染的结果产生不利影响（Portincasa et al.，2020）。为了应对这一挑战，制药业正在大力开发新型有效的抗非酒精性脂肪性肝炎药物（Issa et al.，2018）。

（翻译：曹广文）

参考文献

AASLD-IDSA Hepatitis C guidelines. (2020). Hepatology, 71, 686-721.

Aberg, F., Helenius-Hietala, J., Puukka, P., and Jula, A. (2017). Binge drinking and the risk of liver events: a population-based cohort study. Liver International, 37, 1373-81.

Abrams, G.A., Kunde, S.S., Lazenby, A.J., and Clements, R.H. (2004). Portal fibrosis and hepatic steatosis in morbidly obese subjects: a spectrum of nonalcoholic fatty liver disease. Hepatology, 40, 475-83.

Adam, R., et al. (2012). Evolution of indications and results of liver transplantation in Europe. A report from the European Liver Transplant Registry (ELTR). Journal of Hepatology, 57, 675-88.

Adams, L.A., et al. (2005). The natural history of nonalcoholic fatty liver disease: a population-based cohort study. Gastroenterology,

129, 113-21.

Aithal, G. P., et al. (2008). Randomized, placebo - controlled trial of pioglitazone in nondiabetic subjects with nonalcoholic steatohepatitis. Gastroenterology, 135, 1176-84.

Alexander, J.F., Lischner, M.W., and Galambos, J.T. (1971). Natural history of alcoholic hepatitis. Ⅱ. The long-term prognosis. American Journal of Gastroenterology, 56, 515-25.

Alter, M.J. (2007). Epidemiology of hepatitis C virus infection. World Journal of Gastroenterology, 13, 2436-41.

Anderson, P., de Bruijn, A., Angus, K., Gordon, R., and Hastings, G. (2009). Impact of alcohol advertising and media exposure on adolescent alcohol use: a systematic review of longitudinal studies. Alcohol & Alcoholism, 44, 229-43.

Andrade, D.L., et al. (2012). [A study about hepatitis C virus infection in patients with psoriasis in a Brazilian reference center]. Acta Gastroenterologica Latinoamerica, 42, 285-90.

Andre, F.E., and Zuckerman, A.J. (1994). Review: protective efficacy of hepatitis B vaccines in neonates. Journal of Medical Virology, 44, 144-51.

Angulo, P., Keach, J.C., Batts, K.P., and Lindor, K.D. (1999). Independent predictors of liver fibrosis in patients with nonalcoholic steatohepatitis. Hepatology, 30, 1356-62.

Angulo, P., et al. (2015). Liver fibrosis, but no other histologic features, is associated with long-term outcomes of patients with nonalcoholic fatty liver disease. Gastroenterology, 149, 389-97.e310.

Armstrong, M.J., et al. (2016). Liraglutide safety and efficacy in patients with non-alcoholic steatohepatitis (LEAN): a multicentre, double-blind, randomised, placebo-controlled phase 2 study. The Lancet, 387, 679-90.

Askgaard, G., Gronbaek, M., Kjaer, M.S., Tjonneland, A., and Tolstrup, J.S. (2015). Alcohol drinking pattern and risk of alcoholic liver cirrhosis: a prospective cohort study. Journal of Hepatology, 62, 1061-7.

Atta, A.M., Oliveira, I.S., Sousa, G.M., Parana, R., and Atta, M.L. (2010). Serum cytokine profile in hepatitis C virus carriers presenting cryoglobulinaemia and non-organ-specific autoantibodies. Microbial Pathogenesis, 48, 53-6.

Banatvala, J.E., and Van Damme, P. (2003). Hepatitis B vaccine — do we need boosters? Journal of Viral Hepatitis, 10, 1-6.

Barrio, E., et al. (2004). Liver disease in heavy drinkers with and without alcohol withdrawal syndrome. Alcoholism: Clinical and Experimental Research, 28, 131-6.

Barry, M., and Cooper, C. (2007). Review of hepatitis B surface antigen-1018 ISS adjuvant-containing vaccine safety and efficacy. Expert Opinion on Biological Therapy, 7, 1731-7.

Basnayake, S.K., and Easterbrook, P.J. (2016). Wide variation in estimates of global prevalence and burden of chronic hepatitis B and C infection cited in published literature. Journal of Viral Hepatitis, 23, 545-59.

Baumert, T.F., Fauvelle, C., Chen, D.Y., and Lauer, G.M. (2014). A prophylactic hepatitis C virus vaccine: a distant peak still worth climbing. Journal of Hepatology, 61, S34-44.

Becker, U., Gronbaek, M., Johansen, D., and Sorensen, T.I. (2002). Lower risk for alcohol-induced cirrhosis in wine drinkers. Hepatology, 35, 868-75.

Bellentani, S., et al. (2000). Prevalence of and risk factors for hepatic steatosis in Northern Italy. Annals of Internal Medicine, 132, 112-17.

Beste, L.A., Leipertz, S.L., Green, P.K., Dominitz, J.A., Ross, D., and Ioannou, G.N. (2015). Trends in burden of cirrhosis and hepatocellular carcinoma by underlying liver disease in US veterans, 2001-2013. Gastroenterology 149, 1471-82.e1475; quiz e1417-78.

Blachier, M., Leleu, H., Peck-Radosavljevic, M., Valla, D.C., and Roudot-Thoraval, F. (2013). The burden of liver disease in Europe: a review of available epidemiological data. Journal of Hepatology, 58, 593-608.

Bouchery, E.E., Harwood, H.J., Sacks, J.J., Simon, C.J., and Brewer, R.D. (2011). Economic costs of excessive alcohol consumption in the U.S., 2006. American Journal of Preventive Medicine, 41, 516-24.

Bruix, J., Sherman, M., and Practice Guidelines Committee (2005). Management of hepatocellular carcinoma. Hepatology, 42, 1208-36.

Burra, P., et al. (2010). Liver transplantation for alcoholic liver disease in Europe: a study from the ELTR (European Liver Transplant Registry). American Journal of Transplantation, 10, 138-48.

Cao, G.W. (2009). Clinical relevance and public health significance of hepatitis B virus genomic variations. World Journal of Gastroenterology, 15, 5761-9.

Carulli, L., Maurantonio, M., Hebbard, L., Baldelli, E., Loria, P., and George, J. (2013). Classical and innovative insulin sensitizing drugs for the prevention and treatment of NAFLD. Current Pharmaceutical Design, 19, 5280-96.

Centers for Disease Control and Prevention (CDC) (1987). Recommendations of the Immunization Practices Advisory Committee. Update on hepatitis B prevention. Morbidity and Mortality Weekly Report, 36, 353-60.

Chalasani, N., et al. (2018). The diagnosis and management of non-alcoholic fatty liver disease: practice guidance from the American Association for the Study of Liver Diseases. Hepatology, 67, 328-57.

Chan, C.Y., Lee, S.D., and Lo, K.J. (2004). Legend of hepatitis B vaccination: the Taiwan experience. Journal of Gastroenterology & Hepatology, 19, 121-6.

Chang, M.H., et al. (1997). Universal hepatitis B vaccination in Taiwan and the incidence of hepatocellular carcinoma in children. Taiwan Childhood Hepatoma Study Group. New England Journal of Medicine, 336, 1855-9.

Chang, Y., et al. (2016). Metabolically healthy obesity and the development of nonalcoholic fatty liver disease. American Journal of Gastroenterology, 111, 1133-40.

Chen, C.J., et al. (2006). Risk of hepatocellular carcinoma across a biological gradient of serum hepatitis B virus DNA level. Journal of the American Medical Association, 295, 65-73.

Chen, J., Zhu, Y., Zheng, Q., and Jiang, J. (2014). Serum cytokeratin-18 in the diagnosis of non-alcoholic steatohepatitis: a meta-analysis. Hepatology Research, 44, 854-62.

Chevaliez, S., and Pawlotsky, J.M. (2007). Hepatitis C virus: virology, diagnosis and management of antiviral therapy. World Journal of Gastroenterology, 13, 2461-6.

Chhatwal, J., Kanwal, F., Roberts, M.S., and Dunn, M.A. (2015). Cost-effectiveness and budget impact of hepatitis C virus treatment with sofosbuvir and ledipasvir in the United States. Annals of Internal Medicine, 162, 397-406.

Choo, Q.L., Kuo, G., Weiner, A.J., Overby, L.R., Bradley, D.W., and Houghton, M. (1989). Isolation of a cDNA clone derived from a blood-borne non-A, non-B viral hepatitis genome. Science, 244, 359-62.

Consensus-Group (2000). Are booster immunisations needed for lifelong hepatitis B immunity? European Consensus Group on Hepatitis B Immunity. The Lancet, 355, 561-5.

Corrao, G., and Arico, S. (1998). Independent and combined action of hepatitis C virus infection and alcohol consumption on the risk of symptomatic liver cirrhosis. Hepatology, 27, 914-19.

Corti, D., Benigni, F., and Shouval, D. (2018). Viral envelope-specific antibodies in chronic hepatitis B virus infection. Current Opinion in Virology, 30, 48-57.

Coursaget, P., et al. (1994). Twelve-year follow-up study of hepatitis B immunization of Senegalese infants. Journal of Hepatology, 21, 250-4.

Cusi, K., et al. (2014). Limited value of plasma cytokeratin-18 as a biomarker for NASH and fibrosis in patients with non-alcoholic fatty liver disease. Journal of Hepatology, 60, 167-74.

Cusi, K., et al. (2016). Long-term pioglitazone treatment for patients with nonalcoholic steatohepatitis and prediabetes or type 2 diabetes mellitus: a randomized Trial. Annals of Internal Medicine, 165, 305-15.

D'Alessandro, A.M., et al. (1991). The predictive value of donor liver biopsies for the development of primary nonfunction after orthotopic liver transplantation. Transplantation 51, 157-63.

Dam-Larsen, S., et al. (2004). Long term prognosis of fatty liver: risk of chronic liver disease and death. Gut, 53, 750-5.

Danaei, G., et al. (2011). National, regional, and global trends in fasting plasma glucose and diabetes prevalence since 1980: systematic ana-lysis of health examination surveys and epidemiological studies with 370 country-years and 2.7 million participants. The Lancet, 378, 31-40.

Davis, G.L., Alter, M.J., El-Serag, H., Poynard, T., and Jennings, L.W. (2010). Aging of hepatitis C virus (HCV)-infected persons in the United States: a multiple cohort model of HCV prevalence and disease progression. Gastroenterology, 138, 513-21, 521, e511-16.

Day, C.P. (2000). Who gets alcoholic liver disease: nature or nurture? Journal of the Royal College of Physicians London, 34, 557-62.

de Ledinghen, V., et al. (2016). Controlled attenuation parameter for the diagnosis of steatosis in non-alcoholic fatty liver disease. Journal of Gastroenterology & Hepatology, 31, 848-55.

Diehl, A.M. (1997). Alcoholic liver disease: natural history. Liver Transplant Surgery, 3, 206-11.

Dongiovanni, P., Anstee, Q.M., and Valenti, L. (2013). Genetic pre-disposition in NAFLD and NASH: impact on severity of liver dis-ease and response to treatment. Current Pharmaceutical Design, 19, 5219-38.

Dubuisson, J., and Cosset, F.L. (2014). Virology and cell biology of the hepatitis C virus life cycle: an update. Journal of Hepatology, 61, S3-S13.

Duclos, P. (2003). Safety of immunization and adverse events following vaccination against hepatitis B. Journal of Hepatology, 39 Suppl 1, S83-8.

Ekstedt, M., et al. (2006). Long-term follow-up of patients with NAFLD and elevated liver enzymes. Hepatology, 44, 865-873.

El-Serag, H.B., and Kanwal, F. (2014). Epidemiology of hepatocellular carcinoma in the United States: where are we? Where do we go? Hepatology, 60, 1767-75.

Enomoto, N., et al. (1999). Estriol sensitizes rat Kupffer cells via gut-derived endotoxin. Am Journal of Physiology, 277, G671-677.

European Association for Study of the Liver (2015). EASL recommendations on treatment of hepatitis C 2015. Journal of Hepatology, 63, 199-236.

European Association for the Study of the Liver (2017). EASL 2017 clinical practice guidelines on the management of hepatitis B virus infection. Journal of Hepatology, 67, 370-98.

European Association for the Study of the Liver (2018). EASL clinical practice guidelines: management of alcohol-related liver disease. Journal of Hepatology, 69, 154-181.

Everhart, J.E. (2003). In vino veritas? Journal of Hepatology, 38, 245-6.

Expert Panel on Detection and Treatment of High Blood Cholesterol (2001). Executive summary of the third report of the National Cholesterol Education Program (NCEP) Expert Panel on Detection, Evaluation, and Treatment of High Blood Cholesterol in Adults (Adult Treatment Panel III). Journal of the American Medical Association, 285, 2486-97.

Farci, P. (2003). Delta hepatitis: an update. Journal of Hepatology, 39 Suppl 1, S212-19.

Fassio, E., Alvarez, E., Dominguez, N., Landeira, G., and Longo, C. (2004). Natural history of nonalcoholic steatohepatitis: a longitudinal study of repeat liver biopsies. Hepatology, 40, 820-6.

Fattovich, G., Stroffolini, T., Zagni, I., and Donato, F. (2004). Hepatocellular carcinoma in cirrhosis: incidence and risk factors. Gastroenterology, 127, S35-50.

Fletcher, L.M., Dixon, J.L., Purdie, D.M., Powell, L.W., and Crawford, D.H. (2002). Excess alcohol greatly increases the prevalence of cirrhosis in hereditary hemochromatosis. Gastroenterology, 122, 281-9.

Forns, X., and Bukh, J. (1999). The molecular biology of hepatitis C virus. Genotypes and quasispecies. Clinical Liver Disease, 3, 693-716, vii.

Frank, C., et al. (2000). The role of parenteral antischistosomal therapy in the spread of hepatitis C virus in Egypt. The Lancet 355, 887-91.

Frith, J., Day, C.P., Henderson, E., Burt, A.D., and Newton, J.L. (2009). Non-alcoholic fatty liver disease in older people. Gerontology, 55, 607-13.

Gerberding, J.L., and Henderson, D.K. (1992). Management of occupational exposures to bloodborne pathogens: hepatitis B virus, hepatitis C virus, and human immunodeficiency virus. Clinical Infectious Diseases, 14, 1179-85.

Goldstein, S.T., Zhou, F., Hadler, S.C., Bell, B.P., Mast, E.E., and Margolis, H.S. (2005). A mathematical model to estimate global hepatitis B disease burden and vaccination impact. International Journal of Epidemiology, 34, 1329-39.

Gower, E., Estes, C., Blach, S., Razavi-Shearer, K., and Razavi, H. (2014). Global epidemiology and genotype distribution of the hepatitis C virus infection. Journal of Hepatology, 61, S45-57.

Gurusamy, K.S., et al. (2013). Is sustained virological response a marker of treatment efficacy in patients with chronic hepatitis C viral infection with no response or relapse to previous antiviral intervention? PLoS One, 8, e83313.

Hadler, S.C., and Margolis, H.S. (1992). Hepatitis B immuniza-tion: vaccine types, efficacy, and indications for immunization. Current Clinical Topics in Infectious Diseases, 12, 282-308.

Heba, E.R., et al. (2016). Accuracy and the effect of possible subject-based confounders of magnitude-based MRI for estimating hepatic proton density fat fraction in adults, using MR spectroscopy as refer-ence. Journal of Magnetic Resonance Imaging, 43, 398-406.

Hollinger, F.B. (1989). Factors influencing the immune response to hepatitis B vaccine, booster dose guidelines, and vaccine protocol recommendations. American Journal of Medicine, 7, 36S-40S.

Hughes, S.A., Wedemeyer, H., and Harrison, P.M. (2011). Hepatitis delta virus. The Lancet 378, 73-85.

Idilman, I.S., et al. (2016). A comparison of liver fat content as determined by magnetic resonance imaging-proton density fat fraction and MRS versus liver histology in non-alcoholic fatty liver disease. Acta Radiology, 57, 271-8.

Imajo, K., et al. (2016). Magnetic resonance imaging more accurately classifies steatosis and fibrosis in patients with nonalcoholic fatty liver disease than transient elastography. Gastroenterology, 150, 626-37.e627.

Issa, D., Patel, V., Sanyal, A. J. (2018). Future therapy for non-alcoholic fatty liver disease. Liver International. 38 (Suppl 1):56-63.

Jacobson, I. M., et al. (2011). Telaprevir for previously untreated chronic hepatitis C virus infection. New England Journal of Medicine, 364, 2405-16.

Jilg, W., Schmidt, M., and Deinhardt, F. (1988). Persistence of specific antibodies after hepatitis B vaccination. Journal of Hepatology, 6, 201-7.

Kao, J.H., and Chen, D.S. (2005). Hepatitis B vaccination: to boost or not to boost? The Lancet, 366, 1337-8.

Kaswala, D.H., Lai, M., and Afdhal, N.H. (2016). Fibrosis assessment in nonalcoholic fatty liver disease (NAFLD) in 2016. Digestive Diseases & Sciences, 61, 1356-64.

Kato, N., et al. (1994). Genetic drift in hypervariable region 1 of the viral genome in persistent hepatitis C virus infection. Journal of Virology, 68, 4776-84.

Kim, D., Kim, W.R., Talwalkar, J.A., Kim, H.J., and Ehman, R.L. (2013). Advanced fibrosis in nonalcoholic fatty liver disease: noninvasive assessment with MR elastography. Radiology, 268, 411-19.

Koehler, E.M., et al. (2012). Prevalence and risk factors of non-alcoholic fatty liver disease in the elderly: results from the Rotterdam study. Journal of Hepatology, 57, 1305-1311.

Kumar, M., et al. (2007). A randomized controlled trial of lamivudine to treat acute hepatitis B. Hepatology, 45, 97-101.

Kunde, S.S., Lazenby, A.J., Clements, R.H., and Abrams, G.A. (2005). Spectrum of NAFLD and diagnostic implications of the proposed new normal range for serum ALT in obese women. Hepatology, 42, 650-6.

Kurbanov, F., Tanaka, Y., and Mizokami, M. (2010). Geographical and genetic diversity of the human hepatitis B virus. Hepatology Research, 40, 14-30.

Kwo, P.Y., et al. (2010). Efficacy of boceprevir, an NS3 protease inhibitor, in combination with peginterferon alfa-2b and ribavirin in treatment-naïve patients with genotype 1 hepatitis C infection (SPRINT-1): an open-label, randomised, multicentre phase 2 trial. The Lancet 376, 705-16.

Kwok, R., et al. (2016). Screening diabetic patients for non-alcoholic fatty liver disease with controlled attenuation parameter and liver stiffness measurements: a prospective cohort study. Gut, 65, 1359-68.

Lalazar, G., Rund, D., and Shouval, D. (2007). Screening, preven-tion and treatment of viral hepatitis B reactivation in patients with haematological malignancies. British Journal of Haematology, 136, 699-712.

Lauer, G.M., and Walker, B.D. (2001). Hepatitis C virus infection. New England Journal of Medicine, 345, 41-52.

Lavanchy, D. (2004). Hepatitis B virus epidemiology, disease burden, treatment, and current and emerging prevention and control measures. Journal of Viral Hepatology, 11, 97-107.

Lee, W.M. (1997). Hepatitis B virus infection. New England Journal of Medicine, 337, 1733-45.

Leroux-Roels, G. (2015). Old and new adjuvants for hepatitis B vaccines. Medical Microbiology & Immunology, 204, 69-78.

Leuridan, E., and Van Damme, P. (2011). Hepatitis B and the need for a booster dose. Clinical & Infectious Diseases, 53, 68-75.

Li, W. (2015). The hepatitis B virus receptor. Annual Review of Cellular & Developmental Biology, 31, 125-47.

Li, Y., Liu, L., Wang, B., Wang, J., and Chen, D. (2013). Metformin in non-alcoholic fatty liver disease: a systematic review and meta-analysis. Biomedical Reports, 1, 57-64.

Liaw, Y.F. (2013). Reduction of cirrhosis and hepatocellular carcinoma with antiviral therapy in chronic hepatitis B. Hepatology, 58, 1856.

Lim, S.S., et al. (2012). A comparative risk assessment of burden of disease and injury attributable to 67 risk factors and risk factor clusters in 21 regions, 1990-2010: a systematic analysis for the Global Burden of Disease Study 2010. The Lancet, 380, 2224-60.

Lin, C.L., and Kao, J.H. (2011). The clinical implications of hepatitis B virus genotype: recent advances. Journal of Gastroenterology & Hepatology, 26 Suppl 1, 123-30.

Lin, C.L., and Kao, J.H. (2016). Review article: novel therapies for hepatitis B virus cure — advances and perspectives. Alimentary

Pharmacology & Therapeutics, 44, 213-22.

Lin, S.X., and Pi-Sunyer, E.X. (2007). Prevalence of the metabolic syndrome among US middle-aged and older adults with and without diabetes — a preliminary analysis of the NHANES 1999-2002 data. Ethnicity & Disease, 17, 35-9.

Loomba, R., et al. (2014). Magnetic resonance elastography predicts advanced fibrosis in patients with nonalcoholic fatty liver disease: a prospective study. Hepatology, 60, 1920-8.

MacLachlan, J.H., Locarnini, S., and Cowie, B.C. (2015). Estimating the global prevalence of hepatitis B. The Lancet 386, 1515-17.

Maheshwari, A., and Thuluvath, P. J. (2006). Cryptogenic cirrhosis and NAFLD: are they related? American Journal of Gastroenterology, 101, 664-8.

Marchesini, G., et al. (2003). Nonalcoholic fatty liver, steatohepatitis, and the metabolic syndrome. Hepatology, 37, 917-23.

Masson, S., et al. (2014). Clinical but not histological factors predict long-term prognosis in patients with histologically advanced non-decompensated alcoholic liver disease. Liver International, 34, 235-42.

Masuoka, H.C., and Chalasani, N. (2013). Nonalcoholic fatty liver disease: an emerging threat to obese and diabetic individuals. Annals of New York Academy of Sciences, 1281, 106-22.

Mehta, B., Kumar, V., Chawla, S., Jindal, H., and Bhatt, B. (2014). Hepatitis C: is a vaccine the solution? Human Vaccines & Immunotherapy, 10, 417-19.

Mele, A., et al. (2008). Acute hepatitis B 14 years after the implementation of universal vaccination in Italy: areas of improvement and emerging challenges. Clinical Infectious Diseases, 46, 868-75.

Memon, M.I., and Memon, M.A. (2002). Hepatitis C: an epidemiological review. Journal of Viral Hepatitis, 9, 84-100.

Mittal, S., et al. (2016). Hepatocellular carcinoma in the absence of cirrhosis in United States veterans is associated with nonalcoholic fatty liver disease. Clinical Gastroenterology & Hepatology, 14, 124-31.e121.

Mohamad, B., et al. (2016). Characterization of hepatocellular carcinoma (HCC) in non-alcoholic fatty liver disease (NAFLD) patients without cirrhosis. Hepatology International, 10, 632-9.

Musso, G., Cassader, M., Rosina, F., and Gambino, R. (2012). Impact of current treatments on liver disease, glucose metabolism and cardiovascular risk in non-alcoholic fatty liver disease (NAFLD): a systematic review and meta-analysis of randomised trials. Diabetologia, 55, 885-904.

Musso, G., Gambino, R., Cassader, M., and Pagano, G. (2011). Meta-analysis: natural history of non-alcoholic fatty liver disease (NAFLD) and diagnostic accuracy of non-invasive tests for liver disease se-verity. Annals of Medicine, 43, 617-49.

Naing, C., Mak, J.W., Wai, N., and Maung, M. (2013). Diabetes and infections-hepatitis C: is there type 2 diabetes excess in hepatitis C infection? Current Diabetes Reports, 13, 428-34.

Naveau, S., Giraud, V., Borotto, E., Aubert, A., Capron, F., and Chaput, J.C. (1997). Excess weight risk factor for alcoholic liver disease. Hepatology, 25, 108-11.

Ni, Y., et al. (2014). Hepatitis B and D viruses exploit sodium taurocholate co-transporting polypeptide for species-specific entry into hepatocytes. Gastroenterology, 146, 1070-83.

NIAAA (2016). What is a Standard Drink? [Online] Available at: https://pubsniaaanih gov/publications/practitioner/pocketguide/pocket_guide2htm.

OECD (2017). Alcohol consumption among adults. In: Health at a Glance, pp. 72-3. [Online] Available at: https://www.oecd-ilibrary. org/docserver/health_glance-2017-17-en.pdf?expires=1600277418 &id=id&accname=guest&checksum=2A74BD93A6755 5F6DF7299B70037222F.

Panel, A.I.H.G. (2015). Hepatitis C guidance: AASLD-IDSA recommendations for testing, managing, and treating adults infected with hepatitis C virus. Hepatology, 62, 932-54.

Parana, R., Vitvitski, L., and Pereira, J.E. (2008). Hepatotropic viruses in the Brazilian Amazon: a health threat. Brazilian Journal of Infectious Diseases, 12, 253-6.

Park, S.H., and Rehermann, B. (2014). Immune responses to HCV and other hepatitis viruses. Immunity, 40, 13-24.

Parlesak, A., Billinger, M.H., Bode, C., and Bode, J.C. (2002). Gastric alcohol dehydrogenase activity in man: influence of gender, age, alcohol consumption and smoking in a caucasian population. Alcohol & Alcoholism, 37, 388-93.

Perz, J.F., Armstrong, G.L., Farrington, L.A., Hutin, Y.J., and Bell, B.P. (2006a). The contributions of hepatitis B virus and hepatitis C virus infections to cirrhosis and primary liver cancer worldwide. Journal of Hepatology, 45, 529-38.

Perz, J.F., Elm, J.L., Jr., Fiore, A.E., Huggler, J.I., Kuhnert, W.L., and Effler, P.V. (2006b). Near elimination of hepatitis B virus infections among Hawaii elementary school children after universal infant hepatitis B vaccination. Pediatrics, 118, 1403-8.

Pimpin, L., et al. (2018). Burden of liver disease in Europe: epidemiology and analysis of risk factors to identify prevention policies. Journal of Hepatology, 69(3), 718-35.

Polaris Observatory, H.C.V.C. (2017). Global prevalence and genotype distribution of hepatitis C virus infection in 2015: a modelling study. Lancet Gastroenterology & Hepatology, 2, 161-76.

Portincasa, P., Krawczyk, M., Smyk, W. et al. (2020). COVID - 19 and non - alcoholic fatty liver disease: Two intersecting pandemics. European Journal of Clinical Investigation, 50, e13338.

Prati, D. (2006). Transmission of hepatitis C virus by blood transfusions and other medical procedures: a global review. Journal of Hepatology, 45, 607-16.

Prati, D., et al. (2002). Updated definitions of healthy ranges for serum alanine aminotransferase levels. Annals of Internal Medicine, 137, 1-10.

Rabinovich L, B.P.-B., de Vries H, Tiessen J, Clift J, and Reding A. (2009). The Affordability of Alcoholic Beverages in the European Union: Understanding the Link Between Alcohol Affordability, Consumption and Harms. Rand Report. [Online] Available at: http://bc.ias.org.uk/pdfs/advocacy-course/rand-technical-reports-2009-tr689.pdf.

Raimondo, G., Caccamo, G., Filomia, R., and Pollicino, T. (2013). Occult HBV infection. Seminars in Immunopathology, 35, 39-52.

Rehermann, B., Ferrari, C., Pasquinelli, C., and Chisari, F.V. (1996). The hepatitis B virus persists for decades after patients' recovery from acute viral hepatitis despite active maintenance of a cytotoxic T-lymphocyte response. Nature Medicine, 2, 1104-8.

Rehm, J., Samokhvalov, A.V., and Shield, K.D. (2013). Global burden of alcoholic liver diseases. Journal of Hepatology, 59, 160-8.

Rehm, J., et al. (2010). Alcohol as a risk factor for liver cirrhosis: a systematic review and meta-analysis. Drug & Alcohol Review, 29, 437-45.

Rinella, M.E., et al. (2001). Body mass index as a predictor of hepatic steatosis in living liver donors. Liver Transplantation, 7, 409-14.

Rizzetto, M. (2015). Hepatitis D virus: introduction and epidemiology. Cold Spring Harbor Perspectives in Medicine, 5, a021576.

Rizzetto, M., and Ciancio, A. (2012). Epidemiology of hepatitis D. Seminars in Liver Disease, 32, 211-19.

Rizzetto, M., and Verme, G. (1985). Delta hepatitis — present status. Journal of Hepatology, 1, 187-93.

Roche, B., and Samuel, D. (2012). Liver transplantation in delta virus infection. Seminars in Liver Disease, 32, 245-55.

Roche, B., and Samuel, D. (2014). Prevention of hepatitis B virus re-infection in liver transplant recipients. Intervirology, 57, 196-201.

Rosenberg, W.M., et al. (2004). Serum markers detect the presence of liver fibrosis: a cohort study. Gastroenterology, 127, 1704-13.

Sanyal, A.J., et al. (2011). Endpoints and clinical trial design for nonalcoholic steatohepatitis. Hepatology, 54, 344-53.

Sanyal, A.J., et al. (2010). Pioglitazone, vitamin E, or placebo for nonalcoholic steatohepatitis. New England Journal of Medicine, 362, 1675-85.

Sayiner, M., et al. (2017). Variables associated with inpatient and out-patient resource utilization among medicare beneficiaries with nonalcoholic fatty liver disease with or without cirrhosis. Journal of Clinical Gastroenterology, 51, 254-60.

Schweitzer, A., Horn, J., Mikolajczyk, R.T., Krause, G., and Ott, J.J. (2015). Estimations of worldwide prevalence of chronic hepatitis B virus infection: a systematic review of data published between 1965 and 2013. The Lancet, 386, 1546-55.

Sheron, N. (2016). Alcohol and liver disease in Europe — Simple measures have the potential to prevent tens of thousands of premature deaths. Journal of Hepatology, 64, 957-67.

Shield, K.D., Rylett, M., Gmel, G., Gmel, G., Kehoe-Chan, T.A., and Rehm, J. (2013). Global alcohol exposure estimates by country, territory and region for 2005 — a contribution to the Comparative Risk Assessment for the 2010 Global Burden of Disease Study. Addiction, 108, 912-22.

Shouval, D. (2003). Hepatitis B vaccines. Journal of Hepatology, 39 Suppl 1, S70-6.

Shouval, D., Roggendorf, H., and Roggendorf, M. (2015). Enhanced immune response to hepatitis B vaccination through immunization with a Pre-S1/Pre-S2/S vaccine. Medical Microbiology & Immunology, 204, 57-68.

Shouval, D., and Shibolet, O. (2013). Immunosuppression and HBV reactivation. Seminars in Liver Disease, 33, 167-77.

Smedile, A., and Bugianesi, E. (2005). Steatosis and hepatocellular carcinoma risk. Europeans Review for Medical & Pharmacological Sciences, 9, 291-3.

Smith, B.D., Jorgensen, C., Zibbell, J.E., and Beckett, G.A. (2012). Centers for Disease Control and Prevention initiatives to prevent hepatitis C virus infection: a selective update. Clinical Infectious Diseases, 55 Suppl 1, S49-53.

Sorensen, T.I., Orholm, M., Bentsen, K.D., Hoybye, G., Eghoje, K., and Christoffersen, P. (1984). Prospective evaluation of alcohol abuse and alcoholic liver injury in men as predictors of development of cirrhosis. The Lancet, 2, 241-4.

Sourianarayanane, A., Pagadala, M.R., and Kirwan, J.P. (2013). Management of non-alcoholic fatty liver disease. Minerva Gastroenterologica e Dietologica, 59, 69-87.

Stevens, G.A., et al. (2012). National, regional, and global trends in adult overweight and obesity prevalences. Popular Health Metrics, 10, 22.

Stockwell, T., et al. (2013). Minimum alcohol prices and outlet densities in British Columbia, Canada: estimated impacts on alcohol-attributable hospital admissions. American Journal of Public Health, 103, 2014-20.

Sunbul, M. (2014). Hepatitis B virus genotypes: global distribution and clinical importance. World Journal of Gastroenterology, 20, 5427-34.

Sung, K.C., Wild, S.H., and Byrne, C.D. (2014). Development of new fatty liver, or resolution of existing fatty liver, over five years of follow-up, and risk of incident hypertension. Journal of Hepatology, 60, 1040-5.

Tan, A., Koh, S., and Bertoletti, A. (2015). Immune response in hepatitis b virus infection. Cold Spring Harbor Perspectives in Medicine, 5, a021428.

Tan, J., and Lok, A.S. (2007). Update on viral hepatitis: 2006. Curr Opin Gastroenterol 23, 263-267.

Tandon, B.N. (1997). Epidemiological trends of viral hepatitis in Asia. In: Rizzetto, M., Purcell, R.H., Gerin, J.L., and Verme, G. (eds.) Viral Hepatitis and Liver Disease, pp. 559-61. Turin: Edizioni Minerva Medica.

Tanwar, S., and Dusheiko, G. (2012). Is there any value to hepatitis B virus genotype analysis? Current Gastroenterology Reports, 14, 37-46.

Tapper, E.B., Challies, T., Nasser, I., Afdhal, N.H., and Lai, M. (2016). The performance of vibration controlled transient elastography in a US cohort of patients with nonalcoholic fatty liver disease. American Journal of Gastroenterology, 111, 677-84.

Terrault, N.A., et al. (2018). Update on prevention, diagnosis, and treatment of chronic hepatitis B: AASLD 2018 hepatitis B guidance. Hepatology, 67, 1560-99.

Tolstrup, J.S., Jensen, M.K., Tjonneland, A., Overvad, K., and Gronbaek, M. (2004). Drinking pattern and mortality in middle-aged men and women. Addiction, 99, 323-30.

Torres, J.R. (1996). Hepatitis B and hepatitis delta virus infection in South America. Gut, 38 Suppl 2, S48-55.

Tseng, C.H., and Lai, M.M. (2009). Hepatitis delta virus RNA replication. Viruses, 1, 818-31.

Tuccori, M., Filion, K.B., Yin, H., Yu, O.H., Platt, R.W., and Azoulay, L. (2016). Pioglitazone use and risk of bladder cancer: population based cohort study. British Medical Journal, 352, i1541.

Veldt, B.J., et al. (2007). Sustained virologic response and clinical outcomes in patients with chronic hepatitis C and advanced fibrosis. Annals of Internal Medicine, 147, 677-84.

Venters, C., Graham, W., and Cassidy, W. (2004). Recombivax-HB: perspectives past, present and future. Expert Review of Vaccines, 3, 119-29.

Viana, S., Parana, R., Moreira, R.C., Compri, A.P., and Macedo, V. (2005). High prevalence of hepatitis B virus and hepatitis D virus in the western Brazilian Amazon. American Journal of Tropical Medicine & Hygiene, 73, 808-14.

Vilar-Gomez, E., et al. (2015). Weight loss through lifestyle modification significantly reduces features of nonalcoholic steatohepatitis. Gastroenterology, 149, 367-78.e365; quiz e314-65.

Viviani, S., Jack, A., Hall, A.J., Maine, N., Mendy, M., Montesano, R., and Whittle, H.C. (1999). Hepatitis B vaccination in infancy in the Gambia: protection against carriage at 9 years of age. Vaccine, 17, 2946-50.

Wagenaar, A.C., Salois, M.J., and Komro, K.A. (2009). Effects of beverage alcohol price and tax levels on drinking: a meta-analysis of 1003 estimates from 112 studies. Addiction, 104, 179-90.

Wagenaar, A.C., Tobler, A.L., and Komro, K.A. (2010). Effects of alcohol tax and price policies on morbidity and mortality: a systematic review. American Journal of Public Health, 100, 2270-8.

Wainwright, R.B., Bulkow, L.R., Parkinson, A.J., Zanis, C., and McMahon, B.J. (1997). Protection provided by hepatitis B vaccine in a Yupik Eskimo population — results of a 10-year study. Journal of Infectious Diseases, 175, 674-7.

Whalley, S., Puvanachandra, P., Desai, A., and Kennedy, H. (2007). Hepatology outpatient service provision in secondary care: a study of liver disease incidence and resource costs. Clinical Medicine (London), 7, 119-24.

World Health Organization (WHO) (2001). Expanded Programme on Immunization. Introduction of Hepatitis B Vaccination into Childhood Immunization Services: Management Guidelines, Including Information for Health Workers and Parents (WHO/V&B/01.31). Geneva: WHO. [Online] Available at: http://www.who.int/vaccines-documents/DocsPDF01/www613.pdf.

World Health Organization (WHO) (2004). Hepatitis B vaccines (World Health Organization position paper). Weekly Epidemiological Record, 79, 255-63.

World Health Organization (WHO) (2006). Vaccines and Biologicals. WHO Vaccine Preventable Disease Monitoring System. Global Summary 2006 (Data up to 2005). [Online] Available at: http://www. who.int/vaccines-documents/GlobalSummary.pdf.

World Health Organization (WHO) (2012). Prevention and Control of Viral Hepatitis Infection: Framework for Global Action. Geneva: WHO.

World Health Organization (WHO) (2014). Global Status Report on Noncommunicable Diseases 2014. Geneva: WHO Library Cataloguing-in-Publication Data.

World Health Organization (WHO) (2017). Global Hepatitis Report, 2017. [Online] Available at: http://wwwwhoint/hepatitis/publications/global-hepatitis-report2017/en/.

Wiktor, S.Z., and Hutin, Y.J. (2016). The global burden of viral hepatitis: better estimates to guide hepatitis elimination efforts. The Lancet 388, 1030-1.

Williams, R., et al. (2018). Disease burden and costs from excess alcohol consumption, obesity, and viral hepatitis: fourth report of the Lancet Standing Commission on Liver Disease in the UK. The Lancet, 391(10125), 1097-107.

Wong, R.J., et al. (2015). Nonalcoholic steatohepatitis is the second leading etiology of liver disease among adults awaiting liver transplantation in the United States. Gastroenterology, 148, 547-55.

Wong, V.W., et al. (2016). Long-term clinical outcomes after fatty liver screening in patients undergoing coronary angiogram: a prospective cohort study. Hepatology, 63, 754-63.

Yau, H., Rivera, K., Lomonaco, R., and Cusi, K. (2013). The future of thiazolidinedione therapy in the management of type 2 diabetes mellitus. Current Diabetes Reports, 13, 329-41.

Younossi, Z., and Henry, L. (2016). Contribution of alcoholic and non-alcoholic fatty liver disease to the burden of liver-related morbidity and mortality. Gastroenterology, 150, 1778-85.

Younossi, Z.M., Koenig, A.B., Abdelatif, D., Fazel, Y., Henry, L., and Wymer, M. (2016). Global epidemiology of nonalcoholic fatty liver disease-meta-analytic assessment of prevalence, incidence, and outcomes. Hepatology, 64, 73-84.

Younossi, Z.M., et al. (2015). Association of nonalcoholic fatty liver disease (NAFLD) with hepatocellular carcinoma (HCC) in the United States from 2004 to 2009. Hepatology, 62, 1723-30.

Younossi, Z.M., et al. (2011). Pathologic criteria for nonalcoholic steatohepatitis: interprotocol agreement and ability to predict liver-related mortality. Hepatology, 53, 1874-82.

Yu, S.C., and Lin, C.W. (2013). Early-stage splenic diffuse large B-cell lymphoma is highly associated with hepatitis C virus infection. Kaohsiung Journal of Medical Science, 29, 150-6.

Yurdaydin, C. (2019). New treatment options for delta virus: Is a cure in sight? Viral Hepatitis, 26(6), 618-26.

Zanetti, A.R., et al. (2005). Long-term immunogenicity of hepatitis B vaccination and policy for booster: an Italian multicentre study. The Lancet, 366, 1379-84.

Zanetti, A.R., Van Damme, P., and Shouval, D. (2008). The global impact of vaccination against hepatitis B: a historical overview. Vaccine, 26, 6266-73.

Zelber-Sagi, S., et al. (2012). Predictors for incidence and remission of NAFLD in the general population during a seven-year prospective follow-up. Journal of Hepatology, 56, 1145-51.

Zelber-Sagi, S., Nitzan-Kaluski, D., Halpern, Z., and Oren, R. (2006). Prevalence of primary non-alcoholic fatty liver disease in a population-based study and its association with biochemical and anthropometric measures. Liver International, 26, 856-63.

8.17 新发和再发感染

8.17.1 引言

微生物的世界是复杂、动态的，并且在不断演变。感染性微生物繁殖速度快，突变频率高，并可跨越动物和人类之间的种属屏障，很容易适应新环境。基于这些特性，许多感染性微生物能够改变其流行病学特征、毒力以及耐药性。

由新出现且未感染过人类或者因耐药性发生改变的微生物所引起的疾病，通常称为新发传染病，或简称新发感染。当一种疾病是由一种已知感染性微生物重新进入人群或其流行病学特征发生变化所引起，被称为再发感染。1992年美国医学研究所报告显示，尽管人类在抗感染药物和疫苗开发方面取得巨大进展，但抗击传染病的斗争仍在继续，这份报告首次提醒人类应关注新发和再发传染病。

所有类型的感染性微生物，包括细菌、病毒、寄生虫和朊病毒等，都可在人群中不断出现。据估计，高达70%或更多的新发传染病源于动物(人兽共患病)。被感染的人可能出现临床症状，也可能无症状；人际传播、毒力变化均存在不确定性。临床表现、传播性和毒力的改变可以通过适应性突变逐步发生，也可以由于在繁殖/复制过程突然性的基因交换(重组)而突然发生。

8.17.2 新发和再发感染的流行病学

通常，当一种具有传染性的微生物在人群中出现或重新出现时，存在三种可能的结局：① 未发生人际传播；② 有限的人际传播，一定条件下可重新出现；③ 广泛传播，并形成地方性流行。

有许多因素影响传染性微生物在人类中的传播：包括微生物种类、潜伏期(从暴露于传染性微生物到出现临床病症和传染性的时间)、临床结局、自身突变以及宿主遗传因素。根据在人群中的传播能力，以下内容列举了一些常见的传染病。

8.17.2.1 非人际传播的传染病

狂犬病是一种人兽共患病，通常发生在感染狂犬病的动物咬伤后。变异性克雅氏病(variant creutzfeldt-jakob disease，vCJD)是一种与朊病毒或“疯牛病”相关的人兽共患病。这些微生物感染均可导致人类患病。除非通过非无菌医疗程序、输血或器官移植等途径发生医源性传播，否则这些微生物感染无法实现人际传播。在特定情况下，从死于未有明确诊断狂犬病感染的个体上移植角膜，可使接受移植的人患上狂犬病。此外，与输血有关的vCJD病例的发现也表明该病毒可通过医源性途径实现人群传播。

8.17.2.2 有限的人际传播传染病

部分人兽共患病在最初具有人际传播能力，但其并不具备持续传播的能力。居住在撒哈拉以南雨林地区的啮齿动物是猴痘病毒的动物宿主，猴痘病毒可感染与已感染动物有接触的人类。人际传播主要通过直接接触含有病原体的飞沫实现，而且目前认为天花疫苗（天花病毒疫苗）对猴痘病毒感染具有保护作用。历史上，大多数猴痘暴发事件可自发消失。自1980年WHO宣布消除天花并终止天花疫苗接种，人群对天花的免疫力持续减弱，而人类猴痘的流行病学特征似乎正在发生改变。当猴痘病毒再次出现后，其人际传播的时间链变得更长。当普遍感染率达到10%时，猴痘病毒感染致死率在传播能力下降时似乎并未发生改变。

猴痘病毒曾在美国引起一次局限性的、非普遍性的、皮肤感染关联的多州暴发。这次暴发与从西非进口并在宠物店作为异国宠物的冈比亚大鼠有关。流行病学调查结果显示，感染源头的草原犬鼠似乎是通过与冈比亚大鼠接触而被猴痘病毒感染，随后它们将病毒传播给了人类。

埃博拉病毒是另一种具有有限人际传播能力的人兽共患感染病原体，其潜伏期相对较短，感染后可迅速发展成重症甚至死亡，这一特点限制了被感染者与他人接触的可能性。由于其高毒力和短潜伏期，大多数流行病学家认为埃博拉病毒无法维持长时间的传播，因此不会在人群中持续流行。2014年西非出现涉及范围更广的埃博拉疫情，部分原因是由于在首发感染出现时，缺乏强有力的紧急应对措施。采用经验性应对措施并具备实施这些措施的能力，可阻止埃博拉的暴发，主要手段包括医院感染控制和卫生工作者保护、在埃博拉疫情蔓延时通过日常发热监测系统追踪暴露者、社区开展宣传教育和尸体安全处理。2014年埃博拉疫情暴发在经历城市内乱后，其公共卫生系统正在重建的地区存在感染控制不足、医疗水平低下、人口大规模流动的问题。由此，世界卫生组织（WHO）随后宣布该地区进入公共卫生紧急状态（PHEIC）。在得到大量国际资源的救助后，经历了长达2年多的时间，疫情才得到控制（http://apps.who.int/ebola/ebola-situation-reports）。

流感病毒是一种常见的感染性微生物，在不同时期均具有人际传播能力，凸显了感染性微生物的多样性。导致季节性人类流感流行的RNA病毒非常不稳定，在复制过程中经常发生突变。无论个体暴露发生在漂移之前或之后，流感病毒的突变或基因漂移均能导致个体易感。因此，每年都需要对季节性流感疫苗进行抗原修饰，以确保有效的防护效果。流感病毒潜伏期相对较短，且多数感染引起的疾病症状较轻，尤其是在学龄前和学龄儿童中。但是，流感病毒因其传播速度快，仍能引起季节性流感的流行。

不同亚型的流感病毒在各种禽类中检出。流感病毒有时可直接从鸟类传播给人类，或通过鸟类感染的中间动物宿主传播给人类。1997年，中国香港特别行政区首次报告了感染人类的甲型H5N1型禽流感病毒，目前该病毒仍然可引起严重的人类感染。H5N1感染是一种人兽共患病，甚少出现人际传播。与多数禽流感病毒类似，H5N1具备突变潜力，易在人群中传播，可能引发流行或大流行。然而，2009年报告了一种新的甲型H1N1型流感病毒，它易于在人群中传播，最终引发全球大流行。

大流行是指一种传染病在全球范围内迅速传播并影响大量易感人群的现象，有时可能导致地方性的暴发。1918年，一种禽流感病毒可能导致了高致病性流感大流行，该病毒在非人类哺乳动物中经过适应性突变，在物种之间传播时，逐渐获得人际传播能力。

引起1957年、1968年和2009年流感大流行的原因在于人流感病毒与禽流感病毒于动物体内细胞复制过程中发生重组所致。例如，在2009年的H1N1大流行中，流感病毒显示了其基因的多样性，来源于猪、禽和人类流感。尽管这一大流行起源于美洲，但病例却主要集中出现在东亚和东南亚等地区。这些地区近年来出现了大量其他甲型流感病毒，这主要与该地区拥有大量的水鸟有关。水鸟是不同类型禽流感病毒的宿主，而人类与猪、家禽等易受这些水鸟感染的动物密切接触，为流感病毒的传播提供了有利条件。

中东呼吸综合征冠状病毒（respiratory syndrome coronavirus in the Middle East，MERS Co-V）和尼帕病毒也能够引发人兽共患感染。由于卫生设施中存在不良的感染控制措施，这些病毒可导致不同规模的暴发，并通过医源性传播进一步扩散。

8.17.2.3 持续传播感染

19世纪末或20世纪初,人类免疫缺陷病毒(human immunodeficiency virus,HIV)感染被认为起源于非人类灵长类动物,具有较长的潜伏期,很难在临床上检测到。尽管20世纪70年代,HIV已借助高危性行为途径扩大传播范围,但直到20世纪80年代初,HIV才被发现。此时,病毒已经传播到世界各地,并引发了一系列地方性流行。2016年,全球估计有3 670万HIV感染者,其中约100万人因艾滋病相关疾病死亡,HIV感染成为高患病率和高死亡率的疾病(http://www.aidsdatahub.org/sites/)。

流行病学家普遍认为,大部分流行性传染病最初也被视为新兴传染病。这些新兴传染病的出现通常伴随着病原体通过某种方式跨越物种屏障。

8.17.2.4 新发和再发感染的地理分布

新发感染在每个国家和地区都有可能发生。尽管"新发感染"这一概念在20世纪90年代初被引入,但在之前的几十年里,各大洲都出现了一系列新发传染病。例如,1976年出现的H1N1型猪流感病毒是美国迪克斯堡军事基地在1918年发生流感大流行的直系毒株。此外,还有一些疾病最初被认为是其他疾病,但后来被确定为新发感染。例如,最初住在费城市中心旅馆的老兵暴发严重呼吸系统疾病的病因最初怀疑是H1N1猪流感,但随后被鉴定为肺炎杆菌感染。同样地,苏丹和刚果(当时称为扎伊尔)同步暴发的出血热也被确定为埃博拉病毒感染。这些新发感染病的出现,往往是由于病毒或细菌通过某种方式跨越物种屏障,从动物传播到人类。

1967年,德国发生了25名实验室工作者感染马尔堡病毒的严重事件,其中7人不幸丧生。经过详细鉴定,这次感染由马尔堡病毒引起。这些实验室工作者在处理来自乌干达的猴子时因疏忽而感染病毒。在照顾初次感染病例的过程中,又有6名卫生工作者被感染,随后病毒还传播给了这些患者的家庭成员。马尔堡病毒与埃博拉病毒同属于黏液病毒家族,自20世纪70年代以来,这类病毒在非洲地区一直断断续续地暴发。最近一次大范围的暴发发生在2013年至2015年期间,主要在西非地区,引起了全球的广泛关注(http://www.who.int/news-room/fact-sheets/detail/ebola-virus-disease)。

自1967年首次鉴定出马尔堡病毒以来,已发现了40种以上的新发人类传染病,平均每年发现一种。最近的一些新发/再发感染包括中东呼吸综合征冠状病毒和寨卡病毒。寨卡病毒与孕期感染的妇女所生的婴儿小头畸形的风险有关,这引起了全球的广泛关注和警惕。

8.17.2.5 新兴和再发感染的经济影响

新发和再发感染的暴发带来的经济负担是巨大的,难以估量。这些感染不仅消耗了大量的医疗资源,分散了地方性疾病的防治力量,还降低了生产力,减少了贸易和旅游收入,甚至可能导致整个行业的崩溃。历史上,重大新发或再发感染都带来了巨大的经济损失。例如,1998年坦桑尼亚霍乱的再次暴发造成了3 600万美元的经济损失;1990年至1998年英国疯牛病的再次暴发导致经济损失达390亿美元。2009年墨西哥H1N1大流行时,贸易额和旅游收入减少,经济损失约20亿美元;韩国暴发MERS感染可能导致的经济损失高达100亿美元(https://www.adb.org/news/features/middle-east-respiratory-syndrome-testing-asia-s-ability-addressemerging-diseases)。

疾病暴发导致的成本是多元化的,既有直接的、间接的,也有无形的。最明确的直接成本与患者的医疗护理有关,包括治疗费用、药品费用等。间接成本在个体层面上产生,包括因疾病暴发而产生的工作损失、陪护的照顾工作,以及减轻疾病暴发影响的干预措施,如隔离暴露者或关闭学校等。在宏观经济层面上,疾病流行对旅游业、贸易往来和消费者信心的影响也会产生间接成本。例如，国际游客可能因对传染病的担忧而选择替代性的旅游度假地，而本地居民则会避免接触任何可能涉及的感染源，这将对国家GDP做出重要贡献的部分产生负面影响。此外，错误信息的发布也会导致消费者购买力降低，进一步影响经济。例如，2009年H1N1流感大流行期间，尽管已证实猪肉并非持续性的传染源，但在首次宣布大流行初期传染源后的一个月内，芝加哥商品交易所猪肉贸易减少了10%；2011年欧洲暴发大肠杆菌O104期间，在传染源传播途径查明之前，人们已减少对新鲜蔬菜的购买。除了经济成本，传染病带来的无形成本也非常大，比如生命的丧失以及由此带来的社会文化变化等。虽然经济学家可以估算死亡带来的经济成本，但无法评估这些非经济和社会文化变化带来的影响。

严重急性呼吸综合征（severe acute respiratory syndrome，SARS）的流行充分展示了新发传染病可能引发的巨大间接成本，尤其是对亚洲和全球金融市场的深远影响。尽管报告的病例数量不到9 000例，但亚洲开发银行估计2003年的SARS流行导致亚洲国家的GDP损失了约180亿美元，并造成了高达600亿美元的总支出和商业损失。

2008年，世界银行在全面评估了医疗成本和经济影响后，预估一次严重流感大流行的总成本可能高达2至3万亿美元。这一数字突显了预防和控制传染病的重要性。虽然2009年H1N1流感大流行的经济影响并未达到这一水平，但仍需警惕禽流感病毒和其他新型流感病毒在亚洲的传播，这些病毒有可能引发对家禽或人类造成严重致命和经济负担的大流行。

8.17.3 影响新发和再发传染病出现的因素

多种外部因素可能相互交织，为传染病的新发和再发提供机会。这些因素包括公共卫生基础设施的薄弱、安全程序和法规的不合理制定、人口增长、气候变化、社会动荡、人口流离失所，以及人类行为的多样性等。此外，错误的风险评估、抗感染药物的不当使用、对公共卫生干预的安全性缺乏认识，以及有意制造恐怖事件，也可能为传染病的发生提供条件。

8.17.3.1 公共卫生基础设施薄弱

公共卫生基础设施的弱化，很大程度上是由于20世纪下半叶对公共卫生的投资减少所致。这一现象主要影响贫困国家，这些国家面临着发展的竞争性优先事项，以及对医疗保健和卫生设施的不充分获取。此外，由于基础设施不足，社区在传染病出现时所具备的公共卫生实践也会受到限制。这进一步加剧了疾病传播的风险，使得防控工作更加困难。

20世纪70年代，蚊虫控制计划在全球多数大城市中取得了显著成效。然而，埃及伊蚊种群的繁殖受到现代城市地区消费习惯的影响，废弃的家用电器、轮胎、塑料食品容器和瓶罐成为了蚊子的大量繁殖地。随着埃及伊蚊种群的扩增，登革热暴发的风险也随之增加。从1970年开始，拉丁美洲的9个国家报告了登革热的暴发。到了1983年，拉丁美洲和亚洲的13个国家报告了登革热的暴发。1998年，有56个国家报告的登革热病例高达120万例。2001年，69个国家报告了登革热的暴发，目前已在非洲、美洲、东地中海、东南亚和西太平洋的100多个国家中发展成为地方性流行性疾病。据世界卫生组织统计，2010年全球登革热感染病例超过220万，死亡人数超过2万，实际感染病例估计在5 000至1亿之间。到了2015年，登革热的报告病例增至320万，在多个国家暴发了大规模的疫情。2012年，葡萄牙发生了疑似的登革热暴发，报告了191例疑似病例。目前，世界卫生组织估计每年约有4亿例登革热感染，而实际各国报告的病例数要低得多（http://www.who.int/denguecontrol/epidemiology/en/）。

2005年，一种由伊蚊传播的病毒——基孔肯雅病毒（chikungunya virus）首次暴发，并迅速传播到印度洋的各个岛屿。在疫情暴发初期,留尼汪岛的哨兵网络报告显示,短短6个月内,就有3 100人感染了这种病毒。据估计,截至2006年3月,感染人数已超过204 000人。2007年,基孔肯雅病毒进一步传播至欧洲北部,并在意大利的北部地区引发了一场大规模暴发。此次疫情导致292例疑似感染病例的出现,给当地公共卫生系统带来了巨大压力。随后,2010年至2011年期间,基孔肯雅流行病在印度南部地区暴发。这次疫情不仅影响了印度,还扩散到了其他亚洲、拉丁美洲和非洲国家。令人担忧的是,2017年,基孔肯雅病毒再次在意大利暴发,共有183例报告病例(http://www.who.int/csr/)。

在20世纪,寨卡病毒从非洲传播到亚洲,于2013年在太平洋岛屿首次被发现,随后迅速传播到美洲。寨卡病毒感染与孕妇感染后新生儿出现小头畸形、其他神经缺陷以及成年人出现吉兰-巴雷综合征有关。2015年,南美和中美洲暴发的寨卡病毒感染事件再次引起了广泛关注。寨卡病毒感染与孕妇感染后新生儿出现小头畸形和其他神经缺陷,以及成年人出现吉兰-巴雷综合征有关。目前,寨卡病毒尚无疫苗,媒介控制和个人防护措施,如防蚊叮咬,仍是主要的防控手段。到2016年底,巴西和其他拉丁美洲和加勒比国家的寨卡疫情已经得到了一定程度的缓解(http://www.who.int/emergencies/zika-virus/situation-report/en/)。

2015年底,安哥拉首次报告了严重的黄热病疫情暴发,疫情迅速传播至刚果民主共和国的邻近城区。在此期间,未接种疫苗的中国务工人员将病毒带回中国,导致疫情的进一步扩散。为了应对这一紧急情况,全球范围内开展了大规模的疫苗接种活动。然而,由于需求激增,全球黄热病疫苗供应出现了短缺。面对这一挑战,各国采取了积极措施,成功使用现有疫苗供应的分数剂量进行接种(http://www.who.int/emergencies/yellow-fever/mediacentre/qa-fractional-dosing/en/)。

2017年,巴西报告了全国范围内的大规模黄热病暴发。由于全球持续的疫苗短缺,巴西采取了使用分数剂量的黄热病疫苗进行大规模接种的策略。另外,20世纪90年代初,俄罗斯儿童免疫的减弱和儿童例行免疫覆盖率的下降,导致大量传染病再次变成大流行。俄罗斯报告的白喉病例从1990年的1 200多例增加到1993年的5 000多例。2017年,孟加拉国和也门也出现了儿童白喉病的疫情大暴发。在这些地区,未能接种疫苗的流离失所者的子女均受到了影响(http://www.who.int/csr/don/22-december-2017-diphtheria-yemen/en/;http://www.who.int/csr/don/13-december-2017-diphtheria-bangladesh/en/)。

自20世纪50年代以来,撒哈拉以南非洲地区未能全面实施常规的黄热病疫苗接种计划,导致该地区的农村和城市存在大量易感人群。在2015年安哥拉大规模疫情暴发之前,科特迪瓦的城市、塞内加尔和几内亚,以及布基纳法索都曾发生过零星的暴发。这与实施的天花根除计划形成了鲜明对比。天花消灭计划离不开持续的投资和政策支持,以及科学研究和严谨计划的紧密配合,这些因素极大地推动了其成功。脊髓灰质炎根除计划的进展显示,1988年全球每天约有1 000名儿童发生瘫痪,而到了2017年这一数字已减少到全球每天不到100名儿童(http://polioeradication.org/polio-today);在2000年开始加强降低麻疹死亡率的措施后,麻疹死亡率降低了74%。此外,2016年全球报告的麻疹死亡人数为89 780人,这是麻疹死亡人数首次降至每年不到100 000人的水平(http://www.who.int/immunization/diseases/measles/en/)。

监测系统在早期监测暴发、疫情控制以及监测进展方面具有至关重要的作用。然而,建立和维护一个有效的监测系统需要大量的投资,包括基础设施建设和人力资源的投入,并需要维持系统的长期运行。事实上,许多流行病学家已经认识到,发展中国家监测系统的不足正是20世纪70年代末期HIV迅速传播的原因之一。直到20世纪80年代初,HIV才在美国首次报道。

8.17.3.2 安全程序及法规的漏洞

20世纪80年代,苏联和罗马尼亚常用预防措施以及医院管理存在漏洞,导致非无菌操作广泛存在,进而引发了超过250名儿童感染HIV的事件。此外,部分患者和医护人员也检测出了乙型肝炎的高水平感染。而在1976年和1995年,刚果民主共和国发生的埃博拉出血热医院感染事件,也是由于常用预防措施未达标所致。这些疏忽导致传染病在患者、医护人员和社区之间迅速传播。近年来,刚果民主共和国、乌干达、塞拉利昂、利比里亚和几内亚的埃博拉疫情扩大,以及在新加坡、越南和加拿大等地发生的SARS医院传播事件，都与预防措施执行不力有密切关系。这些传染病不仅在医护人员家庭内传播，还进一步扩散到社区中。2015年，沙特阿拉伯王国首次报告了从骆驼传播给人类的MERS冠状病毒病例。而2012年，中东地区发生了一次严重的医院感染暴发事件，随后韩国也发生了重大医院感染疫情，一名从中东返回的68岁男性出现了严重的呼吸症状。在疫情得到控制之前，韩国至少有15家医院发生了院内传播。

输血是另一种潜在的感染来源，特别是对于那些尚未被发现且无法通过筛查检测的新兴感染。在艾滋病疫情的早期阶段，许多HIV感染是通过输血发生的。尽管现在大多数国家都对血库中的血液开展HIV和其他已知感染性病原体的常规检测，但资源匮乏的国家往往难以保证血液的储存和输血的安全性。

疯牛病的暴发通常归因于在制备骨粉以喂养其他反刍动物的过程中，对反刍动物尸体处理不当。同样，在1995年5月，这也导致了英国一名19岁男性死亡，这是首例因疯牛病变异或人类疯牛病感染的死亡病例。在1985年至1995年期间，由于法律法规的不健全，疯牛病的朊病毒污染了牲畜饲料的骨粉，从而间接导致人类感染。人类最初感染可能来源于污染的肉类或牛肉制品。疯牛病和人疯牛病的暴发使人们认识到，为了确保食品对人类消费的安全性，在整个“从饲料到食物”的链条中，需要进行更强有力的政府干预。

严重的食源性疾病暴发往往与食物链中的大肠杆菌、沙门氏菌等微生物污染有关。例如，2011年德国发生与埃及进口的大肠杆菌O104:H4污染葫芦巴籽相关的严重腹泻疫情，此次疫情导致了较高的并发症发生率和死亡率。此外，2017年北美也发生了多起由大肠杆菌、沙门氏菌、李斯特菌和诺如病毒等微生物引起的食源性疫情，再次凸显了食品安全的重要性。

8.17.3.3 快速增长和不受控制的城市化带来的人口流动

人口变化是传染病发生、再发和传播的重要因素之一。例如，14世纪起源于亚洲的鼠疫大流行，通过丝绸之路传播到欧洲，然后又通过地中海上的商船贸易传播到其他地区。同样，在15世纪的殖民化时期，天花疫情从欧洲传入美洲。这些大流行带来的恐慌，对整个人类文明都构成了威胁。近年来，随着世界各地交通和联系的便利，每天有大量人员在各大洲之间流动，这为新发传染病的传播提供了有利条件。例如，SARS疫情是从中国广东一名治疗过非典型肺炎患者的医生开始传播。该医生感染SARS后，前往中国香港特别行政区参加婚礼，并在一家酒店过夜，传染给了游客和其他旅行者。随后几天内，SARS疫情在越南、新加坡、加拿大和世界其他地方暴发。

人口增长可能导致疾病传播增加，尤其是在基础设施薄弱的地方。在20世纪下半叶，全球人口数量实现了超一倍的增长，其中增长最快的地区集中在热带和亚热带的发展中国家。这一迅速的人口增长导致了农村到城市的人口迁移现象加剧，进而使得居住条件更加拥挤，同时也带来了诸如水源和卫生系统等基础设施资源的过度集中和压力。1950年，世界上只有两个城市的人口数量超过了700万。然而，到1990年，这个数字上升到23个。截至2017年，全球已经有47个人口超过1 000万的超大城市。这些超大城市的形成和发展，与未能完善基础设施、水源和卫生条件有着密切的关系。同时，重大疫情的暴发往往与这些基础设施、水源和卫生条件的缺乏有关。

拉丁美洲人口的快速增长给大型沿海城市的卫生和供水系统带来了巨大压力。霍乱在平静了100年后，于1991年在秘鲁再次暴发，并迅速蔓延到拉丁美洲的其他城市。初步调查显示，霍乱的暴发源于秘鲁海岸上受到污染的海鲜。1991年，16个南美洲国家报告了近40万例霍乱病例和超过4 000例死亡。到1995年，美洲报告的霍乱病例超过70万例，死亡人数超过6 000人。直到2012年，霍乱仍然在许多地区不时暴发。2010年，海地发生了一次由尼泊尔输入的霍乱菌株引起的霍乱暴发，当时地震摧毁了海地的基础设施，到2017年造成约10 000人死亡。目前，海地仍然会偶尔暴发霍乱。2017年，也门发生了大规模的霍乱，并在2018年上半年持续暴发（http://www.who.int/gho/epidemic_diseases/cholera/cases/en/）。

不可逆转的城市化进程，伴随着亚洲与非洲贫民窟过度拥挤及劣质的生活条件，同样能够导致结核病和鼠疫的再次流行。艾滋病毒感染，也集中在城市地区，促进了结核病的重新出现，显示出感染因子之间有时存在动态的相互作用。1994年，印度的5个城邦暴发了鼠疫，报道了近700例疑似腺鼠疫、肺鼠疫病例以及56例死亡病例。这些死亡事件的发生表明城市化对传染病传播的影响是不可忽视的。2002年,印度北部报告了16例肺鼠疫感染的小规模暴发。2016年,马达加斯加农村暴发了肺鼠疫和腺鼠疫,出现2 000多例病例,并迅速传播到该国家近50%的行政区域(http://www.who.int/news-room/fact-sheets/detail/plague/)。

8.17.3.4 人为活动或气候变化

森林的砍伐不仅严重破坏了动物的自然生态环境,还导致动物为寻找食物而不得不更频繁地与人类接触,这种情况已经引发了西非和北美地区拉沙热的再次暴发。1969年首次确认拉萨热病毒,当时尼日利亚的两名护士因出血热综合征而丧生。如今,已经认识到这种病毒主要通过人类的食物供应链,或借助被啮齿动物尿液或其他排泄物污染的家庭环境传播给人类。2018年,尼日利亚暴发了一场拉萨热疫情,发生在降雨较少的地区,仅在年初的3个月内就出现了约1 800例疑似病例。据报告指出,这场疫情是由啮齿动物因觅食而被迫靠近人类所引起的(http://www.who.int/csr/don/01-march-2018-lassa-fever-nigeria/en/)。

雨林这一自然的栖息地遭受破坏,导致鼠类为了寻找食物而侵入人类的居住空间。Sin nombre病毒是一种汉坦病毒,最早在1993年美国西南部暴发的一次疫情中检出。这种病毒可以通过老鼠传播到人类居住的地方,并通过灰尘中产生的气溶胶化的排泄物进一步传播给人类。

在1998年至1999年期间,尼帕病毒在马来西亚和新加坡的暴发是由人类出于农业目的进行森林砍伐所引起,该行为严重影响了尼帕病毒的天然宿主——蝙蝠的生态环境。这种病毒通过蝙蝠的粪便传播,进而感染了侵入森林区域的猪。与人类接触密切的受感染猪随后将病毒传播给人类,导致大约250人感染尼帕病毒,其中100人因脑炎而死亡。从2001年到2009年,孟加拉国发生的尼帕病毒疫情揭示了另一种间接传播方式:人们通过采集果蝠食用过的棕榈树上的棕榈汁,以及医院内的医源性传播,使病毒得以进一步扩散。2018年,印度南部的卫生工作者也暴发了该传染病(http://www.who.int/csr/disease/nipah/en/)。

另一种由蝙蝠携带的病毒是埃博拉-雷斯顿病毒,2009年菲律宾的猪群暴发了该病毒感染。随后,病毒由受感染的猪传播给了饲养者和屠宰厂工人,导致他们出现无症状感染。

在拉丁美洲,森林的大量砍伐导致千足虫种群被迫离开它们的自然野生寄主,转而进入涉及人类和家畜的传播循环中,导致恰加斯病重新成为一种重要的人类疾病。这一变化最终使该病成为一种城市传染病,甚至可以通过输血传播。此外,动物栖息地的变化还引发了其他新兴感染,例如在欧洲和北美传播的莱姆病。这种疾病是由蜱虫传播的,蜱虫是莱姆病螺旋体的天然宿主,通常寄生在啮齿动物和鹿身上。

无论是人为活动还是自然因素引发的气候变迁,都对疾病流行产生深远的影响。在撒哈拉以南的非洲地区,流行性脑膜炎奈瑟菌感染通常发生在狭窄的沙漠带。然而,随着干旱向南扩散,这个地区的范围也在扩大,波及乌干达和坦桑尼亚。气候的极端变化,无论是极端降雨还是干旱,都可能导致动物物种迁徙,使它们更加接近人类的居住地,或者增加传播病原体的病媒生物的繁殖地。例如,1998年巴布亚新几内亚暴发的乙型脑炎与大范围的干旱有关,河流变成了静止的水池,导致库蚊繁殖地增多。据推测,大量增加的蚊子通过感染的猪和/或野生鸟将乙型脑炎病毒传播给人类。乙型脑炎病毒目前已在南亚广泛传播,传播范围从印度和泰国延伸到马来西亚,一直北至韩国和日本。

1997年12月至1998年3月,东非发生了大规模的洪水,主要与厄尔尼诺南方涛动现象暖阶段的异常降雨有关,这场洪水扩大了伊蚊的繁殖地。伊蚊促进了裂谷热病毒(RVF)从牛、羊和/或山羊传播至人,主要原因在于因洪水人类被迫与处于陆地并已感染裂谷热病毒(RVF)的动物接触。在此期间,东非发生了有史以来最大规模的RVF暴发,波及肯尼亚、索马里和坦桑尼亚。仅在肯尼亚北部和索马里南部,人类感染总数就达89 000人,估计有478人死亡。2006年和2007年,RVF导致肯尼亚、索马里和苏丹约有250例感染和130例死亡的疫情暴发;2010年,南非出现了172例病例和15例死亡。此外,该传染病还在毛里塔尼亚(2012年)和尼日尔(2016年)暴发过,自1931年首次在东非发现以来,这种传染病已经广泛发生(http://www.who.int/emergencies/diseases/rift-valley-fever/en/)。

8.17.3.5 战争、流离失所和自然灾害的公共卫生影响

大规模的战争、冲突或自然灾害常常引发人口的大规模迁徙，这种情况往往导致拥挤、脏乱和贫困的生活条件。这种恶劣的环境加剧了传染病暴发和再次传播的风险。例如，1994年卢旺达内乱后，在到刚果民主共和国戈马逃难的卢旺达人群中，仅在一个月内报告了超过48 000例霍乱病例，23 800人死亡。

战争、冲突或自然灾害(如地震)等事件带来的严重后果包括卫生系统的破坏或削弱，这使得检测、预防和应对传染病暴发变得极为困难。例如，在安哥拉长达27年的内战后，2004年发生了马尔堡出血热暴发，导致200多人感染，其中90%不幸死亡。由于战争期间缺乏资金投入，感染控制标准下降，加上卫生设施人员拥挤且不足，马尔堡病毒的暴发检测延误，进一步加剧了传播。类似的情况也发生在1998年底的刚果民主共和国，大规模的马尔堡病毒感染暴发导致一个偏远地区两年内出现零星病例和小规模传播链。由于内战导致供应线中断和与卫生设施的通信受阻，这使得应对工作更加困难。

除了也门战争和逃难人群中发生的霍乱暴发外，2013年和2014年，未接种疫苗的叙利亚儿童中暴发了脊髓灰质炎疫情，这是自1999年以来首次报道的脊髓灰质炎疫情。据调查，这些病毒由巴基斯坦输入。此外，叙利亚在2017年还发生了另一起脊髓灰质炎疫情，主要由流行疫苗衍生的脊髓灰质炎病毒类型2引起，同样发生在因内战而流离失所且未接种疫苗的儿童中(http://polioeradication.org/where-we-work/syrian-arab-republic/)。

自然灾害还可能为传染病的直接或间接传播创造条件。例如，洪水暴发通常会污染水源，导致水源性疾病的传播。2009年菲律宾的一场由重大台风引起的洪水导致了超过2 000人感染了钩端螺旋体，估计病死率为10%。而在2010年海地地震后，清洁水源和卫生服务的恶化导致霍乱传播，整个国家疫情持续暴发。

8.17.3.6 人类行为

职业

在人类历史上，职业与传染病的关系非常紧密。例如，炭疽病与某些职业有着直接的联系。炭疽孢子可从受感染的动物传播给从事修剪羊毛或处理产毛动物的工人，或者因职业需要而接触这些动物皮毛的人。因此，炭疽病也被称为“剪毛工病”。此外，屠夫在屠宰过程中或准备市场肉食时与受感染动物接触也可能感染炭疽病。炭疽孢子可通过皮内途径感染人体，导致皮肤炭疽；也可以通过摄入或吸入途径感染人体，引发肠道炭疽或肺部/吸入性炭疽。

尽管目前尚未确定埃博拉出血热的起源，但普遍认为感染可能是由于人类与动物的接触。在这个传播循环中的某个环节，人类可能接触了已感染的蝙蝠和/或由蝙蝠感染的非人类灵长类动物。例如，1995年的埃博拉出血热暴发与一位伐木工人有关，他可能在热带雨林深处制作木炭时感染了埃博拉病毒，然后将其带回家乡。1996年加蓬的埃博拉暴发起源于一只被一群年轻猎人杀死和屠宰的黑猩猩。1994年，一位在西非森林保护区的瑞士研究人员在进行黑猩猩尸体解剖以查明动物大量死亡原因时，感染了埃博拉病毒。更近期的埃博拉暴发，如乌干达(2008年)和几内亚(2013年)，分别与人类在金矿和雨林中暴露于蝙蝠粪便有关。

2003年，荷兰一名兽医在调查禽流感暴发期间感染了H7N7型流感A病毒，最终因急性呼吸衰竭不幸身亡。这次疫情共有89人感染了与家禽有关的H7N7型流感病毒。多数人类感染是直接接触感染禽类所致，但也有个别病例是人际传播，即禽类工作者将病毒传染给家庭成员。H5N1型流感病毒在亚洲多国引发了禽类流感大流行，接触在家庭饲养或工业家禽养殖场饲养的感染禽类也导致了周期性人类感染发生。截至2012年8月，世界卫生组织报告了共608例零星感染，病死率约为59%。此外，一些国家报告了

少数小规模的H5N1疫情,通常不会持续传播,主要发生在与感染者有密切接触的家庭成员或其他人群之间。除了H5N1之外的其他禽流感病毒,如H7N9和其他亚型,常在中国与家禽有密切接触的人群中引发人类感染,表明了RNA病毒家族的多样性(http://www.who.int/influenza/en/)。

医疗和卫生工作者面临着新发和再发感染的双重威胁。他们不仅更容易暴露感染,而且由于工作性质,他们也可能成为传播感染的媒介。例如,在1995年的刚果(金)基奎特埃博拉出血热暴发中,接近三分之一的卫生工作者感染;而在2013年至2015年的西非埃博拉暴发中,卫生工作者据估计占死亡病例的40%(https://www.cdc.gov/vhf/ebola/history/2014-2016-outbreak/index.html)。

2003年,新加坡暴发SARS,有10名卫生工作者在治疗一位感染的同事时而感染,这位感染的同事还可能将病毒传染给了她的丈夫、其他3名患者以及医院的7名访客。这证明了卫生工作者面临的潜在感染风险,他们可能在医院内无意中成为传播的媒介,通过接触的患者和家庭成员将病毒传播到社区。同时,实验室工作者也面临着感染的风险。英国曾发生一起实验室事故,导致了最后一例天花人类病例的发生。另外,在新加坡发生的实验室事故也引起人类感染SARS。

质疑和散布错误信息

2003年,一则关于口服脊髓灰质炎疫苗的错误信息在尼日利亚北部地区迅速传播,声称该疫苗可能导致年幼儿童不孕。这种错误信息引发了公众的广泛质疑,导致政府不得不暂停两个北部州的脊髓灰质炎免疫接种计划。这一决策不仅对这两个州产生了影响,还导致了其他地区的脊髓灰质炎免疫接种覆盖率大幅下降。不幸的是,尼日利亚北部的这场危机并没有就此结束。由于免疫接种计划的暂停,该地区暴发了一场脊髓灰质炎疫情,疫情迅速蔓延到撒哈拉以南的非洲、中东等地区,甚至一些已经消除脊髓灰质炎病毒的地区也受到了重新感染的影响,如印度尼西亚等。到了2004年,全球因脊髓灰质炎而瘫痪的儿童中,超过70%居住在尼日利亚和其他撒哈拉以南非洲地区。

百白破、麻疹和乙型肝炎疫苗安全性的错误信息同样对儿童疫苗接种率产生了负面影响,甚至在一些工业化国家中引发了百白破和麻疹的暴发。例如,1998年英国一篇虚假出版物中提出了风疹与自闭症存在关联的建议,这一错误信息导致麻疹、腮腺炎和风疹疫苗接种率从92%下降到了2003年的79%。持续的低疫苗覆盖率导致英格兰和威尔士在随后的几年中麻疹疫情暴发(https://www.gov.uk/government/news/measles-outbreaks-confirmed-in-leeds-liverpool-and-birmingham)。

为了确保疫苗接种率达到最大化,我们必须提高公众对疫苗效益、安全性和有效性的信心。这需要基于全面的证据来支持疫苗接种策略,并通过广泛的宣传和教育活动向公众传达正确的信息。

8.17.3.7 蓄意恐怖和伤害

历史上,故意使用传染性微生物来制造恐怖和伤害的行为并不罕见。在18世纪的战争中,人们曾使用高度传染且致命的微生物,如天花,来杀伤或削弱敌人,这一行为一直延续至21世纪。例如,1979年,位于莫斯科以东1 400公里的苏联斯维尔德洛夫斯克暴发了一场吸入型炭疽疫情。最初,政府官员将其归咎于食用受污染的肉类,但后来证实是微生物学设施意外释放了炭疽芽孢。预估有358人感染,死亡人数在45到199人之间。

在1984年,为在选举期间引发疫情,美国一批领袖的追随者利用沙门菌污染俄勒冈的沙拉餐馆,最终导致750人发生食物中毒(https://www.cdc.gov/phlp/docs/forensic_epidemiology/Additional%20Materials/Articles/Torok%20et%20al.pdf)。

2001年9月底,美国邮政服务故意寄送了4封含有炭疽芽孢的信件,导致美国和全球许多其他国家的邮政服务严重中断。这些炭疽信件寄出7天后,引发了公众的极度恐慌,并催生了一场大规模的公共卫生响应。据推测,共有22人通过邮件感染了炭疽芽孢,其中11人患有皮肤炭疽,另外11人患有肺部炭疽,不幸的是,有5人因此丧生。在这22名患者中,有20人曾接触过被炭疽芽孢污染的工作场所,其中9人曾在传送这些邮件的邮政系统工作过。

除了细菌、病毒、真菌和生物毒素外,其他微生物也对人类生命健康构成严重威胁。许多国家极为关注蓄意引入传染性微生物,如天花病毒或引发肺鼠疫暴发的鼠疫杆菌等问题。为了应对这些威胁,一些国家已经开始投资建设维护疫苗库存,包括天花和炭疽等感染症的疫苗,作为紧急应急计划的一部分。

除了蓄意使用现有传染性病原体外,新的实验室研究还可能研发出具有人际传播潜力的新型病原体。例如,H5N1流感病毒的实验室研究导致了其突变位点,从而使其具有了人际传播的潜力。尽管这项研究的初衷是研究其在环境中的传播决定因素,但如果这些易传播的病毒被蓄意传播,可能导致前所未有的大流行。关于具有双重用途的研究,在学术界和社会中引发了广泛的辩论。

8.17.3.8 抗微生物药物的耐药性:感染性微生物对抗感染药物的敏感性

细菌、病毒和寄生虫都有可能通过自发突变和自然选择,或通过菌株之间的基因交换,对抗感染药物产生耐药性。随后,这些耐药性微生物可通过人际传播取代易感性微生物,形成耐药菌株。首批抗生素问世后不久,微生物耐药性的信号便开始出现。20世纪40年代末,英国出现金黄色葡萄球菌对青霉素的耐药性,耐药率高达14%;20世纪40年代末,这一耐药率已上升至95%或更高。金黄色葡萄球菌获得了耐甲氧西林和其他窄谱类β-内酰胺酶耐药基因,对半合成青霉素衍生物也产生了耐药性。耐甲氧西林金黄色葡萄球菌(MRSA)于1961年在引入甲氧西林一年内首次在英国被发现,现在在英国和世界各地的医院获得性感染中广泛存在(Johnson,2011)。

造成人类疾病最多的细菌和病毒感染正是那些抗菌素耐药性迅速出现的感染:痢疾等腹泻病;呼吸道感染,包括肺炎链球菌肺炎和结核病;性传播疾病,如淋病和艾滋病毒;以及目前已经积累了对几乎所有现有抗感染药物(如极耐药结核病)耐药基因的传染性微生物。

自2008年以来,革兰氏阴性肠杆菌科已被证明对广谱β-内酰胺类抗生素具有耐药性,包括在治疗上被广泛使用的碳青霉烯类抗生素。全球范围内的许多国家已发现了耐碳青霉烯细菌的存在。

抗微生物药物耐药性(AMR)的成因复杂,涉及人类和动物卫生领域,以及其他众多领域,如植物和渔业。AMR是一个重要的全球公共卫生问题,威胁到抗微生物药物对抗感染的有效性,而抗感染是临床医学最为关注的问题之一。抗微生物药物的缺乏可能会使世界回到无抗微生物药物之前的时代,即简单的感染便可导致严重的后果,我们无法有效控制疾病传播,特别是那些没有相关疫苗的疾病。AMR往往意味着需要面对更加昂贵的治疗费用、增加的医疗保健服务和其他间接成本,同时疾病进程将被延长。

8.17.3.9 抗感染药物的使用

过度使用抗生素或抗生素使用不足,健康人群过度依赖抗生素,以及使用质量不达标、药物成分较差的抗生素药物,这些都会对耐药菌进行选择,对其存活产生显著影响,并不断提高微生物抗药水平。

20世纪80年代末,泰国307名住院患者中,有36%的非传染病患者接受了抗感染药物治疗。同样,在加拿大等其他国家也出现了过量使用抗感染药物的情况。据估计,在加拿大,有超过2 600万人接受抗感染药物治疗,其中高达50%的患者接受的治疗是不恰当的。这种情况导致了社区耐药性问题日益严重,健康人群也有携带耐药性微生物的可能,这进一步加剧耐药微生物的传播。

在中国、委内瑞拉和美国等国家开展的社区卫生调查结果显示,每个国家都存在多重耐药菌株,在委内瑞拉和中国分布更广泛。这些国家的抗生素处方和销售的控制力度宽松是造成上述现象的重要原因。因此,需要采取更加有效的措施来控制抗生素的使用,以减缓耐药性的发展。

自20世纪40年代以来,随着多种治疗结核病的药物相继问世,结核病的死亡率显著降低。然而,不适当的处方和患者不遵医嘱现象导致耐药菌株逐渐增加。耐药菌株的出现导致了耐多药结核病(MDR-TB)的广泛传播,尤其是在东欧地区的监狱中。如今,这些耐药菌正逐渐传播到世界各地的健康人群中。WHO估计，2016年全球49万人感染了耐多药结核菌株，其中超过50%的病例发生在中国、印度和俄罗斯联邦。

2006年，南非暴发了一场极耐药的结核病（XDR-TB）疫情，该病几乎对所有抗结核病药物都具有耐药性。WHO估计，2016年发生的49万耐多药结核病（MDR-TB）病例中，高达9%的病例可能是XDR-TB。由于HIV感染的流行，各种形式的结核病，包括耐多药结核病和广泛耐药结核病，在全球的传播更为容易（http://apps.who.int/iris/bitstream/handle/10665/259366/9789241565516-eng.pdf? sequence=1）。

碳青霉烯耐药肠杆菌科细菌是一类能够产生碳青霉烯酶的病原体，它们已经对碳青霉烯类抗生素产生耐药性。在医疗环境或社区中，该类型耐药性已蔓延到多个国家，耐药菌感染的治疗需要长期住院并尝试用各种抗生素组合治愈（Tängdén，2015）。

疟疾是另一种具有较高死亡率的感染性疾病，随着抗疟药物的引入，死亡率已大幅降低。然而，到1976年，氯喹耐药恶性疟原虫疟疾已经开始出现，并在东南亚十分流行。10年后，在世界范围内发现了对氯喹具有耐药性的疟疾，同时也具有对两种二线药物磺胺嘧啶/乙胺嘧啶和甲氟喹的高度耐药性。随后，世界卫生组织建议使用青蒿素联合疗法以确保治疗的有效性，但自2009年以来，东南亚出现了青蒿素耐药性疟疾病例的报告，这有可能破坏亚洲和全世界控制疟疾所做出的努力（Nayyar et al.，2012）。耐多药疟疾现已在柬埔寨、老挝、泰国和越南出现并蔓延开来（Takala-Harrison，Jacob，2015）。对耐药性的监测正在亚洲持续开展，以努力遏制其向包括非洲在内的其他大陆传播。

在医疗机构中预防和控制耐药微生物感染，如耐甲氧西林金黄色葡萄球菌和艰难梭菌，是减少抗菌素耐药性传播的关键，控制这类获得性感染必须成为优先事项。

8.17.3.10 抗感染药物在畜牧业和农业中的使用

为了促进动物生长，在一些国家，大量抗感染药物被添加到动物饲料中，这导致了动物体内耐药性细菌的出现。此外，抗生素也被广泛应用于农业中，用于喷洒果树、稻子和花卉，以防止细菌感染。

一些可感染动物的微生物在动物和人类之间互相传播，为动物源性传染病提供了机会，也增加了人类和动物感染耐药菌的风险。这些耐药基因可在不同物种之间交换或传播，导致耐药基因迅速积累。为了应对这一问题，一些国家采取了替代方法来减少抗生素的使用。例如，挪威在养殖鲑鱼和鳟鱼池中加入了有效的疫苗，改进了鱼类养殖的健康管理模式，成功将鱼类养殖每年抗感染药物使用量减少了98%。北美地区，在太平洋西北部的鲑鱼养殖中也大量使用疫苗以减少抗生素的使用。20世纪90年代，挪威和其他欧洲国家禁止无差别使用抗生素以促进动物生长的做法；2017年，美国食品和药物管理局也开始实施自愿禁止使用人类抗生素来促进动物生长的规定。

由于抗微生物药物耐药性监测和监控系统的薄弱，很难全面了解全球范围内抗药性问题的严重性和演变情况。这种不足部分归因于缺乏便捷易用的监控工具。此外，新抗菌药物和疫苗研究缺乏资金投入也是一个重大的全球性问题。目前使用的许多抗感染药物都经历了几十年的研发过程，而针对微生物非相似区域的药物缺乏限制了用于治疗感染的方式。为了改变这一现状，相关促进机制正在建立，新抗生素和疫苗的开发与投入也在不断增加，并通过增加额外资金投入和研究来推动这一过程。此外，将营销与销售研发脱钩被视为一种潜在方式，可通过减少公司在迅速收回投资时的营销压力，来延长新抗生素的使用周期。

WHO针对抗微生物药物耐药性（AMR）问题提出了一个包含5个方面的策略（图8.17.1）。该策略依托2011年世界卫生日所开展的一系列活动以及2012年发布的一份AMR报告而被提出。为在全球范围内对抗AMR，世界卫生组织在2015年发布了一项名为《抗微生物药物耐药性全球行动计划》的倡议。这项行动计划成功的关键在于各国能否做出坚定的承诺，并投入充足且可持续的资源来对抗AMR，同时制定相应的国家行动计划。更多的信息可以在世界卫生组织的官方网站上获取（http://www.who.int/antimicrobial-resistance/global-action-plan/en/）。

2016年，在联合国大会上，各会员国认识到抗菌素耐药已经成为一个全球性问题，并通过了一项关于抗菌素耐药性的高级别会议宣言。此外，联合国还成立了抗微生物药物耐药性跨部门协调小组，旨在为持续有效的全球行动提供指导方针，共同应对抗生素耐药性的挑战。

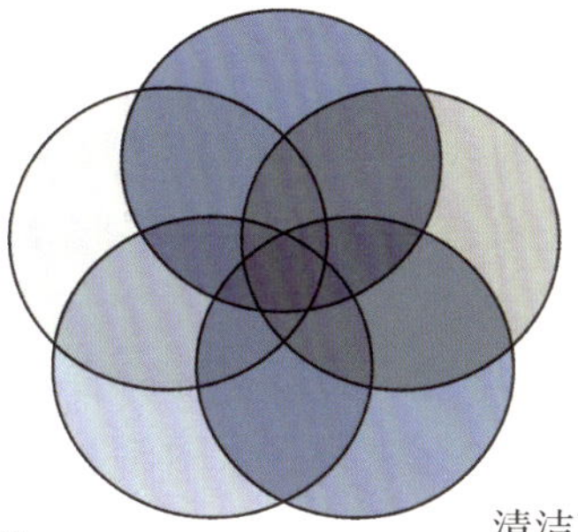

图 8.17.1 遏制抗菌素耐药性的五个关键领域

8.17.4 公共卫生安全：全球化与新发/再发传染病

随着全球人口流动性的增加和各国经济、文化交往的日益密切，世界变得更加密不可分、相互依存。这种高度互联互通的环境为传染病的跨国传播提供了便利条件。传染性生物能够通过人类、昆虫、食物和动物快速地进行传播，蔓延至全球各地，并更易在新地区引发感染。一些病原体甚至能够通过候鸟进行长距离传播，而携带病原体的蚊子等则能够随着乘坐航空交通工具的乘客或货物抵达新地区，可在机场工作人员或附近居民中引发热带传染病。这些跨国传染病的暴发严重威胁着全球公共卫生安全，使社会更易受到急性传染病的侵袭和影响。

2000 年，马来西亚举行的一场国际铁人三项比赛中，312 名运动员中 33 人确诊感染了钩端螺旋体病，并且处于潜伏期的感染者返回了各自的国家。钩端螺旋体病不具有人传人特性，因此没有在各自的国家或地区形成新的感染源或传播链。2003 年，严重急性呼吸综合征（SARS）疫情的暴发显示出新兴传染病在全球范围内巨大的传播潜力。这次疫情的起因是由中国广东省的一位医生，在不知情的情况下将这种新的未知传染病带到了中国香港特别行政区的一家酒店。随后，病原体通过各个单独的被感染的酒店客人传播到世界各地，包括北美、南美、中东、欧洲和亚洲在内的许多地区都报告了大量感染病例，其中死亡病例占 11%。

1969 年至 2003 年期间，世界卫生组织收到了 18 例来自机场的疟疾病例报告（WHO，2007）。这些病例主要出现在没有前往过疟疾流行地区的机场工作人员或附近居民中。感染源主要来自携带疟疾病原体的按蚊，这些按蚊从其他国家传播到机场，并在着陆时叮咬了机场工作人员或附近居民。2003 年，佛罗里达州曾报告 7 人次感染疟疾，这些感染者之前并未到过疟疾流行地区。这起疫情突显了输入性疟疾的风险，如果存在按蚊，其将可能在当地引发疟疾传播疫情。2013 年，突尼斯首次报告了 4 例疟疾病例，分布在距离突尼斯国际机场 2 公里范围内的人群中，这是自 1980 年以来突尼斯首次报告疟疾病例。工业化国家仍定期报告“机场疟疾”病例，这也说明，即使在没有地方性疟疾传播的国家，疟疾的风险仍然存在。

在非疫情流行国家，动物、动物产品和食品也可能携带新发或再发的传染性病原体，例如变异克雅氏病（VCJD），该病原体已在 11 个国家的患者中被检出，其中大部分人之前并未去过英国，这证明传染病存在通过动物或动物产品传播的可能性（Ho et al.，2002）。在东非地区发生严重裂谷热疫情两年后的 2000 年，裂谷热病毒在也门和沙特阿拉伯暴发。自此，该疾病在阿拉伯半岛的牲畜中传播成为地方性疾病，据调查，该疾病有可能是通过跨红海的牲畜贸易从东非传入（Ho et al.，2002）。2000 年，受到环孢子虫污染的覆盆子从埃及进口到美国亦引发疫情暴发。据推测，这些覆盆子是在收获前使用地表水喷洒杀菌剂时被污染的（Ho et al.，2002）。2011 年，德国暴发了与进口豆芽有关的 O104 型大肠杆菌疫情，导致 3 000 多人感染，31 人死于溶血性尿毒综合征（WHO，2006；欧洲食品安全局，2012）。

对于新发和再发的传染病在全球范围内扩散的担忧,以及对加强公共卫生安全的迫切需求,这样的议题并不新鲜。早在14世纪,各国政府就已经敏锐地察觉到了疾病在国际间传播的可能性,并针对此问题制定了相关的预防措施,这从威尼斯城邦设立检疫制度一事中便可见一斑。抵达港口的船只40天内不得靠岸,与陆地上的人群保持距离,以此来防止瘟疫。

19世纪中叶,当时的霍乱大流行、鼠疫的威胁以及薄弱的检疫措施,使欧洲领导人意识到国家间的密切合作才能控制传染病的传播。因此欧洲国家组织国际公约,签署了公约草案,其中几乎所有公约都与各种检疫条例有关。

1851年至1897年,12个欧洲国家为在其领土上遏制流行病召开了10次国际卫生会议。首届会议于1851年在巴黎召开,持续6个月。随后于1892年召开了针对霍乱问题的国际卫生会议。五年后,在第十届国际卫生大会上,又签署了一项针对鼠疫的类似公约。

19世纪末,出现了新的政策,例如必须通过电报通知第一批霍乱和鼠疫病例,19世纪80年代,少数南美洲国家在美洲签署了第一套国际公共卫生协定时就遵循了这一模式。除了霍乱和鼠疫通常由来自欧洲的移民传播外,美洲的协议还包括当时在美洲大部分地区流行的黄热病。

在接下来的10年里,12个国家参加了在华盛顿特区举行的第一届美洲共和国国际卫生大会,于1902年直接促成了泛美卫生局(现称泛美卫生组织)的成立。它在欧洲的对应机构是国际卫生局(OIHP),成立于1907年,总部设在巴黎。

1951年,也就是世界卫生组织成立3年后,其通过了《国际卫生条例》(1892年)的修订版,该条例仍然侧重于霍乱、鼠疫和黄热病的控制,并牢牢植根于19世纪和20世纪以前的协定。

8.17.5 国际卫生条例

1969年,世界卫生组织成员国协商制定了一套新的《国际卫生条例》,旨在尽量减少对旅行和贸易的影响,更好地确保公共卫生安全。该条例要求报告霍乱、鼠疫、黄热病和天花四种传染病,并采取预先制定的控制措施以阻止疾病传播。此外,对于来自有黄热病或天花疫情国家的旅客,条例也要求进行疫苗接种。《国际卫生条例》为全球监测和控制传染病传播提供了法律框架。

然而,到1996年,一切变得清晰起来,《国际卫生条例》未能如设想的那样确保公共卫生安全。在过去的30年里,事实证明,边境检疫哨所不足以阻止传染病的国际传播,这些传染病经常在人类潜伏期或在非人类宿主——昆虫、动物、食品和农产品中悄悄传播。与此同时,各国报告霍乱、鼠疫和黄热病疫情的时间较晚或根本不上报,原因是担心被污名化,影响经济发展(天花在1980年被证明根除时已从名单中删除)。《国际卫生条例》也无法应对其他新发传染病在全球的快速传播所造成的挑战。

从1996年到2005年,WHO成员国开展了一项审查和修订《国际卫生条例》的重要项目,最终发布了《国际卫生条例(2005)》,该条例提供了一个更为现代化的法律框架,要求各国报告任何可能引发国际传播的突发公共卫生事件,并利用实时证据来推荐采取措施阻止其国际间传播。突发公共卫生事件的定义:有可能在国际范围内扩散或可能需要国际社会协同应对的特殊事件。根据《国际卫生条例(2005)》的要求,判断一个事件是否可能发展成突发公共卫生事件的责任落在了疫情初发国家,即使最初的相关报告可能来自其他地方。为此,WHO开发了一种决策树工具,以供各国在评估事件时使用。如果一个事件被认定为符合突发公共卫生事件的标准,那么相关国家必须向WHO提供正式通知。另外,即使仅出现过一次的疾病,包括天花、由野生型脊髓灰质炎病毒引发的脊髓灰质炎、由新型病毒亚型引发的人类流感以及严重急性呼吸综合征(SARS),也必须向WHO报告。此外,该条例还包含一个有记录但并非不可避免的国际影响的疾病清单。第二份清单上涉及的传染性疾病,包括霍乱、肺鼠疫、黄热病、埃博拉和其他出血热,仍需要使用决策树工具来确定它是否为PHEIC。因此,两项保障措施要求各国以指定的方式对众所周知的威胁做出反应,从而确立了公共卫生安全的基线。

与以前的条例不同,《国际卫生条例(2005)》还提出了一套监测和应对疫情的核心能力要求。所有国家都应在《国际卫生条例(2005)》实施的头几年满足这些要求,以便迅速发现、评估、通知、报告和遏制条例所涵盖的事件,从而最大限度地减少这些事件在国际上传播的可能性和对经济的负面影响。《国际卫生条例(2005)》同样要求世界卫生组织所有成员国,在新发和再发传染病有可能在国际上传播的情况下采取集体行动,并自由分享与这一事件有关的信息。因此,该条例提供了一个安全网,防止新发与再发传染病在国际上传播,需要所有国家之间进行合作,以确保及时提供监测信息和技术资源,以更好地保障国际公共卫生安全。

为遏制和减少新发传染病的国际传播,制定了很多国际框架,其中之一是WHO先前所述的《抗菌素耐药性行动计划(2015)》(见"在畜牧业和农业中使用抗感染药物")。这一框架虽然不具有法律约束力,但旨在呼吁各国关注人类健康、动物健康、农业和贸易等多个领域,确保更加合理地使用抗感染药物,限制加速选择和扩散抗感染耐药微生物的因素。

8.17.6　未来的建议

8.17.6.1　建立国家和国际体系以应对传染病威胁

为了使世界能够有效地应对新发和再发传染病的威胁,各国需要遵守《国际卫生条例(2005)》和世界卫生组织《抗菌素耐药性行动计划(2015)》等协定以及仍在制定中的《联合国气候变化框架公约》所规定的国际框架。这些国际协议呼吁全球、各国和各级地方采取行动,以减少与传染病新发和再发相关的风险因素。同时,只有遵循这些措施,无论是在动物还是人类层面上,在一系列风险因素以允许其发生的方式排列的其他情况下,当新出现和再次出现的公共卫生事件发生时,都将产生更好的反应。有效的预防或快速检测、评估和应对传染病暴发将拯救无数生命并降低经济影响。

健康与人类整体发展的联系至关重要,贫穷、教育、社区基础设施等众多因素都在传染病的新发和再发中起到了关键作用。世界卫生组织宏观经济学与健康委员会提出,健康问题的解决不仅是卫生部门的职责,人类必须将健康问题置于经济发展的核心地位,社会各界需协同努力以实现这一目标。

深入理解生态系统和相关因素,将有助于人类采取预防措施,从而减少疾病发生,尤其是动物和人类接触导致感染性疾病的发生可能性。推行安全健康的市场方案,鼓励妥善处理牲畜,同时对动物或动物产品的市场执行严格的卫生消毒标准,这都是阻断传染病传播的有效手段。这符合世界卫生组织提出的"同一个健康"议程,该议程呼吁在监测和应对等领域中,动物和人类健康相关部门之间需进行协作互助。

对于那些人际传播的新发和再发传染病,往往只有短暂的窗口期来进行有效的干预。为了防止其国际扩散,离不开强有力的监督、准备、建立相应的应对措施和缓解系统。对于暴发性的传染病,必须迅速发现并采取及时、有效的应对措施。这包括构建高度敏感的国家监测系统、配备能够迅速检测此类疫情的公共卫生实验室,以及建立及时遏制和缓解疫情暴发的机制。此外,良好的沟通系统和风险沟通以及健康教育方案也是必不可少的,以便协调各方的准备工作和应对措施。这些核心能力正是《国际卫生条例(2005)》所强调的,显然检测和遏制自然发生的疫情暴发的系统也同样适用于对蓄意引发的传染病疫情的检测和初步应对。

《国际卫生条例(2005)》对核心能力发展的要求是有效预防并控制新发和再发传染病的关键,它将使各国有能力在何时何地发现和应对疫情,防止疫情跨国界传播。《国际卫生条例(2005)》要求在新发和再发传染病疫情有可能在国际上传播时采取合作行动,这为全球监测和应对提供了安全网,如果疫情开始在国际上传播,就可以采取行动。有关疫情的信息通常来源于国家正式通知之前,特别是当该国家可能不愿披露其领土上的事件时。面对新发和再发传染病,各国之间在公共卫生安全方面的合作至关重要。如果新发和再发传染病发生在一个需要国际援助才能遏制疫情的国家,正如世界卫生组织和受影响国家在私下里积极协商后商定的那样,其他国家有义务通过世界卫生组织或双边向该国提供所需的技术专业知识。

为此,《国际卫生条例(2005)》要求建立具有特定疾病或流行病学技术专长的专业人员的全球数据库,以及在各国境内能够进入偏远地区的非政府组织。这些机制得到世界卫生组织协作中心网络(作为国际参考中心的各国实验室和研究所)的进一步支持,有助于优化全球专业知识和资源的使用。在2009年协调国际应对甲型H1N1流感大流行中,《国际卫生条例(2005)》便发挥了重要作用。根据世界卫生组织总干事成立的《国际卫生条例(2005)》紧急委员会的建议,该流行病在发病后数周内被宣布为“国际关注的突发公共卫生事件”,并引发了各国根据《国际卫生条例(2005)》开展协作的一系列行动。此后,世界卫生组织总干事针对脊髓灰质炎、埃博拉病毒和寨卡病毒感染都宣布了其为国际关注的突发公共卫生事件。

与此同时,世界各国基于大流行病规划和防备活动而制定的运作协议,与根据《国际卫生条例(2005)》采取的协调行动一起得到了实施。

另一个支持疾病应对的平台是全球疫情警报和反应网络(Global Outbreak Alert and Response Network, GOARN)。GOARN是由世界卫生组织与对全球流行病监测和动态感兴趣的合作机构、组织和网络于2000年共同建立的。GOARN有助于应对疫情,迅速向受影响国家提供技术援助,并为长期防备和能力建设作出贡献。GOARN汇集了各种资源,用于快速识别、确认和应对具有国际传播能力的疫情。在疫情期间,世界卫生组织利用来自GOARN伙伴的资源协调应对国际疫情,这些伙伴自愿提供服务,以确保在最需要的时间和地点提供适当的专业知识和服务。

8.17.6.2 2020年SARS-CoV-2的流行

2020年,全球正经历1917—1918年H1N1流感大流行以来传播速度最快、影响范围最广的一次大流行。截至2020年4月,各大洲均有国家报告新冠肺炎病例,累计病例数已近2亿,死亡人数高达12万,并且疫情仍在持续蔓延。

2019年12月21日,中国湖北省武汉市的一名眼科医生和其他几名临床医生开始报告一种伴有肺炎症状的呼吸道疾病病例。12月27日,当地公共卫生部门向江汉区疾控中心报告了该异常疾病。最初认定华南海鲜市场是首批新病毒病例的源头,该市场已于12月31日关闭。同一天,中国疾控中心收到了流行病预警,疾控中心随后将预警转发给世界卫生组织和其他国家。1月5日,世界卫生组织在其《疾病暴发新闻》上发表了对肺炎聚集性的描述、对其严重性的评估,并根据来自北京的报告提供了建议。截至1月12日,病原体已被确定为与引起SARS和中东呼吸综合征流行的另外两种变异冠状病毒密切相关的基因序列,并公开了该基因序列。新的病原体被指定为严重急性呼吸综合征冠状病毒2(SARS-CoV-2),并将这种疾病称作新冠肺炎(COVID-19)。此外,蝙蝠冠状病毒的遗传相似性表明,一种蝙蝠来源的病毒可能传播给某种动物中间宿主,进而导致人类感染和患病。在撰写本书时,动物中间宿主尚未得到确认,根据对基因序列的进一步分析,推测病毒出现的时间比最初认为的早了几周。

经聚合酶链式反应检测证实,中国疫情的严重程度和病毒的传染性促使1月23日武汉市被严格封锁,随后于1月24日至27日进一步封锁了另外15个城市。中国主要城市的严密封锁最终减缓了中国疫情,并达到了减少国际传播的目标,到4月中旬,武汉和中国其他城市已经收紧了封锁的力度。在撰写本文时,中国报告的输入性病例多于国内本土发生的病例(Wu et al.,2020a、2020b、2020c)。

2020年1月30日,世界卫生组织宣布SARS-CoV-2疫情为PHEIC疫情,并在3月份宣布SARS-CoV-2为全球大流行,其他亚洲国家和世界各国报告了病例,包括意大利、西班牙和欧洲其他地区的严重流行病报告,这些国家的疫情对医院系统的需求巨大。截至撰写本文时,美国报告的病例和死亡人数比包括中国在内的世界上任何其他国家都多。新加坡、德国、中国和韩国,通过实施强有力的疫情控制措施,包括患者识别和隔离,以及接触者追踪和严格的日常跟踪,将R0保持在1以下。

其他国家执行这些措施的一致性较差,所有国家都试图通过发布个人自我保护政策来限制人口接触,其中包括频繁洗手、限制社交距离和社会管控措施，如关闭学校和非必要企业，以及取消音乐会、体育赛事和其他大型聚会活动。在一些国家，佩戴口罩或其他防止潜在感染者飞沫传播的方法已成为公众的政策，所有国家都建议有咳嗽、发烧或其他症状的人佩戴口罩，例如敬老院的工作人员。与此同时，所有国家的医院都在加强其感染预防和控制措施，以防止卫生工作人员感染和医院内传播。

尽管亚洲国家早期有疫情控制的例子，但其他许多国家没有注意到这一警告，应对这一大流行的不同经验强调了加强应对基本公共卫生战略的重要性，例如警报系统，包括患者隔离和严格接触者追踪在内的管控措施、卫生系统负荷激增，以及在需要时根据持续风险评估采取检疫措施。

在大多数感染SARS-CoV-2疾病的人中，症状主要是轻微的呼吸系统疾病，但在老年人和那些有糖尿病、高血压、心脏病和慢性肺部疾病等慢性疾病的人中，存在严重疾病和死亡的风险。在其他年龄组和没有基本医疗条件的人中也观察到了严重疾病和死亡，但在撰写本书时，这些情况还没有得到明确的量化，也没有完全了解无症状感染者的百分比。根据所使用的病例定义，病死率从不到1%到13%至14%不等，这通常是针对严重疾病，因此不包括病情较轻的人；医院处理重症病患的能力也是导致死亡的一个因素。疾病的常见症状包括低热、干咳(可转为持续)、呼吸急促(可发展为呼吸衰竭)和极度疲劳。从接触病毒到出现症状的潜伏期被认为从1天到14天不等，可观察到在接触病毒1到2天后出现症状的个人与后来出现感染的人之间的人际传播。目前还未完全了解无症状人群早期传播的潜力，也未完全了解免疫反应。抗体检测有助于确定疾病的流行率，并可能有助于了解无症状感染的比例，但在撰写本书时，尚不清楚检测到的抗体是否具有保护性，如果有保护作用，持续多长时间也是未知的；这些检测的敏感性和特异性尚不清楚，验证仍在继续。然而，众所周知，人类对一些常见冠状病毒的免疫力并不是长久的。

通过封锁某些部门，强制执行物理隔离对全球经济造成了严重影响。股市下跌，失业率上升，餐馆和其他小企业纷纷关闭，导致各国社会经济差距都呈现出扩大的趋势。令人担忧的是，由于常规医疗服务的受限，未感染人群也可能出现过多的死亡。在一些国家，强制物理隔离措施导致了卫生部门和经济部门官员之间的紧张关系，关于继续实施严格的封锁政策的时间一度成为争议的焦点。预计在疫情得到控制后，经济复苏将需要数年甚至更长时间。尽管这种病毒的未来发展仍未完全明了，但部分流行病学模型预测该病毒可能会在未来几年内继续引发传播浪潮，另一些人则预测在一年中的某些时候，该病毒传播会减少。

8.17.7 展望

《国际卫生条例(2005)》所描绘的是一个合作共赢的世界，在这个世界中，各国都在积极应对新发和再发传染病的威胁，正是这些传染病对公共卫生安全构成了严重的挑战。为了实现这一目标，我们需要在国内和国际层面采用最先进的监视和应对技术，构建一条无缝的防御线。通过这种方式，可以确保在面对这些威胁时，我们能够迅速、有效地协调和响应，从而保护全球公共卫生安全。

《国际卫生条例(2005)》要求各国遵守新的规范和标准，对于新发和再发传染病的报告和应对能力提出了严格的要求。尽管这些规定可能会带来经济上的影响，但全面实施将最大程度地保障公共卫生安全。为了实现这一目标，各国需要在公共卫生系统中建立核心能力，以便能够迅速发现、调查、沟通并遏制任何威胁公共卫生安全的事件。同时，国家层面需要建立一个相互关联的系统，从事特定的威胁和风险评估以及管理活动，以最大限度地减少公共卫生事件对公众的威胁。通过以上方式可更好地应对新发和再发传染病的威胁，保护全球公众的健康和安全。

新设立的世界卫生组织自愿联合外部评估程序为各国提供了平台，帮助各国评估在公共卫生方面的核心能力。随后，这些国家会制定行动计划和预算，以便能够调动资源(https://www.jeealliance.org/)。同时，发展机构正在积极提供资源，以通过其全球卫生安全工作来加强这些能力。

各国必须维持和/或增加资源投入，以加强公共卫生方面的核心能力。在当今相互依存和相互联系的世界中,新发和再发传染病造成的威胁影响着所有国家。这些威胁显示出在超出卫生领域的部门中分担责任和采取集体行动的必要性。

(翻译:段广才、龙全照)

参考文献

Amilasan, A.-S., et al. (2012). Outbreak of leptospirosis after flood, the Philippines, 2009. Emerging Infectious Diseases, 18(1), 91-4.

Asian Development Bank (2003). SARS: economic impacts and implications. [Online] Available at: http://www.adb.org/publications/sars-economic-impacts-and-implications.

Aswapokee, N., Vaithayapichet, S., and Heller, R.F. (1990). Pattern of antibiotic use in medical wards of a university hospital, Bangkok, Thailand. Reviews of Infectious Diseases, 12(1), 136-41.

Balkhy, H.H. and Memish, Z.A. (2003). Rift Valley fever: an uninvited zoonosis in the Arabian Peninsula. International Journal of Antimicrobial Agents, 21(2), 153-7.

Bausch, D.G., et al. (2006). Marburg hemorrhagic fever associated with multiple genetic lineages of virus. The New England Journal of Medicine, 355(9), 909-19.

Bouzianas, D.G. (2009). Medical countermeasures to protect humans from anthrax bioterrorism. Trends in Microbiology, 17(11), 522-8.

Buchholz, U., et al (2011). German outbreak of Escherichia coli 104: H4 associated with sprouts. The New England Journal of Medicine, 365, 1763-70.

Burns, A., Mensbrugghe van der, D., and Timmer, H. (2008). Evaluating the economic consequences of avian influenza. [Online] Available at: http://siteresources.worldbank.org/EXTAVIANFLU/Resources/EvaluatingAHIeconomics_2008.pdf.

Centers for Disease Control and Prevention (CDC) (2012a). Legionella Topic Home. [Online] Available at: http://www.cdc.gov/legionella/index.htm.

Centers for Disease Control and Prevention (CDC) (2012b). Questions and Answers about Ebola Hemorrhagic Fever. [Online] Available at: http://www.cdc.gov/ncidod/dvrd/spb/mnpages/dispages/ebola/qa.htm.

Centers for Disease Control and Prevention (CDC) (2012c). Tracking a Mystery Disease: The Detailed Story of Hantavirus Pulmonary Syndrome (HPS). [Online] Available at: http://www.cdc.gov/hanta-virus/hps/history.html.

Centers for Disease Control and Prevention (CDC) (2012d). Haiti Cholera Outbreak. [Online] Available at: http://www.cdc.gov/haiticholera/.

Cho, S. Y. et al. (2016). MERS-CoV outbreak following a single patient exposure in an emergency room in South Korea: an epidemiological outbreak study. The Lancet, 388(10048), 994-1001.

Curran, J.W., et al. (1984). Acquired immunodeficiency syndrome (AIDS) associated with transfusions. The New England Journal of Medicine, 310(2), 69-75.

Daszak, P. (2006). Risky behavior in the Ebola zone. Animal Conservation, 9(4), 366-7.

Delgado, G., Morales, R., Mendez, J.L., and Cravioto, A. (2011). The re-emergence of cholera in the Americas. In: Ramamurthy, T. and Bhattacharya, S.K. (eds.) Epidemiological and Molecular Aspects on Cholera. New York: Springer, pp. 79-95.

Diack, A.B., et al. (2012). Constant transmission properties of variant Creutzfeldt-Jakob disease in 5 countries. Emerging Infectious Diseases, 18(10), 1574-9.

Epstein, J., Field, H., and Luby, S. (2006). Nipah virus: impact, origins, and causes of emergence. Current Infectious Disease Reports, 8(1), 59-65.

Erlanger, T. E., Weiss, S., Keiser, J., Utzinger, J., and Wiedenmayer, K. (2009). Past, present, and future of Japanese encephalitis. Emerging Infectious Diseases, 15(1), 1-7.

European Food Safety Authority (2012). Shiga Toxin-Producing E. coli Outbreak(s). [Online] Available at: http://www.efsa.europa.eu/en/topics/topic/ecolioutbreak2011.htm.

Fichet-Calvet, E. and Rogers, D.J. (2009). Risk maps of Lassa fever in West Africa. PLoS Neglected Tropical Diseases, 3(3), e388.

Food and Agricultural Organisation (2011). Investigating the Role of Bats on Emerging Zoonoses. Rome: FAO. [Online] Available at: http://aitoolkit.org/site/DefaultSite/filesystem/documents/BATS ZOONOSES.pdf.

Goma Epidemiology Group (1995). Public health impact of Rwandan refugee crisis: what happened in Goma, Zaire, in July, 1994? The Lancet, 345(8946), 339-44.

Goodnough, L., Shander, A., and Brecher, M.E. (2003). Transfusion medicine: looking to the future. The Lancet, 361(9352), 161-9.

Guan, Y., Vijaykrishna, D., Bahl, J., Zhu, H., Wang, J., and Smith, G.J.D. (2010). The emergence of pandemic influenza viruses. Protein & Cell, 1(1), 9-13.

Guarner, J., et al. (2004). Monkeypox transmission and pathogenesis in prairie dogs. Emerging Infectious Diseases, 10(3), 426-31.

Gupta, M.L. and Sharma, A. (2007). Pneumonic plague, northern India, 2002. Emerging Infectious Diseases, 13(4), 664-6.

Hassan, M., et al. (2018). Nipah virus contamination of hospital surfaces during outbreaks, Bangladesh, 2013-2014. Emerging Infectious Diseases, 24(1), 15-21.

Heymann, D.L. (2003). The evolving infectious disease threat: implications for national and global security. Harvard University/Commission on Human Security for Global Health. Journal of Human Development, 4, 191-207.

Heymann, D.L. et al (2016). Zika virus and microcephaly: why is this situation a PHEIC? The Lancet, 387(10020), 719-21.

Hightower, A., et al. (2012). Relationship of climate, geography, and geology to the incidence of Rift Valley fever in Kenya during the 2006-2007 outbreak. American Journal of Tropical Medicine and Hygiene, 86(2), 373-80.

Ho, A.Y., et al. (2002). Outbreak of cyclosporiasis associated with imported raspberries, Philadelphia, Pennsylvania, 2000. Emerging Infectious Diseases, 8(8), 783-8.

Jamison, D., et al. (2006). Vaccine-Preventable Diseases. Washington, DC: World Bank. [Online] Available at: http://www.ncbi.nlm.nih.gov/books/NBK2284/.

Johnson, A.P. (2011). Methicillin-resistant Staphylococcus aureus: the European landscape. The Journal of Antimicrobial Chemotherapy, 66(Suppl. 4), iv43-8.

Jong, M.C.M.D., Stegeman, A., Goot, J.V.D., and Koch, G. (2009). Intra-and interspecies transmission of H7N7 highly pathogenic avian influenza virus during the avian influenza epidemic in the Netherlands in 2003. Interspecies transmission of H7N7 low pathogenic avian influenza virus to poultry. Revue Scientifique et Technique, 28(1), 333-40.

Kondro, W. (1997). Study reveals extent of Canada's overprescribing. The Lancet, 349(9059), 1156.

Kumarasamy, K., et al. (2010). Emergence of a new antibiotic resistance mechanism in India, Pakistan and the UK: a molecular, biological and epidemiological study. The Lancet Infectious Diseases, 10(9), 597-602.

Larson, H.J., Cooper, L.Z., Eskola, J., Katz, S.L., and Ratzan, S. (2011). Addressing the vaccine confidence gap. The Lancet, 378(9790), 526-35.

Larson, H.J. and Heymann, D.L. (2010). Public health response to influenza A (H1N1) as an opportunity to build public trust. Journal of the American Medical Association, 303(3), 271-2.

Lederberg, J., Shope, R., and Oaks, S.C.J. (1992). Emerging Infections: Microbial Threats to Health in the United States. Washington, DC: National Academy Press.

Lester, S., del Pilar, P.M., Wang, F., Perez Schael, I., Jiang, H., and O'Brien, T. (1990). The carriage of Escherichia coli resistant to antimicrobial agents by healthy children in Boston, in Caracas, Venezuela, and in Qin Pu, China. The New England Journal of Medicine, 323(5), 285-9.

Matic, S., Lazarus, J.V., and Donoghoe, M.C. (2006). HIV/AIDS in Europe: Moving from Death Sentence to Chronic Disease Management. Geneva: WHO.

Meselson, M., et al. (1994). The Sverdlovsk anthrax outbreak of 1979. Science, 266(5188), 1202-8.

Miranda, M.E.G. and Miranda, N.L.J. (2011). Reston ebolavirus in humans and animals in the Philippines: a review. The Journal of Infectious Diseases, 204(Suppl. 3), S757-60.

Modlin, J.F. (2010). The bumpy road to polio eradication. The New England Journal of Medicine, 362(25), 2346-9.

Morbidity and Mortality Weekly Report (2004). Multifocal autochthonous transmission of malaria — Florida, 2003. Journal of American Medical Association, 292(3), 324-5.

Nayyar, G.M.L., Breman, J.G., Newton, P.N., and Herrington, J. (2012). Poor-quality antimalarial drugs in southeast Asia and sub-Saharan Africa. The Lancet Infectious Diseases, 12(6), 488-96.

Oh, M.D., et al. (2018). Middle East respiratory syndrome: what we learned from the 2015 outbreak in the Republic of Korea. Korean Journal of International Medicine, 33(2), 233-46.

Onder, G., Rezza, G., and Brusaferro, S. (2020). Case-fatality rate and characteristics of patients dying in relation to COVID-19 in Italy. Journal of the American Medical Association, 323(18), 1775-6.

Pearce, A., Law, C., Elliman, D., Cole, T.J., and Bedford, H. (2008). Factors associated with uptake of measles, mumps, and rubella vaccine (MMR) and use of single antigen vaccines in a contemporary UK cohort: prospective cohort study. British Medical Journal (Clinical Research ed.), 336(7647), 754-7.

Pedersen, S.F. and Ho, Y.C. (2020). SARS-CoV-2: a storm is raging. Journal of Clinical Investment, 130(5), 2202-5.

Piarroux, R. and Faucher, B. (2012). Cholera epidemics in 2010: respective roles of environment, strain changes, and human-driven dissemination. Clinical Microbiology and Infection, 18(3), 231-8.

Pru Rimoin, A.W., et al. (2010). Major increase in human monkeypox incidence 30 years after smallpox vaccination campaigns cease in the Democratic Republic of Congo. Proceedings of the National Academy of Sciences USA, 107(37), 16262-7.

Riedel, S. (2005). Edward Jenner and the history of smallpox and vaccination. Proceedings (Baylor University, Medical Center), 18 (1), 21-5.

Sencer, D.J. (2011). Perspective: swine-origin influenza: 1976 and 2009. Clinical Infectious Diseases, 52(Suppl. 1), S4-7.

Senior, K. (2009). Lassa fever: current and future control options. The Lancet Infectious Diseases, 9(9), 532.

Siala, E. and Gamara, D. (2015). Airport malaria: report of four cases in Tunisia (2015). Malaria Journal, 14, 42.

Slenczka, W. and Klenk, H.D. (2007). Forty years of marburg virus. Journal of Infectious Diseases, 196(Suppl. 2), S131-5.

Takala-Harrison, S., et al. (2015). Independent emergence of artemisinin resistance mutations among Plasmodium falciparum in Southeast Asia. Journal of Infectious Diseases, 211(5), 670-9.

Tängdén, T. and Giske, C.G. (2015) Global dissemination of extensively drug-resistant carbapenemase-producing Enterobacteriaceae: clinical perspectives on detection, treatment and infection control. Journal of Internal Medicine, 277(5), 501-12.

Taubenberger, J.K. and Morens, D.M. (2006). 1918 Influenza: the mother of all pandemics. Emerging Infectious Diseases, 12(1), 15-22.

Trevitt, C.R. and Singh, P.N. (2003). Variant Creutzfeldt-Jakob dis-ease: pathology, epidemiology, and public health implications. American Journal of Clinical Nutrition, 78(3), 651S-6.

United Nations Children's Fund (2006). Japanese support for polio eradication and malaria prevention in Nigeria. [Online] Available at: http://www.unicef.org/media/media_35425.html.

Wilder-Smith, A., Teleman, M.D., Heng, B.H., Earnest, A., Ling, A.E., and Leo, Y.S. (2005). Asymptomatic SARS coronavirus infection among healthcare workers, Singapore. Emerging Infectious Diseases, 11(7), 9-12.

World Health Organization (WHO) (2001a). WHO Global Strategy for Containment of Antimicrobial Resistance. Geneva: WHO. Available at: http://whqlibdoc.who.int/hq/2001/WHO_CDS_CSR_DRS_2001.2.pdf.

World Health Organization (WHO) (2001b). Macroeconomics and Health: Investing in Health for Economic Development (Vol. 8). Geneva: WHO.

World Health Organization (WHO) (2003). Summary of probable SARS cases with onset of illness from 1 November 2002 to 31 July 2003. [Online] Available at: http://www.who.int/csr/sars/country/table2004_04_21/en/index.html.

World Health Organization (WHO) (2006). International Food Safety Authorities Network (INFOSAN), successful strategies in controlling avian influenza. [Online] Available at: http://www.who.int/foodsafety/fsmanagement/No-04-Avianinfluenza-Aug06-en.pdf.

World Health Organization (WHO) (2007a). The World Health Report 2007. A Safer Future: Global Public Health Security in the 21st Century. Geneva: WHO.

World Health Organization (WHO) (2007b). Infectious disease threats to our public health security: from SARS to avian influenza. [Online] Available at: http://www.ama-assn.org/resources/doc/cphpdr/david_heymann.pdf.

World Health Organization (WHO) (2008a). Global measles deaths drop by 74%. [Online] Available at: http://www.who.int/mediacentre/news/releases/2008/pr47/en/index.html.

World Health Organization (WHO) (2008b). International Health Regulations (2005) (2nd ed.). Geneva: WHO.

World Health Organization (WHO) (2011). Tuberculosis: MDR-TB & XDR-TB 2011 progress report. [Online] Available at: http://www.who.int/tb/challenges/mdr/factsheet_mdr_progress_march2011.pdf.

World Health Organization (WHO) (2012a). Impact of dengue. [Online] Available at: http://www.who.int/csr/disease/dengue/impact/en/.

World Health Organization (WHO) (2012b). Dengue fever in Madeira, Portugal. [Online] Available at: http://www.who.int/csr/don/2012_10_17/en/index.html.

World Health Organization (WHO) (2012c). Chikungunya. [Online] Available at: http://www.who.int/mediacentre/factsheets/fs327/en/.

World Health Organization (WHO) (2012d). Poliomyelitis. [Online] Available at: http://www.who.int/mediacentre/factsheets/fs114/en/index.html.

World Health Organization (WHO) (2012e). cumulative number of confirmed human cases of avian influenza A(H5N1) reported to WHO. [Online] Available at: http://www.who.int/influenza/human_animal_interface/H5N1_cumulative_table_archives/en/index.html.

World Health Organization (WHO) (2012f). Drug-Resistant Tuberculosis. [Online] Available at: http://www.who.int/tb/chal-lenges/mdr/tdrfaqs/en/index.html.

World Health Organization (WHO) (2012g). New WHO book showcases ways to safeguard medications: the evolving threat of antimicrobial resistance — options for action. [Online] Available at: http://www.who.int/mediacentre/news/notes/2012/amr_20120308/en/index.html.

World Health Organization (WHO) (2012h). The evolving threat of antimicrobial resistance options for action. [Online] Available at: http://whqlibdoc.who.int/publications/2012/9789241503181_eng.pdf?ua=1.

World Health Organization (WHO) (2012i). International Health Regulations (2005). [Online] Available at: http://www.who.int/ihr/en/.

World Health Organization (WHO) (2013). Global Alert and Response (GAR), Disease Outbreaks by Year. [Online] Available at: http://www.who.int/csr/don/archive/year/en/.

World Health Organization (WHO) (2020). Coronavirus disease 2019 (COVID-19) Situation Report. [Online] Available at: https://www.who.int/emergencies/diseases/novel-coronavirus-2019/situation-reports.

Wu, D., Wu, T., Liu, Q., and Yang, Z. (2020a). The SARS-CoV2 out-break; what we know. Journal of Infectious Diseases, 94, 44-8.

Wu, Z. and McGoogan, J.M. (2020b). Characteristics of and important lessons from the coronavirus disease 2019 (COVID-19) outbreak in China: summary of a report of 72 314 cases from the Chinese Center for Disease Control and Prevention. Journal of the American Medical Association, 323(13), 1239-42.

Wu, Z. (2020c). The COVID19 Epidemic in China. Conference on Retroviruses and Opportunistic Infections. Boston MA. [Online] Available at: https://www.croiconference.org/abstract/outbreak-of-covid-19-in-china-and-the-countrys-responses/.

Wu, Z. and McGoogan, J. (2020). Characteristics of and important les-sons from the coronavirus disease 2019 (COVID-19) outbreak in China. Journal of American Medical Association, 323(13), 1239-42.

York, I. and Donis, R.O. (2012). The 2009 pandemic influenza virus: where did it come from, where is it now, and where is it going? Current Topics in Microbiology and Immunology, 370, 241-57.

8.18 生物恐怖主义

8.18.1 引言

由于自然感染与人为感染之间的界限变得越来越模糊，无论是自然流行的、抗生素耐药的、生物事故的，还是恐怖主义行为所致的致命疾病，都可能会对我们所有人以及我们的国家安全构成威胁。地球上有74亿人口、200亿只鸡和4亿头猪，这为致病微生物在人、动物甚至植物之间的产生和传播提供了理想的场景。贸易和旅行现在几小时内就连接了全球各地，而不像过去那样需要几天或几周的时间。在拉各斯、墨西哥城等发展中国家，数以千万计的人生活在微生物丰富、卫生条件差的大城市贫民窟或市场里。在这些地方，无论有没有恐怖分子的帮助，一场小规模的疫情都可能蔓延成一场大流行。再加上狡猾的生物恐怖分子，他们正以前所未有的规模利用现今不断进步的技术将微生物武器化，因此人们更要认识到提前做好准备的必要性。

8.18.2 生物武器的演变、风险和关联性

生物战剂（biological agents）是指可能具有也可能不具有导致疾病或传播特性的活生物体。生物武器是指有意用于伤害人类、植物或动物的活生物体及其产生的毒素。更具体地说，美国2001年的《国家紧急卫生权力示范法案》（*Model State Emergency Health Powers Act*）草案将生物恐怖主义定义为“故意使用任何微生物、病毒、传染性物质或生物制品，或任何此类微生物、病毒、传染性物质或生物制品的任何自然存在或生物工程的改造成分，造成人类、动物、植物或其他生物或有机体的死亡、疾病或其他生物功能障碍，以影响政府的行为或恐吓胁迫民众。”这些活生物体可以很容易地获得，并且在适当的设备和技术支持下，生长繁殖和传播更为容易。如果被武器化，它们可以用少量的产品感染大量的宿主，在人与人之间可以是传染性的也可是非传染性的。

如果生物武器的散播有效性强，可导致高发病率和死亡率。无论是武器化的生物战剂还是自然发生的病原体，它们都可以被看作是因进化新出现和再出现的生物战剂的一部分。这种进化可由许多因素引起或加剧，包括气候变化、抗生素耐药性、抗生素的过度使用或滥用、新的或不断变化的病媒、新的栖息地、先进的技术（主要是遗传技术）或恐怖主义行为。如表8.18.1所示，微生物战剂对社会可能有害，也可能有益。

生物武器化是蓄意造成大量人、动物或植物严重发病和死亡的关键。生物战剂武器化的首要过程就是使其达到1～5微米大小的颗粒。同样重要的还有化学涂层、不带静电电荷、非疏水非自黏或具有“流动性”的特性、毒力、在每个颗粒内的活力、抗生素耐药性，以及容易消除团块制成粉剂，且形成稳定的颗粒。

严重蓄意生物事件包括多种类型。它们可能是针对个人的生物犯罪，也可能是国家之间或民族之间针对目标受众进行暴力政治声明的生物恐怖主义行为，或针对动物或农作物的农业恐怖主义。实验室也曾发

生过意外泄漏。生物攻击可能是具有较大影响但发生率较低的事件，如尼桑·塔利班(Nissan Talib)的“黑天鹅”(black swan)事件，或唐纳德·拉姆斯菲尔德(Donald Rumsfeld)的意外“未知的未知”(unknown unknown)事件。所有这些都可能构成突发公共卫生事件。

表 8.18.1 微生物战剂

有用的一面(Dr. Jekyll)	有害的一面(Mr. Hyde)
◆ 抗生素和疫苗 ◆ 真菌：可消化塑料、提供清洁燃料、清洁辐射污染地区 ◆ 更好地了解基因组、蛋白质组和微生物组	◆ 需要隔离感染 ◆ 暴发、流行和大流行 ◆ 生物防治的副产物 ◆ 新出现和再出现的病原体 ◆ 生物武器 ◆ 不断增强的耐药性

生物攻击的风险大小可大致被定义为其概率乘以结局，包括预防、缓解、恢复力、准备、避免，事件发生后的应急反应，如检测、遏制、治疗和康复。

“双重用途”一词很重要，因为需要小心，不能让恐怖分子利用和平时期的技术获取优势，这些技术可能随后被转化为武器(双重用途)。其他促进发展生物武器的因素包括成本低廉、弥补军事劣势、归属困难，以及它能使狂妄的个人实现邪恶的重大目标。最终，要使生物恐怖袭击成功，需要社会出现系统漏洞、广泛传播的机制以及预防或缓解的失败。

8.18.3 条约、倡议、指令和立法

比尔·盖茨(Bill Gates)曾在2017年的慕尼黑安全会议上发表了一篇令人不寒而栗的演讲，他警告世界各国领导人，恐怖分子使用基因工程制造的病毒能够比核武器杀死更多的人。他的担忧得到了美国和英国情报机构的支持，他们认为“科学恐怖分子”有能力获得并设计具有大规模杀伤性生物武器的必要工具。面对这种认识，他说世界各国政府仍然自满，既没有准备也没有能力作出应对。盖茨建议以“军队备战的方式”为疾病的流行做准备，进行更多的演习和训练。

盖茨特别提到了流行防范创新联盟(Coalition for Epidemic Preparedness Innovations)等组织。这是一个公私合作的联盟，旨在通过加快疫苗的开发来阻止流行病的蔓延，就像联邦政府在生物医学高级研究与发展管理局(BARDA)等项目中所做的那样，仅有较少的书面工作。他说，“需要开展研究，以大幅缩短开发疫苗的时间”。此外，他强调需要有足够的实验室资源来识别和监测可疑病原体，还需要训练有素的医务人员、病原体检测演练和其他的准备训练工作。

“9·11”事件之后，美国总统们对此也表现出了关切。2002年，乔治·布什(George W. Bush)总统说：“生物恐怖主义是对我们国家的真正威胁。这是对每一个热爱自由国家的威胁。许多与此相关的项目都是在他主政期间启动的。

美国2002年出台的《公共卫生安全和生物恐怖主义防范及应对法》至关重要，该法制定了应对生物恐怖和突发公共卫生事件的准备流程，创建了国家灾难医疗系统(National Disaster Medical System)，并对所有能够接触到特定病原体和毒素的个人进行安全风险评估，特别是那些在后文会提及的疾病预防控制中心A类清单中的病原体和毒素。

2001年的国家安全和总统指令(National Security and Presidential Directives)HSPD 10和2004年的NSPD 33以一种尝试的综合方式提到了“21世纪的生物防御”问题，包括威胁意识、预防、防护、监测和维护，以及应对和恢复。2018年国家安全准备备忘录(NCPM-14)强调“生物威胁是持续存在的，来自多个源头，并且不受国界限制”。生物威胁需要多部门合作来预防和应对，需要科学和技术在全球范围内推进。

“9·11”事件发生后,在生物防备方面有了许多进展。国会设立了参议院生物恐怖和公共卫生防范小组委员会(SSBPHP)。众议院设立了应急准备、响应和通信联络小组委员会(HSEPRC),甚至还设立了总统生物防御特别助理的职位(ASPR)。

奥巴马总统谈到有必要“团结起来预防、发现和对抗每一种生物危险,无论是像H1N1这样的大流行,还是恐怖主义威胁”。他在2010年的国情咨文中提到了生物恐怖主义,他发布的几项行政命令增加了国会的关注(奥巴马政府在2010年的生物恐怖防御中获得了“F”)。他声称,美国缺乏快速识别、应对和从疾病袭击中恢复的全面能力,这是防止大规模杀伤性武器扩散和恐怖主义委员会(Commission on the Prevention of Weapons of Mass Destruction Proliferation and Terrorism)认定的最“重大失败”。

2018年,特朗普总统谈到建立一个由卫生与人类服务部(HHS)部长领导的生物防御指导委员会(BSC),以协调整个联邦政府的生物防御工作。他还责成国家安全顾问每年审查生物威胁并更新准备工作。他声称政府的重点是加强国家的防御能力,抵御对我们健康和安全的各种威胁,包括生物性质的威胁。他表示,这一计划既是为了应对人造生物武器,也是为了应对埃博拉等自然发生的疾病。

由于对食物、水、农业和人类的威胁,联邦政府已经采取了许多措施来应对大规模杀伤性武器(WMD),特别是生物恐怖主义。美国农业部(USDA)、卫生与公众服务部(HHS)和国土安全部(DHS)负责国内方面,而国防部(DoD)、国务院(DoS)和情报部门则负责国外方面。预防工作由国务院(DoS)、司法部(DoJ)、国土安全部(DHS)、卫生与公众服务部(HHS)和情报部门共同负责。

许多卫生与公众服务部(HHS)的工作都是在美国疾病预防控制中心(CDC)进行的,该中心负责监督生物情报中心和国家战略储备(SNS),这些战略储备可以在短时间内从全国各地的战略分配中心获得。CDC还管理城市准备计划部(CRI)项目,该项目旨在加强美国最大的人口中心的生物准备工作,这些中心居住着近60%的人口,其目的是有效应对救生药品和医疗用品需求的大规模公共卫生紧急情况。与DHS一样,HHS也资助区域卓越中心(Centers of Excellence),以领导和协调针对生物恐怖和新出现的传染病的防御研究。CDC有一个专门负责应急准备和响应的部门,并发布了许多指南(例如,2018年应急准备和响应)。

2006年出台的《大流行和所有危害防范法案》(PAHPA)在2013年《大流行和所有危害防范再授权法案》(PAHPRA)中得到重申,设立了HHS准备和响应助理部长(ASPR),以其作为HHS部长的主要顾问。他们负责为与公共卫生、医疗准备和部署联邦应对公共卫生紧急情况和事件有关的所有事项提供综合政策协调和战略指导。大多数的这些举措都是由HHS的科学技术局负责的。

PAHPA将《国家生物恐怖医院防范计划》(NBHPP)从卫生资源和服务管理局(HRSA)转到ASPR。现在的重点是从最初的生物恐怖防范转向了对所有危险的防范。现在更名为医院防范计划(HPP)的目的是提高医院和医疗服务系统准备和应对生物恐怖和其他突发公共卫生事件的能力。该计划的优先领域包括彼此协同的通信系统、国家事故医疗系统(National Incident Medical System)的遵从和培训、床位跟踪、人员管理、群体性灾害管理规划,以及医院后送和避难所的规划。在过去的5年里,HPP基金还改善了医疗快速应变能力、净化能力、隔离能力、药品供应、培训和演习。最近,这一责任大部分已移交给全国各地的区域卫生保健联盟。

路易斯安那州立大学国家生物医学研究和培训中心(NCBRT)是国家国内准备联盟(NDPC)的成员。NDPC是一个公共和私人的伙伴关系组织,主要是学术组织,致力于通过提供高质量、高成本效益的反恐培训,为应急第一响应者提供服务,其目标是提供一种重点突出的对威胁作出反应的长期国家能力,以执行和维持全面、协调的国内WMD紧急反应者教育课程为核心,并具体负责对第一反应者进行关于生物恐怖和社区备灾的教育。

美国国家生物防御分析与对策中心(NBACC)成立于2016年,是DHS创建的国家生物防御研究实验室,提供情报评估、准备计划、响应、新出现的威胁特征和生物取证分析。这是DHS创建的第一个国家实验室。NBACC由两个部分组成:国家生物法医分析中心(NBFAC)和国家生物威胁特征研究中心。它们是重要的联邦政府机构,负责对生物袭击后的材料进行技术法医分析和解释,以支持类似联邦调查局(FBI)等有关的联邦机构。它为联邦执法部门提供实验支持,以更好地了解生物的薄弱点和危害。NBFAC为FBI提供生物法医分析和可疑生物威胁样本测试服务,曾为100多起联邦案件提供了支撑。该中心与位于德特里克堡的国家跨部门生物研究联盟(National Interagency Confederation for Biological Research)合作,拥有生物安全等级1、2、3和4级实验室。由于具有最高水平的安全性和实验能力,因此可以对没有治疗方法或疫苗的病原体进行研究。目前,美国只有13个生物安全4级实验室。NBACC与DoD和国立卫生研究院合作,组织开展研究,以解决生物防御的不足和需求。

DHS的国家生物监测整合中心(NBIC)着眼于生物威胁识别、侦测和信息共享,以应对可能演变成全国性重大事件的案件。这包括生物恐怖袭击、疾病暴发和环境灾难,以及医疗干预、食品安全、旅游安全和野生动物健康方面的数据。通过接入所有这些数据库,其中央系统将能够追踪、绘制地图,并预测国家层面的模式和暴发。有了不同来源和不同层面的足够数据,他们希望最终能利用人工智能生成预测算法。

DHS的监测和通信系统,如"生物观察"(BioWatch),用来发现释放到空气中的生物病原体,是美国绝大多数城市应对恐怖袭击的一部分。该项目于2001年设立,是为了应对2001年因炭疽袭击引发的邮政设施生物恐怖主义威胁,并在布什总统2003年的国情咨文中宣布。该项目被称为"美国首个探测生物攻击的传感器预警网络",通过环境保护署(EPA)现有的空气过滤器内的过滤器系统运行,该系统主要是监测空气质量。CDC分析这些过滤器的样本,并将任何重要的结果转交给FBI。不幸的是,该系统在2003年至2008年期间发出了50多次假警报,但州和地方卫生官员从未由于该系统的假阳性而下令民众疏散或分发紧急药物。

同样由CDC运营的BioSense与10个城市的32家医院急诊科有着近乎实时的电子连接,旨在通过对症状的综合监测,使联邦和地方卫生官员在生物恐怖出现或致命传染病暴发时立即采取行动。这些机构和法律的概览见表8.18.2。

表8.18.2 文中提到的有关首字母缩略词

卫生与人类服务部(DHHS)	国土安全部(DHS)	国防部(DOD)	法律(Laws)	指令(Directives)
CDC ASPR HRSA BioSense	RCE NBACC NDPC NACC NBIC BioWatch	USAMRIID DTRA	PAHPA PAHPRA SSBPHP HSEPRC	BSC HSPD-10 NSPD-33 NCPM-14

8.18.4 美国CDC定义的生物战剂

生物恐怖的诱惑因素有很多。生物威胁制剂可以很便宜,而且只要进行适当的专业训练就相对容易地操作,生产配方也可以在互联网上查到。从接触病原体到出现症状之间有一段潜伏期,鼠疫潜伏期为1天,天花潜伏期为几周。在症状被发现之前,犯罪分子可能已经在半个地球之外了。发现是困难的,因为它们无色无味。最重要的是,它们可以通过气溶胶有效传播,特别是在大型封闭的空间中。

由于很少发生大规模的生物恐怖事件,CDC不得不依靠一个专家小组来决定哪些战剂是最重要的,需要做好准备。他们根据传播的难易程度、发病和死亡的严重程度以及使用的可能性,将战剂分为A、B或C类。A类战剂很容易在人与人之间传播,造成高死亡率,并有可能对公共卫生造成重大影响。它们可能引起公众恐慌和社会混乱,需要公共卫生当局采取特别行动。由于有可能通过空气传播,大多数A类战剂被认为特别危险,如文本框8.18.1所示。

文本框8.18.1 CDC定义的A类战剂

天花病毒(天花)*
炭疽杆菌(炭疽)
鼠疫耶尔森菌(鼠疫)*
肉毒杆菌毒素(肉毒中毒)
土拉菌(土拉菌病)
丝状病毒科的埃博拉病毒和马尔堡病毒*
拉沙病毒(拉沙热)、Junin病毒(阿根廷出血热)和相关病毒*
注:*可人与人之间传染的仅有肺鼠疫。

CDC定义的B类战剂传播程度中等、发病率中等、死亡率较低,需要CDC的诊断能力和加强疾病监测。它们包括伯纳特氏立克次氏体(Q热)、布鲁氏菌(布鲁氏菌病)、鼻疽伯克霍尔德氏菌(马鼻疽)、斑疹伤寒立克次体(斑疹伤寒)、委内瑞拉马脑炎病毒、东方和西方马脑炎、蓖麻毒素(来自蓖麻豆的毒素)、产气荚膜梭菌的ε毒素、葡萄球菌肠毒素B。CDC的清单还包括一组B类战剂,它们被宽泛地定义为"经食物或水传播的病原体",包括沙门氏菌、痢疾志贺氏菌、大肠杆菌O157:H7、霍乱弧菌、隐孢子虫和诺如病毒。

C类战剂是新出现的病原体,由于其可获得性、易于生产和传播、具有潜在的发病率和死亡率,以及对健康的影响不如A类和B类战剂严重,因此可被设计用于大规模传播,包括尼帕病毒、汉坦病毒、蜱传出血热病毒、蜱传脑炎病毒、黄热病病毒和耐多药结核杆菌。

虽然这些战剂的临床症状可能从腹泻到皮疹表现不一,但几乎所有这些生物威胁战剂的共同点是一种"流感样疾病",包括发热、发冷和身体疼痛。传染性很重要,但不是必要的。引起大流行的流感病毒和冠状病毒甚至都不在这份清单上。

暴露于生物战剂有许多可能的途径。一是摄入,当宿主吃、喝或将受污染的手指或其他物体放入口中时,病原体进入。一个例子是Rajneesh在酒吧用沙门氏菌污染沙拉进行生物恐怖袭击。再有就是通过吸收,战剂通过黏膜表面,如眼睛、鼻子或喉咙进入宿主。完整的皮肤很难被侵入,除非是T-2真菌毒素(一种真菌的副产品)。还有一种是刺入,病原体通过动物咬伤、皮下注射、任何尖锐物体或皮肤表面缺损(如马尔可夫蓖麻毒素事件)等媒介透过皮肤进入宿主。最有效的途径是吸入,当宿主呼吸时病原体进入。炭疽信件就是这样。如上所述,最佳粒径为1~5微米,因此这种病原体很容易在肺部定植,引起局部疾病,甚至进入血液。吸入性暴露可能会由缓慢降落的航空炸弹或炸弹片、喷雾罐、精心设计的弹道导弹造成,或者是我们所知道的邮件。

有策划的生物攻击的临床识别指标可能是在一年中的异常时间或地点出现一组常见的流感样症状。可能会有不寻常的或出乎意料数量的人或动物发病或死亡。可能会有未安排的或不寻常的喷洒装备出现,如蚊虫喷雾器或农作物清扫器。我们甚至可能找到废弃的喷雾装置零件。

最初的发现可能来自一个"哨兵"病例,即一个机敏的医生诊断出了该病例。可能会出现大量病人涌入急诊室。可能是医学界逐渐认识到,可能是来自公共卫生或动物或综合征监测系统的一个指标,可能是实验室报告,也可能是可疑信件的打开。最好的情况是渗透到恐怖组织内部收集准确的情报来达到预防。最坏的情况是在大规模混乱发生之后才发现。

就像核武器一样,要理想地优化武器化的生物威胁战剂的传播,就需要做各种实验,美国军方最初在20世纪50年代就这样做了。苏联人喜欢的液体剂和美国人喜欢的干粉剂都进行了测试。测试是在阿拉斯加进行的,以评估极端寒冷天气的影响(这不是一个因素)。在德克萨斯州,人们利用飞行的飞机进行了一项实验,以评估是否有足够的能量来使用液体剂输送颗粒大小可吸入的气溶胶(确实有)。在纽约,人们做了实验,看看地铁车厢是否能产生足够的气流来传播干粉产品(他们确实产生了)。在旧金山湾,实验评估了天气条件的影响。他们发现,生物战剂的户外播散非常依赖于逆温、气温、风速和湿度。

最近有一个EPA和DHS的项目,旨在帮助开发必要的工具和技术,以便在被生物战剂污染的地铁系统迅速恢复服务。在一项实验中,他们用玻璃纸包裹了一辆地铁车厢,以评估他们能多快地去除污染。自2013年以来,共进行了三次实地研究。

室内释放实验的潜在负担较小。研究人员得出结论,一个精心策划的武器化气溶胶战剂通过空气传播可能会产生较深远的后果,特别是在大型封闭空间,如封闭的体育场、地铁系统和会议大厅。所有这些信息都为恐怖分子所掌握。

还有功能性WMD管理演习,最突出的是TOPOFF和Dark Winter行动。TOPOFF由四种WMD情景组成,每隔一年由"高级官员"演习一次。第一次TOPOFF演习于2000年在科罗拉多州的丹佛市和新罕布什尔州的朴次茅斯市举行,参与者面临模拟鼠疫袭击。2005年举行的TOPOFF3,涉及新泽西州的生物袭击,也涉及鼠疫。"Dark Winter"是2001年进行的一次高级生化恐怖袭击模拟演习,其目的是在俄克拉荷马城进行秘密和广泛的天花袭击,并在佐治亚州和宾夕法尼亚州进行额外的袭击。它是由DoJ和FEMA组织的,是专门设计模拟失控情况的,其目的是通过地方、州和联邦对地理上分散的恐怖主义威胁和行为的反应,来评估国家应对危机和后果的管控能力。

8.18.5 历史:从国家到邪教组织,从孤狼到未知的肇事者

已经有过大规模的国家行动,邪教、个人和未知的肇事者也实施过蓄意的生物攻击,也有意外泄漏。早期的生物战始于几千年前用一匹死马污染一个城市的水库,而我们将从14世纪的一个事件开始讲起。

在1346年的卡法战役中,鞑靼军队将患瘟疫死亡者的尸体扔过克里米亚海岸的海港城市的城墙。作为一名见证者,加布里埃尔·德·穆西(Gabriel de Mussis)亲眼目睹了鞑靼人对这个戒备森严的且由热那亚人控制的现代乌克兰海港城市的袭击。他描述了那些因瘟疫而削弱的侵略者是如何把死于瘟疫的人从城墙上弹射到城里的。他写道:"(鞑靼人)被这样的瘟疫弄得疲惫不堪,看着自己人毫无希望地死去,感到震惊。随后他们把尸体放在投掷机器(投石器)上,扔进卡法城,这样,通过利用这些令人无法忍受的尸体导致守军大量死亡。"随后,城内暴发了一场瘟疫,热那亚军队被迫撤退。这种输出性疾病继续在欧洲传播。有人推测,这可能引发了中世纪第二次欧洲黑死病大流行,导致3 000万至4 000万人死亡,占世界人口的一半。1710年,当俄罗斯人在爱沙尼亚的雷瓦尔(Reval)围攻瑞典军队时,这种情况再次发生,他们也投掷了死于瘟疫者的尸体。

法印战争也未能幸免于生物恐怖行动。1785年,英国军队在围攻拉卡列(La Calle)时,就用染有天花的衣服作为武器。早在1763年,在皮特堡(今天的匹兹堡)附近的庞蒂亚克叛乱(Pontiac's Rebellion)期间,杰弗里·阿默斯特爵士(Sir Jeffrey Amherst)等英国军官就计划故意将天花传播给美洲原住民。目前尚不清楚他们是否真的执行了这些计划。但是,不管天花的来源是什么,天花确实在叛乱期间和之后在该地区易感的美洲原住民中迅速传播,导致了多达50%的印第安人死亡。

日本臭名昭著的731部队在1937年至1945年间执行任务。731部队(Unit 731)是一支伪装成水净化场所的生物战部队,在东北哈尔滨市外有一所150栋的综合建筑,在长春有另一个相关的基地,名为100部队(Unit 100)。在一项实验中,用设计独特的破片小炸弹将感染鼠疫的跳蚤和谷物一起从飞机上投到中国上空。这些谷物引诱老鼠,老鼠被这些跳蚤感染,从而使这种疾病被带入人群中。他们在中国人、战俘和其他平民身上实地测试了这些生物武器。成千上万的人死于这些鼠疫、霍乱和炭疽实验。

在第一次世界大战期间,德国军队开发了炭疽、鼻疽、霍乱和一种小麦真菌,专门用作生物武器。据说,他们在俄罗斯圣彼得堡(St. Petersburg)传播鼠疫,在美索不达米亚(Mesopotamia)用鼻疽感染了骡子,并试图在法国骑兵的马匹身上做同样的事情。

美国陆军传染病医学研究所(US Army Medical Research Institute for Infectious Disease,USAMRIID)也有一个项目,该项目于1969年停止了进攻性生物武器实验,但仍在继续研究防御技术,研究相关的疫苗或治疗方法。

奥姆真理教(Aum Shinrikyo)是一个主要定居于日本的邪教组织。1995年3月12日上午,他们在东京地铁里释放了化学毒剂沙林。同时发生的五次袭击导致5 000人受伤,12人死亡。这次袭击非常糟糕,袭击者用雨伞在装有液体沙林的塑料袋上戳孔。不太为人所知的是,该组织曾尝试过8次不成功的炭疽攻击。他们在澳大利亚购买了一个4.8万英亩的农场,在牲畜身上测试生物战剂。他们去非洲采集埃博拉样本,拥有两个生物研究中心,有3亿美元经费,其中8 000万美元专门用于生物武器。幸运的是,他们缺乏成功实施袭击的专业知识。

2001年,装有武器化炭疽的信件导致22个病例,其中5人死亡。最初,这些信件被寄给了《NBC新闻》《纽约邮报》和一家报纸出版公司《AMI》。三周后,又有两封信寄给了参议员汤姆·达施勒(Tom Daschle)和帕特里克·莱希(Patrick Leahy),每封信上都有手写的回信地址,地址是新泽西州富兰克林公园一所不存在的"格林德尔学校"(Greendale School)。史蒂文·哈特菲尔博士(Dr. Steven Hatfill)是FBI的第一个"嫌疑人",但最终USAMRID研究员布鲁斯·艾文斯(Bruce Ivins)成为了FBI的调查焦点,直到他在被捕前几天自杀。炭疽信件产生了许多后果:执法史上最大的一次调查,非常高的成本,产生了大量的报告、管控委员会、会议、书籍、文章,狂热地建设BSL-4实验室,许多没有进展希望的无头案,以及许多新的联邦计划。

8.18.6 将生物战剂、肇事者、受害者和目标联系在一起

要想成功发动生物袭击,需要一个有效的恐怖组织或行凶者,以及目标人群——这些人可能不是受害者。选定的生物战剂必须有足够的数量,已经武器化,并具有有效的传播方法。目标应该是"软的"或脆弱的。

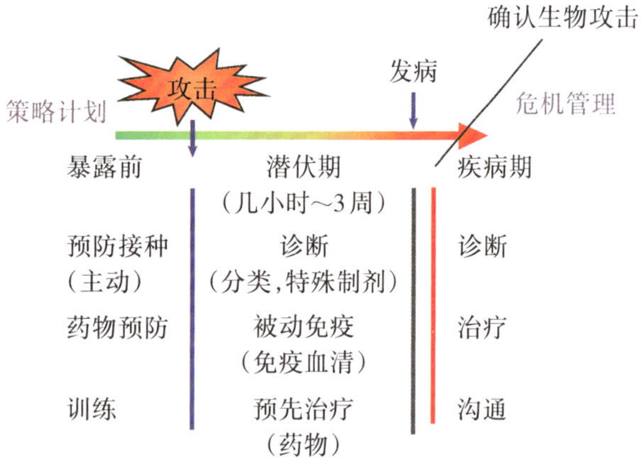

图8.18.1 事件的顺序

生物攻击有三个主要阶段(图8.18.1)。首先是暴露前计划阶段,在此阶段进行药物预防、免疫接种和培训。第二阶段是潜伏期,毒素潜伏期可能为几小时,细菌或病毒潜伏期可能为数天至数周。这是从感染到出现症状之间的一段时间。最后,在症状明显时期,诊断、治疗和多学科交流变得越来越重要。从最初几个病例发病到确认病原体之间的"窗口期"非常重要。在掌握有限数据的情况下,重要的决定必须在这段短暂的时间(几小时到几天)内做出。这些决定的长期影响对资源分配和公开声明将产生重要作用。之后是恢复后或复原阶段。

8.18.7 备灾、疾病管理和恢复力

几个基本问题:我们对生物攻击的准备程度如何?我们需要做好怎样的准备?在一个完美的世界里,我们能做好多少准备?应提供何种类型和分布的培训以优化备灾和应急工作?哥伦比亚大学地球研究所所长欧文·雷德利纳(Irwin Redlener)说,在盲目的自满和强烈的偏执之间,做好准备是正确的。在正常情况下,我们寻求医疗的可负担性、质量和可获得性(Redlener 2006)。我们计划双重利用,并保持好库存或储藏。灾难,特别是生物灾难,需要不同的方法,包括功能恢复力、激增的能力、获得库存、避免恐慌,以及在有限的资源下,处理一种新型的大规模伤亡伦理。

在所有层面上,灾难准备和响应有四个组成部分在生物灾害中发挥着作用,分别是公共卫生、医疗保健、公共安全和应急管理。

公共卫生负责发布应对策略，在刑事调查的同时领导流行病学调查，向公众传递公共关系信息，以及建立检疫、隔离和“卫生警戒线”规程。拥有广泛的资源和管辖权的CDC，在国家层面上做卫生部门在地方和州层面上所做的工作。公共卫生部门将拥有最好的生物专业知识和技术。

在美国，医疗服务是一个复杂的板块，包括非常大的医疗体系、单一医师执业、公共和私人支付者、研究机构、医疗设备开发商、软件公司和不同的患者群体。今天的医院体系是关键的组成部分，在某些方面就像没有应对多方火灾报警协议独立的消防站，没有广泛的事件指挥(ICS)结构。医院ICS或HICS对于医疗机构来说是一个良好的开端，但它是每个医疗机构内部的，通常没有与其他医院共享资源。准备工作没有得到充分的训练。如果使用得当，电子病历会有所帮助，但会产生对病人的隐私顾虑。大型医院体系投入了更多的资源，因此似乎准备得更好。有传染性的制剂可能会带来更复杂的问题。医疗服务提供者应有所需的医疗专业知识。

公共安全包括执法和消防。执法部门有许多司法管辖区，包括当地城市警察、县治安官、州公路巡逻队、联邦法警和FBI，他们在生物灾难中扮演着不同的角色。他们进行刑事调查和强制隔离。FBI最终将成为牵头机构。公共安全部门提供安全专业知识和紧急医疗服务。

所有的灾害都是地方性的，应急管理是在地方一级统一指挥结构中领导协调的公共实体。应急管理人员领导自然、技术和人为灾害(包括生物恐怖主义行为)的缓解、规划、响应和恢复工作。他们对数据的使用、快速分析和协调是新的权威来源吗？应急管理提供危机管理组成如图8.18.2所示。

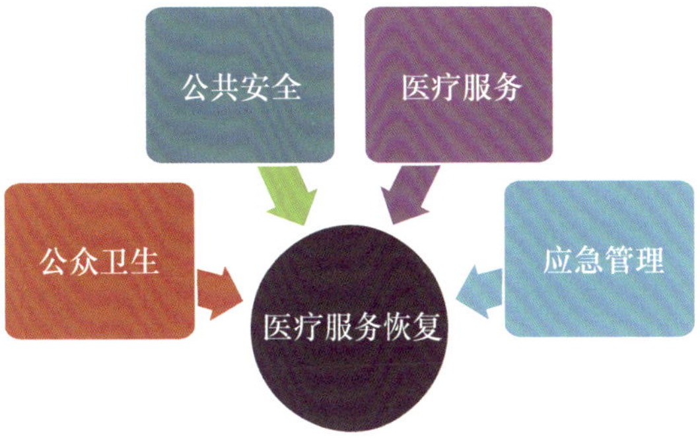

图8.18.2 医疗服务的规划和恢复

监测对防范至关重要，可分为以下几类：一般常规监测、综合征监测、非特异性监测(即药品销售、缺勤、动物疾病)以及一旦我们知道疫情开始就加强的有针对性监测，但监测方法正在发生变化。现在有预测模型、社交网络、谷歌趋势、集成各种人类和非人类系统，以及大数据挖掘和复杂分析。

8.18.8 全球关注和联合行动

世界卫生组织(WHO)缺乏足够的拨款，并且在承认2014年埃博拉病毒为“国际关注的疾病”方面行动迟缓。美国CDC是其国内主要的公共卫生机构，拥有深入国内和国际社会的资本和能力。审查世界卫生组织的蓝图清单重点疾病发生在2018年2月6日至7日。考虑到它们有可能会造成公共卫生紧急情况，而且缺乏有效的医疗对策，因此迫切需要加快对文本框8.18.2所示战剂的研究和开发。

文本框8.18.2 WHO行动方案中的生物战剂

克里米亚-刚果出血热(CCHF)
埃博拉病毒病和马尔堡病毒病
拉沙热
中东呼吸综合征冠状病毒(MERS-CoV)
严重急性呼吸综合征(SARS)
尼帕和亨尼帕病毒
裂谷热(RVF)
寨卡病毒
X病

X病代表认识到严重的国际流行可能是由目前导致人类疾病的未知病原体引起的,因此研发蓝图明确寻求尽可能实现与未知的“X病”相关的不同层面研发准备。请注意,这里只提到了CDC A级清单上的埃博拉病毒,没有提到流感。

已经达成了一些国际生物武器协议。1925年的《日内瓦议定书》有108个国家签署,这是第一个将禁止化学制剂扩大到禁止生物战剂的多边协定。1972年,美国成为《禁止细菌(生物)及毒素武器的发展、生产及储存以及销毁这类武器的公约》(通常称为《禁止生物武器公约》或BTWC)的签署国。到2001年11月,共有162个签署国,144个国家批准了该公约。

8.18.9 展望

进攻技术会超越防护技术吗?当我们感到自满时(通常是不会的),风险会随着时间的推移而发生显著变化吗?从社会学的角度来看,敌人总是存在的。如果这些敌人有能力使用生物武器进行攻击,他们就会这样做。

历史学家尤瓦尔·赫拉利(Yuval Harari)指出,我们很难坦然自若地站在历史与科幻、冷静分析与疯狂预言、噩梦与乌托邦的交界处。

我们是应该为常规的武器化制剂做准备,还是为外来的新威胁做准备,如孢子、细菌、毒素和病毒的混合体;还是可逃避疫苗预防的抗原性改变的制剂;或是抗生素耐药的病原体;嵌合体或是融合制剂?也许不会,但有一些令人担忧的技术可以改变基因,比如CRISPR。基因驱动和CRISPR技术对基因的操控有着巨大的影响。现在互联网上可以买到便宜而简单的CRISPR试剂盒,几乎任何人都可以编辑细菌和病毒的基因,使它们更具毒性和/或传染性。最终,针对特定个体的工程化靶向疾病有着可怕的前景。也有针对平民、军事和/或网络攻击与生物攻击相结合的情况。考虑到这一点,我们真的可以为“未知的未知”做好准备吗?

有一些基因操纵的案例。高致病性H5N1流感病毒使大多数受其感染的人死亡,并人为地获得了容易传播的能力。这不是自然产生的菌株,而是荷兰和美国的研究实验室创造的菌株。科学家们创造了一种致命的禽流感病毒,这种病毒很容易在雪貂中传播,而雪貂的免疫反应与人类非常相似。迫于压力,不能公布整个基因图谱,这加剧了关于如何划定出版发表界限的争论。CDC和WHO委员会对发表这项研究的利弊意见不一。他们的论点是,虽然没有人希望生物恐怖分子得到这样的资料,但如果研究人员不能汇集他们的知识,那么我们就会妨碍他们为我们提供避免或幸免于具有如此高死亡率的流感大流行的最佳机会的能力。研究结果最终还是发表了。

另一个例子是:澳大利亚和美国的研究人员在一种鼠痘病毒中植入了一种能产生大量白细胞介素-4的基因。令人震惊的是,这完全抑制了细胞介导的反应。这种基因改造过的病毒对尝试接种疫苗的小白鼠也表现出非自然的抵抗力。在实验室里制造的超级病毒会不会激发恐怖分子制造自己的致命疾病?这一切将把我们引向何方?表8.18.3显示了对未来的乐观和悲观设想。

无论疾病在何处出现,尽早发现并防止疾病的暴发,对于减少疾病和死亡、加强国家安全以及保持过去几十年取得的经济成果都至关重要。毕竟,疾病威胁只需要最小的口子就能生根和传播。在当今紧密联系的世界上,一种疾病可以在短短36小时内从一个与世隔绝的农村村庄传播到任何大城市。

武器化的生物战剂究竟能造成多大的破坏?它能消灭人类或摧毁我们的大部分基础设施吗?它是否会对公民社会造成巨大的直接和间接伤害,导致疾病肆虐、内乱、无政府状态,以及更需要用自由换取安全?生物恐怖主义是不是一种生存风险、一种灾难性威胁、一种群体分裂的武器?还是一种大规模杀伤性武器(WMD)?它是一个低概率高后果的“黑天鹅”事件,或仅仅是一个武器,暂时控制局部和区域资源及应对,但随后迅速恢复?这很难知道,因为在历史上从未发生过足够大规模的生物恐怖。

表 8.18.3 乐观与悲观的情景对比

乐观情景	悲观情景
防御技术占主导地位	进攻技术占主导地位
暴力极端主义削弱	随着社交媒体和狡猾的广告不断将人们推向极端，暴力极端主义不断扩大
武器化变得难以实现	武器化技术更容易获得
抗生素耐药性减退	有效抗生素在耗尽，而抗生素耐药性却在增长
我们不会在心理上放松警惕	我们没有保持警惕
美国拨款和全球大流行卫生准备的支出和投入增加	用于全球和国内疾病大流行准备和管理的拨款减少

在当今复杂的世界中，我们需要将生物风险降到最低。我们需要准备好如疫苗、抗毒素和抗生素等的对策。需要鼓励发展更好的现场（医疗点）快速诊断方法。持续的多学科演习、训练、合作和交流是重要的。我们需要更有效的、经过深思熟虑的法律和条约，以及支持它们的经费。在生物医学和跨学科研究与合作方面的公私伙伴关系应予以鼓励。如果发生袭击，公共卫生需要与临床医学、公共安全和灾害管理良好合作。

专家们对发生大规模生物攻击的可能性或风险意见不一。美国国家情报总监办公室在2008年表示，生物恐怖主义比核恐怖主义更有可能成为威胁。同年，迈克·麦康奈尔（Mike McConnell）主任表示，在所有大规模杀伤性武器中，生物武器是他个人最担心的。其他国防专家和科学家坚持认为，考虑到获取、武器化和部署生物战剂面临的巨大挑战，任何袭击的可能性，尤其是大规模袭击的可能性都很小。无论如何，大多数生物安全专家都承认，不应忽视攻击的可能性。此外，特殊的准备工作可能也有利于应对其他类型的突发公共卫生事件。

（翻译：闫永平）

参考文献

Alibek, K. and Handelman, S. (2000). Biohazard. New York: Dell Pub.

Bacon, J. (2017, 28 December). Anthrax antibodies in defector raises fears North Korea is developing chemical weapons. [Online] Available at: https://www.usatoday.com/story/news/world/2017/12/27/anthrax-defector-raises-new-fears-north-korea-developing-biological-weapons/983810001/.

Barlas, S. (2007). CDC's BioSense Network identifying possible bio-terrorism, but skeptics abound. Emergency Medicine News, 29 (9). doi:10.1097/01.eem.0000296435.09253.ff.

Baumgaertner, E. and Broad, W. (2019, 15 January). North Korea's less-known military threat: biological weapons. [Online] Available at: https://www.nytimes.com/2019/01/15/science/north-korea-biological-weapons.html.

Biodefense for the 21st Century (2004, 28 April). [Online] Available at: https://fas.org/irp/offdocs/nspd/hspd-10.html.

Biological Warfare (2007, 23 April). [Online] Available at: https://www.cia.gov/library/reports/general-reports-1/iraq_wmd_2004/chap6.html.

Biological Warfare (2019, 22 January). [Online] Available at: https://en.wikipedia.org/wiki/Biological_warfare.

Biological Weapons, Bioterrorism, and Vaccines (2018). [Online] Available at: https://www.historyofvaccines.org/content/articles/biological-weapons-bioterrorism-and-vaccines.

Bioterrorism. (n.d.). [Online] Available at: https://www.ready.gov/Bioterrorism.

Broad, W. (2003, November 01). Bioterror researchers build a more lethal mousepox. [Online] Available at: http://online.sfsu.edu/rone/GEessays/BioterrorMousepox.htm.

Charles, D. (2018, November 07). Is the Pentagon modifying viruses to save crops — or to wage biological warfare? [Online] Available at: https://www.npr.org/sections/thesalt/2018/11/07/658471432/is-the-pentagon-modifying-viruses-to-save-crops-or-to-wage-biological-warfare.

Chemical and Biological Defense (2018, October 10). [Online] Available at: https://www.dhs.gov/science-and-technology/chemical-and-biological-defense.

Derbes, V. J. (1966). De Mussis and the Great Plague of 1348. Journal of the American Medical Association, 196(1). doi: 10.1001/jama.1966.03100140113030.

Emergency Preparedness and Response (2018, 26 October). [Online] Available at: https://emergency.cdc.gov/bioterrorism/index.asp.

Forgotten Horrors: The Human Experiments of Unit 731 (2013). [Online] Available at: https://knowledgenuts.com/2013/07/23/forgotten-horrors-the-human-experiments-of-unit-731/.

Gates, B. (2017, 18 February). Bill Gates: a new kind of terrorism could wipe out 30 million people in less than a year. [Online] Available at: https://www.businessinsider.com/bill-gates-op-ed-bio-terrorism-epidemic-world-threat-2017-2.

Green, M.S., Leduc, J., Cohen, D., and Franz, D.R. (2019). Confronting the threat of bioterrorism: realities, challenges, and defensive strategies. The Lancet Infectious Diseases, 19(1), e2-e13.

Holm, S. (2017). The bioethicist who cried 'synthetic biology': an analysis of the function of bioterrorism predictions in bioethics. Cambridge Quarterly of Healthcare Ethics, 26(02), 230-8.

Hooker, E. (n.d.). Biological warfare facts & history of biological agents. [Online] Available at: https://www.emedicinehealth.com/biological_warfare/article_em.htm.

Katona, P. (2018, 12 March). Biological terrorism: an existential threat or merely a weapon of mass disruption? [Online] Available at: https://www.risksciences.ucla.edu/videos/2018/3/12/biological-terrorism-an-existential-threat-or-merely-a-weapon-of-mass-disruption.

Katona, P. (2012). Botulinum toxin: therapeutic agent to cosmetic enhancement to lethal biothreat. Anaerobe, 18(2), 240-3.

Katona, P., Sullivan, J.P., and Intriligator, M.D. (2011). Global Biosecurity: Threats and Responses. London: Routledge.

LeClaire R.D. and Pitt M.L.M. (2005) Biological weapons defense. In: Lindler L.E., Lebeda F.J., and Korch G.W. (Eds.) Biological Weapons Defense. Infectious Disease. New York: Humana Press.

Martin, A. (2018, 28 March). DHS, EPA recap four-year project to improve response to bioterrorism subway attacks. [Online] Available at: https://homelandprepnews.com/stories/27566-dhs-epa-recap-four-year-project-improve-response-bioterrorism-subway-attacks/.

National Biodefense Analysis and Countermeasures Center (2018, 12 October). [Online] Available at: https://www.dhs.gov/science-and-technology/national-biodefense-analysis-and-countermeasures-center.

Obama Administration Gets an 'F' for Bioterrorism Defense (2010, 26 January). [Online] Available at: https://www.nti.org/gsn/article/obama-administration-gets-an-f-for-bioterrorism-defense/.

Paddock, C. (2011, 21 December). US govt asks scientists to keep lab-bred bird flu blueprint secret. [Online] Available at: http://www.medicalnewstoday.com/articles/239510.php.

Pruitt, S. (2018, 4 October). When anthrax-laced letters terrorized the nation. [Online] Available at: https://www.history.com/news/anthrax-attacks-terrorism-letters.

Redlener, I. (2006). Americans at Risk: Why We Are Not Prepared for Megadisasters and What We Can Do Now. New York: Knopf.

Reeves, R.G., Voeneky, S., Caetano-Anollés, D., Beck, F., and Boëe, C. (2018). Agricultural research, or a new bioweapon system? Science, 362(6410), 35-7.

Schnirring, L. (2018, 18 September). White House shines high-level spotlight on biodefense. [Online] Available at: http://www.cidrap.umn.edu/news-perspective/2018/09/white-house-shines-high-level-spotlight-biodefense.

Sibley, R. (2007). When healers become killers: the doctor as terrorist. Canadian Medical Association Journal, 177(6), 688.

Sullivan, P. (2018, 18 September). Trump directs government to step up defenses against bioterrorism. [Online] Available at: https://thehill.com/policy/healthcare/407244-trump-directs-government-to-step-up-defenses-against-bioterrorism.

U.S. Government's Biological Warfare Response Team May be Leaking its Secrets (2018, 18 December). [Online] Available at: https://sputniknews.com/us/201812181070775373-US-Biological-Warfare-Leaking-Secrets/.

U.S. Office of the Press Secretary (Producer) (2012, 31 July). National Strategy for Biosurveillance. [Online] Available at: https://obamawhitehouse.archives.gov/the-press-office/2012/07/31/national-strategy-biosurveillance.

Wampler, R.A. and Benton T.S. (eds.) (2001). The September 11th sourcebooks, volume v: anthrax at Sverdlovsk, 1979. [Online] Available at: https://nsarchive2.gwu.edu/NSAEBB/NSAEBB61/.

8.19 遗传流行病学

8.19.1 引言

8.19.1.1 什么是遗传流行病学?

传统流行病学是研究人群中测量到的暴露因素是否与观察到的疾病或性状相关的学科。与此类似,遗传流行病学研究的最基本的问题是:在特定人群中,遗传暴露因素是否与观察到的疾病或性状相关。在此基础上,遗传流行病学可定义为以人群为基础的研究,重点探讨遗传因素在疾病发生中的致病作用,通过揭示从遗传变异到疾病的因果途径,深入了解疾病的生物学机制。在过去的10年里,随着技术的飞速发展,遗传流行病学发生了巨大的变化。随着高通量基因分型、全基因组关联研究(genome-wide association studies, GWAS)和下一代全基因组测序技术的出现,遗传流行病学的研究范围和规模发生了彻底改变,从小规模样本中测量得到的单基因变异到成千上万个体中测得的数百万个基因变异。与此同时,这些基因组技术为更好地了解疾病和开发针对性的治疗方案提供了新的机会。因此,为了满足公众未来的医疗保健需求,公共卫生从业人员必须掌握一定的基因组医学知识。

8.19.1.2 遗传流行病学与公共卫生实践

遗传流行病学旨在将研究发现应用于临床来改善人群健康。发现和确认与疾病和性状相关的遗传变异可能会产生转化作用,如在治疗和遗传风险预测方面取得进展。首先,确定性状的遗传因素,并更好地了解其背后的生理学原理和调节机制,有助于为药物开发提供重要信息和提高治疗效果。其次,更多疾病基因位点的确定有助于在传统风险因素的基础上,通过基因检测来改善疾病风险预测。此外,应用基因数据使得在疾病征兆和症状尚未出现的早期(如幼年时期)进行风险分层成为可能,但必须仔细考虑其对临床和伦理的影响。因此,在21世纪这个遗传流行病学和基因组学的时代,公共卫生从业人员需要重视遗传流行病学,因其对理解疾病模式、个性化医疗,以及个人与人群、治疗和预防之间的关系有较大的影响。

8.19.2 遗传、基因和疾病

8.19.2.1 DNA、RNA和蛋白质:基因的结构和功能

人类基因组携带着化学信息,可将遗传信息准确地从亲代细胞传递到子代细胞,并从一代传递到下一

代。基因组由脱氧核糖核酸(DNA)构成,DNA由含有腺嘌呤(A)、胞嘧啶(C)、鸟嘌呤(G)和胸腺嘧啶(T)四种碱基的核苷酸组成。单个核苷酸之间通过强共价键结合形成单链DNA,两条单链之间根据碱基配对规则(A和T,C和G)通过较弱的氢键结合形成双链DNA。双链DNA的两条链存储相同的生物学信息,都可作为自身复制的模板,分离两条链,并为每条链构建一条新的互补链,即可得到两个完全相同的原始拷贝。

DNA还是转录和翻译的模板。DNA的碱基序列决定了蛋白质的氨基酸序列。在转录过程,DNA单链作为模板形成核糖核酸(RNA)互补链。在DNA的某些区域(基因)转录形成的RNA可编码蛋白质,通过翻译过程将氨基酸组装成蛋白质。因此,DNA序列通过决定RNA序列进一步决定氨基酸和蛋白质的序列。生成的RNA转录本中只有1%~2%能编码蛋白质;绝大多数为非编码RNA(具有重要的生物学功能,能通过各种机制影响基因表达)(Amaral,Mattick,2008;Kaikkonen et al.,2011)。

基因是一段含有蛋白质氨基酸序列编码的DNA,由编码序列和非编码序列构成。然而,很少有基因是由连续的编码序列组成;相反,大多数基因包含一个或多个非编码序列(内含子),而编码序列被其分割成外显子片段。以前人们认为DNA的非编码序列没有生物学功能。然而,我们现在知道许多类型的非编码序列可能在蛋白质编码序列调控和基因调控方面发挥着积极作用(编码项目协会,2011)。

人类基因组是一套完整的人类DNA序列,含有大约30亿个DNA碱基对。人类基因组由23对染色体组成,其中包括22对常染色体和1对性染色体(X和Y)。在每对常染色体中,一条染色体遗传自母亲,另一条遗传自父亲。染色体DNA包含许多基因,这些基因的DNA片段长短不一。等位基因是指位于一对同源染色体相同位置上控制同一性状不同形态(DNA序列不同)的基因。特定基因座上个体的基因型是指该基因座上的两个等位基因(一个来自母亲,一个来自父亲)的组合,如AA、AG、TC、GG等。若两等位基因相同,个体的基因型为纯合子;若不同,则为杂合子。

8.19.2.2 遗传多样性的产生

人类基因组的DNA存在多种不同类型的遗传变异(DNA序列的任何变化),某些遗传变异可能没有表型效应,因此不会产生临床后果。然而,某些遗传变异则会严重改变疾病的易感性,在极端情况下甚至可能危及生命。遗传变异可从亲代遗传得到,也可通过体细胞变异获得。这些遗传变异可能由辐射、病毒和化学物质引起,也可能因减数分裂(细胞分裂)或DNA复制过程出错而产生,或由生物体内的细胞生命过程诱发。在全球范围内,由于地理迁移、自然选择和遗传漂变,人类种群呈现出结构性遗传多样性(Campbell,Tishkoff,2008;McCarthy et al.,2008;Novembre,Ramachandran,2011)。了解遗传多样性有助于我们深入认识人类起源以及表型特征和疾病风险变异的形成和进化过程。

在遗传流行病学方面,我们关注的是不同类型的遗传变异如何影响疾病易感性。在个体内部,遗传变异可发生在三个层面:

- ◇ 基因组变异:影响细胞中完整染色体数量的变异。
- ◇ 染色体变异:改变单个染色体结构的变异。
- ◇ 基因变异:改变DNA中核苷酸碱基序列的变异。

8.19.2.3 基因变异

基因变异是DNA序列的改变。等位基因是指特定染色体位置(位点)上的特定DNA序列的不同版本。通常将在普通人群中出现频率低于1%的等位基因称为罕见变异或突变。相比之下,若等位基因在人群中的频率超过1%,则称为遗传多态性(字面意思是"多种形式")或常见变异。DNA序列变异有许多不同类型,涉及从单个核苷酸碱基的改变到数千个碱基对的改变(Bochud,2012)。

研究最多的一类变异是单核苷酸多态性(single nucleotide polymorphism,SNP,发音为"snip";也称为点突变),即DNA序列只有一个碱基发生变化,例如,A取代T,C取代G。SNP是最常见的变异类型。截至2018年

3月，人类基因组中至少有1.13亿个已知的SNPs（NCBI dbSNP Build 151）。位于基因蛋白质编码区的SNP可改变氨基酸序列的编码，进而可能影响蛋白质的功能或合成，从而导致疾病。在基因组内含子区域（基因的非编码序列）或基因间区域（基因之间的DNA序列）的非编码SNP也可能会影响基因的转录和功能，从而导致疾病。除SNP外，人类基因组中还有其他类型的结构变异，如可变数目串联重复序列（variable number tandem repeats，VNTR）、DNA碱基的插入和缺失以及拷贝数变异（copy number variation，CNV），这些变异已成功用于疾病基因的识别（Bochud，2012）。

8.19.2.4 遗传模式、基因型和表型

个体的基因型可以理解为染色体上某个基因所占据的特定位置（位点）上存在的等位基因的组合。表型是个体除基因型以外的可观察、可测量的特征或性状（生化、生理、形态或行为）。表型可以是定量特征（如收缩压）或二元疾病状态（是否患有高血压）。

基因型层面的许多变异几乎不会引起可观察到的表型改变。若表型出现在只有一个异常等位基因的个体身上，那么该等位基因为显性；若表型只在两个异常等位基因存在时才表现出来，该等位基因则为隐性。

外显率降低和可变表达是影响特定遗传变异表型表达的其他因素。特定基因型的外显率或阳性预测值是指具有疾病相关基因型的人患病的比例。如果所有具有特定基因型的人都发病，则该基因的外显率为100%。然而，有些表型并不会在所有具有特定基因型的个体中出现，这种情况则被称为基因的外显率降低。

外显率的概念常常与可变表达混淆，可变表达是指具有相同基因型的不同患者的临床特征的严重程度范围。虽然有些遗传性疾病的表达差异很小，但大多数遗传性疾病的症状和体征在患病个体之间存在较大差异，有些患者症状轻微，有些则会出现危及生命的并发症。

8.19.2.5 单基因遗传病

单基因遗传病是由单个突变基因引起的家族性疾病，通常被称为“孟德尔遗传病”。如19世纪科学家孟德尔（Gregor Mendel）在研究花园豌豆的性状如何从一代传递到下一代时所描述的那样，单基因疾病由一对等位基因控制且遵循孟德尔遗传定律。孟德尔遗传病的一个显著特征是在存在罕见致病基因的患者亚群中出现极端表型。虽然孟德尔遗传病罕见且对全球疾病负担没有较大影响，但此类疾病可能会导致人群出现严重的疾病和死亡。因此，有必要对孟德尔遗传病进行研究。同时，对该疾病进行研究也有助于了解疾病潜在的生物学机制，并发现更加常见的疾病和性状的易感基因。

8.19.2.6 复杂的多基因遗传病

家族聚集

与单基因遗传病相比，复杂疾病（也称为多因素遗传病、多基因遗传病或非孟德尔遗传病）是由多个基因及环境因素相互作用所致的疾病，没有明确的遗传模式。癌症、心脏病和糖尿病等常见复杂疾病及身高、体重、血压和血液化学成分等数量性状都属于多基因遗传。复杂疾病不表现典型的孟德尔遗传模式，这使得确定个体遗传或传递疾病的风险较为困难。同时，由于导致复杂疾病的具体因素尚未确定，该类疾病的研究和治疗也存在较大困难。

但是，这并不意味复杂疾病的致病基因不能被定位和研究。由于亲属间共享基因的比例高于人群中无亲属关系的个体，因此，具有遗传因素的疾病或性状的一个主要特征就是家族聚集性。当然，存在家族聚集性并不意味着一定具有遗传因素，家庭成员可能只是偶然表现出某种疾病或性状（尤其是该疾病或性状在一般人群中很常见时），或者是由于共同的环境暴露所致。鉴于此，衡量家族聚集性的一个有用指标是复发风险比（λr），它考虑

了某种疾病在人群中的患病率。λr估计了亲属已经患病时个体的患病风险与普通人群患病风险的比率。

亲属间性状或疾病的相关性是另一种估计遗传变异影响的方法，该方法的基本假设是亲属间性状（如体重指数BMI）的相似程度与他们在该性状基因位点上共享的等位基因数量成正比。基于该假设，家庭成员之间的亲缘关系越近，就越有可能在相应基因位点上共享等位基因，在这种情况下，他们的BMI值就会有更强的相关性。因此，亲属间的BMI值比一般人群中的BMI值更相似，这进一步证明了遗传病因学。亲属间性状或疾病的相关性还可用于计算性状或疾病的遗传力（heritability，h^2），该指标可量化表型变异中可归因于遗传变异的比例。在特定人群中，遗传力越高则说明遗传变异对导致表型变异的贡献越大。

双生子研究

双生子和收养研究有助于厘清遗传和环境在疾病病因学中的相互作用（Boomsma et al.，2002）。通过比较同卵（monozygotic，MZ）双生子和异卵（dizygotic，DZ）双生子的疾病一致率有助于评估遗传因素对疾病的影响。MZ双生子的基因完全相同，在每个位点上都有相同的等位基因，而DZ双生子则与一般的兄弟姐妹类似，在所有位点上平均共享一半的等位基因。在遗传因素相同的情况下，MZ双生子为研究疾病的发生提供了机会。方法是测量具有相同基因型双生子的疾病的一致性，这些双生子可能在（或不在）相同的环境中长大。在早年生活中，MZ双生子疾病的一致性可能是遗传因素或相同环境作用的结果。然而，在晚年，大多数双生子都分开生活，此阶段的疾病一致性则可能是遗传作用的结果。通常MZ双生子疾病的一致性会低于100%，这有力地证明了疾病的病因包括环境因素。

在环境因素相同的情况下，DZ双生子共同养育为研究疾病的发生提供了机会。MZ双生子比DZ双生子的疾病一致性更高，这是疾病具有遗传作用的有力证明。比较MZ双生子与DZ双生子的疾病的一致率可用以估计疾病的遗传力。

与家系研究一样，双生子研究也有其局限性。首先，尽管为“同卵”，但具有相同基因型的MZ双生子的基因表达并不完全相同，如MZ双生子之间的体细胞重排会有所不同，这可能会导致双生子的表型和疾病易感性的差异。其次，双生子所接触的环境可能不尽相同，甚至一对双生子所处的宫内环境也可能不同，如MZ双生子的胎盘供血不同。此外，将MZ双生子与DZ双生子进行比较的研究是基于以下假设：每对双生子所接触的环境是相同的，他们之间的差异仅在于共享基因的数量。然而，MZ双生子可能比DZ双生子共享更多的环境（尤其是与性别不同的DZ双生子相比）。偏倚是双生子研究的另一个限制因素，即非常相似的双生子往往比表型非常不一致的双生子更多地参与研究。对分开抚养的双生子进行研究比收养研究更容易，该方法同样也能有效调查相同遗传因素和不同环境因素对表型的影响。然而，即使是出生时即分开养育的MZ双生子，宫内环境的影响也无法与遗传的影响区分开。

收养研究

收养研究是了解疾病遗传因素的另一重要信息来源。在该研究设计中，研究者先在被收养者中确定一种疾病或性状，然后对其收养家庭（仅环境因素相同）和亲生家庭（仅遗传因素相同）进行研究。收养研究无疑是区分遗传影响和环境影响的理想方法，但仍存在明显的不足：亲生家庭可能不希望自己的身份和详细信息被透露，导致缺乏相关信息。此外，养父母和亲生父母的样本量相对较小也限制了该研究方法的应用。

家系研究的结果必须谨慎解读。因为无论如何测量，连续性或离散性疾病及性状的家族聚集都不完全由基因造成。除基因外，家庭成员还有其他许多共同的因素，如相同的环境暴露、文化倾向和行为。这意味着，家系研究很可能会高估疾病遗传因素的影响，但环境因素对许多复杂的多因素疾病也有很强影响，不容忽视。

8.19.2.7 环境作用和基因–环境交互作用

几乎所有人类疾病在很大程度上都源于遗传易感因素和可改变的环境暴露（包括化学、物理、感染、营养和行为因素)之间复杂的相互作用。因此,为了解疾病的病因并评估易感基因在疾病风险中的作用,研究遗传因素、环境因素及基因-环境交互作用就显得十分重要。

基因与环境交互作用的研究方法面临着诸多挑战(Hunter,2005)。评估基因与环境之间的关系需要这两方面的信息。基因与环境的交互作用可通过同一环境暴露对不同基因型个体的疾病风险的影响,或同一基因型对不同环境暴露个体的疾病风险的影响来衡量(Yang,Khoury,1997)。然而,研究检测交互作用的统计能力在很大程度上取决于测量遗传和非遗传暴露的精确度。随着下一代基因分型和测序技术的出现,生成大规模的基因组数据集现已成为可能。相比之下,如何准确、客观地测量环境暴露(如膳食摄入量或体育锻炼),并在大规模流行病学背景下进行收集,仍然是一项挑战。

此外,需要合适的大样本量也是交互作用研究设计中需要克服的一个主要障碍(Hunter,2005)。检测两个变量的联合效应所需的样本量远远大于评估单个变量的主要效应所需的样本量。鉴于许多流行病学研究对主要效应的检测能力尚显不足,其对交互作用的检测则存在更大问题。因此,仔细考虑研究设计,准确、详细地评估遗传因素、环境暴露和疾病表型,对于规划交互作用研究并得出有意义的结果至关重要。

确定基因与环境交互作用的细节有助于我们了解疾病的病因,并可能为某些高危人群制定有针对性的预防策略提供依据(Hunter,2005;Khoury et al.,2005)。事实上,利用遗传信息来改进现有的识别和控制环境风险因素的方法(如对预防疾病的环境干预措施进行分层分配),可能会给公共卫生带来巨大的益处(Khoury et al.,2005)。例如,若具有某种基因型的人可能更容易受到特定生活方式的负面影响,则针对性的预防干预计划应在他们身上投入更多。研究基因-环境交互作用的主要目标是了解如何检测这些高危人群,以及预防干预计划应尝试干预哪些环境因素。

8.19.3　寻找疾病基因:遗传流行病学方法

8.19.3.1　从单基因疾病到多基因疾病

人们采用了许多方法试图发现与常见多基因疾病的病因有关的基因(表8.19.1)。多基因疾病可能取决于几个易感基因的常见变异(多态性)与可变的环境暴露的相互作用。据推测,这些基因变异的影响不大,至少在单独研究时只占性状变异的一小部分。然而,这些基因变异可能通过与其他基因变异的相互作用而发挥更大的作用,并影响相应人群的疾病归因风险。

表8.19.1　寻找疾病基因的常见策略

研究设计	研究人群	优　势	局　限　性
连锁研究	亲属:大规模家系,患病同胞对,非患病同胞对	可以同时研究多个遗传标记,适合罕见性状的研究	只能识别一个位点或区域,而不能识别特定的基因
基于家庭的关联研究	父母-孩子三人组、兄弟姐妹	不容易发生人群分层,为评估共同的遗传和环境影响提供了丰富信息	很难将基因和环境影响分开;很难对老年人的性状进行研究,因为很难找到一代以上受该性状影响的家庭;研究结果可能不适用于一般人群
候选基因关联研究	无亲缘关系的个体	研究常见性状十分有效	受限于当前的知识水平:成功与否取决于能否选择正确的候选基因
全基因组关联研究	无亲缘关系的个体	可以同时检测成千上万的基因变异	结果存在大量的假阳性,关联并不等于因果关系,很难复制实验结果
测序研究	无亲缘关系的个体	适合识别罕见变异	受成本和现有技术能力的限制

关联研究、通过突变筛查进行的精细图谱绘制、对病人进行的病例对照和队列研究以及动物模型的数据揭示了许多单基因疾病的因果基因。并且,对这些单基因疾病遗传基础的了解也有助于我们进一步理解人类生理学、确定疾病风险因素的因果效应和开发药物靶点。近年来,我们在绘制影响人类常见疾病易感性的基因图谱方面取得了重大进步。

8.19.3.2 遗传连锁扫描

连锁分析通常是性状遗传研究的第一阶段,因为它可用于识别基因组中可能含有疾病基因的广泛染色体区域(而非特定等位基因)(Teare, Barrett 2005; Altshuler et al., 2008)。遗传连锁是指染色体上相互靠近的基因倾向于共同传递给后代。位置相近的基因在基因重组(DNA 链的断裂和重新连接,编码一套新的遗传信息,以产生新的等位基因组合)过程中分离到染色体的不同部分的可能性较小。在此基础上,可以通过寻找与疾病性状共分离的遗传标记来定位易感基因或因果基因。如果基因 A 的等位基因会导致某疾病,但不容易检测,而与其连锁的基因 B 的等位基因却很容易检测和区分,那么基因 B 就可以作为该疾病的遗传标记。连锁研究利用家庭成员的 DNA,根据其 DNA 变异的相关性,确定基因组中含有与疾病相关的未知基因变异的区域。对基因组中的多态性标记进行基因分型,然后计算标记与疾病性状的关联程度。连锁分析的一个优点是,这种方法试图完全通过位置来绘制基因图谱,而不进行任何关于它们的位置、生物学功能或数量的先验假设。

事实证明,连锁分析在寻找单基因疾病的因果基因方面十分有效,然而该研究方法仅在感兴趣的表型是由同一基因区域的变异引起时才会奏效,而在识别涉及多个基因的常见疾病的基因时通常无效(Hirschhorn, Gajdos, 2011)。此外,连锁分析只能识别一大的连锁区域,虽然在该连锁区域内可能存在一非常强大的候选基因,但这一区域可能包含数百个基因,其中许多基因都是生物学上可信的候选基因。完善任何关联可能都需要大量的基因分型,既费时又费钱,而且可能产生许多假阳性结果。

8.19.3.3 关联研究

遗传关联研究是寻找疾病基因的另一种方法,它克服了连锁研究的一些局限性。遗传关联研究的目的是检测等位基因与性状之间的关联(与连锁研究不同,连锁研究以遗传位点为分析单位,而不考虑该位点上存在的等位基因)。关联研究与连锁研究的不同之处在于,关联研究中同一性状仅与同一等位基因(或多个等位基因)关联,而连锁研究则可能在不同家庭成员中出现同一性状与不同的等位基因相关联。连锁研究只能利用家系数据进行,而关联分析则可以利用非亲缘关系或有亲缘关系的人进行。关联研究可以在候选基因水平上进行(即候选基因关联研究),也可以在整个基因组水平上进行(即 GWAS)。

候选基因关联研究

候选基因方法与流行病学研究中的风险因素的识别和排序有许多相似之处(Tabor et al., 2002):研究者必须从大量潜在因素中挑选出最有可能与感兴趣结局相关的因素。候选基因的选择将挑选的重点放在特定的易感基因上,这些基因是根据其与相关疾病或性状的生物学相关性预先确定的。当某候选基因被选中,该基因中的常见变异(通常是 SNPs)就会被识别出来(可能是测序/突变筛查中的新变异,也可能是既往研究中发现的变异)。然后研究者对 SNPs 进行基因分型,并检测其与感兴趣的结局的关联。如果结局是二分类变量,则在病例组和对照组中对 SNPs 进行基因分型,以评估变异是否与感兴趣的表型有关;如果结局是数量性状,则在人群队列中对 SNPs 进行分型。这种以基因为中心的方法的优点是:如果事先确定的候选基因生物合理性较高,那么它能高效确定易感基因。相反,这种方法的缺点是它受到当前知识水平的限制。因此,当生物学候选性尚未确定时,许多基因可能被忽视。此外,候选基因方法的局限性还包括多重检验和假阳性。

全基因组关联性研究

近来,全基因组关联研究(GWAS)通过有效结合基因鉴定的关联法和连锁法,已成为一种鉴定与常见疾病、复杂疾病相关的基因变异的强大新工具(McCarthy et al.,2008;Hirschhorn,Gajdos,2011)。GWAS的基本模式是对人类基因组中成千上万个常见的SNPs进行目录编制,然后在大量无血缘关系的人群(大量常见疾病及性状的特征已被详细描述)中对这些SNPs进行基因分型。在无任何潜在疾病生物学的先验知识条件下,GWAS使得探索全基因组成为可能。这样就可以对大量常见基因变异在决定疾病风险方面的作用进行无假设检验,并有可能发现常见疾病意想不到的遗传因素或发病途径。

GWAS发展的一个核心是制定一张由精心挑选的SNPs组成的全面图谱(文本框8.19.1)。在过去的20年中,许多国际研究机构已经成功地做到了这一点,绘制了越来越密集的基因图谱。显然,具有强相关性的SNPs数量很多(Palmer,Cardon,2005)。因此,如果可以描述等位基因的关联模式,就没必要对所有现有的多态性直接进行分析,因为常见SNPs的基因型可能仅从少数代表性SNPs的信息中推断出来。标签SNPs(tagging-SNPs,tagSNPs)方法的基本原理是:在关联研究中可以选择信息量最大的一组tagSNPs进行基因分型,这样所有已知的SNPs要么直接进行基因分型,要么与tagSNPs的关联度超过阈值水平。鉴于基因分型的实际限制,选择tagSNPs可以有效减少所需的基因分型量,从而提高研究的成本效益。但是,我们需要在提高成本效益与舍弃SNPs造成的统计效能损失之间进行权衡。不过,通过指定各种参数(如等位基因相关性水平和遗传关联的可能性)可在保证统计效能的同时尽可能提高成本效益。

文本框8.19.1 描述人类基因共同多样性的国际科学成果

人类基因组计划、SNPs联盟、国际人类基因组单体型图谱计划和千人基因组计划已共同确定了大约1 000万个人类常见的遗传变异。这些SNPs及其关联模式的信息促使GWAS成功确定了数百个新的疾病基因(Donnelly,2008;国际单体型图谱3联盟,2010)。

人类基因组计划是一项已于2003年完成的国际合作研究计划,其目的是发现约20 000~25 000个人类的所有基因,并绘制30亿个DNA碱基的完整序列图谱(国际人类基因组图谱联盟,2001;国际人类基因组测序联盟,2001;国际单核苷酸多态性图谱工作组,2001;Roberts et al.,2001;Collins et al.,2003)。人类基因组计划本应是一个从1990年到2005年的15年项目,但进展比预期的要快。在全球几个大型基因组中心进行的工业规模的基因图谱绘制工作比原定计划提前完成,因为自动化高通量测序技术的发展加速了大规模DNA测序工作的最后阶段。管理和存储产生的大量测序数据的需求还促进了大型电子数据库的发展。这项工作的一个关键目标是向广大科学界公开和提供这些基因组数据。

SNPs联盟成立于1999年,是由几家公司和机构组成的公私合作伙伴关系,旨在建立人类基因组中SNPs的公共资源(Kruglyak,2008)。最初的目标是在两年内发现30万个SNPs,但最终结果超出了这一目标,2001年底已有140万个SNPs进入公共领域。

随后,SNPs联盟与HapMap进行合作。HapMap项目于2002年启动,是一个由科学家和研究人员组成的全球联盟,旨在提供公共资源,从而为遗传医学研究提供信息并促进其发展。具体而言,该项目旨在描述整个人类基因组中人类DNA序列变异的共同模式,以便找到影响健康、疾病以及与药物和环境因素有关的基因。SNPs联盟关注的是单个SNP,而HapMap项目则侧重于研究共同遗传的SNPs组合,即单体型。到2007年,该项目已对300多万个SNPs进行了基因分型,捕获了大部分的常见变异(频率超过5%)(国际单体型图谱联盟,2007)。在目前的"HapMap 3"阶段,该项目正在扩大范围,以识别可能与人类疾病有关的罕见遗传变异,并绘制出分辨率更高的人类遗传变异图谱(国际单体型图谱3联盟,2010)。

千人基因组计划(1 000 G)作为HapMap计划的延伸,于2008年启动,其目的是建立一个公共参考数据库,并通过扩展人类遗传变异目录,将95%的罕见变异(频率为1%~5%)纳入其中,从而更详细地描述人类基因组的特征(千人基因组计划联盟,2010)。截至2012年11月,利用全基因组测序和外显子组测序相结合的方法,目前研究者已在来自14个种族的1 092个体的基因组中描述了人类遗传变异的结构和功能谱(千人基因组计划联盟,2012)。

2007年,威康信托病例对照协会(Wellcome Trust Case Control Consortium,WTCCC)以前所未有的范围和规模为常见疾病的GWAS设定了基准。WTCCC由英国范围内人类遗传学领域50多个研究小组和200多名科学家组成。该项目对17 000英国人的DNA样本中的50多万个SNPs进行了基因分型。在两年多的时间里,他们分析了近100亿条基因信息,大大增加了在心脏病、高血压、克罗恩病和糖尿病等常见疾病的发病过程中发挥作用的基因数量。这些新发现的基因中有许多位于基因组中既往认为与疾病无关的区域(威康信托病例对照协会,2007)。最近,Affymetrix和Illumina等商业公司在高密度基因分型芯片(约有500万个SNPs)方面取得了进展,使更大规模的GWAS变得既经济又可行,而且人们在利用GWAS方法寻找疾病相关位点和遗传变异方面也取得了很大进步。

8.19.3.4 寻找罕见变异

目前我们已经完成了很多人类常见疾病及其相关性状的GWAS,确定了大量常见的基因变异。但GWAS也有一些局限性:一方面,其研究范围是由特定基因型芯片包含的遗传变异的现有知识所决定的;另一方面,其发现的大多数与疾病相关的SNPs的效应非常小,只能解释人类疾病遗传因素的一小部分。罕见且效应较小的基因变异无法被GWAS检测到是遗传力缺失的主要原因(Cirulli,Goldstein,2010)。因此,近年来基因探寻工作已扩展到寻找罕见的遗传变异。

要捕获这类罕见变异,就必须对大量样本(数千个个体)的整个基因组进行测序,而不是对变异目录进行基因分型。直到前几年,这在技术上还是不可行的。然而,过去几年的技术进步(二代测序技术)使之成为可能(Metzker,2010;Zhang et al.,2011):现在,数十亿DNA碱基可以在几天内完成测序。要对罕见遗传变异进行最全面的研究,需要对大量参与者进行全基因组测序,例如英国的“十万基因组计划”(100 000 Genomes Project)旨在对大约7万人的10万个基因组进行测序。近期研究表明,随着技术的快速发展和成本的急剧下降,进行大规模GWAS正变得越来越可行。

与此同时,靶向测序和外显子组测序为发现罕见遗传变异提供了更经济实惠的策略。靶向测序关注的是特定的基因组区域,而不是整个基因组。它可以系统地评估全谱遗传变异(包括常见和罕见变异),并以较低的成本对每个样本进行高通量测序。同样,外显子组测序也是全基因组测序的有效替代方法之一(Bamshad et al.,2011)。人类所有致病变异中约有85%可在人类基因组中的蛋白质编码子集(即外显子组)中找到。随着二代测序技术的出现,外显子组测序已成为鉴定罕见序列变异的具有成本效益的方法之一(Choi et al.,2009;Ng et al.,2009;Pussegoda,2010)。这种方法(也称为靶向外显子组捕获)已被成功用于鉴定一些罕见孟德尔疾病的致病变异(Choi et al.,2009;Ng et al.,2010;Bamshad et al.,2011),并且具有较高的效能,即使对极少数患病个体进行测序,也能检测出与疾病相关的变异(Cirulli,Goldstein,2010)。虽然这种方法主要用于孟德尔疾病的研究,但目前已有一些研究将其应用于复杂疾病(Cirulli,Goldstein,2010)。例如,最近某个全外显子测序研究发现了与低密度脂蛋白胆固醇以及心肌梗死和冠心病风险相关的遗传变异(Bomba et al.,2017)。

8.19.3.5 生成基因组数据:分析问题

目前,GWAS通常会产生数百万个涉及成千上万个个体的基因变异的信息。要将大量原始基因组数据转化为可用的高质量数据,需要很多计算和分析步骤,而其通常涉及基因型填补技术。填补是一个用来描述用某些值替代缺失数据的术语。就GWAS数据而言,基因型填补是指根据SNPs参考面板预测研究样本中未直接检测的基因型的过程(Li et al.,2009)。我们可以利用这些填补的基因型来增加可进行关联分析的

SNPs总数，从而提高研究的统计效能。而要处理如此庞大的数据集，并从大量假阳性信号中识别出少数真正的关联信号，需要大量的计算和存储基础设施，也需要更高的用于数据处理、分析和解释的计算与统计技术水平(Hunter，Kraft，2007)。在此背景下，云计算凭借其虚拟化资源、并行处理、数据服务集成和可扩展数据存储等优势，已成为利用大数据进行大规模复杂计算的有力工具(Hashem et al.，2015；Langmead，Nellore，2018)。

样本量是任何关联研究质量的关键决定因素之一(Ioannidis et al.，2003)。这一点在遗传学研究中尤为重要，因为遗传学研究必须有足够的效能来检测与结局关联很微弱的变异。小规模的初步研究很少能找到正确的结果，即使找到了，也很可能会高估其真正的效应值(Ioannidis et al.，2003；Lohmueller et al.，2003；Wacholder et al.，2004)。估计遗传变异的真正效应值的条件之一是需要足够大的样本量，以避免研究效能不足而出现假阴性结果(Lohmueller et al.，2003；Ioannidis et al.，2006)。除了确保足够的样本量外，还需要确保病例和对照的最优选择，以提高研究效率。例如，选择表型异质性最小的病例，或关注极端表型(如早发严重疾病)以富集致病等位基因(Hattersley，McCarthy，2005)。

对于这些大型数据集来说，多重检验也是一个问题：当同时检验如此多的SNPs-疾病关联时，由于数据的随机变化和检验次数太多，在多次检验中偶然出现一个名义上显著的结果的概率要高于单次检验的概率(Thomas，Clayton，2004)。换句话说，出现假阳性的几率会增加，而且我们一开始就无法确定能否找到任何真正的关联。因此，单次检验的p值可能并不是实际统计意义的正确判断指标。

有几种统计技术可用于多重检验矫正，如减少检验次数，设定更严格的p值，或进行permutation检验等(Hirschhorn，Daly，2005)。在对多重检验进行调整时，需要更大的样本，这样，如果最初的关联在统计学上是显著的，那么在校正后仍将是显著的(Benjamini，Hochberg，1995；Hirschhorn，Daly，2005)。当GWAS结果表明遗传变异与性状或疾病有关联时，必须进行验证和重复研究，以确定初始研究结果是否能代表全基因组显著的真正可重复关联(McCarthy et al.，2008；Ioannidis et al.，2009)。

8.19.3.6 因果推断

在观察性流行病学研究中，因果关系推断可能会受到偏倚和混杂因素的影响。排除偶然性后，偏倚和混杂为观察到的暴露与疾病之间的关联提供了其他解释。同样，基因与疾病相关的因果关系研究也容易受到其他可能解释的影响(Geneletti et al.，2011)。在所有已观察到的基因-疾病关联中，都必须考虑偏倚的作用。非基因暴露的研究可能容易出现回忆偏倚，基因暴露的研究则与之不同。因为个体的基因型是受孕时就已经固定的暴露，所以遗传变异与疾病结局之间的关联通常不会出现这种偏倚。遗传关联研究中的一个主要潜在偏倚是病例和对照的基因分型不同。而我们可以通过在基因分型过程中随机分配病例和对照来尽量减少这种偏倚，从而尽可能避免出现只影响病例或对照的系统性基因分型错误。此外，由于病例和对照不具备可比性而导致的选择偏倚也是其潜在偏倚之一。不过，偏倚并不一定只有坏处，它也可以被积极地用于加强研究。例如，我们可以有意选择富含基因变异的病例(如根据他们的疾病或特征家族史)，以提高研究的效能，从而检测出具有统计学意义的关联。

在遗传关联研究中，年龄和性别等传统混杂因素通常与研究无关。这是因为要影响基因型与表型之间的关联，这些因素必须同时与基因型和特定结局相关。而在遗传关联研究中，基于随机分配的假设，即在配子形成过程中，等位基因从亲代随机分配给子代，与其他性状无关。这导致遗传变异在人群中的分布通常与行为和环境因素无关，而这些因素通常会影响风险因素与疾病之间的流行病学关联。

此外，我们也不能忽视由于种族混合造成的未被发现的人群分层的混杂。种族混合可能会模仿关联信号，导致假阳性，并在非影响疾病易感性的基因位点上产生疾病与基因型的关联(Hoggart et al.，2003；Freedman et al.，2004；Marchini et al.，2004)。种族混合是非随机交配造成的，是指在一个较大的人群中存在多个亚群，而不同的亚群具有不同的等位基因频率。如果亚群的基因型分布不同，这就会对基因与疾病的关联研究产生影响(图8.19.1)。如果病例组和对照组分别来自两个或两个以上的亚群，而不同亚群的标记等位基因频率和疾病流行率不同，这将导致在关联研究中被选为疾病病例的个体中一个或多个基因亚群的代表性过高。

这种情况下,在亚群和普通人群中等位基因比例存在差异的所有SNPs都会与疾病状态相关。虽然从统计学的角度来看,这种关联是真实的,但由于它并没有提供任何与表型生物学或疾病修饰基因座的基因组位置有关的信息,因此被认为是虚假的;相反,等位基因与疾病之间的关联会因存在遗传异质性亚群而受到混淆(Wacholder et al.,2000;Ziv,Burchard,2003)。

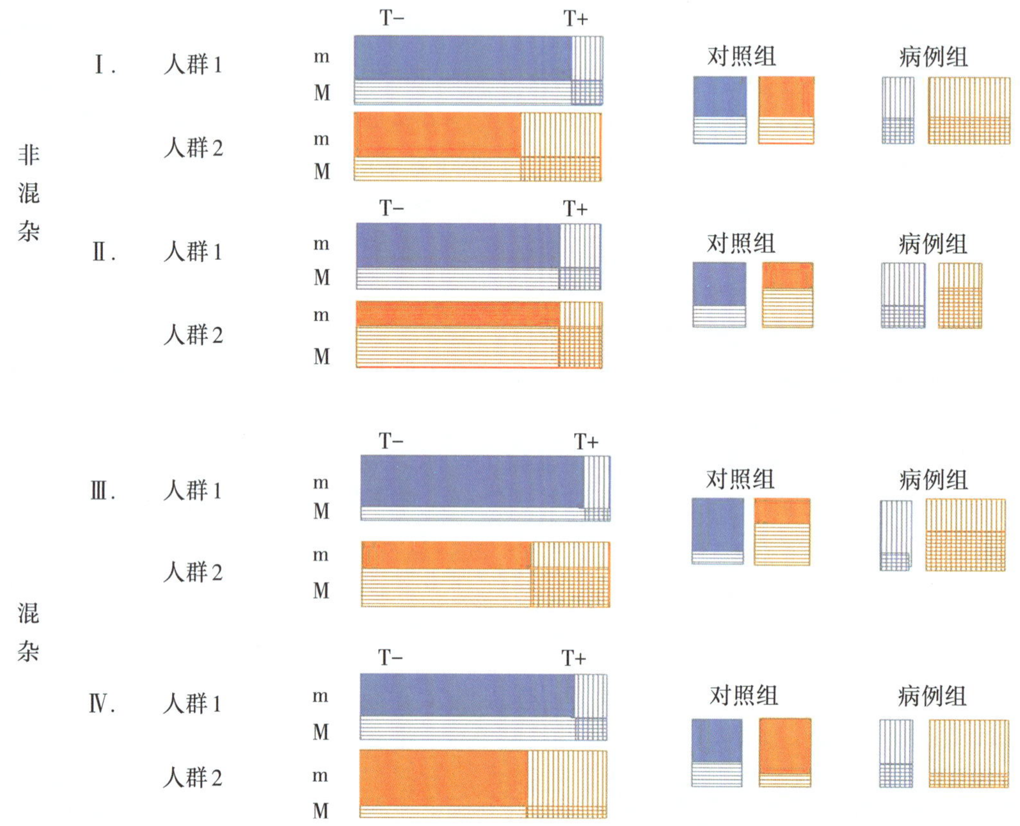

每个面板左边的矩形代表两个亚群,病例和对照都是从这两个亚群中选出的。右边的矩形代表病例和对照的样本,取样时不考虑基因亚群的成员资格。横线代表具有候选等位基因M的人群比例,纵线代表具有相关性状T+的人群比例。在左边的每个人群中,M和T+之间没有关联。

Ⅰ. 在人群中,该性状的频率较高,但由于M等位基因在两个人群中的频率相同,且M在病例和对照中的频率也相同。因此,该性状在两个人群中与M等位基因相关的可能性相同,故虽然病例在人群2中的比例更高,但也不会出现假性关联。

Ⅱ. 两个人群中该性状的频率相同,但人群2中M的频率更高。由于对照组和病例的M频率相同(对照组和病例具有等位基因M的可能性相同),因此不存在假性关联。

Ⅲ. 在人群2中,该性状和M的频率都较高。这将导致正混杂关联,因为从人群2中抽取的病例较多,与对照组相比,病例的M频率更高且不成比例,从而导致等位基因M与性状T+之间的假阳性关联。

Ⅳ. 与人群1相比,人群2的性状的频率更高,而M的等位基因频率更低。这将导致负混杂关联,因为从人群2中抽取的病例数量较多,病例的M频率过低,导致等位基因M与性状T+之间的假阴性关联。

图8.19.1 人口分层导致的虚假关联

资料来源:Ziv E, and Burchard EG. (2003) Human population structure and genetic association studies, Pharmacogenomics, Volume 4, with permission from Future Medicine.

解决人群分层问题有许多不同的方法,例如根据种族和地域来源匹配病例和对照人群。但这种匹配可能很难实现,因为在任何一项研究中都可能需要用到多个不同的对照人群。为了解决这个问题,可以使用各种推断遗传祖先的统计方法来控制人群分层造成的混杂(Cordell,Clayton,2005;Balding,2006;Price et al.,2010)。控制人群分层的常用统计方法是基因组控制,即使用膨胀因子(λ)来校正检验统计量。为此,我们利用全基因组标记位点与性状或疾病之间的关联来评估人群结构，并确定全基因组人群结构的平均效应。因此，λ越偏离1，校正就越大，存在种群分层或其他偏倚的可能性就越大；反之，λ越接近1，就越不可能存在种群分层。

另一种方法是使用EIGENSTRAT等软件通过主成分分析（PCA）对分层进行校正。PCA对病例和对照之间的祖先差异进行了明确的建模。由此产生的基因组校正因子λ则专门针对不同祖先人群中候选标记的频率变化，从而最大限度地减少虚假关联，同时保持检测真实关联的能力。其他方法包括基于家系的检验（如传递不平衡检验）和混合模型。混合模型的优点是可以同时处理人群分层以及数据中可能存在的其他系统性差异（如家系结构或亲缘关系）（Price et al.，2010）。

即使对SNPs与疾病的关联进行了多次令人信服的重复检验，也可能无法推断其因果关系或确定因果变异。与经典流行病学类似，如果出现以下情况，SNPs与性状之间可能存在关联：(1) 观察到关联的SNPs具有因果作用；(2) SNPs没有因果作用，但与真正的因果变异高度相关（关联）。此外，由于没有捕捉到所有的遗传变异，目前确定的SNPs也有可能无法完全描述遗传多样性。因此，我们不能排除这样的可能性，即未识别和未分型的变异与疾病有显著的统计学关联，其中包括真正的因果变异。最后，要完善所关注基因位点的关联信号，需要了解与该区域相关的SNPs，而这反过来又取决于该区域的遗传变异是否得到了充分表征（Ioannidis et al.，2009）。

8.19.3.7　功能验证的必要性

要想获得因果关系的确凿证据，在采用上述流行病学方法的同时，还需要确定人类基因组序列中哪些区域真正具有生物学功能，从而可能与疾病机制和人类健康相关。最近，全基因组研究中的发现表明了我们在揭示人类常见疾病的遗传因素方面取得了重大进展（Kruglyak，2008）。尽管与疾病或疾病性状关联性很强的基因位点的数量很多，但这些基因位点对表型的个体影响往往很小，甚至总体上只能解释遗传因素的一小部分。此外，目前还不清楚这些位点上的大多数致病变异（或致病基因）是什么。因此，GWAS是否对人类生理学有生物学意义上的启示还有待确定。

此外，我们还可通过基因表达研究来确定和验证功能变异，以阐明特定基因组区域编码的蛋白质或其他基因产物的生物学作用，并了解基因组序列变异的临床和表型后果。这方面的一个例子是ENCODE项目（文本框8.19.2）。

文本框8.19.2　ENCODE项目：确定人类基因组序列的功能特性

ENCODE，即DNA元素百科全书，是一项国际性的集体工作，旨在解读人类基因组序列，并将这些信息提供给医学界和科学界，以用于了解疾病生物学和改善人类健康（ENCODE项目联盟，2011）。该项目旨在定义和注释人类基因组序列中编码的功能元素，例如那些调节DNA转录为RNA或调节基因表达的区域。在2003—2007年的初始试验阶段，ENCODE研究人员着手注释人类基因组中1%的功能元素。2007年，ENCODE项目扩大到研究整个人类基因组，以定位和描述基因组中具有特定生物功能的离散区域。所有数据和衍生结果均可通过免费访问的公共数据库随时获取。2012年9月，该项目在《自然》（*Nature*）、《基因组生物学》（*Genome Biology*）和《基因组研究》（*Genome Research*）等多份期刊上同时发表了30篇论文，公布了大量研究成果。作为ENCODE扩展的一部分，一个名为GENCODE的子项目也已启动，该项目由韦尔科姆信托基金会桑格研究所领导的一个国际团队负责，以更高的精度注释人类基因组中的基因（Harrow et al.，2012）。

该方法的问题在于有些基因可能只在局部表达（例如在特定的脑核中表达）。因此，要获得用于生理研究的样本可能不可行。基因活性的体外研究以及实验动物模型的基因敲除和体内过表达研究，将继续在阐明与人类生理学相关的特定分子通路和验证GWAS结果方面发挥重要作用。此外，细胞和功能基因组学的最新研究进展（包括CRISPR-Cas9基因编辑技术）正越来越多地用于帮助阐明疾病性状GWAS基因位点的分子和生物学机制（Klann et al.，2018；Roman，Mohlke，2018）。如果功能研究能够证实遗传变异的因果作用，这些结果可能有助于发现潜在的新药靶点。

8.19.3.8 应用遗传流行病学识别新的环境暴露

确定暴露与疾病结局之间的关联是否为因果关系，是传统流行病学所面临的一个关键挑战。鉴于流行病学研究的观察性质，研究中所发现的某种关联可能完全由混杂所引起，在此情形下，这种关系是由与暴露和疾病风险都相关的第三个因素导致的，暴露与疾病风险之间并没有独立的或因果的联系。流行病学研究中常采用多变量统计分析的方法来减少混杂的影响，然而，由于测量误差带来的残余混杂以及其他未知混杂因素的存在，常规的观察性流行病学仍旧无法判断观察到的关联是否有因果关系；同时，疾病机制在概念上的模糊性（特别是对于中介和混杂因素的定义）也限制了统计模型在减少混杂中的应用。此外，观察发现的关联也可能是源自反向关联或者反向因果。换言之，观察到的某种暴露与疾病风险间的关联，实际上可能是该疾病在未确诊或早期阶段时引起了“暴露因素”的改变，此因素实为疾病的后果而非原因。

孟德尔随机化是利用遗传流行病学中的生物学基础进行因果推理并建立病因学关联的一种方法，可用于加强对环境风险因素因果关系的推断（Davey Smith 和 Ebrahim，2003；Lawlor et al.，2008；Sandhu et al.，2008，2010）。在配子形成和受孕时，亲代的等位基因往往随机分配给子代，与环境暴露或其他位点的等位基因无关。这意味着一种性状的遗传独立于其他性状的遗传（即相对于其他性状的遗传是随机的），并且那些可能混淆暴露与疾病之间关联的性状，在所研究的遗传变异中均匀分布。因此，疾病与遗传变异之间的关联通常不太容易受到反向因果关系以及传统或环境混杂因素的干扰。

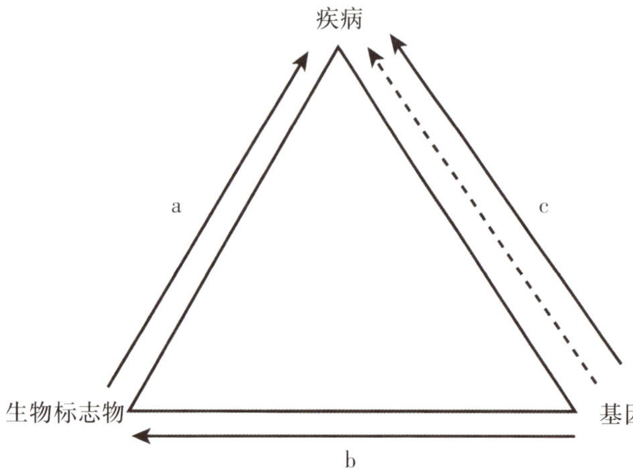

图8.19.2　孟德尔随机化

注：孟德尔随机化设计提供了一种策略，有助于阐明暴露与疾病之间是否存在因果关系。关于暴露与疾病之间关联程度的信息（a），结合关于遗传变异与暴露之间关联程度的信息（b），可用于估计遗传变异与疾病风险之间关联的预期程度（（c）中的虚线）。基于若干假设，如暴露与疾病之间的线性关系，直接测量所得的遗传变异与疾病的关联程度（c）（实线表示）可用于对暴露与疾病风险之间的关系（a）进行无偏的估计。

资料来源：Springer，Diabetologia，Volume 51，Issue 2，2008，pp. 211-13，Mendelian randomisation studies of type 2 diabetes：future prospects，Sandhu MS，Figure 1.

综上所述，在孟德尔随机化设计中，根据遗传变异的不同将研究对象分组并进行比较时，各组间只有遗传变异对应的相关暴露存在差异，类似于随机对照试验。因此，研究遗传变异与相关暴露和疾病风险之间的关联，是评估暴露是否可能与疾病存在因果关系的一种潜在方法（图8.19.2）。

孟德尔随机化方法成功应用的一个案例是：它为脂蛋白（a）与冠心病之间的因果关系提供了证据。脂蛋白（a）是一种由低密度脂蛋白胆固醇和载脂蛋白（a）组成的复合颗粒，长期以来一直被作为一种可能的心血管风险因素进行研究。尽管之前有大规模的Meta分析表明脂蛋白（a）与疾病风险之间存在关联（新兴风险因素合作组织，2009），但仍不清楚所观察到的关联反映究竟是因果关系还是一种无法解释的相关性。不过一项对于约40 000名对象进行的孟德尔随机化研究表明，遗传决定的脂蛋白（a）浓度升高与心脏病发作风险的关联程度，和直接测量的脂蛋白（a）同水平升高与心脏病发作风险的关联程度是一致的（Danesh，Erqou，2009；Kamstrup et al.，2009）。这些发现一致地反映了脂蛋白（a）与心脏病风险增加之间的因果关系，并强调脂蛋白（a）是控制心血管疾病的潜在治疗靶点。此后，孟德尔随机化分析被用于研究冠心病的多种生物标志物，例如其证明了甘油三酯与冠心病之间的因果关系；否定了高密度脂蛋白胆固醇在冠心病中的因果作用（甘油三酯冠心病遗传学联盟和新兴风险因素合作组织，2010；Voight et al.，2012）。

与其他所有遗传流行病学研究一样，孟德尔随机化也存在需要大量样本的问题(Ebrahim，Davey Smith，2008)。孟德尔随机化要求遗传变异与生物标志物和疾病风险之间的关联是可靠的，这一点也同样体现在其他遗传流行病学研究中。重要的是，孟德尔随机化研究要能够检测出与根据风险因素的变化比例预测得到的相同尺度的关联性。鉴于单个遗传变异只能解释生物标志物性状或风险因素变异中很小的一部分，这类研究需要非常大的样本量。孟德尔随机化的结果还可能受到生物代偿(又称为“渠化”)和多效性的限制。所谓渠化，是指遗传变异对正常发育可能产生的破坏性影响被补偿性发育和生理性适应所缓冲的过程。这种发育代偿可能会导致三角关联的程度不一致。此外，某些遗传变异的多效性(多种生物学和表型效应)可能会对遗传变异和表型之间的关联产生混杂作用。尽管存在这些局限性，孟德尔随机化仍提供了一个富有潜力的研究框架，利用遗传变异对疾病和健康相关结局的可改变(非遗传)风险因素进行因果推断。这些研究如果能够被正确地开展，将有助于深入了解病因机制和因果关系，并为潜在的治疗和预防策略提供信息。

8.19.4　为什么遗传流行病学对公共卫生很重要?

遗传学已经逐渐成为流行病学范式的重要组成部分。正如目前所看到的，流行病学方法和全基因组技术的结合，为人类复杂性状和疾病的病因学提供了前所未有的见解，并为鉴定与多种复杂疾病和性状(如糖尿病、心脏病和癌症等)相关的遗传位点做出了独立而重大的贡献(Visscher et al.，2012)。与此同时，对于这些发现应该如何转化为实际应用以改善公众健康、增进人类福祉，人们也有越来越多的猜测和期待。

在将人类基因组学的发现融入临床和公共卫生实践的过程中，产生了一系列的问题。顾名思义，公共卫生是从人群的角度出发来改善健康，那么基因组学的发现如何能转化为人群的健康效益，并为实现公共卫生目标提供新的工具呢？毕竟，公共卫生中的预防和健康促进措施在传统上侧重于可改变的风险因素，而遗传风险因素却是不可改变的。正如我们在本节中所述，发现和验证与疾病或性状相关的遗传变异可能具有转化价值，并能为个体和人群带来重大影响：首先，可帮助阐明疾病背后的生物学机制并推动治疗手段的研发；其次，可应用于个体疾病风险预测和个性化医疗。此外，基因组医学还可用于对特定基因突变引起的遗传疾病进行诊断(为保证叙述完整在此仅简要提及，关于此话题的详细内容请见第2.5章)。

8.19.4.1　药物发现和开发

复杂疾病的病因机制基本都涉及多种因素的综合作用：中等效应强度的多个易感基因、基因-基因交互作用、基因-环境交互作用，以及遗传和环境暴露的异质性。遗传关联研究最有价值的应用可能便在于揭示疾病的复杂生物学机制，并为疾病通路提供新的见解。反过来，对人类生物学更深入的了解，也使得人群水平上的治疗和预防成为可能(Kingsmore et al.，2008；McCarthy et al.，2008)。

新型治疗靶点的临床进展

对常见疾病和性状易感基因的识别和对其功能特性的深入理解，以及不断丰富的人体生理学知识，都有助于为药物开发提供信息，并帮助确定基因活性的变化是否具有药理潜力。这一点将很可能在人群水平上具有广阔的应用前景(表8.19.2)。例如，当某变异基因产物的过量表达对于高胆固醇血症呈现保护效应时(即使其效应很小)，一种能模拟和放大此变异基因生物效应的药物便可能是治疗血液胆固醇升高的有效疗法。这样一种药物在整个胆固醇相关领域都将具有临床效益，并且可以被广泛地应用于普通人群，而不需考虑其基因型。这种转化机会为公共卫生带来了非常实际的好处，尽管期望必须与现实相调和：从基因发现到药物被批准上市，平均至少需要10年。因此，虽然基因组医学的最大影响可能在于它在新的生物途径和新疗法上的应用，但它要取得全面成功，可能还需要几十年的时间(Hirschhorn，Gajdos，2011)。

表 8.19.2 已获临床使用许可的药物与GWAS性状之间的匹配实例

药物名称或种类	基因	药物适应证	GWAS性状
免疫抑制剂和免疫调节剂	IL2RA	复发缓解型多发性硬化	多发性硬化症
抗糖尿病药物	KCNJ11	2型糖尿病	2型糖尿病
他汀类药物	HMGCR	高胆固醇血症	低密度脂蛋白胆固醇
血脂调节药物	LPL	高脂血症	高密度脂蛋白胆固醇
促性腺激素类药物	FSHR	女性不孕症	多囊卵巢综合征

资料来源:Nature Biotechnology, Volume 30, Issue 4, pp. 317-20, Sanseau P et al, Use of genome-wide association studies for drug repositioning.

改善对现有药物治疗的反应

基因组数据的第二种也是更加直接的用途为药物重定位,即确定和完善现有药物的临床适应证(Sanseau et al.,2012)。实现该目标的第一步,便是确定已经被用作药物靶点的基因,以及这些药物目前用于治疗的疾病。第二步则是利用来自GWAS研究的数据,挖掘是否有其他性状或疾病可能与这些基因相关,进而将这些新性状作为潜在的药物适应证进行探索。例如,地舒单抗是一种目前获准用于治疗骨质疏松症、骨转移和类风湿性关节炎的药物,靶向作用于*TNFSF11*基因来发挥效应。在GWAS研究中,*TNFSF11*基因已被发现与克罗恩病有关,因此我们有理由推测地舒单抗可能也对克罗恩病有治疗作用(Sanseau et al.,2012)。由上例可见,利用基因组数据可以为许多常见疾病的现有药物重新定位、提供转化机会,从而为公众健康带来广泛的益处。

药物基因组学

患者对于药物的反应存在个体差异:对某些药物的治疗,有些患者完全没有反应;对于其他药物,不同患者达到相同治疗效果所需的剂量也可能不同(Daly,2010)。如果风险等位基因能够用于预测个体对治疗的反应或对药物不良反应的易感性,那么或许便可根据患者的基因型对疾病进行个性化治疗。下面将以不同等位基因影响香豆素类抗凝药物(如华法林)的效果为例进行介绍。华法林在临床上被广泛应用于抗凝治疗,以及预防高危患者发生卒中、肺动脉栓塞和血栓形成。然而对于不同患者,取得安全有效的抗凝效果所需的药物剂量差异很大。因此,如果能减少在为每位患者选择治疗剂量时的不确定性,将提高抗凝治疗的安全性和有效性,并有可能避免与凝血不足或过度凝血相关的临床并发症的发生。华法林由*CYP2C9*基因表达的肝细胞色素P450酶代谢,其抗凝作用则是由靶向抑制*VKORC1*酶所介导。在白种人中,*VKORC1*和*CYP2C9*基因变异相比于其他相关因素,与华法林有效剂量的相关性最强(Cooper et al.,2008;Takeuchi et al.,2009;Teichert et al.,2009;Jorgensen et al.,2012)。*CYP2C9*基因的常见变异与更慢的华法林代谢速度、更高的血药浓度、更低的剂量要求,以及更易出血有关;*VKORC1*基因的多态性则会导致血液低凝状态,临床上需要减少相关患者使用华法林的剂量。

尽管这些观察结果的转化应用目前尚不成熟,但原则上来说,个体的基因型将有可能被用作预测华法林用量的指标。实际上已有一些研究表明,将*VKORC1*和*CYP2C9*基因变异的遗传信息与患者的临床数据相结合,有助于更好地预测在开始和维持治疗时华法林的用量,以达到满意的抗凝效果(Hatch et al.,2008;国际华法林药代遗传学联盟,2009;Horne et al.,2012;Tatarunas et al.,2012)。迄今为止,由于尚未被证明在预防不良事件方面具有成本效益,通过基因型指导用药的预测算法仍未获得广泛应用。不过目前正在进行一些大型的临床试验,来专门评估利用基因数据指导华法林用药是否能改善患者预后。

慢性丙型肝炎的治疗是另一个关于基因组数据成功应用于探索药物反应的案例。聚乙二醇化干扰素联合利巴韦林是过去10年的标准治疗方案,但有充分的证据表明,即使对于更敏感的病毒基因型,该方案的疗效也很有限。同时,越来越多的证据指出,患者对丙型肝炎的治疗反应以及预后的明显差异可能是由人类基因组多样性的差异造成的,特别是编码干扰素-λ-3(IFN-λ-3)的*IL28B*基因位点多态性,能够预测对干扰素的反应且结果达到全基因组显著性标准(Ge et al.,2009;Thomas et al.,2009)。

其他一些关于药物基因组学的GWAS研究也发现了一部分可能影响药物反应的新型基因变异,但可能由于样本量不足,其中许多关联都不具有统计学意义(Daly,2010)。不过,这些发现仍有可能被用于开发基因检测,以确定个体最合适的治疗药物或最佳剂量。虽然现在要说这对预测疾病的发展轨迹是否具有临床意义还为时尚早,但在未来能够为个体量身定制治疗方案的前景依旧令人振奋,详见后面的讨论。

8.19.4.2 基因组医学

基因组医学的出现代表着传统医学遗传学(其重点是罕见遗传病)转向改良的风险预测,以及在医疗实践和常见疾病预防方面实现更大程度的个性化。

8.19.4.3 风险预测

复杂的疾病和性状受到多个遗传和环境因素的共同作用。对于这些疾病,个体风险评估是临床决策的重要一环,可以确定哪些人可能受益于更早或更高强度的干预措施。然而,个体风险评估需考量多方面因素,且涉及对个人及社会的风险和收益的评估(英国医学协会科学委员会,2005;Grosse,Khoury,2006)。另外,关于评估风险因素(包括基因变异)在疾病风险预测中作用的统计方法之争也使得这一问题更加复杂化。预测模型的效用最终(也是最主要)取决于其改变临床管理的能力,而临床管理又依赖于普适的但对高风险患者更具成本效益的临床干预措施(Hirschhorn,Gajdos,2011)。

多个遗传变异(每个变异都对疾病风险产生独立影响)的发现促使人们重新评估这些变异能否改善风险预测。迄今为止,在复杂疾病中发现的遗传变异只能解释疾病风险总变异的一小部分。因此,目前确定的遗传易感位点大多不具备大幅改善疾病风险预测的鉴别力(Kraft et al.,2009)。然而,随着大规模研究和新型基因组测序技术的出现,我们有可能发现新的遗传易感位点。那么这些遗传变异能改善临床风险预测吗?数据显示,许多尚未发现的遗传变异所解释的疾病风险变异可能非常小;并且它们的检测可能总是超出基因组研究策略和可用样本量的分辨率。因此,疾病遗传力的一小部分可能无法被识别(Clayton,2009;Wray et al.,2010)。

在人群水平上,家族相对风险(familial relative risk,FRR)代表了在所有相关位点都被发现的情况下可实现的风险预测,此时需假定FRR的大小是准确的,并且它主要反映的是共有的遗传变异而不是环境因素(Xu et al.,2009;Wray et al.,2010)。当满足这些前提条件时,对于遗传力较高的罕见或常见疾病,发现所有遗传易感位点可能将更可靠地识别较高风险人群(图8.19.3)。然而,对于2型糖尿病、心脏病和某些癌症等常见疾病,由于其FFR相对较小,因此即使发现所有遗传易感位点,都不太可能达到提供临床有效信息所需的预测准确性(Wald et al.,1999;Ware,2006;Park et al.,2010)。

在全基因组测序背景下,基因组风险预测的最终效用将取决于潜在遗传结构、遗传因素在疾病变异中所占比例以及疾病患病率。对于整个人群而言,单靠基因组风险预测似乎难以达到预测遗传力不高的许多常见疾病风险所需的鉴别分辨率。将基因组因素与传统风险因素结合起来用于个体疾病风险预测,或用于确定筛查的亚组,这种做法是否可行目前也仍不明确(Pharoah et al.,2008;Xu et al.,2009)。虽然目前我们还没有能力提供对临床有用的风险预测,但随着更多疾病遗传位点的确定,重新评估基因检测是否能超越传统风险因素改善常见疾病的风险预测可能具有积极意义。

8.19.4.4 分层医疗和个性化医疗的出现

除了风险预测和更好地了解疾病病因外,基因数据可能会被越来越多地用于分层医疗领域(图8.19.3)。由于疾病的潜在机制以及患者对疾病和治疗的敏感性不同,不同人群对药物和治疗性干预的反应也表现出明显差异。分层医疗是利用生物标志物或基因型确定单个疾病中的不同层级,从而确定更有可能受益于特定疗法或对特定疗法产生不良反应的患者亚群。这种方法能使患者与疗法更好地匹配,预计将对临床实践以及新药和诊断方法的开发产生重大影响(Trusheim et al.,2007)。这种患者匹配方法的极端是“个性化”药物,顾名思义,这类药物因每个人独特的基因构成而异,如定制的干细胞疗法。然而,必须仔细考虑其中的后勤、临床和伦理影响。

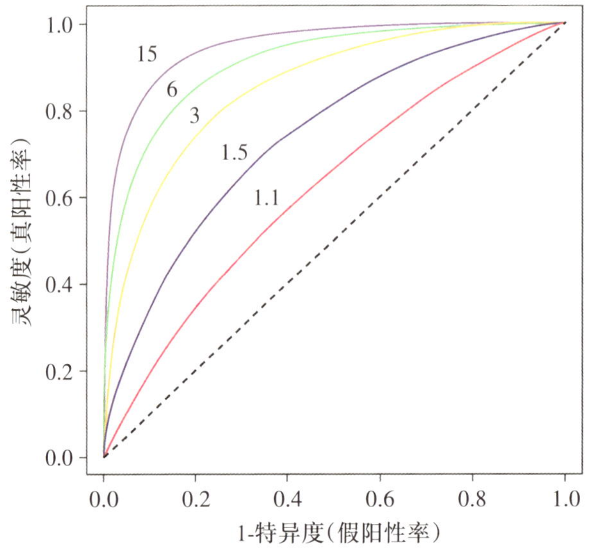

图8.19.3 基因组风险预测和个性化医疗

注:根据家族相对风险的理论曲线预测个体疾病风险。衡量风险预测能力的指标包括灵敏度(患病者中被正确归类为高患病风险的比例)和特异度(未患病者中被正确归类为低患病风险的比例)。这些指标通常以受试者工作特征(receiver operator characteristic,ROC)曲线的形式呈现,对预测模型的整体评估则由ROC曲线下的面积给出,该面积的大小等于一个随机患病者的预测风险高于一个随机未患病者的概率,因此面积越大,说明模型预测的效果越好。这些指标可以还用来确定阳性预测值,即被归类为高风险的人中最终发病的比例。图中展示了不同FRR下的ROC曲线。对于给定的疾病患病率,当FRR较高(例如,FRR=15时),曲线陡然上升,表明预测具有相对较高的灵敏度和特异度。灵敏度和特异度随着FRR的下降而下降,曲线下的面积也随之减小。对于较低的FRR(例如,FRR=1.1时),曲线已接近对角虚线,表明只有50%的概率正确预测疾病风险。在临床实践中,风险预测、分层医疗和个性化医疗这三个要素并非泾渭分明,而是构成了一个连续的患者管理过程。基因组风险预测涉及识别能够预测人群中疾病风险的遗传变异;分层医学则更进一步,通过实现针对特定疾病通路的治疗、鉴别对特定患者群体有效的治疗手段,以及开发更为准确的诊断方法,从而保证正确的患者能够在正确的时间获得正确的治疗。在基因组医学中,患者将进行基因标记检测,以确定患者是否可能对治疗产生反应;对该方法进一步完善,便进入了个性化(个体化)医疗阶段,即病人接受量身定制的治疗。

资料来源:The Lancet,Volume 376,Issue 9750,Sandhu M.et al.,Genomic risk prediction,pp.1366-67,with permission from Elsevier.

8.19.4.5 将基因组学纳入电子健康记录

如前所述,个性化或精准医学有可能通过为个人和亚人群量身定制治疗方案来改变医学。在这种情况下,大规模整合基因数据和前瞻性健康数据对于将基因发现转化为直接的临床应用至关重要。如果应用得当,这些资源将彻底改变我们对疾病易感性和严重性的遗传风险的理解,以及我们对药物反应和临床不良事件的理解。电子健康记录(electronic health record,EHR)框架为此提供了一个独特的平台。电子健康记录数据可为开发预测算法提供重要信息,从而帮助其实现针对特定个体进行筛查和干预管理,以及针对某些疾病采取必要的干预措施。事实证明,将遗传学纳入预测分析可为临床干预提供参考;而且融合遗传学信息而开发的预测算法,可显著改善患者预后和药物反应并降低特定药物不良事件的发生概率。

重要的是,将遗传数据纳入常规临床护理的临床和经济价值尚未得到评估。为这些举措的效用提供明确证据,将是在人类健康领域充分发挥基因组学潜力的关键第一步。

8.19.5 遗传流行病学的局限性和挑战

在过去20年里，人类遗传学以非凡的速度向前发展。我们发现的疾病遗传标志物的数量已从几十种上升到数百万种，其发现的困难程度也在降低。当我们进入下一代高通量基因分型和测序时代时，重要的是要牢记这些知识的局限性，以便对它能提供什么和不能提供什么有切合实际的期望，并以负责任的态度适当地加以应用。

8.19.5.1 伦理、法律和社会影响

遗传信息的产生极大地促进了我们对疾病分子基础的了解和有效治疗方法的开发。与此同时，人们也应关注这些信息对个人和群体福祉的伦理、法律和社会影响（文本框8.19.3）。

文本框8.19.3 遗传流行病学的一些伦理、法律和社会影响实例

遗传歧视

一个主要的问题是遗传信息可能是有害的，并可能导致歧视，例如：(1) 基于遗传易感性的信息而拒绝提供医疗保险或就业机会；(2) 对特定种族群体的污名化。

遗传决定论

这源于对遗传与行为之间因果关系的误解，以及因为“你无法改变你的基因”的想法而错误地认为遗传信息在某种程度上比其他类型的健康信息更具预测性和确定性。这可能导致产生一种无益且不准确的必然感，并利用遗传决定论来解释健康差异。

数据保护

大量遗传数据的产生及其对个人的潜在可识别性，对遗传数据的存储、处理、获取和保密提出了巨大挑战。是否与其他家庭成员共享敏感数据（如面临生育选择时）也存在一些问题。

反馈个体研究结果（包括偶然发现）

公开研究结果和提供临床风险信息会对研究参与者的健康结果和行为产生重要影响。了解关于疾病风险和干预益处等信息是个人决策能力的重要组成部分。医疗专业人员有义务向患者反馈遗传研究发现，尤其是在临床有效性和实用性不明确的情况下，这一点更加需要考虑。此外，公开可能无法获得治疗或治疗费用过于昂贵的结果会引发特殊的伦理问题。

知情同意

国内和国际研究指南一致认为，有效的知情同意必须以合适的语言呈现、符合文化背景，并能被研究参与者理解。这在基因组学研究中尤其具有挑战性，因为基因组学研究非常复杂，通常难以理解，而且研究结果（包括与最初的研究问题无关但可能具有临床意义的偶然发现）的影响在很大程度上是未知的。另一个挑战是解决个人同意与家庭同意的问题，包括对遗传研究结果“不知情”的权利。

公平分配研究利益

与所有研究领域一样，特定的个人、群体或社区既不应不公平地分担参与研究的直接负担，也不应不公平地被排除在共享参与研究的潜在利益之外。当遗传研究是在没有遗传服务或遗传服务获取不便的国家进行时，这一点尤为重要。遗传研究的包容性以及获益和负担的公平分配应是研究人员、研究伦理委员会和资助者重点关注的因素。在决定是否和如何将个人、群体或社区纳入研究以及确定排除依据时，需要考虑公正和公平对待的问题。

8.19.5.2 对无法解释的变异进行说明

尽管GWAS在确定疾病基因方面取得了成功,但疾病性状的遗传力中仍有很大一部分无法解释(Manolio et al.,2009)。迄今为止,人们知道的与疾病相关的遗传位点只占总遗传贡献的一小部分;绝大多数遗传易感位点仍有待识别。那我们该如何说明这些无法解释的变异呢?无法解释的遗传力可能是由于未知的影响较小的常见变异,或影响较大的罕见变异,以及环境因素造成。为了更好地了解疾病性状的缺失遗传力,需要使用更密集的SNPs阵列进行更大规模的研究。此外,还需要在大样本人群中进行外显子组测序、全基因组测序或全基因组关联研究,以确定基因或基因座内的所有潜在变异。对具有极端数量性状(如极端的血脂水平)的个体的候选基因进行测序,可能会发现新的常见或罕见变异,有助于我们进一步了解疾病的生物学特性和预防方法。

8.19.5.3 中低收入国家的遗传流行病学

迄今为止,大多数人类基因组学研究都是在欧洲血统的人群中进行的,并成功地为这些人群提供了慢性病生物学和风险因素的新见解。然而,许多最新的基因组研究结果与中低收入国家人群的相关性尚不明确。将西方人群的研究结果应用于中低收入国家人群可能存在困难,因为两种人群的遗传和非遗传易感性可能有所不同。

要充分了解单个遗传变异对疾病风险的影响,就必须确定一个人群的研究结果是否适用于其他不同血统的人群。在全球范围内,由于地理迁移、自然选择和遗传漂变的结果,人类种群呈现出结构化遗传多样性(Campbell,Tishkoff,2008;Novembre,Ramachandran,2011)。相应地,在中低收入国家的许多人群中,基因组多样性非常明显,尤其是在非洲裔人群中(人类遗传多样性比其他任何地方都要多)(Tishkoff et al.,2009)。鉴于此,了解中低收入国家常见疾病及其风险因素的基因组基础可能会为疾病病因学和潜在治疗策略提供更多的见解(Hill,2006;Campbell,Tishkoff,2008;Novembre,Ramachandran,2011)。非洲基因组变异项目(African Genome Variation Project,AGVP)就是一个很好的例子。AGVP是迄今为止对非洲多样性最全面的描述,它强调了来自非洲人群的基因组信息在确定与疾病易感性和抵抗力相关的基因以及促进非洲医学遗传学发展方面的作用(Gurdansani et al.,2015)。现在,除了AGVP等基因分型资源外,测序工作也在持续进行,大大推进了非洲人群遗传变异综合目录的编制工作,为评估非洲和全球人群遗传多样性的临床相关性提供了一种途径。

因此,将遗传多样性更大、变异间相关性更小的人群纳入研究范围,将进一步提高GWAS的价值,并将从对表型和环境暴露的更精确描述中获益(Manolio et al.,2009)。大规模的国际合作将促进对全球不同人群的研究,并有助于确定在最初的GWAS(通常在欧洲血统人群中进行)中识别的位点是否与非欧洲个体相关。通过这些研究,我们治疗疾病和降低风险的能力将更加全面。

除了人类基因组研究外,遗传流行病学技术也可用于研究病原体基因组,从而为人类健康带来重要的应用,例如帮助我们了解疟疾治疗产生耐药性的原因。治疗无并发症的恶性疟疾的一线疗法是青蒿素复方疗法(artemisinin-based combination therapy,ACT),这种疗法对治疗该种疾病非常有效。然而,近年来,柬埔寨和泰国对青蒿素的耐药性日益普遍,其特点是血液中寄生虫被清除的速度变缓(Uhlemann,Fidock,2012)。抗疟药物的耐药性阻碍了疟疾的控制,对控制和消除疟疾的全球行动构成了重大的公共卫生威胁。一些研究利用各种技术,包括对ACT候选基因的定向关联研究和对整个疟疾基因组变异进行基因分型,发现对青蒿素类药物的耐药性部分是由疟原虫基因组中的变异引起的,并得出结论认为寄生虫的遗传因素对寄生虫清除率起关键作用(Cheeseman et al.,2012;Phyo et al.,2012)。此外,这些研究报告了遗传力(寄生虫遗传因素对寄生虫清除率变化的解释)已从2001—2004年的30%上升到2007—2010年的66%(Phyo et al.,2012)。目前尚不清楚所报道的关联内在机制,但了解这些生物过程有可能为未来有效治疗疟疾的新方法提供依据。

遗传流行病学和基因组研究在公共卫生实践中的应用值得在中低收入国家(传染病和慢性复杂疾病的全球负担最重)的背景下进行具体讨论。此外,由于财力和人力资源有限以及缺乏适当的基础设施,中低收入国家的医疗保健往往受到严重制约(Burke et al.,2010)。认为基因组学对于中低收入国家由于经济和社会因素造成的巨大健康需求无关紧要,且在改善健康方面无法发挥作用,这种想法过于简单。相反,将基因组学发现排除在中低收入国家的医疗保健议程之外,只会助长贫富之间现有的不平等。公共卫生专业人员在引领中低收入国家利用基因组医学方面发挥至关重要的作用,需确保医疗服务提供者和政策制定者充分了解基因组学方法有效改善人群健康的有力证据。

8.19.5.4 改进疾病的表型特征和分类

遗传变异与表型之间的关联受限于测量的准确性。现在,测量基因型的能力远远超过了测量表型的能力(Altshuler et al.,2008)。为了适应这种情形,我们需要对临床表型进行更详细、更准确地评估。事实上,精心设计的具有全面表型特征的GWAS有可能重新定义疾病分类(Kingsmore et al.,2008)。在某些情况下,我们将越来越有可能揭示涉及多个病理过程的疾病的表型复杂性,并确定遗传因素是否对疾病的不同表型有显著影响。一个例子是:GWAS已成功区分了不同冠状动脉疾病表型的遗传变异,这表明存在不同的潜在病理机制(Reilly et al.,2011)。这也为分层医疗和个性化治疗开辟了道路。

相反,对于以前被视为不同临床实体的其他复杂疾病,GWAS的发现却可能指向共同的潜在疾病过程和发病机制。例如,一项针对克罗恩病和溃疡性结肠炎的GWAS研究发现,这两种疾病的遗传易感位点有相当大的重叠。在如此大程度的共享遗传风险之下,一种疾病所涉及的许多生物机制很可能在另一种疾病中也起着某种作用(Jostins et al.,2012)。这些研究为复杂疾病的生物学机制提供了丰富的线索。然而,要将这些GWAS发现转化为预后和治疗方面的获益,还需要更深入地了解每个基因位点与不同表型之间的关系。

8.19.5.5 风险沟通

遗传信息在“个性化医疗”中发挥作用的程度,不仅取决于预测的准确性能否超越传统的测量方法,还取决于干预措施的效果能否在患者意识到遗传风险后得到提升。因此,一个关键的挑战是如何找到有效的方法,就遗传标记所带来的风险进行健康宣教,以促使改变生活方式,最终使个人健康获益。目前,尚不清楚个人基因组信息是否有可能通过促使改变生活方式对公众健康产生有益影响。风险认知和风险沟通是一个复杂的过程,受个人和社会层面的社会和文化价值观、设想和信念的影响。

个人理解遗传信息的能力包括对基因、遗传学、血统和遗传力等概念的理解,这种理解应与文化相符且容易接受。正如本章前面所讨论的那样,我们所掌握的有关遗传易感性的大部分信息是不完整的;随着有关风险因素的更有力证据的出现,医疗专业人员对人们的建议也必须随之改变,有时这些建议可能与先前的知识相矛盾。向公众传达这种不确定性是一项艰巨而富有挑战性的任务。

建立能预测个体一生中罹患各种常见疾病风险的个人基因组风险档案,使得公共卫生健康促进直接针对疾病易感人群进行干预成为可能。这标志着与传统公共卫生实践的不同,传统公共卫生实践倾向于关注疾病和健康的社会和环境决定因素,而现在则侧重于预防具有增加疾病风险的特定基因型人群的疾病、残疾和死亡。人们很容易认为,通过全基因组特征分析预测个人罹患某种疾病的风险,会促使个人改变行为,并促使他们坚持健康的生活方式或治疗方案,从而降低风险;然而,人类行为是复杂的,风险估计值很难有效地传达给患者(Loos,2011)。包括Cochrane综述在内的近期研究似乎表明,基因检测可能不会导致个人以任何显著或持续的方式改变其行为(Marteau et al.,2010a;Bloss et al.,2011)。

8.19.6 结论

显然,公共卫生实践不能忽视遗传流行病学和基因组学研究知识的影响。遗传流行病学研究成果有两个广泛的转化应用,有可能促进人类健康和福祉。首先,随着我们对疾病病因及其潜在生物机制的了解不断加深,有可能开发出新的药物并改进治疗策略来控制疾病。其次,越来越多的研究通过利用这些遗传变异来预测传统风险因素之外的个体风险,以及开发分层和个性化的疾病诊断及管理方法。公共卫生界应发挥核心领导作用,对这些发现进行批判性和系统性评估,以确定其在疾病预测、预防和治疗中的潜在用途。此外,公共卫生实践必须确保基因组学的益处在整个人群中得到公平的应用。

随着我们对疾病分子基础认识的加深,公共卫生从业人员需要掌握一定程度的遗传易感性知识,了解遗传流行病学的科学基础及其带来的益处,同时也要认识到这一领域的局限性。公共卫生的最终目标是促进和改善人类的健康和福祉。随着发现的疾病和健康影响因素越来越多,遗传流行病学领域的公共卫生方法应该评估基因组学对健康的贡献,并为患者、医疗政策制定者、医疗专业人员和遗传服务供应商提供可靠的证据基础。

(翻译:张本、姜侠)

参考文献

Altshuler, D., Daly, M.J., and Lander, E.S. (2008). Genetic mapping in human disease. Science, 322, 881-8.

Amaral, P.P. and Mattick, J.S. (2008). Noncoding RNA in development. Mammalian Genome, 19, 7-8.

Balding, D.J. (2006). A tutorial on statistical methods for population association studies. Nature Reviews Genetics, 7, 781-91.

Bamshad, M.J., et al. (2011). Exome sequencing as a tool for Mendelian disease gene discovery. Nature Reviews Genetics, 12, 745-55.

Benjamini, Y. and Hochberg, Y. (1995). Controlling the false discovery rate: a practical and powerful approach to multiple testing. Journal of the Royal Statistical Society: Series B, 57, 289-300.

Bloss, C.S., Schork, N.J., and Topol, E.J. (2011). Effect of direct-to-consumer genomewide profiling to assess disease risk. The New England Journal of Medicine, 364, 524-34.

Bochud, M. (2012). Genetics for clinicians: from candidate genes to whole genome scans (technological advances). Best Practice & Research Clinical Endocrinology & Metabolism, 26, 119-32.

Bomba L., Walter K., and Soranzo N. (2017). The impact of rare and low-frequency genetic variants in common disease. Genome Biology, 18, 77.

Boomsma, D., Busjahn, A., and Peltonen, L. (2002). Classical twin studies and beyond. Nature Reviews Genetics, 3, 872-82.

British Medical Association Board of Science (2005). Population Screening and Genetic Testing. A Briefing on Current Programmes and Technologies. London: British Medical Association.

Burke, W., et al. (2010). Extending the reach of public health genomics: what should be the agenda for public health in an era of genome-based and 'personalized' medicine? Genetics in Medicine, 12, 785-91.

Campbell, M.C. and Tishkoff, S.A. (2008). African genetic diversity: implications for human demographic history, modern human origins, and complex disease mapping. Annual Review of Genomics and Human Genetics, 9, 403-33.

Cheeseman, I.H., et al. (2012). A major genome region underlying artemisinin resistance in malaria. Science, 336, 79-82.

Choi, M., et al. (2009). Genetic diagnosis by whole exome capture and massively parallel DNA sequencing. Proceedings of the National Academy of Sciences of the United States of America, 106, 19096-101.

Cirulli, E.T. and Goldstein, D.B. (2010). Uncovering the roles of rare variants in common disease through whole-genome sequencing. Nature Reviews Genetics, 11, 415-25.

Clayton, D.G. (2009). Prediction and interaction in complex disease genetics: experience in type 1 diabetes. PLoS Genetics, 5, e1000540.

Collins, F.S., Morgan, M., and Patrinos, A. (2003). The Human Genome Project: lessons from large-scale biology. Science, 300, 286-90.

Cooper, G.M., et al. (2008). A genome-wide scan for common genetic variants with a large influence on warfarin maintenance dose. Blood, 112, 1022-7.

Cordell, H.J. and Clayton, D.G. (2005). Genetic association studies. The Lancet, 366, 1121-31.

Daly, A.K. (2010). Genome-wide association studies in pharmacogenomics. Nature Reviews Genetics, 11, 241-6.

Danesh, J. and Erqou, S. (2009). Risk factors: lipoprotein(a) and coronary disease — moving closer to causality. Nature Reviews Cardiology, 6, 565-7.

Davey Smith, G. and Ebrahim, S. (2003). 'Mendelian randomiza-tion': can genetic epidemiology contribute to understanding environmental determinants of disease? International Journal of Epidemiology, 32, 1-22.

Donnelly, P. (2008). Progress and challenges in genome-wide association studies in humans. Nature, 456, 728-31.

Ebrahim, S. and Davey Smith, G. (2008). Mendelian randomization: can genetic epidemiology help redress the failures of observational epidemiology? Human Genetics, 123, 15-33.

Emerging Risk Factors Collaboration, et al. (2009). Lipoprotein(a) concentration and the risk of coronary heart disease, stroke, and nonvascular mortality. Journal of the American Medical Association, 302, 412-23.

Freedman, M.L., et al. (2004). Assessing the impact of population stratification on genetic association studies. Nature Genetics, 36, 388-93.

Ge, D., Fellay, J., et al. (2009). Genetic variation in IL28B predicts hepatitis C treatment-induced viral clearance. Nature, 461, 399-401.

Geneletti, S., Gallo, V., Porta, M., Khoury, M.J., and Vineis, P. (2011). Assessing causal relationships in genomics: from Bradford-Hill criteria to complex gene-environment interactions and directed acyclic graphs. Emerging Themes in Epidemiology, 8, 5.

Grosse, S.D. and Khoury, M.J. (2006). What is the clinical utility of genetic testing? Genetics in Medicine, 8, 448-50.

Gurdansani, D., et al (2015). The African Genome Variation Project shapes medical genetics in Africa. Nature 2015,517, 327-32.

Harrow, J., et al. (2012). GENCODE: the reference human genome annotation for The ENCODE Project. Genome Research, 22, 1760-74.

Hashem, I. A. T., Yaqoob, I., Anuar, N.B., Mokhtar, S., Gani, A., and Ullah Khan, S. (2015). The rise of 'big data' on cloud computing: review and open research issues. Information Systems, 47, 98-115.

Hatch, E., Wynne, H., Avery, P., Wadelius, M., and Kamali, F. (2008). Application of a pharmacogenetic-based warfarin dosing algorithm derived from British patients to predict dose in Swedish patients. Journal of Thrombosis and Haemostasis, 6, 1038-40.

Hattersley, A.T. and McCarthy, M.I. (2005). What makes a good genetic association study? The Lancet, 366, 1315-23.

Hill, A.V. (2006). Aspects of genetic susceptibility to human infectious diseases. Annual Review of Genetics, 40, 469-86.

Hirschhorn, J.N. and Daly, M.J. (2005). Genome-wide association studies for common diseases and complex traits. Nature Reviews Genetics, 6, 95-105.

Hirschhorn, J.N. and Gajdos, Z.K.Z. (2011). Genome-wide association studies: results from the first few years and potential implications for clinical medicine. Annual Review of Medicine, 62, 11-24.

Hoggart, C.J., et al. (2003). Control of confounding of genetic associations in stratified populations. American Journal of Human Genetics, 72, 1492-504.

Horne, B.D., et al. (2012). Pharmacogenetic warfarin dose refinements remain significantly influenced by genetic factors after one week of therapy. Thrombosis and Haemostasis, 107, 232-40.

Hunter, D.J. (2005). Gene-environment interactions in human diseases. Nature Reviews Genetics, 6, 287-98.

Hunter, D.J. and Kraft, P. (2007). Drinking from the fire hose — statistical issues in genomewide association studies. The New England Journal of Medicine, 357, 436-9.

International HapMap Consortium (2007). A second generation human haplotype map of over 3.1 million SNPs. Nature, 449, 851-62.

International HapMap 3 Consortium (2010). Integrating common and rare genetic variation in diverse human populations. Nature, 467, 52-8.

International Human Genome Mapping Consortium (2001). A physical map of the human genome. Nature, 409, 934-41.

International Human Genome Sequencing Consortium (2001). Initial sequencing and analysis of the human genome. Nature, 409, 860-921.

International SNP Map Working Group (2001). A map of human genome sequence variation containing 1.42 million single nucleotide polymorphisms. Nature, 409, 928-33.

International Warfarin Pharmacogenetics Consortium, et al. (2009). Estimation of the warfarin dose with clinical and pharmacogenetic data. New England Journal of Medicine, 360, 753-64.

Ioannidis, J.P.A., Thomas, G., and Daly, M.J. (2009). Validating, augmenting and refining genome-wide association signals. Nature Reviews Genetics, 10, 318-29.

Ioannidis, J.P.A., Trikalinos, T.A., and Khoury, M.J. (2006). Implications of small effect sizes of individual genetic variants on the design and interpretation of genetic association studies of complex diseases. American Journal of Epidemiology, 164, 609-14.

Ioannidis, J.P.A., Trikalinos, T.A., Ntzani, E.E., and Contopoulos-Ioannidis, D.G. (2003). Genetic associations in large versus small studies: an empirical assessment. The Lancet 361, 567-71.

Jorgensen, A.L., Fitzgerald, R.J., Oyee, J., Pirmohamed, M., and Williamson, P.R. (2012). Influence of CYP2C9 and VKORC1 on patient response to warfarin: a systematic review and meta-analysis. PLoS One, 7, e44064.

Jostins, L., et al. (2012). Host-microbe interactions have shaped the genetic architecture of inflammatory bowel disease. Nature, 491, 119-24.

Kaikkonen, M.U., Lam, M.T.Y., and Glass, C.K. (2011). Non-coding RNAs as regulators of gene expression and epigenetics. Cardiovascular Research, 90, 430-40.

Kamstrup, P.R., Tybjaerg-Hansen, A., Steffensen, R., and Nordestgaard, B.G. (2009). Genetically elevated lipoprotein(a) and increased risk of myocardial infarction. Journal of the American Medical Association, 301, 2331-9.

Khoury, M.J., et al. (2011a). Current priorities for public health practice in addressing the role of human genomics in improving population health. American Journal of Preventive Medicine, 40, 486-93.

Khoury, M.J., Davis, R., Gwinn, M., Lindegren, M.L., and Yoon, P. (2005). Do we need genomic research for the prevention of common diseases with environmental causes? American Journal of Epidemiology, 161, 799-805.

Khoury, M.J., Gwinn, M., Clyne, M., and Yu, W. (2011b). Genetic epidemiology with a Capital E, ten years after. Genetic Epidemiology, 35, 845-52.

Kingsmore, S.F., Lindquist, I.E., Mudge, J., Gessler, D.D., and Beavis, W.D. (2008). Genome-wide association studies: progress and potential for drug discovery and development. Nature Reviews Drug Discovery, 7, 221-30.

Klann, T.S., Black, J.B., and Gersbach, C.A. (2018). CRISPR-based methods for high-throughput annotation of regulatory DNA. Current Opinion in Biotechnology, 52, 32-41.

Kraft, P., et al. (2009). Beyond odds ratios — communicating disease risk based on genetic profiles. Nature Reviews Genetics, 10, 264-9.

Kruglyak, L. (2008). The road to genome-wide association studies. Nature Reviews Genetics, 9, 314-18.

Langmead, B. and Nellore, A. (2018). Cloud computing for genomic data analysis and collaboration. Nature Reviews Genetics, 19, 208-19.

Lawlor, D.A., Harbord, R.M., Sterne, J.A.C., Timpson, N., and Davey Smith, G. (2008). Mendelian randomization: using genes as instruments for making causal inferences in epidemiology. Statistics in Medicine, 27, 1133-63.

Li, Y., Willer, C., Sanna, S., and Abecasis, G. (2009). Genotype imputation. Annual Review of Genomics and Human Genetics, 10, 387-406.

Lohmueller, K.E., Pearce, C.L., Pike, M., Lander, E.S., and Hirschhorn, J.N. (2003). Meta-analysis of genetic association studies supports a contribution of common variants to susceptibility to common disease. Nature Genetics, 33, 177-82.

Loos, R.J.F. (2011). Genome-wide risk profiles — will they change your life(style)? Nature Reviews Endocrinology, 7, 252-4.

Manolio, T.A., et al. (2009). Finding the missing heritability of complex diseases. Nature, 461, 747-53.

Marchini, J., Cardon, L.R., Phillips, M.S., and Donnelly, P. (2004). The effects of human population structure on large genetic association studies. Nature Genetics, 36, 512-17.

Marteau, T.M., et al. (2010a). Effects of communicating DNA-based disease risk estimates on risk-reducing behaviours. Cochrane Database of Systematic Reviews, 6, CD007275.

Marteau, T.M., et al. (2010b). Trial protocol: using genotype to tailor prescribing of nicotine replacement therapy: a randomised controlled trial assessing impact of communication upon adherence. BMC Public Health, 10, 680.

McCarthy, M.I., et al. (2008). Genome-wide association studies for complex traits: consensus, uncertainty and challenges. Nature Reviews Genetics, 9, 356-69.

Metzker, M.L. (2010). Sequencing technologies — the next generation. Nature Reviews Genetics, 11, 31-46.

National Center for Biotechnology Information (NCBI dbSNP Build 151). dbSNP Database. [Online] Available at: https://www.ncbi.nlm. nih.gov/SNP/snp_summary.cgi.

Ng, S.B., et al. (2010). Exome sequencing identifies the cause of a mendelian disorder. Nature Genetics, 42, 30-5.

Ng, S.B., al. (2009). Targeted capture and massively parallel sequencing of 12 human exomes. Nature, 461, 272-6.

Novembre, J. and Ramachandran, S. (2011). Perspectives on human population structure at the cusp of the sequencing era. Annual Review of Genomics and Human Genetics, 12, 245-74.

Palmer, L.J. and Cardon, L.R. (2005). Shaking the tree: mapping complex disease genes with linkage disequilibrium. The Lancet, 366, 1223-34.

Park, J.H., et al. (2010). Estimation of effect size distribution from genome-wide association studies and implications for future discoveries. Nature Genetics, 42, 570-5.

Pharoah, P.D.P., Antoniou, A.C., Easton, D.F., and Ponder, B.A.J. (2008). Polygenes, risk prediction, and targeted prevention of breast cancer. The New England Journal of Medicine, 358, 2796-803.

Phyo, A.P., et al. (2012). Emergence of artemisinin-resistant malaria on the western border of Thailand: a longitudinal study. The Lancet, 379, 1960-6.

Price, A.L., Zaitlen, N.A., Reich, D., and Patterson, N. (2010). New approaches to population stratification in genome-wide association studies. Nature Reviews Genetics, 11, 459-63.

Pussegoda, K. (2010). Exome sequencing: locating causative genes in rare disorders. Clinical Genetics, 78, 32-3.

Reilly, M.P., et al. (2011). Identification of ADAMTS7 as a novel locus for coronary atherosclerosis and association of ABO with myocardial infarction in the presence of coronary atherosclerosis: two genome-wide association studies. The Lancet, 377, 383-92.

Roberts, L., Davenport, R.J., Pennisi, E., and Marshall, E. (2001). A history of the Human Genome Project. Science, 291, 1195.

Roman, T. S., and Mohlke, T.S. (2018). Functional genomics and assays of regulatory activity detect mechanisms at loci for lipid traits and coronary artery disease. Current Opinion in Genetics & Development, 50, 52-9.

Romanens, M., et al. (2010). Improvement of cardiovascular risk prediction: time to review current knowledge, debates, and fundamentals on how to assess test characteristics. European Journal of Cardiovascular Prevention and Rehabilitation, 17, 18-23.

Sandhu, M., Wood, A., and Young, E. (2010). Genomic risk prediction. The Lancet, 376, 1366-7.

Sandhu, M.S., Debenham, S.L., Barroso, I., and Loos, R.J. (2008). Mendelian randomisation studies of type 2 diabetes: future prospects. Diabetologia, 51, 211-13.

Sanseau, P., et al. (2012). Use of genome-wide association studies for drug repositioning. Nature Biotechnology, 30, 317-20.

Tabor, H.K., Risch, N.J., and Myers, R.M. (2002). Candidate-gene approaches for studying genetic traits: practical consideration. Nature Reviews Genetics, 3, 1-7.

Takeuchi, F., et al. (2009). A genome-wide association study confirms VKORC1, CYP2C9, and CYP4F2 as principal genetic determinants of warfarin dose. PLoS Genetics, 5, e1000433.

Talmud, P.J., et al. (2010). Utility of genetic and non-genetic risk factors in prediction of type 2 diabetes: Whitehall Ⅱ prospective cohort study. British Medical Journal, 340, b4838.

Tatarunas, V., Lesauskaite, V., Veikutiene, A., Grybauskas, P., Jakuska, P., and Benetis, R. (2012). The combined effects of clinical factors and CYP2C9 and VKORC1 gene polymorphisms on initiating warfarin treatment in patients after cardiac valve surgery. Journal of Heart Valve Disease, 21, 628-35.

Teare, M.D. and Barrett, J.H. (2005). Genetic linkage studies. The Lancet, 366, 1036-44.

Teichert, M., et al. (2009). A genome-wide association study of acenocoumarol maintenance dosage. Human Molecular Genetics, 18, 3758-68.

The 1000 Genomes Project Consortium (2010). A map of human genome variation from population-scale sequencing. Nature, 467, 1061-73.

The 1000 Genomes Project Consortium (2012). An integrated map of genetic variation from 1,092 human genomes. Nature, 491, 56-

65.
The ENCODE Project Consortium (2011). A user's guide to the Encyclopedia of DNA Elements (ENCODE). PLos Biology, 9, e1001046.
Thomas, D.C. and Clayton, D.G. (2004). Betting odds and genetic associations. Journal of the National Cancer Institute, 96, 421-3.
Thomas, D.L., et al. (2009). Genetic variation in IL28B and spontaneous clearance of hepatitis C virus. Nature, 461, 798-801.
Tishkoff, S.A., et al. (2009). The genetic structure and history of Africans and African Americans. Science, 324, 1035-44.
Triglyceride Coronary Disease Genetics Consortium and Emerging Risk Factors Collaboration, et al. (2010). Triglyceride-mediated pathways and coronary disease: collaborative analysis of 101 studies. The Lancet, 375, 1634-9.
Trusheim, M.R., Berndt, E.R., and Douglas, F.L. (2007). Stratified medicine: strategic and economic implications of combining drugs and clinical biomarkers. Nature Reviews Drug Discovery, 6, 287-93.
Uhlemann, A.C. and Fidock, D.A. (2012). Loss of malarial susceptibility to artemisinin in Thailand. The Lancet, 379, 1928-30.
Visscher, P.M., Brown, M.A., Mccarthy, M.I., and Yang, J. (2012). Five years of GWAS discovery. American Journal of Human Genetics, 90, 7-24.
Voight, B.F., et al. (2012). Plasma HDL cholesterol and risk of myocardial infarction: a mendelian randomisation study. The Lancet, 380, 572-80.
Wacholder, S., Chanock, S., Garcia-Closas, M., El Ghormli, L., and Rothman, N. (2004). Assessing the probability that a positive report is false: an approach for molecular epidemiology studies. Journal of the National Cancer Institute, 96, 434-42.
Wacholder, S., Rothman, N., and Caporaso, N. (2000). Population stratification in epidemiologic studies of common genetic variants and cancer: quantification of bias. Journal of the National Cancer Institute, 92, 1151-8.
Wald, N.J., Hackshaw, A.K., and Frost, C.D. (1999). When can a risk factor be used as a worthwhile screening test? British Medical Journal, 319, 1562-5.
Ware, J.H. (2006). The limitations of risk factors as prognostic tools. The New England Journal of Medicine, 355, 2615-17.
Wellcome Trust Case Control Consortium (2007). Genome-wide association study of 14 000 cases of seven common diseases and 3 000 shared controls. Nature, 447, 661-78.
Wood, A.M. and Greenland, P. (2009). Evaluating the prognostic value of new cardiovascular biomarkers. Disease Markers, 26, 199-207.
Wray, N.R., Yang, J., Goddard, M.E., and Visscher, P.M. (2010). The genetic interpretation of area under the ROC curve in genomic profiling. PLoS Genetics, 6, e1000864.
Xu, J., et al. (2009). Estimation of absolute risk for prostate cancer using genetic markers and family history. Prostate, 69, 1565-72.
Yang, Q. and Khoury, M.J. (1997). Evolving methods in genetic epidemiology. Ⅲ. Gene-environment interaction in epidemiologic research. Epidemiologic Reviews, 19, 33-43.
Zhang, J., Chiodini, R., Badr, A., and Zhang, G. (2011). The impact of next-generation sequencing on genomics. Journal of Genetics and Genomics, 38, 95-109.
Ziv, E. and Burchard, E.G. (2003). Human population structure and genetic association studies. Pharmacogenomics, 4, 431-41.

第九部分　公共卫生危害的预防与控制

9.1 烟　　草

9.1.1 引言

继续阅读前，请评判以下陈述：

1. 如果继续吸烟，每20个吸烟者中约有1人（5%或更少）最终会因吸烟而死亡。

2. 预防青少年吸烟是减少吸烟相关死亡的首要目标。

评判：非常同意/同意/不同意/非常不同意。

对于上述陈述，大多数人会选择"同意"或"非常同意"。但事实上，每两名吸烟者中就有一人死于吸烟，而戒烟行动可以更快地防止更多的人因烟草死亡。

烟草是世界上最重要且最可规避的公共卫生问题。上个世纪烟草导致了1亿人死亡，其中大部分发生在发达国家，本世纪烟草可能导致10亿人死亡，其中大部分分布在中低收入国家（LMICs）。目前烟草每年导致540万人死亡，如果不采取紧急行动，到2030年，烟草每年将导致800万人死亡，其中80%发生在发展中国家。"在目前尚存活的10亿多吸烟者中，约有5亿人将被烟草夺去生命"（WHO，2008）。但自20世纪60年代以来，发达国家，尤其是美国和英国，逐步成功地实施了有效的烟草控制政策，因而数百万人的生命得到了挽救。

烟草控制是针对非传染性疾病（NCDs）的全球公共卫生行动中最突出的例子。它的独特之处在于有一项国际公共卫生条约，即世界卫生组织（WHO）的《烟草控制框架公约》（FCTC），该公约已获得176个缔约方的批准，覆盖全球88%的人口（截至2012年11月30日）。它是有史以来批准速度最快的联合国（UN）条约之一，但美国和印度尼西亚这两个世界上最大的国家尚未批准FCTC（WHO，2012）。

在2011年9月的《联合国关于非传染性疾病的政治宣言》中，使用烟草被列为四大危险因素之首，其他三个因素分别为酗酒、不健康饮食和缺乏运动（UN，2011）。

在全球范围内，烟草引发的疾病、死亡以及相关的社会和经济负担仍在不断加重。根据传染病的"宿主—病原体—媒介"模式，烟草流行是病原体（即烟草本身）流行。它有时也被描述为吸烟及其对他人危害的流行。这两种描述倾向于指责病原体（烟草）和宿主（吸烟者），或关注于受害者（被动吸烟者）。

不过也有人可能认为，烟草流行实际上是烟草业流行。烟草被大量生产，并被大力推广给烟草宿主（吸烟者）使用，而烟草业这一媒介则积极阻碍控制措施的采取。没有烟草业，就不会有烟草流行。因此，烟草控制必须针对媒介。帮助宿主（即吸烟者）戒烟和预防非吸烟者（尤其是年轻人和妇女）开始吸烟也很重要，但其影响局限于能够得到并正在得到有效戒烟帮助的人。在烟草业没有受到严格控制的情况下，戒烟运动和戒烟服务不可能为公众健康带来实质性的益处。针对烟草业的控制以及其他控制措施的成功将使得更多的人戒烟、更少的人复吸和开始吸烟。

FCTC规定了有效控制措施，并转化为WHO的MPOWER一揽子计划的六项策略，具体如下（WHO，2008）：

◇ 监测烟草使用和预防策略。
◇ 保护人们免受烟草烟雾。
◇ 提供戒烟帮助。
◇ 警告烟草使用的危害。
◇ 对烟草广告、促销和赞助实施全面限制。
◇ 提高烟草税。

要注意这六项策略没有先后顺序,所有策略都需综合使用来对抗烟草业和烟草使用。然而,即使在已批准并加入FCTC的国家之间,策略的执行情况也大相径庭。WHO对进展情况进行评估,并定期发布全球状况报告,这是MPOWER一揽子计划下M("监测")的一部分。

9.1.2 每三个吸烟者中就有两个死于烟草

9.1.2.1 至少每两名吸烟者中有一人死于烟草

了解并警告烟草使用的危险非常重要:首先是各种原因导致死亡的绝对风险,其次是在全球、地区和地方造成的大量死亡。与相对风险(RR)或死亡人数相比,吸烟者有50%的机会死于烟草的绝对风险更容易理解,与个人更相关。RR只能告诉暴露于烟草的人,他们比未暴露于烟草的人有更高的危险,但不能告诉他们确切的危害概率,即绝对危险度。如果未暴露人群的发病率很低,那么大的相对危险度并不意味着大的绝对危险度。告诉吸烟者在其他地方有数百万人死于烟草可能会让某些人感到震惊,但对某些人来说很难理解。

WHO的声明"每两个吸烟者中就有一人死于烟草"(WHO,2008)源自Peto,他提出"大约一半持续吸烟的青少年最终会被烟草夺去生命(大约四分之一在老年,四分之一在中年)"(Peto,1994)(图9.1.1)。这是基于Doll和Peto的前瞻性英国医生研究(British Doctors Study)中两项RR的释意,该研究进行了40年的随访(Doll et al.,1994)。这是如何将RR转化为公共卫生行动和风险沟通的绝对风险的一个独特例子。

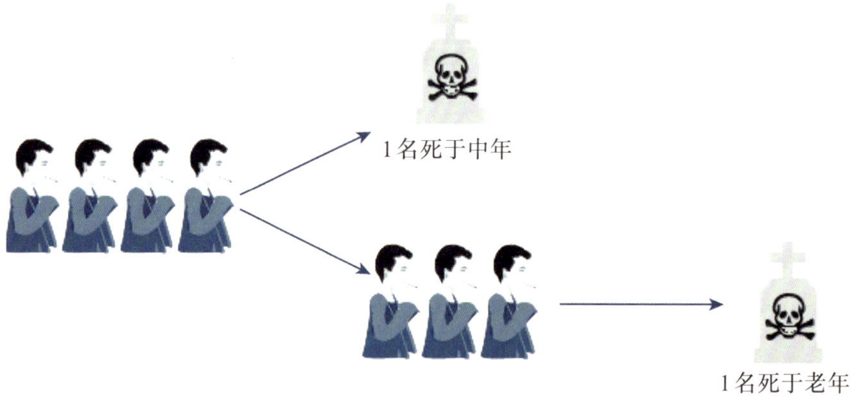

图9.1.1 每2名吸烟者中有1人死于吸烟

9.1.2.2 从相对风险到绝对风险

RR是暴露组(吸烟者)患病或死亡的绝对风险除以非暴露组(非吸烟者)的绝对风险。在不知道非暴露者的绝对风险的情况下,基于暴露者中的归因分数[AF,AF=(RR−1)/RR],将RR转换为暴露者的绝对风险只适用于总或全因死亡率。吸烟者与非吸烟者相比,总死亡率的RR为2,吸烟者的AF为(2−1)/2=0.5,这意味着在所有死亡的吸烟者中，有一半是由于吸烟造成的。因为所有吸烟者最终都会死亡，所以所有吸烟者死亡的分母可以转化为所有活着的现在吸烟者，因此在所有现在吸烟者中，50%或二分之一最终会死于吸烟(Lam，2012)。

9.1.2.3 多达三分之二的吸烟者死于烟草

之前报告的RR可能被低估。RR是基于对当前吸烟者和非吸烟者经过几年随访后死亡率的比较。首先，基线被招募的当前吸烟者是幸存者，因为他们中体质较弱的人可能已经死亡。其次，非吸烟者可以是从未吸烟者，也可以是曾经吸烟者。后者可以在身体健康的情况下戒烟(健康戒烟者)，也可以因为身体不好而不得不戒烟(因病戒烟者)。因此，RR可能被低估，因为当前吸烟者往往更健康(分子死亡率较低)，而非吸烟者可能包括一些患病的戒烟者(分母死亡率较高)。当队列包括老年人时，这种偏倚尤其强。

另一个偏倚可能是由于随访时间不足，尤其是对于需要多年才能发病的疾病。更长时间的随访将产生更多的死亡，使得可以进行亚组分析。Doll和Peto的研究经过50年的随访，结果显示，如果吸烟者在年轻时就开始吸烟，那么每三个吸烟者中就有两个(RR为3)会因吸烟而死亡(Doll et al.，2004)。

每三个非常年轻的吸烟者中就有两个会被吸烟夺去生命，这对于控制儿童和青少年吸烟特别有意义，但这一声明尚未得到广泛宣传。基于美国和英国当代大型队列的最新研究结果也显示，与从不吸烟者相比，现在吸烟的男性和女性的全因死亡RR接近3(Jha et al.，2013；Pirie et al.，2013；Thun et al.，2013)。

像英国医生队列研究那样长期随访的队列研究并不多，尤其是来自LMICs的队列研究，因此其吸烟死亡率的RR值往往被低估。Lam等(1997)对一个1 696人的小型队列进行了20年的随访，发现RR约为2，与Doll和Peto的研究结果相似，但高于较早的研究(Yuan et al.，1996)和近期随访时间较短的中国队列研究(Elliott et al.，2009)。

吸烟者烟草暴露的总量因国家和队列研究的不同而不同。中国和其他LMICs队列研究在烟草流行早期阶段的RR较小的另一个解释是这些国家烟草暴露总量可能较低。这些队列研究中的吸烟者往往开始吸烟的年龄较大，且负担不起像高收入国家的吸烟者那样多的吸烟量。

Gellert等(2012)最近对老年人群(60岁或以上)中吸烟和全因死亡率的关联进行了一项Meta分析。该研究纳入了来自7个国家的17项队列研究，相对于不吸烟者，现在吸烟者的合并RR为1.85。这意味着“每两例死亡中就有一例由烟草导致”在老年吸烟者中仍然适用。

9.1.2.4 公共卫生应用

流行病学调查结果可用于更有效的公共卫生倡导、教育和宣传运动。50%的AF可以转化为特定人群中因吸烟而死亡的人数。如果有400万成年人，吸烟率是50%，那么死亡人数是400万×0.5×0.5=100万。同样的道理也适用于儿童和青少年。如果不降低目前的吸烟率，在国家/城市/地区的400万儿童中，约有100万人将被烟草夺去生命，这种说法更令人震惊。相反，这些数字可以从正面加以解读使用，即预防吸烟和促进戒烟可以挽救数百万人的生命。由于许多LMICs儿童和青少年的吸烟率呈上升趋势，如果使用RR值为3，估计的数字将更具有警示效果。

由于未知的原因，许多帮助吸烟者戒烟的网站，包括美国疾病预防控制中心(CDC)的网站中，都没有使用“每两名吸烟者中有一人死于吸烟”这一信息。美国卫生局(USSG)的报告(2004)也不包括总死亡率。50多个司法管辖区现有的烟盒图片警示也没有显示或强调这种风险。甚至最近在加拿大和澳大利亚的普通包装盒上的警示中也没有这一内容(加拿大控烟医师协会)。直到最近，“每两名吸烟者中有一人死于吸烟”才很少被用作关键的控烟运动信息。2011年，爱尔兰是第一个将其用于大型社会营销活动的国家，结果受到媒体广泛报道，戒烟热线电话和戒烟服务需求因此大幅增加(Howell和HSE烟草社会营销工作组，2012)。香港特别行政区吸烟与健康委员会于2012年10月推出“二分之一”运动，并在电视上播放了相关视频。在公共卫生信息和教育方面，应持续、广泛地强调“二分之一”至“三分之二”的死亡率风险(Lam，2012)。有关戒烟建议或咨询的随机对照试验，也没有报告这种绝对风险警示，因此有必要进行新的试验。

9.1.2.5 临床应用

50%的AF也可用于激励临床医生或其他医疗保健专业人员(HCPs)更积极地帮助吸烟者戒烟。如果他们能帮助两名吸烟者戒烟，就等于挽救了一条生命。然而，AF并不能说明吸烟者何时会被吸烟夺去生命。给吸烟者的信息可以很简单："如果你和你的朋友继续吸烟，你们中的一个人将由于吸烟过早地死亡。我们无法预知是谁、什么时候，但过早死亡可能会来得很快很突然，而当它来临的时候，一切都为时已晚。现在就戒烟吧。"

值得注意的是，暴露者的AF可用在临床流行病学中，针对暴露于疾病危险因素(具有因果关联的)的个体。如果吸烟导致肺癌的RR为20(Aubin et al.，2011)，则暴露者中的AF为(20-1)/(20)=95%。临床上，我们可以告诉患有肺癌的吸烟者，他的肺癌是由于吸烟引起的概率约为95%。如果吸烟者长期大量吸烟，这种可能性会更大，因为RR指的是"平均"吸烟者，并且RR和暴露量(包年)之间存在剂量—反应关系。

9.1.3 烟草的具体危害：主动吸烟

9.1.3.1 因果关系与关联

在四个主要危险因素中，烟草使用被证实是导致最多疾病的一个因素。因此，吸烟应该使用"原因"或"归因因素"，而非危险因素，因为危险因素意味着关联而不是因果。同样，"烟草诱发的疾病"或"烟草导致的疾病"等术语比"烟草相关的疾病"或"吸烟相关的疾病"等术语更准确。USSG的报告是时间最长、内容最全面的系列综述报告，其中关于主动吸烟的最新报告，发表于2004年(美国卫生与公众服务部，2004)，该报告定期发布更新，通常在之前的清单上增加新的危害。在全球范围内，不同的评审小组使用的因果推断标准大同小异。尽管在许多疾病上达成了显著的共识，但在某些疾病的因果关系上，对于证据是否充分(或只是提示性的)仍然存在分歧。提供更多证据来证明或确认烟草与其他疾病的因果关联具有科学意义，也可以增加疾病总负担的估计值，但对烟草控制来说并非必不可少。

9.1.3.2 国际癌症研究机构

WHO附属的国际癌症研究机构(IARC)是评估人类致癌风险的世界权威机构。IARC于1986年和2002年将吸烟和烟草烟雾归类为1类致癌物，这意味着有充分证据表明吸烟和烟草烟雾可以导致人类癌症。2009年IARC发布的最新和全面综述得出结论，吸烟是全球癌症的最大危险因素，"吸烟导致肺癌、口腔癌、鼻癌、口癌和下咽癌、鼻腔和副鼻窦癌、喉癌、食道癌、胃癌、胰腺癌、结直肠癌、肝癌、肾癌(肾实质癌和肾盂癌)、输尿管癌、膀胱癌、宫颈癌和卵巢癌(黏液腺癌)以及髓系白血病。"此外，还观察到吸烟与女性乳腺癌发生风险之间存在正向关联。对于子宫内膜癌(绝经后)和甲状腺癌，有证据表明无致癌性(WHO附属的国际癌症研究机构，2012)。需要注意的是，报告中增加了两种重要的癌症，即结肠癌和卵巢癌，目前认为烟草与两种癌症关联的证据充分，但乳腺癌的证据仍然有限(Secretan et al.，2009；WHO附属的国际癌症研究机构，2012)。该报告还得出结论：吸比迪烟(南亚地区常用的手卷香烟)会增加罹患口腔癌、口咽癌、下咽癌、喉癌、肺癌、食道癌和胃癌的风险，而吸无烟烟草则会导致口腔癌、食道癌和胰腺癌。

9.1.3.3 2010年美国卫生总署报告

2010年美国卫生总署(USSG)报告侧重于机制而非因果推断。主要结论有:(1)没有无风险暴露水平;(2)烟草烟雾通过DNA损伤、炎症和氧化应激导致不良健康结局;(3)风险与暴露时间和暴露水平有关;(4)暴露是由于大脑中强大的尼古丁成瘾引起的;(5)低水平的暴露,包括二手烟,会导致内皮功能障碍和炎症迅速急剧增加,与急性心血管事件和血栓形成有关;(6)改变烟草生产方式可降低风险的证据不足。此外,研究还得出了新的重要结论,即吸烟会产生胰岛素抵抗和慢性炎症,从而加速大血管和微血管并发症的发生。因此,对于糖尿病而言:(1)吸烟增加2型糖尿病的风险;(2)糖尿病患者需要更多的胰岛素;(3)吸烟的糖尿病患者更易合并心、肾疾病、截肢、视网膜病变、周围神经病变等并发症。该报告还为公众编写了一本可读性很强的小册子,强烈推荐阅读(美国疾病预防控制中心,2010)。

9.1.3.4 差异和潜在的混淆

IARC关于癌症因果关系的结论与2004年USSG报告基本相似。最明显的差别是,2002年IARC的出版物将肝癌、鼻腔和鼻窦癌以及鼻咽癌列为与吸烟有因果关系的癌症,并将舌癌和唇癌具体列在了口腔癌下。而后来出现的2004年USSG报告则没有。2012年IARC的报告增加了吸烟导致结肠癌和卵巢癌的内容。另一个显著的差异是,尽管吸烟可能导致勃起功能障碍(ED)的说法经常出现在香烟包装上的图片或其他健康警告中,但2004年USSG报告认为,因果关系的证据仅是提示性的,并不充分。

9.1.3.5 重要的新结果

自2004年USSG报告以来,再没有关于ED的新的Meta分析或系统综述。基于横断面调查的新结果显示,在澳大利亚(Millett et al.,2006)、波士顿(Kupelian et al.,2007)和中国(Lam et al.,2006;He et al.,2007),吸烟与ED之间存在一致的关联,而瑞士的一项调查显示,吸烟与年轻男性的早泄直接相关,并与ED间接相关(Mialon et al.,2012)。一项随机对照试验的结果显示,戒烟可以改善ED(Chan et al.,2010)。一项戒烟门诊研究显示,戒烟者的勃起功能优于复吸者(Harte,Meston,2012)。2007年的三项Meta分析均得出结论,吸烟与活动性肺结核(TB)疾病风险和死亡率的增加有关(主要是由于既往肺结核感染的再次激活),证据确凿且一致(Bates et al.,2007;Lin et al.,2007;Slama et al.,2007)。根据数学模型预测,"如果吸烟趋势继续沿着目前的轨迹发展,2010年至2050年期间,吸烟将导致超过1 800万例结核病病例和4 000万例结核病死亡。与不考虑吸烟因素的模型预测相比,吸烟的影响预计将使肺结核病例数增加7%(2.74亿VS 2.56亿),死亡人数增加66%(1.01亿VS 6 100万)"(Basu et al.,2011)。这种因果关系还表明,在结核病流行国家,烟草控制必须与结核病控制相结合。公共卫生宣传必须基于对疾病负担的精确、有时是保守的估计。根据新的结果,不同机构的系统综述将修订或得出更新的结论。公共卫生专业人员需要不断更新并严格评估原始信息来源。

9.1.4 烟草的具体危害:被动吸烟

9.1.4.1 大量的综述

自1981年首次发表有关二手烟与肺癌关系的两篇报告(Hirayama,1981;Trichopoulos et al.,1981)以来,没有任何一种物质像二手烟(SHS)一样,在如此短的时间内受到如此多的系统综述关注,来自烟草业及相关科学家的大规模激烈的批评也是前所未有的。

9.1.4.2 2006年USSG报告

2006年的USSG报告是对SHS进行的最全面的综述(美国卫生与公众服务部,2006)。结论认为,有充分证据表明,SHS会导致:(1)不吸烟的儿童和成人过早死亡和患病;(2)婴儿猝死综合征、急性呼吸道感染、儿童耳疾和更严重的哮喘,父母吸烟会导致儿童呼吸道症状和肺部发育减慢;(3)对心血管系统、冠心病(CHD)(风险增加25%~30%)和成人肺癌(风险增加20%~30%)产生直接的不利影响。具有重大公共卫生意义的结论是:(1)暴露于SHS没有无风险水平;(2)仍有数百万儿童和成人暴露于SHS;(3)消除室内吸烟可以充分保护非吸烟者免受SHS的危害,但将吸烟者与非吸烟者隔离、清洁空气和建筑物通风并不能消除SHS暴露。有证据提示但目前证据尚不充分的烟草相关疾病还有很多,其中最主要的包括儿童癌症(白血病、淋巴瘤和脑瘤)、儿童哮喘发作、成人哮喘发作、乳腺癌、鼻窦癌、中风、动脉粥样硬化和慢性阻塞性肺病(COPD)。

9.1.4.3 2002年IARC专著

2002年IARC的专著根据在许多国家进行的50多项研究得出结论,非自愿吸烟是第1类致癌物,配偶暴露导致女性患肺癌的超额危险度为20%,男性为30%(Aubin et al.,2011)。工作场所暴露的超额危险度为16%~19%。美国加州环境保护局2006年的报告得出结论,SHS可诱发哮喘并能引起绝经前乳腺癌超额危险度为80%~120%,这与2006年的USSG报告不同。2009年IARC的报告补充说,父母吸烟可导致后代肝母细胞瘤,喉癌和咽癌的证据有限,关于女性乳腺癌的证据仍不确定。

对SHS死亡人数的估计则不那么直接。取决于要纳入哪些疾病,以及使用哪些标准(充分或提示性的因果关系证据)或综述与Meta分析。许多地方没有可靠的SHS暴露数据,不同的调查对暴露的定义也不尽相同,这些调查可能不是基于整个国家的代表性样本。WHO全球疾病负担研究估计,2004年SHS已导致从不吸烟者中60.3万人过早死亡,其中16.6万人死于下呼吸道感染,1 100人死于儿童哮喘,3.5万人死于成人哮喘,2.1万人死于肺癌,37.9万人死于成人缺血性心脏病。在所有因SHS死亡的人中,28%是儿童,47%是妇女。报告指出,吸烟者可能因为长期暴露于高浓度烟草烟雾,或因已经患有吸烟引起的疾病,而特别容易受到烟草危害的影响(Oberg et al.,2011)。

估计全国或地方的非吸烟者因SHS导致的死亡率对于倡导全面禁烟立法至关重要。据2006年USSG报告估计,2005年有3 000多名美国人死于SHS导致的肺癌,4.6万人死于冠心病,430名新生儿死于婴儿猝死症候群。2007年中国烟草控制报告估计,SHS导致10万多名中国非吸烟者死亡。在中国香港特别行政区,SHS每年导致150名餐饮工人死于肺癌和冠心病(Hedley et al.,2006),每年有1 324人死于中风、心脏病、慢性肺病和肺癌(McGhee et al.,2005),这些结果被成功用于推动2006年法律的修订,将全面禁烟扩展到所有室内工作场所、餐馆和酒吧以及许多其他公共场所。关于SHS研究的最新成果将为儿童哮喘(Burke et al.,2012)、卒中(Oono et al.,2011)、结核病(Lin et al.,2007;Slama et al.,2007;Leung et al.,2010)、慢性阻塞性肺病(Yin et al.,2007;He et al.,2012)和急性呼吸道症状(Monto,Ross,1978)的病因提供证据。关于SHS和乳腺癌关联的不确定性仍然存在(Pirie et al.,2008)。

9.1.4.4 SHS对现在吸烟者的不良影响

关于SHS对现在吸烟者的不良影响的数据缺乏,主要是因为大多数(即使不是全部)关于SHS的研究都将现在吸烟者排除在外。据报道,在中国香港特别行政区SHS暴露与当前成年吸烟者急性呼吸道症状增加和近期使用门诊服务密切相关(Lam et al.,2005),并且与当前青少年吸烟者中持续的呼吸道症状风险增加相关(Lai et al.,2009)。在室内工作场所全面禁烟的主要目的是保护工人,这是一个职业健康问题。反对者和烟草业倡导设立吸烟区或吸烟室,但此举会让在吸烟室内提供服务或清洁的工作人员严重暴露于二手烟。另一种观点是,可以派吸烟的员工到吸烟区工作,而SHS对主动吸烟者的额外危害的研究结果可以作为这种观点的反驳。此外,成人和青少年吸烟者都应该被警告远离SHS,这可能会促使一些人支持全面禁烟的立法和戒烟。

9.1.5　化学物质和致癌物

9.1.5.1　烟草烟雾

烟草烟雾是一种非常复杂的混合物,含有7 000多种化学化合物(Rodgman,Perfetti,2009)。其中,数百种化合物有毒,至少有69种是致癌物。烟草烟雾化合物种类预计将进一步增加。此外,烟草业已经并将继续向香烟中添加新的添加剂,包括各种口味(包括薄荷醇和水果)和草本植物或草药,以吸引特殊群体的吸烟者,比如儿童和青少年以及相信草药者(Eriksen et al.,2012)。使用这些信息来警告吸烟危害的有效性需要进一步评估。主要的问题是吸烟者感觉不到这些化学物质的任何急性毒性作用,因为每一种化合物的暴露水平都很低。

9.1.5.2　二手烟

SHS是主流烟(吸烟者吸入和呼出的烟)和侧流烟(从香烟燃烧的一端)的复杂混合物。许多有毒物质在侧流烟中的浓度高于主流烟,而且经常被错误地宣传为SHS比主动吸烟更有害。就毒性而言,这一说法是不正确的,因为SHS中的有毒物质在非吸烟者吸入之前就被环境空气大大稀释。因此,非吸烟者对SHS中各种化合物的暴露水平远低于吸烟者。但从轻度刺激到因肺癌或冠心病而死亡的人数而言,这一说法可能是正确的,因为非吸烟者广泛暴露于SHS,而且包括儿童在内的非吸烟者的绝对数量总是大于吸烟者的数量。公共卫生专业人员应注意,信息是基于强有力的证据并且是有效的。

9.1.5.3　三手烟

三手烟(THS)是指烟草烟雾清除后残留在灰尘、物体表面、衣服和人体上的污染物。它可以作为气体重新排放,也可以与亚硝酸等其他污染物发生反应,形成烟草特有的亚硝胺,其中一些具有致癌性(Burton et al.,2011)。尽管嗅残烟的现象并不新鲜,但THS的发现(Winickoff et al.,2009)引起了许多研究和公众的兴趣。每吸一根烟,THS就会累积,并持续数周。幼儿在探索其家庭环境时尤其面临暴露风险。然而,没有研究表明暴露于THS会造成身体伤害,有必要对THS的化学成分和健康风险进行更多研究(Matt et al.,2011)。

9.1.5.4　公众的风险认知

公众对风险的认知和容忍度往往是非理性的,因此他们的行为与风险的大小不成比例。大多数人对食品中的少量有毒污染物(如鱼中的孔雀石绿)是零容忍的,但相对较少的人意识到烟草烟雾中的化学物质和致癌物。随着对SHS危害认识的提高,人们对二手烟的容忍度迅速下降。非吸烟者采取各种行动避免暴露在烟雾中,并抱怨在他们附近吸烟的吸烟者。在过去的几十年里,许多非吸烟者从完全接受吸烟转变为零容忍,特别是在全面禁烟的国家。

保护无辜的非吸烟者,包括儿童、妇女和雇员,一直是控烟立法的主要推动力。在中国和许多LMICs,公众对SHS的认识很低,甚至不吸烟的医生也不担心自己暴露于SHS(Lam et al.,2011)。烟草控制倡导者需要学习相关的成功经验,包括使用SHS和比较烟草烟雾与其他有毒化合物的风险,以改变非吸烟者的风险认知并激励其采取行动。

虽然THS的危害尚未被证实,但意识到潜在风险的父母更有可能采取家庭禁烟令(Winickoff et al.,2009)。这是一个促进家庭无烟环境的机会,家庭是控烟斗争的最后阵地。

9.1.6 警示烟草危险

大量调查显示,人们对烟草危害的认识往往很浅薄。政府或法律规定的最早的健康警告大多是在烟草广告(始于1971年的美国)或香烟包装上简短而不显眼的声明:吸烟有害健康。不幸的是,在中国等许多国家这种情况仍然存在。

加拿大是在2001年第一个法律通过要求在香烟包装上印上图形健康警语的国家。它的成功促使许多国家纷纷效仿。加拿大癌症协会(Canadian Cancer Society)2012年的报告显示,63个国家或行政区和地区(覆盖全球40%的人口)需要图片警告(加拿大癌症协会,2012)。

FCTC第11条要求,健康警语"应占主要展示区域的50%或以上,但不得少于30%"(WHO,2003),并可采用图片警语的形式。许多国家做的已经超过了这一最低限度,澳大利亚的一些警语是世界上最大的,在包装正面的75%和背面的90%。从2012年12月起,澳大利亚也实施了平装(图9.1.2),禁止烟草公司的颜色、标志和设计元素出现在包装的品牌部分,并规范包装的形状和格式。澳大利亚高等法院驳回了烟草公司对澳大利亚政府提出的宪法挑战。英国是在2016年第二个实施这些措施的国家。并不是所有政府都有政治意愿、法律和其他资源来防范这些问题。尽管如此,澳大利亚的成功已经成为一个榜样,澳大利亚法院的裁决将帮助政府,至少在普通法区域,捍卫和对抗新的法律挑战。

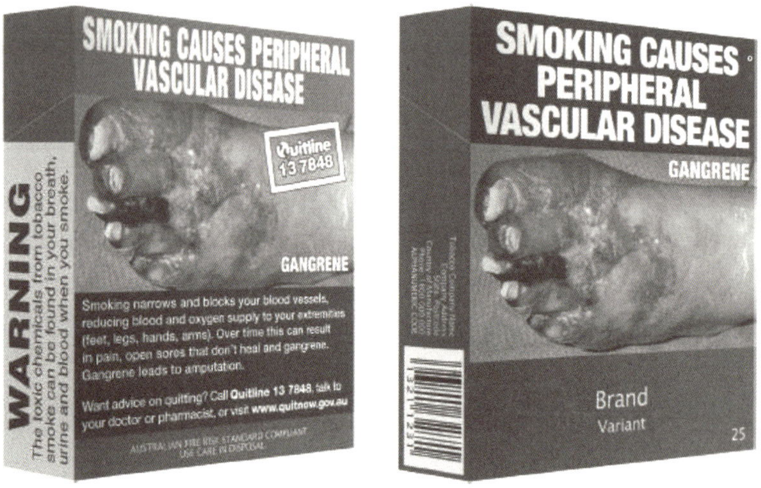

图9.1.2 澳大利亚香烟包装上的普通包装和图片健康警示

越来越多的有力证据表明,图片警示在提高认识和减少烟草使用方面具有很高的成本效益。警示的尺寸越大,效果越显著。一些国家还转而使用令人震惊的病变或受损器官或尸体图像,包括死亡的胎儿或婴儿。同样重要的是,开始使用最醒目的图片,有更多的警示(澳大利亚现在有一套14个平面包装警示)并要求频繁轮换,印刷成本完全由烟草公司承担,并尽量减少延迟(因为烟草公司将在法律通过之前生产更多的包装,并辩称他们需要数月或数年来印刷新包装)。该法律应赋予卫生部更改或更新图片和警示的权力,而不必修改法律。警示必须基于大多数当局认为足以证明因果关系的证据。所有国家的图片警示信息可从烟草标签资源中心和WHO警示数据库获得。

每个国家的烟草业都在强烈反对这类警示,理由是吸烟者表示他们不会在意这类警示,并认为印刷这类警示会增加生产成本,同时影响烟草公司使用其知识产权展示其品牌名称和标识的权利,从而危及贸易和言论自由。尽管在2011年6月,美国通过了《食品和药物管理局规定》,要求从2012年9月起在包装正面和背面覆盖50%的图形警告,但由于烟草业向法律挑战成功,该实施被搁置。未来的法律诉讼结果尚不确定。

FCTC第11(a)条要求缔约方确保"烟草制品包装和标签不得以任何虚假、误导性、欺骗性或可能造成错误印象的手段来宣传烟草制品","这些手段包括低焦油、轻、超轻或轻度等术语"(WHO,2003)。许多国家仍有不符合这一规定的烟草制品。

大众媒体宣传活动可以非常有效地提高公众认识,来激励吸烟者戒烟,预防年轻人吸烟,并且效果随着宣传的强度以及内容和信息的增加而增加。精心策划和持续的电视宣传可以影响到大多数人,从而导致其行为改变。许多禁烟视频已在发达国家得到系统评估并被证实有效。然而,WHO的《2011年全球烟草流行报告》显示,在许多国家特别是LMICs,缺乏针对烟草的大众媒体宣传活动(Eriksen et al.,2012)。制作视频和在电视上播放的高昂成本可能是一种原因,但可以通过将已证明有效的视频在全球进行共享,以及使用YouTube和手机等替代媒体来克服该原因,因此有必要进行深入的研究、开发和评估。

还需要通过媒体宣传来争取公众对立法和其他政府行动的支持。即使大多数人都支持增税和设立无烟区,但是小部分人的反对意见(有时会被烟草业利用)也会给政府和立法者带来巨大压力。为争取公众支持而开展的媒体宣传活动必须以强调有多少人,特别是年轻人将死于吸烟的警示为有力理由,从而进一步提高人们的认识。

还应探讨与媒体合作的其他方式。关于当地研究结果的新闻发布会通常会吸引大量媒体来免费报道。WHO的世界无烟日是一个年度活动,可以与其他的活动广泛联系起来,获得大量的媒体报道和评论。例如,关于医学期刊的重要发现,或关于WHO或FCTC决议的国际新闻可以引起当地大众媒体的兴趣。公共卫生倡导者需要了解媒体想要什么,以及如何与他们合作。为了取得持续的效果,媒体宣传需要精心策划和不断重复,并提供其最新的结果和活动。

9.1.7　监测和预防烟草使用

9.1.7.1　吸烟率

2009年全球约有20%的成年人吸烟,共消费了5.9万亿支香烟。即使吸烟率保持不变,由于世界人口不断增加,尤其是在LMICs,烟草消费将在整体上增加。中国是世界上最大的香烟生产国和消费国,占全球香烟消费量的38%。由于人口众多和吸烟率高,中国拥有最多的吸烟者(成年人和年轻人)和吸烟导致的死亡人数。第2到第5大香烟消费国分是俄罗斯、美国、印度尼西亚和日本。

监测烟草使用对于我们了解吸烟的流行程度、评估当前和预测未来的疾病负担以及评估预防政策的有效性至关重要。《烟草地图集(第4版)》(Eriksen et al.,2012)显示包括男性和女性以及男孩和女孩患病率在内的综合性世界图表。其中,性别数据很重要,因为男性和女性在烟草使用方面有很大差异。未来将提供更多国家的时间趋势数据。而对现有趋势数据的解释时应考虑到调查方法随时间的变化和抽样误差。

1998年,WHO、美国疾病预防控制中心和加拿大公共卫生协会发起了全球烟草监测系统(GTSS)(Warren et al.,2009a),目的是帮助各国在学校和家庭调查中使用标准化方法来监测烟草使用。全球青年烟草调查(GYTS)、全球学校人员调查(GSPS)、全球卫生专业学生调查(GHPSS)和全球成人烟草调查(GATS)分别于1999年、2000年、2007年和2007年开展(Warren et al.,2009b)。所有的调查都正在进行当中,GYTS因为其开始时间早而覆盖范围最大。GATS是对15岁及以上的男性和女性进行的具有全国代表性的家庭调查,包括:(1) 烟草使用;(2) 知识态度和认知;(3) 戒烟;(4) SHS暴露;(5) 经济学;(6) 媒体;(7) 背景特征。这些调查还为监测预防政策提供了基本数据。

9.1.7.2 其他烟草使用

烟草流行始于英国和美国,当时美国发明了大量生产香烟的机器(1881年),烟草公司对香烟进行了积极的广告和促销,而烟草对健康的严重危害尚未广为人知。然而,烟草使用还包括丁香香烟(印度尼西亚)、卷烟(欧洲和新西兰)、比迪烟(南亚,主要是印度)、烟斗(世界范围内)、棍烟(巴布亚新几内亚)、水烟(北非、地中海地区和亚洲部分地区)、雪茄(世界范围内)和各种形式的无烟烟草,包括咀嚼烟草(世界范围内)、湿鼻烟(斯堪的纳维亚和美国)、可溶解的无烟烟草制品(高收入国家)以及干鼻烟(欧洲)(Eriksen et al.,2012)。自21世纪10年代中期以来,电子烟日益流行,2018年全球有4 100万用户,高于2011年的700万,然而电子烟对健康的长期影响目前尚不清楚。

9.1.7.3 国际烟草控制政策

评价项目

国际烟草控制(ITC)项目是第一个研究FCTC国家一级的主要政策对社会心理和行为影响的国际队列研究(国际烟草控制政策评估项目未发表)。ITC纳入20个国家,这些国家的人口占世界人口总量的50%,烟草使用者占世界总量的70%,内容包括:(1) 健康警示标签和包装说明;(2) 控烟立法;(3) 烟草制品定价和税收;(4) 传播和教育;(5) 戒烟;(6) 烟草广告和促销。

烟草流行阶段

在不同国家,吸烟和烟草导致的疾病,特别是肺癌这一疾病的模式差异很大。Lopez等(1994)以英国、美国和澳大利亚等发达国家为基础,将烟草流行分为四个阶段。自20世纪初以来,吸烟率迅速上升,首先是男性在20世纪50年代达到峰值,其次是女性大约20年后达到一个较低的峰值;然后在大量吸烟者停止吸烟后,从20世纪60—70年代开始下降。男性的烟草死亡滞后于此,在大约30年后的20世纪80年代达到峰值,然后由于戒烟的增加而下降,而女性的烟草死亡持续增加至进入本世纪。四阶段模型凸显了广泛吸烟与其对死亡率产生完全影响之间的长时间延迟(约30年)。该模型已经应用到其他国家或地区,撒哈拉以南非洲是阶段1,拉丁美洲是阶段2,东欧是阶段3,英国是阶段4。

20年后,最近对该模型进行的一项综述表明,在发达国家男女吸烟率均继续下降,男性因吸烟死亡的比例下降,女性则继续上升或停滞不前(Thun et al.,2012)。最新研究结果还支持,美国男性因吸烟死亡的人数已趋于稳定,但女性继续上升(Thun et al.,2013)。该模型一般适用于发展中国家的男性,但不能预测何时(或是否)女性将开始大量吸烟。因此,需要修改标准和建立单独的模型来完全描述发展中国家男女的流行病学特征。烟草死亡高峰和烟草消费高峰之间的漫长滞后效应是政府和政界人士缺乏紧急行动的一个关键原因。

女性吸烟

该模型的局限性是没有考虑到烟草控制措施的历史和时机。中国香港特别行政区的研究数据(Lai et al.,2012)显示,香港特别行政区男性吸烟率下降的趋势(由1982年的39.7%降至2010年的19.9%)似乎与澳大利亚和美国相似，但香港特别行政区女性吸烟率由5.6%降至3.0%的趋势则不符合该模式。大约30年前，香港特别行政区的控烟倡导者曾预测女性吸烟率会大幅上升，但事实并非如此。至少部分原因可能是早期引入了烟草控制措施，包括1983年将烟草税提高300%（1991年提高100%），以及立法限制（1982年、1990年、1992年、1998年、1999年和2007年）并最终禁止烟草广告（2008年）。

9.1.8 执行烟草广告禁令

普遍认为全面禁止广告、促销和赞助将减少烟草制品的消费。在20世纪60年代中期限制烟草广告之前，英国和美国等许多高收入国家都出现了针对女性的促进烟草消费的广告。现在，103个国家对烟草营销有一些限制，但只有24个国家（占世界人口的10%）禁止一切形式的直接和间接广告（WHO，2013a）。

部分限制是无效的，因为烟草业有很多方法可以绕过它们。在香港特别行政区，所有形式的烟草广告都被禁止，仅允许在零售商店和报刊亭展示香烟，烟草公司斥巨资在每个香烟包装上安装聚光灯以扩大展示区域，政府因报摊和店主的抗议而很难起诉。LMICs应致力于直接全面禁止，比如一些非洲国家在跨国烟草公司站稳脚跟之前就这样做了，泰国等其他国家已经禁止展示香烟。

禁止间接广告是非常困难的，因为一些香烟与非烟草产品使用同一品牌（品牌延伸）。在中国，上海的一个著名的非常昂贵的香烟品牌在几十年前被命名为“中华”，意思是中国。该烟草公司发起了“我爱中华”的活动，这两个汉字与香烟标识的格式相同。一些中国品牌以著名的地方或动物（如熊猫）命名。以这种方式绕过广告禁令的做法越来越多，但许多政府没有起诉它们的经验或资源，也没有信心在法庭上获胜。

禁止赞助最为困难。FCTC将其定义为“对任何事件、活动或个人产生的任何形式的贡献，目的是直接或间接促进烟草制品或烟草使用效果”（WHO，2003）。澳大利亚维多利亚州在1987年率先利用烟草税收建立了一个健康基金会，以取代烟草赞助。许多国家的烟草控制倡导者都引用了这个成功的例子，但很少有人成功（如泰国）。许多组织的事件和活动，政治家、立法者、研究人员和其他个人正在接受烟草赞助/资金。他们不太可能支持严格的烟草控制措施，并可能直接或间接地加入烟草联盟。各国政府需要禁止提供和接受所有形式的烟草赞助。临时措施包括要求披露信息的立法和禁止此类赞助的政策。为了帮助实施和执行全面禁止烟草广告、促销和赞助，WHO为LMICs开发了一个为期3天的培训讲习班（WHO，国际抗结核和肺病联盟，2011）。

9.1.9 保护人们免受烟草烟雾危害

烟草控制的一个重大突破是设立无烟区，目的是保护人们免受SHS危害，以及美国始于20世纪80年代相关的非吸烟者权利运动。禁止在公共场所吸烟的法律已经通过并开始实施，通常是从部分禁止到完全禁止，并正在扩大到所有公共场所（从室内到室外）和室内工作场所（公共和私人）。在一些国家也出台了进一步的禁令，如在日本繁忙的街道。在压倒性的公众支持下，新加坡最近将禁烟范围扩大到住宅建筑的公共区域、有顶棚的人行道、人行天桥、以公交车站边缘为半径5米的范围，以及医院的户外院落。从2008年到2010年受到全面控烟法律保护的人数翻了一番，但世界上89%的人口仍未得到保护（Eriksen et al.，2012）。

只有在那些对SHS危害认识高和政府有强烈政治意愿的国家，公众才会大力支持。烟草业一直在努力反对这种做法，并与吸烟者权利组织和其他可能受到不利影响的机构（如酒店和餐饮业）建立了联盟。在烟草公司的支持下，雇主动员一些餐馆员工或其工会进行抗议。烟草业会游说政府和立法者并反复争辩，理由是在餐馆和酒吧禁止吸烟将导致顾客、收入和工作的损失。然而，在所有行政辖区，控烟法律的实施基本上给餐厅销售带来的结果是没有变化或有所增加，同时节省了清洁成本和降低了火灾风险。

需要全面禁止SHS暴露,然而烟草业往往能成功地利用这些法律的漏洞(比如,若场馆业主或经理允许在其法定禁烟区吸烟,他们将不会承担法律责任或受到处罚)。许多餐馆老板仍然认为他们的业务将受到全面禁烟的影响,特别是在LMICs。即使烟草公司和场馆所有者结成了联盟,公共卫生倡导者还是必须区分二者。大众媒体和其他活动,如激励学生和其他非吸烟者请求无烟用餐区,是改变一些餐厅老板和员工想法的有效方法。有些人永远不会被说服,但所有人都希望有一个公平的竞争环境,任何新法律都应该平等地适用于所有场所;允许一些餐厅有吸烟区,但不允许其他餐厅有吸烟区是行不通的。

制定全国性的控烟法律是必要的,但在中国,只有一些大城市开始引入地方性的控烟立法。尽管如此,这些地方的执法力度较弱、对违规行为的处罚较低、合规性也无法令人满意。因此在实施新法律之前,需要进行大众媒体宣传。为了让公众和场馆所有者相信政府的严肃性,最初的执法和巨额罚款至关重要。有效执行全面控烟立法可减少心脏病发作,增加人群戒烟率,并减少员工吸烟,从而挽救生命(Glasgow et al., 1997)。

9.1.10 提高烟草税

提高税收是迅速减少烟草消费的最有效方法。几十年前,反复且高额的增税推动了消费的下降,尤其是在高收入国家。另一方面,随着中国等LMICs的经济发展和国民收入增加,实际烟草价格的下降大大促进了消费的增加。高价格可以显著防止年轻人吸烟和减少低收入人群的消费烟草,使得这两个群体的戒烟人数都有所增加。强有力的证据来自高收入国家和LMICs,如英国、南非、摩洛哥和以色列(Eriksen et al., 2012)。最近的一个例子是法国,2003—2004年,法国将香烟价格翻了三倍,导致消费量减半,政府收入翻了一番(Gallus et al.,2006)。

世界银行1999年的一份重大报告指出,来自高收入国家和LMICs的证据均表明,价格上涨对减少需求效果十分显著。"平均而言,一包香烟价格每上涨10%,预计高收入国家的香烟需求将减少约4%,LMICs的香烟需求将减少约8%"(世界银行,1999),该说法被广泛引用。《烟草地图集(第4版)》(Eriksen et al.,2012)则显示了各国不同程度的减少,高收入国家减少了2%~6%,LMICs减少了2%~8%。世界银行报告中的模型研究结果显示,1995年全球烟草价格提高10%将促使4 000万吸烟者戒烟,并且防止至少1 000万人死亡。该估计略显保守,因为倘若每两个吸烟者中就有一个死于烟草,那么4 000万吸烟者戒烟就可以避免约2 000万人死亡。由于价格上涨也将减少年轻人吸烟,因此在更远的将来,死亡人数将进一步减少。

《烟草地图集(第4版)》显示消费税占卷烟价格百分比的巨大差异。WHO建议消费税应至少达到零售价的70%,但只有五个国家达到了此标准(Eriksen et al.,2012)。世界银行建议,税收应占零售价格的三分之二至五分之四(Mackay et al.,2006)。提高烟草税还可以为政府带来额外收入。截至2010年,至少有166个WHO成员国征收了烟草消费税,其中至少有27个成员国将一部分烟草税收用于健康目的的财政支出。许多经济分析表明,烟草的经济成本,包括因烟草引起的疾病负担而造成的生产力和健康损失以及其他支出,大于烟草税收收入。根据亚洲发展银行2012年报告估计,在中国、印度、菲律宾、泰国和越南,烟草价格每上涨50%,将使每年死亡人数减少2 700多万人,同时产生270多亿美元的额外收入(亚洲发展银行,2012)。

鉴于这些数据,尚不清楚为何大多数政府在批准了FCTC之后,也没有实施WHO推荐的烟草税至少70%的政策。可能的原因包括烟草业与政府官员之间的勾结、消费水平急剧下降导致的烟草税收损失或者LMICs用于烟草控制的资金分配不足。需要开展更多的研究来找到这一问题的根源,以及说服政府这样做的有效方法。

一般来说公众不欢迎任何增税政策,并可能产生对政府的不满,从而导致抗议和动乱。减少烟草使用可以节省医疗支出的经济学论点几乎没有直接迅速的影响,因为该论点在未来才能实现。反对者的一个非常有力的论点是,高税收将导致走私增加,使许多低收入吸烟者特别是年轻人,更容易获得廉价的非法香烟。然而最近的一份报告显示,英国的税收增加并没有导致走私增加。

9.1.11 烟草业

在庆祝FCTC五周年时,WHO总干事陈冯富珍博士说:“烟草业冷酷、阴险、富有且强大。众所周知,WHO和公共卫生都不富裕,但现在有了框架公约,我们确实很强大”(WHO,2010)。烟草业是唯一一个被WHO公开和反复谴责的行业。

烟草业由几家跨国烟草公司主导。中国烟草总公司是世界上最大的国有企业,生产的卷烟数量最多。尽管一些国家在烟草控制和FCTC方面取得了进展,烟草公司仍然是世界上最赚钱的公司之一(Eriksen et al.,2012)。

9.1.11.1 烟草公司文件

研究和大量报告曝光了烟草业采取的各种不利于公众健康的措施。大多数调查的结果基于对自1994年以来曝光的数百万页烟草公司内部文件以及1994年美国开创性判决中针对烟草公司的诉讼程序的分析,这些文件现在存放在美国明尼苏达州和英国吉尔福德(Mackay et al.,2006;Shafey et al.,2009)。这些文件仍未得到充分研究,但现在公共卫生专业人员和研究人员,特别是那些对烟草业关于其国家或区域和战略(包括针对儿童或妇女的战略)的看法感兴趣的人,可以很容易地查阅这些文件。它们给我们提供了烟草业为促进不同社区和人群继续使用烟草而采取的各种策略的深刻见解(Mackay et al.,2006;Shafey et al.,2009;Eriksen et al.,2012;2013b)。

9.1.11.2 烟草企业社会责任

烟草公司花费巨额资金资助吸烟者团体、烟草协会和研究所以及其他反对控烟措施的联盟;资助研究人员对烟草危害尤其是对SHS危害的证据提出质疑;资助研究但压制或歪曲不利结果;资助政府和非政府组织以及与教育、艺术、文化和体育、环境保护以及医疗、卫生或康复规划有关的各种活动或规划,以宣传烟草品牌和企业形象,收买支持者或压制潜在的反对者(WHO,2013b)。

由烟草业资助的青少年预防吸烟(YSP)项目尤其具有欺骗性并令人不安。项目措施是无效的,因为它们只关注年轻人,并将吸烟描绘成成年人的习惯,从而使其对青少年更有吸引力。YSP项目吸引了对青少年健康感兴趣的非政府组织、社区负责人和不了解其动机的学校,而这给控烟倡导者带来了很多困扰和挫折,他们需要极其谨慎地揭露烟草业与YSP项目的关联,但又不能疏远被欺骗的人。西太平洋区域办事处提供的WHO关于儿童保健服务宣传册子是一个宝贵的资源(WHO,2003)。应如何组织青年计划以区别于YSP?中国香港特别行政区的策略是推广WHO的小册子(Ho et al.,2010),并推出青少年戒烟计划,而不是预防吸烟计划。提醒和突出绝大多数年轻人不吸烟是有益的。过分强调青少年吸烟可能会导致对青少年同伴吸烟的高估,从而增加青少年吸烟(Ho et al.,2010)。

烟草业没有改变,这可以从烟草业目前对政府采取诉讼和法律威胁的努力中得到证明,后者正在计划或已采取新控制措施。《烟草地图集(第4版)》列出了18个国家烟草业对控烟措施提出的法律挑战(Eriksen et al.,2012)。烟草公司将在更多国家发起更多此类挑战。西方一些烟草控制倡导者呼吁政府通过收购烟草公司从而控制它们。然而,中国国家烟草垄断的例子表明效果可能会更糟。中国的一些控烟倡导者呼吁将行政部门分离出来,这样行政部门就可以更独立地监督和控制企业。

政府应该起诉烟草业吗?一个重要的里程碑是美国政府1999年诉讼的成功,该诉讼使得主要的烟草公司在25年里向46个州支付了2 060亿美元的和解费,以补偿政府在吸烟相关的医疗保健方面的支出(Gruber et al.,2001)。反烟草的法律案件数量一直在增加,但增速缓慢。使烟草非法化是烟草业在法律上的最终失败。

9.1.12 WHO FCTC

FCTC是一项以证据为基础的条约,也是在制定减少需求和供应问题方面的监管战略的一次范式转变(WHO,2003)。FCTC的成功促使并鼓励公共卫生倡导者呼吁缔结类似的条约,例如《酒精控制框架公约》(Casswell,Thamarangsi,2009;Lam,Chim et al.,2010)。FCTC是一份易读的、行动为主的文件,可供各国政府、公共卫生专业人员和公众使用。它引发了一场全球运动,也是一份强有力的游说文件,旨在迫使各国政府遵守它们已批准的国际条约。FCTC只规定了政府必须做的最低限度,如澳大利亚在2012年规定的烟草包装,表明还可以做得更多。

尚未批准FCTC的国家面临巨大的批准压力,同时许多批准FCTC的政府尚未履行其应遵循公约的义务,这些情况都将定期记录在WHO的MPOWER报告中。

FCTC受缔约方会议(COP)管辖,该会议由公约所有缔约方(国家或行政辖区)组成。它审查并做出决定以促进公约的有效实施,行使通过议定书、附件和修正案的权利。从第三届缔约方会议开始,缔约方常会每两年举行一次。

根据FCTC第15条,《消除烟草制品非法贸易议定书》是缔约方会议为消除一切形式的非法贸易而采取的有效、适当和综合国内外反应所通过的第一项议定书(世界卫生组织烟草控制框架公约,2012)。

9.1.12.1 框架公约联盟

FCTC不仅仅是为卫生部或政府制定的。非政府组织(NGOs)从谈判开始就起到了关键作用,其影响力也在不断扩大。成立于1999年的框架公约联盟(FCA)拥有来自100多个国家的350多个组织。它是一个民间社会联盟,其使命是帮助制定和实施作为有效全球烟草控制基础的FCTC。FCTC已成为评估缔约方、国家或地区烟草控制措施的绩效和有效性的基准。

9.1.12.2 FCTC和联合国非传染性疾病政治宣言

FCTC为2011年《联合国控制非传染性疾病政治宣言》奠定了基础,现在情况正相反。作为《联合国政治宣言》的后续行动,WHO正在就制定《非传染性疾病全球监测框架》(WHO,2012b)和《非传染性疾病全球行动计划(2013—2020年)》(WHO,2012c)进行磋商。经过FCA的游说,《非传染性疾病全球行动计划》草案(2012年10月10日)现在明确了促进FCTC,并敦促WHO所有成员国加快实施。尽管《非传染性疾病全球监测框架》包括吸烟目标(自愿、待定),FCA进一步倡导监测FCTC政策措施实施的具体过程和影响指标。所有这些方面都将有迅速而重大的发展。

9.1.12.3 研究与评估

FCTC主要以在高收入国家进行的实证研究为基础,来自LMICs的证据不足。一些国家在政策和实施方面取得了迅速且巨大的进展,而以往的经验和证据可能已经过时,所以需要迅速评估新措施的影响以指导未来的行动。在进展缓慢的国家,缺乏资金和研究的情况非常严重。他们对当地数据和证据的需求更为迫切,且证据应与当地政策及实施密切相关。所有国家需要进行深入的相关研究以支持和评估公约的实施情况。尼古丁和烟草研究学会全球网络(SRNT)在《尼古丁与烟草研究》的主题号上发表了一系列论文,有关FCTC相关文章的研究要求和需求来支持具体政策和实践(Leischow et al.,2012)。这是对科学现状最彻底的分析,为研究提供了新的方向和首要问题。Mackay的一篇评论强调,"倡导者和活动必须坚定地立足于科学,绝不偏离科学",但"弥合研究、政策和实践之间现有差距的需求似乎是一种全球现象"(Mackay,2013)。

9.1.13 为戒烟提供帮助

戒烟可以挽救生命,并且越早越好。在癌症患者中,越来越多的证据表明戒烟可以提高治疗效果和生存期,同时需要更多的成功试验激励HCPs来帮助这类患者戒烟(McBride,Ostroff,2003;Parsons et al.,2010)。

大多数成功的戒烟者都是在没有药物治疗或专业服务的情况下戒烟的("突然戒烟")。他们不同的经历包括过去的失败,都值得深入研究。另一方面,有效的治疗方法已经帮助许多人戒烟。因为现有的治疗方法昂贵且经常失败,对更有效的药物治疗(包括尼古丁疫苗接种)的追求将继续下去。

1990年USSG的戒烟报告是第一项有关戒烟益处的全面综述(美国卫生与公众服务部,1990)。戒烟1年后,缺血性心脏病的额外风险降低了一半,但持续吸烟者需要戒烟10年,肺癌风险才会降低到30%~50%。最新的全面综述是2007年IARC关于风险逆转的报告,证据充分的结论包括:(1)降低既往吸烟者的风险;(2)长期戒酒可以降低肺癌、喉癌、口腔癌、食管癌(鳞状细胞癌)、胰腺癌、膀胱癌和宫颈癌(7项)的发生风险,降低包括有基础疾病患者的冠心病的发病率和死亡率,降低脑血管病的发病率和有基础疾病者的死亡率(3项),降低健康受试者的咳嗽和咳痰、第1秒用力呼气量下降的风险,降低轻度受试者疾病加重风险和COPD死亡率(5项)。就总体死亡率而言,与继续吸烟的人相比,"在60岁、50岁、40岁或30岁停止吸烟的人的预期寿命分别增加了约3年、6年、9年或几乎整整10年"(IARC,2007)。那些在中年(大约20~30岁)之前戒烟的人,几乎可以避免未来烟草带来的所有死亡风险(Doll et al.,2004;Pirie et al.,2013)。

9.1.13.1 戒烟还是预防吸入

预防吸入和戒烟的对象不同,需要采取的策略也不同。大多数人直觉上非常强烈地支持预防儿童和年轻人吸烟,认为这是最重要的措施。他们希望对青少年吸烟进行更多的健康教育,并认为在学校开展健康教育是最重要的行动。这种信念被烟草业的YSP项目所利用。

1999年世界银行的报告指出,如果戒烟使得到21世纪20年代成人香烟消费量减少一半,那么同时期与烟草有关的死亡将减少约三分之一,此后将减少近一半,本世纪前25年将减少2 000万或3 000万人,第二个25年将减少1亿人。如果到21世纪20年代年轻吸烟者人数减少一半,那么2050年后将避免数亿人死于烟草。但这将无法防止本世纪20年代1.5亿人死于烟草,以及2025—2050年3亿人中的1 000至2 000万人。因此,在本世纪上半叶,戒烟将比阻止年轻人开始吸烟更快地防止更多的死亡,尽管后者对于防止本世纪下半叶的死亡也很重要。

9.1.13.2 尼古丁依赖或习惯

吸烟经常被错误地描述为一种习惯或个人选择。尼古丁具有很强的成瘾性,大多数吸烟者对尼古丁都有依赖。Fagerstrom测试是测量尼古丁依赖最常用的测试(Heatherton et al.,1991),但"尼古丁成瘾者"一词很少被用来描述严重依赖尼古丁的吸烟者。HCPs需要了解为什么吸烟者经常在戒烟尝试中失败,或者在短时间内复吸。

戒烟干预措施包括戒烟门诊(从简单咨询到专科住院治疗)或戒烟热线电话、戒烟咨询、常规就诊期间的咨询,以及药物辅助和治疗。其中大多数已被大量试验证实,与其他医疗方法相比,这些方法大多有效且更具成本效益。有关最新的综述和结论,请查阅Cochrane图书馆(Cochrane Review Group)。有效意味着干预后的戒烟率高于不干预,但失败的概率高于成功。

Russell(1979)进行了一项开创性的随机对照试验,英国全科医生的简短建议将戒烟率从0.3%提高到了3.3%,这项试验提出了一个强有力的论点,即如果所有医生都能抽出一点时间来建议病人戒烟,即使绝对戒烟率很低,许多吸烟者也会从中受益,从而对社区产生重大影响。

30年后Aveyard和Foulds(2009)的研究表明,至少1分钟的简短干预也是有效的(与不干预相比)。然而大多数临床医生都太忙,以至于连1分钟都抽不出,而且很多人都觉得无能为力。他们也没有这样做的动力、支持或压力。这些障碍在高收入国家和低收入国家仍然普遍存在。为了解决这些问题,最近在中国开展了一项简单的30秒试点干预,强调"二分之一的风险",也取得了可喜的成果(Lin et al.,2013)。

9.1.13.3 大多数吸烟者都想戒烟吗?

2008年MPOWER报告指出"在意识到烟草危害的吸烟者中,四分之三的人希望戒烟"(WHO,2008),但没有具体说明是哪个国家。但参考文献(Jones,2006)显示,这一说法是基于2006年对美国成年人的调查,应该注意的是分母并非所有吸烟者。虽然在烟草流行后期的国家可能如此,但在中国和其他LMICs进行的全球成人烟草使用调查显示,大多数吸烟者并不打算戒烟(Cooper et al.,2010;中国疾病预防控制中心,2012)。深入了解吸烟者的戒烟意愿及其戒烟或减少吸烟的动机或决心的强度,可以为公共卫生政策和戒烟服务规划提供指导。戒烟需要来自家庭、朋友、同事和雇主的社会支持。

9.1.13.4 临床方法还是公共卫生方法?

在烟草控制的早期,重点主要放在公共卫生措施上,如立法和征税。这些措施被认为相比针对个体吸烟者的临床服务更有效,因为很少有医生或保健医生准备采取行动。临床服务的高昂费用也降低了其成本效益。随着有效药物治疗的出现,对这两种方法的争议变得更加复杂(Chapman,MacKenzie,2010;West et al.,2010)。虽然《彭博减少烟草使用倡议》并不支持针对个人的戒烟服务,但这些服务正在英国等其他国家迅速发展。更多的戒烟热线和国际戒烟运动(如"戒烟赢家")也已发展起来。WHO提供了建立和运行国家戒烟热线的详细指南,尤其是在LMICs(WHO,2011)。

现有的所有尼古丁替代疗法和药物的戒烟率都不高,因为大多数吸烟者在接受治疗后都未能戒烟。治疗成本高但坚持率低,失败率高令人受挫。美国的5A(询问、建议、评估、协助、安排)一直是参考最多的指导方针之一(Cornuz,Willi,2008),但对于繁忙的保健医生来说,这些要求过于苛刻。建议采用更简单的指南或方法,如新西兰的ABC(McRobbie et al.,2008)。少于1分钟的简短建议同时需要推广并进行随机对照试验(Lam,2012;Lam et al.,2012)。

公共卫生专业人员需要清楚,临床医生的工作主要是治疗。如果临床医生对吸烟者在他们的努力下仍无法戒烟而感到沮丧,那么他们就应该提高意识,更积极地支持或参与公共卫生宣传活动。临床医生及其专业组织,是公共卫生尤其是烟草控制的坚强盟友。公共卫生专业人员应与临床医生合作,制定更有效的措施来提高个人和群体的戒烟率。

9.1.13.5 戒烟诊所试点

在LMICs许多医生都是烟民,他们很少建议病人戒烟。如果医院等医疗场所允许吸烟,有些医生就会公开吸烟。即使是不吸烟的医护人员也大多不积极支持戒烟(Lam et al.,2011)。近年来,中国许多医院都设立了戒烟门诊，作为无烟医院的一项要求，但这样做也是为了遵守FCTC。但大多数戒烟门诊只吸引了来自医院和社区的少数吸烟者。如果没有高层管理者的大力支持，包括充足的资金、能力建设和对卫生保健人员的激励措施，仅仅开设戒烟门诊是行不通的。如果大环境中缺乏强有力的控烟措施，也没有资金来推广戒烟门诊，那么等待吸烟者前来戒烟将是徒劳的。

引入戒烟门诊试点，并提供培训和支持，可促使医院及其管理层和部分医护人员首先对戒烟治疗感兴趣，然后对烟草控制产生普遍兴趣。试点项目可作为跳板，将烟草控制倡导者带入医院，对感兴趣的医护人员进行戒烟干预和烟草控制倡导方面的培训。有了经过培训的核心医疗保健人员，门诊就可以成为进一步行动的协调中心，如实施无烟医院政策，并将其延伸到门诊和医院以外的社区，如支持无烟工作场所、提高烟草税或在社区开展公众教育活动。诊所还可以激励吸烟的住院医戒烟，或在医院内劝阻吸烟，并成为其他员工、医学生和其他学生的培训场所。

另一方面，公共卫生专业人员应与临床医生密切合作，制定策略，积极主动地在诊室外(如病房和门诊部)帮助吸烟者戒烟，并在医院内外宣传戒烟和控烟，将戒烟门诊发展成为控烟宣传中心。对效果进行系统评估并分享经验，这对进一步改进和发展至关重要。

对于政府提出的扩大无烟场所和提高烟草税的政策，戒烟也可以作为“胡萝卜”换“木棒”。烟草控制政策的反对者往往认为，这些政策对吸烟者不公平，对穷人不友善，让吸烟者无处吸烟，剥夺了穷人唯一能负担得起的乐趣，许多政府官员很难回应这种指控。如果提供政府补贴的免费戒烟服务，那么答案很简单——鼓励吸烟者利用试点诊所戒烟，如果他们戒了烟，就不需要寻找允许吸烟的地方，从而省下一大笔钱，为全家人购买更多带来健康和愉悦的商品。

一些政府官员还认为，由于吸烟者太多，他们没有资源或能力开设足够数量的戒烟诊所来满足需求。有些人甚至认为，吸烟者应该用买香烟省下的钱来支付服务费用。实际上，只有一小部分吸烟者会去戒烟门诊，更多的吸烟者会自己戒烟，而且往往会得到家人和他人的社会支持。因此，几家戒烟门诊或一条戒烟热线就足够了，而就诊人数和电话数量的突然增加也是新的控制措施是否有效的一个指标。此外，如果将增加烟草税带来的超额收入全部或部分用于支持吸烟者戒烟和促进戒烟，政府就有充分的理由将从吸烟者那里获得的部分资金用于造福吸烟者。

9.1.13.6 戒烟还是减少吸烟?

许多声称自己已经减少吸烟量的吸烟者可能并没有真实报告，而完全戒烟是唯一被证明可以实现戒烟益处的方法。减少吸烟可能会分散完全戒烟的注意力。减少吸烟和有组织的或定期的只关注减少吸烟的服务或运动的益处的证据很少。但有许多吸烟者并不想完全戒烟，而是愿意减少吸烟量。新的证据显示，帮助这类吸烟者可以提高戒烟率和减少吸烟量(Chan et al.,2011)。戒烟运动和服务并不能吸引这类吸烟者。我们需要新的方法来评估不愿意戒烟的吸烟者的需求，招募并帮助他们减少吸烟，并进一步跟踪和评估这些方法能否有效帮助吸烟者最终戒烟。

9.1.13.7 减少伤害的争议

主要来自瑞典的证据表明，与吸香烟者相比，无烟烟草使用者罹患肺癌和其他疾病的风险较低，这引发了关于将香烟改用无烟烟草作为减少危害措施的争论(WHO,2003)。反对者认为，改用无烟烟草并不能大幅减少危害，而且提倡改用无烟烟草会被视为提倡使用无烟烟草，从而降低戒烟的积极性。它还可能增加青少年对无烟烟草的使用。总而言之，此类策略实际上是用含尼古丁的产品替代烟草中的尼古丁(Foulds,Branstetter,2012)。争论仍在继续，但烟草公司正在迅速推广无烟烟草并开发其他尼古丁产品。英国国家健康与护理卓越研究所(NICE)发布了指南草案征求意见稿，其中包括尼古丁替代疗法(NRT)和电子烟，但不包括无烟烟草(英国国家健康与护理卓越研究所,2013)。

一些国家吸烟率的迅速下降、FCTC的影响不断扩大,一些国家政府强烈的政治意愿,使人们乐观地认为无烟国家有望在20年内实现。比如,不丹2004年终止烟草销售的法律,芬兰2010年终止烟草使用的《烟草法》,而美国政府的"愿景是建立一个没有烟草相关死亡和疾病的社会"(美国卫生与公众服务部,2012)。2011年3月,新西兰政府承诺到2025年基本成为无烟国家,网站上有很多关于政策和行动的信息(Smoke-freeNewZealand2025n.d.)。

另一方面,在许多LMICs,反烟草和烟草业的战争才刚刚开始,这些国家缺乏坚定的打击烟草的政治意愿。对于悲观主义者、新的烟草控制倡导者和年轻的公共卫生专业人员来说,这似乎是一场无休止的战争,有时输多赢少。然而,仔细回顾全球以及许多烟草控制措施更先进的国家过去的战斗,我们会发现,每一场胜利都是由少数有奉献精神和勇气的人打出来的(Lam,2013)。与几十年前相比,今天在任何地方进行斗争都要容易得多。我们现在有了FCTC和FCTC(COP5)下的另一项新的国际条约(第五次缔约方会议),更多的条约即将出台。我们还有《联合国防治非传染性疾病(和烟草)宣言》。当我们面对烟草业咄咄逼人的挑战,包括起诉政府时,我们知道大烟草公司已经走投无路,尽管偶尔会有失利、妥协和挫折,但最终公共卫生目标将实现。对于公共卫生专业人员来说,我们在烟草控制方面的经验将指导我们应对其他三个风险因素。如果不能成功控制烟草,那么控制其他风险因素的成功机会将微乎其微。与风险因素和非传染性疾病作斗争将是一场无休止的战争,因为促进所有人的健康和福祉是我们永远的使命。

(翻译:何耀、杨姗姗)

参考文献

Asian Development Bank (2012). Tobacco Taxes: A Win-Win Measure for Fiscal Space and Health. Mandaluyong City: Asian Development Bank.

Aubin, H.J., Benyamina, A., Karila, L., Luquiens, A., and Reynaud, M. (2011). [Current strategies for treatment of alcohol problems]. La Revue du Praticien, 61, 1373-7.

Aveyard, P. and Foulds, J. (2009). The 2008 US Clinical Practice Guideline: The Key Recommendations and a Commentary. Ask the Experts. [Online] Available at: http://www.treatobacco.net.

Basu, S., Stuckler, D., Bitton, A., and Glantz, S.A. (2011). Projected effects of tobacco smoking on worldwide tuberculosis control: math-ematical modelling analysis. British Medical Journal, 343, d5506.

Bates, M.N., Khalakdina, A., Pai, M., Chang, L., Lessa, F., and Smith, K.R. (2007). Risk of tuberculosis from exposure to tobacco smoke: a systematic review and meta-analysis. Archives of Internal Medicine, 167, 335-42.

Burke, H., et al. (2012). Prenatal and passive smoke exposure and incidence of asthma and wheeze: systematic review and meta-analysis. Pediatrics, 129, 735-44.

Burton, A. (2011). Does the smoke ever really clear? Thirdhand smoke exposure raises new concerns. Environmental Health Perspectives, 119, A70-4.

Canadian Cancer Society (2012). Cigarette Package Health Warnings: International Status Report (3rd ed.). Canadian Cancer Society. [Online] Available at: http://www.tobaccolabels.ca/wp/wp-content/uploads/2014/04/Cigarette-Package-Health-Warnings-InternationalStatus-Report-English-CCS-Oct-2012.pdf.

Casswell., S. and Thamarangsi., T. (2009). Reducing harm from alcohol: call to action. The Lancet, 373, 2247-57.

Centers for Disease Control and Prevention (2010). A Report of the Surgeon General: How Tobacco Smoke Causes Disease . . . And What it Means to You. [Online] Available at: http://www. cdc. gov/tobacco/data_statistics/sgr/2010/consumer_booklet/pdfs/consumer.pdf.

Chan, S.S., et al. (2010). Smoking-cessation and adherence intervention among Chinese patients with erectile dysfunction. American Journal of Preventive Medicine, 39, 251-8.

Chan, S.S., Leung, D.Y., Abdullah, A.S., Wong, V.T., Hedley, A.J., and Lam, T.H. (2011). A randomized controlled trial of a smoking reduction plus nicotine replacement therapy intervention for smokers not willing to quit smoking. Addiction, 106, 1155-63.

Chapman, S. and MacKenzie, R. (2010). The global research neglect of unassisted smoking cessation: causes and consequences. PLoS Medicine, 7, e1000216.

Chinese Center for Diseases Control and Prevention (2012). Global Adult Tobacco Survey (GATS): China 2010 Country Report. Beijing: Chinese Center for Diseases Control and Prevention.

Cochrane Review Groups (n. d.). Cochrane Tobacco Addiction Group. [Online] Available at: http://onlinelibrary. wiley. com/o/cochrane/clabout/articles/TOBACCO/frame.html.

Cooper, J., et al. (2010). To what extent do smokers make spontaneous quit attempts and what are the implications for smoking cessation maintenance? Findings from the International Tobacco Control Four Country Survey. Nicotine & Tobacco Research, 12, S51-7.

Cornuz, J. and Willi, C. (2008). Nonpharmacological smoking cessation interventions in clinical practice. European Respiratory Review, 17, 187-91.

Doll, R., Peto, R., Boreham, J., and Sutherland, I. (2004). Mortality in relation to smoking: 50 years' observations on male British doctors. British Medical Journal, 328, 1519.

Doll, R., Peto, R., Wheatley, K., Gray, R., and Sutherland, I. (1994). Mortality in relation to smoking: 40 years' observations on male British doctors. British Medical Journal, 309, 901-11.

Elliott, P., et al. (2009). Genetic loci associated with C-reactive protein levels and risk of coronary heart disease. Journal of the American Medical Association, 302, 37-48.

Eriksen, M., Mackay, J., and Ross, H. (2012). Tobacco Atlas (4th ed.). Atlanta, GA: American Cancer Society; New York: World Lung Foundation. [Online] Available at: http://www.TobaccoAtlas.org.

Foulds, J. and Branstetter, S. (2012). Tobacco harm reduction. In: Riley, D. and Pates, R. (eds.) Drugs and Harm Reduction. West Sussex: Wiley-Blackwell Publisher, pp. 213-28.

Framework Convention Alliance (FCA) (n.d.). Website. [Online] Available at: http://www.fctc.org.

Gallus, S., Schiaffino, A., La Vecchia, C., Townsend, J., and Fernandez, E. (2006). Price and cigarette consumption in Europe. Tobacco Control, 15, 114-19.

Gellert, C., Schottker, B., and Brenner, H. (2012). Smoking and all-cause mortality in older people: systematic review and meta-analysis. Archives of Internal Medicine, 172, 837-44.

Glasgow, R.E., Cummings, K.M., and Hyland, A. (1997). Relationship of worksite smoking policy to changes in employee tobacco use: findings from COMMIT. Community Intervention Trial for Smoking Cessation. Tobacco Control, 6(Suppl. 2), S44-8.

Gruber, J. (2001). Tobacco at the crossroads: the past and future of smoking regulation in the United States. The Journal of Economic Perspectives, 15, 193-212.

Harte, C.B. and Meston, C.M. (2012). Recreational use of erectile dys-function medications and its adverse effects on erectile function in young healthy men: the mediating role of confidence in erectile ability. Journal of Sexual Medicine, 9, 1852-9.

He, J., et al. (2007). Cigarette smoking and erectile dysfunction among Chinese men without clinical vascular disease. American Journal of Epidemiology, 166, 803-9.

He, Y., et al. (2012). Secondhand smoke exposure predicted chronic obstructive pulmonary disease and other tobacco related mortality in a 17-years cohort study in China. Chest, 142(4), 909-18.

Heatherton, T.F., Kozlowski, L.T., Frecker, R.C., and Fagerstrom, K.O. (1991). The Fagerstrom Test for Nicotine Dependence: a revision of the Fagerstrom Tolerance Questionnaire. British Journal of Addiction, 86, 1119-27.

Hedley, A.J., et al. (2006). Risks for heart disease and lung cancer from passive smoking by workers in the catering industry. Toxicological Sciences, 90, 539-48.

Hirayama, T. (1981). Non-smoking wives of heavy smokers have a higher risk of lung cancer: a study from Japan. British Medical Journal (Clinical Research Ed.), 282, 183-5.

Ho, S.Y., et al. (2010). Comprehensive smoke-free legislation and displacement of smoking into the homes of young children in Hong Kong. Tobacco Control, 19, 129-33.

Howell, F. and HSE Social Marketing Working Group on Tobacco (2012). 1 in every 2 smokers will die of a tobacco related disease: can you live with that? In: 15th World Conference on Tobacco or Health, Singapore.

International Agency for Research on Cancer (IARC) (2007). Tobacco Control: Reversal of Risk after Quitting Smoking. IARC Handbooks of Cancer Prevention, Volume 11. Lyon: IARC.

International Agency for Research on Cancer (IARC) (2009). Evaluating the Effectiveness of Smoke-free Policies. Lyon: IARC. [Online] Available at: http://www.iarc.fr/en/publications/pdfs-online/prev/handbook13/handbook13.pdf.

International Agency for Research on Cancer (IARC) (2012). A Review of Human Carcinogens. Part E: Personal Habits and Indoor Combustions. IARC Monographs on the Evaluation of Carcinogenic Risks to Humans. Volume 100E. A Review of Human Carcinogens. Lyon: IARC. [Online] Available at: http://monographs.iarc.fr/ENG/Monographs/vol100E/mono100E.pdf.

International Tobacco Control Policy Evaluation Project (n.d.). About ITC. [Online] Available at: http://www.itcproject.org/about.

Jha, P., et al. (2013). 21st-century hazards of smoking and benefits of cessation in the United States. The New England Journal of Medicine, 368, 341-50.

Jones, J.M. (2006). Smoking Habits Stable; Most Would Like to Quit. [Online] Available at: http://www.gallup.com/poll/23791/Smoking-Habits-Stable-Most-Would-Like-Quit.aspx.

Kupelian, V., Link, C.L., and McKinlay, J.B. (2007). Association between smoking, passive smoking, and erectile dysfunction: results from the Boston Area Community Health (BACH) Survey. European Urology, 52, 416-22.

Lai, H.K., Ho, S.Y., Wang, M.P., and Lam, T.H. (2009). Secondhand smoke and respiratory symptoms among adolescent current smokers. Pediatrics, 124, 1306-10.

Lai, V.W. (2012). Stages of the cigarette epidemic on entering its second century. Invited commentary. Tobacco Control, 21, 101-2.

Lam, T.H. (2012). Absolute risk of tobacco deaths: one in two smokers will be killed by smoking: comment on 'Smoking and all-cause mortality in older people'. Archives of Internal Medicine, 172, 845-6.

Lam, T.H. (2013). Conversation with Judith Mackay. Addiction, 108, 1897-904.

Lam, T.H., Abdullah, A.S., Ho, L.M., Yip, A.W., and Fan, S. (2006). Smoking and sexual dysfunction in Chinese males: findings from men's health survey. International Journal of Impotence Research, 18, 364-9.

Lam, T.H., Chan, S.S., Abdullah, A.S., Wong, V.T., Chan, A.Y., and Hedley, A.J. (2012). Smoking reduction intervention for smokers not willing to quit smoking: a randomised controlled trial. Hong Kong Medical Journal, 18(Suppl. 3), 4-8.

Lam, T.H. and Chim, D. (2010). Controlling alcohol-related global health problems. Asia-Pacific Journal of Public Health, 22, 203-8S.

Lam, T.H., He, Y., Li, L.S., He, S.F., and Liang, B.Q. (1997). Mortality attributable to cigarette smoking in China. Journal of the American Medical Association, 278, 1505-8.

Lam, T.H., et al. (2005). Secondhand smoke and respiratory ill health in current smokers. Tobacco Control, 14, 307-14.

Lam, T.H., Jiang, C., Chan, Y.F., and Chan, S.S. (2011). Smoking cessation intervention practices in Chinese physicians: do gender and smoking status matter? Health and Social Care in the Community, 19, 126-37.

Leischow, S.J., Ayo-Yusuf, O., and Backinger, C.L. (2012). Converging research needs across framework convention on tobacco control articles: making research relevant to global tobacco control practice and policy. Nicotine & Tobacco Research, 15(4), 761-6.

Leung, C.C., et al. (2010). Passive smoking and tuberculosis. Archives of Internal Medicine, 170, 287-92.

Lin, H.H., Ezzati, M., and Murray, M. (2007). Tobacco smoke, in-door air pollution and tuberculosis: a systematic review and meta-analysis. PLoS Medicine, 4, e20.

Lin, P.R., Zhao, Z.W., Cheng, K.K., and Lam, T.H. (2013). The effect of physician's 30 s smoking cessation intervention for male medical outpatients: a pilot randomized controlled trial. Journal of Public Health, 35, 375-83.

Lopez, A.D., Collishaw, N.E., and Piha, T. (1994). A descriptive model of the cigarette epidemic in developed countries. Tobacco Control, 3, 242-7.

Mackay, J. (2013). The role of research on the development and implementation of policy. Nicotine & Tobacco Research, 15(4), 757-60.

Mackay, J., Eriksen, M., and Shafey, O. (2006). Tobacco Atlas (2nd ed.). New York: American Cancer Society.

Matt, G.E., et al. (2011). Thirdhand tobacco smoke: emerging evidence and arguments for a multidisciplinary research agenda. Environmental Health Perspectives, 119, 1218-26.

McBride, C.M. and Ostroff, J.S. (2003). Teachable moments for promoting smoking cessation: the context of cancer care and survivorship. Cancer Control, 10, 325-33.

McGhee, S.M., et al. (2005). Mortality associated with passive smoking in Hong Kong. British Medical Journal, 330, 287-8.

McRobbie, H., et al. (2008). New Zealand smoking cessation guidelines. New Zealand Medical Journal, 121, 57-70.

Mialon, A., Berchtold, A., Michaud, P.A., Gmel, G., and Suris, J.C. (2012). Sexual dysfunctions among young men: prevalence and associated factors. Journal of Adolescent Health, 51, 25-31.

Millett, C., et al. (2006). Smoking and erectile dysfunction: findings from a representative sample of Australian men. Tobacco Control, 15, 136-9.

Monto, A.S. and Ross, H.W. (1978). The Tecumseh study of respiratory illness. X. Relation of acute infections to smoking, lung function and chronic symptoms. American Journal of Epidemiology, 107, 57-64.

National Institute for Health and Care Excellence (NICE) (2013). Tobacco: Harm-Reduction Approaches to Smoking. NICE. [Online] Available at: https://pathways.nice.org.uk/pathways/smoking-tobacco-harm-reduction-approaches.

Oberg, M., Jaakkola, M.S., Woodward, A., Peruga, A., and Pruss-Ustun, A. (2011). Worldwide burden of disease from exposure to second-hand smoke: a retrospective analysis of data from 192 countries. The Lancet, 377, 139-46.

Oono, I.P., MacKay, D.F., and Pell, J.P. (2011). Meta-analysis of the association between secondhand smoke exposure and stroke. Journal of Public Health, 33, 496-502.

Parsons, A., Daley, A., Begh, R., and Aveyard, P. (2010). Influence of smoking cessation after diagnosis of early stage lung cancer on prognosis: systematic review of observational studies with meta-analysis. British Medical Journal, 340, b5569.

Peto, R. (1994). Smoking and death: the past 40 years and the next 40. British Medical Journal, 309, 937-9.

Physicians for a Smoke-Free Canada (n.d.). Picture Based Cigarette Warnings. [Online] Available at: http://www.smoke-free.ca/warnings.

Pirie, K., Beral, V., Peto, R., Roddam, A., Reeves, G., and Green, J. (2008). Passive smoking and breast cancer in never smokers: prospective study and meta-analysis. International Journal of Epidemiology, 37, 1069-79.

Pirie, K., Peto, R., Reeves, G.K., Green, J., Beral, V., and Million Women Study Collaborators (2013). The 21st century hazards of smoking and benefits of stopping: a prospective study of one million women in the UK. The Lancet, 381, 133-41.

Rodgman, A. and Perfetti, T.A. (2009). The Chemical Components of Tobacco and Tobacco Smoke. Boca Raton, FL: CRC Press.

Russell, M.A. (1979). Tobacco dependence: is nicotine rewarding or aversive? NIDA Research Monograph, 100-22.

Secretan, B., et al. (2009). A review of human carcinogens — Part E: tobacco, areca nut, alcohol, coal smoke, and salted fish. Lancet Oncology, 10, 1033-4.

Shafey, O., Eriksen, M., Ross, H., and MacKay, J. (2009). Tobacco Atlas (3rd ed.) Atlanta, GA: American Cancer Society.

Slama, K., et al. (2007). Tobacco and tuberculosis: a qualitative systematic review and meta-analysis. International Journal of Tuberculosis and Lung Disease, 11, 1049-61.

Smokefree New Zealand 2025 (n.d.) SMOKEFREE 2025. [Online] Available at: http://smokefree.org.nz/smokefree-2025.

Thun, M., Peto, R., Boreham, J., and Lopez, A.D. (2012). Stages of the cigarette epidemic on entering its second century. Tobacco Control, 21, 96-101.

Thun, M.J., et al. (2013). 50-year trends in smoking-related mortality in the United States. The New England Journal of Medicine, 368, 351-64.

Tobacco Labelling Resource Centre (n.d.) Health Warnings. [Online] Available at: http://www.tobaccolabels.ca/healthwarningsinfo.

Trichopoulos, D., Kalandidi, A., Sparros, L., and MacMahon, B. (1981). Lung cancer and passive smoking. International Journal of Cancer, 27, 1-4.

United Nations (UN) (2011). Resolution 66/2. Political Declaration of the High-level Meeting of the General Assembly on the Prevention and Control of Non-communicable Diseases. New York: United Nations. [Online] Available at: http://www.who.int/nmh/events/un_ncd_summit2011/political_declaration_en.pdf.

US Department of Health and Human Services (1990). The Health Benefits of Smoking Cessation: A Report of the Surgeon General. [Online] Available at: http://www.surgeongeneral.gov/library/reports/.

US Department of Health and Human Services (2004). The Health Consequences of Smoking: A Report of the Surgeon General. [Online] Available at: http://www.cdc.gov/tobacco/data_statistics/sgr/2004/complete_report/index.htm.

US Department of Health and Human Services (2006). The Health Consequences of Involuntary Exposure to Tobacco Smoke: A Report of the Surgeon General. [Online] Available at: https://www.cdc.gov/tobacco/data_statistics/sgr/2006/index.htm.

US Department of Health and Human Services (2012). Ending the Tobacco Epidemic: Progress Toward a Healthier Nation. Washington, DC: US Department of Health and Human Services.

Warren, C.W., Asma, S., Lee, J., Lea, V., and Mackay, J. (2009a). Global Tobacco Surveillance System: The GTSS Atlas.

Atlanta, GA: CDC Foundation. [Online] Available at: http://www.cdc.gov/tobacco/global/gtss/tobacco_atlas/.

Warren, C.W., et al. (2009b). Evolution of the Global Tobacco Surveillance System (GTSS) 1998-2008. Global Health Promotion, 16, 4-37.

West, R., et al. (2010). Should smokers be offered assistance with stopping? Addiction, 105, 1867-9.

Winickoff, J.P., et al. (2009). Beliefs about the health effects of 'third-hand' smoke and home smoking bans. Pediatrics, 123, e74-9.

World Bank (1999). Curbing the Epidemic — Governments and the Economics of Tobacco Control. Washington, DC: World Bank. [Online] Available at: http://documents. worldbank. org/curated/en/1999/05/437174/curbing - epidemic - governments - economics - tobacco-control.

World Health Organization (WHO) (2003). WHO Framework Convention on Tobacco Control. Geneva: WHO. [Online] Available at: http://www.who.int/tobacco/framework/WHO_FCTC_english. pdf.

World Health Organization (WHO) (2008). WHO Report on the Global Tobacco Epidemic, 2008: The MPOWER Package. Geneva: WHO. [Online] Available at: http://www.who.int/tobacco/mpower/mpower_report_full_2008.pdf.

World Health Organization (WHO) (2010). Opening remarks on the fifth anniversary of the WHO Framework Convention on Tobacco Control. In: Convention on Tobacco Control: A Triumph for Public Health. Geneva, Switzerland, 26 February 2010.

World Health Organization (WHO) (2011). Developing and Improving National Toll-Free Tobacco Quit Line Services. A World Health Organization Manual. Geneva: WHO. [Online] Available at: http://www. who. int/tobacco/publications/smoking_cessation/quit_lines_services/en/index.html.

World Health Organization (WHO) (2012a). Status of the WHO Framework Convention on Tobacco Control (FCTC). Geneva: WHO.

World Health Organization (WHO) (2012b). A Comprehensive Global Monitoring Framework, Including Indicators, and a Set of Voluntary Global Targets for the Prevention and Control of Noncommunicable Diseases. [Online] Available at: http://www.who.int/nmh/events/2012/discussion_paper3.pdf.

World Health Organization (WHO) (2012c). Development of an Updated Action Plan for the Global Strategy for the Prevention and Control of Noncommunicable Diseases. [Online] Available at: http://www.who.int/nmh/events/2012/action_plan_20120726.pdf.

World Health Organization (WHO) (2013a). WHO Report on the Global Tobacco Epidemic. Enforcing Bans on Tobacco Advertising, Promotion and Sponsorship. [Online] Available at: http://www.who. int/tobacco/global_report/2013/en/.

World Health Organization (WHO) (2013b). Tobacco Industry and Corporate Responsibility. Geneva: WHO. [Online] Available at: http://www.who.int/tobacco/publications/industry/CSR_report.pdf.

World Health Organization (WHO) (n. d.) Tobacco Free Initiative (TFI): WHO FCTC Health Warnings Database. [Online] Available at: http://www.who.int/tobacco/healthwarningsdatabase/en/index. html.

World Health Organization and International Union Against Tuberculosis and Lung Disease (2011). Tobacco Advertising, Promotion and Sponsorship: Enforcing Comprehensive Bans. Geneva: WHO. Available at: http://www. who. int/tobacco/publications/building_capacity/training_package/adv_promotion_sponsorship.

World Health Organization Framework Convention on Tobacco Research (2012). Conference of the Parties to the WHO Framework Convention on Tobacco Control. Fifth session. Seoul, Republic of Korea, 12-17 November 2012. [Online] Available at: http://apps. who.int/gb/fctc/PDF/cop5/FCTC_COP5(1)-en.pdf.

Yin, P., et al. (2007). Passive smoking exposure and risk of COPD among adults in China: the Guangzhou Biobank Cohort Study. The Lancet, 370, 751-7.

Yuan, J.M., Ross, R.K., Wang, X.L., Gao, Y.T., Henderson, B.E., and Yu, M.C. (1996). Morbidity and mortality in relation to cigarette smoking in Shanghai, China. A prospective male cohort study. Journal of the American Medical Association, 275, 1646-50.

9.2　物质使用和滥用：基于全球公共卫生的考量

9.2.1　引言

在大多数国家中，精神活性物质的使用和滥用是重要的公共卫生问题。尼古丁（烟草制品中的成分）和酒精是最常使用和滥用的精神活性物质，也是与其相关的致病、致死的最主要原因。尼古丁和酒精分别在第9.1章和第9.3章进行介绍，本章概述大麻、阿片类药物、苯丙胺类兴奋剂（amphetamine-type stimulants，ATS）和可卡因等精神活性物质的流行病学概况。

联合国毒品与犯罪问题办公室（The United Nations Office on Drugs and Crime，UNODC）汇编了各种违禁精神活性物质（毒品）使用的年度患病率估计值，并评估随时间推移的流行趋势。根据UNODC在2019年发布的最新《世界毒品报告》，2017年约2.71亿人即5.5%的15～64岁成年人使用毒品，其中约有13%的毒品使用者被认为会引发药物使用障碍问题。从2009年到2016年，全球药物使用障碍的患病率相对稳定。但是2017年药物使用障碍有所增加，这很大程度上归结于尼日利亚和印度的毒品使用增加（UNODC，2019）。关于毒品使用种类，据UNODC估计，截至2017年大麻是最常用的毒品，有3.8%的成年人在近一年中使用过大麻，其次是阿片类药物（1.1%）、苯丙胺类兴奋剂（0.6%）和可卡因（0.4%）。然而，全球范围内的毒品产量仍在持续增加，2017年阿片类药物产量达到10 500吨，打破了21世纪初以来的纪录。可卡因2016年的产量为1 410吨，达到了有史以来的最高水平。同年，全球截获的苯丙胺或新精神活性物质的数量也大幅增加。

毒品使用对世界各国社会和公众健康都造成了严重后果。全球疾病负担研究（https://www.theLANCET.com/gbd）估计了各个国家和特定疾病的死亡人数，以及因早死所致的寿命损失年和疾病伤残所致的健康寿命损失年相加而来的伤残调整寿命年（deaths and disability-adjusted life years，DALYs），2017年全球约有58.5万人因药物滥用而死亡，损失4 200万DALYs，由于过早死亡而损失的寿命年约占DALYs疾病负担的一半。在过去30年中，全球范围内由药物滥用导致的伤残调整寿命年和死亡人数分别增加了134%和81%（UNODC，2019）。尽管使用毒品的成年人比酒精和烟草使用者少，却给社会造成了生产力下降、残疾和死亡人数的增加、家庭及社会关系恶化，以及执法和监禁的成本增加等诸多不良后果。

毒品使用可发生在全生命周期的各个阶段，过去20年的研究揭示了物质使用障碍的发病机制，研究的结果包括：(1) 不同个体对毒品反应存在很大的个体差异；(2) 反复使用药物会导致大脑神经元及其相互沟通方式发生改变，特别是参与奖赏、强化和决策相关的系统；(3) 物质使用障碍的治疗结果包括停止或减少物质使用，即戒断或复发后重新戒断；(4) 物质使用障碍是一种慢性复发性脑疾病，尽管存在有效的治疗方法，但不会被彻底治愈；(5) 在全球范围和不同文化背景下，物质使用障碍表现出很强的相似性；(6) 毒品使用具有强烈的时代性特征，药物的种类、组合、对大脑和行为导致的危害，以及干预措施都在不断发生变化，且日益复杂。虽然未来对物质使用障碍潜在机制的探究会不断继续，但不会在短期内出现治疗或预防物质使用障碍的“灵丹妙药”。因此，支持政策制定者利用慢性疾病的管理模式来治疗这一疾病是公共卫生领域面临的一大挑战，因为该模式要求按照终身治疗的模式来理解和应对物质使用障碍问题。

9.2.2 物质滥用和物质使用障碍的全球流行病学和社会决定因素

地理位置并不能完全决定毒品使用的种类，但不同毒品使用存在明显的地区差异。《世界毒品报告》（UNODC，2019）中显示了不同毒品使用的地域差异。该报告基于全球多个参与国报告的数据为基础，由于不同国家的数据质量存在显著差异，该报告呈现的数据仅为估计值。一些国家执法信息尤其是关于毒品缉获的信息，也用于评估国际毒品使用趋势。尽管存在一些不足，《世界毒品报告》仍是关于全球毒品使用情况的唯一最佳来源。

9.2.2.1 大麻

大麻是全球使用最普遍的毒品，2017年全球约有1.88亿人使用大麻。大麻制品通常被吸食，也可以口服。最新研究表明，除了被滥用来增强使用者体验到的精神效应外，大麻及相关产品（如大麻二酚）还用于缓解疾病疼痛（处于研究中）。近年大麻的种植有所增加，尽管多为小规模扩大种植。虽然大麻植物在大多数国家都很普遍，但大麻树脂（又名“哈希什”）在阿富汗、中东以及西欧和北非的小部分地区更为常见。北美的成年人大麻使用率最高（13.8%），其次是大洋洲（10.9%）、西非和中非（10.0%），亚洲成年人使用大麻的流行率较低（1.8%），但鉴于亚洲人口众多，亚洲仍是世界上使用大麻人数最多的地区。大麻与健康及社会心理问题密切相关，但因果机制尚不明确（Hasin，2018）。因此，基于大麻禁令推行的失败，欧洲和北美越来越多地提倡大麻使用合法化（van Ours，2012），其带来的灾难性后果或在几年甚至更久后方才显现。

大麻和烟草使用面临的一种新的健康威胁涉及电子烟使用以及导致的肺部健康问题。电子烟设备不通过燃烧可燃材料产生烟雾，而是通过蒸发油和蜡来产生。电子烟设备销售人员宣称使用该设备吸食大麻和烟草的健康风险较低，是因为其烟雾不会被吸入肺部。考虑到吸食传统烟草和大麻的负面后果，使用电子烟设备相关的严重肺疾病、肺部感染和死亡引发了人们对健康的担忧。这些电子烟设备以及大麻和烟草产品都不受监管，这使得与它们使用相关的严重疾病和死亡的原因难被追溯。基于这些因素，当前的医学观点是避免使用电子烟来吸食大麻和烟草产品（Christian，2020）。

9.2.2.2 阿片类药物

2017年全球有5 300万人使用过阿片类药物，阿片使用者存在药物过量和死亡的高风险，三分之二的药物死亡发生在阿片类药物使用者中。阿片类药物医疗情况下用于镇痛治疗，使用途径主要是口服，但也被滥用者通过注射或吸食以追求更多的欣快感，海洛因是最常用的阿片类毒品。北美成年人阿片类药物使用率最高（4.0%）、其次是大洋洲（2.5%）、西南亚和近东与中东（2.3%）、南亚（1.8%），这些地区使用率均高于全球平均水平。值得注意的是，北美和澳大利亚阿片类处方药物使用者超过了海洛因使用者；西南亚和近东、中东和南亚地区主要使用海洛因。美国阿片类药物致死问题突出，现主要为合成阿片类物质（如芬太尼）的使用增加，且通常与可卡因和甲基苯丙胺结合使用的问题（Hedegaard et al.，2018）。在欧洲，海洛因是滥用最多的阿片类毒品。

9.2.2.3 苯丙胺类兴奋剂

苯丙胺类兴奋剂，包括苯丙胺、甲基苯丙胺和亚甲基二氧基甲基苯丙胺（摇头丸）的违法使用难以具体统计，并因其小规模、地方性生产使统计更加困难，但据估计，2017年全球有近5 000万成年人非法使用苯丙胺类兴奋剂。1998年至2017年缉获的苯丙胺类兴奋剂数量增加了10倍以上，远超过大麻、阿片类药物和可卡因，但2013年至2017年间，阿片类药物是主要缉获毒品(《世界毒品报告》,2019)。

苯丙胺类兴奋剂(不包括摇头丸)在大洋洲尤其是澳大利亚(Farrell et al.,2019),以及北美地区被广泛使用。而有证据表明亚洲的苯丙胺类兴奋剂使用在增加，特别是鉴于该地区甲基苯丙胺的缉获量逐年增加(《世界毒品报告》,2019)。苯丙胺类兴奋剂主要通过口服、吸食(如冰毒)或注射(口服摇头丸除外)使用，具有强烈成瘾性(尤其是可卡因和冰毒),能够诱发欣快感、愉悦情绪、抑制食欲、增加体力、身体体验加强(尤其是在性行为中)和集中注意力。苯丙胺类兴奋剂中最具有威胁性的是甲基苯丙胺，具有神经毒性、成瘾性和高护理负担(Courtney,Ray,2014;Farrell et al.,2019)。尽管缺少东亚和东南亚的数据，但甲基苯丙胺使用及相关问题越发引人担忧。东亚和东南亚是全球最大的甲基苯丙胺生产地区，贩运可卡因的路线越来越多地被用于贩运苯丙胺类兴奋剂，目前该情况已蔓延到西非。全球摇头丸的使用率为0.4%,与成年人的可卡因使用率相当，大洋洲(1.7%)、北美(0.9%)、西欧和中欧(0.9%)等地区使用率更高。摇头丸在年轻人中盛行，在2007年至2012年趋势逐渐稳定甚至下降，但近期年轻人中摇头丸的使用率又有所回升。

9.2.2.4 可卡因

成年人的可卡因消费量相对稳定，2017年全球约有1 800万可卡因使用者(《世界毒品报告》,2019)。可卡因通常通过鼻吸(粉末)或追龙(烟雾)途径使用，同时也可以通过静脉注射方式使用。北美(2.1%)、西欧和中欧(1.3%)以及大洋洲(1.7%)的成年人中普遍流行可卡因。虽然美洲和欧洲的可卡因消费量到2010年出现下降或平缓趋势，但到2017年，这些地区的可卡因使用再次出现增加。可卡因消费量的增加受到南美洲可卡因灌木种植增加的影响，在南美洲可卡因消费量占物质使用障碍治疗患者的三分之一。虽然非洲和亚洲部分地区的数据较少，根据该地区贩运可卡因增加的迹象，表明可卡因的消费量在不断增加。尽管全球可卡因消费量呈增长趋势，但在除中美洲和南美洲以外的地区，可卡因滥用治疗只在药物滥用入院治疗者中占小部分。

9.2.2.5 新精神活性物质

新精神活性物质(new psychological substances,NPSs)是一种相对强效的植物来源或化学合成物质，与大多数类型的毒品(如大麻、阿片类药物、致幻剂或兴奋剂)的效果类似。2000年代初首次在西方国家出现，2000年代末在亚洲出现(Zawilska,Andrzejczak,2015;《世界毒品报告》,2019)。新精神活性物质包括卡西酮、苯乙胺、氨基茚酮和浴盐。新精神活性物质的神经毒性和致死性令人担忧(Hohmann et al.,2014)。目前，东亚和东南亚被视为全球新精神活性物质的加工厂(《世界毒品报告》,2019)。尽管新精神活性物质在毒品市场中的份额相对有限(仅占毒品缉获案件的3%),但全球新精神活性物质的数量、类型和使用率呈持续增加态势(Zawilska,Andrzejczak,2015)。大多数国家尝试对新精神活性物质实施监管，但还有相当多数量的这类物质仍未得到有效控制(Lee et al.,2018)。新精神活性物质的数量和种类繁多，市场上总会出现化学品分子结构不断变化的新精神活性物质，因此新化合物的数量和类型为法律诉讼执法带来了挑战。

9.2.2.6 多药滥用

多药滥用是一种全球普遍现象，吸毒者通常为了获得更多的主观体验而混合使用多种毒品。“快速球或傻瓜球”是可卡因、苯丙胺或甲基苯丙胺等兴奋类毒品与阿片类药物(通常是海洛因)混合而成的毒品，用来增强阿片类药物带来的欣快感。大麻经常与兴奋剂一起使用，以减轻物质使用带来的痛苦。同时使用酒精和可卡因,能够在体内产生三氯乙烯,来产生主观上与可卡因或酒精使用不同的欣快感。由于多药滥用的组合因毒品的可获得性和使用偏好存在差异,因此很难在不同的组合中估计多药滥用的流行情况。相反,估计多药滥用的患病率,以及估计多药滥用的毒品成分,都可能会导致每种毒品的流行率的估计值出现偏差。

9.2.2.7 历史解释及其对公共卫生的影响

世界上不同地区的毒品滥用有其特异的模式。有些模式反映了文化差异,当毒品在不同文化和民族社会中用于特定目的时,这些物质会被接受和认可(Jay,2010)。生产、销售网络和市场也影响着毒品在文化上发挥作用的方式,并反映出毒品的强化性质是如何与精神、宗教或享乐主义目的交织在一起的。一旦毒品使用与文化融合,毒品的生产和分销就会受到地方文化的保护,其中就包括地方权力机构的腐败。

从社会层面打击全球毒品分销及贩运网络几乎没有对毒品总体使用情况产生影响(Csete et al.,2016)。当社会、文化和/或个人因素存在毒品需求,就会出现满足需求的贩运系统和市场,因此迫切需要在预防、减少伤害和治疗方面努力减少对毒品的需求,从而减少毒品的生产和贩运。

9.2.2.8 物质使用障碍的社会决定因素

物质使用障碍具有复杂性,有多种病因和风险因素,具体包括个体、人际和环境三个层次。个体风险因素包括与物质使用障碍相对应的生物易感性、心理健康障碍(严重抑郁、焦虑)、家庭特征和社会经济地位(Stone et al.,2012)。物质使用障碍患者患重度抑郁障碍的风险几乎是正常人的四倍(OR=3.80,95%CI:3.02~4.78),焦虑症患病风险是正常人的三倍(OR=2.91,95%CI:2.58~3.28)(Lai et al.,2015)。人际风险因素包括家庭功能障碍、童年创伤,以及对儿童的身体虐待和性虐待。重要的环境风险因素包括社区和社会环境的无序程度(Stone et al.,2012;Ford et al.,2017)。

物质使用障碍风险因素很大程度上影响了年轻人和青少年成长过程中的社会规范。在青少年成长过程中,如果身边有同龄人使用毒品,那么在他们周围形成的社交网络就会让使用毒品的观念正常化,从而增加青少年使用毒品的风险(Arbour-Nicitopoulos et al.,2010)。

影响特定毒品可获得性的法律和税收政策,强烈影响了毒品使用及药物使用障碍的患病率,尤其对于青少年和其他易受社会经济因素影响的人群。限制法定饮酒年龄和限制酒精销售时间的法律能够有效减少酒精消费(Stone et al.,2012)。提高毒品价格能够持续降低毒品滥用和药物使用障碍患病率,甚至可以影响物质滥用者(Pacula,Chaloupka,2001)。

9.2.3 物质使用和滥用对公共健康的影响

9.2.3.1 区分物质使用和物质使用障碍

物质使用和滥用会危害个人、家庭以及整个社会,尽管大多数人不使用物质或者使用的量不会引起不良后果,但是偶尔大剂量使用或在特殊场合下使用物质的人可能会经历足以改变行为的不良后果,此类人大多数最终会减少或停止物质使用行为。大量物质使用造成的危害包括:个人方面(例如酗酒后的身体和心理不适,即“宿醉”),人际关系方面(例如家庭成员抱怨物质使用导致问题),就业方面(例如主管解雇经常周一矿工员工)和法律后果(例如因酒驾被罚款)。对于少数继续长期大量使用药物的人来说,发生不良后果的频率和严重程度会增加，基于此，大多数人会选择减小剂量或停止使用。在考虑到不良后果前提下，只有少数人继续使用达到成瘾程度。

9.2.4 物质使用障碍诊断定义

物质使用障碍没有生物标志物可以直接诊断，筛检尿液、唾液、呼吸、血液或指甲中物质或其代谢产物可以可靠记录和反映近期的物质使用情况，从而证实物质使用障碍的关键症状即药物使用活跃，物质使用障碍是通过行为标准定义的，主要的诊断手册是美国精神病学协会的《精神疾病诊断和统计手册》(*Diagnostic and Statistical Manual of Mental Disorders*，DSM)和世界卫生组织的国际疾病分类(International Classification of Diseases，ICD)系统。自首次提出物质使用障碍，两个分类系统的定义标准都进行了大范围更新。目前，DSM-5(美国精神病学协会，2013)和ICD-11(WHO，2018)是最新版本，分别详细介绍了物质使用障碍和物质依赖的诊断标准。

2013年诊断标准出现重大变化，DSM-5对物质滥用和物质依赖两个类别合并为一种诊断，该诊断代表了一种谱系障碍，严重程度由现有的诊断标准的数量决定。目前DSM-5将物质使用障碍定义为，在12个月内至少具有以下2项临床明显损害或痛苦的特征：(1) 危险性使用；(2) 尽管存在社会或人际交往问题仍继续使用；(3) 为了使用忽视必要活动；(4) 戒断效应；(5) 耐受效应；(6) 使用量或使用时间比意图的量和时间更大或更长；(7) 反复试图停止或控制使用；(8) 大量的时间花在获得药物、使用药物和从药物中恢复过来的活动上；(9) 尽管知晓负面后果仍继续使用；(10) 为了使用药物而放弃重要的社交、职业或娱乐活动；(11) 渴求。符合2～3项标准的患者为轻度物质使用障碍，4～5项为中度物质使用障碍，6项及以上为重度物质使用障碍。

2018年发布了ICD-11，并于2021年生效，ICD-11的物质依赖诊断是基于与DSM-5共有的3个主要特征，指在12个月内或在一个月内连续满足至少2个主要特征，包括：(1) 对物质使用的控制受损；(2) 药物使用的核心作用日益超过其他活动和责任；(3) 生理特征，生理特征具体表现包括① 耐受性；② 停止或减少物质使用后的戒断症状；③ 重复使用物质(或药理学相似的物质)以预防或缓解戒断症状。

使用此类诊断标准可为公共卫生研究和临床工作提供更多信息，为科学知识的积累和临床治疗提供依据。诊断物质使用障碍的严重程度是成功治疗物质使用障碍的基础，轻度患者比重度患者更容易达到治疗目标。诊断的使用证实了对成瘾的医学理解，这比非医学概念带来较少的污名，提高了治疗的严谨性和准确性，以及治疗结果的严格性。

9.2.5 传染性疾病

物质使用者在进行物质获取行为时(例如性交易)或使用物质时(例如共用注射毒品设备)会增加传播相关传染性疾病风险。静脉吸毒行为，包括共用注射器和用于制备注射毒品的用具，在给药期间会导致传染性疾病的快速传播，尤其是丙型肝炎病毒。物质使用会促进传染病的传播，药物的精神活性效应会减弱约束力或以其他方式增加无保护性性行为的风险，如在毒品作用下进行的性行为、与多个伴侣发生性行为或性交易等。虽然与毒品注射行为相比，不安全性行为的传染病传播率较低，但全球物质使用者多为非注射行为者，这增加了性传播感染的风险(Shoptaw et al.，2013)。

9.2.5.1 艾滋病

由于共用注射器的传染病传播效率很高，在美国艾滋病流行初期时，静脉吸毒者（people who inject drugs，PWID）患病率及发病率很高。早期研究表明，纽约市一半的静脉吸毒者感染艾滋病毒（Des Jarlais et al.，1996）。艾滋病发病率和流行率从20世纪90年代开始在静脉吸毒者中急剧下降，这要归功于以下方面。治疗阿片类药物使用障碍有效的药物（medications for opioid use disorder，MOUD），特别是阿片受体激动剂（美沙酮）和部分激动剂（丁丙诺啡、丁丙诺酮/纳洛酮）能减少海洛因注射行为，从而降低了静脉吸毒者的传染病传播率。美沙酮提高了静脉吸毒者的抗逆转录病毒治疗（antiretroviral therapy，ART）的依从性（Uhlmann et al.，2010），甚至在感染艾滋病毒的流浪汉静脉吸毒者中也具有同样效果（Palepu et al.，2011）。2005年起，美沙酮和丁丙诺啡因其可用于阿片类药物使用障碍的疗效，并有效预防传染病的传播作用而被列入WHO基本药物清单（WHO，2019）。

在1990年代，治疗HIV感染及艾滋病方面也取得了令人振奋的进展，多种药物研制成功。将这些药物采用鸡尾酒方式进行不同组合，极大地减缓了艾滋病的死亡率、降低了传播率，并改善了艾滋病毒感染者的健康状况。基于此，政策制定者确保包括HIV感染者/艾滋病人的静脉吸毒者在内的所有人，都能获得HIV治疗药物的使用权。同时，由静脉吸毒者及其支持者组成的基层团体在当地、国家和全球层面上发起了保障静脉吸毒者能够获得危害减少措施（NSP针具交换项目）的有效运动。一项研究通过建立预测模型，同时获得这三个要素（阿片激动剂治疗、抗逆转录病毒治疗和针具交换）将减缓或阻止静脉吸毒者之间新的HIV感染和传播（Degenhardt et al.，2010）。对这些要素及其他六个要素的认识被整理成一份全球共识文件，促成了一个供各国使用的指南，以通过确保静脉吸毒者获得服务及衡量静脉吸毒者之中艾滋病毒预防结果的方式预防艾滋病毒的传播（世界卫生组织，《世界毒品报告》，联合国艾滋病规划署，2012）。此外，干预措施还包括艾滋病毒检测和咨询、性传播感染的预防和治疗、针对静脉吸毒者及其性伴侣的避孕套分发计划、有针对性的信息、教育和沟通、预防、疫苗接种、诊断以及病毒性肝炎感染的治疗和结核病的预防、诊断和治疗。基于这些有效的预防干预措施，静脉吸毒者中不应再出现艾滋病新发病例。现实中，新病例的出现表明确保静脉吸毒者能够获得综合预防服务框架的干预不足。

9.2.5.2 吸毒者中HIV感染的性传播

全球范围内，更多的人使用非注射方式吸毒。毒品使用间接促进HIV的感染和传播风险，究其原因是毒品使用增加了与HIV感染阳性或不详的性伴侣进行无保护性行为的风险。非注射吸毒可以在四个方面增加艾滋病毒传播的风险。毒品（甲基苯丙胺、可卡因）可以直接与机体发生作用，改变免疫功能并增强HIV感染传播动力学。毒品也可以改变HIV传播行为。大量饮酒（啤酒效应）会降低人体抑制力；兴奋剂（可卡因、甲基苯丙胺、摇头丸）刺激性行为（更长时间、更粗暴），并促成多性伴及无保护等不安全性行为发生。在毒品的作用下，吸毒者会采取增加HIV传播风险的性交易行为，并常常在高风险环境中进行性行为（性传播感染普遍的高危场所）。

世界各地的毒品使用群体有不同的行为特征增加HIV的感染和传播风险。在南美等地，过量饮酒是导致HIV传播的主要原因。同性恋者使用兴奋剂（尤其是甲基苯丙胺）与HIV高发病率显著相关（Plankey et al.，2007）。非注射的物质使用可影响ART治疗依从性，进而影响HIV感染者/艾滋病患者的治疗效果。

在过去的10年里，通过对高风险群体（病毒血清不符合的夫妇、男男性行为者）中的艾滋病毒阴性人群使用暴露前预防（pre-exposure prophylaxis，PrEP）药物（恩替卡韦/替诺福韦），成功地减缓并阻止了艾滋病毒的传播。研究表明持续检测不到病毒载量水平的艾滋病毒携带者不会将艾滋病毒传播给他们的伴侣（Cohen et al.，2011），检测不到艾滋病毒即为不会传播。在静脉吸毒者中测试生物医学性艾滋病毒预防措施表明，为具有艾滋病毒的静脉吸毒者提供阿片替代疗法，不仅降低了个体的死亡率和患病率，还防止了艾滋病毒传播给性伴侣（Miller et al.，2018）。研究结果还表明，为艾滋病毒阴性的静脉吸毒者提供暴露前预防药物可以防止艾滋病毒感染，效果与不吸毒人群相当（Choopanya et al.，2013）。对于使用非注射物质的感染者，目前尚没有与静脉吸毒者类似的研究结果。非注射方式使用物质可能会干扰艾滋病毒感染者（治疗）或使用物质的高风险艾滋病毒阴性个体（预防）对ARVs的一致性。

9.2.5.3 静脉吸毒者中的丙型肝炎病毒（HCV）

虽然HIV和HCV都通过共用器传播，但HCV的传染性明显高于HIV。在直接接触血液（例如与牙龈流血的人共用牙刷）或与多名性伴进行无保护性行为时，HCV病毒的传播效率较低。少数暴露于HCV的个体会自发清除感染。约75%到85%的携带HCV的人会进展为慢性感染，其中约20%会发展为终末期肝病。与HIV相比，更多的静脉吸毒者患有HCV感染，而HCV和HIV的合并感染可能会加速HIV感染病程的进展。

未经治疗的HCV感染是导致静脉吸毒者发病率和死亡率增加的主要风险因素。一项荟萃分析结果显示，重要肝脏损害发生在感染后26～38年，肝硬化发生在34～46年后（Smith et al.，2015）。在过去的10年中，HCV的治疗主要使用利巴韦林和聚乙二醇化干扰素。这种联合治疗对一些个体产生了持续的病毒抑制效应（治愈），对于HCV的特定基因型的个体效果更好，而对其他基因型的个体效果较差甚至无效。利巴韦林/干扰素联合治疗的另一个缺点是有显著的副作用，包括中度到重度的抑郁和疲劳，导致许多人放弃了这种治疗方案。2013年开发了直接作用抗逆转录病毒药物（direct acting antiretrovirals，DAAs），通过破坏病毒的复制和感染过程来发挥作用。因此，这些药物缩短了治疗周期，减轻了治疗的副作用，并使大多数人获得了治愈，且与HCV基因型无关。对于成功治疗静脉吸毒者HCV感染后的二次感染的风险仍缺乏相关数据支持（Martinello et al.，2017）。DAAs的主要缺点是高成本，这可能会妨碍静脉吸毒者的使用。在HCV感染的早期使用DAAs，虽然昂贵，但可以预防肝脏损害和相关的更高治疗成本。此外，静脉吸毒者在生命早期治愈HCV可以防止通过药物或性行为传播HCV的可能，进一步降低医疗成本。尽管DAAs是治疗HCV的有效手段，但高昂的成本会抑制政策制定者在全球范围内扩大其规模，甚至在美国也是如此，在成本下降之前，也会扩大DAAs在静脉吸毒者中的使用范围。值得庆贺的是，DAAs纳入美国大多数州的医疗补助方案中，预示着静脉吸毒者将能够获得这些药物。

9.2.6 毒品过量导致的死亡

2015年45万人死于毒品使用。过量导致死亡是毒品使用的一种极端不良后果。在北美，尤其是美国，毒品过量是意外死亡的主要原因。在2017年，美国有超过72 000例死亡记录（Ahmad et al.，2018），其中47 600例归因于阿片类药物过量（Statistics，2018）。阿片类药物流行已经成为北美最普遍的行为公共卫生问题，2016年毒品过量导致的死亡人数超过美国艾滋病流行高峰时期由于艾滋病毒导致的死亡人数（疾病预防控制中心，2017）。医学检查员根据毒品筛查测试结果对毒品过量导致死亡进行归因，并记录在死亡证书上。依赖死亡记录的毒品过量死亡报告存在一定不可靠性，因为并非对所有死者进行尸检。当死亡时存在多种物质/毒品使用，可能难以确定哪种物质是死因。兴奋剂类毒品，如可卡因和甲基苯丙胺，也可能导致死亡，尤其是当这些毒品与阿片类药物、苯二氮卓类药物、酒精和其他药物联合使用时。

9.2.6.1 毒品使用调查的方法

由于毒品使用是非法的,因此在这一主题上收集严谨的数据存在许多限制,包括:(1) 社会期望性回应(Pauls,Stemmler,2003),指使用毒品的人可能否认(或少报)使用行为,以向研究人员和/或自己展示理想形象;(2) 寻找调查参与者,因为许多使用毒品剂量比较高的吸毒者可能无家可归或居无定所;(3) 毒品对记忆的影响(尽管最严重的记忆问题可能与饮酒有关)。已经开发了各种技术来减少这些限制,包括:(1) 音频辅助计算机自我访谈(audio-computer assisted self-interviewing,ACASI)(Des Jarlais et al.,1996),问卷被编程到计算机中,研究参与者能够通过耳机听到问题并使用键盘或触摸屏回答问题。计算机辅助自助语音调查技术不要求参与者识字,问题可以以相同形式呈现给所有人;(2) 受访者驱动抽样(Heckathorn,1997),参与者因招募而获得报酬,对可以招募的参与者数量施加限制,并收集额外数据以提高对基础人群的代表性;(3) 时间表回顾法(Sobell,1992),这是一种以个体生活中的重大事件为基准来锚定长时间段内事件的回忆方法。

9.2.6.2 调查与抽样策略

有几种主要的方法用于研究毒品使用的流行病学。这些方法包括对一般人口进行的家庭调查、针对青少年药物滥用的学校调查,以及旨在研究特定群体的毒品使用的专题研究,如那些高频使用毒品的人群。

9.2.6.3 一般人口住户调查

对家庭成员随机抽样通常被认为是估计一个国家不同毒品使用的最佳方法。这类调查非常昂贵,但提供了其他方法无法获取的数据。美国全国毒品使用与健康调查每年进行一次,样本包括12岁及以上的67 500名以上受访者。10.6%的成年人报告在前一个月内使用过毒品(衡量当前毒品使用情况)。最常用的毒品是大麻,其次是阿片类药物。2016年约有1 150万人报告过非医学用途的止痛药使用,比2012年增加了5倍。

学校调查

调查也可以在学校进行。学龄青少年尤为重要,因为毒品使用通常始于青少年时期,而不同毒品使用的趋势在这个年龄组通常更为明显。因此,学校调查可能特别有助于预测未来的毒品使用情况。“监测未来”是美国规模最大、历时最长的学校调查项目(Johnston et al.,2006)。在2018年的调查中,受访的44 400名学生中有38.8%报告在前一年使用过毒品,其中大麻是最常用的毒品(35.9%),其次是麻醉药品(除了海洛因之外的其他药物,6.0%)。

行政数据

使用毒品的人经常与执法机构和卫生机构接触。他们可能因为持有毒品而被逮捕,或者寻求对物质滥用障碍以及相关健康问题如过量和感染的治疗。行政数据可用于监测刑事司法和治疗服务的时间趋势,例如,根据治疗数据集(TEDS)(TEDS,2017)的数据,在2017年,美国超过200万人次入院接受公共资助的毒品和酒精治疗项目。在寻求治疗的12岁及以上人群中,5种物质占据了93%,分别是阿片类药物(34%,主要是海洛因)、酒精(29%)、大麻(13%)、兴奋剂(12%,主要是甲基苯丙胺)和可卡因(5%)。在过去的10年里,使用TEDS的管理数据突显了阿片类药物超过酒精成为美国公共资助的治疗入院的主要原因,而在这5种非法物质的公共资助入院治疗排名中,兴奋剂/甲基苯丙胺取代了可卡因。

专题研究

虽然精心设计的调查可以提供关于一般人口和学校群体中毒品使用广度的数据，而行政数据可以提供与毒品使用相关问题的有用信息，但这些类型的研究并不能提供与特定形式的毒品使用相关问题所需的更详细的深度信息。专题研究通常招募高频使用毒品的个体，例如有风险或感染艾滋病毒的静脉吸毒者。专题研究也可以从社区的临床（药物治疗计划）设置中招募受试者，包括横断面研究（一次性数据收集）和队列研究（对同一群体进行随时间跟踪）。

这一对调查和方法工具进行的综述，就如何使用各种方法在人群层面和特殊人群中收集数据提供了指导和初步建议，以便为吸毒者中的重点群体提供流行率、发病率和潜在干预措施方面的建议。

9.2.7 干预措施：物质使用障碍的治疗和预防方法

虽然有减少传染病原体的传播和在毒品使用者中减少过量情况的有效方法，但解决这些问题的理想方法是消除毒品使用者中“物质使用障碍”的患病。当前的治疗方法会产生几周到几个月的戒断期，但目前还没有能够实现永久戒断的治疗方法。这种情况最好地说明了物质使用障碍不仅是一种急性疾病，而且是一种会在人的一生中复发的慢性疾病。在实现戒断之前，往往需要进行多种治疗。

在预防方面，WHO、UNODC 以及联合国艾滋病规划署（UNAIDS）制定了一个针对静脉吸毒者被广泛接受的治疗指南。这一技术指南概述了针对静脉吸毒者的全面预防和治疗方案，包括设定国家目标和测量提供这些服务的进展方法（世界卫生组织，《世界毒品报告》，联合国艾滋病规划署，2012）。这些服务包括针具交换项目、阿片替代治疗、艾滋病毒检测和咨询、抗逆转录病毒治疗、性传播感染的预防和治疗、针对静脉吸毒者及其性伴侣的避孕项目、针对静脉吸毒者及其性伴侣的有针对性的信息、教育和沟通、病毒性肝炎的预防、疫苗接种和治疗，以及结核病的预防、诊断和治疗。

9.2.7.1 阿片类药物替代治疗/阿片类药物使用障碍的药物治疗

有效的药物治疗仅适用于阿片类药物依赖，包括美沙酮和丁丙诺啡（单一配方或与纳洛酮联合）在内的药物维持治疗（Connery，2015）。然而，由于物质使用障碍涉及多种心理和社会因素，药物治疗应该与其他治疗组成部分结合使用，包括认知行为疗法、动机性访谈、条件性管理、危害减少、社会支持服务和综合护理，以实现最佳效果。

美沙酮：美沙酮维持治疗（MMT）的推广是静脉吸毒者全球公共卫生的一个重要转折点。美沙酮是一种完全的阿片受体激动剂（与海洛因一样），可激活位于大脑特定脑区神经细胞上的阿片 μ 受体，而 μ 受体是阿片类药物产生镇痛和快感效应的基础。美沙酮与 μ 受体的这种结合可预防停用阿片类药物出现的戒断症状，但基本上不会产生欣快感。美沙酮可停止（或减少）使用阿片类药物，避免接受治疗病人的吸毒行为，并参与亲社会行为。在中国和越南迅速推广美沙酮维持治疗后，各国取得的显著成果表明，与毒品有关的公共卫生和社会问题得到了极大改善，尤其是减少了艾滋病毒的传播。对大多数国家而言，提供美沙酮维持治疗的缺点包括，要求在高度规范的专科护理环境中提供护理，以防止毒品被非法转移。成功的模式是在门诊药房开具美沙酮处方，几乎不会造成医疗或社会危害，尽管政策制定者采用这种方案的进展缓慢。MMT 是针对静脉吸毒者的主要艾滋病预防策略，共用注射毒品和注射器导致的艾滋病感染风险降低了 40%（MacArthur et al.，2012；Karki et al.，2016）。鉴于 MMT 的强大优势，持续治疗是首要治疗目标（Karki et al.，2016）。

丁丙诺啡：丁丙诺啡是美沙酮的替代疗法，自 2002 年起在美国获得批准。丁丙诺啡是一种阿片部分 μ 受体激动剂，以单方产品和含有纳洛酮标签的复方产品的形式生产，减少了人们对注射使用的担忧。单方和复方产品有口服(每日)剂型。丁丙诺啡的注射剂(每周、每月)和植入剂(6个月)在高收入国家有售。丁丙诺啡与μ阿片受体紧密结合防止出现戒断症状,又可有效阻断阿片类药物的使用。丁丙诺啡的一个主要优势在于它是"部分"激动剂,这种功能非常有效,当接受治疗的患者使用阿片类药物时,可以防止大多数药物过量风险(尤其是呼吸抑制)。安全性使得这种药物可以在门诊环境中使用。关于美沙酮维持治疗与丁丙诺啡和安慰剂疗法的系统综述显示,美沙酮维持治疗和丁丙诺啡维持疗法(BMT)都比不治疗更有效、更具成本效益,而且在维持患者和抑制阿片类药物非法使用方面,美沙酮维持治疗比丁丙诺啡略胜一筹(Mattick et al.,2014)。

纳曲酮:纳曲酮是一种长效的阿片类药物拮抗剂,紧密结合于μ受体位点,有口服(每日)、注射(每月)和植入(6个月)三种剂型。纳曲酮的拮抗作用是完全的,它能阻止任何阿片类药物产生欣快感,从而完全阻止阿片类药物的使用。纳曲酮与μ受体的结合力非常强,会将体内可能残留的任何阿片类药物从μ受体部位置换出来(导致阿片类药物戒断)。作用非常强烈,因此液体制剂(纳洛酮注射液、鼻腔喷雾剂)被广泛用于在紧急情况下逆转阿片类药物过量。纳洛酮也在阿片类药物使用者的朋友/家庭成员中广泛分发(通常是通过注射器和针头方案),以便在用药过量时使用。在服用纳曲酮的过程中,药物会阻止阿片类药物的使用,防止阿片类药物复发。然而,当药物失效后,由于拮抗剂的持续治疗会使人失去耐受性,使人无法承受先前的阿片剂量,出现阿片过量的风险(Miotto et al.,1997)。研究结果表明,口服纳曲酮与安慰剂治疗没有区别。口服纳曲酮的主要失败在于停药率较高(Minozzi et al.,2011)。2010年,美国批准了缓释注射用纳曲酮,试图解决口服配方的问题。每月一次的注射能让阿片类药物依赖患者更自由地控制病情。事实证明,在治疗阿片类药物依赖患者方面,它与丁丙诺啡/纳洛酮治疗同样有效(Jarvis et al.,2018;Lee et al.,2018)。

目前尚无批准用于治疗兴奋剂的药物。药物开发领域最近在使用米氮平治疗甲基苯丙胺使用障碍方面取得了令人鼓舞的成果(Colfax et al.,2011;Coffin et al.,2019)。试验结果显示,在为期12周的时间内,与安慰剂相比,甲基苯丙胺使用量显著减少了15%~18%。这些效果是在定期接受咨询随访时观察到的,说明任何治疗兴奋剂使用障碍的药物都可能需要药物治疗和社会心理干预。在评估兴奋剂使用障碍的候选药物时,试验设计和实施方面的改进预示着在未来十年内很有可能开发出一种或多种治疗可卡因和甲基苯丙胺使用障碍的药物。

9.2.7.2 认知行为疗法

认知行为疗法(cognitive behavioural therapy,CBT)是一种多疗程的心理教育疗法,教导有物质使用障碍的人们采取一系列步骤来实现戒断毒品的目标(处置毒品和用具,设定戒断日期),通过心理和想象技巧来应对渴求和冲动,并在治疗失败或复发的情境中恢复戒断。认知行为疗法的大多数模型都源于Marlatt和Gordon的复发预防模型的原始工作(Marlatt,Donovan,2005)。

认知行为疗法用于药物使用障碍的效果处于中等范围(d=0.45)。在评估认知行为疗法的疗效时,认知行为疗法对大麻使用障碍的疗效较大,而对多物质使用障碍(多药滥用)的疗效较小(McHugh et al.,2010),这一发现在一项荟萃分析中得到验证(Magill,Ray,2009)。此外,认知行为疗法的疗效在长达一年的随访评估中是可测量的(Rawson et al.,2004)。认知行为疗法是成熟的物质使用障碍行为治疗方法,其元素已广泛融入许多整体的和12步的物质使用障碍咨询方法中。

9.2.7.3 应急管理

应急管理(contingency management,CM)是一种物质使用障碍的治疗方法,指对连续被证明戒毒的生物样本提供价值不断增加的代金券奖励。该疗法以操作性条件反射(Skinner,1938)为基础,最初应用于美沙酮维持治疗门诊，为那些提供证据证明在治疗期间没有使用海洛因的人提供可带回家的药物（Stitzer et al.，1977）。20世纪90年代初，该疗法首次用于治疗可卡因使用障碍（Higgins et al.，1993）。该疗法已成功应用于一系列物质使用障碍。多项荟萃分析表明，应急管理的效应大小在d=0.4到d=0.6之间（Prendergast et al.，2006；Dutra et al.，2008；Benishek et al.，2014；Davis et al.，2016）。

应急管理可以通过两种不同的方法实现。一种为连续被证明戒断的治疗者提供递增价值的购物券，而另一种则采用摇号方法获取小、中或大奖的抽奖机会。随着治疗者连续标记为毒品戒断，可以获得额外的抽奖摇号机会。两种方法的疗效相似。

对于兴奋剂使用障碍，应急管理是效果最好的方法，然而该治疗未得到相当的重视。在美国，退伍军人管理局医疗保健系统最近开始为被诊断为可卡因使用障碍的退伍军人提供该治疗。这项工作的早期结果表明了治疗的可行性，并显示出与疗效试验中相似的效果（DePhilippis et al.，2018）。近期荟萃分析显示，在兴奋剂使用障碍的治疗中，应急管理产生的效果明显大于认知行为疗法或其他方法，为应急管理更广泛的扩大规模提供了证据（De Crescenzo et al.，2018）。

9.2.7.4 动机性访谈

动机性访谈（motivational interviewing，MI）是一种基于以客户为中心的治疗方法，其基本假设是人们在多阶段过程中改变对毒品使用的思维和行为（Miller，Rollnick，2013）。这个假设的一个特点是，个体可以在任何一个阶段进入治疗。动机性访谈的治疗风格强调成瘾的心理基础是一项矛盾——关于物质使用既是问题又不是问题的同时思考。个体经常在认为物质使用不是问题（其结果是出现物质使用行为）和认为物质使用是问题（其结果是试图戒断或减少物质使用）之间变换信念及动机。接受动机性访谈技术培训的治疗师通过使用非指导性干预引发“自然”变化的过程（即由个体确定、发起和维持的变化）。研究结果显示，动机性访谈让个体参与更长期的治疗，并促使特定的行为改变。在这种方法中，“否认”不会被治疗师直接对抗。相反，动机性访谈技术侧重于表达个体对其物质使用存在矛盾信念，并努力在其信念中产生差异，以发展“变化的言论”为目标。个体强调现状的不利之处、强调需要改变、表达对改变的乐观以及透露改变意图的陈述被定义为变化等言论，并与治疗中的积极结果相对应（Magill et al.，2019）。

荟萃分析显示，物质使用障碍治疗的动机性访谈呈现弱到中等程度的治疗效应（Sayegh et al.，2017）。与认知行为疗法一样，动机性访谈对于大麻使用障碍的疗效较强，而对于酒精、烟草和多种物质使用（多药使用）的疗效较弱。

9.2.7.5 脱毒治疗

对于大多数沉迷于阿片类药物的人来说，脱毒是一个重要的治疗目标。在少数人成功维持阿片类药物戒断之前，许多人多次尝试脱毒以失败告终，增加了在尝试脱毒后重新使用阿片类药物进而用药过量死亡的风险。一些寻求脱毒服务的人可能并不希望戒毒，而是希望将其耐受程度降低到更能承受的水平。阿片类药物使用障碍的脱毒治疗包括给患者开具美沙酮，然后在2～3周内逐渐减少美沙酮的剂量。在逐渐减量的过程中，戒断症状可能会导致治疗者提前停药，并重新使用阿片类药物，但剂量通常比开始减量时低一些）。尽管全世界有许多人采取脱毒治疗，但文献描述使用这种方法的结果却参差不齐、表述不清，可能由于早期中断治疗率较高会影响随机对照试验得出结论。一项关于阿片类药物脱毒治疗的荟萃分析得出结论，由于研究结果参差不齐且质量不高，因此无法进行比较，并建议向患者提供阿片类药物维持治疗方面的咨询（Amato et al.，2004）。脱毒治疗的效果可以得到一定程度的改善，然而，通过在脱毒计划期间进行减量治疗的同时融入社会心理辅导方法，可在一定程度上改善脱毒效果（Amato et al.，2008）。

9.2.7.6 住院治疗

住院治疗是针对物质使用障碍提供直接服务的一种方法,该方法在专业机构内进行,该机构可以评估、诊断和治疗与物质使用障碍相关的症状和功能障碍。住院治疗的个体可以根据需要全天候接受服务。服务的强度各不相同,从轻度到重度不等,重点是培养戒断意愿、预防复发、应对触发因素、情绪管理、12步参与、体育锻炼、生活技能培训以及日常习惯的培养及重建等(Reif et al.,2014)。开始住院治疗的个体通常会接受较大强度的治疗,随着戒断的建立、情绪的改善和冲动行为的抑制,治疗的强度逐渐减小,使治疗者能够独立行事。住院治疗的疗程从28天到几个月不等。住院治疗结束时,治疗者有机会在机构外建立无毒的规律日常生活方式。许多人可以参与工作、家庭和其他社会活动,然后需要时再返回住院治疗机构。

住院治疗有较好的治疗效果,尽管证据的质量较差不足以得到稳定的结论。然而,在政策制定者为治疗者寻求合适的治疗强度和模式时,这种方法可用于严重物质使用障碍的患者。康复住房提供的是一种阶梯式护理,由多个部分组成的服务组合,其中包括在住院治疗后为物质使用障碍患者或同时患有精神疾病和物质使用障碍的患者提供短期住房,并监督他们的行为。该疗法可对毒品使用的长期戒断和功能改善(包括就业和犯罪活动)产生积极影响(Reif et al.,2014)。

9.2.7.7 12步互助协会计划

12步匿名戒酒者协会是一个由那些因无法控制饮酒(匿名戒酒者协会-AA)、吸毒(吸毒匿名协会-NA)、可卡因(可卡因匿名协会-CA)、冰毒(冰毒匿名协会-CMA)和其他物质的人群自发组织的团体。匿名互助协会依赖于《匿名嗜酒者戒酒大书》(匿名者,2002)和《十二步和十二传统》(匿名者,2002)中提出的原始或衍生的戒酒计划。一个主要区别是,该疗法并不被视为物质使用障碍的正式治疗方法。12步互助小组是一种社会团体,有毒瘾的人参与聚会,执行《圣经》的约定,并提供和接受社会支持。由于这些计划极力保护其匿名性,因此没有随机对照试验来说明其在戒除或维持戒除物质方面的功效。尽管有疗效指标,但这些团体遍布世界各地,是全世界旨在灌输和维持戒毒治疗的有效方案。

12步匿名戒酒者协会的计划围绕着“上帝”的概念建立,并可以通过多种方式定义,这对承认无法控制物质使用的无能为力起到了核心作用,而许多人对上帝概念的不适感促使了12步计划世俗版本的发展。这些包括:理性戒毒、SMART戒毒、妇女戒毒协会、无神论者戒毒组织和适度管理。这些团体使用与12步计划不同且为彼此各异的关于成瘾及其治疗的概念,其中许多强调认知行为疗法和相关的心理构建以支持康复,有些致力于将12步小组进行世俗化的改编。

9.2.7.8 减少伤害

吸毒者之间的减少伤害行动起源于这些个体及其盟友之间的共识,由于社会污名和政治支持的缺乏,他们联合起来共同要求,促成了健康促进和减少伤害干预措施。最初的工作是在全球推广针具交换项目。随着艾滋病的流行以及通过注射方式传播病毒的效率提高,针具交换项目的适用范围得以扩大。该项目逐渐影响到专业组织及领导者,尤其是在全球公共卫生领域产生了较大影响。该项目与学术界和社区同伴建立联盟,取得了在全球范围内确保为吸毒者提供减少伤害和促进健康的重大成就。除了针具交换项目之外,减害方法还发展到包括受监督的注射机构,主要是为了应对静脉吸毒者之间芬太尼传播的全球扩散。芬太尼的效力比海洛因高50~100倍,因此过量的风险可能是有史以来最高的。受监督的注射机构确保现场配备了抢救药物和医务人员,以扭转意外的毒品过量死亡情况。这些减少伤害设施还被设计成提供无菌注射用品的场所，有些转诊到提供创伤/脓肿护理、性传播感染治疗的医疗服务机构，或转诊到正规的物质使用障碍治疗机构。

对针具交换项目效果的系统综述表明，这些项目提供缓解与药物相关伤害的社会和物理环境，并增加了对社会和物质资源的利用(McNeil，Small，2014)。这种支持的具体要素包括在街头毒品使用环境中提供庇护所，通过提供设备实现更安全注射，提供与医疗服务和资源的联结，并保护免受执法侵害。考虑到静脉吸毒者普遍存在污名化和受害经历，提供这些安全空间的优先级与为患有阿片类药物使用障碍的人提供药物替代治疗和纳洛酮逆转工具的优先级相同。

（翻译：鲍彦平）

参考文献

Ahmad, F.B., Rossen, L.M., Spencer, M.R., Warner, M., and Sutton, P. (2018). Provisional drug overdose death counts. National Center for Health Statistics. [Online] Available at: https://www.cdc.gov/nchs/nvss/vsrr/drug-overdose-data.htm.

Amato, L., Davoli, M., Ferri, M., and Ali, R. (2004). Methadone at tapered doses for the management of opioid withdrawal. Cochrane Database of Systematic Reviews, (4), CD003409.

Amato, L., Minozzi, S., Davoli, M., Vecchi, S., Ferri, M.M., and Mayet, S. (2008). Psychosocial and pharmacological treatments versus pharmacological treatments for opioid detoxification. The Cochrane Database of Systematic Reviews, (3), CD005031.

American Psychiatric Association (2013). DSM-5. Diagnostic and Statistical Manual of Mental Disorders. Washington, DC: American Psychiatric Publishing.

Anonymous (2002a). Alcoholics Anonymous: The Big Book: A.A.W.S. Center City, MN: Hazelden Distributed Titles.

Anonymous (2002b). Twelve Steps and Twelve Traditions: A.A.W.S. Center City, MN: Hazelden Distributed Titles.

Arbour-Nicitopoulos, K.P., Kwan, M.Y.W., Lowe, D., Taman, S., and Faulkner, G.E.J. (2010). Social norms of alcohol, smoking, and mari-juana use within a Canadian university setting. Journal of American College Health, 59(3), 191-6.

Benishek, L. A., et al. (2014). Prize-based contingency management for the treatment of substance abusers: a meta-analysis. Addiction (Abingdon, England), 109(9), 1426-1436.

Centers for Disease Control and Prevention (CDC) (2017). Drug Overdose Death Data. [Online] Available at: https://www.cdc.gov/drugoverdose/data/statedeaths.html.

Choopanya, K., Martin, M., Suntharasamai, P., Sangkum, U., Mock, P.A., Leethochawalit, M., and the Bangkok Tenofovir Study Group (2013). Antiretroviral prophylaxis for HIV infection in injecting drug users in Bangkok, Thailand (the Bangkok Tenofovir Study): a randomised, double-blind, placebo-controlled phase 3 trial. The Lancet, 381(9883), 2083-90.

Christiani, D.C. (2020). Vaping-induced lung injury. The New England Journal of Medicine, 382, 960-2.

Coffin, P., et al. (2019, 16 June). Mirtazapine for Methamphetamine Use Disorder Among Men and Transwomen Who Have Sex with Men: A Randomized Placebo-Controlled Trial. Paper presented at the 81st Annual Scientific Meeting for the College on Problems of Drug Dependence, San Antonio, TX.

Cohen, M.S., et al.; HPTN 052 Study Team. (2011). Prevention of HIV-1 infection with early antiretroviral therapy. New England Journal of Medicine, 365(6), 493-505.

Colfax, G. N., et al. (2011). Mirtazapine to reduce methamphetamine use: a randomized controlled trial. Archives of General Psychiatry, 68(11), 1168-75.

Connery, H.S. (2015). Medication-assisted treatment of opioid use disorder. Harvard Review of Psychiatry, 23(2), 63-75.

Courtney, K.E. and Ray, L.A. (2014). Methamphetamine: an up-date on epidemiology, pharmacology, clinical phenomenology, and treatment literature. Drug and Alcohol Dependence, 143, 11-21.

Csete, J., et al. (2016). Public health and international drug policy. The Lancet (London, England), 387(10026), 1427-80.

Davis, D.R., Kurti, A.N., Skelly, J.M., Redner, R., White, T.J., and Higgins, S.T. (2016). A review of the literature on contingency management in the treatment of substance use disorders, 2009-2014. Preventive Medicine, 92, 36-46.

De Crescenzo, F., et al. (2018). Comparative efficacy and acceptability of psychosocial interventions for individuals with cocaine and amphetamine addiction: a systematic review and network meta-analysis. PLoS Medicine, 15(12), e1002715.

Degenhardt, L., Mathers, B., Vickerman, P., Rhodes, T., Latkin, C., and Hickman, M. (2010). Prevention of HIV infection for people who inject drugs: why individual, structural, and combination approaches are needed. The Lancet, 376, 285-301.

DePhilippis, D., Petry, N.M., Bonn-Miller, M.O., Rosenbach, S.B., and McKay, J.R. (2018). The national implementation of Contingency Management (CM) in the Department of Veterans Affairs: attendance at CM sessions and substance use outcomes. Drug and Alcohol Dependence, 185, 367-73.

Des Jarlais, D.C., et al. (1996). HIV incidence among injecting drug users in New York City syringe-exchange programmes. Lancet (London, England), 348(9033), 987-91.

Dutra, L., Stathopoulou, G., Basden, S.L., Leyro, T.M., Powers, M.B., and Otto, M.W. (2008). A meta-analytic review of psychosocial interventions for substance use disorders. American Journal of Psychiatry, 165(2), 179-87.

Farrell, M., et al. (2019). Responding to global stimulant use: challenges and opportunities. Lancet (London, England), 394 (10209), 1652-67.

Ford, J.A., Sacra, S.A., and Yohros, A. (2017). Neighborhood characteristics and prescription drug misuse among adolescents: the importance of social disorganization and social capital. The International Journal on Drug Policy, 46, 47-53.

Hasin, D.S. (2018). US epidemiology of cannabis use and associated problems. Neuropsychopharmacology, 43(1), 195-212.

Heckathorn, D.D. (1997). Respondent-driven sampling: a new approach to the study of hidden populations. Social Problems, 44(2), 174-99.

Hedegaard, H., Miniño, A.M., and Warner, M. (2018). Drug Overdose Deaths in the United States, 1999-2017. Hyattsville, MD: CDC. [Online] Available at: https://www.cdc.gov/nchs/data/databriefs/db329-h.pdf.

Higgins, S.T., Budney, A.J., Bickel, W.K., Hughes, J.R., Foerg, F., and Badger, G. (1993). Achieving cocaine abstinence with a behavioral approach. American Journal of Psychiatry, 150(5), 763-9.

Hohmann, N., Mikus, G., and Czock, D. (2014). Effects and risks associated with novel psychoactive substances: mislabeling and sale as bath salts, spice, and research chemicals. Deutsches Arztebllatt International, 111(9), 139-47.

Jarvis, B.P., et al. (2018). Extended-release injectable naltrexone for opioid use disorder: a systematic review. Addiction, 113(7), 1188-209.

Jay, M. (2010). High Society: Mind-Altering Drugs in History and Culture. London: Thames and Hudson.

Johnston, L.D., O'Malley, P.M., Bachman, J.G., and Schulenberg, J.E. (2006). Demographic subgroup trends for various licit and illicit drugs, 1975-2005. (Monitoring the Future Occasional Paper No. 63). Ann Arbor, MI: Institute for Social Research. [Online] Available at: http://monitoringthefuture.org/.

Karki, P., Shrestha, R., Huedo-Medina, T.B., and Copenhaver, M. (2016). The impact of methadone maintenance treatment on HIV risk behaviors among high-risk injection drug users: a systematic review. Evidence-based Medicine & Public Health, 2, e1229.

Lai, H.M.X., Cleary, M., Sitharthan, T., and Hunt, G.E. (2015). Prevalence of comorbid substance use, anxiety and mood disorders in epidemiological surveys, 1990-2014: a systematic review and meta-analysis. Drug and Alcohol Dependence, 154, 1-13.

Lee, J.D., et al. (2018). Comparative effectiveness of extended-release naltrexone versus buprenorphine-naloxone for opioid relapse pre-vention (X:BOT): a multicentre, open-label, randomised controlled trial. The Lancet, 391(10118), 309-18.

MacArthur, G.J., et al. (2012). Opiate substitution treatment and HIV transmission in people who inject drugs: systematic review and meta-analysis. BMJ (Clinical Research Ed.), 345, e5945-5.

Magill, M., et al. (2019). Do what you say and say what you are going to do: a preliminary meta-analysis of client change and sustain talk subtypes in motivational interviewing. Psychotherapy Research, 29(7), 860-9.

Magill, M. and Ray, L.A. (2009). Cognitive-behavioral treatment with adult alcohol and illicit drug users: a meta-analysis of randomized controlled trials. Journal of Studies on Alcohol and Drugs, 70(4), 516-27.

Marlatt, G.A. and Donovan, D.M. (2005). Relapse Prevention: Maintenance Strategies in the Treatment of Addictive Behaviors. New York: Guilford Press.

Martinello, M., Hajarizadeh, B., Grebely, J., Dore, G.J., and Matthews, G.V. (2017). HCV cure and reinfection among people with HIV/HCV coinfection and people who inject drugs. Current HIV/AIDS Reports, 14(3), 110-21.

Mattick, R.P., Breen, C., Kimber, J., and Davoli, M. (2014). Buprenorphine maintenance versus placebo or methadone maintenance for opioid dependence. The Cochrane Database of Systematic Reviews, (2), CD002207.

McHugh, R.K., Hearon, B.A., and Otto, M.W. (2010). Cognitive behavioral therapy for substance use disorders. The Psychiatric Clinics of North America, 33(3), 511-25.

McNeil, R. and Small, W. (2014). 'Safer environment interventions': a qualitative synthesis of the experiences and perceptions of people who inject drugs. Social Science & Medicine, 106, 151-8.

Miller, W.C., et al. (2018). A scalable, integrated intervention to engage people who inject drugs in HIV care and medication-assisted treatment (HPTN 074): a randomised, controlled phase 3 feasibility and efficacy study. The Lancet, 392(10149), 747-59.

Miller, W.R. and Rollnick, S. (2013). Motivational Interviewing: Helping People Change (3rd ed.). New York: Guilford Press.

Minozzi, S., Amato, L., Vecchi, S., Davoli, M., Kirchmayer, U., and Verster, A. (2011). Oral naltrexone maintenance treatment for opioid dependence. Cochrane Database of Systematic Reviews, (4), CD001333.

Miotto, K., McCann, M.J., Rawson, R.A., Frosch, D., and Ling, W. (1997). Overdose, suicide attempts and death among a cohort of naltrexone-treated opioid addicts. Drug and Alcohol Dependence, 45(1-2), 131-4.

Pacula, R.L. and Chaloupka, F.J. (2001). The effects of macro-level interventions on addictive behavior. Substance Use & Misuse, 36 (13), 1901-22.

Palepu, A., Milloy, M.J., Kerr, T., Zhang, R., and Wood, E. (2011). Homelessness and adherence to antiretroviral therapy among a cohort of HIV-infected injection drug users. Journal of Urban Health, 88(3), 545-55.

Pauls, C.A. and Stemmler, G. (2003). Repressive and defensive coping during fear and anger. Emotion, 3(3), 284-302.

Plankey, M.W., et al. (2007). The relationship between metham-phetamine and popper use and risk of HIV seroconversion in the multicenter AIDS cohort study. Journal of Acquired Immune Deficiency Syndrome, 45(1), 85-92.

Prendergast, M., Podus, D., Finney, J., Greenwell, L., and Roll, J. (2006). Contingency management for treatment of substance use disorders: a meta-analysis. Addiction, 101(11), 1546-60.

Rawson, R.A., et al. (2004). A multi-site comparison of psychosocial approaches for the treatment of methamphetamine dependence. Addiction (Abingdon, England), 99(6), 708-17.

Reif, S., et al. (2014a). Recovery housing: assessing the evidence. Psychiatric Services (Washington, D.C.), 65(3), 295-300.

Reif, S., et al. (2014b). Residential treatment for individuals with substance use disorders: assessing the evidence. Psychiatric Services (Washington, D.C.), 65(3), 301-12.

Sayegh, C.S., Huey, S.J., Zara, E.J., and Jhaveri, K. (2017). Follow-up treatment effects of contingency management and motivational interviewing on substance use: a meta-analysis. Psychology of Addictive Behaviors, 31(4), 403-14.

Shoptaw, S., et al. (2013). Not just the needle: the state of HIV-prevention science among substance users and future directions. Journal of Acquired Immune Deficiency Syndrome, 63(Suppl 2), S174-8.

Skinner, B.F. (1938). The Behaviour of Organisms: An Experimental Analysis. New York: Appleton-Century.

Smith, D.J., Combellick, J., Jordan, A.E., and Hagan, H. (2015). Hepatitis C virus (HCV) disease progression in people who inject drugs (PWID): a systematic review and meta-analysis. The International Journal on Drug Policy, 26(10), 911-21.

Sobell, L.C. and Sobell, M.B. (1992). Timeline follow-back: a technique for assessing self-reported alcohol consumption. In: Litten, R.Z. and Allen, J.P. (eds.) Measuring Alcohol Consumption: Psychosocial and Biochemical Methods. Totowa, NJ: Humana Press, pp. 41-72.

Statistics, N.C.f.H. (2018). National Drug Overdose Deaths Involving Prescription Opioids, Number Among All Ages, 1999-2017. [Online] Available at: https://www.cdc.gov/nchs/.

Stitzer, M., Bigelow, G., Lawrence, C., Cohen, J., D'Lugoff, B., and Hawthorne, J. (1977). Medication take-home as a reinforcer in a methadone maintenance program. Addictive Behaviors, 2(1), 9-14.

Stone, A.L., Becker, L.G., Huber, A.M., and Catalano, R.F. (2012). Review of risk and protective factors of substance use and problem use in emerging adulthood. Addictive Behaviors, 37(7), 747-75.

Substance Abuse and Mental Health Services Administration, Center for Behavioral Health Statistics and Quality. Treatment Episode Data Set (TEDS) (2017) (2019). Admissions to and Discharges from Publicly-Funded Substance Use Treatment. Rockville, MD: Substance Abuse and Mental Health Services Administration.

Uhlmann, S., et al. (2010). Methadone maintenance therapy promotes initiation of antiretroviral therapy among injection drug users. Addiction, 105(5), 907-13.

United Nations Office on Drugs and Crime (UNODC) (2019). World Drug Report [Online] Available at: https://wdr.unodc.org/wdr2019/.

van Ours, J.C. (2012). The long and winding road to cannabis legalization. Addiction, 107(5), 872-3.

World Health Organization (WHO) (2018). International Classification of Diseases for Mortality and Morbidity Statistics (11th ed.). Geneva: WHO.

World Health Organization (WHO) (2019). World Health Organization Model List of Essential Medicines: 21st List 2019. Geneva: WHO. [Online] Available at: https://www.who.int/medicines/publications/essentialmedicines/en/.

World Health Organization, UNODC, United Nations AIDS. (2012). WHO, UNODC, UNAIDS Technical Guide for Countries to Set Targets for Universal Access to HIV Prevention, Treatment and Care for Injecting Drug Users. Geneva: WHO.

Zawilska, J.B. and Andrzejczak, D. (2015). Next generation of novel psychoactive substances on the horizon — a complex problem to face. Drug & Alcohol Dependency, 157, 1-17.

9.3 酒　精

9.3.1 引言

自古以来，即便不是所有的人类社会都有饮酒的习惯，但也占绝大多数。含有乙醇(C_2H_5OH)的饮料可以由大量含有碳水化合物的有机材料发酵而成。这些产品由水果、浆果、各种谷物、植物、蜂蜜或牛奶制成。在大多数情况下，这种发酵饮料可含有高达14%的乙醇。最广泛商业化的发酵饮料是由大麦或其他谷物制成的啤酒(通常含3%~7%的乙醇)、苹果和其他水果酿制的苹果酒(通常含3%~7%的乙醇)和葡萄酒(通常含8%~14%的乙醇)。其他发酵饮料在特定文化中也很常见，通常来自家庭生产或商业形式：例如，东部和南部非洲的高粱或小米啤酒，西非和印度次大陆的棕榈酒，墨西哥的龙舌兰酒(pulque)(由maguey仙人掌制成)和东亚的米酒(清酒)。

蒸馏酒是通过发酵液的蒸发和冷凝来浓缩乙醇的一种饮料，中世纪时期由阿拉伯传入欧洲。起初，在欧洲，它们的用途主要是药用，但到了17世纪，它作为社交饮料迅速传播。蒸馏酒可以由几乎纯的乙醇制成，但出售的饮用酒通常含有25%~50%的乙醇。葡萄酒中还会添加蒸馏酒精，从而生产出乙醇含量约为20%的“强化葡萄酒”。因为蒸馏过的啤酒陈年酒和强化酒不易变质，即使在冷藏和密封包装发明之前，它们就可以长途运输，这在欧洲帝国时代的商业和开发中发挥了重要作用。不同的文化消费不同强度的酒精饮料，他们通常在蒸馏饮料中加入水或“混合液”，在某些文化中，还在葡萄酒和其他发酵饮料中加入水或“混合液”。

9.3.1.1 酒精的应用价值

乙醇在人类生活中有很多用途，其常见的非饮用用途包括燃料和溶剂。与饮用相关的重要用途包括药物、宗教圣礼、食品和止渴剂(Mäkelä，1983)。但是，酒精饮料作为一种健康危害物质受到了特别关注，不仅因为它是慢性疾病的风险因素，而且还因为它的精神活性特性。酒精的其他使用价值，就精神药理学而言，乙醇被归类为镇静剂，尽管其作用也可能是刺激性的(Hendler et al.，2011)。酒长期以来被用来影响情绪和感受，无论是在镇静还是刺激的情况下。只要用量足够多，酒精就会成为一种止痛药，甚至可以成为一种麻醉剂。19世纪中期以前，蒸馏酒在外科手术中常用作麻醉剂。许多饮酒者寻求介于轻度情绪变化和昏迷之间的醉酒状态。

然而，喝酒和喝多少往往不是个人单独做出的决定。喝酒通常是一种社交行为，喝酒的速度和程度经常受到集体的影响，一起喝酒被视为团结和合作的一种表达。虽然醉酒可能是为了减轻痛苦或孤独，但它通常与社交庆典有关。

9.3.1.2 副作用

饮酒会产生各种副作用,其中一些是与特定饮酒事件相关的急性反应。饮酒会逐渐削弱身体的协调、认知和注意力,从而增加意外和伤害的风险。饮酒量超过一定阈值水平,也会影响人的注意力和判断能力,因此醉酒可能是暴力行为和犯罪的原因(Graham et al.,1998)。醉酒与暴力和犯罪的联系,不同文化之间存在很大差异(Room,2001)。足够的酒精量可能通过阻断各种自主机体功能,从而导致潜在的致命性过量。

饮酒的其他副作用是与反复饮酒有关的慢性影响。饮酒几乎会对身体的每个器官都产生不良影响,尽管有些影响并不常见。慢性疾病中酒精是一个复杂的病因,包括肝硬化、上消化道癌症、肝癌、肠癌、乳腺癌、心肌病、胃炎和胰腺炎(Rehm et al.,2017)。通过多种机制,酒精还与传染病的发病和病程相关(Parry et al.,2009)。

反复过量饮酒也会对心理健康产生不良影响,一些特定的神经系统疾病与持续大量饮酒有关,比较常见的并发症包括抑郁症和情感障碍。酒精中毒——对饮酒失去控制的经历,以及其他心理和身体后遗症——在现代也被认为是一种精神障碍。目前的术语中,酒精中毒已被酒精使用障碍[在《精神疾病诊断与统计手册》(DSM-5)中]和酒精依赖[在《国际疾病分类》(ICD-11)中]所取代(Saunders,2017)。

饮酒所引起的协调和判断障碍会影响到旁观者、饮酒者的熟人、朋友和家人以及饮酒者自身。由于饮酒期间的协调或判断能力受到损害,可导致其自身或他人受到伤害;也可能由于反复饮酒导致其家庭、友谊、工作和其他社会角色的表现受损(Laslett et al.,2011)。对他人的实际和潜在不利影响历来是控制酒精和对酗酒问题采取其他社会对策的主要理由(1996);对成年饮酒者自身健康的影响,在制定酒精公共政策时就显得不那么重要了。

9.3.1.3 积极作用

对于饮酒者来说,饮酒有时也会产生积极的影响。饮酒者通常愿意支付的不仅仅是酒的生产和分销成本。除了对精神状态有重要影响外,饮酒对健康也有一些积极的影响。目前为止,就公共卫生方面而言,其中最重要的是其预防特殊形式心血管疾病(CVD)的潜力。然而,饮酒也常常对心脏有害(Chadwick,Goode,1998;Poikolanen,1999)。苏联的数据表明酗酒对心脏病死亡率有很强的不利影响(Zaridze et al.,2009;Rehm,Room,2009)。就心血管疾病的独立影响而言,研究一致发现经常少量饮酒可以预防心血管疾病——尽管对于该保护作用如何与其他保护因素相互作用或重叠知之甚少,例如定期运动、饮食或服用阿司匹林[乙酰水杨酸(ASA)]或其他药物(Iestra,2005)。然而,适度饮酒对心血管疾病的独立保护作用仍然存在疑问(Zhao et al.,2017),包括对56项流行病学研究数据的孟德尔随机化的Meta分析发现,即使适度饮酒者对其心血管也没有独立有益的影响(Holmes et al.,2014)。另外,适度饮酒对2型糖尿病也有一定的保护作用(Rehm et al.,2017)。

9.3.2 酒精累积效应研究

9.3.2.1 对饮酒者健康的影响

长期以来,人们一直认为饮酒量与总死亡率之间存在着J形曲线的关系。不饮酒者、轻度饮酒者的死亡率比稍微多喝一点的人高。很明显,任何独立保护作用都发生在老年人身上;仅限于年轻人的研究通常发现饮酒量与死亡率之间存在单调关系(Andréasson et al.,1991;Rehm,Sempos,1995)。然而,在2010年代,越来越多的人反对任何饮酒水平的独立保护作用:明显的J形曲线结果反映了许多混杂因素存在,包括许多队列研究的选择偏差和有限的随访期限。研究发现在控制其他因素的情况下,明显的保护作用一再减弱后,Knott等(2015)得出结论,“低强度饮酒与全因死亡率之间的有益关联可能部分归因于对照组的选择不当和对混杂因素的调整不力”。

除了相对较低的累积饮酒量之外,饮酒对身体健康有独立不利影响,这一点没有异议。在7个欧洲国家开展的具有多样饮酒模式的研究中发现,每天7克至20克乙醇的饮酒水平,即每天两杯或以下的情况下,饮酒造成的死亡风险超过1/1 000(Shield et al.,2017)。饮酒模式也是导致由酒精引起的死亡的重要潜在因素,尽管这在损伤死亡中早已显而易见。人们也越来越认识到饮酒在其他死因中的重要性。饮酒习惯在不同文化之间的差异可在一定程度上解释不同国家饮酒量与死亡率关系的差异(Shield et al.,2017)。

近年来,有关“低风险饮酒”或“安全饮酒”指南的建议已在许多国家(例如2016年首席医疗官)制定和宣传。早期的指南倾向于根据医学流行病学文献的测量方法,只说明饮酒量,而最近的指南强调了在特定场合或某一天的饮酒量限制(Stockwell,Room,2012)。

目前关于饮酒对健康的累积影响的文献在很大程度上依赖于前瞻性流行病学文献的总结,遵循了English等(1995)建立的传统。针对饮酒是风险或保护因素不一致的结果,对饮酒量与饮酒有关的特定死因之间关系的研究开展了Meta分析,在遵循这一传统的定量研究思路的基础上,得出不同饮酒水平的归因分值,并将归因分值应用于每个水平的人群,以估算总的寿命年、损失或获得的寿命年数,并从中减去酒精的预期保护效应,以得出负担的负面效果。除了损失寿命年数外,该研究最全面的指标是伤残调整寿命年(DALYs),其中包括与酒精有关的致残负担的预测。

根据2010年的估算,全球疾病负担的5.0%(以DALYs衡量)归因于饮酒(Lim et al.,2012),烟草为6.3%,非法药物为1.0%。男性负担远高于女性;根据2016年的估算,饮酒在男性中位列所有健康风险因素的第四位,而在女性中位列第19位(Risk Factors Collaborators,2017)。正如早期的估算所显示的(Ezzati et al.,2002),在高收入社会,包括东欧、北亚以及拉丁美洲,饮酒负担的份额最高。实际上,饮酒在危险因素中的相对位置在中等收入国家最高,排名第一;尽管其他发展中地区所有DALYs中酒精所占比例较低,但这一比例是基于这些国家更高的疾病和残疾的总负担计算的。

9.3.3　饮酒是公共卫生问题

9.3.3.1　改变社会对酗酒的态度

酗酒控制问题可以追溯到有记载的历史之初。采取多方面的努力,包括家庭和社区的非官方手段以及政府的官方控制。宗教教义及其活动也常常反对饮酒或醉酒:穆斯林信仰完全禁止饮酒,而且至少世界上所有主要宗教的一些分支也不鼓励或禁止饮酒。

在过去几个世纪里,欧洲和其衍生社会对待饮酒问题一直相互矛盾。在欧洲殖民时期,酒精饮料生产成为欧洲经济以及帝国统治和贸易的重要组成部分。酒精生产和出口不仅在南欧的葡萄酒文化中具有政治地位,而且在荷兰和英国这样的国家也是如此。在英国殖民地以及美洲,18世纪末,蒸馏酒是将谷物带到市场的唯一有利可图的方式(Rorabaugh,1979)。在近几十年里,酒精饮料行业变得越来越国际化和集中(Jernigan,2010),跨国公司,主要是在欧洲或北美,已经取得了相当大的成功,已打开全球酒精市场。

从19世纪初开始,西方国家和北欧社会对酒品过度消费引起的问题出现了大量的反对浪潮,最终,政府对此做出了回应(Blocker,1989;Levine,1991)。20世纪初,作为数十年大众禁酒运动的高潮,13个国家(Schrad,2010)对殖民地领土上的土著居民实行了禁酒令,并对其他一些国家对酒的供应进行了严格的控制。尽管在戒酒运动思想中饮酒对公共秩序、道德和家庭生活的影响比公共卫生问题更为重要，但在医学和公共卫生领域的主流思想中，人们承认酒精对健康的巨大不良影响（Emerson，1932），禁酒或者对酒供应进行严格控制（Catlin，1931）与公共卫生利益是一致的。

到20世纪30年代初，在美国和其他一些禁止或严格限制酒供应的社会，以中产阶级青年为主体的人群对其反应强烈（Room，1984a、1984b）。在这种政治文化背景下，随着新一代工作者进入专业和研究职位，酒精的不良影响被淡化或否认（Herd，1992；Katcher，1993），酒精问题几乎从公共卫生教材和论述中消失。对饮酒的任何问题都被视为归因于一小群酗酒者的问题，对酗酒者来说是由于一种神秘的易感因素而无法控制他们的饮酒状况。直到1968年末，美国公共卫生协会的主要研究重点仍然是建立治疗酒精中毒的能力（Cross，1968）。

9.3.3.2 “新公共卫生”方法

20世纪的最后30年见证了有关饮酒的文献中“新公共卫生”方法（Beauchamp，1976；Tigerstedt，1999）的兴起（尽管该方法远不如其他领域中所说的“新公众卫生方法”有特点）。该方法将几个研究和哲学线索汇集一起。与单一疾病“酒精中毒”的概念相比，该方法以分类的方法为前提：与酒精相关的问题多种多样，在饮酒人群中分布相当广泛（Knupfer，1967；酒精消费相关问题专家委员会，1980）。有人指出，在许多问题上，酗酒的人只占少数，因为饮酒量相对较低的人要多得多（Moore，Gerstein，1981）；根据Rose（1981）的说法，Kreitman（1986）称之为“预防性悖论”。因此，人们不仅要关注酗酒者，还关注不同饮酒水平的整体，甚至关注其消费在人口中的分布（Ledermann，1956；De Lint，Schmidt，1968）。

有人认为，适度饮酒所发生的事情会影响大量饮酒的社会氛围，因为饮酒在很大程度上是一种社会交流活动，以相互影响和互惠规范为特征（Bruun et al.，1975；Skand，1985）。研究发现，在特定人群中，与饮酒相关的问题发生率往往会随着消费水平的变化而上升或下降（Seeley，1960）。对酒供应的控制，包括税收，会影响消费水平，从而也会影响与饮酒相关的问题的发生率（Seeley，1960；Terris，1967；Popham et al.，1976）。因此，酒的消费水平以及对酒供应的控制是公共卫生关注的问题，也是社会整体关于“酒的政策”的一部分（Bruun et al.，1975）。

在列举该方法的要素时，笔者给出了每个要素的早期描述的参考文献。可以看出，在几年的时间里，该种方法的各部分逐渐交织在一起。该方法的关键文件是一国际调查小组1975年的报告（Bruun et al.，1975a）。几年后，该方法得到美国国家科学院委员会的权威认可（Moore，Gerstein，1981）。2010年，一国际学者小组重述该方法（Babor et al.，2010），并对发展中国家在一定程度上进行了平行分析（Room et al.，2002）。

该方法对世界卫生组织（WHO）在酒精领域的方案产生了相当大的影响（Room，2005；WHO，2007）。例如，关于酒的供应和销售以及定价政策的行动是世界卫生组织2010年通过的《减少酒精有害影响全球战略》（WHO，2010）的关键要素。在国家层面上，其对政策的影响存有很大差异。在瑞典，它被称为总消费模型，作为官方政策的基础占据了主导地位（Sutton，1997）。然而，由于瑞典加入欧盟，基于这种方法的政策在一定程度上受到了削弱（Holder et al.，1998）。这种做法在其他北欧国家也得到了相当大的支持。

在西方国家，该方法在文化政治领域遇到了巨大的阻力。那些与酒精饮料行业结盟的人士在分析和辩论中强烈抨击这种方法（Mott，1991；Grant，Litvak，1998），并直接通过政治行动罢免官方支持者（Room，1984）。考虑到政府监管和影响私人消费者选择的方法也不受那些致力于消费者主权和个人选择至上的人的欢迎（Peele，1987）。通常，寻求“驯化”饮酒方法的支持者——通过将饮酒融入日常生活来减少饮酒带来的问题——将新的公共卫生方法则描述为与此相反的方法（Olsson，1990），尽管一些研究人员指出没有必要对立（Whitehead，1979）。

就其对政策的影响而言，这种做法无疑在加强对现有管制结构和条例的辩护方面发挥了一定作用。但是，在一些国家，将这种方法作为政策的实践基础遇到了阻力甚至失败（Hawks，1993；Room，2004）。针对这种阻力，有人呼吁采取其他方法（Stockwell et al.，1997），认为针对酗酒者和有问题的饮酒者的政策措施在政治上比针对所有饮酒者的措施更容易接受。但主要的公共卫生应对措施,如世界卫生组织的《全球酒精战略》(WHO,2010)及其应对非传染性疾病的酒精政策"最佳购买"(WHO,2017),一直强调全人口政策,如可用性和税收。

作为替代方案提供的政策方法是侧重于减少伤害,主要是通过减少中毒事件或保护饮酒者免受伤害(Plant et al.,1997;Stimson et al.,2007)。事实上,在以减少总消费量为目标的方法和以减少酗酒危害为目标的方法之间通常没有冲突。正如Stockwell等(1997)所指出的,"如果采取有效的(减少伤害)策略,总消费水平实际上也可能会下降"。相反,许多影响到整个饮酒人群的措施——税收就是一个很好的例子——对酗酒者尤其严厉。在政治上,针对性的减少伤害措施也不一定比影响所有饮酒者的措施更容易被接受。一些专门用于限制酗酒的措施,如旧的配给制度和个人购买者监督制度(Järvinen,1991),现在在任何高收入社会都是不可接受的,尽管定量配给是一种非常有效的有针对性的预防措施(Norström,1987)。

除了其具体特征之外,对新公共卫生方法的争议重现了人们对公共卫生方法的争议模式,特别是当这些方法影响到人们熟悉和有价值的行为模式,并危及重大经济利益时。在知识层面,该方法取得了很大成功:自该方法首次提出以来,其所依据的经验证据已大大加强。因此,该方法在公共卫生思想和建议中仍然占主导地位,如世界卫生组织的《全球酒精战略》(WHO,2010)及其应对非传染性疾病的集体政策"最佳购买"(WHO,2017)。然而,在政治层面上,这种方法成效甚微,主要是在其关注点的外围领域,即酒驾和饮酒的最低年龄限制。

9.3.4 预防和控制策略及其有效性

概括起来,有七种主要策略可以最大限度地减少饮酒问题。第一种策略是教育或说服人们不要饮酒,或者让人们了解如何饮酒以减少伤害。第二种策略是警示劝诫,以惩罚来威胁,从而阻止与饮酒有关的行为。第三个积极的策略是提供饮酒或与饮酒相关活动的替代品。第四种策略是以某种方式使饮酒者免受伤害。第五种策略是规范酒的供应或使用条件,禁止供应可被视为此类法规的特殊情况。第六种策略是与社会或宗教运动合作以减少酒精问题。第七种策略是治疗或以其他方式帮助那些有酗酒习惯的人。我们将相应地考虑这些策略和证据的有效性。

9.3.4.1 教育和说服

原则上,可以在各种场所向任何人群提供教育,但在预防酒精问题时,首先想到的通常是学校的青年教育。以社区为基础的预防项目通常是针对成年人的,也可能包括教育内容。

教育提供新的信息或思维方式,并让听者得出有关信念和行为的结论。然而,大多数有关饮酒的教育项目都不止于此。在北美关于酒精教育的评价文献中,一个共同的主题是"仅知识"的方法不会导致行为的改变(Botvin,1995)。因此,以学校为基础的饮酒教育通常具有说服因素,旨在特定的方向影响学生。

说服与改变信念或行为直接相关,可能提供或不提供信息。以说服为目的的大众媒体宣传是预防酒精相关问题非常常见的手段,也可以通过其他媒体和方式来说服。

在大多数社会,以公共健康为导向的关于酒精的说服的信息须与各种其他有说服力的信息,包括那些旨在销售酒精饮料的信息相竞争。越来越多的证据表明酒类广告影响青少年和年轻人,导致他们增加饮酒量或出现饮酒障碍(Casswell et al.,2002)。即使在不允许大众媒体刊登酒精广告的国家和地区,这些信息也经常以各种其他方式传达给消费者和潜在消费者。

9.3.4.2 证据的有效性

关于教育方法有效性的文献大部分是由美国发表的以学校为基础的教育。这意味着,饮酒的教育通常是在毒品和烟草教育的背景下进行的,重点是戒酒(Beck,1998),或者至少是推迟开始饮酒的年龄;在这样的文化环境中,实际开始饮酒的中位年龄约为13岁,尽管最低法定饮酒年龄为21岁。总的来说,尽管上一代研究者尽了最大努力,但这些文献仍难以显示出消费者教育实质性和持久的影响(Foxcroft et al.,2003;Gorman et al.,2007)。在消费者健康的背景下,酒精教育的一般原则有一个很好的论点,但在这一点上,正式的评估文献中几乎没有证据表明其有效性持久(Babor et al.,2010)。

近几十年来,有说服力的媒体活动在许多地方也成为一种受欢迎的方式。总的来说,对这类宣传运动效果的评估效果来看,能够说明其对物质使用问题知识和意识的影响,但在影响态度和行为方面收效甚微(Babor et al.,2010)。与学校教育方法一样,文献中也提示,来自饮酒者周围的影响——从其他重要人物的态度或民众对酒精政策措施的支持来看,相比直接说服饮酒者本人,会更成功。因此,媒体信息可以有效地作为社区的议程设置机制,增加或维持公众对其他预防策略的支持(Caldwell et al.,1989)。

9.3.4.3 威慑力

从最广泛的意义上讲,威慑仅仅意味着对行为进行消极制裁或抑制的威胁——是一种消极说服形式。刑法通过两种方式进行威慑:一般威慑,即法律在人群总体中预防犯罪行为方面的效果;以及特定威慑,即法律在劝阻那些被抓到的人不再犯的效果(Ross,1982)。在一般威慑作用强的范围内,法律的预防作用更大,管理成本更低。

目前在大多数国家超过规定饮酒量的禁止酒后驾车令已经生效(WHO,2014)。许多社会还制定了禁止在公共场所饮酒、禁止在公共场合醉酒(醉酒时在公共场所)和禁止醉酒时做令人讨厌的行为的法律。其他常见的禁令涉及在国家监管渠道之外生产或销售酒精饮料,以及规定最低饮酒年龄。

9.3.4.4 证据的有效性

酒驾立法,其本身禁止在规定血液酒精水平或以上的情况下驾驶,已证明在改变行为和降低酒精相关问题的发生率方面是有效的(Ross,1982;Hingson,1996;Babor et al.,2010)。这种效果是通过一般威慑和特定威慑来实现的。惩罚的快速性和确定性及其严重性在威慑价值中占有重要地位(过于严厉往往会削弱惩罚快速性和确定性)。酒后驾车是应用一般威慑的理想领域,因为违法的收益是有限的,而且汽车司机被抓住通常会有一些损失。

许多英语国家和斯堪的纳维亚国家都有将在公共场所饮酒或公共场合醉酒定为犯罪的传统。20世纪70年代及以后的趋势是将公众醉酒合法化,尽管在许多地方这是非法的。在20世纪90年代及以后,出现了将在特定公共场所饮酒定为犯罪的趋势(Pennay,Room,2012)。对此类行为的定罪对改变行为有一定影响,但对改变边缘化的酗酒者的行为并不是很有效,因为他们几乎没有损失。

9.3.4.5 提供和鼓励其他活动

原则上涉及积极激励的另一策略是提供并寻求鼓励替代饮酒或与饮酒密切相关的活动的选项,包括提供软饮料作为酒精饮料的替代品、提供社交场所作为酒馆的替代品以及提供和鼓励娱乐活动作为饮酒休闲活动的替代品等举措。其他例子包括创造就业和技能发展项目。

9.3.4.6 证据的有效性

有人给出饮酒理由是“无聊”和“无事可做”。因此有充分的理由提供和鼓励替代活动的社会政策。但正如人们所关注的，饮酒替代品的问题在于，饮酒与其中许多替代品结合得太好了。软饮料确实是可作为解渴的酒精饮料的替代品，但软饮料也可以作为酒精饮料的混合剂。参与体育运动可伴随饮酒，也可能取代饮酒。毫无疑问，社区的目的往往为弱势群体争取机会(Carmona，Stewart，1996)，少数来自数量有限社会的关于提供替代活动的评估研究，没有显示出其对饮酒行为产生持久影响(Moskowitz et al.，1983；Norman et al.，1997)。

9.3.4.7 避免伤害

在许多社会中，减少与酒精相关问题的主要社会策略是采取措施将饮酒者，尤其是重度饮酒者与潜在的伤害分开。这种分离可以是物理上的(就距离或墙壁而言)，也可以是时间上的，或者是文化上的(例如，将饮酒场合定义为正常职责的“暂停”)。这些策略在非法药物背景下称为“减少伤害”战略，通常纳入围绕饮酒的文化安排中，也可能是有目的的规划和政策目标(Moore，Gerstein，1981)，例如“指定司机”，即在特殊场合，指定社会群体中的一个人不喝酒从而开车(DeJong，Hingson，1998)。

驾驶环境的各种变化对酒驾相关以及其他伤亡有很明确的影响。这些措施包括强制使用安全带、安全气囊，以及提高车辆和道路的安全性。尽管通常没有正式的评估，但许多将酒精中毒事件与伤亡和其他不良后果分开的实际措施已经付诸实施。

9.3.4.8 证据的有效性

酒驾对策是避免饮酒行为引起伤害的一个主要例子，因为它是试图在不必停止或减少饮酒的情况下减少与酒精相关的交通伤亡(Evans，1991)。有初步证据表明，一系列此类对策取得了成效，包括改变环境方法和威慑(DeJong，Hingson，1998；Babor et al.，2010)。一些总体上减少交通伤亡的环境措施，如要求在汽车上系安全带或提供与道路分开的人行道，与其他伤亡相比能预防更多与醉酒有关的伤亡。

9.3.4.9 规范可用性和使用条件

就其对健康和公共秩序的实质性危害而言，酒精饮料不是普通商品。因此，政府经常积极干预此类饮料的市场，远远超出了国家干预商品市场的通常水平。

全面禁止可视为市场监管的一种极端形式。在这种情况下，如果没有人获得销售酒精的许可，国家对发生的销售状况没有正式的控制权；也没有与国家合作进行市场监管的合法销售权益。

一般来说，在普遍禁止的情况下，通常人群的饮酒量确实会下降，饮酒的直接后果，如肝硬化或与酒精相关的精神障碍也会下降(Moore，Gerstein，1981；Teasley，1992)。但禁令也带来了特有的负面后果，包括非法市场的出现和增长以及与之相关的犯罪。部分是由于该原因，现在只有在伊斯兰国家，国家层面的禁酒令才是一种可行的选择，因为伊斯兰国家的法律反映了宗教信仰，这有助于维持遵守更为普遍的地区禁酒令。

管制合法酒精市场的酒精管制制度的措施千差万别。非常常见的是对酒精征收特别税，征税是为了收入，也是从公共卫生角度考虑。大多数社会都有售卖酒精的最低年龄限制，禁止向未成年顾客销售酒类，许多社会也有规定，禁止向已经喝醉的人销售。通常，这些规定包括限制销售网点的数量，限制销售时间和日期，以及限制在特殊商店或饮酒场所销售。定量饮酒——限制个人在特定时间段内能买到的酒精饮料数量——也是用来调节饮酒量的一种手段。限制或禁止酒精饮料广告的规定，试图限制或引导个人利益集团对特定酒精饮料增加需求的行为。这些规定可能会对教育和说服工作起到补充作用。国家在零售或批发层面对部分或全部酒精饮料的销售实行垄断，也普遍用作尽量减少与酒精有关的危害的机制(Room，1993)。

9.3.4.10 特定类型可用性监管的有效性

自20世纪70年代以来的几十年里，关于酒精控制措施效果的文献迅速增长。同时为特定的国家或地区制定社区参考指南，总结研究证据(Neves et al.，1998；Grover，1999)。酒精市场的具体监管类型及其有效性的证据讨论如下：

最低年龄限制：最低年龄限制是部分禁止，适用于部分群体。文献评估强有力地表明，制定和执行最低年龄限制在减少酒精相关问题方面是有效的(Babor et al.，2010)。然而，文献主要基于北美，主要关注年轻人的驾驶伤亡，并评估到21岁作为限制的死亡减少，而这个最低年龄限制比大多数社会更高。关于文献研究结果在其他社会的适用性，以及青年文化可能不太关注汽车的社会，证据有限(Møller，2002；Kypri et al.，2006)。

税收和其他价格上涨：就像对所有其他商品一样，一般来说，消费者对酒精饮料的价格表现出一定的反应。如果价格上涨，喝酒的人就会少喝酒；来自高收入社会的数据表明，这一点同样适用于偶尔饮酒的人和重度饮酒者(Babor et al.，2010)。研究发现，增加酒精税可以降低交通伤亡率、肝硬化死亡率和暴力事件发生率(Cook，2007)。

另一种涨价政策是规定最低单价或底价，即酒精饮料的销售价格不得低于每单位乙醇的规定价格。这样的政策往往会对家庭或公共场所的离店饮酒产生不同的影响，因为店内饮酒包括服务员的工资等成本。重度酗酒者比中度饮酒者更有可能购买最便宜的酒精饮料(Callinan et al.，2015)，因此制定最低价格政策对酗酒更有针对性，而非增税。有充分的证据表明，设定最低价格可以减少与酒精相关的住院和其他问题(Stockwell et al.，2013)。

限制销售网点、销售时间和条件：大量文献表明，酒精消费的水平和模式以及与酒精相关的伤亡率和其他问题的发生率，都受到此类销售限制的影响(Livingston，2013；Wilkinson et al.，2016；Sanchez-Ramirez，Voaklander，2018)，这些限制通常会使购买酒精饮料稍微不方便，影响饮酒前后的环境，或缩短深夜饮酒时间。如果这些规定充分执行，例如影响饮酒场所“内部政策”的规定，如不向醉酒顾客提供服务，也已被证明对限酒有一定效果(Saltz，1997)。

垄断生产或销售：对私有化零售酒精垄断影响的研究表明，酒精消费水平和问题有所增加(Hahn et al.，2012)，部分原因是销售点数量和销售时间通常会随着私有化而增加(Her et al.，1999)，另一部分原因也是新的私人利益通常会对进一步增加供应量而施加政治影响。从公共卫生的角度来看，零售层面是重要的，尽管垄断生产或批发层面可能有助于税收和市场的有效控制。

定量销售：对个人销售酒精的配额化潜在地直接影响重度饮酒者，并已经显示出减少了与醉酒相关的问题，如暴力，以及与饮酒史相关的问题，如肝硬化死亡率(Schechter，1986；Norström，1987)。然而，尽管一种形式的配额化——医疗处方系统——在大多数社会中被广泛接受用于精神活性药物，但如今在高收入社会中对酒类进行一般配额化已经在政治上不可接受。个体控制措施正在重新发挥作用，但主要是以司法系统强制实施的购买或饮酒禁令的形式(Room，2012)。通过脚链测量任何酒精消耗来执行的此类禁令已被证明在预防酒后驾车和与酒精相关的亲密暴力方面非常有效(Kilmer et al.，2013)。

广告和促销限制：许多社会对酒精饮料的广告和其他促销活动有规定(WHO，2014)。尽管广告被广泛认为会强烈影响消费者对市场上产品的选择，但事实证明，很难衡量广告对整个酒精饮料需求的整体影响，部分原因是这种影响可能是长期累积的，难以衡量。在特定媒体上禁止广告似乎对整体消费水平没有太大影响(Nelson，2010)，也许是因为通过该渠道用于营销的资源只会转向其他媒体进行推广。即使是相对严格的法国《Évin法》对酒精广告也似乎没有保护青少年免受行业市场营销的影响(Gallopel-Morvan et al.,2017)。然而,有证据表明,青少年饮酒趋势与青少年接触酒精广告的变化之间存在关系(White et al.,2017),并且一项对20项研究进行的系统综述发现,“酒精促销(主要是广告)与青少年饮酒结果之间存在相对一致的关联”(Scott et al.,2016)。

9.3.4.11 社会宗教运动及社区行动

酒精相关问题的大幅减少通常是自发的社会和宗教运动的结果,这些运动主要强调戒除酗酒或饮酒。较少见的是在没有大规模社会运动的情况下减少饮酒的情况,尽管在21世纪初,在许多高收入国家的青少年中出现了这种减少,不同地区可能有时间上的差异(De Looze et al.,2015;Kraus et al.,2018;Pennay et al.,2018)。近几十年来,还努力促使国家组织和非政府组织之间形成合作伙伴关系,通常在当地社区水平来共同解决酒精问题。对酒精问题的社区行动项目进行评估有着积极的传统,通常采用一系列预防策略(Giesbrecht et al.,1990;Greenfield,Zimmerman,1993;Holmila,1997;Holder,1998;Room,2017)。基于学校的预防工作也越来越多地试图纳入社区参与,认为这种多方面的策略将更加有效(Paglia,Room,1999)。

尽管历史上几个较大的酒精使用率降低都是由自发和自主的社会或宗教运动造成的,但政府的支持或合作很容易被视为官方的合作或操纵(Room,1997)。因此,关于这些运动能在多大程度上成为政府预防政策的工具,以及是否应该成为这样的工具,存在着相当大的疑问。但是,采取以公共卫生为导向的酒精政策可能变得更具可行性,而且这些政策可以建立在这些变化的基础上并支持这些变化。

9.3.4.12 证据的有效性

在短期内,宗教或文化复兴运动可以非常有效地降低饮酒水平和与酒精相关的问题。在1830年至1945年的第一次戒酒浪潮中,美国的酒精消费量大约减少了一半(Moore,Gerstein,1981)。据报道,在爱尔兰,随着马修神父禁酒运动的展开,严重犯罪率暂时降至先前水平的一小部分(Room,1983)。支撑这类运动的热情往往随着时间的推移而衰退,尽管它们常常留下持续时间更长的新的习俗和制度。例如,尽管西方社会历史中禁酒运动盛行的日子已经过去很久,但该运动产生了长期的效果,基本上在这些社会中将饮酒排除在工作场所之外。近几十年来的社区行动项目可以显示出一些成效(Midford,Shakeshaft,2017),但由于社区层面缺乏实施政策变革的权力,这些方法往往受到限制(Room,2017)。

特别是在发展中国家,旨在减少或禁止饮酒的宗教或文化复兴运动往往是采取预防行动的重要途径(Room et al.,2002)。1987年,在厄瓜多尔一个地区,一场针对贫困土著人民的改革运动由宗教复兴运动和地震引发,似乎对民众的清醒程度产生了持久的影响(Butler,2006)。

9.3.4.13 治疗和其他帮助

为那些发现自己无法控制饮酒的人提供有效的治疗或其他帮助,是人类社会公正和义务的体现。帮助的形式有多种:针对酒精问题的特定治疗系统,一般卫生或福利系统中的专业帮助,或互助运动中的非专业帮助,如匿名酗酒者。就这种帮助的有效性而言,它也是预防或减少被帮助者未来与酒精相关问题的一种手段,尽管其在人群层面的效果尚不明确。

治疗酒精问题并不一定需要复杂或昂贵的方案。评估文献表明,旨在改变饮酒认知和行为的短期门诊干预措施在大多数情况下与更长时间、更密集的治疗一样有效(Long et al.,1998)。此类干预在初级保健环境中的积极结果已经得到明确证实(Kaner et al.,2018),包括在世界卫生组织的一项研究中涵盖了各种不同的国家(Babor et al.,1994)。

9.3.4.14 证据的有效性

就治疗效果对患者的影响而言，有充分的证据表明治疗酒精使用障碍的有效性。通常，单次治疗的改善率比未治疗的情况高出约20%，并且需要进一步的治疗。简短的治疗干预或互助方法通常可以减少与重度饮酒者相关的社会和健康成本（至少在医疗保健不是自费的情况下），并提高生活质量（Holder et al.，1992；Holder，Cunningham，1992）。

然而，将治疗作为减少社会中酒精使用障碍发生率的策略的有效性尚不明确。在北美背景下，有人认为，近几十年来酒精问题治疗提供和互助小组成员数量的急剧增加，有助于降低酒精问题的发生率（Smart，Mann，1990）。但这一论点的证据强度存在争议（Holder，1997；Smart，Mann，1997）。酒精使用障碍的治疗是国家综合酒精政策的重要组成部分，但作为一种预防手段——降低社会酒精问题发生率——其成本效益可能并不高（Anderson et al.，2009）。

9.3.5 制定综合酒精政策

9.3.5.1 社区或社会层面的酒精政策

通常，预防酒精问题的不同策略似乎在效果上有协同作用（DeJong，Hingson，1998）。例如，当公众被成功说服并认识到这些策略的效果和有效性时，他们更有可能接受控制酒精可用性的措施，并继续慎重对待饮酒问题。然而这些策略也可能产生交叉作用：例如，严格的禁止政策可能使人们难以采取措施减少饮酒造成的伤害。

在酒精作为日常消费品的社会中，引发的与酒精相关的社会和健康问题发生率较高。因此，制定全面的酒精政策是十分必要的，政策应涵盖生产、营销、消费以及预防和治疗与酒精相关的问题。近年来，在社区或国家层面制定综合性的酒精政策已成为公共卫生的共同目标，尽管实施起来往往困难重重（Smart，Mann，1997；Crombie et al.，2007；WHO，2010）。

在我们所审查的针对社会酒精问题发生率的策略中，有明确的证据显示，调节酒类产品的可得性和使用条件，以及采取措施使酒类产品的使用与危害风险相隔离，这些策略具有有效性并且成本效益显著。针对酒精问题的某些特定方面，特别是酒后驾驶，采取具有威慑效果的措施也属于同一策略类别。除了控制酒类产品的可得性（例如税收、销售时间限制和天数限制）外，世界卫生组织还将广告和其他营销手段的控制列为针对酒精问题的公共卫生政策的“最佳选择”（WHO，2017）。尽管这些策略在很多地方长期被广泛采纳，但有关教育或劝说策略及治疗策略在降低社会问题发生率方面的成本效益的证据仍然非常有限。尽管一直深受欢迎，教育或说服和治疗策略在降低社会问题发生率方面的成本效益的证据充其量是有限的。教育和治疗是社会和政府应对酒精问题的好方法，但它们本身并不构成关于酒精的公共卫生政策（Babor et al.，2010）。然而，这些策略将在大多数社会中得到推行，并且最好在使用成本效益高的方法时加以关注，并将目标和信息与酒精政策的其他方面结合起来。

9.3.5.2 全球视野下的酒精政策

除了一个世纪前欧洲殖民国家之间达成的控制非洲烈酒贸易的协议（Bruun et al.，1975b），在国际层面上几乎没有有关酒精政策合作的传统。因此，每个国家在很大程度上都独自应对与饮酒相关的严重社会和健康问题。虽然酒精走私有着悠久的历史,但就供应和问题而言,国家通常可以依靠距离和传统贸易壁垒,将酒精问题主要控制在境内。

自20世纪80年代以来,随着经济全球化的加速,人们逐渐认识到酒精问题已经不再局限于本地,而是成为了一个全球性的问题。经济全球化主要通过以下四种方式对酒精问题产生影响:

第一,全球自由市场理念的影响。这一理念逐渐渗透到各个角落,导致一系列旨在控制和规范酒精消费的市场安排被瓦解和打破。在北美,各州和省的酒精专卖局逐渐被削弱或解散(Her et al.,1999)。在东欧和转型国家,酒精专卖局以及其他政府对市场的干预一起被清除(Moskalewicz,1993)。许多南非市政经营的啤酒大厅完成私有化转型(Jernigan,1997)。国际发展机构根据主流经济思想,经常建议、推动或强制发展中国家实施酒精生产与销售的私有化。在这种背景下,自由市场理念往往凌驾于公共卫生风险和社区需求之上(White,Batia,1998)。当市场由国家为私营利益颁发许可证制度组织时,自由市场理念经常压倒任何对公共健康风险或社区需求的关注(Room,2004)。

第二,贸易协定、贸易争端机制以及新的销售媒体的兴起,对各国和地方政府控制本地酒精市场的能力产生了实质性的影响。这些机制在北美和欧洲的影响力已经得到了充分的体现(Room et al.,2006;Tigerstedt,1990;Holder et al.,1998)。这些机制在发展中国家同样存在影响。例如,韩国于2000年降低了酒精饮料的平均税额,原因则是欧盟和美国向世界贸易组织提出申诉(Kim,2000)。在2010—2012年间,欧盟、美国、澳大利亚、加拿大和其他五个国家联合指出,泰国在酒瓶上拟议的警告标签可能违反了贸易协定(Brien,2013)。由于这一潜在的贸易争端威胁,泰国被劝阻采取这一措施。全球酒精生产商通过与相关国家的合作,成功地推动了贸易协定中对在瓶身或罐头的主要标签上标注警告的限制(Brien et al.,2017)。

第三,随着时间的推移,酒精的生产、分销和营销活动逐渐变得更加全球化(Room et al.,2002;Jernigan,2010)。跨国酒精公司迅速扩展到中低收入国家,寻求新的市场机会,同时受益于政策环境薄弱和市场自由化浪潮的推动。尽管大多数酒精饮料仍然在销售国生产,但工业生产的饮料越来越多地由跨国公司拥有或授权的工厂进行生产。为了增加销售额,这些公司利用了它们在其他市场积累的所有营销资源和专业知识成功地改进并强化了它们在国家市场使用的营销策略。

第四,考虑到这些相互关联的趋势,国际层面上对于在酒精问题上表达对公共卫生利益的需求日益增强。这不仅体现在贸易协定和贸易争端解决方案中,也体现在建立相互支持而非颠覆彼此的酒精监管和政策的义务上。尽管公共卫生领域对于是否应该采取这一路径存在一些争议(Taylor,Dhillon,2013;Room,2013),但越来越多的人呼吁在WHO的主持下或其他途径,参照烟草公约的模式,谈判达成一项酒精控制框架公约(A Framework Convention on Alcohol Control,2007;Room et al.,2008)。

9.3.6 结论

全球疾病负担分析进一步强调了酒精在死亡和残疾中的重要作用,特别是在中高收入国家。在过去30年中,大量文献涌现,可以根据预防战略和政策的有效性进行区分。一些策略,如学校教育、公众宣传活动和提供替代品,通常在政治上受欢迎,但效果有限或没有效果。一些证实有效的策略,特别是针对酒后驾车的措施,已经在许多国家实施。然而,其他有效的策略,特别是对酒精价格和供应的控制,在政治进程中一直受到广泛的抵制,并受到贸易协定的制约。在全球化的背景下,我们不仅需要在地方和国家层面控制酒精市场,以促进公共健康,还需要在全球层面上进行有效的控制。这一需求促使人们呼吁制定酒精控制框架公约,为国家和国家以下层面的行动提供指导和范例。

(翻译:赵亚双)

参考文献

A framework convention on alcohol control [editorial] (2007). The Lancet, 370(9593), 1102.

Anderson, P., Chisholm, D., and Fuhr, D.C. (2009). Effectiveness and cost-effectiveness of policies and programmes to reduce the harm caused by alcohol. The Lancet, 373(9682), 2234-46.

Andréasson, S., Romelsjö A., and Allebeck, P. (1991). Alcohol, social factors, and mortality among young men. British Journal of Addiction, 86, 877-87.

Babor, T., et al. (2010). Alcohol: No Ordinary Commodity: Research and Public Policy (2nd ed.). Oxford: Oxford University Press.

Babor, T.F., et al. (1994). Randomized clinical trial of brief interventions in primary health care: summary of a WHO project (with commentaries and a response). Addiction, 89, 657-78.

Beauchamp, D. (1976). Exploring new ethics for public health: developing a fair alcohol policy. Journal of Health Politics, Policy, and Law, 1, 338-54.

Beck, J. (1998). 100 years of 'just say no' versus 'just say know'. Evaluation Review, 22, 15-45.

Blocker, J. (1989). American Temperance Movements: Cycles of Reform. Boston, MA: Twayne Publishers.

Botvin, G.J. (1995). Principles of prevention. In: Coombs, R.H. and Ziedonis, D. (eds.) Handbook on Drug Abuse Prevention: A Comprehensive Strategy to Prevent the Abuse of Alcohol and Other Drugs. Boston, MA: Allyn and Bacon, pp. 19-44.

Bruun, K., et al. (1975a). Alcohol Control Policies in Public Health Perspective. Helsinki: Finnish Foundation for Alcohol Studies, vol. 25.

Bruun, K., Rexed, I., and Pan, L. (1975b). The Gentlemen's Club. Chicago, IL: University of Chicago Press.

Butler, B. Y. (2006). Holy Intoxication to Drunken Dissipation: Alcohol Among Quichua Speakers in Otavalo, Ecuador. Albuquerque, NM: University of New Mexico Press.

Callinan, S., Room, R., Livingston, M., and Jiang, H. (2015). Who purchases low - cost alcohol in Australia? Alcohol and Alcoholism, 50(6), 647-653.

Carmona, M. and Stewart, K. (1996). Review of Alternative Activities and Alternatives Programs in Youth - oriented Prevention. Rockville (MD): Center for Substance Abuse Prevention. CSAP Technical Report 13.

Casswell, S., et al. (1989). Changes in public support for alcohol policies following a community-based campaign. British Journal of Addiction, 84, 515-22.

Casswell, S., Pledger, M., and Pratap, S. (2002). Trajectories of drinking from 18 to 26 years: identification and prediction. Addiction, 97(11), 1427-37.

Catlin, G.E.G. (1931). Liquor Control. London: Thornton Butterworth.

Chadwick, D.J. and Goode, J.A. (eds.) (1998). Alcohol and Cardiovascular Diseases. Chichester: John Wiley & Sons.

Chief Medical Officers (2016). UK Chief Medical Officers' Low Risk Drinking Guidelines 2016. London: UK Department of Health. [Online] Available at: https://assets.publishing.service.gov.uk/government/uploads/system/uploads/attachment_data/file/545937/UK_CMOs_report.pdf.

Cook, P.J. (2007). Paying the Tab: The Costs and Benefits of Alcohol Control. Princeton NJ: Princeton University Press.

Crombie, I.K., et al. (2007). How do public health policies tackle alcohol - related harm? A review of 12 developed countries. Alcohol and Alcoholism, 42(5), 492-9.

Cross, J.N. (1968). Guide to the Community Control of Alcoholism. New York: American Public Health Association.

De Lint, J. and Schmidt, W. (1968). The distribution of alcohol consumption in Ontario. Quarterly Journal of Studies on Alcohol, 29, 968-73.

De Looze, M., et al. (2015). Decreases in adolescent weekly alcohol use in Europe and North America: evidence from 28 countries from 2002 to 2010. European Journal of Public Health, 25(suppl_2), 69-72.

DeJong, W. and Hingson, R. (1998). Strategies to reduce driving under the influence of alcohol. Annual Review of Public Health, 19, 359-78.

Emerson, H. (ed.) (1932). Alcohol and Man: The Effects of Alcohol on Man in Health and Disease. New York: Macmillan.

English D.R., et al. (1995). The Quantification of Drug Caused Morbidity and Mortality in Australia (2 vol.). Canberra: Australian Government Publishing Service.

Evans, L. (1991). Traffic Safety and the Driver. New York: Van Nostrand Reinhold.

Ezzati M., et al. (2002). The Comparative Risk Assessment Collaborating Group. Selected major risk factors and global and regional burden of disease. The Lancet, 360, 1347-60.

Foxcroft D.R., et al. (2003). Longer-term primary prevention for alcohol misuse in young people: a systematic review. Addiction, 98 (Suppl 4), 397-411.

Gallopel-Morvan, K., Spilka, S., Mutatayi, C., Rigaud, A., Lecas, F., and Beck, F. (2017). France's Évin Law on the control of alcohol advertising: content, effectiveness and limitations. Addiction, 112, 86-93.

Giesbrecht, N., et al. (eds.) (1990). Research, Action and the Community: Experiences in the Prevention of Alcohol and Other Drug Problems. Rockville, MD: Office of Substance Abuse Prevention. DHHS Publication No. (ADM) 89-1651.

Gorman, D.M., Conde, E., and Huber, Jr. J.C. (2007). The creation of evidence in 'evidence-based' drug prevention: a critique of the Strengthening Families Program Plus Life Skills Training evaluation. Drug and Alcohol Review, 26(6), 585-93.

Graham K., et al. (1998). Current directions in research on understanding and preventing intoxicated aggression. Addiction, 93, 659-76.

Grant, M. and Litvak, J. (1998). Introduction: beyond per capita consumption. In: Grant, M., and Litvak, J. (eds.) Drinking Patterns and Their Consequences. Washington, DC: Taylor and Francis, pp. 1-4.

Greenfield, T. and Zimmerman, R. (eds.) (1993). Experiences with Community Action Projects: New Research in the Prevention of Alcohol and Other Drug Problems. Rockville, MD: Center for Substance Abuse Prevention. DHHS Publication No. (ADM) 93-1976.

Grover, P.T. (ed.) (1999). Preventing Problems Related to Alcohol Availability — Environmental Approaches: Reference Guide. Washington (DC): Center for Substance Abuse Prevention. DHHS Publication No. SMA 99-3298. [Online] Available at: http://text. nlm.nih.gov/ftrs/dbaccess/csap.

Hahn, R.A., et al. (2012) Effects of alcohol retail privatization on excessive alcohol consumption and related harms: a community guide systematic review. American Journal of Preventive Medicine, 42(4), 418-27.

Hawks, D. (1993). The formulation of Australia's national health policy on alcohol. Addiction, 88(Suppl), 19S-26S.

Hendler, R.A., Ramchandani, V.A., Gilman, J., and Hommer, D.W. (2011). Stimulant and sedative effects of alcohol. In: Sommer, W. and Spanagel, R. (eds.) Behavioral Neurobiology of Alcohol Addiction. Berlin & Heidelberg: Springer, pp. 489-509.

Her, M., et al. (1999). Privatizing alcohol sales and alcohol consumption: evidence and implications. Addiction, 94, 1125-39.

Herd, D. (1992). Ideology, history, and changing models of liver cirrhosis epidemiology. British Journal of Addiction, 87, 179-92.

Hingson, R. (1996). Prevention of drinking and driving. Alcohol Health and Research World, 20, 219-26.

Holder, H.D. (1998). Alcohol and the Community: A Systems Approach to Prevention. Cambridge: Cambridge University Press.

Holder, H. (1997). Can individually directed interventions reduce population-level alcohol-involved problems? Addiction, 92, 5-7.

Holder, H.D. and Cunningham, D.W. (1992). Alcoholism treatment for employees and family members: its effect on health care costs. Alcohol Health and Research World, 16, 149-53.

Holder, H.D., Lennox, R.D.L., and Blose, J.O. (1992). Economic benefits of alcoholism treatment: a summary of twenty years of research. Journal of Employee Assistance Research, 1, 63-82.

Holder, H.D., Kühlhorn E., Nordlund S. et al. (1998). European integration and Nordic alcohol policies. Aldershot: Ashgate.

Holmes, M.V., et al., on behalf of The InterAct Consortium (2014). Association between alcohol and cardiovascular disease: Mendelian randomisation analysis based on individual participant data. British Medical Journal, 349, g4164.

Holmila, M., (ed.) (1997). Community Prevention of Alcohol Problems. Basingstoke: Macmillan.

Iestra, J.A., Kromhout, D., Van der Schouw, Y.T., Grobbee, D.E., Boshuizen, H.C., and Van Staveren, W.A. (2005). Effect size estimates of lifestyle and dietary changes on all-cause mortality in coronary artery disease patients: a systematic review. Circulation, 112(6), 924-34.

Jävinen, M. (1991). The controlled controllers: women, men, and alcohol. Contemporary Drug Problems, 18, 389-406.

Jernigan, D.H. (1997). Thirsting for Markets: The Global Impact of Corporate Alcohol. San Rafael, CA: Marin Institute for the Prevention of Alcohol and Other Drug Problems.

Jernigan, D.H. (2010). The extent of global alcohol marketing and its impact on youth. Contemporary Drug Problems, 37, 57-89.

Kaner, E.F.S., et al. (2018). Effectiveness of brief alcohol interventions in primary care populations. Cochrane Database of Systemic Reviews, (2), CD004148.

Katcher, B.S. (1993). The post-repeal eclipse in knowledge about the harmful effects of alcohol. Addiction, 88, 729-44.

Kilmer, B., Nicosia, N., Heaton, P., and Midgette, G. (2013). Efficacy of frequent monitoring with swift, certain, and modest sanctions for violations: insights from South Dakota's 24/7 Sobriety Project. American Journal of Public Health, 103(1), e37-e43.

Kim, H-R. (2000). Revised liquor taxes leave soju makers in lurch. Korea Herald, 13 March.

Knott, C.S., Coombs, N., Stamatakis, E., and Biddulph, J.P. (2015). All cause mortality and the case for age specific alcohol consumption guidelines: pooled analyses of up to 10 population based cohorts. British Medical Journal, 350, h384.

Knupfer, G. (1967). The epidemiology of problem drinking. American Journal of Public Health, 57, 973-86.

Kraus, L., et al. (2018) 'Are the times a-changin'? Trends in adolescent substance use in Europe. Addiction, 113, 1317-32.

Kreitman, N. (1986). Alcohol consumption and the preventive paradox. British Journal of Addiction, 81, 353-63.

Kypri, K., et al. (2006). Minimum purchasing age for alcohol and traffic crash injuries among 15-to 19-year-olds in New Zealand. American Journal of Public Health, 96(1), 126-31.

Laslett A.-M., Room R., Ferris J., Wilkinson C., Livingston M., and Mugavin J. (2011). Surveying the range and magnitude of alcohol's harm to others in Australia. Addiction, 106(9), 1603-11.

Ledermann, S. (1956). Alcool, Alcoolisme, Alcoolisation. Paris: Presses Universitaires de France. INED Cahier No. 29.

Levine, H.G. (1991). Temperance cultures: concern about alcohol problems in Nordic and English-speaking cultures. In: Lader, M., Edwards, G., and Drummond, D.C. (eds.) The Nature of Alcohol and Drug-related Problems. Oxford: Oxford University Press, pp. 15-36.

Lim S.S., et al. (2012) A comparative risk assessment of burden of disease and injury attributable to 67 risk factors and risk factor clusters in 21 regions, 1990-2010: a systematic analysis for the Global Burden of Disease Study 2010. The Lancet, 380, 2224-60.

Livingston, M. (2013) To reduce alcohol-related harm we need to look beyond pubs and nightclubs. Drug & Alcohol Review, 32(2), 113-14.

Long C.G., Williams M., and Hollin C.R. (1998) Treating alcohol problems: a study of program effectiveness and cost-effectiveness according to length and delivery of treatment. Addiction, 93, 561-71.

Mäkelä, K. (1983). The uses of alcohol and their cultural regulation. Acta Sociologica, 26, 21-31.

Midford, R. and Shakeshaft, A. (2017). Community-focused approaches to the prevention of alcohol-related harms: from past experience to future possibilities. In: Kolind, T., Thom, B., and Hunt, G. (eds.) The SAGE Handbook of Drug & Alcohol Studies: Social Science Approaches. Los Angeles, CA: SAGE, pp. 213-37.

Møller, L. (2002). Legal restrictions resulted in a reduction of alcohol consumption among young people in Denmark. In: Room R. (ed.) The Effects of Nordic Alcohol Policies: What Happens to Drinking When Alcohol Controls Change? Helsinki: Nordic Council for Alcohol and Drug Research. NAD Publication No. 42, pp. 93-100. Available at: http://www.drugslibrary.stir.ac.uk/documents/nad42.pdf.

Moore, M.H. and Gerstein, D.R. (eds.) (1981). Alcohol and Public Policy: Beyond the Shadow of Prohibition. Washington, DC: National Academy Press.

Moskalewicz, J. (1993). Privatization of the alcohol arena in Poland. Contemporary Drug Problems, 20, 63-275.

Moskowitz J.M., et al. (1983). Evaluation of a junior high school primary prevention program. Addictive Behaviors, 8, 393-401.

Mott, G. (1991). The anti-alcohol network. Moderation Reader, 5(5), 6-20.

Nelson, J.P. (2010). Alcohol advertising bans, consumption and control policies in seventeen OECD countries, 1975-2000. Applied Economics, 42(7), 803-23.

Neves P., et al. (1998). Communities Take Action! A Practical Guide for Municipalities, Enforcement Agencies, Community Groups, and Others Concerned About the Impact of Alcohol on Public Health and Safety. Toronto: Addiction Research Foundation.

Norman E., et al. (1997). Prevention programs reviewed: what works? In: Norman, E. (ed.) Drug-free Youth: A Compendium for Prevention Specialists. New York: Garland Publishing, pp. 22-45.

Norström, T. (1987). Abolition of the Swedish rationing system: effects on consumption distribution and cirrhosis mortality. British Journal of Addiction, 82, 633-41.

O'Brien, P. (2013). Australia's double standard on Thailand's alcohol warning labels. Drug & Alcohol Review, 32(1), 5-10.

O'Brien, P., Gleeson, D., Room, R., and Wilkinson, C. (2017). New directions in trade law for alcohol labelling: Implications of the Trans-Pacific Partnership Agreement for using public health information to reduce alcohol-related harm. Melbourne University Law Review, 41, 341-91.

Olsson, B. (1990). Alkoholpolitik och alkoholens fenomenologi: uppfattningar som artikulerats i pressen [Alcohol policy and the phenomenology of alcohol: concepts articulated in the press]. Alkoholpolitik, 7, 184-95.

Paglia, A. and Room, R. (1999). Preventing substance use problems among youth: a literature review and recommendations. Journal of Primary Prevention, 20, 3-50.

Parry C., Rehm J., Poznyak V., and Room, R. (2009). Alcohol and infectious disease: an overlooked causal linkage? Addiction, 104(3), 331-2.

Peele, S. (1987). The limitations of control-of-supply models for explaining and preventing alcoholism and drug addiction. Journal of Studies on Alcohol, 48, 61-77.

Pennay A. and Room R. (2012). Prohibiting public drinking in urban public spaces: a review of the evidence. Drugs: Education, Prevention and Policy, 19(2), 91-101.

Pennay, A., Holmes, J., Törrönen, J., Kraus, L., and Room, R. (2018). Researching the decline in adolescent drinking: the need for a global and generational approach. Drug and Alcohol Review, 37(Suppl. 1), S115-19.

Plant M., Single E., and Stockwell T. (eds.) (1997). Alcohol: Minimizing the Harm — What Works? London and New York: Free Association Books.

Poikolainen, K. (1999). It can be bad for the heart, too — drinking patterns and coronary heart disease. Addiction, 93, 1757-9.

Popham R., Schmidt W., and de Lint J. (1976). The effects of legal restraint on drinking. In: Kissin B. and Begleiter H. (eds.) The Biology of Alcoholism: vol. 4. Social Aspects of Alcoholism. New York and London: Plenum, pp. 579-625.

Rehm, J., et al. (2017). The relationship between different dimensions of alcohol use and the burden of disease — an update, Addiction, 112(6), 968-1001.

Rehm J. and Sempos C.T. (1995). Alcohol consumption and all-cause mortality. Addiction, 90, 471-80.

Rehm J. and Room R. (2009). A case study in how harmful alcohol consumption can be. The Lancet, 373, 2176-77.

Risk Factors Collaborators (2017). Global, regional, and national comparative risk assessment of 84 behavioural, environmental and occupational, and metabolic risks or clusters of risks, 1990-2016: a systematic analysis for the Global Burden of Disease Study 2016. The Lancet, 390, 1345-22.

Room, R. (1983). Alcohol and crime: behavioral aspects. In: Kadish, S. (ed.) Encyclopedia of Crime and Justice. Vol. 1. New York: Free Press, pp. 35-44.

Room, R. (1984a). Alcohol control and public health. Annual Review of Public Health, 5, 293-317.

Room, R. (1984b). A 'reverence for strong drink': the lost generation and the elevation of alcohol in American culture. Journal of Studies on Alcohol, 45, 540-6.

Room, R. (1984c). Former NIAAA directors look back: policy makers on the role of research. Drinking and Drug Practices Surveyor, 19, 38-42.

Room, R. (1993). The evolution of alcohol monopolies and their relevance for public health. Contemporary Drug Problems, 20, 169-87.

Room, R. (1996). Alcohol consumption and social harm — conceptual issues and historical perspectives. Contemporary Drug Problems, 23, 373-88.

Room, R. (1997). Voluntary organizations and the state in the prevention of alcohol problems. Drugs and Society, 11, 11-23.

Room, R. (2001). Intoxication and bad behaviour: understanding cultural differences in the link. Social Science and Medicine, 53, 189-98.

Room, R. (2004). Disabling the public interest: alcohol policies and strategies for England. Addiction, 99, 1083-9.

Room, R. (2005). Alcohol and the World Health Organization: the ups and downs of two decades. Nordisk Alkohol - & Narkotikatidskrift, 22 (English suppl), 146-62.

Room, R. (2012). Individualised control of drinkers: back to the future? Contemporary Drug Problems, 39(2), 311-43.

Room, R. (2013). Healthy is as healthy does: where will a voluntary code get us on international alcohol control? Addiction 108 (3), 456-457.

Room, R. (2017). Prevention of alcohol-related problems in the community context. In: Giesbrecht, N. and Bosma, L. (eds.) Preventing Alcohol-Related Problems: Evidence and Community-based Initiatives, pp. 19-32. Washington, DC: American Public

Health Association.

Room, R., et al. (2002). Alcohol and Developing Societies: A Public Health Approach. Helsinki: Finnish Foundation for Alcohol Studies.

Room, R., Giesbrecht, N., and Stoduto, G. (2006). Trade agreements and disputes. In: Giesbrecht, N., et al. (eds.) Sober Reflections: Commerce, Public Health, and the Evolution of Alcohol Policy in Canada, 1980-2000. Montreal and Kingston: McGill-Queen's University Press, pp. 74-96.

Room R., Schmidt L., Rehm J., and Mäkelä P. (2008). International regulation of alcohol. British Medical Journal, 337(6), a2364.

Rorabaugh, W.J. (1979). The Alcoholic Republic. New York: Oxford University Press.

Rose, G. (1981). Strategy of prevention: lessons from cardiovascular disease. British Medical Journal, 282, 1847-51.

Ross, H.L. (1982). Deterring the Drinking Driver: Legal Policy and Social Control. Lexington, MA: Lexington Books.

Saltz, R.F. (1997). Prevention where alcohol is sold and consumed: server intervention and responsible beverage service. In: Plant, M., Single, E., and Stockwell, T. (eds.) Alcohol: Minimizing the Harm — What Works? New York: Free Association Books, pp. 72-84.

Sanchez-Ramirez, D.C., and Voaklander, D. (2018). The impact of policies regulating alcohol trading hours and days on specific alcohol-related harms: a systematic review. Injury Prevention, 24(1), 94-100.

Saunders, J.B. (2017). Substance use and addictive disorders in DSM-5 and ICD 10 and the draft ICD 11. Current Opinion in Psychiatry, 30(4), 227-37.

Schechter, E.J. (1986). Alcohol rationing and control systems in Greenland. Contemporary Drug Problems, 13, 587-620.

Schrad, M. (2010). The Political Power of Bad Ideas: Networks, Institutions, and the Global Prohibition Wave. Oxford: Oxford University Press.

Scott, S., Muirhead, C., Shucksmith, J., Tyrrell, R., and Kaner, E. (2016). Does industry-driven alcohol marketing influence adolescent drinking behaviour? A systematic review. Alcohol and Alcoholism, 52(1), 84-94.

Seeley, J.R. (1960). Death by liver cirrhosis and the price of beverage alcohol. Canadian Medical Association Journal, 83, 1361-6.

Shield, K.D., et al. (2017). Life-time risk of mortality due to different levels of alcohol consumption in seven European countries: implications for low-risk drinking guidelines. Addiction, 112(9), 1535-44.

Skog, O.-J. (1985). The collectivity of drinking cultures: a theory of the distribution of alcohol consumption. British Journal of Addiction, 80, 83-99.

Smart, R.G. and Mann, R.E. (1990). Are increased levels of treatment and Alcoholics Anonymous large enough to create the recent reduction in liver cirrhosis? British Journal of Addiction, 85, 1385-7.

Smart R.G. and Mann R.E. (1997). Interventions into alcohol problems: what works? Addiction, 92, 9-13.

Stimson G., et al. (eds.) (2007). Drinking in Context: Patterns, Interventions, and Partnerships. New York and Abingdon: Routledge.

Stockwell, T. and Room, R. (2012). Constructing and responding to low-risk drinking guidelines: conceptualisation, evidence and reception. Drug and Alcohol Review, 31(2), 121-5.

Stockwell T., et al. (1997). Sharpening the focus of alcohol policy from aggregate consumption to harm and risk reduction. Addiction Research, 5, 1-9.

Stockwell, T., et al. (2013). Minimum alcohol prices and outlet densities in British Columbia, Canada: estimated impacts on alcohol-attributable hospital admissions. American Journal of Public Health, 103(11), 2014-20.

Sutton, C. (1997). Swedish Alcohol Discourse: Constructions of a Social Problem. Uppsala: Acta Universitatis Upsaliensis, Studia Sociologica Upsaliensia, p. 45.

Taylor A.L., and Dhillon I.S. (2013). Alternative legal strategies for alcohol control: not a framework convention — at least not right now. Addiction, 108(3), 450-5.

Teasley, D.L. (1992). Drug legalization and the 'lessons' of prohibition. Contemporary Drug Problems, 19, 27-52.

Terris, M. (1967). Epidemiology of cirrhosis of the liver: national mortality data. American Journal of Public Health, 57, 2076-88.

Tigerstedt, C. (1990). The European Community and the alcohol policy dimension. Contemporary Drug Problems, 17, 461-79.

Tigerstedt, C. (1999). Alcohol policy, public health, and Kettil Bruun. Contemporary Drug Problems, 26, 209-35.

White O.C. and Batia A. (1998). Privatization in Africa. Washington, DC: World Bank.

White, V., et al. (2017). Adolescents' exposure to paid alcohol advertising on television and their alcohol use: exploring associations over a 13-year period. Addiction, 112, 1742-51.

Whitehead, P.C. (1979). Prevention of alcoholism. In: Robinson, D. (ed.) Alcohol Problems. New York: Holmes and Meier.

Wilkinson, C., Livingston, M., and Room, R. (2016). Impacts of changes to trading hours of liquor licences on alcohol-related harm: a systematic review 2005-2015. Public Health Research and Practice, 26(4), e2641644.

World Health Organization, Expert Committee on Problems Related to Alcohol Consumption (1980). Problems Related to Alcohol Consumption. Geneva: WHO. Technical Report Series 650.

World Health Organization, Expert Committee on Problems Related to Alcohol Consumption (2007). Second Report. Geneva: WHO. Technical Report Series 944.

World Health Organization (WHO) (2010). Global Strategy to Reduce the Harmful Effects of Alcohol. Geneva: WHO.

World Health Organization (WHO) (2014). Global Status Report on Alcohol 2014. Geneva: WHO. [Online] Available at: http://www.who.int/substance_abuse/publications/global_alcohol_report/en/.

World Health Organization (WHO) (2017). Tackling NCDs: 'Best Buys' and Other Recommended Interventions for the Prevention and Control of Noncommunicable Diseases. Geneva: WHO. [Online] Available at: http://www.who.int/iris/handle/10665/259232.

Zaridze D., et al. (2009). Alcohol and cause-specific mortality in Russia: a retrospective case-control study of 48,557 adult deaths. The Lancet, 373, 2201-14.

Zhao, J., Stockwell, T., Roemer, A., Naimi, T., and Chikritzhs, T. (2017). Alcohol consumption and mortality from coronary heart disease: an updated meta-analysis of cohort studies. Journal of Studies on Alcohol and Drugs, 78(3), 375-86.

9.4 伤害预防与控制

9.4.1 引言

在所有国家、地区和年龄组的居民中，伤害都是造成早死和伤残调整寿命年数损失的重要原因，而且对年轻人的影响尤为严重。根据2016年全球疾病负担数据的分析，伤害每年造成460多万人死亡，大约占所有死亡人数的8.4%，占伤残调整寿命年数的10.7%。对5至14岁的儿童来说，道路交通事故、溺水、冲突、恐怖主义、跌倒和人际间暴力都属于前15位死因。死亡只是众多伤害中的极小部分，这些伤害不仅可能会导致终身伤残，还会造成巨大的心理创伤和经济损失。鉴于创伤造成的负担，有必要将预防伤害视为国际公共卫生的优先事项。

由于大多数人一生中都会遭受多次轻微伤害，其中大多数伤害只会造成轻微的不适或活动不便，因此很多居民和决策者可能会误以为伤害只是生活的一部分。然而，本人遭受严重的伤害或亲人的死亡会彻底改变受影响者的生活轨迹。这些伤害会对家庭、社区和社会造成巨大损失。

伤害是可以预防的，全球对预防创伤或伤害方面的投资将带来巨大的长期健康和经济效益。高收入国家在减少伤害方面已经取得了进展。例如，在美国，1994—2014年间，每百万英里行驶里程的道路交通事故减少了37%（国家公路交通安全管理局，2017）。溺水、住宅火灾、凶杀、中毒等造成的死亡率也均有所下降。然而，由于许多有效的预防策略尚未得到广泛实施，这些死亡率仍然高得令人无法接受。据世界卫生组织（WHO）预计，如果目前的趋势继续下去，到2030年道路交通伤害、自杀和跌倒将位居20大主要死亡原因前列（WHO，2018）。

全世界的伤害负担不成比例地集中在低收入国家。据世界卫生组织预计，如果目前的趋势继续下去，到2030年，道路交通伤害、暴力和自我伤害都将成为导致伤残调整寿命损失年数的20个主要原因之一（WHO，2002，2018）。1990年，道路交通事故是造成伤残调整寿命年数损失的第十大原因，而2016年排名则上升到第六位（GBD，2016）。战争将从1990年的第16位上升到2020年的第8位，人际间暴力将从第19位上升到第12位。尽管伤害预防的许多领域取得了一些成功，但新的风险、不断变化的环境和不断增加的人口数量持续对伤害控制工作提出挑战。

要实施有效的伤害预防策略，就必须组织公共卫生应对措施，并进一步整合多种学科背景的专业人员。现代伤害控制研究结合了公共卫生、生物力学、工程学、行为科学、法律、执法、医学和城市规划等方面的理念和技能。研究如何将高收入国家的有效干预措施应用于中低收入国家是当务之急，但伤害预防策略必须符合当地实际情况。在有组织的公共卫生应对措施中整合多种方法的伤害预防活动才更有可能取得成功。

本章将介绍有关伤害负担的知识现状，并介绍建设伤害预防基础设施和能力的基本概念。

9.4.2　伤害的因果模型

伤害一般分为故意和非故意两大类。故意伤害是指有意识地伤害自己或他人。非故意伤害是指非直接、非有意的伤害，即使涉及重大过失导致的伤害，例如，由醉酒司机造成机动车乘员死亡，则被视为非故意伤害。尽管在许多国家，该司机可能因此伤害事故而被起诉。

伤害按其原因可进一步分类，如机动车乘员伤害、溺水、自杀/自杀未遂、他杀/攻击或住宅火灾伤害。在20世纪90年代末之前，分类时同时考虑伤害原因和意图，例如中毒死亡不会被区分为故意或非故意。20世纪90年代，美国疾病预防控制中心与美国公共卫生协会合作，建议将外部原因和意图作为描述伤害的两个独立组成部分，现在大多数数据都是按此编码分类的（CDC，1997）。通过这次合作，美国疾病预防控制中心使用《国际疾病分类（第9版）》开发了一个矩阵，用于按意图和原因对伤害进行编码。该矩阵可作为创建伤害原因和意图代码的模板，这些代码现已纳入《国际疾病分类（第10版）》。

造成伤害的原因非常广泛，且生理伤害多种多样，因此在概念上很难将其联系在一起。传统的传染病流行病学模式为创伤流行病学研究提供了一个框架（图9.4.1）。伤害因果关系的核心是病原体与宿主之间的相互作用。动因（就伤害而言是能量）被宿主吸收并造成伤害。能量有多种形式，如机械能、电能、化学能、辐射能和热能。动因–宿主关系的一个例子是机动车撞击，其中施加给个人的能量是机械能。贮存器是指在环境中发现动因的地方。能量转移的诱因无处不在，但其成为造成伤害的原因仅限于某些特定条件。例如，汽车中的潜在能量只有在行驶时才会存在，只有在汽车发生碰撞时才造成伤害。

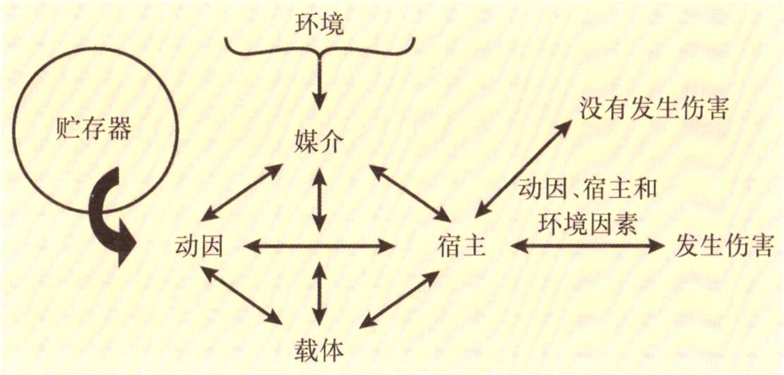

图9.4.1　伤害流行病学研究框架

载体和媒介是将能量从贮存器传输到宿主的机制。载体可以是无生命的物体，如机动车；也可以是有生命的物体，如狗咬伤儿童事故中的狗。在许多伤害原因中，载体和媒介都参与了能量传递，例如一个人（载体）用刀（媒介）刺伤另一个人。伤害结果是指个人遭受的创伤或伤害，受宿主对能量反应的影响。只有超出宿主承受能力的能量传递才会造成伤害，因此并非所有的能量暴露都会导致明显的伤害。人对能量有一定的抵抗力，这种抵抗力可以通过运动或保护装置来增强，也可以通过内在因素（如现有的医疗条件或年龄）的变化以及外在因素（如疲劳和酒精）的变化使抵抗力降低。

在考虑伤害预防策略时，这一因果模型非常重要。伤害预防的目的是防止能量传递或减少传递的能量。预防活动可以侧重于宿主、环境、媒介或载体，也可以将所有这些因素结合起来。本章稍后将介绍基于这一模式的伤害预防理论方法。

9.4.3　伤害数据来源

在全球范围内，数据基础设施的改善和数据获取途径的增加有助于提高人们对伤害和暴力等健康问题的认识。还可以从卫生部门内外的各种来源找到与伤害相关的数据信息(医学研究所,1999;Hyder,Morrow,2006)。生命统计报告收集的死亡率数据是评估伤害负担的最常用来源。大多数国家都有一些包括死因在内的死亡报告机制,尽管这些数据的质量在世界各地存在明显差异。

世界卫生组织还通过全球和特定疾病渠道报告伤害数据。例如,世界卫生组织的《全球健康估计》是世界卫生组织发布并定期更新的主要死亡和伤残数据(见 http://www.who.int/healthinfo/global_burden_disease/en/)。此外,世界卫生组织还通过《全球道路安全状况报告》定期报告道路安全数据,包括各国提供的数据和世界卫生组织模拟的数据(见 http://www.who.int/violence_injury_prevention/road_safety_status/2015/en/)。

尽管这些全球估算值对于对比研究非常有价值,但它们很少提供有关伤害的背景风险因素和环境的详细信息。以特定伤害类型为重点的监测系统非常有助于确定和优先考虑预防方法。例如,美国交通部的"Fatal Accident Reporting System"提供了道路交通死亡的详细情况,有助于改进汽车和道路的安全设计,并协助制定和实施安全政策。美国劳工统计局的"The Census of Fatal Occupational Injuries"有助于按职业和行业对工作场所死亡事故进行比较,并确定工作场所防范危险的优先级。

与死亡率数据相比,以人口为基础的非致命性伤害及其后果数据的收集更具挑战性,而且可获得的数据也少得多,在发展中国家更是如此。在高收入国家,反映非致命性伤害的人口数据可在医院报告数据中查到,这些数据通常用于监测国家健康指标。将伤害作为众多健康结果之一的数据来源往往缺乏详细信息,无法为伤害预防方法提供依据。其他数据来源专门针对某些类型的伤害,如创伤登记。整合创伤数据,如美国的国家创伤数据库或加拿大的国家创伤登记处,有助于获得并描述更大的患者样本,但创伤登记处很难与人口基数挂钩。卫生部门以外的许多数据来源也涵盖了与伤害相关的各种事件,例如来自执法部门、交通部门、刑事和司法部门以及保险公司的数据。数据来源的多样性使得伤害与暴力领域的信息具有独特的跨部门性质(Norton et al.,2006)。

在许多情况下,数据源可以相互关联,以提供更完整的伤害细节。例如,机动车撞伤通常需要交通执法部门提供的数据,以描述撞伤的原因和性质,以及卫生部门提供的数据来描述伤情及其严重程度。将这些数据源连接起来可能会受到隐私和获取用于连接的识别信息问题以及数据质量问题的阻碍。在中低收入国家,即使有这些数据系统,它们通常也不是电子化的,而且很少对其质量进行评估,这使得这种数据连接更具挑战性。然而,要研究伤害的因果假设,往往需要来自多个来源的信息。

人们开始越来越重视改善健康行为,这使得全球都在努力收集有关危险因素的数据。许多国家开展了健康行为调查,如美国的青年危险行为调查(Eaton et al.,2012)。近年,横跨多个国家的危险行为调查比较研究已经启动,其中一个例子是学龄儿童健康行为研究,该研究调查了40多个国家的青少年(Roberts et al.,2009)。对大规模预防工作的评估也能提供重要的危险因素数据,例如作为彭博全球道路安全倡议的一部分而开展的城市范围道路安全危险因素观察研究(Gupta et al.,2017)。这些调查有助于建立危险行为与伤害和暴力经历之间的联系。

尽管随着技术的进步,数据基础设施得到了改善,但在大多数国家,如何获取高质量和详细的伤害和暴力数据仍然是一个重要的限制因素。在低收入国家,获取数据受到限制已成为一个较大问题。在许多低收入国家,死亡报告是有关伤害负担的唯一信息来源,而这些数据在报告和编码方面可能存在缺陷。发展中国家的公共卫生基础设施和常规卫生信息收集一直很脆弱,尤其是在撒哈拉以南的非洲和南亚等地区。因此,很少有开发特定伤害信息来源的做法,这也就不足为奇了。不过,来自中低收入国家的基于人口的研究一致得出结论认为,这些地区的伤害负担高于国家官方统计数据的报告,而且严重低估了伤害发生情况。

9.4.4 全球伤害负担

根据《2016年全球疾病负担研究》,全球有超过460万人死于伤害(表9.4.1)(GBD,2016),其中超过25%的死亡是由道路交通伤害(RTI)造成的,而自我伤害(包括自杀)和跌倒则分别占17.7%和14.7%。同样,道路交通伤害死亡率最高，其次是自杀和跌倒；使用每10万人伤残调整寿命年（DALYs）比率计算的非致命伤害也呈现出类似的模式（图9.4.2）。2016年，包括道路交通伤害、跌倒、溺水、火灾烧伤和中毒在内的非故意伤害共导致250多万人死亡。

表9.4.1　2016年全球因伤死亡情况

项　　目	总数	女性	男性
所有伤害	4 610 991	1 395 618	3 215 373
道路交通伤害	1 342 284（29.1）	318 141（22.8）	1 024 143（31.9）
自杀	817 148（17.7）	257 624（18.5）	559 523（17.4）
跌倒	678 458（14.7）	294 501（21.1）	383 957（11.9）
人际间暴力	390 794（8.5）	73 112（5.2）	317 682（9.9）
溺水	302 932（6.6）	87 836（6.3）	215 096（6.7）
自然灾害、冲突和恐怖主义	161 895（3.5）	48 019（3.4）	113 876（3.5）
机械暴露	154 844（3.4）	38 431（2.8）	116 412（3.6）
火、热和高热物体	132 084（2.9）	64 708（4.6）	67 373（2.1）
药物治疗副作用	126 733（2.7）	60 822（4.4）	65 911（2.0）
异物	106 266（2.3）	41 457（3.0）	64 809（2.0）
其他非故意伤害	98 288（2.1）	17 157（1.2）	81 131（2.5）
其他交通伤害	95 006（2.1）	18 585（1.3）	76 421（2.4）
动物接触	91 588（2.0）	38 824（2.8）	52 764（1.6）
中毒	57 077（1.2）	21 023（1.5）	36 053（1.1）
环境冷或热的暴露	55 596（1.2）	15 375（1.1）	40 221（1.3）

资料来源：Global Burden of Disease Study，2016.

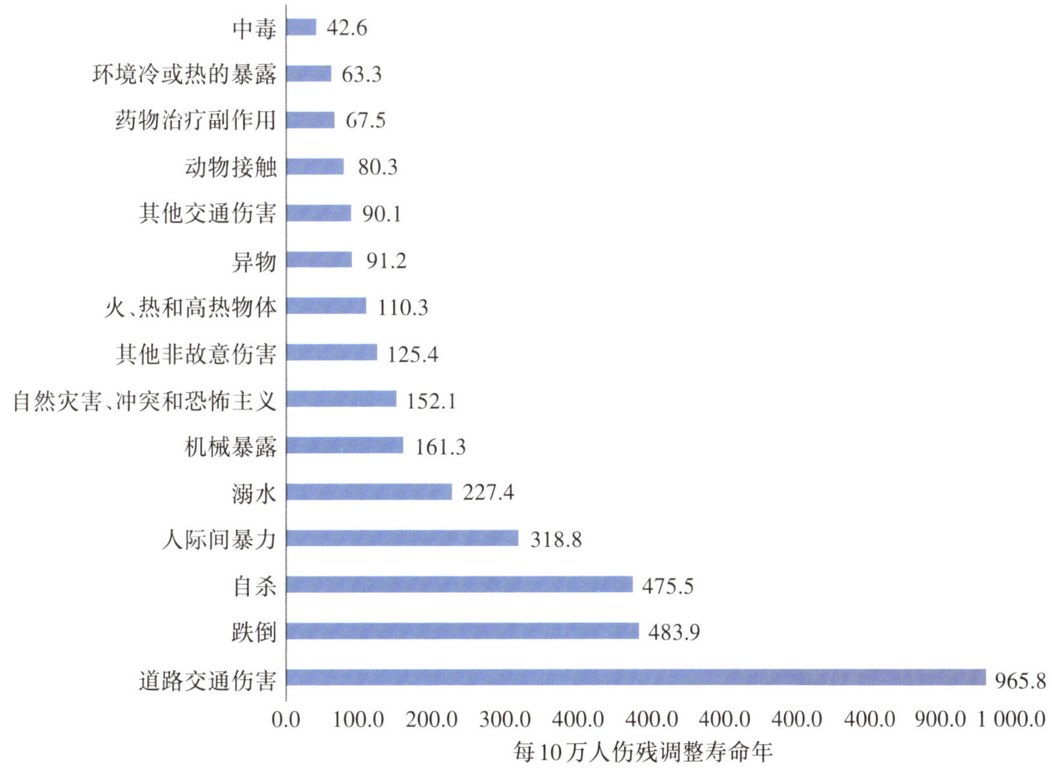

图9.4.2　每10万人伤残调整寿命年

仅道路交通伤害每年就造成100多万人死亡。2016年,RTI从1990年的全球第八大死因降落为全球第九大死因,变化率为20.2%。男性占这些死亡人数的四分之三以上。根据世界卫生组织《全球道路安全状况报告》,大多数死亡者来自中低收入国家(LMICs)(世界贸易组织,2015)。尽管与所有年龄段的人都相关,但青壮年,尤其是男性,所面临的生命损失风险最大。由于这一年龄段的人是人口中经济生产力最高的群体,因此RTI对国民经济产生了严重影响,同时也造成了超过7 100万伤残调整寿命年数的损失——每10万人口约965.8个伤残调整寿命年数。

跌倒是非故意伤害死亡的第二大原因,2016年有超过67.8万人死于跌倒。死亡率为每10万人9.2例。与女性相比,男性更多死于跌倒(分别约占56.6%和43.3%)。此外,跌倒造成的伤残调整寿命年数损失超过3 500万,即每10万人中因跌倒而损失的伤残调整寿命年数为483.9。

溺水和火灾烧伤也是造成致命伤害的重要原因,分别占全球非故意伤害死亡的6.6%和2.9%。2016年,溺水导致30多万人死亡,其中5万多人是5岁以下儿童。在70岁以下各年龄段的溺水死亡者中,男性占大多数(60%)。溺水死亡率约为4.1/10万人。非致命性溺水事件每年造成的伤残调整寿命年数损失超过1 600万。

2016年,火灾烧伤导致的死亡人数远远超过13.2万人,造成的伤残调整寿命年数损失超过800万——每10万人的伤残调整寿命年数为110.3。死于火灾烧伤的男性略多于女性(分别51%和49%)。据估计,2016年有超过5.7万起致命中毒事件,死亡率接近0.77例/10万人。其他非故意伤害包括意外接触枪支和无毒动物接触,即袭击或咬伤等,占全球伤害负担的13.7%,导致全球近63万人死亡。

1990年,自杀在全球25大死亡原因中排名第14位;2016年,自杀在全球25大死亡原因中排名第17位,是仅次于RTI的第二大伤害死亡原因,也是故意伤害死亡的主要原因。自杀在全球造成超过80万人死亡,导致超过3 500万伤残调整寿命年的损失。自杀的高峰期出现在20～24岁年龄组,2016年自杀死亡男性占68.4%。虽然自杀在女性前25大死因中排名第21位,但在东欧地区排名第6位,在中亚和南亚地区排名第10位,在大洋洲地区排名第12位,在撒哈拉以南非洲地区排名第13位,在东亚地区排名第15位。另一方面,南亚和东欧的女性自杀死亡率最高(分别为12.7/10万人和1.4/10万人)。

人际间暴力,包括使用枪支、利器或其他手段进行攻击,在全世界造成39万多人死亡,其中女性死亡人数不到20%。男性和女性因人际间暴力导致的死亡率分别约为8.5/10万人和2.0/10万人。然而,由于世界各地的文化规范和报告倾向各不相同,尚不了解亲密伴侣暴力(IPV)在多大程度上被准确报告为人际间暴力。例如,表面上的自焚案件实际上可能是涉及火灾的家庭暴力。一些国家开展了筛查和应对IPV的计划,包括受害者援助计划和反对IPV的社会营销活动,这些国家的妇女可能不太愿意透露自己遭受暴力的经历。因此,使用针对具体国家或地区的人口调查作为全球综合数据的补充,对于确定实际负担至关重要。

据估计,2016年冲突和恐怖主义导致全球超过15万人死亡,其中70%以上为男性。冲突和恐怖主义造成的伤残调整寿命年损失约为1 000万年。

9.4.5 经济和社会负担

据以往数据估计,在发展中国家,道路交通事故的年均成本约为国民生产总值的1%,在经济转型国家为1.5%,在高度机动化国家为2%。据估计,全球每年因道路交通事故造成的经济损失约为5 180亿美元(Jacobs et al.,2000)。当时,中低收入国家每年因道路交通事故造成的损失约为650亿美元,超过了这些国家每年获得的发展援助总额。最近的估算数据是地区性的或全国性的结果,总的来说,道路交通事故导致的经济损失占每年国内生产总值(或国民生产总值)的1%～3%。无论国家的收入或发展水平如何,减少RTI所致死伤的政策都能节省数百万美元。

对低收入国家的道路交通死亡事故的经济和社会成本研究表明,在印度和孟加拉国,提供大部分家庭收入的男性是道路交通死亡事故最常见的受害者,其后果包括家庭收入减少和受害者家庭的食品消费减少(Aeron-Thomas et al.,2004)。此外,与非贫困人口相比,贫困人口在丧葬和/或医疗费用上花费的收入比例要高得多。最近在墨西哥进行的一项关于道路交通伤害无形成本的定性研究报告了类似的发现，同时也强调了道路交通伤害造成的家庭成员损失不仅会影响一个家庭的经济，还会影响家庭的稳定性（无论其形式如何），以及家庭成员个人对其人生目标的定位（Pérez-Núñez et al.，2012）。一项来自南亚的多国研究发现，有道路交通伤患者的家庭往往会在与健康相关的支出、医院护理和药品方面产生很高的自付费用，从而凸显了为此类家庭提供财务风险保护机制的必要性（Alam，Mahal，2016）。

据估计，美国因暴力导致的经济损失占国内生产总值的3%以上。在英格兰和威尔士，暴力造成的总成本估计每年达400亿美元。在较贫穷的国家，人际间暴力造成的经济影响预计会更严重，但有关中低收入国家暴力成本的研究却很少（WHO，2004）。然而，来自中低收入国家的估算表明，暴力的总体成本是巨大的，最高可达年度国内生产总值的25%。在低收入国家，与生产力相关的经济损失往往被低估，这使得与高收入国家进行比较变得复杂。例如，虐待儿童每年给美国经济造成940亿美元的损失（占国内生产总值的1%），而IPV每年给美国经济造成近130亿美元的损失（占国内生产总值的0.1%）；相比之下，尼加拉瓜的IPV造成的损失占国内生产总值的1.6%，智利的IPV造成的损失占国内生产总值的2%。据计算，美国每年因枪支暴力造成的损失也高达1 550亿美元。

9.4.6 预防伤害的理论基础

伤害的因果模型可将伤害过程划分为不同的阶段，这对预防伤害非常重要（Haddon，1970，1972）。受伤前阶段是能量转移之前的时期，受伤阶段是能量转移到宿主身上的瞬间时期，受伤后阶段是恢复和康复时期。预防方法会影响这三个损伤阶段中的一个或多个阶段的损伤过程。

初级伤害预防包括旨在防止伤害向宿主转移的策略，因此在伤害前阶段发挥作用。成功的一级预防策略包括减少机动车碰撞的道路设计、预防误食和中毒的儿童药瓶盖以及改造预防淹没和溺水的泳池围栏（Graham，1993；Thompson，Rivara，2000）。

二次伤害预防包括减少转移到宿主体内能量的策略。虽然这些策略通常在伤害事件发生前很久就已实施，但其作用是减少伤害阶段的能量传递。二级预防策略的例子包括安全带和安全气囊（Evans，1995）、摩托车和自行车头盔（美国总审计局，1991；Thomas et al.，1994）。安全带和头盔并不能防止撞车本身，但它们能减少撞车时传递到乘车者或驾驶员身上的能量。二级预防策略可能无法完全避免伤害，例如，安全带或头盔都无法防止下肢受伤。不过，已有研究一致表明，如果佩戴这些装备，致命伤害的风险会大大降低，也会减轻伤害的严重程度。

三级预防策略在受伤后阶段发挥作用，帮助受伤者恢复和康复，其中一个例子是开发创伤系统，帮助分流和转运受伤人员，以缩短从受伤到最终医疗护理之间的时间（Mann et al.，1999；Nathens et al.，2000）。优化资源以促进恢复和康复并不能避免受伤或减少能量转移量，但三级预防策略可对提高受伤后的存活率、机体功能和生活质量产生巨大影响。

哈登矩阵（Haddon Matrix）是一个将这些损伤阶段与损伤因果模型的主要组成部分相结合的框架，有助于确定预防方法（表9.4.2）。该矩阵由威廉-哈登博士在美国开发，是研究机动车碰撞事故和公路安全对策的基础，至今仍是伤害预防的理论框架（Haddon，1972）。哈登利用三个伤害阶段，将预防策略分为影响宿主、车辆和载体、物理环境和社会文化环境的具体方法。表9.4.2列出了哈登矩阵的一个示例，其中包括机动车乘员保护的例子。

哈登矩阵为确定预防伤害的各种措施及方法提供了一个框架。然而，单一的干预策略不可能非常有效。需要将多种方法结合起来，才能取得成功。例如，在美国，安全带的使用成功地减少了机动车乘员的死亡，这需要工程、教育、政策和执法的结合，从而使目前的使用率达到80%（国家公路交通安全管理局，2007）。尽管安全带早在20世纪初就已开发并投入使用，但直到1968年才被要求成为美国乘用车的标准配置。要使安全带成为乘用车的常规配置，需要大量的宣传并实施相关政策措施。然而，一旦安全带安装完毕,在没有任何乘员激励或教育的情况下,使用率约为11%。要达到目前观察到的高使用率,必须在立法、执法和公众教育方面做出努力。例如,更严格的立法与更高的使用率相关,在美国,与次要法律(不系安全带只能与另一项处罚一起被判刑)相比,在制定主要法律(不系安全带本身就是一项可被判刑的罪行)的各州一直观察到更高的安全带使用率(国家公路交通安全管理局,2007)。

表9.4.2 机动车辆安全的哈登矩阵(示例性)

阶段	因子			
	人	车辆	自然环境	社会文化环境
受伤前	减少酒精中毒,实施增加防御性驾驶和减少路怒症的计划	增强车辆稳定性,提高能见度	改善道路结构和交通管制,采取交通疏导措施	支持安全计划,提高消费者对安全问题的认识
受伤	使用安全带和汽车座椅,正确放置汽车座椅或增高座椅	增加车架吸收的能量,增加安全装置,如安全气囊、头枕、防碎挡风玻璃和可折叠转向柱等	安装能量吸收护栏	提供关于汽车座椅安装和放置的教育计划
受伤后	及时救治重伤者,减少出血和其他并发症	便于脱困的设计	加强紧急医疗系统和现场救护	支持创伤护理基础设施,包括911系统、急救和创伤护理以及康复服务

9.4.7 伤害的危险因素

社会生态模型有助于将伤害危险因素之间的关系概念化,也有助于将不同类型的预防策略的作用层次概念化。伤害预防中最常用的社会生态模式包括四个层次:个人、人际、社区和社会(图9.4.3)(疾病预防控制中心,2009;Dahlberg,Krug,2002)。该模型认为,个人行为在很大程度上取决于人际关系、社区规范以及文化和政治影响等社会因素的影响。

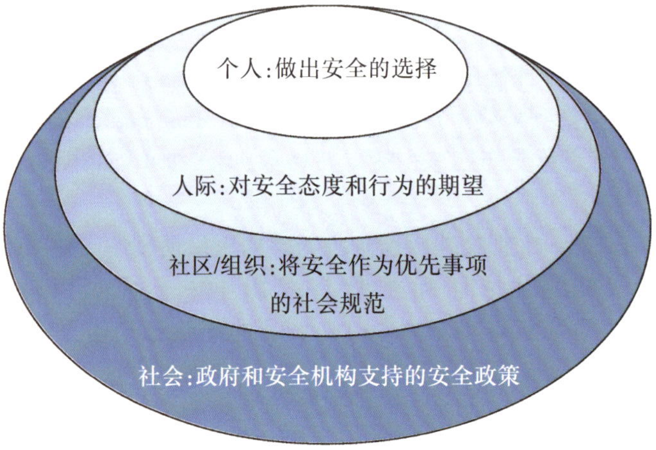

图9.4.3 社会生态模型

影响伤害风险的个人层面变量包括年龄、性别、社会经济地位、健康状况以及风险容忍度和安全行为实践等个性特征。已有许多实例证明了个人特征对伤害风险的影响。例如,在几乎所有的伤害原因中,男性受伤率都高于女性,这种差异在全世界都是一致的。然而,与男性相比,女性似乎更容易受到与火灾有关的烧伤，与其他年龄组相比，与烧伤有关的伤害在幼儿中所占比例要高得多（Jie，Ren，1992；Liu et al.，1998）。有大量证据证明，个人特征会影响机动车相关死亡的风险。驾驶员超速、饮酒、分心或瞌睡几乎被全世界普遍认为是风险因素（Liu et al.，2003；WHO，2004）。恢复力下降和健康状况不良是老年人受伤（尤其是跌倒）的重要个人风险因素（Carpenter et al.，2009）。骨密度低、营养状况差、体重指数低、钙摄入量低、合并症（高血压、糖尿病）、日常生活活动能力差、认知功能差、视力差、影响平衡的环境因素、髋部骨折家族史以及饮酒都被认为是与跌倒风险增加相关的个人特征（Cummings et al.，1995；Dargent-Molina et al.，1996；Clark et al.，1998；Boonyaratavej et al.，2001）。个人层面的干预措施通常侧重于增加知识和鼓励行为改变。

预测伤害的关系层面因素包括家庭和人际关系影响，以及这些关系发生的环境。人际关系因素可增加或减少伤害风险。对于儿童来说，父母是安全的关键因素；成人的监督不到位与幼儿的溺水和中毒伤害风险有关（Azizi et al.，1993；Soori，2001；Brenner，2003；Chadbunchachai et al.，2012）。父母的沟通方式与青少年的危险驾驶态度有关，父母的驾驶行为可能会影响子女的驾驶行为（Mirman，Kay，2012；Yang et al.，2013）。随着年龄的增长，同龄人和长期伙伴会对我们产生很大影响。家庭环境也会影响受伤风险。社会经济地位低下、家居条件差以及未能消除家居危险等因素都与家居伤害的高发率和差异率有关（Edelman，2007；Nyberg et al.，2012）。关系层面的干预通常侧重于有影响力的沟通或家庭环境的改变。

社区因素包括学校、工作场所和邻里，所有这些都受到社区社会规范和环境的影响。在全球范围内，社区因素和特点的差异比个人特点的差异更大。例如，在高收入国家，大多数溺水事件都与娱乐或职业活动有关，而在大多数中低收入国家，溺水事件则与自然水体附近的日常活动有关（Kobusingye et al.，2001；Brenner，2003；Hyder et al.，2008）。农村和城市环境的伤害模式也截然不同，在农村社区，由道路交通、溺水、中毒和职业相关原因造成的伤害率较高（Peek-Asa et al.，2004）。预防策略设计通常旨在影响特定地区的气候、伤害预防工作进程和政策。

社会因素包括具体影响安全的文化规范和社会政治特征，如安全文化。人口健康、社会经济地位和政治稳定等广泛的社会因素也会影响伤害风险（疾病预防控制中心，2009）。例如，低收入国家的伤害死亡率远远高于高收入国家。就道路交通死亡而言，机动化率会随着收入的增加而上升到一定水平（Kopits，Cropper，2003）。在高收入国家，高机动化率与道路交通死亡人数的关系并不密切（Graham，1993）。然而，越来越多的中低收入国家的机动化率迅速上升，导致道路交通死亡率不成比例地上升（Ghaffar et al.，1999）。这种增长在很大程度上是由于缺乏有组织的安全文化，缺乏道路交通安全法律及其执法，以及管理机构未将道路安全放在首位。社会层面的预防策略通常侧重于政策的实施和执行，以及努力改变社会规范。

9.4.8 成功的伤害预防策略

减轻伤害负担需要多方面的综合努力。正如哈登矩阵（Haddon Matrix）和社会生态模型（Socio-ecological Model）所示，伤害的发生是个人与其自然和社会文化环境之间复杂相互作用的结果。受伤率有非常明显的特征和决定因素，受到个人、家庭、社区、地理和社会文化因素的影响。要进行有效的干预和预防，就必须了解这些因素及其相互作用。虽然个别的、一次性的计划可以通过增加知识、鼓励行为改变或改变环境来产生影响，但长期和可持续减少伤害通常需要社会文化层面的改变。

随着成功的伤害预防和干预策略证据基础的增加，将这些计划应用到新的目标人群的机会也在增加。诊所和社区层面的转化研究是预防伤害的一个有希望的优先事项。将计划转化到新人群的考虑因素包括：新人群中伤害问题的优先程度；实施和维持计划的人力和经济资源；以及计划的文化相关性（Woolf，2008）。伤害预防研究从行动到产生可衡量影响的时间往往较短，随着各国重新调整研究投资，将重点放在影响力大的项目上，伤害预防研究的优先级可能会提高（Zerhouni，2005）。

9.4.9 确定成功预防伤害计划的资源

不断扩大的干预证据库有助于指导、制定最有效的伤害预防策略。除了衡量伤害范围、负担和成本的信息外,还有一些良好的资源可用于确定循证伤害预防方法。

Cochrane协作组织通过Cochrane图书馆对医疗保健干预措施进行科学循证审查。该图书馆有100多篇关于外伤预防、治疗和康复的综述,包括老年人跌倒相关伤害、预防儿童溺水的泳池围栏以及促进烟雾报警器拥有率的干预措施等主题。摘要可免费获取(http://www.cochrane.org/reviews/index.htm),综述全文可通过订阅获取,大多数主要图书馆都有订阅。Cochrane综述高度偏重随机对照试验的证据,这就排除了许多针对伤害干预措施的观察评估。检索策略协议要求纳入国际研究结果以及未发表的数据,并在有足够研究证据时进行Meta分析。因此,这些综述面向国际受众。近期新增的伤害预防内容包括家庭安全教育、酒精干预以及世界卫生组织安全社区计划的评估综述(Spinks et al.,2009;Kendrick et al.,2012;Muckle et al.,2012)。

坎贝尔合作项目始于1999年,包括对社会干预的系统回顾,分为教育、犯罪与司法、国际发展和社会福利等类别。该项目的目标是为有关社会问题的政策决策提供证据。虽然大多数与伤害预防相关的综述都在犯罪和司法综述中,但其他类别中的许多综述都与伤害和暴力预防密切相关。坎贝尔协作机制包括来自各类研究设计的证据,并设有方法小组,以确保对研究结果进行系统的解释。近期与伤害相关的综述涉及减少工伤的安全干预措施、社区安全防护和校园欺凌预防计划(Mazerolle et al.,2012;Farrington et al.,2008)。相关综述可在以下网址查阅:http://www.campbellcollaboration.org/。

《社区预防服务指南:系统回顾和循证建议》(以下简称《指南》)由美国疾病预防控制中心成立的社区预防服务特别工作组制定。《指南》的建议主要基于有效性证据,包括研究设计的适宜性,但也会评估干预措施对其他人群或环境的适用性、经济影响、实施干预措施过程中观察到的障碍,以及干预措施是否有其他有益或有害的影响。《指南》就"强烈推荐""推荐""证据不足"或"不鼓励"该方法提出建议。《指南》在酒精、机动车、体育活动、药物滥用、工作场所、心理健康、社会环境和暴力等类别中都有与伤害相关的评论。相关评论可查阅http://www.thecommunityguide.org/default.htm。

疾病控制优先事项网络由比尔及梅林达-盖茨基金会资助,整合了经济评估,以确定全球健康优先事项。该网络为全球最普遍的健康状况提供干预影响的证据,包括成本效益。这项工作通过整合经济要素和更加重视循证政策,扩展了以往的战略。该网络出版了《疾病优先事项手册》(现已出至第3版),按世界各地区综合介绍了计划的有效性和优先事项(疾病控制优先事项网络,2018)。

许多全球信息来源提供了有关各种伤害问题的指导。美国国家伤害预防和控制中心(http://www.cdc.gov/injury/)提供了许多有关伤害预防计划的信息,其中包括伤害和暴力数据查询工具WISQARS(http://www.cdc.gov/injury/wisqars/index.html)。世界卫生组织暴力和伤害预防部(https://www.who.int)提供了各种指南和手册,为实施计划或开展研究提供帮助,例如,建立伤害监测系统、开展社区调查和评估院前护理的指南。国际非政府组织就具体问题提供各种援助和专家成员,例如,暴力和伤害研究促进会(http://www.savirweb.org/)、安全国家联盟(http://safestates.org/)和联合国道路安全协作组织(http://www.who.int/roadsafety/en/)。

9.4.10 成功的伤害预防策略:道路交通伤害

随着全球对道路交通风险负担的认识不断加深,人们越来越关注如何使道路更加安全。在过去的几十年里,许多高收入国家的机动车乘员死亡率有所下降,尽管总行驶里程数以及道路暴露率都有所增加。相比之下,中低收入国家的道路交通死亡率却大幅上升。目前,近90%的道路交通死亡事故发生在中低收入国家，尽管这些国家的注册车辆仅占全球的54%(WHO，2015)。在全球范围内，近一半的道路交通死亡事故发生在行人、骑自行车者和两轮车辆的骑行者身上。随着道路上的车辆越来越复杂，特别是客运车辆和工业车辆的数量不断增加，死亡率有可能继续上升。世界各地为减少道路交通事故所做的努力是一个很好的案例，说明了综合方法如何能够成功预防道路交通事故。

高收入国家取得成功的主要原因是采取了综合干预方法，包括整合环境、工程、立法和教育方法。这些变化历经数十年的发展，最终形成了围绕道路交通的安全文化。当政府、社区和个人等多个层面都把安全作为基本目标时，就形成了"安全文化"。1997年，瑞典政府提出了"零伤亡愿景"倡议(http://www.visionzero-initiative.com/)。从那时起，许多其他国家也采取了类似举措，将交通安全文化作为基础。

从历史上看，随着工业化的发展，客运车辆的数量不断增加，许多高收入国家都把工作重点放在保护车内人员上，这些工作取得了成功。在美国，据国家公路交通安全管理局和联邦公路安全管理局估计，由于实施了公路、交通和机动车辆安全计划，1966年至1990年间共挽救了243 000人的生命(医学研究所，1999)。1966年《联邦公路交通安全法》规定对公路进行改造，使公路基础设施更加安全，从而使更多的汽车能够以更高的速度行驶，同时降低了撞车风险(Graham，1993)。与此同时，机动车性能的发展(防撞技术的进步)也增加了涉事人在车祸中幸存的可能性。除了安全带和安全气囊的实施，立法还要求对车辆进行改装，以提高车辆的耐撞性。

此类的例子包括抗裂挡风玻璃、可折叠的转向柱、防撞仪表板表面、抗乘客空间侵入的车架，增加车架、座椅、车门、安全带和肩带的强度以及安全气囊(Haddon，Baker，1981)。研究发现，这些机动车安全改进措施使死亡事故减少了24%～40%，每年挽救了9 000多人的生命(Robertson，1981；医学研究所，1999)。

大多数变化部分是由于法律因素，而这些法律涉及多个方面。例如，许多法律的实施需要一个成功的工程开发作为基础——集中力量研究以提高汽车的耐撞性，以确定最优的设计特征，然后制定相应的立法规定。其他的立法方法在本质上更多的是行为方面的，例如要求使用安全带的法律、司机培训、限速和旨在减少酒后驾驶的法律。这些法律的实施需要对立法者进行宣传和教育。然而，此类举措的效果差别很大。例如，大多数国家都有禁止酒后驾驶的法律，但各国在酒后驾驶的发生率、酒后驾驶司机的数量、因酒后驾驶被指证并受到惩罚的司机数量方面存在很大差异。虽然这种变化与饮酒模式、交通方式和驾驶文化等因素有很大关系，但这种变化也与法律本身有关。立法方法的有效性取决于它们的执法力度，以及对实际发生的法律后果的认识(Mann et al.，2003)。例如，酒后驾驶法的效力受到执法水平、法院施加惩罚的能力以及性质是否具有威慑作用的影响。

只关注机动车使用者，而不同时整合城市规划、可持续交通、行人和自行车安全，从长远来看可能会有问题。最近，欧洲各国以及澳大利亚和美国都引入了一种名为"交通静化"的方法，旨在控制社区机动车的交通和速度，从而提高社区的安全性和步行适宜度(Ewing，1999)。交通静化的概念可以追溯到20世纪60年代的荷兰代尔夫特市，当时居民对快速行驶的汽车穿过当地街道感到愤怒，阻止了他们前往花园、社交区和游乐场(Ewing，1999)。现代交通静化包括各种方法，通过视觉吸引的策略减少住宅区的交通流量和速度。

能否成功地减少道路交通死亡人数，取决于能否发展识别和应对道路危险的基础设施，以及能否采取各种各样的办法来应对这些危险。在一些发达国家和许多发展中国家，汽车文化正在发展，但没有伴随而来的安全文化(Bishai et al.，2003；2015)。公路设计标准往往是直接从工业化国家照搬过来，而道路养护资源不足使问题复杂化(运输和道路研究实验室，1991)。设计不良和维护不善的道路甚至进一步受到日益增多的车辆及其种类增多的压力。除了越来越多的家用汽车、比例很高的商用车和公共汽车，发展中国家的道路还包括动物拖拉的客运车辆、小型发动机车辆(如脚踏车和摩托车)、自行车、人力交通工具(如人力车)和行人。这种复杂的车辆构成导致道路上的死亡人数增加。

为了避免道路交通死亡人数不断增加，世界卫生组织呼吁采用"系统方法"将车辆、道路、道路使用者及其物理、社会和经济环境之间的相互作用作为多部门应对措施的基础(WHO，2004)。实施全面的交通安全法律已被确定为减少全球道路交通伤害的最重要行动之一，这些法律必须包括执法、适当的惩罚和随之而来的公众宣传运动。世界卫生组织还呼吁各国政府确定交通安全方面的领导机构,并赋予这些机构明确的使命和权力,以创建更安全的道路环境。各国政府还必须鼓励多部门合作,支持持续收集数据。这些步骤都符合建立全球交通安全文化的既定模式。

9.4.11 成功的伤害预防策略:溺水

溺水预防工作通常侧重于三种策略:(1) 消除、减少或改变水域危险;(2) 改变冒险行为、监督行为或水上技能;(3) 避免人与水域的接触(Wilson,Rogmans,2006)。虽然这些策略在所有环境中都是相关的,但在高收入国家(HICs)和中低收入国家(LMICs)环境中,溺水的体验是不同的。在高收入国家,溺水事件通常与在游泳池或沿海岸的休闲游泳有关;而在中低收入国家,溺水往往是在开放水体、沟渠或无盖水井附近进行日常活动的结果(Hyder et al.,2008)。因此,成功的溺水预防策略往往不能从高收入国家转移到中低收入国家。

自20世纪70年代以来,高收入国家已经实施了完善的预防措施,以防止溺水事件的发生,包括:在家庭和公共游泳池周围设置围栏和自动关闭或自动锁门;在公众泳池和河、湖、海滩须由持证救生员监督;并建议划船者和游泳新手使用个人漂浮设备(Thompson,Rivara,2000;Pearnet et al.,2008;CDC,2012)。对成年人来说,基本的游泳指导是一项重要的预防策略,特别是在家庭或公共游泳池,可以防止溺水的可能性。教育活动也是有效的预防措施,例如在澳大利亚开展的一项活动,旨在提高海滩游客对激流的认识,以防止冲浪相关的溺水(Hatfield et al.,2011)。非医务人员的基本生命支持或复苏措施知识,即心肺复苏,对救治溺水受害者也至关重要。酒精是导致溺水的一个新的重要危险因素,无论是在游泳池、游泳海滩,还是在包括休闲船在内的船只上,都应通过适当的法律予以禁止。

许多溺水预防策略适用于儿童,但迄今为止,游泳教学还有待研究,其效果有限(Asher et al.,1995)。对家庭游泳池、游泳海滩和家庭周围的儿童进行监督至关重要。然而,最近Cochrane对家庭干预措施的回顾研究发现,缺乏证据表明家庭安全干预措施能有效防止儿童独自泡澡,而泡澡是儿童溺水的常见原因(Kendrick et al.,2012)。

在中低收入国家儿童溺水负担沉重,但不同国家和地区的溺水流行病学有很大不同。例如,在孟加拉国,溺水是1~4岁儿童最常见的死亡原因之一(Borse et al.,2011)。更重要的是,关键的危险因素——水域丰富,仅一个地区就可能有不低于5万个沟渠和池塘。显然,在这种情况下,将这些水体隔开是不可行的;然而,其他以设置栅栏为基础的预防5岁以下儿童溺水干预措施已在孟加拉国农村试点(Callaghanet et al.,2010)。门栏(防止幼儿离开家)和婴儿围栏(限制幼儿活动)在干预试点地区发挥了作用,特别是对1~3岁的儿童,当孩子母亲忙于做日常家务时,儿童的溺水风险非常高。此外,在类似的环境中,日托中心则可以在一天中风险最高时段将儿童从高风险环境中脱离出来,进而避免儿童接触危险水体(Rahman et al.,2010)。这些干预措施可能是减少溺水事件数量和减轻母亲监督负担的有效途径。在社区中制造这些防护栏,或使中低收入国家的低收入家庭,特别是在溺水流行最严重的地区,以很少或免费的成本获得这些防护栏,是全球公共卫生的一个重要工作。然而,在这些干预措施被广泛推广之前,需要进行大规模的研究来确定它们的有效性。

9.4.12 成功的伤害预防策略:烧伤

来自高收入国家的大量证据显示,可以通过教育、工程改造、实施立法保护和环境改造成功预防烧伤(Gielen et al.,2018)。一系列成功的火灾预防策略,如烟雾探测器、消防洒水器、调节热水加热器温度、强制要求儿童穿防火睡衣、以及强制要求住宅和企业的电气线路安全并正确使用(Gielen et al.,2018)已经在高收入国家得以实施。例如,在美国安装烟雾探测器可使住宅火灾死亡风险降低61%(Marshall et al.,1998)。国家伤害预防和控制中心自1998年以来针对低收入家庭的烟雾报警器安装和消防安全教育等方案使这一干预措施成为可能,该方案已安装大约55.3万个烟雾报警器,有助于挽救3 755人的生命(Kress et al.,2012)。此外,如果高收入国家患者遭受烧伤,伤者可能会被及时送往专门的烧伤中心,接受必要的专门护理,以减少损害并恢复功能。

鉴于某些体制和环境挑战以及烧伤的流行病学特征,这些策略的大部分措施对中低收入国家来说是不切实际的。常见的风险因素包括生活条件差、过度拥挤、缺乏教育、缺乏减少烧伤风险和损害的基础设施,以及获得烧伤护理和康复的机会有限(Clark et al.,2018)。例如,儿童烧伤的危险因素包括:使用煤油、在开放空间做饭、过度拥挤和缺乏父母监护(Mashreky et al.,2010;Van Niekerk et al.,2010)。已提出的干预措施包括将烹饪区与生活区分开,增加烹饪表面的高度,在屋外设置独立的烹饪空间,减少家庭中可燃物质的数量,使用更安全的油灯,以及加强儿童监护(WHO,2008)。在中低收入国家可明确两个脆弱群体——幼儿/儿童、青少年/成年女性。对于年龄较小的儿童,建议烹饪时段在适当高度设置分隔区域,并做好监管,以避免儿童碰触高温物品。此外,及时的门诊评估和治疗对于减轻此类烧伤的后果至关重要,还能提高母亲和看护者的社会意识(Mukerji et al.,2001)。对第二大危险群体(年轻女性)的干预措施包括推荐在离地的台面上使用安全、经济和高效的煤油灯和炉灶(McLoughlin,1995)。同时,其他预防措施也在探索中,其中包括通过基层教育和多媒体教育鼓励妇女穿轻便合适的服饰,以减少衣服引起的着火,以及在制造当地服装时使用耐火材料等。

世界卫生组织《世界儿童伤害预防报告》重申了其中一些干预措施,该报告还提倡使用安全煤油灯、将烹饪区与生活区隔开、将烹饪设施放在离地的台面之上以及禁止燃放烟花和使用阻燃服装材料(WHO,2008)。在低收入家庭中,炉灶通常用于烹饪和取暖,不幸的是,很低的制造标准、低质量控制和缺乏安全性使其成为烧伤的关键危险因素(Peck et al.,2008)。为此,由联合国基金会牵头的全球清洁炉灶联盟鼓励中低收入国家家庭采用清洁和安全的炉灶,支持清洁和创新的炉灶行业。这种炉灶将大大减少燃料消耗、有害排放物和烟雾的暴露以及火灾燃烧的风险(http://www.cleancookstoves.org)。

9.4.13 成功的伤害预防策略:急救护理

由于急诊和创伤护理不到位,许多伤害事件会导致伤者死亡,在中低收入国家,创伤所致的院前死亡的比例十分高。在低收入国家,院前死亡率极高。例如,一项研究发现,在低收入国家加纳81%的创伤死亡发生在院前,在中等收入国家墨西哥的这一比例为72%,但在美国为59%(Mock et al.,1998)。

紧急医疗反应和创伤护理的改进对减少受伤造成的死亡产生了重大影响。缩短受伤和治疗之间的时间可以改善急救效果(医学研究所,1999)。减少治疗时间的最有效方法是通过建立创伤系统,改变社会环境,包括更好地协调机构、分诊、运输协议,对创伤中心实施分级治疗、改善各级急救护理的培训和认证。

在高收入国家实施的创伤系统早期侧重于评估可预防的死亡人数,并估计该数值在20%至40%之间(Mackenzie et al.,1992;Mullins et al.,1994;Shackford et al.,1986)。一项对中低收入国家院前创伤系统效果的Meta分析得出结论,伤害死亡率可被降低约四分之一(Henry,Reingold,2012)。此干预在中等收入国家效果最明显,这主要是因为这些国家拥有更好的卫生基础设施,可在此基础上建立创伤急救系统。一项研究估计,如果中低收入国家的伤害死亡率能够降低到与高收入国家相同的水平,那么全球可减少170多万例死亡,占所有伤害死亡的三分之一以上(Mock et al.,2012)。

统筹分流护理系统,特别是涉及院外分流时,是一个挑战。在许多国家,缺乏有组织的分流系统来识别和运送病人到医院(Nielsen et al.,2012)。在低收入国家及其农村地区,病人更可能乘坐商业(如小巴、出租车)和私人车辆而不是救护车去医院(Young et al.,2003;Nielsen et al.,2012)。在缺乏训练有素的应急人员的情况下,提供紧急交通工具的公民最有可能实施急救。由于建设应急交通基础设施的成本高昂,专家们建议在专业交通车辆和当地居民之间建立紧急情况下的采购服务关系,以建立一种有组织的紧急运输伤者的方法(Mock et al.,2012)。

急救现场和医院缺乏训练有素的急救专家是减少创伤死亡的另一个障碍。许多国家缺乏训练有素的医务人员、设备和基础设施(Kobusingye et al.,2005)。对墨西哥、越南、印度和加纳创伤护理能力的评估表明,即使培训了足够数量的卫生保健专业人员,他们也会从农村流向城市、从低收入社区流向高收入社区,从而导致普遍的专业人员短缺(Mock et al.,2006)。为了建立一个更强大的创伤响应系统,必须在扩增人力资源、物质资源、确保卫生保健人员的安全、使病人顺利被运送至治疗机构以及高效领导和协调方面进行改进(Kobusingye et al.,2005;Mock et al.,2006)。

这些改进需要新的资源,在没有大量增加资源的情况下,可以通过有效的规划组织来优化系统。例如,一些低成本的创伤培训项目已经在低收入国家得以创建和有效使用,这些项目有助于降低伤害死亡率(Kobusingye et al.,2005)。管理协调方面的改革,如为危重创伤病例提供必要的诊断设备,成本也很低。然而,确定和实施低成本干预策略又会回到对数据的需求。信息系统可用于监测患者疗效变化趋势,服务急救质量保证,有助于发展适合医疗机构的低成本策略。这些系统是世界上许多医疗机构所缺乏的。

改善急救医疗系统和创伤治疗能力可大大降低世界范围的伤害死亡率,并减少严重受伤带来的身体、精神和经济方面的后果。这些努力需要与全球改善公共卫生和医疗服务提供的常规努力协作。在过去几年中,世界卫生组织发布了院前和创伤护理指南,重点关注中低收入国家(https://www.who.int),越来越多的国家开始评估改善急救护理方法的效果。

9.4.14 建设预防伤害的能力

为了确定和实施成功的伤害预防战略,国家、州和地方社区需要建立必要的基础设施和能力,以开展伤害预防方案的基本活动。基础设施包括指定或设立领导机构,在部门间战略框架内监督和整合必要的伤害控制活动。能力包括人力、财政、关系和结构资源的可用性。这两个组成部分对伤害防控方案的可持续性至关重要。由于许多中低收入国家缺乏训练有素的预防伤害专业人员,能力建设工作对于解决发展中国家的高伤害负担和独特挑战至关重要。

世界卫生组织暴力和伤害预防及残疾司针对这一需求,在《2009—2013年预防伤害和暴力能力建设战略计划》中概述了此类努力的三个关键领域,具体如下:

◇ 人力资源:人员及其所需的知识和技能。

◇ 体制和基础设施能力:提供有效人力资源所需的系统和结构。

◇ 网络和伙伴关系:这是一种促进部门内部和部门间能力相互加强的手段(http://Networks and partnerships:a means by which capacities can be www.who.int/violence_injury_prevention/capacitybuilding/strategic_plan/Strategic_plan.pdf)。

为了促进这些措施,世界卫生组织制定了两个培训方案,即暴力和伤害预防教育(Teach-VIP)以及暴力和伤害预防导师(Mentor-VIP)。Teach-VIP是一门综合性的伤害预防和控制课程,通过PowerPoint演示和补充信息,围绕一系列课程(一些是“核心”,一些是“高级”)进行授课(http://www.who.int/violence_injury_prevention/capability building/teachvip/en/print.html)。Teach-VIP培训课程侧重于知识转移,而Mentor-VIP为初级调查员和伤害预防专业人员提供了进一步发展关键技能的机会。Mentor-VIP是一项为期12个月的指导计划,为学员匹配顶尖的伤害预防专家,以实现特定的目标(http://www.who.int/violence_injury_prevention/capacitybuilding/mentor_vip/en/)。

在一个国家或地区培养一大批受过训练的伤害专业人员,关键步骤是了解当地环境,制定、实施和评估预防方案。美国国立卫生研究院福格蒂国际中心为美国机构和发展中国家机构结成伙伴关系提供了机会,以世界卫生组织的所有三个领域为目标开展能力建设(http://www.fic.nih.gov/program/Pages/trauma-injury.aspx)。这些项目包括在中国、哥伦比亚和巴基斯坦等国的合作;主题从创伤性脑损伤、暴力到紧急护理;促进可持续的研究和成果传播,以影响各国的政策和投资。

个别机构和项目在促进能力发展方面也取得了成功,包括:大学的在线培训方案(例如:https://publichealth.gwu.edu/programs/graduate-summer-institute);资助的基金会项目(如彭博慈善基金会);道路安全全球非政府组织联盟的宣传培训(http://roadsafetyngos.org/)等。

9.4.15 要点

◇ 伤害和暴力是全世界人口死亡和发病的主要原因。

◇ 伤害不成比例地影响着年轻人和弱势群体,伤害发生率在中低收入国家不成比例地高于高收入国家。

◇ 预防伤害是非常可行的,效果最好的方法是多学科综合方法。

◇ 越来越多的研究和资源有助于开发有效预防伤害和减少伤害后果的方法。

◇ 伤害预防能力建设应成为所有国家的优先事项,更是中低收入国家的迫切需要。

9.4.16 结论

尽管世界各地伤害负担沉重,但对安全和预防伤害基础设施的投资一直很低。在许多国家,用于伤害救治的资金远超过用于伤害预防的资金,因此迫切需要开展成本效益研究。国际援助也没有优先考虑安全或伤害预防。向低收入国家卫生部门提供外部援助中,给传染病群体提供的援助为2~3美元/DALYs,而向伤害群体提供的援助仅为0.06美元/DALYs(Mock et al.,2004)。

由于世界上90%的人口生活在中低收入国家,预计这些国家的伤害负担将会增加。因此,今后的研究和开发活动必须特别侧重于这些国家的需求。目前仍需开展基础研究,以展示中低收入国家现有的伤害负担、原因和分布。伤害干预试验在很大程度上还没有广泛地在中低收入国家进行。在这些特定的环境中,需要修改、适应和测试现有的干预措施,或开发新的干预措施。此外,还需要开展工作来评估在全球实施这类干预措施的障碍。

在推动预防伤害议程方面,需要强调国际组织(如世界卫生组织和世界银行)和国家机构(如卫生部或医学研究理事会)的作用。通过两份《世界报告》所公布的国际行动——预防暴力和道路交通伤害就是阐明如何通过世界各国共同合作来实现变革的例子。如果越来越多的专业人士成为安全倡导者,全球安全行动将会得到支持。公共卫生、医学、工程、社会服务、城市规划、法律和执法等专业人员都应该在促进公众安全认识和鼓励个人做出安全选择方面合力发挥重要作用。

(翻译:李丽萍)

参考文献

Aeron-Thomas, A., Jacobs, G.D., Sexton, B., Gururaj, G., and Rahmann, F. (2004). The Involvement and Impact of Road Crashes on the Poor: Bangladesh and India Case Studies. Published Project Report PRP 010. Crowthorne: Transport Research Laboratory LTD.

Alam K and Mahal A. (2016). The economic burden of road traffic injuries on households in South Asia. PLoS One, 11(10), e0164362.

Asher, K.N., Rivara, F.P., Feliz, D., Vance, L., and Dunne, R. (1995). Water safety training as a potential means of reducing risk of young children's drowning. Injury Prevention, 1, 228-33.

Azizi, B.H., Zulkifli, H.I., and Kasim, M.S. (1993). Risk factors for accidental poisoning in urban Malaysian children. Annals of Tropical Paediatrics, 13(2), 183-8.

Bishai, D., Hyder, A.A., Ghaffar, A., Morrow, R.H., and Kobusingye, O. (2003). Rates of public investment for road safety in developing countries: case studies of Uganda and Pakistan. Health Policy and Planning, 18(2), 232-5.

Boonyaratavej, N., Suriyawongpaisal, P., Takkinsatien, A., Wanvarie, S., Rajatanavin, R., and Apiyasawat, P. (2001). Physical activity and risk factors for hip fractures in Thai women. Osteoporosis International, 12(3), 244-8.

Borse, N., Hyder, A.A., Streatfield, P.K., Arifeen, S.E., and Bishai, D. (2011). Childhood drowning and traditional rescue measures: case study from Matlab, Bangladesh. Archives of Disease in Childhood, 96(7), 675-80.

Brenner, R.A. (2003). Prevention of drowning in infants, children and adolescents. Pediatrics, 112(2), 440-5.

Callaghan, J.A., Hyder, A.A., Khan, R., Blum, L.S., Arifeen, S., and Bacqui, A.H. (2010). Child supervision practices for drowning prevention in rural Bangladesh: a pilot study of supervision tools. Journal of Epidemiology & Community Health, 64(7), 645-7.

Carpenter, C.R., Scheatzle, M.D., D'Antonio, J.A., Ricci, P.T., and Coben, J.H. (2009). Identification of fall risk factors in older adult emergency department patients. Academic Emergency Medicine, 16(3), 211-19.

Centers for Disease Control and Prevention (CDC) and the Injury Control and Emergency Health Services Section of the American Public Health Association (1997). Recommended framework for presenting injury mortality data. MMWR Recommendations & Reports, 46(RR-14), 1-30. [Online] Available at: http://www.cdc.gov/mmwr/preview/mmwrhtml/00049162.htm.

Centers for Disease Control and Prevention (CDC) (2009). Violence prevention: the social-ecological model: a framework for violence prevention. [Online] Available at: http://www.cdc.gov/ViolencePrevention/overview/social-ecologicalmodel.html.

Centers for Disease Control and Prevention (2012). Drowning — United States, 2005-2009. MMWR Morbity & Mortality Weekly Report, 61(19), 344-7.

Chadbunchachai, W., Suphanchaimaj, W., Settasatien, A., and Jinwong, T. (2012). Road traffic injuries in Thailand: current situation. Journal of the Medical Association of Thailand, 95 (Suppl 7), S274-81.

Clark, A.T., Campbell, S., and Arnoldo, B.D. (2018). Prevention of burn injuries. Chapter 4. In: Herndon, D.N. (ed.) Total Burn Care (5th ed.). Edinburgh: Elsevier Inc.

Clark, P., de la Pena, F., Gomez Garcia, F., Orozco, J.A., and Tugwell, P. (1998). Risk factors for osteoporotic hip fractures in Mexicans. Archives of Medical Research, 29(3), 253-7.

Cummings, S.R., et al. (1995). Risk factors for hip fracture in white women. New England Journal of Medicine, 332(12), 767-73.

Dahlberg, L.L., and Krug, E.G. (2002). Violence — a global public health problem. In: Krug, E., Dahlberg, L.L., Mercy, J.A., Zwi, A.B., and Lozano, R. (eds.) World Report on Violence and Health. Geneva: WHO, pp. 1-56.

Dargent-Molina, P., et al. (1996). Fall-related factors and risk of hip fracture: The EPIDOS Prospective Study. The Lancet, 348 (9021), 145-9.

Disease Control Priorities Network (2018). Disease Priorities Handbook, 3rd edition. Seattle, WA: University of Washington.

Eaton, D.K., et al. (2012). Youth risk behavior surveillance — United States. Centers for Disease Control and Prevention (CDC). MMWR Surveillance Summaries, 61(4), 1-162.

Edelman, L. S. (2007). Social and economic factors associated with the risk of burn injury. Burns, 33(8), 958-65.

Evans, L. (1995). Restraint effectiveness, occupant ejection from cars, and fatality reductions. Accident Analysis & Prevention, 22, 167-75.

Ewing, R.H. (1999). Traffic Calming: State of the Practice. Federal Highway Administration FHWA-RD-99-135. Washington, DC. [Online] Available at: http://www.ite.org/traffic/tcstate.htm#tcsop.

Farrington, D., Baldrey, A.C., and Kyvsgaard. (2008). Effectiveness of programs to prevent school bullying. Victims & Offenders, 2 (2), 183-204.

Ghaffar, A., Hyder, A.A., Mastoor, M.I., and Shaikh, I. (1999). Injuries in Pakistan: directions for future health policy. Health Policy Planning, 14(1), 11-17.

Gielen, A.C., Frattaroli, S., Pollack, K.M., Peek-Asa, C., and Young, J.G. (2018). How the science of injury prevention contributes to advancing home fire safety: successes and opportunities. Injury Prevention, 24(Suppl 1), i7-i13.

Global Burden of Disease Study (GBD) (2016). Global Burden of Disease Study 2016 (GBD 2016) Results by Cause 1990-2016. Seattle, WA: Institute for Health Metrics and Evaluation (IHME). [Online] Available at: http://www.healthdata.org/gbd.

Global Burden of Disease (GBD) 2016 DALYs and HALE Collaborators (2017). Global, regional, and national disability-adjusted life-years (DALYs) for 333 diseases and injuries and healthy life expectancy (HALE) for 195 countries and territories, 1990-2016: a systematic analysis for the Global Burden of Disease Study 2016. The Lancet, 390(10100), 1260-344.

Graham, J.D. (1993). Injuries from traffic crashes: meeting the challenge. Annual Review of Public Health, 14, 515-43.

Gupta, S., Paichadze, N., Gritsenko, E., Klyavin, V., Yurasova, E., and Hyder, A.A. (2017). Evaluation of the five-year Bloomberg Philanthropies Global Road Safety Program in the Russian Federation. Public Health, 144S, S5-S14.

Haddon, W., Jr. (1970). On the escape of tigers: an ecologic note. American Journal of Public Health, 60, 2229-34.

Haddon, W., Jr. (1972). A logical framework for categorizing highway safety phenomena and activity. Journal of Trauma, 12, 193-207.

Haddon, W., and Baker, S.P. (1981). Injury control. In: Clark, D.W. and McMahaon, B. (eds.) Preventive and Community Medicine (2nd ed.). Boston, MA: Little, Brown, and Company, pp. 109-40.

Hatfield, J., Williamson, A., Sherker, S., Brander, R., and Hayen, A. (2011). Development and evaluation of an intervention to reduce rip current related beach drowning. Accident Analysis & Prevention, 46, 45-51.

Henry, J.A. and Reingold, A.L. (2012). Prehospital trauma systems reduce mortality in developing countries: a systematic review and meta-analysis. Journal of Trauma & Acute Care Surgery, 73(1), 261-8.

Hyder, A.A., Borse, N.N., Blum, L., Khan, R., El Arifeen, S., and Baqui, A.H. (2008). Childhood drowning in low-and middle-income countries: urgent need for intervention trials. Journal of Paediatric Child Health, 44(4), 221-7.

Hyder, A.A., and Morrow, R.H. (2006). Measures of health and disease in populations. In: Black, R.B., Merson, M., and Mills, A. (eds.) International Public Health: Diseases, Programs, Systems and Policies (2nd ed.). Boston, MA: Jones & Bartlett Publishers.

Institute of Medicine (IOM) (1999). Reducing the Burden of Injury: Advancing Prevention and Treatment. Bonney, R.J., Fulco, C.E., and Liverman, C.T. (eds.). Washington, DC: National Academy Press.

Jacobs, G., et al. (2000). Economic Cost of Road Traffic Injuries. London: Transport Research Laboratories.

Jie, X., and Ren, C.B. (1992). Burn injuries in the Dong Bei area of China: a study of 12,606 cases. Burns, 18(3), 228-32.

Kendrick, D., et al. (2012). Home safety education and provision of safety equipment for injury prevention. Cochrane Database of Systematic Reviews, 12(9), CD005014.

Kobusingye, O., Guwatudde, D., and Lett, R. (2001). Injury patterns in rural and urban Uganda. Injury Prevention, 7(1), 46-50.

Kobusingye, O.C., Hyder, A.A., Bishai, D., Hicks, E.R., Mock, C., and Joshipura, M. (2005). Emergency medical systems in low-and middle-income countries: recommendations for action. Bulletin of the World Health Organization, 83s(8), 626-31.

Kopits, E., and Cropper, M. (2003). Traffic Fatalities and Economic Growth, Policy Research Working Paper 3035. Washington, DC: World Bank.

Kress, H.C., Noonan, R., Freire, K., Marr, A., and Olson, A. (2012). Top 20 violence and injury practice innovations since 1992. Journal of Safety Research, 43(4), 257-63.

Liu, E.H., Khatri, B., Shakya, Y.M., and Richard, B.M. (1998). A 3 year prospective audit of burn patients treated at the Western Regional Hospital of Nepal. Burns, 24(2), 129-33.

Liu, G.F., et al. (2003). Driver sleepiness and risk of car crashes in Shenyang, a Chinese northeastern city: population-based case-control study. Biomedical & Environmental Sciences, 16(3), 219-26.

MacKenzie, E., Steinwachs, D., and Bone, L. (1992). Inter-rater reliability of preventable death judgments. The Preventable Death Study Group. Journal of Trauma, 33(2), 292-302.

Mann, N.C., Mullins, R.J., MacKenzie, E.J, Jurkovich, G.J., and Mock, C.N. (1999). A systematic review of published evidence regarding trauma system effectiveness. Journal of Trauma, 47, S25-33.

Mann, R.E., et al. (2003). The effects of drinking-driving laws: a test of the differential deterrence hypothesis. Addiction, 98(11), 1531-6.

Marshall, S.W., Runyan, C.W., Bangdiwala, S.I., Linzer, M.A., Sacks, J.J., and Butts, J.D. (1998). Fatal residential fires: who dies and who survives? . Journal of the American Medical Association, 279(20), 1633-7.

Mashreky, S.R., Rahman, A., Khan, T.F., Svanström, L., and Rahman, F. (2010). Determinants of childhood burns in rural Bangladesh: a nested case-control study. Health Policy, 96(3), 226-30.

Mazerolle, L., Davis, J., Higginson, A., Mengersen, K., Bedford, L., and Somerville, A. (2012). Community-oriented policing's impact on interpersonal violent crime in developing countries. The Campbell Collaboration. [Online] Available at: https://core.ac.uk/download/pdf/18442374.pdf.

McLoughlin, E. (1995). A simple guide to burn prevention. Burns, 21, 226-9.

Mirman, J.H., and Kay, J. (2012). From passengers to drivers: parent perceptions about how adolescents learn to drive. Journal of Adolescent Research, 27(3), 401-24.

Mock, C., Joshipura, M., Arreola-Risa, C., and Quansah, R. (2012). An estimate of the number of lives that could be saved through improvements in trauma care globally. World Journal of Surgery, 36, 959-63.

Mock, C.N., Jurkovich, G.J., nii-Amon-Kotei, D., Arreola-Risa, C., and Maier, R.V. (1998). Trauma mortality patterns in three nations at different economic levels: implications for global trauma system development. Journal of Trauma, 44(5), 804-12.

Mock, C., Nguyen, S., Quansah, R., Arreola-Risa, C., Viradia, R., and Joshipura, M. (2006). Evaluation of trauma care capabilities in four countries using the WHO-IATSIC Guidelines for Essential Trauma Care. World Journal of Surgery, 30(6), 946-56.

Mock, C., Quansah, R., Krishnan, R., Arreola-Risa C., and Rivara, F. (2004). Strengthening the prevention and care of injuries world-wide. The Lancet, 363(9427), 2172-9.

Muckle, W., Muckle, J., Welch, V., and Tugwell, P. (2012). Managed alcohol as a harm reduction intervention for alcohol addiction in populations at high risk for substance abuse. Cochrane Database of Systematic Reviews, 12(12), CD006747.

Mukerji, G., Chamania, S., Patidar, G.P., and Gupta, S. (2001). Epidemiology of paediatric burns in Indore, India. Burns, 27(1), 33-8.

Mullins, R.J., et al. (1994). Outcome of hospitalized injured patients after institution of a trauma system in an urban area. Journal of the American Medical Association, 271(24), 1919-24.

Nathens, A., Jurkovich, G., Cummings, P., Rivara, F., and Maier, R. (2000). The effect of organized systems of trauma care on motor vehicle crash mortality. Journal of the American Medical Association, 283(15), 1990-4.

National Highway Traffic Safety Administration (2017). Fatal Analysis Reporting System Encyclopedia, 1994 - 2016. [Online] Available at: https://www-fars.nhtsa.dot.gov/Main/index.aspx.

National Highway Traffic Safety Administration (2007). Seat belt use in 2006 — use rates in states and territories. Traffic Safety Facts, DOT-HS-810-960. [Online] Available at: http://www-nrd.nhtsa.dot.gov/pdf/nrd-30/NCSA/RNotes/2007/810690.pdf.

Nielsen, K., Mock, C., Joshipura, M., Rubiano, A.M., Zakariah, A., and Rivara, F. (2012). Assessment of the status of prehospital care in 13 low-and middle-income countries. Prehospital Emergency Care, 16(3), 381-9.

Norton, R., Hyder, A.A., and Gururaj, G. (2006). Unintentional injuries and violence. In: Black, R.B., Merson, M., and Mills, A. (eds.) International Public Health: Diseases, Programs, Systems and Policies (2nd ed.). Silver Boston, MA: Jones & Bartlett Publishers.

Nyberg, C., Schyllander, J., Stark Ekman, D., and Janson, S. (2012). Socio-economic risk factors for injuries in Swedish children and adolescents: a national study over 15 years. Global Public Health, 7(10), 1170-84.

Pearn, J.H., Nixon, J.W., Franklin, R.C., and Wallis, B. (2008). Safety legislation, public health policy and drowning prevention. International Journal of Injury Control & Safety Promotion, 15(2), 122-3.

Peck, M.D., Kruger, G.E., van der Merwe, A.E., Godkaumbura, W., and Ahuja, R.B. (2008). Burns and fires from non-electric domestic appliances in low and middle income countries Part I. The scope of the problem. Burns, 34(3), 303-11.

Peek-Asa, C., Zwerling, C., and Stallones, L. (2004). Acute traumatic injuries in rural populations. American Journal of Public Health, 94(10), 1689-93.

Pérez-Núñez, R., Pelcastre-Villafuerte, B., Híjar, M., Avila-Burgos, L., and Celis, A. (2012). A qualitative approach to the intangible cost of road traffic injuries. International Journal of Injury Control & Safety Promotion, 19(1), 69-79.

Rahman, A., Miah, A.H., Mashreky, S.R., Shafinaz, S., Linnan, M., and Rahman, F. (2010). Initial community response to a childhood drowning prevention programme in a rural setting in Bangladesh. Injury Prevention, 16(1), 21-5.

Roberts, C., et al. (2009). The Health Behaviour in School-aged Children (HBSC) study: methodological developments and current tensions. International Journal of Public Health, 54, Suppl 2, 140-50.

Robertson, L.S. (1981). Automobile safety regulations and death reductions in the United States. American Journal of Public Health, 71(8), 818-22.

Shackford, S.R., Hollingworth-Fridlund, P., Cooper, G.F., and Eastman, A.B. (1986). The effect of regionalization upon quality of trauma care as assessed by concurrent audit before and after institution of a trauma system: a preliminary report. Journal of Trauma, 26(9), 812-20.

Soori, H. (2001). Developmental risk factors for unintentional childhood poisoning. Saudi Medical Journal, 22(3), 227-30.

Spinks, A., Turner, C., Nixon, J., and McClure, R.J. (2009). The 'WHO Safe Communities' model for the prevention of injury in whole populations. Cochrane Database of Systematic Reviews, 8(3), CD004445.

Thomas, S., Acton, C., Nixon, J., Battistutta, D., Pitt, W.R., and Clark, R. (1994). Effectiveness of bicycle helmets in preventing head injury in children: case-control study. British Medical Journal, 308, 173-7.

Thompson, D.C. and Rivara, F.P. (2000). Pool fencing for preventing drowning in children. Cochrane Database of Systematic Review, (2), CD001047.

Transport and Road Research Laboratory (1991). Towards Safer Roads in Developing Countries: A Guide for Engineers and Planners. Berkshire: Overseas Development Administration.

U.S. General Accounting Office (1991). Motorcycle Helmet Laws Save Lives and Reduce Costs to Society. Washington, DC: U.S. General Accounting Office, GAO/RCED-91-170.

Van Niekerk, A., Menckel, E., and Laflamme, L. (2010). Barriers and enablers to the use of measures to prevent pediatric scalding in Cape Town, South Africa. Public Health Nursing, 27(3), 203-20.

Wilson, J. and Rogmans, M. (2006). Purposes and scope of prevention of drowning. In: Bierens, J.J.L.M. (ed.) Handbook on Drowning: Prevention, Rescue, Treatment. Berlin: Springer, pp. 87-92.

Woolf, S.H. (2008). The meaning of translational research and why it matters. Journal of the American Medical Association, 299(2), 211-13.

World Health Organization (WHO) (2002). The World Health Report 2002: Reducing Risks, Promoting Health Life. Geneva: WHO.

World Health Organization (WHO) (2004). The Economic Dimensions of Interpersonal Violence. Geneva: WHO.

World Health Organization (WHO) (2008). World Report on Child Injury Prevention. Geneva: WHO.

World Health Organization (WHO) (2015). Global Status Report on Road Safety 2015. Geneva: WHO. [Online] Available at: http://www.who.int/violence_injury_prevention/road_safety_status/2015/en/.

World Health Organization (WHO) (2018). Projections of Mortality and Causes of Death, 2015 and 2030. Geneva: WHO. [Online] Available at: http://www.who.int/healthinfo/global_burden_disease/projections/en/.

Yang, J., Campo, S., Ramirez, M., Krapfl, J.R., Cheng, G., and Peek-Asa, C. (2013). Family communication patterns and teen drivers' attitudes toward driving safety. Journal of Pediatric Health Care, 27(5), 334-41.

Young, T., Torner, J., Sihler, K., Hansen, F., Peek-Asa, C., and Zwerling, C. (2003). Factors associated with mode of transport to acute care hospitals in rural communities. Journal of Emergency Medicine, 24(2), 189-98.

Zerhouni, E.A. (2005). Translational and clinical science -time for a new vision. New England Journal of Medicine, 353(15), 1621-3.

9.5 人际间暴力

9.5.1 引言

暴力是对人权的侵犯，对其受害者和幸存者的身心健康和社会功能影响深远。暴力同时影响家庭、社区、企业和国家经济。暴力，已被广泛认定为阻碍社会发展，减少乃至消除暴力已被联合国列为可持续发展议程（SDGs）的两个具体指标。其中，可持续发展目标5.2为消除公共和私有领域对所有女性和女童一切形式的暴力，包括：贩卖人口、性剥削和其他形式的剥削；可持续发展目标16为倡导和平包容性社会以实现可持续发展，为所有人提供平等享有司法保护的机会，为妇女和女童提供享有司法保护的机会并在各级建立有效、负责和包容的机构，该指标的下级指标16.1为大幅减少各地一切形式的暴力和所致死亡率。实际上，人际间暴力术语的使用，说明从社会学角度看人际间暴力本质上是可以预防的。

《世界卫生暴力与健康报告》所指人际间暴力包括儿童虐待、青少年暴力、亲密伴侣暴力、性暴力和老年虐待（Krug et al.，2002）。此外，其他形式的暴力也越来越多地被人类社会承认，包括同伴暴力和残疾人虐待。此种分类方式主要依据生命周期的划分。许多暴力的受害者主要是女孩或妇女，但同伴暴力和青少年暴力是典型的例外。在暴力文化显著存在的环境中，各年龄段的成年人可能会在各种不同场合中运用暴力手段来解决冲突或彰显主导地位，包括邻居之间的冲突、犯罪情况、监狱、工作场所以及卫生专业人员和病人之间的冲突。

全世界每年有数百万人遭受和实施人际间暴力，人际间暴力对公众健康和社会的影响巨大。2013年，人际间暴力为全球前20大死因之一和全球寿命损失的第22位原因，约有40.4万人因此死亡。对20～44岁年龄组而言，人际间暴力是同时导致男性和女性死亡的第二位原因。2013年，人际间暴力是全球许多国家和地区寿命损失的前十位原因之一，在拉丁美洲和加勒比地区位居第二位死因，在非洲南撒哈拉地区位居第五位死因。尽管人际间暴力在欧洲总体并不严重，但它在阿尔巴尼亚和俄罗斯均位列前十大死因之一。自1990年以来，年龄标准化死亡率下降了16%，目前为5.6/10万人，表明人际间暴力造成的死亡是可以预防的。

人际间暴力对经济造成巨大的损失。2004年发表的一份报告估计，在美国暴力造成的成本占国内生产总值的3.3%；而在英格兰和威尔士，每年暴力造成的总成本高达402亿美元（Waters et al.，2004）。一项关于亲密伴侣暴力的成本研究估计，2009年仅在英格兰和威尔士就超过150亿英镑（Walby，2010）。同样，一项对越南亲密伴侣暴力经济成本的研究（包括受影响妇女因收入损失而产生的直接成本和自付费用）发现，每年亲密伴侣暴力所致的经济损失接近该国GDP的1.4%，2010年达到25亿越南盾。据估算，遭受过暴力的女性比未遭受暴力的女性收入低35%（Duvvury et al.，2012）。

9.5.2 人际间暴力的危害程度

亲密伴侣暴力是最常见的人际间暴力形式之一，也是全球范围内最常见的针对妇女的暴力形式。亲密伴侣间暴力包括躯体虐待、性虐待、情感虐待和经济虐待，也包括暴力威胁、社会隔离、恐吓、侮辱、强奸、殴打以及非常极端的酷刑拷打等在内的一系列行为。最近的一篇系统综述得出结论，全球15岁及以上的妇女中有30%曾遭受过亲密伴侣实施的躯体暴力或性暴力(Devries et al.,2013)。全球不同地区间的亲密伴侣暴力发生率存在很大差异。在东地中海、非洲和东南亚地区的妇女终身亲密伴侣暴力发生率为37%，而在西太平洋和欧洲地区等高收入国家的终身亲密伴侣暴力发生率仅为23%～25%(WHO,2013)。然而妇女自我报告的过去一年中遭受亲密伴侣暴力的比例在不同地区差异更大。在美国，2.9%的妇女报告在过去一年中遭受过亲密伴侣实施的躯体暴力(Smith et al.,2018)，而在柬埔寨这一比例为6.1%，埃塞俄比亚为29%，巴布亚新几内亚布干维尔为21.3%(Garcia-Moreno et al.,2005;Jewkes et al.,2017)。同样，过去一年中遭受过亲密伴侣实施的性暴力比例也有所不同，例如，在日本为1.3%，在孟加拉国为22.2%，在埃塞俄比亚为44.4%(Garcia-Moreno et al.,2005)。

对亲密伴侣暴力的全球估算往往不包括经济方面和情感方面的暴力。常见情感暴力行为包括但不局限于人格侮辱、贬低、社会孤立、强制性控制行为、叫喊、恐吓和躯体暴力威胁。经济性和结构性暴力行为包括剥夺收入和阻止获取收入。在高收入国家，尽管近年来躯体暴力和性暴力发生率有所下降，但在情感和经济方面的虐待行为仍然很普遍。在遭受和实施这些暴力行为方面，性别也更加平等。在美国，有36.4%的女性和34.2%的男性曾经遭受心理侵害，有18.3%的女性和8.2%的男性曾遭受过来自亲密伴侣的接触性暴力(Smith et al.,2018)。

在南非等一些国家，亲密伴侣暴力是女性被杀的最常见原因，占所有女性凶杀受害者数的52%(Abrahams et al.,2013)，但在全球范围内估计死于亲密伴侣暴力的女性人数占所有女性凶杀受害人数的36%(WHO,2013)。在一些地区，亲密伴侣暴力是已婚女性在家中受到比法律规定虐待更多的家庭暴力(即更广泛的家庭暴力)。这对中亚和南亚部分地区的女性来说是一个特别重要的问题，因为这些地区实施高度的父权制，妇女活动受限，一类主要的施暴者是婆婆。研究表明，暴露于这种更广泛的家庭暴力相对于仅暴露于亲密伴侣暴力会出现更严重的精神疾病(Jewkes et al.,2019)。

全球遭受非伴侣性暴力的女性比例约为7.2%(95%置信区间:5.3%～9.1%)，发生率从东南亚的5%到非洲的12%不等(Devries et al.,2013)。对男性犯罪行为的研究表明，在南非和巴布亚新几内亚等地，20%～40%的男性曾经强奸过非伴侣的女性(Abrahams et al.,2011;Jewkes et al.,2013)。在全球部分地区，强奸发生率特别高，包括一些受冲突影响的地区和人口密集、流动性强且经济贫困的地区，尤其是非正式定居点或贫民窟。例如，在南苏丹朱巴联合国平民保护点，25%的流离失所妇女曾被非伴侣强奸。朱巴的一些男性也遭受过强奸，但其发生率远低于女性，仅为1%(全球妇女研究所和国际救援委员会,2017)。在全球范围内，性工作者遭受被服务对象、亲密伴侣、熟人以及有一定权力的人(尤其是警察)强奸的风险特别高。一项来自南非索韦托的性工作者的抽样调查显示，53.8%的性工作者在过去一年中遭受过亲密伴侣实施的躯体和/或性暴力，其中46.8%的暴力来自被服务对象，18.5%的暴力来自警察。总体来看，70.8%的被调查者在过去一年中遭受过性暴力和/或躯体暴力，62.4%的人曾被强奸(Coetzee et al.,2017)。

儿童虐待可能是身体虐待、性虐待或情感虐待，也可能包括身体和情感上的忽视。不同研究通常使用不同的定义，而这些定义往往反映出儿童抚养教育方面的文化差异。因此，不同环境下的研究结果很难具有可比性，但最近开展的全球儿童暴力倡议行动使许多中低收入国家产生了一些可比性的数据。一个来自高收入国家的估算数据显示，每年有4%～16%的儿童遭受躯体虐待，10%的儿童遭受忽视或心理虐待(Gilbert et al.,2009)。这与全球儿童暴力倡议行动的结果形成鲜明对比，全球儿童暴力倡议行动在几个非洲国家的初步调查结果显示，53%～75%的儿童遭受过身体暴力，其中男童更为常见；四分之一到三分之一的儿童遭受情感虐待（尼日利亚国家人口委员会，2016）。此外，在整个儿童期，5%～10%的女童和5%的男童遭受过插入式性虐待，15%～40%的儿童遭受过不同类型的性虐待（Reza et al.，2007；Gilbert et al.，2009）。

据估计每年有20万10～29岁的年轻人死亡，每例死亡对应20～40人需要住院治疗（Krug et al.，2002；WHO，2015）。尽管最近英国因刺伤死亡的人数有所上升，但青少年暴力死亡事件主要发生在中低收入国家，而且性别差异很大。绝大多数施暴者和83%的受害者都是男性。例如，最近来自南非的研究表明，针对15～17岁男孩的谋杀率（21.7/10万人）几乎是同龄女孩谋杀率（4.6/10万人）的五倍（Mathews et al.，2013）。

同伴暴力是青少年暴力问题的一部分，通常发生在学校、社区和家庭。女孩和男孩都可能是其受害者和施暴者，但男孩的发生率往往更高。同伴暴力与欺凌现象大致相同，通常认为包括躯体暴力和威胁、情感虐待和辱骂、损坏财产、散布谣言和社会排斥。该定义强调同伴暴力是一种尝试造成伤害的重复性行为。据不严格估算，全球约有10%～65%的在校儿童受到其影响，但美国部分地区和巴基斯坦同伴暴力的发生率高达90%（Karmaliani et al.，2017）。

老年人虐待是一种很少被研究的人际间暴力，大致包括身体虐待、心理虐待、性虐待、经济虐待以及歧视和忽视等。一般以暴露于此类暴力的60岁以上或65岁以上老年人的人数或比例来衡量（Cooper et al.，2008）。此种暴露测量方式通常无法区分它与老年人遭受的其他形式暴力（如亲密伴侣暴力）和老年人权力受限（即因为某人是老年人）造成的暴力。这是一个越来越被认可的研究领域，特别是对有认知障碍的老年人。老年人虐待的主要施暴者是家庭成员和护理人员。在非洲撒哈拉以南的一些地区，一个特别可怕的老年人虐待是与巫术有关的暴力和谋杀（Meel，2009）。了解和预防老年人虐待是一个需要大量深入研究的领域。

对残疾儿童和成年人的暴力行为是全球人际间暴力问题的一部分，最近得到了越来越多的关注。一项关于残疾儿童遭受暴力发生率的审查发现，残疾儿童遭受暴力的可能性是非残疾儿童的四倍，这其中包括性暴力。总体而言，残疾儿童遭受性暴力的可能性是正常儿童的2.9倍；有精神或智力障碍的儿童遭受性暴力的风险相对于正常儿童增加了4.6倍（Jones et al.，2012）。残疾成人也面临更大的人际间暴力风险，其中残疾女性遭受人际间暴力的风险更高。一项最近发表的Meta分析发现，残疾妇女遭受躯体暴力或性暴力的风险比正常女性高出两倍（Dunkle et al.，2018）。残疾还会增加妇女遭受来自非伴侣的性暴力风险，而且这种风险会随着残疾程度加重而增加。

9.5.3 人际间暴力的健康影响

人际间暴力会对健康产生短期和长期影响。短期健康影响通常是伤害，这种伤害可能是致命的，并可能导致怀孕受害者出现并发症。中期和长期健康影响可能尤其深远，其影响可能是躯体上的，如致残性伤害，也可能导致抑郁、焦虑、创伤后应激综合征、自残和药物滥用等精神健康影响。其中情感和经济虐待、性虐待或强奸以及遭受危及生命的暴力行为对心理健康的影响尤其严重。例如，南非的研究表明，生活中遭受情感忽视的青春期女性更易患抑郁症、自杀和酗酒，而有此方面经历的青春期男性更易患抑郁症和药物滥用（Jewkes et al.，2010）。该项研究还发现，性虐待与酗酒和抑郁有关。包括欺凌在内的同伴暴力对儿童精神健康产生类似的重大负面影响，增加其患抑郁症的风险（Asad et al.，2017）。

经历人际间暴力和非伴侣强奸也会影响受害者的心理健康。经受到这些暴力的女性患抑郁症和酒精滥用的风险是未遭受到暴力女性的两倍以上（WHO，2013）。强奸很容易导致创伤后应激综合征。事实上，相较于其他人际间暴力，强奸更可能导致受害者出现创伤后应激综合征（Tolin，Foa，2006）。最新的研究强调了亲密伴侣施加的情感和经济暴力对受害者精神健康影响的重要性，其结果表明，同时遭受伴侣情感或经济暴力以及躯体和/或性暴力的女性发生抑郁和自杀倾向的风险更高（Gibbs et al.，2018）。

人际间暴力也会对健康产生复杂的影响，其中更为复杂的影响机制之一是揭示人际间暴力通过何种途径影响妇女感染艾滋病毒（HIV）并破坏抗逆转录病毒疗法的使用和依从性（Jewkes，2010；Jewkes et al.，

2010b;Hatcher et al.,2015)。一项来自南非和乌干达的研究表明,如果妇女没有受到人际间暴力,近四分之一的新发艾滋病毒感染可以被预防,南非的一项研究表明,关系权力不平等和儿童期遭受性虐待导致新发艾滋病毒感染的风险增加了三分之二(Jewkes et al.,2010b;Kouyoumdjian et al.,2013)。图9.5.1展示了这种复杂影响的网络。这表明人际间暴力是一个非常直接的传播途径,因为女性可能因强奸而直接感染艾滋病毒,但更重要的风险机制是间接的,通过伴侣暴力和儿童性虐待暴露出妇女对性接触的控制力较低,由于伴侣的暴力和强迫行为,导致她们发生性行为更频繁,使用避孕套更少,更大的性传播疾病感染风险和更频繁地发生一系列的危险性行为,包括同时拥有多个性伴侣、交易性行为、与药物滥用有关的性行为甚至从事性工作等。这些都增加了感染艾滋病毒的风险,并使妇女更容易遭受男性暴力。风险增加的部分机制是暴力对精神健康造成的危害,包括与情感关系困难和拥有更多伴侣有关的不安全的成人依恋。另外,对女性实施暴力的男性往往具有更危险的性行为和性疾病传播风险(Decker et al.,2009;Jewkes et al.,2011b)。因遭受男性暴力而变得性混乱的女性更难坚持抗逆转录病毒治疗。研究表明,在没有治疗的情况下,暴露于情感虐待的艾滋病毒感染妇女的细胞免疫下降更快(Jewkes et al.,2015)。

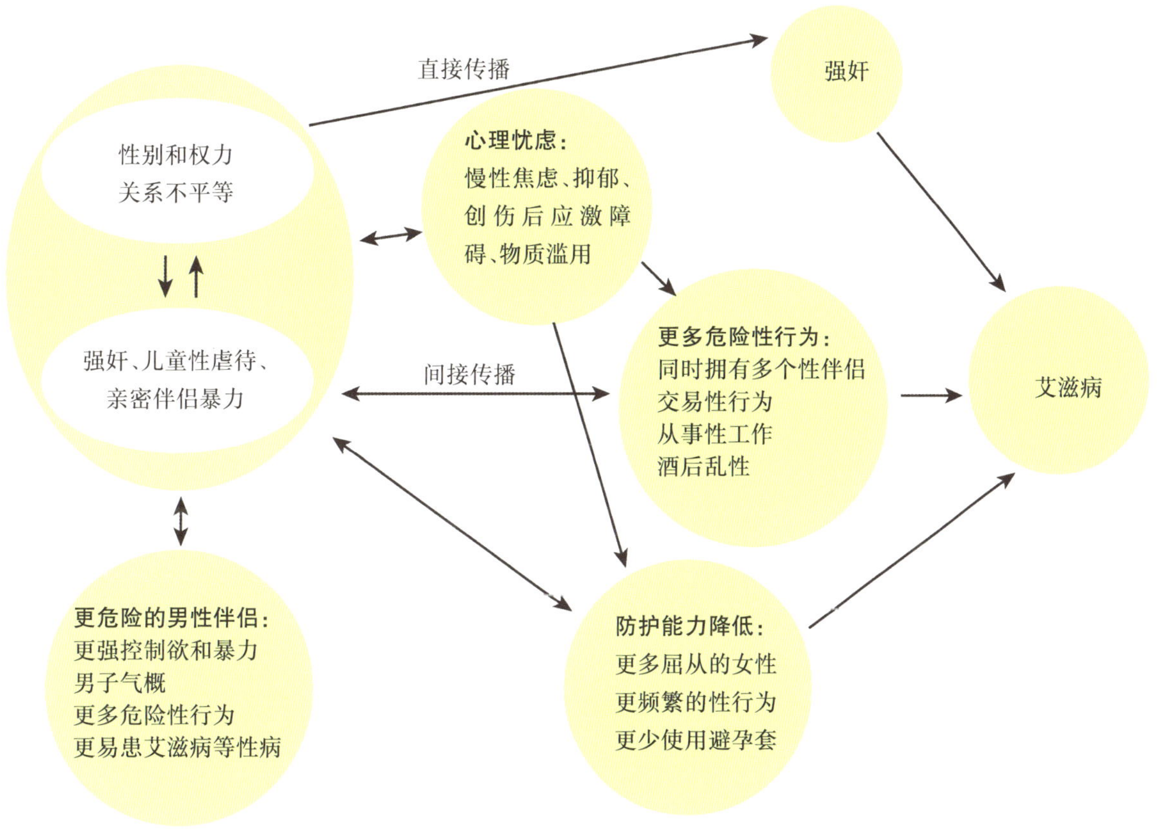

图9.5.1 传播

人际间暴力对妇女的生殖健康有重大影响。遭受人际间暴力会导致意外怀孕风险增加30%,还可能导致不孕不育、人工流产、少女怀孕以及低出生体重儿和早产等(Hill et al.,2016;Stellar et al.,2016;Maxwell et al.,2018)。儿童性虐待和童婚增加了早孕和早育的风险,从而导致了更高的孕产妇和婴儿死亡率。

除了自付的医疗费用外,人际间暴力还会造成一系列社会和经济后果。这些后果包括女性可能因怀孕而辍学,从而影响其未来的就业和终身收入。暴力会导致妇女受伤及对精神或其他健康造成的影响从而请假,甚至没有工作的妇女也会因此丧失社会工作的能力,并影响其育儿和家务劳动。遭受暴力而参加工作的妇女,由于暴力、出勤和生产投入减少,会有一段时间生产率较低。所有这一切的后果增强了妇女的依赖性,削弱了她们在家庭中的权力,这些反过来又增加了她们遭受人际间暴力的风险。

9.5.4 了解人际间暴力的根源

人际间暴力有不同的形式,在不同的环境和背景下使用,施暴者和受害者也各不相同,其仅有的共同点可能是都普遍使用外部暴力而造成心灵创伤和/或身体伤害。但是,在暴力的根源和驱动因素方面,重叠的地方远比表面看到的要多得多。仔细观察就会发现,在许多情况下,同一个人在不同的时间可能实施不同形式的人际间暴力。例如,一个具有攻击性的校园霸凌者可能不仅会与其他青少年发生暴力冲突,以后还会对女性进行性暴力和躯体暴力,殴打自己的子女,并在担任警察工作时表现得非常暴力。虽然人们可能在某种情况下使用暴力而在另一种情况下不使用暴力,但暴力具有很强的模式化,在一种情况下使用暴力的倾向会增加在其他情况下使用的可能性。这对男性和女性都适用。

许多施暴者本身也是受害者,尤其是儿童时期遭受情感或身体虐待、性虐待或霸凌,并目睹自己的母亲遭受人际间暴力。对美国青少年的一项研究揭示了这种复杂的相互关系,该研究发现,儿童期遭受身体虐待的经历和成年后实施人际间性暴力之间的关联完全由参与犯罪行为(通常包括使用其他暴力)介导(Casey et al.,2009)。

人际间暴力的受害者不会将暴力强加于自己,除非在团体斗殴中,然而受害者绝非是随机的。很常见的一种情况是,暴露于暴力,尤其是儿童期受到虐待,会增加再次受到暴力的风险。例如,儿童时期经历性虐待的女性更有可能在成年后遭受强奸,并经历人际间暴力。

为了解释这种相互联系,重要的是要了解不同形式的暴力具有相互重叠的根源和危险因素。使用暴力来传达统治、惩罚或捍卫荣誉是一种习得性行为,可以在多种情境中使用。社会学习的范围包括如何使用暴力、以何种形式使用暴力、谁是适当的受害者、使用暴力所需的触发因素、使用暴力的意义以及可预期的奖励或惩罚模式。例如,Wood等(2007)在南非东开普省进行的研究发现,男性对女性伴侣使用暴力被普遍认为是两性关系中的正常现象,社区和家庭也认为这种行为并不特殊,只要受害者没有受到暴力伤害即可。此外,暴力往往被视为理所应当,有助于教人明辨是非,当屈服作为暴力的结果时,它会得到社会的认可。触发使用暴力的阈值与人际间暴力的另一个文化层面有关。有些社会,如巴布亚新几内亚的部分地区,使用多种形式的人际间暴力的门槛非常低,而在其他文化背景下,门槛则要高得多,通常认为在人际关系中使用暴力是不恰当的。对使用人际间暴力的社会态度差异很大,在某些文化背景中,"使用暴力的人"备受尊崇,他们的身体力量令人敬畏,并可能由此得到政治权力和经济回报。使用暴力通常被认为是男性正当行为的一部分,特别是在展示坚韧、竞争和荣誉感等男子气概的突出特征时,这进一步解释了对使用暴力的文化许可。

对于暴力受害者更可能再次受害的一个显而易见的解释是,暴力受害者之所以被选中,往往是因为他们处于弱势。这在一定程度上解释了为什么残疾人、贫困妇女和儿童以及非法从事性工作的人遭受人际间暴力的风险更高。遭受暴力会对心理健康产生影响,并使人认为自己丧失了权力,受害行为增加了这种脆弱性,此外,某些受害者遭受暴力后采取消极的应对策略,包括酗酒等可能会造成进一步的脆弱性。因此,人际间暴力在不同类型的暴力中形成了脆弱性循环。

9.5.5 人际间暴力的危险因素

暴力行为的危险因素在不同生态层面起作用,这已经以一种生态模型呈现,该模型强调了其中一些危险因素在个人层面起作用,另一些则在家庭、同伴或关系层面起作用,还有一些则在社区或社会层面起作用。

9.5.5.1 个人层面

基因型

有证据表明，基因在攻击行为的发展中起着重要作用。研究表明，反社会行为具有普遍的遗传倾向，性胁迫就是其中一种形式。基因与环境之间可能存在着重要的相互作用，特别是基因易感个体在暴露于恶劣环境后会表现出攻击性，有反社会倾向的人更有可能被吸引到反社会行为更为普遍或更有可能发生的情况和环境中(Johansson et al.，2008)，证据主要集中在非性侵行为。然而，在小鼠中性侵行为和一般侵略行为都是可遗传的(Canastar，Maxson，2003)，一项对双胞胎的研究结果表明，超过四分之一的性胁迫行为可由遗传因素解释，但精神病的遗传成分更高(Johansson et al.，2008)。

单胺氧化酶A基因(MAOA)被认为影响了反社会行为的可遗传倾向。该基因编码MAOA酶，该酶可代谢去甲肾上腺素(NE)、血清素(5-HT)和多巴胺(DA)等神经递质，从而使它们失活(Shih et al.，1999)。尽管编码MAOA的基因被删除与人类和小鼠中可遗传的攻击行为有关，但编码MAOA的基因被删除的情况非常罕见(Rowe，2001)，更常见的是导致MAOA酶活性降低的功能多态性(Caspi et al.，2002)。在新西兰进行的一项前瞻性研究表明，在MAOA酶活性较低的男性中，其儿童虐待与随后的反社会行为之间存在更强的关联，而对于那些MAOA酶活性较高的男性则不太明显(Caspi et al.，2002)。在这项研究中，11%的暴力确信可归因于该基因。关于幼年时期遭受体罚、拥有MAOA基因和随后犯罪可能性的研究结论尚存在争议(Reif et al.，2007；Prichard et al.，2008；Edwards et al.，2010)。基因在人际间暴力(包括性侵犯)中的作用显然是需要进一步深入研究的重要领域。

其他生物影响因素：雄激素、脑损伤和性侵行为

雄激素在人际间暴力中的作用存在质疑。据报道，男性和女性的睾酮水平和自我报告的攻击性之间存在正相关关系(Christiansen，Knussmann，1987)，但这一说法并未得到其他作者的证实(Campbell et al.，1997)。一些研究人员调查了监狱人员血液中睾酮水平与性侵犯或其他侵犯行为之间的联系，但没有发现任何表明睾酮水平对性犯罪可能性的影响比对一般暴力犯罪的影响更大的证据(Giotakis et al.，2003)。

大脑损伤在性犯罪中的作用一直是研究的重点，但最近的文献综述得出的总体结论是目前证据极为薄弱(Fabian，2012)。在为数不多的针对恋童癖患者的对照研究中，有一项研究发现恋童癖患者在神经心理测量或正电子发射断层扫描方面与常人没有差异(Cohen et al.，2002)。虽然在一些个体中，脑损伤可能很重要，但目前没有证据表明脑损伤在人群水平的性犯罪中起到重要作用。

9.5.5.2 早期暴露

无论基因型如何，有证据表明，一个人实施人际间暴力的风险可以在其生命的最初几天、几个月和几年内形成。人际间暴力(包括性暴力)的施暴者更有可能在童年时期没有形成健康的依恋关系。这与遭受情感虐待、身体虐待和性虐待以及家庭暴力有关，离开家庭、家庭破裂以及因死亡或离婚而失去父母可能是实施人际间暴力的危险因素(Maniglio，2010)。

依恋

在心理发展方面，尤其是在童年早期，家庭环境对个体的影响很大程度上由儿童对主要照顾者(通常是母亲)的依恋关系体现(Bowlby，1969，1973，1980)。如果儿童与主要照顾者之间的依恋关系是健康的，那么儿童就会掌握建立亲密关系所需的技能，并渴望与他人建立亲密关系。如果这些依恋关系不健康，儿童就

无法获得建立亲密关系的必备技能,并可能逐渐害怕与他人亲密接触,在亲密关系中表现出敌意或攻击性,或以不恰当的方式寻求亲密关系(Bowlby,1969,1973)。未能形成健康的依恋关系是由于不良的社会经历,如暴力的育儿方式,尤其是将严厉的惩罚和对爱的表达相结合而造成儿童的紊乱依恋(Marshall,Barbaree,1990;Fonagy,Target,2003)。童年时期未能形成健康的依恋关系,导致成年后无法学习人际交往和其他实现亲密关系所需的技能。不健康的依恋关系以得不到所期望或所需要之物为特征,所以常常使用胁迫手段,无论是通过身体暴力、情感暴力还是性暴力,以求获取它(Bowlby,1969,1973,1980)。在人际关系领域中,不安全感可能会导致对他人更为轻蔑和敌对的态度,以及消极和不信任他人的倾向。这已在性犯罪者身上得到证实,同时不安全感也可能增加社区中的人际间暴力、青少年暴力和人际间暴力倾向(Marshall,1989;Stirpe et al.,2006;Whitaker et al.,2008)。依恋关系混乱的人在年老时更具有攻击性、更不信任他人、更缺乏同情心,并且一般有人际间暴力的倾向(Fonagy,Target,2003)。

事实证明,功能失调的养育方式和紊乱的家庭史(通常由于产妇产后抑郁或父母的人际间暴力等原因导致照顾不稳定)与孩子的人际间暴力和各类犯罪(包括性犯罪)有关(Lightfoot,Evans,2000;Seto,Lalumiere,2010)。

儿童虐待受害

童年时期遭受的身体和情感虐待及忽视会导致无法形成健康的依恋关系。与身体虐待相比,情感虐待和忽视在研究中受到的关注较少,但一项关于亚太地区男性暴力问题的六国研究表明,强奸非伴侣的男性和对亲密伴侣施暴的男性更有可能在童年时期遭受过上述所有虐待和忽视,这些研究结果为南非的研究提供了支持(Jewkes et al.,2011a;Fulu et al.,2013)。

儿童性虐待作为随后犯罪的危险因素的证据非常充足,而且可能是所有犯罪危险因素中研究最全面的一个。一项荟萃分析研究表明,青少年性侵犯者中儿童性虐待史比非性侵犯者多五倍(Seto,Lalumiere,2010)。此外,侵犯儿童的性犯罪者比非罪犯或非性犯罪者更有可能有性虐待史(Whitaker et al.,2008)。几项针对美国青少年和大学男性的大型全国性研究发现,那些曾对伴侣实施性侵的人更有可能亲身经历过性虐待(Borowsky et al.,1997;Casey et al.,2009;Malamuth et al.,1991,1995)。

目睹家庭中的人际间暴力对儿童来说是一种极大的创伤,同时也可能是社会学习亲密关系的一部分。这两点都可以解释为什么会有一致的发现,即童年时期遭受过这种暴力的男性更有可能对其亲密伴侣实施身体暴力或性暴力(而遭受过这种暴力的女性自己也会遭受暴力)(Malamuth et al.,1991,1995;Borowsky et al.,1997;Fulu et al.,2013)。南非的研究也表明,童年时期遭受过暴力的男性更有可能卷入工作和社区中的斗殴事件,并因非法持有枪支而被捕(Abrahams,Jewkes,2005)。在巴基斯坦,在家中目睹过母亲遭受暴力的女童和男童更有可能实施同伴暴力(Karmaliani et al.,2017)。

9.5.5.3 人格

这些儿童时期的经历会对长大后的人格产生深远的影响。在涉及人际间暴力的施害者人格方面,最广泛讨论的是反社会人格。反社会人格是一系列涵盖情感、人际和行为的人格特征和社会异常行为。Hare提出,反社会人格的特征包括以自我为中心、缺乏悔恨和同理心、病态撒谎、善于操纵他人以及对社会规范的持续违反(Hare,1996)。这些特质使反社会人格将他人视为物品,且不会感到内疚或悔恨。因此,他们更有可能对他人实施人际间暴力,尤其是严重的身体暴力、情感暴力和强奸。

在美国总人口中,通常反社会人格的约占1%,但未经全面临床诊断的反社会人格特征的比例更高(Lilienfield,2005)。那些具有某些反社会人格特征的人被描述为亚临床和非临床的反社会人格者(LeBreton et al.,2006)。是否诊断为反社会人格取决于评估测量的分数。一项对加拿大监禁的性罪犯进行的研究表明,PCL-R(hare psychopathy checklist-revised)(Hare,2003)的切点相对较小的差异(25分对30分)导致被诊断为精神变态的犯罪者人数增加了一倍(29% VS 13%)(Olver,Wong,2006)。这表明,反社会人格特质的存在对于理解亚临床水平的人际间暴力可能很重要，实际上这已经在南非的研究中得到了证实，在该研究中测量了两个特征，即墨菲狡诈自恋和责任外推，在过去的一年和终身内强奸的男性中这两个特征明显更高(Jewkes et al.,2011a)。在美国大学生中也有类似的发现，他们的反社会人格特征的亚临床得分与强奸行为有关(Ouimette,1997;DeGue,DiLillo,2004;Abbey et al.,2011)。反社会人格者被描述为无法将性行为与情感感受(如温暖和柔情)联系在一起，以享乐主义为导向，缺乏冲动控制，因此更有可能实施性暴力和身体暴力(Cleckley,1988)。

罪犯的人格障碍

对犯罪人群人格障碍的研究表明，针对儿童和成人的性犯罪者表现出的A群、B群和反社会人格障碍明显多于非犯罪者(Whitaker et al.,2008)。在更暴力的儿童性罪犯中，反社会人格障碍更为普遍(Rosenberg et al.,2005)。偏执性人格特征包括社会脱离和情感受限，而回避型人格特征包括社会抑制和不足。这两种特征都会干扰正常同伴关系的发展，包括与异性的亲密关系的发展，在性罪犯中，尤其是针对儿童的性罪犯中更为普遍(Fazel et al.,2002;Whitaker et al.,2008)。对儿童进行性骚扰的男性在社交和情感方面都显得不成熟，社交能力差，自尊心水平低，冲动，控制能力差，并且表现出更多精神病思维迹象(Finkelhor,Araji,1986)。与儿童发生关系会给他们带来与成人发生关系中没有的权力感、控制感和支配机会(Finkelhor,Araji,1986)。

物质滥用

酒精滥用与人际间暴力的使用密切相关(Machisa et al.,2019)。除了生理效应外，还存在复杂的文化信仰和给予酒精与暴力(包括性暴力)关系的意义。酒精在生理上降低抑制力、推理力，在那些更易怒的男性中，酒精导致他们更容易使用暴力(Finkelhor,Araji,1986)。有关人际间暴力和强奸的研究发现，通常有暴力倾向的男性更有可能酗酒(Koss,Dinero,1988;Jewkes et al.,2006,2011a;Tsai et al.,2011;Fulu et al.,2013)。许多文化(或亚文化)将饮酒与解禁、性欲和性能力联系在一起，并认为酒精可以鼓舞男性在清醒时不敢采取的进攻行为，以及减轻反社会或攻击性行为(Lightfoot,Evans,2000;Seto,Lalumiere,2010)。酒精滥用还对家庭产生经济影响，导致更大的经济压力，并可能触发财务危机。

另一个问题是，与酒精有关的暴力是否更经常导致严重的伤害或死亡？有证据表明，当施暴者醉酒而受害者清醒时，完成强奸和受害者受伤的可能性要比双方都饮酒时大(Brecklin,Ullman,2002)。据估计，在青少年杀人案件中，酒精分别造成26%和16%的男性和女性死亡，在高收入国家的比例较低，低收入国家则高达40%(WHO,2004)。

毒品使用

吸毒也与青少年暴力和凶杀密切相关，最直接的原因是，在许多情况下，毒品交易与犯罪团伙之间的暴力和地盘争夺相关(Blumstein et al.,2000)。有关强奸的研究表明，强奸者更有可能使用毒品，事实上，南非的一项前瞻性研究发现，如果没有使用毒品，所有强奸案中的24%是可以避免的(Jewkes et al.,2012)。所报告的绝大多数吸毒行为都是吸食大麻，吸毒很可能是参与亚文化同龄人群的一个标志，在这种文化背景下，吸毒和强奸都被视为“正常”的行为(Jewkes et al.,2012)。这个结论得到了另一项多国研究的支持，其发现吸毒与曾经实施过多次强奸(有时称为轮奸)有关联，但与单一强奸无关(Jewkes et al.,2013)。

创伤后应激障碍(PTSD)和抑郁症

创伤后应激障碍症状与多种形式的人际间暴力有关，尤其是创伤后应激障碍的唤醒障碍症状与暴力行为呈正相关。最近一项关于精神疾病和近期实施人际间暴力行为的系统性研究发现，这与创伤后应激障碍症状呈正相关，但与当前的抑郁症状无关(Machisa et al.,2019)。尽管有观察发现，对亲密伴侣施暴的男性往往更有可能患抑郁症(Nduna et al.,2010;Fulu et al.,2013)。目前尚不清楚抑郁是导致男性使用暴力的原因,还是对使用暴力造成的负面情感反应。

使用暴力的倾向

在某种情况下使用人际间暴力与在其他情况下使用人际间暴力密切相关。这一点在针对妇女和儿童的暴力行为中尤为突出,例如,对伴侣实施身体暴力的男性更容易强奸非伴侣女性,而殴打妇女的男性更容易殴打其子女(Malamuth et al.,1991,1995;Jewkes et al.,2006,2011,2013)。在父权制和性别等级制度下,男性使用身体暴力来维护其在关系中的主导地位以及"纠正"妻子和女友的行为似乎是合法的,这种制度也可能表现为性暴力以及其他形式的暴力,如语言暴力。也有证据表明,在美国大学的性侵者和南非的工作男性中,对妇女的语言暴力在性胁迫男性中更为常见(Malamuth et al.,1991,1995;Abrahams et al.,2004)。

9.5.5.4 关系、同伴或微观社会层面

冲突

特定关系的动态是影响暴力使用倾向的重要因素。人际间暴力在冲突较多的人际关系中更为常见,实验证据表明,干预措施中培养沟通技巧和减少人际关系冲突对减少人际间暴力效果显著(Jewkes et al.,2008)。伴侣中任何一方沟通能力欠缺,都可能导致冲突迅速升级为暴力事件。在一方比较暴躁且容易发怒的关系中,冲突升级为暴力事件的情况也比较常见,而冲突的起因往往是男性认为自己享有的传统性别"特权"受到挑战,以及他们没有担任预期中一家之主的角色。

围绕暴力可接受性的社会学习

据观察,在青少年的同伴关系中,朋友间有相似的攻击倾向(McPherson et al.,2001)。但关于是具有攻击性的青少年会互相选择对方做朋友,还是成为朋友后变得具有更加相似的攻击性,一直存在着很大的争议(Snyder et al.,1997;Steglich et al.,2010)。来自智利的一项纵向研究表明,儿童不会根据他们的攻击水平来选择朋友,恰恰相反,朋友之间相似的攻击水平是友谊的产物。尽管也有可能是非攻击性同龄人的拒绝迫使具有攻击性的男性青少年聚集在一起(Steglich et al.,2010)。这在一定程度上解释了在一些情境中所描绘的帮派成员与暴力行为之间的密切联系(Bourgois,1996;Jewkes et al.,2006,2011a)。一项研究还强调了暴力社会接受度产生的重要影响,该研究发现与非施暴者的父母相比,施暴者的父母更有可能鼓励孩子拉帮结派等(Morris et al.,2002)。

针对美国监狱中青少年的研究证实了性暴力具有规范的社会学习,该研究表明,性侵犯犯罪者认识性侵犯犯罪者的可能性几乎是非性侵犯犯罪者的四倍(Morris et al.,2002)。在一项以社区为基础的男性调查中,实施强奸的男性其同伴对强迫性行为的认可度要高得多(Abbey et al.,2007)。社会学习的另一个方面反映在那些童年曾遭受过性虐待的人之后会实施性虐待。一项新西兰的研究提供了一个新的视角,即遭受性虐待的青少年和儿童更可能与患有恋童癖或涉嫌对其他儿童进行性虐待的成年人有过接触,即使当时他们并不确定自己遭受过性虐待(Lightfoot,Evans,2000)。这些儿童可能因为接触了少儿不宜的性经历(如色情暴露或口头经验)而经历了异常的性社会化(Lightfoot,Evans,2000)。

在养育子女的过程中,尤其是体罚,也存在使用暴力的社会学习的因素。体罚通常是为了惩罚或控制孩子,父母在缺乏非暴力性养育和管教方法示范的环境中,更容易使用暴力教育孩子。

不良行为

青少年中使用人际间暴力(包括强奸)与其他反社会行为密切相关(Ageton,1983;Malamuth et al.,1991;Calhoun et al.,1997;Knight,2003)。不良行为是多种危险因素和暴力行为交汇的领域。在一些年轻人中可能存在一些遗传因素,研究表明,由基因导致的低MAOA酶活性并在幼儿时期受到严厉惩罚的男性更有可能发生不良行为(Edwards et al.,2010)。此外,它与精神病特质密切相关,这些特质本身也可能是由基因决定的(Abbey et al.,2011)。不良行为会被社会塑造,在童年时经历过身体侵犯且更容易受到同龄人压力的青少年中发生不良行为更为普遍(Malamuth et al.,1995;Casey et al.,2009)。

多国关于人际间暴力施害和强奸施害的研究表明,这些行为与目前或以前参与帮派活动有关(Borowsky et al.,1997;Jewkes et al.,2011;Fulu et al.,2013)。他们还与其他人际间暴力犯罪或盗窃、拥有武器和拥有非法枪支有关(Jewkes et al.,2011;Fulu et al.,2013)。校园霸凌是不良行为的一种表现形式,通常是成年后反社会行为的前兆(Bender,Lösel,2011)。南非的研究表明,实施校园性欺凌与随后的强奸行为密切相关(Jewkes et al.,2011a)。

预防违法犯罪的重要途径之一是卫生和教育部门对有行为障碍的儿童进行干预。有行为障碍的儿童成年后可能会发展成为人格障碍,尤其是反社会人格障碍。儿童行为障碍是可以治疗的,但需要对父母进行问题行为管理的培训,或将其安置在家庭外,由受过适当培训的工作人员或寄养父母照顾。对年龄较小的儿童(青春期前)进行治疗最为有效;这一直是Webster-Stratton及其同事Incredible Years计划的理论基础的一部分。

男子气概和不良同伴

帮派或同龄人中不良之风也参与塑造男孩的男子气概。早期童年的负面影响会使男孩产生不安全感,这使他们长大成人后更可能接受强大力量、强硬和控制他人的男子气概。这种男子气概在帮派或其他朋辈争斗的环境中很常见,在这种环境中,帮派成员之间、帮派成员与潜在对手之间随时准备表现出强悍,对妇女展示支配力量,并显示出对他人的控制力(例如在犯罪环境中)。

在任何社会环境中,都有多种成为男人或男孩的方式和愿望。有些亚文化男子气概特别暴力,强调对女性的支配权,男性的性权利意识很强,这很容易转化为强奸意识(Bourgois,1996)。这种情况在帮派和处于反社会边缘的男性中尤为常见。

9.5.5.5 社区层面

许多导致人际间暴力的结构性因素在社区层面起作用,其中包括贫困、父权制度以及种族或民族等结构性影响因素。这些因素对当地的文化有着深远的影响。

贫困

贫困、受教育程度低和社会劣势是人际间暴力的结构性驱动因素。帮派通常与多种形式的暴力联系在一起,并且很大程度上局限于低收入地区。在贫困的条件下,当其他获得权力和地位的途径(例如通过工作或履行供养者角色)无法实现时,帮派为年轻男性提供了获得权力的机会(Bourgois,1996;Wood,Jewkes,2001;Wood et al.,2007)。贫困增加了人际间暴力和虐待儿童的风险,因为它不仅增加了家庭和人际关系中的经济压力,还产生了可以通过使用暴力来表达缺失感和无能为力的感觉。贫困进一步使女性陷入暴力关系中,并使她们有更少选择去采取行动保护自己或制止暴力。针对妇女的经济赋权干预措施已被证明是使妇女能够保护自己免受人际间暴力侵害的一个卓有成效的途径(Pronyk et al.,2006)。

强奸与贫困之间的关系十分复杂。多施害者(帮派)强奸与贫困的关联最为密切,因为贫困是帮派形成的重要背景之一(Jewkes et al.,2013)。对于单一施害者强奸,社会劣势的作用较为不明显,因为对性权利的感知是强奸背景中影响力极大的一部分,这可能源于社会优势而非劣势。一项在南非的研究表明,在不太富裕的人群中,稍微不那么贫穷或处境稍好的人更有可能实施强奸(Jewkes et al.,2006,2011a)。有作者认为,一种源自相对优势的权力感,在整体劣势的环境中,以一种畸形的方式发挥作用,这种环境下很少有人能够获得客观上高水平的物质"成功"(Jewkes et al.,2011a)。

社会规范:人际间暴力的文化支架

对于所有形式的人际间暴力,都围绕暴力使用的可接受性进行社会学习,对于基于性别的暴力,在亚文化背景下对妇女暴力行为的可接受性对暴力行为的发生尤为重要。人类学研究发现,在广泛的文化背景下,暴力相关因素对伴侣间暴力行为的发生具有重要影响(Levinson,1989)。最近,有关人际间暴力的研究越来越多地探讨了社区规范对暴力使用的重要性,例如,社区谋杀是人际间暴力的一个危险因素,并且研究发现它与人际间暴力高度相关(Koenig et al.,2006)。

有关性别关系和暴力的社会规范也非常重要。术语"文化支架"是由Gavey创造的,用于描述保护性社会环境,这种环境允许男性将性胁迫行为,尤其是针对约会对象、女友或妻子的性胁迫行为"不视作强奸",从而使性暴力得以发生(Gavey,2005)。这个支架包括一系列关于强奸荒诞的说法,如将强奸的责任归咎于女性,并为胁迫行为、婚姻中的性权利(夫妻权利)以及将女性定位为男性性征服对象提供了认知理由。此文化支架被认为源于父权制度的框架,在这个框架中,男性在社会价值上被赋予更为优越的地位。这种意识形态支架为男性提供了实施强奸的文化空间,且不会被定义为"强奸犯"或"施暴者"的身份。同样,青少年间的暴力和欺凌往往被视为该年龄段的正常现象,并被视为"不算是暴力",而更像是成长过程中的坎坷和挫折(Wood,Jewkes,2001)。

在某些情况下,人际间暴力的使用与文化构建的合法娱乐观念密切相关。这一点在有关强奸的研究中表现得非常明显,在这些研究中,男性被问及他们的动机。例如,在一项亚太地区有关男性暴力使用的六国研究中,59%强奸过非伴侣的男性表示,他们这样做的原因之一是为了娱乐(Jewkes et al.,2013)。在南非,近一半的男性实施强奸的动机是寻求"乐趣"(Jewkes et al.,2011a)。在英国的青少年暴力研究中发现,在酒吧打架往往是为了娱乐(Graham,Wells,2003)。

关于虐待儿童的文化支架是这样的:照顾者对儿童使用的身体暴力往往被描述为"必要的",以便教导儿童如何做人和规范纪律,因此被视为"不是暴力"。在许多文化中,使用暴力养育儿童的现象无处不在,甚至许多家长和教师无法想象还有其他正确养育儿童的方式。在撒哈拉以南的非洲等地,社会的特点是非常明显的年龄等级(以及性别等级),并且儿童被教育为在各方面服从成年人,包括陌生成年人。这可能导致儿童处于弱势地位,特别容易遭受性虐待(Jewkes et al.,2005)。

男子气概

在性别领域,文化对人际间暴力产生的影响最为深远。个人层面上持有的性别态度通常根植于性别关系的文化模式,但其中存在相当大的个体差异。来自不同背景的具有性侵犯倾向的男性对女性有更大的敌意和更强烈的性支配欲,他们对性别角色和性关系持更传统的态度(Koss,Dinero,1988;Malamuth et al.,1991,1995;Abbey et al.,2011;Jewkes et al.,2011a)。人际间暴力在持有不平等性别观念和控制行为较多的男性中更为常见(Fulu et al.,2013)。然而,独立的个体态度和社会规范理论本身并不能解释性别的社会结构。较权威的性别理论家R. W. Connell(1987)描述了多样、可变的男性立场和身份的存在,这些立场和身份是在历史背景、文化和物质环境的共同作用下产生的,优于女性并且彼此按等级排列(有些被视为合法,而有些则尚待审查)。Connell认识到父权制在全球的主导地位,他认为所有的男性立场都是在一个性别价值体系中构建的,该体系重男轻女,男性在其中更具有权力。Connell强调性别身份是由社会构建的,与权力等级紧密联系。她的分析对于理解性别关系(即男女之间的关系)以及男性之间的相互关系都至关重要。Connell主张在特定环境中存在霸权主义男子气概,这是一种男性气概的文化理想,它的合法性来自于那些展现并受益于这种理想的人和那些从属于这种理想的人之间达成的共识(Gramsci,1971)。霸权主义意味着存在一致的价值观和实践,不一定与压制和暴力有关。然而,在许多环境中,支配和控制女性是霸权男子气概的重要组成部分,而暴力行为则是追求和展示霸权男子气概的正当理由(Wood,Jewkes,2001)。

在特定环境中,男性所采取的男子气概各不相同,但也观察到一些全球的共性。首先,在任何特定的环境中,通常都存在明显暴力的男子气概,并将男性之间的暴力行为与对他人(尤其是女性)的暴力统治结合起来。带有这种气质的男性往往参与非法和反社会行为。此外,他们对妇女的支配不仅包括对妇女使用暴力,还包括通过性行为或对女性的支配来展示权力,例如嫖娼、拥有许多性伴侣等等。这些男子气概有时被称为超男子气概,其与男性之间的暴力以及对女性的性暴力和躯体暴力密切相关。

在特定环境下的霸权男子气概比这要温和得多。从数量上来说,它可能不是最普遍的立场,但在文化上它具有最大的力量,因为它通常体现了一种公认的男性"应该"如何的文化理想,即使由于经济原因有些男性无法占据这个地位。在全球范围内,尤其是在与男性暴力的关系中,霸权男子气概差异很大。在一些环境中,比如南非,展示坚强和力量对于获得霸权地位绝对是必要的。人们期望男性成为一家之主,养家糊口,而女性则被期望听话顺从。男性霸权地位在文化上的合法性导致男性可以在不使用暴力的情况下对女性行使权力,而不是通过女性对男性支配地位的顺从,但也可能使用暴力。在瑞典等一些国家的霸权男子气概中更注重性别平等,并且不会引起暴力事件(Hearn et al.,2012)。霸权男子气概与暴力使用之间的关系对于理解特定文化环境中人际间暴力的普遍性极其重要。

当然,还有其他的男性特征性别平等程度更高,暴力程度更低,甚至在父权霸权男性特征非常严重的情况下也是如此。有些为反抗男性身份而创立,致力于非主流,比如同性恋男性身份。男性霸权主义通常强调异性恋,并且在创立过程中明显地与女性或同性恋相对立,事实上,男性可能被认定为男性暴力的受害者,因为他们被认为是"不够男人"。

在人际间暴力中男子气概的重要性不应掩盖女性角色的重要性。妇女应对许多针对儿童的暴力行为负责,但在其他形式的人际间暴力中,施暴者大多数是男性。女性确实会对亲密伴侣使用暴力,但大部分是报复性暴力,而她们发起的暴力在意义上与男性的暴力不同,因为它并非在整体性别权力不平等的背景下施行。她们还可能与其他女性一起参与青少年暴力。在特定环境中,女性还会采取多种女性立场,其中一些对男性的支配地位非常顺从。这些立场可能使女性容易受到暴力的侵害,但也可能提供一些保护。被塑造成反抗女性身份的女性可能会被男性视为威胁,使她们成为男性蓄意攻击的目标,例如对女同性恋者的攻击。在一些高收入国家和社会变革迅速的地区,如南非,关于"现代"女性的文献越来越多。这些女性的特点是采纳了许多男性的做法,但不一定挑战男性在性别秩序中的主导地位。它们可能与特别危险的行为有关,如女性之间的打斗、酗酒以及拥有多个性伴侣(Jewkes,Morrell,2010)。

理解与人际间暴力相关的性别认同的重要性在于,它们为理解男性对女性的支配以及男性和女性之间的暴力使用提供了一个统一的框架。与性别认同相关的其他做法,如酗酒,很大程度上源于放纵与控制、坚韧或抵抗(在保守环境中)之间的联系,而这是高度性别化的。它还将人际间暴力与一些相关的性行为和健康风险联系起来。首先,将拥有或携带枪支或武器与男子气概联系起来。其次,来自多个国家(包括美国、南非、博茨瓦纳和斯威士兰)的性侵犯和强奸犯罪者,与其他男性相比,有更多的约会对象和一夜情伴侣,尽管他们可能没有更频繁的性行为,因为他们与伴侣的关系缺少情感上的参与(Koss,Dinero,1988;Malamuth et al.,1991,1995;Abbey et al.,1995,2006;Jewkes et al.,2006,2011a,2011b;Kalichman et al.,2007;DeGue et al.,2010;Tsai et al.,2011)。改变性别认同的价值观是干预减少人际间暴力的一个重要途径。

耻辱感

社会的性别价值观还体现在对性别暴力案件责任的看法和对受害者的社会回应中。强奸耻辱感尤其强烈,因为它可能表现为认为被强奸的女性是污秽的,并应为所发生的一切负责,这可能导致她们被排斥。在某些地区,强奸被视为有损家庭名誉,而不仅仅是妇女自身的名誉,甚至可能导致妇女被杀害。被强奸后生下的孩子也可能被家庭和社区排斥。强奸耻辱感是强奸后获得服务和法律救济的一个巨大障碍,从而造成犯罪者逍遥法外。

9.5.5.6 社会层面

在社会层面,重要的是要了解主流的社会价值观,特别是要了解性别价值观是如何在法律、政策以及警察和法院等社会机构中体现的。因此,在父权制的社会中,除了坚定致力于建设人权的地区(例如南非)外,法律往往会限制妇女的自主权,这增加了她们遭受暴力的风险,削弱了她们与暴力伴侣协商或离开暴力伴侣的能力。这些法律的例子包括:允许年龄很小的女孩出嫁、未将婚内强奸定为刑事犯罪、限制已婚妇女获得财产和继承权或使妇女成为法定监护人。

主流价值观也反映在法律和政策的实施体系中,即使在法律比较进步的地方也是如此。如果警方认为某行为不构成犯罪,他们可能会拒绝立案,这种情况在强奸和家庭暴力案件中尤为常见。法院拒绝起诉的门槛可能很低,当妇女受到怀疑时,她们在法庭上的证词可能就不足以使施暴者定罪(Jewkes,Abrahams,2002)。如果妇女在遭受人际暴力、强奸或虐待儿童时无法获得法律援助,犯罪者就会得到一个强烈的信息,即他们可以免于惩罚,而他们的行为不被视为严重恶劣的行为。

在社会层面,法律和政策可能影响人际间暴力获得风险和影响因素(包括酒精)以及网络支持的机会。在一些国家,酒精价格低廉,随时随地都能轻易买到,而且监管不力。这些因素导致酒精消费模式大大增加,尤其是年轻人,因此人际间暴力与大量饮酒之间的联系更加紧密。同样,在某些情况下,法律对枪支的管制也非常有效。南非就是一个例子,该国加强了枪支管制后,与枪支有关的凶杀案就大幅度减少,2009年,枪杀案占女性凶杀案的17%,比10年前减少了近50%(Abrahams et al.,2013)。相比之下,在枪支管制非常宽松的美国,67.5%的凶杀案是用枪支实施的。一些国家在为人际间暴力受害者/幸存者提供服务方面投入了大量资金,使他们能够获得支持和咨询,并协助他们通过法律渠道伸张正义。当这类支持通过妇女组织提供时,这些组织往往还在提高地方层面女性权益意识和倡导女性权利方面发挥重要作用,并能对有关暴力的社会规范产生强大影响。尼加拉瓜在20年的调查中发现,暴力侵害妇女行为的大幅减少很大程度上归功于有组织能力的妇女部门开展的活动。

9.5.6 总结暴力预防面临的挑战

如前文所述,对人际间暴力危险因素的全面审查包括许多适合短期或中期干预的因素以及其他需要几代人改变的因素。我们可以从中总结出预防人际间暴力的七项关键任务:赋予妇女权力,改变性别关系并建立性别平等;防止使用一切形式的暴力并改变支持暴力的社会规范;减少结构性不平等,如贫困和低水平教育;培养人际关系技能,特别是沟通技能;加强心理健康,减少药物滥用;提高儿童地位,加强儿童保护和权利,杜绝体罚;为妇女和女童及其他弱势群体提供法律和社会保护框架,并加强对人际间暴力受害者的司法支持。

研究表明,通过干预措施可以预防各种形式的人际间暴力(Ellsberg et al.,2015;Lester et al.,2017)。在过去10年中,由英国国际发展部资助的"预防暴力侵害妇女和女童的有效措施"计划(https://www.whatworks.co.za),推动了对预防妇女和女孩受暴力领域的认知。该项目在15个国家开展了研究,了解了暴力的驱动因素、社会成本和经济成本,以及在预防方面的有效途径。研究证据表明,设计合理、以证据为基础的多成分干预措施能够解决暴力的多种驱动因素,在减少暴力方面取得了相当大的成功。这些干预措施设计的一个重要特点是,必须建立在强有力的变革理论基础上,以对当地暴力驱动因素的分析为基础,干预措施选用强有力的行为改变和技能培养方法。在预防对妇女和女童的暴力方面，性别不平等是重中之重，因此有效的干预措施都有一个统一的特点，即以性别和权力理论为基础。在某些情况下，通过现金转移形式的单一干预措施，暴力事件的发生率略有下降，但在其他情况下，这些措施也被证明会增加妇女遭受暴力侵害的风险，正如对叙利亚受冲突影响妇女的短期现金转移影响的研究结果所示。当暴力预防干预措施让个人参与到行为改变的历程中时，成功的干预措施会使用单性别群体参与的方法，增强人际交往技能，并通过批判性反思和对幸存者的共情反应，寻求在情感层面上让目标个人参与进来。这些干预措施需要由训练有素、经验丰富、支持且拥护本项目价值观的个人来实施。

在认识不足的情况下，意识的提升是人际间暴力工作的关键要素，但它本身并不能改变行为。在实施跨社区的有效干预时，认知提升被用作更复杂干预的支柱，这些干预还包括为幸存者提供支持、经常参与并加强当地服务(例如卫生部门和警方的应对措施)，以及让妻子直接遭受暴力的夫妇接受咨询。即使在非常保守和脆弱的环境中，性别态度和人际关系的实践(包括使用暴力)也是可以改变的，干预措施已经证明了这一点，但这些干预措施的实施和效果的显现都需要时间。

已证明可有效减少暴力侵害妇女行为的干预措施包括性别赋权和通过某种形式的经济赋权来提高妇女地位。在南非进行的研究首次证明了这种干预方式的有效性，该研究采用短暂的性别赋权、小额贷款以及动员妇女参与社区反暴力行动等干预措施(Pronyk et al.，2006)。随后的研究表明，包括现金转移、小额贷款和协助建立小型企业在内的多种经济赋权方式都证明了这些干预措施是成功的。在塔吉克斯坦和尼泊尔等高度保守、重男轻女的国家，以家庭为基础的干预措施被证明对保护年轻女性很有价值。其他地方的证据似乎表明，与年轻妇女相比，这些干预措施更能增强老年妇女保护自己免受暴力侵害的能力。对非常贫穷和被剥夺权力的年轻男性进行的研究表明，将加强生计规划和性别变革元素相结合的干预措施可能会减少他们的暴力行为。这一点非常重要，因为他们是实施暴力风险极高的关键群体。

社区行动驱动的干预措施已被证明能够有效减少暴力，这些干预措施经过多年的实施，强度足以影响社区，其中典型的范例就是在乌干达实施的SASA！干预项目(Abramsky et al.，2014)。这些干预措施的一个主要特点是对社区成员(通常是社区提名人)进行性别平等和无暴力方面的培训，通常还提供咨询，并支持他们开展外联活动。总体影响是转变性别态度，挑战整个社区使用暴力的规范，以及通过夫妇参与和对幸存者的直接支持，对夫妇双方和幸存者产生影响。这些干预措施通常也会让社区宗教领袖参与其中，并且在某些版本中涵盖了经文注释，以广泛促进性别平等和非暴力。

以研讨会系列形式设计的干预措施旨在赋予男性权力，使他们能够批判性地反思自己的男性特质、与女性的关系以及使用暴力的情况，这些干预措施也被证明可以有效预防暴力。南非改编的“踏脚石”进行了早期缜密的评估测试，结果表明其在减少男性施暴方面产生了影响，这一结论在第二次随机对照试验中得到了证实(Welbourn，1995；Jewkes et al.，2008)。其他类似的干预措施也有效地在男性中建立更平等的性别态度，如巴西的H计划(Ricardo et al.，2012)。最近，夫妻干预措施也经过了测试，证明在复杂的环境中是有效的，特别是在卢旺达。

伴侣间暴力行为的一个特别具有挑战性的方面是，男性施暴行为在很大程度上受到酗酒、吸毒和心理健康状况不佳的影响。赞比亚开发并测试了一种心理治疗干预方法，该方法采用共同要素跨诊断方法(CETA)，并增加了药物滥用模块，结果表明该方法能够大幅减少药物滥用和暴力行为，并在伴侣中持续两年。

针对儿童的干预措施旨在预防不同形式的暴力。有大量证据表明，可以通过学校提供的社会情感计划、认知行为和生活技能干预措施来预防同伴暴力，最近，基于游戏的生活技能干预措施被证明在巴基斯坦充满挑战的环境中具有影响力(Lester et al.，2017)。几乎没有证据表明可以采取有效干预措施来减少中低收入国家的体罚，体罚往往是非法的，但普遍存在。乌干达的“好学校计划”是一个例外，该计划被证明能够有效减少体罚以及校内儿童间的暴力行为(Devries et al.，2015)。约会暴力一直是学校制定和测试干预措施的一个领域。成功与否参差不齐，在中低收入国家仍没有成功的方案实例。在加拿大，参与性第四R干预措施(the participatory 4th R intervention)是一个显著的例子，它已被证明能有效减少男孩的暴力行为(Wolfe et al.,2009)。

还有一系列重要的系统性综述研究表明,干预措施可以有效减少虐待儿童现象并加强积极的养育方式(McCloskey,2011;Knerr,2013)。最近的工作试图将重点放在对年龄较大的儿童及其父母的干预上,包括利用父母的力量保护青少年儿童免受暴力侵害。南非的"Skhokho 计划"和"终身健康育儿(Sinovuyo)"干预措施就是这方面的显著例子,它们提供了一些证据表明这些计划可以改善一系列育儿和青少年的结果。

制定及实施相关法律和政策是预防人际间暴力的关键要素之一,包括对暴力幸存者的支持,还包括加强儿童保护系统,支持和协助暴力受害者/幸存者伸张正义以及妥善处理健康后遗症等干预措施。它涉及改进警察和法院在人际间暴力案件中的运作、罪犯的改造以及通过和执行一系列其他立法和政策以降低风险,其中包括重点关注枪支管制、禁毒、反腐败的立法和政策措施以及预防酗酒问题的政策。通过活跃的妇女部门为遭受暴力的妇女提供支持非常重要,因为她们往往无法获得国家的援助,或者无法利用法律途径。

在过去几年中,INSPIRE(https://www.who.int/inspire)和 RESPECT(https://www.who.int/topics/respect)框架为了解预防工作在减少对儿童和妇女的暴力方面所面临的挑战提供了切实可行的基础。这两个框架之间有相当多的重叠之处。

在全球范围内解决暴力问题是一项艰巨的任务,但现有的趋势数据表明,暴力是可以预防的。一些国家的国家数据显示,在过去几十年里,由于社会变革的影响,暴力事件有所减少。然而,也有一些国家的人际间暴力升级,有时下降趋势被逆转,特别是与毒品有关的活动。可预防性的确凿证据来自美国,在过去30年里,美国各种形式的人际间暴力发生率大幅下降。例如,儿童受虐率下降了40%~70%(Finkelhor,Jones,2006),人际间暴力下降了49%,联邦调查局的数据显示,从1990年到2010年,凶杀率从每10万人中9.8起下降到4.7起,使目前的凶杀率与1960年的凶杀率相当。目前尚不清楚哪些干预措施发挥了作用,如果这确实是干预措施的结果,为什么在某些州的影响比在其他州更大?犯罪学家和公共卫生研究人员对下降的原因进行了广泛的讨论,因为了解下降的原因对于在其他环境中推广这种做法非常重要,但遗憾的是,他们不知道如何归因。在儿童受虐率下降的时期,人们采取了更多的公共卫生干预措施来提高人们对虐待儿童的认识并加以预防。生活贫困的家庭减少了24%,治安干预和减少犯罪的活动也在不断增加,同时还发生了一系列其他社会变革,包括建立性别平等的变革(Finkelhor,Jones,2006)。所有形式的人际间暴力(儿童忽视除外,但这可能是案件识别的人为因素)的集中减少有力地证明了一个论点,即这些暴力都是密切相关的,需要采取多管齐下的预防方法。

9.5.7 结论

人际间暴力是一个严重的全球性问题,造成了巨大的全球疾病负担,并产生了相当大的经济影响,但它在很大程度上是可以预防的,本章试图论证的是,尽管人际间暴力的形式各不相同,但由于存在一系列共同的影响因素,其预防措施基本上可以统一。此外,当人际间暴力减少时,就像在美国一样,所有形式的暴力都会减少。围绕性别和使用暴力的社会规范在所有形式的人际间暴力中都极为重要,需要成为干预的重点。人际间暴力的预防议程,尤其是基于性别的暴力和虐待儿童问题,历来以二级预防为主,由儿童保护和刑事司法系统做出反应,并为受害者提供服务。这一点非常重要,但这只是有效预防人际间暴力的小部分。未来的首要任务是制定强有力的多部门一级预防干预措施,这些措施对多种危险因素产生影响,并改变发生人际间暴力的社会环境。

(翻译:胡国清、饶摹摹)

参考文献

Abbey, A., Jacques-Tiura, A.J., and Lebreton, J. (2011). Risk factors for sexual aggression in young men: an expansion of the confluence model. Aggressive Behaviour, 37, 450-64.

Abbey, A., Parkhill, M.R., Beshears, R., Clinton-Sherrod, A.M., and Zawacki, T. (2006). Cross-sectional predictors of sexual assault perpetration in a community sample of single African American and Caucasian Men. Aggressive Behaviour, 32, 54-67.

Abbey, A., Parkhill, M.R., Clinton-Sherrod, M., and Zawacki, T. (2007). A comparison of men who committed different types of sexual assault in a community sample. Journal of Interpersonal Violence, 22, 1567-80.

Abrahams, N. and Jewkes, R. (2005). Effects of South African men's having witnessed abuse of their mothers during childhood on their levels of violence in adulthood. American Journal of Public Health, 95, 1811-16.

Abrahams, N., Jewkes, R., Hoffman, M., and Laubsher, R. (2004). Sexual violence against intimate partners in Cape Town: prevalence and risk factors reported by men. Bulletin of the World Health Organization, 82, 330-7.

Abrahams, N., Jewkes, R., Martin, L.J., and Mathews, S. (2011). Forensic medicine in South Africa: associations between medical practice and legal case progression and outcomes in female murders. PLoS One, 6, e28620.

Abrahams, N., Mathews, S., Martin, L.J., Lombard, C., and Jewkes, R. (2013). Intimate partner femicide in South Africa in 1999 and 2009. PLoS Medicine, 10, e1001412.

Abramsky, T., et al. (2014). Findings from the SASA! Study: a cluster randomized controlled trial to assess the impact of a community mobilization intervention to prevent violence against women and reduce HIV risk in Kampala, Uganda. BMC Medicine 12, 122.

Ageton, S. (1983). Sexual Assault Among Adolescents. Lexington, MA: Lexington Books.

Asad, N., et al. (2017). The intersection of adolescent depression and peer violence: baseline results from a randomized controlled trial of 1,752 youth in Pakistan. Journal of Child and Adolescent Mental Health, 22 (4), 232-41.

Bender, D. and Lösel, F. (2011). Bullying at school as a predictor of delinquency, violence and other anti-social behaviour in adulthood. Criminal Behaviour and Mental Health, 21(2), 99-106.

Blumstein, A., Rivara, F.P., and Rosenfeld, R. (2000). The rise and decline of homicide — and why. Annual Review of Public Health, 21, 505-41.

Borowsky, I.W., Hogan, M., and Ireland, M. (1997) Adolescent sexual aggression: risk and protective factors. Pediatrics, 100, e7.

Bourgois, P. (1996). In search of masculinity — violence, respect and sexuality among Puerto Rican crack dealers in East Harlem. British Journal of Criminology, 36, 412-27.

Bowlby, J. (1969). Attachment and Loss. Vol. 1: Attachment. New York: Basic Books.

Bowlby, J. (1973). Attachment and Loss. Vol. 2: Separation. New York: Basic Books.

Bowlby, J. (1980). Attachment and Loss. Vol. 3: Loss, Sadness and Depression. New York: Basic Books.

Brecklin, L.R. and Ullman, S.E. (2002). The roles of victim and offender alcohol use in sexual assaults: results of a National Violence Against Women Survey. Journal of Studies on Alcohol, 63, 57-63.

Calhoun, K.S., Bernat, J.A., Clum, G.A., and Frame, C. (1997). Sexual coercion and attraction to sexual aggression in a community sample of young men. Journal of Interpersonal Violence, 12, 392-406.

Campbell, A., Muncer, S., and Odber, J. (1997). Aggression and testosterone: testing a bio-social model. Aggressive Behaviour, 23, 229-38.

Canastar, A. and Maxson, S. (2003). Sexual aggression in mice: effects of male strain and female estrous state. Behavioural Genetics, 33, 521-8.

Casey, E.A., Beadnell, B., and Lindhorst, T.P. (2009). Predictors of sexually coercive behaviour in a nationally representative sample of adolescent males. Journal of Interpersonal Violence, 24, 1129-47.

Caspi, A., et al. (2002). Role of genotype in the cycle of violence in mal-treated children. Science, 297, 851-4.

Christiansen, K. and Knussmann, R. (1987). Androgen levels and components of aggression in men. Hormone Behaviour, 21, 170-80.

Cleckley, H. (1988). The Mask of Sanity. St Louis, MO: Mosby Press.

Coetzee, J., Gray, G.E., and Jewkes, R. (2017). Prevalence and patterns of victimization and polyvictimization among female sex workers in Soweto, a South African township: a cross-sectional, respondent-driven sampling study. Global Health Action, 10(1), 1403815.

Cohen, L.J., et al. (2002). Heterosexual male perpetrators of childhood sexual abuse: a preliminary neuropsychiatric model. Psychiatric Quarterly, 73, 313-35.

Connell, R. (1987). Gender and Power: Society, the Person and Sexual Politics. Palo Alta, CA: University of California Press.

Cooper, C., Selwood, A., and Livingston, G. (2008). The prevalence of elder abuse and neglect: a systematic review. Age and Ageing, 37, 151-60.

Decker, M.R., et al. (2009). Intimate partner violence functions as both a risk marker and risk factor for women's HIV infection: findings from Indian husband-wife dyads. Journal of Acquired Immune Deficiency Syndromes, 51, 593-600.

Degue, S. and Dilillo, D. (2004). Understanding perpetrators of non-physical sexual coercion: characteristics of those who cross the line. Violence and Victims, 19, 673-88.

Degue, S., Dilillo, D., and Scalora, M. (2010). Are all perpetrators alike? Comparing risk factors for sexual coercion and aggression. Sexual Abuse, 22, 402-26.

Devries, K.M., et al. (2013). Global health. The global prevalence of intimate partner violence against women. Science, 340, 1527-8.

Devries, K.M., et al. (2015). The Good School Toolkit for reducing physical violence from school staff to primary school students: a cluster-randomised controlled trial in Uganda. The Lancet Global Health, 385, e78-86.

Dunkle, K.L., Jewkes, R.K., Brown, H.C., Gray, G.E., Mcintryre, J.A., and Harlow, S.D. (2004). Gender-based violence, relationship power, and risk of HIV infection in women attending antenatal clinics in South Africa. The Lancet, 363, 1415-21.

Dunkle, K.L., Van Der Heijden, I., Stern, E., and Chirwa, E.D. (2018). Disability and Violence Against Women and Girls. Emerging Evidence from the What Works to Prevent Violence Against Women and Girls Global Programme. Pretoria: South African Medical Research Council.

Duvvury, N., Carney, P., and Nguyen, H.M. (2012). Estimating the costs of domestic violence against women in Viet Nam. Hanoi: UN Women.

Edwards, A.C., et al. (2010). MAOA-uVNTR and early physical discipline interact to influence delinquent behavior. Journal of Child Psychology and Psychiatry, 51, 679-87.

Ellsberg, M., et al. (2015). Prevention of violence against women and girls: what does the evidence say? The Lancet, 385, 1555-66.

Fabian, J. (2012). Neuropsychology, neuroscience, volitional impairment and sexually violent predators: a review of the literature and law and their application to civil commitment proceedings. Aggression and Violent Behaviour, 17, 1-15.

Fazel, S., Hope, T., O'Donnell, I., and Jacoby, R. (2002). Psychiatric, demographic and personality characteristics of elderly sex offenders. Psychological Medicine, 32, 219-26.

Finkelhor, D. and Araji, S. (1986). Explanations of pedophilia: a four factor model. Journal of Sex Research, 22, 145-61.

Finkelhor, D. and Jones, L. (2006). Why have child maltreatment and child victimisation declined? Journal of Social Issues, 62, 685-716.

Fonagy, P. and Target, M. (2003). Psychoanalytic Theories: Perspectives from Developmental Psychopathology. New York: Routledge.

Fulu, E., Jewkes, R., Roselli, T., and Garcia-Moreno, C. (2013). Prevalence and risk factors for male perpetration of intimate partner violence: findings from the UN Multi-country Study on Men and Violence in Asia and the Pacific. The Lancet Global Health, 1(4), e187-207.

Garcia-Moreno, C., et al. (2005). WHO Multi-country Study on Women's Health and Domestic Violence Against Women: Initial Results on Prevalence, Health Outcomes and Women's Responses. Geneva: WHO.

Gavey, N. (2005). Just Sex? The Cultural Scaffolding of Rape. Hove: Routledge.

GBD 2013 Mortality and Causes of Death Collaborators (2015). Global, regional, and national age-sex specific all-cause and cause-specific mortality for 240 causes of death, 1990-2013: a systematic analysis for the Global Burden of Disease Study 2013. The Lancet, 385, 117-71.

Gibbs, A., Dunkle, K., and Jewkes, R. (2018). Emotional and economic intimate partner violence as key drivers of depression and suicidal ideation: a cross-sectional study among young women in informal settlements in South Africa. PLoS One, 13(4), e0194885.

Gilbert, R., Widom, C.S., Browne, K., Fergusson, D., Webb, E., and Janson, S. (2009). Burden and consequences of child maltreatment in high-income countries. The Lancet, 373, 68-81.

Giotakis, O., Markianos, M., Vaidakis, N., and Christodoulou, G. (2003). Aggression, impulsivity, plasma sex hormones and biogenic amine turnover in a forensic population of rapists. Journal of Sex & Marital Therapy, 29, 215-25.

Global Women's Institute and International Rescue Committee (2017). No Safe Place: A Lifetime of Violence for Conflict-Affected Women and Girls in South Sudan. Washington DC: George Washington University and London/IRC.

Graham, K. and Wells, S. (2003). 'Somebody's gonna get their head kicked in tonight!' aggression among young males in bars — a question of values. British Journal of Criminology, 43, 546-66.

Gramsci, A. (1971). Selections from a Prison Notebook. London: Lawrence & Wishart.

Hare, R. (1996). Psychopathy: a clinical construct whose time has come. Criminal Justice and Behaviour, 23, 25-54.

Hare, R. (2003). Psychopathy Checklist — Revised. Toronto: Multi-health Systems.

Hatcher, A.M., Smout, E.M., Turan, J.M., Christofides, N., and Stockl, H. (2015). Intimate partner violence and engagement in HIV care and treatment among women: a systematic review and meta-analysis. AIDS, 29(16), 2183-94.

Hearn, J., et al. (2012). Hegemonic masculinity and beyond: 40 years of research in Sweden. Men and Masculinities, 15, 31-55.

Hill, A., Pallitto, C., McCleary-Sills, J., and Garcia-Moreno, C. (2016). A systematic review and meta-analysis of intimate partner violence during pregnancy and selected birth outcomes. International Journal of Gynaecology & Obstetrics, 133(3), 269-76.

Jama-Shai, N., Jewkes, R., Levin, J., Dunkle, K., and Nduna, M. (2010). Factors associated with consistent condom use among rural young women in South Africa. AIDS Care, 22, 1379-85.

Jewkes, R. (2010). Gender inequities must be addressed in HIV prevention. Science, 329, 145-7.

Jewkes, R. and Abrahams, N. (2002). The epidemiology of rape and sexual coercion in South Africa: an overview. Social Science & Medicine, 55, 1231-44.

Jewkes, R., et al. (2006). Rape perpetration by young, rural South African men: prevalence, patterns and risk factors. Social Science & Medicine, 63, 2949-61.

Jewkes, R., Dunkle, K., Nduna, M., Jama, N., and Puren, A. (2010a). Associations between childhood adversity and depression, substance abuse & HIV & HSV2 in rural South African youth. Child Abuse and Neglect, 34, 833-41.

Jewkes, R., Dunkle, K., Nduna, M., and Shai, N. (2010b). Intimate partner violence, relationship gender power inequity, and incidence of HIV infection in young women in South Africa: a cohort study. The Lancet, 367, 41-8.

Jewkes, R., Fulu, E., Roselli, T., and Garcia-Moreno, C. (2013). Prevalence and risk factors for non-partner rape perpetration: find-ings from the UN Multi-country Cross-sectional Study on Men and Violence in Asia and the Pacific. The Lancet Global Health, 1(4), e208-18.

Jewkes, R., Dunkle, K., Jama-Shai, N., and Gray, G. (2015). Impact of exposure to intimate partner violence on CD4+ and CD8+ T cell decay in HIV infected women: longitudinal study. PLoS One, 10(3), e0122001.

Jewkes, R., et al. (2017). Women's and men's reports of past year prevalence of intimate partner violence and rape and women's risk factors for IPV: a multi-country cross-sectional study in Asia and the Pacific. PLoS Medicine, 14(9), e1002381.

Jewkes, R. and Morrell, R. (2010). Gender and sexuality: emerging perspectives from the heterosexual epidemic in South Africa and implications for HIV risk and prevention. Journal of the International AIDS Society, 13, 6.

Jewkes, R. and Morrell, R. (2012). Sexuality and the limits of agency among South African teenage women: theorising femininities and their connections to HIV risk practices. Social Science & Medicine, 74, 1729-37.

Jewkes, R., et al. (2008). Impact of Stepping Stones on incidence of HIV, HSV-2 and sexual behaviour in rural South Africa: cluster randomised controlled trial. British Medical Journal 337, a506.

Jewkes, R., Nduna, M., Jama-Shai, N., and Dunkle, K. (2012). Prospective study of rape perpetration by young South African men: incidence & risk factors for rape perpetration. PLoS One, 7, e38210.

Jewkes, R., Penn-Kekana, L., and Rose-Junius, H. (2005). 'If they rape me, I can't blame them': reflections on the social context of child sexual abuse in South Africa and Namibia. Social Science & Medicine, 61, 1809-20.

Jewkes, R., Sikweyiya, Y., Morrell, R., and Dunkle, K. (2011a). Gender inequitable masculinity and sexual entitlement in rape perpetration South Africa: findings of a cross-sectional study. PLoS One, 6, e29590.

Jewkes, R., Sikweyiya, Y., Morrell, R., and Dunkle, K. (2011b). The relationship between intimate partner violence, rape and HIV amongst South African men: a cross-sectional study. PLoS One, 6, e24256.

Jewkes, R., Corboz, J. and Gibbs, A. (2019). Violence against Afghan women by husbands, mothers-in-law and siblings-in-law/siblings: Risk markers and health consequences in an analysis of the baseline of a randomised controlled trial. PLoS One, 14(2), e0211361.

Johansson, A., et al. (2008). Genetic effectics on male sexual coercion. Aggressive Behaviour, 34, 190-202.

Jones, L., et al. (2012). Prevalence and risk of violence against children with disabilities: a systematic review and meta-analysis of observational studies. The Lancet, 380, 899-907.

Kalichman, S., Simbayi, L.C., Cain, D., Cherry, C., Henda, N., and Cloete, A. (2007). Sexual assault, sexual risks and gender attitudes in a community sample of South African men. AIDS Care, 19, 20-7.

Karmaliani, R., et al. (2017). Peer violence perpetration and victimization: prevalence, associated factors and pathways among 1752 sixth grade boys and girls in schools in Pakistan. PLoS One, 12(8), e0180833.

Knerr, W., Gardner, F., and Cluver, L. (2013). Improving positive parenting skills and reducing harsh and abusive parenting in low- and middle-income countries: a systematic review. Prevention Science, 14, 352-63.

Knight, R.A. and Sims-Knight, J.E. (2003). The developmental antecedents of sexual coercion against women: testing alternative hypotheses with structural equation modelling. Annals of the New York Academy of Sciences, 989, 72-85.

Koenig, M.A., Stephenson, R., Ahmed, S., Jejeebhoy, S.J., and Campbell, J. (2006). Individual and contextual determinants of domestic violence in North India. American Journal of Public Health, 96, 132-8.

Koss, M.P. and Dinero, T.E. (1988). Predictors of sexual aggression among a national sample of male college students. Annals of the New York Academy of Sciences, 528, 133-47.

Kouyoumdjian, F.G., et al. (2013). Intimate partner violence is associated with incident HIV infection in women in Uganda. AIDS, 27, 1331-8.

Krug, E., Dahlsberg, L., Mercy, J.A., Zwi, A.B., and Lozano, R. (2002). World Health Report on Violence and Health. Geneva: WHO.

LeBreton, J. M., Binning, J. F., and Adorno, A. (2006). Subclinical psychopaths. In: Thomas, J. C. and Segal, D. (eds.) Comprehensive Handbook of Personality and Psychopathology, Vol. 1, Personality and Everyday Functioning. New York: Wiley, pp. 388-411.

Lester, S., Lawrence, C., and Ward, C.L. (2017). What do we know about preventing school violence? A systematic review of systematic reviews. Psychology, Health & Medicine, 22(supp1), 187-223.

Levinson, D. (1989). Family Violence in Cross-Cultural Perspective. Newbury Park, CA: Sage Publications.

Lightfoot, S. and Evans, I. (2000). Risk factors for a New Zealand sample of sexually abusive children and adolescents. Child Abuse and Neglect, 24, 1185-98.

Lilienfield, S. (2005). Psychopathic Personality Inventory — Revised. Lutz, FL: Psychological Assessment Resources, Inc.

Machisa, M., Hatcher, A., Christofides, N., and Jewkes, R. (2019). Systematic review and meta-analysis of the associations between alcohol abuse, depression, or PTSD symptoms and adult male perpetration of intimate partner violence (In Press).

Malamuth, N., Linz, D., Heavey, C.L., Barnes, G., and Acker, M. (1995). Using the confluence model of sexual aggression to predict men's conflict with women: a 10 year follow up study. Journal of Personality & Social Psychology 69, 353-69.

Malamuth, N.M., Sockloskie, R.J., Koss, M.P., and Tanaka, J.S. (1991). Characteristics of aggressors against women: testing a model using a national sample of college students. Journal of Consulting and Clinical Psychology, 59, 670-81.

Maniglio, R. (2010). The role of deviant sexual fantasy in the ethiopathogenesis of sexual homicide: a systematic review. Aggression and Violent Behaviour, 15, 294-302.

Marshall, W. (1989). Invited essay: intimacy, loneliness and sexual offenders. Behaviour Research and Therapy, 27, 491-503.

Marshall, W.L. and Barbaree, H. (1990). An integrated theory of the etiology of sexual offending. In: Marshall, W., Laws, D., and Barbaree, H. (eds.) Handbook of Sexual Assault: Issues, Theories and Treatment of Offenders. New York: Plenum, pp. 257-75.

Mathews, S., Abrahams, N., Jewkes, R., Martin, L., and Lombard, C. (2013). The epidemiology of child homicides in South Africa. Bulletin of the World Health Organization, 91(8), 562-8.

Maxwell, L., Nandi, A., Benedetti, A., Devries, K., Wagman, J., and Garcia-Moreno, C. (2018). Intimate partner violence and pregnancy spacing: results from a meta-analysis of individual participant time-to-event data from 29 low-and-middle-income countries. BMJ Global Health, 3(1), e000304.

McCloskey, L. (2011). Systematic Review of Parenting Interventions to Prevent Child Abuse Tested with Randomised Control Trial (RCT) Designs in High Income Countries. Pretoria: Sexual Violence Research Initiative.

McPherson, M., Smith - Lovin, L., and Cook, J. (2001). Birds of a feather: homophily in social networks. Annual Review of Sociology, 27, 415-44.

Meel, B.L. (2009). Witchcraft in Transkei region of South African: case report. African Health Sciences, 9, 61-4.

Morris, R.E., Anderson, M.M., and Knox, G. (2002). Incarcerated adolescents' experiences as perpetrators of sexual assualt. Achives of Pediatric and Adolescent Medicine, 156, 831-5.

National Population Commission of Nigeria, UNICEF Nigeria, and the U.S. Centers for Disease Control and Prevention (2016). Violence Against Children in Nigeria: Findings from a National Survey, 2014. Abuja, Nigeria: UNICEF.

Nduna, M., Jewkes, R.K., Dunkle, K.L., Shai, N.P., and Colman, I. (2010). Associations between depressive symptoms, sexual behaviour and relationship characteristics: a prospective cohort study of young women and men in the Eastern Cape, South Africa. Journal of the International AIDS Society, 13, 44.

Olver, M.E. and Wong, S. (2006). Psychopathy, sexual deviance and recidivism among sex offenders. Sexual Abuse, 18, 65-82.

Ouimette, P. (1997). Psychopathology and sexual aggression in nonincarcerated men. Violence and Victims, 12, 389-95.

Prichard, Z., Mackinnon, A., Jorm, A.F., and Easteal, S. (2008). No evidence for interaction between MAOA and childhood adversity for antisocial behavior. American Journal of Medical Genetics Part B, 147B, 228-32.

Pronyk, P., Hargreaves, J.R., Kim, J.C., and Al, E. (2006). Effect of a structural intervention for the prevention of intimate partner violence and HIV in rural South Africa: a cluster randomised trial. The Lancet, 368, 1973-83.

Reif, A., et al. (2007). Nature and nurture predispose to violent behavior: serotonergic genes and adverse childhood environment. Neuropsychopharmacology, 32, 2375-83.

Reza, A., et al. (2007). Violence Against Children in Swaziland: Findings from a National Survey on Violence Against Children in Swaziland May 15 - June 16, 2007. UNICEF. [Online] Available at: http://www. unicef. org/swaziland/sz_publications_2007violenceagainstchildren.pdf.

Ricardo, C., Eads, M., and Barker, G. (2012). Engaging Boys and Young Men in the Prevention of Sexual Violence: A Systematic and Global Review of Evaluated Interventions. Pretoria: Sexual Violence Research Initiative.

Rosenberg, A.D., Abell, S.C., and Kanitz Mackie, J. (2005). An examination of the relationship between child sexual offending and psychopathy. Journal of Child Sexual Abuse, 14, 49-66.

Rowe, D. (2001). Biology and Crime. Los Angeles, CA: Roxbury.

Seto, M.C. and Lalumiere, M. (2010). What is so special about male adolescent sexual offending? A review and test of explanations through meta-analysis. Psychological Bulletin, 136, 526-75.

Shih, J.C., Chen, M., and Ridd, J. (1999). Monoamine oxidase: from genes to behaviour. Annual Review of Neurosciences, 22, 197-217.

Snyder, J., Horsch, E., and Childs, J. (1997). Peer relationships of young children: affiliative choice and the shaping of aggressive behaviour. Journal of Clinical Child Psychology, 26, 145-56.

Steglich, C.E.G., Snijders, T.A.B., and Pearson, M. (2010). Dynamic networks and behaviour: separating selection from influence. Sociological Methodology, 40, 329-93.

Stellar, C., Garcia-Moreno, C., Temmerman, M., and van der Poel, S. (2016). A systematic review and narrative report of the relationship between infertility, subfertility, and intimate partner violence. International Journal of Obstetrics and Gynaecology, 133, 3-8.

Stirpe, T., Abracen, J., Stermac, L., and Wilson, R. (2006). Sexual offenders' state-of-mind regarding childhood attachment: a controlled investigation. Sexual Abuse, 18, 289-302.

Tolin, D.F. and Foa, E.B. (2006). Sex differences in trauma and post-traumatic stress disorder: a quantitative review of 25 years of research. Psychological Bulletin, 132, 959-92.

Tsai, A.C., et al. (2011). Prevalence and correlates of forced sex perpetrtaion and victimisation in Botswana and Swaziland. American Journal of Public Health, 101, 1068-74.

Walby, S. (2010). The Cost of Domestic Violence: Update 2009. Lancaster: Lancaster University.

Waters, H., Hyder, A., Rajkotia, Y., Basu, S., Rehwinkel, J. A., and Butchardt, A. (2004). Economic Dimensions of

Interpersonal Violence. Geneva: WHO.

Welbourn, A. (1995). Stepping Stones. Oxford: Strategies for Hope.

Whitaker, D.J., et al. (2008). Risk factors for perpetration of child sexual abuse: a review and meta-analysis. Child Abuse and Neglect, 32, 529-48.

Wolfe, D.A., et al. (2009). A school-based program to prevent adolescent dating violence: a cluster randomized trial. Archives of Pediatrics & Adolescent Medicine, 163, 692-9.

Wood, K. and Jewkes, R. (2001). 'Dangerous' love: reflections on violence among Xhosa township youth. In: Morrell, R. (ed.) Changing Men in Southern Africa, pp. 317-36. Pietermaritzburg: University of Natal Press, Zed Press.

Wood, K., Lambert, H., and Jewkes, R. (2007). 'Showing roughness in a beautiful way': talk about love, coercion, and rape in South African youth sexual culture. Medical Anthropology Quarterly, 21, 277-300.

World Health Organization (WHO) (2004). Global Status Report on Alcohol 2004. Geneva: WHO.

World Health Organization (WHO) (2013). Global and Regional Estimates of Violence Against Women: Prevalence and Health Effects of Intimate Partner Violence and Non-Partner Sexual Violence. Geneva: WHO.

World Health Organization (WHO) (2015). Preventing Youth Violence: An Overview of the Evidence. Geneva: WHO.

World Health Organization/London School of Hygiene and Tropical Medicine (WHO) (2010). Preventing Intimate Partner and Sexual Violence Against Women: Taking Action and Generating Evidence. Geneva: WHO.

9.6 集体暴力:战争

9.6.1 引言

暴力分为三类:个人暴力、人际间暴力和集体暴力。集体暴力是指为了达到政治、经济、意识形态或社会目标,将自己视为某个群体成员的人(无论这个群体是暂时的还是具有更持久的身份)对另一个群体或一组个人使用暴力。集体暴力包括武装冲突(如战争)、国家支持的暴力(如种族灭绝、镇压、失踪和酷刑)和有组织暴力犯罪(如帮派战争和土匪行为)。本章着重介绍战争的相关内容(第8.7章着重于自我导向的暴力;第9.5章着重于人际间暴力,包括帮派战争;第8.19章涉及生物恐怖主义)。

2019年,全球共发生了32起武装冲突:撒哈拉以南非洲15起,中东和北非7起,亚洲和大洋洲7起,北美和南美2起,欧洲1起。其中大多数属于州内冲突(主要是"内战"),发生在中低收入国家内的政府军与一个或多个非国家武装团体之间。2019年,有三个地区的战争造成了万人以上的死亡,包括:阿富汗(约41 900人)、也门(25 900人)和叙利亚(15 300人)(斯德哥尔摩国际和平研究所,2020)。战争存在多种直接和间接原因,许多战争是由政府权力、领土或环境资源的争端引起的。战争的危险因素包括:(1) 人口因素,如婴儿高死亡率和人口高密度;(2) 社会和社区因素,如群体之间的不平等、小武器和轻武器的供应以及种族、族裔或宗教紧张局势;(3) 政治因素,如公众在决策中的作用不足、政权迅速更迭和不平等的权力获取;(4) 非经济因素,如对资源的不平等获取或分配;(5) 其他因素,如公共服务的恶化和暴力报复的循环(Krug et al., 2002);正在增加的淡水资源获取限制(Gleick,2018)可能导致战争(Levy,Sidel,2011);气候变化会导致气温升高和极端降水,其所带来相关影响可能会增加武装冲突的风险(Levy,Patz,2015);种族紧张局势、军国主义和武器贸易加剧了战争风险。

9.6.2 战争对健康和环境的影响

战争的后果包括:使用武器所导致的发病率和死亡率;社会保健基础设施的破坏;空气、水和土地的污染;被迫流离失所;人权侵犯;财政和人力资源的转移;助长更多暴力(Levy,Sidel,2008,2013)。下面将对以上每种后果进行详细描述。

由于武器的使用,许多人(包括越来越多的平民)在战争期间遭遇死亡或受伤。据估计,在20世纪,有1.915亿人直接或间接死于暴力冲突(Ferguson,2006)。死亡者中有一半以上是平民,数千万人死于大规模谋杀和种族灭绝事件(Rummel,1994;Power,2002)。除了身体伤害和疾病外,战争还会给军队人员和平民带来心理健康问题,包括焦虑、抑郁、创伤后应激障碍、酗酒、吸毒,对家人和朋友的暴力以及自杀(Blore et al., 2015;Bonde et al.,2016)。

从20世纪初到第二次世界大战开始,战争期间死亡的绝大多数是穿制服的战斗人员,通常是国家武装部队的成员。尽管非战斗平民在战争所影响的社会、经济和环境中挣扎,但他们通常不会成为被攻击目标。然而,自1937年纳粹军队轰炸西班牙格尔尼卡市以来,军事行动除了因袭击军事目标而对非战斗平民造成"附带损害"外,还越来越多地以非战斗平民为目标并导致了人员伤亡(Tirman,2011)。

9.6.3 对社会保健基础设施的破坏

战争期间所造成的伤亡,特别是在非战斗平民中所造成的伤亡,都是由于战争对社会卫生基础设施的破坏所导致。在一些战争中,如刚果民主共和国的内战(战争及战后期间有超过500万人死亡),非战斗平民的绝大多数死亡是由传染病、营养不良以及与怀孕和新生儿相关的疾病造成的,这主要是由于社会基础设施的破坏(Coghlan etfial,2008)。其损害包括对医疗保健和公共卫生服务的不利影响。医生、护士和其他卫生工作者受伤、死亡或逃离;诊所和医院遭到破坏;减少或取消公共卫生服务;获得基本药物和疫苗的机会不足或根本无法获得。对社会基础设施的破坏还包括对粮食和供水系统、污水处理系统、发电厂和电网以及运输和通信系统的不利影响。

9.6.4 空气、水和土地的污染

在战争期间或战争准备期间,物理环境可能受到陆地、空中和水中军事演习以及武器的生产、试验、使用和处置的污染。军事行动产生的危险废物会污染空气、水和土壤。例如,由于在马萨诸塞州的奥的斯空军基地处理石油产品和其他有害物质而发生地下水污染。杀虫剂、溶剂、其他化学物质和放射性物质在科罗拉多州落基山兵工厂被倾倒了30多年。在华盛顿州的麦科德空军基地检测到苯、砷、铬和汞(Westing,2008)。此外,从受损的工业设施中释放的有害和有毒物质会污染环境。例如,在伊拉克战争期间,由于金属电镀设施、农药和石化产品仓库、硫磺采矿综合设施和军事废料场的有害物质造成了环境污染(联合国环境规划署,2005)。

常规武器在战争中造成了绝大多数不利的环境后果。例如,在第二次世界大战期间,对欧洲和日本城市的大规模地毯式轰炸造成了大量伤亡,并对城市环境造成了广泛破坏。海湾战争期间,科威特600多起石油泄漏事件造成了大量的环境破坏,暴露在这些泄漏烟雾中的人们产生了呼吸系统紊乱的症状。越南战争期间的轰炸摧毁了红树林,由此产生的弹坑在未来很长一段时间内仍然存在,由于弹坑被死水填满,滋生了许多传播疟疾和其他疾病的蚊虫。

9.6.5 被迫流离失所

战争使很多人背井离乡,全球约2 600万难民中有许多人因战争而被迫离开自己的祖国。2019年底,难民的五大来源国分别是叙利亚、委内瑞拉、阿富汗、南苏丹和缅甸,这些国家都经历了战争或内部冲突。难民往往逃往邻近的中低收入国家,这些国家在满足本国人民的公共卫生需求方面往往已经面临重大挑战。在2019年底收容难民最多的8个国家中,有7个是中低收入国家——土耳其、哥伦比亚、巴基斯坦、乌干达、德国、苏丹、伊朗和黎巴嫩——这些国家在满足本国公民的需求方面已经面临挑战。大约4 600万国内流离失所者和大约800万无国籍者中的大部分人也因战争而被迫离开家园。2019年,约有1 100万人因冲突和暴力而流离失所,国内流离失所者的主要国家是叙利亚、哥伦比亚、刚果民主共和国、也门、阿富汗、索马里和尼日利亚，所有这些国家都经历了严重的冲突和暴力。这些背井离乡的人绝大多数是妇女、儿童和老年人，其中许多人受伤和生病的风险更大，他们的安全和保障受到威胁。国内流离失所者的境况通常比难民差，因为他们往往没有保障或无法获得安全的食物和水、保健和公共卫生服务、住所和其他基本的人类需求。

9.6.6　人权侵犯

人权在战争期间经常受到侵犯。这些侵犯行为主要是对平民的攻击，包括对妇女的性攻击和绑架儿童加入军队；大规模杀戮；对囚犯施加酷刑和其他违反《日内瓦公约》的行为；违反了医疗中立。有超过25万名儿童被迫卷入武装冲突，他们被绑架加入战斗部队或充当“性奴隶”，这些儿童不仅遭遇了身体伤害和疾病，同时也包括心理健康等问题（Song，2015）。

《日内瓦第四公约》规定在战争期间保护平民。该公约规定，平民群体和个人不应成为攻击的对象。它禁止以在平民中散布恐怖为主要目的的暴力行为或暴力威胁。它禁止不分青红皂白地攻击平民，例如不针对特定军事目标的攻击，或可能造成平民意外伤亡和/或破坏“民用物体”的攻击。此外，它还禁止对平民进行报复性攻击。

9.6.7　资源的分流

美国前总统德怀特·艾森豪威尔说：“制造的每一把枪，发射的每一艘军舰，每一枚火箭，从某种意义上说，都是对那些饥饿而没有食物的人和那些寒冷而没有衣物的人的致敬”（Eisenhower，1953）。军事支出在国家预算中所占比例很高，它通常会将财政和人力资源从卫生和人力服务以及其他有益活动中转移出去。在许多国家，军事支出总额会接近医疗保健和公共卫生的支出。2019年，美国在军事上的支出为7 320亿美元，占全球军事支出的38%，超过了10个国家（中国、印度、俄罗斯、沙特阿拉伯、法国、德国、英国、日本、韩国和巴西）的总和（斯德哥尔摩国际和平研究所，2020，第226页）。这种资源转移的后果就是美国在武器出口、军事支出和军事技术方面在世界各国中排名第一，但在预期寿命方面排名第三十，在婴儿死亡率方面排名第四十三。

另一个资源转移的例子——美国在伊拉克战争中花费的第一笔2 040亿美元本可以在三年内实现以下所有目标：将世界饥饿减少50%，制定一项应对艾滋病毒/艾滋病的全面全球计划，为“欠发达国家”的所有儿童接种疫苗，满足全球对清洁水和污水处理的所有需求（Bennis et al.，2005）。

9.6.8　助长更多暴力

暴力会进一步加剧暴力。在战争结束后，许多因素可能导致额外的暴力，如交战国家或团体之间持续的仇恨和未解决的争端、军国主义和国际武器贸易。有许多例子表明，在战争之后，持续的仇恨和悬而未决的争端导致了进一步的武装冲突，例如中东地区的冲突。军国主义可能导致更多的暴力，军国主义被定义为一种哲学或信仰和态度体系，即一个国家应该发展和保持强大的军事力量，并根据其价值观和国家利益积极部署军事力量。常规武器的国际贸易也增加了暴力的风险，尤其是在中低收入国家。2010—2014年和2015—2019年期间，主要武器的国际转让量增长了5.5%。2015—2019年期间，四大主要武器供应国分别是美国（36%）、俄罗斯（21%）、法国（7.9%）和德国（5.8%），中东地区进口了其中35%的主要武器（斯德哥尔摩国际和平研究所,2020)。

2013年,联合国大会以压倒性多数批准了《武器贸易条约》,朝着规范常规武器国际贸易迈出了重要一步,该条约将武器购买与购买国的人权记录联系起来。该条约旨在防止出口武器助长侵犯人权、恐怖主义或有组织犯罪,并禁止被认为对妇女或儿童有害的武器运输。

9.6.9 武器的类型

9.6.9.1 常规武器

常规武器包括小武器、轻武器、重型常规武器(如坦克、火炮、战斗机、军舰和导弹)、炸药和燃烧弹。小武器和轻武器,包括手枪、步枪、机关枪和其他手持或易于运输的武器,是战争中最常使用的武器。它们偶尔被描述为“大规模杀伤性武器”,因为它们造成的死亡人数“超过了所有其他武器系统造成的死亡人数,而且在大多数年份大大超过了毁灭广岛和长崎的原子弹造成的死亡人数”(Annan,2000)。

武装无人机是常规武器的一种。自2004年以来,美国一直在阿富汗、巴基斯坦、索马里和也门进行武装无人机袭击,试图杀死恐怖分子嫌疑人。美国新闻调查局报道称,截至2020年,在这些国家的14 040次武装无人机袭击中丧生的大多数人是武装分子,但其中至少有910人是平民。

9.6.9.2 核武器和放射性武器

1945年8月,第二次世界大战期间,广岛和长崎上空的核弹爆炸立即导致约20万人死亡,其中主要是非战斗平民,后来又导致更多人死于恶性肿瘤和其他疾病。这些袭击使更多的人受伤和致残,并对这两个城市的环境造成了巨大的破坏和放射性污染(Sutton,Gould,2008)。

截至2020年,全球共有9个国家拥有13 400枚核弹头(斯德哥尔摩国际和平研究所,2020)。美国(拥有5 800枚核弹头,其中部署了1 750枚)和俄罗斯(拥有6 375枚核弹头,其中部署了1 570枚)拥有绝大多数核武器。两国都有数百枚核弹头在陆基洲际弹道导弹和潜射弹道导弹上处于戒备状态。所有拥有核武器的国家都在规划重大方案,以升级其核武器和运载系统。除了这些国家可能有意或意外使用核武器之外,人们越来越认识到,恐怖主义团体等非国家行为体也可能获得并引爆核武器。

美国、俄罗斯和其他国家进行的大气层核武器试验造成了环境污染,下风向人群中白血病和其他癌症的发病率上升。此外,核武器的生产造成了环境污染。例如,俄罗斯车里雅宾斯克地区的捷查河被那里的核武器生产设施的放射性物质严重污染(Burmistrov et al.,2006)。位于华盛顿汉福德的核武器生产设施中储存的放射性废物的泄漏也造成了环境污染(Westing,2008)。

目前已有几项关于核武器的国际条约。1963年的《部分禁止核试验条约》(PTBT)禁止在大气层、水下和外层空间进行核试验,这在一定程度上是出于对环境放射性污染的担忧。《全面禁止核试验条约》(CTBT)是《部分禁止核试验条约》(PTBT)的扩展,是实现核裁军和防止核武器扩散的关键步骤。该条约于1996年开放供签署,但尚未生效。《全面禁止核试验条约》禁止军用或民用核武器爆炸,但没有禁止计算机模拟和次临界试验,一些国家利用这些方法保留发展新核武器的选择权。《全面禁止核试验条约》已得到168个国家的批准,另有16个国家签署但未批准。条约的生效需要44个拥有核能力的国家批准,到2018年,只有36个国家批准了《全面禁止核试验条约》。

《不扩散核武器条约》试图通过限制某些技术的转让来防止核武器的扩散。它依赖于国际原子能机构(International Atomic Energy Agency)运营的控制系统,该机构也在推广核能。作为无核国家承诺不发展或以其他方式获取核武器的交换,《不扩散核武器条约》要求有核国家就核裁军进行真诚的谈判。《不扩散核武器条约》于1968年开放供签署,并于1970年生效。共有191个国家批准了该条约。自1970年以来,条约缔约国每5年举行一次审议大会,评估条约的执行情况。1996年,国际法院(世界法院)在一项咨询意见中敦促拥有核武器的国家按照《不扩散核武器条约》的要求迅速走向核裁军。

所有拥有核武器的国家都可以通过积极支持和遵守这些条约来帮助制止核武器的扩散,并可以放弃首先使用核武器和发展新的核武器。美国和俄罗斯可以合作拆除它们的核弹头,并更好地确保核材料的安全,使它们不会被非国家行为者获取。

人们越来越关注核武器的彻底消除。2017年,联合国通过《禁止核武器条约》(TPNW),全面禁止核武器,包括拥有核武器。TPNW类似于化学武器和生物武器公约。根据该条约,缔约国发展(或资助发展)、试验、生产、获取、拥有、储存、转让、运输、计划或威胁使用或使用核武器是非法的。加入该条约的拥有核武器的国家需要销毁其核武器并终止核武器计划。该条约还规定,缔约国应为核武器试验和使用的受害者提供援助,并要求对受核武器污染的地区进行环境修复。截至2020年底,已有86个国家签署了该条约,51个国家批准了该条约。

"脏弹"是一种混合了放射性物质的常规爆炸装置。脏弹的使用、核电站遭受袭击等也属于核威慑相关的风险。贫铀(DU)也是如此,贫铀中可用于核武器或核电站燃料棒的铀同位素已被去除,它在军事上用可作穿甲弹的外壳。铀是一种密度极高的材料,可以提高炮弹穿透坦克装甲的能力,而且铀在撞击时也会燃烧。美国在海湾战争、伊拉克战争和科索沃战争中使用了贫铀弹;英国在伊拉克战争中也使用了类似的炮弹。贫铀具有放射性和毒性,可污染土壤和地下水(Bešić et al.,2018)。使用贫铀的国家认为其行为是合法的,但根据日内瓦公约和其他国际条约,未使用贫铀的国家认为贫铀的使用是非法的。

9.6.9.3 化学武器

化学武器在第一次世界大战期间首次使用,从那时起化学武器在多个场合被使用。上世纪90年代中期,日本奥姆真理教(Aum Shinrikyo)在日本两座城市的地铁系统中使用沙林毒气,造成19人死亡,数千人受伤。

1997年生效的《禁止化学武器公约》(CWC)规定禁止开发、生产、获取、储存、转让和使用化学武器。它要求每个参加国销毁化学武器和化学武器生产设施,以及可能遗弃在另一个参加国领土上的任何化学武器。《禁止化学武器公约》已有193个国家签署;有一个国家已经签署,但尚未批准;还有三个国家既没有签署也没有批准。《禁止化学武器公约》的核查规定不仅影响军事部门,也影响民用化学工业,对被认为与公约有关的化学品的生产、加工和消费施加限制。《禁止化学武器公约》在海牙成立了禁止化学武器组织(OPCW),以确保其条款得到执行(Lee et al.,2012)。一些国家依然储存着化学武器,对人类健康和环境构成了威胁。

9.6.9.4 生物武器

生物制剂由细菌、病毒、其他微生物及其毒素组成,可在人类中引发疾病,并可用于对抗其他动物或植物,从而对农业资源、食品供应和人类健康产生不利影响。生物制剂自古以来就被用作武器(Barras,Greub,2014)。公元前六世纪,波斯、希腊和罗马试图用患病的尸体污染饮用水源。18世纪中期,在北美的法国-印第安人战争期间,一名英国指挥官将感染天花的毯子寄给了印第安人。第一次世界大战期间,德国在英国阵地上空投掷含有瘟疫细菌的炸弹,并在意大利使用霍乱作为武器。在20世纪30年代,日本污染了一些城市的食品和水供应,并向这些城市喷洒了微生物培养物。1942年,英国和美国进行的炭疽孢子试验污染了苏格兰海岸的格鲁纳德岛(Harris,Paxman,1962)。在20世纪50年代和60年代,在犹他州的美国陆军杜格威试验场秘密进行了大规模的露天试验,使用了引起Q热和委内瑞拉马脑炎的微生物(Cole,1988)。1979年,苏联斯维尔德洛夫斯克附近意外释放的炭疽孢子导致至少77例吸入性炭疽,其中至少66例死亡(Meselson etfial,1994)。

生物制剂可以用作恐怖主义武器。2001年,炭疽孢子通过美国邮政服务传播,导致23例吸入性和皮肤炭疽病例,其中5例死亡。美国疾病预防控制中心根据对生物制剂可能被用作恐怖主义武器的严重程度,确定了由生物制剂引起的三类疾病。A类病原体是指容易在人与人之间传播、死亡率高、可能对公共卫生产生重大影响、引起公众恐慌和社会混乱、需要采取特别行动做好公共卫生准备的病原体。A类病原体包括引起炭疽、肉毒杆菌中毒、鼠疫、天花、土拉菌病和病毒性出血热(如埃博拉病毒、马尔堡病毒和拉沙病毒)的病原体。B类包括中等传播速度、导致中等发病率和低死亡率的病原体,需要特别加强疾病预防控制中心对此类病原体的诊断以及疾病监测能力。B类病原体包括引起布鲁氏菌病、鼻疽病、类鼻疽病、鹦鹉热、Q热、斑疹伤寒、病毒性脑炎、水源安全威胁和食品安全威胁的病原体(如沙门氏菌、志贺氏菌和大肠杆菌),还包括产气荚膜梭菌的ε毒素、蓖麻豆的蓖麻毒素和葡萄球菌肠毒素B。C类病原体包括新出现的病原体,由于其可获得性、易于生产和传播、潜在的高发病率和死亡率以及对健康的重大影响,这些病原体可能在未来被设计加工用于大规模传播(CDC,2018)。

1975年《生物和毒素武器公约》禁止发展、生产、转让或使用生物武器,183个国家签署并批准了该公约;4个国家签署但未批准;10个国家既没有签署也没有批准。《生物和毒素武器公约》中所包含的核查措施薄弱,加强这些措施的努力也没有成功。美国以可能导致美国工业或军事机密外泄为由,阻止了加强该公约核查措施的尝试。

9.6.9.5 杀伤性地雷和未爆弹药

杀伤性地雷的主要功能是人员在场、接近或接触时爆炸,可使一人或多人丧失行动能力、受伤或死亡。它们与未爆弹药(UXO)一起,在许多国家构成重大危害,并继续导致较高的发病率和死亡率(Frost et al.,2017)。许多国家仍在部署数以百万计的杀伤性地雷。杀伤性地雷每年造成数千人受伤或死亡;绝大多数地雷受害者是平民,主要是生活在农村地区的穷人,包括儿童。据估计,所有地雷受害者中有一半在得到适当医疗之前就死于受伤。虽然一颗地雷的生产成本可能只有几美元,但清除它的成本可能超过1 000美元,而且它对人类健康和福祉的影响非常大。

杀伤性地雷除了使人致残和死亡外,还使大片土地无法居住。这些地雷多年来一直存在,对一些群体构成长期威胁,包括在战争结束后返回家园的难民和国内流离失所者。自从《禁止地雷条约》于1997年生效以来,地雷的生产已显著减少,埋设在地下的数百万枚地雷已被清除(国际禁止地雷运动)。然而,约有36个国家继续保留杀伤性地雷,58个国家仍部署数百万枚地雷;挖掘和摧毁它们需要额外的资源,这些任务对排雷人员构成了固有的风险(Sirkin et al.,2008)。

9.6.10 预防

公共卫生工作者和其他卫生专业人员可以在最大限度地减少战争对健康和环境的影响以及预防战争方面发挥重要作用(Levy,Sidel,2008;Wiist,White,2017)。预防措施的类别包括:(1) 记录;(2) 教育和提高认识;(3) 倡导和支持减少战争后果和防止战争的政策和方案;(4) 提供预防性服务。

9.6.10.1 记录

记录战争对健康和环境造成的后果是非常重要的,以便使决策者和公众了解这些后果,向受影响的人群提供必要的服务，并记录违反国际法的行为，保护人权，减少未来发生战争或其他形式暴力冲突的可能性。记录可以通过监测、流行病学调查和快速评估来进行(Levy，Sidel，2016)。

公共卫生监测包括系统地收集、分析和传播数据。在战前、战争期间和战后，监测可以提供关于发病率和死亡率、危险暴露以及其他使非战斗平民受伤、生病或死亡风险增加的因素。即使在战争开始之前，监测也可能确定基于人口的风险因素，对这些因素的监测还可能阻止战争发生。

流行病学研究可以提供关于发病率和死亡率的性质、严重程度以及相关风险因素的至关重要的信息。这些研究通常是横断面的，前瞻性和回顾性研究通常可以提供更准确的发病率和死亡率数据。

快速评估通常在短时间内进行，但仍可用于获得战争期间或战争后果中灾难性事件或情况的初步信息。它还用于估计未来健康和相关问题的性质和规模，以便提供适当的服务。

准确记录战争不利影响的挑战包括：数据系统不完善或缺失、社会崩溃、被迫流离失所、数据报告中的偏见、区分战斗人员和非战斗平民的问题、对"敌方"平民健康的关注不足以及"战争迷雾"。

9.6.10.2 教育和提高认识

卫生专业人员也可以通过教育和提高其他卫生专业人员、政策制定者和一般公众对战争的健康和环境后果的认识来取得很大成就。可采取多种方法，包括专业组织和公民团体的演讲和出版物，新闻媒体的报道，以及利用社会媒体和其他形式的传播。目睹战争及其后果的保健专业人员以及遭受战争后果之害的非战斗人员和军事人员可以非常有效地提高人们对战争影响的认识。

9.6.10.3 政策与方案的宣传支持

卫生工作者可以倡导和支持尽量减少战争后果的政策和方案，例如在战争期间及战后对社会保健相关基础设施的保护、防止对妇女和儿童的剥削、保护流离失所者和战俘的权利，以及维持医院和其他卫生保健设施的安全区。由专业协会(如美国公共卫生协会)或倡导组织(如国际防止核战争医生协会)及其国家附属组织开展时，倡导最有效。

9.6.10.4 提供预防性服务

卫生专业人员可在战争期间及战后直接提供预防服务，其中包括为流离失所者提供保健及心理健康服务；为儿童、妇女及其他平民提供免疫接种和其他预防服务；协助恢复医疗保健和公共卫生服务。

9.6.10.5 联合国的作用

自1945年成立以来，联合国的主要任务就是维持国际和平与安全。联合国致力于通过以下几方面来完成其使命：(1) 预防冲突；(2) 帮助卷入冲突的国家和其他团体实现和平；(3) 提供维和活动；(4) 促进可持续维持和繁荣和平的条件。联合国安全理事会决定是否存在对和平的威胁或侵略行为。它要求争端或冲突各方通过非暴力手段解决问题，并经常提出解决问题的条件。联合国安全理事会可以执行一些措施，例如经济制裁和国际军事行动，以恢复或维持国家间的和平与安全。联合国大会为成员国提供了一个论坛，让他们表达对问题的看法，并努力就具有挑战性的问题达成共识，从而维护和平与安全。

联合国通过特使、政治使团和其他形式的外交，试图在冲突演变成暴力之前解决冲突。此外，它还参与维持和平活动，协助成员国从冲突过渡到和平。在会员国派遣部队和警察的情况下，维和部队维护和平与安全，促进和平政治进程，保护平民，促进前战斗人员解除武装、复员和重返社会。它还支持宪法程序，帮助组织选举,保护和促进人权,并帮助恢复法治。自1948年以来,联合国部署了71个维和特派团,目前有13个维和特派团。联合国还为最近发生冲突的国家开展和平建设活动,支持可持续和平与发展,协调反恐行动,并致力于消除大规模毁灭性武器和管制常规武器。

9.6.10.6 非政府组织的作用

在预防战争对健康和环境造成的影响方面,非政府组织可以作为卫生专业人员的重要伙伴。这些民间社会组织可以通过干预减轻战争后果(例如向战争受害者提供人道主义援助),就战争对健康和环境的影响进行研究,对公众和决策者进行教育以及倡导防止战争和促进和平的政策来提供帮助。

9.6.10.7 预防级别

一级、二级和三级预防的公共卫生框架可用于预防战争及其对健康和环境的影响。一级预防是指在战争开始前进行预防,二级预防是指在战争开始后进行预防并尽量减少战争后果,三级预防是指处理或减轻战争对健康和环境造成的后果。

卫生专业人员可以通过多种方式为一级预防做出贡献。如前所述,他们可以教育决策者和公众,使其了解战争对平民造成的健康和环境后果。他们可以帮助确定战争风险因素的存在,包括社会经济不平等和其他形式的社会不公正(Levy,2019)。他们可以促进裁军以及减少和消除大规模毁灭性武器,可以通过与其他国家的卫生专业人员建立伙伴关系来促进国际合作。他们还能促进和平文化,以非暴力手段解决冲突和争端。

在发生战争时,还可以采取二级预防措施,限制伤害、疾病和死亡(特别是在非战斗平民中),防止对环境的破坏,并支持迅速结束敌对行动,从而最大限度地减少战争的后果。二级预防措施包括遵守《日内瓦公约》。

在战争期间及战后,卫生专业人员可以促进和支持以下几个方面:

◇ 保护非战斗平民。

◇ 起诉以平民为伤害目标的战争罪。

◇ 保护公共卫生相关社会基础设施。

◇ 对有患病、受伤或死亡风险的非战斗平民进行评估。

◇ 保持医疗中立。

◇ 转变公众在战争期间对平民的看法,包括证明非战斗平民不是敌人的支持者或敌人军队的成员,并对抗允许或鼓励军队伤害和杀害平民的社会和心理力量。

在战争结束后,许多三级预防措施至关重要。例如,必须使因战争而致残的人康复并重新融入社会;修复对自然、社会、文化和经济环境的破坏;并采取措施防止进一步的暴力。冲突结束后,卫生工作者可以发挥重要作用,例如倡导迅速恢复生计,反对重返不安全的环境。他们还可以帮助恢复基本卫生服务,其中可能包括招聘和培训卫生工作者,帮助解决可能被忽视的心理健康问题,帮助恢复在战争期间中断的食物和水供应系统,还可以促进和支持寻求真相、正义与和解的规划。这些方案可包括确定战争期间所犯罪行的真相,确保对这些罪行进行审判和惩罚,赔偿受害者的损失,以及建立纪念这些罪行受害者的纪念碑。

9.6.10.8 "宿主-媒介-环境"模型

公共卫生"预防"概念中传统的"宿主-媒介-环境"(host-agent-environment)框架(图9.6.1)可以作为一种预防战争的方法,人代表"宿主",武器和军队代表"媒介",人们生活的条件代表"环境"(图9.6.2)。依据这一框架能够制定预防战争战略，例如：

◇ 以人为目标的战略，包括促进理解和容忍、国家间经济和社会的相互依存、非暴力解决争端和冲突，以及培养防止战争和促进和平的民众和政治意愿。

◇ 以武器和军事为目标的战略，包括控制国际武器贸易、消除大规模杀伤性武器、减少军事开支、干预争端以防止战争。

◇ 改善人民生活条件的战略，包括保护人权和公民自由，减少贫困和经济差距，改善教育和就业机会，确保人身安全和法律保护。

然而，防止战争对健康和环境造成影响的唯一方法是拒绝战争。

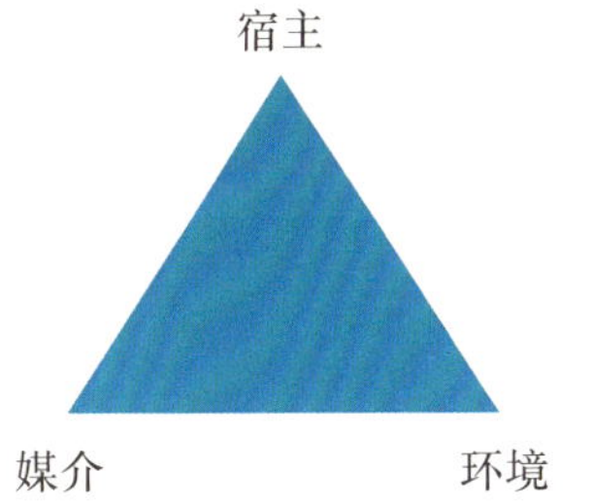

图 9.6.1 用于制定公共卫生预防措施的宿主–媒介–环境模型

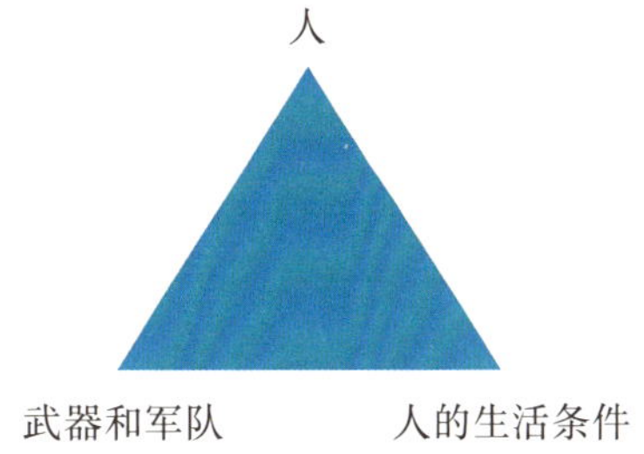

图 9.6.2 宿主–媒介–环境模型应用于战争预防

（翻译：宋宏彬、杨超杰）

参考文献

Annan, K.A. (2000). We the Peoples: The Role of the United Nations in the 21st Century. New York: United Nations. [Online] Available at: http://www.un.org/en/events/pastevents/pdfs/We_The_Peoples.pdf.

Arms Control Association. (2020). Timeline of Syrian chemical weapons activity, 2012-2020. [Online] Available at: https://www.armscontrol. org/factsheets/Timeline-of-Syrian-Chemical-Weapons-Activity.

Barras, V. and Greub, G. (2014). History of biological warfare and bio-terrorism. Clinical Microbiology and Infection, 20, 497-502.

Bennis, P., Leaver, E., and IPS Iraq Task Force. (2005). The Iraq Quagmire: The Mounting Costs of War and the Case for Bringing Home the Troops. Washington, DC: Foreign Policy in Focus.

Bešić L, Muhović I, Mrkulić F, Spahić, L., Omanović, A., and Kurtovic-Kozaric, A. (2018). Meta-analysis of depleted uranium levels in the Middle East region. Journal of Environmental Radioactivity, 192, 67-74.

Blore, J.D., Sim, M.R., Forbes, A.B., Creamer, M.C., and Kelsall, H.L. (2015). Depression in Gulf War veterans: a systematic review and meta-analysis. Psychological Medicine, 45, 1565-80.

Bonde, J.P., et al. (2016). Risk of depressive disorder following disasters and military deployment: systematic review with meta-analysis. The British Journal of Psychiatry, 208, 330-6.

Burmistrov D., Kossenko M., and Wilson R. (2006). Radioactive Contamination of the Techa River and its Effects. Cambridge, MA: Harvard University. [Online] Available at: http://wilsonweb. physics.harvard.edu/publications/pp747/techa_cor.htm.

Carnegie Commission on Preventing Deadly Conflict (1998). Preventing Deadly Conflict: Final Report. New York: Carnegie Corporation of New York.

Centers for Disease Control and Prevention (2020). Bioterrorism Agents/Diseases. Centers for Disease Control and Prevention. [Online] Available at: https://emergency.cdc.gov/agent/agentlist-category.asp.

Coghlan, B., et al. (2008). Mortality in the Democratic Republic of Congo. New York: International Rescue Committee and Melbourne; Australia: Burnet Institute.

Cole, L.A. (1988). Clouds of Secrecy: The Army's Germ Warfare Tests Over Populated Areas. Totowa, NJ: Rowman & Littlefield.

Eisenhower, D.D. (1953). 'The Chance for Peace', Address Delivered Before the American Society of Newspaper Editors, 16 April.

[Online] Available at: https://www.eisenhowerlibrary.gov/sites/default/files/file/chance_for_peace.pdf.

Ferguson, N. (2006). The War of the World: Twentieth-Century Conflict and the Descent of the West. New York: Penguin Group.

Frost, A., Boyle, P., Autier, P., King, C., Zwijnenburg, W., Hewitson, D., and Sullivan, R. (2017). The effect of explosive remnants of war on global public health: a systematic mixed-studies review using narrative synthesis. Lancet Public Health, 2, e286-96.

Gleick, P.H. (2020). The water conflict chronology. [Online] Available at: https://www.worldwater.org/water-conflict/.

Harris, R. and Paxman, J. (1962). A Higher Form of Killing: The Secret Story of Chemical and Biological Weapons. New York: Hill and Wang.

International Campaign to Ban Landmines (n.d.). Why the Ban. [Online]. Available at: http://www.icbl.org.

Krug, E.G., Dahlberg, L.L., Mercy, J.A., Zwi, A.B., and Lozano, R. (eds.) (2002). World Report on Violence and Health. Geneva: WHO. [Online] Available at: http://www.who.int/violence_injury_prevention/violence/world_report/en/full_en.pdf.

Lee, E.C., Bleek, P.C., and Kales, S.N. (2012). Chemical weapons. In: Levy, B.S. and Sidel, V.W. (eds.) Terrorism and Public Health: A Balanced Approach to Strengthening Systems and Protecting People (2nd ed.). New York: Oxford University Press, pp. 183-202.

Levy, B.S. and Sidel, V.W. (eds.) (2008). War and Public Health (2nd ed.). New York: Oxford University Press.

Levy, B.S. and Sidel V.W. (2011). Water rights and water fights: preventing and resolving conflicts before they boil over. American Journal of Public Health, 101, 778-80.

Levy, B.S. and Sidel, V.W. (2013). Adverse health consequences of the Iraq War. The Lancet, 381, 949-58.

Levy, B.S. (ed.) (2019). Social Injustice and Public Health (3rd ed.). New York: Oxford University Press.

Levy, B.S. and Patz, J.A. (2015). Climate Change and Public Health. New York: Oxford University Press.

Meselson, M., et al. (1994). The Sverdlovsk anthrax outbreak of 1979. Science, 266, 1202-8.

Power, S. (2002). ‘A Problem from Hell’: America and the Age of Genocide. New York: Basic Books.

Rummel, R.J. (1994). Death by Government: Genocide and Mass Murder Since 1900. New Brunswick, NJ: Transaction Publications.

Sirkin, S., Cobey, J.C., and Stover, E. (2008). Landmines. In: Levy, B.S. and Sidel, V.W. (eds.) War and Public Health (2nd ed.). New York: Oxford University Press, pp. 102-16.

Song, S.J. and de Jong, Jr. (2015). Child soldiers: children associated with fighting forces. Child and Adolescent Psychiatric Clinics of North America, 24, 765-75.

Stockholm International Peace Research Institute (2020). SIPRI Yearbook 2020: Armaments, Disarmament, and International Security. Oxford, UK: Oxford University Press.

Sutton, P.M. and Gould, R.M. (2008). Nuclear weapons. In: Levy, B.S. and Sidel, V.W. (eds.) War and Public Health (2nd ed.). New York: Oxford University Press, pp. 152-76.

Tirman, J. (2011). The Death of Others: The Fate of Civilians in America's Wars. New York: Oxford University Press.

United Nations Environmental Programme (2005). Assessment of Environmental ‘Hot Spots’ in Iraq. Nairobi, Kenya: UNEP.

Westing, A.H. (2008). The impact of war on the environment. In: Levy, B.S. and Sidel, V.W. (eds.) War and Public Health (2nd ed.). New York: Oxford University Press, pp. 69-84.

Wiist, W.H. and White, S.K. (2017). Preventing War and Promoting Peace: A Guide for Health Professionals. Cambridge: Cambridge University Press.

第十部分　特定人群的公共卫生需求

10.1　不断变化的家庭

10.1.1　世界各地的家庭变革

> “在过去的一千年里，西方家庭制度与中国、印度、日本和阿拉伯国家有很大不同。因此，我们不能简单地将非西方的家庭制度等同于工业化之前某个未定义的早期阶段的西方制度。事实上，他们之间的差异可以追溯到几个世纪以前”(Goode，1963)。

古德(Goode)进一步提出，未来朝着某种形式的核心或配偶家庭制度融合。在这一点上，他的观点是错误的(Cherlin，Furstenberg，1988；McDonald，1992)。然而，他关于不同地区的家庭制度必须单独加以研究的观点是成立的。“不能使用欧洲的婚姻、家庭、父母、亲属关系的概念来对非洲的家庭制度进行分析”(Oppong，1992)。同样毋庸置疑的是，为了应对普遍而影响深远的技术、社会经济和意识形态力量，几乎所有地方的家庭制度都在发生变化。最近，美国一位著名的家庭社会学家写道：“毫不夸张地说，在20世纪下半叶，美国，更广泛地说是西方家庭的变化比我们历史上任何时期都要显著(Furstenberg，2011)”。同样的概括对于世界其他地区也适用吗？尽管条件各异，很难一概而论，但Furstenberg的论述显然同样适用于东亚和东南亚的家庭，包括中国以及拉丁美洲的家庭，尽管在南亚家庭这一点上可能有争议。

影响家庭生活的社会经济变化有哪些？首先，许多曾被称为“欠发达国家”的地区正在经历快速的城市化和经济增长，这极大地改变了家庭成员的选择和必要性。拉丁美洲和东亚现在是高度城市化的地区，尽管亚洲部分地区或非洲的城市化程度没有那么高，但即使是一些曾经以农村人口为主的国家，如印度尼西亚，城市人口数量也已经超过了50%。随着越来越多的人口涌入城市，教育水平的不断提高，尤其是女性的教育水平，全球化和新自由主义经济结构的力量吸引更多女性加入劳动大军的同时也削弱了她们的就业保障。此外，快速交通和社交媒体等领域也出现了令人瞩目的技术发展，快速交通缩短了旅行时间，社交媒体扩大了人际联系网络并提供了能即时获取各种知识的途径。医学领域的技术发展拓宽了延长生命和避孕的选择，这些选择不单单是有益的，也带来了一系列伦理问题。

在欧美等许多发达国家，这些技术和经济变革导致社会阶层日益分化，对家庭行为产生影响的不利条件也发生了变化。同居，曾经是妇女教育和经济能力不断提高的典型表现(Lesthaeghe，2010)，如今在年轻人步入成年并选择结婚对象时变得越来越普遍(Guzzo，2014；Sassler et al.，2018)。现在有越来越多的证据表明，受教育程度较低和没有技能(或技能较低)的人不太容易结婚(McLanahan，2004；Perelli-Harris，Lyons-Amos，2016；Manning et al.，2019)。事实上，现在同居期间生育的现象标志着一种不利的模式，即受教育程度越低的人更有可能在同居关系中生育，而不是在婚姻中(Perelli-Harris et al.，2010；Heard，2011)。

在亚洲这个世界上人口最多的大陆，各地区和国家之间的家庭变动趋势差别很大。大多数情况下的共同点是：女性教育水平和劳动参与率的不断提高，生育率的下降和晚育趋势(部分原因是结婚延迟)，以及离婚率的上升。教育水平的提高和经济的压力促使妇女进入劳动力市场。意识形态的变化导致人们对工作场所和家庭中平等的需求增加。避孕措施的进步既放松了性满足与婚姻之间的紧密联系,又使已婚妇女能够推迟生育。

亚洲各国的家庭结构差异显著,但不难发现,东南亚国家的家庭结构有别于亚洲其他主要地区的一般模式。严格的父系亲属体系(与父亲一起居住)是印度西北部和朝鲜等国家家庭结构的特征。在这样的体系中,“女儿们一旦结婚就基本上失去了父母”(Das Gupta,2010);女性不再是姐妹和女儿的角色,而只是妻子和母亲。在印度的婚姻体系中,存在反对让丈夫和妻子在情感上过于亲密的现象,因为这可能会威胁到父权制家庭的团结(Caldwell et al.,1982)。相比之下,东南亚地区的家庭以双边亲属关系为特征,这为婚后居住场所提供了灵活性,并维持了女性与其原生家庭之间的密切关系。在这个地区,人们对男孩和女孩一样渴望。值得注意的是,东南亚只有越南北部因产前诊断技术被滥用于非医疗目的而导致出生性别比失衡,而该地区正是东南亚不遵循双边亲属关系制度的地区之一(Jones,2009;Guilmoto,2012a)。如果婚姻不尽如人意的话,东南亚的亲属制度也为离婚提供了便利。

这些家庭体系对健康有重大的影响,例如通过资源在某代人之内或几代人之间的分配。如何分配资源取决于家庭内部的权力关系。家庭中地位相对较低的人(通常基于性别、年龄或出生顺序)往往会获得更少的资源。在一些偏爱男孩的社会中,女婴的死亡率高于男婴(有关印度,请参阅Das Gupta,1987;有关埃及,请参阅Yount,2003;有关中国,请参阅Coale,Banister,1994;Croll,2000)。尽管近年来,由于能够在早期检测胎儿性别,男孩偏好更多表现为性别选择性堕胎(Guilmoto,2012b)。

家庭中被接受的性别角色决定了女性在付费劳动力中花费的时间与育儿及家务劳动的时间比例。这对资源分配和健康有复杂的影响。在西方国家,职业女性更高的收入和地位使她们能够更好地控制资源,但也可能导致离婚率和非婚生育率的增加,这两者都导致妇女和儿童的贫困加剧。此外,外出工作和育儿、家务的双重责任(Hochschild,Machung,1989)可能对女性的身心健康造成损害,并可能对其他家庭成员产生不利影响。

10.1.2 更小的家庭

家庭的规模和构成是一个动态过程,随着孩子的生命周期,如出生、长大和离家,而不断变化。移民影响着家庭的构成,在这种影响下,曾经突出的大家庭也在逐渐减少。更小的核心家庭或夫妻家庭并不一定意味着家庭关系的减少;如同世界上包括西方国家在内的许多地方一样,家庭通常被视为“居住上核心,功能上扩展”,用菲律宾社会学家Castillo(1979)的话来说,具有“远距离亲密”的特点。换言之,尽管大家庭的成员可能住得很远,甚至在不同的国家,但他们之间的联系网可能非常密集。通信领域的革命性发展使这种联系更易于维持。

当然,住户构成和家庭组成是不一样的。在西方社会,独居现象显著增加。1950年,欧洲只有10%的家庭是独居家庭,而在50年后,独居家庭在英国占30%,在瑞典占40%(Coontz,2004)。然而,独居并不一定意味着缺乏家庭联系;家庭居住中缺席的成员也不一定不参与家庭事务。事实上,在一个人口流动日益全球化的世界中,越来越多地关注和接纳了缺席成员(包括那些长期居住海外者)在家庭功能和决策方面所扮演的角色(Parrenas,2008;Douglass,2011)。

无论我们关注的是家庭还是家族,生育率的下降(除了撒哈拉以南非洲的部分地区外,生育率的下降几乎普遍存在)显然导致了家庭规模的缩小。以总和生育率(TFR)衡量,即如果一个女性在其生育年龄内按照当前的年龄特定生育率生育子女,她到育龄期结束时所生育的子女数量。过去30年里,欧洲的生育率持续偏低,从1.8下降至1.6;东亚从2.6下降至1.6;东南亚从4.6下降至2.4;南亚从4.6下降至2.4;拉丁美洲从3.5下降至1.6。只有在撒哈拉以南的非洲,生育率仍然很高,2015年每名女性生育孩子的数量略低于5个。尽管还存在其他复杂因素影响家庭规模,但出生人口减少直接导致了共同生活的家庭成员数量的降低。特别是,在不同类型的家庭中,无论是核心家庭还是某种形式的大家庭,对于家庭规模都产生不同程度的影响。

核心家庭在许多国家都很常见，并且比人们通常所认识到的更为广泛。

各地的平均家庭规模几乎都在下降。例如，在印度尼西亚，平均家庭规模从1971年的4.87人减少至1995年的4.27人，再到2010年的3.84人。而在泰国，从1980年的4.4人下降至1990年的3.8人，并在2018年进一步降至3.1人(Peek et al.,2015)。当然，扩大家庭联系会拓展互动网络，但无法像过去那样广泛。以前，在泰国，平均每个人有5个兄弟姐妹、6个孩子、30个侄女和侄子、10个叔叔和阿姨、60个表兄弟姐妹、120个父母的表兄弟姐妹，以及720名堂兄弟姐妹(Mason et al.,1993)。

当生育能力降至非常低的水平时，个人可交往的近亲数量也相应减少。以中国独生子女家庭为极端例证，由于政策规定超过三分之一的人口只能生育一个孩子，而超过一半的人口则被要求只能生“1.5个孩子”(即第一胎为女孩者可以再生一个孩子)。换言之，超过60%的中国夫妇仅被允许生育一个孩子(Baochang,2009)。如果每个家庭仅有一个孩子，那么该孩子将无兄弟姐妹。尽管由于父母一代未受到独生子女政策的限制，他/她可能拥有众多叔叔和阿姨，但堂表兄弟姐妹亲关系也相对很少。而当第二代独生子女出现时，亲属网络会进一步缩小。若两位独生子女(且他们的父母本身也是独生子女)结为夫妻，则他们将拥有8位祖辈(在世或已故)和4位父母，然而却没有堂表兄弟姐妹、叔叔、姑姑、舅舅等亲属关系。因此，在这种情况下，大家庭关系消失了。不仅如此，年轻夫妇需要完全承担起照顾年迈长辈的所有责任。

许多国家的生育率甚至比中国还低。当生育率降至极低水平，即总和生育率低于1.5时，一半的妇女最多只会生一个孩子(Le Bras,1979)。然而这并不意味着大多数孩子都是独生子女。首先，目前从生育孩子的女性群体来看，其平均孩子数量高于同时期横断面研究所显示的结果。但除此之外，很多女性根本就没有选择生育孩子。在日本，育龄期结束前未婚比例为19%，新加坡和缅甸约为14%，韩国和泰国则远高于10%。此外，在这些亚洲国家以及其他一些地区，接受高等教育的女性比例更高。在这些国家，非婚生育是罕见的现象，并且已婚人士也有不少没有孩子。尽管如今非婚生子在欧洲普遍存在，但越来越多成年人选择不生育子女，例如，在西欧地区，出生于1965年的女性中，大约有10%～20%至生育期结束时仍然没有孩子。然而从子女的角度来看，情况似乎并不相同。对于那些有孩子的女性来说，很多人只会生一个孩子，但也有许多人会拥有两个及以上的孩子。考虑到那些没有孩子的女性，每位女性平均所生育的孩子仍然略高于一个。正如Preston(1976)和Le Bras(1979)所指出的，有大家庭的女性对平均家庭子女规模做出了不成比例的贡献。

与平均两个孩子的家庭相比，上一代比较典型的五六个孩子的家庭在孩子养育方式和家庭内部社会动态方面存在显著差异。通常情况下，在大家庭中，年龄较大的孩子从幼小时起就开始协助照顾他们的弟弟妹妹，并可能在以后仍资助弟弟妹妹的教育费用。由于生育率较低，父母将注意力只集中在一两个孩子身上。这对人力资本产生积极影响，父母的金钱和时间投入无疑有助于他们的孩子在学校和职业活动中取得更好成绩。在东亚国家、西方国家、巴西和伊朗等背景各异的国家，儿童数量与质量之间的权衡问题已经被完美解决，那就是更注重质量(Montgomery et al.,2000)。这也是目前这些国家生育率非常低的主要原因之一。较小规模的儿童群体还能使政府在教育方面的投资带来更多回报。

小家庭规模存在哪些缺点？在中国，父母和政府都担心所谓的“4-2-1综合征”。这可以从两个不同角度来解释：一是两个父母和四个祖父母将大量关注集中在一个孩子身上，或者说一个孩子承担了照顾父母和四个祖父母的沉重责任和压力。当两个独生子女结婚时，他们将负责赡养四位父母和八位祖父母。年轻夫妇只能与其中一对父母住在一起，这意味着另一对父母和祖父母将成为“空巢老人”。有多少家庭处于这种情况？尽管具体数据还需要进一步研究，但这种比例确实显著增加。此问题并非仅限于中国，在整个东亚地区也存在许多独生子女家庭。与中国相比，其他东亚国家虽然没有独生子女政策，但其超低生育率主要源自不婚主义现象，因此更高比例的适龄夫妇根本没有孩子(Frejka et al.,2010)。

独生子女“以自我为中心”的问题也常被提及，即所谓的“小皇帝”综合征。在中国，人们经常推测，当两个“小皇帝”结婚时，意志和人格的冲突可能导致离婚率上升。尽管这些假设从本质上来说是合理的，但仍需要有证据和研究加以支持。

10.1.3 晚婚和同居盛行

在西方国家,从20世纪50年代延续到70年代的结婚"黄金时代"(Festy,1980)已经被婚姻延迟和同居关系增加所取代。尽管同居现象的增加并不能准确地反映形成相对稳定婚姻的延迟,但总体而言,婚姻和生育都出现了推迟(Mathews,Hamilton,2009)。西方国家在同居率增加程度上存在较大差异,可以分为三个主要类别:北欧国家、法国、英国和荷兰中同居非常普遍(在20~34岁已婚或同居者中,有40%至50%以上是同居者);日耳曼和东欧国家以及美国和澳大利亚是处于中等水平的群体,其比例约为20%~30%;南欧国家和波兰则很少见到同居现象(约5%~15%)(OECD家庭数据库)。

在影响同居模式方面,美国与欧洲国家存在显著差异。例如,美国人比其他西方人更加虔诚,尽管这种虔诚适应于表现个人主义的文化(Cherlin,2009)。此外,相较于大多数欧洲人,美国人更早开始有伴侣(无论是已婚还是同居)并且更早成为父母。美国的婚姻和同居关系,在一定程度上也包括英国,比大多数欧洲国家更加脆弱(Kiernan,2003;Beaujouan,Bhrolcháin,2011)。此外,与西欧女性相比,美国女性更有可能在十几岁或二十几岁时成为单身母亲(Cherlin,2009)。总体而言,2010年,在美国约有41%的新生儿是未婚生育的,也就是说由单身或同居关系中的母亲所生育(Martin et al.,2012)。尽管在过去20年中青少年生育率已大幅下降,但初次性行为和结婚之间的时间间隔拉长,使更多青少年面临着婚外孕和生育风险(Furstenberg,1990)。在发展中国家,较小年龄的早婚仍是撒哈拉以南非洲、南亚大部分地区、东南亚、加勒比和中美洲大部分地区的特点。近几十年来,全球平均结婚年龄普遍上升,但仍有相当比例的女性结婚非常早。最新数据显示,全球有21%的女性在18岁前结婚,其中撒哈拉以南非洲地区最高,达38%,而南亚则为30%(联合国儿童基金会,2018)。

与西方国家或拉丁美洲不同,尽管在日本、中国、菲律宾和其他亚洲地区同居现象越来越普遍,但同居在伴侣模式中并不占据重要地位。然而,在婚姻制度和婚姻模式上,亚洲确实呈现出显著多样性。虽然总体而言,亚洲男性和女性的平均结婚年龄都在上升,但这种上升的基础差异很大。真正引人注目的婚姻模式变化发生在东亚和东南亚地区。近几十年来,传统的普遍婚姻规范已被摒弃,平均结婚年龄和未婚比例大幅增加(图10.1.1;更多细节,请参见Jones,2007;Jones,Gubhaju,2012)。然而,各国之间甚至同一国家内不同民族之间仍存在着较大差异,例如在马来西亚的马来人、华人和印度人之间。

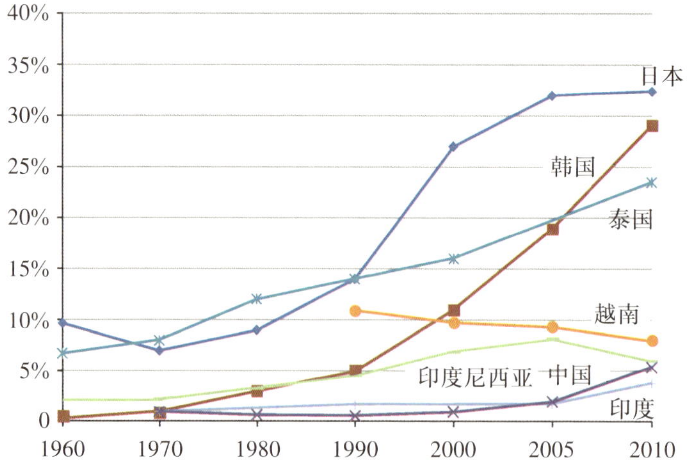

图10.1.1 30~34岁单身女性比例(1960—2010年)

东亚、东南亚和南亚之间的比较从整体而言,相较于东亚(不包括中国),东南亚的婚姻模式变化程度较小;而南亚大部分地区仍然坚定地沿袭着一种完全不同且普遍存在的包办婚姻模式。事实证明,南亚的婚姻制度极其持久。尽管在东亚和东南亚地区,大多数婚姻已经从父母包办转向自由选择,但这种变革在南亚几乎没有发生。

社会经济的变迁无疑是婚姻模式变化的主要驱动力，但很难用这个原因去解释缅甸高单身率和越南持续不变的婚姻模式。在东亚地区，中国的婚姻模式与其他地方存在显著差异：尽管中国女性平均结婚年龄上升，但20多岁时结婚仍然普遍，到了30岁只有少数女性保持单身。相比之下，在日本、韩国、泰国、缅甸、新加坡和马来西亚华人群体中，晚婚已导致相当大比例的女性在30多岁时仍然单身，并且这个年龄段已经远远超出了生育的最佳年龄。印度尼西亚的结婚年龄逐渐上升，但根据2010年人口普查的数据，该趋势已发生了逆转。

将关注点转向南亚和西南亚地区时我们发现，伊朗伊斯兰共和国呈现明显的延迟结婚模式，35～39岁单身女性的比例接近韩国。然而，在印度次大陆，尽管面临着相当大的社会经济变革，包办婚姻仍然盛行，这一事实令人震惊。来自印度的一项大型调查（印度人类发展调查，2005，The India Human Development Survey 2005，IHDS）显示：婚姻决策仍由家庭决定，只有不到5%的IHDS女性受访者在选择丈夫方面起主导作用。然而，近62%的受访者表示他们在该决定中被征求了意见（Desai，Andrist，2010）。

"征询意见"显然并没有达到安排准配偶见面的程度；在那些认为自己有权选择伴侣的受访者中，约55%的人在婚礼当天或婚礼前后才首次与丈夫见面。Desai和Andrist（2010）指出，长期以来印度存在的早婚和包办婚姻是"一种剧本中的一部分，在这个剧本中，女性通过隔离、谦逊和贞洁的象征性展示来表演性别角色，早婚是该剧本的重要组成部分"。然而，南亚地区不断提高的教育水平导致新娘更多地参与选择伴侣，并且父母会在新郎和新娘共同参与并同意下为他们寻找合适的伴侣（Yeung et al.，2018）。

在拉丁美洲，婚姻形成的关键趋势是同居的增加，这一趋势似乎和欧洲一样明显，尽管起因更为复杂。拉丁美洲的特点是"旧同居"模式（混合印第安人、混血儿和欧洲人口，且有奴隶制历史的国家）和"新同居"模式（以欧洲人口占主导地位的国家，特别是阿根廷、智利、巴西、墨西哥和哥伦比亚）并存。近几十年来，同居在整个拉丁美洲急剧增加，尽管在不同国家的上升程度不同（Fussell，Palloni，2004；Esteve et al.，2012）。长期存在的教育差距趋势已经减弱，即受教育程度较高的人同居减少，结婚增多。这些趋势背后的因素是复杂的，但更加世俗化和容忍非传统行为方面的观念变化似乎起着重要作用，除了巴西可能情况有所不同（Esteve et al.，2012）。

10.1.4 晚婚、晚成、单身

一个影响世界大部分地区的趋势是，子女变得更长时间地依赖父母，并且在家中居住的时间延长。在农业社会和早期工业社会，子女往往在很小的年龄就开始工作。尽管在这样的社会中结婚年龄偏小，但年轻的夫妇往往继续住在父母家中，直到他们有资源组建自己的家庭。普及教育的兴起往往会推迟工作和结婚的时间，在大多数孩子接受中等教育并且相当比例接受高等教育的国家尤其如此。

在50年前的美国，绝大多数女性和大部分男性都在他们20岁左右完成了学业、离开家庭、进入职场，并开始了自己的家庭生活（Furstenberg，2010）。然而，这些转变现在已经被显著推迟（Arnett，2004）。同样，在亚洲的许多地区，延长教育和推迟结婚导致年龄较大时才离开家庭，并且总体上延迟了象征成年和独立的里程碑（Xenos et al.，2006）。如果将青春期定义为从性成熟到结婚之间的阶段，那么对于大多数亚洲年轻人来说，这个阶段变得更长了。尽管南亚地区早婚依然是常态，但与西方国家不同的是，结婚之前住在父母家里的传统在大多数亚洲国家仍然存在，并且在许多国家，购买或租赁房屋高昂的费用以及住在父母家里享受无需支付食宿费的便利性等因素加强了这种做法（关于日本，请参见Retherford，Ogawa，2006；关于新加坡，请参见Jones，2012）。因此，年轻人未婚且与父母同住的时间变得更长。

在这种不断变化的情况下，父母和子女之间有许多问题需要协商。在东亚和东南亚国家，延长单身状态在过去几十年才真正普遍起来，因此那些30多岁仍然保持单身的人是一个新的开拓性群体，他们在家庭和社会中的角色尚未明确界定（Maeda，2008；Situmorang，2007，2011；Tan，2010；Ibrahim，Hassan，2009）。日本、泰国、新加坡和缅甸等地区在某种程度上有所不同，男性和女性中有相当长的时间保持单身状态，这导致了社会期望的调整，使得大部分单身者并未感受到来自家人和朋友方面对婚姻的压力。除了直系亲属外，关于这些单身者在家庭之外所扮演的角色作用还知之甚少，例如，工作中的单身者是否在经济上支持表亲、侄子和侄女的教育。

在过去的社会中，女孩通常在进入青春期或之后不久就结婚了，她们从未成年到成年的转变是突然而迅速的，这对很多人来说都是创伤性的。这种情况在非洲和南亚大部分地区仍然存在。但在亚洲其他地方，晚婚导致了从青春期到结婚之间的时间延长，引发了关于性行为和异性关系的问题，这些问题在早期父母包办婚姻的时代则不会出现(Lloyd et al.，2005)。例如，在印度尼西亚，女孩们接受的延长教育时间远超过她们祖母当年结婚生子时的年龄，这拓宽了就业机会，使她们走出家庭。因此，她们不仅日常接触各类男性交往对象，并且通过电影、视频、杂志、书籍和互联网接触到色情材料。然而需要指出的是，在这些信息中所呈现出来的婚前性行为被认为理所当然，而且这些材料的目的是刺激和挑逗，而不是教育。此外，学校或其他环境中几乎没有提供有关性教育方面的知识(Utomo，McDonald，2009)。同时，宗教信仰和种族背景依然对个体产生强烈影响，甚至在某些方面还有增强趋势。一方面需要应对宗教描绘下的理想化道德保守力量；另一方面面临着西方文化推动着的性自由思潮，也难怪许多青少年感到困惑(Jones，2002)。

晚婚还有其他方面需要注意。其一，与婚姻双方的成熟程度有关。50年前，马来西亚有一半女孩在17岁之前结婚，她们结婚时可能在情感上还不太成熟，但她们至少与父母中的一方(通常是新娘父母)同住，这意味着要经历一段“学徒期”来适应婚姻生活。如今结婚年龄大幅提高，马来西亚女性生育第一个孩子的年龄比其母辈晚4岁，比其祖母辈晚7岁；其中部分人在30多岁末尾才迎来第一个孩子。在亚洲和西方国家，晚育都可能产生许多潜在的影响。无疑地，女性在生育时情感更加成熟，但她们和丈夫可能更习惯于“无子”的生活方式；因此，相较于早婚夫妇，他们在第一个孩子出生时需要做出更大调整。当生育推迟到较高年龄时，生育第二个孩子的机会窗口也将非常狭窄。此外，当母亲和/或父亲年纪较大时，发生胎儿异常的风险更高。体外受精(IVF)和辅助生殖技术的广泛应用使得更多高龄产妇能够怀孕生育，但多胎妊娠及早产的风险可能导致儿童患有慢性健康问题。

10.1.5 离婚

在20世纪下半叶，西方国家的离婚率总体上高于亚洲大部分国家，尤其是美国和俄罗斯(Dommaraju，Jones，2012)。最初，在南亚国家，离婚被视为一件罕见的事情。离婚并不是解决不和谐婚姻问题的可行途径，因为离婚女性通常没有回归原生家庭或实现经济独立的选择。然而，随着时间推移，西方国家与东亚国家之间的差距已经缩小。许多西方国家在20世纪80年代左右停止了离婚率的上升趋势，而东亚国家自1980年以来离婚率一直稳步上升，特别是1990年以来，日本和韩国的离婚率。韩国在1995年至2000年间的离婚率增长尤为迅猛，而这段时间正是亚洲金融危机爆发的时期。在中国，2001年和2003年放宽离婚法规可能是2000年至2005年间离婚率急剧上升的原因之一。离婚后再婚的几率已经下降，这表明人们对单身的接受程度越来越高，也许更倾向于单身(Yang，Tsai，2009)。

日本的离婚率已经上升到相当高的水平，以至于日本不再被视为一个低离婚率社会。大约三分之一的日本婚姻现在可能以离婚告终(Raymo et al.，2004)。在日本，传统的婚姻稳定虽然不一定意味着婚姻幸福，但至少在一定程度上保证了孩子会得到照顾，妻子可以得到经济保障。随着人们更多地意识到婚姻的脆弱性，当单身母亲成为可能时，关于是否结婚、是否抚养孩子的决定越来越重要(Bumpass et al.，2009)。

因此，东亚的离婚趋势似乎正在走西方的道路，部分原因也是如此(Dommaraju，Jones，2012)。东亚国家离婚率的大幅上升表明离婚环境和对离婚的态度发生了重大变化，因为在过去，离婚是一种相当大的耻辱，人们面临着为了孩子、面子和家庭荣誉而维持不和谐婚姻的巨大压力。然而，随着女性经济独立程度提高以及越来越多东亚人居住在都市环境中所承受的压力增加（以及更广泛的个人交往），这些因素似乎正在影响着离婚趋势。

在西方国家，由于同居的增加，离婚率已不再能准确地反映长期关系破裂的趋势，因为没有正式结婚的夫妇是不可能离婚的。要理解同居与婚姻破裂之间的关系，需要分析同居关系被解除并转化为婚姻的比例以及发生离婚的比例。在欧洲，大约三分之一的同居关系在五年内解除（Kiernan，2003），远高于在相同时间内的离婚比例。而且，由同居关系转化的婚姻，最终的离婚率也往往高于非同居关系开始的婚姻，尽管“当考虑到同居者的先前特征时，婚姻破裂的风险与直接结婚的人相比没有什么不同，甚至可能低于直接结婚的人”（Beaujouan，Bhrolcháin，2011）。无论如何，关于离婚趋势的官方数据显然无法全面反映长期关系的破裂，其中许多关系，不论是结婚还是同居，都涉及孩子。值得注意的是，在日本，尽管离婚率无法完全反映关系破裂情况，因为同居现象正在增加，但同居关系的破裂很少牵扯到孩子问题，因为几乎没有孩子出生在同居伴侣之间。

10.1.6　非婚生育、离婚和对孩子的影响

在欧洲，“性行为、生育和婚姻已经开始脱节，因此社会越来越接纳有其中一个而没有其他两个中的任何一个，这种情况在欧洲的不同地区以不同的方式存在”（Pritchett，Viarengo，2012）。值得注意的是，在西北欧地区，生育仍然相当活跃，其中很多发生于非婚姻关系中。然而，在东欧和南欧的许多国家，结婚率仍然很高，婚外生育很少，但生育率非常低。

在西方和东亚国家，结婚和离婚习俗的改变有多种原因。在整个西欧和北美，家庭关系变得更加自主，对情感满足的重视程度更高，而对义务和权威的价值降低了（Furstenberg，1990）。“第二次人口转型”理论强调了这些因素（Van de Kaa，1987；Lesthaeghe，2010）对西方国家和日本的作用。然而，对更普遍的东亚地区来说，比起个人主义，更重要的是在经济机会扩大的背景下，妇女愿意打破父权结构的束缚。此外，在这些国家，社会对离婚是不光彩事件的看法有所减弱，这无疑降低了决定离婚的门槛。

然而，在所有这些情况下，都需要考虑离婚对儿童的影响。正如Carlson和England（2011）所说，“尽管对成年人来说，自由地结束不幸福的关系可能是一种胜利，但对孩子来说却并非如此”。多项研究表明，离婚家庭的孩子在童年晚期和青春期早期经历各种问题的风险更高，包括学业失败、犯罪、过早性行为和药物滥用（Furstenberg，1990）。然而，离婚对孩子的影响是一个复杂的课题。许多研究都存在方法论上的缺陷，评估结果也各不相同，特别是在评估家庭冲突是否比离婚本身对儿童产生更大的负面影响之时（Cherlin，2009）。

婚姻破裂（同居关系的破裂）对孩子的影响是一个受争议且复杂的问题。许多研究表明，相较于成长在稳定已婚家庭中的孩子，由单身母亲抚养的孩子或处于不稳定关系中的母亲抚养的孩子更容易出现情绪和行为问题。例如，在英国，“出生在父母分居的同居家庭的孩子和未与生父结婚的单亲妈妈的孩子，出现行为问题的可能性是稳定已婚家庭的孩子的三倍左右”（Kiernan，Mensah，2009）。然而，在将孩子成长的问题归咎于家庭环境之前，有必要仔细控制其他潜在的影响因素。在某项英国研究中，“考虑到母亲的心理健康和家庭贫困会减弱这些差异，引入额外的控制变量进一步减弱了这种差异。然而，仍有迹象表明，同居父母分居后所生的孩子，以及与生父同居或另一个男人同居的单身妈妈的孩子，更有可能出现行为问题”（Kiernan，Mensah，2009）。另一方面，当儿童的情感幸福作为因变量时，父母的社会经济状况和母亲的心理健康状况似乎可以充分解释不同家庭轨迹下儿童之间的差异。

同样，在考虑成年人的健康和幸福时，家庭关系也扮演着重要的角色。研究发现，婚姻通过提供经济资

源(Waite, Gallagher, 2002)、社交网络和支持(Umberson et al., 2010; Umberson, Montez, 2010),为男性和女性提供健康益处。但部分差异可能实际上是由于童年时期的健康状况和社会经济环境导致对伙伴关系和婚姻的获取机会不同(Perelli-Harris et al., 2018; Perelli-Harris et al., 2019)。

在撒哈拉以南的非洲地区,父亲与孩子分居的情况相当普遍。在非洲一些实行一夫多妻制度的地区,母子关系十分紧密。据2007年的南非数据显示,仅有29%的17岁及以下儿童与双亲共同居住,43%只与母亲同住,而26%则与双亲皆不同住(南非共和国,2013)。几乎一半父亲在世的儿童与父亲没有任何联系。不幸的是,在南非,"童年时期的家庭不稳定在塑造年轻人走向成年的道路上起着至关重要的作用,这可能会危及他们未来的生活机会"。

10.1.7 老龄化和家庭

在世界上大部分地区,人口老龄化的趋势是不可避免的。日本是世界上人口老龄化最严重的国家(2015年65岁以上的人口占总人口数的26%),其次是欧洲地区(17.6%)。一些亚洲国家,如韩国、中国、新加坡和泰国,正处于老龄化进程中,老年人占比约为10%到13%。然而,在非洲和南亚的许多高生育率国家,65岁及以上的老年人只占总人口数量的3%到4%左右。尽管如此,世界各地的老年人口比例都在上升,预计到2030年,日本将达到30%,欧洲将达到23%,中国将达到17%,泰国将达到19%。

毫无疑问,与人口老龄化相关的问题将成为焦点,不仅是国家政策应对极低出生率的核心,同时也涉及在家庭层面做出调整以应对人口结构发生根本变化的挑战。总体层面上看,这些问题可以通过老年赡养率的趋势来很好地说明,即20~64岁人口与65岁以上人口之间的比率。诚然,这个计算所使用的年龄限制并不能准确反映实际情况,因为它取决于人们实际进入和退出劳动力市场的年龄以及需要各种赡养服务的老年人比例。但作为一个一般性指标,老年赡养率确实能够反映如此戏剧性的趋势,以至于在修正这些年龄后情况也不会有大幅改变。

1980年,世界不同地区的老年赡养率存在很大差异;随后,东亚和南美洲的老年赡养率大幅下降,这种急剧下降是意料之中的,并将持续到2050年。相比东亚仅为8%的低老年赡养率水平,南亚落后了35年。在2010至2050期间的40年内,日本的老年赡养率将减半,而中国、泰国和巴西等国家的老年赡养率将降至目前水平的三分之一以下。除去非洲(老年赡养率下降速度非常缓慢)和南亚(老年赡养率下降速度相对较慢)不谈,在各个地区,老年赡养率都将趋于极低的水平(大约2到3)。这种下降将需要对收入保障计划、健康服务导向(更加注重老年学),以及劳动力市场政策(包括退休年龄)进行重大调整(图10.1.2)。

应当指出的是,亚洲与西方国家在老年人生活安排上存在显著差异,与子女或孙辈同住的老年人比例要高得多(联合国,2005)。尽管日本和韩国与子女或孙辈同住的老年人的比例在逐渐下降,但不太可能降至法国或美国的水平。然而,人口统计趋势确实提出了一个问题,即家庭是否可以像过去那样为需要的老年人提供护理。这个问题有很多方面,首先,赡养比率的趋势粗略地表明潜在照顾者与老年人口的比例急剧下降。随着较晚出生人群进入主要的"照料年龄",老年人口中有子女的数量正在减少。正如Schroder-Butterfill和Kreager(2005)在东爪哇开展的一项研究中所记录的,事实上无子女可能会对最贫困和脆弱的群体产生不同影响。其次,很大比例的潜在照顾者(通常为女性)现在加入了有偿劳动力市场(与这些国家的政策一致),因此无法全职从事照顾工作。此外,许多潜在的照顾者都属于所谓的"三明治一代",不仅需要照顾祖父母一代,还需要照顾他们自己的孩子,而后者和父母同住(并依赖)的时间更长。最后,尽管老年人在任何给定年龄段的健康状况都普遍改善,但老年人的比例不断上升,而且高龄老年人(即75岁及以上)的比例也在不断增加,这意味着需要全天候照料的虚弱和残障老年人负担将会不断增加。在未来的20年里,日本患有老年痴呆症的人口与各个年龄段的非劳动妇女比例预计会大幅上升(Ogawa, 2006),这意味着日本将无法依赖传统家庭支持网络来照顾行动不便的老年人,中年日本女性所承受的提供居家护理的负担将会变得过于沉重。

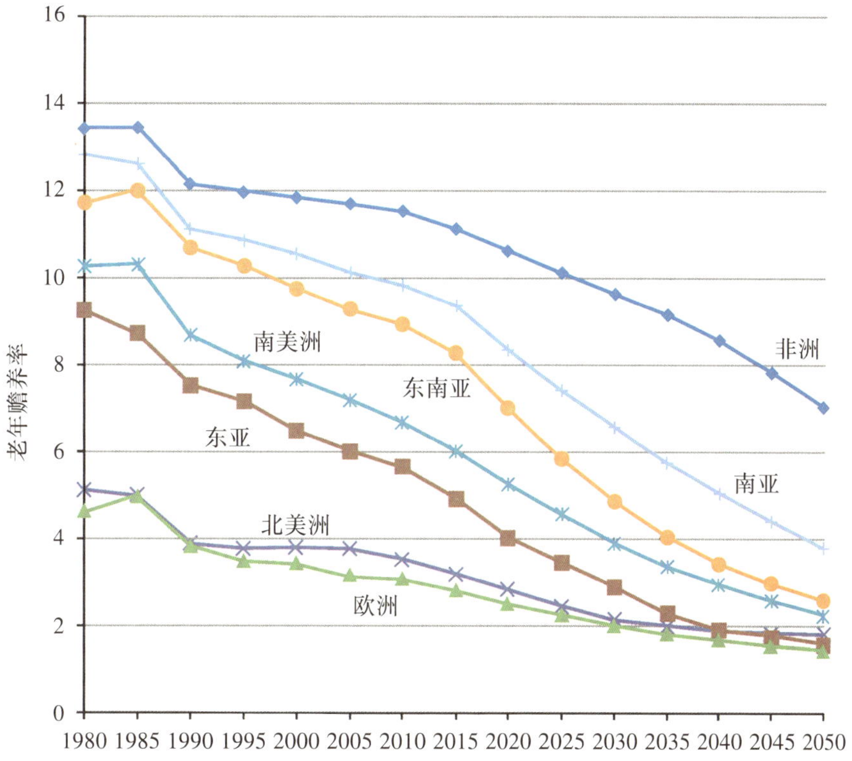

图 10.1.2　不同地区的老年赡养率

在亚洲国家，家庭为日益增多的残疾或虚弱老年人提供高强度护理的可能性将减小，原因有三：儿童与老年人口的比例降低、女性（传统的照顾者）参与劳动力市场的数量增加以及老年人子女迁往其他地区。这些趋势对老年人护理政策具有重大影响。尽管亚洲家庭有照顾家庭成员的传统，亚洲官方也在强调家庭在支持角色上的重要性，并暗示这是亚洲社会不可改变的特征，但是这种对家庭的传统依赖将会受到巨大的压力。政府被迫介入几乎不可避免。

我们需要记住的是，同住并非亲密关系的唯一标志。从理论上讲，支持可分为经济支持、情感支持和身体支持。前两种类型并不依赖于同住，尤其是在信息时代。在泰国，住房里有电话的老年人比例呈现惊人的增长，从 1994 年的 15% 上升到 2007 年的 76%。此外，尽管泰国老人和孩子同住的比例正在逐渐下降，但如果把住在附近的子女纳入其中，这一比例则会高得多（Knodel，Chayovan，2008）。

老年人的照料需求不应被夸大。绝大多数老年人并不需要护理：例如，在泰国，超过 80% 的 70 多岁老人，甚至 65% 的 80 多岁老人表示他们可以照顾自己（Knodel，Chayovan，2011）。应该承认老年人在社会和家庭中所做出的积极贡献，比如照顾孙辈，担任孙辈进入青春期时的导师和知己等（Tengku-Aizan，Nurizan，2008；Ananta，Ariffin，2009）。

当然，在利用祖父母与孙辈建立特殊关系的能力方面，其挑战在于避免让他们承担有时是剥削性的育儿安排。在所有社会中，与其他正式的照顾孩子的方案相比（如在一些国家依赖家庭佣人），祖父母在照顾孩子方面的作用似乎都受到极大重视。祖父母的照顾通常被视为仅次于父母照顾的“次优选择”，并因其所谓的内在好处而受到高度重视：培养更紧密的代际关系，与正规市场方案相比祖父母对孙辈有更好的照顾质量，以及祖父母从照顾孙辈的角色中获得的满足感（Jenkins，2010；Wheelock，Jones，2002）。然而，祖父母对这个角色并不总是那么积极，尤其是当他们觉得自己无法决定照顾范围的选择权时，这个角色可能会给他们带来很大的压力。

10.1.8 家庭、发展和健康

出生在错误的家庭几乎可以确定会面临艰难的生活。长期以来,家庭一直都是一种机制,通过这种机制,优势和劣势代代相传(Carlson,England,2011)。在美国,Lareau和Cox认为,父母在文化资源方面的阶级差异(例如帮助孩子与机构互动所需的知识,在高中获得大学预科课程的途径和在大学录取过程中提供指导)加剧了来自不同阶级的年轻人的生活机会不平等,尤其是在获得大学教育方面(Carlson,England,2011)。而在印度尼西亚,最贫穷的20%人口的子女中只有2%继续接受高等教育,而最富有的20%人口的子女中有40%继续接受高等教育。

从公共卫生角度来看,与传统家庭结构及其迅速变化有关的问题比比皆是。有许多这样的例子,这里仅分享一个:生殖健康问题来源于两个矛盾的情节,在非洲和南亚的早婚及娃娃亲现象,以及其他发展中国家的晚婚现象。

在许多撒哈拉以南的非洲国家,以及孟加拉国和印度部分地区,20世纪80年代和90年代的数据显示,超过10%的20多岁女性在15岁之前生过一个孩子,25%到50%的女性在18岁之前生过一个孩子(Singh,1998)。在高死亡率的情况下,"支持和鼓励早婚早育的社会化进程往往根深蒂固"(Singh,1998),而这些社会化过程在死亡率下降的情况下也不会迅速改变。早育对母婴健康的危害是众所周知的。但是,如果推迟结婚,年轻人将长期面临婚前性行为的风险,进而出现其他危险:意外怀孕、人工流产和性传播感染(STI)的风险增加。性传播感染和艾滋病毒感染的增加可能影响年轻女性的健康和生存以及她们未来的生育能力。然而,许多国家的政策使未婚者难以获得避孕措施。

在大多数国家,家庭被视为建立稳定社会的关键。因此,家庭形式和功能的变化通常被认为会威胁到社会秩序。人们关心的一个问题往往是老龄化,以及随着老年人在人口中所占比例的上升,家庭是否继续有能力为老年人提供必要的身体、社会和情感支持。晚婚也引发了不安,尽管在大多数国家并没有鼓励婚姻的具体政策,但它提出了关于单身女性在社会中的角色以及实际问题,比如获得避孕措施的途径,在许多国家都是有分歧的。

许多国家的家庭政策在促进普遍接受的家庭价值观方面,往往是保守的。普遍的异性婚姻模式中,孩子在一个完整的家庭中长大直到结婚离家是一种常态。在亚洲国家,这当然仍然是主要的家庭形式,要提高这类主流家庭的生活质量还有很多工作要做。一个关键的因素就是制定政策,促进婚姻,使女性和男性能够将工作与抚养孩子结合起来,以避免东亚国家可能已经陷入的低生育率陷阱,同时也使女性能够实现其较高教育水平所带来的潜力,而不会陷于"双重负担"以致筋疲力尽。与此同时,在印度、孟加拉国和印度尼西亚等国,需要更严格地执行法定结婚年龄,以减少低于法定结婚年龄的女孩比例。

但是在所有社会中也有其他的家庭形式,包括无子女的夫妇,未正式结婚的同居伴侣,再婚后的复合家庭,各种女同性恋/男同性恋/双性恋/跨性别(LGBT)伴侣(Blasius,2001),离婚后抚养一个或多个孩子的单亲父母,以及继续与父母同住到30多岁的单身人士。我们必须认识到家庭类型和功能相当多元化的现实。重要的是,不要让那些不在主流家庭关系中的人感到被政策排斥和歧视。

在老年人护理方面,家庭面临的压力将越来越大,因为家庭的特征和境况正在以越来越难以应对这些压力的方式发生变化。比如,在印度,老年人的比例预计将在2015年之后的27年内翻一番,达到11.2%。在泰国,同期这一比例预计将增长2.5倍,达到26.7%。到2042年,印度的老年人口比例将不到泰国的一半,不到日本的三分之一,虽然印度面临的增幅较小,但是也构成了重大挑战。所有国家的政策重点必须放在积极老龄化、财务独立和对老年人在家庭中所作贡献的积极态度上。尽管如此,政府在老年人护理方面发挥的作用不可避免会增加。许多国家的退休年龄也需要提高,因为目前的退休年龄制定参考的是几十年前的预期寿命情况,这一规定在为迅速增加的退休人员提供收入保障方面将越来越不可持续。政府需要在多大程度上取代家庭在照顾老人方面的作用,以及政府是否有能力这样做,都将因地而异。

(翻译:段广才、龙金照)

参考文献

Adepoju, A. and Mbugua, W. (1997). The African family: an overview of changing forms. In: Adepoju, A. (ed.) Family, Population and Development in Africa. London: Zed Books.

Ananta, A. and Nurvidya Ariffin, E. (2009). Older Persons in Southeast Asia: An Emerging Asset. Singapore: Institute of Southeast Asian Studies.

Arnett, J.J. (2004). Emerging Adulthood: The Winding Road from the Late Teens through the Twenties. New York: Oxford University Press.

Baochang, G. (2009). The arrival of low fertility in China. In: Jones, G., Straughan, P.T., and Chan, A. (eds), Ultra-low Fertility in Pacific Asia: Trends, Causes and Policy Issues, London: Routledge.

Beaujouan, É. and Bhrolcháin, M.N. (2011). Cohabitation and marriage in Britain since the 1970s. Population Trends No. 145. London: Office for National Statistics.

Blasius, M. (2001). Sexual Identities, Queer Politics: Lesbian, Gay, Bisexual and Transgender Politics. Princeton, NJ: Princeton University Press.

Bumpass, L.L., Rindfuss, R.R., Choe, M.K., and Tsuya, N.O. (2009). The institutional context of low fertility: the case of Japan. Asian Population Studies, 5(3), 215-35.

Caldwell, J.C., Reddy, P.H., and Caldwell, P. (1982). The causes of demographic change in rural South India: a micro-approach. Population and Development Review, 8(4), 689-728.

Carlson, M.J. and England, P. (eds.) (2011). Social Class and Changing Families in an Unequal America. Stanford, CA: Stanford University Press.

Castillo, G. (1979). Beyond Manila: Philippine Rural Problems in Perspective. Ottawa: International Development Research Center.

Cherlin, A.J. (2009). The Marriage-Go-Round: The State of Marriage and the Family in America Today. New York: Alfred A. Knopf.

Cherlin, A. and Furstenberg, F.F. (1988). The changing European family: lessons for the American reader. Journal of Family Issues, 9(3), 291-7.

Coale, A.J. and Banister, J. (1994). Five decades of missing females in China. Demography, 31(3), 459-79.

Coontz, S. (2004). The world historical transformation of marriage. Journal of Marriage and Family, 66(4), 974-9.

Croll, E.J. (2000). Endangered Daughters: Discrimination and Development in Asia. London: Routledge.

Das Gupta, M. (1987). Selective discrimination against female children in rural Punjab, India. Population and Development Review, 13(1), 77-100.

Das Gupta, M. (2010). Family systems, political systems and Asia's 'missing girls': the construction of son preference and its unravelling. Asian Population Studies, 6(2), 123-152.

Desai, S. and Andrist, L. (2010). Gender scripts and age at marriage in India. Demography, 47(3), 667-87.

Dommaraju, P. and Jones, G. (2012). Divorce trends in Asia. Asian Journal of Social Science, 39(6), 725-750.

Douglass, M. (2011). Global Householding and International Migration Research — Paradigms, Emerging Dynamics and Public Policy in East and Southeast Asia. Paper presented at Workshop on Householding in Transition: Emerging Dynamics in 'Developing' East and Southeast Asia, National University of Singapore, 25-26 July.

Esteve, A., Lesthaeghe, R., and Lopez-Gay, A. (2012). The Latin American cohabitation boom. 1970-2007. Population and Development Review, 38(1), 55-81.

Festy, P. (1980). On the new context of marriage in Western Europe. Population and Development Review, 6(2), 311-15.

Frejka, T., Jones, G., and Sardon, J.-P. (2010). East Asian childbearing patterns and policy developments. Population and Development Review, 36(3), 579-606.

Furstenberg, F.F. (1990). Coming of age in a changing family system. In: Shirley Feldman, S. and Elliott, G.R. (eds.) At the Threshold: The Developing Adolescent. Cambridge: Harvard University Press.

Furstenberg, F. (2010). On a new schedule: transitions to adulthood and family change. Future of the Child, 20, 67-87.

Furstenberg, F.F. (2011). The recent transformation of the American family: witnessing and exploring social change. In: England, P.

and Carlson, M. (eds.) Social Class and Changing Families in an Unequal America. Stanford, CA: Stanford University Press, pp. 192-220.

Fussell, E. and Palloni, A. (2004). Persistent marriage regimes in changing times. Journal of Marriage and Family, 66(5), 1201-13.

Goode, W.J. (1963). World Revolution and Family Patterns. New York: The Free Press.

Guilmoto, C. (2012a), Sex Imbalances at Birth: Trends, Differentials and Policy Implications. Bangkok: UNFPA.

Guilmoto, C. (2012b). Son preference, sex selection and kinship in Vietnam. Population and Development Review, 38(1), 31-54.

Guzzo, K. (2014). Trends in cohabitation outcomes: compositional changes and engagement among never-married young adults. Journal of Marriage and Family, 76, 826-42.

Heard, G. (2011). Socioeconomic marriage differentials in Australia and New Zealand. Population and Development Review, 37(1), 125-60.

Hochschild, A. and Machung, A. (1989). The Second Shift: Working Parents and the Revolution at Home. New York: Viking Penguin.

Ibrahim, R. and Hassan, Z. (2009). Understanding singlehood from the experiences of never-married Malay Muslim women in Malaysia: some preliminary findings. European Journal of Social Sciences, 8(3), 395-405.

Jenkins, B. (2010). Grandparent childcare in Australia: a literature review. Elder Law Review, 6, 1-19.

Jones, G.W. (2002). The changing Indonesian household. In: Robinson, K. and Bessell, S. (eds.) Women in Indonesia: Gender, Equity and Development. Singapore: Institute of Southeast Asian Studies.

Jones, G.W. (2007). Delayed marriage and very low fertility in Pacific Asia. Population and Development Review, 33(3), 453-78.

Jones, G.W. (2009). Women, marriage and family in Southeast Asia. In: Devasahayam, T. (ed.) Gender Trends in Southeast Asia: Women Now, Women in the Future. Singapore: Institute of Southeast Asian Studies.

Jones, G.W. (2012). Population policy in a prosperous city-state: dilemmas for Singapore. Population and Development Review, 38(2), 311-36.

Jones, G.W. and Gubhaju, B. (2012). Marriage trends in Southeast Asia. In: Williams, L. and Guest, P. (eds.) Southeast Asian Demography. Ithaca, NY: Southeast Asia Program, Cornell University.

Kiernan, K. (2003). Cohabitation and Divorce Across Nations and Generations. CASE paper 65. London: Centre for Analysis of Social Exclusion, London School of Economics.

Kiernan, K.E. and Mensah, F.K. (2009). Unmarried parenthood, family trajectories, parent and child well being. In: Hansen, K., Joshi, H., and Dex, S. (eds.) Children of the 21st Century: From Birth to Age 5. Bristol: Policy Press.

Knodel, J. and Chayovan, N. (2008). Population ageing and the well-being of older persons in Thailand: past trends, current situation, and future challenges. Papers in Population Ageing Series, Number 5. Bangkok: UNFPA Thailand and Asia and the Pacific Regional Office.

Knodel, J. and Chayovan, N. (2011). Intergenerational Family Care for and by Older People in Thailand. Paper presented in Conference on Shifting Boundaries of Care Provision in Asia: Policy and Practice Changes, Asia Research Institute, National University of Singapore, 14-15 March.

Le Bras, H. (1979). Child and Family. Paris: OECD.

Lesthaeghe, R. (2010). The unfolding story of the second demographic transition. Population and Development Review, 36(2), 211-51.

Lloyd, C., et al. (2005), The Changing Transitions to Adulthood in Developing Countries: Selected Studies. Washington, DC: National Academies Press.

Maeda, E. (2008). Relational identities of always-single Japanese women. Journal of Social and Personal Relationships, 25(6), 967-87.

Manning, W., Smock, P., and Fettro, M. (2019). Cohabitation and marital expectation among single millennials in the U.S. Population Research and Policy Review 38, 327.

Martin, J.A. et al. (2012). Births: final data for 2010. National Vital Statistics Reports, 61(1), 1-72.

Mason, A., Phananiramai, M., and Poapongsakorn, N. (1993). Households and their characteristics. In: Campbell, B.O., Mason, A., and Pernia, E.M. (eds.) The Economic Impact of Demographic Change in Thailand, 1980-2015. Honolulu: University of Hawaii Press.

Mathews, T.J. and Hamilton, B.E. (2009). Delayed Childbearing: More Women are Having Their First Child Later in Life. NCHS

Data Brief, No. 21. Atlanta, GA: Centers for Disease Control and Prevention.

McDonald, P. (1992). Convergence or compromise in historical family change? In: Berquo, E. and Xenos, P. (eds.) Family Systems and Cultural Change, Oxford: Clarendon Press.

Mclanahan, S. (2004). Diverging destinies: how children are faring under the second demographic transition. Demography, 41, 607.

Montgomery, M. R., Arends - Kuenning, M, and Mete, C. (2000). The quantity - quality transition in Asia. Population and Development Review, 26(suppl), 223-56.

OECD Family Database. [Online] Available at: https://www.oecd.org/els/social/family/database.

Ogawa, N. (2006). Population aging and policy options for a sustainable future: the case of Japan. Genus, LX1(3-4), 369-410.

Oppong, C. (1992). Traditional family systems in rural settings in Africa. In: Berquo, E. and Xenos, P. (eds.) Family Systems and Cultural Change. Oxford: Clarendon Press.

Parrenas, R.S. (2008). The Force of Domesticity: Filipina Migrants and Globalization. New York: New York University Press.

Peek, C., Im-em, W., and Tangthanaseth, R. (2015). The State of Thailand's Population 2015, Features of Thai Families in the Era of Low Fertility and Longevity. Bangkok: UNFPA.

Perelli-Harris, B. et al. (2018). Do marriage and cohabitation provide benefits to health in mid-life? the role of childhood selection mechanisms and partnership characteristics across countries. Population Research and Policy Review, 37, 703.

Perelli-Harris, B., and Lyons-Amos, M. (2016). Partnership patterns in the United States and across Europe: the role of education and country context. Social Forces, 95(1), 251-82.

Perelli-Harris, B., Sigle-Rushton, W., Kreyenfeld, M., Lappegård, T., Keizer, R., and Berghammer, C. (2010). The educational gradient of childbearing within cohabitation in Europe. Population and Development Review, 36(4), 775-801.

Perelli - Harris, B., Hoherz, S., Lappegård, T., and Evans, A. (2019). Mind the 'happiness' gap: the relationship between cohabitation, marriage, and subjective well-being in the United Kingdom, Australia, Germany, and Norway. Demography, 56, 1219-46.

Preston, S.H. (1976). Family sizes of children and family sizes of women. Demography, 13(1), 105-114.

Pritchett, L. and Viarengo, M. (2012). Why demographic suicide? The puzzles of European fertility. Population and Development Review, 38(Supplement), 55-71.

Raymo, J., Iwasawa, M., and Bumpass, L. (2004). Marital dissolution in Japan: recent trends and differentials. Demographic Research, 11(14), 395-419.

Republic of South Africa, Department of Social Development (2013). White Paper on Families in South Africa, Pretoria. [Online] Available at: https://www. westerncape. gov. za/assets/departments/social - development/white_paper_on_families_in_south_africa_2013.pdf.

Retherford, R.D. and Ogawa, N. (2006). Japan's baby bust: causes, implications and policy responses. In: Harris, F.R. (ed.) The Baby Bust: Who Will Do the Work? Who Will Pay the Taxes? . Lanham, MD: Rowman and Littlefield Publishers, pp. 5-47.

Sassler, S., Michelmore, K., and Qian, Z. (2018). Transitions from sexual relationships into cohabitation and beyond. Demography, 55(2), 511-34.

Schroder-Butterfill, E. and Kreager P. (2005). Actual and de facto childlessness in old age: evidence from East Java, Indonesia. Population and Development Review, 31(1), 19-55.

Singh, S. (1998). Adolescent childbearing in developing countries: a global review. Studies in Family Planning, 29(2), 117-36.

Situmorang, A. (2007). Staying single in a married world: never - married women inn Yogyakarta and Medan. Asian Population Studies, 3(3), 287-304.

Situmorang, A. (2011). Delayed marriage among lower socio - economic groups in an Indonesian industrial city. In: Jones, G.W., Hull, T.H., and Mohamad, M. (eds.) Changing Marriage Patterns in Southeast Asia: Economic and Socio-Cultural Dimensions. London: Routledge.

Tan, J.-E. (2010). Social relationships in the modern age: never - married women in Bangkok, Jakarta and Manila. Journal of Comparative Family Studies, 41(5), 749-65.

Tengku-Aizan, H. and Nurizan, Y. (2008). National policy for the elderly in Malaysia: achievements and challenges. In: Lee, H.G. (ed.) Ageing in Southeast and East Asia: Family, Social Protection and Policy Challenges. Singapore: Institute of Southeast Asian Studies.

Therborn, G. (2004), Between Sex and Power: Family in the World, 1900-2000. London: Routledge.

Umberson, D., Crosnoe, R., and Reczek, C. (2010). Social relationships and health behavior across the life course. Annual Review of Sociology, 36(1), 139-57.

Umberson, D., and Montez, J.K. (2010). Social relationships and health: a flashpoint for health policy. Journal of Health and Social Behavior, 51(Suppl), S54-S66.

UNICEF (2018). Data 2018. Percentage of Women Aged 20 to 24 Years Who Were First Married or In Union Before Ages 15 and 18. [Online] Available at: https://data.unicef.org/topic/child-protection/child-marriage/.

United Nations (2005). Living Arrangements of Older Persons Around the World. New York: United Nations.

Utomo, I.D. and McDonald, P. (2009). Adolescent reproductive health in Indonesia: contested values and policy inaction. Studies in Family Planning, 40(2), 133-46.

Van de Kaa, D.J. (1987). Europe's second demographic transition. Population Bulletin, 42(1), 1-59.

Waite, L. and Gallagher, M. (2002). The Case for Marriage: Why Married People are Happier, Healthier and Better Off Financially. New York: Broadway Books.

Wheelock, J. and Jones, K. (2002). Grandparents are the next best thing: informal childcare for working parents in urban Britain. Journal of Social Policy, 441, 451-2.

Xenos, P., et al. (2006). Delayed Asian transitions to adulthood: a perspective from national youth surveys. Asian Population Studies, 2(2), 149-86.

Yang, C.-L. and Tsai H.-J. (2009). Changes in fertility and marriage rates in Taiwan. In: Ya-Chen, C. (ed.) Women in Taiwan: Sociocultural Perspectives. Indianapolis, IN: University of Indianapolis Press, pp. 61-82.

Yeung, W.-J.J., Desai, S., and Jones, G.W. (2018). Families in Southeast and South Asia. Annual Review of Sociology, 44, 469-95.

Yount, K.M. (2003). Gender bias in the allocation of curative health care in Minia, Egypt. Population Research and Policy Review, 22(3), 267-99.

10.2 女性、男性与健康

10.2.1 引言

本章重点关注生物学性别及社会性别对男女性健康的影响。我们提出以下问题:是什么决定了男女性健康状况?生物学性别和社会性别带来的影响是什么?还有哪些因素影响健康状况、政策、项目和服务?这些问题对于改善男女性健康状况以及促进改善相关福利政策、项目和服务至关重要。卫生系统中对性别的关注应旨在推动更具“战略性、有效性和公平性的卫生系统干预措施、项目和政策”的发展(Morgan et al.,2016)。

本章强调了受到生物学性别和社会性别因素交互影响的关键健康问题。“女性”和“男性”这两个类别并非二元对立,生物学性别差异和社会性别相关因素对健康状况的影响不是单一的(Spence,Pilote,2015),而是与其他诸多因素交互作用的。

10.2.2 健康的多元社会决定因素

我们特别关注影响男女性健康的生物学性别和社会性别因素,这些因素带来的影响需要与其他多元健康决定因素共同考虑。健康的社会决定因素(SDH)(社会决定因素委员会,2008)包括性别、阶层、种族或民族、家庭结构、移民状态、地理位置、年龄、性别、性取向以及健全/残疾,它们跨越时空以多种方式联合,影响着人们的全生命周期健康。健康的社会决定因素(SDH)是由社会、经济和政治体系支持的个体决定因素所决定的,并嵌入在权力结构中。教育对女性的健康有显著积极影响,包括其个人、近期和远期健康(Krieger,2008)。社会生态模型涵盖个体、人际关系(与伴侣、家庭、社区的关系)、系统(如医疗保健系统)和结构(社会、政治、经济、文化)(Bronfenbrenner,1979)。根据生命历程法,儿童和青少年时期的环境、经历和健康状况将影响成年后的健康(Dick et al.,2015;Chandra-Mouli et al.,2017)。在社会内部和社会之间,这些因素为人们享有健康创造了公平或不公平的机会(社会决定因素委员会,2008)。卫生系统可以通过立法、文化和传统的制度化(Christodoulou,Zobnina,2009)来促进或阻碍良好健康状态的实现。健康和卫生系统受到千年发展目标的影响,现在受到可持续发展目标的监督。可持续发展目标3的健康目标包括13个指标和若干相互交叉的具体执行目标,包括营养、环境风险、生殖和孕产妇健康。可持续发展目标3.1包括降低孕产妇死亡率。这一更广泛的健康愿景将全民健康覆盖以及生物和社会决定的风险因素等卫生系统问题联系起来。健康的社会决定因素通常被视为卫生范畴之外,但它对解决健康的根本问题并促进跨部门合作至关重要。在本章中,我们记录了与健康促进相关的卫生系统及综合干预措施(WHO,2016a)。

10.2.3 本章内容

首先,我们要分辨生物学性别和社会性别这两个术语的含义。这些术语在健康相关文献中经常被混淆并交替使用。本章讨论了基于社会性别的多种健康促进方法,概述了女性和男性预期寿命和疾病负担及其决定因素,深入研究了生物学性别和社会性别如何塑造五个特定的健康问题:艾滋病毒感染、性别暴力(GBV)、心血管疾病(CVD)、心理健康问题和孕产妇死亡率。以上五个问题都是为了强调生物学性别和社会性别如何以不同方式影响健康。本章讨论了解决这些健康问题的生物医学干预措施,也讨论了性别角色转换的健康干预措施。最后,本章强调将健康概念化为许多因素间的复杂相互作用,社会性别是其中的一个关键社会决定因素。这些对我们如何解决这些问题、开展研究、制定卫生政策和设计服务具有重要意义。

10.2.4 生物学性别和社会性别的健康差异

生物学性别指的是女性和男性之间的生物学差异。有些健康现象和经历在生物学上是男性或女性独有的,包括男性或女性特有的生殖健康事件,如怀孕和分娩,以及女性或男性生殖系统癌症等疾病。其他与性别有关的差异还包括一些疾病在女性或男性中更常见,例如甲状腺疾病、类风湿关节炎、红斑狼疮和多发性硬化等自身免疫性疾病在女性中更常见(Whitacre,2001),而与生活方式问题密切相关的健康问题,如酒精相关的肝脏疾患,以及和烟草暴露相关的呼吸系统疾患在男性中更常见(Murray,Lopez,1997)(文本框10.2.1)。

文本框10.2.1 什么是生物学性别?

女性与男性在性相关健康方面的差异包括解剖结构、遗传特性、生化过程、生理功能以及身体特征(Wizemann,Pardue,2001)。这些特征普遍存在,通常具有稳定性,是区分男性与女性的关键因素。然而,个体的性别或生物学特征表现出一定的变异性和流动性,有些个体同时具有男性和女性的特征,或者以某种方式结合了男性和女性的特征(Christodoulou,Zobnina,2009)。

为了更全面地从生物学层面理解男女性健康状况,需要开展相关的细胞和分子研究。男性和女性面临的一些额外健康风险的生物学解释仍存在争议。生物脆弱性并不是导致男性和女性面临更大风险或优势的唯一原因,生物和非生物因素对男女性健康的复杂影响通常很难区分。生物性的健康风险是否最终导致健康问题,取决于许多非生物性因素。

在社会性别分析中常用的一些关键术语包括社会性别认同、性别表达和性取向(文本框10.2.2和10.2.3)。

文本框10.2.2 什么是社会性别?

社会性别是一种社会建构,体现了社会态度、价值观、规范以及在社会内外、时空中对女性和男性的角色和责任的不同期望。它包括个体如何认知自己和他人的女性和男性身份,以及他们如何行为和相互交往。它包括社会角色、活动和责任所赋予的男性和女性的社会属性。因此,社会性别是通过社会化获得的,是可变的,随时间和文化背景而异。它包括社会对女性或男性应该如何行事的看法,对作为女性或男性所重视的价值观,以及对何种行为被视为可接受的看法。总的来说,这些差异等同于女性和男性在责任、活动、资源获取和控制以及决策机会方面的不平等(Christodoulou,Zobnina 2009;Sprague,2018)。

文本框10.2.3 什么是社会性别认同和性取向?

社会性别认同指的是个体在生物性别之外的个人和社会认同。顺性别者是指认同其出生时的生理性别的个人。跨性别者包括不认同或不完全认同其出生时的生理性别的个人。性取向是指对性的吸引和亲密关系。对于女同性恋者、男同性恋者、酷儿或双性恋者,吸引力和亲密关系主要或附加地指向同性别的个体(Christodoulou,Zobnina,2009)。

尽管社会性别结构是流动性的(Sprague,2018),但在主流的社会刻板印象中,男性气质常常被塑造为一种理想化的、异性恋的男性气质。这些特质包括自立、具有竞争性、情感克制、攻击性、体格强健、经济主导者和性能力娴熟等(Jewkes et al.,2015)。同样,也有一些刻板和理想化的女性气质,通常与温柔、同理心、敏感、关心以及迎合男性的兴趣和欲望相关联。霸权形式的男性气质塑造了一种主导的男性行为模式,这种模式为从属关系提供了整体的意识形态上的合法依据。这种霸权模式导致女性和男性在权力方面产生定位差异(Connell,Messerschmidt,2005)。这些反映了性别不平等体系,不平等可以被视为没有充分满足女性和男性的不同健康需求(图10.2.1)。

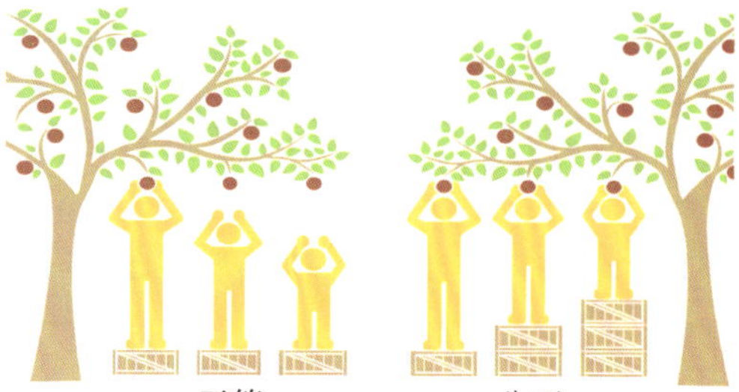

图10.2.1 平等和公平的区别

权力等级包括象征性的和实际的权力关系,在个人、人际、机构和社会层面上发挥作用。巴特勒(Butler,1999)提出的"表演性"性别概念将性别视为一套由男性和女性执行的社会、经济和政治实践。这种"霸权"男性气质的概念为探究社会内外性别关系中的等级制度提供了框架。

虽然社会文化中存在男性气质和女性气质的主流刻板印象,但实际上女性和男性气质的表现形式是多样化的(Connell,2012;Jewkes,Morrell,2012;Morrell et al.,2016;Shefer,2016)。在规范的男性和女性环境背景下,性别社会化反映了多样化的女性和男性特征、社会期望和身份(Hammarström,2018)。"对于男性来说,主导的男性气质是在各种身份之间的相互竞争过程中出现的"(Connell,Messerschmidt,2005),采用非主导行为模式的女性和男性容易受到指责和边缘化。这导致分析性别如何影响女性和男性健康状况、医疗实践和卫生保健方面的权力变得复杂。

性别等级在历史上发生过变化,新形式取代了旧形式(Connell,Messerschmidt,2005)。个人或群体"表演"性别的方式随时间和社会环境而异。虽然存在多种男性和女性气质,但社会上存在一些主导形式,这与男性具有更大的权力相关(文本框10.2.4)。

文本框10.2.4 关键信息

- 性别和性别角色之间存在重要的概念差异。
- 考虑这两者对于理解男性和女性的健康状况、政策、项目、服务以及特定健康问题至关重要。
- 性别是社会构建的,它影响分配给男性和女性的角色、行为、活动和属性,以及对其适当行为的看法。
- 存在多种男性气质和女性气质。
- 霸权男性气质和女性气质影响人们在所有层面上的生活、工作和相互关系,包括与卫生系统的关系(Morgan et al.,2016)。

10.2.4.1 交叉性

交叉性理论和方法的起源强调交叉因素影响健康,交叉因素是法律、批判性女权主义、种族、反殖民主义和酷儿理论的融合(Hankivsky,2014)。它们专注于分析不平等、排斥和社会不公正中的多样性。权力、特权和边缘化源自于多种相互作用的社会分层因素,包括阶级、种族或民族、性别、地理、家庭结构、健全/残疾、移民状态、宗教和性取向。这些相互关联的权力系统(Larson et al.,2016)体现在法律、政策和制度中(Larson et al.,2016)。由于存在不同且相互依存的特权、脆弱性、边缘化和排斥等类型,我们不应提前将某一因素视为最重要的健康不平等因素。交叉性理论认为,将某一因素中心化会鼓励其他影响因素作为离散因素附加进来,而不是以相互结合的形式整体考虑(Hankivsky,2014)。交叉性理论的分析侧重于根据人们生活背景而定的社会特权或劣势(Hankivsky,2014)。这影响了对弱势或劣势群体中较差健康状况和医疗服务可及性的理解(Larson et al.,2016)。

10.2.4.2 性别主流化

性别主流化是一种从20世纪90年代中期开始在国际上广为推崇的方法。1997年,联合国经济及社会理事会、世界卫生组织(WHO)及发展组织均已采纳该方法。此举涵盖女性与男性,旨在促进性别概念的包容性,并解决发展导向的活动中存在的局限性。这些局限包括未能有效地将性别因素整合至各部门的工作之中(Mannell,2010)。性别主流化包括在政策、战略、方案、项目活动、行政功能以及组织文化中融入性别视角——即在思考和行动方式中均须体现性别意识。

尽管性别主流化在促进解决政策领域中的性别不平等和权力关系方面的贡献得到认可,但其对健康和发展的影响却有限。原因之一是在不同的实施背景下对其理解的差异。这导致了对性别问题的认识和行动的模糊和淡化。性别主流化的主要导向是女性和男性应该有平等的代表性。但最关键且严重的问题是,性别主流化在重视整合和主要采用技术专家的做法时,使性别权力关系与政治化倾向分离(Tolhurst et al.,2012)。性别问题不应只是附加项或简单勾选,而应整合和分析,以阐明系统和制度如何产生性别不平等或使其持续存在,并说明如何改变这些现象(Morgan et al.,2016)。

10.2.4.3 性别不平等仍为重要问题

Witter等人(2017)指出如果不特别关注性别不平等,就会在健康和卫生系统分析中留下一个意想不到的空白。为了实现卫生系统的公平,我们需要特别关注贫困女性、失业男性和女性为户主的家庭(Witter et al.,2017)。此外,性别被认为是一个关键的社会分隔线,它常常影响人们获取卫生系统资源和服务的能力。中低收入国家(LMICs)以生殖健康需求为主,这使女性群体处于不利地位。一个印度案例探讨了自费医疗支出对女性产生的不利影响,他们的研究发现,尽管自费医疗使得青少年孕妇在获得产科卫生服务方面受影响最大,但同时全体女性获取的医疗服务都有所下降。研究还发现,未经治疗的疾病在女性中比男性更为普遍,即使在受过教育并具有较高社会经济地位的女性中也是如此(Witter et al.,2017)。这只是一个具体的案例分析,但它强调了在设计医疗保健政策和计划时持续考虑性别不平等的重要性。在理解性别行为的主导模式时,男性气质的霸权模式这一概念十分重要。Jewkes和Morrell(2012)及Shefer(2016)在Connell(2012)的研究方法基础上,探讨了性别对男女健康问题的影响。他们指出,性别角色、关系和身份是不断持续且变化的(Tolhurst et al.,2012),多重性别身份和权力等级之间存在动态联系,并以复杂的方式发挥作用。同时,这一理论也强调了不同的性别、年龄、社会和经济因素是如何以不同的方式影响不同群体男性和女性的健康(Jewkes,Morrell,2012;Stern et al.,2014)。

10.2.4.4 社会性别、生物学性别和关键健康问题

我们讨论HIV时强调了生物学性别和社会性别的影响因素,而性别暴力(GBV)则主要体现了性别动态的影响。在男性和女性中,心血管疾病和心理健康问题的发展凸显了生物学和社会性别因素的影响。它们

的诊断和治疗结果显示了卫生系统、卫生专业人员的决策以及治疗和医疗保健的性别影响。性别对健康的影响仍然深受其他社会因素的有力影响和制约。孕产妇健康突出了女性的孕产妇死亡率和发病率的差异。男性之间也存在类似的差异。

文本框10.2.5 关键信息

◇ 交叉性理论等理论和框架是一种强调性别因素以避免非预期的负面健康后果的方法；承认性别身份和等级与更广泛的社会健康决定因素(SDH)的动态联系，都有助于分析男性和女性健康问题的根源。

◇ 性别不平等和偏向于支持主流异性恋男性气质的权力，是理解男女健康差异的关键。

性别分析发现性别权力关系在劳动、资源和奖励分配中均有体现(Gupta，2000)。在与健康相关的干预措施中，这些分析至关重要，它们有助于改善男女性健康状况、决策能力、行为模式、卫生服务的获取途径以及健康问题的管理与治疗。我们应该努力改变健康和卫生系统中的性别关系，至少不应进一步恶化这些关系。

10.2.4.5 预期寿命和全球疾病负担

预期寿命是衡量健康的基本指标。根据出生时的预期寿命估计，女性通常比男性寿命更长。2015年出生的儿童的全球平均预期寿命显示，女性比男性的寿命长约4.7年(女性为73.8岁，男性为69.1岁)(WHO，2016b)。这是由生物、行为和环境因素造成的，包括健康风险暴露模式和治疗获得途径。

在大多数国家，5岁以下的男孩死亡风险高于女孩，导致男性预期寿命较短。关于是否存在生物学差异，目前证据不足。与男性预期寿命较短有关的性别理论还基于一种可能性，即雌激素可能在绝经前保护女性心血管疾病的发生，而心血管疾病是男性早逝的主要原因。然而，大多数最新研究似乎不支持这一观点(Phillips，2006)。

影响男性较低预期寿命的社会性别差异更为明显，这是因为女性和男性在意外或非意外死亡方面存在差异。性别相关的劳动分工通常使男性在建筑、运输和紧急服务等工作环境中承担更危险的工作，这也导致更多的工作事故(Doyal，1995)。与女性相比，年轻男性更有可能参与更多的冒险行为，再加上社会经济因素的作用，进而影响了男性的寿命。14至44岁年轻男性的非意外死亡主要是道路交通事故、凶杀以及由于男性较高的吸烟、饮酒和药物滥用引起的健康相关问题(Prince et al.，2007)。

不同国家的整体预期寿命差异巨大。在世界上拥有最高预期寿命的日本，2015年出生的女性平均预期寿命为86.8岁，男性为80.5岁(表10.2.1)。这与预期寿命最低的塞拉利昂形成鲜明对比——2015年出生的女性和男性的预期寿命分别为50.8岁和49.3岁(WHO，2017)。

表10.2.1 2015年出生预期寿命(排名前五位和后五位的国家)

国家	女性	男性
日本	86.8	80.5
瑞士	85.3	81.5
新加坡	86.1	80.0
澳大利亚	84.8	80.9
西班牙	85.5	80.1
科特迪亚	54.4	52.3
乍得	54.5	51.7
中非共和国	54.1	50.9
安哥拉	54	50.9
塞拉利昂	50.8	49.3

在国家内部以及不同国家之间,男女性预期寿命的差异反映出了贫富之间、主流与边缘化群体之间的健康不平等。在高收入国家(HICs),女性和男性的预期寿命远高于中低收入国家(LMICs)。营养不良、卫生条件差、家庭收入低和卫生系统薄弱等与贫困相关的因素是造成差异的基本原因。社会、经济和环境条件的改善以及获得高质量医疗保健的途径提高了高收入国家的预期寿命。但即便在高收入国家,预期寿命也存在明显差异,较贫困和边缘化的群体预期寿命明显较短。

某些地区和国家的战争和冲突导致人口的整体预期寿命下降,男性尤为严重。在母婴保健条件差的地区,高孕产妇死亡率降低了女性的预期寿命。在抗逆转录病毒治疗普及之前,艾滋病相关死亡大幅降低了撒哈拉以南非洲国家的预期寿命。在东欧和俄罗斯,男性的预期寿命降低在苏联解体前后达到顶峰,这被归因于男性性别相关的生活方式,例如为应对巨大的社会经济和政治动荡而过度饮酒(Pietilä,Rytkönen,2008)。

疾病负担(BOD)是衡量人们是否享受健康生活质量的良好指标。Amatya Sen 描述道:"如果我们身患残疾或不断受到疾病的困扰,我们就无法做很多事情"(Sen,2004;Sprague,2018)。世界卫生组织采纳了全球疾病负担(GBD)的概念来考虑疾病和残疾的影响,使用伤残调整寿命年(DALYs)、质量调整寿命年(QALYs)和伤残调整期望寿命年(DALE)作为量化健康质量的指标(Sprague,2018)。儿童和青少年时期为成年后的健康状况奠定了基础,这种情况贯穿整个生命周期。对健康的认知在不同个体和社会之间存在差异。为减少疾病负担和促进健康而采取的行动,体现了健康作为"社会福利"的特殊性质(Sprague,2018)。

中低收入国家,尤其是在撒哈拉以南非洲国家,需继续努力控制重大传染性或感染性疾病,如 HIV/AIDS、结核病和疟疾。应对这些问题需要大量人力资源和技术。许多中低收入国家在基础设施、人力资源和技术专长方面受限,难以控制疫情,并将资源投入其他卫生、社会经济、教育和发展需求中(文本框 10.2.6)。

文本框 10.2.6 关键信息

◇ 总体而言,女性的预期寿命比男性长。

◇ 这在国家内部和不同国家之间都有所不同,反映了生理性别、社会性别、年龄、行为以及社会健康决定因素相互作用的影响。

◇ 女性预期寿命低于男性意味着社会性别歧视水平更高。

◇ 世界卫生组织采用多种措施来衡量受损的健康生活质量——疾病负担。

◇ 儿童和青少年的健康影响成年期的健康轨迹。

◇ 中低收入国家面临传染病和非传染病双重流行的挑战。

10.2.4.6 生物学性别和社会性别对特殊健康问题的影响

HIV/AIDS

HIV 是世界许多地区男性和女性健康面临的重大威胁之一。HIV 的主要传播方式包括性行为(无保护的阴道性交或肛交),注射毒品时使用受污染的针具,以及母婴垂直传播。我们将重点关注 HIV 对中低收入国家(尤其是南部非洲)男女健康的影响及变化,因为这些地区的 HIV 感染负担最重(Abdool Karim et al.,2010;Ramjee,Daniels,2013)。

图 10.2.2 中的 Sprague(2018)模型有助于以图形化方式展示影响 HIV 感染的生物学和结构因素。

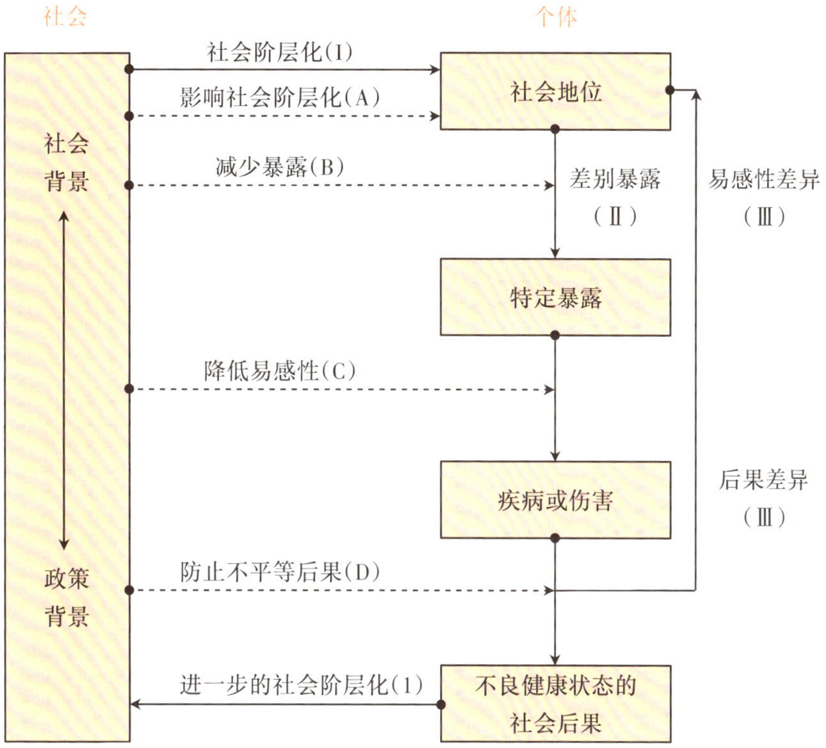

图 10.2.2 HIV 感染途径及后果

生物学上的HIV易感性

女性在生理上比男性更易感染HIV。这种易感性反映在生理结构、遗传学和免疫学等多个层面。在无保护性行为中,女性阴道(及肛门)具有更大的黏膜表面,这增加了在无保护性行为中暴露于病毒的风险。此外,这些区域在性行为中对HIV的暴露时间较长(Abdool Karim et al.,2010;Ramjee,Daniels,2013)。阴道和宫颈(及肛门)黏膜在性行为中易于产生微小磨损,从而促进HIV侵入。这可能与生殖器的炎症、溃疡、损伤及既往性传播感染有关。女性中未被诊断的性传播感染更为普遍,原因包括对性传播感染认识不足、诊断难度以及获取性传播感染医疗保健的社会障碍(Abdool Karim et al.,2010)。单纯疱疹病毒2型与HIV传播风险增加有关(Ramjee,Daniels,2013),细菌性阴道炎(BV)和梅毒也被认为是相关因素。在HIV、HSV-2和细菌性阴道炎流行率高的撒哈拉以南非洲地区,这一点尤其重要。

15至24岁的年轻女性感染HIV的风险是同龄男性的8倍(Dellar et al.,2015)。性别决定的社会和经济因素与生物学风险相结合导致风险增高,例如年轻女性宫颈不成熟和生殖器炎症水平较高,增加了HIV的传播风险(Abdool Karim et al.,2010;Ramjee,Daniels,2013)。激素水平和免疫反应也可能影响HIV的易感性,例如排卵后雌激素水平的增加可能加剧HIV的感染风险(Ramjee,Daniels,2013)。女性妊娠和哺乳期间的激素和生理变化可能与更高的HIV感染率有关(Ramjee,Daniels,2013)。未经治疗的HIV相关感染会增加孕产妇死亡风险(Kendall et al.,2014)。使用注射式孕酮避孕药Depo-Provera的女性可能面临更高的HIV感染风险(Abdool Karim et al.,2010),目前正对此进行深入的医学研究(Harper 2015;Tasker et al.,2018)。

性别和其他社会因素影响HIV易感性

生物学因素与社会、经济和行为因素相互作用,增加了HIV的易感性,其中性别不平等是加剧HIV易感性的关键因素(Abdool Karim et al.,2010;Jewkes,Morrell,2012)。

霸权式的男权文化背景支撑着男性在异性恋亲密关系的决策中占主导地位。相比男性,女性在决定是否进行无保护性行为时拥有更少的决策权。霸权男性形象促使男性拥有多个并行的性关系,包括老年男性与年轻女性发生性关系,这增加了年轻女性的HIV易感率(Dellar et al.,2015)。如果女性拒绝性行为或坚持使用避孕套,她们可能会遭受暴力(Jewkes,Morrell,2010;Ramjee,Daniels,2013)。性暴力既可能是导致艾滋病的原因,也可能是其后果(Jewkes,2014)。

年轻女性不利的社会经济地位与较早和被迫发生初次性行为、较少使用避孕套、多个性伴侣以及与更有可能感染HIV的年长男性发生性交易行为相关联(Abdool Karim et al.,2010;Ramjee,Daniels,2013)。

男性主义的社会构建可能导致男性HIV感染风险增加。社会期望"真正的"(异性恋)男性通过无保护性行为和多个性伴侣来展示其男性气概,这使男性面临进行更危险性行为的压力。传统的社会规范与卫生系统相结合,卫生系统中性和生殖健康(SRH)与HIV整合不良。除了性传播感染外,男性参与除性传播疾病之外的性和生殖健康的活动通常是不被鼓励的。正如Gutmann(2007)所述,男性是"生殖健康缺失的(重要)因素"。社会背景和健康服务中的障碍让女同性恋、男同性恋、双性恋、跨性别、双性人以及其他性别认同(LGBTQI+)个体和群体难以寻求性和生殖保健。

在HIV医疗服务利用方面,男女之间存在明显的差异。性别规范使女性更容易获得医疗保健服务。女性为满足生殖健康和儿童健康需求而寻求医疗保健。在HIV流行最严重的地区,为预防婴儿HIV感染而设立的项目进一步促进了女性寻求医疗保健。然而,这也为女性带来了新的挑战。她们通常是伴侣关系中首先接受HIV检测的一方,一旦检测结果呈阳性,便可能面临污名和指责。然而,女性获得HIV检测和诊断服务的机会,以及获得抗逆转录病毒治疗(ART)的机会,让感染HIV的女性更容易得到好的医疗保健服务和预后。对于男性而言,寻求医疗保健被认为是一种"软弱"的表现,这可能会使得他们只在疾病严重时才寻求帮助(Stern et al.,2014b;Jewkes et al.,2015)。相比之下,男性进行HIV检测和确诊的可能性较低,接受抗逆转录病毒治疗和维持治疗的可能性也较低,并且更可能死于与艾滋病相关疾病(Cornell et al.,2017)。此外,男性参与HIV感染者社会支持体系的可能性也较低(Madiba,Canti-Sigaqa,2012)(文本框10.2.7)。

文本框10.2.7　关键信息

◇ 生物学和社会性别相关因素使女性,尤其是年轻女性,更容易受到HIV感染。

◇ 由于更容易获得医疗服务,她们更有可能接受HIV检测和诊断,并接受抗逆转录病毒治疗和维持治疗,然而这可能使她们面临污名和指责。

◇ 霸权男性气质助长了更为危险的性行为。这种行为以及对健康服务获取的不充分性,阻碍了男性主动寻求健康咨询、接受HIV检测,以及获取和持续使用抗逆转录病毒治疗(ART)。

10.2.4.7 心血管疾病

非传染性疾病在21世纪造成了重大的疾病负担(Mendis,Chestnov,2014)。据估计,在2008年全球3 600万死亡人数中,大约63%是由非传染性疾病引起的。心血管疾病在非传染性疾病死亡中所占比例最高(48%)(Mendis,Chestnov,2014)。冠状动脉心脏病和中风是心血管疾病死亡和致残的主要原因。主要风险因素包括高血压、超重或肥胖以及高胆固醇水平。这些因素对男女性心血管疾病的结局具有相似的影响。

心血管疾病的社会性别特征

尽管几十年来心血管疾病被视为"男性"疾病,但它在女性中更为常见(Appelman et al.,2015),这可能归因于女性中风的普遍性以及女性相对较长的平均寿命。女性患心血管疾病的平均年龄比男性晚7~10年。这引发了雌激素对女性心血管疾病可能具有预防保护作用的猜测。然而,最近的研究并不支持这一观点(Riska,2010),并且显示通过激素替代疗法在预防心血管疾病方面没有益处(Spence,Pilote,2015)。

年轻女性具有特定的与心血管疾病相关的风险因素，包括妊娠相关的健康问题（如妊娠高血压、糖尿病和子痫前期）和内分泌紊乱等（Appelman et al.，2015）。偏头痛等风险因素在女性中比男性更常见，这似乎与女性中风有关。虽然吸烟在男性中比女性更普遍，但多项研究显示，与男性相比，女性长期大量吸烟更会增加患心血管疾病的相对风险（Appelman et al.，2015）。

中低收入国家中的非传染性疾病

随着健康服务领域的发展，非传染性疾病在中低收入国家变得日益普遍，这一现象主要是由健康转型过程中生活方式的改变所驱动的（Kengne et al.，2013）。转型前，心血管疾病的流行包括风湿热和特发性心肌病等，同时高血压疾病和脑卒中以及健康转型疾病也很常见。常见的个体风险因素包括吸烟、缺乏运动和不健康饮食。风险因素因性别而异，男性吸烟问题较为普遍，而女性肥胖问题更为常见（Mayosi et al.，2009）。非洲地区的非传染性疾病标准化死亡率最高，为每10万人达779人（Mendis，Chestnov，2014）。传染病与非传染性疾病的双重负担被称为“冲突流行”（Mayosi et al.，2012）。非传染性疾病是撒哈拉以南非洲的第二大死因，占2011年总死亡人数的30%（Airhihenbuwa et al.，2016）。高血压是心血管疾病的主要原因之一，预计到2025年，该地区的高血压患者人数将从2008年的750万增加至1.26亿，增长68%（Airhihenbuwa et al.，2016）。对各国中风病例的分析表明，最贫穷的国家承担着最重的疾病负担（Mayosi et al.，2009）。据世界卫生组织估计，南非非传染性疾病的负担是高收入国家（HICs）的两到三倍，预计到2040年心血管疾病引起的死亡将翻倍。这一趋势在撒哈拉以南非洲其他国家和中欧国家中也普遍存在，尤其是在农村和城市贫困群体中更为明显。这导致了慢性疾病护理需求的增长（Mayosi et al.，2009）。由于传染病负担过重，对包括心血管疾病在内的非传染性疾病的预防和治疗在中低收入国家常被忽视。HIV加剧了非传染性疾病的负担，这表明改进卫生服务对于减少这些病症所导致的健康不平等具有重要作用（Mayosi et al.，2009）。

心血管疾病与医疗保健

在女性对心脏疾病潜在症状的感知与反应上，卫生系统的相关因素显著影响社会性别间的差异。女性更常出现疲劳、无力、头晕、心悸或食欲不振等症状，而非胸痛（Aggarwal et al.，2018）。当女性报告胸痛症状时，因为这些症状与典型的症状不符（Crea et al.，2015；Aggarwal et al.，2018），往往被归因于不明原因的胸痛（Crea et al.，2015）。针对可能患有心脏病的男性和女性进行的临床检查也存在差异。欧洲心脏调查显示，虽然42%的患者是女性，但医生更倾向于对报告有胸痛或不适的男性进行运动心电图和冠状动脉造影检查，而非女性。这显示出在为女性提供循证医疗治疗方面存在性别偏见，因而导致了治疗不足或不当（Crea et al.，2015）。

年轻女性患心脏病的风险被低估，住院期间年轻女性急性心肌梗死后的死亡率高于男性同龄人（Crea et al.，2015）。在美国，与年轻女性和种族（黑人、拉丁裔和南亚裔女性）相关的因素形成了女性亚群体，她们在心脏病发作症状的识别和治疗上更加弱势和边缘化（Aggarwal et al.，2018）。心绞痛和心脏病发作被视为“男性疾病”，导致女性症状识别和医疗服务质量较差。据报道，相对较多的男性被报道死于突发心脏病，但这一趋势已经改变（Crea et al.，2015），这种变化主要归因于对心脏病发作症状的性别偏见。

女性接受的心脏康复治疗较少，这可能与卫生服务和社会经济因素有关，如医疗保健提供者的宣传和转诊不足、治疗成本和交通问题、社会支持体系不足，以及家庭责任的重担（Aggarwal et al.，2018）。社会经济因素也可能影响女性的心脏病预防和求医行为（Spence，Pilote，2015）。

对心脏病在女性和男性中潜在的生物风险因素进行进一步研究，可以帮助我们更好地理解心血管疾病的病因，并有助于针对性地制定检测、治疗和管理的措施（Appelman et al.，2015）（文本框10.2.8）。

文本框10.2.8　关键信息

◇ 由于高血压和中风的发病率较高,人们普遍认为心血管疾病是"男性疾病"。然而事实上,这种疾病在女性中更为常见。
◇ 年轻女性和HIV携带者具有特定的心血管疾病风险。
◇ 不同的风险因素,包括社会经济因素,导致女性和男性在心血管疾病方面产生不同的结局。
◇ 医疗保健专业人员在检测、诊断、测试和治疗过程中存在性别偏见,这对女性产生了负面影响。
◇ 在中低收入国家,传染病和非传染性疾病的"冲突流行"现象尤为明显。

10.2.4.8 性别暴力

性别暴力涵盖了广泛的暴力类别(文本框10.2.9)。

文本框10.2.9　性别暴力

联合国将针对妇女的性别暴力(VAW)定义为:"任何基于性别的行为,导致或可能导致妇女在身体、性或情感/心理上受到伤害或痛苦(Sprague,2018),包括威胁、强迫或剥夺妇女自由的行为。"身体暴力形式包括被拍打、拳击、扼颈、推搡、撞击、投掷物体、殴打、故意烧伤或威胁使用武器,这些行为可能发生在私人或公共场所。强奸或性暴力则指任何形式的强迫性行为,包括因恐惧伤害或受到威胁而被迫从事的行为(WHO,2013)。无论施暴者与受害者的关系如何,这类暴力行为都可能在任何地方发生,包括使用身体部位或物体进行的侵入行为(Sprague,2018)。性别暴力还包括对妇女的谋杀以及亲密伴侣(家庭)暴力,这些行为多由男性对女性实施。

针对女性的暴力行为

国际上普遍存在针对女性的暴力行为。根据世界卫生组织2013年的数据,35%的女性曾经受到过来自亲密或非亲密男性伴侣的身体或性暴力。女性最有可能在家庭或其周围环境中遭受暴力,大多数针对女性的身体暴力和性暴力都是由亲密伴侣所为(WHO,2013)。虽然身体和性暴力更容易被关注,但来自男性亲密伴侣的情感虐待或暴力,包括"言语虐待、暴力威胁、制造恐惧、羞辱、破坏财产、强迫社交隔离、占有或扣留收入,以及炫耀其他性伴侣"(Jewkes,2010)却受到较少的关注(Matheson et al.,2015)。据报道,情感虐待的发生率为9%到70%(Jewkes,2010)。受到虐待的人经常面临缺乏同情心的刑事司法服务(Meyer,2016)和毫无准备的医疗服务(全球疾病负担研究,2013;Collaborators et al.,2015)。

暴力行为,包括针对女同性恋或性别不明确女性、HIV携带女性的杀戮,是暴力仇恨犯罪的一种特殊形式(Cooper et al.,2016)。在一些地区,存在暴力绑架女性进行性交和/或结婚的现象。例如,在南非东开普省,存在一种名为"*ukuthwala*"的特殊形式的性暴力现象,包括绑架和强奸年轻女孩。这种现象是对过去年轻人自愿私奔的习俗的扭曲(Monyane,2013)。

男性对男性的暴力

几乎所有针对男性的暴力行为都是由其他男性实施的。据估计,每发生一起针对男性的暴力死亡案件,就有29起需要医疗救助的严重的男性对男性的攻击事件(Krug et al.,2002)。与性别有关的因素促使人们认为强硬、竞争性强以及渴望支配其他男性是"作为一个男人"的积极特质(Jewkes et al.,2015),这在男性对男性的暴力中最为突出。这些都是在男性对男性暴力的其他社会经济风险因素的背景下发生的。此类暴力行为,与男性对女性的暴力行为相类似,通常与社会经济的剥夺、城市贫困的聚集以及药物滥用等问题紧密相关(全球疾病负担研究,2015)。

人际间暴力

数据显示,全球针对女性的人际间暴力(IPV)发生率为15%至71%(Sprague,2018)。2013年,IPV导致的死亡率达到了8.5%(全球疾病负担研究,2013;Collaborators et al.,2015)。与性别暴力相关的伤残调整寿命年因性别、年龄和地区有所不同。在各个年龄段中,除了老年组别,男性的受伤率普遍高于女性。除了交通事故造成的伤害,男性之间的攻击行为和凶杀案件也是导致他们受伤率较高的主要原因。西欧15岁至49岁成年男性中,凶杀造成的伤残调整寿命年为2 651/10万,东欧为10 780/10万(全球疾病负担研究,2013;Collaborators et al.,2015),人际间暴力造成伤残调整寿命年为317/10万。这种情况在中低收入国家更为常见,15岁以下男孩的伤残调整寿命年在西欧较低,为468.4/10万,在中非则较高,为6 471.4/10万。在南非这样一个非战争状态的国家,年轻男性之间的人际间暴力已经达到流行的程度(Norman et al.,2010)。

目前没有确凿的生物因素可以解释人际间暴力。男性体内的睾酮激素并不能解释为什么不是所有男性都会产生暴力行为。相较于大多数女性,男性体力更强,这使得他们更容易实施身体暴力。针对女性的性别暴力和男性之间的暴力都具有高度性别特征。

尽管多种因素与性别相互作用影响男性对女性的暴力行为,但人际关系和社会中的性别权力不平等仍是一个关键的推动力(Jewkes,2002)。这表现在男性的控制行为、男性特权观念以及对女性进行“惩罚”的权力,这些得到了个人、社区、刑事司法系统、政策制定者和服务提供者的纵容(Seedat et al.,2009)。女性遭受暴力的经历与心理健康问题之间存在相互关系。对女性的暴力行为会对心理健康产生严重的负面影响,如抑郁和焦虑(Jewkes,2010)。暴力对身体健康的影响包括受伤或死亡、性行为和生殖控制能力受限以及缺乏寻求医疗保健的行为。这可能导致意外怀孕,孕产妇和围产期不良健康结局,并增加性传播感染的风险。

对同性伴侣间的暴力行为研究相对较少。然而,研究表明,男同性恋者的情感、身体和性虐待与主导性男性特质有关,在这种关系模式下一方对另一方实施控制行为并凌驾于另一方之上(Coles,2009;Creighton,Oliffe,2010)。鉴于男性是人际间暴力的主要施害者,男同性恋者可能在男性群体中遭受不成比例的伤害(Oliffe et al.,2014)。与一般男性一样,他们通常将身体和心理伤害视为“男性特质的一部分”。由于这部分人群不愿寻求医疗或其他援助,这对卫生系统和服务有重要影响(Oliffe et al.,2014年)(文本框10.2.10)。

文本框10.2.10 关键信息

◇ 对妇女的暴力行为和青年男子之间的暴力行为普遍存在,施害者通常为男性。

◇ 人际间暴力在女性和男性中最为常见,特别是来自熟人的暴力。

◇ 一些社会经济因素会影响性别暴力的发生,但性别权力的不平等,尤其是男性相对更具权力,是性别暴力的关键驱动因素。

◇ 性别暴力对身体和心理都具有严重的负面影响。

◇ 缺乏同情心的刑事司法系统和准备不足的医疗服务在发现和处理性别暴力问题上面临重大挑战。

10.2.4.9 心理健康

心理健康负担与性别问题:共性与差异

在1990年至2010年间,精神、神经系统和物质滥用问题的负担有所增加,目前占全球健康生命损失的十分之一。这些问题导致了过高的死亡率,对受影响者、照顾者和整个社会造成经济和社会层面的影响。

从历史上看,心理健康研究一直侧重于女性问题(Smith et al.,2016)。这种关注可能导致了对男性心理健康问题的忽视。性别在心理健康问题中的差异可以从性别观念和实践的角度来看待。在工业革命期间,男性外出工作,而女性承担在家中照顾孩子的责任。

这种基于性别的劳动分工影响了社会对男女的看法及行为期望。公共领域的生产性工作被视为与男性和男性气质相关联,而社会情感和家务劳动工作则被视为与女性和女性气质相关联。女性通常被视为脆弱而情感丰富,孩子们需要母亲的照顾以促进道德和心理发展(Rosenfield,Smith,2010)。虽然目前全球意识形态的转变赋予了女性争取平等的权力,尤其是在工作场所。但在职责方面,男女之间的性别权力分配仍然对女性和男性的心理健康具有重要影响。鉴于女性在家庭和社会中的主导地位,女性往往更倾向于将他人的利益放在首位,从而导致心理问题的产生(Doyal,1995)。照顾孩子和承担家务责任往往会给女性带来心理负担,进而使得她们承受的压力水平显著增加。在育儿得到保障且家庭责任由配偶共同承担的情况下,女性出现的抑郁和焦虑症状,与男性中发现的较低水平相当。性别规范鼓励女性保持情感亲密的社会关系,她们更容易感受到他人的关心(Taylar,Turner,2001)。然而,带来支持的亲密关系也可能成为带有冲突要求的负面互动的来源(Taylar,Turner,2001)。负面互动会抵消支持性互动的好处,使女性的压力水平更高。关于女性和男性心理健康方面的神经系统差异存在争议,包括性别在内的社会因素在心理健康问题中起主导作用。

在美国(Kessler et al.,2005)和其他国家(Andrews et al.,1999;Seedat et al.,2009)进行的大规模流行病学研究发现,男性和女性在心理病理学发病率上没有明显差异,而差异在于诊断结果(Rosenfield,Smith,2010)。具有物质滥用和反社会行为问题的男性更有可能对他人和自己造成破坏和不利状况。酗酒和药物成瘾可能会导致严重的心理或生理后果。研究表明,男性更有可能以暴力方式结束自己的生命,因此各年龄段男性的自杀死亡率都高于女性(Zarit,2011)。反社会人格障碍在男性中更为常见,精神分裂型和偏执型人格障碍也是如此。相比之下,女性更容易被诊断出具有表演型、依赖型和回避型人格障碍(符合女性刻板印象)(Torgersen et al.,2001)。进食障碍在女性中的诊断率是男性的10倍(Byrne,McLean,2001),大多发生在青春期晚期和成年早期。老年女性患痴呆症的比率较高,这可能与寿命有关,因此老年女性对心理健康服务的需求更大。

女性和男性的精神健康问题通常与心血管疾病、癌症、代谢紊乱和AIDS等疾病共存(De Hert et al.,2009;Murthy,2004)。

霸权男性气质的观念鼓励男性压抑无助、担忧和不安等情绪,并将这些情绪定义为女性化和软弱,这种观念最终决定了男性和女性表达感情方式的差异。男性和女性形成各自的应对策略,对男性来说,这种观念可能会导致情感压抑,进而转向药物滥用。有些人将药物滥用视为男性的抑郁症(Rosenfield et al.,2005)。男性在建立亲密而持久的社会关系时可能会面临性别特有的挑战,从而对心理健康产生负面影响(Castillo et al.,2007)。

卫生系统和性别化的心理健康实践

卫生系统、卫生服务和卫生从业者的行为,以及临床医生的测量偏差可能会影响关于性别和心理健康的学术研究结果,从而导致对不同性别心理健康症状的假设存在一定争议(Currin et al.,2011)。因为正确诊断出患有抑郁或焦虑症状的男性较为困难,卫生专业人员往往会延续对男性和抑郁症的性别刻板印象(Borowsky et al.,2000)。男性的心理问题往往被低估。临床医生较少使用标准的心理测量工具来评估男性的症状(Martin et al.,2013)。比较男性和女性心理健康的研究往往侧重压力导致的不同结局,而不是男性和女性心理健康经历的异同(Elliott,2013)(文本框10.2.11)。

文本框10.2.11　关键信息

◇ 解释心理健康中性别差异的四种传统观点包括性别社会化、寻求帮助的倾向、应对方式以及症状的分层表现(Currin et al.,2011)。

◇ 需要从整体上理解女性和男性心理健康问题的根本原因,包括对其社会、文化、经济和个人背景的综合考虑(Judd et al.,2009)。

◇ 研究人员、决策者和临床医生应重新评估当前用于检测男性和女性心理健康症状的测量工具的有效性和可靠性,并关注可能与男性经历相关的因素(Smith,Hemler,2014),以更有效地解决男性和女性的心理健康问题。

10.2.4.10 孕产妇健康

据估计,2015年的孕产妇死亡率(MMR)(每10万例活产中怀孕、分娩和分娩后的女性死亡人数)为216人。从1990年到2015年,总MMR下降了44%,每年下降2.3%。为了2030年实现可持续发展目标70,MMR至少需要下降7.3%(WHO,2016a)。

女性间的差异:地域、阶级和种族

全球孕产妇死亡率总体呈下降趋势,但这一现象掩盖了不同阶级、种族、年龄及世界各地区之间孕产妇状况的巨大差异。产妇发病率和死亡率高是全球发展不平等的关键指标,反映了世界不同地区女性之间的结构性不平等。中低收入国家较高的孕产妇发病率和死亡率与贫穷有关。世界银行2018年健康平等数据库发现,分别有35个和34个国家的人口面临灾难性和致贫的健康支出(Wagstaff et al.,2018)。产妇健康状况不佳及相关问题仍然是中低收入国家女性死亡和残疾的重要原因。在高收入国家,孕产妇死亡的风险是1/3 700,而在撒哈拉以南非洲国家是1/38(联合国开发计划署,2015)。2015年中低收入国家孕产妇死亡率大约占全球的99%,其中撒哈拉以南非洲约占66%,其次是南亚(WHO,2015)。撒哈拉以南非洲的18个国家的孕产妇死亡率介于500~1 000/10万(WHO,2015)。印度、尼日利亚、巴基斯坦、阿富汗、埃塞俄比亚和刚果民主共和国的孕产妇死亡人数占全球孕产妇死亡总人数的一半以上(Hogan et al.,2010)。撒哈拉以南非洲和南亚中低收入国家地区的孕产妇死亡率相似(每10万活产中351例和336例)。

卫生系统和医疗保健

在一些地区,性别相关因素阻碍了女性获取孕产期保健服务,这些地区的女性需要得到男性伴侣的许可或陪同才能就诊。然而,孕产妇健康结局的大部分差异源自卫生系统和服务相关的可预防问题,例如熟练的助产服务(WHO,2016a)。虽然截至2013年全球熟练助产服务覆盖率达到73%,但在非洲和东南亚,40%以上的分娩是在缺乏熟练医护人员的情况下进行的。孕产妇保健服务提供者的态度差、知识水平低和培训不足是缺乏熟练助产服务的根本原因(Sprague,2018)。

较年轻、贫困的女性以及居住在低收入或农村地区的女性更难获得有效的避孕方法。全球范围内,超过10%的女性无法获得或未使用有效的避孕措施,而在中低收入国家这一比例要高得多。非洲地区仅不到一半女性得到了符合其避孕需求的服务(WHO,2016a)。据估计,如果满足了避孕需求,孕产妇死亡率可能减少近三分之一(联合国开发计划署,2015)。

如果女性享有足够的经济资源来满足教育、信息和保健需求,并能推迟首次怀孕的年龄,大多数孕产妇并发症是可以预防的。孕产妇发病和死亡的直接原因主要包括产科出血、高血压疾病和孕期感染(WHO,2016a)。间接原因包括未接受治疗的AIDS孕产妇,患有AIDS的孕产妇的死亡风险是HIV阴性女性的8倍(Kendall et al.,2014)。在没有HIV的情况下,2008年全球大约有281 500例孕产妇死亡是可以避免的(Hogan et al.，2010）。无法获得高水平孕产妇医疗服务，尤其产科急诊服务，是导致孕产妇死亡的主要原因。这是由于孕产妇医疗保健服务匮乏、前往孕产妇医疗保健服务机构的路费昂贵以及医疗保健服务提供者的技术水平不足造成的。

不安全人工流产对孕产妇健康的影响

不安全人工流产是一种“可预防的流行病”（Grimes et al.，2006）。不安全人工流产是由连续发生的不安全医疗导致的，包括不熟练的技术人员或不安全的医疗环境（Sedgh，Adewole，2016）。不安全人工流产显著增加了孕产妇发病率和死亡率。据估计，每年约有1 900万至2 000万例不安全人工流产，其中97%发生在中低收入国家。每年约有68 000名女性死于不安全人工流产，数百万人出现并发症，通常导致孕产妇远期不良健康结局。不安全人工流产的主要并发症包括出血、感染以及人工流产中使用的物品导致的中毒（Grimes et al.，2006）。在东欧地区人工流产数量有所下降，但在中低收入国家没有显著下降（Singh et al.，2017）。据估计，55%的人工流产是安全的，31%相对不安全，14%最不安全。大多数不安全人工流产发生在堕胎法最严格的国家（Singh et al.，2017）。

男性和孕产妇健康

孕产妇的死亡和疾病影响着女性的身体和心理健康，但这不应仅被视为女性健康问题。男性在孕产妇健康中扮演的角色，包括参与产前、分娩和产后护理，其重要性不容忽视（Brittain et al.，2015；Sibanda et al.，2017；Konje et al.，2018）（文本框10.2.12）。

文本框10.2.12　关键信息

- ◇ 孕产妇死亡率突显了世界各地妇女之间的健康不平等问题。
- ◇ 大多数孕产妇死亡是可以通过提供优质、熟练的孕产妇护理和紧急医疗服务来预防的。
- ◇ 积极避孕和安全堕胎将减少孕产妇死亡。
- ◇ 应鼓励男性更积极地参与并支持孕产妇健康。

10.2.5　解决男性和女性健康问题的干预措施和倡议

10.2.5.1　生物医学干预措施

HIV

减少HIV感染的生物医学干预措施一直是许多研究的焦点，其中包括推广男用和女用避孕套作为预防HIV感染的方法。

从生物学角度来看，未行包皮环切的男性比行包皮环切的男性更容易感染HIV。在肯尼亚、乌干达和南非进行的随机对照试验表明，男性包皮环切在一定程度上可以提供部分保护，预防60%女性与男性之间HIV病毒传播风险，也可以为同性男性亲密关系中的主动方提供部分保护。世界卫生组织和联合国AIDS规划署建议将男性包皮环切术作为男性预防HIV战略的一部分，尤其是在HIV高发和男性包皮环切率低的国家（世界卫生组织/联合国AIDS规划署，2008）。抗逆转录病毒治疗在HIV预防和以治疗促预防的过程中发挥着关键作用，通过暴露前预防，降低HIV的传染性和传播性。无法检测到病毒载量的HIV感染者（PLWH）

的传播风险最小(McNairy,El-Sadr,2014)。在过去30年里,用于阴道或肛门的以减少HIV传播的杀菌剂研究在女性群体中取得的成效相对有限,目前相关研究仍在进行中(Karim et al.,2010;Doggett et al.,2015)。这凸显了HIV预防的性别相关因素——性别决策中的性别等级制度和影响年轻女性无法坚持使用杀菌剂的性别规范(Doggett et al.,2015)。此外,目前也有预防或减轻HIV传播效应的疫苗研究(Bekker,Gray,2017)。

心血管疾病

应对心血管疾病中的性别问题所发现的关键变化包括:增加个体和社区中的知识普及,以及卫生专业人员在卫生系统中提供保健服务方面的重要变革。美国2014年男性心血管疾病的整体死亡率自1984年以来首次超过女性,这归因于对女性症状、表现以及对可能心脏病发作进行恰当治疗的认识提高(Aggarwal et al.,2018)。在过去的几十年里,一级和二级预防在心血管疾病的下降中起到了很大作用(Appelman et al.,2015)。自2014年以来,美国心脏协会的共识声明建议对有疑似心脏病发作症状的女性进行全套无创诊断测试(Aggarwal et al.,2018)。

孕产妇健康

针对孕产妇不良健康状况的措施已经在个体、群体和卫生系统层面上得到推广。这些措施包括在个体、伴侣和群体层面对产前、分娩期和产后熟练护理的认识;培训卫生专业人员,尤其是在农村地区处理并发症,提供紧急处理,并确保急救设施的可用性和运作良好。例如,南非的"Momconnect"等项目(Barron et al.,2016),以及在莱索托、柬埔寨、马拉维、尼日利亚、巴布亚新几内亚、东帝汶和赞比亚等中低收入国家设立孕妇等候室(WHO,1996;Wild et al.,2012;Siv et al.,2014)。鉴于除AIDS和呼吸系统疾病外,最常见的可预防的孕产妇死亡原因与卫生系统相关,因此需要优先考虑卫生系统相关的举措。

心理健康

许多医疗和药物干预对治疗精神、神经和物质滥用(MNS)问题是有效的,然而心理和社会干预对于预防和治疗MNS问题也十分重要(Patel et al.,2016)。

10.2.5.2 改善男女性健康的变革性性别举措

为解决性别因素对健康的影响,已经出现了多种关于变革的理论和干预措施。Gupta(2000)在AIDS方面的工作中引入了一系列干预措施,以解决流行病中性别相关的问题。这些干预措施包括:(1)性别剥削;(2)性别中立;(3)性别敏感或适应;(4)性别变革(Rolleri,2014)。HIV预防中性别剥削方案的一个例子是利用激进的男性气质来推广避孕套,利用父权制男子气概规范来强化性别刻板印象(Rolleri,2014)。性别中立方案考虑到女性和男性的具体需要,但忽略了解决性别健康决定因素的机会。一个例子是在预防HIV的宣传中始终强调保持忠诚,却没有考虑到很多女性和男性亲密关系中的性别权力关系(Gupta,2000)。采用性别敏感的方法,可以满足特定需求,例如在男性方便的时间引入男性友好的生殖保健服务。这种方法认可并回应性别规范和不平等,但不会结构性改变有害规范或权力不平衡(Rolleri,2014)。性别转换项目旨在提高对不公平性别规范的认识,质疑这些规范,并从个体和结构上促进公平的性别规范和关系(Rolleri,2014)。例如,改变男性在性关系中拥有决策权的不平等规范,使之转变为在性关系中女性和男性参与平等决策(Greene,Levack,2010)。

个体能动性

生活在男权主义和父权模式环境中的一些女性,会采取各种行动来彰显自己的主体性(Jewkes,Morrell,2012;Stern et al.,2016)。Jewkes和Morrell(2012)在南非农村的研究表明,女性会抵制男性的控制和潜在的男性家庭暴力，一些女性开始逃避这样的关系，而另一部分女性则在容忍的同时寻求尊重和非暴力。南非和博茨瓦纳等国家的一些女性逃避正式的婚姻，部分原因是为了避免男性控制她们的生活(Cooper et al.,2013)。

虽然许多男性符合与高风险性行为相关的主导性男性气质，但也有些男性采取了有益于自己和伴侣健康的行为(Stern,Cooper,2014;Morrell et al.,2016)。由于并非所有的男性气质都同样强大，一些男性即使面临惩罚也会违反现行的性别规范。一些男性通过充满关爱的父亲角色展现男性气质，表现出他们对有害的霸权形式的不适和反思(Morrell et al.,2016)。一项针对南非18~49岁男性的研究发现，84%的男性表示会帮助孩子做学校作业，但只有约半数(54%)男性表示会与孩子讨论个人问题。遵循性别平等的男性更有可能成为一个体贴的父亲(Morrell et al.,2016)。

结构性变化

性权力和生殖权利是一项基本人权。限制较少的堕胎法有助于减少不安全人工流产。1996年的《南非堕胎选择法案》就是一个很好的例子，1997年至2002年间人工流产相关的发病率和死亡率下降了91%(Cooper et al.,2016)。人工流产合法化是第一步，但社会污名化、采取措施的政治意愿和医疗保健提供者不愿意提供人工流产服务仍然是主要问题(Harries et al.,2014)。正如美国和南非的经验所显示，即使人工流产是合法的，也要防止已经取得的进展倒退(Cooper et al.,2016)。在所有国家，尤其是人工流产被法律禁止的国家，人工流产后的护理保健对女性健康至关重要(Singh et al.,2017)。一项覆盖16个国家的研究表明，影响安全人工流产服务获取的最主要因素包括：将人工流产服务纳入全面的性与生殖健康保健中；在国家层面有强大的女性权益组织且得到国际机构和专业医学协会的支持；非政府组织参与服务提供；服务提供者各司其职以使人工流产更加规范化；以及是否可以使用新型的较为简单的技术(如米索前列醇和米非司酮在药物人工流产中的应用)。政治意愿是人工流产服务合法化，提供和确保获得人工流产服务的关键因素(Chavkin et al.,2018)。尽管对人工流产的需求将始终存在，但更好地了解和获得避孕方法对于预防意外怀孕至关重要。

许多社会干预措施可以预防和治疗精神神经和物质滥用(MNS)问题。取得良好效果的举措包括采取法律手段限制自伤/自杀手段的获取，减少酒精的供应和需求。在保健服务和社会层面，家庭教育项目和学校生活技能培训可有效地培养社交和情感能力。在卫生服务层面，对抑郁症和焦虑症的自我管理、基于网络的心理治疗，以及开展初级医疗保健和群体外展计划都是积极的举措。这些措施也可能包括对特定疾病采用心理和药物治疗。

医院在为MNS疾病提供专业服务方面发挥着重要作用，包括处理严重紧急情况，并将精神卫生保健纳入更广泛的医疗服务中。在专科护理层面，对复杂和严重的MNS疾病病例的管理，以及将初级保健层面的干预措施整合到其他医疗平台已取得积极的效果，如孕产妇护理和HIV护理。PRIME计划侧重于地区卫生系统层面，涉及与埃塞俄比亚、印度、肯尼亚、尼泊尔、南非和乌干达的利益相关者的合作。该计划制定了一个用于处理心理健康问题的地区卫生框架，开展研究项目，进行试点项目、估算成本，并评估其结果和流程。该计划旨在通过卫生部门在地区层面扩大精神健康服务，改善个人和群体的心理健康。该计划已经优先考虑了中低收入国家，因为这些国家在心理健康问题的预防、治疗和保健方面存在显著差距(Lund et al.,2016)。如果得到推广，这些干预措施将具有很好的成本效益。在中低收入国家，卫生发展援助和政府卫生支出中，分配给MNS问题的比例不到1%，每年人均约为1~2美元，而在中高收入国家为3~5美元。国民健康保险或全民覆盖政策应通过公共卫生资源分配来解决以上问题(Patel et al.,2016)。

10.2.5.3 宣传和团体/群体倡议

艾滋病和性别暴力

已经有一些性别角色转换项目来解决HIV和针对女性的暴力问题的案例。

乌干达制定了一项具有性别角色转换意义的HIV和性别暴力预防项目:《踏上新征程》(Stepping Stones)项目(Welbourn,1995),并在40个国家进行了调整和应用。该项目以女性和男性为目标,旨在通过建立更牢固、更具性别平等的关系来改善性健康(Jewkes et al.,2007)。在南非农村针对青年男女(15~26岁)进行的随机对照试验显示,该方案在短期内成功降低了年轻男性参与者的性风险和暴力行为,然而在年轻女性参与者中没有出现类似的变化。这说明在性别规范和关系方面缺乏群体或结构性变化的情况下,女性在进行个人行为改变时面临困难(Jewkes et al.,2007)。

国际艾滋病联盟在2016—2020年制定的关于HIV、健康和权利的战略基于"以人为中心"的方法。它通过社区行动与HIV感染者和艾滋病患者(PLWH)合作,其前提是他们最能评估自身需求。该项目通过关注那些被排斥或边缘化的人群来促进公平,诸如被视为犯罪的活动(例如在肯尼亚女性吸毒和从事性工作),以及具有不同性取向或性别认同的人。该项目分析了包括性别在内的社会决定因素对人们生活和健康的影响(国际艾滋病联盟,2017)。其在印度实施的Vihaan项目促进了群体组织和HIV感染者在保健、治疗和支持项目中发挥的领导作用。在肯尼亚,与吸毒女性合作涉及年轻女性作为恋人和母亲的问题,包括安全、HIV、性和生殖健康以及权利和儿童保育等问题。

近期针对年轻女孩的变革性研究干预措施包括现金转移计划,从而解决由经济因素导致的年轻女性更容易感染HIV的问题。这些措施在南非(Cluver et al.,2013)和其他受HIV影响的南部和东部非洲国家得以实施和评估(Samson,2009)。这些措施在鼓励年轻女性完成学业、实现经济独立并参与更积极的性健康行为方面取得了一定成功。

在过去的几十年里,大量以男性为导向的倡议已经着手解决HIV和性别暴力对男女性健康带来的影响,这些倡议专注于改变对男性和女性健康有害的男性父权主义。

男性主要参与的性别暴力、HIV和父权问题相关的变革性个人、群体和结构性举措的例子包括Sonke性别公正网络和Primundo(Dworkin et al.,2012;Ricardo et al.,2011)。Sonke性别公正网络的"一个男人可以(One Man Can)"运动是一项基于权利的性别平等健康倡议,被世界卫生组织认定为最佳实践。该项目已被翻译成10多种语言,随后在非洲大陆得以实施(Berg et al.,2013)。它组织了男性社区研讨会,让人们反思人权、女性权利,如何定义和实践男性气质,以及如何更加关爱他人(Dworkin et al.,2013)。该计划帮助建立了解决性别暴力和HIV问题的社区行动小组(Dworkin et al.,2012),评估显示男性参与者在反对性别暴力、从事更安全的性行为、进行HIV检测和抗逆转录病毒治疗方面的行动有所增加(Dworkin et al.,2013)。

药物和专利法:结构性举措

在印度,HIV感染者努力争取并赢得了药品专利法的修改,使他们能够获得更便宜的抗逆转录病毒药物(人民健康运动,2018)。南非也发起了类似的"治疗运动"并取得了胜利,迫使政府在公共卫生机构提供抗逆转录病毒治疗(Colvin,2014)。这些举措挑战了健康的结构性决定因素,并得到了卫生专业人员和医疗保健提供者的支持。

心理健康

"中低收入国家新兴心理健康系统(Emerald)"项目旨在改善埃塞俄比亚、印度、尼泊尔、尼日利亚、南非和乌干达MNS患者的健康结局。该项目产生的证据被用于提升卫生系统绩效,提供改善的心理卫生保健服务,并增强决策者和规划者的能力。该计划侧重于加强卫生服务的利用和护理人员的能力,以支持心理健康系统内的努力。该项目旨在将污名化和歧视问题视为寻求健康行为和提供心理健康服务的主要障碍加以处理(Semrau et al.,2015)。

其他可为男女性健康提供帮助的宣传举措

意大利Genuino Clandestino是一个由集体、协会和个人组成的网络,致力于处理争夺食物和土地控制权的斗争。该组织成立于2009年,起源于小规模食品生产商,将其活动与当地群体的特定需求联系起来,促进小规模有机食品市场、产品认证、自发厨房和土地获取。其强大的基层群体基础使其能够应对女性和男性营养和土地问题相关的地方斗争,并与大型跨国食品和土地公司的利益对抗(人民健康运动,2018)。

10.2.5.4 改变性别权力关系

在不断变化的性别权力关系中,成年和未成年男性的地位一直存在紧张关系(Tolhurst et al.,2012)。最初的方法只强调男性参与对女性健康的重要战略意义,这引发了性别是否只与女性利益有关的疑问。后来的方法强调男性参与本身的重要性和对改善女性健康的贡献(Tolhurst et al.,2012)。这些方法强调,改变两性关系有利于女性和男性的健康。然而,也有一些人批评指出,女性和男性并非同样易受伤害或享有特权。因此,解决权力关系中的性别不平等问题可能涉及放弃个人和结构性的父权制权利和特权,这些权力和特权根植于法律、政治和经济体系(文本框10.2.13)。

文本框10.2.13 关键信息

◇ 生物医学干预在改善艾滋病、心血管疾病、心理健康和孕产妇健康方面具有重要意义。

◇ 性别转变有多种理论解释,其中性别角色转换理论具有最深远的影响。

◇ 个体机构、结构性变革以及宣传和社区倡议在改变性别权力关系方面发挥着重要作用,从而有助于改善女性和男性的健康和医疗保健。

◇ 多项经过评估的转型倡议有望改善女性和男性健康。

10.2.6 结论

研究人员、从业人员、决策者和政策执行者应认识到健康是由许多因素之间复杂的相互作用的结果,其中性别是一个关键的社会决定因素。这些因素作用于个人、人际关系、系统(如医疗保健系统)和结构层面。这对我们如何概念化健康问题、如何解决它们、如何着手研究和设计卫生系统和服务都具有重要意义。它涉及跨部门合作,以共同促进健康的发展,并开展宣传活动,以改变与健康相关的法律、政策、社会、政治和经济结构。

(翻译:林苑、丁叶)

参考文献

Abdool Karim, Q., Sibeko, S., and Baxter, C. (2010). Preventing HIV infection in women: a global health imperative. Clinical Infectious Diseases, 50(s3), S122-9.

Aggarwal, N.R., et al. (2018). Sex differences in ischemic heart disease. Circulation: Cardiovascular Quality and Outcomes, 11(2), e004437.

Airhihenbuwa, C.O., et al. (2016). Claim your space: leadership development as a research capacity building goal in global health. Health Education & Behavior, 43(1_suppl), 17S-24S.

Andrews, G., Hall, W., Teesson, M., and Henderson, S. (1999). The Mental Health of Australians. Canberra: Mental Health Branch, Commonwealth Department of Health and Aged Care.

Appelman, Y. et al. (2015). Sex differences in cardiovascular risk factors and disease prevention. Atherosclerosis, 241(1), 211-18.

Barron, P., Pillay, Y., Fernandes, A., Sebidi, J. and Allen, R. (2016). The MomConnect mHealth initiative in South Africa: early impact on the supply side of MCH services. Journal of Public Health Policy, 37(2), 201-12.

Bekker, L.G. and Gray, G.E. (2017). Hope for HIV control in southern Africa: the continued quest for a vaccine. PLoS Medicine, 14(2), e1002241.

Berg, W., Hendricks, L., Hatcher, A., Peacock, D., Godana, P. and Dworkin, S. (2013). 2013. 'One Man Can': shifts in fatherhood beliefs and parenting practices following a gender-transformative programme in Eastern Cape, South Africa. Gender & Development, 21(1), 111-25.

Borowsky, S.J., Rubenstein, L.V., Meredith, L.S., Camp, P., Jackson-Triche, M. and Wells, K.B. (2000). Who is at risk of nondetection of mental health problems in primary care? Journal of General Internal Medicine, 15(6), 381-8.

Brittain, K., et al. (2015). Pregnant women's experiences of male partner involvement in the context of prevention of mother-to-child transmission in Khayelitsha, South Africa. AIDS Care — Psychological and Socio-Medical Aspects of AIDS/HIV, 27(8), 1020-4.

Bronfenbrenner, U. (1979). The Ecology of Human Development: Experiments by Nature and Design. Boston, MA: Harvard University Press.

Byrne, S. and McLean, N. (2001). Eating disorders in athletes: a review of the literature. Journal of Science and Medicine in Sport, 4(2), 145-59.

Castillo, R.J., et al. (2007). Diagnostic and Statistical Manual of Mental Disorders. Washington, DC: American Psychiatric Association Press.

Chandra-Mouli, V. et al. (2017). A never-before opportunity to strengthen investment and action on adolescent contraception, and what we must do to make full use of it. Reproductive Health, 14(1), 85.

Chavkin, W. et al. (2018). Implementing and expanding safe abortion care: an international comparative case study of six countries. International Journal of Gynecology and Obstetrics, Supplement, 3-11.

Christodoulou, J. and Zobnina, A. (2009). Glossary of gender-related terms. Mediterranean Institute of Gender Studies (MIGS). [Online] Available at: https://eige.europa.eu/library/resource/aleph_eige000000498.

Cluver, L., et al. (2013). Child-focused state cash transfers and adolescent risk of HIV infection in South Africa: a propensity-score-matched case-control study. The Lancet Global Health, 1(6), e362-70.

Coles, T. (2009). Negotiating the field of masculinity: the production and reproduction of multiple dominant masculinities. Men and Masculinities, 12(1), 30-44.

Colvin, C.J. (2014). Evidence and AIDS activism: HIV scale-up and the contemporary politics of knowledge in global public health. Global Public Health, 9(1-2), 52-72.

Connell, R. (2012). Conceptualizing the issue, in local and world perspective. Social Science & Medicine, 74(11), 1675-83.

Connell, R.W. and Messerschmidt, J.W. (2005). Hegemonic masculinity rethinking the concept. Gender and Society, 19(6), 829-59.

Cooper, D., et al. (2016). Coming of age? Women's sexual and reproductive health after twenty-one years of democracy in South Africa. Reproductive Health Matters, 24(48), 79-89.

Cooper, D., Moore, E., and Mantell, J.E. (2013). Renegotiating intimate relationships with men: how HIV shapes attitudes and experiences of marriage for South African women living with HIV: 'Now in my life, everything I do, looking at my health'. Acta Jurid (Cape Town), 2013, 218-38.

Cornell, M., et al. (2017). Twelve-year mortality in adults initiating antiretroviral therapy in South Africa. Journal of the International AIDS Society, 20(1), 21902.

Crea, F., Battipaglia, I., and Andreotti, F. (2015). Sex differences in mechanisms, presentation and management of ischaemic heart disease. Atherosclerosis, 241(1), 157-68.

Creighton, G. and Oliffe, J.L. (2010). Theorizing masculinities and men's health: a brief history with a view to practice. Health Sociology Review, 19(4), 409-18.

CSDH (2008). Closing the Gap in a Generation. Closing the Gap in a Generation. Health Equity Through Action on the Social Determinants of Health. Final Report of the Commission on Social Determinants of Health, p. 246. [Online] Available at: https://www.who.int/social_determinants/final_report/csdh_finalreport_2008.pdf.

Currin, J.B., Hayslip, B., and Temple, J.R. (2011). The relationship between age, gender, historical change, and adults' perceptions of mental health and mental health services. The International Journal of Aging and Human Development, 72(4), 317-

41.

Dellar, R.C., Dlamini, S., and Karim, Q.A. (2015). Adolescent girls and young women: key populations for HIV epidemic control. Journal of the International AIDS Society, 18(2), 64-70.

Dick, B., et al. (2015). Health for the world' s adolescents: a second chance in the second decade. Journal of Adolescent Health, 56, 4-7.

Doggett, E.G., Lanham, M., Wilcher, R., Gafos, M., Karim, Q.A. and Heise, L. (2015). Optimizing HIV prevention for women: a review of evidence from microbicide studies and considerations for gender-sensitive microbicide introduction. Journal of the International AIDS Society, 18(1), 20536.

Doyal, L. (1995). What Makes Women Sick: Gender and the Political Economy of Health. New Brunswick, NJ: Rutgers University Press.

Dworkin, S.L., Colvin, C., Hatcher, A. and Peacock, D. (2012). Men's perceptions of women's rights and changing gender relations in South Africa: lessons for working with men and boys in HIV and antiviolence programs. Gender & Society, 26(1), 97-120.

Dworkin, S.L., Treves-Kagan, S. and Lippman, S.A. (2013). Gender-transformative interventions to reduce HIV risks and violence with heterosexually-active men: a review of the global evidence. AIDS and Behavior, 17(9), 2845-63.

Elliott, M. (2013). Gender differences in the determinants of distress, alcohol misuse, and related psychiatric disorders. Society and Mental Health, 3(2), 96-113.

Global Burden of Disease Study 2013 Collaborators, et al. (2015). Global, regional, and national incidence, prevalence, and years lived with disability for 301 acute and chronic diseases and injuries in 188 countries, 1990-2013: a systematic analysis for the Global Burden of Disease Study 2013. The Lancet, 386(9995), 743-800.

Greene, M., and Levack, A. (2010). Gender Synchronizing Strategies: A Cooperative Model for Improving Reproductive Health and Transforming Gender Relations. Washington DC: Population Reference Bureau.

Grimes, D.A. et al. (2006). Unsafe abortion: the preventable pandemic. The Lancet Sexual and Reproductive Health Series. [Online] Available at: https://www.who.int/reproductivehealth/publications/general/lancet_4.pdf? ua=1.

Gupta, G.R. (2000). Gender, sexuality, and HIV/AIDS: the what, the why, and the how. Canadian HIV/AIDS Policy & Law Review/ Canadian HIV/AIDS Legal Network, 5(4), 86-93.

Gutmann, M. (2007). Fixing Men. Sex, Birth Control, and AIDs in Mexico, Berkeley, CA: University of California Press.

Hammarström, A. (2018). How gender theories are used in contemporary public health research. International Journal for Equity in Health, 17(1), 34.

Hankivsky, O. (2014). Rethinking care ethics: on the promise and potential of an intersectional analysis. American Political Science Review, 108(2), 252-64.

Harper, K.N. (2015). Two recent studies find Depo-Provera use increases HIV risk. AIDS, 29(9), N1.

Harries, J., et al. (2014). Conscientious objection and its impact on abortion service provision in South Africa: a qualitative study. Reproductive Health, 11(1), 16.

De Hert, M., et al. (2009). Cardiovascular disease and diabetes in people with severe mental illness. European Psychiatry, 24(6), 412-24.

Hogan, M.C., et al. (2010). Maternal mortality for 181 countries, 1980-2008: a systematic analysis of progress towards Millennium Development Goal 5. The Lancet, 375(9726), 1609-23.

International AIDS Alliance (2017). Putting People at the Heart of the HIV Response. [Online] Available at: https://frontlineaids.org/wp-content/uploads/2019/02/The-Alliances-person-centred-approach. pdf.

Jewkes, R., Nduna, M., Levin, J., Jama, N. and Dunkle, K. (2007). Evaluation of Stepping Stones: A Gender Transformative HIV Prevention Intervention. [Online] Available at: https://steppingstonesfeedback. org/wp-content/uploads/2016/10/SS_MRC_Gender TransformativeEvaluation_SouthAfrica_2007.pdf.

Jewkes, R. (2014). (How) can we reduce violence against women by 50% over the next 30 years? PLoS Medicine, 11(11), e1001761.

Jewkes, R. (2010). Emotional abuse: a neglected dimension of partner violence. The Lancet, 376(9744), 851-2.

Jewkes, R., et al. (2015). Hegemonic masculinity: combining theory and practice in gender interventions. Culture, Health and Sexuality, 17, 96-111.

Jewkes, R. (2002). Preventing sexual violence: a rights-based approach. The Lancet, 360(9339), 1092-3.

Jewkes, R. and Morrell, R. (2010). Gender and sexuality: emerging perspectives from the heterosexual epidemic in South Africa and implications for HIV risk and prevention. Journal of the International AIDS Society, 13, 6.

Jewkes, R. and Morrell, R. (2012). Sexuality and the limits of agency among South African teenage women: theorising femininities and their connections to HIV risk practises. Social Science and Medicine, 74(11), 1729-37.

Judd, F., Armstrong, S., and Kulkarni, J. (2009). Gender-sensitive mental health care. Australasian Psychiatry, 17(2), 105-11.

Karim, Q.A., et al. (2010). Effectiveness and safety of tenofovir gel, an antiretroviral microbicide, for the prevention of HIV infection in women. Science, 329(5996), 1168-74.

Kendall, T., et al. (2014). Eliminating preventable HIV-related maternal mortality in sub-Saharan Africa: what do we need to know? Journal of Acquired Immune Deficiency Syndromes (1999), 67 Suppl 4, S250-8.

Kengne, A.P., et al. (2013). Cardiovascular diseases and diabetes as economic and developmental challenges in Africa. Progress in Cardiovascular Diseases, 56(3), 302-13.

Kessler, R.C., et al. (2005). Prevalence, severity, and comorbidity of 12-month DSM-IV disorders in the National Comorbidity Survey Replication. Archives of General Psychiatry, 62(6), 617-27.

Konje, E.T., et al. (2018). Missed opportunities in antenatal care for improving the health of pregnant women and newborns in Geita district, Northwest Tanzania. BMC Pregnancy and Childbirth, 18(1), 394.

Krieger, N. (2008). Proximal, distal, and the politics of causation: what's level got to do with it? American Journal of Public Health, 98(2), 221-30.

Krug, E.G., et al. (2002). The world report on violence and health. The Lancet, 360(9339), 1083-8.

Larson, E., et al. (2016). 10 Best resources on... intersectionality with an emphasis on low-and middle-income countries. Health Policy and Planning, 31(8), 964-9.

Lund, C., Tomlinson, M., and Patel, V. (2016). Integration of mental health into primary care in low-and middle-income countries: the PRIME mental healthcare plans. The British Journal of Psychiatry, 208(s56), s1-s3.

Madiba, S. and Canti-Sigaqa, V. (2012). Barriers to participate in support groups for people living with HIV: a qualitative study with men receiving antiretroviral treatment in a HIV clinic in Mthatha, South Africa. Global Journal of Health Science, 4(6), 119-28.

Mannell, J. (2010). Gender mainstreaming practice: considerations for HIV/AIDS community organisations. AIDS Care — Psychological and Socio-Medical Aspects of AIDS/HIV, 22(Suppl. 2), 1613-19.

Martin, L.A., Neighbors, H.W. and Griffith, D.M. (2013). The experience of symptoms of depression in men vs. women: analysis of the National Comorbidity Survey Replication. JAMA Psychiatry, 70(10), 1100-6.

Matheson, F.I., et al. (2015). Where did she go? The transformation of self-esteem, self-identity, and mental well-being among women who have experienced intimate partner violence. Women's Health Issues, 25(5), 561-9.

Mayosi, B.M., et al. (2012). Health in South Africa: changes and chal-lenges since 2009. The Lancet, 380(9858), 2029-43.

Mayosi, B.M., et al. (2009). The burden of non-communicable diseases in South Africa. The Lancet, 374(9693), 934-47.

McNairy, M.L. and El-Sadr, W.M. (2014). A paradigm shift: focus on the HIV prevention continuum. Clinical Infectious Diseases, 59(suppl_1), S12-S15.

Mendis, S. and Chestnov, O. (2014). The global burden of cardiovascular diseases: a challenge to improve. Current Cardiology Reports, 16(5), 486.

Meyer, S. (2016). Still blaming the victim of intimate partner violence? Women's narratives of victim desistance and redemption when seeking support. Theoretical Criminology, 20(1), 75-90.

Monyane, C. (2013). Is ukuthwala another form of 'forced marriage'? South African Review of Sociology, 44, 64-82.

Morgan, R., et al. (2016). How to do (or not to do) gender analysis in health systems research. Health Policy and Planning, 31(8), 1069-78.

Morrell, R., et al. (2016). Fathers who care and those that don't: men and childcare in South Africa. South African Review of Sociology, 47(4), 80-105.

Murray, C.J. and Lopez, A.D. (1997). Alternative projections of mortality and disability by cause 1990-2020: Global Burden of Disease Study. The Lancet, 349(9064), 1498-504.

Murthy, R.S. (2004). Psychiatric comorbidity presents special challenges in developing countries. World Psychiatry, 3(1), 28.

Norman, R., et al. (2010). Interpersonal violence: an important risk factor for disease and injury in South Africa. Population Health Metrics, 8(1), 32.

Oliffe, J.L., et al. (2014). Gay men and intimate partner violence: a gender analysis. Sociology of Health and Illness, 36(4), 564-79.

Patel, V., et al. (2016). Addressing the burden of mental, neurological, and substance use disorders: key messages from Disease Control Priorities. The Lancet, 387(10028), 1672-85.

People's Health Movement (2018). Global Health Watch. An Alternative Health Report. London: Zed books.

Phillips, S.P. (2006). Risky business: explaining the gender gap in longevity. Journal of Men's Health & Gender, 3(1), 43-6.

Pietilä, I. and Rytkönen, M. (2008). 'Health is not a man's domain': lay accounts of gender difference in life-expectancy in Russia. Sociology of Health and Illness, 30(7), 1070-85.

Power, J. (2015). Microbicides and HIV prevention in women: the state of research. HIV Australia, 13(2), 41.

Prince, M., Patel, V., Saxena, S., Maj, M., Maselko, J., Phillips, M.R. and Rahman, A. (2007). No health without mental health. The Lancet, 370(9590), 859-77.

Ramjee, G. and Daniels, B. (2013). Women and HIV in sub-Saharan Africa. 1-9.

Ricardo, C., Eads, M., and Barker, G. (2011). Engaging Boys and Young Men in the Prevention of Sexual Violence. [Online] Available at: https://svri.org/sites/default/files/attachments/2016-03-21/menandboys.pdf.

Riska, E. (2010). Coronary heart disease: gendered public health discourses. In: Kuhlmann, E. and Annandale, E. (eds.) The Palgrave Handbook of Gender and Healthcare. London: Palgrave Macmillan, pp. 158-71.

Rolleri, L.A. (2014). Gender Transformative Programming in Adolescent Reproductive and Sexual Health: Definitions, Strategies, and Resources Applying a Gender Transformative Approach. Ithaca: ACT for Youth Center for Excellence. Cornell University, University of Rochester and New York School Safety.

Rosenfield, S., Lennon, M.C., and White, H.R. (2005). The self and mental health: self-salience and the emergence of internalizing and externalizing problems. Journal of Health and Social Behavior, 46(4), 323-40.

Rosenfield, S. and Smith, D. (2010). Gender and mental health: do men and women have different amounts or types of problems? In: Scheid, T.L. and Brown, T.N. (eds.) A Handbook for the Study of Mental Health: Social Contexts, Theories, and Systems (2nd ed.). Cambridge: Cambridge University Press.

Samson, M. (2009). The impact of social transfers on growth, development, poverty and inequality in developing countries. In: Townsend, P. (ed.) Building Decent Societies. London: Palgrave Macmillan, pp. 122-50.

Sedgh, G. and Adewole, I. (2016). Insights from an expert group meeting on the definition and measurement of unsafe abortion. International Journal of Gynecology & Obstetrics, 134(1), 104-6.

Seedat, M. et al. (2009). Violence and injuries in South Africa: prioritising an agenda for prevention. The Lancet, 374(9694), 1011-22.

Semrau, M., et al. (2015). Strengthening mental health systems in low-and middle-income countries: the Emerald programme. BMC Medicine, 13(1), 79.

Shefer, T. (2016). Resisting the binarism of victim and agent: critical reflections on 20 years of scholarship on young women and hetero-sexual practices in South African contexts. Global Public Health, 11(1-2), 211-23.

Sibanda, E. et al. (2017). Knowledge, attitudes and practices of health professionals in public health institutions on emergency contraception in Pietermaritzburg, KwaZulu-Natal Province, South Africa. South African Journal of Obstetrics & Gynaecology, 23(1), 7-11.

Singh, S., Remez, L., Sedgh, G., Kwok, L., and Onda, T. (2017). Abortion Worldwide 2017. Uneven Progress and Unequal Access. New York. [Online] Available at: https://www.guttmacher.org/re-port/abortion-worldwide-2017.

Siv, S., Teap, S., Houy, C., Ray, S., Edvaredsen, O., and Ingstad, B. (2014). Safe Motherhood: A Qualitative Study on the Impact of Maternal Waiting Houses in Rural Areas of Battambang and Pailin Provinces, Cambodia. End-of-Project Report. Battambang: Trauma Care Foundation.

Smith, D.T. and Hemler, J. (2014). Constructing Order. Social Issues in Diagnosis: An Introduction for Students and Clinicians. Baltimore, MD: JHU Press.

Smith, D.T., Mouzon, D.M., and Elliott, M. (2016). Reviewing the assumptions about men's mental health: an exploration of the gender binary. American Journal of Men's Health, 12(1), 78-89.

Spence, J.D. and Pilote, L. (2015). Importance of sex and gender in atherosclerosis and cardiovascular disease. Atherosclerosis, 241(1), 208-10.

Sprague, C. (2018). Gender and HIV in South Africa. Advancing Women's Capabilities. New York: Palgrave Macmillan.

Stern, E., Buikema, R., and Cooper, D. (2016). South African women's conceptualisations of and responses to sexual coercion in relation to hegemonic masculinities. Global Public Health, 11(1-2), 135-52.

Stern, E. and Cooper, D. (2014a). Experiences and conceptualizations of sexual debut from the narratives of South African men and women in the context of HIV/AIDS. African Journal of AIDS Research, 13(2), 121-31.

Stern, E., Rau, A., and Cooper, D. (2014b). Sexual and reproductive health perceptions and practices as revealed in the sexual history narratives of South African men living in a time of HIV/AIDS. Journal of Social Aspects of HIV/AIDS, 11(1), 233-44.

Tasker, C., Davidow, A., Roche, N.E., and Chang, T.L.Y. (2018). Depo-Provera alters cervical immune responses and increases HIV infect-ivity ex vivo: a longitudinal study.

Taylar, J. and Turner, R.J. (2001). A longitudinal study of the role and significance of materring to others for depressive symptoms. Journal of Health and Social Behavior, 42(3), 310-25.

Tolhurst, R., et al. (2012). Intersectionality and gender mainstreaming in international health: using a feminist participatory action re -search process to analyse voices and debates from the global south and north. Social Science and Medicine, 74(11), 1825-32.

Torgersen, S., Kringlen, E., and Cramer, V. (2001). The prevalence of personality disorders in a community sample. Archives of General Psychiatry, 58(6), 590-6.

United Nations Development Programme (UNDP) (2015). The Millennium Development Goals Report 2015. [Online] Available at: https://www.un.org/millenniumgoals/2015_MDG_Report/pdf/MDG%202015%20rev%20%28July%201%29.pdf.

Wagstaff, A. et al. (2018). The 2018 health equity and financial protection indicators database overview and insights. The Lancet, (18), 1-62.

Welbourn, A. (1995). Stepping Stones: A Training Package on HIV. AIDS, Communication and Relationship Skills. London: ActionAid.

Whitacre, C.C. (2001). Sex differences in autoimmune disease. Nature Immunology, 2(9), 777-80.

Wild, K., Barclay, L., Kelly, P. and Martins, N. (2012). The tyranny of distance: maternity waiting homes and access to birthing facilities in rural Timor-Leste. Bulletin of the World Health Organization, 90, 97-103.

Witter, S. et al. (2017). Minding the gaps: health financing, universal health coverage and gender. Health Policy and Planning, 32 (5), 4-12.

Wizemann, T. and Pardue, M.-L. (2001). Exploring the Biological Contributions to Human Health: Does Sex Matter? Washington, DC: National Academies Press.

World Health Organization (WHO) (1996). World Health Organization, 1996. Maternity Waiting Homes: A Review of Experiences. Geneva: WHO.

WHO/UNAIDS (2008). Male Circumcision: Global Trends and Determinants of Prevalence, Safety and Acceptability. Geneva: WHO, p. 7.

World Health Organization (WHO) (2013). Global and Regional Estimates of Violence Against Women: Prevalence and Health Effects of Intimate Partner Violence and Non-Partner Sexual Violence. Geneva: WHO, p. 57.

World Health Organization (WHO) (2014). Trends in Maternal Mortality: 1990-2013. Estimates by WHO, UNICEF, UNFPA, The World Bank and the United Nations Population Division. Geneva: WHO, p. 56. Available at: http://apps.who.int/iris/bit-stream/10665/112682/2/9789241507226_eng.pdf? ua=1.

World Health Organization (WHO) (2015). Trends in Maternal Mortality: 1990 to 2015: estimates by WHO, UNICEF, UNFPA, World Bank Group and the United Nations Population Division. Geneva: WHO. pp. 1-38. [Online] Available at: http://whqlibdoc.who.int/publications/2010/9789241500265_eng.pdf.

World Health Organization (WHO) (2016a). Health in 2015: from MDGs to SDGs., Geneva: WHO.

World Health Organization (WHO) (2016b). World Health Statistics. Monitoring Health for the SDGs. Geneva: WHO.

World Health Organization (WHO) (2017). Country Profiles. Geneva: WHO.

Zarit, S.H. and Zarit, J. (2011). Mental Disorders in Older Adults: Fundamentals of Assessment and Treatment. Guilford: Guilford Press.

10.3 儿童健康

10.3.1 全球儿童健康的现状

根据流行病学和医疗保健需求，生命历程中成年前的阶段被分为三个年龄组：第一个5年(5岁以下儿童，儿童早期)、接下来的5年(大一点的儿童，儿童中期)和第二个10年(青少年)。生命中的第一个5年被进一步细分为新生儿期(生命开始至28天)、婴儿期(出生后的第1年)和学龄前年龄(从1岁至5岁)。本章重点讨论5岁以下儿童以及5～10岁儿童的健康。

儿童健康状况最重要的评价指标包括死亡率、发病率、营养、生长和发育。儿童健康状况和生存率不佳与社会经济发展紧密相关，其中死亡率是一个敏感指标。本章概述了全球儿童的健康状况和不平等现象。

10.3.1.1 5岁以下儿童死亡率的全球负担和流行病学研究

全球在减少5岁以下儿童死亡负担方面取得了显著进展：1990年5岁以下儿童死亡率为93‰，而2017年下降至39‰，降幅近56%(联合国儿童死亡率估计机构间小组，2018)，这主要归功于传染病死亡率的下降。尽管取得了这些进展，但2017年仍有540万儿童死亡，其中250万是新生儿。近一半的5岁以下儿童死亡发生在出生后的第一个月内，出生当天的死亡风险最高；出生后几天、几个月和几年里的死亡风险逐渐降低。令人遗憾的是，与2000年至2017年期间1～59个月儿童死亡率下降60%相比，新生儿期死亡率仅下降了41%(联合国儿童死亡率估计机构间小组，2018)。

世界上80%以上的5岁以下儿童死亡集中在两个区域：撒哈拉以南非洲和南亚。撒哈拉以南非洲地区的5岁以下儿童死亡率最高，2017年每1 000例活产有76例死亡，死亡几率为1/13。值得关注的是，全球50%的5岁以下儿童死亡集中在印度、尼日利亚、埃塞俄比亚、刚果民主共和国和巴基斯坦等国家。

大多数儿童最终只死于少数几种疾病和病症。在全球范围内，5岁以下儿童在新生儿期死亡的主要原因包括早产并发症(18%)、产时相关事件(12%)和新生儿败血症或脑膜炎(7%)。尽管关于早产率的全球数据很少，但2014年估计有10.6%(1 484万例)的活产儿在妊娠37周前出生，其中80%发生在撒哈拉以南非洲和南亚地区(Chawanpaiboon et al.，2018)。出生体重是孕期母婴健康的重要指标；2015年，估计有14.6%(2 050万)的新生儿伴有低出生体重(LBW)——出生体重低于2 500克(Blencowe et al.，2019)。低出生体重可能是宫内生长受限、早产或两者兼有的结果。早产或体重过轻的儿童面临着更高的死亡和疾病风险。肺炎(16%)、腹泻(8%)和疟疾(5%)是造成新生儿期后5岁以下儿童感染致死的主要原因(联合国儿童死亡率估计机构间小组，2018)。

所谓的流行病学转变是一个复杂而动态的过程，反映了人口、社会经济、文化、生物、技术和环境领域的变化。儿童死亡原因的模式发生了重大变化，从急性传染病和缺陷相关病症转向非传染性疾病(NCDs)，导致围产期原因(早产、窒息和创伤)以及先天性异常和损伤等病症的相对增加。世界卫生组织(WHO)估计，

2000年至2012年期间，儿童麻疹、腹泻和肺炎死亡率分别下降了80%、50%和40%（WHO，2018a）。

贫困、孕产妇健康和教育、性别、种族和低质量的医疗保健是5岁以下儿童死亡的部分根本决定因素。社区、地区和国家之间以及内部，婴儿和5岁以下儿童死亡率的水平、趋势和进展分布不均。出生在贫困家庭的儿童5岁以下死亡率是出生在富裕家庭儿童的两倍。同样，农村地区的5岁以下儿童死亡率比城市地区高1.5倍。超过三分之一的5岁以下儿童死亡集中在最不发达国家。如果不解决这种不平等现象，预计2016—2030年间，将有6 900万5岁以下的儿童死亡，其中近一半位于撒哈拉以南非洲地区（Watkins et al.，2016）。图10.3.1显示了2016年5岁以下儿童死亡原因分布情况。图10.3.2显示了1990—2017年儿童死亡率的变化趋势。

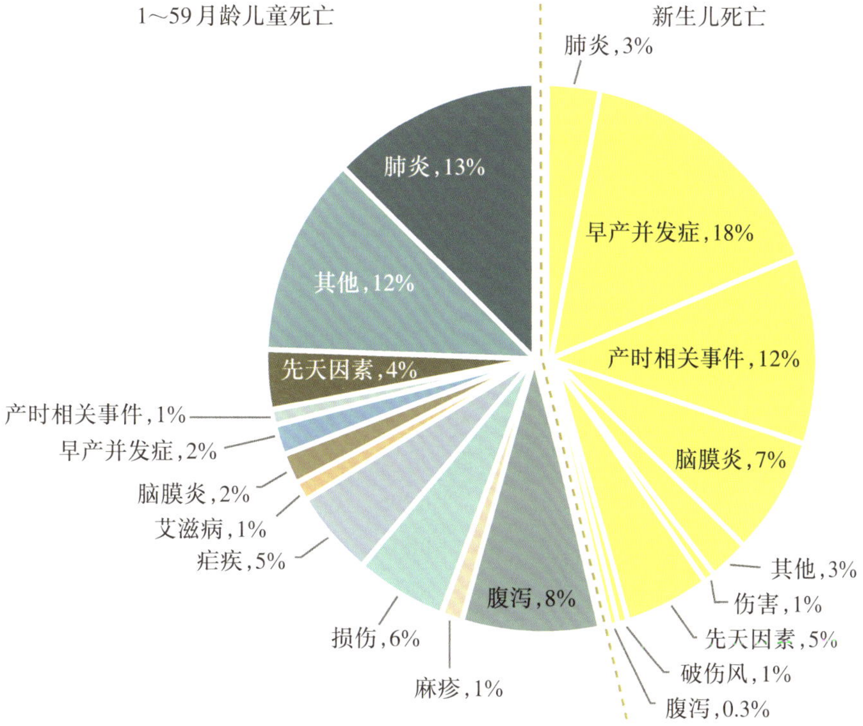

图10.3.1 2016年全球5岁以下儿童死亡原因分布情况

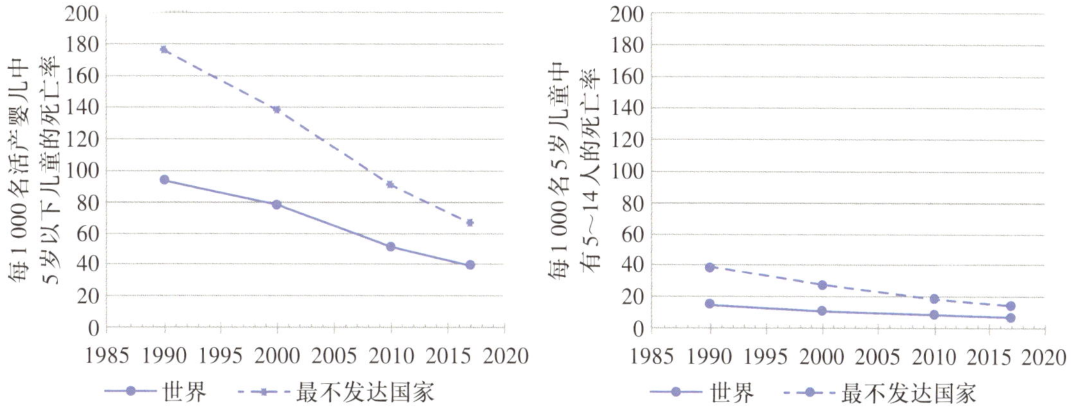

图10.3.2 1990—2017年儿童死亡率趋势

资料来源：Levels and Trends in Child Mortality Report 2017.[online]United Nations Inter-agency Group for Child Mortality Estimation（UN IGME）. Available at: https://www.unicef.org/publications/files/Child_Mortality_Report_2017.pdf [Accessed 14 May 2019].

10.3.1.2 5岁以下儿童发病率的全球负担和流行病学

发病率的测量比死亡率的测量更复杂，因此关于5岁以下儿童发病率负担分布的数据很少。尽管数据有限，但众所周知5岁以下儿童发病主要原因与其死亡主要原因是高度相关的（表10.3.1）。肺炎是5岁以下儿童死亡的第二大原因，也是撒哈拉以南非洲5岁以下儿童死亡的主要原因——每年近49万例。全球0~4岁年龄组肺炎的发病率为每名儿童每年近0.19例，其中东南亚（0.26）和非洲（0.27）的发病率最高。2010年，5岁以下儿童肺炎病例达1.2亿次，其中1 400万次发展为重症肺炎（Walker et al.，2013）。

最新的腹泻疾病负担估计显示，2005年至2015年间，腹泻发病率和死亡率分别下降了近6%和21%（全球疾病负担腹泻病合作者，2017）。2015年全球有130万儿童死于腹泻，其中5岁以下儿童有近50万，占5岁以下儿童总死亡人数的8%。近90%的5岁以下儿童腹泻死亡发生在南亚和撒哈拉以南非洲地区。持续高发的腹泻发病率对儿童生长和认知发育产生长期有害影响。

肺炎和腹泻的发病率与不良家庭环境、营养不良和缺乏医疗保健服务密切相关。最贫困儿童的肺炎和腹泻患病率可能是最富裕儿童的两倍以上。营养不良是造成近45%的5岁以下儿童死亡的根本决定因素。随着环境和生活方式的变化，儿童超重和肥胖率正在上升。在许多情况下，超重和肥胖与营养不良和发育迟缓并存，从而造成了营养不良的双重负担。

表10.3.1 2000—2015年全球新生儿和1~59个月儿童感染造成的估计死亡人数

	2000（百万）	2015（百万）*
新生儿		
肺炎	0.296	0.161
脓毒症/脑膜炎	0.532	0.402
破伤风	0.161	0.034
腹泻	0.04	0.018
儿童（1~59个月）		
肺炎	1.4	0.76
脑膜炎	0.284	0.115
腹泻	1.2	0.509
麻疹	0.485	0.074
疟疾	0.725	0.306
艾滋病	0.22	0.086
百日咳	0.056	0.054

注：*从2000年至2015年，新生儿败血症/脑膜炎、新生儿肺炎、新生儿破伤风、儿童肺炎、儿童腹泻、脑膜炎、腹泻、麻疹、疟疾和艾滋病的死亡率均下降了约30%。

资料来源：Liu，L.，Oza，S.，Hogan，D.，et al.（2016）. Global，regional，and national causes of under - 5 mortality in 2000-15：an updated systematic analysis with implications for the Sustainable Development Goals.The Lancet，388（10063），3027-35.

10.3.1.3 学龄儿童死亡率和发病率的全球负担和流行病学

尽管自1990年以来，儿童死亡率取得了显著改善，但幼儿与大龄儿童之间的死亡风险差异仍然显著（图10.3.2）。最不发达国家与全球平均水平之间的儿童死亡率差距虽已缩小，但仍存在巨大差距，可通过针对高度边缘化群体的循证干预措施加以解决。1990年至2016年期间，全球5至10岁儿童死亡率从10.3‰降至

4.5‰（Masquelier et al.，2018）。尽管有这种全球趋势，但2016年撒哈拉以南非洲地区大龄儿童的死亡率仍然高达11.9‰。2016年，全球5～9岁儿童估计仍有58.5万人死亡，其中撒哈拉以南非洲和南亚分别约有35.1万人和19.2万人死亡。

5岁以上儿童的死亡率显著降低，且其死亡原因与年幼儿童有显著差异。非传染性疾病和伤害是造成5岁以上儿童死亡的原因，其死亡率在不同国家也有不同程度增加（图10.3.3）。这些原因在总死亡率中所占的相对比例在青少年时期和较高收入国家有所上升。

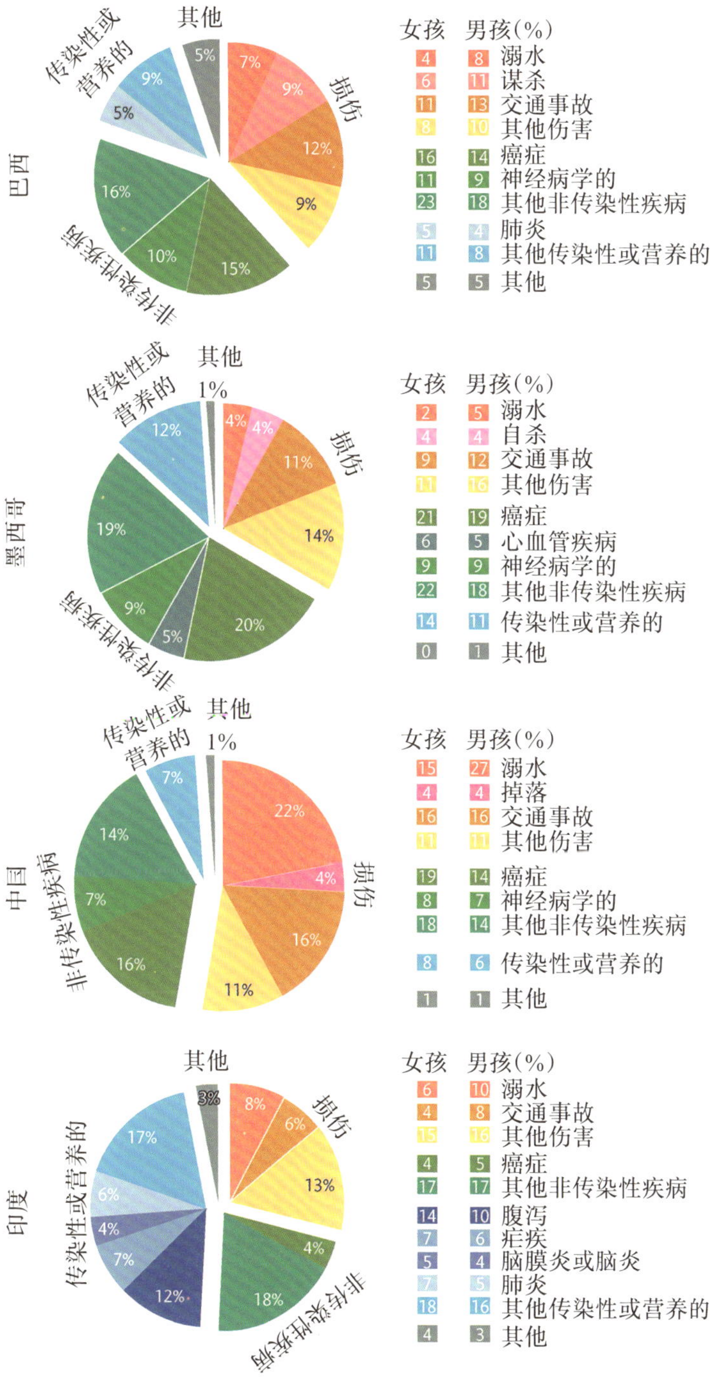

图10.3.3　2005—2016年巴西、中国、印度和墨西哥5～14岁儿童死亡原因明细

资料来源：Fadel，S.A. et al（2019）.Trends in cause-specific mortality among children aged 5-14 years from 2005 to 2016 in India，China，Brazil，and Mexico：an analysis of nationally representative mortality studies.The Lancet，393（10176）.

在5岁以下儿童感染性疾病发病率较高的国家,儿童早期特征性的感染相关死亡率的高比例一直延续到儿童后期。例如,2016年印度5~14岁女孩和男孩与营养和传染病相关的死亡率分别为每10万人中32.6人和26.2人,而中国的这一比率仅为1.7人和1.5人(Fadel et al.,2019)。此外,虽然非传染性疾病和伤害是中国、巴西和墨西哥该年龄组的主要死亡原因,但印度因这些原因导致的死亡率仍然较高。在这里,典型的流行病学转变尚未发生,导致大龄儿童面临传染性疾病和非传染性疾病的双重负担,给卫生系统带来巨大压力。

虽然大龄儿童的死亡风险较低,但他们仍承受着早年所经历的不健康和逆境的后果。早期和持续的营养不良以及反复的感染除了使儿童容易发生有害的代谢变化外,还可能导致学习成绩不佳。包括呼吸道感染、腹泻和疟疾在内的这些引起5岁以下儿童发病和死亡的主要原因,仍然是最贫穷的中低收入国家学龄儿童的重大负担。包括血红蛋白病、哮喘、风湿性心脏病以及感觉和神经系统疾病在内的这些疾病导致学龄儿童严重发病和残疾的问题日益突出。此外,学龄儿童溺水、道路交通事故、中毒、烧伤和虐待造成的伤害负担更重。

10.3.2 儿童健康和福祉的决定因素和指标

儿童生存、生长和发展的决定因素可以大致分为儿童所处的社会和物质环境因素以及其生物学特征因素。社会和环境决定因素构成了可能影响儿童健康状况的因果链上游的潜在风险因素。生物决定因素往往与这些潜在风险直接相关,包括孕产妇风险因素(甚至在儿童出生前就会影响其健康)、出生条件以及儿童的健康和营养状况。对儿童健康影响最大的关键逆境在整个生命过程中各不相同,但在婴儿期和幼儿期最为重要,因为大多数可预防的儿童死亡都发生在这一时期。值得注意的是,这些风险因素在不同程度上影响整个儿童群体,并且那些与部分儿童死亡有关的风险因素也会对一部分儿童造成一系列的疾病、残疾和发育不良,影响他们的生长和发展轨迹。

10.3.2.1 儿童死亡率和发病率的社会和环境决定因素

经济边缘化和贫困是全球儿童健康方面许多不平等的根本决定因素。家庭食品不安全和获得多样化营养食品的机会减少与贫困密切相关,导致儿童容易营养不良。当父母无法为孩子提供良好的养育环境时,儿童死亡的风险就会增加,其健康也会受到损害,后果会延续到成年期和下一代。父母的受教育程度,尤其是母亲的受教育程度,通过多种途径与儿童健康密切相关。社区和家庭生活条件也是儿童暴露于传染病的重要决定因素,主要包括水质、环境卫生基础设施和个人卫生习惯。在安全、有保障和有启发性的家庭环境中长大的儿童,有积极响应的照料者,能获得早期教育机会和良好的卫生服务,因此能够更好地成长到成年并实现其发展潜力。支持儿童健康是优化人力资本开发的必要条件。当儿童不能充分发挥其智力和社会潜力时,其一生的教育成就和收入就会减少,贫困的代际循环就会持续下去。

性别因素和妇女权益的提升在儿童健康方面起着关键作用,其影响甚至在出生前就开始了。过早结婚和怀孕的少女营养不良的风险更高,随后出现胎儿发育受限和不良分娩结果。尽管女婴在生命早期比男婴具有生物学上的优势(在世界大多数地区,男婴的死亡率通常高于女婴),但不公平的性别偏好可能使女婴在婴儿喂养和护理实践方面处于不利地位。这些歧视性的养育做法反映了在生命早期就经历的性别不平等。

儿童健康方面的地域差异部分源于获得食物、保健服务和教育的机会不公平,特别是在农村地区。地理也决定了儿童及其家庭所处的自然环境,以及他们所接触的病原体和污染物。气候条件和农业生产力会影响家庭粮食安全,在易受气候变化影响的地区尤其如此。儿童特别容易受到环境中基础设施、卫生系统和食物分配功能遭到破坏所造成的影响。移民、政治动荡、冲突和自然灾害给儿童的生活条件带来逆境,增加了营养不良和疾病的风险。

10.3.2.2 儿童死亡率和发病率的生物学风险因素

在怀孕期间，存在多个关键的孕产妇风险因素会影响儿童健康。青少年怀孕与较差的分娩结果有关，孕妇患上传染病而不及时治疗，会导致严重的分娩并发症或婴儿死亡。孕前和孕期充足的母体营养状况是胎儿最佳生长发育的必要条件。除了严重的新生儿感染外，早产和产时并发症(如出生窒息)也是造成大多数新生儿死亡的原因。存活下来的婴儿患发育迟缓和残疾的风险大大增加(Mwaniki et al.,2012)。儿童早期营养不良和接触病原生物是造成大多数可预防的儿童死亡、发病以及新生儿期后生长发育不良的直接原因。亚临床症状被称为环境肠道功能障碍或环境肠病，其特征是肠道发炎和肠道黏膜发生变化。它与卫生条件差和长期接触病原体(主要是通过反复摄入粪便)有关，被认为是导致儿童发育迟缓和认知能力发育不良的重要环节，但其发生的确切机制仍在研究之中(Keusch et al.,2014)。

10.3.2.3 儿童时期的营养和发育

5岁以下儿童的营养状况通常通过三个标准指标来评估：发育迟缓、消瘦和体重不足。发育迟缓指的是儿童的线性生长低于世界卫生组织儿童生长标准(WHO,2006a)中年龄身高中位数的负两个标准差(-2SD)，这通常是长期慢性营养不良的结果，通常发生在肠道功能障碍和营养吸收不良相关的传染性病原体负担较高的情况下。消瘦通常反映出急性营养缺乏，原因可能是食物摄入量减少或生病期间体重急剧下降。如果一个孩子的体重低于世界卫生组织标准年龄体重中位数的-2SD，则被认为是体重不足，这可能是由于发育迟缓、消瘦或两者兼而有之。相反，如果一个孩子的体重超过世界卫生组织儿童生长标准的体重身高别中位数2SD，则被认为是超重。

虽然儿童营养不良是与健康的社会决定因素相关的风险因素造成的后果，但营养状况不良本身与易患疾病、身心发育迟缓和死亡风险增加密切相关。营养不良通常与孕产妇教育不足和儿童福利减少有关。尽管近年来营养不良率有所下降，但在2018年，全球5岁以下儿童中仍有21.9%(1.49亿)线性发育迟缓，较2000年的32.5%(1.982亿)有所减少。2018年，超重者占5.9%(4 010万)，高于2000年的4.9%(3 010万)。2018年，估计有7.3%(4 950万)的5岁以下儿童消瘦(联合国儿童基金会/世界卫生组织/世界银行，2019)。这些全球指标掩盖了地区之间巨大的差异。2018年，南亚有14.6%的5岁以下儿童消瘦，占全球消瘦儿童总数的一半以上。在东非，35.2%(2 400万)的5岁以下儿童发育不良(联合国儿童基金会/世界卫生组织/世界银行，2019)。

越来越多的国家正承受着营养不良的双重负担，营养不良、超重和肥胖症同时并存。虽然亚洲和非洲分别占所有5岁以下发育不良儿童的55%和39%，但它们同时也占所有5岁以下超重儿童的47%和24%。肥胖儿童患成人肥胖、糖尿病、肝病以及未来生活中社会和经济表现不佳的风险增加。

在儿童中，微量营养素缺乏也是一个令人担忧的问题，有时会引起严重的微量营养素缺乏相关疾病，并影响生长、发育和免疫功能。缺铁(贫血的原因之一)、维生素A、碘和锌对儿童健康尤其有害，在中低收入国家很常见。

与5岁以下儿童相比，全球5岁以上儿童的营养状况没有得到充分的测量和研究。除了从幼儿期开始就存在的营养不良和生长缺陷外，缺铁性贫血等微量营养素缺乏也会导致学龄儿童的学习成绩下降。

10.3.2.4 儿童早期发育

生命的最初几年提供了优化发展的最大机会。幼儿的神经系统具有极高的可塑性，易受恶劣环境的负面影响，因此最能从解决早期风险因素的干预措施中获益。以发育迟缓和贫困为替代指标的估计表明，在中低收入国家，43%（2.5亿）的5岁以下儿童面临无法实现其发展潜力的风险（Lu et al.，2016；Black et al.，2017）。地区之间存在巨大差异，撒哈拉以南非洲地区66%（9 480万）的儿童面临风险，而拉丁美洲和加勒比地区则为18%（970万）。

儿童成长过程中所处的环境和活动塑造了他们的认知、运动和社会情感发展。只有在充足的营养、疾病的预防和及时管理、响应性护理以及适当的社会心理刺激的情况下，才能实现儿童的最佳发展。长期营养不良、贫困、疾病、残疾和严重的社会心理剥夺是阻碍儿童最佳发展的主要逆境。经历这些逆境的儿童在学习上有更大的困难，不太活跃，并且不太能够从照顾他们的人那里得到所需的关注。在童年后期，学校表现可能会受到影响，随后的教育成就和未来的收入可能会减少。

影响儿童发展的有效干预措施贯穿整个生命历程，旨在通过游戏和交流改善孕产妇健康和分娩结果、照料者与儿童之间的互动、反应能力和刺激。通过刺激和互动，这些干预措施旨在提高儿童的社交和智力学习能力以及身体发育能力。母亲、婴儿和幼儿与卫生服务机构的频繁接触为这些服务机构积极促进和支持儿童早期发展提供了独特的机会。

10.3.3 促进儿童健康的主要支持行动

改善儿童健康的行动不仅仅存在于卫生部门。本节简要概述了在结构层面支持儿童健康的一揽子部门间和跨部门行动、权利框架和政策改进。这些行动涉及儿童健康的最基本和最根本的社会和环境决定因素，如果要使卫生部门内的行动有效，这些行动是必要的。

10.3.3.1 针对健康社会决定因素的跨领域行动和支持性干预措施

为了帮助解决增加儿童死亡率和发病率的基本及潜在风险因素，以及生命全程中的发育不良问题（文本框10.3.1），需要在国家和地方层面采取一系列行动。这些行动包括旨在解决贫穷、食品不安全、文盲、性别不平等、基础设施差、不安全的家庭和社区环境、不完善的护理实践以及保健服务获取障碍的政策和方案。当这些措施特别针对边缘化群体进行定制和定位时，它们在人口层面上对儿童健康的影响潜力巨大，应成为改善儿童健康和福祉的国家战略的基础。

文本框10.3.1　支持儿童健康和终身健康的主要跨领域行动、项目和政策

- 扶贫和现金转移计划
- 社会保护服务和安全网
- 医疗保险计划
- 改善水、环境卫生和个人卫生的基础设施和教育
- 改善居住条件和住房质量
- 减少室内外空气污染和接触毒素（如铅、砷、黄曲霉毒素）的机会
- 强化食品中的微量营养素
- 支持粮食安全的农业政策
- 妇女和女童的教育和赋权
- 改善保健服务的获取途径和质量
- 增加获得育儿计划和全面的儿童早期发展服务的机会
- 普及初等教育

10.3.3.2　确认儿童的权利

首先要认识到儿童及其照料者获得保健信息和服务是一项基本人权，从而进一步加强确保对儿童健康进行有效问责。认识到每个儿童，无论其地位或情况如何，都享有法律权利，从而将相关责任和政治承诺提升到法律义务之上。因此，这种模式的转变不仅能够为儿童的健康需要建立规范基础，而且能够建立法律基础。1989年通过的《联合国儿童权利公约》(CRC)是保护儿童福祉的主要法律文书，概述了国家在儿童健康方面的核心义务。除两个联合国会员国外，所有会员国都批准了该公约。第24条直接涉及儿童的健康和保健权，而其他条款则涉及儿童健康的许多基本决定因素。因此，《联合国儿童权利公约》为确保儿童生存、健康和最佳发展所需的基本需求和法律权利提供了宝贵的整体蓝图。

10.3.3.3　治理

支持性法律和政策是加强卫生部门提供高质量卫生保健能力的先决条件。在一个功能性卫生系统的背景下，治理涉及制定战略政策框架、法规以及系统设计和问责制。在儿童健康方面发挥作用的循证政策的例子，目前正得到各国支持，以解决健康不良和死亡率过高的负担(WHO，2012b)，具体如下：

◇ 根据《国际劳工组织公约》第183条保护产妇。
◇ 授权助产士实施一系列核心的抢救性干预措施的政策。
◇ 新生儿出生后第一周进行家访的政策。
◇《国际母乳代品销售守则》。
◇ 关于社区使用抗生素治疗肺炎的政策。
◇ 低渗透压口服补液盐和补锌政策。
◇ 轮状病毒和肺炎球菌疫苗政策。

为了促进这些政策在各国的有效实施，需要与广泛的利益相关者进行宣传和政策对话。公共医疗资金投入和管理质量对于降低儿童死亡率至关重要，但监测和评估仍然不足。一些政策迅速获得广泛认同，而另一些政策则落后。例如，在孕产妇和儿童死亡率负担最重的75个国家中，制定政策允许社区卫生工作者治疗肺炎的国家在2008至2012年间从18个增加到38个，增加了一倍多。卫生工作者接受适当的培训和监督，并获得基本药物和物资，对改善肺炎治疗作出了重大贡献(Kalyango et al.，2013)。相比之下，到2017年，81个倒数的国家中只有不到三分之一的国家完全采用了《国际母乳代用品销售守则》立法，该法规于1981年就已获得世界卫生组织成员国的一致认可。

10.3.4　关键的儿童健康问题、关键时期，以及特定年龄的针对预防和管理的卫生部门干预措施

生活在资源贫乏环境中的儿童需要采取保护性干预措施，以预防前几节总结的引起死亡和疾病的主要病因。主要有两类干预措施：第一，促进健康以降低发病率和预防特定疾病；第二，病例管理干预措施，以治疗疾病，帮助降低疾病严重程度，改善儿童健康和生存。以下将对儿童每个主要病因的关键干预措施进行总结，并在表10.3.2中展示。

表 10.3.2 解决造成儿童死亡、发病和生长发育不佳的主要危险因素的关键干预措施概述

儿童死亡和发病的重要原因	预防性干预措施	个案管理干预措施
母亲和新生儿(<1 个月)		
新生儿状况: 早产 围产期窒息 新生儿败血症 出生体重不足 先天性疾病	孕前: 母亲补充叶酸或多种微量营养素补充剂 为有营养不良风险的母亲补充均衡的蛋白质和能量 戒烟、戒酒和戒其他毒品咨询 降低首次怀孕年龄,促进最佳生育间隔 产前护理: 常规产前检查 产妇疫苗接种 妊娠期疟疾间歇预防性治疗 传染病筛查和治疗 预防恒河猴病 分娩和分娩护理: 在分娩和分娩过程中的熟练护理 分娩时的护理:保暖、延迟脐带夹闭、卫生的脐带护理和早期母乳喂养 产后护理: 婴儿出生后的头几天或几周的护理:纯母乳喂养、温暖卫生的皮肤和脐带护理 接种疫苗,并及时就医	妊娠期间高血压、糖尿病和胎儿生长受限的检测和管理 治疗早产的催产素和产前皮质类固醇(如有必要) 早产胎膜早破的抗生素治疗 孕产妇乙型链球菌(GBS)、蠕虫病、疟疾、结核病和艾滋病毒感染的检测和管理 袋鼠妈妈护理,以及早产儿和低出生体重儿的额外护理(解决喂养、保暖和呼吸问题) 胎儿窘迫时的剖宫产或辅助阴道分娩 分娩后无法呼吸时进行人工呼吸 新生儿败血症和局部感染的诊断和治疗
婴儿期(<1 岁)和儿童早期(1~5 岁)		
肺炎	免疫接种可预防肺炎球菌、流感嗜血杆菌、百日咳、白喉和麻疹 母乳喂养 6 个月,母乳喂养与安全、适当的补充喂养,至少长达 2 年 减少环境风险因素,如室内空气污染、过度拥挤	用阿莫西林治疗肺炎 用肠道外抗生素、氧气和其他支持疗法治疗重症肺炎
腹泻和肠道感染	早期纯母乳喂养至 6 个月,持续母乳喂养并辅以安全、适当的补充喂养至少到 2 岁 预防性补充维生素 A 和锌 麻疹、轮状病毒、霍乱和伤寒的免疫接种 改善用水和卫生条件,用肥皂洗手	预防脱水的口服补液疗法 腹泻期间 10~14 天的锌治疗 治疗痢疾和伤寒的抗生素
疟疾	病媒控制 使用长效驱虫蚊帐 婴儿间歇性预防治疗(IPTi)	建议该地区使用口服抗疟药物治疗非重症疟疾 使用肠外抗疟药物治疗重症疟疾
艾滋病毒/艾滋病	对艾滋病毒感染妇女的艾滋病毒和意外怀孕的初级预防 使用抗逆转录病毒药物治疗感染孕妇,对其他人进行预防性处理以预防母婴传播的发生 为艾滋病毒呈阳性的母亲提供抗逆转录病毒药物的纯母乳喂养或替代喂养 为暴露于艾滋病毒和感染艾滋病毒的儿童提供复方三唑类药物预防治疗	对符合治疗条件的儿童进行抗逆转录病毒治疗(ART)

续表

儿童死亡和发病的重要原因	预防性干预措施	个案管理干预措施
营养不良	出生后1小时内尽早开始母乳喂养 纯母乳喂养至6个月 持续母乳喂养并添加安全、适当的辅食至少2年 通过补充营养、食品营养强化和膳食多样化预防维生素A、铁、碘和锌缺乏症 通过测量中上臂围(MUAC)进行严重急性营养不良的社区筛查,监测生长,促进发育	对无并发症的严重营养不良儿童进行社区管理 对有并发症的严重营养不良儿童进行医院管理
学龄(5～10岁)		
超重和肥胖	关于健康饮食习惯的教育 促进体育活动 改善当地的食品环境	人体测量筛查、管理和治疗合并症
非传染性疾病 镰状细胞病 哮喘 风湿性心脏病 癫痫	改善空气质量 及时发现和治疗链球菌性咽炎和风湿热	用羟基脲治疗镰状细胞病 先天性疾病和慢性疾病的筛查、持续治疗和支持性护理
传染性疾病	接种人乳头瘤病毒和破伤风疫苗 接种伤寒、霍乱、登革热疫苗(如有必要) 补种遗漏的常规疫苗 改善用水和卫生条件,用肥皂洗手 从幼儿期开始预防上述其他传染病	驱虫 早期儿童其他侵袭性感染的发现和病例管理
意外伤害 溺水 道路伤害 烧伤	游泳课程 头盔的使用 改进炉灶	紧急救护车服务 创伤护理

10.3.4.1 孕产妇和新生儿护理干预措施

虽然新生儿死亡率在1990年至2017年间降低了51%,但要实现2030年可持续发展目标仍需加快努力(Hug et al.,2019)。提高从怀孕、分娩、新生儿期到儿童和青少年时期的覆盖范围和护理质量,对于优化新生儿健康和存活率至关重要。这些目标必须集中于最有效的循证干预措施,以及迄今为止尚不充足的资助和实施。新生儿健康干预措施可分为与所有母亲和新生儿相关的干预措施,以及与需要额外护理的新生儿相关的干预措施(表10.3.2)。

10.3.4.2 母亲和新生儿的常规护理

要改善新生儿的健康和存活率,就必须解决社会决定因素,注重女性在社会环境中的教育和权利,尤其是女孩的健康和福祉。这包括教育、饮食营养、防止切割女性生殖器官等有害做法、推迟首次怀孕年龄、预防和治疗性传播感染、改善孕前营养状况和优化生育间隔。妊娠期间的常规护理对新生儿的生存和健康有重要影响。产前保健期间为新生儿健康提供的循证干预措施(Bhutta et al.,2014)包括孕产妇疫苗接种(b型流感嗜血杆菌、流感、肺炎球菌）、感染预防、筛查和治疗、预防恒河猴病，以及在饮食摄入不足的人群中加强孕产妇营养。

产前保健为分娩期间和分娩后的持续护理提供了平台，为熟练的助产服务制定计划，为任何不可预见的并发症做好准备，并帮助家庭为新生儿护理实践做好准备，如尽早开始纯母乳喂养。

熟练的助产人员的存在和即时产科护理的提供是现代产科的基石。一项涉及专家咨询的德尔菲程序表明，基本的产科紧急护理可以将分娩期间的新生儿死亡率降低40%（Lee et al.，2011）。

由于可能发生的并发症无法预测，而且可能会迅速恶化，因此，准妈妈应在24小时都能处理并发症的一级医疗机构中获得有保障的分娩护理。如果选择在家分娩，至关重要的是，必须有一名熟练的护理人员和一名能够在最初12～24小时陪伴母亲和孩子的人员。了解和认识孕产妇和新生儿的危险迹象，对于无法获得熟练接诊服务的妇女和家庭至关重要，需要制定清洁分娩和早期就医的计划。

疫苗是预防生命早期发病和死亡的高效且具有成本效益的预防工具。鉴于已证实的益处，常规新生儿疫苗的可及性应成为公共卫生的优先事项。表10.3.2中提到了几种关键疫苗。

新生儿出生时和随后的护理包括一些相对简单和有效的干预措施，不需要先进的技术。实施这些干预措施的最关键时间是出生后24小时内，因为据报告有很大一部分孕产妇和新生儿死亡发生在这一窗口期。因此，在第一周内至少与卫生保健提供者进行一次额外的接触。

10.3.4.3 照顾高危新生儿和患病的新生儿

每年有1 500万名早产儿出生，其中近100万名死于早产并发症。如果所有人都能获得当前具有成本效益的措施，其中约75%的死亡可以得到预防（Liu et al.，2016）。这些关键干预措施包括用于推迟分娩的宫缩抑制剂、用于治疗未足月胎膜早破的抗生素，以及在早产期间为符合条件的母亲提供的皮质类固醇，以促进婴儿肺成熟。对早产儿和低出生体重儿的额外护理，对于提高新生儿存活率至关重要。新生儿基本保健服务应包括在出生后数小时内识别低出生体重儿。在无法测量出生体重的环境中，例如在家中分娩，所有被认为"体型偏小"的新生儿都应得到额外护理，其中大部分可在家中和一级卫生设施中提供。但是，体重在1 500克以下的婴儿，由于肺发育不成熟，喂养困难或呼吸困难，最好在医院进行护理。

除了新生儿基本护理外，低出生体重儿需要更多干预，包括立即干燥、给予充足营养、保暖、保持卫生、早期发现和管理感染、服用维生素K以及生长监测。强有力的证据支持袋鼠妈妈式护理或皮肤接触，以降低死亡率和改善母乳喂养。不能直接母乳喂养的母亲应该被指导如何挤奶和用杯子喂奶。

围产期窒息占所有5岁以下儿童死亡人数的10%。使用分娩仪监测分娩进展和胎儿产妇健康状况已被证明有助于降低围产期窒息引起的发病率和死亡率。当怀疑有胎儿窘迫时，可能需要辅助阴道分娩或剖宫产，这需要功能性的转诊机制。预防与窒息相关的死亡率和发病率的第二个关键干预措施是新生儿复苏。所有助产人员都应熟练掌握新生儿复苏的技能和设备，包括正压通气、气管插管和喉标记的使用，以及彻底的干燥和刺激。

及时发现和治疗疑似新生儿细菌感染，如肺炎和败血症，可大大降低新生儿死亡率。因此，必须开展以社区和保健设施为重点的筛查和管理活动。严重感染的新生儿应接受肠外抗生素，以及静脉输液或替代喂养方法和其他支持性治疗，如在医院吸氧。尽管在社区环境中使用注射抗生素和肌肉抗生素的证据表明，受感染新生儿的死亡率显著降低，但大规模实施仍然很少。

10.3.4.4 婴儿期和幼儿期护理

出生后的前5年是儿童快速成长和发育的关键时期，也是儿童对逆境特别敏感的时期。这一时期的重点是提供充足营养，尽量减轻传染病的负担，并提供一个养育有方、积极响应儿童需求、激励性强的环境，以优化儿童成长和发育。

10.3.4.5 营养不良

世界卫生大会宣布2016—2025年为“营养十年”，可持续发展目标要求到2030年消除饥饿、实现粮食安全并消除一切形式的营养不良。预防营养不良的干预措施包括促进婴幼儿的最佳喂养，预防和治疗疾病，以及改善饮食中的微量营养素缺乏。纯母乳喂养到6个月大，然后继续母乳喂养并添加辅食到至少2岁，是消除营养不良的关键干预措施。早期开始母乳喂养，理想情况下是在出生后的第一个小时内开始，与新生儿死亡率的风险降低相关(Khanet et al.，2014)。与主要、部分或非母乳喂养的婴儿相比，在出生后6个月内进行纯母乳喂养可显著降低全因和感染相关死亡风险(Sankar et al.，2015)。在6个月大时开始进行安全、适当的补充喂养可以减少营养不良的发生率，并有助于降低死亡率。促进安全、适当的补充喂养已被证明可以显著提高年龄别体重和年龄别身高得分(Lassi et al.，2013)。

10.3.4.6 急性营养不良的预防和管理

营养不良，既包括营养不足，也包括超重。急性营养不良的特点是由于食物摄入不足或疾病导致体重急剧下降，有许多潜在或基本的原因会导致营养不良。获得护理机会少、生活条件恶劣、护理和喂养方法不足以及家庭粮食不安全等社会因素加剧了这一问题。在资源匮乏的环境中，营养不良的儿童特别容易受到感染，如腹泻、肺炎和疟疾，这可能会加重营养不良，并进一步增加患病风险，造成健康恶化的恶性循环。急性营养不良儿童的死亡风险升高，营养相关因素直接或间接导致45%的5岁以下儿童死亡(Black et al.，2013)。

为了改善儿童的营养状况并防止他们变得严重营养不良，对中度急性营养不良(MAM)的饮食管理(身高别体重在世界卫生组织儿童生长标准中位数的-3至-2个标准差之间，或11.5厘米≤上臂中围<12.5厘米)应以充分利用当地现有的营养丰富食物为基础。习惯饮食中营养含量不足的问题可以通过多种方法加以改善，包括饮食多样化和在某些主食中添加维生素和矿物质。对MAM儿童的补充喂养应辅以必要的营养行动，如母乳喂养、营养咨询并解决营养不良的潜在社会决定因素。

6～59个月的儿童严重急性营养不良(SAM)定义为身高别体重低于世界卫生组织生长标准中位数以下3个标准差，或上臂中围小于11.5厘米，或存在双侧水肿。对于6个月以下的婴儿，上臂中围没有统一的临界值。患有SAM的儿童应该进行临床评估，以确定是否存在医疗并发症。通过世界卫生组织定义的食欲测试且临床表现良好和警觉的儿童应被视为门诊病人进行治疗，而有医疗并发症、危险迹象或食欲测试不及格的儿童应作为住院患者进行治疗。6个月以下的SAM婴儿通常需要住院治疗。门诊治疗包括为儿童提供治疗性喂养、微量营养素补充、抗生素和定期监测。

住院治疗通常分为两个阶段：稳定阶段(通常为3～7天)，包括仔细评估和管理低血糖、低体温、脱水、感染、电解质失衡和开始进食；康复阶段(通常为4～6周)，包括营养和社会心理支持的预估，以实现完全的营养恢复。治疗性喂养应在稳定阶段的早期开始，包括提供低蛋白牛奶为基础的含有额外维生素和矿物质的乳母饮食，如世界卫生组织推荐的F-75(75千卡/100毫升)。在康复阶段，应给予含有较高蛋白质和能量含量的牛奶配方，如F-100，并需要额外补充铁。即食治疗食品(RUTFs)已经在各种环境中取代了液体F-100，因为它们不含游离水，因此可以在没有细菌污染风险的情况下使用。大多数RUTFs是以脂质为基础的糊状物，混合了奶粉、电解质和微量营养素，以满足推荐的营养价值，并为营养不良的儿童提供与F-100相同的营养摄入量。RUTFs还含有10～14毫克/100克铁，因此不需要额外摄入铁。

与社区筛查相结合，RUTFs在治疗无并发症的6～59个月儿童SAM方面非常有效(WHO，2013)。这些儿童可以在社区得到管理，而不会有医院感染的风险，也不会对家庭护理造成任何其他干扰。通常被忽视的是管理的感官刺激部分，建议在康复阶段为患有SAM的儿童提供结构化的游戏治疗和温柔的关爱。

对于小于6个月的患有SAM的儿童，护理应侧重于控制败血症和其他潜在并发症，并在母乳喂养无效的情况下重新建立母乳喂养。

10.3.4.7 慢性营养不良的预防和管理

儿童慢性营养不良是一个与贫穷密切相关的全球公共卫生问题。在母体营养不良的情况下,与营养线性相关的生长迟缓的过程始于子宫,导致宫内生长受限和低出生体重。在婴儿期,长期不理想的喂养方式、宏量营养素和微量营养素摄入不足以及传染病的高负担导致生长不良。儿童群体中线性生长发育迟缓的高发率是普遍存在的慢性营养不良的一个可见且容易衡量的指标。经历这种生长迟缓的儿童也会面临更高的死亡率和不良的认知和运动发育。长期营养不良的儿童死于腹泻、肺炎和疟疾等常见儿童感染的风险要高得多。营养相关因素直接或间接导致45%的5岁以下儿童死亡,其中估计17%的5岁以下儿童死亡可归因于发育迟缓(Black et al.,2013)。

在人群中造成发育迟缓的确切原因是多方面的,且尚未有定论。因此,有必要采取广泛的干预措施来预防和解决营养不良和高传染病负担问题,以尽量减少发育迟缓的风险。这包括促进上文所述的最佳婴幼儿母乳喂养和补充喂养做法,确保有微量营养素缺乏风险的人摄入足够的微量营养素,以及以下各节所述的感染预防战略的高覆盖率。

队列数据分析表明,2岁及以下儿童的身高年龄Z评分每增加一个单位,在5至11岁时的认知功能测量中就会有0.22个标准差的改善(Sudfeld et al.,2015),这表明慢性营养不良对幼儿的影响持续存在。这不仅对儿童长期营养不良负担沉重的国家的人口健康产生严重影响,而且对发挥他们的智力和经济潜力也产生严重影响。优先实施和扩大营养敏感型和特定营养政策和计划的国家将在人力资本开发和经济生产力方面取得最大的进步,因为这些行动通常具有非常高的效益-成本比(Hoddinott et al.,2013)。

10.3.4.8 微量营养素缺乏和隐性饥饿

常见的微量营养素缺乏,如维生素A、铁、碘和锌,在临床和亚临床水平上有时被描述为“隐性饥饿”,导致儿童患病、生长发育不良和死亡。预防微量营养素缺乏的策略包括补充剂(WHO,2011a、2011b、2016c)、主食的大规模强化(WHO,2016e、2018c)和膳食多样化(泛美卫生组织,2003;WHO,2005b)。2013年《柳叶刀》妇幼营养系列(Bhutta et al.,2013;Ruel et al.,2013)推荐的预防和治疗母亲和儿童微量营养素缺乏症的营养特异性和营养敏感干预措施摘要见表10.3.3。

表10.3.3 预防和治疗母亲和儿童微量营养素缺乏的干预措施总结

个人水平	人群水平
对婴幼儿最佳母乳喂养和辅食喂养方法进行教育和支持 促进膳食多样化 对辅食进行营养强化(如微量营养素添加剂) 多种微量营养素补充(MMN) 均衡能量蛋白补充剂(BEP) 脂质营养补充剂(LNS) 延迟断脐 驱虫 改善用水、环境卫生和个人卫生条件	国家营养敏感政策和方案 大规模食品微量营养素强化(如食盐加碘) 生物强化 现金转移计划 社会保障网络

10.3.4.9 急性呼吸道感染

急性呼吸道感染(ARIs),特别是肺炎,是5岁以下儿童死亡的第二大原因,占全世界儿童死亡总数的

16%。然而，在新生儿期后的儿童中，肺炎仍然是主要杀手，占这些死亡人数的近13%（Liu et al.，2016）。半数儿童肺炎死亡可归因于肺炎球菌和乙型流感嗜血杆菌（Hib）。其他常见的致病生物包括病毒，尤其是呼吸道合胞病毒，以及金黄色葡萄球菌和肺炎克雷伯菌等细菌感染。在艾滋病毒负担高的地区，肺孢子菌是一个重要的致病菌。控制急性呼吸道感染的干预措施可分为预防性干预措施，如针对特定病原体的免疫接种、改善营养、减少家庭空气污染和病例管理干预措施。

广泛使用肺炎球菌、流感嗜血杆菌、百日咳、白喉、流感和麻疹疫苗，有可能大幅降低中低收入国家儿童急性呼吸道感染的发病率。两种特别重要的疫苗是针对肺炎球菌和Hib病原体的疫苗，因为它们造成的疾病负担最大。据估计，2015年肺炎球菌和Hib分别导致超过30万和3万例5岁以下儿童死亡（Wahl et al.，2018）。

目前国际上正在使用两种类型的肺炎球菌疫苗：一种多糖疫苗对23种不同的肺炎球菌菌株有效（主要推荐用于成人），另一种是不同配方的多糖蛋白结合疫苗（PCV），世界卫生组织建议对所有婴儿使用10价和13价疫苗（分别为PCV10和PCV13）。这些疫苗中包含的血清型占全世界儿童严重肺炎球菌疾病的大多数。PCV越来越多地出现在低收入、高死亡率的国家，但各国在疫苗接种方面的差距可能会降低其影响。共有141个国家将该疫苗纳入其国家免疫规划，其中包括肺炎球菌疾病负担最重的10个国家中的7个。

发达国家使用Hib结合疫苗，由于接种疫苗的儿童具有免疫力，而未接种疫苗的儿童具有群体效应，因此几乎消除了侵袭性Hib疾病（脑膜炎和细菌性肺炎）。目前有几种Hib结合疫苗可供选择，所有这些疫苗在婴儿早期接种都是有效的，而且几乎没有副作用。这些疫苗在大多数引进Hib疫苗的低收入国家取得了成功。最近的研究估计，从2000年到2015年，PCV的使用预防了25万例肺炎球菌死亡（其中90%是在2010年之后），而Hib疫苗在同一时期预防了120万例死亡（Wahl et al.，2018）。

应将疫苗接种视为对其他肺炎控制战略的补充，如改善求诊和病例管理、改善营养（包括生命最初6个月的纯母乳喂养）、勤洗手以及减少室内空气污染的措施。许多研究表明，接触家用生物质燃料产生的烟雾的幼儿患急性下呼吸道感染的风险是未接触的儿童的两倍。一项关于促进儿童生存的家庭空气污染控制战略的系统综述得出结论，减少接触可降低致命肺炎的风险，特别是在遵循世界卫生组织指南的情况下（Bruce et al.，2013）。

急性呼吸道感染病例管理的诊断和临床指南依赖于两个简单的临床症状：呼吸急促和下胸壁收缩。胸腔内缩是指孩子吸气时胸壁下部向内的运动。根据经修订的世界卫生组织分类，出现咳嗽和/或呼吸困难加上呼吸急促和/或胸腔内缩的2～59个月儿童被列为可在家中口服阿莫西林治疗的非严重肺炎（WHO，2014a）。严重肺炎可通过出现一种或多种危险体征（如中枢性紫绀、严重呼吸窘迫、嗜睡或抽搐）来识别，此类病例必须在医院进行处理，并给予肠外抗生素和包括氧疗在内的支持性护理。对“胸壁凹陷”肺炎（以前称为“重症肺炎”）在家中进行治疗的最新指南具有重要意义，特别是在转诊困难的环境中，也有助于减少不必要的肠外抗生素的使用。卫生保健员在识别和治疗非重症肺炎方面的作用至关重要，特别是在资源匮乏和医疗设施匮乏的环境中（Bhutta et al.，2013）。

10.3.4.10 腹泻

在缺乏足够资源和强大基础设施的中低收入国家，腹泻仍然是5岁以下儿童死亡的主要原因之一。自1980年代初以来，控制腹泻疾病的战略基本上没有变化。现有一套行之有效的预防和治疗措施，如果大规模采取，将大大降低腹泻的发病率。控制腹泻的七项计划，包括促进早期和纯母乳喂养、补充维生素A、轮状病毒和麻疹疫苗接种、用肥皂洗手并改善供水质量、促进社区卫生、补充液体以防止脱水以及锌治疗（联合国儿童基金会，2009）。这一揽子计划应与目标明确的、综合性的行为改变策略相结合来实施，目的在于提高家庭和社区对该方案的接受度和认可度。

与部分母乳喂养或非母乳喂养相比，生命最初6个月的纯母乳喂养可降低与感染相关的新生儿死亡风险（Gülmezoglu et al.，2016）。母乳的成分如抗体、激素和生长因子，为成长中的孩子提供了最佳保护。建议在6个月大时引入适当的补充喂养,同时继续母乳喂养至少24个月。这有助于改善婴幼儿的营养状况,优化身体和认知发展以及免疫功能。

轮状病毒是5岁以下儿童腹泻死亡的主要原因。据估计,2000年至2016年期间,轮状病毒疫苗的引入使5岁以下儿童与腹泻相关的死亡率降低了2.6%(Troeger et al.,2018)。国际市场上有两种轮状病毒疫苗:单价(RV1)和五价(RV5),这两种疫苗在死亡率极低或较低的国家对严重感染显示出80%~90%的效力,在儿童死亡率高、成人死亡率高或极高的国家显示出40%~60%的效力。世界卫生组织建议在6周龄后尽快接种轮状病毒疫苗第一剂,同时接种白喉-破伤风-百日咳(DTP)疫苗。RVI和RV5分别以2剂和3剂方案给药,每次给药间隔4周(WHO,2013a、2013b)。

据估计,每年有80万儿童死于由缺乏优质水、卫生设施和适当卫生习惯引起的可预防疾病(Mill,Cumming,2016)。人类粪便是腹泻病原体的主要来源。水的过滤和消毒以及手部卫生可以显著降低腹泻风险(Darvesh et al.,2017)。然而,行为改变的组成部分是复杂的,而且往往难以维持。水、环境卫生和个人卫生(WASH)以及相关措施的质量和数量差会阻碍5岁以下儿童的线性生长(Dangour et al.,2013)。因此,资源也应用于扩大和维持社区一级的水、环境卫生和个人卫生服务。可持续发展目标6(SDG 6)包括普及饮用水、环境卫生和个人卫生的具体目标。

大多数与腹泻有关的死亡是由于脱水、痢疾(出血性腹泻)和严重电解质失衡造成的。腹泻的管理包括:

◇ 口服补液盐(ORS)溶液以补充液体流失,或在严重脱水的情况下静脉注射电解质溶液。

◇ 母亲和卫生工作者应每天给儿童补充20毫克锌,持续10~14天(6个月以下儿童每天补充10毫克锌)。

◇ 在腹泻期间继续或增加母乳喂养,并在腹泻后增加喂养量。

◇ 仅在血性腹泻期间使用抗生素。

使用口服补液已显示可将腹泻特异性死亡率降低93%(Munos et al.,2010)。急性腹泻管理中两个值得注意的进展是锌补充和含有较低葡萄糖和盐浓度的新配方口服补液盐。多年来,口服补液盐治疗已被证明在预防和治疗脱水方面是安全有效的。然而,母亲和卫生工作者对标准口服补液的接受程度并不理想,因为水样便持续存在,腹泻的持续时间没有缩短。在过去的几十年里,人们已经开发出了一种新的口服补液盐,用于降低渗透压(低钠和低葡萄糖)。这种新配方减少排便、呕吐和任何静脉注射治疗的需求。新的口服补液盐对儿童和成人的非霍乱腹泻和霍乱均安全有效。世界卫生组织和联合国儿童基金会现在建议使用每升含有75毫当量钠和75毫摩尔葡萄糖的口服补液盐(总渗透压为245毫摩尔/升)(WHO,2005a)。除了补充水分外,最佳的营养状态还可以促进水分吸收,增强免疫功能。

最近对普遍缺锌地区相关临床试验的回顾显示,6个月及以上的儿童补充锌可以减少腹泻持续时间(Lazzerini,Wanzira,2016)。此外,来自印度的研究表明,在急性腹泻治疗中补充锌可以降低腹泻住院率(Mazumder et al.,2010)。在口服补液中添加锌治疗腹泻也提高了口服补液的依从性,并减少了不明来源的处方药和抗生素的无端使用(Bhandari et al.,2008)。

痢疾是一种下消化道的炎症性疾病,临床表现为腹部绞痛、发热和严重腹泻,常伴有血便和黏液样便。志贺氏菌是导致血性腹泻的主要原因。志贺氏菌病的主要治疗方法是使用抗生素,可将痢疾相关死亡率降低99%以上(Traa et al.,2010)。

抗生素耐药性是志贺氏菌病管理中的一个新挑战,耐环丙沙星菌株的出现,增加了开发志贺氏菌疫苗的紧迫性。环丙沙星因其有效、安全、易于口服、疗程短和成本低而成为目前的首选治疗药物。对于严重霍乱病例,世界卫生组织建议使用该地区霍乱弧菌菌株敏感的口服抗生素,可能的选择包括四环素、红霉素、多西环素、复方新诺明和氯霉素。霍乱抗生素治疗显示临床失败率降低63%,细菌学失败率降低75%(Das et al.,2013)。

10.3.4.11 肠道感染和被忽视的热带病

被忽视的热带病(NTDs)是一组在世界最贫困地区高度流行的细菌、寄生虫和病毒感染,导致每年超过50万人死亡(Naghavi et al.,2017)。与成人相比,有几种疾病状况对儿童的影响更为严重,他们经常同时感染多种病原体。其中一些感染是慢性的,会导致严重和长期的疾病和残疾。

世界卫生组织确认了17种核心NTDs:狂犬病、沙眼、登革热、恰加斯病、布鲁里溃疡、地方性密螺旋体病、非洲人类锥虫病(HAT)、麻风病、包虫病、利什曼病、带绦虫病/囊虫病、麦地那龙线虫病、寄生虫病、淋巴丝虫病、血吸虫病、盘尾丝虫病和土壤传播蠕虫病。从规划角度来看,世界卫生组织将被忽视的热带病分为两类:预防性化疗和传播控制(PCT)NTDs,以及创新和强化疾病管理(IDM)NTDs。PCT组NTDs最突出的例子是淋巴丝虫病、盘尾丝虫病、血吸虫病和土壤传播的蠕虫病,它们主要通过向整个高危人群用药来控制。IDM关注那些缺乏合适工具进行大规模预防或治疗的NTDs。这些疾病包括布鲁里溃疡、恰加斯病、HAT和利什曼病。气候变化正在加剧许多病媒传播感染的传播,包括疟疾、登革热、南美锥虫病、利什曼病、盘尾丝虫病等(Mitra,Mawson et al.,2017)。

根据世界卫生组织的5项总体战略,疾病控制战略可涉及:(1) 同时应用多种药物或治疗手段来预防疾病的发生或进展;(2) 提高人们获取清洁水和卫生设施的便利程度;(3) 通过使用环境友好型杀虫剂、处理过的蚊帐和其他个人防护措施、清除植被并改善卫生设施以破坏繁殖场所来控制昆虫媒介(Mackey et al.,2014)。

食源性肠道感染也是中低收入国家发病率和死亡率的主要原因,沙门氏菌、大肠杆菌和海绵状脑炎的暴发是由于不理想的卫生和食品加工做法造成的。伤寒和副伤寒分别是由伤寒沙门氏菌和副伤寒沙门氏菌感染引起的。在疟疾和腹泻之后,伤寒是大龄儿童最常见的死亡原因。据估计,2017年全球发生了1 430万例伤寒和副伤寒病例,其中12.6%的病例报告发生在5岁以下儿童中,55.9%发生在15岁以下儿童中。据报告,南亚的死亡率最高,占2017年全球伤寒死亡率的69.6%(Stanaway et al.,2019)。在受影响地区主要使用头孢菌素和阿奇霉素等抗生素。2017年12月,世界卫生组织批准了第一种伤寒结合疫苗。这种新疫苗比旧疫苗具有更持久的免疫力,需要的剂量更少,可以给年幼的儿童接种。提供安全饮用水和适当的卫生设施,确保食品加工人员保持良好的个人卫生,以及接种疫苗都是预防伤寒的有效措施。

大肠杆菌是人类肠道的正常菌群。毒株可引起腹泻、新生儿脑膜炎、败血症和尿路感染,通过受污染的食物和水或直接接触受感染的人传播。疫情与牛肉糜、在公共场所接触动物以及娱乐场所的水污染有关。怀疑患有大肠杆菌全身性感染的儿童应在进行细菌诊断培养后接受静脉抗生素治疗。建议使用氨基糖苷或第三代头孢菌素作为经验性治疗。预防大肠杆菌感染的措施包括手部卫生、食品安全和隔离感染者。

据估计,全世界有5 000万至1亿人感染登革热病毒,是儿童发病和死亡的一个重要原因(WHO,2013)。登革热在世界卫生组织所有区域(不包括欧洲)的125多个国家流行,在过去50年中发病率增加了约30倍。促成地方性暴发的因素与其他被忽视的热带病相同,包括缺乏病媒控制、快速城市化、气候变化、全球前往流行地区的旅行以及社会基础设施薄弱。它的节肢动物媒介是埃及伊蚊。针对登革热的公共卫生干预措施侧重于病媒和环境管理。并发症可导致登革出血热(DHF),在一些严重病例中,如患有登革休克综合征(DSS)的患者,可能导致死亡。

土壤传播蠕虫(STH)是一类通过受感染的人类粪便污染的土壤传播的蠕虫,其中特别重要的是美洲钩虫、类蛔蛔虫和鞭虫。大多数STH感染是由于摄入被污染的土壤或通过皮肤渗透。在全球热带地区流行的STH感染在亚洲、非洲和拉丁美洲的较贫困地区尤为严重,大多数病例发生在亚洲一些中低收入国家的极端贫困人口中,如印度、孟加拉国和印度尼西亚。儿童通常感染蛔虫和滴虫,而儿童和成人均可感染钩虫。在撒哈拉以南非洲,估计有5 000万儿童感染钩虫,而在东南亚,近1.2亿学龄前和学龄儿童因感染钩虫需要治疗(Hotez et al.,2015)。诱发因素包括个人卫生条件差、贫困和人口过密。感染可导致贫血、生长迟缓和认知发育受损,还会导致缺课和伤残调整寿命年的沉重负担(Vandemark et al.,2010)。最近的一项研究报告未经治疗的STH感染会导致儿童认知发育缺陷(Pabalan et al.,2018)。依据世界卫生组织,对STH感染的管理需要阿苯达唑和甲苯达唑等药物治疗、教育普及和提供适当的卫生条件。

血吸虫病是由血吸虫穿透那些经常接触受污染水体的人的皮肤而引起的,通常是儿童和青少年。90%以上的血吸虫病病例发生在非洲。未治疗的血吸虫感染与教育、学习和记忆缺陷显著相关(Ezeamama et al.,2018)。

10.3.4.12 疟疾

疟疾导致全球5%的儿童死亡。2015年,超过30万5岁以下(1~59个月)儿童死于疟疾(Liu et al.,2016),占所有疟疾死亡人数的近三分之二。非洲地区承担着全球90%的疟疾负担,然而从2000年到2015年,撒哈拉以南的非洲地区5岁以下儿童死亡的主要原因从疟疾转向了肺炎。第8.15章更详细地描述了疟疾干预措施。由于采取了有效的预防措施,自2000年以来,全球疟疾死亡率已下降60%。病媒控制仍然是预防各年龄段疟疾传播的最有效措施。驱虫蚊帐(ITNs),特别是长效驱虫蚊帐(LLINs),在降低孕妇和幼儿的单纯性疟疾发病率和寄生虫感染流行率方面特别有效。世界卫生组织《2016—2030年全球疟疾技术战略》的目标是通过使用LLINs或室内滞留喷洒对有疟疾风险的家庭进行有效的病媒控制,以实现全民覆盖(WHO,2015)。在治疗之前,应通过显微镜或快速诊断测试对所有疑似疟疾的患者进行及时的寄生虫学确认。仅当无法获得寄生虫学诊断时,才应考虑基于临床表现的治疗。一旦确诊,应尽早使用安全有效的抗疟药物对儿童进行治疗,因为延迟治疗可能会导致病情发展为严重疾病,从而导致高病死率。氯喹和磺胺多辛/乙胺嘧啶耐药性的出现和蔓延极大地影响了疟疾病例管理。为了应对恶性疟原虫对单一疗法的耐药性威胁并改善治疗结果,建议使用基于青蒿素的联合抗疟药用于治疗无并发症的疟疾。在卫生设施较差的地区,早期识别、及时和适当的治疗需要在家庭或社区进行。针对蚊子的新化学制剂的开发和即将推出的首个全球疟疾疫苗(WHO,2018b)有可能进一步减轻疟疾。

10.3.4.13 艾滋病

2017年,全球估计有180万15岁以下儿童感染艾滋病毒,其中一半以上接受了抗逆转录病毒(ARV)治疗。2015年,感染艾滋病毒约占全球5岁以下儿童死亡人数的1.4%(Liu et al.,2016),其中大多数发生在撒哈拉以南非洲地区。虽然在一些非洲国家,5岁以下儿童死于艾滋病的比例仍然高得令人无法接受,但在过去10年中,由于加强了预防儿童感染的干预措施,这一比例已显著下降。2015年,估计有45%的儿童艾滋病毒新发感染发生在中非和西非。对于未满18个月的儿童,可使用艾滋病毒核酸检测(NAT)对艾滋病毒感染予以诊断,超过这个年龄的儿童则通过酶联免疫吸附试验检测艾滋病毒抗体。这是因为母体的艾滋病毒抗体可以通过胎盘,并保留在暴露于艾滋病毒但未感染的儿童体内直至18个月。

大约90%的艾滋病毒感染儿童是通过母婴传播(MTCT)感染的,这种传播可能发生在怀孕、分娩或母乳喂养期间。在没有任何干预措施的情况下,有20%~45%的传播风险,但通过结合循证干预措施,这一风险可降至2%以下。向感染艾滋病毒的孕妇提供抗逆转录病毒(ARV)药物干预措施,对预防围产期母婴传播非常有效,也能保护母亲的健康(WHO,2010a)。2013年,约49%的妇女在母乳喂养期间继续服用抗逆转录病毒药物,而在怀孕期间服用抗逆转录病毒药物的妇女占62%,这表明迫切需要提高人们对出生后继续治疗重要性的认识。

现在推荐采取产后ARV干预措施,以减少孕产妇通过母乳喂养传播艾滋病毒的风险。ARV既可以给母亲服用(Shapiro et al.,2010;Kesho Bora Study Group,2011),也可以给婴儿服用(Coovadia et al.,2012)。基于这一证据的强度和规划考虑,建议国家当局支持感染艾滋病毒的母亲采用特定的婴儿喂养方式,即在接受ARV治疗时母乳喂养,或者完全避免母乳喂养并使用替代喂养(WHO,2010b)。在腹泻、肺炎和营养不良仍然是儿童死亡的主要原因的环境中,母乳喂养可能为暴露于艾滋病毒的婴儿提供最大的生存机会(Kagay et al.,2008;Petier et al.,2009)。母亲应在婴儿出生后的前6个月内进行纯母乳喂养,此后添加适当的辅食,并至少在婴儿出生后的前12个月继续母乳喂养,且在接受ARV治疗的情况下继续母乳喂养至24个月及以上(WHO,2016a)。在资源匮乏的国家实现这些干预措施的高覆盖率一直是一项挑战。此外,通过检测CD4细胞计数来确定哪些孕妇有资格接受终身ARV治疗或预防性干预,阻碍了许多地区治疗规模的扩大。人们认识到,高负担国家的妇女很可能会多次怀孕,每次怀孕都需要ARV药物干预措施,无论是预防还是治疗。为了实现这一目标,也为了保护母亲,一些国家计划对所有感染艾滋病毒的孕妇进行终身治疗(CDC,2013)。是否所有受影响的孕妇都希望进行终身治疗,以及如何更好地支持妇女继续接受治疗并实现高依从率,这些问题仍然没有答案。

在传染病和营养不良对儿童死亡率影响不大的国家,可能会建议已知感染艾滋病毒的母亲为婴儿提供替代喂养,并避免所有母乳喂养。只有在下列特定情况下,才能向未感染艾滋病毒的婴儿提供商业配方奶进行替代喂养:

- 确保家庭和社区配备了清洁用水和卫生设施。
- 母亲或其他照顾者能够可靠地提供足够的婴儿配方奶,以支持婴儿的正常生长和发育。
- 母亲或其他照顾者确保食物是干净和充足的,以确保安全并降低腹泻和营养不良的风险。
- 母亲或其他照顾者可以在前6个月内只喂养婴儿配方奶。
- 家人支持这种做法。
- 母亲或其他照顾者可以获得包括综合儿童健康服务在内的医疗保健服务。

耶氏肺囊虫(以前称为卡氏肺囊虫)感染通常发生在艾滋病毒感染状况得到确认之前,并可能导致艾滋病毒感染或暴露的个体患上危及生命的肺炎。复方新诺明是一种由磺胺甲恶唑和甲氧苄啶组成的固定剂量抗菌剂组合,针对广泛的需氧革兰氏阳性和革兰氏阴性生物、真菌和原生动物,包括耶氏肺囊虫。该药物以糖浆和固体制剂的形式广泛销售,其成本低,即使在资源有限的环境中也是如此。研究表明,即使在没有抗逆转录病毒疗法的情况下,定期使用甲氧苄啶-磺胺甲恶唑(复方新诺明)进行预防也可将感染艾滋病毒儿童的死亡率降低40%(Chintu et al.,2004)。复方新诺明预防也可降低艾滋病毒感染和暴露儿童中与疟疾相关的死亡风险(Sandison et al.,2011),尽管其在未感染艾滋病毒的儿童中的作用值得商榷。由于诊断婴儿艾滋病毒感染很困难,建议所有艾滋病毒暴露儿童在出生后4~6周左右使用复方新诺明预防,并一直持续到艾滋病毒感染被清除,婴儿不再有通过母乳喂养感染艾滋病毒的风险(WHO,2014b)。

艾滋病毒暴露和艾滋病毒感染的儿童应尽早接种除卡介苗(BCG)和黄热病疫苗外的所有儿童疫苗。在无症状的儿童中,应根据当地结核病风险情况决定是否晚期接种BCG。有症状的艾滋病毒感染婴儿不应接种黄热病疫苗。

抗逆转录病毒疗法(ART)可以显著提高艾滋病毒感染儿童的存活率。抗逆转录病毒药物与其他剂型(如"喷雾剂")的结合,使儿童能更早地开始并坚持治疗。感染艾滋病毒的青少年的特殊需要,例如获得对青少年友好的性健康和生殖健康服务,日益被视为优先事项。

2016—2021年全球卫生部门艾滋病毒战略(WHO,2016b)将卫生部门对HIV的响应视为实现全民健康覆盖的关键,这是可持续发展目标的一项关键目标。该战略提出了一系列与联合国艾滋病规划署多部门战略相一致的全球目标,确定了五个战略方向:加强国家艾滋病毒规划;确定一揽子基本干预措施;满足服务不足的人群的需求,实现公平覆盖;实施筹资机制,降低患者的费用;以及积极创新。

10.3.4.14　预防和管理发育不良和残疾

从怀孕到幼儿期期间反复经历逆境会扰乱正常的大脑发育、社会功能和学习。反复暴露于感染或营养不良,以及与刺激不足、创伤和虐待有关的逆境,都可能导致发育迟缓或残疾。众所周知,许多儿童由于贫困和长期营养不良而面临发育不良的风险,但关于直接衡量儿童发展的全球数据仍然非常稀少。

养育照护框架(Black et al.,2017)概述了必须解决的五个关键干预领域,以确保儿童充分发挥其发展潜力:良好的健康、充足的营养、响应性照护、安全和保障以及早期教育机会。在有利的环境中,父母、家庭和社区的努力使这一切成为可能。前面章节中讨论的许多支持儿童健康和营养的循证干预措施,都有可能通过减少发育不良的风险因素来支持健康发展(Britto et al.,2017;Vaivada et al.,2017)。该框架多个领域的干预措施也可以打包在一起实施,例如联合刺激和营养干预,以支持最佳发展。

必须为有运动、发育和学习障碍的儿童提供额外支持,特别是在低收入国家,因为这些儿童特别容易受到伤害(WHO,2012,2010b)。初级保健提供者是支持中低收入国家的儿童发展的合适人选,因为他们往往是唯一与幼儿和家庭有接触的卫生保健服务提供者。目前缺乏研究来检验预防早期发育迟缓的干预措施的有效性。

10.3.4.15 加强综合服务提供

尽管针对导致儿童死亡的所有主要疾病都存在有效的干预措施,但这些干预措施的覆盖率总体上仍然较低。实现大幅度降低儿童死亡率的关键是上述干预措施的高质量普遍覆盖。

在20世纪90年代中期以前,中低收入国家的儿童保健方案侧重于免疫、腹泻病控制、急性呼吸道感染和营养。这些规划的实施使许多国家的5岁以下儿童的死亡率下降,但这种做法遇到了限制。狭隘地关注单一干预措施,未能全面考虑儿童,导致许多人错失与医疗从业者接触时获得护理的机会,使用这种方法也难以解决诸如上游卫生系统的管理或人力资源等制约因素。解决这些问题涉及确保获得围绕连续护理而组织的一揽子综合干预措施。这也意味着护理应跨越家庭、社区、卫生中心和医院。以一揽子方式提供干预措施的优势包括:

◇ 许多干预措施自然而然地结合在一起,因为它们是由同一个人在同一时间实施的。

◇ 培训、实施和监督的整合更具成本效益。

◇ 一系列的打包式干预比单独的、不协调的单一干预能更好地满足照顾者和儿童的需求,从而加强了护理的连续性。

整合干预措施的潜在障碍可能与政策、规划以及各部委和卫生服务机构的组织结构有关。例如,负责以单一问题为重点的规划管理人员可能会认为,将其干预措施与其他妇幼保健服务整合在一起会降低其交付效率。对整合干预措施的另一个担忧是,如果对整合干预措施的公平性不够重视,弱势群体可能得不到任何干预措施。

与儿童健康相关的服务平台针对不同生命阶段儿童的具体健康需求,提供量身定制的健康促进、预防、筛查和治疗干预措施。社区服务平台旨在解决卫生设施稀少地区的母亲和儿童的保健需求,通常是通过社区卫生工作者促进外展服务、妇女团体等倡议以及儿童健康日等运动。条件性现金转移等金融平台可以激励求医行为和入学率,取消用户费用可以提高卫生服务的利用率。以学校为基础的平台通过疫苗接种、营养干预和健康教育来满足学龄儿童的需求。基于数字和技术的平台利用移动电话和互联网的广泛覆盖范围,提供健康信息和医疗保健服务。为了实现儿童健康基本干预措施的最佳覆盖,有必要量身定制并针对具体情况而组合上述策略。

10.3.4.16 新生儿和儿童疾病综合管理(IMNCI)及社区病例综合管理(iCCM)

儿童疾病综合管理(IMCI)是根据《阿拉木图宣言》中规定的初级卫生保健(PHC)原则制定的一种管理常见儿童疾病的综合实施方法,重点关注5岁以下儿童死亡率负担较高的国家(>40/1 000例活产),旨在提高卫生工作者治疗常见儿童疾病的技能,加强卫生系统以适当管理儿童疾病,并改善家庭和社区实践以促进儿童健康。

多年来,该方法已扩展到包括新生儿和儿童疾病综合管理(IMNCI)及社区病例综合管理(iCCM)。认识到社区卫生工作者在接受适当的培训、装备和监督后可以发挥关键作用,以公平为重点的iCCM战略涉及培训这些工作人员，使他们能够使用口服补液盐和锌、口服抗生素或基于青蒿素的联合疗法（ACT）等适当的治疗方法，识别和治疗偏远地区的儿童肺炎、腹泻和疟疾（WHO，2017b）。一篇关于IMNCI影响的Cochrane综述总结指出，儿童疾病综合管理的实施，特别是新生儿护理部分的实施，使得婴儿和5岁以下儿童死亡率成功下降（Gera et al.，2016）。

10.3.4.17 卫生系统的组成部分

为了有效扩大儿童健康干预措施的规模，解决影响许多低收入国家卫生系统的挑战至关重要。解决新生儿和儿童健康问题的规划是"通过复杂的公共和私营组织实施的，这些组织依靠系统提供药品、资助卫生服务、确保护理的质量和效率、管理卫生人力并生成有效运营决策所需的信息"（卫生政策和卫生系统倒计时工作组，2008）。卫生系统的关键投入要素包括充足和熟练的卫生人力、循证政策和充足的卫生资金，这些都是获取有效干预措施、保证干预措施质量和需求的关键因素。改善全球儿童卫生服务在很大程度上依赖于使用卫生信息系统（HIS）做出的决策。然而，在大多数资源有限的国家，HIS很容易出现覆盖范围不足、记录保存不完整、数据质量差、分析有限和系统分散的情况，从而妨碍高质量卫生服务的提供。提供服务以及医疗产品和技术反映了卫生系统的直接产出：即卫生保健的可得性和分配（WHO，2010c）。

在过去20年中，日益严重的经济困难和金融危机扰乱了许多国家的卫生保健服务。由于基础设施恶化和公共卫生部门资源有限，再加上结构调整和宏观经济限制，卫生保健部门面临的挑战依然存在。在许多国家，家庭在卫生保健和卫生服务自费支出方面的金额相当高，有时比政府和捐助者的卫生总支出高出两到三倍。要建立一个高效、功能齐全的卫生系统，必须解决在获得卫生服务方面的不平等现象，并提供财务风险保护。作为可持续发展目标和全民健康覆盖议程的一部分，许多发展中国家已经实施了卫生规划，以确保所有人都能获得基本卫生服务的机会，并提供财务风险保护，以减少自付医疗费用。

与健康有关的用户付费比例越高，穷人的相对经济负担就越大，导致许多人无力承担必要的医疗服务。家庭支出调查显示，全球每年有超过1.5亿人因医疗费用而面临严重的财务危机。针对这种经济负担，需要一个多维评估框架，以检查疾病对家庭经济的影响（Ruger et al.，2012）。预付制度涉及通过以税收为基础的保险或社会健康保险计划提前预支。两者都提供财务风险保护，并通过预付医疗费用和分摊健康风险来促进公平。自费支出应逐步列入预付计划，包括社区财政方案。

卫生工作者是指"所有从事以增进健康为主要目的的工作人员"，包括医生、助产士、护士、药剂师和社区卫生工作者等卫生服务提供者。它还包括将全部或部分时间用于改善健康的健康管理和支持工作者（WHO，2006b）。拥有一支合格的工作队伍对于成功提供卫生保健服务至关重要。卫生人力资源严重短缺、技能组合不足以及地域分布不均是实现全球儿童健康目标的主要障碍。据估计，提供基本妇幼保健服务所需的最低门槛为每1万人中有23名医生、护士和助产士。低于这一门槛的国家难以为孕妇提供足够熟练的分娩护理或为新生儿和幼儿提供专门的紧急护理，从而直接影响到妇女和儿童死亡率的负担。在世界银行归类为低收入经济体的国家中，2010年只有5个国家达到了这一最低门槛。

在几乎所有国家，卫生工作者的类型和他们的个人技能组合较弱，再加上偏远和农村地区缺乏合格的卫生工作者，阻碍了妇女和儿童获得挽救生命的干预措施和服务。为了应对这些挑战，各国正在探索和应用不同的解决办法。以社区为基础的卫生工作者可以提供一些挽救生命的儿童卫生干预措施，如管理非严重肺炎和免疫接种。因此，各国政府正在建立新的卫生工作者队伍，或提高现有社区卫生人员的技能，以提供包括儿童健康干预措施在内的一揽子基本卫生服务。同样，助产人员也能够实施挽救生命的干预措施，如对窒息的婴儿进行复苏。在不同级别的服务提供中分担任务的做法（有时被称为任务转移）正在许多国家逐步开展应用。

10.3.4.18 在人道主义紧急情况和冲突环境中为儿童提供支持

受人道主义紧急情况影响的总人数一直在上升。仅2017年,估计就有6 500万被迫流离失所者,其中一半以上未满18岁(联合国难民署,2018)。奥斯陆和平研究所(PRIO)委托救助儿童会(Save the Children)进行了一项分析,绘制了全球受武装冲突影响地区儿童的数量图(Ostby et al.,2018)。研究报告称,2017年,4.2亿儿童生活在被定义为“冲突”或“受冲突影响”的地区,几乎占全球儿童总数的五分之一。武装冲突侵犯了《联国儿童权利公约》(UNCRC)规定的儿童权利(Hodgkin,Newell,2007)。

包括气候变化在内的环境因素可能会加剧冲突和自然灾害的严重程度(IPCC,2014)。大规模灾害和战争会增加家庭离散的可能性,破坏任何现有的支持系统,使儿童面临虐待、暴力和被忽视的风险。这类紧急情况可能造成经济困难,并使儿童更加脆弱。在黎巴嫩,超过100万叙利亚难民已在联合国难民事务高级专员办事处(UNHCR,2017)重新登记,据报道,由于家庭面临经济不安全,童工和童婚现象有所增加(Bartels et al.,2018)。此外,在经济不稳定和人身安全无法保障的情况下,儿童遭受性虐待、人口贩运以及被极端主义团体或武装部队招募的风险也在增加。

武装冲突对儿童造成的后果可能是直接的,也可能是间接的。直接影响包括身体伤害或残疾、发育迟缓、精神健康后遗症或死亡。武装暴力会对儿童造成有意或无意的伤害甚至导致残疾。除了对健康的社会决定因素的影响外,这些影响还与儿童最佳生存和成长所需资源的破坏有关,例如生活条件、教育、营养和照顾者的健康(Guha-Sapir et al.,2011)。这类冲突也可能使儿童流离失所,2017年全球约有6 850万人被迫流离失所,其中2 500万人是难民,这些难民中一半以上是儿童(联合国难民事务高级专员办事处,2018)。

联合国安全理事会确定了武装冲突局势中六种严重侵犯儿童权利的行为(联合国,2013):

- 杀害和残害儿童。
- 招募和使用儿童兵。
- 针对儿童的性暴力。
- 拐卖儿童。
- 袭击学校和医院。
- 拒绝提供人道主义援助。

鉴于全球武装冲突的普遍存在及其对儿童的有害影响,儿童保健专家在国内和国际层面作出回应至关重要。儿童保健专家应认识到儿童的创伤性生活经历,并通过提供全面、多学科、文化上可接受且适合儿童年龄的服务来应对这种创伤对儿童健康和福祉的影响,这些服务应反映儿童对身心、情感以及性健康和生殖健康的需求(Marsac et al.,2016)。

各国政府应制定制度,在所有儿童出生时进行登记,确保没有儿童处于无国籍状态,与家人分离的儿童也有机会团聚。需要制定一项计划,定期审查国家监护儿童的计划。这样做可以克服获得保健服务、教育和就业方面的障碍。有必要促进各国、联合国、非政府组织和非国家武装团体之间的对话,以保护儿童。各理事机构支持起诉冲突中侵犯儿童权利案件的国际机制,这一点非常重要。

应为受武装冲突影响的儿童提供教育机会,确保他们迅速重新融入社会。有强有力的证据支持各级男孩和女孩的教育在减少政治暴力方面的作用(Ostby,Urdal,2010)。包括母乳喂养在内的最佳喂养干预措施对于人道主义紧急情况下的生存变得更加重要。在这种流离失所的情况下,儿童可能面临腹泻、肺炎和营养不良的风险。此外,不卫生的水和卫生设施、过度拥挤、粮食不安全以及卫生设施负担过重可能会进一步加剧儿童日益恶化的状况。

应通过严格控制地雷、小武器和轻武器的所有权、销售和安全储存,保护儿童免受伤害。环境危害,如地雷,在冲突结束后很长一段时间内仍会伤害和杀死儿童。作为补充,儿童保护倡议也可以采取直接实施的形式,例如建立“儿童友好空间”(CPS),允许儿童在安全区玩耍,对家长进行培训,强调替代体罚的方法,以及让失散儿童团聚。进一步研究的领域包括接触武装冲突对儿童身体发育和心理健康的不良影响;社会决定因素与这些影响之间是否存在关联及存在何种关联;武装冲突造成的儿童发病率和死亡率的负担;干预措施;以及用于人道主义响应的儿童健康评估。

10.3.5 加快在儿童生存、良好健康和最佳发展方面取得进展的全球倡议

已经启动了若干与儿童死亡具体原因有关的全球倡议,以帮助缩小高收入国家与中低收入国家之间儿童健康结果方面的差距。在整个连续护理过程中迅速提高多种干预措施覆盖率的国家加快了儿童存活率。这些国家的成功主要归功于服务质量的提高——使服务覆盖到家庭,并扩大了获得基本护理的范围。

联合国发布了更新后的《2016—2030年全球妇女和儿童健康战略》(WHO,2017c)。这一全球战略的目标具有普遍性,其目标是消除妇女、新生儿和儿童的一切可预防的死亡,并将这一愿景作为加速实现可持续发展目标计划的一部分加以推广。该战略有助于促使人们重新关注和投资妇女和儿童死亡的一些最常见原因。最近的其他全球倡议和活动涉及实施全球战略的不同方面,包括儿童生存行动呼吁、计划生育峰会、联合国妇女儿童救生商品委员会、每个新生儿行动计划以及肺炎和腹泻全球行动计划。

为了加速改善所有儿童的健康状况,必须确保普遍获得优质的基本保健、清洁水、卫生设施和教育等其他公共服务,还包括制定国家法律、政策和预算框架,以确保儿童获得这些服务的权利。

10.3.5.1 学龄儿童

5～10岁的儿童通常处于小学阶段,因此可以成为学校健康计划的目标群体。学校供餐计划和有针对性的微量营养素补充是预防营养不良的有效策略。可以从这一年龄段开始教育儿童保持健康的饮食习惯和积极的生活方式,同时创造健康的饮食环境。学校环境也为促进良好的口腔卫生习惯和口腔健康检查提供了机会。此外,视力检查和为有需要的儿童提供矫正眼镜可以帮助他们提高学习效率。世界卫生组织促进健康学校倡议提供了一个预防行动框架,旨在促进健康的生活习惯和更好的学习条件,并为学龄儿童提供安全的学习环境和获得医疗服务的机会。

10.3.5.2 超重和肥胖

2017年,全球估计有3 830万名5岁以下儿童超重或肥胖。这些儿童中近一半生活在亚洲,约四分之一生活在非洲(世界卫生组织/联合国儿童基金会,2018)。5岁以上的儿童肥胖率进一步攀升:2016年有3.4亿5～19岁的儿童和青少年超重或肥胖。超重和肥胖会增加儿童患2型糖尿病、高血压、哮喘和肝脏疾病的风险。此外,他们患抑郁症和自卑的可能性也更高。

为了评估、预防和管理儿童肥胖,世界卫生组织建议初级保健提供者对所有幼儿进行体格测量,以确定身高和体重的比例,并评估是否存在不良或超重的情况(WHO,2017a)。他们还应该向护理人员提供关于最佳婴幼儿喂养的建议,促进健康食品的摄入和适当的身体活动,并为确定为肥胖的儿童制定管理计划。由于儿童发育迟缓会增加超重或肥胖的风险,因此除非存在家庭或社区粮食不安全或其他医疗方面的考虑,否则不建议向只是中度不良或发育迟缓的儿童提供配制的补充食品。

10.3.5.3 非传染性疾病和伤害

随着全球流行病学的转变和生活方式的改变,非传染性疾病在全球范围内呈上升趋势,特别是在工业

化国家。与普遍看法相反,非传染性疾病及其风险因素对儿童和青少年的健康产生重大影响。先天性疾病、糖尿病、癌症、镰状细胞病、癫痫、哮喘等慢性呼吸系统疾病和风湿性心脏病是影响儿童的一些关键非传染性疾病,需要采取适当的预防措施,运转良好的卫生系统,提供优质保健,以有效检测和管理疾病。儿童超重和肥胖、不健康饮食、接触污染、某些传染病和表观遗传学都可能在短期和长期内增加发生非传染性疾病的风险。

虽然许多非传染性疾病是慢性的,需要持续管理,但确实存在一些预防措施。无论是在儿童期还是在以后的生活中,预防肥胖是预防多种非传染性疾病发生的关键策略。改善室内和室外空气质量有助于预防哮喘恶化。及时发现和治疗风湿热有助于防止发展为风湿性心脏病。

支持积极的发育进步、自我适应和自我效能对儿童实现其全部潜能至关重要。由于精神障碍可能在儿童时期开始出现,因此应提供针对焦虑、抑郁和行为障碍等情况的常规筛查和咨询。

文本框10.3.2 可持续发展目标

◇ 目标1.消除各种形式的贫困。
◇ 目标2.消除饥饿,实现粮食安全并改善营养,促进农业可持续发展。
◇ 目标3.确保健康的生活方式,促进各年龄段的福祉。
◇ 目标4.确保包容和公平的优质教育,并为所有人提供终身学习的机会。
◇ 目标5.实现性别平等,并赋予所有妇女和女孩权力。
◇ 目标6.确保所有国家的水和卫生设施的可用性和可持续的管理。
◇ 目标7.确保所有人都能获得可负担、可靠、可持续发展和现代化的能源。
◇ 目标8.促进持续、包容性和可持续的经济增长,促进充分和生产性就业,确保人人获得体面的工作。
◇ 目标9.建设有弹性的基础设施,促进包容性和可持续的工业化,促进创新。
◇ 目标10.减少国家内部和国家之间的不平等。
◇ 目标11.使城市和社区具有包容性、安全、有弹性且可持续发展。
◇ 目标12.确保可持续的消费和生产模式。
◇ 目标13.采取紧急行动应对气候变化及其影响。
◇ 目标14.保护和可持续地利用海洋和海洋资源进行可持续发展。
◇ 目标15.保护、恢复和促进陆地生态系统的可持续利用,可持续地管理森林,防治荒漠化,制止和逆转土地退化,遏制生物多样性的丧失。
◇ 目标16.促进可持续发展的和平且包容的社会,为所有人提供获得正义的机会,并建立有效的社会、负责任的各级机构。
◇ 目标17.加强实施手段,振兴全球可持续发展伙伴关系。

随着儿童年龄的增长,意外伤害的发生率也在上升,因此预防伤害是减少与伤害有关的死亡率和致残率的关键,包括要求骑自行车和轻便摩托车时使用头盔,在汽车上使用安全带。向儿童提供游泳课程和水上安全教育可以减少溺水的风险。与明火相比,可以通过使用更安全的改进型炉灶来预防烧伤。有必要改善在受伤时获得紧急服务和创伤护理的机会,以尽量减少与伤害有关的死亡率和发病率。

10.3.5.4 传染病

确保学龄儿童全面接种最新疫苗是预防传染病最有效的策略。对于5~10岁儿童,这些措施包括普遍接种人乳头瘤病毒(HPV)(9岁以上)和破伤风疫苗,有针对性地接种伤寒、霍乱、登革热疫苗,并根据需要接种补充疫苗和加强疫苗。还建议在流行地区进行常规驱虫治疗,以减少贫血的风险。改善学校和家庭中的水、环境卫生和个人卫生条件对于预防感染传播也至关重要。学龄儿童还需要许多从5岁以下时期遗留下来的关键干预措施，以应对特定的高负担疾病，包括急性呼吸道感染、腹泻和疟疾。伤寒在年龄较大的儿童中越来越普遍，需要及时进行筛查和治疗。

10.3.6　可持续发展目标时代的儿童健康

2015年，联合国全体会员国通过了《2030年可持续发展议程》(2015年联合国大会)，这是一项不仅为人类，也为地球实现和平与繁荣的全面计划。作为这一议程的一部分，在上届千年发展目标的基础上，商定了17项可持续发展目标(文本框10.3.2)。上届千年发展目标的范围于2015年结束。千年发展目标包含有降低孕产妇死亡率和5岁以下儿童死亡率的具体目标，强调了低收入和高收入地区之间的巨大不平等，并成功地将全球卫生和发展团结在一起，为实现共同目标而努力。在整个护理过程中迅速扩大多种干预措施覆盖面的国家加快了儿童的存活率。5岁以下儿童死亡率下降最显著的区域有四个：拉丁美洲和加勒比地区、东亚和太平洋地区、东欧和独立国家联合体(CEE/CIS)以及中东和北非。自1990年以来，这些地区的5岁以下儿童死亡率均减少了一半以上。它们的成功主要归功于服务质量的提高——使服务走进家庭，并扩大了获得基本保健的机会。

虽然从社会和环境的角度来看，所有可持续发展目标都与儿童健康有关，但有两个目标包含了儿童健康关键指标的宏大和明确的具体目标，包括到2025年实现减少发育迟缓和消瘦的全球具体目标，到2030年消除一切形式的营养不良(目标2.2)，到2030年消除可预防的新生儿和5岁以下儿童死亡(目标3.2)，其中新生儿和5岁以下儿童死亡率的具体目标分别为每1 000例活产儿死亡12例和25例。

10.3.7　衡量儿童健康方面的进展

2030年倒计时倡议旨在提供一个框架，通过该框架改善对儿童、妇女和青少年健康的监测和衡量。主要重点是在国家层面上评估本章所述多个关键干预措施的覆盖度，同时突出各国内部在干预措施覆盖度方面所存在的地理和社会经济不平等问题。

作为倒计时倡议的一部分，共有81个国家被纳入追踪范围。尽管近年来各国在实现全民覆盖方面取得了进展，但在连续护理过程中基本干预措施的覆盖方面仍存在很大差距(Boerma et al.，2018)。为了实现可持续发展目标设定的宏大的具体目标，仍需要加大投资。倒计时计划旨在提供关于覆盖率、质量和不平等的准确数据，以指导这些投资流向最需要的国家、区域和人口。为此，需要努力加强人口质量动态统计数据的收集，以加强对改善儿童健康承诺的问责。此外，还需要通过对覆盖率数据的定量分析以及对国家政策影响的评估，更深入地了解这种覆盖率变化的驱动因素，以制定适合每个倒计时国家情况的循证建议。理想情况下，还需要加强各国开展分析的能力。

10.3.8　要点

大约三分之二的5岁以下儿童的死亡案例可以通过广泛实施一些简单且不需要昂贵技术的现有干预措施来预防。在这些干预措施中，最有效的包括促进母乳喂养、改善婴幼儿的整体喂养习惯、有效管理和预防新生儿疾病、急性呼吸道感染、腹泻、疟疾和艾滋病毒感染等问题。这些措施对降低儿童死亡率具有显著影响。

为了降低死产和新生儿死亡率，关键在于在怀孕、分娩以及产后期间提供高质量的干预措施，确保妈妈和宝宝的健康和安全。

如今，有更多的儿童在婴儿期存活下来，但仍处于贫困状态。婴儿期和儿童期的感染和慢性营养不良会延缓生长发育，因此仅促进生存干预措施是不够的。在关键时期支持儿童早期发育有助于实现最佳发育轨迹，使其成长为能够充分发挥潜力的成年人。

当前，关键干预措施的普及率仍然较低。为了改善这一状况，我们需要将这些干预措施整合到覆盖怀孕、分娩、新生儿期以及儿童期的全面护理计划中。同时，应在家庭、社区、初级医疗设施和医院等所有层面上实施这些干预措施，以提高服务的效率并实现更高的覆盖率。

加强卫生系统建设是提高卫生干预措施的覆盖率和质量的先决条件。

制定一项可对各规划负责的运作计划，以及良好的筹资和人力资源战略，将为儿童和整个卫生系统带来长期利益。

10.3.9 结论

急性呼吸道感染、腹泻、疟疾和伤害是1～59个月儿童生病和死亡的主要原因。在新生儿中，大多数死亡是早产并发症、分娩窒息等产时相关事件和感染造成的。在所有5岁以下儿童死亡中，45%儿童死亡与营养不良有关。尽管在降低5岁以下儿童死亡率方面取得了实质性进展，但2017年仍有540万名5岁以下儿童死亡，其中250万为新生儿。

健康和生存状况不佳与社会和经济不利条件有关，世界各地儿童死亡的分布不均。在各国内部，儿童发病率和死亡率较高的往往是农村地区以及较贫穷和受教育程度低的家庭。营养不良儿童、低体重儿童、患病儿童和残疾儿童都特别容易出现不良后果，并有特殊的护理需求。全球在儿童健康方面取得的进展主要取决于以下因素：高质量、有效干预措施的高覆盖率、发展规划和一揽子战略性综合健康服务的提供，以及发展中国家在教育、儿童保护、尊重人权和经济收益方面的改善。

（翻译：徐桂凤）

参考文献

Bartels, S.A., et al. (2018). Making sense of child, early and forced marriage among Syrian refugee girls: a mixed methods study in Lebanon. BMJ Global Health, 3(1), e000509.

Bhandari, N., et al. (2008). Effectiveness of zinc supplementation plus oral rehydration salts compared with oral rehydration salts alone as a treatment for acute diarrhea in a primary care setting: a cluster randomized trial. Pediatrics, 121, e1279-85.

Bhutta, Z.A., et al. (2013). Interventions to address deaths from childhood pneumonia and diarrhoea equitably: what works and at what cost? The Lancet, 381, 1417-29.

Bhutta, Z.A., et al. (2014). Can available interventions end preventable deaths in mothers, newborn babies, and stillbirths, and at what cost? The Lancet, 384, 347-70.

Black, M.M., et al. (2017). Early childhood development coming of age: science through the life course. The Lancet, 389, 77-90.

Black, R.E., et al. (2013). Maternal and child undernutrition and over-weight in low-income and middle-income countries. The Lancet, 382, 427-51.

Blencowe, H., et al. (2019). National, regional, and worldwide estimates of low birthweight in 2015, with trends from 2000: a systematic analysis. The Lancet Global Health, 7(7), e849-60.

Boerma, T., et al. (2018). Countdown to 2030: tracking progress towards universal coverage for reproductive, maternal, newborn, and child health. The Lancet, 391(10129), 1538-48.

Britto, P.R. et al. (2017). Nurturing care: promoting early childhood development. The Lancet, 389, 91-102.

Bruce, N., et al. (2013). Control of household air pollution for child survival: estimates for intervention impacts. BMC Public Health, 13(3). https://doi.org/10.1186/1471-2458-13-S3-S8.

Chawanpaiboon, S., et al. (2018). Global, regional, and national estimates of levels of preterm birth in 2014: a systematic review and modelling analysis. The Lancet Global Health, 7(1), e37-e46.

Chintu, C., et al. (2004). Co-trimoxazole as prophylaxis against opportunistic infections in HIV-infected Zambian children (CHAP): a double-blind randomized placebo-controlled trial. The Lancet, 364, 1865-71.

Coovadia, H.M., et al. (2012). Efficacy and safety of an extended nevirapine regimen in infant children of breastfeeding mothers with HIV-1 infection for prevention of postnatal HIV-1 transmission (HPTN 046): a randomised, double-blind, placebo-controlled trial. The Lancet, 379, 221-8.

Countdown Working Group on Health Policy and Health Systems, et al. (2008). Assessment of the health system and policy environment as a critical complement to tracking intervention coverage for maternal newborn and child health. The Lancet, 371, 1284-93.

Dangour, A.D., et al. (2013). Interventions to improve water quality and supply, sanitation and hygiene practices, and their effects on the nutritional status of children. Cochrane Database of Systematic Reviews, (8), CD009382.

Darvesh, N., Das, J.K., Vaivada, T., Gaffey, M.F., Rasanathan, K., and Bhutta, Z.A., (2017). Water, sanitation and hygiene interventions for acute childhood diarrhea: a systematic review to provide estimates for the Lives Saved Tool. BMC Public Health, 17 (4), 776.

Das, J.K., Ali, A., Salam, R.A., and Bhutta, Z.A. (2013). Antibiotics for the treatment of Cholera, Shigella and Cryptosporidium in children. BMC Public Health, 13(Suppl. 3), S10.

Ezeamama, A.E., et al. (2018). Cognitive deficits and educational loss in children with schistosome infection — a systematic review and meta-analysis. PLoS Neglected Tropical Diseases, 12(1), e0005524.

Fadel, S.A., et al. (2019). Trends in cause-specific mortality among children aged 5-14 years from 2005 to 2016 in India, China, Brazil, and Mexico: an analysis of nationally representative mortality studies. The Lancet, 393(10176), 1119-27.

GBD Diarrhoeal Diseases Collaborators (2017). Estimates of global, regional, and national morbidity, mortality, and aetiologies of diarrhoeal diseases: a systematic analysis for the Global Burden of Disease Study 2015. The Lancet Infectious Diseases, 17(9), 909-48.

Gera, T., Shah, D., Garner, P., Richardson, M., and Sachdev, H.S. (2016). Integrated management of childhood illness (IMCI) strategy for children under five. Cochrane Database of Systematic Reviews, (6), CD010123.

Guha-Sapir, D. and D'Aoust, O. (2011). Demographic and Health Consequences of Civil Conflict. Washington, DC: World Bank. [Online] Available at: https://openknowledge.worldbank.org/handle/10986/9083.

Gülmezoglu, A. M., et al. (2016). Interventions to reduce maternal and newborn morbidity and mortality. In: Black, R. E., Laxminarayan, R., Temmerman, M., and Walker, N. (eds.) Reproductive, Maternal, Newborn, and Child Health: Disease Control Priorities (3rd ed.) (Volume 2). Washington, DC: The World Bank.

Hoddinott, J., Alderman, H., Behrman, J. R., Haddad, L., and Horton, S. (2013). The economic rationale for investing in stunting reduction. Maternal & Child Nutrition, 9, 69-82.

Hodgkin, R. and Newell, P. (2007). Implementation Handbook for the Convention on the Rights of the Child (3rd ed.). New York: UNICEF.

Hotez, P.J., et al. (2015). Neglected tropical diseases among the Association of Southeast Asian Nations (ASEAN): overview and update. PLoS Neglected Tropical Diseases, 9(4), e0003575.

Hug, L., et al. (2019). National, regional, and global levels and trends in neonatal mortality between 1990 and 2017, with scenario-based projections to 2030: a systematic analysis. The Lancet Global Health, 7(6), e710-20.

Intergovernmental Panel on Climate Change (IPCC) (2014). Climate Change 2014-Impacts, Adaptation and Vulnerability: Regional Aspects. Cambridge: Cambridge University Press.

Kagaayi, J., et al. (2008). Survival of infants born to HIV-positive mothers, by feeding modality, in Rakai, Uganda. PLoS One, 3 (12), e3877.

Kalyango, J.N., Alfven, T., Peterson, S., Mugenyi, K., Karamagi, C., and Rutebemberwa, E., (2013). Integrated community case management of malaria and pneumonia increases prompt and appropriate treatment for pneumonia symptoms in children under five years in Eastern Uganda. Malaria Journal, 12(1), 340.

Kesho Bora Study Group (2011). Triple antiretroviral compared with zidovudine and single-dose nevirapine prophylaxis during pregnancy and breastfeeding for prevention of mother-to-child transmission of HIV-1 (Kesho Bora study): a randomised controlled trial. The Lancet Infectious Diseases, 11, 171-80.

Keusch, G.T., et al. (2014). Environmental enteric dysfunction: patho-genesis, diagnosis, and clinical consequences. Clinical Infectious Diseases, 59(suppl_4), S207-S212.

Khan, J., Vesel, L., Bahl, R., and Martines, J. (2014). Timing of breast-feeding initiation and exclusivity of breastfeeding during the first month of life: effects on neonatal mortality and morbidity — a systematic review and meta-analysis. Maternal and Child Health Journal, 19(3), 468-79.

Lassi, Z., Das, J., Zahid, G., Imdad, A., and Bhutta, Z. (2013). Impact of education and provision of complementary feeding on growth and morbidity in children less than 2 years of age in developing countries: a systematic review. BMC Public Health, 13 (Suppl 3), S13.

Lazzerini, M. and Wanzira, H. (2016). Oral zinc for treating diarrhoea in children. Cochrane Database of Systematic Reviews, (12), CD005436.

Lee, A.C., et al. (2011). Care during labor and birth for the prevention of intrapartum-related neonatal deaths: a systematic review and Delphi estimation of mortality effect. BMC Public Health, 11(3), S10.

Liu, L., et al. (2016). Global, regional, and national causes of under-5 mortality in 2000-15: an updated systematic analysis with implications for the Sustainable Development Goals. The Lancet, 388(10063), 3027-35.

Lu, C., Black, M.M., and Richter, L.M. (2016). Risk of poor development in young children in low-income and middle-income countries: an estimation and analysis at the global, regional, and country level. The Lancet Global Health, 4(12), e916-22.

Mackey, T.K., Liang, B.A., Cuomo, R., Hafen, R., Brouwer, K.C., and Lee, D.E. (2014). Emerging and reemerging neglected tropical dis-eases: a review of key characteristics, risk factors, and the policy and innovation environment. Clinical Microbiology Reviews, 27(4), 949-79.

Marsac, M.L., et al. (2016). Implementing a trauma-informed approach in pediatric health care networks. JAMA Pediatrics, 170(1), 70-7.

Masquelier, B., et al. (2018). Global, regional, and national mortality trends in older children and young adolescents (5-14 years) from 1990 to 2016: an analysis of empirical data. The Lancet Global Health, 6(10), e1087-99.

Mazumder, S., et al. (2010). Effectiveness of zinc supplementation plus oral rehydration salts compared with oral rehydration salts alone for diarrhoea in infants aged less than 6 months in Haryana state, India. Bulletin of the World Health Organization, 88, 754-60.

Mills, J.E. and Cumming, O. (2016). The Impact of Water, Sanitation and Hygiene on Key Health and Social Outcomes. New York: UNICEF. [Online] Available at: https://www. unicef. org/wash/files/The_Impact_of_WASH_on_Key_Social_and_Health_Outcomes_Review_of_Evidence.pdf.

Mitra, A. and Mawson, A. (2017). Neglected tropical diseases: epidemiology and global burden. Tropical Medicine and Infectious Disease, 2(3), 36.

Munos, M.K., Walker, C.L., and Black, R.E. (2010). The effect of oral rehydration solution and recommended home fluids on diarrhoea mortality. International Journal of Epidemiology, 39(Suppl. 1), i75-87.

Mwaniki, M.K., Atieno, M., Lawn, J.E., and Newton, C.R. (2012). Long-term neurodevelopmental outcomes after intrauterine and neonatal insults: a systematic review. The Lancet, 379(9814), 445-52.

Naghavi, M., et al. (2017). Global, regional, and national age-sex specific mortality for 264 causes of death, 1980-2016: a systematic analysis for the Global Burden of Disease Study 2016. The Lancet, 390(10100), 1151-210.

Østby, G. and Urdal, H. (2010). Education and Civil Conflict: A Review of the Quantitative, Empirical Literature. Paris, France: UNESCO. [Online] Available at: https://unesdoc.unesco.org/ark:/48223/pf0000190777.

Østby, G., Rustad, S.A., and Tollefsen, A.F. (2018) Children Affected by Armed Conflict, 1990-2017, Conflict Trends, 10. Oslo: PRIO.

Pabalan, N., Singian, E., Tabangay, L., Jarjanazi, H., Boivin, M.J., and Ezeamama, A.E. (2018). Soil-transmitted helminth infection, loss of education and cognitive impairment in school-aged children: a systematic review and meta-analysis. PLoS Neglected Tropical Diseases, 12(1), e0005523.

Pan American Health Organization and World Health Organization (2003). Guiding Principles for Complementary Feeding of the

Breastfed Child. Washington, DC: Pan American Health Organization.

Peltier, C.A., et al. (2009). Breastfeeding with maternal antiretroviral therapy or formula feeding to prevent HIV postnatal mother-to-child transmission in Rwanda. AIDS, 23, 2415-23.

Ruel, M.T., Alderman, H., and Maternal and Child Nutrition Study Group (2013). Nutrition-sensitive interventions and programmes: how can they help to accelerate progress in improving maternal and child nutrition? . The Lancet, 382(9891), 536-51.

Ruger, J.P. (2012). An alternative framework for analyzing financial protection in health. PLoS Medicine, 9(8), e1001294.

Sandison, T.G., et al. (2011). Protective efficacy of co-trimoxazole prophylaxis against malaria in HIV exposed children in rural Uganda: a randomised clinical trial. British Medical Journal, 342, d1617.

Sankar, M., et al. (2015). Optimal breastfeeding practices and infant and child mortality: a systematic review and meta-analysis. Acta Paediatrica, 104, 3-13.

Shapiro, R.L., et al. (2010). Antiretroviral regimens in pregnancy and breast-feeding in Botswana. The New England Journal of Medicine, 362, 2282-94.

Stanaway, J.D., et al. (2019). The global burden of typhoid and paratyphoid fevers: a systematic analysis for the Global Burden of Disease Study 2017. The Lancet Infectious Diseases 19(4), 369-81.

Sudfeld, C.R., et al. (2015). Linear growth and child development in low-and middle-income countries: a meta-analysis. Pediatrics, 135, e1266-75.

Traa, B.S., Walker, C.L., Munos, M., and Black, R.E. (2010). Antibiotics for the treatment of dysentery in children. International Journal of Epidemiology, 39(Suppl. 1), i70-4.

Troeger, C., et al. (2018). Estimates of the global, regional, and national morbidity, mortality, and aetiologies of diarrhoea in 195 countries: a systematic analysis for the Global Burden of Disease Study 2016. The Lancet Infectious Diseases, 18(11), 1211-28.

United Nations; Office of the Special Representative of the Secretary-General for Children and Armed Conflict (2013). Working Paper No 1: The Six Grave Violations Against Children During Armed Conflict: The Legal Foundation. New York: United Nations. [Online] Available at: https://childrenandarmedconflict.un.org/publications/WorkingPaper-1_SixGraveViolationsLegalFoundation.pdf.

United Nations High Commissioner for Refugees (UNHCR) (2017). Global Trends: Forced Displacement in 2017. Geneva: UNHCR. [Online] Available at: https://www.unhcr.org/5b27be547.pdf.

UNHCR (2018). Figures at a Glance: Statistical Yearbooks 2016. [Online] Available from: http://www.unhcr.org/en-us/figures-at-a-glance.html.

United Nations Children's Fund and World Health Organization (2009). Diarrhoea: Why Children Are Still Dying and What Can Be Done. Geneva: WHO; New York: UNICEF. [Online] Available at: http://www.who.int/maternal_child_adolescent/documents/9789241598415/en/index.html.

United Nations Inter-agency Group for Child Mortality Estimation (UN IGME) (2017). Levels & Trends in Child Mortality: Report 2017, Estimates Developed by the United Nations Inter-agency Group for Child Mortality Estimation. New York: UNICEF. [Online] Available at: https://www.unicef.org/publications/index_101071.html.

United Nations Inter-agency Group for Child Mortality Estimation (UN IGME) (2018). Levels & Trends in Child Mortality: Report 2018, Estimates Developed by the United Nations Inter-agency Group for Child Mortality Estimation. New York: UNICEF. [Online] Available at: https://www.unicef.org/publications/index_103264.html.

United Nations General Assembly (UNGA) (2015). Resolution 70/1: Transforming our world: the 2030 Agenda for Sustainable Development (25 September 2015). A/RES/70/1. [Online]. Available at: http://www.un.org/ga/search/view_doc.asp? symbol=A/RES/70/1.

UNICEF/WHO/World Bank (2019). Joint Child Malnutrition Estimates, March 2019 edition. Available at: https://www.who.int/nutgrowthdb/estimates2018/en/.

Vaivada, T., Gaffey, M.F., and Bhutta, Z.A. (2017). Promoting early child development with interventions in health and nutrition: a systematic review. Pediatrics, 140, e20164308.

Vandemark, L.M., Jia, T.W., and Zhou, X.N. (2010). Social science implications for control of helminth infections in Southeast Asia. In: Advances in Parasitology (Vol. 73). Cambridge, MA: Academic Press, pp. 137-70.

Wahl, B., et al. (2018). Burden of Streptococcus pneumoniae and Haemophilus influenzae type b disease in children in the era of conjugate vaccines: global, regional, and national estimates for 2000-15. Lancet Global Health, 6, e744-57.

Walker, C., et al. (2013). Global burden of childhood pneumonia and diarrhoea. The Lancet, 381(9875), 1405-16.

Watkins, K., et al (2016). The State of the World's Children 2016: a fair chance for every child. [online] New York: United Nations Children's Fund (UNICEF). [Online] Available at: https://www.unicef.org/publications/files/UNICEF_SOWC_2016.pdf.

World Health Organization (WHO) (2005a). Diarrhoea Treatment Guidelines for Clinic Based Health Care Workers. Geneva: WHO. [Online] Available at: http://www.who.int/maternal_child_adoles-cent/documents/a85500/en/index.html.

World Health Organization (WHO) (2005b). Guiding Principles for Feeding Non-Breastfed Children 6-24 Months of Age. Geneva: WHO.

World Health Organization (WHO) (2006a). Multicentre Growth Reference Study Group. WHO Child Growth Standards: Length/Height-for-Age, Weight-for-Age, Weight-for-Length, Weight-for-Height and Body Mass Index-for-Age: Methods and Development. Geneva: WHO.

World Health Organization (WHO) (2006b). World Health Report 2006: Working Together for Health. Geneva: WHO.

World Health Organization (WHO) (2010a). Antiretroviral Drugs for Treating Pregnant Women and Preventing HIV Infection in Infants. Geneva: WHO. [Online] Available at: http://www.who.int/hiv/pub/mtct/antiretroviral2010/en/index.html.

World Health Organization (WHO) (2010b). Community-based Rehabilitation: CBR Guidelines. Geneva: WHO. [Online] Available at: https://www.who.int/disabilities/cbr/guidelines/en/.

World Health Organization (WHO) (2010c). Monitoring the Building Blocks of the Health System: A Handbook of Indicators and their Measurement Strategies. Geneva: WHO. [Online] Available at: http://www. who. int/healthinfo/systems/monitoring/en/index. html.

World Health Organization (WHO) (2011a). Guideline: Intermittent Iron Supplementation in Preschool and School-Age Children. Geneva: WHO. [Online] Available at: http://whqlibdoc.who.int/publications/2011/978924150 2009_eng.pdf.

World Health Organization (WHO) (2011b). Guideline: Vitamin A Supplementation in Infants and Children 6-59 Months of Age. Geneva: WHO. [Online] Available at: http://whqlibdoc.who.int/publications/2011/9789241501767_eng.pdf.

World Health Organization (WHO) (2012a). Developmental Difficulties in Early Childhood: Prevention, Early Identification, Assessment and Intervention in Low-And Middle-Income Countries: A Review. Geneva: WHO. [Online] Available at: https://www.who.int/ma-ternal_child_adolescent/documents/development_difficulties_early_childhood/en/.

World Health Organization (WHO) (2012b). Countdown to 2015. Accountability for Maternal, Newborn & Child Survival. An Update on Progress in Priority Countries. Geneva: WHO. [Online] Available at: http://countdown2015mnch. org/documents/countdown-news/count_complete_small.pdf.

World Health Organization (WHO) (2013a). Global Health Observatory Data Repository [online database]. Geneva, World Health Organization. [Online] Available at: http://apps.who.int/gho/data/? theme=main.

World Health Organization (WHO) (2013b). WHO position paper on rotavirus vaccines, 2013. Weekly Epidemiological Record, 88, 49-64. [Online] Available at: https://www.who.int/wer/2013/wer8805. pdf? ua=1.

World Health Organization (WHO) (2013c). Guideline: Updates on the Management of Severe Acute Malnutrition in Infants and Children. Geneva: WHO.

World Health Organization (WHO) (2013d). Sustaining the Drive to Overcome the Global Impact of Neglected Tropical Diseases: Second WHO Report on Neglected Diseases (No. WHO/HTM/NTD/2013.1). Geneva: WHO.

World Health Organization (WHO) (2014a). Revised WHO Classification and Treatment of Childhood Pneumonia at Health Facilities. Geneva: WHO.

World Health Organization (WHO) (2014b). Guidelines on Post-exposure Prophylaxis for HIV and the Use of Co-trimoxazole Prophylaxis for HIV-related Infections Among Adults, Adolescents and Children. Geneva: WHO. [Online] Available at: https://www.who. int/hiv/pub/guidelines/arv2013/arvs2013upplement_dec2014/en/.

World Health Organization (WHO) (2015). Global Technical Strategy for Malaria 2016-2030. Geneva: WHO. [Online] Available at: http://apps.who.int/iris/bitstream/handle/10665/176712/9789241564991_eng.pdf.

World Health Organization (WHO) (2016a). Guideline: Updates on HIV and Infant Feeding. Geneva: WHO. [Online] Available at: https://www.who.int/maternal_child_adolescent/documents/hiv-infant-feeding-2016/en/.

World Health Organization (WHO) (2016b). Global Health Sector Strategy on HIV, 2016-2021. Geneva: WHO. [Online] Available at: https://www.who.int/hiv/strategy2016-2021/ghss-hiv/en/.

World Health Organization (WHO) (2016c). Guideline: Daily Iron Supplementation in Infants and Children. Geneva: WHO.

[Online] Available at: https://www.who.int/nutrition/publications/micronu-trients/guidelines/daily_iron_supp_childrens/en/.

World Health Organization (WHO) (2016d). Guideline: Use of Multiple Micronutrient Powders for Point-of-Use Fortification of Foods Consumed by Infants and Young Children Aged 6-23 Months and Children Aged 2-12 Years. Geneva: WHO. [Online] Available at: https://www.who.int/nutrition/publications/micronutrients/guidelines/mmpowders-infant6to23mons-children2to12yrs/en/.

World Health Organization (WHO) (2016e). Guideline: Fortification of Maize Flour and Corn Meal with Vitamins and Minerals. Geneva: WHO. [Online] Available at: https://www.who.int/nutrition/publications/micronutrients/guidelines/maize-corn-fortification/en/.

World Health Organization (WHO) (2017a). Guideline: Assessing and Managing Children at Primary Health-Care Facilities to Prevent Overweight and Obesity in the Context of the Double Burden of Malnutrition. Updates for the Integrated Management of Childhood Illness (IMCI). Geneva: WHO. [Online] Available at: https://www.who.int/nutrition/publications/guidelines/children-primaryhealthcare-obesity-dbm/en/.

World Health Organization (WHO) (2017b). Integrated Management of Childhood Illness (IMCI) Global Survey Report. Geneva: WHO. [Online] Available at: https://www.who.int/maternal_child_adolescent/documents/imci-global-survey-report/en/.

World Health Organization (WHO) (2017c). Global Strategy for Women's, Children's and Adolescents' Health (2016–2030): Adolescents' Health. Report by the Secretariat: Seventieth World Health Assembly. Geneva: WHO. [Online] Available at: http://apps.who.int/gb/ebwha/pdf_files/WHA70/A70_37-en.pdf? ua=1.

World Health Organization (WHO) (2018a). The Top 10 Causes of Death. Geneva: WHO. [Online] Available at: http://www.who.int/en/news-room/fact-sheets/detail/the-top-10-causes-of-death.

World Health Organization (WHO) (2018b). Malaria Vaccine Implementation Programme (MVIP) — Progress Update. Geneva: WHO. [Online] Available at: http://www.who.int/immunization/sage/meetings/2018/april/2_WHO_MalariaMVIPupdate_SAGE_Apr2018.pdf.

World Health Organization (WHO) (2018c). Guideline: Fortification of Rice with Vitamins and Minerals as a Public Health Strategy. Geneva: WHO. [Online] Available at: https://www.who.int/nutrition/publications/guidelines/rice-fortification/en/.

World Health Organization/UNICEF (WHO/UNICEF) (2018). Levels and Trends in Child Malnutrition — UNICEF/WHO/World Bank Group Joint Child Malnutrition Estimates — Key findings of the 2018 edition. UNICEF/WHO/World Bank. [Online] Available at: https://www.who.int/nutgrowthdb/2018-jme-brochure.pdf? ua=1.

10.4 青少年健康

10.4.1 引言

当前,10~24岁的年轻人群体是人类历史上规模最大的一代。他们的健康和福祉日益受到城市化、移民、全球通讯、经济发展以及地球生态系统的可持续性等全球性因素的显著影响。在过去20年中,人们逐渐认识到青春期是发掘个人潜力的关键时期(Patton et al.,2016)。这个成长阶段的特征是包括生殖系统、肌肉骨骼系统、心血管代谢系统和神经认知系统在内的各个生理系统的成熟和发展。青少年时期的健康状态不仅塑造了成长模式,还影响了社交和情感能力的获得,同时也为整个生命周期的健康轨迹打下了基础,当这一代年轻人成为父母时,他们的健康也会对下一代的健康发展起着至关重要的作用(Patton et al.,2016)。因此,对青少年时期的健康投资可能会带来多重回报,这一认识使青少年健康在全球政策中得到了高度重视(Every Woman Every Child,2015)。然而,从卫生劳动力到卫生保健系统、监测框架以及政策和规划的制定和执行中可以看出,与其他健康领域相比,政府在处理青少年健康方面所面对挑战的能力是较为欠缺的(Patton et al.,2016)。本章概述了当前对青少年健康、成长和发展的理解,探讨了有效的干预措施,并强调了现有的研究证据和研究重点,同时还提到了技术投资的重要性。

10.4.2 青春期的概念

青春期通常被定义为连接童年和成年的生命阶段,是神经认知发展至30岁成熟的一个主要阶段。回顾历史,青春期被认为是从生理青春期开始,到迈向婚姻和为人父母的过渡阶段(Worthman,Trang,2018)。在当今背景下,特别是在高收入和城市环境中,以其他成人标志(如就业过渡、经济独立以及形成生活伙伴关系)作为青春期的终点并不明确。该终点在世界不同地区的不同年龄段都有着很大差异,影响着当地对青春期的文化观念。

Sawyer等回顾了描述青春期在生命进程阶段的不同术语所指的年龄范围(图10.4.1)(Sawyer et al.,2018)。在联合国系统内,青春期一般被定义为10~19岁,而青年通常指15~24岁。"青少年和青壮年"以及"年轻人"一词也用于指10~24岁的年龄组(WHO,1989;Sawyer et al.,2012)。

《儿童权利公约》定义儿童为18岁以下的人(Assembly,1989)。18岁通常被多数国家视为法定成年年龄,此时个体被认为是成年人,但该定义并非普遍适用。在法律中没有一个统一的成年定义,一系列法律针对不同年龄、不同活动授予成年身份,如性行为或医疗治疗的法定同意年龄、可以合法工作的最低年龄、离开学校、驾驶、购买酒精、结婚以及对犯罪行为负责的年龄。除了"年轻成年人"外,"新兴成年期"一词也被用来描述个体从十几岁晚期到二十多岁晚期的生活阶段,在此期间,个体获得了一些成年特征,但未必达到常规定义为成熟成年的要求。

本章主要关注10～24岁这一年龄段，这是涉及身体、认知和社会发展的主要时期，标志着成年关键社会角色转变的阶段。当我们使用术语“青春期和青年期”，或简称为“青春期”，指的就是这个年龄范围。

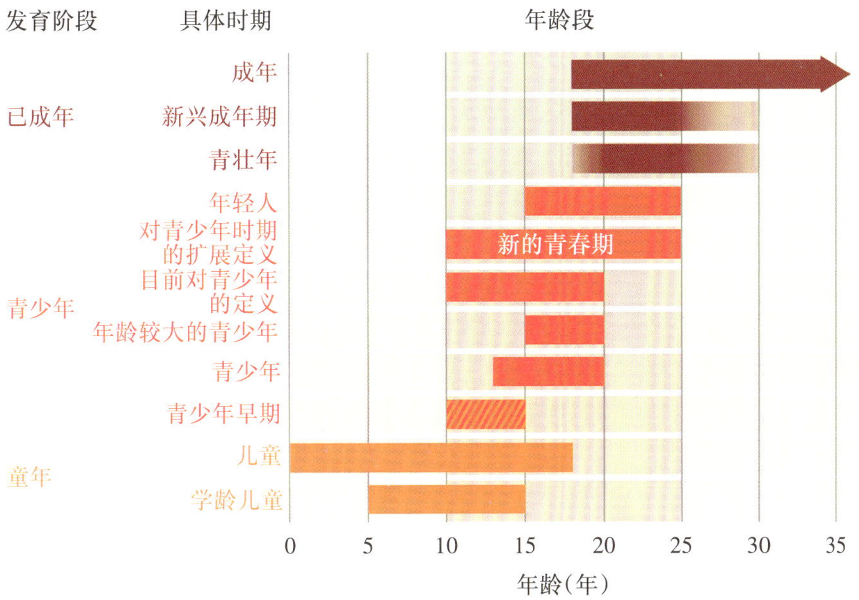

图10.4.1　用于描述青少年和青年时期的不同术语

资料来源：Sawyer, S. M., et al.(2018), ‘The age of adolescence’, Lancet Child and Adolescent Health, 2(3): 223-8, with permission from Elsevier.

10.4.3　青少年的成长和发展

10.4.3.1　青少年生长发育的时间

童年后期和青春期是个体的身体、营养、社会以及文化环境相互作用的敏感发展阶段，这一阶段对身体、社会和情感的成长产生深远影响(Patton et al., 2016)。环境的变化在女孩月经初潮年龄中表现得尤为显著，过去150年里，西欧和北美的初潮年龄下降了4到5岁，主要归因于儿童健康状况的改善，包括营养改善和传染病减少(Worthman, Trang, 2018)。类似的趋势也在那些经济迅速发展、从资源匮乏环境向资源丰富环境过渡的国家或家庭中观察到(Houghton et al., 2014)。在资源丰富环境中，现在月经初潮的平均年龄为12～13岁。此外青春期的开始要早得多，肾上腺功能初现（肾上腺成熟）平均发生在7～8岁，而乳房发育（乳房萌芽）在10岁左右(Patton, Viner, 2007)。

青春期到来的时间可以预测未来的生活健康状况，青春期提前与过早死亡、心血管疾病、2型糖尿病以及一些精神障碍的风险增加有关(Day et al., 2015)。青春期提前还与女孩常见精神障碍的高发率相关，可能是由于伴随身体成熟的社会角色和性角色，与个人潜在的认知情感能力之间的不匹配所造成(Brooks-Gunn, Warren, 1989)。

在工业化前的社会中，青少年过渡到成年与他们过渡到为人父母的时间一致，通常女孩大约需要2年，男孩大约需要4年(Schlegel, Barry, 1991)。然而，在今天的发达经济体中，由于较长的教育时间和有效的避孕措施，青春期通常会持续10年以上。这种青春期的延长意味着它在生命历程中所占比例比以往任何时候都要高。在许多地方，它还与青少年健康、成长和发展等多种领域的影响相关。由于更长的教育和培训时间，专业能力的获得和独立性逐渐成为成年人的标志(Patton, Viner, 2007；联合国儿童基金会，2012)。在许多地方,青少年与原生家庭的关系也发生了变化,他们在家生活的时间延长到30岁甚至40岁。随着大众媒体的发展以及最近数字社交媒体的兴起,与同龄人群体接触的机会以及当地社区以外的文化带来的影响也发生了变化。由于这些原因,今天对青少年健康的影响与前几代人明显不同,同时也为利用新的平台进行健康干预增加了机会。

10.4.3.2 心理社会发展

青春期早期(10~14岁)主要由青春期激素迅速上升对身体形态、性和大脑发育的影响所主导。伴随这些变化的是大脑奖励系统的改变,对同伴影响的敏感性增强,未来规划意识较低,以及风险感知的改变,有时可能导致冒险行为。这是一个身份塑造和培养新兴趣的时期,包括对性和浪漫关系的探索。学校和家庭环境在塑造成长和发展方面扮演着重要的角色,因此是进行健康干预的重要场所。

青春期中期(15~19岁)的特点是青春期持续成熟,尤其是男性,他们的生长高峰开始较晚,持续时间较长。大脑随着前额叶皮层的成熟和大脑网络之间连接的增加而持续发育,加强了执行和自我调节能力。这是一个更为自主的阶段,在资源匮乏、受教育机会有限的环境中,这是女孩迈向婚姻和为人父母的过渡阶段。在资源条件较为丰富的环境中,这一发展阶段伴随着更强的未来规划能力和衡量短期与长期决策影响的能力。教育环境对于选择留在学校的个体有着深远的影响。相反,对于决定离开学校的人而言,工作环境对健康的影响逐渐显现,尤其是在低收入和存在潜在危险的工作环境中。

青春期后期或青年期(20~24岁)伴随着前额皮质的成熟和更强大的规划和自我调节能力。这标志着大脑高度可塑性时期的结束。它通常与承担成年角色和责任相对应,包括进入劳动力市场或追求高等教育、结婚、生育以及经济独立。

10.4.4 全球背景下的青少年健康

10.4.4.1 人口学和流行病学转变

战后以来,人口结构从高出生率和早期高死亡率向低生育率和长寿命的趋势转变,改变了高收入国家青少年的相对比例。在大多数其他国家,人口结构转型正在迅速进行,不同国家处于不同的转型阶段(World Bank et al.,2007)。人口转型的加速导致今天的青少年一代相对于其他年龄组是历史上规模最大的。在18亿人口中,10~24岁的年轻人占总人口的四分之一以上,近90%的人生活在中低收入国家,他们可能占人口的三分之一以上。相比之下,在越来越多的高收入国家,10~24岁人口的比例目前低于15%。预计到本世纪末,世界上大约一半的青少年将在撒哈拉以南的非洲长大。

从理论上讲,更好的儿童健康和营养,受教育时间的延长,家庭形成的推后以及接触新技术的机会,使这一代青少年有可能成为有史以来最健康的一代。事实上,现在有更多的青少年生活在以非传染性疾病(NCDs)为主的国家,这些国家的生殖健康问题、传染病伤害和暴力问题较多。不均衡的人口变化意味着,在亚洲和非洲更多的年轻人在青春期面临多重健康问题的高风险(Azzopardi et al.,2019)。

人口结构的变化伴随着流行病学和营养方面的转变,对青少年健康和健康风险产生深远影响。人们越来越多地食用添加糖、盐和脂肪含量高而重要微量营养素含量低的不健康食物,这一营养转变正在推动全球肥胖人数的上升,微量营养素的缺乏程度仍居高不下。此外,青年失业、家庭不稳定、环境恶化、武装冲突和大规模移民等方面的全球趋势也对青少年健康构成新的威胁。

流行病学的转变,通常伴随着人口变化和经济发展,且所有年龄组的健康状况都发生了变化。许多青少年受益于传染病控制的改善，包括腹泻、下呼吸道感染、结核病和疟疾。在很多情况下，少女和年轻妇女从孕产妇保健方面的进步中获益，特别是在早孕率显著减少的环境中。然而，流行病学的转变也增加了青少年其他健康问题，包括道路交通伤害和自杀。在一些国家，例如拉丁美洲和东欧，这些问题已经扩展到了杀害他人，这主要发生于年轻男性群体（Patton et al.，2009）。1991年苏联解体后，东欧国家的死亡率和酒精相关疾病负担上升，这显然与更广泛的经济状况有关，而且可能是中东、北非和撒哈拉以南非洲最近发生内乱和武装冲突的一个潜在因素（Yair，Miodownik，2014）。

随着流行病学的转变，青少年面临的健康问题也发生了变化，其中精神和身体健康问题变得更加突出。在过去的几十年中，自我伤害和自杀在青少年健康问题中占据了主要地位，特别是在资源丰富的环境中（Collishaw，2015）。精神障碍在青少年健康中具有特别重要的意义，因为这些障碍通常在儿童后期和青春期发病。由于许多精神障碍会持续到成年，因此青少年时期的精神障碍对成人疾病的影响比以往任何时候都要大（Patton et al.，2014）。

HIV是另一个在青少年中引起担忧的问题，尤其是在撒哈拉以南非洲南部和东部。青少年中HIV的负担相对较高，尤其是在新增感染中，少女和青年占主导地位。新型抗逆转录病毒药物的有效性使得受母婴传播影响的一代人能够存活到青春期和成年期。然而，在这种持续高流行率的背景下，与其他年龄组相比，青少年和青壮年的死亡率下降幅度并不明显。

随着人口老龄化和晚年疾病负担向非传染性疾病为主的转变，展开青少年时期流行的非传染性疾病及其患病风险的研究变得更为重要（Jamison et al.，2013）。青少年非传染性疾病患病率相对较高，在某种程度上反映了过去在儿童早期致命的疾病（如囊性纤维化和儿童癌症）存活率变高；部分反映了精神和身体障碍流行病学的变化，在发达国家和地区，青少年的发病率较高（如过敏和自身免疫性疾病）（Mayer-Davis et al.，2017）。青少年时期常见的非传染性疾病风险包括吸烟、缺乏身体活动、肥胖、酗酒、非法药物使用和不良饮食。如果缺乏具体的政策干预，随着财富的增加和不受约束的营销结合在一起，青少年健康风险的流行率将继续上升。

10.4.4.2 按区域划分的青少年健康状况

我们采用了2016年《柳叶刀》青少年健康与福祉委员会的概念模型来描述全球青少年健康模式（图10.4.2）。该模型考虑了以下方面：

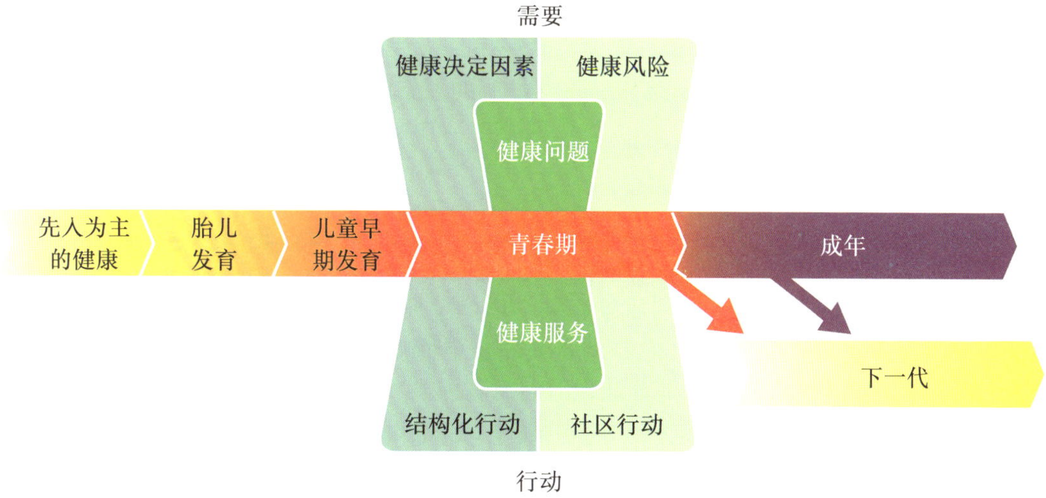

图10.4.2　一个关于青少年健康的概念框架

资料来源：Patton，G，et al.（2016），'Our Future：A Lancet Commission on Adolescent Health and Wellbeing'，Lancet，387，2423-78，with permission from Elsevier.

1. 目前青少年时期的疾病负担和死亡原因。

2. 青少年时期出现的健康风险,对这几年的健康、成年后的健康和/或下一代的健康均产生影响。

3. 影响青春期和青年期健康成长和发展的重要和结构性健康决定因素(Sawyer et al.,2012)。这些因素包括教育和就业、婚姻和育儿、营销与数字媒体、全民健康覆盖的质量。

该模型还描述了对青少年健康问题及其决定因素的应对措施。对于青少年健康和福祉最有效的行动是跨部门、多层次和多元化的。它们可能包括结构性、媒体、社区、网络和以学校为基础的要素,以及提供预防和治疗卫生服务。例如,在减少道路交通伤害方面取得进展的国家,部门间协调一直很突出。除了前面概述的具体干预措施外,基础要素还包括强大的信息系统、明确的治理、民间社会倡导和在不同部门内有效实施的能力(Jamison et al.,2013)。

10.4.4.3 青少年疾病负担

从青少年时期到青年时期,疾病负担和死亡率普遍增加,其中女性的性健康和生殖健康问题以及男性的伤害、暴力和药物使用障碍的增加尤为明显。

这导致青少年时期死亡率上升,其中男性因受伤、暴力、自杀,女性在青春期后期和青年时期因孕产而死亡的人数显著增加(Patton et al.,2016)。相较于更年幼的儿童,近几十年来青少年死亡率的下降幅度相对较小。在一项涉及50个国家纵向数据的研究中,儿童死亡率在过去50年中下降了80%以上(Grazzi,2004),而青少年死亡率的改善则较为有限。实际上,已经出现了历史上死亡率模式的逆转,即早期儿童死亡率超过了青少年死亡率。在此期间,青少年死亡原因发生了变化,大多数高收入和中等收入国家的传染病死亡人数有所下降,而伤害死亡人数有所上升,目前占全球青少年死亡总数的约40%。

Azzopardi等最近使用2016年《柳叶刀》青少年健康与福祉委员会提出的12个关键指标,研究了过去25年青少年健康的趋势以及国家和地区之间的差异(Azzopardi et al.,2019)。在这项分析中,使用伤残调整寿命年(DALYs)估计值来评估各国疾病负担的变化,将疾病负担分为三类:资源匮乏环境中常见的第一类疾病(传染病、孕产妇健康问题、营养不良和/或艾滋病毒);伤害和暴力;青少年的非传染性疾病(慢性身体疾病、精神障碍和物质使用障碍)。如果一个国家在所有疾病类别中都有很高的疾病负担,就会被归类为多重负担;如果伤害和非传染性疾病发生率很高,则归类为伤害过度;如果主要疾病负担来自慢性精神和身体健康问题,则归类为非传染性疾病占主导地位。

纵观过去25年来青少年疾病负担的变化趋势,特别值得注意的是,许多地方的青少年伤害和暴力有所减少,1990年时大多数伤害过多的国家已经成为非传染性疾病占主导地位的国家。而具有多重疾病负担的国家较少取得成功的转变,其中许多国家是青少年人口增长最快的国家。因此,2016年在多重负担国家中成长的青少年人数比1990年增加了35%,这表明这些地方的卫生服务系统面临着巨大的挑战。

10.4.4.4 青少年健康风险

尽管青少年健康风险会增加青少年时期的疾病负担,但它们最大的影响通常体现在以后的生活中,或者与对下一代的健康成长和发展产生不利后果有关。以烟草使用为例,绝大多数始于青少年时期,但在这些年龄段几乎不会造成疾病负担。然而,它是老年人非传染性疾病的主要危险因素,而孕期吸烟是胎儿生长不良和子代生病的确切危险因素(Patton et al.,2018)。

自1990年以来,由于《烟草控制框架公约》的实施,全球青少年烟草使用率总体上有所下降。然而,进展参差不齐。在许多欧洲国家,10~24岁年龄组的日吸烟率仍然超过15%,俄罗斯联邦有四分之一的人每天吸烟。在各国之间,青少年男性的烟草使用几乎总是比女性更普遍。撒哈拉以南非洲、东欧和中东地区的一些国家烟草使用率有所上升,而在一些资源匮乏的国家(例如印度尼西亚和巴布亚新几内亚),烟草使用率仍然非常高。值得注意的是,未签署《烟草控制框架公约》的国家青少年烟草使用量的下降幅度通常较小。

酒精使用障碍通常始于成年初期，饮酒年龄较小尤为危险(Bonomo et al.，2006；Viner，Taylor，2007)。在青少年时期，饮酒会增加受伤、暴力、自杀和意外怀孕的风险，在成年期与一系列非传染性疾病(癌症、心血管疾病、肝病和胰腺炎)相关，并且在怀孕期间过量饮酒与突出的代际危害相关(Riley，McGee，2005)。饮酒和酗酒一般在男性中更为普遍，尽管其在资源丰富的国家仍然更为常见，但近年来其他地区的酗酒现象也越来越普遍，青少年酗酒者的实际数量略有增加(Azzopardi et al.，2019)。

在青春期和成年初期，超重和肥胖显著增加，尤其是肥胖的持续性非常高(Patton et al.，2011)。在之后的生活中，这些风险包括过早死亡、慢性残疾、2型糖尿病、缺血性心脏病、高血压和脑血管疾病。孕前肥胖会增加流产、妊娠糖尿病、手术分娩、子痫前期、婴儿围产期死亡和巨大儿的风险(Yu et al.，2006)。自1990年以来，几乎所有国家的青少年超重和肥胖的患病率显著增加，越南年均增长约10%。在以非传染性疾病为主导和伤害过剩的国家，超重和肥胖的患病率约为五分之一，并且在所有地方都在持续增加。自1990年以来，以非传染性疾病为主导和伤害过多的国家的超重和肥胖率增加了120%(Azzopardi et al.，2019)。

性健康和生殖健康风险通常也在青春期出现，在数字技术和社交媒体更容易获得的环境中，风险也在转变(例如性信息分享、与多个伴侣进行更高风险的性行为)。全球范围内，青少年生育率整体呈现下降的趋势，但在撒哈拉以南非洲和拉丁美洲地区，这一趋势不太明显。在撒哈拉以南非洲的大部分地区以及南亚的一些国家，18岁之前生育的妇女比例仍然较高。总体而言，高负担国家报告约有五分之一的妇女在18岁之前生育。

关于青少年母亲是否更容易面临不良孕产妇及婴儿结局仍存在持续争议。一些最近使用口述尸检方法的报告未能发现年轻母亲的死亡率有差异(Blanc et al.，2013；Nove et al.，2014)。然而，世界卫生组织(WHO)最近的一项跨国妊娠并发症调查发现，青少年母亲的妊娠相关发病率更高(Ganchimeg et al.，2014)，而且一些国家层面的研究持续报告年轻母亲的孕产妇死亡率较高，特别是由于不安全的人工流产之类的原因，而这些原因可能受到家庭调查中的报告偏倚的影响。每年约有2 200万例不安全的人工流产，其中约15%发生在年轻女性中。年轻女性堕胎相关的死亡风险高于25岁以上的女性，更有可能在怀孕超过第一孕期后终止妊娠，也更有可能选择不正规的人工流产服务(Woog et al.，2015)。即使在考虑了各种社会人口学因素、对人工流产合法地位的了解和伴侣支持等因素后，青少年获得安全人工流产的机会仍比30岁及以上的女性低77%。

除了青少年生育率外，许多国家关于青少年性健康和生殖健康的信息非常有限。在撒哈拉以南非洲和拉丁美洲一些有可用数据的国家，15～24岁的青少年中有10%～20%报告在15岁之前首次发生性行为。在过去一年中与两个或更多伴侣发生性关系的情境下，安全套的使用在国家之间存在很大差异，但在生活压力更大的国家，青少年避孕套使用率仍低于50%，这些国家的青少年怀孕率、艾滋病毒和性传播感染(STI)率较高，且获取避孕和月经管理设施的机会较少。

10.4.5 应对青少年健康需求

10.4.5.1 卫生服务

针对青少年的卫生服务承担多项角色，包括急性医疗护理(如创伤管理)，预防性保健(如向年轻女性提供孕前和产前护理)，慢性健康问题或健康风险的管理(如艾滋病、精神类药物和物质使用障碍及慢性身体疾病)。

青少年通常未能像其他年龄组一样充分获得医疗保健。避孕需求未满足与已满足的对比可能是评估青少年能否获得敏感卫生服务的潜在有用指标。略低于三分之二的15～24岁年轻女性的现代避孕需求得到了满足，这一比例在以非传染性疾病为主的国家远高于多重负担国家，在这些多重负担国家中，仅有约一半年轻女性的需求得到了满足。考虑到多重负担国家的人口结构变化速度，未满足需求的年轻女性实际数量显著增加，表明卫生服务未能跟上人口迅速增长的步伐，特别是在撒哈拉以南非洲地区。在很大程度上，关于避孕需求已满足的数据来自已婚女孩。关于有性行为的未婚青少年的数据要少得多，特别是在许多国家，给未满18岁的未婚女孩开具避孕药是非法的。

卫生服务干预在青少年和成年人中的有效性可能因多种原因而有所不同（Cipriani et al.，2016）。例如，青少年的避孕失败率高于成年女性，年轻女性更有可能在仍然需要的情况下放弃避孕（Blanc et al.，2009）。原因包括对怀孕风险的了解不足，对避孕药物对健康或生育的影响的担忧，以及来自伴侣的反对。进一步的障碍来自缺乏对服务、费用的了解、羞怯、对早期性行为的羞耻，以及来自评判者的污名。在美国的一项研究中发现，使用口服避孕药、贴片或阴道环的21岁以下年轻人的避孕失败率几乎是25～39岁妇女的两倍。相比之下，长效可逆避孕方法（LARCs）在所有年龄组的失败率都非常低（Winner et al.，2012）。然而，尽管自2007年以来在美国LARCs的使用有所增加，但15～24岁的青少年女性使用它们的可能性仍低于25～39岁的女性（Finer et al.，2012）。

尽管青少年时期精神健康问题的流行率有所上升，但大多数青少年并未从卫生专业人员那里接受治疗。一项关于成年人心理卫生保健的欧洲研究显示，大约有6%的研究对象需要心理卫生保健，但近一半的人报告没有接受正式的卫生保健服务。18～24岁的人报告使用服务最少（Alonso et al.，2007）。减少障碍的行动包括促进心理健康素养和打破社会污名，特别是在中低收入国家，尚未将扩大精神卫生服务作为优先事项（Patel et al.，2007）。

10.4.5.2 医疗保健的障碍

影响青少年获得优质医疗保健的障碍有两类，其中一类是与卫生服务外部相关的，包括规定卫生行为的法律框架、自费费用以及文化和社区态度。虽然这些障碍并非青少年独有，但在年轻人中它们变得更为重要。

青少年获得卫生服务的法律和财政障碍比其他年龄群体更大，并且逐渐脱离了青少年面临的健康风险。一个例子是，在许多国家，未满18岁的未婚女性在性行为中无法获得避孕服务。即使国家法律允许特定的卫生应对措施，服务提供者对于在年龄、婚姻状况或伴侣/父母同意的背景下采取行动的适当性的态度和信仰可能影响他们对青少年的回应（Calhoun et al.，2013）。财政障碍源于青少年有限的独立资格，无法享受基于税收和保险的资金计划。在存在健康保险的情况下，通常是通过父母（或伴侣）获得，在面对敏感问题时，例如心理健康、避孕或物质使用，可能存在保密性风险（Waddington，Sambo，2015）。社会边缘化的青少年往往不受医疗保健融资体系的支持，对灾难性的医疗事件特别脆弱。

在青春期的发展背景下，获取医疗服务面临更多障碍，包括青少年对医疗保健的使用经验较少。青春期带来了对隐私和保密性日益增长的渴望，尴尬、羞耻和害怕被评判等情感障碍成为医疗保健的阻碍。在美国，那些未接受医疗服务的青少年的主要担忧是不希望父母发现（Schoen et al.，1998）。相应地，缺乏经验使许多青少年未能意识到，诸如物质滥用、欺凌或超重等问题可以与健康专业人员讨论（Sanci，2011）。

青少年需要良好的卫生保健协调、适当的信息提供、高质量的沟通、参与护理决策以及医疗保健提供者倾听他们的诉求（Luxford et al.，2010）。因此，临床医生的技能与为较年幼儿童提供医疗保健所需的技能不同，后者通常通过父母进行协调。医疗专业人员的一项重要任务是与青少年和父母共同设定关于青少年对医疗保健负更大责任的期望。随着年龄的增长，提供者需要明确地与年轻人本人互动，理想情况下应与他们单独开展交流，但在许多文化环境中这可能很难实现。

提升获得优质医疗保健的途径需要超越卫生服务部门的行动。为了使性健康与生殖健康服务更加适合青少年，仅仅对卫生工作者进行培训并不能达到显著促进青少年获得服务或使用避孕的意愿。然而，高质量的培训，结合提供适应青少年的设施、改变社区规范的策略，以及提供更广泛的长效避孕方法，可以在获得服务和提高质量方面产生重大变革(Chandra-Mouli et al.,2015)。在多元化的方法中,进一步的元素可能包括促进青少年健康素养、与社区领导者的合作、提供适当的服务组合、监测提供者的能力、促进公平、消除歧视、收集质量改进的数据以及与青少年共同制定实践政策(Nair et al.,2015)。

最终,获得医疗保健的途径取决于能够响应青少年生活背景的平台的可用性。随着许多国家中等教育的参与率增加,基于学校的卫生服务将更具相关性。服务模式范围广泛,包括设施齐全、长期配备医疗、护理和咨询人员的学校中心,以及靠近学校且联系紧密的诊所。许多基于学校和与学校相关的卫生服务的主要关注点一直集中在提供性与生殖保健上,但显然这些服务有机会扩展到心理保健、传染病的治疗和预防、贫血管理以及其他慢性身体健康问题。基于网络技术的方法也有潜力改善卫生服务(Kauer et al.,2014)。

10.4.5.3 教育环境作为促进健康的平台

教育是健康、人力资本和社会经济进步的强大决定因素,是青少年时期至关重要的一部分(Viner et al.,2012)。受教育程度越高的人,其寿命越长,健康状况也更佳(Cutler,Lleras-Muney,2012)。在高收入国家,女性从教育中所获得的益处通常更大,体现在死亡率、自我报告的健康状况、心理健康和肥胖等方面(Miyamoto,Chevalier,2010)。在中低收入国家,更高的教育水平与青少年生育率减少和晚婚有关。通过多种机制,包括更健康的行为、更高的认知能力以及当前一代更长寿命的成年生活、更好的健康和子女的较低死亡率,以及未来劳动力总体更高的生产力,扩大中等教育的健康和福祉效益得以累积。教育带来深远的代际效益,自1970年以来,妇女教育的改善显著降低了全球儿童死亡率(Patton et al.,2018)。

在中低收入国家中,随着小学教育的普及,为扩大参与中等教育提供了一个可行的策略,可改善跨生命周期及下一代的健康(Miyamoto,Chevalier,2010)。在已经有较高中等教育参与率的国家,促使学校更明确地促进健康具有超越单纯教育并参与健康益处的潜力。

然而,许多因素导致青少年放弃接受中等教育。其中最显著的是教育成本以及对家庭失去青少年劳动力的机会成本,特别是在农村地区。因此,中低收入国家的贫困青少年更不可能接受中等教育。早婚是导致中低收入国家女孩辍学率较高的原因之一。在这些情境中,为增加对教育的获取,干预主要集中在小学阶段。发放奖学金、减免或取消学费、与在校学习相关的现金转移、提供校服、避免留级、学校的临近度和母语教育等在不同背景下都是促进教育的有效策略(Glewwe,Kremer,2006;联合国儿童基金会,2015)。解决性别差异、有关女孩参与教育的社会规范,并将资源重点投入最贫困地区以及贫困生身上,是增加最贫困群体中青少年教育参与的重要元素。对于那些无法接受主流教育的青少年(例如童工和已婚辍学青少年),提供更多非正规或灵活的学习策略也具有价值(Yasunaga,2014)。健康干预与这些策略相辅相成,以促进教育参与,这些干预可能包括全面的性教育、提供现代避孕方法的途径、治疗微量元素缺乏和贫血,以及管理心理障碍(Rosenberg et al.,2015)。

学校应对健康和健康风险的传统方式是通过课堂上进行的健康教育。这种方法在知识和态度方面可能带来小到中等程度的好处,但实施往往不够全面,而且效果通常难以持续(Foxcroft,Tsertsvadze,2011)。相反,学校更广泛的运作方式对健康、行为和福祉有着巨大的影响(Patton et al.,2003)。因此,关注学校的理念和环境的行动已成为近期评估和政策关注的重点(Patton et al.,2006;Shinde et al.,2018)。学校的环境涵盖了物理和社会环境、管理和组织、教学、纪律、教师关怀、学校卫生服务、全校健康促进和课外活动。这些干预措施产生的积极影响延伸到学生药物使用、暴力、受害以及心理健康,尤其是在面临歧视和劣势的群体中(Shackleton et al.,2016)。

在学校环境中,最有效的健康行动通常是多组分的,包括课程元素、关注学校的社会和物理环境(例如水源、卫生和月经管理设施),以及家庭和/或社区的参与(Harden et al.,2009)。这些方法一贯显示出在青少年性健康、暴力和吸烟方面取得的积极成果,并可能对其他健康风险有益(Harden et al.,2009;Blank et al.,2010)。

10.4.5.4 同伴、媒体和营销

强大的同龄人关系的出现是早期青少年发展的一个核心特征(Viner et al.,2012)。这种关系可能对健康产生积极或消极的影响。同龄人的联系和示范行为以及对同龄人规范的认识可以在防止暴力、心理健康问题、药物使用和性健康风险方面起到保护作用(Salazar et al.,2009)。同样,同龄人也可能增加风险,同龄人参与风险行为可能增加吸烟的开始和持续、饮酒的开始和持续、自残、性风险和暴力(Fisher et al.,2007;Kretman et al.,2009)。其他同龄人特征,比如性伴侣沟通和谈判技巧,会影响到意外怀孕、性传播感染和HIV的风险(Taffa et al.,2002;Salazar et al.,2009)。

现代青少年同龄人关系在同龄人数量和多样性方面与前工业社会背景明显不同。教育的延长以及较晚的婚姻和育儿有效地扩大了同龄人在青少年生活中的角色。同龄人教育,即通过年轻人自己向年轻人宣传健康行为,是卫生部门采用的一种受欢迎的策略。这种干预措施确实对参与项目的年轻人(即同龄人教育者自己)产生了积极的效果(Maticka-Tyndale,Barnett,2010)。同龄人促进者本身具有更强的自信心,更灵活的沟通、领导和人际技能,更高的志向,以及更低的健康风险行为率。然而,很少有人测试该措施在改变更广泛的年轻群体健康结果方面的有效性,这导致同龄人教育是无效的(ChandraMouli et al.,2015)。这反映了在资源受限的环境中,希望推广有前景的方法与进行具有严格方法学的小规模干预之间存在的紧张关系(Maticka-Tyndale,Barnett,2010)。

大众传媒,尤其是近年来的社交媒体,进一步扩大了同龄人和青少年文化在全球青少年生活中的作用(Larson,2002)。网络空间改变了青少年发展方式,如关系建设和身份塑造,这些任务以前主要是通过与同龄人面对面的交往进行协商的。对于许多青少年来说,身份形成融合了来自本地影响和源自全球文化的新元素。关于接触数字媒体,包括大幅扩展的社交网络,是否会对青少年社交、情感和认知发展产生不利影响仍在持续争论中(Bell et al.,2015)。迄今为止,新媒体的发展如此迅速,以至于了解其影响的研究工作未能跟上步伐。

关于营销对青少年健康的影响的研究很少扩展到中低收入国家,也很少涉及新媒体。许多通过数字媒体进行的营销超越国界,更加个性化。考虑到营销可能变得更加强大并超越国界,各国和全球层面都需要制定政策应对。迄今为止,大部分研究都集中在大众传媒领域,对于从烟草和酒精使用到饮食选择和身体形象规范的风险产生的影响是明显的,还有许多使用大众传媒推动青少年健康的良好干预案例。例如,南非的多媒体“edutainment”计划SoulCity有助于改变围绕HIV/AIDS和家庭暴力的社会规范,促进了个体对使用避孕套和防止家庭暴力的知识的增加,以及社区赋权(Moyer-Gusé,2008)。

尽管使用数字媒体的趋势是全球性的,但获取信息的手段差异很大(例如,手机、个人或公共计算机)。在撒哈拉以南非洲,移动电话的增长意味着即使在偏远地区数字媒体也变得可用(Lester,Karanja,2008)。年轻人通常是信息和通信技术(ICT)的最早使用者,包括手机、即时通讯、互联网和社交媒体,这一现象在中低收入国家以及高收入国家都能观察到。这些新媒体有潜力为青少年提供一个强有力的发声机会,让他们积极参与彼此和社区。即使在偏远地区,手机也可能成为围绕健康进行沟通和交流的平台(Alami et al.,2019)。这些工具不仅本身提供了健康教育的平台,还具备增强医疗服务提供以及学校等地的其他预防性行动的能力。社交媒体具有触及各种群体的潜力,包括那些地理上孤立或面临歧视和劣势的群体。

10.4.5.5 社区干预

年轻人的生活受到他们社区中成年人和其他青少年的行为、规范和价值观的影响。社区干预通常涉及地方政府、家庭、以青年为中心的组织和宗教组织以及学校。积极的青少年发展(PYD)广义上是指为实现成人潜力和福祉提供最佳准备的经历。这些计划通常以社区为基础,旨在提高生活技能和积极态度,包括自信和赋权、社交和情感技能以及良好的问题解决能力。计划的目标是激发年轻人的主观能动性,创造积极

的生活、学习和娱乐环境，所采用的策略范围从体育和户外教育到戏剧、音乐和艺术、生存技能、领导力培训和指导。一些干预措施，例如促进女孩的体育运动，可能有助于身体健康和锻炼，同时带给女孩应对有害性别规范的能力(Saavedra，2009)。PYD计划旨在增强价值和技能，增强青少年的能动性和贡献，并营造有利的环境。最有效的方法通常建立在现有社区结构的基础上，利用有关青少年健康和福祉的正面信息，采取多方面的战略并监测进展情况。一个例子是关怀社区(CTC)框架，该框架已在美国许多地方进行了试验，具有明显的优势和成本效益证据(Catalano et al.，2012)。

PYD作为中低收入国家干预框架的一个优势在于它可以应用于不同的国家和环境。最近的一项系统审查表明，在中低收入国家，PYD计划在青少年方面取得了一系列成果，包括教育、性危险行为、早婚、暴力、工作技能和就业(Catalano et al.，2019)，其中一些方法还表明PYD有望促进性别平等。

条件现金转移项目(CCT)通常是针对青少年的基于社区的干预措施的另一个例子。例如，向贫困父母支付学费或发放现金，条件是送孩子上学。马拉维和肯尼亚的试验发现，在一个或两个国家，接受CCT的女孩和年轻女性自我报告的性活动、怀孕和早婚有所减少，辍学率也有所下降(Baird et al.，2010)。

10.4.5.6 结构性干预

立法、税收和实施政策可以为家庭、社区、学校和卫生服务带来投资，也是各地青少年健康行动的基本要素。法律通常管辖卫生资源的获取并保护青少年免受危害。有些法律专门针对健康问题(例如获得医疗保健，包括有效避孕措施)；一些法律针对健康风险(例如饮酒、吸烟)；其他一些法律针对健康的社会决定因素(例如结婚年龄、免受危险工作的保护)。不充分和不一致的法律框架损害了青少年和年轻人的健康、权利和潜力。特别重要的是惩罚受歧视和处于不利地位群体的法律，在这其中青少年往往比老年人更容易受到伤害。一个例子是，尼日利亚、索马里和苏丹的法律削弱了女同性恋、男同性恋、双性恋、跨性别者和双性人(LGBTI)青少年和年轻人的权利，特别是在具有一定惩罚性的法律中。

直到20世纪，针对青少年的更加一致的国际法律框架才出现。1989年《联合国儿童权利公约》(UN-CRC)承认儿童是人权而非父母财产的承担者，并享有与其年龄相适应的自由和责任(联合国大会，1989)。绝大多数国家(195个)已签署并批准了《联合国儿童权利公约》，美国是唯一的例外。《联合国儿童权利公约》体现了青少年的发展不管在自由或自由受到限制的地方，都应该符合人权原则和不断发展的能力需求(Ruck et al.，2016)。随着青少年获得更大的能力和成熟度，对成人指导的需求就会减少，自主能力也会增加。

尽管国际法律框架取得了一些重要进展，但影响青少年的法律仍然存在很大差异。一些法律往往在制定和实施方面都很失败，既没有体现《联合国儿童权利公约》的原则，也没有反映出对青少年实际能力的理解。相反，一些法律反映了历史上的经济、社会、文化，有时还有宗教优先的事项(Lansdown，2015)。被证明在保护健康方面(例如吸烟最低年龄、工作年龄)可以发挥作用的一些法律也未被创立。在其他方面，例如性健康和生殖健康的法律框架，各国在结婚年龄、避孕措施、安全堕胎以及同性关系的合法性方面几乎没有一致性。

在许多国家，童婚危害女孩的健康、成长和发展。全球每年约有1 500万女孩在18岁之前结婚，在低收入国家，三分之一的女孩在18岁之前结婚，九分之一的女孩在15岁之前结婚(联合国儿童基金会，2013)。过早结婚会导致受教育机会减少、性剥削加剧以及暴力，有时甚至会导致奴役。童养媳还面临着早孕带来的健康风险，孕产妇和婴儿死亡率更高，并且更容易感染HIV/AIDS和其他性传播感染疾病(Klugman et al.，2014)。

《消除对妇女一切形式的歧视公约》(CEDAW)要求各国确保男女享有平等地取缔婚姻的权利，并在其自由和完全同意的情况下自由选择配偶。然而，有34个国家允许18岁以下女孩结婚，有些甚至允许15岁以下结婚，还有一些没有规定最低结婚年龄(婚姻与妇女和女童权利论坛，2015)。

更合理的青少年法律框架应该更多地考虑不断变化的青少年认知和情感能力。通过获取知识，14岁以上的青少年表现出与成年人相似的甚至更强的认知能力，可以在平静和情绪中立的环境中做出良好的判断(Steinberg et al.,2007)。然而，在充满压力或兴奋的情绪情况下，尤其是与同龄人在一起时，他们的决策可能会受到情绪的驱动(Steinberg,2007;Van Duijvenvoorde,Crone,2013)。理想情况下，法律框架在制定法定年龄相关条文时应考虑到这两个因素。因此，限制青少年吸烟的权利是合理的，因为他们与同龄人在情绪激动的情况下更容易做出错误的决策，而且了解未来健康后果的能力还在不断发展中。此类方法还将支持和促进青少年的自主权。因此，允许从16岁开始投票不仅赋予了青少年权力，还促进了公民参与。同样地，允许性活跃的青少年获得包括长效避孕药在内的有效避孕方法，是法律在保护青少年健康时考虑发展因素的一个例子。

理想情况下，对青少年健康的投资应该从针对明显的健康问题延伸到青少年时期出现的健康风险，以及更广泛的健康社会决定因素。无论是通过卫生服务、社区平台还是结构性举措，卫生行动存在重大障碍导致其很少能够实现。青少年和青壮年是全民健康覆盖水平最差的年龄组(Tylee et al.,2007)。青少年健康的社会、结构和环境决定因素很大程度上不属于卫生服务部门(Viner et al.,2012)。随着青少年在青春期成熟，这些决定因素会发生变化，因此适合相对低龄的青少年的策略可能对发展中的青少年无效。同样，对女孩有效且适合的策略对男孩来说可能效果较差。卫生行动的环境反映了决定因素的环境，从卫生服务、学校和教育环境延伸到家庭和社区、就业场所、道路交通、媒体、法律和政策环境。

10.4.6 青年参与和赋权

联合国将青年参与定义为青年人积极、有意义地参与自身及其社区发展的各个方面，包括赋予他们权利，为有关个人、家庭、社会、经济和政治发展(联合国,2007)的决策作出贡献，体现了青少年和青年在影响他们的计划和政策的设计和实施方面作出了重要贡献的思想，他们有意义的参与将带来更公平的社区(Suleiman et al.,2006)。从本质上讲，有意义的参与不仅是一项基本权利，而且对于捕捉青年的独特贡献至关重要(Ruck et al.,2016)。发展观点进一步支持有意义的参与对于青春期积极的社交和情感发展至关重要。青少年在情感上做好了参与的准备，因此为有意义的参与提供结构、过程和支持，同时参与本身就塑造了积极的发展轨迹(Dahl,2004)。虽然青年参与健康的理由很充分，但对青年参与和领导的模式及其有效性的系统研究却很少。

社会学家卡尔·曼海姆在20世纪初撰写了关于青年激发社会变革的能力以及如何关注代际间转移的文章(Mannheim,1970)。近年来，青少年和年轻人在亚洲和中东领导了民主运动，即争取女同性恋、男同性恋、双性恋和变性者(LGBT)权利、性别平等以及应对气候变化的行动。相反，如果缺乏积极参与的机会，我们就会看到青少年和年轻人陷入暴力极端主义和帮派暴力，从而造成灾难性的健康和社会后果(Dahl,2004)。

成功的参与强调青少年和年轻人与成年人合作的能力。这通常需要促进青年积极参与(“训练年轻人说话”)和成年人的反应(“训练成年人倾听”)的过程(Patton et al.,2016)。青少年和年轻人依赖于成年人建立和支持的参与系统和结构。为了最有效地参与，青年需要资源(包括财政)、培训、持续指导、对政治和管理流程的敏感度，他们还需要参与的平台和机制。现有的模式从象征主义到完全由年轻人主导的模式不等(Wong et al.,2010)。年轻人和成年人之间更加平等的关系对于有意义的参与至关重要，但决策往往通过成人的视角进行，忽视了年轻人的观点(Gibbs et al.,2010)。一般来说，青少年的控制和责任水平越高，无论是围绕他们自身健康还是影响他人的政策和计划，参与的有效性就越大(Wong et al.,2010)。

过去20年来，在联合国和其他国际组织的推动下，人们对健康相关宣传的参与有所增加。类似的事情也发生在国家和社区层面面向年轻人提供服务的组织内。

我们有以下理由对扩大青年人有意义地参与健康和福祉持乐观态度。社交网络和数字媒体的发展使得获取信息、与其他倡导者沟通和动员方式相比以前更有可能吸引资源。新媒体促进了更积极的参与，因为青少年和年轻人可以独立生成自己的内容(Kaplan,Haenlein,2010)，同时这些可能性允许更广泛的合作，进而产生政治影响力。时间、隐私以及让青少年相信他们的声音会被听到仍然存在障碍，因此，利用新的可能性需要政府和民间社会组织改变沟通方式。成年人对年轻人及其能力的态度，以及年轻人对参与过程缺乏信心，也是一个常见的障碍(Coates，Howe，2014)。态度障碍通常源于文化背景，在这种文化背景下，年轻人被视为从属于成年人，排斥年轻女性，并进一步羞辱社会边缘群体(Harden et al.，2001；Iwasaki，2014)。不灵活的官僚安排、支持持续参与的投资不足以及限制性政策(例如限制青少年参与研究)可能是进一步的限制因素(Villa-Torres，Svanemyr，2015)。

由于以上原因，大多数年轻人对健康的参与缺乏可持续性，而自上而下、成人驱动的方法仍然是目前最常见的(Gibbs et al.，2010)。在吸引年轻人参与的项目中，被选中的人通常是充满自信、善于表达，并自然而然地确定为领导者。在实践中，很少努力真正让最边缘化的青少年参与其中，这些青少年可能包括少数民族、HIV 呈阳性的青少年、已婚青少年、残疾青少年、LGBT 青少年、生活贫困的青少年、教育水平较低的青少年以及非常年幼的青少年(Paterson，Panessa，2008)。在许多情况下，少女和年轻妇女面临着限制她们参与的不平等制度和结构。

10.4.7　投资案例和责任

越来越多的证据表明，青少年健康投资是具有成本效益和高效益成本比的，在美国，每投资 1 美元，预防计划的收益预计在 2～42 美元之间(Catalano et al.，2012)。

最近对中低收入国家青少年投资案例的分析强调，即使在资源匮乏的环境下，五项投资(教育、HPV 疫苗接种、降低童婚率、预防道路交通伤害和提供青年友好型医疗保健)依然获得了高效益成本比(Sheehan et al.，2017)。在提供身体、心理和性健康的卫生服务方面，每年人均投资 4.65 美元未加权平均效益成本比(BCR)超过 10；为预防道路交通伤害，每年人均投资 0.60 美元即可实现 BCR 为 5.9；减少童婚计划(每年人均 1.5 美元)的平均 BCR 为 5.7，其中低收入国家受益最大；改善中学教育的投资更加昂贵，人均每年投资 22.6 美元，平均 BCR 为 11.8(Sheehan et al.，2017)。

然而，最近对生命全程健康发展援助的分析表明，对 10～24 岁人群的投资很少(Skirbekk et al.，2017；Li et al.，2018)。尽管低收入国家 10～24 岁人口占总人口的 30%，但只有 1.6% 的卫生发展援助针对 10～24 岁人群。绝大多数投资都集中在艾滋病毒和生殖健康方面，而在青少年营养、心理健康或伤害预防方面的投资很少或根本没有(Li et al.，2018)。

《2030 年可持续发展议程》和《妇女、儿童和青少年健康全球战略》概述了需要更好的数据来推动各国问责(联合国，2014)。理想情况下，数据应该能够进行长期比较并跟踪国家内部和国家之间的不平等。事实上，现有的全球青少年数据系统仍然协调不力，覆盖范围和时间安排不一致，分类不充分，遗漏了大量青少年(例如失学青少年)，并且未能处理青少年健康问题及其决定因素(Patton et al.，2012)。

青少年健康政策的实施往往需要政府各部委的参与。在许多国家，这延伸到国际机构和全球资助者，最好包括政府以外的民间社会团体(Bhamra et al.，2015)。相关三方成员包括与青少年合作的专业人士、学术界和私营企业以及以青年为中心的组织，他们是实施有效政策和计划的重要利益相关者。他们有意义的参与可以确保正确理解数据的含义，告知潜在行动的可行性和适当性，并可以获得更广泛的支持。

促进青少年健康和福祉最有效的行动往往是跨部门和多方面的，并根据当地的需求和能力量身定制。理想情况下，此类干预措施应在类似情况下进行调整和试验。然而，在某些领域，如精神障碍、营养干预、性暴力和亲密伴侣暴力等，尚未针对青少年采取明显有效且可扩展的行动。在其他领域，高收入国家已经对综合性教育等健康行动进行了评估，但中低收入国家既未能充分适应这些措施，也未接受相应的评估。尽管许多创新方法已经经过试点，有的甚至被更大规模地推广，但没有进行全面评估。例如，基于数字媒体的干预措施展现出了巨大的潜力，但由于缺乏更系统的评估，其更广泛的效用仍然不确定(Patton et al.，2016)。

10.4.8 结论

青少年健康如今已在全球健康和国际发展领域占据一席之地。当前的挑战是如何采取规模化的应对措施。我们现在了解了许多有效的方法,包括重新调整针对青少年的卫生服务应对措施的策略、跨部门行动以及与年轻人本身建立伙伴关系的价值。为了建立更有效和更负责任的青少年健康系统,下一步需要完善信息系统,建立更强有力的行动证据基础,并确保针对那些被严重歧视和处于不利地位的人采取有效的政策行动。这些益处将远超出青春期阶段,一直延伸到晚年的健康,并为下一代的最佳生活起点奠定基础。

(翻译:徐桂凤)

参考文献

Alami, S.O., et al. (2019). Getting health information to internally displaced youth in Afghanistan: can mobile phone technology bridge the gap? Gates Open Research, 3, 1483.

Alonso, J., et al. (2007). Population level of unmet need for mental healthcare in Europe. The British Journal of Psychiatry, 190(4), 299-306.

Azzopardi, P.S., et al. (2019). Progress in adolescent health and well-being: tracking 12 headline indicators for 195 countries and terri-tories, 1990-2016. The Lancet, 393(10176), 1101-18.

Baird, S., et al. (2010). The short-term impacts of a schooling conditional cash transfer program on the sexual behavior of young women. Health Economics, 19(S1), 55-68.

Bell, V., Bishop, D.V.M, and Przybylski, A.K. (2015). The debate over digital technology and young people. British Medical Journal, 351, h3064.

Bergen, H., et al. (2012). Premature death after self-harm: a multicentre cohort study. The Lancet, 380(9853), 1568-74.

Bhamra, A.S., Nagrath, K., and Niazi, Z. (2015). Role of non-state actors in monitoring and review for effective implementation of the post-2015 agenda. IRF2015. [Online] Available at: https://pubs.iied. org/pdfs/G04365.pdf.

Blanc, A.K., Winfrey, W., and Ross, J. (2013). New findings for maternal mortality age patterns: aggregated results for 38 countries. PloS One, 8(4), e59864.

Blanc, A.K., et al. (2009). Patterns and trends in adolescents' contraceptive use and discontinuation in developing countries and comparisons with adult women. International Perspectives on Sexual and Reproductive Health, 35(2), 63-71.

Blank, L., et al. (2010). Promoting well-being by changing behaviour: a systematic review and narrative synthesis of the effectiveness of whole secondary school behavioural interventions. Mental Health Review Journal, 15(2), 43-53.

Bonomo, Y.A., Patton, G.C., and Bowes, G. (2006). What are the longer term outcomes of adolescent alcohol consumption in young adulthood? Results from a 10-year cohort study. Alcoholism-Clinical and Experimental Research, 30(9), 117A-17A.

Brooks-Gunn, J. and Warren, M.P. (1989). Biological and social contributions to negative affect in young adolescent girls. Child Development, 60, 40-55.

Calhoun, L.M., et al. (2013). Provider imposed restrictions to clients' access to family planning in urban Uttar Pradesh, India: a mixed methods study. BMC Health Services Research, 13(1), 532.

Catalano, R.F., et al. (2019). Positive youth development programs in low-and middle-income countries: a conceptual framework and systematic review of efficacy. Journal of Adolescent Health, 65(1), 15-31.

Catalano, R.F., et al. (2012). Worldwide application of prevention science in adolescent health. The Lancet, 379(9826), 1653-64.

Chandra-Mouli, V., Lane, C., and Wong, S. (2015). What does not work in adolescent sexual and reproductive health: a review of evidence on interventions commonly accepted as best practices. Global Health: Science and Practice, 3(3), 333-40.

Cipriani, A., et al. (2016). Comparative efficacy and tolerability of antidepressants for major depressive disorder in children and adolescents: a network meta-analysis. The Lancet, 388(10047), 881-90.

Coates, D. and Howe, D. (2014). The importance and benefits of youth participation in mental health settings from the perspective of the headspace Gosford Youth Alliance in Australia. Children and Youth Services Review, 46, 294-9.

Collishaw, S. (2015). Annual research review: secular trends in child and adolescent mental health. Journal of Child Psychology and Psychiatry, 56(3), 370-93.

Cutler, D.M. and Lleras-Muney, A. (2012). Education and Health: Insights from International Comparisons. Cambridge, MA: National Bureau of Economic Research (NBER).

Dahl, R.E. (2004). Adolescent brain development: a period of vulnerabilities and opportunities. Keynote address. [Review] [10 refs]. Annals of the New York Academy of Sciences, 1021, 1-22.

Day, F.R, et al. (2015). Puberty timing associated with diabetes, cardiovascular disease and also diverse health outcomes in men and women: the UK Biobank study. Scientific Reports, 5, 11208.

Erskine, H.E., et al. (2017). The global coverage of prevalence data for mental disorders in children and adolescents. Epidemiology and Psychiatric Sciences, 26(4), 395-402.

Every Woman Every Child (2015). Global Strategy for Women's, Children's and Adolescents' Health. New York, NY: Every Woman Every Child.

Finer, L.B., Jerman, J., and Kavanaugh, M.L. (2012). Changes in use of long-acting contraceptive methods in the United States, 2007-2009. Fertility and Sterility, 98(4), 893-97.

Fisher, L.B., et al. (2007). Predictors of initiation of alcohol use among US adolescents: findings from a prospective cohort study. Archives of Pediatrics & Adolescent Medicine, 161(10), 959-66.

Forum on Marriage and the Rights of Women and Girls (2015). Early marriage: whose right to choose? [Online] Available at: https://www.crin.org/en/library/publications/early-marriage-whose-right-choose.

Foxcroft, D.R. and Tsertsvadze, A. (2011). Universal school-based prevention programs for alcohol misuse in young people. Cochrane Database of Systematic Reviews, (5), CD009113.

Ganchimeg, T., et al. (2014). Pregnancy and childbirth outcomes among adolescent mothers: a World Health Organization multicountry study. BJOG: An International Journal of Obstetrics & Gynaecology, 121(s1), 40-8.

Gibbs, A., et al. (2010). Mismatches between youth aspirations and participatory HIV/AIDS programmes in South Africa. African Journal of AIDS Research, 9 (2), 153-63.

Glewwe, P. and Kremer, M. (2006). Schools, teachers, and education outcomes in developing countries. In: Hanushek, E. and Welch, F. (ed.) Handbook of the Economics of Education (1st ed.) (Volume 2). Amsterdam: Elsevier, pp. 945-1017.

Grazzi, L. (2004). MIDAS questionnaire modification for a new MIDAS junior questionnaire: a clinical experience at the Neurological Institute 'C. Besta'. Neurological Sciences, 25(Suppl 3), S261-S62.

Harden, A., Oakley, A., and Oliver, S. (2001). Peer-delivered health promotion for young people: a systematic review of different study designs. Health Education Journal, 60(4), 339-53.

Harden, A., et al. (2009). Teenage pregnancy and social disadvantage: systematic review integrating controlled trials and qualitative studies. British Medical Journal, 339, b4254.

Hawton, K. and James, A. (2005). Suicide and deliberate self-harm in young people. British Medical Journal, 330, 891-4.

Houghton, L.C., et al. (2014). A migrant study of pubertal timing and tempo in British-Bangladeshi girls at varying risk for breast cancer. Breast Cancer Research, 16(6), 469.

Iwasaki, Y. (2014). Reflection on Learnings from Engaging and Working with High-risk, Marginalized Youth. Relational Child & Youth Care Practice, 27(4), 24-35.

Jamison, D.T., et al. (2013). Global health 2035: a world converging within a generation. The Lancet, 382(9908), 1898-955.

Kaplan, A.M. and Haenlein, M. (2010). Users of the world, unite! The challenges and opportunities of Social Media. Business Horizons, 53(1), 59-68.

Kauer, S.D., Mangan, C., and Sanci, L. (2014). Do online mental health services improve help-seeking for young people? A systematic review. Journal of Medical Internet Research, 16(3), e66.

Klugman, J., et al. (2014). Voice and Agency: Empowering Women and Girls for Shared Prosperity. Washington, DC: World Bank Group.

Kretman, S.E., et al. (2009). Adolescent violence: risk, resilience, and prevention. In: DiClemente, R.J., Santelli, J.S., and

Crosby, R.A.(eds.), Adolescent Health: Understanding and Preventing Risk Behaviors. San Francisco, CA: Jossey-Bass, pp. 213-32.

Lansdown, G. (2015). Innocenti Insight: The Evolving Capacities of the Child. Florence: Save the Children. [Online] Available at: http://www.unicef-irc.org/publications/pdf/evolving-eng.pdf.

Larson, R. (2002). Globalization, societal change, and new technologies: what they mean for the future of adolescence. Journal of Research on Adolescence, 12, 1-30.

Lester, R. and Karanja, S. (2008). Mobile phones: exceptional tools for HIV/AIDS, health, and crisis management. The Lancet Infectious Diseases, 8(12), 738-9.

Li, Z., et al. (2018). Global development assistance for adolescent health from 2003 to 2015. JAMA Network Open, 1(4), e181072-e72.

Luxford, K., et al. (2010). Patient-centred Care: Improving Quality and Safety by Focusing Care on Patients and Consumers. Canberra: Australian Commission on Safety and Quality in Healthcare. [Online] Available at: https://www.safetyandquality.gov.au/sites/default/files/migrated/PCCC-DiscussPaper.pdf.

Mannheim, K. (1970). The problem of generations. Psychoanalytic Review, 57(3), 378-404.

Maticka-Tyndale, E. and Barnett, J.P. (2010). Peer-led interventions to reduce HIV risk of youth: a review. Evaluation and Program Planning, 33(2), 98-112.

Mayer-Davis, E.J, et al. (2017). Incidence trends of type 1 and type 2 diabetes among youths, 2002-2012. New England Journal of Medicine, 376 (15), 1419-29.

Miyamoto, K. and Chevalier, A. (2010). Education and health. In: OECD (ed.), Improving Health and Social Cohesion through Education. Paris: OECD Publishing.

Moyer-Gusé, E. (2008). Toward a theory of entertainment persuasion: explaining the persuasive effects of entertainment-education messages. Communication Theory, 18(3), 407-25.

Murray, C.J.L., et al. (2014). Global, regional, and national incidence and mortality for HIV, tuberculosis, and malaria during 1990-2013: a systematic analysis for the Global Burden of Disease Study 2013. The Lancet, 384(9947), 1005-70.

Nair, M., et al. (2015). Improving the quality of health care services for adolescents, globally: a standards-driven approach. Journal of Adolescent Health, 57(3), 288-98.

Nove, A., et al. (2014). Maternal mortality in adolescents compared with women of other ages: evidence from 144 countries. The Lancet Global Health, 2(3), e155-e64.

Patel, V., et al. (2007). Mental health of young people: a global public-health challenge. The Lancet, 369, 1302-13.

Paterson, B.L. and Panessa, C. (2008). Engagement as an ethical imperative in harm reduction involving at-risk youth. International Journal of Drug Policy, 19(1), 24-32.

Patton, G., et al. (2016). Our future: a Lancet commission on adolescent health and wellbeing. The Lancet, 387, 2423-78.

Patton, G., et al. (2003). Changing schools, changing health? Design and implementation of the Gatehouse Project. Journal of Adolescent Health, 33(4), 231-9.

Patton, G.C., et al. (2006). Promoting social inclusion in schools: a group-randomized trial of effects on student health risk behavior and well-being. American Journal of Public Health, 96(9), 1582-7.

Patton, G.C. and Viner, R. (2007). Pubertal transitions in health. The Lancet, 369(9567), 1130-9.

Patton, G.C., et al. (2009). Global patterns of mortality in young people: a systematic analysis of population health data. The Lancet, 374(9693), 881-92.

Patton, G.C., et al. (2011). Overweight and obesity between adolescence and young adulthood: a 10-year prospective cohort study. Journal of Adolescent Health, 48(3), 275-80.

Patton, G.C., et al. (2012). Health of the world's adolescents: a synthesis of internationally comparable data. The Lancet, 379 (9826), 1665-75.

Patton, G.C., et al. (2014). The prognosis of common mental disorders in adolescents: a 14-year prospective cohort study. The Lancet, 383(9926), 1404-11.

Patton, G.C., et al. (2018). Adolescence and the next generation. Nature, 554(7693), 458-66.

Riley, E.P. and McGee, C.L. (2005). Fetal alcohol spectrum disorders: an overview with emphasis on changes in brain and be-havior. Experimental Biology and Medicine, 230(6), 357-65.

Rosenberg, M., et al. (2015). Relationship between school dropout and teen pregnancy among rural South African young women. International Journal of Epidemiology, 44(3), 928-36.

Ruck, M.D., et al. (2016). The United Nations Convention on the Rights of the Child: its relevance for adolescents. Journal of Research on Adolescence, 26(1), 16-29.

Saavedra, M. (2009). Dilemmas and opportunities in gender and sport-in-development. In: Levermore, R. and Beacom, A. (eds.) Sport and International Development. Basingstoke: Palgrave, pp. 124-55.

Salazar, L.F., et al. (2009). Sexually transmitted disease transmission and pregnancy among adolescents. In: DiClemente, R.J., Santelli, J.S., and Crosby, R.A. (eds.), Adolescent Health: Understanding and Preventing risk Behaviors. San Francisco, CA: Jossey-Bass, pp. 274-302.

Sanci, L. (2011). Clinical preventive services for adolescents: facing the challenge of proving 'an ounce of prevention is worth a pound of cure'. Journal of Adolescent Health, 49(5), 450-2.

Sawyer, S.M., et al. (2018). The age of adolescence. Lancet Child and Adolescent Health, 2(3), 223-8.

Sawyer, S.M., et al. (2012). Adolescence: a foundation for future health. The Lancet, 379(9826), 1630-40.

Schlegel, A. and Barry, H. (1991). Adolescence: An Anthropological Enquiry. New York: Free Press.

Schoen, C., et al. (1998). Health of Adolescent Boys: Commonwealth Fund Survey Findings New York: Commonwealth Fund New York.

Shackleton, N., et al. (2016). School-based interventions going beyond health education to promote adolescent health: systematic review of reviews. Journal of Adolescent Health, 58(4), 382-96.

Sheehan, P., et al. (2017). Building the foundations for sustainable development: a case for global investment in the capabilities of adolescents. The Lancet, 390(10104), 1792-806.

Shinde, S., et al. (2018). Promoting school climate and health outcomes with the SEHER multi-component secondary school intervention in Bihar, India: a cluster-randomised controlled trial. The Lancet, 392(10163), 2465-77.

Skirbekk, V., et al. (2017). Vast majority of development assistance for health funds target those below age sixty. Health Affairs, 36(5), 926-30.

Steinberg, L. (2007). Risk taking in adolescence new perspectives from brain and behavioral science. Current Directions in Psychological Science, 16(2), 55-9.

Suleiman, A.B., Soleimanpour, S., and London, J. (2006). Youth action for health through youth-led research. Journal of Community Practice, 14(1-2), 125-45.

Taffa, N., et al. (2002). Psychosocial determinants of sexual activity and condom use intention among youth in Addis Ababa, Ethiopia. International Journal of STDs & AIDS, 13(10), 714-19.

Tylee, A., et al. (2007). Youth-friendly primary-care services: how are we doing and what more needs to be done? . The Lancet, 369, 1565-73.

UNICEF (2015). The National Strategy to end Child Marriage and Teenage Pregnancy. Kampala: UNICEF.

UNICEF (2013). State of the World's Children. [Online] Available at: http://www.unicef.org/sowc2013/.

United Nations (DESA) (2007). World Youth Report 2007: Young People's Transition to Adulthood. New York: United Nations.

United Nations (2014). The Road to Dignity by 2030: Ending Poverty, Transforming All Lives and Protecting the Planet. Synthesis report of the Secretary-General on the post-2015 sustainable development agenda. New York, NY: United Nations.

United Nations Children's Fund (2012). A report card on adolescence. In: UNICEF (ed.) Progress for Children. New York: UNICEF.

United Nations General Assembly (1989). Convention on the Rights of the Child. (1577: United Nations Treaty Series vol. 1577).

Van Duijvenvoorde, Anna CK and Crone, Eveline A (2013). The teenage brain a neuroeconomic approach to adolescent decision making. Current Directions in Psychological Science, 22(2), 108-13.

Villa-Torres, L. and Svanemyr, J. (2015). Ensuring youth's right to participation and promotion of youth leadership in the development of sexual and reproductive health policies and programs. Journal of Adolescent Health, 56(1), S51-7.

Viner, R., et al. (2012). Adolescence and the social determinants of health. The Lancet, 379(9826), 1641-52.

Viner, R.M. and Taylor, B. (2007). Adult outcomes of binge drinking in adolescence: findings from a UK national birth cohort. Journal of Epidemiology and Community Health, 61 (10), 902-7.

Waddington, C. and Sambo, C. (2015). Financing health care for adolescents: a necessary part of universal health coverage. Bulletin of the World Health Organization, 93(1), 57-9.

Winner, B., et al. (2012). Effectiveness of long-acting reversible contraception. New England Journal of Medicine, 366(21), 1998-2007.

Wong, N.T., Zimmerman, M.A., and Parker, E.A. (2010). A typology of youth participation and empowerment for child and adolescent health promotion. American Journal of Community Psychology, 46(1-2), 100-14.

Woog, V., et al. (2015). Adolescent Women's Need for and Use of Sexual and Reproductive Health Services in Developing Countries. [Online] Available at: https://www.guttmacher.org/report/adolescent-womens-need-and-use-sexual-and-reproductive-health-services-developing-countries.

World Bank (2007). World Development Report 2007: Development and the Next Generation. [Online] Available at: https://openknowledge.worldbank.org/handle/10986/5989.

World Health Organization (WHO) (1989). The Health of Youth. Technical Discussions, document A42. Geneva: WHO.

Worthman, C.M. and Trang, K. (2018). Dynamics of body time, social time and life history at adolescence. Nature, 554 (7693), 451.

Yair, O. and Miodownik, D. (2014). Youth bulge and civil war: why a country's share of young adults explains only non-ethnic wars. Conflict Management and Peace Science, 33(1), 25-44.

Yasunaga, M. (2014). Non-formal Education as a Means to Meet Learning Needs of Out-of-School Children and Adolescents. Montreal: UNESCO Institute for Statistics (UIS).

Yu, C.K.H., Teoh, T.G., and Robinson, S. (2006). Review article: obesity in pregnancy. BJOG: An International Journal of Obstetrics & Gynaecology, 113(10), 1117-25.

10.5 以交叉流行病学与社会流行病学方法理解种族、民族和种姓对全球公共卫生的影响

10.5.1 引言

个人、人际和社区层面的健康是多种特征相互交织的产物，这些不同特征构成了社会身份，也形成了个人在社会中的优势和劣势。全人类的健康、疾病、福祉和痛苦都是由生物、社会和文化因素共同作用而形成的。虽然传统的流行病学的逻辑方法是通过考虑单一变量来衡量相关性，但人们越来越认识到，多种变量是相关性的重要决定因素，因此也是健康和福祉的重要决定因素。

社会流行病学旨在更全面地了解多种交互作用因素如何影响人群健康（Bowleg，2012；Bauer，2014；Larson et al.，2016）。社会流行病学是一门在人群层面上测量种族、族裔、性别、性取向以及身体能力等变量与疾病和健康相关联的科学（Berkman et al.，2014）。它试图在生命过程中研究物质、行为和心理社会途径对社会不平等和健康差异的影响，研究早期暴露于种族主义和贫困等不良社会因素和铅或空气污染等不良生物因素的状况，以及这些不良因素的累积对生命后期健康的影响（Cable，2014）。尽管流行病学的传统方法仍局限于研究单一变量与单一结果的关联，但新的方法已经出现，该方法旨在了解影响人群健康的各种因素的复杂性（Galea et al.，2009；Diez Roux，2011）。社会流行病学的这些创新方法类似于运用交叉方法去了解人群内部和人群之间的健康差异。

交叉性方法主张需要衡量多个相互关联的变量对个人和人群健康的影响，这是对传统流行病学方法的挑战和补充。正如 Amroussia 等人在 2017 年所阐述的：“这些不同类别的不平等现象的交叉形成了一个复杂的社会不平等网络，这正是我们所有人所共同经历的。我们不能孤立地探讨每种不平等现象，因为这不是个人经历的方式”（Amroussia et al.，2017）。特权、不利因素和偏见会对我们施加压力，影响个人的能动性和权力。这些外部力量是由文化和社会规范、经济和政治结构、制度和法律等环境社会因素形成的。例如，生活在美国的西班牙裔女性比西班牙裔男性面临更大的社会不平等。同样，一名男性可能比白人女性面临更多的社会挑战，尤其如果他是穷人、黑人或同性恋者。在特定的文化、社会和历史背景下，交叉性方法考虑了所有这些导致不同身份和影响人们做出不同选择的具有归属性、实质性以及外部性的力量。

本章探讨了我们与生俱来的或在一生中获得的相互交织的个人特征，从而为我们提供某些特权，或用不利因素妨碍我们，并决定我们在社会等级制度中的地位，同时影响我们的健康状况。我们定义了常用术语，并用一个聚焦于印度的说明性案例探讨了社会决定因素与健康结果之间的交叉关系。最后，我们提出将交叉方法作为社会流行病学和全球卫生中的核心方法的建议。

10.5.2 术语和定义

本章中的许多概念（种族、民族、特权、种族主义）已被广泛理解和使用，但每个概念也都是抽象和有细

微差别的。以下定义旨在提供有助于对个人和群体健康的重叠的社会地位以及这个进程的共同理解。

种族与民族:《牛津英语词典》(*The Oxford English Dictionary*,OED)将"种族"定义为"因共同血统或起源而联系在一起的一群人、动物或植物。在最广泛的意义上,该词包括来自原始种群的所有后裔,但也可能仅限于单系血统或特定时期存在的群体"(《牛津英语词典》在线版,2018)。这一基本定义的广度较大,它根据原文中上下文和其他主观标准对所有生命实体进行了较为模糊的分类,可能会让初次阅读的读者感到难以接受。我们中的大多数人都有根深蒂固的观念,认为种族是一种客观系统,根据固有的身体特征(包括肤色、面部特征和发质)对人类进行分组。然而,研究人类基因组学的人员得出结论:这些外部标记与遗传差异的关系不大(Rosenberg et al.,2002;Yudell et al.,2016)。这一结论与数十年的社会学理论和研究(Berger,Luckmann,1966)是一致的。种族是一种建立在没有生物基础的差异之上,并由这些差异所强制执行的社会建构(Scott,Marshall,2009)。《牛津社会学词典》(*The Oxford Dictionary of Sociology*)的编辑James Scott和Gordon Marshall认为,"种族"一词应始终用引号标出,以表明"这种对个人和人群进行分类的方式并非基于不同'种族'基因组成之间的任何生物学上有效的区别"。

OED将"民族"定义为"被视为最终具有共同血统或具有共同民族或文化传统的群体成员的身份;族裔特征"(《牛津英语词典》在线版,2018)。这一定义与"种族"的定义非常相似,但强调的是文化和其他共享的外部识别因素,如原籍国、历史、语言、宗教和部落。对许多学者和活动家来说,"民族"是一个比"种族"更有用的术语,因为它没有生物学含义。但是,民族也是一种复杂的社会建构,取决于从地缘政治边界到个人认同等各种外部因素。例如,许多美国人对其祖先移民前的民族遗产深感自豪,并认同自己是爱尔兰人或意大利人,尽管他们从未去过上述国家,在那里也没有任何人际关系。民族和种族一样,长期被用来为社会排斥和暴行做辩护。

出生归因地位:出生归属的概念有助于理解一个人出生时的身份以及在社会等级中的地位。这些人口统计学标识包括种族、民族、性别和种姓。Gerald Berremann将出生归属解释为"出生或祖先的结果,因此是不可改变的",赋予"社会界定和肯定的价值,这种价值被认为是个人固有的,不能否认、放弃或改变"(Berremann,1972)。他认为,出生归属是一个没有围墙的监狱,在这个监狱里,"每个人都被判处终身监禁,与出身相似的人共享一个社会牢房,与所有其他社会牢房隔开,并与所有其他社会牢房进行排序"(Berremann,1972)。

Raj Bhopal将种族和民族描述为"是社会用来识别和评价社会群体和个人的复杂的、相互交织的、重要的概念"(Bhopal,2015)。他使用"评价"一词是恰当的。出生赋予的地位是一种由特权和权力拥有者强加的社会评价形式。在美国,被认定为黑人、西班牙裔或更广泛意义上的"非白人",就是一种社会评价形式,这种评价形式用来为奴役、暴行、成文的社会排斥以及显性和隐性偏见辩护。而在印度,种姓和性别是社会等级的主要驱动力。

自致地位和能动性:自致地位是一个社会学术语,指"个人在与他人的公开正式或市场竞争中因其个人成就而获得的任何社会地位"(Scott,Marshall,2009)。成就指的是教育、职业、收入、婚姻、父母身份以及个人获得、完成或选择的其他社会地位。《牛津社会学词典》指出,个人基于种族、民族、性别和种姓的社会等级制度中所处的位置会增加或限制取得成就的机会和范围,因此自致地位和先赋地位之间的区别并不是绝对的。能动性或"意志(自愿)行动的能力"可以通过教育、社会网络、家庭关系、职业道路和收入得到加强或削弱(Scott,Marshall,2009)。生活在贫困农村地区的达利特女性会比生活在城市地区的达利特女性面临更多的障碍,这些障碍会限制她超越出生所处社会地位的能动性或能力。

社会地位和身份:社会认同理论认为,个人的认同感是基于他们所属的群体而形成的。社会认同感的形成有三个过程,首先是将周围的人归类为"我们"或"他们"的社会分类(Tajfel,Turner,985)。第二步,社会认同,包括假设我们所属的不同群体的身份。第三步,社会比较,指的是将自己和自己归属的群体定义为不同于或优于其他群体的冲动。Brenda J. Allen概述了六个主要身份群体:性别、种族、社会阶层、性取向、能力和年龄(Allen,2011)。一些群体(男性、白人、富人、异性恋、健全人和成年人)通常比其他群体更强大,他们对自己的身份认同历来以征服他人为基础。

交叉性方法：交叉性方法最早是由有色人种女性为了对20世纪后半叶女权运动、民权运动和反殖民主义运动的批判而提出的（Collins，Bilge，2016）。通常认为黑人女权主义法律学者Kimberlé Crenshaw于1989年首次使用了“交叉性”一词。她认为，美国的主流女权主义是由白人中产阶级女性所创造并为她们服务的运动，而结束种族歧视的民权运动也同样消除了黑人女性基于性别和种族的复合从属地位，尤其是黑人女性对黑人中产阶级男性的从属（Crenshaw，1989）。虽然Kimberlé Crenshaw经常被认为是第一个提出使用交叉性方法来理解“多重负担边缘化”的人（Crenshaw，1989），但她绝非孤军奋战。她的声音是全球有色人种女性的合唱之一，她们对社会变革运动的二元思维感到沮丧，这种二元思维是仅将边缘化归于基于种族或性别的边缘化，而没有考虑Patricia Hill Collins和Sirma Bilge所描述的“共同作用并相互影响的许多轴心”，这导致增强了一些人的特权和权力，加深了对另一些人的压迫（Collins，Bilge，2016）。

图10.5.1将交叉身份描述为一组相互交错的归属身份、成就身份以及地缘政治身份，这些身份结合在一起，形成了每个人的地位。特权、劣势和偏见等因素会对我们施加压力，影响个人的能动性和权力。这些外部力量是由文化和社会规范、经济和政治结构、制度和法律等环境社会因素形成的。

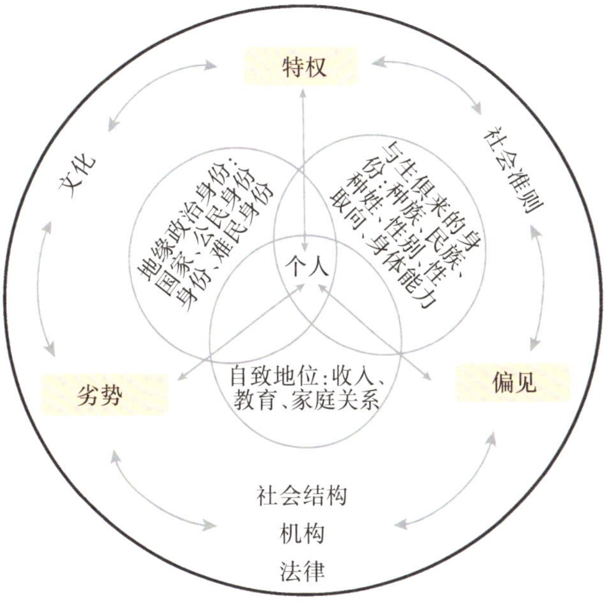

图10.5.1　交叉性身份

种族主义和种族化：《牛津英语词典》对“种族主义”的定义将基于种族、民族和其他起决定性作用特征的歧视性社会过程、信仰和行动详细概述为：

认为自己的种族或民族群体优越，或认为其他种族或民族群体对自己的文化认同、种族完整或经济福祉构成威胁；（也）认为不同种族或民族群体的成员具有特定的特征、能力或品质，可以进行比较和评价。因此：针对其他种族或民族群体（或更广泛地说，其他民族）的偏见、歧视或对立，尤其是基于这种信念的偏见、歧视或对立（牛津大学出版社，2018）。

从这个广义的角度来看，肤色以及其他身体特征不足以成为种族化歧视行为的普遍决定因素。

种族化是将“种族解释”强加于被视为异类的群体，纵然双方具有相似的身体和社会特征。在欧洲和美国的移民史上，尽管高加索犹太人、爱尔兰人和意大利人都有与白种人相似的皮肤和其他身体特征，但他们却被描绘成独立的、劣等的种族，并被白种人所排斥。在殖民时期的卢旺达，相较于“非洲”的胡图族，图西族更受到德国和比利时殖民者的青睐。这两个民族都是黑人，但殖民统治者宣传图西族更接近白人，因为他们的皮肤更白、身材高挑苗条、面部特征更明显。种族歧视以其最为典型的形式表现出来，例如，在欧洲、卢旺达和达尔富尔的种族灭绝，缅甸对罗兴亚人的种族清洗，以及发生在肯尼亚的部落暴力。在印度，种姓制度强加了歧视性的社会分层，使数百万人成为“贱民”（Berremann，1972）。在美国，结构性种族主义有时被描述为导致大规模监禁和警察枪杀手无寸铁的黑人男子的种姓制度（Alexander，2010；Sampath，2015；Demby，2018）。

特权与劣势：社会特权和劣势是与生俱来的等级所带来的，而非个人努力的结果。在我们每个人的优势和劣势所占比例之中，有许多变量在起作用，包括肤色、宗教、性别、性取向、体型和身体能力。这些特质在很大程度上给予我们个人努力外的优势或劣势，但这也取决于我们所处环境的偏见和规范。1989年，Peggy McIntosh使用了一个著名的比喻，即用一个里面装满了免费通行证、护照和执照的“看不见的背包”，来描述白人特权和男性特权（McIntosh，1989）。当我们用交叉性方法来理解压迫时，便可以揭示特权、权力、劣势和压迫的许多其他决定性因素。正如Peggy McIntosh所解释的那样：“我们皆因出生环境而处于领先或落后的地位。我们都是两者的结合体。然而它每时每刻都在变化，而这取决于我们身处何地、与何人交往或被要求做什么”(Rothman,2014)。

健康的社会决定因素:美国疾病预防控制中心将健康的社会决定因素定义为“人们生活、学习、工作和娱乐的场所中所包含的能够影响健康的风险以及结果”(美国疾病预防控制中心,2018)。这些日常生活原因包括我们居住的房屋、我们吃的食物类型、我们就读的学校、我们满足自身需求的资金数量、我们从小受到父母对待的方式、我们自我感觉被社会接受的程度等等(健康的社会决定因素委员会,2008)。同样,基于种族的特权、压迫以及其他与生俱来的属性,如种族、性别和种姓,也是影响个人和群体健康的关键因素。例如,在美国,黑人婴儿的死亡率(每千名新生儿中有11.7人死亡)是白人婴儿(每千名新生儿中有4.8人死亡)的两倍(Riddell et al.,2017)。在巴西,非洲血统婴儿的低出生体重发生率(12.4%)明显高于纯欧洲裔的巴西婴儿(8.10%)(Nyarko et al.,2013)。

10.5.3 全球健康研究中的交叉性:概念框架和方法论

图10.5.2展示了在整个生命过程中连接交叉身份和健康状况的途径。正如上文所述,一个人的社会地位取决于他或她与生俱来的属性和所取得的成就。此外,个人的出生属性取决于其自身特征(即性别、出生顺序、肤色、性取向)及其父母的特征(财富、收入、宗教、种姓、种族和民族)。交叉理论认为,“多种社会类别(如种族、民族、性别、性取向、社会经济地位)在个人经历的微观层面上相互交叉,反映了在宏观的社会结构层面上(如种族主义、性别歧视、异性恋主义)多种相互交织的特权和压迫制度”(Bowleg,2012)。与生俱来的特质在很大程度上决定了个人日后的成就。个人在不同的维度上拥有的特权和劣势,决定了每个人的社会地位。历史、文化、社会和经济背景决定了与特权和劣势相关的身份。

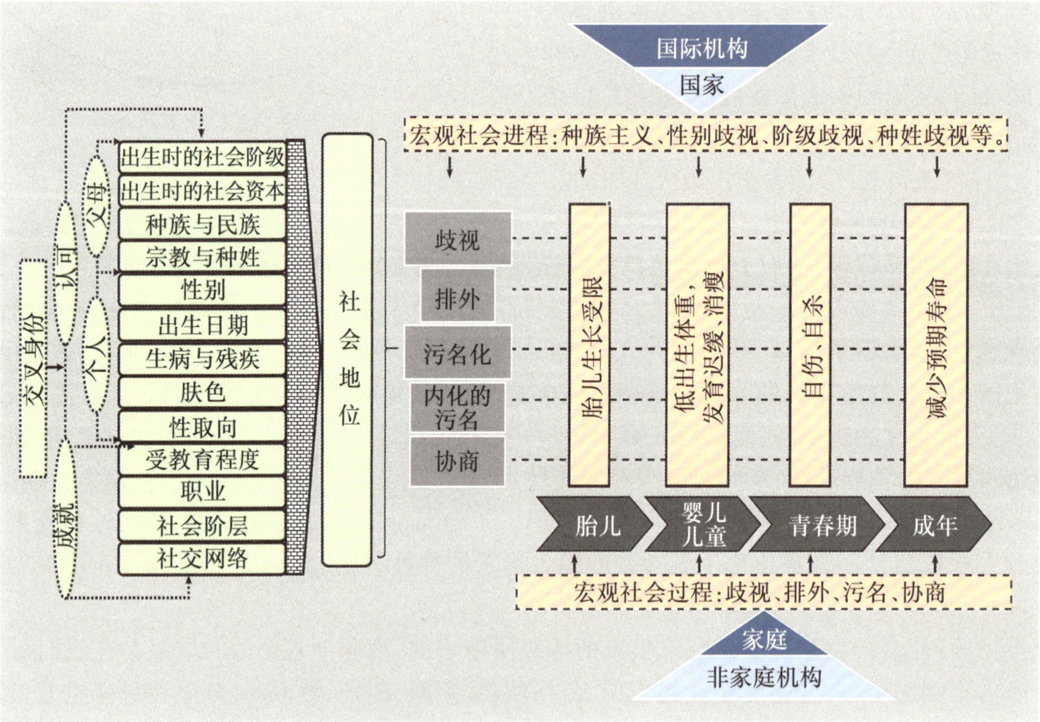

图10.5.2 在整个生命过程中,将交叉身份和健康结果联系起来的途径

社会地位影响人一生的健康和幸福,如图10.5.2最左侧的结构图所示,根据社会地位的不同,每个人在与医疗服务提供者、教育工作者、雇主和其他人的互动中都会或不会遇到偏见和歧视。例如,受无意识偏见影响的临床医生可能会对贫困患者、不同种族或民族的患者、不同种姓的患者、同性恋或女同性恋患者或具

有非二元性别的患者做出臆断和治疗决策。父母可能会依赖内在化的社会规范来决定是否对女儿像对儿子一样进行投资。教育工作者或雇主可能会认为自己种族或宗教的成员比其他种族或种姓的成员具有更多的积极品质(如合作、能干、诚实、顺从、勤奋、“纯洁”),可能会将其他种族或种姓的成员与负面品质(如争斗、无能、不诚实、离经叛道、懒惰、“受污染”)联系在一起。这些决定或互动会导致整个生命过程中的歧视和排斥,影响胎儿发育、分娩结局、儿童营养和发育、青春期的性避孕选择与使用,以及成年后的妊娠结果或预期寿命。

将歧视定为刑事犯罪的国家和国际法律的制定和实施,将决定临床医生、教育工作者、雇主和其他人采取歧视性做法的程度。在美国和其他许多种族主义根深蒂固的国家内的黑人孕妇,或在印度和其他南亚国家的低种姓孕妇是否能够利用或通过谈判获得尊重,将取决于她的地位。杠杆作用是指利用某些社会地位的优势来弥补其他社会地位的劣势。例如,美国富有的黑人孕妇或印度婆罗门孕妇比贫穷的黑人或在册种姓孕妇更有能力要求得到尊重。个人的劣势越多,他们在社会交往中利用权力的能力就越弱。一个人所拥有的劣势和特权的比例会影响到他的压力负担、感知能动性,并最终影响到健康和幸福。

研究设计、测量和建模

将交叉性方法纳入健康研究的优势已得到广泛认可(Hankivsky et al.,2010;Bowleg,2012;Bauer,2014;Lopez,Gadsden,2016;Larson et al.,2016;Green et al.,2017)。然而,由于在探索将交叉性应用于健康研究的方法论上进展有限,交叉性方法的框架一直未得到充分利用。交叉性理论的其中一种框架是将研究者置于繁忙大道的中心,多条道路代表不同的影响因素从各个角度通向这里,从而衡量种族、民族、种姓、性别、经济状况和健康结果等变量之间的关联,对标准的传统流行病学方法提出了挑战,并使其变得更加精妙。另一个有用的框架是一种由多股纱线打结而成的结构,其中每股纱线都由多种纤维纺成,这些纤维代表着社会身份标识以及获得特权和权力的不同程度。传统的社会流行病学方法无法测量和分析Lisa Bowleg所描述的“多重且相互交织的社会身份”(Bowleg,2012),而这正是交叉方法的目标。

将交叉性方法应用于人口健康研究,需要使用对应的分析方法来研究个体的复杂特征,这些特征模糊了传统上用于定义人口的固定边界(Green et al.,2017)。一些社会流行病学家已将交叉性方法纳入他们的研究中,用交叉性方法来指导研究设计、确定测量变量、测量多重社会地位和分析数据(Weber,Parra-Medina,2003;Schulz,Mullings,2006;Warner,2008)。人口健康研究的一些交叉方法概述如下:

研究方法/设计:生态流行病学是一种与交叉性框架平行的方法论,关注个人病例中的疾病因素以及个人所处的社会环境。例如,为了衡量种族是如何导致不健康的状况产生,生态流行病学方法考虑到研究对象在个人(即内化的种族主义)、人际和社区(歧视和排斥)以及社会(制度化的种族主义)层面上的种族主义相关经历。同时,生态流行病学的数据分析方法纳入了与社区和国家有关的一些背景因素:

社区因素包括暴力发生率、监禁率、收入/财富不平等、是否支付得起房价、住房占用率和酒类销售点密度。

国家因素包括对医疗保健和社会事业提供公共资金、人权保护、歧视性的法律或警务情况以及就业保护。

生态流行病学通常需要大量样本,并需要在社会生态范围的多个层面(个人、社区等)收集样本(Bauer,2014)。

交叉性社会地位的操作方法:跨类别交叉性和反类别交叉性是研究人员用来衡量多种相互作用的变量及其对健康的可能影响的两种方法(McCall,2005;Wemrell et al.,2016;Green et al.,2017;Wemrell et al.,2017)。跨类别交叉性方法使用传统的社会类别,如种族和性别,作为种族主义或性别歧视的社会力量的变量。反类别交叉性方法则强调“社会类别固有的流动性和可塑性,是社会依据情况附带的、偶然的建构,而不是固定不变的现实情况的镜像”(Wemrell et al.,2017)。

Wemrellet等采用了“反分类”方法来衡量交叉社会地位和缺血性心脏病风险,将移民身份(是、否)、社会经济地位(高、中、低)、婚姻状况(已婚、未婚)和精神疾病(是、否)等类别分别与男性和女性相结合。研究小

组构建了48个变量,其中男性24个,女性24个(Wemrell et al.,2017)。这些变量包括:

在瑞典登记居住至少10年的男性、高收入,有同居史,服用过精神药物。

在瑞典登记居住至少10年的女性,高收入,有同居史,没有被开过精神药物处方(Wemrell et al.,2017)。

建模: 生态流行病学家主要交替使用两种方法来模拟交叉性对健康的影响。Green等人(2017)主张使用多层次建模方法,这需要将个人(第1层)嵌套在每个交叉性身份(第2层)中并建立模型(Green et al.,2017)。作者建议在回归模型中加入两组协变量:(a)个人的性别、种族和其他社会身份维度;(b)交叉身份。这与传统建立交叉性模型不同。在传统方法中,研究人员使用一个交互变量来表示交叉身份(例如,一个交互变量表示黑人和女性),即同时使用两个变量,每个变量表示一种身份(即一个变量表示女性,另一个变量表示黑人)。

在处理与交叉性的健康生产过程中相关的复杂性时,补充使用复杂系统方法具有强大的潜在作用(Galea et al.,2009)。个人和社会因素在健康生产过程中会相互影响。例如,个人饮酒和居住在酒类商店密集的社区会对健康产生不利影响。然而,倾向于大量饮酒的人可能会选择居住在容易找到酒类销售点的社区。同时,在酒类销售点林立的街区,中度饮酒者或不饮酒者可能会受到影响而增加饮酒量,以至于最终酗酒成瘾。每种情况都是个人因素和社区因素相互影响的例子,从而混淆了单因素与健康结果之间回归模型估计的关联。这种决定因素之间的关系通常被称为动态关系。

个人、人际、社区和社会指标既可能是健康结果影响的后果,也可能是导致健康结果的原因。个人健康既可能是酒精使用障碍的后果,也可能是其"并发原因"(Galea et al.,2009)。患有慢性疾病的人可能会将酒精依赖和其他有害行为作为一种应对机制从而排解压力。同时,许多人对酒精的大量需求可能会影响附近酒类商店的供应。这种现象通常被称为健康暴露与健康结果之间的"相互性"。

复杂系统计算模型有可能模拟个体、暴露因素和结果之间的变化关系,这种关系是动态变化的、相互影响的、相互作用的,并会随着时间的推移以及生命历程的变化而变化(Galea et al.,2009)。计算机模拟可指定个体代理的互动规则,用于观察个体层面的交叉变量如何转化为群体健康结果。在模型规范中,研究人员可以让这些个体代理具有适应性(即随时间改变其行为)或规范性(即行为采用预先设定的规则)。行为主体可以根据空间邻近性或社会网络中的成员身份进行互动;并且可以聚集为不同层次的群体(即家庭、邻里、国家);同时还可以受到群体层次因素的影响(Galea et al.,2009;El-Sayed et al.,2012)。

10.5.4 案例研究:交叉性与印度的健康不平等

印度有12亿人口,这些人口被按照性别、宗教、种姓和经济阶层等权力轴心划分等级(世界银行集团,2017)。印度曾以每年3%~4%的稳定经济增长取代了英国殖民时代的停滞不前,使饥荒成为遥远的记忆(Drèze,Sen,2013)。过去30年来,印度的经济增长速度加快,年增长率达到9%,并成为世界上增长较快的经济体之一(Paul,Mas,2016)。

1947年独立时,在经历了两个世纪的英国殖民统治后,印度承诺在代议制民主框架内利用立法政策改善女性和历史上处于不利地位的少数群体的生活。为了减少基于种姓的不平等,印度通过了一系列旨在减少结构性不平等和实现政治代表权平等的进步法律。所有30个邦都应在立法机构、政府资助的教育机构以及其他公共部门,为在册种姓(占人口的16%~17%)和在册部落(占人口的7%~8%)留出22.5%的席位(Deshpande,2000;Pande,2003)。此外,印度还颁布了一系列法律和法规,旨在消除基于性别的歧视,从而提高女性的社会地位。

2006年《禁止童婚法》将童婚定为刑事犯罪,并处以监禁或罚款。1994年的《国家孕前和产前诊断技术法》禁止针对胎儿性别进行选择性人工流产。此外,自1993年起,印度宪法规定各邦必须为女性保留三分之一的地方村委会(Gram Panchayats)的所有主要职位(Pradhan)。值得注意的是,在2014年的一项具有里程碑意义的裁决中,印度最高法院承认变性人为第三性别成员,这表明印度在性别包容方面正逐步取得进展。

然而，Amartya Sen认为，由于投资严重不足，印度的卫生事业正处于“水深火热之中”(印度快报新闻社，2017)。2011年，印度的卫生支出占国内生产总值的3.9%，比1995年下降了28%。印度在性别、种姓和阶级方面的不平等现象十分明显，尤其是在三者交汇的地方。例如，与婆罗门儿童相比，在册种姓儿童在出生后第一年死亡的概率是前者的两倍(Thresia，2018)。女婴第一年死亡的可能性是男婴的1.7倍(Chowdhury et al.，2017)。生活水平最低的五分之一人口中的婴儿和儿童的死亡概率分别比生活水平最高的五分之一人口中的婴儿和儿童高2.73倍和4.61倍(Subramanian et al.，2006)。即使是印度最南端的喀拉拉邦，其健康指标水平与高收入国家不相上下，但也受到普遍存在的健康不平等的困扰(Thresia，2018)。

10.5.4.1 职位

种姓、性别和阶级是当今印度社会最突出的社会地位和权力的轴心。表10.5.1将美国的种族和印度的种姓作为社会分层系统进行了比较。

表10.5.1 美国的种族制度与印度的种姓制度的比较

	美国的种族制度	印度的种姓制度
来源背景	西方殖民主义和资本主义	印度教会
身份分配	自出生起	自出生起
识别方式	外观特征：肤色、发质、面部特征、身材、姓名	公开和隐蔽的特征：肤色、姓名、职业、居住地等
结构特点	分层	分层
	内婚*，逐渐磨合	内婚*，一种社会规范
	职业，而非种族	基于种姓的职业
社会功能	通过降低交易成本来维护社会秩序	通过规范完成工作来维护社会秩序
社会意义	以群体内或群体外成员身份为基础强加价值	以群体内或群体外成员身份为基础强加价值
合理化依据	经济地位和法律	宗教哲学思想
平权行动	定额	定额
生活经历	有区别地获得商品、服务、生计、尊重、自决、心境平和、快乐和其他有价值的东西，包括营养、住所、健康、独立、公正、安全和长寿	

注：*内婚是指基于亲属关系和/或共同的习俗、价值观和信仰(如部落或种姓)在自己的群体内结婚。

古代印度社会将人口划分为四个相互排斥、全面详细的以出生为依据且内婚的种姓(varna)(Desai，Kulkarni，2008；Vaid，2014)，每个种姓与特定职业相关联：

- ◇ 婆罗门(祭司和教师)。
- ◇ 刹帝利(统治者和战士)。
- ◇ 吠舍(商人)。
- ◇ 首陀罗(工匠和体力劳动者)。

每个种姓又分为许多小种姓(jatis)，每个小种姓又分为更小的种姓(Vaid，2014)。在册种姓是等级制度中最低的种姓，他们往往从事被视为亵渎神明的职业(如剥动物皮、屠宰动物、清除人类排泄物、参加火葬团体、洗衣服、捕鱼)。“贱民”一词的历史根据是“他们的地位太低，不配被划分种姓”(Desai，Kulkarni，2008)。

净化-污染仪式是种姓制度的宗教依据，而达摩(即正确的行为)和因果报应(即公正的回报)是使种姓分配合理化的哲学。印度的种姓制度已有近3 000年的历史，是世界上最古老的社会分层形式之一(Beteille，1969；Von Fürer-Haimendorf，1982；Galantar，1984；Omvedt，1993)。虽然种姓歧视于1950年被正式废除，但仍对就业机会、工作薪酬和社会角色产生着至关重要的影响。印度基于性别的社会分层使男性无论能力如何，都比女性享有更多的权利、资源和责任。印度的性别分层和重男轻女导致许多家庭通过性别选择性堕胎，使出生时的婴儿性别偏向男婴,忽视女婴和女童(Miller,1989;Jeffery,Basu,1996;Murthi et al.,2018)。

父系制(即已婚夫妇住在丈夫父母附近或与丈夫父母住在一起)、父系血统承嗣(即姓氏和财产通过男性后代传给下一代)、儿子在宗教仪式中的作用、来自儿子的养老支持、嫁妆制度以及期望保护女性安全和纯洁是使性别分层合法化的关键文化因素(Jayachandran,2015)。

10.5.4.2 交叉过程

回到图10.5.2,在印度,性别和种姓以复杂的方式相互作用,影响着印度人民的疾病和健康。为了便于说明,将性别和种姓进行简单的二分类。与婆罗门女性普里亚(Priya)相比,婆罗门男子阿米塔布(Amitabh)可能更不容易受到健康风险因素的影响。他能更好地获得促进健康的资产和服务,遭受疾病、暴力或残疾的后果也会更少。另一方面,普里亚(Priya)的待遇可能会好于在册种姓/在册部落(Scheduled Caste/Schedule Tribe,SC/ST)的男子普拉卡什(Prakash),而普拉卡什(Prakash)的待遇可能会好于在册种姓/在册部落(SC/ST)的女性安朱(Anju)。阿米塔布(Amitabh)和安朱(Anju)在性别和种姓身份交叉的连续体中拥有极端的社会地位,而普里亚(Priya)和普拉卡什(Prakash)则属于中间群体。阿米塔布(Amitabh)因其男性和婆罗门身份而享有特权,安朱(Anju)则处于劣势。普里亚(Priya)可以利用她的种姓特权来弥补她的性别劣势,而普拉卡什(Prakash)可以利用他的性别特权来部分弥补他的种姓劣势。虽然普里亚(Priya)和普拉卡什(Prakash)都处于社会连续体的中间位置,但普里亚(Priya)属于占主导地位的中间群体,而普拉卡什(Prakash)属于从属的中间群体。原因在于,在当今印度,性别认同比种姓认同更具流动性。

10.5.4.3 印度的交叉性健康研究

迄今为止,只有少数研究采用交叉性框架来解释印度的健康差异。Sen和Iyer(2012)使用了卡纳塔克邦Koppal地区60个村庄的家庭调查数据来解释求医行为。他们发现,在基于两类性别(男性、女性)和三类阶级(最贫困、贫困和非贫困)的六个群体中,中间群体(非贫困女性和贫困男性)在主要健康结果方面具有惊人的相似性(Sen,Iyer,2012)。通过1992/93—2005/06年印度全国家庭健康调查,Joe发现农村地区在册种姓/在册部落儿童的免疫接种率严重不足,尤其是女童(Joe,2015)。Mukhopadhyay(2015)利用1992/93—2005/06年印度全国家庭健康调查发现,在北印度农村地区儿童发育迟缓问题上,"阶级不平等主导种姓不平等,种姓不平等主导性别不平等"(Mukhopadhyay,2015)。最后,Scaria(2017)利用喀拉拉邦Wadakkanchery村的家庭调查数据发现,在册种姓和部落女性的发病率最高,其次是其他落后阶层女性以及基督教和穆斯林女性(Scaria,2017)。

10.5.5 展望未来:使用以交叉性方法为基础的社会流行病学

交叉性方法为社会流行病学家提供了一个探索创新研究方法的机会,以探寻造成健康不平等的系统。它还提供了一种途径,利用我们的研究来改善导致不同健康结果的潜在的社会及结构条件(Galea,2013;Galea,Link,2013;Bauer,2014)。

掌握交叉性方法将需要掌握从生态思维到系统思维等一系列方法。复杂的系统方法将需要在各个层面内部和之间追踪多种立场和过程的数据(Galea,2017)。至少,我们需要在社会生态的多个层面上最大限度地获取有关社会地位(如种族、民族、种姓等)和社会进程(如特权/劣势、种族歧视/种族化)的数据。来自社交媒体、消费者健康记录平台以及大量行政和企业记录的大数据为探索疾病的原因、保护健康的因素以及复原力的来源提供了独特的机会。

衡量多重交叉身份对个人和群体健康的贡献在概念上存在细微差别，这为社会流行病学家提供了一个可接受理论并加深我们对健康和疾病的历史、结构、社会和文化驱动因素的理解的机会(Galea，Link，2013)。最后，或许也是最重要的一点，社会流行病学家需要继续提出有意义的问题(Galea，2013)。这意味着要继续深入了解有关疾病因果关系的知识，但不能仅仅为了了解而去了解。恰恰相反，我们需要深入研究这种知识，以便采取干预措施，减轻或增强个人和社区层面的影响健康的所有因素。

10.5.6 结论

至少从1978年《阿拉木图宣言》发表以来，从事全球卫生活动的积极分子和相关从业人员就一直在使用交叉性方法，该宣言敦促全世界通过促进“社区和个人最大限度地自力更生并参与初级保健的规划、组织、运作和控制”，消除“人民健康状况的严重不平等，特别是发达国家与发展中国家之间以及国家内部的不平等”(世界卫生组织和联合国儿童基金会，1978)。根据阿拉木图会议的定义，初级保健同样重视社会健康因素和人们获得保健服务的机会。

我们尚未能够实现全民健康。在所有不同收入水平的国家，健康差距仍在继续扩大。社会边缘群体中的个人和群体因其在社会等级制度中的地位以及基于种族、民族、种姓、性别、性取向、教育、收入、地理和其他特征的特权和劣势而被排除在经济生产力和健康之外。社会流行病学和全球公共卫生能够深入接受并研究交叉方法的复杂之处，去创新我们当前的研究方法以及开展促进社会变革的研究来加速社会变革。我们还必须招募具有多重交叉分析能力的新一代公共卫生研究人员，并鼓励他们以批判性和创造性的思维来思考我们目前的研究方法所遗漏的问题。

(翻译：马翔宇、向颖)

参考文献

Alexander, M. (2010). The New Jim Crow: Mass Incarceration in the Age of Color Blindness, New York: The New Press.

Allen, B.J. (2011). Difference Matters: Communication of Social Identity. Long Grove, IL: Waveland Press.

Amroussia, N., et al. (2017). 'Is the doctor God to punish me?!' an intersectional examination of disrespectful and abusive care during childbirth against single mothers in Tunisia. Reproductive Health, 14(1), 1-12.

Bauer, G.R. (2014). Incorporating intersectionality theory into population health research methodology: challenges and the potential to advance health equity. Social Science and Medicine, 110, 10-17.

Berger, P. and Luckmann, T. (1966). The Social Construction of Reality: A Treatise in the Sociology of Knowledge. New York: Penguin.

Berkman, L.F., Kawachi, I., and Glymour, M.M. (eds.) (2014). Social Epidemiology (2nd ed.). Oxford: Oxford University Press.

Berremann, G.D. (1972). Race, caste, and other invidious distinctions in social stratification. Race, 13(4), 386-414.

Beteille, A. (1969). Castes Old and New: Essays in Social Structure and Social Stratification. London: Asia Publishing House.

Bhopal, R. (2015). Race, ethnicity, epidemiology, and public health. In: Detels, R., et al. (eds.) Oxford Textbook of Global Public Health (6th ed.) Oxford: Oxford University Press, pp. 1371-81.

Bowleg, L. (2012). The problem with the phrase women and minorities: intersectionality — an important theoretical framework for public health. American Journal of Public Health, 102(7), 1267-73.

Cable, N. (2014). Life course approach in social epidemiology: an overview, application and future implications. Journal of Epidemiology, 24(5), 347-52.

Centers for Disease Control and Prevention (2018). Social determinants of health: know what affects health. Social Determinants of Health. [Online] Available at: https://www.cdc.gov/socialdeterminants/.

Chowdhury, R. et al. (2017). Gender differences in infant survival: a secondary data analysis in rural North India. BMJ Open, 7(8), 1-8.

Collins, P. H. and Bilge, S. (2016). Intersectionality. Cambridge: Polity Press.

Commission on Social Determinants of Health (2008). Closing the Gap in a Generation: Health Equity Through Action on the Social Determinants of Health. Geneva. [Online] Available at: http://apps. who. int/iris/bitstream/handle/10665/43943/9789241563703_eng.pdf ;jsessionid=90882D00F0E5C98E262BB3F99D10733D? sequence=1.

Crenshaw, K. (1989). Demarginalizing the intersection of race and sex: a black feminist critique of antidiscrimination doctrine, feminist theory and antiracist politics. The University of Chicago Legal Forum, 1989(1), 139-67.

Demby, G. (2018). How segregation shapes fatal police violence. Code Switch: Race and Identity Remixed. National Public Radio. [Online] Available at: https://www. npr. org/sections/codeswitch/2018/03/02/589483471/how - segregation - shapes - fatal - police - shootings.

Desai, S. and Kulkarni, V. (2008). Changing educational inequalities in India in the context of affirmative action. Demography, 45 (2), 245-70.

Deshpande, A. (2000). Does caste still define disparity ? A look at in-equality in Kerala, India. American Economic Review, 90 (2), 322-5.

Diez Roux, A.V. (2011). Complex systems thinking and current impasses in health disparities research. American Journal of Public Health, 101(9), 1627-34.

Drèze, J. and Sen, A. (2013). An Uncertain Glory: India and Its Contradictions, Princeton, NJ: Princeton University Press. [Online] Available at: https://press.princeton.edu/titles/10175.html.

El-Sayed, A.M., et al. (2012). Social network analysis and agent-based modeling in social epidemiology. Epidemiologic Perspectives & Innovations, 9(1), 1-9.

Galantar, M. (1984). Competing Inequalities: Law and the Backward Classes., Berkeley, CA: University of California Press.

Galea, S. (2013). An argument for a consequentialist epidemiology. American Journal of Epidemiology, 178(8), 1185-91.

Galea, S. (2017). Making epidemiology matter. International Journal of Epidemiology, 46(4), 1083-5.

Galea, S. and Link, B.G. (2013). Six paths for the future of social epidemiology. American Journal of Epidemiology, 178(6), 843-9.

Galea, S., Hall, C., and Kaplan, G.A. (2009). Social epidemiology and complex system dynamic modelling as applied to health behaviour and drug use research. International Journal of Drug Policy, 20(3), 209-16.

Galea, S., Riddle, M., and Kaplan, G.A. (2009). Causal thinking and complex system approaches in epidemiology. International Journal of Epidemiology, 39(1), 97-106.

Green, M.A., Evans, C.R., and Subramanian, S.V. (2017). Can intersectionality theory enrich population health research? Social Science and Medicine, 178, 214-16.

Hankivsky, O., et al., 2010. Exploring the promise of intersectionality for advancing women's health research. International Journal for Equity in Health, 9(5), 1-15.

India Express News Service (2017). Healthcare in dire straits in India, says Amartya Sen. The Indian Express. [Online] Available at: http://indianexpress.com/article/cities/mumbai/healthcare-in-dire-straits-in-india-says-amartya-sen-4496610/.

Jayachandran, S. (2015). The roots of gender inequality in developing countries. Annual Review of Economics, (7), 63-88.

Jeffery, R. and Basu, A.M. (1996). Girls' Schooling, Women's Autonomy and Fertility Change in South Asia. Thousand Oaks, CA: Sage Publications.

Joe, W. (2015). Intersectional inequalities in immunization in India, 1992-93 to 2005-06: a progress assessment. Health Policy and Planning, 30(4), 407-22.

Larson, E., et al. (2016). 10 Best resources on . . . intersectionality with an emphasis on low-and middle-income countries. Health Policy and Planning, 31(8), 964-9.

Lopez, N. and Gadsden, V.L. (2016). Health inequities, social determinants, and intersectionality. National Academy of Medicine. [Online] Available at: https://nam.edu/health-inequities-social-determinants-and-intersectionality/.

McCall, L. (2005). The complexity of intersectionality. Signs, 30(3), 1771-800.

McIntosh, P. (1989). White privilege: unpacking the invisible knapsack. Peace and Freedom Magazine, 10-12. [Online] Available at: http://scholar.google.com/scholar? hl=en&btnG=Search&q=intitle:White +Privilege:+Unpacking+the+Invisible+Knapsack#0.

Miller, B.D. (1989). Changing patterns of juvenile sex ratios in rural India, 1961 to 1971. Economic and Political Weekly, 24(22),

1229-36.

Mukhopadhyay, S. (2015). The intersection of gender, caste and class inequalities in child nutrition in rural India. Asian Population Studies, 11(1), 17-31.

Murthi, M., Guio, A., and Drèze, J. (2018). Mortality, fertility, and gender bias in India: a district-level analysis. Population and Development Review, 21(4), 745-82.

Nyarko, K.A., et al. (2013). Explaining racial disparities in infant health in Brazil. American Journal of Public Health, 103(9), 1675-84.

Omvedt, G. (1993). Reinventing Revolution: New Social Movements and the Socialist Tradition in India. Armonk, ME: Sharpe.

Oxford English Dictionary Online (2018). Oxford English Dictionary. [Online] Available at: http://www.oed.com/.

Pande, R.P. (2003). Can mandated political representation increase policy influence for disadvantaged minorities? Theory and evidence from India. American Economic Review, 93(4), 1132-51.

Paul, J. and Mas, E. (2016). The emergence of China and India in the global market. Journal of East-West Business, 22(1), 28-50.

Riddell, C.A., Harper, S., and Kaufman, J.S. (2017). Trends in differences in U.S. mortality rates between black and white infants. JAMA Pediatrics, 171(9), 911-13.

Rosenberg, N.A., et al. (2002). Genetic structure of human populations. Science, 298(5602), 2381-5.

Rothman, J. (2014). The origins of privilege. New Yorker. [Online] Available at: https://www.newyorker.com/books/page-turner/the-origins-of-privilege.

Sampath, R. (2015). Racial and caste oppression have many similarities. The Conversation. [Online] Available at: https://theconversation. com/racial-and-caste-oppression-have-many-similarities-37710.

Scaria, S. (2017). Caste and gender in relation to health inequality: a village study from Kerala. South Asia Research, 37(1), 1-18.

Schulz, A.J. and Mullings, L. (2006). Gender, Race, Class, and Health: Intersectional Approaches. San Francisco, CA: Jossey-Bass.

Scott, J. and Marshall, G. (2009). A Dictionary of Sociology. Oxford: Oxford University Press.

Sen, G. and Iyer, A. (2012). Who gains, who loses and how: leveraging gender and class intersections to secure health entitlements. Social Science & Medicine, 74(11), 1802-11.

Subramanian, S.V., et al. (2006). The mortality divide in India: the differential contributions of gender, caste, and standard of living across the life course. American Journal of Public Health, 96(5), 818-25.

Tajfel, H. and Turner, J.C. (1985). The social identity theory of intergroup behavior. Psychology of Intergroup Relations, 5, 7-24.

Thresia, C.U. (2018). Health inequalities in South Asia at the launch of sustainable development goals: exclusions in health in Kerala, India need political interventions. International Journal of Health Services, 48(1), 57-80.

Vaid, D. (2014). Caste in contemporary India: flexibility and persistence. Annual Review of Sociology, 40(1), 391-410.

Von Fürer-Haimendorf, C. (1982). Tribes of India: The Struggle for Survival. Berkeley, CA: University of California Press. [Online] Available at: http://citeseerx.ist.psu.edu/viewdoc/download? doi=1 0.1.1.739.3059&rep=rep1&type=pdf.

Warner, L.R. (2008). A best practices guide to intersectional approaches in psychological research. Sex Roles, 59(5-6), 454-63.

Weber, L. and Parra-Medina, D. (2003). Intersectionality and women's health: charting a path to eliminating health disparities. In: Texler Segal, M., Demos, V., and Kronenfeld, J.J. (eds.). Gender Perspectives on Health and Medicine. Bingley: Emerald Group Publishing Limited.

Wemrell, M., et al. (2016). Contemporary epidemiology: a review of critical discussions within the discipline and a call for further dialogue with social theory. Sociology Compass, 10(2), 153-71.

Wemrell, M., Mulinari, S., and Merlo, J. (2017). Intersectionality and risk for ischemic heart disease in Sweden: categorical and anti-categorical approaches. Social Science and Medicine, 177, 213-22.

World Bank Group (2017). World Bank development indicators. World Bank. [Online] Available at: https://data.worldbank.org/products/wdi.

World Health Organization and United Nations Children's Fund (1978). Alma-Ata Declaration: Primary Health Care. In: International Conference on Primary Health Care. Geneva, Switzerland: WHO. [Online] Available at: http://www.hauora.co.nz/assets/files/PHOInfo/Alma_Ata_conference_1978_report and declaration.pdf.

Yudell, B.M., et al. (2016). Taking race out of human genetics. Science, 351(6273), 564-65.

10.6 原住民健康

10.6.1 原住民的定义

联合国(The United Nations, UN)报告显示,全世界有超过3.7亿的原住民,居住在全球约90个国家[2009年联合国原住民问题常设论坛(UN Permanent Forum on Indigenous Issues, UNPFII)],其中以非洲、亚洲和南美洲地区为多。关于原住民的人口统计在如何定义原住民,是否被所有国家民族承认,以及数据的完整性和质量方面均面临巨大的挑战(Ohenjo et al., 2006; Gracey, King, 2009; Davis, 2016)。

"原住民"的定义一直存在争议,虽然它经常被当作其他类似概念的统称,如澳大利亚原住民、居住在某地的原始族群、第一民族、部落民族或原始居民(Gracey, King, 2009),但这些概念并不具有普遍性,可能无法帮助我们了解不同时期发生在不同大陆的殖民历史(Ohenjo et al., 2006; Mohindra, 2017)。联合国原住民问题常设论坛在讨论原住民定义的挑战时指出:

> 当前普遍的观点是,出于承认和保护原住民权利的初衷,没必要对该术语进行唯一的正式定义,这样做将无法反映世界各地原住民状况的多样性、广泛性和复杂性(2015,第6页)。

联合国重申了自我认同在认可原住民存在中的重要性,因为一些国家可能否认原住民的存在,并提出个人层面上的定义:

> 个人自我认同是原住民(群体意识),并被原住民群体所承认和接受为其成员(群体接纳);而该原住民群体又保留了不受外部干涉决定谁属于该群体的权利和权力(UNPFII, 2015,第4页)。

尽管原住民享有被承认的基本权利,但一些国家拒绝这样做(Ohenjo et al., 2006),而是将原住民描述为因地理、社会经济、语言或生活方式等因素而被边缘化的人(UNPFII, 2015)。定义谁是原住民对于主张原住民身份、历史和权利至关重要,也是国家内部原住民"计数"的基本前提。不愿承认原住民的存在会加剧数据完整性和质量方面的挑战。

10.6.1.1 数据中原住民的"计数"

在国家统计数据系统中,原住民往往被少计、误计或未被计算在内(Anderson et al., 2016; Axelsson et al., 2016a; Davis, 2016)。在许多辖区,原住民的数据没有被收集、报告,或将其汇总到更广泛的群体中,从而限制了原住民社区在统计数据中的可见性。在操作和技术层面,计数能力与原住民个体和民族的认可程度密切相关(Robson, Reid, 2001),这在人权框架和公约中得到验证,包括《联合国原住民权利宣言》(*The United Nations Declaration on the Rights of Indigenous Peoples*, UNDRIP)(联合国,2007)。收集原住民人口适当的数据并进行合理的分类是"当务之急"(UNPFII, 2004)。

原住民人口数据的可得性和质量参差不齐，影响了对全球原住民人口健康复杂不公平现象的理解。现有数据并不总符合原住民健康问题的优先事项（Walter，2018），且受限于狭隘的生物医学措施，而不是整个原住民健康和福祉的概念化（UNPFII，2009；Walker et al.，2017），这限制了我们探索本国原住民社区重要问题的能力，也限制了我们追究一些国家未能承认原住民权利和未能消除不公平现象责任的能力。

10.6.2 原住民的健康状况

《联合国原住民权利宣言》重申了原住民的权利，包括应被重视并纳入医疗服务和项目的规划、开发和实施的权利，获得传统药物和保健方法的权利，以及享有与本国其他居民一致的健康公平的权利（联合国，2007；UNPFII，2013；Axelsson et al.，2016b）。

与上述明确表达的权利以及为实现这些权利国家应当承担的相应责任形成鲜明对比的是，许多原住民在健康方面面临着严重的不公平，这反映在期望寿命较低、死亡率和发病率上升，以及与其他人群相比不成比例的残疾人数量（Anderson et al.，2006；Ohenjo et al.，2006；UNPFII，2013；Axelsson et al.，2016b；Mohindra，2017）。这些健康结果在很大程度上受到我们生活环境的影响，包括无法平等地获得对健康状况来说至关重要的生活条件，如安全饮用水、安全和营养的食物、卫生设施以及其他影响健康的社会决定因素（UNPFII，2013）。原住民在获得卫生保健方面面临多种障碍，以及社会歧视、不公平和无文化能力的照护（Allan，Smylie，2015；UNPFII，2015）。对原住民健康更严重的威胁包括原住民体系和机构、自然环境遭到破坏，以及气候变化所造成的持续影响（Gracey，King，2009；UNPFII，2013）。

虽然有些文献描述了原住民社区的重要健康问题，但全面的健康结果数据和类似州一级的原住民健康同行评审研究主要集中在高收入国家，尤其是集中在澳大利亚、加拿大、新西兰和美国等（Anderson et al.，2016；Axelsson et al.，2016a），针对中低收入国家的研究成果较少（Mohindra，2017）。原住民之间的国际比较也存在挑战，这种比较可能无法解释领土历史、社会、政治和经济安排的差异，并可能使人们把注意力集中在原住民社区中健康状况最糟糕的群体上。但是，国际比较可能总结出许多国家未能实现原住民健康权利的代表性反面案例。考虑到这些挑战，本章总结了全球原住民的主要健康措施和成果。

显然，全球原住民不公平的健康结果已被相关研究证实（Montenegro，Stephens，2006；Ohenjo et al.，2006；Hayman et al.，2015）。最近一个国际合作组织发表了迄今为止最全面的原住民健康综述研究，利用了来自23个国家28个群体的数据，涵盖了全球约1.54亿原住民（Anderson et al.，2016）。该综述证实了之前的工作，与非原住居民相比，全球原住民在许多健康和社会产出结果方面持续表现较差（Anderson et al.，2016）。该研究还发现了各国之间不公平程度的差异。原住民健康结果不佳是典型现象，但并不普遍；在一些情况下结果并无差异，甚至在极少数情况下原住民的结果更好（Anderson et al.，2016）。例如，涵盖14个国家18个原住民群体的出生期望寿命（life-expectancy-at-birth，LEaB）的数据分析显示，原住民出生期望寿命普遍较低，但与非原住民之间的差异程度各不相同，差距最大的达到或超过10年，有8个原住民与非原住民的差距在5～10年之间，其余国家的差距为2年或更少，只有瑞典的萨米人与非原住民的出生期望寿命差距无统计学意义（Anderson et al.，2016）。

报告还显示，原住民母亲和婴儿的健康状况通常与其社区的社会经济水平正相关。一般来说，高收入国家的婴儿死亡率（<50/1 000例活产）低于低收入国家（>50/1 000例活产）。在有数据可查的几乎所有人口中，原住民婴儿死亡率高于非原住民，在一些国家中这种现象尤为明显。

孕产妇死亡不应频繁发生，同时该指标反映出当地卫生服务的可获得性、可及性、可负担程度和安全性。虽然该研究中许多国家的数据不详或不稳定，但澳大利亚、新西兰、巴拿马和哥伦比亚的孕产妇死亡人数持续存在明显的差异性（Anderson et al.，2016）。其他研究也有关于原住民母亲孕产服务利用较低的报道（Rumbold et al.，2011；Paulino et al.，2019）。在一些国家，偏远地区的原住民女性不得不搬迁才能分娩，这可能会使她们在缺乏文化安全的卫生服务中失去社会支持（UNPFII，2015）。

原住民仍然受到死亡率和发病率普遍较高传染性疾病的不成比例影响,尤其是艾滋病、结核病、痢疾、梅毒、病毒性肝炎和风湿热(Montenegro,Stephens,2006;Gracey,King,2009;UNPFII,2009;Russell et al.,2019)。传染病对健康产生重大影响,尤其是在低收入国家、生活贫困的边缘化社区以及疾病或其风险因素被污名化的地区。原住民风湿热的健康不公平现象既存在于发展中国家(Steer et al.,2002),也存在于发达国家(Carapetis et al.,2005;Abouzeid et al.,2019)。高收入国家的原住民儿童也经历了不公平的呼吸系统疾病高发病率(Chang et al.,2009)。原住民社区常见的社会经济和健康劣势是造成这些不公平现象的主要原因(UNPFII,2009,2015),而获得卫生和保健服务的不公平进一步加剧了健康结果的不公平(Baker et al.,2012)。

当前非传染性疾病(non-communicable diseases,NCDs)对原住民来说是一个严重问题。非传染性疾病导致较高的发病率和死亡率(Di Cesare et al.,2013),加剧了国家内部的健康不公平(Di Cesare et al.,2013),也影响了原住民社区的福祉和经济安全(NCD联盟,2012)。四种最常见的非传染性疾病是心血管疾病、癌症、糖尿病和慢性呼吸系统疾病(WHO,2013),严重加剧了原住民和非原住民期望寿命的不公平。心血管疾病(cardiovascular disease,CVD)是大多数原住民死亡的主要原因。原住民缺血性心脏病死亡率是非原住民的两倍(卫生部,2011;Espey et al.,2014),占心血管疾病死亡人数的一半以上,其次是中风、心力衰竭(Woods et al.,2012)和风湿性心脏病(rheumatic heart disease,RHD)(Watkin et al.,2017)。原住民和非原住民在心血管疾病发病年龄和心脏病的潜在原因方面存在明显的不公平。例如,风湿性心脏病引起的心力衰竭在年轻的澳大利亚原住民和非洲人中更为常见;高血压和缺血性心力衰竭在老年非原住民中更为常见(Bukhman,Ochieng,2017)。

癌症作为原住民的重要健康问题还没有得到充分重视,特别是在低收入国家,这可能是受原住民传染病发病率极高、疾病负担重的影响。癌症有多种风险因素,包括感染(例如乙型肝炎和丙型肝炎、人乳头瘤病毒、艾滋病毒和幽门螺杆菌)、代谢状况、饮食以及接触毒素和致癌物(WHO,2019)。暴露于这些因素相对频率的不同可能导致了不同地区原住民的癌症类型差异(Moore et al.,2014)。总的来说,原住民死于所有癌症的风险明显较高(Cunningham et al.,2008;Parkin et al.,2008;卫生部,2015)。在已有的研究中,原住民在及时获得癌症筛查、诊断和治疗服务(Moore et al.,2014)方面存在着持续的不公平现象(UNPFII,2015)。

呼吸系统疾病,包括慢性阻塞性肺病(chronic obstructive pulmonary disease,COPD)和哮喘,也是原住民死亡、发病和住院的常见原因。哮喘是澳大利亚原住民住院的第二大原因,死亡率比一般居民高3.2倍(NCD联盟,2012)。在大多数高收入国家,原住民的慢性阻塞性肺病住院率和死亡率更高(澳大利亚卫生和福利研究所,2014;Gershon et al.,2014;卫生部,2015),接触烟草和环境污染的差异以及疾病管理和获得卫生服务的差异是造成这些不公平现象的主要原因(NCD联盟,2012;Chang et al.,2014)。虽然过敏性疾病在传统农村地区很少见,但随着城市化带来的过度拥挤的生活空间和环境污染物暴露的增多,原住民社区该类健康问题的发病率有所上升(Mbugi,Chilongola,2010)。

营养失调,包括营养不足、营养不良和营养过剩,也很重要。Anderson等人(2016)指出,儿童营养不良仍然是原住民面临的一个重大问题。报告称,居住在南美洲国家的原住民儿童的营养不良和发育迟缓处于较高水平。儿童和成人的肥胖率正在上升,在儿童营养不良率仍然相对较高的群体中也存在这样的情况(Anderson et al.,2016)。

据估计,目前超过50%的35岁以上原住民成年人患有2型糖尿病,而且发病率还在不断攀升(NCD联盟,2012)。原住民糖尿病并发症的发病率也较高,包括肾功能衰竭、下肢截肢、眼部疾病和大血管病变(Naqshbandi et al.,2008)。在大洋洲的人口密集区,尽管原住民终末期肾衰竭的发病率较高,但接受肾脏移植者却比非原住民少得多,许多原住民在获得最佳治疗方面遇到地理和经济上的障碍(Weil,Nelson,2006)。

糖尿病的不公平存在于整个生命周期。例如,美国原住民(7.9%)、加拿大原住民(11.5%)、澳大利亚原住民(8.4%)和新西兰毛利人(6%)的妊娠糖尿病(gestational diabetes mellitus,GDM)发病率高于这些国家的非原住民妇女和全球总发病率(2%~5%)(Lawrence et al.,2008;Porter et al.,2012;Jowitt,2016)。妊娠糖尿病是母亲(Nolan,2011)及其后代(O'Reilly,2014)一生中罹患非传染性疾病的风险因素。尽管有人认为这可能是原住民代际糖尿病(Osgood et al.,2011)和其他非传染性疾病高患病率的驱动因素,但目前对原住民妇女中妊娠糖尿病的筛查和管理还不够充分(McGrath et al.,2007;Daly et al.,2017)。原住民往往被排除在传统领土和食物来源之外,生活在容易导致肥胖和粮食不安全的环境下,了解他们的生活状况至关重要(Gracey,King,2009)。

最后,心理健康是原住民的全球卫生优先事项[泛美卫生组织(Pan American Health Organization,PAHO),2018]。心理健康状况是"一项复杂的挑战,因为它可见性的增加、普遍的结构性污名、过时的做法和组织碎片化"(泛美卫生组织,2018)。死亡率数据低估了这些疾病对个人及其家庭福祉和生计的重要影响。据估计,2015年全球非传染性疾病约占伤残调整寿命年的60%,其中精神和神经疾病、物质使用障碍和自残(self-harm,MNSS)占12%(泛美卫生组织,2018)。

殖民、剥夺、边缘化、系统性歧视和原住民权利剥夺的遗留问题与过高的压力和精神痛苦有关,突出了这些创伤性事件对原住民健康与福祉的远期影响。Anderson等人(2016)指出,缺乏原住民的发病率数据,包括心理健康状况的数据,对很多国家尤其是对北美和大洋洲以外的国家来说,是一个关键问题,这限制了对精神疾病对原住民健康福祉影响的充分探讨。

心理健康问题的影响在原住民青年中尤为严重(WHO,2014)。自杀是原住民青年死亡的主要原因,特别是在澳大利亚、巴西、新西兰和环极地国家(Patel et al.,2007,2014)。原住民青年更有可能受精神疾病的风险因素影响,如在贫困中成长、食物短缺、营养不良、暴力和侵略、教育不足、药物滥用以及性健康和生殖健康挑战等不利条件(Patel et al.,2007)。

非传染性疾病显然是原住民面临的一项挑战,防控需要原住民的声音、积极参与和领导。尽管存在这些不公平现象,国际社会预防和控制非传染性疾病的努力在确保原住民参与方面进展缓慢。原住民卫生领域的领导人仍然对此感到沮丧,并指出,与原住民合作对于确保减少非传染性疾病风险因素和非传染性疾病负担以及避免加剧不公平现象至关重要(NCD联盟,2012;Finlay,Armstrong,2018)。

原住民在故意和意外伤害方面的不公平现象也有文献报道。较高的死亡率、发病率和残疾率,表明了他们遭受暴力和冲突的程度不同(Montenegro,Stephens,2006),获得安全生活和工作条件的机会不同,以及预防伤害的策略也不同(Berger,2002)。

卫生保健的可及性和质量是全球原住民面临的突出问题(Montenegro,Stephens,2006;Ohenjo et al.,2006;UNPFII,2015)。一些原住民由于地理和经济原因或歧视而无法获得卫生保健服务(Montenegro,Stephens,2006;Ohenjo et al.,2006)。此外,许多国家的卫生保健系统给予非原住民健康福祉服务的特权,并将原住民的服务边缘化,如拒绝提供传统药物。原住民健康知识和实践的边缘化,再加上歧视,意味着即使在可以获得卫生服务的地方,原住民也常常经历文化上不适当或不安全的服务。

10.6.2.1 原住民健康的代表性和模式

除了迫切需要改善原住民的健康相关数据,原住民研究者还关注原住民在健康研究和统计中的呈现方式(Walter,2016,2018)。通常由非原住民控制的原住民健康描述,容易导致与原住民自身的叙述形成鲜明对比的有缺陷和种族化的叙事(Walter,2016)。此外,用于描述原住民健康状况的现有数据往往没有反映历史和自身的背景和情况,也没有反映当代生活的现实。在许多国家,非原住民健康模式在卫生系统和数据中占主导地位(UNPFII,2015),挤压了原住民实现健康福祉的方式。

原住民的健康模式强调人群与人群之间相互依存、人群与环境之间的联系以及平衡的重要性(Brid,2002;Smylie,Anderson,2006;Kaholokula et al.,2009;UNPFII,2009),并提出需要考虑历史如何从根本上在社会环境中塑造了社会、文化、政治、法律和经济制度,进而对社会分类和等级制度产生影响,如社会经济地位,以及个人和社区暴露于健康保护因素或健康损害因素的情况(Walters et al.,2011)。目前健康方面的不公平现象与殖民主义和种族主义密切相关,也与被迫迁离土地、剥夺或破坏领土和资源以及环境退化和污染造成的人与环境之间的联系中断密切相关(UNPFII,2009)。联系的中断与原住民知识体系、生存方式、社会机构和代际传播过程的中断同时发生,并被认为是当前健康不公平的根本原因(Bird,2002;King,2009;Wirihana,Smith,2014)。越来越多的原住民健康模式也将历史创伤及其代际传递作为原住民健康的基本社会决定因素(Walter et al.,2011;Paradies,2016)。

10.6.3 促进原住民健康公平的干预措施

由于导致原住民经历健康不公平有着复杂、自我复制的过程,有效的干预措施必须是全面的、长期的、相互关联的、有针对性的,并能灵活应对各种变化。以下是在实现原住民健康公平方面需要重点考虑的一系列因素。

10.6.3.1 原住民的自决权

自决权(self-determination)是原住民健康发展的重要组成部分,是保护、促进、行使和享有所有其他人权和基本自由的前提(UNPFII,2009)。这是一项先前存在的人权,不取决于国家的意见或许可(UNPFII,2009)。自决权与人民的民主权利密切相关,因此是维持原住民与各自国家之间所有关系完整性的基础。《联合国原住民权利宣言》重申了原住民的自决权、积极参与决策的权利,以及各国在通过可能影响原住民的立法和实施行政措施之前保障其"获得自由、事先知情的同意"的必要性(联合国,2007)。自决权也适用于原住民决定国内卫生系统及机构的组织形式和服务提供方式的权利。

10.6.3.2 原住民知识和知识生产的去殖民化

国际人权文书中详细阐述的人权和基本自由并不总是完全符合原住民的世界观。原住民的价值观更加注重集体权利,而不是个人权利,并且这些权利与责任相平衡(UNPFII,2009)。此外,原住民的价值观还包括尊重、合作、互惠、遵从长辈,以及语言和传统的重要性,而这些在国际人权文书中也没有得到充分体现。大多数原住民还认为该文书的有限性在于只承认人类的权利,而原住民承认所有事物的生命力,无论是有生命的还是无生命的。

Royal(2009)认为,原住民的核心原则是人类与自然环境之间保持积极而持续的亲缘关系,并指出这不是为了索取资源,而是为了强调地球确实是我们的母亲。这改变了人类与自然环境之间的动态关系,从允许破坏和危害的采掘活动转变为期望人类尊重和保护环境。这些世界观得到了原住民知识体系的支持,这些知识体系既不是静态的,也不是有限的,但却已经被殖民化过程破坏了。

原住民知识是地球上各种知识体系的重要组成部分之一,对应对重大的健康挑战至关重要。《联合国原住民权利宣言》特别强调了保护原住民知识以及这些知识的各种表现形式的权利,包括人文和遗传资源,同时也承认了支持传统程序、理念和关系的权利。

10.6.3.3 对压迫路径的干预

承认历史创伤,促进治愈和预防

从历史上看,原住民在可怕的创伤事件中幸存下来,包括种族灭绝、文化灭绝(破坏文化、语言和生活方式)、认知扼杀(摧毁传统知识和认知方式)和生态灭绝(破坏包括食物来源在内的环境)(Walters et al.,2011;Walters,2016)。对许多人来说,这些事件一直延续到近代(强迫收养或将儿童送到寄宿学校、长期贫困和歧视)和现在(在部落领地毁林、污染水道、持续的种族化微侵犯)。原住民科学家正在努力理解历史创伤的影响,以及背景、过程和结果如何被体现,并导致原住民的疾病模式和随之而来的健康不公平(Walters et al., 2011)。

有两个不断增长的证据体系是重要的。一是,有证据表明,创伤事件对个人和社区整个生命过程中的健康产生了负面和直接的影响,尤其是当事件重复发生的情况下(Walters, 2011)。二是,证据表明重大创伤可能产生代际影响。这些影响由表观遗传途径和生理机制介导。表观遗传途径影响基因的调节和表达方式,生理机制通常由应激激素和代谢或免疫反应介导。这些导致了原住民健康问题发病率的不同,包括代谢性疾病、心血管疾病以及压力和应对障碍,如抑郁、焦虑和药物滥用等(Walters, 2011)。

尽管与历史创伤研究有关的理论和证据仍在发展,特别是方法论方面(Walters, 2011),但关系的复杂性更显而易见。这些复杂性需要更先进的、多学科的研究。我们应该迎接这一挑战,而不是忽视历史创伤在原住民健康状况中的作用。

虽然原住民在面对这些创伤时持续表现出了令人钦佩的韧性,但治愈需要双重关注。首先,消除可能出现的下一步压力源,如改善营养不良(尤其是在怀孕和儿童时期),减少贫困,提高教育、卫生、司法和福利服务的质量,改善种族歧视,以及减少暴力和损失的发生。其次,必须允许原住民从这些创伤中恢复过来。一些研究者已经提出了传统知识和实践对这种疗愈的重要支持作用,以及文化如何成为了医学干预手段(Walters et al., 2011, 2020)。

承认种族主义,并予以减轻和消除

原住民社区和学者注意到种族主义对原住民健康起基本决定作用(Paradis, 2008; Allan, Smylie, 2015; Paradis, 2016; 2018)。作为一种压迫制度,种族主义通过其历史结构以及社会、文化、政治和经济制度来塑造原住民的健康。种族主义还通过个人层面的种族歧视行为发挥作用,与其他压迫制度交织,对整个生命过程和代际的健康产生负面影响(Paradis, 2016)。

有必要采取干预措施消除人际和结构层面的种族主义,包括采取行动消除和减轻卫生服务提供者中种族化信念和假设在塑造服务提供者与患者的互动和影响临床决策与医疗保健结果方面的作用(Paradies et al., 2013; Fitzgerald, Hurst, 2017)。迫切需要承认种族主义对原住民健康的基本决定作用,将其视为一个全球公共卫生问题,并要求各国在卫生部门和更广泛的社会范围内打击针对原住民的种族主义。此外,无论是否对健康产生影响,原住民都有权免受一切形式的歧视(Parades, 2018)。

承认并解决卫生系统的偏见,使卫生系统在文化上安全

尽管原住民早就意识到了强加的殖民卫生系统和卫生服务提供与健康结果之间的关系,但这些关系在一般的卫生研究中未得到充分的重视(Smedley, 2003),尤其是在原住民的相关研究中(Paradis, 2018)。认识到卫生系统的特殊性和文化嵌入性的本质,需要对组织结构、政策、环境、实践和提供者行为如何再现和维持殖民逻辑和权力结构进行批判性反思。

建议将文化能力和文化安全作为可能消除种族健康不公平的干预措施。在一些国家,这方面的措施已被纳入监管卫生保健人员的制度和立法框架(Bacal, 2006)。但是,在这些术语如何定义、如何解释、如何纳入实践,以及这些干预措施旨在实现的目标方面仍存在重要差异。虽然文化能力干预措施通常侧重于培养卫生保健人员对原住民语言、文化和习俗的认识,但这些培训措施并没有解决不公平的根本原因,并有可能助长刻板印象的风险,从而破坏了消除偏见所需的去殖民化和其他变革性工作(Truong et al., 2014)。

干预措施是必要的,以确保卫生专业人员对历史过程及其如何对当前实践造成影响产生批判性意识。Irihapeti Ramsden 博士阐明了文化安全,他坚持卫生工作者应该反思他们在卫生系统中的特权和权力,并利用它们来消除不公正和不公平(Papps, Ramsden, 1996)。文化安全坚持卫生工作者要反思自己作为权力持有者,需要在实践中做出哪些改变,以实现所有患者的公平健康结果。Ramsden的工作有助于在卫生保健提供者培训中推广当前批判性自我反思和反思实践的标准。

卫生系统中,扎根原住民文化和知识体系的卫生保健、干预项目和政策的重要性已得到承认(Walters,2020)。众多案例表明,原住民知识和治疗实践已被纳入当前的卫生系统,并对现在所谓的西方医学做出了重大贡献(Oguamanum,2004;Maskarinec et al.,2014;Baddock et al.,2017)。但是,当这种纳入是被提取、表述或象征性的使用时,可能是有问题的或有危害的。虽然基于文化的卫生服务被认为有助于应对卫生服务可及性和质量的不公平,但更应该将其正确理解为基于原住民的知识和世界观,即原住民有获得卫生服务、干预和系统的基本权利,并且这些应由原住民自己规划和控制。

建立原住民的卫生人力队伍

反映社区水平的卫生人力队伍是高质量和公平卫生保健的关键组成部分(Betancourt et al.,2003;Lancet,2016)。原住民卫生人力资源的发展不仅有助于原住民发展,也能减少卫生方面的种族不平等(Curtis,2016),并与国际劳动力倡议保持一致。有证据表明,如果患者和医护人员属于同一种族/民族,被描述为民族或种族一致性(Burgess et al.,2004),他们之间往往能实现良好沟通、共同决策、相互尊重、归属感和信任的互动(Cooper et al.,2006),患者对所接受的照护满意度更高,并在互动中感受到种族主义的可能性更小(LaVeist,Nutu Jeter,2002)。

原住民卫生人力开发也提高了卫生工作者和卫生系统文化能力的潜能(Betancourt et al.,2005),因为它要求卫生服务提供者批判性地反思自己的文化和偏见,以及这些对临床互动和卫生服务提供产生的影响(Kumagai,Lypson,2009)。成为原住民卫生专业技术人员通常还与提高经济独立(Curtis,2016)、社区尊重与支持、积极的榜样作用与代际影响、获得卫生专业知识和熟悉整个卫生系统有关(Ratima et al.,2007)。将原住民视为卫生专业技术人员,而不是接受照顾的对象,有助于挑战殖民地的刻板印象,并增加积极的合作互动的可能性,这反过来可能会减少非原住民卫生工作者中的隐性偏见(van Ryn et al.,2015)。

一些国家正在投资原住民卫生人力开发,他们的经验验证了采取“全路径”方式的必要性,其中包括认识到在获得各级优质教育相关的社会经济、文化和地理障碍,适当的职业建议以及高等教育背景下的全面的学术、生活和文化支持(Curtis et al.,2014)。

减少研究中的偏见

研究是知识生产的过程,但知识、博学者和知识创造都处于政治、经济、社会、文化和历史的各个方面。Smith(2012)提出,许多原住民认为“研究”是一个贬义词,这涉及将研究与殖民化及其侵占和索取过程联系在一起。殖民化包括对原住民文化、语言、习俗、传统知识和认识方式的残酷镇压,在这个过程中,殖民者将自己重塑为原住民生活的发现者和权威。

殖民进程试图用单一的、以欧洲为中心的知识体系信仰来取代原住民自身的认知。“帝国主义正试图控制我们认知思考的方式,操控我们提出的问题、我们看到的和我们知道的一切”(Smith,2012)。因此,研究被视作殖民计划的一部分,是用来建立和维持权力控制的机制。即使是所谓的“客观”科学方法也可以产生支持种族主义信仰并进一步边缘化原住民的证据(Te Rōpú Rangahau Hauora a Eru Pōmare,2002;Reid et al.,2017)。

原住民的研究者越来越拒绝那些试图进一步巩固殖民主义,否认原住民经验并重申对原住民歧视性观点的方法。此外,原住民学者一直积极挑战以欧洲为中心的研究,振兴本土研究方法,并支持研究机构为原住民及社区做更多的事情(Smith,2012)。但是,所有研究者、研究组织和资助机构都有必要拒绝那些不尊重原住民知识、历史、抱负、故事、声音、数据、身体、基因和权利的研究项目和过程(Reid et al.,2017;Walker et al.,2017)。《联合国原住民权利宣言》强调原住民有权维护、控制和保护传统知识、发展传统知识并将其纳入我们的当代实践中,推进新实践,创造新的原住民知识。

10.6.3.4 识别并减少未来不公平的外部风险

气候变化是21世纪全球健康的最大威胁(Costello et al.,2009),通过多种直接和间接途径产生影响(Smith et al.,2014)。气候变化是一个威胁倍增器,放大了对结构上受压迫群体的健康影响(Watts et al.,2018),已经健康状况较差的边缘人群面临着更严重的风险(Levy,Patz,2015;Woodward,Porter,2016;Porter,2017)。那些对全球温室气体排放贡献最少的地区(例如发展中国家、低洼岛国和原住民社区)将首先受到最严重的打击。

原住民的日常生活和经济福祉也更有可能依赖自然生态系统。此外,应对和适应气候变化的能力也受到更严重的社会经济剥夺、持续的社会边缘化以及被排斥在政治进程和结构之外等的限制(Ramos-Castillo et al.,2017)。

应对气候变化的行动可能会对原住民健康和公平产生负面影响(Walpole et al.,2009;Robbins,2015),并进一步损害原住民的权利(Jones et al.,2014)。但是,气候行动也是健康发展(Watts et al.,2015)和减少健康不公平的机会。尽管气候变化对原住民的福祉至关重要,但国际决策机构和进程并没有将原住民的声音置于核心地位(Nilsson,2008)。

原住民强调其独特的原住民方式对认识和参与气候行动产生关键作用。Whyte(2016)提出,原住民文化和政治制度具有内在的灵活性,使社会能够不断适应环境变化。国际原住民气候变化论坛(The International Indigenous Peoples' Forum on Climate Change,IIPFCC,2012)指出,"我们重申必须承认我们世世代代持续使用和实践的传统知识,以及将这些知识纳入全球、国家地方努力的必要性。这些知识是我们对适应和减缓气候变化的重要贡献"。

对原住民来说,气候变化代表着殖民主义的延伸和强化(Whyte,2017)。作为温室气体排放主要生产者的活动和行业依赖于对原住民土地和资源的剥夺和占用(Cameron,2012)。事实上,原住民殖民化的价值观、制度、结构和过程也是威胁当地和全球生态系统环境变化的基础(Wood,2015)。原住民对这些系统所依赖的气候危机解决方案感到担忧,因为这些系统历来与以榨取和剥削的方式看待地球的哲学紧密相连(Jones,2019)。

原住民的世界观,特别是与自然环境关系的观点,挑战了以人权占主导地位的价值观体系。当前,减轻我们地球遭受到的前所未有的破坏的时机已经到来,基于原住民科学的解决方案为当前的辩论、过程和干预提供了平衡。

10.6.4 结论

描述原住民的健康面临许多挑战,包括定义、列举和分析。理解健康数据也具有挑战性,因为我们试图在时间和地理跨度上,探索原住民健康所受到的复杂、多层和多因素的影响。本章探讨了共同的剥夺和压迫经历给全球原住民造成的不公平健康结果,以及由于不同程度地暴露于社会、政治、经济和文化等健康决定因素,特别是殖民主义和种族主义所产生的重大、持续的健康影响。这些数据也表明了原住民的持续抵抗,以及对承认原住民权利和恢复领土、环境和关系的渴望。原住民的健康状况要求我们批判性地看待殖民历史以及这些历史如何嵌入我们的生活。我们还认识到原住民知识体系、本体论和价值观在推动未来积极的健康和福祉方面的潜力。

(翻译:陆慧)

参考文献

Abouzeid, M., et al. (2019). Time to tackle rheumatic heart disease: data needed to drive global policy dialogues. Global Public Health, 14(3), 456-68.

Allan, B. and Smylie, J. (2015). First Peoples, Second Class Treatment: The Role of Racism in the Health and Well-being of Indigenous Peoples in Canada. Toronto: Wellesley Institute.

Anderson, I., Crengle, S., Kamaka, M.L., Chen, T.H., Palafox, N., and Jackson-Pulver, L. (2006). Indigenous health in Australia, New Zealand, and the Pacific. The Lancet, 367(9524), 1775-85.

Anderson, I., et al. (2016). Indigenous and tribal peoples' health (The Lancet-Lowitja Institute Global Collaboration): a population study. The Lancet, 388(10040), 131-57.

Australian Institute of Health and Welfare (AIHW) (2014). Coronary Heart Disease and Chronic Obstructive Pulmonary Disease in Indigenous Australians. Cat. no. IHW 126. Canberra: AIHW.

Axelsson, P., Kukutai, T., and Kippen, R. (2016a). Indigenous wellbeing and colonisation [editorial]. Journal of Northern Studies, 10(2), 7-18.

Axelsson, P., Kukutai, T., and Kippen, R. (2016b). The field of Indigenous health and the role of colonisation and history. Journal of Population Research, 33, 1-7.

Bacal, K., Jansen, P., and Smith, K. (2006). Developing cultural competency in accordance with the Health Practitioners Competence Assurance Act. New Zealand Family Physician, 33(5), 305.

Baddock, S.A., et al. (2017). Wahakura versus bassinet for safe infant sleep: a randomized trial. Pediatrics, 139(2), e20160162.

Baker, M.G., et al. (2012). Increasing incidence of serious infectious diseases and inequalities in New Zealand: a national epidemiological study. The Lancet, 379(9821), 1112-19.

Berger, L.R. (2002). Injury prevention and indigenous peoples. Injury Prevention, 8, 175-6.

Betancourt, J., Green, A., Carrillo, J., and Ananeh-Firempong, O. (2003). Defining cultural competence: a practical framework for addressing racial/ethnic disparities in health and health care. Public Health Reports, 118(4), 419-38.

Betancourt, J.R., Green, A.R., Carrillo, J.E., and Park, E.R. (2005). Cultural competence and health care disparities: key perspectives and trends. Health Affairs, 24(2), 499-505.

Bird, M. (2002). Health and Indigenous people: recommendations for the next generation [editorial]. American Journal of Public Health, 92(9), 1391-2.

Bukhman, G. and Ochieng, F. (2017). Universal coverage for heart failure diagnosis and treatment: looking from sub-Saharan Africa to central Australia. Journal of Cardiac Failure, 23(10), 743-5.

Burgess, D., Fu, S., and van Ryn, M. (2004). Why do providers contribute to disparities and what can be done about it? Journal of General Internal Medicine, 19(11), 1154-9.

Cameron, E.S. (2012). Securing Indigenous politics: a critique of the vulnerability and adaptation approach to the human dimensions of climate change in the Canadian Arctic. Global Environmental Change, 22(1), 103-14.

Carapetis, J., McDonald, M., and Wilson, N. 2005. Acute rheumatic fever. The Lancet, 366(9480), 155-68.

Chang, A.B., Brown, B., Toombs, M., Marsh, R.L., and Redding, G.J. (2014). Lung disease in Indigenous children. Paediatric Respiratory Reviews, 15(4), 325-32.

Chang, A.B., Chang, C.C., O'Grady, K., and Torzillo, P.J. (2009). Lower respiratory tract infections. Pediatric Clinics of North America, 56(6), 1303-21.

Cooper, L.A., Beach, M.C., Johnson, R.L., and Inui, T.S. (2006). Delving below the surface. Understanding how race and ethnicity influence relationships in health care. Journal of General Internal Medicine, 21(Suppl 1), S21-7.

Costello, A., et al. (2009). Managing the health effects of climate change: Lancet and University College London Institute for Global Health Commission. The Lancet, 373(9676), 1693-733.

Cunningham, J., Rombold, A.R., Zhang, X., and Condon, J. (2008). Incidence, aetiology, and outcomes of cancer in Indigenous peoples in Australia. The Lancet Oncology, 9(60), 585-95.

Curtis, E. (2016). Kohi Maramara. The Effect of Tertiary Recruitment, Admission, Bridging/Foundation Education and Retention on Indigenous Health Workforce Development. (Unpublished Doctor of Medicine thesis). Auckland: University of Auckland.

Curtis, E., et al. (2014). What helps and hinders indigenous student success in higher education health programmes: a qualitative study using the critical incident technique. Higher Education Research & Development, 34(3), 486-500.

Daly, B., Raiman, I., and Goodson, J. (2017). Screening for diabetes in pregnancy in a regional area with a high Māori population. New Zealand Medical Journal, 130(1450), 25-31.

Davis, M. (2016). Data and the United Nations Declaration on the Rights of Indigenous Peoples. In: Kukutai, T. and Taylor, J. (eds.) Indigenous Data Sovereignty: Toward an Agenda. Canberra: ANU Press, pp. 25-38.

Di Cesare, M., et al. (2013). Inequalities in non-communicable diseases and effective responses. The Lancet, 381(9866), 585-97.

Espey, D.K., et al. (2014). Leading causes of death and all-cause mortality in American Indians and Alaska Natives. American Journal of Public Health, 104(Suppl 3), S303-11.

Finlay, S.M., and Armstrong, K. (2018). Indigenous NCDs: a call for States to include Indigenous peoples in non-communicable disease Declaration. [Online] Available at: https://croakey.org/indigenousncds-a-call-for-states-to-include-indigenous-peoples-in-non-communicable-disease-declaration/.

Fitzgerald, C., and Hurst, S. (2017). Implicit bias in healthcare professionals: a systematic review. BMC Medical Ethics, 18(1), 19.

Gershon, A.S., et al. (2014). Asthma and chronic obstructive pulmonary disease (COPD) prevalence and health services use in Ontario Metis: a population-based cohort study. PloS One, 9(4), e95899.

Gracey, M., and King, M. (2009). Indigenous health part 1: determinants and disease patterns. The Lancet, 374(9683), 65-75.

Hayman, N., Reid, P.M.J., and King, M. (2015). Improving health outcomes for Indigenous peoples: what are the challenges? Cochrane Database of Systematic Reviews, 8, ED000104.

Jones, R. (2019). Climate change and Indigenous health promotion. Global Health Promotion, 26(3 suppl), 73-81.

Jones, R., Bennett, H., Keating, G., and Blaiklock, A. (2014). Climate change and the right to health for Māori in Aotearoa/New Zealand. Health & Human Rights, 16(1), 54-68.

Jowitt, L. (2016.) Gestational diabetes in New Zealand ethnic groups. Integrative Molecular Medicine, 3(2), 583-9.

Kaholokula, J.K., Nacapoy, A., and Dang, K. (2009). Social justice as a public health imperative for Kānaka Maoli. AlterNative, 5(2), 116-37.

King, M., Smith, A., and Gracy, M. (2009). Indigenous health part 2: the underlying causes of the health gap. The Lancet, 374(9683), 76-85.

Kumagai, A., and Lypson, M. (2009). Beyond cultural competence: critical consciousness, social justice, and multicultural education. Academic Medicine, 84(6), 782-7.

Lawrence, J.M., Contreras, R., Chen, W., and Sacks, D.A. (2008). Trends in the prevalence of preexisting diabetes and gestational diabetes mellitus among a racially/ethnically diverse population of pregnant women, 1999-2005. Diabetes Care, 31(5), 899-904.

LaVeist, T., and Nutu-Jeter, A. (2002). Is doctor-patient race concordance associated with greater satisfaction with care? Journal of Health and Social Behavior, 43(3), 296-306.

Levy, B.S., and Patz, J.A. (2015). Climate change, human rights, and social justice. Annals of Global Health, 81(3), 310-22.

Maskarinec, G.G., et al. (2014). Patient perspectives on the Hula Empowering Lifestyle Adaptation Study: benefits of dancing hula for cardiac rehabilitation. Health Promotion Practice, 16(1), 109-14.

McGrath, N.M., Evans, C., and Holgate, A. (2007). Post-partum follow-up of women with gestational diabetes mellitus from Northland, New Zealand. Diabetic Medicine, 24, 218-19.

Mbugi, C.V. and Chilongola, J.O. (2010). Allergic diseases in Africa and Africans: is it primarily a priority? World Allergy Organization Journal, 3, 197.

Ministry of Health (2015). Tatau Kahukura: Māori Health Chart Book (3rd ed.). Wellington: Ministry of Health.

Ministry of Health (2011). Tatau Kura Tangata: Health of Older Māori Chart Book (2nd ed.). Wellington: Ministry of Health.

Mohindra, K.S. (2017). Research and the health of indigenous populations in low-and middle-income countries. Health Promotion International, 32, 581-6.

Montenegro, R.A. and Stephens, C. (2006). Indigenous health 2: indigenous health in Latin America and the Caribbean. The Lancet, 367, 1859-69.

Moore, S.P., Forman, D., Piñros, M., Fernández, S.M., de Oliveira Santos, M., and Bray, F. (2014). Cancer in indigenous people in Latin America and the Caribbean: a review. Cancer Medicine, 3(1), 70-80.

Naqshbandi, M., Harris, S.B., Esler, J.G., and Antwi-Nsiah, F. (2008). Global complication rates of type 2 diabetes in Indigenous peoples: a comprehensive review. Diabetes Research and Clinical Practice, 82(1), 1-17.

NCD Alliance (2012). Health Inequalities and Indigenous People. [Online] Available at: https://ncdalliance.org/.

Nilsson, C. (2008) Climate change from an Indigenous perspective: key issues and challenges. Indigenous Affairs, 1-2, 8-15.

Nolan, C.J. (2011). Controversies in gestational diabetes. Best Practice & Research: Clinical Obstetrics & Gynaecology, 25(1), 37-49.

Oguamanam, C. (2004). Localizing intellectual property in the globalization epoch: the integration of Indigenous knowledge. Indiana Journal of Global Legal Studies, 11(2), 135-69.

Ohenjo, N., Willis, R., Jackson, D., Nettleton, Cl., Good, K., and Mugarura, B. (2006). Indigenous health 3: health of indigenous people in Africa. The Lancet, 367, 1937-46.

O'Reilly, S. (2014). Prevention of diabetes after gestational diabetes: better translation of nutrition and lifestyle messages needed. Healthcare, 2(1), 468-91.

Osgood, N.D., Dyck, R.F., and Grassmann, W.K. (2011). The inter-and intragenerational impact of gestational diabetes on the epidemic of type 2 diabetes. American Journal of Public Health, 101(1), 173-9.

Paavola, J. (2017). Health impacts of climate change and health and social inequalities in the UK. Environmental Health, 16(Suppl 1), 113.

Pan American Health Organization (PAHO). (2018). The Burden of Mental Disorders in the Region of the Americas. Washington DC: PAHO.

Papps, E., and Ramsden, I. (1996). Cultural safety in nursing: the New Zealand experience. International Journal for Quality in Health Care, 8(5), 491-7.

Paradies, Y., Harris, R., and Anderson, I. (2008). The Impact of Racism on Indigenous Health in Australia and Aotearoa: Towards a Research Agenda. Casurina, NT: Cooperative Research Centre for Aboriginal Health.

Paradies, Y., Truong, M., and Priest, N. (2013). A systematic review of the extent and measurement of healthcare provider racism. Journal of General Internal Medicine, 29(2), 364-87.

Paradies, Y. (2016). Colonisation, racism and indigenous health. Journal of Population Research, 33(1), 83-96.

Paradies, Y. (2018). Racism and Indigenous health. In: McQueen, D. (ed.) Oxford Research Encyclopedia of Global Public Health. Oxford: Oxford University Press.

Parkin, D.M., Sitas, F., Chirenje, M., Stein, L., Abratt, R., and Wabinga, H. (2008). Part I: Cancer in Indigenous Africans — burden, distribution, and trends. The Lancet Oncology, 9(7), 683-92.

Patel, V., Flisher, A.J., Hetrick, S., and McGorry, P. (2007). Mental health of young people: a global public-health challenge. The Lancet, 369(9569), 1302-13.

Paulino, N.A., Vázquez, M.S., and Bolúmar, F. (2019). Indigenous language and inequitable maternal health care, Guatemala, Mexico, Peru and the Plurinational State of Bolivia. Bulletin of the World Health Organization, 97(1), 59.

Porter, C., Skinner, T., and Ellis, I. (2012). The current state of Indigenous and Aboriginal women with diabetes in pregnancy: a systematic review. Diabetes Research and Clinical Practice, 98(2), 209-25.

Ramos-Castillo, A., Castellanos, E.J., and Galloway McLean, K. (2017). Indigenous peoples, local communities and climate change mitigation. Climatic Change, 140(1), 1-4.

Ratima, M., et al. (2007). Rauringa Raupa: Recruitment and Retention of Māori in the Health and Disability Workforce. Auckland: Taupua Waiora, AUT University.

Reid, P., Paine, S.J., Curtis, E., Jones, R., Anderson, A., Willing, E., and Harwood, M. (2017). Achieving health equity in Aotearoa: strengthening responsiveness to Māori in health research. The New Zealand Medical Journal, 130(1465), 96-103.

Robbins, A. (2015). Health consequences of climate change interventions. The Lancet, 386(10006), 1819.

Robson, B., and Reid, P. (2001). Ethnicity Matters. Review of the Measurement of Ethnicity in Official Statistics: Māori Perspectives Paper for Consultation. Wellington: Te Rōpū Rangahau Hauora a Eru Pōmare.

Royal C. (2009). Let the World Speak: Towards Indigenous Epistemology. Wellington: Mauriora ki te Ao/Living Universe Ltd.

Rumbold, A.R., et al. (2011). Delivery of maternal health care in Indigenous primary care services: baseline data for an ongoing quality improvement initiative. BMC Pregnancy and Childbirth, 11(1), 16.

Russell, N.K., Nazar, K., del Pino, S., Alonso Gonzalez, M., Díaz Bermúdez, X.P., and Ravasi, G. (2019). HIV, syphilis, and viral hepatitis among Latin American indigenous peoples and Afro-descendants: a systematic review. Revista Panamericana de Salud Pública, 43, e17.

Smedley, B., Stith, A., and Nelson, A. (2003). Unequal Treatment: Confronting Racial and Ethnic Disparities in Health Care. Washington DC: National Academies Press.

Smith, K.R., et al. (2014). Human health: impacts, adaptation, and co-benefits. In: Field, C., et al. (eds.). Climate Change 2014: Impacts, Adaptation and Vulnerability. Contribution of Working Group Ⅱ to the Fifth Assessment Report of the Intergovernmental Panel on Climate Change. Cambridge, United Kingdom and New York, NY, USA: Cambridge University Press, pp. 709-54.

Smith, L.T. (2012). Decolonizing Methodologies (2nd ed.). New York: Zed Books.

Smylie, J. and Anderson, M. (2006). Understanding the health of Indigenous peoples in Canada: key methodological and conceptual challenges. Canadian Medical Association Journal, 175(6), 602.

Steer, A.C., Carapetis, J.R., Nolan, T.M., and Shann, F. (2002). Systematic review of rheumatic heart disease prevalence in children in developing countries: the role of environmental factors. Journal of Paediatrics and Child Health, 38(3), 229-34.

Te Rōpū Rangahau Hauora a Eru Pōmare. (2002). Mana Whakamārama — Equal Explanatory Power: Māori and non-Māori sample size in national health surveys. Wellington: Ministry of Health.

The International Indigenous Peoples' Forum on Climate Change (IIPFCC) (2012). IIPFCC Statement to the SPI. 36th Session of the UNFCCC — Subsidiary Body for Implementation (SBI). Bonn: IIPFCC.

The Lancet (2016). No health workforce, no global health security. The Lancet, 387(10033), 2063.

Truong, M., Paradies, Y., and Priest, N. (2014). Interventions to improve cultural competency in healthcare: a systematic review of re-views. BMC Health Services Research, 14(1), 99.

United Nations (2007). United Nations Declaration on the Rights of Indigenous Peoples: resolution/adopted by the General Assembly, 2 October 2007. [Online] Available at: http://www.refworld.org/docid/471355a82.html.

UNFPII (2004). Report of the Workshop on Data Collection and Disaggregation for Indigenous Peoples. [Online] Available at: https://digitallibrary.un.org/record/517063?ln=en.

UN Permanent Forum on Indigenous Issues (UNPFII). (2015). State of the World's Indigenous Peoples (Volume 2): Indigenous Peoples' Access to Health Services. New York: United Nations.

UN Permanent Forum on Indigenous Issues (UNPFII) (2013). Permanent forum on Indigenous issues: report on the 12th session (20-31 May 2013). [Online] Available at: https://www.refworld.org/docid/51f8e9274.html.

UN Permanent Forum on Indigenous Issues (UNPFII). (2009). State of the World's Indigenous Peoples. New York: United Nations.

van Ryn, M., et al. (2015). Medical school experiences associated with change in implicit racial bias among 3547 students: a medical student CHANGES study report. Journal of General Internal Medicine, 30(12), 1748-56.

Walker, J., Lovett, R., Kukutai, T., Jones, C., and Henry, D. (2017). Indigenous health data and the path to healing. The Lancet, 390(10107), 2022-3.

Walpole, S.C., Rasanathan, K., and Campbell-Lendrum, D. (2009). Natural and unnatural synergies: climate change policy and health equity. Bulletin of the World Health Organization, 87(10), 799-801.

Walter, M. (2018). The voice of indigenous data: beyond the markers of disadvantage. Griffith Review, 60, 256.

Walter, M. (2016). Data politics and Indigenous representation in Australian statistics. In: Kukutai, T., and Taylor, J. (eds.). Indigenous Data Sovereignty: Toward an Agenda. Canberra: ANU Press, pp. 79-98.

Walters, K.L., et al. (2018). Growing from our roots: strategies for developing culturally grounded health promotion interventions in American Indian, Alaska Native, and Native Hawaiian communi-ties. Prevention Science, 21(Suppl 1), 54-64.

Walters, K. (2016). Keynote address at the Lowitja Institute International Indigenous Health and Wellbeing Conference, 8 - 10 November 2016, Melbourne. [Online] Available at: https://conference2016. lowitja. org. au/photos - and - videos/videos/keynote - address-professor-karina-walters/.

Walters, K.L., Mohammed, S.A., Evans-Campbell, T., Beltrán, R.E., Chae, D.H., and Duran, B. (2011). Bodies don't just tell stories, they tell histories: embodiment of historical trauma among American Indians and Alaska Natives. Du Bois Review: Social Science Research on Race, 8(1), 179-89.

Watkins, D.A., et al. (2017). Global, regional, and national burden of rheumatic heart disease, 1990-2015. New England Journal of

Medicine, 377(8), 13722.

Watts, N., et al. (2015). Health and climate change: policy responses to protect public health. The Lancet, 386(10006), 1861-914.

Watts, N., et al. (2018). The Lancet Countdown on health and climate change: from 25 years of inaction to a global transformation for public health. The Lancet, 391(10120), 581-630.

Weil, E.J., and Nelson, R.G. (2006). Kidney disease among the indigenous peoples of Oceania. Ethnicity & Disease, 16(2 Suppl 2), S2-24.

Whyte, K.P. (2016). Is it colonial déjà vu? Indigenous peoples and climate injustice. In: Adamson, J. and Davis, M. (eds.) Humanities for the Environment: Integrating Knowledge, Forging New Constellations of Practice. London & New York: Taylor & Francis, pp. 88-105.

Whyte, K. (2017). Indigenous climate change studies: indigenizing futures, decolonizing the Anthropocene. English Language Notes, 55(1), 153-62.

Wirihana, R. and Smith, C. (2014). Historical trauma, healing and well-being in Māori communities. MAI Journal, 3(3), 197-210.

Woods, J.A., Katzenellenbogen, J.M., Davidson, P.M., and Thompson, S.C. (2012). Heart failure among Indigenous Australians: a systematic review. BMC Cardiovascular Disorders, 12, 99.

Wood, L. (2015). The environmental impacts of colonialism. In: BSU Honors Program Theses and Projects. Item 119. Departmental Honors in Geography, Bridgewater State University. [Online] Available at: http://vc.bridgew.edu/honors_proj/119.

Woodward, A. and Porter, J.R. (2016). Food, hunger, health, and climate change. The Lancet, 387(10031), 1886-7.

World Health Organization (WHO) (2013). Global Action Plan for the Prevention and Control of Noncommunicable Diseases 2013-2020. Geneva: WHO.

World Health Organization (WHO) (2019). Cancer. [Online] Available at: https://www.who.int/news-room/fact-sheets/detail/cancer.

World Health Organization (WHO) (2014). Preventing Suicide: A Global Imperative. [Online] Available at: https://www.who.int/mental_health/suicide-prevention/exe_summary_english.pdf? ua=1.

10.7 残疾人

10.7.1 引言

迄今为止,公共卫生研究人员、从业人员和政策制定者在很大程度上忽视了残疾人的健康问题。我们认为,这是因为公共卫生侧重于预防残疾,并将残疾视为健康赤字。本章将阐述为什么残疾人健康是一个急需关注的重大公共卫生问题。

残疾人是全球总人数中相当重要的一部分。世界上超过10亿的人口身患残疾,占比约15%。在全球范围内,残疾人是弱势群体之一。他们可能有着较低的教育水平、失业、遭受社会排挤、生活贫困、无家可归或居住环境较差(经济合作与发展组织,2010;WHO,2011)。这些不良的环境会影响他们的身心健康。在许多国家,由于残疾人被排除在公共卫生和更广泛的社会之外,在同龄人中残疾人的吸烟率高于非残疾人(Courtney-Long et al.,2014;澳大利亚卫生与福利研究所,2016b),且更有可能超重和缺乏运动(Neter et al.,2011;Kim et al.,2015;澳大利亚卫生与福利研究所,2016b)。

残疾人也更容易遭受歧视、欺凌、身体暴力和性暴力(Hughes et al.,2012;Krnjacki et al.,2016;Krnjacki et al.,2017;Pinquart,2017)。由于难以获得高质量的健康促进和照护,这种情况将进一步恶化。改善残疾人所经历的不利处境、歧视、暴力、危险的健康行为以及保健和残疾服务获取不足的问题,将有助于提升他们的健康状况。这意味着,残疾人较差的健康状况在很大程度上是可以避免的,而不是他们潜在缺陷的必然结果。

在本章中,我们描述了残疾的定义和量化,国际上残疾的流行情况,残疾人的健康结果和健康的社会决定因素的影响。我们还讨论了一些关于改善残疾人健康状况的现有文献。本章最后呼吁将残疾人作为公共卫生的重点人群,并概述了未来公共卫生研究、政策和实践的议程。

10.7.2 残疾的概念演变

残疾是一个复杂且有争议的概念。联合国《残疾人权利公约》将残疾定义为:"残疾是残疾人的损伤与各种障碍相互作用,可能阻碍残疾人在与他人平等的基础上充分和切实地参与社会"(联合国,2006)。这一定义的重要性在于,它区分了残疾(如截瘫或视力丧失)和参与障碍(如歧视、身体残疾和就业机会有限)。残疾不仅仅是由残疾本身造成的,还是由残疾的存在和社会的其他特征造成的,这些特征阻止或使残疾人难以参与关键的生活领域、获得权利并实现愿望。

《残疾人权利公约》是第一个明确界定残疾人权利并概述促进、保护和维护这些权利义务的人权条约(联合国,2006;Keogh,Down,2014)。在这些权利中,承认残疾人有权享有可达到的最高健康标准,不受基于残疾的歧视(联合国,2006)。

10.7.2.1 公共卫生中残疾的概念

公共卫生研究人员、从业人员和政策制定者通常把重点放在预防残疾和不良健康上,通过政策和规划降低残疾的风险。例如,通过安全带和限速来减少道路事故,实行免疫接种和烟草税。把伤害和疾病的预防,以及促进健康和福祉作为公共卫生的核心,并应继续如此。与其他人一样,残疾人可以从这种公共卫生干预措施中受益。然而,在大多数公共卫生规划中,认为残疾是公共卫生的"失败"。此外,往往认为在一般人群中起作用的干预措施同样适用于残疾人并且有效,尽管这些可以用来衡量主流公共卫生干预措施对残疾人有益的研究设计证据和知识有限(Berghs et al.,2016)。

将残疾视为负担或缺陷的陈旧观念会加剧残疾人被排除在公共卫生之外的情况。例如,疾病负担研究将残疾定位为健康缺陷,这意味着残疾人的生活年数远不如健康人的生活年数有价值。残疾人不可能是健康的这种定位在用于资源分配或成本效益分析时,强调残疾人的生活从一开始就具有较低价值(Arnesen,Nord,1999)。实际上,这意味着认为针对残疾妇女的干预,如乳房X光检查等,比普通人群的成本效益更低,因为她们的生命被赋予的价值更低。

解决健康缺陷和残疾问题与通常所说的残疾医学模式大体一致。文献区分了残疾的医学(或个人)模式和社会模式。社会模式的支持者把"医疗模式"描述为将残疾视为个体身体的缺陷,可以通过预防、药物治疗来解决,最好是实现治愈(Oliver,1981;1990;1996)。社会模型与这种方法背离,它识别了物质、社会、文化和经济障碍。社会模式主要关注政府、组织、工作场所和社区如何应对个人参与社会的障碍。

这种社会模式要求政府和社会承担相应的责任,并为《残疾人权利公约》所阐明的残疾人权利得到正式承认铺平了道路,因此具有重要的政治意义并受到倡导者的广泛支持。其他人则注意到这两种模式的缺点,指出虽然社会模式是医学模式的重要对照,但它忽略了一个事实,即个体的局限性、痛苦经历、疲劳,这些都会对参与产生影响(Shakespeare,2014)。

10.7.2.2 功能、残疾和健康的国际分类

由世界卫生组织(2002)制定的功能、残疾和健康的国际分类(ICF)是使用最广泛的残疾概念框架之一。如图10.7.1所示,该框架旨在指导测量、研究、提供服务和政策制定。它区分了与身体功能损害相关的和与身体结构损伤相关的功能限制(如臂功能丧失)、活动(执行一项任务或动作,如穿衣等)和生活参与(如就业)。

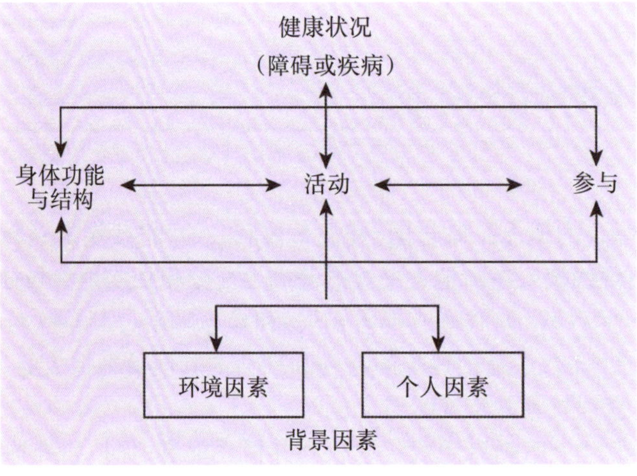

图10.7.1 按国际功能分类的残疾框架

ICF强调仅仅通过医疗对残疾采取行动是不够的。社会可以通过技术和其他适应性手段(如屏幕阅读器、轮椅、听力环)以及减少参与限制(如减少歧视,在ICF中被称为环境因素)来减少活动限制。ICF将这些领域分为身体、个人和社会视角。在ICF中,“功能”是指所有身体功能、活动和参与,而残疾则是一个总称,包括损伤、活动限制和参与限制。ICF还列出了与这些组成部分相互作用的环境因素(例如歧视、政策)和个人因素(例如年龄)。

10.7.2.3 残疾的测量

查阅使用ICF定义的近期研究发现,ICF的定义已在研究中被广泛采用,并得到了更高质量的残疾统计数据。值得注意的是,在监测资源匮乏环境中ICF在以社区为基础的康复方面发挥了重要作用,并用于政策和方案的设计及评价(例如教育和社会政策)。许多国家在新的残疾调查中使用了ICF的定义,特别是对功能的活动和参与领域进行了定义。然而,该综述的作者指出环境因素仍未得到很好的定义或测量(Madden, Bundy, 2019)。

尽管广泛认为ICF是收集残疾数据的理想模型,但因以许多不同的方式对其进行操作,导致对残疾统计数据的解释面临挑战(Madans et al., 2015; Sabariego et al., 2015)。例如,在国际层面,华盛顿工作组制定了一套简短且可扩展的问题,可用于人口普查和调查(http://www.washingtongroup-disability.com/about/)(Madans et al., 2011; Madans, Loeb, 2013)。有30多个国家在其人口普查中使用了该套问题,这些问题可用于监测可持续发展目标,已在全球范围内得到认可。与此同时,世界卫生组织制定了“模范残疾调查”(MDS)。MDS是一个非常全面的调查,包括大约320个问题,并已在少数国家试点,以便更深入地了解残疾(WHO, 2017a)。

在国家层面,许多国家制定了广泛涵盖ICF框架内运作情况的工具。例如,爱尔兰开展了一项全国残疾调查,该调查涵盖了ICF的所有要素,包括影响功能的环境因素,如态度和弹性的工作范围(Kostanjsek et al., 2013)。在澳大利亚,澳大利亚统计局每三年进行一次全面的残疾调查——残疾、老龄化和照顾者调查。这项调查包括150多个问题并提供了ICF各个方面的情况。他们还制作了一个关于残疾的简短模块,用于管理其他一些调查(Harper, 2010)。

10.7.2.4 残疾的患病率

通过对残疾患病率的不同调查进行比较,结果显示残疾患病率的估计值明显不同,且调查之间的一致性较差(Mont, 2007)。例如,在澳大利亚,残疾、老龄化和照护者调查结果显示,残疾患病率为18.3%,而使用华盛顿工作组问题调查残疾时,残疾患病率为6.7%(澳大利亚统计局,2016b)。挪威的一项研究调查了残疾的流行程度以及应用于同一样本的8种不同工具的一致性,他们发现残疾患病率在10%~25%之间,问题越多的工具往往会产生更高的估计值(Molden, Tossebro, 2010)。

不同的患病率估计值以及衡量残疾的不同工具之间缺乏可比性,这都对监测和评价提出了重大挑战。因此,有必要进行方法学研究来协调不同的方法,以便持续地了解残疾情况。

图10.7.2显示了使用人口普查或调查数据分析残疾情况的部分国家的残疾患病率。如前所述,澳大利亚残疾和护理人员调查显示残疾患病率高达18.5%。然而,许多其他国家没有使用这样一套全面的问题且残疾患病率低于2%,如多哥、伊朗、菲律宾和尼泊尔。这些低患病率估计数是通过该国人口普查中的一个问题确定的,询问受访者本人或家庭中的成员是否患有残疾,但确切的问题因国家而异。例如,在伊朗进行人口普查时,受访者会被问到“家中是否有人至少有以下一种残疾”,有九种不同的残疾类型可供选择。在多哥,对于每个家庭成员,受访者被问到“(该成员)是否有残疾”。在各国采用统一的残疾衡量方法之前,很难在国家之间进行有意义的比较。

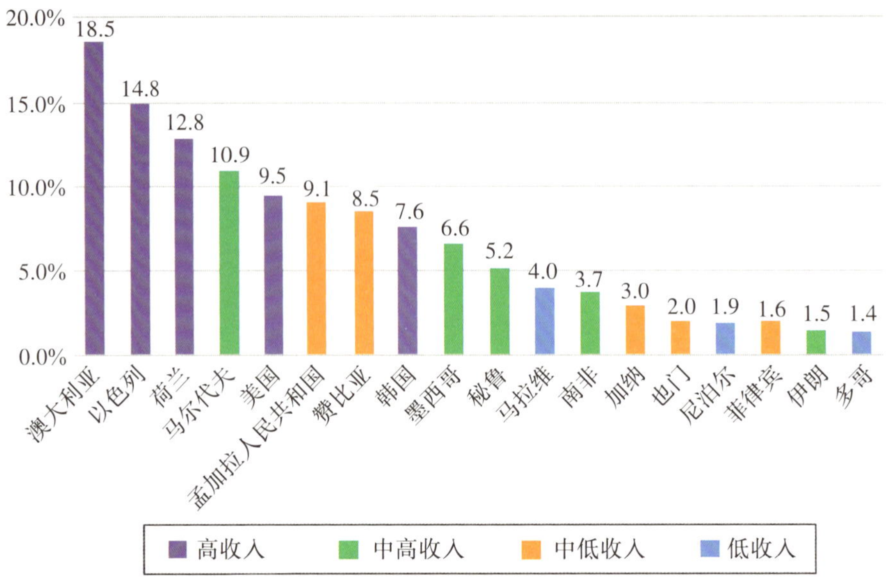

图 10.7.2 部分国家的残疾患病率

10.7.3 残疾人的健康

残疾人的身心健康状况通常较差,且疾病的患病率高于一般人群。残疾人往往更容易出现继发性健康状况,使现有健康状况和残疾状况复杂化,并增加了糖尿病和其他非传染性疾病等合并症的患病风险(WHO,2011)。

与非残疾人相比,残疾人的身心健康状况显然较差,但由于研究和数据质量较差,残疾人健康状况的真实情况尚不能确定。例如,一项关于智力障碍人群中糖尿病患病率的系统综述发现在欧洲、北美、新西兰、澳大利亚和中国的研究中,糖尿病的患病率从0.4%到25%不等。同样,关于智力残疾者心理健康状况的系统综述发现其患病率在14%~75%之间,这再次强调了真实的患病率和患病率估计值之间可比性的挑战(Buckles et al.,2013)。

尽管涉及特殊疾病的患病率测量,但残疾人在自评健康时往往报告较差的健康状况和心理困扰增加。在澳大利亚,超过一半的严重或深度残疾的成年人报告健康状况一般或较差,而在非残疾人中,这一比例仅为6%。在残疾人群中,心理困扰的患病率也有所上升,34%的人经历了高度或极度的心理困扰。在非残疾人群中,仅有5%的人经历过如此严重的痛苦,这清楚地表明在心理健康方面存在差异(澳大利亚卫生与福利研究所,2016b)。这些差异同样出现在美国,研究人员发现,人们心理痛苦感的增加与经历的疾病数量直接相关。虽然对健康和幸福的看法本身很重要,但心理健康状况不佳与残疾人身体健康状况(如冠心病、糖尿病和高血压较高患病率)有关(Okoro et al.,2014)。

健康结果也与求医行为有关,而求医行为又受到残疾的影响。在喀麦隆和印度进行的一项基于人群的病例对照研究表明,与健康人相比,残疾人更有可能报告严重的健康问题,但却延迟就医。研究人员发现,残疾人对康复服务的认识和获得程度极低(Mactaggart et al.,2016)。

10.7.3.1 特定残疾人群的健康结果

然而,残疾人的健康结局也可能有所不同,根据残疾的类型、残疾的严重程度以及地理和文化背景,一些群体的健康结局比其他群体差。例如,在澳大利亚,严重或深度残疾的成年人患有三种或三种以上疾病

(如背部问题、关节炎和心血管疾病)的可能性是正常人的三倍以上。与一般人群相比,具有特定残疾类型的个体身体健康状况也较差,如患有自闭症谱系障碍(ASD)或智力障碍。文献报道,与未患有ASD的人相比,ASD患者的心血管疾病危险因素水平升高,患多种疾病的风险也更高(Cashin et al.,2018)。

在苏格兰,智力障碍者的身体健康状况也更差,只有39%的人报告没有身体疾病。总体而言,与普通人群相比,智力障碍者在癫痫、视力障碍和听力损失等14种疾病中有更高的患病率(Cooper et al.,2015)。荷兰的一项研究表明,随着残疾人年龄的增长,这些合并症可能会变得更加普遍。在荷兰,50岁以上有智力障碍的成年人中,有80%报告了两种或两种以上疾病,而在社区居住的非残疾老年人中,这一比例为56%(Hermans,Evenhuis,2014)。

正如澳大利亚的一项全国精神病调查所强调的那样,有社会心理障碍的人患糖尿病、代谢紊乱、心脏病和肥胖的风险更高。与一般人相比,他们患这些疾病的死亡率也明显升高。他们的健康结局还受到药物副作用以及药物滥用和酗酒的影响,会加重精神疾病(Morgan et al.,2012;全国精神健康消费者和照顾者论坛,2011;Simonsen et al.,2013)。更糟糕的是,大多数精神卫生系统的资源不足,而且卫生从业人员并不完全具备处理残疾人健康需求的技能和条件。

不仅社会心理残疾的人可能遭受不良的健康状况,其他残疾类型的人也受到精神疾病的严重影响。例如,在美国,大约40%的残疾妇女在怀孕前经历过抑郁,近三分之一的残疾妇女在生产后出现抑郁症状,而非残疾妇女的这一比例为16%(Mitra et al.,2015)。在苏格兰,智力障碍的成年人患精神分裂症的概率增加了七倍,患焦虑症的概率增加了一倍。15%的智力障碍者患有抑郁症,而普通人群的这一比例为10%(Mitra et al.,2015)。更普遍的是,在澳大利亚有一半的严重或深度残疾者至少患有一种精神疾病,而没有残疾或限制性长期疾病的群体中,这一比例为8%(澳大利亚卫生与福利研究所,2016b)。

10.7.3.2 参与危险健康行为的可能性增加

残疾人更有可能从事一些危险的健康行为,这反过来又会导致健康状况不佳。影响残疾人的重要健康行为包括吸烟、饮酒和药物滥用以及缺乏体育活动。

吸烟

在国际上,与一般人群相比,残疾人的吸烟率更高。在美国的所有残疾类型中,18~49岁的残疾人中有40%的残疾男性和38%的残疾女性经常吸烟,而健康成年人中只有21%经常吸烟(Courtney-Long et al.,2014)。在澳大利亚情况类似,严重或深度残疾的成年人中有30%吸烟,是普通人的两倍(澳大利亚卫生与福利研究所,2016b)。残疾人士也不太可能尝试戒烟。例如,在韩国,有55%的经常吸烟的健康成年人在过去一年中尝试戒烟,而在残疾人群中只有45%尝试戒烟(Lee et al.,2014b)。在美国,去年只有不到20%的行动障碍患者试图戒烟,而普通人群的这一比例为27%(Borrelli et al.,2014)。

饮酒

相比之下,残疾人的饮酒量似乎比一般人要少(Glazier,Kling,2013;Pinquart,Pfeiffer,2015;澳大利亚卫生与福利研究所,2016b;Mitra et al.,2016)。然而,残疾人越来越多地使用其他物质。在美国,过去一个月的药物滥用率,包括处方药或非法药物、酗酒或习惯性吸烟,在残疾人中为40%,在非残疾人中为34%。

药物滥用

在美国,残疾人使用海洛因、羟考酮、镇静剂和甲基苯丙胺等物质的几率更高(Glazier,Kling,2013)。药物滥用的研究对特定的残疾类型(如智力障碍)指示作用较小。虽然来自美国的证据表明,在智力障碍的人群中药物滥用率较低,但发生药物相关问题的风险相对较高(Carroll Chapman,2013)。由于退出治疗的增加与较低的认知功能有关,用药物滥用的问题来衡量和治疗智力障碍者以及其他残疾群体可能具有较大挑战性(Brorson et al.,2013)。

在美国,当被问及药物滥用和治疗时,残疾人士因物质滥用问题接受有用治疗的可能性较小,50%的人报告有效治疗,而总人口的这一比例为57%(Anderson et al.,2014)。

缺乏运动

残疾人参与体力活动是另一个应该关注的问题,因为许多残疾人参与体力活动的机会非常有限。例如,在澳大利亚15~64岁患有严重或深度残疾的人群研究中,有46%的人报告过去一年没有体育锻炼。相比之下,31%的健康人报告没有体育锻炼(澳大利亚卫生与福利研究所,2016b)。同样,在韩国,有30%的20岁及以上的残疾成年人在过去一年内没有参加体育活动(Kim et al.,2015)。有特殊残疾的人身体活动率更低,如患有智力障碍的人。根据最近的一项系统综述可知,只有9%的智力障碍者达到了最低体力活动指南要求(Dairo et al.,2016)。这种模式也适用于残疾儿童,他们的身体活动率也较低。例如,荷兰70%的残疾儿童不参加有组织的体力活动,80%的儿童不参加体力活动或者每周参加体力活动不到1小时(Neter et al.,2011)。

10.7.4　残疾与影响健康的社会因素

为什么残疾人的健康行为和结果比健康人差得多呢?在某种程度上,这可以通过探索残疾人健康的社会决定因素来回答。如前所述,残疾不仅仅是某种特定的缺陷或状况,相反,残疾经历在很大程度上是由社会和环境决定的。健康的社会决定因素通过阐明影响环境、机会和对特定个人的看法的外部因素反映了这一点(Emerson et al.,2011)。暴力、贫困、教育和就业等社会决定因素以及污名化和歧视对于了解残疾人的经历和健康结果至关重要。

同样,了解将残疾人排除在卫生系统(包括公共卫生系统)之外,从而损害其健康、福祉和残疾的过程是必要的。国际研究强调,残疾人在社会经济地位、就业、教育成就等方面持续存在不平等,且缺少可获得、适当的住房和周围环境以及获得服务的机会等(Groce et al.,2011;WHO,2011;Byrne,2018)。这些不平等现象在影响残疾人的健康行为和结果方面发挥重要作用。

Emerson等人提供了一个合理的解释,说明残疾与健康的社会决定因素之间的关系往往建立在早期,并在整个生命过程中有所不同。对幼儿来说,最相关的社会决定因素往往与“物质和社会心理”危害有关(例如,住房条件差、饮食不良、经济不安全、家庭暴力、生活压力大、缺乏与成年人的支持关系)。随着儿童年龄的增长,照顾残疾儿童的费用可能会加剧这些社会决定因素。将成年残疾人排除在劳动力之外,这可能会加剧现有的社会和经济挑战。虽然关联机制尚不完全清楚,但很明显,残疾儿童和成人面临着更差的生活和工作条件以及更大的经济风险,这些都与更差的健康结果有关(Emerson et al.,2011)。

10.7.4.1　贫穷和残疾

在全球范围内,与非残疾人相比,残疾人更有可能生活在贫困中,而且这种情况似乎正在恶化。在美国,总人群的贫困率在上升,但残疾人的贫困率上升幅度最大。在1981年,25%的残疾人处于贫困状态,而到了2014年残疾人贫困率上升至32%(Brucker,Houtenville,2015)。

贫困与残疾之间的联系在中低收入国家也很明显,一项系统综述发现,在这些国家,超过80%的纳入研究确定了残疾与贫困之间的正相关关系。值得注意的是,残疾的严重程度与经济贫困的严重程度有关。作者发现,尽管调整了年龄、性别、居住地区和教育程度,这种关系仍然存在。这一趋势在全球各地区、损伤类型、研究设计和年龄组中都是一致的(Banks et al.,2017)。

尽管许多国家在解决贫困问题方面取得了很大进展,但中低收入国家的残疾人贫困问题仍然存在。例如,在柬埔寨,该国通过持续的经济增长和执行社会保护方案,在解决贫穷问题方面取得了重大进展。在过去10年中,从2007年约47%的贫困率下降到目前的13.5%(国家统计局,2015;世界银行,2018)。然而,在有或没有残疾人的家庭中,贫困减轻的情况并不相同。

一项分析2009年至2014年柬埔寨社会经济调查数据的研究强调了这一情况(国家统计局,2015)。研究发现,有残疾成员的家庭贫困率为18%,而没有残疾成员的家庭贫困率为13.6%。如果将家庭的残疾成本纳入分析,有残疾成员的家庭贫困率上升到34%,他们需要额外增加17%的家庭收入,才能达到与非残疾家庭相同的生活水平(Palmer et al.,2016)。由于残疾家庭资金有限,因此更难支付获得保健和教育等服务的费用(联合国亚洲及太平洋经济社会委员会,2015)。

显而易见,贫穷、健康和残疾是相互关联的。在英国的研究发现,智力障碍儿童中暴露于社会经济劣势的风险可能占身心健康下降风险的20%~50%(Emerson et al.,2011)。同样,一项对英国轻度和中度智力障碍人群的横断面调查发现,自我评估的健康状况与经济困难密切相关,过去一年曾经历过经济困难的人更有可能报告“健康状况不佳”(Emerson,Hatton,2008)。大多数高收入国家为无法工作的残疾人提供收入支持,但许多中低收入国家没有这样的保障,使残疾人面临更高的贫困和疾病风险(WHO,2011)。

10.7.4.2 获取营养

残疾人,尤其是残疾儿童,其营养状况比正常人差。营养不良与残疾密切相关,营养不良会增加身体受损的风险,残疾儿童更有可能出现营养不良。通常认为营养不良风险与喂养困难有关,或者残疾儿童更可能出现身体不适,从而影响他们的进食能力。虽然这些都是影响营养不良的重要因素,但2013年在肯尼亚进行的一项研究发现,营养不良还与忽视、对残疾儿童需要更多营养摄入认识的缺乏,以及故意喂养不足有关(Groce et al.,2014;国际残疾证据中心,2014)。由于某些损伤可能影响身体发育,这给确定残疾儿童的营养不良状况带来了挑战。因此,很难准确地使用传统的营养不良评估方法,如测量上臂围。这可能会阻碍对残疾儿童营养不良的识别,并降低对营养不良进行及时和充分治疗的可能性。

不良饮食和营养不良的可能后果包括健康状况恶化、发育里程碑缺失或延迟、发生可避免的继发性疾病、发育迟缓和消瘦以及可预防的死亡(Groce et al.,2014;国际残疾证据中心,2014)。伊朗的研究人员发现,超过40%的残疾儿童存在体重不足,42%的残疾儿童存在发育迟缓。值得注意的是,非残疾儿童中仅有6%存在体重不足。此外,90%的残疾儿童缺乏足够的维生素和矿物质,如铁和钙(Neyestani et al.,2010)。在荷兰,与非残疾儿童相比,残疾儿童吃早餐的可能性较小,在工作日吃水果的可能性也要低4.5倍(Neter et al.,2011)。研究还发现,法国智力障碍儿童的饮食习惯也较差,在学校用餐时饮用软饮料的学生中智力障碍儿童约占二分之一,而非智力障碍儿童仅占四分之一(Mikulovic et al.,2011)。中国台湾地区研究发现智力障碍青年的饮食习惯也较差,相比非残疾的同龄人,他们吃的新鲜水果和蔬菜更少(Yen,Lin,2010)。

在高收入国家残疾成人和儿童中,较差的饮食和较低频率的身体活动导致肥胖和超重的发生率较高。例如,据报道,在韩国上肢或下肢残疾的成年人有45%出现肥胖(Oh et al.,2012),而在美国,18~65岁的智力残疾成年人有近80%超重或肥胖(Barnes et al.,2013)。在北爱尔兰的学龄儿童中,智力障碍学生33%出现超重或肥胖,而非残疾的同龄人中这一比例为24%(Slevin et al.,2014)。在荷兰,31%的残疾儿童超重,而非残疾儿童的这一比例为10%。肥胖患病率的差异同样惊人,11%的残疾儿童肥胖,而非残疾儿童的这一比例仅为2%(Neter et al.,2011)。

10.7.4.3 被排斥在教育和工作之外

中低收入和高收入国家的残疾人在接受教育、获得和维持工作方面都面临许多障碍(Saleh,Bruyere,

2018)。在教育方面,由于对残疾儿童接受教育的益处持消极态度或期望不高,缺乏必要的调整和便利,以及获得包容性教育的机会有限,造成这些不平等现象的产生。在就业方面,职场对残疾人能力的期望较低,残疾人获得培训和技能发展等重要职业发展的机会有限,获得和维持工作的支持不足,以及与劳动力市场的联系不稳定(如就业不足、非正规就业、剥削)是主要障碍(Saleh,Bruyere,2018)。

例如,危地马拉的残疾人对贫困、社会不关注和污名化以及获得教育的结构性障碍造成的教育匮乏表示失望。缺乏教育是减轻贫穷的主要障碍(Grech,2014)。另外,尼泊尔、孟加拉国、柬埔寨和菲律宾的证据表明,较长的教育年限大大增加了残疾人就业和从事全职白领工作的机会,从而减少了贫困风险,增加了参与和获得更好健康的机会(Lamichhane,2015)。

美国就业统计数据表明,残疾人的就业障碍仍然存在。随着时间的推移,残疾人全年的全职就业率显著下降,从1981年的12%降至2014年的不足6%。对于工作的人而言,残疾人的收入中位数减少1万美元(Brucker,Houtenville,2015)。

目前,占澳大利亚总人口18.3%(420万)的残疾人中,只有53.4%是劳动力(受雇或者正在找工作),而在非残疾人群中这一比例为83.2%。澳大利亚残疾人的失业率为10%,几乎相当于非残疾人失业率(5.3%)的两倍(澳大利亚统计局,2016a)。污名化和歧视是改善澳大利亚残疾人就业结果的主要障碍(澳大利亚人权委员会,2016)。当残疾人就业时,他们往往从事不安全的工作,工作条件较差,薪酬不公平,且更有可能失业(LaMontagne et al.,2016;Milner et al.,2015;Milner et al.,2017)。

在英国同样如此,智力障碍的成年人更有可能从事非标准工作并且在工作中没有安全感。他们也更有可能从就业过渡到经济非活跃状态(Emerson et al.,2018)。污名化和结构性障碍也是巴西就业的主要障碍。由于残疾人的能力一直受到怀疑,虽然他们能够就业,但薪资通常较低,且从事技术含量低的工作(Toldra,Santos,2013)。

此外,一项对加拿大残疾青年的研究表明,残疾青年很难进入职场。绝大多数情况下,残疾青年的工作和求职经历明显较匮乏。83%有学习或记忆障碍的年轻人被拒绝面试,63%有行动障碍的年轻人被拒绝提供员工宿舍。在学习或记忆障碍的年轻人中,有77%的人由于残疾在工作中遭受歧视(Lindsay,2011)。

通过对来自美国的纵向数据的分析,发现三分之一的自闭症青少年上过大学(34.7%),55.1%的人在高中毕业后的前6年内从事过有偿工作。过去两年高中毕业的自闭症青少年中,超过一半的人未就业或接受教育。与其他残疾的青少年相比,自闭症青少年的就业率最低,失业率最高(Shattuck et al.,2012)。

10.7.4.4 住房和周边环境

可获得、可负担和安全的住房是健康的关键决定因素(澳大利亚卫生与福利研究所,2016a)。相反,获得安全和无障碍住房的机会减少会对残疾人的社会和健康结局造成严重影响(Beer,Faulkner,2009)。澳大利亚维多利亚州的研究人员发现,相比于普通人,残疾人拥有住房的可能性要小得多,他们更可能遭受住房压力,居住在出租房屋里。由于使用交通系统和获得服务机会的限制,残疾人在获得安全和无障碍住房方面可能会受到额外的阻碍。安全、无障碍、靠近交通和服务设施的住房可能要求残疾人离开家人和朋友,从而导致他们失去家人和朋友的扶持(Beer,Faulkner,2009)。

众所周知,社区生活对融入社会至关重要,同样也是影响生活质量的关键因素。大多数国家在进行社区化护理的推广,但是没有足够的资源支持残疾人在社区内的独立生活。因此,许多残疾人,尤其是智力和社会心理残疾者,仍然无法在社区内获得住房(Siska et al.,2018)。

人们生活和工作的周边环境同样重要。一项针对美国患有各种残疾和功能障碍的成年人的定性调查分析了影响个人、社区和社会参与的环境因素。主要包括八大类因素:建筑环境、自然环境、交通、辅助技术、信息技术访问、社会支持和社会态度、制度和政策以及经济环境。一位参与者对促进参与的庞大过程和组织的描述令人印象深刻,其认为仅仅有物理通道(例如坡道)是不够的,还必须考虑天气情况,私人助理是否会到来,室外人行道和坡道是否畅通,以及交通工具是否会到达。该研究强调了健康和环境障碍相互关联。虽然残疾个体表达了对工作的渴求，但他们担心会因此失去残疾养恤金，并且如果他们再失去工作，他们将没有任何收入。个体讨论了消极、失能的社会态度带来的挑战，以及社会促进因素（家庭的支出）的重要性。研究人员强调，这些障碍必须在社会、社区和个人层面上加以解决，以便对参与产生积极的影响(Hammel et al.,2015)。

10.7.4.5 暴力

在全球范围内，大多数残疾人受到暴力的影响。尽管如此，预防和应对暴力的方案往往忽视了残疾人的需求或将残疾人排除在外，或者不了解如何帮助或应对遭受暴力的残疾人(Devine et al.,2017)。在美国，28%的残疾人遭受过来自伴侣的暴力行为(Mitra,Mouradian,2014)，一项关于暴力行为的系统综述表明，残疾人遭受暴力的可能性比非残疾人高50%(Hughes et al.,2012)。四分之一的精神疾病患者最近遭受过身体暴力、性暴力或亲密伴侣暴力(Hughes et al.,2012)。

残疾妇女面临暴力的风险尤其之大。在澳大利亚，残疾妇女遭受身体暴力、亲密伴侣暴力、情感虐待、跟踪和骚扰的可能性是非残疾妇女的两倍(Krnjacki et al.,2016)。在美国，残疾妇女遭受强奸的可能性是非残疾妇女的四倍，遭受其他性暴力的可能性是非残疾妇女的三倍(Breiding,Armour,2015)。

低收入国家中残疾人遭受暴力行为的现象同样普遍。在一项孟加拉国残疾和暴力调查中，84%的残疾妇女至少遭受过一次暴力或虐待行为(Hasan et al.,2014)。近60%的尼泊尔和柬埔寨残疾妇女也曾遭受过暴力(Astbury,Walji,2014;Puri et al.,2015)。尽管残疾人，特别是残疾妇女的暴力行为的发生率高得惊人，但是最近对干预措施的评估发现，目前没有明确的证据表明哪种措施可以减少暴力(Mikton et al.,2014)。

10.7.4.6 污名化和歧视

污名化和歧视在残疾人遇到的所有障碍中起着关键作用。正如本章所示，整个社会对待残疾人的消极态度将残疾人排除在教育、就业和医疗保健之外。污名化剥夺了残疾人的独立性和权利，正如克罗地亚的一项研究显示，残疾人在教育、就业或性健康和生殖健康方面几乎没有发言权(Buljevac et al.,2012)。消极态度也被认为是菲律宾残疾人参加工作、社区会议和社会活动的主要障碍(Marella et al.,2016)。污名化也导致忽视和排斥，例如在所罗门群岛，残疾儿童被视为违反禁忌的惩罚(Gartrell et al.,2018)。

污名化和排斥导致残疾人陷入贫困的境地(Grech,2014;Trani et al.,2015)。例如，一项对印度严重精神病患者的研究强调了这种"负反馈循环"，在这种循环中，严重精神病患者特别是来自较低种姓的个体面临污名化风险。这种污名化以及对低种姓阶层施加的教育和就业限制，助长了持续的贫困，减少了残疾人的社会参与，降低了其自尊，并给照顾者增加了额外的负担，进一步加剧了污名化和歧视(Trani et al.,2015)。

总之，虽然在许多卫生相关领域需要采取公共卫生行动，但消除社会决定因素和由此产生的残疾人健康方面的差异，只能通过消除对残疾人的污名化、偏见、歧视以及随之而来的排斥来实现。

10.7.5 将残疾人纳入公共卫生服务

传染性和非传染性疾病、道路交通事故和伤害、预期寿命延长/老龄化、冲突、自然灾害，以及许多国家日益严重的社会经济不平等导致低收入和高收入国家的残疾人数量可能会随着时间的推移而增加(Marmot et al.,2010;WHO,2011;Mannan,MacLachlan,2013;Krahn et al.,2015;Durham et al.,2016)。将残疾人排除在公共卫生干预措施之外，以及越来越多的残疾人未得到满足的卫生需求越来越大，获得保健服务的障碍越来越多，将导致个体和群体水平的健康结局更差(Durham et al.,2016;Marella et al.,2016)。这突出表明，迫切需要建立更广泛的公共卫生和卫生系统,以确保残疾人更好地融入公共卫生的各个方面并从中受益。

这既需要针对残疾的举措,也需要残疾包容性方案。针对残疾问题的举措是直接针对残疾人的,例如残疾人能力建设,以便更好地了解某些健康行为的风险,促进残疾人参与体力活动和娱乐,或者为无法前往卫生服务机构的残疾人提供外联筛查方案。残疾包容性方案是主流活动,旨在确保残疾人能够获得这些方案,并使残疾人和非残疾人平等受益(Kleinitz et al.,2011;Piatta,Guy,2010)。例如,旨在包括针对残疾人的健康促进信息,该信息可通过多种通信格式获取,例如布莱叶盲文,通俗易懂(Piatta,Guy,2010;Kleinitz et al.,2011)。即使有适当的健康促进信息,残疾人在做出健康选择时也可能遇到额外的障碍,原因包括行动不便(例如无法进入公园、公共交通工具、商店)、因视力或认知障碍而难以阅读信息(例如食品标签)以及社区对残疾人获取社区资源的态度。

残疾包容性方案还要求确定和解决残疾人在公共卫生和卫生系统的各个方面遇到的障碍。接下来的内容侧重于公共卫生的关键组成部分,概述残疾人遇到的一些障碍,以及如何解决这些障碍。

10.7.5.1 健康促进与疾病预防

疾病预防,包括癌症筛查和免疫接种,是初级保健的重要组成部分。然而,残疾人获得的疾病预防服务与正常人相比并不总是相同的。残疾人获得疾病预防,特别是筛查,往往比较困难,尤其对残疾妇女而言。因为全民保健可能无法提供筛查费用,而且费用可能极其昂贵。残疾妇女经常报告,医疗专业人员不了解她们的残疾,使其必须解释自己的处境,并倡导她们自我护理(Ramjan et al.,2016)。针对残疾的具体信息通常无法用于筛查过程(Angus et al.,2012),大多数卫生保健提供人员报告,他们需要进行大量额外培训,以便为残疾人提供适当的预防性保健(Merten et al.,2015)。

美国一项全国健康调查的数据显示,残疾妇女很少接受最新的宫颈癌和乳腺癌筛查。据估计,过去三年内仅有三分之二的行动障碍妇女接受了巴氏试验,在过去两年内仅有61%的认知障碍妇女接受了乳腺X光检查。相比之下,非残疾妇女有81%做过最新的巴氏涂片检查,有73%最近做过乳腺X光检查(Steele et al.,2017)。在美国,残疾程度更复杂、更严重的女性接受最新癌症筛查的可能性一直较低(Horner-Johnson et al.,2014)。

尽管残疾妇女的乳腺癌和宫颈癌筛查率仍然低于非残疾妇女,但一些证据表明,教育在提高残疾妇女的癌症筛查率方面是有效的。"Women Be Healthy 2"是一项关于乳腺X光检查和巴氏涂片检查的教育项目,因其材料是手工制作的、多模式的,并且适用于低文化水平个体,所以适用于残疾妇女(Swaine et al.,2014)。

同样,一张关于智力障碍女性乳腺X光检查准备的DVD,让一位智力障碍女演员自信地完成了她的第一次乳腺X光检查预约(Greenwood et al.,2014)。这两个项目都表明参与者的癌症筛查知识有所提高。尽管样本量很小,但这些项目表明,适当的教育和支持资源可以帮助残疾妇女增加关于癌症筛查的知识并且提高她们获得癌症筛查的能力。关于残疾包容性筛查方案的另一个例子,请参见案例研究10.7.1。

美国关于结直肠癌筛查的研究结果令人鼓舞,残疾人和非残疾人之间的筛查率相似,在筛查率存在差异的地方,残疾人实际上接受的筛查更多(Iezzoni et al.,2016)。虽然残障人士较好的结直肠癌筛查的准确原因尚不清楚,但与医生接触的增加,会促使筛查的完成,可能是这一趋势的重要驱动因素。

案例

案例研究10.7.1 检查:增加残疾人的癌症筛查

虽然残疾人的癌症筛查率普遍较低,但文献表明免疫接种率的结果好坏参半。在过去的一年里,美国的老年残疾人比他们的同龄人更有可能接种流感疫苗和肺炎疫苗(Pharr,Bungum,2012)。在厄瓜多尔的偏远地区,研究人员发现残疾儿童的免疫接种率与其非残疾兄弟姐妹没有差异,这突出了国家免疫规划的有效性和对残疾的积极文化态度的重要性(Groce et al.,2007)。由于接种疫苗相对容易,通常不需要特殊设备,这可能对疫苗接种率产生积极影响。然而,某些残疾人群体,如智力残疾者,其疫苗接种率可能低于一般人群。中国台湾地区的数据表明,智力障碍的青少年接种乙型肝炎疫苗的比例低于一般人群(Yen,Lin,2011)。尽管中度和重度智力残疾的人比轻度智力残疾的人更有可能接种流感疫苗,但与老年人和幼童相比,智力残疾的年轻人接种流感疫苗的可能性更小(Yen et al.,2012)。这表明,尽管残疾人与医疗系统的定期接触可能会对疫苗接种率产生积极影响,但残疾人并没有始终如一地接受与一般人群相同水平的免疫接种。

抛开这些因素,残疾人不太可能接受与敏感问题有关的疫苗接种,如性和性行为。美国人乳头瘤病毒(HPV)疫苗的提供者报告说,残疾儿童没有接种HPV疫苗的主要原因是父母拒绝其接种(Cody,Lerand,2013)。因此,残疾人和非残疾人之间的免疫接种率可能不同,这取决于对特定疫苗的可接受性和疫苗与残疾人相关性的(错误)看法。确定残疾人接种HPV疫苗的障碍至关重要,需要制定提高残疾人HPV接种率的策略。

健康促进是一个需要进行大量新的研究和投资的领域,以达到改善饮食、增加体育活动和降低吸烟率的目的。尽管残疾人的吸烟率较高,但关于成功戒烟的方法和计划的方案和文献很少,这导致残疾人戒烟尝试率下降。然而,美国的一项研究表明,残疾人有戒烟的愿望,近90%行动不便的个体计划在六个月内戒烟(Borrelli et al.,2013)。

美国小型戒烟规划的一些初步证据强调了为残疾人量身定制方案的重要性,通过针对残疾个体的具体例子和残疾相关问题的讨论,如尼古丁替代疗法和药物之间的相互作用(Pomeranz,2014;King et al.,2016)。虽然这些建议为制定有效的戒烟规划奠定了基础,但残疾人在这方面得不到充分的服务。

最近,一项关于改善身体活动水平的干预性研究的综述表明,这一领域的研究正在增加。干预措施主要单独侧重于应用熟练整合技术的行为改变(如信息和互动技术)。大多数研究显示了积极的结果,但60%的研究分组是针对多发性硬化症(41%)、中风(15%)和脊髓损伤(12%)的,限制了研究结果的普遍性(Lai et al.,2017)。因此还需要对其他类型的残疾人进行进一步的研究。研究还应集中于如何对一般人群进行基于人群的干预,使其更适合于残疾人。

10.7.5.2 获取医疗服务

获取医疗保健服务是全球残疾人面临的一个重大问题。残疾人较差的身心健康和行为健康以及疾病预防服务的差异,都与获得医疗服务的障碍有关。虽然各国残疾人的经历和健康状况可能差别很大,但通常报告的主要障碍是交通问题、缺乏和/或无法获得卫生设施和设备(包括厕所)、卫生工作者的歧视以及服务费用和前往服务地点的交通费用。同样,由于缺乏获得卫生服务知识的时间、地点、方式,以及无法获得信息和医疗相关消息使这些障碍更加复杂(MacLachlan et al.,2011;Kleinitz et al.,2012;Van Rooy et al.,2012;Vaughan et al.,2016)。

不同背景的研究论证了这些障碍。例如,在韩国,近15%的残疾人在前一年难以获得医疗保健服务,其中约60%的人认为费用是导致他们难以获得医疗保健服务的主要障碍(Lee et al.,2014a)。在纳米比亚进行的定性研究发现,费用是残疾人获得护理的一个重大障碍,也有受访者认为交通是主要障碍。近90%的残疾受访者表示,由于过度昂贵的交通费,有时需要步行数小时才能到达医疗中心。对于能够到达医疗中心的残疾人来说,获得护理的其他障碍包括语言差异、卫生保健工作者短缺和设施不便(Van Rooy et al.,2012)。

在苏丹、纳米比亚、马拉维和南非开展的进一步定性工作强化了这些障碍,并且受访者对难以获得设备和服务匮乏的问题进行了讨论(Eide et al.,2015)。澳大利亚农村和偏远地区的残疾儿童及其照料者报告说,由于旅途时间长和缺乏服务,在获得保健服务方面也面临类似挑战(Dew et al.,2013)。

除了获得一般医疗服务的障碍之外,残疾个体在获得有效的性关怀和生殖护理方面还常常面临进一步的困难。政府政策和策略往往没有认识到残疾男性和女性的独特需求,社区观念可能认为残疾人是无性恋或性欲亢进者。在加纳,尽管需求不同,但是残疾男子和妇女通常被归类为一个同质群体。研究发现,在描述残疾男性和女性时使用"白痴"等贬损语言进一步助长了污名化并且控制他们的性健康和生殖健康需求(Mprah et al.,2014)。

正如越南身体残疾人士所报告的那样,污名化态度也可能禁止残疾人获得有关性健康和生殖的信息(Nguyen et al.,2018)。可以在一项关于乌干达获得服务的研究中进一步看到这些消极态度,以及普遍认为性行为和生殖是残疾人的禁忌。残疾妇女报告,由于残疾,其怀孕和性行为受到了极大的歧视,她们完全被排除在怀孕和分娩之外,因为她们没有得到任何帮助,无法进入医院上层的产前和分娩病房(Ahumuza et al.,2014)。

美国等高收入国家的孕妇在医生的办公室里仍面临羞辱和尴尬,如被转移到不合适的检查仪器上(如无法根据身高调整的检查台)(Iezzoni et al.,2015)。关于针对残疾妇女制定有效的性健康和生殖健康方案的案例研究,请参阅案例研究10.7.2。

案例

案例研究10.7.2 针对残疾妇女采取的生殖和性健康行动——W-DARE项目

加重残疾和基于性别的歧视往往意味着残疾妇女被排除在其社区的社会经济和政治生活之外。同样,残疾妇女在获得公共卫生方案,如卫生信息、筛查、预防和护理服务,以及暴力预防和应对方案方面也面临障碍。因此,与非残疾妇女相比,残疾妇女在整个生命周期中的健康状况较差,包括性健康和生殖健康(SRH)和暴力方面(MacLachlan,Swartz,2009;Lee et al.,2015;Vaughan et al.,2015;Marella et al.,2016;Vaughan et al.,2016;Devine et al.,2017)。

关于残疾患病率和残疾妇女的健康生活经验的数据有限,特别是中低收入国家(LMICs)获得方案的数据有限,这也使得难以规划和提供包容残疾的公共卫生方案。菲律宾的W-DARE项目是为增加残疾妇女对优质SRH服务和信息的需求和供应而开展的少数包容性行动研究项目之一。

W-DARE是由澳大利亚墨尔本大学和菲律宾德拉萨尔大学与利哈汉妇女健康中心合作开展的一个为期三年的项目,还得到了菲律宾大学妇女研究中心基金会和两个国家残疾人组织(DPOs)——WOWLEAP(Women with Disabilities Leap Social and Economic Progress,残疾妇女社会经济跨越式发展)和PARE(Persons with Disability Advocating for Rights and Empowerment,倡导残疾人的权利和赋权)的支持。在整个项目中,残疾妇女作为研究对象,确保她们的生活经验为项目的设计、实施和评估提供信息(Vaughan et al.,2015)。

研究第一阶段的主要发现强调,与非残疾妇女相比,残疾妇女报告的幸福感较差,并且更有可能报告获得保健服务、工作、教育和社会活动的机会减少。报告的纳入障碍包括服务成本、缺乏有关服务的信息以及难以进入卫生设施。SRH知识水平普遍较低,特别是在耳聋或有严重听力障碍的妇女和智力残疾妇女中。残疾妇女报告的对SRH服务的具体障碍包括歧视、服务提供者的能力有限、无法进入的交通、经济障碍,以及难以获得手语口译员。关于残疾妇女遭受暴力和虐待的报告很常见。同样,接受采访的残疾妇女的抗逆力报告也很常见。

作为回应,W-DARE小组制定并实施了一些干预措施,旨在促进获得高质量的SRH方案。需求方的干预措施包括为残疾妇女提供同伴促进的参与性行动小组,以提高对SRH服务的知识和需求,并发展同伴支持网络。供应方干预措施包括为服务提供者举办讲习班,以提高对残疾妇女需求和权利的认识;与卫生部合作,在初级保健环境中增加残疾人的参与;项目伙伴互访,分享当地保健和发展方案中包容残疾的经验;与暴力预防和应对服务机构合作,通过转诊,加强对残疾人的包容。人们认识到持续的变化需要社会对残疾的看法发生重大转变,因此制作了一些关于残疾妇女谈论她们的生活和权利的社交媒体视频。

W-DARE的干预措施为残疾妇女带来了积极的结果,并增加了残疾妇女和服务提供者获得权利和残疾包容信息的机会。加强残疾妇女的社会网络和社会包容机会,消费者参与设计更包容的保健服务,对于维护残疾妇女的SRH权利至关重要。

然而,为了使W-DARE项目产生持续的影响,解决残疾妇女参与所有其他生活领域的系统性障碍至关重要,如教育、就业和一般健康计划。这将需要政府、服务提供商、残疾人组织、公共卫生和发展规划人员与残疾妇女合作,确定具体的障碍和解决方案,以促进残疾人融入其社区。

10.7.5.3 与健康相关的康复

虽然与健康相关的康复并不适用于所有残疾人,但它不仅是《残疾人权利公约》中规定的一项重要权利,而且被公认为是初级卫生保健的关键组成部分和更广泛的卫生系统的关键部分(Pryor et al.,2017;Bezmez et al.,2018)。然而,许多残疾人,特别是生活在中低收入国家的残疾人,获得与健康有关的康复服务的机会有限,导致健康和康复需求未得到满足,社会和经济参与减少,生活质量下降(Gargett et al.,2016;Pryor et al.,2017;WHO,2017b)。

如Gargett等人所指出的,与更广泛的医疗服务类似,在中低收入国家的个人层面寻求康复服务遇到的障碍包括,由于道路和交通往往无法通行或负担不起,导致长途出行困难,或医疗服务主要集中于城市地区且价格昂贵(Gargett et al.,2016)。在他们对太平洋地区康复劳动力需求的审查中,Palmer等人在研究越南残疾人所面临的经济挑战时发现,康复服务和辅助设备的成本过高(Palmer et al.,2015);Mactaggart在其对喀麦隆和印度获得健康和康复服务的研究中强调,残疾人缺乏关于何时、何地以及如何获得康复服务的知识(Mactaggart et al.,2016)。

在系统层面,由于忽视了更广泛的卫生系统内的康复工作,从而阻碍了康复(Pryor et al.,2017)。在有限的卫生工作者中缺乏能够应对残疾人康复需求的康复专家(Gargett et al.,2016)。许多中低收入国家的卫生信息系统中残疾和康复措施的纳入有限(McPherson et al.,2017),整个卫生系统和卫生系统内部转诊过程中存在巨大差距(WHO,2017b)。

与所有旨在满足残疾人需求能力的公共卫生干预措施一样,与健康有关的康复服务需要积极、平等地让残疾人参与决策和参与服务提供的各个方面,并确保其对康复的全面了解,以满足个人的复杂需求(Bezmez et al.,2018)。

10.7.5.4 用于监测和评估的卫生信息系统和数据透明度

在残疾人的健康和融入公共卫生领域方面,仍需要更多的具体背景信息(Vaughan et al.,2016)。中低收入国家和高收入国家的卫生系统很少能收集关于残疾人及其获得健康服务的机会的信息。例如,老挝的一项关于卫生信息系统的研究发现,与残疾或功能相关的指标没有被包括在内,总体健康数据往往不完整、不准确或使用不当(Durham et al.,2016),这使得很难监测在获得机会或健康结果方面的进展。加强在公共卫生领域对残疾的关注可以为加强卫生信息系统提供机会(Durham et al.,2016)。

与更广泛的残疾测量问题类似,这需要对残疾进行可接受的定义,卫生信息系统可以随时和负担得起采用的残疾标准测量。正如前面所强调的,还需要在人口和健康调查中采取更好的残疾措施,从而更好地监测健康行为、健康结果、获得健康的机会以及残疾对教育和就业等其他关键领域的影响(Durham et al.,2016)。在澳大利亚,澳大利亚卫生和福利研究所制定了一系列可在行政数据(如初级保健和医院)中常规实施的量表。希望今后实施这些量表将有助于加强对残疾人卫生服务使用情况的监测和评价(澳大利亚卫生与福利研究,2016c)。

10.7.5.5 残疾人的服务和支持

为残疾人提供的服务和支持(包括卫生系统内外)对健康和福祉至关重要。服务和支持包括自我护理方面的个人协助(如穿衣、吃饭、淋浴),以及支持参与社区和带薪或无偿工作。获得言语治疗等治疗支持有助于残疾人发挥潜力。助听器和轮椅等基本支持对残疾人充分参与社会也至关重要。机器人、智能手机应用程序等IT辅助技术以及加强通信方面的技术创新等新技术,在改善残疾人参与和获得健康方面具有相当大的前景(Van Den Heuvel et al.,2017;Mavrou et al.,2017;Miksztai-Rethey,Farago,2018)。在所有环境中,包括教育、工作场所和卫生服务,合理的调整和居住设施对于使残疾人能够获得和参与工作至关重要,例如提供坡道和电梯,以改善物理可达性,提供灵活的工作条件,如在家工作。此外,确保制定、执行和监测工作场所残疾策略(包括心理健康)不仅将促进工作场所更加健康,而且将促进更好地理解包容的重要性(国际劳工局,2014)。

在国际上,残疾服务往往面临资金不足、资源不足,在获得服务方面相当不平等。筹资和提供服务的方法差别很大。鉴于许多残疾人在获得主流服务方面遇到的障碍,改善中低收入国家患者健康和社会结果的最重要方法之一是基于社区的康复(community-based rehabilitation,CBR)。CBR是一种多部门方法,以改善残疾人机会的均衡化和社会包容。CBR是通过残疾人及其家庭和社区以及相关政府和非政府卫生、教育、职业、社会和其他部门的共同努力来实施的(WHO,2010)。

例如,在柬埔寨,一些非政府组织一直与农村和偏远地区的社区合作,增进对残疾的了解,促进早期识别残疾,并制定当地的措施,支持残疾人及其家庭解决与损害有关的问题(通过对家庭进行适当的康复技术和训练,使他们能够与残疾家庭成员一起进行康复训练),并与地方当局和其他利益方合作,促进社区包容(即促进入学机会)。柬埔寨的政府一直在与这些组织合作,制定国家CBR指导方针。与许多不同收入水平的国家一样,可持续的财政和人力资源一直是一个持续的挑战(Bailey,Nguon,2014)。

澳大利亚生产力委员会对残疾人服务的审查发现,服务“不公平、资金不足、分散且效率低下,残疾人几乎没有选择””。委员会建议将资金增加一倍,并对提供服务的方式进行改革(生产力委员会,2011)。这促使推出国家残疾保险计划,该计划为残疾人提供个人预算,他们可以购买所需的服务和支持,具体参见案例研究10.7.3。

案例

案例研究10.7.3 澳大利亚国家残疾保险计划

在澳大利亚引入国家残疾保险计划(NDIS)之前,残疾服务是由州和地区政府提供的,各州之间的准入、质量和覆盖范围存在显著差异。联邦政府向各州和地区提供资金,以资助残疾人服务,但提供服务是各州或地区的责任。这意味着,获得服务的机会因人们居住在哪个州以及他们是住在城市还是住在农村和偏远地区而异,而且无法保证资金的长期安全。人们对所提供的服务也几乎没有选择的余地。

澳大利亚生产力委员会的任务是审查目前的残疾服务系统,并考虑其他实施模式。他们特别考虑了个性化预算的实施,比如英国引入的残疾人及其家庭和照顾者可以根据他们的特殊支持需求获得个人预算,以购买他们需要的服务和支持(Needham,Dickinson,2017)。委员会还建议采用一种保险办法,以确保残疾人获得资金来支付其残疾的终身费用。生产力委员会建议实施国家残疾保险计划,并将对残疾服务部门的资金增加一倍(生产力委员会,2011)。

生产力委员会建议NDIS包括三个层次的支持。

第一级为所有严重残疾的澳大利亚人提供保险(即保证支持)。第一级项目还旨在促进残疾人参与社区活动的机会。

第二级包括任何残疾人士和他们的主要照顾者(据生产力委员会估计约有480万人)。第二级涉及与主要服务机构合作,提供信息和转诊服务。

第三层涉及提供长期护理和支持,通过个性化的资助方案,为65岁以下的严重和持续残疾的澳大利亚公民或居民提供长期护理和支持。在委员会提交报告时,估计约41万人,约占残疾人口的10%。获得三级支持的资格是:永久性残疾,与"自我护理、沟通、行动或自我管理功能显著降低"相关,需要大量持续支持和/或被评估为属于"有充分证据表明早期干预是安全的,且能显著改善结果,并具有成本效益"的群体。为了有资格获得这些规划,需要对个人进行评估,以确定他们的目标和需求,根据需要为他们提供资金,并可以选择他们购买的服务和支持(生产力委员会,2011)。这些服务和支持将由一系列非营利组织、政府组织和私人组织提供。

NDIS的改革得到了两个主要政党以及州和地区政府的大力支持。从2013年7月1日起,它在澳大利亚各地的四个试验地点实施,另外三个试验点于2014年7月1日开始实施。该公司于2016年7月开始在澳大利亚各地全面推出,并将于2019/2020年完成全面推行(Buckmaster,Clark,2018)。

NDIS是澳大利亚自引入医疗保险-全民健康计划以来实施的最大的社会政策改革。它面临着许多重要的实施问题,包括明确个性化服务和支持的资格,特别是社会心理残疾者的支持,信息通信技术问题,缺乏可供残疾人选择的服务("市场失灵"),与参与者一起规划的过程以及个人在新系统的复杂性中所面临的困难。人们还对个人谈判和驾驭这种复杂制度的不同能力表示担忧,这种能力导致供资方案的严重不平等(Carey et al.,2017)。进一步的紧张局势是政府的作用,从"轻触式的市场监管",政府识别欺诈行为并设定一些最低标准,到"市场管理",政府在支持创新方面发挥积极作用,刺激市场,特别是有短缺的市场,并确保公平、选择和控制。很明显,在不同类型的残疾人或偏远地区的澳大利亚人获得服务方面,NDIS存在差距,部分原因是缺乏财政可持续性,政府在支持这些领域的市场发展方面的作用不发达,有可能出现相当大的不平等(Carey et al.,2017;Carey et al.,2018)。

对该计划的初步评估显示,参与者普遍满意,但我们要知道澳大利亚在资助和提供残疾服务方面的大胆改革在很大程度上实现它的愿望,还需要很多年(Mavromaras et al.,2018)。

10.7.6　残疾的公共卫生研究

迄今为止,关于残疾人健康的研究一直很少,但很明显,公共卫生研究可以大大促进关于残疾人健康的证据基础,并确定基于证据的改善残疾人健康的干预措施和策略。例如,公共卫生研究人员可以推进与残疾有关的信息的测量和报告,制定解决健康劣势问题的干预措施和方案(例如有针对性的戒烟方案)和政策分析。重要的是,这项研究需要从多个学科的角度进行,并采用定性和定量的方法。同样至关重要的是,残疾人是开展所有研究的核心,也是解决已确定问题的核心。这一领域的最佳实践包括共同设计研究项目,使残疾人获得适当的资源来进行研究。

前面提出的W-DARE项目是共同设计研究的一个例子。因此,残疾妇女作为共同研究人员,在项目的所有阶段与非残疾研究人员一起工作。这包括初步的双重能力发展、设计和实施研究的所有阶段,对保健工作者和其他残疾妇女进行关于实现性健康和生殖健康权利的持续培训、数据分析并且告知调查结果。这不仅确保了研究受益于对菲律宾残疾妇女生活经验的内部了解,而且还展示了残疾妇女的能力是她们研究的核心(Vaughan et al.,2015)。

残疾和健康卓越研究中心是残疾人健康多学科研究方案的例子,该方案利用残疾部门推动其研究优先事项和传播活动,具体见案例研究10.7.4。

案例

案例研究10.7.4 国家健康和医学研究委员会,残疾和健康卓越研究中心

残疾和健康卓越研究中心(The Centre of Research Excellence,CRE,http://credh.org.au/)由澳大利亚国家卫生和医学研究理事会资助。这是世界首例,它旨在收集指导澳大利亚社会和卫生政策改革所需的证据。

CRE汇集了一个跨学科的研究小组,包括来自卫生和残疾部门、州和联邦政府以及残疾消费者代表团体的利益相关者,他们嵌入了研究设计和开发。通过与残疾人、服务提供者、非政府组织和其他利益相关者的合作,该委员会将确定影响澳大利亚残疾人的关键和新出现的问题。该研究旨在响应残疾部门的利益方所确定的优先事项。

该研究涉及四个工作项目:

1. 绘制残疾人和非残疾人之间的社会、经济和健康不平等的空间分布图。
2. 应用前沿流行病学方法确定残疾人健康的主要社会决定因素。
3. 建立了第一个成本效益模型,以估计政策干预对残疾人的健康影响和卫生经济学收益。
4. 这是一个创新的政策实验室,将利益相关者嵌入研究过程中,在CRE的整个生命周期中接受采访,让该委员会有机会反思他人的意见,并对其他三个工作项目的结果作出回应。

CRE-DH还致力培养一支在残疾及健康方面有专业技能的研究队伍,包括培训新入职的研究人员和博士生,以及建立学术界和其他领域决策者的研究能力,以应对残疾人健康状况不佳的紧迫问题。

10.7.7 总结与展望

在本章中,我们已经表明,虽然基于残疾人健康的证据是不完整的,但现有证据足以表明,残疾人的精神和身体健康状况平均比非残疾人差。这些较差的健康结果部分是由于潜在的健康状况造成的,但也是由于社会经济劣势、更严重的健康损害行为、针对性差的健康促进和预防性保健、缺乏获得高质量卫生、残疾和康复服务的机会,以及更多地遭受歧视、污名化和暴力的结果。

扭转残疾人的健康劣势需要以基于人群和有针对性的办法,解决残疾人的具体情况。正如一位研究健康社会决定因素的顶尖研究人员所强调的那样:"为了降低健康社会梯度的陡峭程度,行动必须是普遍的,但其规模和强度与劣势程度成正比"(Marmot et al.,2010)。因此可以认为,残疾人对所有公共卫生职能(例如免疫接种、支持健康行为)的需求更大,公共卫生研究人员、政策制定者和从业人员迫切需要解决残疾人被排斥在公共卫生和更广泛的卫生系统外这一问题(联合国,2006;WHO,2011;Mannan,MacLachlan,2013;Krahn et al.,2015)。

改善残疾人健康的公共卫生措施要求对初级预防、健康促进和健康生活方式采取社会决定因素干预,并对有健康问题和/或残疾的人进行护理和康复。公共卫生措施还必须考虑减少贫困的社会保护和福利方案,以及促进残疾人社会和经济参与的更有效干预措施(Skempes,Bickenbach,2015;Carey,2016)。

需要加强卫生和康复系统,以改善残疾人的健康状况。加强良好管理制度的设立;制定持续和明确的政策,为残疾人制定有针对性的方案;为实施包容性政策和方案提供适当资源;更好地协调整个卫生和康复系统的护理和转诊过程;缩小目前公共卫生保健人力资源的差距,以支持协调护理工作并提供满足残疾人需求的服务(Krahn et al.,2015;Mannan,MacLachlan,2013;McVeigh et al.,2016)。

对所有这些进程至关重要的是进一步认识到残疾人具有与非残疾人相同(通常是额外的)的健康需求和权利。健康权已载入《残疾人权利公约》(联合国,2006)。将残疾人排除在为响应千年发展目标而采取的国际行动，包括公共卫生行动之外，这一事实很好地说明了残疾人的这项权利和所有其他无形权利为何需要专门的联合国公约。在残疾人及其代表组织的大力倡导下，《2015—2030年全球可持续发展目标》明确阐述了对残疾人的包容性(Marella et al.,2016)。

全球对《残疾人权利公约》、可持续发展目标以及世界卫生组织《阿拉木图宣言》(WHO,1978)等平台的承诺，要求所有国家的公共卫生从业人员、研究人员和政策制定者确保将残疾人纳入公共卫生的各个方面并从中受益。这将需要采取更具包容性的办法以解决现有的障碍，将其纳入主流公共卫生政策和规划(即健康促进信息传递、疾病暴发和灾害应对)以及针对残疾的行动，即在中低收入国家促进社区康复并为其提供资源(联合国,2006;WHO,2011;MacLachlan et al.,2012;MacLachlan,Mannan,2014;Krahn et al.,2015)。

我们已经描述了残疾的衡量标准和收集的较差的残疾信息质量。目前迫切需要更好的背景信息和数据，以了解残疾人的健康状况，并将其纳入公共卫生服务(Vaughan et al.,2016)。改善特定环境下残疾数据的收集和分类，包括在卫生信息系统内，对于监测包容性进展以及确定改善残疾人健康结果的障碍至关重要(Durham et al.,2016)。这包括查明公共卫生从业者在知识、实践和态度方面的差距，以提高他们的包容能力，同时制定策略，提高残疾人的知识和能力，以增加他们获得公共卫生计划的机会(Mannan,MacLachlan,2013;Krahn et al.,2015;Vaughan et al.,2016)。

需要残疾人在政策制定过程中发挥有意义的领导作用并参与其中，以便政策更能满足残疾人的需求(Love et al.,2018)。此外，我们需要确保支持残疾人了解他们的健康权，并向他们提供信息、资源和支持，使他们能够参与公共卫生规划(Devine et al.,2017)。在研究方面，我们需要培养残疾人的能力，使其在公共卫生研究中发挥领导作用，并确保所有研究项目都符合残疾人的优先事项。

公共卫生在很大程度上有助于缓解残疾人面临的健康劣势。要做到这一点，公共卫生需要超越将残疾作为一种健康缺陷的理解，并对残疾人的健康社会决定因素进行干预。减少与残疾有关的健康不平等现象需要解决健康不良的根本原因，如贫困和歧视等社会决定因素。这样做将使公共卫生能够真正地实现其促进所有个人及其社区健康的目标。

(翻译：陈帅印)

参考文献

Ahumuza, S.E., et al. (2014). Challenges in accessing sexual and reproductive health services by people with physical disabilities in Kampala, Uganda. Reproductive Health, 11, 59.

Anderson, M.L., et al. (2014). Posttraumatic stress disorder and substance use disorder comorbidity among individuals with phys-ical disabilities: findings from the National Comorbidity Survey Replication. Journal of Traumatic Stress, 27(2), 182-91.

Angus, J., et al. (2012). Access to cancer screening for women with mobility disabilities. Journal of Cancer Education, 27(1), 75-82.

Arnesen, T. and Nord, E. (1999). The value of DALYs life: Problems with ethics and validity of disability adjusted life years. British Medical Journal, 319(7222), 1423-5.

Astbury, J. and Walji, F. (2014). The prevalence and psychological costs of household violence by family members against women with disabilities in Cambodia. Journal of Interpersonal Violence, 29(17), 3127-49.

Australian Bureau of Statistics (2016a). Disability, Ageing and Carers, Australia: Summary of Findings, 2015. Canberra: Australian Bureau of Statistics.

Australian Bureau of Statistics (2016b). Supplementary Disability Survey, 2016: Key Findings, 2016. [Online] Available at: http://www.abs.gov.au/AUSSTATS/abs@.nsf/Lookup/4450.0Main+Features120 16?OpenDocument.

Australian Human Rights Commission (2016). Willing to Work: National Inquiry into Employment Discrimination Against Older Australians and Australians with Disability. Australian Human Rights Commission. [Online] Available at: https://humanrights.gov.au/our-work/age-discrimination/projects/willing-work-national-inquiry-employment-discrimination.

Australian Institute of Health and Welfare (2016a). Australia's Health 2016. Canberra: AIHW.

Australian Institute of Health and Welfare (2016b). Health Status and Risk Factors of Australians with Disability 2007-2008 and 2011-2012. Canberra: AIHW.

Australian Institute of Health and Welfare (2016c). Standardised Disability Flag: data Collection Guide. Cat. no. 6. DAT 6. Canberra: AIHW.

Bailey, S.R. and Nguon, S. (2014). Situation Analysis for Disability-inclusive Governance and Community Development in Cambodia. UNICEF Cambodia & Local Governance and Child Rights. [Online] Available at: https://www.dfat.gov.au/sites/default/files/cambodia-disability-inclusive-governance-community-development-sit-analysis.pdf.

Banks, L.M., et al. (2017). Poverty and disability in low-and middle-income countries: A systematic review. PLoS One, 12(12), e0189996.

Barnes, T.L., et al. (2013). Physical activity in a large sample of adults with intellectual disabilities. Journal of Physical Activity & Health, 10(7), 1048-56.

Beer, A. and Faulkner, D. (2009). The Housing Careers of People with a Disability and Carers of People with a Disability. AHURI Research Paper. [Online] Available at: https://www.ahuri.edu.au/_data/assets/pdf_file/0007/3103/AHURI_Research_Paper_The-housing-careers-of-people-with-a-disability-and-carers-of-people-with-a-disability.pdf.

Berghs, M., et al. (2016), Implications for public health research of models and theories of disability: a scoping study and evidence synthesis. Public Health Research. Southampton (UK): NIHR Journals Library; 2016 Jul. PMID: 27512753.

Bezmez, D., et al. (2018). Rehabilitation as a disability equality issue: A conceptual shift for disability studies? Social Inclusion, 6(1), 61-72.

Borrelli, B., et al. (2014). Cigarette smoking among adults with mobility impairments: a US population-based survey. American Journal of Public Health, 104(10), 1943-9.

Borrelli, B., et al. (2013). Methods used to quit smoking by people with physical disabilities. Rehabilitation Psychology, 58(2), 117-23.

Breiding, M.J. and Armour, B.S. (2015). The association between disability and intimate partner violence in the United States. Annals of Epidemiology, 25(6), 455-7.

Brorson, H.H., et al. (2013). Drop-out from addiction treatment: a systematic review of risk factors. Clinical Psychology Review, 33(8), 1010-24.

Brucker, D. L. and Houtenville, A. J. (2015). People with disabilities in the United States. Archives of Physical Medicine & Rehabilitation, 96(5), 771-4.

Buckles, J., Luckasson, R., and Keefe, E. (2013). A systematic review of the prevalence of psychiatric disorders in adults with intellectual disability, 2003-2010. Journal of Mental Health Research in Intellectual Disabilities, 6(3), 181-207.

Buckmaster, L. and Clark, S. (2018). The National Disability Insurance Scheme: A Chronology. Canberra: Department of Parliamentary Services.

Buljevac, M., et al. (2012). The stigma of disability: Croatian experiences. Disability & Rehabilitation, 34(9), 725-32.

Byrne, B. (2018). Dis-equality: exploring the juxtaposition of disability and equality. Social Inclusion, 6(1), 9-17.

Carey, G. (2016). Grassroots to Government: Creating Joined-up Work in Australia. Melbourne: Melbourne University Publishing.

Carey, G., et al. (2018). The vexed question of market stewardship in the public sector: Examining equity and the social contract through the Australian National Disability Insurance Scheme. Social Policy & Administration, 52(1), 387-407.

Carey, G., et al. (2017). Redressing or entrenching social and health inequities through policy implementation? Examining personalised budgets through the Australian National Disability Insurance Scheme. International Journal for Equity in Health, 16(1), 192.

Carroll Chapman, S. L., and Wu, L. (2013). Substance use among individuals with intellectual disabilities. Research in Developmental Disabilities, 33(4), 1147-56.

Cashin, A., et al. (2018). A scoping review of what is known of the physical health of adults with autism spectrum disorder. Journal of Intellectual Disability, 22(1), 96-108.

Cody, P.J. and Lerand, S.J. (2013). HPV vaccination in female children with special health care needs. Journal of Pediatric & Adolescent Gynecology, 26(4), 219-23.

Cooper, S.A., et al. (2015). Multiple physical and mental health comorbidity in adults with intellectual disabilities: Population-based cross-sectional analysis. BMC Family Practice, 16, 110.

Courtney-Long, E., et al. (2014). Disparities in current cigarette smoking prevalence by type of disability, 2009-2011. Public Health Reports, 129(3), 252-60.

Dairo, Y.M., et al. (2016). Physical activity levels in adults with intellectual disabilities: A systematic review. Preventive Medicine Reports, 4, 209-19.

Devine, A., et al. (2017). 'Freedom to go where I want to go': Qualitative valuation of the W-DARE peer facilitated Participatory Action Groups to improve access to sexual and reproductive health for women with disabilities in the Philippines. Reproductive Health Matters Disability Special Issue, 25, 55-65.

Dew, A., et al. (2013). Addressing the barriers to accessing therapy services in rural and remote areas. Disability & Rehabilitation, 35(18), 1564-70.

Durham, J., et al. (2016). Health information systems and disability in the Lao PDR: A qualitative study. The International Journal of Health Planning and Management, 31(4), 446-58.

Eide, A.H., et al. (2015). Perceived barriers for accessing health services among individuals with disability in four African countries. PLoS One, 10(5), e0125915.

Emerson, E. and Hatton, C. (2008). Socioeconomic disadvantage, social participation and networks and the self-rated health of English men and women with mild and moderate intellectual disabilities: cross-sectional survey. European Journal of Public Health, 18(1), 31-7.

Emerson, E., et al. (2018). The association between non-standard employment, job insecurity and health among British adults with and without intellectual impairments: Cohort study. SSM Population Health, 4, 197-205.

Emerson, E., et al. (2011). The health of disabled people and the social determinants of health. Public Health, 125(3), 145-7.

Gargett, A.L., et al. (2016). Identifying rehabilitation workforce strengths, concerns, and needs: a case study from the Pacific Islands. Disability, CBR & Inclusive Development, 27(2), 19-36.

Gartrell, A., et al. (2018). Social determinants of disability-based disadvantage in Solomon islands. Health Promotion International, 33(2), 250-60.

Glazier, R.E. and Kling, R.N. (2013). Recent trends in substance abuse among persons with disabilities compared to that of persons without disabilities. Disability & Health Journal, 6(2), 107-15.

Grech, S. (2014). Disability, poverty and education: Perceived barriers and (dis)connections in rural Guatemala. Disability and the Global South, 1(1), 128-52.

Greenwood, N.W., et al. (2014). Testing the feasibility of a DVD-based intervention to promote preparedness for mammography in women with intellectual disabilities. Journal of Cancer Education, 29(1), 99-105.

Groce, N., et al. (2014). Malnutrition and disability: Unexplored opportunities for collaboration. Paediatrics & International Child Health, 34(4), 308-14.

Groce, N., et al. (2011). Disability and poverty: the need for a more nuanced understanding of implications for development policy and practice. Third World Quarterly, 32(8), 1493-513.

Groce, N.E., et al. (2007). Immunization rates among disabled children in Ecuador: Unanticipated findings. Journal of Pediatrics, 151(2), 218-20.

Hammel, J., et al. (2015). Environmental barriers and supports to everyday participation: A qualitative insider perspective from people with disabilities. Archives of Physical Medicine & Rehabilitation, 96(4), 578-88.

Harper, P. (2010). Information paper: ABS sources of disability information, Australia, 2003-2008, Cat. 4431.0.55.002. Australian Bureau of Statistics. [Online] Available at: https://www.ausstats.abs. gov.au/Ausstats/subscriber.nsf/0/69F4AB340D15511ACA25 77890 0119EC6/$File/attqvre7.pdf.

Hasan, M.T., Muhaddes, T., Camellia, S., Selim, N., and Rashid, S.F. (2014). Prevalence and experiences of intimate partner violence against women with disabilities in Bangladesh: results of an explanatory sequential mixed-method study. Journal of Interpersonal Violence, 29(17), 3105-26.

Hermans, H. and Evenhuis, H.M. (2014). Multimorbidity in older adults with intellectual disabilities. Research in Developmental Disabilities, 35(4), 776-83.

Horner-Johnson, W., et al. (2014). Breast and cervical cancer screening disparities associated with disability severity. Women's Health Issues, 24(1), e147-53.

Hughes, K., et al. (2012). Prevalence and risk of violence against adults with disabilities: A systematic review and meta-analysis of observational studies. Lancet, 379(9826), 1621-9.

Iezzoni, L.I., et al. (2016). Trends in colorectal cancer screening over time for persons with and without chronic disability. Disability Health Journal, 9(3), 498-509.

Iezzoni, L.I., et al. (2015). Physical accessibility of routine prenatal care for women with mobility disability. Journal of Women's Health (Larchmt), 24(12), 1006-12.

International Centre for Evidence in Disability, et al. (2014). Childhood Disability and Malnutrition in Turkana Kenya; A Summary Report for Stakeholders and Policy. CRIN. [Online] Available at: https://www.lshtm.ac.uk/sites/default/files/2019-06/Malnutrition-and-Disability-Report-Full-Report.pdf.

International Labour Office, et al. (2014). Business as Unusual: Making Workplaces Inclusive of People with Disabilities. Geneva: ILO.

Keogh, M. and Down, E. (2014). What are the enablers and barriers to implementation of the United Nation Convention on the Rights of Persons with Disabilities (CRPD) in the Indo-Pacific? CBM Australia.

Kim, Y., et al. (2015). Correlates of physical activity among people with disabilities in South Korea: A multilevel modeling approach. Journal of Physical Activity & Health, 12(7), 1031-8.

King, J.L., et al. (2016). Evaluation of a newly developed tobacco cessation program for people with disabilities. Disability & Health Journal, 9(1), 145-9.

Kleinitz, P., et al. (2011). Disability Inclusive Practices in Eye Health Development. Bensheim: CBM.

Kleinitz, P., et al. (2012). 2012: Barriers to and Facilitators of Health Services for People with Disabilities in Cambodia. Canberra: AusAID Knowledge Hubs for Health.

Kostanjsek, N., et al. (2013). Counting disability: and global national estimation. Disability & Rehabilitation, 35(13), 1065-9.

Krahn, G.L., et al. (2015). Persons with disabilities as an unrecognized health disparity population. American Journal of Public Health, 105(Suppl 2), S198-206.

Krnjacki, L., et al. (2016). Prevalence and risk of violence against people with and without disabilities: findings from an Australian population-based study. Australian & New Zealand Journal of Public Health, 40(1), 16-21.

Krnjacki, L., et al. (2017). Disability-based discrimination and health: findings from an Australian-based population study. Australian & New Zealand Journal of Public Health.

Lai, B., et al. (2017). Current trends in exercise intervention research, technology, and behavioral change strategies for people with disabilities: a scoping review. American Journal of Physical Medicine & Rehabilitation, 96(10), 748-61.

Lamichhane, K. (2015). Disability, Education and Employment in Developing Countries. Cambridge: Cambridge University Press.

LaMontagne, A.D., et al. (2016). Psychosocial job quality in a national sample of working Australians: a comparison of persons working with versus without disability. SSM Population Health, 2, 175-81.

Lee, J.E., et al. (2014a). Accessibility of medical services for persons with disabilities: Comparison with the general population in Korea. Disability & Rehabilitation, 36(20), 1728-34.

Lee, J.E., et al. (2014b). Smoking behaviors among people with disabilities in Korea. Disability & Health Journal, 7(2), 236-41.

Lee, K., et al. (2015). Sexual and reproductive health services for women with disability: a qualitative study with service providers in the Philippines. BMC Women's Health, 15(87).

Lindsay, S. (2011). Discrimination and other barriers to employment for teens and young adults with disabilities. Disability & Rehabilitation, 33(15-16), 1340-50.

Love, L., et al. (2018). Achieving disability equality: empowering disabled people to take the lead. Social Inclusion, 6(1), 1-8.

MacLachlan, M., et al. (2012). Inclusive health. Tropical Medicine & International Health, 17(1), 139-41.

MacLachlan, M. and Mannan, H. (2014). The World Report on Disability and its implications for rehabilitation psychology. Rehabilitation Psychology, 59(2), 117-24.

MacLachlan, M., et al. (2011). Access to health care of persons with disabilities as an indicator of equity in health systems. Open Medicine, 5(1), e10-e12.

MacLachlan, M. and Swartz, L. (2009). Disability & International Development. New York: Springer-Verlag.

MacRae, S., et al. (2015). Diabetes in people with intellectual disabilities: a systematic review of the literature. Research in Developmental Disabilities, 47, 352-74.

Mactaggart, I., et al. (2016). Assessing health and rehabilitation needs of people with disabilities in Cameroon and India. Disability and Rehabilitation, 38(18), 1757-1764.

Madans, J.H. and Loeb, M. (2013). Methods to improve international comparability of census and survey measures of disability. Disability and Rehabilitation, 35(13), 1070-3.

Madans, J.H., et al. (2011). Measuring disability and monitoring the UN Convention on the Rights of Persons with Disabilities: the work of the Washington Group on disability statistics. BMC Public Health, 11 Suppl 4, S4.

Madans, J.H., et al. (2015). Comments on Sabariego et al. Measuring disability: comparing the impact of two data collection approaches on disability rates. International Journal of Environmental Research & Public Health, 13(1), ijerph13010065.

Madden, R.H. and Bundy, A. (2019). The ICF has made a difference to functioning and disability measurement and statistics. Disability & Rehabilitation, 41(12), 1450-62.

Mannan, H. and MacLachlan, M. (2013). Disability and health: a research agenda. Social Inclusion, 1(1), 37-45.

Marella, M., et al. (2016). Rapid assessment of disability in the Philippines: understanding prevalence, wellbeing and access to the community for people with disabilities to inform the W-DARE. Population Health Metrics, 14(26), 1-11.

Marmot, M., et al. (2010). Fair Society, Healthy Lives: The Marmot Review. London: Strategic Review of Health Inequalities in England PostT2010.

Mavromaras, K., et al. (2018). Evaluation of the NDIS. Adelaide: Flinders University.

Mavrou, K., et al. (2017). Opportunities and challenges related to ICT and ICT-AT use by people with disabilities: an explorative study into factors that impact on the digital divide. Technology and Disability, 29(1), 63-75.

McPherson, A., et al. (2017). Strengthening health information systems for disability-related rehabilitation in LMICs. Healthy Policy and Planning, 32(3), 384-94.

McVeigh, J., et al. (2016). Promoting good policy for leadership and governance of health related rehabilitation: a realist synthesis. Globalization and Health, 12(1), 1-18.

Merten, J.W., et al. (2015). Barriers to cancer screening for people with disabilities: a literature review. Disability & Health Journal, 8(1), 9-16.

Miksztai-Rethey, B. and Farago, K. (2018). An exploratory case study on letter-based, head-movement-driven communication. Technology and Disability, 29(4), 153-61.

Mikton, C., Maguire, H., and Shakespeare, T. (2014). A systematic review of the effectiveness of interventions to prevent and respond to violence against persons with disabilities. Journal of Interpersonal Violence, 29(17), 3207-26.

Mikulovic, J., et al. (2011). Prevalence of overweight in adolescents with intellectual deficiency. Differences in socio-educative context, physical activity and dietary habits. Appetite, 56(2), 403-7.

Milner, A., et al. (2015). Perceived fairness of pay among people with and without disabilities: a propensity score matched analysis of working Australians. Scandinavian Journal of Work, Environment & Health, 41(5), 451-9.

Milner, A., et al. (2017). Underemployment and its impacts on mental health among those with disabilities: evidence from the HILDA cohort. Journal of Epidemiology & Community Health, 71(12), 1198-202.

Mitra, M., et al. (2016). Disparities in adverse preconception risk factors between women with and without disabilities. Maternal & Child Health Journal, 20(3), 507-15.

Mitra, M., et al. (2015). Prevalence and risk factors for postpartum depression symptoms among women with disabilities. Maternal & Child Health Journal, 19(2), 362-72.

Mitra, M. and Mouradian, V.E. (2014). Intimate partner violence in the relationships of men with disabilities in the United States: Relative prevalence and health correlates. Journal of Interpersonal Violence, 29(17), 3150-66.

Molden, T.H. and Tossebro, J. (2010). Measuring disability in survey research: Comparing current measurements within one data set. ALTER-European Journal of Disability Research/Revue Européenne de Recherche sur le Handicap, 4(3), 174-89.

Mont, D. (2007). Measuring Disability Prevalence. Washington, DC: The World Bank.

Morgan, V.A., et al. (2012). People living with psychotic illness in 2010: The second Australian national survey of psychosis. Australian & New Zealand Journal of Psychiatry, 46(8), 735-52.

Mprah, W.K., et al. (2014). Does disability matter? Disability in sexual and reproductive health policies and research in Ghana. International Quarterly of Community Health Education, 35(1), 21-35.

National Institute of Statistics, et al. (2015). Cambodia Demographic and Health Survey 2014. [Online] Available at: https://dhsprogram.com/pubs/pdf/fr312/fr312.pdf.

National Mental Health Consumer and Carer Forum (2011). Unravelling Psychosocial Disability: A Position Statement of the National Mental Health Consumer and Carer Forum on Psychosocial Disability Associated with Mental Health Conditions. Canberra: NMHCCF.

Needham, C. and Dickinson, H. (2017). 'Any one of us could be among that number': Comparing the policy narratives for individualized disability funding in Australia and England. Social Policy & Administration, 52(3), 731-49.

Neter, J.E., et al. (2011). The prevalence of overweight and obesity and its determinants in children with and without disabilities. Journal of Pediatrics, 158(5), 735-9.

Neyestani, T.R., et al. (2010). Nutritional status of the Iranian children with physical disability: a cross-sectional study. Asia Pacific Journal of Clinical Nutrition, 19(2), 223-30.

Nguyen, T.T.A., Liamputtong, P., Horey, D., Monfries, M. (2018). Knowledge of sexuality and reproductive health of people with physical disabilities in Vietnam. Sexuality & Disability, 36, 3-18.

OECD (2010). Sickness, Disability and Work: Breaking the Barriers. [Online] Available at: https://www.oecd.org/publications/sickness-disability-and-work-breaking-the-barriers-9789264088856-en.htm.

Oh, M.K., et al. (2012). Differences in obesity rates between people with and without disabilities and the association of disability and obesity: a nationwide population study in South Korea. Journal of Preventive Medicine & Public Health, 45(4), 211-18.

Okoro, C.A., et al. (2014). A triple play: Psychological distress, physical comorbidities, and access and use of health services among U.S. adults with disabilities. Journal of Health Care for the Poor & Underserved, 25(2), 814-36.

Oliver, M. (1981). A new model of the social work role in relation to disability. In: Campling, J. (ed.), The Handicapped Person: A New Perspective for Social Workers? London: RADAR.

Oliver, M. (1990). The Politics of Disablement. Basingstoke: Macmillan.

Oliver, M. (1996a). A sociology of disability or a disablist sociology? In: Barton, L. (ed.), Disability and Society: Emerging Issues and Insights. New York: Longman.

Oliver, M. (1996b). Understanding Disability. Basingstoke: Macmillan.

Palenzuela, K. (2014). Questioning assumptions on disability, 2014. [Online] Available at: http://www.abc.net.au/rampup/articles/2014/05/01/3996019.htm.

Palmer, M., et al. (2015). The economic lives of people with disabilities in Vietnam. PLoS One, 10(7), e0133623.

Palmer, M., et al. (2016). The cost of disability in a low income country, 2016. [Online] Available at: http://dx.doi.org/10.2139/ssrn.2856285.

Pharr, J.R. and Bungum, T. (2012). Health disparities experienced by people with disabilities in the United States: a Behavioral Risk Factor Surveillance System study. Global Journal Health Sciences, 4(6), 99-108.

Piatta, F. and Guy, M. (2010). Rights in Action — Good Practice for Inclusive Development. Lyon: Handicap International.

Pinquart, M. (2017). Systematic review: Bullying involvement of children with and without chronic physical illness and/or physical/sensory disability: A meta-analytic comparison with healthy/nondisabled peers. Journal of Pediatric Psychology, 42(3), 245-59.

Pinquart, M. and Pfeiffer, J.P. (2015). Alcohol use among students with and without hearing loss. Journal of Deaf Studies & Deaf Education, 20(1), 82-90.

Pomeranz, J.L., et al. (2014). Creating a tobacco cessation program for people with disabilities: a community based participatory research approach. Journal of Addiction Research and Therapy, 5(204). doi:10.4172/2155-6105.1000204.

Productivity Commission (2011). Disability Care and Support, Report no. 54. Canberra: The Productivity Commission.

Pryor, W., et al. (2017). Compliance with standards of practice for health-related rehabilitation in low and middle-income settings: de-velopment and implementation of a novel scoring method. Disability & Rehabilitation, 41(19), 2264-71.

Puri, M., Misra, G., and Hawkes, S. (2015). Hidden voices: Prevalence and risk factors for violence against women with disabilities in Nepal. BMC Public Health, 15(261).

Ramjan, L., et al. (2016). Barriers to breast and cervical cancer screening for women with physical disability: a review. Women Health, 56(2), 141-56.

Sabariego, C., et al. (2015). Measuring disability: Comparing the impact of two data collection approaches on disability rates. International Journal of Environmental Research & Public Health, 12(9), 10329-51.

Saleh, M.C. and Bruyere, S.M. (2018). Leveraging employer practices in global regulatory frameworks to improve employment outcomes for people with disabilities. Social Inclusion, 6(1), 18-28.

Shakespeare, T. (2014). Disability Rights and Wrongs Revisited (2nd ed.). London: Routledge.

Shattuck, P.T., et al. (2012). Postsecondary education and employment among youth with an autism spectrum disorder. Pediatrics, 129(6), 1042-9.

Simonsen, M., et al. (2013). Youth and adults with psychiatric disabilities: Improving career and employment. In: Strauser, D.R. (ed.) Career Development, Employment, and Disability in Rehabilitation: From Theory to Practice. New York: Springer Publishing Company, p. 401.

Siska, J., et al. (2018). Social inclusion through community living: current situation, advances, and gaps in policy, practice and research. Social Inclusion, 6(1), 94-109.

Skempes, D. and Bickenbach, J. (2015). Strengthening rehabilitation for people with disabilities: a human rights approach as the essential next step to accelerating global progress. American Journal of Physical Medicine & Rehabilitation, 94(10), 823-8.

Slevin, E., et al. (2014). Obesity and overweight in intellectual and non-intellectually disabled children. Journal of Intellectual Disability Research, 58(3), 211-20.

Steele, C.B., et al. (2017). Prevalence of cancer screening among adults with disabilities, United States, 2013. Preventing Chronic Disease, 14, E09.

Swaine, J.G., et al. (2014). Test of an intervention to improve knowledge of women with intellectual disabilities about cervical and breast cancer screening. Journal of Intellectual Disability Research, 58(7), 651-63.

Toldra, R.C. and Santos, M.C. (2013). People with disabilities in the labor market: Facilitators and barriers. Work, 45(4), 553-63.

Trani, J.F., et al. (2015). Mental illness, poverty and stigma in India: a case-control study. BMJ Open, 5(2), e006355.

UNESCAP (2015). Disability at a Glance. Review of the economic costs of exclusion of persons with disabilities in Asia and the Pacific. [Online] Available at: https://www.unescap.org/sites/default/files/SDD%20Disability%20Glance%202015_Final.pdf.

United Nations (2006). Convention on the Rights of Persons with Disabilities. Geneva: United Nations.

Van Den Heuvel, R., et al. (2017). Robots supporting play for children with physical disabilities: exploring the potential of IROMEC. Technology and Disability, 29(3), 109-20.

Van Rooy, G., et al. (2012). Perceived barriers to accessing health services among people with disabilities in rural northern Namibia. Disability & Society, 27(6), 761-75.

Vaughan, C., et al. (2016). Building capacity for a disability inclusive response to violence against women and girls: Experiences from the W-DARE project in the Philippines. Gender and Development, 24(2), 245-60.

Vaughan, C., et al. (2015). W-DARE: a three-year program of participatory action research to improve the sexual and reproductive health of women with disabilities in the Philippines. BMC Public Health, 15(984).

World Health Organization (WHO) (1978). Declaration of Alma-Ata: International Conference on Primary Health Care. WHO Chronicles, 32(11), 428-30.

World Health Organization (WHO) (2002). Towards a Common Language for Functioning, Disability, and Health: The International Classification of Functioning, Disability and Health. Geneva: WHO.

World Health Organization (WHO) (2010). Community-based Rehabilitation: CBR Guidelines. Geneva: WHO. [Online] Available at: http://www.who.int/disabilities/cbr/en/.

World Health Organization (WHO) (2011). World Report on Disability. Geneva: WHO.

World Health Organization (WHO) (2017a). Model Disability Survey (MDS): Survey Manual. Geneva: WHO.

World Health Organization (WHO) (2017b). The Need to Scale Up Rehabilitation. Geneva: WHO.

World Bank (2018a). Poverty & Equity Data Portal: Cambodia, 2018a. [Online] Available at: http://povertydata.worldbank.org/poverty/country/KHM.

World Bank (2018b). The World Bank in Cambodia. [Online] Available at: http://www.worldbank.org/en/country/cambodia/overview.

Yen, C.F., et al. (2012). Analysis of seasonal influenza vaccine up-take among children and adolescents with an intellectual disability. Research in Developmental Disabilities, 33(2), 704-10.

Yen, C.F. and Lin, J.D. (2010). Factors for healthy food or less-healthy food intake among adolescents with intellectual disabilities. Research in Developmental Disabilities, 31(1), 203-11.

Yen, C.F. and Lin, J.D. (2011). Factors influencing administration of hepatitis B vaccine to community-dwelling teenagers aged 12-18 with an intellectual disability. Research in Developmental Disabilities, 32(6), 2943-9.

10.8 老年人群健康

10.8.1 引言

这一章讨论了人口老龄化现象、老年人独特的健康需求以及为他们提供医疗和社会护理的特定方法。老龄化现象反映了一系列在整个生命过程中以不同速度发生的生物、心理和社会过程，虽然这些过程与老龄化相关，但其并不等同于实际年龄，它们在个体之间因性别、种族背景、生活方式、社会经济、地理位置和历史因素等许多因素而有所不同，这有助于解释为什么某些国家或人群老龄化速度比其他国家或人群更快。

关于“老年”的定义在不同环境、不同时期和不同个体之间仍然存在差异。过去，联合国(UN)和其他国际机构使用60岁或以上(60+)来定义“老年人”，但最近越来越多的人同意应该普遍使用大于等于65岁来描述这部分人口，并意识到处于劣势地位的群体可能会提早经历与老龄化相关的过程。

尽管大多数人都会经历老龄化过程，但是不同个体经历的过程并不完全一致。事实上，基于不同时间顺序的描述均显示65岁以上的人不是一个同质群体，不同年龄段的人之间的经验、能力和健康状况都存在很大差异，随着年龄增长，有些人能够保持良好的状态且避免发生残疾，而其他人则可能越来越虚弱且更加依赖他人。针对这一迅速增长和日益多元化的人口群体，确定其健康状况和社会需求，设计和评估干预措施，并进行未来规划时，必须要认识到这种异质性。

10.8.2 与人口老龄化相关的人口统计学预测

世界人口的年龄结构和数量都在迅速增加，预计到2050年，全球60岁及以上的人口数量将超过15岁及以下的人口数量。2019年，全球65岁及以上人口数量估计超过6.94亿，占总人口的9%。预计到2050年，这一人口数量将达到15.5亿人，占总人口的15.9%(联合国经济和社会事务部，2019)。

人口老龄化是指中位数年龄不断增加的现象。2015年，全球人口的中位数年龄估计为30岁。中位数年龄最低的国家是尼日尔(14岁)，而中位数年龄最高的国家是德国、意大利和日本(46岁)。预计到2050年，全球中位数年龄将增加至36岁，韩国预计将达到54岁的中位数年龄(联合国经济和社会事务部，2017)。

虽然人们普遍关注高收入国家的人口老龄化问题，但这一现象在低收入国家中发展得更加迅速。事实上，在2017年至2050年期间，高收入国家老年人口的增长预计为38%，远低于低收入国家预计的260%的增长(联合国经济和社会事务部，2017)。总体而言，一个国家发达程度越高，就可以提供更多的社会保障资源和基础设施，这时老龄化在社会富裕的情况下发生。然而，在发展中国家，虽然慢性病负担不断加重、工业化和生活模式不断改变，老龄化依然会出现。

从2020年到2050年，许多发达国家和发展中国家将经历重大的人口转变，老年人口占老龄化人口的比例将越来越大。

10.8.2.1　人口老龄化的决定因素

人口老龄化可以被视为一个重大成就，主要是由于婴儿和儿童的生存率提高，以及近年来老年人的预期寿命增加和生育率下降。

人口老龄化最早在欧洲出现，这是由于生育率和儿童死亡率在19世纪下降，并在20世纪加速，最初是由于改善的生活条件和卫生设施，随后是营养、免疫和抗生素的改善。从20世纪中叶开始，心脏病、中风和癌症的死亡率下降进一步显著延长了成年人的预期寿命，主要发生在发达国家。

在发展中国家，生育率和死亡率也有所下降，但程度不如发达国家。现代健康实践的应用，包括成功的婴儿和儿童健康计划，可能是在年轻年龄段迅速实现死亡率下降的主要原因。因此，在全球范围内，超过三分之二的60岁以上的成年人现在居住在发展中国家或中低收入地区（联合国经济和社会事务部，2017）。

全球范围内出现的生育率急剧下降主要归因于城市化、工业化和社会流动性的影响，这些因素都对家庭结构产生了影响。此外，妇女解放使她们接受教育的机会增加、结婚年龄推迟以及避孕措施的普及，这些都起到了推动作用（Kinsella，He，2009）。中国在1979年实施的独生子女政策也对该国的生育率产生了巨大影响，其从1970—1975年的4.77下降至1995—2000年的1.51，再上升至2010—2015年的1.60，进一步加快了人口老龄化的速度（联合国经济和社会事务部，2017）。

目前，全球近一半的人口生活在生育率低于人口置换水平（每名妇女2.1个活产婴儿）的地区（联合国经济和社会事务部，2019）。目前，生育率最高的国家是尼日尔（7.2），而北美（1.9）、欧洲（1.6）以及拉美、亚洲和加勒比地区的许多国家的生育率被认为低于置换水平（联合国经济和社会事务部，2017）。

随着生育率下降，预期寿命对人口老龄化的速度产生更大影响。虽然人类的预期寿命在20世纪和本世纪初大幅增加，但最新数据显示预期寿命在一些发达国家如加拿大、美国和英国开始下降。例如，据报道，2016年美国的平均预期寿命连续两年下降，主要原因是自2005年以来自杀、酒精和药物滥用所致的“绝望之死”逐渐增加（Radley et al.，2018年）。然而，当前的常规思维认为，人类的实际潜在寿命仍然约为120年，百岁老人（超过100岁的人）仍然是许多发达国家人口增长最快的年龄群体。

在一些国家，包括加拿大和美国，国际移民也在改变年龄（和性别）分布方面发挥作用，大量年轻移民的涌入有助于影响人口老龄化速度。对于这些国家中的许多国家，已经制定了渐进的移民政策，以在一定程度上应对生育率下降和人口老龄化的问题。此外，由于社会和政治冲突导致的大规模移民，一些国家发生了巨大变化。最近，最明显的例子是叙利亚，2010年至2019年间，因死亡和移民导致该国人口减少了超过300万人，约占该国人口的20%（联合国经济和社会事务部，2019）。然而，在大多数国家，相较于生育率和死亡率变化的影响，移民对总体的影响较小。

10.8.2.2　进一步影响人口老龄化的具体原因

年龄和性别

女性一直比男性长寿，在全球范围内，除了马里和斯威士兰以外，女性的平均预期寿命仍然高于男性，女性的平均预期寿命为75.0岁，男性为70.2岁（联合国经济和社会事务部，2019）。男女寿命差异的原因复杂，可能是态度、社会角色、生物风险以及特定行为（包括男性饮酒、滥用药物和吸烟率较高，导致他们事故、暴力和心血管疾病发生率较高）之间的相互作用所致，存在许多涉及生物风险差异的理论，但都缺乏确凿的证据。这些理论包括女性免疫功能更为活跃、雌激素的保护作用、第二个X染色体的补偿效应以及氧化应激的影响(Austad,2006)。无论如何,由于女性更有可能长寿,她们更有可能经历与年龄增长相关的疾病和残疾。

虽然老年相关疾病在男性和女性之间相似(除了乳腺癌和生殖癌),但这些疾病的发病率和高发年龄存在特定的性别差异。例如,男性冠状动脉疾病的发病高峰要早于女性。长期以来,男性吸烟率较高,因此肺癌在男性中更为普遍,尽管肺癌现在已成为女性第二常见的癌症,反映了女性吸烟率的增加。此外,虽然自评健康状况上几乎没有差异,但老年妇女报告的功能障碍率比男性更高,这很可能是由于妇女在衰老过程中更容易患关节炎、哮喘、抑郁症、焦虑症和认知障碍。

妇女在儿童和成年时期持续承受形式多样的暴力和虐待,包括家庭暴力、性暴力、人口贩卖、杀害和女性生殖器残割,这些行为与焦虑、抑郁和创伤后应激障碍的发病率增加以及早逝风险相关联(Oram et al.,2017)。此外,有进一步的论证指出,这个领域的研究仍然存在缺陷,因为研究往往以不分性别的方式报告问题,没有意识到男性和女性之间的重要差异,同时经常排除重要变量,如亲密伴侣暴力(Howard et al.,2017)。

性别差异在社会角色和人权的不断演变方面仍对妇女的老龄化经历产生重大影响。例如,在整个生命周期中,妇女仍然更有可能被排除在学校之外,获得较少的营养食品,对家庭决策没有控制权,并且没有获得雇主提供的健康保险。她们更长的寿命也意味着她们更有可能经历配偶的丧失,并在晚年的大部分时间里成为丧偶者,往往伴随着社会地位的丧失和经济状况的下降。在一些经历过政治动荡或艾滋病毒感染率较高的撒哈拉以南的非洲国家,丧偶妇女的比例最高(60~64岁妇女的丧偶率超过40%)(联合国经济和社会事务部,2015)。此外,在非洲的一些地区,寡妇没有权利拥有去世丈夫的土地,这通常使她们陷入贫困。在战争、自然灾害和饥荒等危机事件中,老年妇女也特别容易受到伤害,部分原因是她们通常掌控的经济资源较少,并且照顾儿童和其他弱势群体的责任往往落在老年妇女身上。

最后,从历史上看,包括疾病建模、管理和药物治疗在内的临床研究主要是在年龄较轻的男性人群进行,并将结果推广到妇女和老年人群体。例如,尽管女性在80岁以上患有两种或更多种慢性疾病的可能性是男性的两倍之多,而且死于心脏病的女性多于男性,但诊断和治疗心脏病的方案主要是基于对中年白人男性患者的研究,女性的研究参与者仅占总体的27%(Kim et al.,2008)。因此,女性被诊断出心脏病的时间往往更晚,病情更严重,并且治疗效果较差。

少数民族和土著民族之间的老龄化问题

随着越来越多的移民在寄居国家迈入老年,种族和少数族裔如今已成为许多西方国家老年人口增长最快的群体(Zubair,Norris,2015)。这些人口统计变化将继续产生重要影响,特别是因为老年人群体中的发病率和死亡率在种族和民族群体之间存在不均衡分布的情况。以英国为例,来自少数族裔群体的老年人,尤其是非洲/加勒比或南亚裔群体,更有可能报告说,他们的健康状况较白人的健康状况更差[老龄化与民族政策研究所(Policy Research Institute on Ageing and Ethnicity,PRIAE),2005]。这些少数族裔群体中的许多老年人是第一代移民,他们在老年时可能会遇到一些特殊问题,其与移民压力、离开出生地的原因、语言限制、与在原籍国的家人和社交网络相分隔等问题相关。

对于一般的老年少数族裔人群,生理老化、社会保健服务和医疗服务获取、收入和教育水平、健康习惯、疾病患病率、发展和治疗反应等方面的差异也受到了关注。在荷兰(Denktaşet al.,2009)和美国(联邦老龄问题相关研究跨部门论坛,2016)的老年人群体中,尽管这些研究结果反复证明,少数族裔群体中的健康和疾病存在明显差异,但仍缺乏导致这些差异的确切原因,因为历史上,"少数"少数族裔群体一直被排除在研究之外,或者他们的异质性被归类为更广泛的"非多数"族裔群。

其他研究表明,少数民族社区有时对主流服务的多样文化、语言或宗教需求缺乏信心,并且不确定存在哪些服务以及如何获取这些服务。公共部门提供者错误地假设少数民族社区拥有强大的社区/家庭支持网络，并依赖这个假设，是少数民族社区获得照顾和支持的另一个障碍（老龄化与民族政策研究所，2005）。全球范围内，原住民少数群体之间也存在重大的健康差距，特别是在他们持续相对较低的社会经济地位与殖民主义效应下，他们整体健康状况较差与贫困、营养不良、住房不足、过度拥挤等因素的不成比例困扰相关，这一现象又因从传统生活方式转向现代生活方式、系统性种族主义和歧视的加剧，导致相较于一般人口，原住民群体的糖尿病、心血管疾病、肥胖、精神障碍和功能障碍等慢性疾病的发病率较高，并且，其患慢性病的年龄更早。

原住民群体获得医疗保健方面的问题与明显的健康差距有关，特别表现为与加拿大（加拿大统计局，2005）、新西兰和澳大利亚（澳大利亚统计局，2011；Phillips et al.，2017）相比，原住民群体的预期寿命减少了5～10年。然而，尽管在加拿大预期寿命差距预计随着时间的推移而减小，但65岁以上的老年原住民人口数量预计将在未来20年内增加两倍，而整体人口的这一年龄组仅增加一倍（加拿大政府，2009）。事实上，人口结构的转变加上老年原住民健康状况的脆弱，应提供更多符合文化安全和适当的健康干预以满足他们的需求，以进一步解决和减少健康差距。

LGBTQ人群中的老龄化

尽管估计有5%～10%的人口自认为属于女同性恋、男同性恋、双性恋、跨性别者或酷儿（LGBTQ），但在经历更具包容性的现代标准之前，许多人可能在敌对的环境中度过了一部分或全部的生活。对于其中一些人来说，这可能让他们感受到极大的羞辱和耻辱感，这往往要求他们将隐藏自己的性取向作为一种生存策略。由于他们更频繁地遭受伤害和歧视，LGBTQ的个体通常面临比非LGBTQ的群体更大的健康差异。老年LGBTQ个体更有可能生活在贫困中，而且由于他们是独居老人，不太可能有子女或孙辈，未来可选择的照顾者也可能更少（Barker et al.，2006），甚至他们可能与家族隔离。此外，对卫生、社会和社区护理专业人员的负面经验也可能导致老年LGBTQ成年人在寻求适当的支持服务时犹豫不决，使得一些人的特定医疗需求也往往被卫生专业人员忽视（Brotman，Ryan，2008）。

在老年LGBTQ群体中，一些需要特别关注的医学问题包括定期对男同性恋和双性恋男性进行HIV和其他性传播感染的筛查；女同性恋和双性恋妇女因肥胖、代谢综合征、吸烟和酗酒而患心血管疾病的风险更高（Valanis et al.，2000），以及总体上更高的心理障碍和压力患病率（Mays，Cochran，2001）。后一个问题尤为重要，因为长期经历偏见、污名、暴力和内化同性恋恐惧等社会压力因素可能导致LGBTQ老年人患抑郁症、自杀、危险行为和药物滥用的风险升高。这些差异可能会随着年龄增长而持续存在，但目前尚不清楚这些差异随时间是否会增加、保持稳定，还是减少，所以需要进一步认识到这些挑战，并在这一领域开展工作。

农村地区的老龄化

2010年，世界卫生组织（WHO）首次认识到世界上大多数人口现在生活在城市中，早在1960年，全球约66%的人口居住在乡村，但到2018年，这一比例已经稳步下降至45%（联合国经济和社会事务部，2018）。快速的城市化导致了许多城市难以提供适当的城市基础设施，因为许多城市中心难以管理与污染、卫生、交通以及提供卫生和教育有关的问题。快速城市化带来的健康挑战包括非传染性疾病（心血管疾病、糖尿病、癌症和慢性呼吸系统疾病）发病率上升、暴力、缺乏运动、药物滥用和传染病的发病率增加。年轻一代转向城市环境主要是为了找工作，加上一些老年人退休后更多地进入农村地区，导致农村地区人口老龄化程度异常高。此外，生活在农村地区伴随着更大的经济困难，较少的基本卫生、社会服务和优质住房，以及更高的商品价格（Phillipson，Scharf，2005）。尽管有农村地区的老年人可能报告更高水平的社会凝聚力，但由于过去为他们提供无偿照顾的年轻家庭成员移居到城市寻找更好的发展机会，他们的生活可能更缺乏支持。

10.8.2.3 人口和流行病学的转变

人口老龄化、死亡率和预期寿命随着流行病和突发疾病模式的变化而变化。Omran(1971)将我们经历的流行病学转变描述为:(1)瘟疫和饥荒的时代;(2)传染病大流行退潮时代;(3)退行性和人为疾病的时代。在巴西、中国和印度等快速发展的国家,这些转变正在加速,因为它们经历了经济发展、城市化程度提高以及公民健康状况变化等重大变革,导致人口迅速老龄化。在全球范围内,非传染性疾病,特别是心血管疾病和癌症,成为当前引起患病和死亡的主要原因,其主要危险因素包括不健康的饮食、缺乏运动、肥胖、高血压和吸烟(Li et al.,2012)。尽管在过去25年中,由心脏病、中风和癌症引起的晚年死亡比例显著下降,但这一下降部分被其他慢性非传染性疾病(如糖尿病、慢性肺病、肾脏疾病和痴呆症等)的死亡人数的同步增加所抵消(表10.8.1)。

表10.8.1 2016年按性别分类的全球60岁及以上老年人的十大死因

	男性			女性		
	死亡原因	死亡人数(千人)	%	死亡原因	死亡人数(千人)	%
1	缺血性心脏疾病	3 545 283	20.1	缺血性心脏疾病	3 708 354	21.1
2	卒中	2 440 336	13.9	卒中	2 828 193	16.2
3	慢性阻塞性疾病[i]	1 575 380	9.0	慢性阻塞性疾病	1 311 550	7.5
4	肺癌[ii]	919 887	5.2	阿尔茨海默病[iii]	972 608	5.6
5	下呼吸道感染	823 234	4.7	下呼吸道感染	911 094	5.2
6	糖尿病	558 075	3.2	糖尿病	700 998	4.0
7	阿尔茨海默病[iii]	547 096	3.1	高血压心脏病	453 076	2.6
8	肺结核	431 954	2.5	肺癌[ii]	412 480	2.4
9	肾脏疾病	402 816	2.3	肾脏疾病	412 463	2.4
10	胃癌	370 263	2.1	乳腺癌	304 989	1.7

注:i慢性阻塞性肺病;ii包括气管癌和支气管癌;iii包括其他痴呆症。

资料来源:World Health Organization(2016).Global Health Estimates 2015: Deaths by Cause, Age, Sex, by Country and by Region, 2000-2015 Geneva.Reprinted with permission from United Nations, Department of Economic and Social Affairs, Population Division(2017).World Population Ageing 2017(ST/ESA/SER.A/408).

尽管如此,发达地区和发展中地区老年人的死亡率仍然存在明显差异。例如,在高收入国家,60岁及以上人群90%以上的死亡是由非传染性疾病造成的,而在低收入国家,在该年龄段近20%的死亡仍然是由传染性疾病造成的,许多快速老龄化的低收入国家的传染病总体水平仍然很高,包括儿童感染和艾滋病(WHO,2011)。

10.8.2.4 预期寿命的变化

虽然死亡率在老年时有增加的趋势,但在最近几十年,各个年龄段的死亡率都有所减缓。预期寿命被定义为在特定年龄的死亡率保持不变的情况下,一个人在特定年龄可以预期的平均额外寿命。表10.8.2显示了世界不同地区男性和女性在60岁时的预期寿命。2015年,在非洲已经活到60岁的女性可以预期活到77.5岁,而大洋洲的女性则可以预期活到85.4岁。在60岁男性中的预期寿命也存在类似的差异。

表10.8.2　按性别分类的世界和区域1950—1955年、2010—2015年和2045—2050年60岁时的预期寿命

	女性					男性				
	预期寿命年龄(年)					预期寿命年龄(年)				
	1950—1955	2010—2015	2045—2050	1950—1955年和2010—2015年间的变化	2010—2015年和2045—2050年间的变化	1950—1955	2010—2015	2045—2050	1950—1955年和2010—2015年间的变化	2010—2015年和2045—2050年间的变化
世界	15.1	21.6	24.3	6.5	2.6	13.1	18.8	21.5	5.7	2.7
非洲	13.2	17.5	20.5	4.4	3.0	12.2	16.0	18.3	4.0	2.3
亚洲	13.0	20.7	23.6	7.7	2.9	11.4	18.2	20.9	6.8	2.7
欧洲	17.8	23.9	27.5	6.1	3.6	15.5	19.9	23.8	5.7	3.9
拉丁美洲和加勒比海	15.8	23.4	26.9	7.5	3.5	14.4	20.1	23.7	7.3	3.6
北美洲	19.1	24.9	28.0	5.8	3.1	16.0	21.9	26.3	4.3	4.4
大洋洲	18.1	25.4	27.8	7.3	2.4	14.9	22.3	25.1	6.0	2.7

资料来源：United Nations(2017).World Population Prospects: The 2017 Revision.Reprinted with permission from United Nations, Department of Economic and Social Affairs, Population Division(2017).World Population Ageing 2017(ST/ESA/SER.A/408).

国家和地区之间以及国家内部不同群体之间存在预期寿命不平等。1950年至1990年期间，由于获得安全饮用水和卫生设施的机会增加、儿童免疫接种率增加、儿童营养改善和生育率下降，国家间的差距减少在很大程度上得以实现(Hosseinpoor et al.,2012)。然而，预期寿命方面的巨大不平等仍然存在，低收入国家的预期寿命仍然很低，只有63岁(联合国经济和社会事务部人口司，2017a)。

根据性别、社会经济地位和其他因素，还观察到了国家内部预期寿命的差异。一项针对7个国家中170万人的重大研究将低社会经济地位与其他主要的健康风险因素进行了比较，如缺乏体育锻炼、吸烟、糖尿病、高血压、肥胖和酗酒。研究发现，与较富裕的同龄人相比，社会经济地位低的人在85岁之前死亡的可能性几乎是其1.5倍(46%)，低社会经济地位与预期寿命减少2.1年有关，类似于不参加体育活动对预期寿命的影响(2.4年)，并且比患有高血压、肥胖和高度饮酒的影响更大(分别为1.6、0.7和0.5年)(Stringhini et al.,2017)。

健康的预期寿命

除了延长寿命外，健康也同样重要。健康预期寿命(或健康调整的预期寿命)是对预期寿命的估计，但要根据残疾和/或其他对健康的损害所花费的时间进行调整，在人口老龄化的背景下，与年龄相关的日常活动限制可能会对医疗保健的利用产生实质性影响。因此，健康的预期寿命估计有助于回答以下问题：所获得额外的寿命是在不良健康状况下度过还是在良好健康状况下度过，以及这对健康和社会护理服务需求的相关影响。

一个地区在预期寿命和健康预期寿命方面可能存在不平等，一项研究观察了欧盟25个国家的这两项数据发现，健康预期寿命的差异比预期寿命的差异更大。研究发现，在爱沙尼亚和丹麦，在没有活动限制的情况下，50岁的男性可以期望活到67.3岁，而女性则可以活到68.1岁，健康预期寿命的变化范围从9.1岁到23.6岁不等。较高的健康预期寿命与较高的国内生产总值、较低的失业率和终身学习有关(Jagger et al.,2008)。当健康的预期寿命相对于预期寿命增加时，人们就会有更长时间处于健康状态，从而出现“发病率压缩”的现象(Fries et al.,1989)。

如果人们因致命疾病减少而延长寿命，但因慢性或退行性疾病导致残疾增加，那么就会出现“发病率扩大”。如果某些慢性病的患病率随着老龄化而增加，但某些退行性疾病的进展减缓，则可能会出现第三种情

况,即“动态平衡”。

虽然在某些人群中实现发病率压缩可能是主导趋势,但很难找到检验这一假设的数据且难以解释其原因。很少有国家能够随着时间的推移在地理区域或社会经济群体之间做出可靠的评估。在某些情况下,有证据表明老年残疾发生率可能正在下降,但其他研究发现残疾发生率有所增加。例如,一项对经济合作与发展组织(OECD)的12个国家中65岁及以上个体的残疾趋势进行评估的研究,报告了好坏参半的结果(Lafortune et al.,2007)。12个国家中有5个国家(丹麦、芬兰、荷兰、美国和意大利)的老年人残疾率下降,与此同时,三个国家(比利时、瑞典和日本)的严重残疾率有所上升,这表明寿命的延长仍会导致健康状况不佳和需要长期护理的老年人数量增加。

如果要在人口层面广泛降低发病率,则需要对健康风险较高的群体开展更多的健康促进和风险降低活动。例如,预防吸烟不仅可以延长寿命,还能延长健康状况良好的年数,然而,即使预防活动在减少或推迟残疾方面取得了巨大成功,但预计越来越多的人活到高龄,也意味着最终会有更多的人患有残疾。在人口层面,即使发病率压缩占主导地位,随着人口老龄化,对健康和其他形式护理的需求仍然会不断增加。

10.8.2.5 差异老化、正常老化和成功老化

衰老被认为是一个缓慢、持续的过程。因此,只有当其进展可通过现有测试方法进行识别时,才能观察到它的一些影响。举例来说,尽管动脉粥样硬化病变可能在生命早期就开始,但其后果在中老年时期才会显现,无论考虑哪个器官或组织,衰老时间表都代表一个近似值,因为衰老的开始无法通过特定的生理标志来确定。

虽然随着年龄的增长,许多功能无疑会下降,但即使在最年长的人群中,整体功能状态的差异也非常大,这支持了衰老必须根据个体为基础进行评估的观点。除了基因构成之外,老年人的健康和社会地位、经济和环境条件都会影响他们的衰老方式。因此,衰老过程分为三个不同的类别:(1)“疾病/残疾”,其特征是存在病理、残疾或两者兼而有之;(2)“正常”衰老,其特征是不存在明显的病理变化,但存在功能衰退;(3)“成功的”衰老,其特征是很少或没有常见衰老组中所见的生理损失。这种差异性衰老的概念基于:(1)老年人之间存在显著的异质性;(2)人们普遍认为衰老并不是疾病或残疾的统一,或不可避免的过程;(3)“可塑性”持续到高龄,即适应性和补偿性康复的持续能力;(4)确定各种衰老模式的预测因素,特别是有助于更成功地实现衰老轨迹的因素(Seeman,1994)。外在因素似乎在年龄相关的功能衰退中也发挥着重要作用。在一项研究中,促进维持或改善功能的因素包括年龄较小、收入较高、受教育程度较高、认知能力较高、白人、体重较低、保持良好的肺功能、没有糖尿病或高血压、参加运动并获得情感支持(Seeman,1994)。即使对于患有慢性病的人来说,晚年生存率提高的其他相关因素还包括不吸烟、定期参加体育活动以及维持强大的社交网络(Rizzuto et al.,2012)。考虑到所有这些因素,随着年龄的增长,避免或最终逆转年龄相关功能丧失的前景大大改善,同时也降低了不良后果的风险(Rowe,Kahn,1987)。此外,人们越来越认识到,只要针对个体定制干预措施,那么在任何年龄段都可能是有益的。事实上,体育锻炼、饮食、手术和药物干预在提高老年健康方面已获得成功,因此,不应仅根据年龄进行限制。我们越来越有能力识别哪些因素可以最大限度地提高健康和生理能力,可以全面提高老年人的生活质量,减轻他们的疾病和残疾负担,同时减少对医疗资源的潜在需求。

10.8.2.6 社会对老龄化的看法

与老龄化有关的形象和刻板印象

美国老年病学家罗伯特·巴特勒于1969年将“老年主义”定义为对老年人和老年人的偏见态度、对老年

人的歧视性做法以及使老年人刻板印象永久化的制度和政策的组合(Butler,1969)。美国退休人员协会(AARP)的一份报告得出结论,许多美国人对老龄化和老年人有误解,包括认为他们是老年人、无性者和悲惨的人(Abramson,Silverstein,2006)。尽管在对老龄化的描述方面发生了一些变化,但人们普遍对老年人的看法不如年轻人。

老年人自己对老龄化的看法

《美国老龄化报告》(Taylor et al.,2009)探索了"老年标志"。该研究报告称,人们最常认可的老年标志是"年满85岁",第二和第三个标志分别是"不能独立生活"和"不会开车",其他标志还包括"上楼有困难""退休了"和"头发花白"。英国老龄化纵向研究发现,自我评估的健康状况与个人感觉如何密切相关,研究参与者经常报告说,他们的健康状况更好,感觉比实际年龄年轻(Demakakos et al.,2007)。

对澳大利亚老年人的采访表明,人们广泛接受了年龄歧视的刻板印象。65岁和89岁的参与者将老年描述为"不尝试、孤僻、孤立、恼人、自私、生活在主流之外、不吸引人、无趣、虚弱、衰老、愚蠢、年事已高、心胸狭窄、负担、孤独、脆弱、低落和没有生产力"(Minichiello et al.,2000)。然而,这种内在化的年龄歧视可能是危险的,因为老年人可能会因此经历更糟糕的功能健康,甚至会降低生存意愿。Levy等(2002)发现,对老龄化持有更积极的自我认知的老年人(在20年前衡量)往往比对老龄化的自我认知不那么积极的人多活7.5年,在考虑了年龄、性别、社会经济地位、孤独感和功能性健康水平等因素后,这一优势仍然存在。在西方社会的背景下,老年被描绘得更负面,而战后的婴儿潮一代据说正在挑战老年刻板印象,但这些出生群体的健康和社会环境仍然保持着高度的多样性。

关于晚年生产力和社会贡献的概念的演变

随着社会将重点放在老龄化人口的预期需求上,老年人通过继续有偿就业以及作为无偿照顾者、志愿者和导师所作贡献的重大价值很容易被忽视。事实上,人口老龄化正在演变和经历的方式正在挑战现有的概念。例如,"老年抚养比率"是一种常见的人口统计指标,它代表人口经济上"依赖"的部分,即65岁及以上人口与20～64岁人口的比率,后者被认为是工作年龄,因此在经济上更"活跃"。这一指标虽然提供了一些效用,但越来越容易导致错误的结论,因为它严重低估了65岁以上人口的贡献,在65岁以上的人中,越来越多的老年人仍在从事有偿工作,或仍通过他们的支出发挥重要的经济贡献,同时也忽视了并非所有传统工作年龄的人都在劳动力大军中活跃,有些人在经济上是依赖的。这一概念还否定了老年人从事无偿工作的贡献价值,包括有组织的志愿者职位、照看儿童和无偿照看活动,所有这些都具有重大的整体经济和社会效益及影响。现已提出若干替代措施,以更好地考虑到不同年龄的能力和依赖关系日益多样化的情况(联合国经济和社会事务部人口司,2017a)。

10.8.2.7　健康中与老龄化有关的概念

多病与多药联用

老年人的疾病患病率和发病率随着时间的推移而增加,部分原因是高血压、糖尿病和痴呆症等疾病的早期诊断的改善,但也由于非致命性慢性疾病的增加,如关节炎、糖尿病和痴呆症。

共病通常被定义为两种或多种慢性病同时发生,其患病率随着年龄的增长而增加,并与许多重要的健康结果(例如卫生服务利用增加和预期寿命缩短)呈负相关。它还严重影响个人的整体健康、生活质量和正常生活的能力,患有多种疾病的患者更难以管理相关的多重用药和药物负担,因为必须服用多种药物,导致治疗依从性困难和生活质量恶化。

尽管患有多发病的人越来越多,但临床实践指南和护理提供模式仍然主要围绕单一疾病的管理而不是它们之间的相互作用而建立。因此,护理和治疗的方法需要转变,使之更切合多病患者的实际需要和喜好,这将需要在缺乏高质量或直接证据的情况下作出复杂的治疗决定。

虽然药物有益于具体的健康问题的管理,但它们也有可能造成严重的不良影响。老年人的药物分配量减少,药物新陈代谢和排出速度较慢,因此更容易受到过量服药或某些药物的副作用的影响,这些具有副作用的药物并不适合老年人群。此外,多种药物治疗增加了药物不良反应或相关事件的风险,包括住院和死亡。

在瑞典这样的高收入国家,最近的一项研究报告了老年人中44.0%的多药(5种以上药物)和11.7%的过度多药(10种以上药物)的流行率(Morin et al.,2017)。来自加拿大的另一项研究指出,近40%的老年人目前正在服用一种不适当的药物,而12%的老年人正在服用多种不适当的药物(加拿大健康信息研究所,2014),药物不良反应与大约30%的老年人住院有关。据估计,多达一半的不良反应是可以预防的(Simonson,Feinberg,2005)。在药物审查的支持下,根据老年人实际治疗目标和偏好,采用更合适的处方,甚至取消处方,就有可能实现对整体治疗方案的更高依从性,同时降低不良事件的风险和发生率,以及相应的患病率和死亡风险的减少。

残疾和功能

随着年龄的增长,人们更有可能面临生活能力方面的挑战,这可能会影响他们的行动能力、社交能力和独立生活的能力。日常生活活动(ADL)和工具性日常生活活动(IADL)是基于个体执行特定任务的能力而发展起来的两类功能性测量,被广泛用于描述一个人的独立生活能力。ADL任务是进行基本的自我照顾活动,如从床或椅子上转移出来、走路、如厕、洗澡、穿衣和吃饭,而IADL任务是指那些维持一个独立家庭所需的任务,如做轻活、准备食物、使用电话、购买个人物品、管理金钱和在社区四处走动。

ADL依赖没有IADL依赖那么常见,在一项对85岁及以上社区居民的调查中,只有16%的人报告说需要帮助来处理一种ADL,10%的人报告需要帮助两个或三个ADL,9%的人报告需要帮助四个或更多的ADL,而略低于一半的人报告在执行一个或多个IADL方面需要帮助(Kane et al.,2003)。对个人IADL和ADL表现的监测通常需要认知和身体能力的结合,也已成为衡量和监测疾病严重性、某些神经退行性疾病(如痴呆症)的进展,以及在某些情况下(如中风后)恢复的有用方法。

最后,WHO估计,65岁以上的成年人中约有33%患有致残性听力障碍,而世界上81%的视障人士年龄在50岁及以上(WHO,2019)。听力和视觉障碍都会影响一个人的独立生活能力,还会对他们的经济状况、生活质量、心理健康、身体健康和死亡风险产生负面影响。此外,与双重感觉障碍相关的负担可能更严重(Brennan,Bally,2007),70岁以上的人中有5%~20%的人存在双重感觉障碍。

10.8.2.8 虚弱

虚弱是一个越来越多地被用来描述老年人的术语,这些老年人由于适应性储备和恢复能力减弱而面临不良结果的风险。Fried等(2001)制定了虚弱的操作性定义——一个"虚弱表型",包括复原力和储备能力下降、多个系统的循环衰退、能量负平衡、骨质疏松症以及力量和运动耐量下降。另一种常见的定义虚弱的方式是使用"虚弱指数"的概念,包括随着年龄呈指数增长的更广泛的限制和缺陷的累积,与对压力源的脆弱程度逐渐增加相对应(Rockwood,Mitnisky,2011)。虽然虚弱并不是针对特定年龄的,但随着年龄的增长它更常见。此外,在任何给定的年龄,相较于男性,女性平均来说存在更多的缺陷。然而,女性似乎比男性更能容忍这些缺陷,并且似乎在虚弱指数得分较高的情况下具有较低的不良后果风险。

越来越多的人认识到,在一系列临床环境中,虚弱是发病率和死亡率增加的重要风险因素。从急诊科到内科和外科,住院病人越来越虚弱与经历跌倒、残疾、住院、需要长期护理和死亡的风险增加相关(Clegg et al.,2013)。然而,需要做更多的工作来开发更好的方法以更容易地测量检测和定量评估虚弱,并确定某些疗法或干预措施在个人护理中是否有效。

10.8.2.9 老年人的医疗保健

由于老龄化人口带来的疾病和残疾的总体负担最重,面对人口老龄化,卫生保健规划者经常需要面对卫生和社会护理需求和成本不断上升的挑战。老年人看医生的次数更多,使用的药物更多,入院的次数更多,住院时间往往更长,构成最复杂的诊断和治疗问题,但也有可能从适当和及时的保健和社会护理中获益最多。人们更多地考虑应该如何以及哪些人群需要扩大治疗干预措施,以减少老年人口的发病率和死亡率,克服治疗疾病的年龄歧视也同样重要。

对于许多人来说,老年人的健康问题和症状往往被忽视或被视为正常衰老过程的一部分,因此可能不能得到充分诊断和治疗。虽然医疗专业人员并不一定有意采取歧视性行为,但很明显,在与老年人合作时,能力和信心不足可能导致歧视性行为。此外,人们逐渐认识到仅基于年龄拒绝提供服务的做法是不可接受的,有关治疗和医疗保健的决定应始终基于患者的健康需求、个体的整体健康状况、他们自己的愿望和期望,以及在适当情况下,他们的照顾者的意愿,以及患者从中能够受益的能力。

越来越多的人认识并理解这一点,不仅能促进健康老龄化、预防和治疗功能下降,还能帮助人们运用更成功的策略管理自己,从而应对慢性健康状况和功能障碍,这些策略不仅可以提高老年人的寿命和整体生活质量,还可以帮助他们弥补功能障碍、保持独立性并预防未来并发症。此外,由于老年人患有多病症的健康需求可能特别复杂,因此在可能的情况下,应该从多学科的角度来对待他们的护理,并将他们及其家庭和照顾者作为自己健康管理的合作伙伴,以实现更为高效和有效的护理。

支持健康老龄化的健康促进活动

Kalache 和 Kickbusch(1997)提出了一个有用的促进健康老龄化的框架,分为三个阶段。第一阶段是提高早期的健康能力,包括良好的母体营养,以及在儿童和成年早期优化大脑、肌肉、骨骼和血管等重要器官的发育,以建立可能影响后期能力的资源(例如增加峰值骨密度以防止骨质疏松症)。第二阶段发生在成年期,涉及减少损伤的策略(如避免吸烟),保护免受损害(如均衡饮食)或通过定期体育活动防止因缺乏锻炼而导致的能力丧失。第三阶段出现在晚年,包括继续进行初级预防,尽量减少疾病和残疾的二次进展,防止环境要求或压力的增加,以及补偿丧失的能力。这些促进健康的方法包括常规免疫接种、必要时的锻炼和力量训练和康复、维持和加强社会支持、纠正视力和听力缺陷、改变家庭和室外环境以使生活更独立,并努力解决贫穷等可能影响健康的重要社会决定因素。

确实,与老年常见疾病相关的有几个关键健康行为,因此采取初级预防方法可能是降低其发生率的最有效途径。一个常见的例子是预防吸烟,与心血管和呼吸系统疾病、许多癌症以及最终寿命减少有关。尽管老年人可能难以保持高强度的锻炼,但定期的体育活动与较低的肥胖率、心血管疾病、糖尿病、抑郁症和骨质疏松症的发病率强烈相关,并在许多观察性研究中与较长寿命有关。观察性研究还表明,良好的营养、老年时更好的健康状况(Tucker et al.,2005)、同他人保持社交联系与较长寿命正相关(Rizzuto et al.,2012)。

在老年人中推广疫苗接种的大部分证据来自观察性研究,可能反映了接种疫苗和未接种疫苗群体之间的其他差异。由于老龄化过程与免疫衰老有关,因此会导致感染风险的增加,同时会增加接种疫苗与未接种疫苗群体之间的差异,因此在以后的生活中继续接种疫苗的价值变得更加明显。目前建议,除了更新早年可能错过的常规疫苗接种外,针对所有65岁以上老年人的常规疫苗接种应包括:流感、肺炎球菌、带状疱疹以及破伤风、白喉和百日咳(疾病预防控制中心,2019)。

人们普遍认为,预防(尤其是筛查)符合患者的最佳利益。在年轻的健康人群中,早期发现和治疗癌症被认为利大于弊。在老年人群中,其对于死亡率的好处可能不那么明显,因为筛查测试本身可能对个体健康构成更大的威胁,而合并症的存在可能使治疗方案难以维持(Eckstrom et al.,2013)。此外,老年人在癌症筛查和治疗试验中的代表性往往较低,这使得在老年人中开展这两种试验更加困难,特别是患有多发病、功能障碍和预期寿命较短的老年人。

目前在美国,仍然建议对65岁以下和74岁以下的女性分别进行宫颈癌和乳腺癌的常规筛查;根据个人的健康状况和合并症,建议对50岁以上、75岁以下的所有成年人进行结直肠癌筛查;同时,对于70岁及以上的男性,仍然没有足够的证据支持使用前列腺癌特异性抗原(PSA)检测来进行前列腺癌筛查(美国预防服务工作组,2019)。在任何情况下,都应该根据个人的总体护理目标,对适当的症状进行适当的检测。

主要影响老年人的具体情况

与年轻人相比,许多疾病更频繁地影响老年人,且对其影响更大,包括痴呆、摔倒、骨质疏松症、失禁、虚弱和孤独,以及老年虐待。此外,老年人也面临着影响所有人群的疾病的风险,包括抑郁症和焦虑等精神健康状况。这些疾病在老年人中的独特表现和影响长期以来一直在研究中被忽视,越来越明显的是,这些问题以显著的方式影响着老年人的生活。

痴呆

全球痴呆症患病率上升,部分是因为人口老龄化,加上人们对该疾病的认识加深和诊断技术的进步。阿尔茨海默病是最常见的形式,由于痴呆症的最大风险因素是年龄,而女性因为寿命更长,比男性更有可能患上痴呆症。据估计,全球目前有超过5 000万人患有痴呆症,这一数字将在2050年达到1.315亿(国际阿尔茨海默病协会,2019)。

过去几十年在预防和管理心血管疾病方面的进步,以及教育程度的提高,可能有助于降低目前血管性和一些其他形式的痴呆症的患病率(Livingston et al.,2017)。虽然目前还没有治愈痴呆症的方法,但支持早期诊断的关键原因包括提供有助于管理痴呆症表现的药理学和社会干预措施,能更好地支持照顾者并帮助痴呆症患者尽可能独立生活。

跌倒与骨质疏松症

跌倒在老年人中是一种常见且主要的致残原因,跌倒的风险和跌倒导致的伤害风险随着年龄和虚弱程度的增加而增加。大约30%的社区居住的老年人每年报告发生一次跌倒,而5%~10%的跌倒导致骨折等严重伤害(Gillespie et al.,2012)。跌倒往往归因于一系列复杂的风险因素,包括慢性或急性疾病、运动或平衡问题、药物或认知障碍。跌倒也是一个日益关注的问题,因为跌倒导致的伤害可能威胁到老年人的活动能力、独立性和信心,目前已经证明有许多干预措施可以降低跌倒的风险,包括健康/环境风险因素筛查/干预计划、肌肉加强、平衡训练以及家庭危险评估和改造(Gillespie et al.,2012)。此外,越来越多的人认识到骨质疏松症是一种可预防、可治疗的疾病,常见于老年人群,尤其是老年女性。这将有助于传播经过验证的医疗疗法,这些疗法可以显著降低一个人未来发生脆性骨折的风险。

失禁

尽管尿失禁和大便失禁本身不是老年病,但随着年龄的增长,尤其是在老年人中,患上这些疾病的可能性显著增加。据报道,老年人中,男性患任何程度的尿失禁的可能性高达5.4%,女性29%(Herschorn et al.,2008),而大便失禁的总患病率为15.3%(Whitehead et al.,2009)。失禁的影响是多方面的,进而影响照顾者的生活的各个方面,包括活跃度和社交参与度,可能导致社交孤立、抑郁、身体康复不良、摔倒、骨折和皮肤破裂,尽管这些问题的患病率很高,由于尴尬和羞耻感,或者认为这是老龄化的正常方面,老年人通常不寻求治疗,尿失禁和大便失禁可能会随着时间的推移而恶化。

老年虐待与忽视

老年虐待被定义为在任何存在信任期望的关系中发生的单一或重复的行为,或者缺乏适当行为,这些行为导致对老年人的伤害或困扰(世界卫生组织/国际老年学和老年医学学会,2002)。老年虐待有多种形式,包括身体、言语、心理/情感、性和经济虐待,还可能是有意或无意的忽视,甚至是自我忽视。根据报告,2015年全球老年虐待的自我报告年患病率为15.7%,影响了约1.4亿老年人(Yon et al.,2017)。心理虐待和经济虐待是最常报告的形式(分别为11.6%和6.8%),而忽视、身体虐待和性虐待则分别占4.2%、2.6%和0.9%(Yon et al.,2017)。

最有可能对老年人进行虐待的人是家庭成员和朋友,这在老年人同时依赖虐待者满足其生活或护理需求的情况下,会带来特别复杂的局面。随着人口老龄化,除非我们更全面地认识和解决老年虐待问题,否则老年虐待的可能性将会增加,尤其是因为老年虐待可能导致更高的抑郁、焦虑、住院、养老院安置和死亡率(Lachs,Pillemer,2015)。

抑郁和焦虑

世界卫生组织估计,超过60岁的人口中有15%患有心理健康问题,如抑郁和焦虑(WHO,2017),而这在老年人中可能呈现出非典型的症状并且可能被低估。许多因素可能导致晚年人群的心理健康较差,其中包括更多的潜在心理社会压力,如财务压力、社交孤立、缺乏社会支持和人际关系的丧失,以及随着年龄增长而更有可能经历慢性疾病、多病和虚弱。由于有许多有效的非药物和药物治疗方法可供选择,进行抑郁和焦虑的筛查变得至关重要。

10.8.2.10 支持老年人的护理模式

老年人的初级护理

为了反映老年人不断演变的需求,确保初级护理的日常提供,需要保证从业者接受适当的培训,从而具备对正常老龄化以及那些在老年人中可能出现的非典型问题的深刻理解。除了更加了解有效的疾病预防干预措施外,理解筛查和如何处理老年人常见问题对于提供老年人有效的初级护理至关重要,如痴呆症、跌倒、骨质疏松、尿失禁、便秘、虚弱、多病和多药治疗。实际上,当有复杂需求的老年人与不足的初级护理相结合时,通常会导致更多的求医问诊、更多的开处方药、更多的急诊科就诊、更多的住院,以及总体治疗效果更差(Nie et al.,2008)。

传统的诊所初级保健模式也需要适应,以更好地支持具有更复杂的健康和社会需求的老年人,使其能够由相同医疗服务提供者提供持续护理,并在可能的情况下采用跨专业团队为基础的护理方法。像“以患者为中心的医疗之家”这样的初级护理模式以及提供“上门服务”都越来越被认为是一种经济有效的提供初级护理的替代方式,特别适用于那些需要这种护理而不仅仅是因为方便的患者,这不仅可以改善医疗服务的体验和效果,还可以降低整体医疗成本(Stall et al.,2014)。最后,支持远程患者监测和使用各种技术提供“虚拟”护理的新技术的出现也日益受到重视,以更好地为无法接触传统护理模式的体弱老年人提供护理。

老年人专科护理

在更发达的国家,老年医学和精神病学等医学专科已崭露头角,以满足(特别是在整个护理过程中)虚弱老年人不断变化的需求。这些领域不断增长的专业知识在于它们能够理解正常老龄化和异常老龄化之间的差异,对老年人护理的典型方式可能需要进一步调整以达到最佳护理效果。老年综合评估(CGA),即老年医学家提供的主要专业活动,已经被广泛确认为最大程度地减少总体功能下降、帮助老年人保持在社区而非机构中生活,并提高老年人生存和整体生活质量的高效方式(Ellis et al.,2017)。

尽管老年医学和精神病学等专科的价值在不断增长,但即使在大多数发达国家,老年医学家仍然极度短缺。例如,在加拿大,尽管老年人口在2016年开始超过年轻人口,但目前儿科医生的数量是老年医学家的9倍。随着老年医学和精神病学等专业的不断发展,其他医学亚专业领域也迅速涌现,如老年心脏病学、外科、肿瘤学和急诊医学。此外,为了满足老年人护理领域的迅速增长,产生对更多专业知识的需求,专科老年护理的护士、社工、治疗师和药剂师也开始出现。

长期机构和社区护理

随着老年人年龄的增长,很多人在一生中都会需要某种形式的长期护理。直到不久前,中高收入国家为了应对日益增长的人口老龄化相关的长期护理需求,普遍采取的方法是优先将长期护理的提供放在更多基于机构的居住护理设置,比如养老院,而不是提供更多的家庭和社区护理,尽管在机构设置中始终会存在一定程度的长期护理需求,但随着技术的进步,更好地支持家庭诊断、治疗和监测,使得更广泛范围的护理能够在家中提供。在高收入国家,由于社区护理的成本效益远远高于机构护理,在社区环境中提供护理服务已经逐渐成为一种趋势。在许多国家,有薪长期护理提供者和家庭照顾者的短缺日益严重,这给其他卫生服务,如急性护理医院,带来了额外的压力,尤其是在长期护理能力不足的情况下。因此,应优先将资金用于更具成本效益且可持续发展的家庭及社区长期护理中。

老年人的急性护理

与其他人群相比,老年人不仅使用医院服务的频率更高,使用医院服务的紧急程度和危重程度也更高,老年人因急性病症入院的可能性至少是年轻人的两倍(Keim,Sanders,2004)。尽管老年人总体上是医院服务的最大使用者,但许多纵向研究一直一致地表明,只有一小部分老年人是医院服务的高使用者。此外,有三个因素是这些高使用者的特征:多病共患、失能以及家庭社会支持不足(Wolinsky et al.,1995)。

鉴于通常前来医院的老年患者相对于年轻患者具有更为复杂且常常相互关联的健康和社会护理问题,我们可以理解对他们急性护理需求的管理通常需要不同的整体方法。事实上,虚弱的老年患者被发现更有可能经历功能下降、谵妄、住院时间延长,并在住院期间或住院之后入住机构或死亡的风险更大。为此,急性老年护理(ACE)护理模式应运而生,旨在改善老年患者的功能结果并改善老年患者护理的流程。该模式强调:为老年患者设计促进改善功能的护理环境;跨学科团队协作,共同识别、解决老年患者的脆弱性;护理计划以预防残疾为目标;早期规划,帮助患者回家;以及审查医疗护理,以防止医源性疾病(Malone et al.,2015)。在急诊科、住院、过渡、门诊、院前或社区设置中实施包含ACE原则的特定模式和护理点干预措施和实践,可以改善整体效果,并减少住院时间、入院次数、再入院次数和资源滥用(Sinha et al.,2018)。

人们越来越关注如何帮助虚弱的老年患者最大限度减少在医院接受急性护理的需求,这导致了更为积极的院前护理模式的出现,例如"社区医学"已被证明能够显著减少紧急呼叫,从而减少急诊科访问和住院次数(Verma et al.,2017),或者急性护理的替代交付模型,如"家庭医院",可以导致较少的临床并发症,如院内感染、谵妄和功能下降,更低的死亡率,总体成本更低(Shepperd,Iliffe,2005)。这两个例子仅代表了一些新兴的急性护理模型,这些模型可以使不同发展水平的国家重新思考其传统的急性护理方法,以更好地利用有限的医疗资源来促进更好结果的实现。

康复护理和再适应服务

失能是老年个体独立性面临的最大威胁,通常需要增加支持以保持独立生活的整体能力。尽管强调"早期动员"的护理可以在一定程度上减轻急性或慢性疾病发作时常见的功能损失,但一些体弱的老年患者将不可避免地经历功能损失,如果没有康复干预,他们可能无法恢复到以前的功能独立水平。因此,及时获得有针对性和适当的预防和康复护理服务对于减轻高危老年人群经历的功能损失的频率和程度至关重要。

传统上,需要强化康复的个体只能在医院或其他机构设置中接受治疗,但最近增加了以社区为基础的康复选择,如老年日间医院、以家庭和社区为基础的治疗选择,包括运动和预防跌倒项目,并证明这些方案具备更好的预防和管理功能衰退的能力。此外,为那些有功能受限者提供的传统家庭护理服务,越来越多地采用"再适应"方法,这种方法能够认识到许多人的"恢复能力",使他们能够重新学习或发展新技能,以再次独立完成功能任务。这种方法不仅进一步促进了老年人在家中的生活,而且适当减少了对持续长期护理服务及其相关成本的需求(Tessier et al.,2016)。

10.8.2.11 无偿照顾者和社会支持的重要性日益增加

在人口老龄化的背景下,无偿照顾者的角色至关重要,但往往在社会和政治层面仍然被忽视。以加拿大为例,一半超过15岁的加拿大人在生活中的某个时刻曾为家人或朋友提供过照顾(Sinha,2013)。这些无偿照顾者的贡献是许多国家经济中的重要组成部分。在美国,提供无偿照顾的年度经济价值估计为4 700亿美元,超同年有偿家庭护理和医疗服务总支出的6倍多(Reinhard et al.,2015)。

当前社会、政治和经济的要求推动护理从机构向"在家或更靠近家庭"进行转变,除了有足够的可获得的和负担得起的住房以及社区医疗服务提供者外,家庭成员和朋友愿意并有能力持续提供大量无偿照顾。然而,在许多国家,随着整体人口的老龄化,潜在的无偿照顾者人口预计将减少,更为复杂的是,不断变化的经济机会和日益增加的流动性导致了家庭成员之间距离的增加,降低了他们成为家庭照顾者的潜力。

尽管照顾者和接受照顾者通常都认为在家庭环境中提供护理比机构护理更为可取,但从事照顾工作可能在身体、情感和经济方面带来巨大压力。据Legg等(2013)报道,照顾者提供照顾与其自我报告的健康状况不佳之间存在关联,这种关联随着提供照护的工作量增加而增强。女性通常花费比男性更多的时间提供无偿照顾,她们也更有可能感受到照护对经济状况的影响,进而导致老年后贫困率升高。

在许多国家,由于经济和政治条件的变化、女性参与有偿工作的增加以及某些疾病的影响,依赖家庭支持照顾老年人的传统正在发生改变。经济发展、城市化以及国内外迁移导致人口结构变化和社会规范的转变,都显著影响着传统的代际支持模式。对这一挑战的极端回应之一是中国在2013年颁布的《老年权益法》,要求成年子女为年迈的父母提供身体和情感上的照顾和关怀,包括定期探访并在经济上给予支持,否则将面临罚款或监禁。在许多地区,艾滋病/艾滋病毒已经在中年人中产生了显著影响,使得老年人和儿童都没有得到支持,进一步导致孤儿的照顾责任由他们的祖父母承担。

越来越多的人认识到,理想情况下,照顾者应该能够获取培训、服务和经济支持,以便鼓励他们承担和维持照护角色,从而提供更个性化的照顾,并降低卫生系统的支出。英国、新西兰和澳大利亚已经实施了国家战略,以更好地支持照顾者,包括提供信息服务、财政支持、社区支持,法律允许照顾者在工作场所灵活安排工作,并与雇主合作,更好地支持工作场所照顾者的财务和组织效益。确实,要想支持老龄人口的照顾工作,不仅要认识到无偿照顾者的重要角色,还需要确保在规划和分配资源时考虑到他们不断发展的需求。

10.8.2.12 对老年人友好的城市和社区

在过去的10年中,世界卫生组织(WHO)一直在积极推动创建适宜老年人居住的城市和社区,以倡导一种更为周到的方法,可促进各个年龄段人群的健康和幸福感。适宜老年人的社区被定义为一种承认老年人巨大多样性的社区,促进老年人融入社区生活的各个领域,尊重他们的决策和生活选择,并且能够灵活预见和回应与老龄化相关的需求和偏好(WHO,2007)。通过其工作,WHO已经确定了影响老年人和所有年龄段人群生活质量和健康的八个社区生活领域:尊重和社会包容,社会参与、沟通和信息,公民参与和就业,室外空间和建筑物,交通、住房、社区支持和卫生服务。将这八个领域纳入社区设计和发展中,以支持将社区转变为适宜老年人的社区,鼓励积极健康老龄化。

最近,世界卫生组织将全球适宜老年人居住的城市和社区网络的发展确定为十大优先事项之一,以促进健康老龄化。目前,该网络在37个国家拥有超过500个成员城市和社区,在各个层面参与适宜老年人居住的社区发展活动,许多已经学会了如何评估他们的"老年友好程度",如何将老龄人群的观点融入城市规划工作,如何创建适宜老年人居住的环境,不仅考虑设计和物理特征,还考虑基础设施、政策和服务提供。确保老年人有适当且负担得起的住房和交通选择,以及更好地解决出行安全、免受暴力和犯罪的问题,将确保更好地支持老年人的社会参与、促进健康和提升幸福感。

10.8.2.13 人口老龄化对公共卫生的影响

正如本章所述,人口老龄化是一个重要的全球现象,将继续对疾病和残疾模式以及卫生和社会服务的利用产生重大影响。因此,若要将这一现象转化为长寿和健康老龄化的机会,而非全球健康和资源的威胁,则需要采取协调一致和适当的公共卫生对策。

公共卫生在以下方面非常重要:监测风险因素、疾病和残疾的趋势和转变;鼓励有效的健康促进实践,促进健康老龄化;制定政策,以公平高效地利用卫生保健资源,应对不断增长、需要不同和更加个性化护理方式的人群的需求。目前老年人接种率远远落后于儿童的事实表明,存在一些显著的公共卫生差距。例如,除了韩国之外,没有其他国家达到世界卫生组织推荐的老年人流感疫苗接种率达到75%的目标(国家老龄研究所,2018)。

支持健康老龄化的健康促进工作始于生命早期,并贯穿整个生命周期直至老龄段。正如前文所述,锻炼、不吸烟以及保持强大的社交网络可以使老年人的寿命显著延长,而不参与这些健康实践的其他人则相对较短。越来越多的人开始认识到,老年痴呆并非衰老不可避免的后果,而是在生命周期的不同阶段有九个潜在可改变的健康和生活方式因素,如果消除了这些因素,可能预防痴呆的发展(Livingston et al.,2017)。我们需要更多的知识,以了解如何优化老龄化的条件和经验。

最后,更好地承认和认可老年人自身,以及无偿照顾者对其家庭、社区和国家所作出的持续贡献,也是在解决老龄主义、更好地应对人口老龄化及其相关健康需求挑战方面至关重要的一点。

10.8.3 结论

老龄化是普遍、不可避免,且不平衡的现象。

中低收入国家的人口老龄化速度超过高收入国家,以各种方式对卫生和社会护理部门造成了相当大的压力。

所有社会经济和族群文化群体,以及国家的老龄化增长程度并不一致。

在老龄化人口中,发生严重残疾的人口越来越少,虽然在日益增多的个案中并非总是如此,但这仍然显示出疾病和残疾的压缩趋势。

针对老年人医疗保健方面的进步在提高生存率和减少残疾方面产生了显著影响,但也使得老年人慢性病如阿尔茨海默病和其他相关的不可治愈的痴呆症等不可避免地增加,这似乎正在成为21世纪卫生和社会护理面临的较大全球挑战之一。

越来越多的国家、家庭以及个人逐渐成为承担老年人所需护理的主要力量,作为无偿照顾者,确实需要更多对正规卫生和社会服务的知识和支持。

公共卫生在监测、疾病预防和促进健康老龄化方面发挥着重要作用，并在为老年人发展保健和社会服务方面发挥作用。

（翻译：夏敏）

参考文献

Abramson, A. and Silverstein, M. (2006). AARP Images of Aging in America, 2004. Washington, DC: AARP and the University of Southern California.

Alzheimer's Disease International (2019). Dementia Statistics. [Online] Available at: http://www.alz.co.uk/research/statistics.

Austad, S. (2006). Why women live longer than men: sex differences in longevity. Gender Medicine, 3(2), 79-92.

Australian Bureau of Statistics (2011). Deaths, Australia, 2010. Canberra: ABS.

Barker, J.C., Herdt, G., and de Vries, B. (2006). Social support in the lives of lesbians and gay men at midlife and later. Sexuality Research & Social Policy: A Journal of the NSRC 3(2), 1-23.

Brennan, M. and Bally, S.J. (2007). Psychosocial adaptations to dual sensory loss in middle and late adulthood. Trends in Amplification, 11(4), 281-300.

Brotman, S. and Ryan, B. (2008). Healthy aging for gay and lesbian seniors in Canada: an environmental scan. [Online] Available at: http://lgbtqpn.ca/wp-content/uploads/woocommerce_uploads/2014/08/Healthy%20Aging%20Environmental%20Scan.pdf.

Butler, R. (1969). Age-ism: another form of bigotry. The Gerontologist, 9(4), 243-6.

Canadian Institute for Health Information (CIHI) (2014). Drug Use Among Seniors on Public Drug Programs in Canada, 2012. Ottawa: CIHI.

Centers for Disease Control and Prevention (CDC) (2019). Recommended Adult Immunization Schedule for Ages 19 Years or Older. Atlanta: CDC. [Online] Available at: https://www.cdc.gov/vaccines/schedules/downloads/adult/adult-combined-schedule.pdf.

Clegg, A., Young, J., Iliffe, S., Rikkert, M.O., and Rockwood, K. (2013). Frailty in elderly people. The Lancet, 381(9868), 752-62.

Demakakos, P., Gjonca, E., and Nazroo, J. (2007). Age identity, age perceptions and health. Annals of the New York Academy, 1114(1), 279-87.

Denktaş, S., Koopmans, G., Birnie, E., Foets, M., and Bonsel, G. (2009). Ethnic background and differences in health care use: a national cross-sectional study of native Dutch and immigrant elderly in the Netherlands. International Journal for Equity in Health, 8, 35.

Eckstrom, E., Feeny, D.H., Walter, L.C., Perdue, LA., and Whitlock, E.P. (2013). Individualizing cancer screening in older adults: a narrative review and framework for future research. Journal of General Internal Medicine, 28(2), 292-8.

Ellis, G., et al. (2017). Comprehensive geriatric assessment for older adults admitted to hospital. Cochrane Database of Systematic Reviews 9, 1-82.

Federal Interagency Forum on Aging-Related Statistics (2016). Older Americans 2016: Key Indicators of Well-Being. Washington, DC: US Government Printing Office.

Fried, L.P., et al. (2001). Frailty in older adults: evidence for a pheno-type. The Journals of Gerontology, 56A(3), M146-56.

Fries, J., Green, L., and Levine, S. (1989). Health promotion and the compression of morbidity. The Lancet 333 (8636), 481-3.

Gillespie, LD., et al. (2012). Interventions for preventing falls in older people living in the community. Cochrane Database of Systematic Reviews, (2), CD007146.

Government of Canada, Special Senate Committee on Aging (2009). Canada's Aging Population: Seizing the Opportunity. Otttawa: Government of Canada.

Herschorn, S., Gajewski, J., Schulz, J., and Corcos, J. (2008). A population-based study of urinary symptoms and incontinence: the Canadian Urinary Bladder Survey. BJU International, 101(1), 52-8.

Hosseinpoor, A., Harper, S., Lee, J., Lynch, J., Mathers, C., and Abou-Zahr, C. (2012). International shortfall inequality in life expectancy in women and men, 1950-2010. Bulletin of the World Health Organization, 90(8), 588-94.

Howard, L., Ehrlich, A., Gamlen, F., and Oram, S. (2017). Gender-neutral mental health research is sex and gender biased.

Lancet Psychiatry, 4(1), 9-11.

Jagger, C., et al. (2008). Inequalities in healthy life years in the 25 countries of the European Union in 2005: a cross-national meta-regression analysis. The Lancet, 372(9656), 2124-31.

Kalache, A. and Kickbusch, I. (1997). A global strategy for healthy ageing. World Health, 50(4), 4-5.

Kane, R.L., Ouslander, J.C., and Abrass, I.B. (2003). Essentials of Clinical Geriatrics (5th ed.). New York: McGraw Hill.

Keim, S. and Sanders, A. (2004). Geriatric emergency department use and care. In: Meldon, S., Ma, O.J., and Woolard, R. (eds.) Geriatric Emergency Medicine. New York: McGraw Hill, pp. 1-4.

Kim, E.S., Carrigan, T.P., and Menon, V. (2008). Enrollment of women in national heart, lung, and blood institute-funded cardiovascular randomized controlled trials fails to meet current federal mandates for inclusion. Journal of the American College of Cardiology, 52, 672-3.

Kinsella, K. and He, W. (2009). US Census International Population Reports. An Ageing World: 2008. Washington, DC: US Census Bureau.

Lachs, M.S. and Pillemer, K.A. (2015). Elder abuse. New England Journal of Medicine, 373, 1947-56.

Lafortune G., Balestat G., and the Disability Study Expert Group Members (2007). Trends in Severe Disability Among Elderly People: Assessing Evidence in 12 OECD Countries and Future Implications. Paris: OECD.

Legg, L., Weir, C.J., Langhorne, P., Smith, L.N., and Stot, D.J. (2013). Is informal caregiving independently associated with poor health? A population-based study. Journal of Epidemiology and Community Health, 67(1), 95-7.

Levy B., Slade M., Kunkel S., and Kasl S. (2002). Longevity increased by positive self-perceptions of aging. Journal of Personality and Social Psychology, 83(2), 261-70.

Li, L., Guo, Y., Chen, Z., Chen, J., and Peto, R. (2012). Epidemiology and the control of disease in China, with emphasis on the Chinese Biobank Study. Public Health, 126(3), 210-13.

Livingston G., et al. (2017). Dementia prevention intervention, and care. The Lancet, 390(10113), 2673-734.

Malone, M.L., Capezuti, E.A., and Palmer, RM. (2015). Acute Care for Elders: A Model for Interdisciplinary Care. New York: Springer.

Mays, V.M., and Cochran, S.D. (2001). Mental health correlates of perceived discrimination among lesbian, gay, and bisexual adults in the United States. American Journal of Public Health, 91(11), 1869-76.

Minichiello, V., Browne, J., and Kendig, H. (2000). Perceptions and consequences of ageism: views of older people. Ageing and Society, 20(3), 253-78.

Morin, L., Johnell, K., Laroche, M.L., Fastboom, J., and Wastesson, J.W. (2017). The epidemiology of polypharmacy in older adults: register-based prospective cohort study. Clinical Epidemiology, 10, 289-98.

National Institute on Ageing (2018). The Underappreciated Burden of Influenza Amongst Canada's Older Population. And What We Need to Do About It. Toronto: National Institute on Ageing.

Nie, J.X., Wang, L., Tracy, C.S., Moineddin, R., and Upshur, R.E. (2008). Health care service utilization among the elderly: findings from the Study to Understand the Chronic Condition Experience of the Elderly and the Disabled (SUCCEED project). Journal of Evaluation in Clinical Practice, 14(6), 1044-9.

Omran, A.R. (1971). The epidemiologic transition: a theory of the epidemiology of population change. The Milbank Memorial Fund Quarterly, 49(4), 509-38.

Oram, S., Khalifeh, H., and Howard, L.M. (2017). Violence against women and mental health. Lancet Psychiatry, 4(2), 159-70.

Phillips, B., Daniels, J., Woodward, A., Blakely, T., Taylor, R., and Morrel, S. (2017). Mortality trends in Australian Aboriginal peoples and New Zealand Māori. Population Health Metrics, 15(25).

Phillipson, C. and Scharf, T. (2005). Rural and urban perspectives on growing old: developing a new research agenda. European Journal of Ageing, 2(2), 67-75.

PRIAE Policy Research Institute on Ageing and Ethnicity (2005). Black and Minority Ethnic Elders' in the UK: Health and Social Care Research Findings. Leeds: PRIAE.

Radley, D.C., McCarthy, D., and Hayes, D.L. (2018). 2018 Scorecard on State Health System Performance. New York: The Commonwealth Fund.

Reinhard, S.C., Feinberg, L.F., Choula, R., and Houser, A. (2015). Valuing the Invaluable: 2015 Update. Washington, DC: AARP Public Policy Institute.

Rizzuto, D., Orsini, N., Qiu, C., Wang H.X., and Fratiglioni, L. (2012). Lifestyle, social factors, and survival after age 75: population based study. British Medical Journal, 345, 1-10.

Rockwood, K. and Mitnisky, A. (2011). Frailty defined by deficit accumulation and geriatric medicine defined by frailty. Clinics in Geriatric Medicine, 27(1), 17-26.

Rowe, J.W. and Kahn, R.L. (1987). Human aging: usual and successful. Science, 237(4811), 143-9.

Seeman, T.E. (1994). Successful aging: reconceptualizing the aging process from a more positive perspective. In: Vallas, B.J., Albarede, J.L., and Garry, P.J. Epidemiology and Aging: Facts and Research in Gerontology. New York: Springer, pp. 61-73.

Shepperd, S. and Iliffe, S. (2005). Hospital at home versus inpatient hospital care. Cochrane Database of Systematic Reviews, 20 (3), CD000356.

Simonson, W. and Feinberg, J. (2005). Medication-related problems in the elderly: defining the issues and identifying solutions. Drugs & Aging, 22(7), 559-69.

Sinha, M. (2013). Portrait of Caregivers, 2012. Ottawa: Statistics Canada, Social and Aboriginal Statistic Division.

Sinha, S.K., Bennett, J., Ramsden, R., Bon, J., and Chalk, T. (2018). Delivering improved patient and system outcomes for hospitalized older adults through an acute care for elders strategy. Health Management Forum, 31(4), 126-32.

Stall, N., Nowaczynski, M., and Sinha, S.K. (2014). A systematic review of outcomes from home-based primary care programs for homebound older adults. Journal of the American Geriatrics Society, 62(12), 2243-51.

Statistics Canada, Demography Division (2005). Projections of the Aboriginal Populations, Canada, Provinces and Territories, 2001 to 2017. Ottawa: Statistics Canada.

Stringhini, S., et al. (2017). Socioeconomic status and the 25x25 risk factors as determinants of premature mortality: a multicohort study and meta-analysis of 1.7 million men and women. The Lancet, 389(10075), 1229-37.

Taylor, P., Parker, K., Wang, W., Morin, R., and Cohn, D.V. (2009). Growing Old in America: Expectations vs. Reality. Washington, DC: PEW Research Center.

Tessier, A., Beaulieu, M-D., Mcginn, C.A., and Latulippe, R. (2016). Effectiveness of Reablement: Systematic Review. Health Policy, 11(4), 49-59.

Tucker, K.L., Hallfrisch, J., Qiao, N., Muller, D., Andres, R., and Fleg, J.L. (2005). The combination of high fruit and vegetable and low saturated fat intakes is more protective against mortality in aging men than is either alone: the Baltimore Longitudinal Study of Aging. The Journal of Nutrition, 135(3), 556-61.

United Nations Department of Economic and Social Affairs, Statistics Division (UN DESA) (2015). The World's Women 2015: Trends and Statistics. New York: UN DESA.

United Nations Department of Economic and Social Affairs, Population Division (UN DESA) (2017). World Population Ageing. New York: UN DESA.

United Nations Department of Economic and Social Affairs, Population Division (UN DESA) (2017a). World Population Prospects: The 2017 Revision. New York: UN DESA.

United Nations Department of Economic and Social Affairs, Population Division (UN DESA) (2018). World Urbanization Prospects: The 2018 Revision. New York: UN DESA.

United Nations Department of Economic and Social Affairs, Population Division (UN DESA) (2019). World Population Prospects: The 2019 Revision. New York: UN DESA.

US Preventive Services Task Force (2019). Published final recommendations. [Online] Available at: https://www.uspreventiveservicestaskforce.org/BrowseRec/Index/browse-recommendations.

Valanis, B.G., Bowen, D.J., Bassford, T., Whitlock, E., Charney, P., Carter, R.A. (2000). Sexual orientation and health: comparisons in the women's health initiative sample. Archives of Family Medicine, 9(9), 843-53.

Verma, A., et al. (2017). Paramedic-initiated home care referrals and use of home care and emergency medical services. Prehospital Emergency Care, 15, 1-6.

Whitehead, W., et al. (2009). Fecal incontinence in U.S. adults: epidemiology and risk factors. Gastroenterology, 137(2), 512-17.

Wolinsky, F.D, Stump, T., and Johnson, R. (1995). Hospital utilization profiles among older adults over time: consistency and volume among survivors and decedents. Journals of Gerontology Series B, Psychological Sciences and Social Sciences, 50(2), S88-100.

World Health Organization (WHO) (2007). Global Age-friendly Cities: A Guide. Geneva: WHO.

World Health Organization (WHO) (2011). Global Status Report on Noncommunicable Diseases, 2010. Geneva: WHO.

World Health Organization (WHO) (2017). Fact Sheet on Mental Health of Older Adults. Geneva: WHO.

World Health Organization (WHO) (2019). Fact Sheets on Blindness and Vision Impairment & Deafness and Hearing Loss. Geneva: WHO.

WHO/INPEA (2002). Missing Voices: Views of Older Persons on Elder Abuse. Geneva: WHO.

Yon Y., Mikton CR., Gassoumis ZD., and Wilber KH. (2017). Elder abuse prevalence in community settings: a systematic review and meta-analysis. The Lancet 5 (2), e147-56.

Zubair, M. and Norris, M. (2015). Perspectives on ageing, later life and ethnicity: ageing research in ethnic minority contexts. Ageing and Society, 35(5), 897-916.

10.9 被迫移民和其他流离失所人群

10.9.1 引言

迁徙和流离失所始终伴随着人类生活。然而，随着全球化的日益加剧、互联互通的日益便利，流离失所的影响已经远远超出了其本身。被迫移民是指违背了个体意愿而被迫离开常住地的一种行为。在冷战结束后的几十年，由于全球化进程的加快、国与国之间以及国家内部不平等现象的加剧、持续不断的战争和冲突(UNHCR,2006)，导致被迫移民在某种程度上影响了包括流离失所者和收留者在内的所有人，而医疗卫生人员无论在哪执业，都必须面对此影响并作出决策。

本章旨在概述全球被迫移民的状况及其面临的公共卫生挑战，以此帮助公共卫生专业人员制定应对措施。首先介绍了被迫移民的历史和“难民”的法律定义，描述了一类不符合“难民”法律定义的被迫移民，介绍了各国对待这类群体的方式，以及对人们生活和健康的影响。其次，探讨了影响各国对待难民的社会和政治因素，阐述了难民在发展中国家和发达国家主要面临的一些健康问题。此外，本章还介绍了参与保护被迫移民和提供医疗服务的群体，讨论了影响被迫移民健康的背景。除了阐述影响健康结局的影响因素外，本章还强调了被迫移民的能动性和发言权，探讨了这些因素的重要性，以及被迫移民在混乱环境中相关行为的原因。在复杂的社会、政治和法律背景下，被迫移民者与其他人群的互动，可能会导致他们做出不健康的行为，有时还会阻碍他们接受健康服务。然而，在条件允许的情况下，被迫移民还是会尽可能做出有利于自身健康的选择。

10.9.2 流离失所的原因

10.9.2.1 全球背景

2011年，被迫移民人数打破纪录，其数目超过了2000年以来的任何一年。苏丹、利比亚、索马里和科特迪瓦等国的人道主义危机，以及阿富汗和伊拉克等国持续的不稳定局势，导致430万人背井离乡(联合国难民署，2011)。虽然战争、暴力和自然灾害是造成被迫移民的主要的、最常见的原因，但考虑那些造成被迫移民的更广泛的全球背景也很重要。

10.9.2.2 全球化、不平等和对危机的认知

如果不考虑全球背景以及不断影响移民形式和模式的全球局势，就无法全面理解被迫移民问题。因此，必须考虑到全球化对被迫移民的促进作用。尽管全球化是一个备受争议的概念，其定义也存在争论，但大多数人认为它影响了社会文化、经济和政治的全球一体化进程(见第1.5章)。交通的日益便利、文化的相互联系使人们对遥远国度的机遇充满憧憬，从而促使那些被迫移民的迁徙。

在对被迫迁徙进行分析时，也应考虑全球化格局对经济的影响。关于全球化对人类发展和健康的影响，存在着两极分化的讨论。一些评论家如Feachem(2001)认为，经济全球化可能有利于穷人获得财富，从而促进其健康；而另一些人(Baum,2001;MacDonald,2007)则强调了许多发展中国家存在糟糕的卫生状况以及固化的不平等情况，并认为全球化创造了一个不公平的竞争环境，使经济利益向那些有权有钱的人倾斜。他们认为，全球化离不开为富人利益服务的经济政策，而这些政策加剧了不平等和冲突，并导致了发展中国家的公共卫生危机。这一分析表明，改善公共卫生状况的唯一途径是认真重组占主导地位的国际金融机构。Lee(2004)的观点比较中立，认为需要进行严谨、持续的分析，从而评估全球化对健康的积极和消极影响。Zwi和Alvarez-Castillo(2003)认为，全球化往往导致大量人口出现不良的健康结局，这反过来又促进了被迫移民。无论我们站在何种角度看待全球化，无论“全球化是什么”“全球化如何影响健康”以及“全球化的影响是什么”，显而易见的是全球不平等现象确实存在且非常严重。无论是否与暴力相关，全球化不平等对被迫移民的影响不容忽视。

Castles(2004)呼吁在描述被迫移民变化时应充分考虑全球背景，应将全球“难民危机”视为南北关系危机，而“难民”只是其中的一个方面。他认为当前的被迫移民现象是南北差异的结果。虽然“南北”概念也许并不能准确反映我们今天见到的差异，但可以将他所描述的“南北”关系看作是富裕国家和不太富裕国家之间的关系。当存在“南北”差距，且人们会寻求更好生活或者仅仅是为了生存时，被迫移民现象将持续存在。这种差距还体现在如何处理被迫移民的影响，这进一步深化了南北关系危机。他指出，自19世纪以来，人们一直认为难民危机迫在眉睫，但这些危机并没有像人们所担心的那样完全爆发，但也出现了一些新的特点。局部地区暴力和侵犯人权行为的增加是近年来被迫移民数量增加的一个原因。然而，他认为被迫移民并没有造成发达国家严重的经济或社会危机，而且与主流观念相反，发达国家并没有大量收容涌入人口。尽管如此，发达国家却仍将这种情况视为危机，因为它凸显了“民族国家主权的削弱”。然而，发展中国家收容了绝大多数来自邻国的被迫移民(Allotey，Reidpath，2003)，再加上发达国家颁布了更多限制性政策，试图限制收容发展中国家难民，导致了南北关系紧张，并使走私和人口贩卖有可乘之机，这进一步威胁了发达国家对边境的控制，加深了发达国家的危机感。因此，发展中国家承担了接纳被迫移民的大部分负担，而发达国家将弱势人群排除在外，产生了“片面的危机”(Grove，Zwi，2006)。Zwi和Alvarez-Castillo(2003)在回顾全球化、被迫移民和健康问题时指出，公共卫生专业人员有责任研究其背景，并在此过程中揭露“片面的危机”，倡导更加人性的全球化，从而减少与被迫移民相关的不良健康结局。

10.9.3 导致流离失所的直接驱动因素

关于造成流离失所和被迫迁徙的原因，人们已达成了广泛共识。然而，在不同的情况下，特定因素的重要性以及这些因素之间的联系并不相同。明确具体原因对相关国家和移民本身至关重要，因为这关系到国际社会的应对措施、资金支持的力度，以及东道国居民对移民者的态度。被迫移民的健康影响不仅取决于流离失所的原因，还受到不同群体对这些原因的看法，以及不同群体与这些原因的关系。在这方面，描述被迫移民的术语和语境将在很大程度上影响社会的应对措施和制约措施。

被迫移民历来与战争和暴力联系在一起。联合国公约对难民具有明确的定义，即为了躲避迫害而逃往另一国家寻求安全的人。正如Moore和Shellman(2004)所描述的，其核心模式是：暴力进入=被迫迁出。

尽管武装冲突、镇压和战争是非自愿流离失所的主要原因，但其他因素如自然灾害、发展项目等也同样重要。此外，还有那些可能导致人口贩运和偷渡的更复杂的经济、社会和政治环境。

Martin(2002)重点研究了导致无国籍状态的自然灾害、人为灾害以及边界变化，认为它们是导致被迫移民的重要因素，与迫害、侵犯人权、压迫和冲突等公认因素也密切相关。与此同时，人们也逐渐认识到海平面上升和极端天气条件等环境因素的重要性。有研究认为，随着时间的推移，这些原因可能会取代冲突成为被迫移民的主要原因(Myers，Kent，1995)。此外，资源制约因素，包括土地和水资源的枯竭及贵重矿产的争夺，在被迫移民中可能发挥更重要的作用，尤其是当全球人口从目前的约60亿增加到2050年的近90亿时，资源问题会变得尤为突出。

尽管这些因素都具有重要性，但很难具体量化其影响。我们可以获得《公约》中难民人数的数据(见“被迫移民的类别”部分)，以及最近有关境内流离失所者(internally displaced persons，IDPs)的统计信息。这些数据在一定程度上揭示了冲突暴力，以及海啸、地震等直接自然灾害造成的流离失所人数。然而，更间接的环境影响和经济影响却很难量化。

在解读流离失所的原因时会遇到新的问题，这些问题超越了简单的“暴力移民”模式，因此需要采取新的研究方法。目前的主要挑战包括：对经济移民的日益关注，以及由于环境和气候变化而被迫迁移的人数增加；此外，“混合移民”，即介于被迫移民和自愿移民之间的人，也在增加。

尤为关键的是，我们必须呼吁东道国将保护政策转变为解决被迫移民来源国根本问题的政策。了解原因不仅能帮助预测即将发生的流离失所，也将找到避免大规模流离失所的措施。尽管一些分析仍坚持将暴力冲突或冲突的威胁作为流离失所主要的预测因素，但我们也应认识到其他因素的重要性。Moore和Shellman(2004)分析了全球40个国家的样本，并使用了一个包含多种指标(政府的威胁、持不同政见者的威胁、政府与持不同政见者的互动、种族或非种族内战、领土战争、创收机会、政治自由与法治，以及文化和家庭关系)的模型。他们发现，政府的威胁、持不同政见者的威胁、政府与持不同政见者的互动是被迫移民潮的主要决定因素，这些因素比经济规模或政治体制类型等其他因素更为重要。此外，Apodaca(1998)分析了被迫移民的各种预测模型，认为侵犯人权是最重要的预测因素之一。

媒体通常将经济移民描述为自由选择的移民，认为东道国不应承担保护责任。然而，Castles(2003)等学者持不同的观点，他们认为被迫移民与经济移民是相关联的，两者都是“全球不平等和社会危机的密切相关(实际上往往无法区分)的表现形式”。特别是冷战结束后，这些不平等现象更加严重。Castles认为，对被迫移民原因的研究忽视了总体经济和社会结构，而这些结构与“美国的政治和军事统治、生态全球化、南北不平等和跨国主义”有着密切的联系(Castles，2003)。

讨论流离失所的原因对于为被迫移民提供保护具有特别重要的意义。正如本章后续章节所描述的，保护的性质和程度往往取决于被迫移民的原因。深入理解这些内容至关重要，因为这不仅能帮助我们明确保护需求，而且还能影响我们采取的保护措施。

10.9.4　被迫移民的类别

关于被迫移民的定义，争议已持续超过半个世纪，最早可追溯到1951年的首份《联合国难民公约》(简称《公约》)。该公约制定的法律框架将“难民”作为一个专门定义的群体，并以1951年公约及其后的1967年议定书为基础进行扩增。根据这些规定，难民是指符合以下条件的个体：

有充分理由担心因种族、宗教、国籍、所属特定社会群体或政治观点而遭受迫害，身在其国籍国境外，无法接受或因这种担心而不接受该国保护的人(难民署，2009)。

非洲和拉丁美洲的地区文书对这一定义作了修改，详见后文。不过，国际被迫移民研究协会(International Association for the Study of Forced Migration，IASFM）对被迫移民的定义更为宽泛：

难民和境内流离失所者（因冲突而流离失所者），以及因自然或环境灾害、化学或神经灾害、饥荒或发展项目而流离失所者（Forced Migration Online，2008）。

这一定义涵盖了范围广泛的被迫移民，可以将他们区分为几个不同的群体（表 10.9.1）。

表 10.9.1　被迫移民的分类

难民	有充分理由担心因种族、宗教、国籍、属于某一社会团体或政治见解的原因而受到迫害，身在其国籍国境外，由于这种担心而不能或不愿接受该国保护的人（联合国难民署，2009）
境内流离失所者	被迫或不得不逃离、离开家园和常住地的个人或群体，特别是为了避免武装冲突、暴力局势、侵犯人权行为或自然或人为的灾害所带来的影响，而被迫逃离家园和常住地，但未跨越国际公认的国家边界（Deng，1998）
寻求庇护者	提出难民申请，并等待申请结果的人，该词不包含任何推定——只是描述某人提出申请的事实，有些寻求庇护者会被判定为难民，有些则不会（联合国难民署，2009）
被贩运者	以剥削为目的，通过暴力威胁或使用暴力手段，或通过其他形式的胁迫，通过诱拐、欺诈、欺骗、滥用权力或利用被剥削者的弱势地位，或通过授受酬金或利益来取得对被剥削者有控制权的某人的同意，招募、运送、转移、窝藏或接收人员（联合国，2003）
偷渡者	为直接或间接获得经济利益或其他物质利益而使某人非法进入其并非国民或永久居民的缔约国（联合国，2000）
环境难民	由于环境原因，特别是土地丧失和退化以及自然灾害而流离失所的人（Deng，1998）
发展流离失所者	由于实施所谓促进“发展”的政策和项目而被迫迁移的人（Forced Migration Online，2008）

资料来源：Text extracts from United Nations High Commissioner for Refugees (UNHCR), Protecting Refugees and the Role of UNHCR, ©UNHCR 2009, available from http://unhcr.org.au/unhcr/images/protecting%20refugees.pdf, reproduced with permission from the United Nations.

Text extracts from Deng, F., The Guiding Principles on Internal Displacement, United Nations, New York, ©United Nations 1998, reproduced with permission from the United Nations.

Text extract from United Nations, Glossary of Environment Statistics, Studies in Methods, Series F, United Nations, New York, USA, ©United Nations 1998, reproduced with permission from the United Nations.

Text extracts from Forced Migration Online, What is Forced Migration? ©2010 Forced Migration Online and Contributors, reproduced with permission from Forced Migration Online.

以下各小节概述了其他被迫移民群体的定义及其来源。这些定义表明，人们越来越重视定义和说明不同形式的被迫移民。这些论述对人们如何看待和应对那些被迫离开其家园和生计的人会产生明显影响。

10.9.5　境内流离失所者

与难民不同，境内流离失所者没有明确的法律定义。一般认为，如果一个人符合难民的定义，但在流离失所时并没有跨越国际边界，那么便被视为境内流离失所者。为了应对这一问题，联合国秘书长任命了一名代表来处理境内流离失所者问题，联合国人权事务高级专员办事处（United Nations High Commissioner for Human Rights，OHCHR）制定了一套指导原则来满足境内流离失所者的特殊需要，境内流离失所者被描述为：

被迫或不得不逃离家园和常住地的个人或群体，特别是为了避免武装冲突、暴力局势、侵犯人权行为或自然或人为的灾害所带来的影响而被迫逃离家园和常住地，但未跨越国际公认的国家边界（Deng，1998）。

10.9.6　寻求庇护者

寻求庇护者是指那些逃离迫害并在另一个国家寻求难民身份的人。根据联合国难民署的定义，寻求庇护者是：

提出难民申请并等待申请结果的人，该词不包含任何推定——它只是描述某人提出申请的事实，有些寻求庇护者会被判定为难民，有些则不会（联合国难民署，2009）。

上述申请者若符合1951年《公约》被认定为难民，将有权获得《公约》规定的保护和支持；而有些人可能因各种原因不被认定为难民，但他们拥有申请庇护的合法权利，不应被视为“非法”的。

10.9.7　被贩运者

2003年《关于预防、禁止和惩治贩运人口特别是妇女和儿童行为的补充议定书》将贩运人口描述为：

以剥削为目的，涉及使用暴力威胁或实际暴力手段，或通过其他形式的胁迫，如诱拐、欺诈、欺骗、滥用权力或利用被剥削者的弱势地位。或通过授受酬金或利益，以获得对被剥削者有控制权的某人的同意，招募、运送、转移、窝藏或接收人员。剥削行为包括但不限于利用他人进行卖淫或其他形式的性剥削、强迫劳动或服务、奴役或类似奴役的做法、劳役，以及切除器官（联合国2003年第25号决议）。

10.9.8　偷渡者

联合国2000年《关于打击陆、海、空偷运移民的补充议定书》对偷运外国人或“非法偷运移民”作了定义，该议定书是对《联合国打击跨国有组织犯罪公约》的补充：

为直接或间接获得经济利益或其他物质利益，促使某人非法进入一国、一方或另一国际组织（UN，2000）。

10.9.9　环境难民

经济合作与发展组织的在线《统计术语词汇表》将环境难民描述为“因环境原因，尤其是土地丧失和退化以及自然灾害而流离失所的人”（联合国，1997）。这一概念由联合国环境规划署（United Nations Environment Programme，UNEP）的研究员El-Hinnawi在1985年首次提出，他将环境难民定义为：

由于明显的环境破坏（自然破坏和/或人为破坏）而被迫暂时或永久离开其传统居住地的人，这种破坏危及了他们的生存和/或严重影响了他们的生活质量。

该定义中的“环境破坏”是指生态系统（或资源基础）中的任何物理、化学和/或生物变化，导致居住地暂时或永久不适合人类生活。然而，自那时起，“环境难民”这一术语一直饱受争议。环境学家、经济学家和难民问题倡导者在内的各界人士对其都有不同的解读。有些人更倾向于使用“环境移民”或“环境流离失所者”，因为不同的术语对所涉个人和国家可能产生不同的影响。

10.9.10 发展流离失所者

尽管没有关于发展流离失所者的明确法律定义,但Forced Migration Online提供了一个定义:

由于实施所谓促进“发展”的政策和项目而被迫迁移的人。这些政策和项目包括大型基础设施项目,如水坝、道路、港口、机场;城市清理行动;采矿和砍伐森林;以及建立保护公园/保护区和生物圈项目。这些受影响的人通常仍留在本国境内。由于上述原因而流离失所的人有时也被称为“被驱逐者”“非自愿流离失所者”或“非自愿重新安置者”(Forced Migration Online,2008)。

然而,值得注意的是,大型农业项目并没有在这个定义中被特别提及,尽管它们也可能导致人们的流离失所。

10.9.11 被迫移民统计

评估全球流动的被迫移民数量,有助于确定援助负担的趋势和分布模式。在被迫移民的特定国家和环境中,解决公共卫生和其他更普遍问题的第一步往往是确定面临风险的人口规模。捐助者、政府、援助机构和社区组织需要基本的人口数据和相关数据,以便为规划和服务提供依据。然而,数据收集工作十分复杂且充满争议,有可能使技术性的问题立即转变为政治问题。

联合国难民事务高级专员办事处(United Nations High Commissioner for Refugees,UNHCR)和美国难民和移民委员会(US Committee for Refugees and Immigrants,USCRI)是被迫移民统计数据的两个主要来源,这两个机构对不同地理环境下不同类型的被迫移民做出了不同的估计。然而,从不断变化的被迫移民人口中收集可靠数据是一项挑战,这也为政治利益进入并试图塑造这一领域提供了可能。如前所述,对被迫移民的定义以及将哪些群体纳入哪些类别仍存在分歧,这进一步加剧了数据收集的困难,并对这些群体的权利和应享待遇,以及谁来负责满足其需求产生了重大影响。尽管存在数据争议,但现有资料仍为我们提供了关于被迫移民趋势和分布的重要信息。

10.9.12 联合国难民署被迫移民统计

难民署提供的数据是基于“受关注人员”这一术语,其涵盖范围正在不断扩大。根据1951年《公约》或1969年《非洲统一组织(OAU)公约》的定义,“受关注人员”包括难民;获得补充性的保护(即对那些不属于1951年《公约》条款范围内人员的其他保护方式)的人员和获得临时保护的人员;在数据收集年份仍在等待申请保护最终结果的寻求庇护者;无国籍人员;在数据收集年份返回原籍国的难民;以及境内流离失所者(表10.9.2)。就难民署而言,境内流离失所者是指仅限于难民署向其提供保护或援助的冲突所致境内流离失所者,不包括所有的境内流离失所者。

难民署报告称,2011年被迫流离失所者人数连续五年超过4 200万(难民署,2011)。这一数字包括难民、境内流离失所者和寻求庇护者。据估计,2011年有430万人因冲突或迫害而成为新的流离失所者,其中80万人跨越国际边界。自2010年以来,新的流离失所者人数增加了20%。受难民署保护的难民和境内流离失所者也增加了70万人。据报告,有710万人(占难民署难民总人数的四分之三)长期处于难民状态。发展中国家收容了世界上五分之四的难民(联合国难民署,2011)。其中,来自阿富汗的难民人数最多,其次是伊拉克和索马里。难民署的统计数据还显示,大多数难民仍留在原籍地区。巴基斯坦是2011年收容难民最多的国家，其次是伊朗和叙利亚。全球范围内近一半得到难民署承认的难民被收容在人均国内生产总值低于3 000美元的国家。

表10.9.2　联合国难民事务高级专员关注的人群（难民署，2011）

类　型	2011年
新流离失所者	4 300 000
难民	10 400 000
境内流离失所者	15 500 000
寻求庇护者	876 100
无国籍者	12 000 000
重新安置者	79 800*
孤儿	17 700
受难民署保护者	25 900 000**
全世界被迫流离失所者	42 500 000

注：*22个国家进行重新安置——无论难民署是否提供援助。

**受联合国难民署保护的难民和境内流离失所者。

资料来源：United Nations High Commissioner for Refugees（UNHCR），A Year of Crises：UNHCR Global Trends 2011，UNHCR，Geneva，Switzerland，©UNHCR 2012，available from http://www.unhcr.org/4fd6f87f9.html.

需要指出的是，联合国近东巴勒斯坦难民救济和工程处（United Nations Relief and Works Agency for Palestinian Refugees in the Near East，UNRWA）所负责的巴勒斯坦难民，是4 200万被迫移民的一部分，然而他们并未被纳入联合国难民署的统计数据中。巴勒斯坦社区一直是较大的难民群体之一，他们既没有得到妥善安置也没有融入东道国。这反映了当地方、国家、区域和世界大国解决或未能解决更高层次的战略和政治问题时，当地社区成员所遭受的苦难。

鉴于这些数据的重要性，它们自然会引发争议和持续的讨论。相关人员试图确定数据的收集过程、计算的对象，以及对将来措施的意义。事实上，系统中的每一个“参与者”，无论是联合国还是非政府机构、受援国还是原籍国、当地社区还是专业团体以及其他群体，都处于各自的立场和利益，试图夸大或减少被迫移民人数。无论这些人是难民还是境内流离失所者，他们身处难民营内还是难民营外，他们是依赖他人还是不受其他重大因素的影响，这些群体之间的复杂互动都使得数据问题变得异常复杂和敏感。

10.9.13　境内流离失所者

据难民署估计，截至2011年底，全球境内流离失所者人数为2 640万，其中1 550万人得到了难民署的援助。2011年的数据是有记录以来第二高的，难民署指出，这一增长的部分原因是阿富汗、科特迪瓦、利比亚、南苏丹、苏丹和也门地区新增了流离失所者（难民署，2011）。

10.9.14　寻求庇护者

2011年，难民署办事处和各国政府共收到了87.61万份庇护或难民身份申请，其中十分之一的申请是在南非登记的，南非因此成为庇护申请最多的目的地，其中一半以上的申请来自津巴布韦国民。联合国难民署注意到，各国对寻求庇护者的认可率存在显著差异，这表明他们对待寻求庇护者的方式不同。例如，八个欧洲国家对阿富汗寻求庇护者的认可率从3%到33%不等（联合国难民署，2011）。

10.9.15 法律框架

10.9.15.1 难民

作为所有国际难民法的基础，1951年《联合国难民公约》起草于第二次世界大战结束后，这是为了应对战争造成的大量流离失所者而制定的。该《公约》根据欧洲当时特有的地理和时间因素，对哪些人可被归类为“难民”做出了限制。然而，1967年通过的《关于难民地位的议定书》（简称《议定书》）取消了这些限制，使《公约》能够被更广泛地适用。《公约》和《议定书》不仅规定了难民的定义，还规定了难民有权获得的保护范围，其中最基本的是“不被驱回”原则，即难民有权留下，而不是被送回其生命或自由会受到威胁的地方。尽管如此，有关《公约》中难民的定义一直存在激烈争议。因为《公约》的难民定义排除了大量需要国际保护的人，特别是境内流离失所者和那些因普遍（而非个别）暴力、内战和大规模人权侵犯而移民的人。

针对《公约》和《议定书》的局限性，非洲和拉丁美洲通过了自己的地区法律和标准。非洲统一组织（Organization of African Unity，OAU）（现称非洲联盟）通过了1967年《关于非洲难民问题某些特定方面的公约》（Barnett，2002）。该公约是唯一具有法律约束力的地区性文书，其难民定义与《公约》相似，但进一步包括了那些因“外来侵略、占领、外国统治部分或完全严重扰乱其原籍国公共秩序的事件”而逃离的人（OAU，1969）。

在拉丁美洲，1984年通过的《卡塔赫纳宣言》对难民的定义与《关于非洲难民问题某些特定方面的公约》的定义相似，也提到了“大规模侵犯人权”（《1984年区域难民文书及相关文书》）。虽然《卡塔赫纳宣言》不具有法律约束力，但已被许多国家采纳并纳入了国家立法。值得注意的是，参与战争罪行、违反人道主义和人权法行为、犯下恐怖主义罪行的人被明确排除在《公约》之外，不能被认定为难民。

联合国大会（UN General Assembly，UNGA）于1950年12月通过了《联合国难民署章程》，授权难民署根据章程为难民提供国际保护，并寻求永久解决难民问题的办法。多年来，联合国大会允许联合国难民署扩大其职责范围，并越来越多地注重保护难民和实地难民管理。

10.9.15.2 境内流离失所者

尽管境内流离失所者并未受到相同的法律框架保护，但他们已被纳入联合国难民署的“受关注人群”，因此经常被纳入难民署的职责范围内。联合国人道主义事务协调厅（United Nations Office for Coordination of Humanitarian Affairs，OCHA）针对境内流离失所者的特殊需求制定了一套指导原则（Deng，1998）。尽管这些原则不具有法律约束力，但它们明确了应给予境内流离失所者的权利和保障。

10.9.15.3 寻求庇护者

联合国大会以《世界人权宣言》第14条为基础，于1967年通过了《领土庇护宣言》（Declaration of Territorial Asylum，DTA），宣称“人人有权在其他国家寻求和享受庇护以免受迫害”。《领土庇护宣言》的原则要求所有国家相互承认彼此给予的庇护，各国自行评估其庇护理由，不得在边境拒绝任何寻求庇护者，不得将已在一国境内的寻求庇护者强制遣返至其可能遭受迫害的任何国家。那些危害国家安全、危害人权、反对和平或犯有战争罪的寻求庇佑者例外。

各国可根据1951年《公约》，向符合定义的“难民”提供庇护。然而，鉴于这一定义的局限性，越来越多不符合《公约》定义的人开始寻求其他保护。替代性保护方式应运而生。McAdam(2006)描述了为“非公约难民”提供的各种替代保护方式，通常被称为“补充”或“辅助”保护，这些“非公约难民”受到的待遇与公约定义的难民大致相同。

那些逃离大规模暴乱而非个人针对性迫害的“非公约”难民，需要寻求人权法律文书的保护，而不是难民法的保护。然而，人权法律文书并没有像《公约》那样附带明确的权利和标准，而且也有人认为，人权法在执行方面可能比较薄弱(McAdam，2006)。这使得许多人认为补充性保护是一种较低级的保护方式，并担忧各国利用这种保护形式来减少《公约》定义的难民数量，从而损害其公信力。关于是否应扩大《公约》的现有定义或扩大补充保护体系，是会削弱还是加强对寻求庇护者的保护，此类讨论仍在继续。

10.9.15.4　贩运和偷运人口

尽管人口贩运和偷运移民的动机十分相似，但国际公约和国家法律对它们的处理方式却大相径庭。与发生在一个国家内部的贩运不同，偷运总是涉及非法跨越国界。偷运被视为针对国家的犯罪，而贩运则是针对个人的犯罪。因此，被贩运或偷运的人可能会受到截然不同的待遇。《联合国打击人口贩运公约》要求各国考虑给予受害者永久或临时居民身份，而《偷运移民议定书》则要求各国为被偷运者返回原籍国提供便利。

10.9.15.5　环境难民和发展流离失所者

环境难民或发展流离失所者的概念目前存在争议。关于环境因素是否可以被视为流离失所的主要原因，国际社会尚未达成一致意见。同样，因环境因素而背井离乡者的定义也没有达成共识。因此，现有的法律保护十分有限。目前的法律制度并没有明确规定要保护跨越国际边界的环境难民。然而，《关于境内流离失所问题的指导原则》(Deng，1998)涵盖了“自然或人为灾害”，这些原则规定当事国负有提供保护的主要责任，而其他国家没有义务提供保护。尽管如此，主张建立全球治理体系的呼声日益高昂，许多学者和专家建议承认环境因素是造成流离失所的原因之一，并呼吁根据国际法保护此类流离失所者(Courtland Robinson，2003；Biermann，Boas，2007)。

同样，因发展而流离失所者也缺乏相应的法律保护，《关于境内流离失所问题的指导原则》虽然涉及了这一问题，但其保护措施仍然不够充分。人们有必要认识到这一群体的需求，对流离失所问题的研究也不应将“冲突有关的流离失所”与“发展所致的流离失所”割裂开来(Cernea，2007)。

10.9.15.6　不断演变的受保护权

将难民定义为“为了逃离暴力冲突影响的人”，以此为基础的保护一直是主流模式。尽管与冲突有关的流离失所的核心地位一直存在争议，但冲突和暴力仍然是被迫移民和苦难的重要原因。对经济和环境问题导致的被迫移民进行分析固然重要，但应注意不要损害被迫移民现有的受保护权。这些基于冲突核心原则的受保护权，不应该因为考虑了被迫移民的其他原因而受到削弱。

10.9.16　被迫移民的公共卫生状况

被迫移民生活在各种不同的社会、政治和地理环境之中，他们可能形成独立的群体，也可能分散在东道国人口中;他们可能在自己的国家内流离失所,也可能前往附近或遥远的庇护国;他们可能居住在各种地方——从正在经历冲突的发展中国家,到较为和平但贫困的发展中国家,再到富裕的发达国家。每一个被迫移民群体以及群体中每一个人的健康状况都将受到这些因素的影响。此外,他们之前的健康和社会状况、路途的艰辛、新环境的稳定性和安全性、生活的社会结构,以及获得服务和社会支持的机会等,也会影响他们的健康状况。

Gushulak 和 MacPherson(2000)从"三个不同但又相互依存的阶段"的角度描述了移民健康的复杂性,即出发前、迁徙行程本身、抵达目的地后,其中每一个阶段都会影响到健康,例如社交网络、资产、语言、知识、信息或获得服务的途径、粮食安全、居住条件、卫生设施、安全用水等因素都可能成为影响健康结局的关键因素。

本节将介绍被迫移民所面临的主要健康挑战,随后概述公共卫生应对措施,并提供进一步获取详细技术建议的途径。

10.9.16.1 发展中国家的难民

发展中国家接纳了绝大多数被迫移民,特别是在被迫移民进入发达国家变得更加严格的情况下。在发展中国家,被迫境内或跨境流离失所者可能处于各种不同的情况中,可能在难民营中短期或长期定居,也可能分散在东道国人口中。每一种情况都会带来威胁和机遇。

难民营的类型会对健康产生影响。尽管公共卫生知识和经验的改进以及以事实为依据的政策和实践已经产生了更好的健康结果,但传统的难民营环境仍存在一系列问题。

被迫移民主要影响发展中国家以及这些国家的原始居民,当被迫移民不住在难民营时,这种影响尤为明显。

10.9.16.2 难民营和非难民营定居点

虽然建造难民营的目的是提供保护、安全和服务,但也可能带来风险。规划不当的难民安置点可能没有足够的基础设施,这可能对安全构成威胁,或造成新的不平等。过度拥挤、个人卫生和环境卫生差、缺水、营养不良和住房不足等因素结合在一起,为许多疾病,尤其是传染病的传播提供了条件。难民抵达难民营时的健康状况可能很差,比如营养不良、免疫力低下等,这反映了他们获得免疫接种服务的机会有限。混乱的社会结构降低了应对疾病的能力,导致传染病传播迅速,并可能引发特别严重的疫情。此外,由于环境不安全、受限制和缺乏资源,心理压力也是一个重大问题。

Harrell-Bond(2000)讨论了难民营的实用性,认为难民营是一个失败的概念。该理论最初以现代化理论为基础,其前提是难民营定居点将成为新的农业中心,难民最终与东道国人口融合,从而使所有人受益。然而,随着这一理论逐渐失去说服力而被摒弃,取而代之的是一种临时性难民的观点。Harrell-Bond 认为,难民营中的难民处于"监狱"般的居住环境中,其条件恶劣,更容易感染疾病,而且通常营养不良。她还认为,难民营对东道国居民没有任何帮助,因为大量资金被用于建设难民营,占用了收留国本就稀缺的人力物力资源,而且难民一旦迁移,难民营可能会被拆除。她主张帮助难民融入东道国居民,通过对国家进行投资,从整体上加强现有的社会结构。

在许多被迫移民的情况下,例如当科索沃阿尔巴尼亚人从科索沃越境逃到阿尔巴尼亚时,被迫移民者与当地居民的融合十分常见。2006年,东帝汶独立4年后,政局动荡,暴力频发,首都帝力为境内流离失所者建立了临时难民营,但同时也有人逃离并融入当地社区。接收地区必然要承担一部分安置流离失所者的社会和经济成本。

尽管如此,Salama 等人(2004)的研究指出,虽然难民营存在诸多问题,但也有其存在价值。随着人道主义干预的共识和措施增加,更好的营养、卫生和保健服务使难民的健康状况得到改善。当流离失所者跨越国界而成为难民时，他们通常能得到较好的医疗服务。然而，这也可能导致医疗负担转嫁给东道国人口和境内流离失所者。

10.9.16.3　死亡率

粗死亡率（crude mortality rates，CMRs）经常被用作反映复杂紧急情况直接影响的指标。Toole和Waldman（1990）根据撒哈拉以南非洲国家基线死亡率翻倍的情况，提出了复杂紧急情况急性阶段的定义，即每天每10 000人中有1人死亡。在过去的15年中，根据这一定义建立了监测突发事件影响的系统。在过去几十年中，难民人口的CMR是原籍国基线死亡率30倍的情况并不罕见（Toole，Waldman，1997），1994年涌入北基伍省的卢旺达难民的CMR最高，平均每10 000人中有20～35人死亡（Salama et al.，2004）。而如今在难民营中，平均每10 000人中有2人死亡的情况已很少见，但在非难民营中情况有所恶化（Salama et al.，2004）。难民通常在流离失所初期面临的风险最大，随后死亡率会逐渐降低。风险最高的群体是幼儿，其中大多数死亡发生在5岁以下年龄组。这种情况在索马里难民营里得到例证——70%的5岁以下儿童在8个月的时间内死亡（Moore et al.，1993；Toole，Waldman，1997）。

10.9.16.4　死亡原因

发展中国家难民的主要死因与发展中国家的一般人群的死因相似。非洲最常见的死亡原因是腹泻、麻疹、急性呼吸道感染和疟疾（在地方病流行的地方），严重营养不良的高患病率加剧了这种情况（Toole，Waldman，1997）。这些疾病通常占绝大多数报告的难民死亡人数，有时高达95%。这与受战争影响的欧洲国家形成鲜明对比，在这些国家，最常见的死亡原因是外伤、传染性疾病、新生儿问题和营养不良。最近的研究表明，由于人口老龄化、暴力、动荡和被迫移民人群中传染病得到了相对良好的控制，需要更多关注慢性病情况（Chan，Sondorp，2007）。

难民的病症可能是源自原籍国，也可能是在收容国环境中缺乏足够的免疫力而感染，或是难民营条件恶劣所造成的。

腹泻

腹泻是对难民生命较大的威胁之一，主要的病因通常是霍乱和痢疾。在一些难民营中，紧急情况下急性期死亡人数的40%以上可归咎于腹泻，其中80%以上的死者是2岁以下的儿童（Salama et al.，2004）。水源和食物的共用及污染、缺少肥皂和卫生条件不佳等因素加剧了疾病的暴发。

在北基伍难民营的卢旺达难民中，1994年7月初涌入该地区的80万人中有5万人死亡，其中85%死于腹泻，40%死于志贺氏痢疾，60%死于霍乱（Salama et al.，2004）。由于湖水作为主要的饮用水源迅速受到污染，加之缺水的困境，感染在难民中迅速蔓延。戈马地区的死亡情况与许多可预防的因素有关（Siddique et al.，1995）。在库尔德难民中，70%的死亡是腹泻造成的（Toole，Waldman，1997）。在老人和幼儿中，痢疾的致死率可高达10%。重要的公共卫生干预措施包括提供充足的水、控制排泄物和卫生管理，以及提高公众对基本卫生的认识。为避免不必要的死亡，有必要对病例进行循证管理。

麻疹

麻疹是难民营中另一种令人恐惧的疾病，在20世纪七八十年代的难民环境中，麻疹问题尤为严重，直到人们认识到应接种疫苗。难民人群中常见的营养不良和并发症加剧了麻疹的死亡风险。全球每年有数十万人死于麻疹。2000年有56.2万人死于麻疹，但随着疾病监测的改善和疫苗接种率的提高，麻疹的死亡人数在2012年降至12.2万人（WHO，2014）。尽管麻疹在接种过疫苗的人群中问题较少，但在发展中国家，麻疹死亡率可达1%～5%,在难民人群中,营养不良儿童的麻疹死亡率可达10%～30%。

1985年,苏丹东部和索马里分别有53%和42%的难民死于麻疹(Salama et al.,2004)。这种情况由于大规模的疫苗接种而有所改善。然而,由于境内流离失所者获得疫苗接种的机会有限,他们仍然深受其害。自1990年以来,境内流离失所者中麻疹患病率高于难民。尽管麻疹已被纳入扩大免疫计划,但对幼儿的覆盖率往往很低,特别是在卫生人力资源有限的地区。人们越来越重视在卫生水平较差的国家持续提供免疫接种服务。

疟疾

在疟疾流行的地区,难民的疟疾发病率和死亡率通常较高,尤其是当人们从疟疾低流行地区被迫迁徙到疟疾高流行地区时。此外,抗药性也是一个重要原因。据报道,扎伊尔的卢旺达难民对氯喹产生了抗药性,最近又对范西达产生了抗药性。当地条件有利于蚊子活动的情况下,高流行地区来的难民可能会给低流行地区的人群带来风险。在非洲,每年有30%的疟疾死亡病例发生在复杂的紧急情况下(complex emergencies,CEs)。过度拥挤增加蚊子叮咬的频率,也会延误医疗干预,从而延长了寄生虫在血液中的存活时间(Salama et al.,2004)。布隆迪就是一个生动的例子,该国在2000—2001年发生了一次大规模流行病,当时700万人口报告了280万例疟疾病例,原因在于战争导致疾病控制工作中断,人口不断迁移,以及对氯喹产生了普遍抗药性。

急性呼吸道感染

难民营的环境会促进急性呼吸道感染(ARIs)的传播,这是造成流离失所者死亡的主要原因之一。缺乏适宜的住所、过度拥挤且通风不良的环境以及持续暴露于疾病,这些难民生存的特点导致了他们更易发生急性呼吸道感染和不良健康结局,其中儿童特别容易受到影响。1993年,急性呼吸道感染造成了喀布尔30%的5岁以下儿童死亡和23%的流离失所者死亡(Salama et al.,2004)。值得注意的是,通过疟疾、白喉和百日咳的疫苗接种可降低急性呼吸道感染的死亡率。这些病原体不仅会导致急性呼吸道感染,还会降低宿主对细菌感染的抵抗力。

肺结核

结核病(TB)的影响在复杂紧急情况和被迫迁徙中日益凸显,部分原因是治疗的中断(Connolly et al.,2004)。结核病造成了大量死亡,因此成为一个主要健康问题。营养不良、过度拥挤,以及某些人群中潜在的艾滋病毒会增加结核病的风险。最近一项关于东帝汶不稳定局势和境内流离失所问题的研究显示,结核病患者的持续性治疗存在一系列问题。许多人可能得不到完整或适当的治疗。

脑膜炎球菌疾病

在撒哈拉以南的非洲地区,从塞内加尔延伸至埃塞俄比亚的"脑膜炎带"是脑膜炎球菌疾病的高发区域。特别是在难民居住环境拥挤的情况下,这种疾病更可能成为一个重大的健康问题。在非洲,"流行"的定义是每周超过15/10万新发病例。据报道,在复杂紧急情况下,传统疟疾带以外的地区也出现过大规模流行。例如,2002年刚果民主共和国在6个月内发生了6次流行。此外,乌干达、卢旺达和坦桑尼亚也发生了流行(Salama et al.,2004)。尽管免疫接种已被证明是一种有效的控制措施,但只在大规模流行中才有效。常规免疫接种并不足以应对这一挑战,因为目前的疫苗只能产生3～5年的免疫力,且不适用于2岁以下的儿童。因此,世界卫生组织建议在疫情已达到流行程度的地区进行大规模免疫接种,据估计可减少70%的死亡病例。

肝炎

非洲难民营曾爆发过戊型肝炎。该疾病主要通过肠道–粪便途径传播，因此常与供水有关。其病死率从1%～4%不等，但孕妇的发病率和病死率可高达20%。在发展中国家，除了甲肝和乙肝病毒，戊肝病毒也可能导致成年人的肝炎流行。

艾滋病毒/艾滋病和其他性传播感染

在发展中国家的难民中，艾滋病毒/艾滋病和性传播感染(sexually transmitted infections，STIs)的模式取决于多种因素，其中包括流离失所前的感染程度(Dualeh，Shears，2002)。联合国难民署的Speigel(2004)强调了针对艾滋病毒/艾滋病的主要预防措施和其他应对措施。由于社会结构崩溃、人们行为改变、性暴力行为以及缺乏获得健康服务和检测的途径，冲突局势和难民营环境通常会加剧性传播疾病的蔓延(Zwi，Cabral，1991)。然而，Speigel(2004)也指出了可能会延缓这些疾病传播的因素，如流动性降低以及难民在东道国可能获得相对更好的卫生服务。他认为应该对每种情况进行独立研究，因为性传播疾病的蔓延很可能是由难民及其收容者、受冲突影响的原住民、原籍国的境内流离失所者以及原籍国的收容社区等多个群体之间复杂的相互作用所决定。他提出公共卫生应对措施应该更加广泛，不仅要关注难民营内部，还要关注整体的社会和环境背景。

其他传染病

Dualeh和Shears(2002)研究发现，在一些难民营中会暴发一些不太常见的传染病，例如热带地区的地方病伤寒。据报告，利什曼病和锥虫病在乌干达和苏丹的流离失所者中流行。病毒性出血热在某些地区发生，也可能会给难民营带来风险。在肯尼亚的索马里难民中出现了裂谷热，从埃塞俄比亚到苏丹的流离失所者中出现了黄热病，在东南亚流行地区的难民中出现了登革热。Connolly等人(2004)的相关文献对传染病和复杂紧急情况进行了概述。

10.9.17　营养不良：蛋白质能量缺乏症

中度至重度急性营养不良在难民中相当普遍，儿童受其影响尤为严重。由于营养不足或腹泻疾病，一些儿童在抵达难民营后营养状况会不断恶化。1988年至1995年期间进行的调查显示，在受冲突影响的人群中，5岁以下儿童急性营养不良的比例为11%～81%(Toole，Waldman，1990)。急性营养不良不仅可能诱发其他疾病，也可能是其他疾病的后果，直接或间接地导致死亡。营养不良与麻疹的关系尤为密切，营养不良会加重麻疹，而麻疹本身又会导致麻疹患者发生营养不良(Toole，Waldman，1990)。营养不良与传染病之间的“协同关系”强调了应采取综合应对措施以改善营养状况和公共卫生服务。

10.9.18　微量营养素缺乏症

由于食物不足，难民中经常出现微量营养素缺乏症。最常见的疾病是铁和维生素A缺乏症，其他疾病还包括坏血病(维生素C缺乏症)、糙皮病(烟酸和/或胰蛋白酶缺乏症)和脚气病(硫胺素缺乏症)。Prinzo和Benoist(2002)提出，应根据不同情况采取不同方法，包括提供强化混合谷类食品，设法获得当地生产的新鲜水果和蔬菜。此外，食品和营养的干预措施还需要考虑文化和经济问题。

10.9.19 生殖健康

自20世纪90年代中期以来，难民的生殖健康需求已得到国际社会的认可。不可否认的是，由于社会环境的不安全和性暴力，女性的健康负担更重。女性常缺乏卫生巾和避孕套等基本必需品，而在缺乏必要健康服务的情况下，怀孕可能对她们的健康构成严重威胁（Krause et al.，2000）。转诊服务通常难以获得，导致分娩或人工流产可能在不安全的情况下进行。此外，女性可能缺乏机会或手段来实施计划生育。甚至可能会发生切割女性生殖器官的行为，性传播疾病（包括艾滋病毒）也相对常见（Krause et al.，2000）。与性暴力或性别有关暴力的风险在所有社会中都会存在，但在社会规范较难执行的地方，这些风险会进一步加剧。男性往往更容易获取宝贵的资源，如安全、食物和交通资源。为了改善受复杂紧急情况和被迫移民影响的妇女的生殖健康状况，目前已有大量工作正在进行，如制定了初级服务一揽子计划以满足特定的健康需求。Hynes等人（2002）的一项研究表明，由于应对措施得力，目前难民营中的生殖健康状况实际上要好于东道国或难民原籍国。然而，这些经验还需要在各种被迫移民环境中加以推广。

10.9.20 心理健康及社会心理需求

心理健康问题是全球疾病发病率的一个重要组成部分（Prince et al.，2007），且在流离失所人群中尤为严重。流行病学研究表明，被迫移民人群中精神疾病的患病率较高。虽然在冲突后和难民环境中精神病等发病率较低的疾病也值得关注，但更多的研究侧重与精神创伤相关的疾病。关于西方检测方法在评估精神创伤方面的有效性和适用性存在诸多争议。因此，需要开发更加有效和适应性强的评估工具，以准确测量精神病发病率。尽管测算方法存在争论，但一个不争的事实是，难民群体普遍承受着巨大的精神压力。在社会崩溃，尤其是社会支持和康复系统被破坏的情况下，为这些弱势群体提供心理支持显得尤为重要（Silove et al.，2000）。在上述情况下，有必要发现并关怀遭受社会心理和精神痛苦的三类不同人群，包括需要治疗的精神病患者、经历特别可怕事件需要照顾和支持才能康复的人群，以及需要一个更加稳定的社会和政治环境以便恢复正常的日常活动、促进其精神健康的大多数难民。

10.9.20.1 境内流离失所者

尽管发展中国家的境内流离失所者与难民有着相似的健康问题，但他们也面临着一系列独特的挑战，其中一些问题是由于一个保护特定被迫移民群体（即“公约难民”）的系统出现漏洞所造成。当前的有限数据表明，与难民相比，境内流离失所者的发病率和死亡率更高（Salama et al.，2001），尤其是在发展中国家，但也波及一些较发达国家。由于国际社会提供的保护有限，保护和援助的责任通常由当地政府承担。然而，这些政府有时恰恰是造成流离失所问题的根源。出于害怕国际监督或干涉的担忧，他们甚至可能不愿意正式承认境内流离失所者的存在。近年来，越来越多的国家制定了应对境内流离失所者问题的法律和政策。然而，并不是所有的国家都努力执行这些政策。即使存在政治意愿来执行，所涉及的国家通常也是世界上最贫穷的国家，这限制了其应对能力。尽管联合国难民事务高级专员办事处（United Nations High Commissioner for Refugees，UNHCR）将境内流离失所者列为关注对象，并且越来越多的机构遵循联合国《关于境内流离失所问题的指导原则》，但仍然没有一个被正式授权的国际机构来处理这一问题（Deng，1998）。

境内流离失所者通常很少能享受到与其他公民同等标准的医疗服务，有时甚至比难民获得的医疗服务还要少。近期在针对人道主义危机和复杂紧急情况的背景下，很多工作都在提升干预措施的质量和效果以改善健康结局。然而，境内流离失所者却很难获得这些改进的保护和援助。

在境内流离失所者群体中收集数据更为困难，专门针对他们的研究也相对较少。然而，现有的数据表明，这类人群获得医疗保健的机会极其有限。Salama等人（2001）指出，在人道主义紧急情况下，境内流离失所者的死亡率最高。例如，苏丹和索马里境内流离失所者的每天的死亡率分别为8/10 000人和17/10 000人（Salama et al.，2001）。在埃塞俄比亚和刚果民主共和国，境内流离失所者疫苗接种的延误导致了麻疹的暴发。在Ajiep（苏丹南部），1998年饥荒期间境内流离失所者严重急性营养不良率高达36%。

国际人道主义法适用于所有受武装冲突影响的平民，因此境内流离失所者理应获得与未流离失所的东道国人口相同的保护和援助。然而，由于多种复杂原因，境内流离失所者往往面临歧视，这使得他们很难得到帮助。

即使在发达国家，境内流离失所者的健康状况也可能很差，他们常遭受与发展中国家境内流离失所者类似的歧视和排斥。境内流离失所问题监测中心（Internal Displacement Monitoring Centre，IDMC）描述了发达国家中一些境内流离失所者群体的状况：

虽然巴尔干地区的境内流离失所者一般都能获得足够的水、卫生设施和医疗服务，但他们比当地人更容易遭受与精神创伤有关的问题。罗姆境内流离失所者通常居住在卫生条件极差的非正规定居点。而在阿塞拜疆和俄罗斯联邦的一些地区，由于行政管理不一致、缺乏医疗设施以及要求支付额外医疗费用等原因，境内流离失所者获得医疗服务的难度远大于当地居民（境内流离失所问题监测中心，2008）。

无论是在发展中国家还是在发达国家，境内流离失所者的疾病负担和死亡率显然高于许多其他被迫移民群体。尽管目前已有倡议提出为这一极其脆弱的群体提供支持，但这些倡议尚未得到任何法律框架的支持。

10.9.20.2　发达国家的难民和寻求庇护者

难民和寻求庇护者往往经过漫长而危险的迁徙，才能到达位于发达国家的目的地。在迁徙之前，他们就已面临在混乱的发展中国家中常见的各种健康问题。迁徙过程本身也会带来健康方面的挑战，人们可能会在沿途被拘留，或在艰险的迁徙中经历严重的焦虑和痛苦。抵达后，他们所处的各种环境将进一步影响他们的健康状况。对于那些在抵达前已经申请难民身份的人，他们可能已经在原籍国接受了健康检查，这也是许多发达国家的常规做法，因此某些健康问题可能已被检查出来。根据难民抵达的国家不同，他们将有不同的选择来解决他们的健康问题。相比之下，那些在抵达后才申请难民身份的人的行程则更为复杂，他们可能会被短期或长期拘留，可能会在很长一段时间内持临时签证，或者可能会在没有东道国授权的情况下非法居住。这种情况通常导致寻求庇护者因交流障碍而被孤立，处于贫困、被歧视、缺乏其对应社会结构的境地。这导致他们面临精神创伤相关问题和常见的健康问题，而健康信息的提供不足和获得健康服务的障碍又加剧了这些问题。

Biggs和Skull（2003）讨论了发达国家难民可能存在的特殊卫生状况，包括肺结核、艾滋病毒、性传播感染、乙型肝炎和丙型肝炎等传染病以及寄生虫病。这些疾病都因免疫接种的不完全而加剧。此外，营养不良（尤其是维生素D）、精神健康问题、糖尿病和生殖健康问题等其他非传染性疾病也很常见。

对“新抵达”难民或在抵达前申请海外难民身份的难民进行健康问题筛查是普遍做法。然而，Biggs和Skull（2003）指出，由于很多人与卫生服务机构的接触有限，且无法对他们进行持续随访，几乎没有证据表明这些筛查的有效性。在美国寻求庇护的难民在抵达前都要接受筛查，以确定是否患有“不可接受的疾病”，如艾滋病、肺结核和麻风病。他们还可能会接受目前流行疾病的筛查。例如，索马里难民因疟疾和肠道寄生虫而接受大规模治疗。新移民接受检查和治疗的健康问题包括了传染病、妇科健康（强奸、生殖器手术、性传播感染）及心理健康（痛苦经历、创伤）（Adams et al.，2007）。

Burnett和Peel（2001）对在英国的寻求庇护者和难民进行了健康需求评估。他们指出，这些群体受到“贫困、依赖、缺乏凝聚力的社会支持”以及种族歧视的影响。例如，他们发现，从撒哈拉以南非洲来到西班牙的移民中有21%是慢性乙型肝炎携带者,1988年抵达美国的难民中有3.4%患有肺结核。他们强调了筛查计划的重要性,并且应将重点倾向于保护东道国人口,而不是为所有人提供医疗保健服务。

与其他健康问题相比,对难民和庇护者心理健康状况的调查更为广泛(见第8.7章)。Gerritsen等人(2004)描述了早期的研究如何关注健康服务使用者或创伤受害者,随后西方早期人口研究通常更多关注创伤后应激障碍(post-traumatic stress disorder,PTSD)、焦虑症和抑郁症等精神疾病。Fazel等人(2005)的文献综述显示,创伤后应激障碍的患病率为4%~70%,抑郁症为3%~88%,焦虑症为2%~80%。他们的Meta分析进一步指出,在西方国家,每10名难民中就有1人患有创伤后应激障碍,每20人中就有1人患有重度抑郁症,每25人中就有1人患有焦虑症。尽管这一数字低于某些估计,但仍比美国普通人群中的创伤后应激障碍发病率高出10倍。关于寻求庇护者的数据相对很少,但有理由相信他们的发病率更高。这是因为他们面临着一系列风险因素,包括环境混乱、与家人分离、酷刑和创伤、缺乏语言技能以及媒体宣传导致的来自东道国原住民的敌意。目前各国对待寻求庇护者的主流方式是拘留和临时保护,而不是永久保护,这进一步增加了他们的压力。一项针对拘留中心的寻求庇护者和持有临时保护签证的寻求庇护者开展的研究表明,这类人群的精神疾病发病率很高(Silove et al.,2000b,2007)。

寻求庇护者面临的首要问题并不仅仅是难民问题,而是与他们的临时身份和法律地位密切相关。这种身份和法律地位往往饱受争议,甚至在某些情况下被视为非法,这直接或间接地影响了他们寻求医疗服务的权利和能力。许多国家,如英国和澳大利亚,对于不同类别的寻求庇护者在医疗保健方面享有的权利有不同的政策,这可能阻碍寻求庇护者获取健康服务。有证据表明,在处理庇护申请期间,拘留这一做法的广泛使用危害了寻求庇护者的健康,因此受到了卫生专业人士的强烈反对。另一种主流政策是只为寻求庇护者提供临时保护,这也造成了健康权利方面的混乱,以及长期的健康风险,同样引起了卫生专业人员的关注(Silove et al.,2000b)。澳大利亚已通过立法允许对寻求庇护者进行离岸处理,这种政策进一步加剧了医疗保健权利和可用性的复杂性。面对这些挑战,卫生专业人员呼吁进行系统的筛查,以确保能够及时识别并治疗那些患有最严重身心健康问题的个体。

诸多因素可导致寻求庇护者难以获得应有的医疗服务。一方面,由于排挤政策的存在,寻求庇护者可能无权获得医疗服务,或者缺乏优先权;另一方面,卫生专业人员经常误解政策,可能拒绝为寻求庇护者登记信息,同时他们还担心弱势群体的负担。此外,医疗人员可能不了解难民的健康状况,而全科医生可能提供临时登记而非永久登记的做法限制了寻求庇护者获得免疫接种和筛查的机会。语言问题也是一个巨大障碍,许多医疗从业人员无法获得所需的翻译服务。

Harris和Telfer(2001)估计,1999—2000年,澳大利亚有超过10 000名寻求庇护者。这些人在没有工作权和国家医疗保险计划保障的情况下生活数月或数年,这导致了他们的病情得不到治疗。悉尼的一项研究表明,在寻求庇护者中心就诊的大多数人都有严重的心理或生理问题,其中有些是与精神创伤和痛苦经历有关的疾病,有些则是传染病、肌肉骨骼疾病和妇科问题。多达40%的寻求庇护者得不到医疗保险,仅有少数人得到了寻求庇护者援助计划的帮助,而红十字会则为其他人提供了援助。案例研究显示,由于医院收费高昂,有些人在未提供付款保证的情况下被拒绝治疗。

10.9.20.3 被贩运者和被偷运者

被贩运者或被偷运者与上述其他类型的被迫移民并非截然不同。被贩卖者是被胁迫或欺骗,接受他人安排前往另一个国家;而被偷运者也是那些出于各种原因"自愿"但没有通过合法途径移民的人。尽管这些群体看似与难民不同,但这些人群中可能包括了《公约》定义的难民,以及情况与难民境遇极为相似的人。由于受到胁迫、误导或选择余地的限制,他们不得不采用非法和秘密的方式迁徙到另一个国家。这种现象的根源往往与导致难民被迫移民和境内流离失所的原因相似。

Gushulak和MacPherson(2000)阐述了人口被贩卖的原因,其中,贫穷、遭受暴力、限制性障碍,如疾病筛查和安全问题,以及常规移民申请处理缓慢导致的家庭团聚的延迟,都是推动个体选择非法途径的关键因素。特别是当贩运者提供看似诱人的选择时，许多人可能会铤而走险。上述两位学者指出，个体倾向于非法途径迁徙的原因，往往也是他们迁徙前健康状况不佳的原因。被贩运者和被偷运者所面临的行程往往充满危险，因此发病率和死亡率都很高。他们可能会乘坐不合适且过度拥挤的船只进行长途航行，被装在集装箱里，被绑在运输工具上，甚至试图穿越极端恶劣的荒凉土地。在试图游泳时，他们可能会溺水；在偷渡过程中，还可能遭受人贩子的暴力行为，或与偷运毒品等非法活动产生关联。到达目的地后，他们面临着与寻求庇护者相似的诸多困境。部分被贩运者和被偷运者可能会寻求东道国的庇护，并根据各国的政策获得一定的健康权益。然而，更多人将被迫从事非法工作，由于恐惧或被他人阻止，他们无法寻求医疗服务机构的帮助。这种糟糕的疾病预防和控制状况，导致了整个被贩运群体疾病流行率的不断上升。

Busza等人(2004)强调了深入了解人口贩运情况和揭示当地动态的必要性。他们指出，即便涉及中间人的参与和剥削如性工作，这仍是一个由自愿移民和被迫移民构成的复杂交织体。尽管贫困可能促使个体选择非法途径，但在某些情境下，个体仍会基于各种原因作出这样的选择。试图阻止这种非法人口流动或打破这些贩运系统的组织，对这部分人的健康或相关个体造成的损害大于其提供的帮助。例如，搜查妓院和其他类似行动可能会迫使这些脆弱的人群转入地下，进一步加大了他们获取难健康服务的难度。

被贩运者和被偷运者的健康状况受到多重因素的影响。由于他们并非真正自愿移民，而是受到强大外力的驱使，因此他们难以与真正的"自愿"移民区分开来。各国针对这些群体的政策制定，可能会对其他群体的医疗保健权益产生连锁反应。例如，流离失所者可能因更易受到贩运集团的诱惑，或在绝望中寻求偷渡者的帮助。医疗专业人员应深刻认识到这一点，并在实践中避免对弱势群体的基本卫生服务和支持造成阻碍。

10.9.21　公共卫生解决方案和干预措施

被迫移民对公共卫生产生深远影响。具体的解决方案和干预措施需要考虑文化和背景因素，包括对政治动态进行批判性评估，因为这些政治动态可能会影响被迫移民的生活及其实际接受援助的方式。Harrell-Bond等人(1992)是研究被迫移民问题的知名人士，他们与Crisp(1999)和Bakewell(2010)等其他评论家一起，阐述了更广泛的意识形态、政治和经济决策是如何决定那些用于应对被迫移民问题的资源。Harrell-Bond等人(1992)指出，难民营以及众多结构和组织的建立，实则是控制需要帮助人群的系统组成部分。他们认为，资源的分配——无论是援助、政治还是军事资源——都是"控制意识形态的核心组成部分"。援助的发放常常使某一群体及其所经历的苦难合法化，而政治则影响不同群体的地位和知名度。即便人道主义援助和发展援助能够有效地针对有需求的被迫移民群体，这些服务、援助系统和资金的影响也具有双重性。一方面，急需帮助的被迫移民可能因此获得资源；但另一方面，这些资源的分配并不公平，往往导致当地居民在为被迫移民群体提供服务时被边缘化，从而无法获得新的资源或服务。

一份见解汇编(Essed et al.，2004)强调了被迫移民如何与各机构互动，以及对伦理、政策和政治的影响。例如，Turner(2004)在同一卷中的案例研究表明，联合国难民署有效地取代了成年男性在家庭中的供养者地位，并在此过程中产生新的依赖。难民署成为了"更好的丈夫"——同时破坏和改变了传统的家庭关系。在规划和实施弱势社区的公共卫生应对措施时，必须考虑这些复杂的政治因素。

参与解决被迫移民问题的组织丰富多样，其中联合国难民署是联合国指定的主要多边机构，负责确定和处理难民问题，其职责范围已扩大，涵盖了境内流离失所者和寻求庇护者等其他"受关注人群"。此外，还有国际移民组织、国际移民和卫生中心、美国国际难民委员会、美国难民委员会和全球境内流离失所者项目等。

此外，还包括世界卫生组织(WHO)、联合国人口基金(UN Population Fund，UNFPA)、联合国儿童基金会(UNICEF)、红十字国际委员会(International Committee of the Red Cross，ICRC)、红十字会与红新月会国际联合会(International Federation of Red Cross and Red Crescent Societies，IFRC)和联合国艾滋病规划署(UNAIDS)

在内的众多多边机构都会关注被迫移民问题。主要的非政府组织(non-governmental organizations,NGOs)包括梅林、无国界医生组织(Médecins Sans Frontières,MSF)、国际医疗团(International Medical Corps,IMC)、国际援救委员会(International Rescue Committee,IRC)、牛津饥荒救济委员会、拯救儿童基金、援外社、明爱机构、关心社和挪威难民理事会。学术机构包括牛津大学难民研究计划、疾病预防控制中心(Centers for Disease Control and Prevention,CDC)以及开罗难民研究计划。一些重要的期刊,特别是*Journal of Refugee Studies*、*Disasters*和*Conflict and Health*,以及Forced Migration Online网站,为学术讨论提供了渠道。

10.9.22 复杂紧急情况

10.9.22.1 发展中国家

从20世纪70年代初开始,公共卫生和流行病学的原理才开始系统地应用于复杂紧急情况(Salama et al.,2004)。从那时起,新的学术和实践领域得到了快速发展,其中包括应急公共卫生和公共卫生营养。随着CMRs指标应用于衡量复杂紧急情况影响,以及营养不良的简化测量方法和流行病阈值率的发展,从收集的数据中得出有意义的推论变得愈发可行。

在经验和研究证据的基础上,研究人员对复杂紧急情况中疾病和相关死亡率的原因有了更多了解,并推动了实践方法的持续改进。随着证据基础的不断扩大,一系列指导方针和技术手册相继出台,有组织的学习和服务提供也得到了有力促进。政策和实践领域对高质量证据的渴求(Banatvala,Zwi,2000),进一步激励从业人员和学术界从过往经验中汲取教训,从而提升应对措施的质量和效率。

当前,流离失所者的死亡率已显著下降,许多地区的营养不良现象也在逐步减少。过去,麻疹是导致大量死亡的主要原因,但得益于儿童早期免疫接种的普及,其灾难性后果已大幅减轻。对传染病风险认识的深化也降低了其危害程度。然而,在某些地区,如卢旺达种族灭绝后的戈马,由于缺乏有效应用已有证据,传染病仍造成了数万人的本可避免的死亡。随着监测方法的改进和疫情暴发发现时间的提前,一些传染病的流行得到了更好的控制,其严重性和持续时间均有所降低。尽管如此,主要死亡原因的模式通常仍与发展中国家的基线情况相似。值得注意的是,在难民营以外的地区,由于公共卫生应对措施的不完善,发现了较多死亡率较高的疾病。

Toole和Waldman(1997)阐述了三级预防的必要性。第一级预防强调建立政治和外交机制的重要性,以预防冲突升级至引发大规模流离失所的程度。他们指出,流行病学在揭示冲突不断升级的动态趋势方面发挥着关键作用。第二级预防则聚焦于早期识别人口流动,制定应急计划,使相关人员对可能发生的公共卫生危机的规模和性质有所准备。此外,还需要调动具备难民危机处理经验的人员,与当地组织迅速合作并采取干预措施,同时确保具备迅速开展有效监测和评估方案的能力。最后,第三级预防关注将资源用于解决发病率和死亡率的根本问题,包括提供安全的住所和保护、充足的食物、清洁水和卫生设施、预防特定传染病的计划、应对流行病的准备、妇幼保健或心理健康等特定计划、腹泻疾病的管理,以及建立卫生信息系统。

制定这些预防措施时,我们面临着诸多社会、文化和政治方面的挑战,同时在实施这些措施的过程中也会遇到诸多实际困难。Salama等人(2004)详细回顾了这一领域30多年来的发展历程。自20世纪90年代起,人道主义工作者们逐渐认识到了编纂技术指南的重要性。然而,20世纪90年代初,面对这些复杂情况并试图为难民提供紧急援助的工作者们曾感到失望,因为这一领域缺乏协调和技术指导。相关研究、负面宣传以及对人道主义干预担责的呼声均指出了难民人道主义工作亟需改进的地方。

在这样的背景下,人们开始倡导研究如何解决这些问题。1994年在扎伊尔戈马爆发的公共卫生事件成为了这一领域发展的催化剂。由于难民史无前例地迅速涌入,引发了大规模霍乱流行,造成了有史以来最高的死亡率之一。这一事件促使人们重新评估这些地区的人道主义工作，并深刻反思如何改进。卢旺达紧急援助的联合评估就是这一反思的产物，它是一项令人印象深刻的多机构、多方资助的举措，为深入审查人道主义和救济领域、医疗和行为的标准提供了条件。

在探讨未来公共卫生的发展方向时，Salama等人(2004)强调，我们需要超越现有的难民和境内流离失所者的范畴。当前，受到冲突影响的非难民营人口数量庞大，且负担沉重，但为他们提供服务的机制却相对模糊。因此，扩大已知有效的公共卫生干预措施的覆盖范围，并解决导致复杂紧急情况的根源问题变得至关重要。为了满足这些需求，已确定的技术方向包括：制定更符合具体情况的方法，以评估死亡率并将其作为关键指标。这需要根据周边的基线死亡率，并结合其他表明情况正在恶化的指标，如疾病发病率的波动、流离失所程度的上升以及食品安全的下降。建议是在死亡率和营养不良率上升到高位之前，尽早实施控制措施。在继续将传染病控制作为优先事项的同时，我们也不能忽视营养和粮食安全的重要性。此外，心理健康、生殖健康和新生儿健康问题也亟待解决。在政策层面，我们需要以更有效的方式确定并协调公共卫生干预措施。尽早确定牵头机构，并加大力度支持新成立的政府在国际体系的支持下发挥领导作用。同时，加强和拓展救援工作者的技能也至关重要，这包括疾病评估和预防、监测和评价、国际体系、政策、监管机构等方面的知识。然而，确保应对措施的公平性以及服务和资源的公平分配仍然是一个重大挑战。

10.9.22.2 发达国家

在发达国家，复杂的政治环境以及东道国民众对寻求庇护者和难民日益严苛的态度，使得解决被迫移民公共卫生问题变得更加复杂。尽管众多积极的工作者在这一领域各展所长，但负责全面监督被迫移民公共卫生问题的核心机构仍显不足。东道国的政策走向往往对公共卫生局势产生决定性影响。在这些政策可能损害难民和寻求庇护者健康权益的情况下，公共卫生专业人员可能需要超越其传统角色，更多地涉足政治领域，以确保其公共卫生职责得以有效履行。

宣传团体和医疗专业组织建立了针对难民和寻求庇护者的卫生网络和健康中心，通过这些网络和中心提供服务和支持，并倡导更具包容性的社会和健康政策。以伦敦健康项目为例，该项目于1999年创建了一个卫生中心，专为被迫移民提供高质量的初级健康服务。这项服务的目标是进行全面的初级健康评估，并为精神健康问题、传染病等问题制定和实施有效的干预措施。在欧洲，非政府组织“世界医师协会”(Médecıns du Monde)也积极介入，为那些医疗服务受限的群体，尤其是那些寻求庇护失败的人群提供必要的医疗帮助。

关于如何为重新安置的难民和寻求庇护者组织医疗保健服务，一直存在着激烈的争议，其中一个核心议题是：是将他们纳入主流服务体系，还是为这些边缘化群体提供专门的服务(Finney Lamb，Cunningham，2003)。然而，这些健康中心往往依赖于志愿者的努力，因此难以完全满足所有服务需求。Hull和Boomla(2006)深入探讨了非政府组织在提供此类服务时可能产生的各种影响，包括一些意想不到的负面后果。

在针对寻求庇护者和难民的健康措施中，另一个重要的理论分歧在于公共卫生与人权框架之间的不一致。各国政府往往更倾向于从公共卫生的角度出发，考虑如何为更广泛的人口利益解决被迫移民的健康问题，尤其是关注入境难民和被迫移民可能带来的传染病风险。然而，这种方法往往更侧重于保护东道国原住民的利益，而非确保被迫移民能够享有医疗服务的权利(Burnett，Peel，2001)。此外，这种做法可能会加剧对移民的歧视，使其更加边缘化，因为他们往往被视为对普通社区的威胁以及过度占用公共服务资源(Grove，Zwi，2006)。Tarantola等人(2008)强调，公共卫生、人权和发展这三个领域之间存在紧密的联系，它们都与被迫迁徙的现象密切相关。

Hull和Boomla(2006)描述了英国政府最近的一项提案，即剥夺全科医生登记海外来访者(包括寻求庇护失败者)并为其提供医疗服务的自由裁量权。他们强调，这种政策会因急诊入院增加而增加费用，这不仅侵害了人权，违背了道德，还可能会使临床医生违背其专业职责。

Ashcroft(2005)以“奥威尔式”的措辞描绘了英国和澳大利亚政府对寻求庇护者及其健康问题的态度。

他批评了英国政府要求寻求庇护者支付所有非急诊医疗费用的政策,指出尽管这些寻求庇护的失败者无权工作,但为他们提供治疗是一个道德上的必然。将拒绝医疗服务作为排斥或迫使寻求庇护者离境的手段是不合理的。更令人不安的是,有时艾滋病毒血清阳性状态甚至被用作阻止难民在第三国重新定居的手段。考虑到许多难民生活中本就充斥着暴力和感染风险,这种排斥性做法无疑是对他们的二次伤害。

正如Silove等人(2000b)所言:当对寻求庇护者实施限制性和歧视性措施时,医学界有责任评价这些措施带来的一般健康风险和心理健康风险,尤其是当其中一些管理措施威胁到医学实践的基本原则之一"primum non nocere(不伤害)"的时候。

针对当前澳大利亚的相关讨论,澳大利亚医学协会于2011年发表了《关于寻求庇护者和难民医疗保健的立场声明》。该声明不仅指出了这一人群在健康方面的脆弱性,还明确了执业医师应尊重患者权利,并具备处理此类问题的专业知识与技能,包括识别酷刑受害者、评估和处理创伤、识别自杀风险,以及发现这些群体特有的健康问题,如结核病。

为了更全面地理解疾病的模式、疾病与庇护经历之间的潜在联系,以及政策如何影响被迫移民和东道国人口的健康状况,目前迫切需要开展深入的研究。鉴于当前政策环境的复杂性和限制性,卫生专业人员亟需构建一个坚实的证据基础,以支持他们倡导和改进服务获取途径。

10.9.23 公共卫生专业人员面临的新问题

前几节重点讨论了众多技术问题,尽管这些问题与广泛的社会政治问题之间的紧密联系已得到人们的关注。随后本章的结尾部分将主要探讨专业人员和社会所面临的一些关键问题,这些问题不仅涉及技术层面,更关乎个人、集体、公民或专业人员如何看待和回应他人的基本价值观,特别是针对被迫移民群体。

本节将简要强调几个关键主题:全球化与贫困、质量与责任、伦理与被迫移民研究、发言权、可见性以及代理权。这些议题不仅对于理解被迫移民产生的背景至关重要,更是解决他们面临的健康需求的关键所在。

10.9.23.1 全球化与贫困

越来越多的证据表明,富人与穷人之间的收入和基本需求差距在许多情况下正在不断扩大。Labonte和Schrecker(2005)强调了当前全球化模式与其健康影响之间的紧密联系,指出全球化进程中资源分配的不均衡可能导致健康不平等的加剧。尽管千年发展目标(MDGs)为国际发展提供了重要指导,但其实现过程中面临的明显挑战表明,全球财富的大部分仍然集中在少数人手中。随着资源限制的加剧,那些积极参与全球经济和把握政治机遇的国家可能会获得显著的发展,但这种发展并不总是惠及所有公民。

差距是普遍存在的,千年发展目标作为目前国际发展的主要推动力,尚未充分解决这一问题(Attaran,2005)。对于弱势和被社会排斥的群体,如被迫移民,这些问题可能尤为突出。目前,关于这些群体的数据十分匮乏,而应对这些问题的机制也显得零散和不统一。Colson(2007)强调,为了更有效地解决这些问题,需要更加重视了解导致移民离开的根本原因,而不仅仅是关注他们被迫离开的结果。

10.9.23.2 质量与责任

在应对暴力、社会排斥和丧失权利的情况时,一个核心挑战在于如何确保援助工作不仅不会对受援者造成伤害,反而要最大限度地减少潜在伤害,并提升援助效果。目前,国际社会通过联合国、多边和双边机构以及国际非政府组织等渠道,纷纷伸出援手,为那些被迫逃离或迁移的人们提供帮助。

提升和保障人道主义与救济工作的质量，是改进援助效果的关键一环。为此，诸多质量保障与责任倡议，如SPHERE、人道主义行为准则、人道主义责任伙伴关系等，都在努力推动实践水平的提升。然而，为了确保援助工作的透明度和有效性，我们需要促进自我反思和公开审查，让困难和失败变得可见，并推动和资助相关研究工作。

然而，当前人道主义和救济领域的激励机制往往倾向于掩盖弱点，而非公开揭露，以谋求更多的资金支持。这种做法在试图改善服务和回应需求时，可能会产生适得其反的效果。因此，我们需要新的思考方式——如何在受影响的社区、服务提供者和机构之间建立信任、合作和相互支持的体系？如何确保所有激励措施都能为那些面临最大风险的人们带来最大的益处？

人道主义和救济活动领域的新举措旨在加强实践、公开辩论并接受公众监督。这些举措可以查明不足，为更好的实践制定指导方针并吸取经验教训，寻求参与并创造性地应对问题的过程。要推进上述做法，就必须提高报告、记录局限和不足的能力，认真系统地记录优势和局限性、弱点和潜力，以解决实际问题。服务永远不可能是完美的，会受到各种制约和局限。因此，寻找审查服务质量的方法变得尤为重要，这将为我们创造机会进行变革、进行实验，并以创新的方式解决问题。

在这样的背景下，一个全新的、强化的知识管理系统将具有极高的价值。如果这样的系统能够帮助我们找到将问题概念化的创新方法，为不同情境提供实用信息和见解，并建立对预期受益者（即被迫移民）负责的制度，那么它将为实现更好的人道主义和救济工作提供有力支持。

10.9.23.3 伦理与被迫移民研究

伦理问题需要得到高度重视，尤其是考虑到存在着权力失衡以及与研究相关的问题。由于被迫移民的经历和生存策略被公开，并可能被反对者利用来攻击他们，这使他们面临更高的风险，容易受到虐待。与外人交流或分享信息，对这些已经处于弱势地位的被迫移民来说，可能会进一步增加他们的风险和脆弱性，并吸引那些试图进一步削弱和剥夺他们权利的人的注意。真正的风险可能来自安全漏洞、保密工作的失误、应对策略和应对措施的泄漏，以及对差异和“异类”概念的污名化和强化。

对难民和其他被迫移民进行研究的一个主要挑战是协助他们记录被迫移民的经历（Mackenzie et al., 2007）。在这个过程中，研究关系中的权力平衡可能会从研究者转向被研究的社区。这样的转变意味着研究项目可能从“对”难民的研究，逐渐转变为“与”难民共同进行的研究，甚至是“由”难民主导的研究，从而推动实际行动和社会变革。

尽管这种转变在理念和道德层面上具有很大吸引力，但在实际操作中却面临着诸多挑战，尤其是在研究人员与他们所研究的社区之间建立信任关系方面。与被迫移民建立联系本身就是一项艰巨的任务。难民社区通常高度依赖外部支持，他们可能依赖拥有专业知识和资源的机构，或是依赖掌控基本生活必需品——如食物、水、住所和安全的当地经纪人。

Zwi等人（2006）强调了重新认识此类研究概念的重要性，以确保研究对象的利益得到保障并实现互惠互利，同时将决策的核心转向研究对象。他们为此提供了一个描述这一过程的模型。另一方面，Mackenzie等人（2007）则通过案例研究展示了如何将上述众多考量因素应用于与泰缅边境被迫移民的合作中。特别值得一提的是，权力逐渐从研究者转向社区组织，例如泰缅边境的妇女团体对其提供的信息拥有控制权，学术界在撰写、出版和传播这些材料时必须获得她们的许可。

创新的研究方法不断涌现，值得支持。以青年为重点的研究突出了青年在探索和记录自己的生活和经历方面的重要性。通过参与式行动和研究的新模式，青年人在改善和重新定义问题、明确挑战以及探索潜在解决方案方面发挥着核心作用。这种合作研究模式不仅有助于培养技能和适应能力，还为青年人创造了塑造未来的机会。

10.9.23.4 发言权、可见性和自主决策能力

越来越多的人意识到,必须倾听那些受公共卫生事件影响最为深重的群体的声音,确保他们的意见得到尊重和重视,同时赋予他们参与制定理想解决方案的权力。Black(2003)强调了宣传在与边缘化群体和无权群体合作中的核心作用,并指出倾听受影响者和各利益相关者的声音至关重要。

然而,被迫迁徙者的声音往往被忽视或压制,而有权势的机构和政府的声音在很大程度上影响我们对被迫迁徙问题及其解决方案的理解(Harrell-Bond,Voutira,2007)。权力失衡、脆弱性、文化和语言差异等障碍使得难民和境内流离失所者难以积极参与解决方案的制定。因此,参与式行动和研究模式需要特别关注被迫迁徙背景下的挑战,并深入了解那些通常剥夺难民发言权的情况。

如果要认识难民的各种经历以及由此产生的积极或消极的变化,就必须倾听受被迫移民影响最严重群体的声音。正如Eastmond(2007)指出:“虽然改变是难民经历的一部分,但并不是所有的改变都会被视为一种损失或不受欢迎。难民也不一定是无助的受害者,而很可能是有自主决策能力和发言权的人”。必须听取受影响最严重者的意见并与他们一起研究,才能认识到自主决策、转变、适应能力、变化是如何形成的。

10.9.24 结论

被迫移民常常面临着严峻的健康挑战,这要求我们在全球化日益加速的背景下深入理解他们的经历。全球化,无论是其积极面还是消极面,都在改变着数百万人的生活轨迹。

公共卫生专业人员与被迫移民并肩作战,致力于改善他们的健康状况,这是一项艰巨而复杂的任务。为了赢得被迫移民的信任并改善他们的健康结局,我们需要全面了解他们所经历的动态变化,并时刻关注他们所面临的个人和群体限制。鉴于被迫移民所面临的环境限制日益加剧,公共卫生专业人员应发挥关键作用,倡导提高被迫移民的健康状况,确保他们的声音能够被听到,并推动他们积极参与自身健康的改善。

深入了解受影响者的权利至关重要,其中公共卫生在提升服务技术质量方面发挥着核心作用。然而,对于被迫迁徙者而言,他们在寻求塑造、改变和改善生活方面的需求,目前所得到的理解、重视和回应仍然远远不够。

(翻译:杭栋)

参考文献

Adams, K., Gardiner, L., and Assefi, N. (2007). Healthcare challenges from the developing world: post-immigration refugee medicine. British Medical Journal, 328, 1548-52.

Allotey, P.A. and Reidpath, D.D. (2003). Refugee intake: reflections on inequality. Australian and New Zealand Journal of Public Health, 27, 12-16.

Apodaca, C. (1998). Human rights abuses: precursor to refugee flight? Journal of Refugee Studies, 11, 80-93.

Ashcroft, R. (2005). Standing up for the medical rights of asylum seekers. Journal of Medical Ethics, 31, 125-6.

Attaran, A. (2005). An immeasurable crisis? A criticism of the millennium development goals and why they cannot be measured. PLoS Medicine, 2, e318.

Australian Medical Association (2011). Health care of asylum seekers and refugees — 2011 [Online]. Available at: https://ama.com.au/position-statement/health-care-asylum-seekers-and-refugees-2011.

Bakewell, O. (n.d.). Can we ever rely on refugee statistics? [Online]. Available at: http://www.radstats.org.uk/no072/article1.htm.

Banatvala, N. and Zwi, A.B. (2000). Public health and humanitarian interventions: developing the evidence base. British Medical Journal, 321, 101-5.

Barnett, L. (2002). Global governance and the evolution of the international refugee regime. International Journal of Refugee Law, 14, 238-62.

Baum, F. (2001). Health equity justice and globalisation: some lessons from the People's Health Assembly. Journal of Epidemiology and Community Health, 55, 613-16.

Biermann, F. and Boas, I. (2007). Preparing for a Warmer World — Towards a Global Governance System to Protect Climate Refugees. Global Governance Working Paper. Amsterdam: Global Governance Project.

Biggs, B. and Skull, S. (2003). Refugee health: clinical issues. In: Allotey, P. (ed.) The Health of Refugees: Public Health Perspectives from Crisis to Settlement. Melbourne: Oxford University Press, pp. 54-67.

Black, R. (2003). Ethical codes in humanitarian emergencies: from practice to research? Disasters, 27, 95-108.

Burnett, A. and Peel, M. (2001). Asylum seekers and refugees in Britain: health needs of asylum seekers and refugees. British Medical Journal, 322, 544-7.

Busza, J., Castle, S., and Diarra, A. (2004). Trafficking and health. British Medical Journal, 328, 1369-71.

Castles, S. (2003). Toward a sociology of forced migration and social transformation. Sociology, 37, 13-34.

Castles, S. (2004). Confronting the realities of forced migration. [Online] Available at: https://www.migrationpolicy.org/article/confronting-realities-forced-migration.

Cernea, M. (2007). Development-induced and conflict-induced IDPs: bridging the research divide. Forced Migration Review, Special Issue, 25-7.

Chan, E.Y. and Sondorp, E. (2007). Medical interventions following natural disasters: missing out on chronic medical needs. Asia Pacific Journal of Public Health, 19, 45-51.

Colson, E. (2007). Linkage methodology: no man is an island. Journal of Refugee Studies, 20, 321-33.

Connolly, M.A., Gayer, M., Ryan, M.J., Speigel, P., Salama, P., and Heymann, D.L. (2004). Communicable diseases in complex emergencies: impact and challenges. The Lancet, 364, 1974-83.

Courtland Robinson, W. (2003). Risks and Rights: The Causes, Consequences, and Challenges of Development - Induced Displacement. Washington, DC: The Brookings Institution-SAIS Project on Internal Displacement.

Crisp, J. (1999). 'Who has Counted the Refugees?' UNHCR and the Politics of Numbers. New Issues in Refugee Research. Geneva: UNHCR.

Deng, F. (1998). Guiding Principles on Internal Displacement. New York: OCHA.

Dualeh, M. and Shears, P. (2002). Refugees and other displaced populations. In: Detels, R., McEwen, J., Beaglehole, R., and Tanaka, H. (eds.) Oxford Textbook of Public Health (4th ed.). Oxford: Oxford University Press, pp. 1737-56.

Eastmond, M. (2007). Stories as lived experience: narratives in forced migration research. Journal of Refugee Studies, 20, 248-64.

El-Hinnawi, E. (1985). Environmental Refugees. Nairobi: United Nations Environment Programme.

Essed, P., Frerks, G., and Schrijvers, J.E. (eds.) (2004). Refugees and the Transformation of Societies. Agency, Policies, Ethics and Politics. New York: Berghahn Books.

Fazel, M., Wheeler, J., and Danesh, J. (2005). Prevalence of serious mental disorder in 7000 refugees resettled in western countries: a systematic review. The Lancet, 365, 1309-14.

Feachem, R. (2001). Globalisation is good for your health, mostly. British Medical Journal, 323, 504-6.

Finney Lamb, C. and Cunningham, M. (2003). Dichotomy or decision-making: specialization and mainstreaming in health service design for refugees. In: Allotey, P. (ed.) The Health of Refugees. Public Health Perspectives from Crisis to Settlement. Melbourne: Oxford University Press, pp. 156-68.

Forced Migration Online (2008). What is Forced Migration? [Online]. Available at: http://www.forcedmigration.org/whatisfm.htm.

Gerritsen, A., Bramsen, I., Deville, W., Van Willigen, L., Hovens, J., and Van Derploeg, H. (2004). Health and health care utilisation among asylum seekers and refugees in the Netherlands: design of a study. BMC Public Health, 4, 1-10.

Grove, N. and Zwi, A.B. (2006). Our health and theirs: forced migration, othering and public health. Social Science & Medicine, 62, 1931-42.

Gushulak, B. and MacPherson, D. (2000). Health issues associated with the smuggling and trafficking of migrants. Journal of Immigrant Health, 2, 67-78.

Harrell-Bond, B. (2000). 'Are Refugee Camps Good for Children?' New Issues in Refugee Research. New York: UNHCR.

Harrell-Bond, B. and Voutira, E. (2007). In search of 'invisible actors': barriers to access in refugee research. Journal of Refugee Studies, 20(2), 282-98.

Harrell-Bond, B., Voutira, E., and Leopold, M. (1992). Counting the refugees: gifts, givers, patrons and clients. Journal of Refugee Studies, 5(3/4), 205-25.

Harris, M.F. and Telfer, B.L. (2001). The health needs of asylum seekers living in the community. Medical Journal of Australia, 175, 589-92.

Hull, S. and Boomla, K. (2006). Primary care for refugees and asylum seekers. British Medical Journal, 332, 62-3.

Hynes, M., Sheik, M., Wilson, H.G., and Spiegel, P. (2002). Reproductive health indicators and outcomes among refugee and internally displaced persons in postemergency phase camps. Journal of the American Medical Association, 288, 595-603.

Internal Displacement Monitoring Centre (2008). Internal Displacement: Global Overview of Trends and Developments in 2007. Geneva: Internal Displacement Monitoring Centre.

Krause, S.K., Jones, R.K., and Purdin, S.J. (2000). Programmatic re-sponses to refugees' reproductive health needs. International Family Planning Perspectives, 26, 181-7.

Labonte, R. and Schrecker, T. (2005). Globalization and social determinants of health: promoting health equity in global governance. Globalization and Health, 3(7).

Lee, K. (2004). Globalisation: what is it and how does it affect health? Medical Journal of Australia, 180, 156-8.

MacDonald, T.H. (2007). The Global Human Right to Health: Dream or Possibility? Oxford: Radcliffe Publishing.

MacKenzie, C., McDowell, C., and Pittaway, E. (2007). Beyond 'do no harm': the challenge of constructing ethical relationships in refugee research. Journal of Refugee Studies, 20, 299-319.

Martin, S. (2002). Averting forced migration in countries in transition. International Migration, 40, 25-40.

McAdam, J. (2006). The Refugee Convention as a Rights Blueprint for Persons in Need of International Protection. New Issues in Refugee Research. New York: UNHCR.

Moore, P.S., Marfin, A.A., Quenemoen, L.E., Gessner, B.D., Ayub, Y.S., and Sullivan, K.M. (1993). Mortality rates in displaced and resident populations of Central Somalia during the famine of 1992. The Lancet, 341, 935-8.

Moore, W. and Shellman, S. (2004). Fear of persecution: forced migration 1952-1995. Journal of Conflict Resolution, 48, 723-45.

Myers, N. and Kent, J. (1995). Environmental Exodus: An Emergent Crisis in the Global Arena. Washington, DC: Climate Institute.

Organization of African Unity (OAU) (1969). OAU Convention Governing the Specific Aspects of the Refugee Problems in Africa. Addis-Ababa: OAU.

Prince, M., et al. (2007). No health without mental health. The Lancet, 370, 859-77.

Prinzo, W. and Benoist, B. (2002). Meeting the challenges of micro - nutrient deficiencies in emergency affected populations. Nutritional Society, 2002, 251-7.

Regional Refugee Instruments & Related (1984). Cartagena Declaration on Refugees. Colloquium on the International Protection of Refugees in Central America, Mexico and Panama. [Online] Available at: http://www.oas.org/dil/1984_Cartagena_Declaration_on_Refugees.pdf.

Salama, P., Spiegel, P., and Brennan, R. (2001). No less vulnerable: the internally displaced in humanitarian emergencies. The Lancet, 357, 1430-2.

Salama, P., Spiegel, P., Talley, L., and Waldman, R. (2004). Lessons learned from complex emergencies over past decade. The Lancet, 364, 1801-13.

Siddique, A.K., et al. (1995). Why treatment centres failed to prevent cholera deaths among Rwandan refugees in Goma, Zaire. The Lancet, 345, 359.

Silove, D., Austin, P., and Steel, Z. (2007). No refuge from terror: the impact of detention on the mental health of trauma-affected refugees seeking asylum in Australia. Transcultural Psychiatry, 44, 359-93.

Silove, D., Ekblad, S., and Mollica, R. (2000a). The rights of the severely mentally ill in post-conflict societies. The Lancet, 355, 1448-549.

Silove, D., Steel, Z., and Watters, C. (2000b). Policies of deterrence and the mental health of asylum seekers. Journal of the American Medical Association, 284, 604-11.

Spiegel, P. (2004). HIV/AIDS among conflict-affected and displaced populations: dispelling myths and taking action. Disasters, 28,

322-39.

Tarantola, D., Byrnes, A., Johnson, M., Kemp, L., Zwi, A.B., and Gruskin, S. (2008). Human rights, health and development. Australian Journal of Human Rights, 13, 2.

Toole, M. and Waldman, R. (1990). Preventing excess mortality in refugee and displaced populations in developing countries. Journal of the American Medical Association, 263, 3296-302.

Toole, M. and Waldman, R. (1997). The public health aspects of complex emergencies and refugee situations. Annual Review of Public Health, 18, 283-312.

Turner, S. (2004). New opportunities: angry young men in a Tanzanian refugee camp. In: Essed, P., Frerks, G., and Schrijvers, J. (eds.) Refugees and the Transformation of Societies. Agency, Policies, Ethics and Politics. New York: Berghahn Books, pp. 94-106.

United Nations (1997). Glossary of Environment Statistics, Studies in Methods. Series F. New York: UN.

United Nations (2000). Protocol Against the Smuggling of Migrants by Land, Sea and Air. New York: UN.

United Nations (2003). Protocol to Prevent, Suppress and Punish Trafficking in Persons, Especially Women and Children, Supplementing the United Nations Convention Against Transnational Organized Crime, G.A. Res. 25, annex II, U.N. GAOR, 55th Sess. New York: UN.

United Nations High Commissioner for Refugees (2006). Looking to the Future. The State of The World's Refugees 2006: Human Displacement in the New Millennium. Geneva: UNHCR.

United Nations High Commissioner for Refugees (2009). Protecting Refugees and the Role of UNHCR. [Online] Available at: http://unhcr. org.au/unhcr/images/protecting%20refugees.pdf.

United Nations High Commissioner for Refugees (2011). UNHCR Global Trends. Geneva: UNHCR.

World Health Organization (WHO) (2014). Measles deaths reach record lows with fragile gains towards global elimination. [Online]. Available at: http://www.who.int/mediacentre/news/notes/2014/measles-20140206/en/.

Zwi, A.B. and Alvarez-Castillo, F. (2003). Forced migration globalization and public health: getting the big picture into focus. In: Allotey, P. (ed.) The Health of Refugees. Melbourne: Oxford University Press, pp. 14-34.

Zwi, A.B. and Cabral, A.J. (1991). Identifying 'high risk situations' for preventing AIDS. British Medical Journal, 303, 1527-9.

Zwi, A.B., et al. (2006). Placing ethics in the centre: negotiating new spaces for ethical research in conflict situations. Global Public Health, 1, 264-77.

10.10 囚犯:棘手的公共卫生问题

10.10.1 背景

监禁与人口和个人健康结果之间的关系受到诸多因素的影响,广泛的决定因素是不同国家或地区在刑事司法政策及其应用方面的差异,即与多少人被监禁有关。另外,还有不同国家或地区医疗保健制度和水平,因为它直接关乎卫生保健服务质量。就个人而言,犯罪前的疾病史、土著或少数民族身份、性别、教育、职业状况、经济来源和家族史等因素都可能影响监禁下囚犯的健康。监禁可以评估监禁状态下对健康的直接影响(即对监狱囚犯的影响),以及释放后对健康的影响。此外,从公共卫生的角度来看,不仅要考虑监禁对囚犯本人的健康影响,还要考虑对其家人和朋友的健康影响。总之,如何处理被监禁者健康的合理需求确实是一个"棘手的问题",这体现了巨大的社会复杂性,包括生命健康方面的不平等,而这方面往往缺乏深入的调查和数据支持(Plamondon,Pemberton,2019)。

10.10.2 监狱公共卫生的历史视角

一些监狱卫生改革者,例如约翰·霍华德(John Howard)和乔治·奥内西普罗斯·保罗爵士(Sir George Onesiphorous Paul)在18世纪就认识到,传染病很容易从关押的囚犯传播到社区,造成严重后果(Howard,1973)。被监禁者与社区人群主要是在庭审时发生接触。有确凿证据表明,在所谓的巡回审判(由法官在英格兰和威尔士各巡回区设立的法庭)期间,传染病会从监狱传播到社区。例如,1577年的牛津巡回审判造成300多人死亡;1586年埃克塞特巡回审判造成法官、庭审人员和当地人感染。造成死亡和感染的主要疾病是斑疹伤寒,即所谓的"监狱热",主要起因是肮脏的条件。一些人已在监狱中关押了很长时间,他们身体虚弱,不得不被抬进法庭,随后将疾病传染给社区人群。

1759年,一位英国权威人士估计,每年有四分之一的囚犯死于监狱热,"监禁到下一次开庭"往往等同于死刑。18世纪的改革家和慈善家乔治·奥内西普罗斯·保罗爵士清楚地表达了"监狱是公共卫生的威胁"这一概念,以及采取干预措施改善健康状况的必要性:"不是为了囚犯的利益,而是为了增加监狱生活中的'有益健康的惩罚',并防止传染病传播到监狱围墙之外,传播给普通公民。"

疾病从监狱传播到更广泛的社区可能发生在获释之前,因为在监禁期间,囚犯与普通社区人群之间会有大量接触,包括出庭等法律互动,监狱中雇用的大量狱警、教师、管理人员、卫生保健人员和福利工作者,以及探视和日间释放期间的亲属和朋友,都可能成为疾病传播的途径。所有这些都为监狱和社区之间架起了一座潜在的桥梁。此外,监禁的循环使得许多人能够在监狱和社区之间无休止地来回循环(Andolsek,1997)。

监狱是疾病的"温床"这一概念源于一些历史事例,但今天在监狱公共卫生官员的意识中这一概念依然存在。尽管"监狱热"已不再是人们关注的焦点,但结核病、流感、埃博拉、艾滋病、病毒性肝炎和COVID-19

等已取而代之成为新的威胁。囚犯健康对普通社区产生影响的一个突出例子发生在20世纪初的俄罗斯，结核病在社区中重新出现与结核病在囚犯中流行有关（Farmer et al.，1999；Stern，1999，2000；Kenyon，2009）。1997年，俄罗斯大赦了40 000名囚犯，其中估计有4 000人患有肺结核，随后又大赦了多达120 000名囚犯，以缓解监狱长期过度拥挤的状况（Gentleman，2000）。这个例子说明了囚犯医疗保健中的两个突出因素，首先需要确保监狱在监禁期间采取适当的感染控制措施，以防止传染病在囚犯群体中传播；其次，监狱医疗服务应与社区医疗服务保持一致，以确保监狱中的医疗保健标准与社区中的医疗保健标准相同。后者被称为“同等原则”，是联合国《囚犯待遇原则》（联合国，2015）的基础。

10.10.3　囚犯人口：国际视角

罪犯群体，尤其是囚犯，是社会中最受鄙视和排斥的群体，在社会经济、健康和心理方面都处于极端不利的地位。那些接触到刑事司法系统的人群通常受教育程度较低、失业、与社会隔绝且经济依赖性强。流行病学调查发现，囚犯的身体和精神健康状况很差，容易感染一些传染性疾病，如性病，并具备多种健康风险行为，包括吸烟、暴力、酗酒和使用非法药物。因此，与社区同龄人相比，囚犯的死亡率上升这一现象也就不足为奇，尤其是在吸毒过量和自杀方面（Kariminia et al.，2007a，2007b）。在过去15年中，许多系统性回顾和荟萃分析都明确强调了罪犯人群在所有健康领域的极端健康需求（Fazel，Baillargeon，2011；Dolan et al.，2016；Fazel，Seewald，2018）。虽然这些信息为卫生政策的制定提供了重要依据，但并不能取代社会对更好、更有效的干预措施的需求，以预防自杀和吸毒过量等事件的发生。毫无疑问的是，监狱医疗服务以及参与监狱卫生服务和研究的人员在优先使用有限资源方面面临着巨大的挑战。

囚犯人数

总体而言，2000年至2015年间，世界囚犯人口的绝对值增加到1 000多万（Coyle et al.，2016），世界监狱总人口的增长为20%，这与同一时期总人口（18%）的增长基本一致（图10.10.1和图10.10.2）。

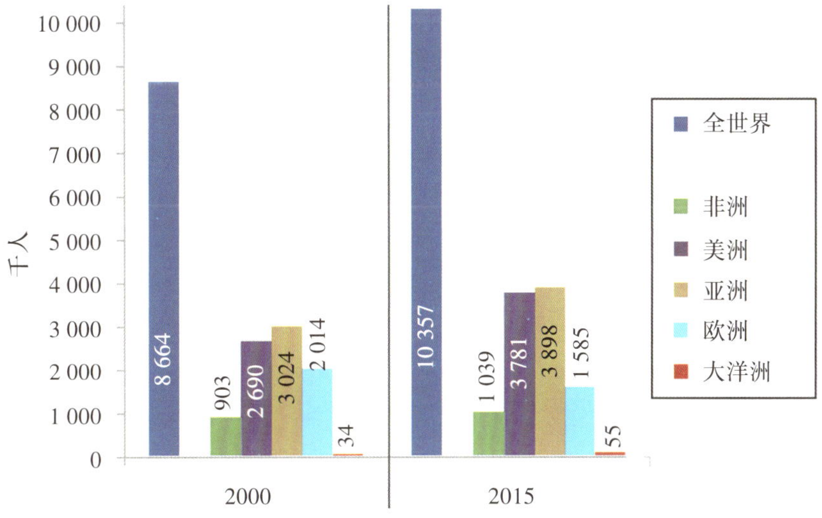

图10.10.1　2000年和2015年*监狱人口总数：全世界和各地区

注：*数据为2000年左右的全国囚犯人口总数。2015年的数据基于截至2015年11月的世界监狱简报数据，具体日期有所不同。

资料来源：Coyle A，Fair H，Jacobson J，Walmsley R. Imprisonment worldwide.The current situation and an alternative future.Policy Press，Bristol.2016.

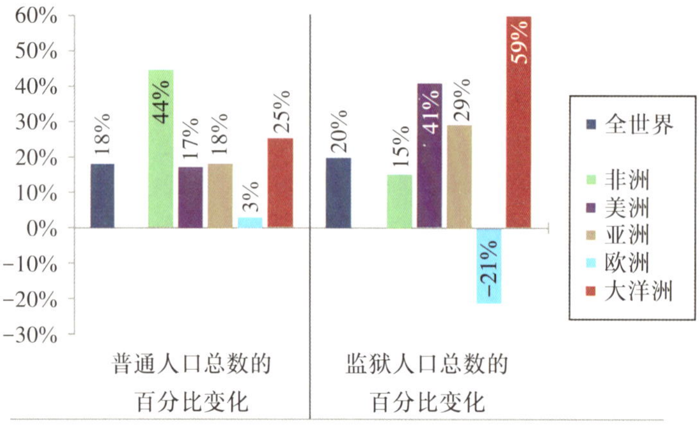

图 10.10.2　2000 至 2015 年普通人口总数和监狱人口总数的百分比变化：全世界和各地区

资料来源：Coyle A, Fair H, Jacobson J, Walmsley R. Imprisonment worldwide. The current situation and an alternative future. Policy Press, Bristol. 2016.

然而，从地区角度来看，美洲、亚洲和大洋洲的囚犯人口增长速度均超过了人口自然增长速度，而非洲和欧洲的囚犯人口增长速度则低于总人口增长速度。按百分比计算，欧洲是唯一呈现出非监禁化趋势的地区。

美国是世界上最大的监禁国，目前有200多万囚犯（Drucker，2011）。尽管许多国家的犯罪率都有所下降，但由于司法发生了许多变化，例如“三振出局”（在美国的一些州），强制性最低监狱条款、更好的警方侦查方法，允许冷案起诉，调查委员会调查历史上对被看护者的性虐待，以及拒绝保释的趋势（就澳大利亚而言）等（Coyle et al.，2016）。

在监狱内部，囚犯人数并非一成不变。由于安全原因，囚犯会有大量流动，包括分裂帮派、囚犯的安全和保护、囚犯往返于法庭，在社区或在其他更有条件解决某些健康问题的惩教设施就医、让囚犯更接近社区中的家人、参加其他场所的康复计划、将囚犯转移到制度更严厉或安全等级不同的设施作为惩罚，以及转移到更靠近城市或城镇的地方以期盼能够获释。

虽然静态的囚犯人口数是在人口普查日的横截面统计，但囚犯的流动性很大。例如，在美国，横截面囚犯人口约为200万，但估计每年有1 200万人在美国的监狱中循环往复。在全球范围内，尽管任何时候都约有1 100万人被监禁，但每年约有3 000万人从监狱获释（Coyle et al.，2016）。以新南威尔士州（澳大利亚人口最多的州，也是囚犯人数最多的辖区）为例，该州的固定囚犯人数约为13 000人，每年约有180 000名囚犯流动。这对于监狱卫生服务部门确保监狱系统内治疗的连续性是一项挑战。

在澳大利亚，2000—2015年刑满释放的成年人在获释后两年内重返监狱的人数从33%增加至51%（惩教服务机构，2016）。2005年，美国超过三分之二的州囚犯在获释后3年内至少再次被捕过一次（Durose et al.，2014），而在英国，刑满释放1年后的囚犯的再犯罪率约为46%（司法部，2016）。这些数字表明，惩教服务部门在预防重新犯罪方面面临着挑战，需要创新和多管齐下的方法，包括卫生、福利和司法部门在内的一系列政府机构都应参与其中。

10.10.4　土著人被监禁

除了强调囚犯人口中的贫困和弱势人口比例过高这一社会经济特征之外，进一步的研究还发现，主要种族群体在监禁环境中的比例也过高。在美国，2017年黑人占普通成年人口的12%，但占被判刑囚犯人口的33%，而白人占社区成年人口的64%，但占囚犯人口的30%（Bronson，Carson，2019）。用比率来表示，每10万成年黑人中有1 549名黑人囚犯，而白人的比率为每10万人中有272名囚犯。同样，在英国，27%的囚犯被认为来自少数民族，而在一般人口中这一比例为13%（司法部，2019）。黑人或英国黑人占英国囚犯人口的13%（司法部，2019），但约占英国总人口的3%（英国国家统计局，2018）。

在加拿大、新西兰和澳大利亚的监狱系统中，土著人或原住民的比例过高。在加拿大，2016/2017年，原住民成年人占省/地区惩教服务机构收治人数的28%，占联邦惩教服务机构收治人数的27%，占加拿大成年人口的4.1%（Malakieh，2018）。在新西兰，15岁及以上人口中毛利人占12.5%，但有50%的囚犯认为自己是毛利人，其中毛利妇女占女囚犯人口的60%（新西兰教养局，2007）。澳大利亚的情况与此类似，土著居民约占18岁及以上总人口的2%，但却占成年囚犯人口的28%（澳大利亚统计局，2018）。澳大利亚的总体粗监禁率为每10万人164人，但土著居民的粗监禁率为每10万人2 481人（澳大利亚统计局，2018）。澳大利亚各地的发病率差别很大，从塔斯马尼亚州的每100 000人中有672人，到西澳大利亚州的每100 000人中有4 257人。澳大利亚是世界上土著居民监禁率最高的国家。

土著居民犯罪率高的原因包括：犯罪刑事化，土著居民比非土著居民更有可能因某些（通常是轻微的）罪行而入狱，贫困，失业，法律代表不足，土著居民缺乏分流选择，世代相传的犯罪，殖民化和剥夺等。澳大利亚法律改革委员会（Australian Law Reform Commission）从社会法律角度提出了一整套建议，涉及司法再投资（Justice Reinvestment）、保释、量刑、社区判决的使用、强制判决、监狱计划和假释、司法救助、罚款和驾驶执照、酒精、警方应对措施以及儿童保护和成人监禁（澳大利亚法律改革委员会，2017），所有这些都被认为是过度监禁问题的重要因素。

10.10.5 囚犯为何如此不健康？

威尔金森和皮克特提醒人们注意，国家或地区层面的不平等与健康状况不佳和不利的社会结果（如凶杀或监禁率）之间存在着一定的正相关关系（Wilkinson，Pickett，2009），他们用证据表明，与个人认为自己在社会等级制度中处于相对较低地位有关的“社会评价压力”对那些经历社会不平等的人具有潜在的负面影响。慢性压力可通过自主神经系统和内分泌系统产生影响，并且最重要的是通过大脑产生直接影响，从而使早期经历和暴露成为生物嵌入，对健康、行为和应对未来生活挑战的复原力产生终身影响（见下文）。

另一种有影响力的理论为“根本原因”理论，这一理论认为，较高的社会经济地位（SES）与较好的健康状况相关，因为“SES包含一系列资源，如金钱、知识、声望、权力和有益的社会关系，无论在任何特定时间，这些资源都能保护健康”（Phelan et al.，2010）。因此，相对于社会经济地位较高的人而言，特权较少的人更不可能了解健康行为，更不可能采用这些行为，也更难获得健康或预防性医疗保健，导致疾病发生时发现和治疗较晚。这一基本理论在一定程度上解释了社区中最弱势人群的监禁率过高的问题，而监禁是通过与刑事司法系统接触而产生的一种不受欢迎的结果。

最后，有必要提及最具影响力的犯罪因果理论之一，该理论认为低自制力是犯罪的基本机制，并且这一理论得到了许多经验支持（Hirschi，Gottfredson，1995），并能解释个人为何违法。自制力差被认为是“几乎所有以长期代价为风险提供短期利益的行为”的关键原因（Hirschi，2004）。因此，赌博、吸烟、酗酒或滥用处方药——可以想象与犯罪类似的行为——都是该理论试图解释的一揽子行为的一部分（Moffitt et al.，2011；Wills，Stoolmiller，2002；Hirtenlehner，2019）。与这一理论一致，被监禁人群中药物滥用、高危性行为以及与其他冒险或冲动行为相关的脑外伤的发生率都很高。这些理论分别从不同角度解释了罪犯，尤其是被监禁者，是社会上最弱势和最不健康的群体的原因。

表观遗传学的研究极大地促进了我们对早年生活经历如何影响晚年健康和行为的理解（Moore，2015）。特定基因的转录机制（导致蛋白质合成和随后的生物效应），特别是在生命早期，可在多大程度上受到特定事件或暴露的显著影响。例如，编码糖皮质激素受体（GR）的基因与下丘脑-垂体-肾上腺皮质（HPA）轴有关，而HPA轴在应激反应中发挥着重要作用。研究表明，在不良暴露的情况下，该基因附近的表观遗传变化会导致皮质醇减少，而皮质醇减少已被证明与应激反应受损和自我调节能力差有关（Conradt，2017）。这些先进的基因技术以及从大脑结构和功能成像技术所提供的数据都表明,社会经济地位低和犯罪在生物学上密切相关。犯罪行为往往是早期处于不良生活环境下的结果,而这些数据有助于强调重视儿童早期发展和减少有害环境的重要性,这可能是减少与犯罪行为相关的个人和社会危害的最有效的长期措施(Hackman et al.,2010;Lange et al.,2010;Lawson et al.,2013)。

10.10.6 囚犯身心健康状况

服刑人员的精神疾病和其他疾病的患病率都较高,其中精神病和抑郁症等重大精神疾病的发病率远远超过社区发病水平(Butler et al.,2006;Torrey et al.,2010;Fazel,Seewald,2018)。创伤后应激障碍(PTSD)、人格障碍、注意缺陷多动障碍(ADHD)和药物滥用(Fazel,Seewald,2018)的发生率也在增加。其中,囚犯重度抑郁症和精神病的患病率较高的证据最为充分(Fazel et al.,2016;Fazel,Seewald,2018)。尽管需求很大,但这些疾病往往诊断不足,治疗效果不佳。在囚犯群体中,监禁本身会在多大程度上导致精神疾病尚不清楚,但在某些个体中,监禁的确会对抑郁症的发展会产生不利影响,并可能伴有自杀倾向(Baillargeon et al.,2009;Mears,Cochran,2012)。事实证明,精神疾病是自杀、出狱后过早死亡(Kariminia et al.,2007)和再次犯罪(Baillargeon et al.,2009;Fazel,Yu,2011)的危险因素。对精神障碍合理和有效的监测、适当的管理,以及监禁经历和释放都会对精神疾病产生影响(Wilper et al.,2009)。入狱后,与精神状况相关的直接风险包括自杀、药物戒断(如酒精、苯丙胺或鸦片制剂)对健康的影响,突然停药(如抗惊厥药、抗抑郁药、抗精神病药)也可能导致的不良后果。筛查重大精神疾病的方法在国家内部和国家之间存在很大差异,但与其他疾病一样,这给监禁以前未被发现或未经治疗的精神疾病提供了识别和治疗的机会。在就业、关系/家庭破裂或重新开始上瘾行为方面的污名化,和其产生的不良结果会使囚犯在被释放后产生心理压力。

在被监禁者普遍患有的精神疾病中,有证据表明抑郁症和精神病是犯罪的危险因素,而适当的治疗可降低犯罪风险(Fazel et al.,2014;Albalawi et al.,2019)。此外,药物滥用也与犯罪风险增加有关。获得性脑损伤的情况很复杂,在许多情况下是由于创伤造成的。研究表明,自述的创伤性脑损伤(TBI)发生率非常高。在一些研究中,男性囚犯的发生率高达85%(Schofield et al.,2006,2011;Durand et al.,2017)。众所周知,大脑额叶对调节行为很重要,额叶特别容易受到创伤的伤害,因此创伤性脑损伤可能与之后的犯罪行为有因果关系。几项回顾性队列研究发现,受到创伤后的犯罪风险有所增加(Fazel et al.,2011;Schofield et al.,2015);然而,一项以非头部创伤病例作为对照的研究未能发现与创伤后犯罪相关的犯罪风险证据,尽管在该研究中仅评估了轻度TBI后犯罪(Kennedy et al.,2017)。事实上,许多罪犯报告的TBI可能是轻度的,因此对大脑功能造成重大影响的可能性很低。在一些犯罪前发生过创伤性脑损伤的罪犯中,创伤性脑损伤可能是潜在的冲动或危险行为倾向的结果(Schofield et al.,2019)。

在身体健康方面,囚犯的发病率比普通人高出很多。美国的一项研究对年龄、性别、种族、教育程度、就业、出生地美国、婚姻状况和饮酒量进行了调整,发现高血压、哮喘、关节炎、宫颈癌和肝炎的发病率较高,但糖尿病、心绞痛、心肌梗死的发病率并没有增加,肥胖的发病率也较低(Binswanger et al.,2009)。

对某些人而言,监禁可能与健康益处相关。与社区相比,监禁提供了更多的医疗保健服务,戒除非法药物、酒精和烟草,并降低了事故或暴力风险。这些益处可能因种族/族裔群体和国家而异(Fazel,Benning,2006;Kariminia et al.,2007a;Spaulding et al.,2011)。来自美国的研究显示,与社区人群相比,非裔美国人(而非白人)男子在监狱服刑期间的死亡率大大降低,尽管在对身患绝症的囚犯进行同情性释放进行调整后,这种影响基本消失了(Spaulding et al.,2011)。相比之下,在英国和法国,尽管肺炎和其他感染性疾病导致的死亡率较高,但囚犯在狱中的死亡率总体上有所下降(Clavel et al.,1987)。与其结果一致的是,囚犯出狱后几个月内的死亡率上升,这与自杀、故意或无意用药过量、暴力或肝病等因素有关(Kariminia et al.,2007b;Spaulding et al.,2011)。

10.10.7 服刑人员的药物使用情况

酗酒和吸食毒品(AoD)是囚犯群体的一个显著特征(Butler et al.,2006;Fazel et al.,2006),已有研究证明了AoD与包括暴力犯罪在内的犯罪行为之间的关联。在澳大利亚新南威尔士州,在备受推崇的"新南威尔士州囚犯健康调查"中,60%接受调查的囚犯称,他们在犯下目前被监禁的罪行时进行了酗酒或嗑药,其中最常见的是苯丙胺或甲基苯丙胺(49.1%)、酒精(43.8%)和大麻(27.1%)(司法健康与法医心理健康网络,2015)。在澳大利亚,入狱前12个月内甲基苯丙胺的使用量现已超过大麻的使用量(Butler,Simpson,2017)。

约有一半的服刑人员有注射吸毒史(澳大利亚卫生与福利研究所,2015;司法健康与法医心理健康网络,2015)。虽然大多数注射吸毒者(IDUs)在监禁期间暂停这种行为,但大约一半的IDUs在监禁期间(Fetherston et al.,2013)仍然会这样做。只有一小部分人报告在监禁(Butler et al.,2003)期间开始注射毒品。监狱中的毒品使用相当普遍,超过一半(56%)的参与者报告说,在新南威尔士州的监狱中(司法健康与法医心理健康网络,2015),毒品是非常容易获得的。注射吸毒是丙型肝炎传播的主要风险行为(Luciani et al.,2014)。然而,在监狱环境中,与传染病传播有关的其他风险行为还包括:业余纹身、共用理发用具以及打架斗殴时的血液接触(Lucian et al.,2014)。

在监狱环境中,饮酒问题远不如非法药物受到关注,这可能是由于饮酒合法所致。但在报告入狱前12个月内饮酒的人中,有三分之二(67%)曾饮用过危险或有害的酒精(司法健康与法医心理健康网络,2015)。尽管狱中人员在社区中普遍存在饮酒问题,但在同行评审的文献中,显然缺乏以监狱为基础的酗酒的治疗方案(De Andrade et al.,2018;Doyle et al.,2019)。鉴于药物使用与再犯罪之间的联系,这一点非常重要,建议为这一人群提供更多基于监狱的药物治疗选择(De Andrade et al.,2018)。

值得注意的是,尽管已经证明了清洁的注射设备在减少血源性病毒在社区的传播方面是有效的,但国际上允许提供清洁注射设备的司法管辖区却寥寥无几(Stöver,Hariga,2016)。其原因包括,注射设备可以为囚犯提供武器,用于对付监狱工作人员。然而,据我们所知,仅有一例发生在澳大利亚的狱警被刺伤的案例,并不幸地导致了该狱警死于艾滋病。这一事件损害了澳大利亚国内外考虑提供清洁注射设备的努力。事件发生20多年后,新南威尔士州的监管人员仍然记得这一天。还有人认为,在监狱中推行针头交换会被视为纵容吸毒,因此应当避免。同时,反对向囚犯提供安全套的人也使用了类似的论据,即如果将安全套装满液体并冷冻起来,它就会被当作棍棒使用,并且被视为纵容和促进囚犯之间的性行为(甚至为性侵犯者提供保护,使其免受性传播疾病的感染)。然而有证据表明,安全套在澳大利亚的引入并没有增加囚犯之间的性行为,反而促进了囚犯之间的安全性行为(Butler et al.,2013)。

10.10.8 吸烟

吸烟被认为是致命的健康风险行为之一,每年导致多达一半的吸烟者死亡,死亡人数超过700万,其中600多万人死于自主吸烟,约89万非吸烟者死于吸入二手烟。在许多发达国家,有效的公共卫生运动有助于降低普通人群的日常吸烟率,但在囚犯中并未显示出降低,例如在澳大利亚普通人群中的吸烟率从2001年的19%降至2016年的12%,而在囚犯中却没有出现下降趋势,目前囚犯中的吸烟率仍保持在84%左右。这是由于主要边缘群体的烟草使用率较高,而这些群体在囚犯群体中的比例较高,如吸毒者、精神病患者和原住民(就澳大利亚而言)(Baker et al.,2006)。

监狱控烟的主要对策是全面禁烟(Spaulding et al.,2018),但仍不清楚这是出于对吸烟者健康的担忧,还是担心非吸烟囚犯和工作人员提起诉讼。禁烟措施的确改善了空气质量(Proescholdbell et al.,2008),降低了对非吸烟者的健康风险,但这一措施并非毫无结果,如由于烟草稀缺和与此相关的问题而产生了另一个黑市,将吸烟作为其他有毒物质的替代品(Puljevic et al.,2018)。禁烟问题可能会让公共卫生官员进退两难,因为他们本质上反对吸烟,但又认为社会上弱势之一的群体的人权也应得到尊重。禁烟令作为一种戒烟策略的有效性值得怀疑,多项研究表明,许多被释放的戒烟者会继续复吸。美国的一项研究发现,63%的刑满释放人员在获释第一天就复吸,82%的人在一周后复吸,86%的人在4周后复吸,97%的人在6个月后复吸(Lincoln et al.,2009)。这些数字说明了从事监狱公共卫生工作的人员所面临的几个重要问题,以及服刑人员这一人群所带来的巨大挑战。首先,这个问题是十分严重的,社区中几乎没有其他人群有如此高的吸烟率。其次,高吸烟率也表明目前还没有针对这一人群所制定的有效干预措施来实现持续性戒烟。最后,从在监禁期间完全禁烟措施引起的大幅减少吸烟,到几乎所有的人在社区生活了相当短的时间后又复吸,这表明现有的干预措施对这部分人群无效,或者没有完全覆盖到这一人群,或者在从监狱向社区过渡的过程中,针对吸烟的健康促进活动缺乏连续性。

10.10.9 女囚犯

自2000年以来,全球监狱中的妇女和女童人数增加了53%,而全球人口增长率(从2000年到2016年中期)为21%(犯罪政策研究所,2017)。与其他国家的情况一致,澳大利亚的女性在囚犯总人数中所占的比例远远低于男性(女:9%,男:91%),但在2000年至2016年期间,女性囚犯人数增加了85%。原住民妇女的增幅尤为明显,2008年至2018年间增加了117%(澳大利亚非原住民妇女的增幅为74%)。这些妇女中许多人都曾遭受过严重的虐待和创伤,她们的药物使用、心理健康问题和暴力行为很可能都源于过去的创伤事件(Wilson et al.,2017)。与男性囚犯相比,女性囚犯的精神病发病率和药物使用率更高(Fazel et al.,2016)。在澳大利亚,每五名入狱女性中就有两名(38%)称她们有子女,而子女的基本需求依靠她们来满足(澳大利亚卫生与福利研究所,2015)。因暴力犯罪而入狱的妇女比例正在上升(澳大利亚统计局,2018)。当认识到"女性囚犯是具有特殊需要和要求的弱势群体之一",而全世界的监狱系统都是围绕男性发展起来的,联合国于2010年通过了《联合国关于女性囚犯待遇和女性罪犯非拘禁措施的规则——曼谷规则》(联合国毒品和犯罪问题办公室,2010)。该决议鼓励成员国通过立法建立非监禁措施,并优先考虑为此类制度提供资金,以及制定实施此类制度所需的制度。

10.10.10 家属

越来越多的证据表明,监禁也会对家庭成员健康产生不利影响。研究发现,囚犯子女出现不良身心健康问题的频率显著增加,死亡率也有所上升(Wildeman,2014;Wildeman et al.,2014;Wildeman,Wang,2017)。即使在控制了社会经济地位之后,妇女中如果有家庭成员被监禁,其肥胖率和心血管疾病发病率也可能上升(Roettger,Boardman,2012;Lee et al.,2014)。因为在美国的非裔美国人,以及在美国和其他国家有土著背景的非裔美国人,他们被监禁的可能性比其他人群高得多,这种健康问题的负担更有可能影响到具有相同种族或族裔背景的妇女和儿童,从而加剧了原有的不利环境而产生的影响。父母被监禁对儿童的影响可能是广泛的、长期的和潜移默化的,包括影响学习以及心理问题(Lee et al.,2013)。

10.10.11 老龄囚犯

在美国,监禁的流行与监狱中老年囚犯的大幅增加有关,其他国家也有类似的发展趋势,尽管绝对人数较少。与非罪犯人口相比，由于健康状况不佳、精神疾病和不良生活方式等因素（包括药物和酒精滥用）以及创伤、无家可归和受害等其他社会决定因素（Angus，2015），囚犯群体显示出加速老龄化的特征，这与慢性疾病负担加重有一定关系。在美国，从1996年到2008年，监狱中55岁及以上的老年人增加了278%，而监狱总人口只增加了53%。加拿大的数据显示，联邦监狱人口中有25%的人年龄在50岁以上，比前10年增加了50%（Darrell，Beck，1997；Beck，Berzofsky，2010；惩教署，2019）。

根据澳大利亚统计局的数据，2001年至2017年间，65岁及以上的囚犯人数增加了348%（Ginnivan et al.，2018）。同年龄组女性服刑人员上升幅度超过700%。世界卫生组织建议对监狱进行改造，以适应老年服刑人员的环境需求。建议提供的设施包括扶手、淋浴间座椅、双层床梯子、坡道和加宽的门廊，从而方便轮椅的使用，同时更方便浴室设施的使用。对与老龄化相关的疾病，如感官障碍、行动不便和关节炎，世界卫生组织还敦促各机构进行适当的筛查（WHO，2014）。

一些老年囚犯所犯罪行（如历史性性犯罪或谋杀）的严重程度往往会影响他们在刑满释放后回到社区的生活，或在确诊身患绝症后被同情释放。养老机构往往不愿意或无法接纳刑满释放人员，因此刑满释放人员很难在养老机构找到住处，这就增加了他们无家可归的可能性。

最近美国一项使用蒙特利尔认知评估（MoCA）评估认知能力的研究表明，310名被监禁至少48小时、年龄在55岁及以上的人中，有70%符合认知障碍的标准（定义为MoCA得分<24）（Ahalt et al.，2018）。在6个月的随访中，非白人，健康状况一般或较差的人在这一得分范围的概率更高，同时更有可能多次去急诊室就诊或再次被捕。

在刑事司法系统程序的适用方面，包括监禁的适当性，一些最困难和最有争议的问题出现在一些人的暴力行为或其他严重的非法行为上。这些人的大脑受到损伤或患有疾病，影响了大脑的调控行为。这些人包括额颞叶痴呆症（FTD）患者，这是一种与行为失调和洞察力丧失相关的疾病（Liljegren et al.，2015）。越来越多的人认识到，当受到刑事司法系统关注的个人出现认知障碍时，如精神问题，可能通过卫生系统比刑事司法系统更好地加以管理，这在某些情况下，已反映在立法的变化中。例如，澳大利亚新南威尔士州最近修改了《精神卫生法》，允许将有认知障碍的个人从法院和法律制裁转移到医疗机构进行进一步的评估和管理。然而，这种立法的操作后果包括如何更好地筛查认知障碍方面的实际挑战。这个挑战明显涉及一个事实，即自我控制和对犯罪行为主要相关的洞察力的损害（所谓的执行障碍）可能不会伴随着任何正式的测试异常，但通常是根据举报人的历史记录发现的。

10.10.12 监狱环境下的研究挑战

大量文献描述了囚犯面临的各种健康问题，但目前仍缺乏对这一人群进行干预措施的证据。有关健康状况的信息非常重要，但还需要有针对这一人群和独特环境量身定制的、具有文化敏感性的治疗和干预措施作为补充。2019年6月，在PubMed上以“囚犯”+“随机试验”为关键词对1980年至2019年进行搜索，仅得到34条结果，而以“囚犯”+“综述”或“荟萃分析”为关键词则得到1 641条结果。这种条件下的随机试验数量较少，不仅反映出这一领域的证据基础薄弱，同时也反映出在监狱环境中开展研究面临着相当大的挑战。

在监狱环境中开展与监狱服刑人员相关研究面临的困难与挑战，可以解释为什么会出现描述性研究多于应用性研究及采用随机试验等研究趋势的原因。这些挑战包括漫长的伦理审批过程，以及伦理委员会对这一人群过度保护的文化，他们将这一人群视为天生的弱势群体，无法提供知情同意。伦理委员会对囚犯的这种看法很可能是基于研究人员过去对这一人群的虐待行为形成的（Hornblum，1997）。然而，这些情况在今天不太可能适用，但狂热的伦理委员会成员仍将其归咎于研究人员。正如Beecher（1966）所评论的，“社会科学研究可能造成的伤害，其严重程度很少能与医学研究相提并论，因为医学研究曾让不知情的研究对象感染痢疾和疟疾，并把他们当作迷幻剂研究的小白鼠，从而危及他们的生命”（Beecher，1966）。

另一个挑战是，监狱系统往往不喜欢接受外部组织（包括研究人员）的审查。研究人员不能简单地设计一项研究,然后通过电话或依靠直接招募或邮寄调查问卷等可以在社区中使用的方法与参与者接触。在惩教环境中采用任何这些研究方法,都需要经过严格的伦理审批程序,有时可能需要数年时间才能得到解决。即使获得了伦理批准,如果当地监狱管理部门认为研究会影响监狱的正常运行,也可能会阻止研究的进行。

伦理委员会提出的问题包括:囚犯参与研究是否应获得报酬,以及报酬的形式(Moreno,2001)。尽管社会上广泛使用酬金来补偿研究参与者,但伦理委员会经常将酬金作为一种诱导手段。然而,正如莫雷诺所说,“在医学伦理史上具有里程碑意义的丑闻——集中营实验、辐射实验、犹太慢性病医院事件、威洛布鲁克肝炎研究、塔斯基吉梅毒研究——无一不涉及经济诱导”(Moreno,2001)。

囚犯研究参与者的“脆弱性”也是一个被广泛使用来阻碍研究的概念,但伦理委员会在对这一群体采取保护主义观点时,往往对这一概念表述不清。是否签署知情同意书是伦理委员会最关心的问题。然而,我们在多次调查中的经验表明,大多数囚犯都能理解正在进行的研究内容及研究目的,从而在知情的情况下决定是否愿意参与研究。最近的研究表明,囚犯一想到第三方可以代替他们判定自己没有能力做出这样的决定时,就会感到被侮辱。

监狱环境中存在的许多物理障碍,也对开展研究构成了挑战,包括:紧锁的大门、X射线扫描仪、生物识别扫描仪、嗅探犬,以及依赖监管人员找到研究参与者。然而,一旦进入监狱围墙,囚犯大多愿意参与研究,这通常是出于无私的原因,他们真正希望改善囚犯的命运,并将此作为一种公民义务(Lafferty et al.,2016)。如果以尊重的态度对待参与者并适当解释研究内容,在监狱环境中,80%左右的回应率并不罕见。与普遍看法相反,囚犯是可靠的调查对象。我们对200名男性样本中的创伤性脑损伤的自我报告进行了验证,发现我们可以通过医院医疗记录找到超过80%的人存在头部受伤的证据(Schofield et al.,2011)。

监狱中的许多人从未参与过调查或者受邀发表过意见,他们往往很高兴有机会参与其中,他们经常说参与研究是一种宣泄的经历。对许多人来说,参与研究往往是他们第一次向别人讲述自己的背景、成长经历等,并且因被征求意见而感到有价值。重要的是,研究人员应为参与者提供治疗途径,这是对参与者负责的一部分,包括为那些可能感到痛苦的人提供咨询、对血源性病毒和性传播疾病进行后续检测,获得肝炎治疗、疫苗接种以及其他形式的治疗和护理。伦理委员会使得囚犯相关研究变得更困难的过程被称为“道德蠕变”,导致研究受阻甚至被放弃(Gill,2019)。正如Haggerty(2004)所说:“伦理审查委员会设想的与研究相关的潜在危害范围有时似乎只受到不同审查者想象的限制”(Haggerty,2004)。

虽然我们认识到伦理委员会发挥着重要和必要的作用,但应该采取更现实的方法,促进更好地了解其服务的人群,并更多地认识到这一领域的研究可以带来的积极影响。

10.10.13 监禁费用

从更广泛的角度来看,用于监禁的巨额资金间接影响了公共卫生服务水平,因为刑事司法系统吸收了原本可以用于卫生和教育的资金(Settumba et al.,2018)。司法再投资是一种被誉为解决这一难题的方法,它主张将原本用于监禁和运行司法机制的资金更好地投入能够防止人们入狱的项目和基础设施建设上(Willis,Kapira,2018)。尽管司法再投资倡导者热情高涨,但证据基础很小,这可以解释国际司法管辖区缺乏接受的原因。加强监狱和社区之间的卫生服务协作对于确保在接收监狱和从监狱释放到社区时的连续性卫生保健至关重要。当在提供服务的范围和医疗保健标准方面达到与更广泛的社区相同的标准时,向囚犯提供保健服务是最有效的。在讨论向英国囚犯提供医疗服务时,英格兰和威尔士监狱监察局评论道:囚犯在被收监之前是更广泛的社区成员,他们的保健由国家卫生服务体系负责;释放后,绝大多数人会回到那个社区和国家卫生服务体系。在他们被关押期间,通过不同渠道向他们提供保健是不合逻辑的(英格兰及威尔士监狱监察局,1996)。

10.10.14　公共卫生机遇

通过警察、法院和监狱与司法系统的联系提供了一个重要的接触点，可以与这部分得不到充分服务的人群进行联系和接触，以确定健康和社会问题，并启动治疗以改善健康、社会和司法结果。有人认为，监禁虽然令人遗憾，但却是改善这一群体健康的一个重要的公共卫生机会，这在很大程度上被忽视了（Glaser，Greifinger，1993）。研究表明，一些囚犯在监狱中比在社区中更有可能使用医疗服务（Butler，Milner，2003；Indig et al.，2009）。澳大利亚在收集全国囚犯健康数据方面独树一帜，该数据收集了囚犯在入狱、监禁期间和出狱时的健康和医疗服务使用情况等各方面的指标（澳大利亚卫生与福利研究所，2015）。这项调查的指标显示，几乎所有入狱者都接受了健康评估，五分之一的入狱者被转介到心理健康服务机构，极少数入狱者表示需要看卫生专家但没有看；如果他们愿意，几乎所有人都可以在狱中看卫生专家；10名囚犯中有8名表示，他们在狱中的健康状况有所改善或保持不变（澳大利亚卫生与福利研究所，2015，见表10.10.1）。

表10.10.1　澳大利亚监狱健康指标

指　　标	比例
监狱释放人员在进入监狱时接受健康评估的比例	92%
在接待处被转介到心理健康服务机构进行观察和进一步评估的监狱囚犯比例	22%
在过去12个月内，在社区内为自己的健康咨询过医疗专业人员的监狱囚犯比例	66%
在过去12个月内入狱并在狱中为自己的健康咨询医疗专业人员的囚犯比例	57%
在过去12个月内，需要咨询社区卫生专业人员但没有咨询的囚犯比例	34%
在过去12个月内入狱并在狱中需要咨询卫生专业人员但没有咨询的囚犯比例	15%
接受血液传播病毒或性传播感染检测的监狱囚犯比例	69%
如果有健康问题，可以很容易地在监狱里见到医疗专业人员（全科医生或护士）的监狱囚犯比例	91%
将在监狱诊所接受的医疗保健评为优秀的监狱出院者比例	27%
报告其身体健康状况有所改善或在监狱中保持不变的监狱释放者比例	83%

资料来源：The health of Australia's prisoners. AIHW Catalogue no PHE 123. Canberra: Australian Institute of Health and Welfare. 2015.

目前，澳大利亚新南威尔士州正在开展一项世界首创性的研究，利用监禁机会解决重大公共卫生问题，这是消除丙型肝炎（HCV）工作的一部分。丙型肝炎囚犯监测与治疗（STOP-C）项目旨在阻止丙型肝炎病毒在监狱中的传播，从而在其他感染者从监狱释放回社区时，阻止其在社区中的传播（Hajarizadeh et al.，2017）。据估计，随着全球丙型肝炎病毒感染负担的持续增加，全球受丙型肝炎病毒感染的人数可达7 100万人，因此需要针对难以接近的人群采取干预措施（北极星观察站丙型肝炎病毒合作者，2017）。在发达国家，注射吸毒者是丙型肝炎病毒流行的高危人群，占大多数新增病例的80%和现有病例的60%（Shepard et al.，2005）。丙型肝炎病毒在囚犯中尤为流行，约有一半的囚犯有注射吸毒史，五分之一的人接触过丙型肝炎（Sarah et al.，2013；Butler，Simpson，2017）。治疗监狱中的丙型肝炎病毒感染者能否对澳大利亚丙型肝炎病毒的广泛流行产生影响，引起了人们的极大关注。STOP-C试验采用的预防治疗策略来自艾滋病领域，该领域已证明使用抗逆转录病毒疗法可预防艾滋病传播（Cohen et al.，2011）。STOP-C利用了治疗丙型肝炎病毒的新疗法，治愈率高达90%～95%，副作用小，而且只需服用8～12周。如果成功，扩大丙型肝炎病毒治疗规模的可能性就存在，从而成为利用监禁机会影响更广泛社区的重大公共卫生问题的首次尝试之一。如果取得成功，这种方法也可用于解决这一人群中普遍存在的其他公共卫生问题。

10.10.15 国际契约和保护

有许多声明和公约从理论上保护囚犯和被拘留者的健康，其中许多都以预防艾滋病毒为重点。最有名的是联合国《囚犯待遇最低限度标准规则》，该规则于1955年首次通过，经过协商后于2015年修订为《纳尔逊-曼德拉规则》（联合国，1955，2015）。虽然不具有法律约束力，但《曼德拉规则》为被关押在监狱和其他形式拘留的公民提供了广泛的最佳实践指南，包括身心健康、残疾、医疗保健保密、住宿、服装、运动、营养等方面（联合国，2015）。尽管这些原则不可强制执行，但它们确实提供了各国在对待囚犯方面的评判原则。

旧金山和伦敦两市发表声明，呼吁采用公共卫生方法来解决监禁问题（旧金山）和暴力问题（伦敦），这使人们认识到，传统的预防犯罪方法并不奏效，需要采用新思维来解决这些问题。在具体说明如何采用这种方法打击暴力时，公共卫生方法被阐述为：

- 采取群体方法，而不是只关注高危人群。
- 预防性：通过解决“上游”风险因素，旨在减轻“下游”后果。
- 采取全系统多机构方法，包括让企业和志愿者参与进来。
- 做出需要长期承诺的勇敢决策。
- 认识到问题的复杂性，并寻求建立反映问题复杂性的证据基础。

虽然这种预防思维是公共卫生的基本要素，但它代表了在打击犯罪方面观念上的一个重要转变。在传统观念里，把打击犯罪的重点放在下游，一旦与刑事司法系统接触，就交由司法机构处理。

这里概述的应用暴力的公共卫生方法对于强调上游因素在预防犯罪中的作用至关重要，其中包括犯罪行为的基因和生物学驱动因素。而迄今为止，由于关注社会学方法，这些驱动因素很少受到关注。传统的犯罪方法通常依赖于社会学理论。事实上，正如Raine（2013）在《暴力剖析》一书中所指出的，“在20世纪的大部分时间里，理解犯罪行为的主导模式都是建立在社会学和社会学模式的基础之上的。仅仅依靠这些社会观点是有根本缺陷的”（Lombroso，2013）。

犯罪学之父Cesare Lombroso试图从面相学中找出犯罪特征（Lombroso，2006），他的研究成果在过去的一段时间受到广泛的质疑，但脑部成像和遗传学等技术的进步使人们重新对犯罪的生物学影响产生了兴趣。“生物社会犯罪学”这一新兴学科试图通过探索生物和环境因素及其相互作用来解释犯罪和反社会行为（Beaver，2009）。

显然，在解决犯罪问题上，需要做出“勇敢的决定”。政治家们经常代表社会坚持“严厉打击犯罪”的立场，在民粹主义媒体的推动下，其向读者提供耸人听闻的头条新闻，以达到惩罚的目的。然而，与快速民意调查相比，近期的审议工作采用了更加深思熟虑的方法，对这种认为社会具有惩罚性、受复仇和报复欲望驱使的观点提出了质疑。这项包含公民陪审团和审议圆桌会议的重要工作表明，如果向公众提供有关监禁成本及其有限的威慑性和治疗性的相关信息，公众会赞成制定和实施有效的干预措施来治疗这一人群（Simpson et al.，2014）。公共卫生可以通过在刑事司法领域推广使用随机对照试验、队列研究、病例对照研究和系统审查等严格的研究方法，为这一领域作出贡献。

需要采取多机构方法来打击犯罪，从而减少监狱关押的人数。这种方法必须协调生物和社会因素，才能取得最佳效果。为此，旧金山和伦敦这两个城市的做法既令人耳目一新，又具有前瞻性。

10.10.16 未来的挑战

本着为国际读者保留相关性的初衷，我们认识到，在促进与刑事司法系统有接触的个人的健康成果方面，不同国家或地区的优先次序会有所不同。因此，在美国，当务之急是制止和扭转监禁的流行，尤其是在黑人中(Drucker，2011)。在相对欠发达的地区，如拉丁美洲，改善监狱的物质条件以及更好地识别和治疗精神疾病可能是最重要的。抛开针对特定地区的考虑因素，我们认为无论环境如何，以下挑战都可能具有广泛的相关性：制定和实施转移注意力的方案、减少监禁对家庭的影响、处理认知障碍和其他与老龄化相关的疾病、优化向社区过渡和出狱后的健康维护，更重要的是，如前一节所述，进行更严格的研究(Adams，2018)。

监狱在多个层面上代表着个人、社会和体制的失败。监狱成本高昂，而且就其康复特性而言，疗效有限。因此，监狱是社会面临的最大挑战之一，需要卫生、福利、司法、法律和教育等机构共同努力。从所有健康指标来看，囚犯群体是社会中不健康的群体之一，带来了许多挑战，包括社会对违反社会规则的群体的态度。迄今为止，主流公共卫生机构尚未实现这一人群的“所有权”，尽管最近的一些举措正试图解决这一问题，呼吁公共卫生专业人员运用各种方法和循证方法来解决犯罪行为。这将需要一种“从基因到监狱”的方法，这种方法不会一蹴而就，需要努力、资金、创新和奉献。

(翻译：晋乐飞)

参考文献

Adams, B.L. (2018). Paternal incarceration and the family: fifteen years in review. Sociology Compass, 12(3), e12567.

Ahalt, C., et al. (2018). Cognition and incarceration: cognitive impairment and its associated outcomes in older adults in jail. Journal of the American Geriatric Society, 66(11), 2065-71.

Albalawi, O., et al. (2019). Court diversion for those with psychosis and its impact on re-offending rates: results from a longitudinal data-linkage study. BJPsych Open, 5(1), e9.

Andolsek, K.M. (1997). Meningococcal transmission from jails to the community. American Family Physician, 55, 290.

Angus, C. (2015). Older Prisoners: Trends and Challenges. [Online] Available at: https://www. parliament. nsw. gov. au/researchpapers/Documents/older-prisoners-trends-and-challenges/Older%20prisoners%20-%20trends%20and%20challenges.pdf.

Australian Bureau of Statistics (2018). 4517.0 — Prisoners in Australia, 2018. Canberra. [Online] Available at: https://www.abs.gov.au/AUSSTATS/abs@.nsf/DetailsPage/4517.02018? OpenDocument.

Australian Institute of Health and Welfare (2015). The health of Australia's prisoners. AIHW Catalogue no PHE 123. Canberra: Australian Institute of Health and Welfare.

Australian Institute of Health and Welfare (n.d.). Alcohol, Tobacco & Other Drugs in Australia. Available at: https://www.aihw.gov.au/reports/alcohol/alcohol-tobacco-other-drugs-australia/contents/interactive-data/tobacco.

Australian Law Reform Commission (2017). Pathways to Justice — Inquiry into the Incarceration Rate of Aboriginal and Torres Strait Islander Peoples, Final Report No 133. [Online] Available at: https://www.alrc.gov.au/wp-content/uploads/2019/08/final_report_133_amended1.pdf.

Baillargeon, J., Binswanger, I. A., Penn, J. V., Williams, B. A., and Murray, O. J. (2009). Psychiatric disorders and repeat incarcerations: the revolving prison door. American Journal of Psychiatry, 166(1), 103-9.

Baker, A., et al. (2006). Where there's smoke, there's fire: high prevalence of smoking among some sub-populations. Drug & Alcohol Review, 25, 85-96.

Beaver, K. (2009). Biosocial Criminology: A Primer. Ken Hunt Publishing Company.

Beck, A. and Berzofsky, M. (2010). Sexual Victimization in Prison and Jails Reported by Inmates, 2008 - 2009. NCJ 231169. Washington DC: Department of Justice. Office of Justice Programs, Bureau of Justice Statistics.

Beecher H. (1966). Ethics and Clinical Research. New England Journal of Medicine, 274, 1354-60.

Binswanger, I.A., Krueger, P.M., and Steiner, J.F. (2009). Prevalence of chronic medical conditions among jail and prison inmates in the USA compared with the general population. Journal of Epidemiology & Community Health, 63(11), 912-19.

Bronson, J. and Carson, A. (2019). Prisoners in 2017. U.S. Department of Justice. Office of Justice Programs, NCJ 252156. [Online] Available at: https://www.bjs.gov/content/pub/pdf/p17.pdf.

Butler, T., et al. (2006). Mental disorders in Australian prisoners: a comparison with a community sample. Australian & New

Zealand Journal of Psychiatry, 40(3), 272-6.

Butler, T., Levy, M., Dolan, K., and Kaldor, J. (2003). Drug use and its correlates in an Australian prisoner population. Addiction Research & Theory, 11(2), 89-101.

Butler, T. and Milner, L. (2003). The 2001 Inmate Health Survey. Sydney: NSW Corrections Health Service.

Butler, T., Richters, J., Yap, L., and Donovan, B. (2013). Condoms for prisoners: no evidence that they increase sex in prison, but they increase safe sex. Sexually Transmitted Infections, 89(5), 377-9.

Butler, T. and Simpson, M. (2017). National Prison Entrants' Bloodborne Virus Survey Report 2004, 2007, 2010, 2013, and 2016. Sydney: Kirby Institute. [Online] Available at: https://kirby.unsw. edu.au/report/national-prison-entrants-bloodborne-virus-and-risk-behaviour-survey-report-2004-2007-2010.

Catch 22 (2018). What does a 'Public Health' Approach to Violence Really Mean? [Online] Available at: https://www.catch-22.org.uk/news/public-health-approach-to-violence/.

Clavel, F., Benhamou, S., and Flamant, R. (1987). Decreased mortality among male prisoners. The Lancet, 2(8566), 1012-14.

Cohen, M.S., et al. (2011). Prevention of HIV-1 infection with early antiretroviral therapy. New England Journal of Medicine, 365 (6), 493-505.

Conradt, E. (2017). Using principles of behavioral epigenetics to advance research on early-life stress. Child Development Perspectives, 11(2), 107-12.

Corrective Services (2016). Report on Government Services. Productivity Commission. Canberra. Available at: https://www. pc.gov.au/research/ongoing/report-on-government-services/2016/justice/corrective-services.

Coyle, A., Fair, H., Jacobson, J., and Walmsley, R. (2016). Imprisonment Worldwide. The Current Situation and an Alternative Future. Bristol: Policy Press.

Darrell, G. and Beck, A. (1997). Prison and Jail Inmates at Midyear 1996. NCJ 162843. Washington, DC: U.S. Department of Justice Programs. Bureau of Justice Statistics.

De Andrade, D., Ritchie, J., Rowlands, M., Mann, E., and Hides, L. (2018). Substance use and recidivism outcomes for prison-based drug and alcohol interventions. Epidemiologic Reviews, 40(1), 121-33.

Dolan, K., et al. (2016). Global burden of HIV, viral hepatitis, and tuberculosis in prisoners and detainees. The Lancet, 388 (10049), 1089-102.

Doyle, M.F., Shakeshaft A, Guthrie J, Snijder M, and Butler T. (2019). A systematic review of evaluations of prison-based alcohol and other drug use behavioural treatment for men. Australian & New Zealand Journal of Public Health, 43(2), 120-30.

Drucker, E. (2011). A Plague of Prisons: The Epidemiology of Mass Incarceration in America. New York: The New Press.

Durand, E., et al. (2017). History of traumatic brain injury in prison populations: a systematic review. Annals of Physical and Rehabilitation Medicine, 60(2), 95-101.

Durose, M., Cooper, A., and Snyder, H. (2014). Recidivism of prisoners released in 30 states in 2005: patterns from 2005 to 2010 - up-date. Bureau of Justice Statistics. NCJ 244205. [Online] Available at: https://www.bjs.gov/index.cfm? ty=pbdetail&iid=4986#.

Farmer, P.E., et al. (1999). Recrudescent tuberculosis in the Russian Federation. In: The Global Impact of Drug Resistant Tuberculosis. Boston MA: Harvard Medical School/Open Society Institute.

Fazel, S. and Baillargeon, J. (2011). The health of prisoners. The Lancet, 377(9769), 956-65.

Fazel, S., Bains, P., and Doll, H. (2006). Substance abuse and dependence in prisoners: a systematic review. Addiction, 101(2), 181-91.

Fazel, S. and Benning, R. (2006). Natural deaths in male prisoners: a 20-year mortality study. European Journal of Public Health, 16 (4), 441-4.

Fazel, S., Hayes, A.J., Bartellas, K., Clerici, M., and Trestman, R. (2016). Mental health of prisoners: prevalence, adverse outcomes, and interventions. The Lancet Psychiatry, 3(9), 871-81.

Fazel, S., Lichtenstein, P., Grann, M., and Långström, N. (2011). Risk of violent crime in individuals with epilepsy and traumatic brain injury: a 35-year Swedish population study. PLoS Medicine, 8(12), e1001150.

Fazel, S. and Seewald, K. (2018). Severe mental illness in 33 588 prisoners worldwide: systematic review and meta-regression analysis. British Journal of Psychiatry, 200(5), 364-73.

Fazel, S. and Yu, R. (2011). Psychotic disorders and repeat offending: systematic review and meta-analysis. Schizophrenia Bulletin, 37(4), 800-10.

Fazel, S., Zetterqvist, J., Larsson, H., Långström, N., and Lichtenstein, P. (2014). Antipsychotics, mood stabilisers, and risk of violent crime. The Lancet, 384(9949), 1206-14.

Fetherston, J., Carruthers, S., Butler, T., Wilson, D., and Sindicich, N. (2013). Rates of injection in prison in a sample of Australian-injecting drug users. Journal of Substance Use, 18(1), 65-73.

Gentleman, A. (2000). Russia to release 120,000 from packed prisons. The Guardian. Date: 27 May. [Online] Available at: https://www. theguardian.com/world/2000/may/27/russia.ameliagentleman.

Gill, J. (2019). Prison research project is throttled by red tape. Mental-health services study abandoned after a 14-month bureaucratic nightmare. The Times Higher Education. [Online] Available at: https://www.timeshighereducation.com/news/prison-research-project-is-throttled-by-red-tape/405434.article.

Ginnivan, N.A., Butler, T.G., and Withall, A.N. (2018). The rising health, social and economic costs of Australia's ageing prisoner population. Medical Journal of Australia, 209(10), 422-4.e421.

Glaser, J.B. and Greifinger, R.B. (1993). Correctional health care: a public health opportunity. Annals of Internal Medicine, 118 (2), 139-45.

Hackman, D.A., Farah, M.J., and Meaney, M.J. (2010). Socioeconomic status and the brain: mechanistic insights from human and animal research. Nature Reviews & Neuroscience, 11(9), 651-9.

Haggerty, K.D. (2004). Ethics creep: governing social science research in the name of ethics. Qualitative Sociology, 27(4), 391-414.

Hajarizadeh, B., et al. (2017). Incidence of hepatitis C virus infection in two maximum-security prisons in New South Wales, Australia: the SToP-C study. Journal of Hepatology, 66(1), S274.

Hirschi, T. and Gottfredson, M.R. (1995). Control theory and the life-course perspective. Studies on Crime & Crime Prevention, 4 (2), 131-42.

Hirschi, T. (2004). Self-control and crime. In: Baumeister, R., and Vohs, K. (eds.). Handbook of Self-Regulation: Research, Theory, and Applications. New York: Guilford Press, pp. 537-52.

Hirtenlehner, H. (2019). Self-control and offending in late adulthood. Investigating self-control's interaction with opportunities and criminal associations in advanced age. Journal of Criminal Justice, 60, 117-29.

Hornblum, A.M. (1997). They were cheap and available: prisoners as research subjects in twentieth century America. British Medical Journal, 315, 1437-41.

Indig, D., et al. (2009). 2009 NSW Inmate Health Survey. Justice Health NSW. [Online] Available at: https://www.justicehealth.nsw.gov.au/about-us/publications/inmate-health-survey-aboriginal-health-report.pdf.

Inspectorate of Prisons for England and Wales (1996). Patients or Prisoners? A New Strategy for Health Care in Prisons. London: Home Office.

Institute for Criminal Policy Research (ICPR) (2017). World Female Imprisonment List (4th ed.). [Online] Available at: https://www. prisonstudies.org/sites/default/files/resources/downloads/world_female_prison_4th_edn_v4_web.pdf.

John, H. (1973). Prisons and Lazarettos: The State of the Prisons in England and Wales. First published 1777. Glen Ridge, NJ: Patterson Smith.

Kariminia, A., et al. (2007a). Extreme cause-specific mortality in a cohort of adult prisoners-1988 to 2002: a data-linkage study. International Journal of Epidemiology, 36, 310-16.

Kariminia, A., et al. (2007b). Suicide risk among recently released prisoners in New South Wales, Australia. Medical Journal of Australia, 187, 387-90.

Kennedy, E., Heron, J., and Munafo, M. (2017). Substance use, criminal behaviour and psychiatric symptoms following childhood traumatic brain injury: findings from the ALSPAC cohort. European Child & Adolescent Psychiatry, 26(10), 1197-206.

Kenyon, G. (2009). Russia's prisons fuel drug-resistant tuberculosis. The Lancet Infectious Diseases, 9(10), 594.

Lafferty, L., Treloar, C., Butler, T., Guthrie, J., and Chambers, G.M. (2016). Unlocking dimensions of social capital in the prison setting. Health & Justice, 4, 9.

Lange, N., Froimowitz, M.P., Bigler, E.D., and Lainhart, J.E. (2010). Associations between IQ, total and regional brain volumes, and demography in a large normative sample of healthy children and adolescents. Developmental Neuropsychology, 35(3), 296-317.

Lawson, G.M., Duda, J.T., Avants, B.B., Wu, J., and Farah, M.J. (2013). Associations between children's socioeconomic status and pre-frontal cortical thickness. Developmental Science, 16(5), 641-52.

Lee, H., Porter, L.C., and Comfort, M. (2014). Consequences of family member incarceration: impacts on civic participation and perceptions of the legitimacy and fairness of government. The Annals of the American Academy of Political and Social Science, 651 (1), 44-73.

Lee, R.D., Fang, X., and Luo, F. (2013). The impact of parental incarceration on the physical and mental health of young adults. Pediatrics, 131(4), e1188-95.

Liljegren, M., et al. (2015). Criminal behavior in frontotemporal dementia and Alzheimer disease. JAMA Neurology, 72(3), 295-300.

Lincoln, T., et al. (2009). Resumption of smoking after release from a tobacco-free correctional facility. Journal of Correctional Health Care, 15(3), 190-6.

Lombroso, C. (2006). Criminal Man. Durham, NC: Duke University Press.

Luciani, F, et al. (2014). A prospective study of hepatitis C incidence in Australian prisoners. Addiction, 109(10), 1695-706.

Malakieh, J. (2018). Adult and Youth Correctional Statistics in Canada, 2016/2017. Statistics Canada. [Online] Available at: https://www150. statcan.gc.ca/n1/pub/85-002-x/2018001/article/54972-eng.htm.

Mears, D.P. and Cochran, J.C. (2012). U.S. prisoner reentry health care policy in international perspective: service gaps and the moral and public health implications. The Prison Journal, 92(2), 175-202.

Ministry of Justice (2016). Proven Reoffending Statistics Quarterly Bulletin July 2013 to June 2014, England and Wales. Ministry of Justice Statistics Bulletin. 28 April 2016. [Online] Available at: https://www. gov. uk/government/statistics/proven-reoffending-statistics-quarterly-july-2013-to-june-2014.

Ministry of Justice (2019). Offender Management Statistics Quarterly: October to December 2018. Prison Population: 31 March 2019. UK Ministry of Justice. [Online] Available at: https://www. gov.uk/government/statistics/offender-management-statistics-quarterly-october-to-december-2018.

Moffitt, T.E., et al. (2011). A gradient of childhood self-control predicts health, wealth, and public safety. Proceedings of the National Academies of Science U S A, 108(7), 2693-8.

Moore, D. (2015). The Developing Genome: An Introduction to Behavioral Epigenetics. Oxford: Oxford University Press.

Moreno, J.D. (2001). It's not about the money. The American Journal of Bioethics, 1(2), 46-7.

Justice Health & Forensic Mental Health Network (2015). Network Patient Health Survey Report [Online] Available at: https://www. justicehealth.nsw.gov.au/publications/2015_NHPS_FINALREPORT.pdf.

New Zealand Department of Corrections (2007). Over-representation of Māori in the Criminal Justice System: An Exploratory Report. NZ Department of Corrections. [Online] Available at: https://www. corrections. govt. nz/resources/research_and_statistics/over-representation-of-maori-in-the-criminal-justice-system.html.

Office of the Correctional Investigator (OCI) (2019). Aging and Dying in Prison: An Investigation into the Experiences of Older Individuals in Federal Custody. Government of Canada. [Online] Available at: https://www. oci-bec. gc. ca/cnt/rpt/oth-aut/oth-aut20190228-eng.aspx.

Phelan, J.C., Link, B.G., and Tehranifar, P. (2010). Social conditions as fundamental causes of health inequalities: theory, evidence, and policy implications. Journal of Health & Social Behavior, 51 Suppl, S28-40.

Plamondon, K. and Pemberton, J. (2019). Blending integrated knowledge translation with global health governance: an approach for advancing action on a wicked problem. Health Research Policy and Systems, 17(1), 24.

Proescholdbell, S. K., Foley, K. L., Johnson, J., and Malek, S. H. (2008). Indoor air quality in prisons before and after implementation of a smoking ban law. Tobacco Control, 17(2), 123-7.

Puljevic C, et al. (2018). 'Teabacco': smoking of nicotine-infused tea as an unintended consequence of prison smoking bans. Drug and Alcohol Review, 37(7), 912-21.

Radtke, K.M., et al. (2011). Transgenerational impact of intimate partner violence on methylation in the promoter of the glucocorticoid receptor. Translational Psychiatry, 1(7), e21.

Raine, A. (2013). The Anatomy of Violence: The Biological Roots of Crime. New York: Pantheon/Random House.

Roettger, M.E. and Boardman, J.D. (2012). Parental incarceration and gender-based risks for increased body mass index: evidence from the National Longitudinal Study of Adolescent Health in the United States. American Journal of Epidemiology, 175(7), 636-44.

Sarah, L., et al. (2013). Incidence and prevalence of hepatitis C in prisons and other closed settings: results of a systematic review and meta-analysis. Hepatology, 58(4), 1215-24.

Schofield, P., Butler, T., Hollis, S., and D'Este, C. (2011). Are prisoners reliable survey respondents? A validation of self-reported traumatic brain injury (TBI) against hospital medical records. Brain Injury, 25(1), 74-82.

Schofield, P., et al. (2006). Neuropsychiatric correlates of traumatic brain injury (TBI) among Australian prison entrants. Brain Injury, 20, 1409-18.

Schofield, P., Butler, T., Perkes, I., and Hollis, S. (2011). Traumatic brain injury rates and sequelae: a comparison of prisoners with a matched community sample in Australia. Brain Injury, 25, 131-41.

Schofield, P.W., et al. (2015). Does traumatic brain injury lead to criminality? A whole-population retrospective cohort study using linked data. PLoS One, 10(7), e0132558.

Schofield, P.W., Mason, R., Nelson, P.K., Kenny, D., and Butler, T. (2019). Traumatic brain injury is highly associated with self-reported childhood trauma within a juvenile offender cohort. Brain Injury, 33(4), 412-18.

Settumba, S., Chambers, G., Shanahan, M., Schofield, P., and Butler, T. (2018). Are we getting value for money from behavioral interventions for offenders? A research note reviewing the economic evaluation literature. American Journal of Criminal Justice, 43, 411-31.

Shepard, C.W., Finelli, L., and Alter, M.J. (2005). Global epidemiology of hepatitis C virus infection. Lancet Infect Diseases, 5 (9), 558-67.

Simpson, P., Guthrie, J., Lovell, M., Walsh, C., and Butler, T. (2014). Views on Alternatives to Imprisonment: A Citizens Jury Approach. Melbourne: The Lowitja Institute.

Spaulding, A.C., et al. (2018). Smoking in correctional settings world-wide: prevalence, bans, and interventions. Epidemiological Reviews, 40(1), 82-95.

Spaulding, A.C., et al. (2011). Prisoner survival inside and outside of the institution: implications for health-care planning. American Journal of Epidemiology, 173(5), 479-87.

Stern, V. (2000). Prison reform and public health: the case of tuberculosis in the former Soviet Union. European Journal of Public Health, 10, 4.

Stern, V. (1999). Sentenced to Die? The Problem of TB in Prisons in Eastern Europe and Central Asia. London: International Centre for Prison Studies.

Stöver, H. and Hariga, F. (2016). Prison-based needle and syringe programmes (PNSP) — still highly controversial after all these years. Drugs: Education, Prevention and Policy, 23, 103-12.

The Polaris Observatory HCV Collaborators (2017). Global prevalence and genotype distribution of hepatitis C virus infection in 2015: a modelling study. Lancet Gastroenterol Hepatol, 2(3), 161-76.

Torrey, E., Kennard, A., Eslinger, D., Lamb, R., and Pavle, J. (2010). More mentally ill persons are in jails and prisons than hospitals: a survey of the states treatment advocacy. Treatment Advocacy Center. [Online] Available at: http://www.treatmentadvocacycenter. org/storage/documents/final_jails_v_hospitals_study.pdf.

UK Office for National Statistics (2018). Population of England and Wales. [Online] Available at: https://www.ethnicity-facts-figures. service.gov.uk/uk-population-by-ethnicity/national-and-regional-populations/population-of-england-and-wales/latest.

United Nations (1955). Standard Minimum Rules for the Treatment of Prisoners. United Nations Congress on the Prevention of Crime and the Treatment of Offenders. Geneva: United Nations.

United Nations (2002). Optional Protocol to the Convention Against Torture and Other Cruel, Inhuman or Degrading Treatment or Punishment. [Online] Available at: https://treaties.un.org/doc/source/RecentTexts/iv_9bE.pdf.

United Nations (2015). The United Nations Standard Minimum Rules for the Treatment of Prisoners (The Nelson Mandela Rules). Geneva: United Nations Office on Drugs and Crime.

United Nations Office on Drugs and Crime (UNODC) (2010). United Nations Rules for the Treatment of Women Prisoners and Non-custodial Measures for Women Offenders with their Commentary (Bangkok Rules). [Online] Available at: https://www.unodc.org/documents/justice-and-prison-reform/Bangkok_Rules_ENG_22032015.pdf.

Wikipedia (n. d.). Optional Protocol to the Convention against Torture. [Online] Available at: https://en. wikipedia. org/wiki/Optional_Protocol_to_the_Convention_against_Torture.

Wildeman, C., Andersen, S.H., Lee, H., and Karlson, K.B. (2014). Parental incarceration and child mortality in Denmark.

American Journal of Public Health, 104(3), 428-33.

Wildeman, C. and Wang, E.A. (2017). Mass incarceration, public health, and widening inequality in the USA. The Lancet, 389 (10077), 1464-74.

Wildeman, C. (2014). Imprisonment and Infant Mortality. Social Problems, 59(2), 228-57.

Wilkinson, R. and Pickett, K. (2009). The Spirit Level: Why More Equal Societies Almost Always Do Better. London: Bloomsbury Publishing.

Willis, M. and Kapira, M. (2018). Justice Reinvestment in Australia: A Review of the Literature. Canberra: Australian Institute of Criminology.

Wills, T.A. and Stoolmiller, M. (2002). The role of self-control in early escalation of substance use: a time-varying analysis. Journal of Consulting & Clinical Psychology, 70(4), 986-97.

Wilper, A.P., et al. (2009). The health and health care of US prisoners: results of a nationwide survey. American Journal of Public Health, 99(4), 666-72.

Wilson, M., et al. (2017). Violence in the lives of incarcerated aboriginal mothers in Western Australia. Sage Open, 7(1), 2158244016686814.

World Health Organization (WHO) (2014). Prisons and Health. [Online] Available at: http://www.euro.who.int/data/assets/pdf_file/0005/249188/Prisons-and-Health.pdf.

World Health Organization (WHO) (n.d.). Tobacco: Key Facts. Available at: https://www.who.int/news-room/fact-sheets/detail/tobacco.

第十一部分　公共卫生职能

11.1 健康需求评估

11.1.1 引言

通常来说，健康需求/需要评估的概念是指估计一个人群或人群中的亚群体的健康需要，并组织提供相应的服务。英国国家健康保健卓越研究所将健康需求评估定义为“国家卫生署(NHS)和地方政府用来评估人群面临的健康问题的系统过程，这包括确定某些群体是否比其他群体更容易患病，并确定在服务提供方面的任何不平等现象，并因此而产生了一个改善特定领域的医疗保健领域的优先事项清单”。在英国，健康需求评估已被广泛应用于各种场景，其中包括移民迁移中心(英国国家医疗服务体系，2015)、地方国民保健服务组织(2013年肯特郡和梅德韦)以及地方政府(Horsley and Hollingsworth，2014，德比市公共卫生——知识、情报和战略规划委员会，2017)。在一个不复杂的世界里，健康需求和医疗保健需求的评估应该是解决不平等问题的工具，是资源分配的先决条件，也是规划和评估保健的第一步(Stevens，Raftery，1997)。然而，在实践中，衡量健康需求并不简单。它提出了关于医疗保健公平、平等、公正和正义的难题(Gillam et al.，2012)。

需求评估包括收集人口信息的各种方法和技术(卫生发展署，2003)。在英国，传统上这意味着采取“基于人口、流行病学和公共卫生的方法来制定健康干预措施规划”，意味着利用有关人口健康、医疗服务的数据进行合理规划，以满足社区所有或部分人的特定需求，同时考虑到公平、效率和可负担性。事实上，这种需求评估方法可以作为任何卫生系统规划的基础(Clarke et al.，2009)。它希望最大限度地以循证的方式提供有效的健康干预或护理，从而实现健康公平的最大化(Powel，2006)。

然而，在全球范围内，健康需求评估一词被更广泛地使用，用来表示一系列不同的事情。有时，这种方法是非常具体的，专注于特定风险或特定疾病(Cox et al.，2013；Cicero et al.，2014；Nacul et al.，2014；Allchorne，Green，2016)；有时它针对的是特殊的亚人群和人群(Ash，Mackereth，2013；Vyas et al.，2013)，或者特定的服务(Ingold，Hicks，2015)，以及生命历程中特定时间的特殊人群(pretty，2014)。在美国，评估包括与慈善医院的服务链接以及弱势群体的需求，他们可能有资格使用医院设施或确定应该为其提供何种服务(Apatu et al.，2018；Van Gelderen et al.，2018)。2010年美国《患者保护和平价医疗法案》规定了一项新的法律要求，要求非营利性医院每三年进行一次社区健康需求评估(CHNA)，以确保他们处于国家税务局规定的非营利状态下运营(Rosenbaum，2013；Fischer et al.，2018)，使用各种技术也需要进行健康需求评估(Mathews et al.，2015；Pennel et al.，2015；Franz et al.，2017；Stone et al.，2018)。由此可见，健康需求评估在实践中的应用差异很大(Alfano-Sobsey et al.，2014)。

美国疾病预防控制中心(CDC)的网站将社区健康评估定义为对特定人群的健康状况指标进行系统调查评估，用于确定社区中的关键问题和资源。这种社区健康评估的最终目标是制定战略，解决社区的健康需求和已确定的问题。根据疾控中心的规定，可以使用各种工具和流程来进行社区健康评估，其基本要素是社区参与和协作(https://www.cdc.gov/stltpublichealth/cha/plan.html)。健康需求评估也用于美国的医疗救助准入等方面(Leininger et al.,2014)。

在灾难的场景下,这是在最紧急的情况下为民众提供紧急物资(Malilay et al.,2014;Hong et al.,2017)或在灾难发生后评估需求的方式(Subaiya et al.,2014)。健康需求/需要评估一词指的是对需求进行评估的任何方式,不局限于单一方法或方法学。

11.1.2 英国基于人群的流行病学健康需求评估方法

我们首先关注需求评估方法,该方法最初主要借鉴流行病学和卫生经济学。在这种观点中,需求评估必须包括对满足已确定的健康需求的干预措施的有效性评估(Mooney,1992)。假设相对总需求可以通过死亡率或发病率等几个因素来充分衡量,它强调量化和客观的比较测量。这种类型的需求评估通常依赖于现有或可用的数据,很少涉及从原始研究中产生新的信息,因为太昂贵且耗时太长。因此,健康需求评估往往以现有的常规数据来源为基础(Clarke et al.,2009)。

健康需求评估包括多个步骤,首先应明确界定问题。为此,需要考虑两个问题。首先,我们想了解人群的哪些情况?如何才能了解?然后可以进一步提出一系列的问题来帮助明晰这一过程:为什么现在需要进行这一评估?谁会受到影响?什么都不做会有什么后果?有多少时间?如何才能最大限度地得出结果和提出建议?是否有足够的资源?如何评估和评价需求评估本身(Clarke et al.,2009)?

应编制一份详细的项目计划,确定这项工作的组成部分。这项工作的核心将是流行病学评估,该评估将确定人口中有多少人需要护理,以及在什么水平上为他们提供什么服务。重要的是要确定分母人群,即总人群或相关亚人群,否则很难解释患病率(病例总数)和发病率(特定时间段内的新病例)(Clarke et al.,2009)。在发达国家,这样的数据往往更容易获得。在较不发达的国家,信息系统数据质量不够理想,相对较难获得(Bonnefoy et al.,2007)。

需要将详细的人口结构纳入需求评估,评估和描述当地人口的年龄、种族、职业和地理以及健康不平等的模式(Kelly,2010)。在这个阶段,还需要评估相关疾病的发病率水平和严重程度,以及相关风险的流行程度,例如吸烟、体育活动和饮酒的现状。在一个有大量非裔加勒比人的人群中,镰状细胞病的评估可能是一个特别关注的焦点,在采矿区,胸部疾病可能会引起关注。然后可以计算出患有这种疾病的绝对人数和严重程度(Clarke et al.,2009)。如果必须在缺乏数据和使用代理变量的情况下作出假设,则必须明确这些假设。

下一个阶段通常是对特定情况下予以干预的临床有效性进行评估。评估有效性的方法有很多种,然而当我们想要确定一种药物或者其他类型的干预措施的临床有效性,如果使用对照和潜在偏差最小化的证据,将得到更准确的评估。如果是这样,我们可以合理地确定,观察到的效应大小是干预的结果,而不受其他一些偏倚因素的影响。有学者认为,仅使用来自证据层次的顶层证据来评估临床有效性是做到这一点的方法(Clarke et al.,2009)。证据层次结构是一种根据研究使用的方法和与方法相关的偏差程度来对研究进行分类的方法。随机对照试验和这些试验的荟萃分析之所以为顶级证据,是因为这些方法通过严谨的设计从而减少偏差,提供最大确定性来确保自变量和因变量之间关系为因果联系,而不是其他联系。

通过检查临床试验数据的质量或偏差,可以评估干预措施的有效性。因此,对于需要对特定治疗的有效性进行需求评估的人来说,直接检查随机对照试验的结果是非常合适的,但非常耗时。一个更简单的方法是使用已经进行过质量评估的有效性证据,比如Cochrane综述。这些是由Cochrane(前身为Cochrane协作组织)制作的,这是一个对初级干预研究进行质量评估的全球评审人员网络。另外,也可以咨询英国国家健康与护理卓越研究所检查的数据,该研究所对新技术、治疗途径和预防干预措施进行临床和成本效益分析。此有效性评估是以卫生技术评估原则为基础的(Kelly,Moore,2012)。

在有效性分析完成后,对评估结果进行整合,包括当地人群的流行病学、发病率和流行率、潜在风险因素、根据有效性排序的治疗和干预措施,以及成本效益和实际成本的证据。这些必然是不精确的,但如果假设明确,它们将足以作为需求评估的起点(Clarke et al.,2009)。一旦收集到有关当地目标人口的数据,下一阶段是在比较需求评估中,将当地获得的数据与其他地方的数据进行比较。这样就可以在比较的基础上评估当地提供与预期一致的程度。这有时很困难,因为国家内部和国家之间的干预率各不相同,但这一过程重点是关于观察值和预期值之间的假定差异,而不是精确性。在这一点上与利益相关者协商很重要,真正的社区参与也很重要。在无法获得统计数据和其他数据的情况下,快速需求评估可能会发挥作用(Clarke et al.,2009)。所有这些都汇集在一份"变革案例"文件中,该文件将概述现在有什么、应该做什么、利益相关者认为应该做什么以及社区希望做什么。符合成本效果的备选方案对于资源重新配置是至关重要的。最后一步是根据需求评估采取行动,并实施计划。

卫生系统是复杂的社会技术安排,包括人员、文化、实践、组织结构、设备和技术。卫生系统受到限制,因为无论是什么系统,为其提供资金的资源都是有限的。由于资源有限,不可能做到每一件事,不可能满足每一种需求,也不可能采用每一种新药、程序或设备。与此同时,人们对医疗服务的需求也在增加,因为人们对药物的期望值也在提高。人们,尤其是在发达社会,经常认为他们应该或有权获得——他们需要——最好、最新的药物和程序。因此,药物的可用性往往会产生对药物的需求——患者想要药物,医生想要使用药物。所有这些都增加了对系统资源的需求。

卫生系统必须适应不断更新变化的新药、医疗技术、内外科干预治疗方法,卫生系统的决策必须基于这些新的医学进展。此外,人群的健康需求是复杂和变化的。例如,人群的年龄和种族分布会发生变化。不仅仅人群在变化,卫生系统本身也在演变。面对这些复杂的情况,需求评估是对这些需求进行优先性排序从而决定如何分配稀缺资源的一种手段。需求评估为决策提供了基础,其中包括对当地的社区性质、社会人口统计和物理环境的认识和理解。健康需求评估在复杂和不断变化的系统、人口多样性、演变以及期望和需求不断增加的背景下,以合理和系统的方式评估和满足需求的一系列技术。了解社会环境和这些环境中的社会关系是成功实施需求评估的必要条件。

在本章的后面,我们将探讨这种方法所遇到的一些困难。然而,重点是要记住,以这种方式应用理性原则源于一种理解,即一个非管理系统的运作,在这个系统中,历史供应模式、捐助者的慷慨、医生倾向于生活在有吸引力的地区,他们希望提供符合其利益的服务,导致资源分配非常不平等且效率低下。因此,无论刚才描述的方法有什么不完美之处,它都源于一种把事情做得更好、更公平的愿望。

11.1.3 进行需求评估的其他技术

其他技术可能已经被用于评估需求。美国在《平价医疗法案》的背景下建议,社区健康评估使用以下原则:支持促进社区健康改善的多部门、全阶段合作,包括评估、规划、投资、实施和评价;提高健康成果的积极、广泛和多样化的社区参与;界定社区既包括足够重要的区域,以允许进行全人口干预和获得可衡量的结果,也包括有针对性的重点,以解决亚群体之间的差异;最大限度地提高透明度,改善社区参与和问责制;使用循证的干预措施,鼓励创新做法并进行彻底评估,为持续改进过程提供信息;以及使用从不同的公共和私人机构汇集并共享的最高质量数据。

一系列非常广泛的方法已经在美国投入使用。Becker指出,"研究设计因州和机构而异,对结果的可靠性或代表性知之甚少"(Becker,2015)。电话和挨家挨户的调查已被用于确定人们自我报告的健康需求(Stone et al.,2018)。常规数据和记录(Alfano-Sobsey et al.,2014;Franz et al.,2017)、社区卫生伙伴关系和社区调查(Mathews et al.,2015)、关键线人访谈、焦点小组、混合方法设计(Becker,2015)和意见调查(Alfano-Sobsey et al.,2014)均已使用。

社区参与和社区互动特别强调,"在CHA进程中,社区参与和动员包括以下内容:承认社区是一个身份单位;利用优势和资源;促进合作伙伴关系;强调与当地有关的问题和生态观点;促进权力分享、共同学习和能力建设;通过高质量的社区参与提高文化敏感性、可靠性和有效性;增强社区信任和所有权;以周期性和交互式的方式开发社区系统”(Pennel et al.,2015)。Pennel 等人(2015)指出，应包括以下内容：收集并分析定量和定性数据；利用数据识别健康问题；利用广泛的健康社会决定因素来确定对健康问题的影响，包括环境、行为、社会经济和文化；查明资源和资源缺口；查明健康差距；参与和动员社区；组织和分享调查结果；确定卫生优先事项；制定一项行动计划，处理卫生优先事项；实施行动计划；以及为社区成员提供持续反馈的机会(Pennel et al.,2015)。但他们也指出，这种广泛的公共卫生方法可能与医院应用更多生物医学原理的方式不一致。

在英格兰，联合战略需求评估(JSNA)对当地人口当前和未来的健康和护理需求进行分析并制定战略，为地方当局区域内的健康、福利和社会护理服务的规划和试运行提供信息和指导。将健康融入所有政策(HiAP)旨在利用“健康视角”评估(Kickbusch et al.,2014)来确定战略目标、政策和战略与人口健康和福祉之间的相互作用(英格兰公共卫生和地方政府协会，2016)。健康视角分析有五个基本要素，它们充分利用实施“全民健康”行动的机会，以实现潜在的人群健康影响和价值，具体如下：

(1) 参与创新，建立并保持跨部门和跨学科的强大合作关系。

(2) 在利益相关者之间商定政策重点，以实现方案和服务的接受、覆盖和交付。收集证据和数据：深入了解政策重点领域的人口健康需求。使用来自 JSNA 内部大型、数字常规数据源的洞见和推理越来越普遍。

(3) 制定政策建议和共同拥有的最终战略报告。

(4) 在决策过程中，通过导航帮助引导建议。

(5) 评估以确定精准健康的有效性。

11.1.4　卫生经济学和需求评估

在过去几十年中，在卫生系统资源短缺的情况下协助资源分配的两项重要技术已被普遍使用；卫生技术评估有助于评估干预措施的有效性，卫生经济学中的成本效用分析，以帮助评估成本效益(Kelly et al.,2010)。我们之前已经在有效性评估的背景下讨论过卫生技术评估。我们现在将注意力转向卫生经济学的贡献。

作为一个起点，我们关注功利主义——它是经济学学科的伦理基础。功利主义的思想、理论和技术关注的是全人群的共同利益或最大的幸福(Bentham,1834)。为社会的共同利益分配资源的功利主义值得赞扬，但这种工具和技术确实倾向于维持现状，它们不质疑或总体上不试图修改可能被认为不公平或不平等的现有资源分配方案。如果在没有批判性反思的情况下应用功利主义工具和技术，就等于默认现有的资源分配，并在现有分配基础上提高社会福利。他们做出了可能被视为保守的改变来重新分配资源，这样至少有一个人过得更好，没有其他人过得更糟(Pareto,1935)。

功利主义，或这种全人群的最大效用，是一种持续指导经济思维、工具和技术的伦理，也是健康需求评估伦理的核心。然而，在 19 世纪末，作为一门独立学科的经济学，其未来方向受到了当时将物理科学和工程的数学思维引入主流经济理论的影响。

经济学从如何最好地将资源用于社会利益的广泛问题——对社会福利的价值判断和对事实的观察——转向了使用数据对假设进行实证检验。例如，经济学家对失业率和通货膨胀之间的关系非常感兴趣，并使用数据实证来检验关于这些变量的假设。

经济理论中出现了一种新的更科学的语言和一系列工具和技术，这些理论往往与复杂人类行为的杂乱细节有一定距离。这些变化遗留的痕迹仍然存在于经济学中。快速阅读今天的主要经济学期刊，会发现许多文章包含了一系列用来检验假设的方程，并概述了不同经济技术和工具的复杂性和新衍生物，以及如何严格应用它们。此外，经济学学科中需要找到应用问题的数学解决方案，这保证了经济思维方式的基本假设的存在，即人、企业和机构是完全理性的，行为是可预测的，就好像他们对环境及事件拥有完美的信息和控制一样。在经济学中，人们被认为是平等的，他们之间的社会/文化和环境/地方差异并不明显。因此，当健康需求评估被视为理性时，这就是潜在的理性。

健康经济学已经发展出特定的技术和工具，特别是质量调整寿命年（QALYs）（Cohen，Henderson，1988）。这项技术充满了功利主义——为公共利益有效分配资源——在这种情况下，面对有限的资源，公平分配卫生技术和其他干预措施。经济思维基于这样一种观念，即大多数资源都是稀缺的，而且是有限的，但对这些资源的需求可能是无限的。这就产生了选择和机会成本，这意味着一旦资源被分配和使用，就不能以另一种方式重新分配和使用（Powell，2007）。健康被描述为一个多层面的、动态的概念，它会随着时间的推移而不断修正自身的定义，也会不断改变人类对于健康的期望（McGuire et al.，1988）。因此，卫生经济学也随着时间的推移而发展，以反映这些变化。自第二次世界大战以来，几代理论家都在寻求接受关于健康的新思想。例如，纳入了健康的经济、社会和心理方面，以反映不断变化的期望、卫生系统的性质、经济发展阶段和时间的流逝（WHO，1958）。从20世纪80年代末开始，发达国家对健康的定义大大扩展，以反映幸福与健康密不可分、对健康至关重要的概念，反过来，两者都受到整个社会的影响（Bowling，2001）。

成本效用分析和QALYs已在世界各地广泛用于评估新药和其他类型临床干预的成本效益。但事实证明，它不太适合评估预防性公共卫生干预措施。文献表明，在评估初级预防干预措施的有效性和成本效益时，存在一些概念、方法和实践方面的困难（Lorgelly et al.，2010），例如，在为公共卫生指导提供成本效益证据方面存在困难，在将卫生经济技术应用于公共卫生干预措施方面也存在方法上的困难（Kelly et al.，2005）。这些困难和问题源于经济评估技术中对效率的关注，而排除了健康和健康不平等的决定因素，这是公共卫生的核心问题（Barendregt，2006）。这一点很重要，因为正如我们将要展示的那样，卫生需求评估本身是以经济效率原则和公平原则为前提的。因此，将简单的成本效用分析应用于预防干预时出现的问题也同样更广泛地出现在健康需求评估当中。

11.1.4.1 公平、效率与卫生经济学

卫生系统的特点是通过组织、筹资、配置资源的方式以试图平衡相互竞争的健康和幸福目标。资源分配的公平性是卫生系统的主要目标，在卫生系统中，公民有权平等获得根据健康需求实现良好健康和幸福的途径。资源分配的效率——健康和福祉的成本最小化，利益最大化——往往被政府置于公平之上，以此来控制卫生系统的总成本占GDP的比例。效率和公平通常被视为大多数卫生系统无法调和的竞争目标，因为这两个目标无法同时优化——从而产生公平-效率的权衡。这反过来引发了人们对社会正义的担忧，并引发了关于如何有效资源分配和公平分配卫生资源以满足卫生需求以及两者之间的平衡应该在哪里的哲学争论。早期形式的健康需求评估和类似的方法——社会审计和快速评估——试图确定不同健康需求的规模，并在此基础上按比例优先考虑和分配资源。

卫生经济技术和工具针对的是医疗资源分配的低效性，“医疗保健需求”被定义为“从医疗保健中受益的能力”，被认为是健康状况的一个关键方面。因此，在任何特定情况下所需的卫生干预都是各种因素的一个函数，如现有资源的水平、卫生干预的可用性和有效性，以及评估人员的观点和价值。随着时间的推移，健康需求的概念已经被定义为一种经济学讨论和辩论生命价值的评价指标，这些指标反映了改善健康和福祉的干预措施的结果和效率。

11.1.4.2 卫生系统与公平-效率权衡

接下来，我们将研究经济条件如何影响公平、效率和成本之间的相互关系，阐述贝弗里奇和俾斯麦卫生系统中关于资源分配的争论。这些制度的名字分别取自威廉·贝弗里奇（William Beveridge）和奥托·冯·俾斯麦亲王（Otto Von Bismarck），前者的报告被用作20世纪40年代帮助英国建立福利国家的政策的基础（Ross，1952），后者于19世纪80年代在德国建立了第一批国民保险计划（Taylor，1955；Thomson，1957）。我们概述了正义理论支撑公平-效率权衡的方式，解释了评估、衡量、评价和优先考虑高效和公平分配资源的新政策

概念和技术出现的背景。健康决定因素的性质以及物理和社会环境在改善社区健康结果中的作用是从公平、需求和效率的角度考虑的。

在贝弗里奇医疗系统中，医疗保健由政府通过税收筹资，免费提供使用。贝弗里奇医疗系统不同于俾斯麦式的医疗系统，在俾斯麦医疗系统中，医疗保健由多个以雇主为基础的保险计划和税收提供资金，在这些计划中，医疗服务提供者是私人而非公有的。然而，这两种类型的系统都面临着相同的问题，即在为系统提供资金的有限资源面前，需求不断增加。近几十年来，一些卫生系统和卫生政策的改革者试图在系统内创造市场激励机制，以控制总体医疗支出、提高质量、降低价格和增加选择（Bevan et al.，2010），例如，为医疗保健治疗和服务的供应者提供选择的权利，以此将一些人从等待名单上除名。然而，经济和社会的权衡是，这是有代价的——让那些没有负担能力的人进入更长的等待名单中苦苦挣扎。

另外，由于缺乏在系统内重新分配资源的价格信号，其他优先考虑可及性并提供全民覆盖以满足健康需求的系统提供的医疗服务范围较窄。公平-效率的权衡可能会造成从中央决策到地方主义的转变，在这种情况下，资源的分配由地方决策者决定。然而，效率和公平之间平衡的紧张关系很大程度上可以追溯到社区和国家基于什么是良好健康和福祉的共同理解而产生的期望以及随着时间的推移产生的变化。这些认识不可避免地与经济发展阶段、经济表现和历史国民生产总值有关。

11.1.4.3 一些政治和哲学方面的考虑

到目前为止概述的需求评估方法的核心是相对单一的需求概念。哲学文献中有一种完全不同的方法，将需求定义为一种动态的、政治和意识形态价值的观念。从政治和哲学角度来看，一个重点是未满足的健康需求，即个体和人群的发病率。有人认为，未满足的需求在社区和人群之间的健康和福祉分配中造成了不公平的赤字，社会应该采取措施解决这些赤字。在这种观点中，需求被描述为随着技术、期望和服务可用性的变化，随着时间的推移可能是动态的。因此，需求的衡量标准在不同的情况下会有所不同，例如在临床环境和人口层面。因此，需求评估规划可能需要将分配效率与社会价值纳入考量（McIntyre et al.，2009）。

不幸的是，发病率并不能很好地衡量未满足的健康需求！我们可以假设一个人的需求比另一个人的更大，因为发病率更高——他们的病情更严重。这反过来意味着，由于疾病的严重程度，一种健康状态比另一种更值得。它还假设我们可以准确地测量疾病状态的差异。然而，这可能是一个错误的前提，因为严格意义上的生物学或病理学意义上的疾病程度，即使可以准确和有意义地进行比较，也无法告诉我们不同发病程度的个体的生活质量，以及他们在社会或心理意义上的需求。有些人能很好地应对疾病，生活质量相对较好，而另一些人似乎因相对轻微的疾病而无法正常社交。疾病的主观体验和个体对疾病的反应会显著影响他们的需求表达，仅仅通过评估任何绝对意义上的生物发病率来衡量需求是困难的（Anderson，Bury，1988）。

还有一个更加困难的问题是与群体的健康差异有关。所有卫生系统，以及根据定义的所有卫生需求评估，都必须面对人口健康模式的系统性差异。个体的健康状况各不相同，群体的健康状况也各不相同；因此，男性和女性、年龄和种族在预期寿命和疾病模式方面表现出平均差异。与其他国家相比，一个国家的健康状况各不相同；在国家内部，个体和群体之间存在差异。这些变化的发生是因为生物遗传，是因为对致病因素的不同暴露程度，也是因为卫生服务在个体和群体之间分布的不一致或不平等。在任何情况下，个体对可用服务的使用方式都大不相同，尤其是预防性的服务。有些人寿命较短，有些人则较为长寿。有些人的生活中有多种健康问题和残疾，另一些人的生活质量很好，90多岁时在床上平静地死去。因此，作为一个起点，这些不同的个体和群体对卫生系统的要求各不相同。如果我们试图以某种方式满足不同个体和群体的健康需求，我们应该以什么为基础？

大多数健康需求评估方法的核心问题是，我们应该寻求衡量个体或群体的需求，并相应地分配供应以满足需求，这将是最公平的方式。但这反过来又提出了几个问题——我们将如何准确衡量需求？我们能以准确无误的方式做到这一点吗？更重要的是，我们能以公平的方式做到吗？对谁公平？对有需要的人或没有需要的人，我们可能会呼吁他们为比他们更需要的人的需求提供资金。但为什么那些没有需要的人要资助那些需要帮助的人呢？这公平吗？无论认为是否是公平的答案，都将取决于政治偏好以及关于公平的一般观念，而这些观念反过来又会受到其他关于伦理、道德、义务、责任和自由的观念的影响。把一个人的收入用来满足他人的需求公平吗？不要忘记，有些人的健康需求在一定程度上是由他们自己对生活方式的选择产生的，无论他们是选择吸烟、过度饮酒和饮食、吸毒还是从事可能使他们面临感染风险的性行为。这些人有健康需求，但谁有责任满足这些需求？答案同样会受到其他价值立场的影响。还必须承认，为了应对2008年的国际金融危机，许多国家采取了紧缩政策。因此，在当前经济环境背景下，难以通过策略性的需求评估来引导人口健康影响和价值的积极变化。为了应对英格兰的紧缩政策，地方当局与JSNA一起制定了可持续发展和转型计划。这些措施旨在通过针对最需要的人，将资源从急症护理转移到预防。

11.1.5 健康差异模式

这里还有另一个非常重要的方面，我们迄今尚未详细探讨，这就是健康差异的模式。这将讨论从个人层面转移到社会或人群层面。健康体验和健康结果的差异、获得服务的差异、风险暴露的差异以及损害健康的活动的差异在人群中不是随机或均匀分布的。健康体验和健康结果与社会地位密切相关。无论用于评估健康状况的指标是死亡率、发病率还是自我定义的健康状况，这些指标都遵循社会梯度。平均而言，那些生活富裕的人享有更好的健康，寿命更长，并更多地利用现有的服务，这适用于任何需要资金运作的服务安排。

这在美国等市场体系中是正确的，在西欧大部分地区的社会保险体系中也是正确的，在英国等使用免费护理的社会中也是如此。这被称为健康梯度，是当代卫生系统持久且令人烦恼的特征之一(Graham，Kelly，2004)。

英国和美国的比较数据说明了这一梯度。他们显示出相似的健康分级差异模式，这些差异以收入为衡量标准，包括自我评估的健康、糖尿病、心脏病和肺病(Banks et al.，2006)。梯度在许多文本、报告和论文中都有描述(Bleich et al.，2012)。梯度的形状各不相同；但只是在一定程度上，在人口非常异质的社会中，它往往更陡峭，而在更同质的社会中则更温和。与社会地位相关的健康差异仍然是当代发达社会的一个持久的结构性特征。在发展中国家和低收入国家，尽管梯度的形状往往更为曲线，健康不平等的相同特征也适用。在一些发展中国家和低收入国家，少数富裕的精英享有良好的健康状况，而大多数人口的处境并不理想(Bonnefoy et al.，2007)。

从广义上讲，当代世界的状况是，无论以何种方式衡量，健康差异在所有社会以及社会之间都普遍存在。在所有社会中，富国和穷国之间、富人和穷人之间都存在绝对的健康差异(Kelly，Doohan，2012)。因此，在这里，我们遇到了一个主要问题，即健康需求评估的明显理性计算。无论健康需求是以健康状况还是结果来表达，需求(包括主观表达的需求)在不同人群中都有系统的差异，并且存在相当大的健康不平等。经常有人认为，最弱势群体或相对弱势群体的需求是最重要的，因此，资源的部署应首先满足这些需求，剩下要做的就是找到衡量需求的技术解决方案。

除了健康梯度之外，还有两种看待健康差异的方法，即健康劣势和健康差距(Graham，Kelly，2004)。健康劣势只是关注差异，承认个体之间、不同群体之间或社会之间存在差异。这是一种描述性和非评判性的方法。相比之下，健康差距方法侧重于最贫穷的人和其他人之间的差异，它往往会得出这样的结论，即那些脱离贫困的群体都享有良好的健康。差距法还会导致这样的结论，即这种情况是错误的或不公平的。

差距法和梯度法导致了截然不同的解决方案。从概念上讲，缩小健康差距着眼于采取行动，改善最贫困者的健康，而不管社会其他阶层如何。这样一种方法将使最贫困群体的健康状况得到绝对和相对的改善。相比之下，健康梯度方法的出发点是承认对健康不平等的惩罚会影响整个社会等级，尽管这种惩罚从上到下逐级递增。

差距和梯度方法导致对需求以及如何满足这些需求的评估截然不同。这似乎有违直觉,但如果政策或行动只试图将人们的需求定位在社会等级的底层,那么对社会其他部分的健康不平等几乎没有影响(Rose,1985,1992)。

这是因为健康方面的不平等现象仍然存在,社会决定因素继续发挥其有害影响,大多数人口的健康需求仍然无法顾及。例如,Marmot 审查和世界卫生组织(Bonnefoy et al.,2007)倡导的替代方法涉及对健康不平等的整体梯度的考虑,而不仅仅关注最弱势群体的健康。这方面的有效政策是符合两个标准的政策:(1) 改善所有社会经济群体的健康状况(或其基本决定因素的正向变化)直至最高阶层;(2) 社会经济阶梯每下降一步,改善率就要增加。换言之,需要有一个不同的改善率:最贫穷的群体的改善率最高,社会经济地位较高的群体的增长率逐渐下降。它确定了健康不平等的原因,不是最贫穷群体的不利环境和损害健康的行为,而是与人们在社会经济等级中的不平等地位相关的生活机会、生活水平和生活方式的系统性差异(Graham 2004a,2004b,2006)。值得注意的是,在健康差距很大、极端情况下人口数量很高的情况下,当务之急是从最弱势群体开始优先采取行动。

11.1.6 从健康不平等到健康公平

健康梯度引出了一些其他问题。健康方面存在不平等的模式重要吗? 我们为什么要设法补救这种状况? 为什么要利用提供卫生服务的手段来解决这个问题? 为什么要进行需求评估来尝试改变梯度? 毕竟,所有社会都在某种程度上呈现出梯度。尽管健康差异很明显,但在过去的一个半世纪里,几乎所有人的情况都有所改善——至少在西方发达国家是这样。婴儿死亡率处于历史最低水平,预期寿命从未如此之长。此外,尽管不同社会群体和人口的发病率和死亡率的平均模式可能很清楚,但个体之间的差异很大。简言之,并不是所有做得好的人都能活到健康成熟的老年,也不是所有处于不利地位的人都英年早逝。作为一个人,要知道我们最终都会死亡,无论富裕还是贫穷,我们死亡的方式和时间几乎在所有情况下都超出了我们的控制范围。那么,在早期或基本上可预防的这些死亡和痛苦在平均模式中的差异是不公平和不公正的吗? 仅仅因为它们在理论上是可以预防的? 尤其是当相对弱势的人比其他人更早死亡没有必然性的时候,对此,没有直截了当的答案。

许多学者在这方面探讨了不公正的主题。世界卫生组织对此事有着长期的兴趣。世界卫生组织健康的社会决定因素委员会使用了一系列定义来澄清基于 Whitehead(Whitehead,1992;Whitehead,Dahlgren,2006)以及 Solar 和 Irwin(Solar,Irwin,2010)的工作,对健康不平等和健康不公平进行了区分。健康不平等被定义为无法避免或预防的健康差异,不是人类行为和活动的结果,而是基于遗传或体质上的个体差异、年龄或生理性别。这些有时也被称为变量(Kelly et al.,2007)。相反,健康不公平被定义为不公平和可避免或可补救的差异。健康公平反过来被定义为社会群体之间没有不公平、可避免或可补救的健康差异(Solar,Irwin,2010)。上述定义突出了概念上的差别。特别重要的是要注意,不平等和不公平之间的定义差异并没有得到普遍使用,许多学者和评论家将这两个术语作为同义词。此外,基于人类生物学的个体差异与由生物体与外部人为危害之间的相互作用产生的差异之间的区别,实际上很难从分析意义以外的任何意义上加以区分。从经验上看,这种划分比这些定义所显示的要模糊得多。然而,作为开始寻求明确性的一种方式,这种区别是有帮助的。公平和不公平不是自然的产物,而是人类行为的产物,因为它们是社会、经济或政治产生的,至少在理论上是可以改变的。公平的定义特征是公平和公正;不公平的定义特征是不公平和不公正(Whitehead,Dahlgren,2006)。

公平和不公平可以概念化为绝对性的,即某件事或某些状况要么是公平的,要么是不公平的——不可能两者同时存在。但是,从绝对的角度来看,这样的想法忽略了一点,即公平和不公平不是财产、事物或事务状态,而是人与人之间的关系。公平和不公平是人与人之间关系的本质和人类事务的兴衰的结果。因此,正义也不是根据需要公平分配资源的简单衡量标准,而是关于社会关系的性质。

正义可以从人的财产、他们的行为、管理他们事务的规则和制度的特征来理解——这是一个绝对的定义。另一种选择是正义的关系概念,它涉及人与人之间关系的“公正性”——X对Y是不公正的(Pogge,2003)。这种关系包括人的能动性、目的和动机。从关系的角度来看,正义不应该是关于公平分配,而应该是关于寻求识别那些决定人际关系形态的社会安排的主体(Pogge,2003)。

健康公平可以用分配或关系的术语来概念化。分配方法侧重于在整个社会中均衡良好健康的目标,这实际上是大多数健康需求评估和许多关于健康不平等的讨论的基本价值立场。关系观是关于所造成的伤害与减轻或预防的伤害之间的平衡。从关系的角度来看,社会机构和对其负责的人应该更加关注预防和减轻他们自己造成的并且应该负责的事情,而不是那些超出他们控制范围的事情(Pogge,2003)。因此,从关系的角度来看,公平应该关注的真正问题不是健康的差异分布,而是社会制度导致了健康和疾病的差异分布。贫穷是造成健康不良的最大因素。因此,可以说,组织经济安排,使其不产生导致健康不良的贫困条件,是一种道德义务。因此,把重点放在评估需求上,而不首先考虑造成不平等的更广泛的决定因素,这是错误的。全球经济秩序是造成健康不良和健康不平等的原因(Pogge,2003),对健康产生负面影响的社会安排是不公正的(Venkatapuram,2011)。

在一篇名为《平等的意义何在?》的著名论文中Anderson概述了与平等分配概念相关的一些问题。她警告说,不要认为我们可以建立制度,使其更加平等和公平,尤其是因为这往往会导致国家对公民生活的干预越来越大。她指出,与平等主义和分配方法相关的危险之一是,它将国家的限制进一步推向了普通人的生活。如果各州关心健康公平,而不是关心权贵对无权者的压迫,这将是危险的。换言之,专注于重新安排医疗资源,使健康模式更加公平,就像泰坦尼克号撞上冰山后在甲板上移动躺椅一样,当船沉没时,这在很大程度上无关紧要。“最近的平等主义写作已经被这样一种观点所主导,即平等的根本目的是补偿人们不该有的厄运——出生时天赋不佳,父母不好,性格不好,以及遭受事故和疾病的折磨”(Anderson,1999),她说这并不是真正的问题。相反,我们应该专注于结束压迫性的社会关系,而不是试图确保每个人都能得到他们在道德上应得的东西。这是关于创建一个人们在相互关系中平等的社区(Anderson,1999)——一个建立在平等成员之间合作基础上的社区。她主张民主平等,这意味着所有守法公民都能有效地获得自由的社会条件。Anderson批评了这样一种观点,即分配正义的目的是补偿人们的不幸。她的论点触及了健康不平等根本不公平这一观点的核心;她的立场是,虽然生活可能不公平,但厄运并不是其中的核心——人们之间的关系以及他们对待彼此的方式才是最根本的。

Anderson提醒我们注意这样一个事实,即平等的概念可以意味着许多不同的东西,这取决于潜在的政治价值立场和理论的认识论假设。因此,功利主义者寻求最大限度地提高大多数人的最大幸福感,这与马克思主义者寻求财富绝对平等的观点不同。她证明,平等是一个理性主义的概念,而不是经验主义的概念,这意味着关于分配平等和健康公平的讨论是以人为设计观念以及不同思想和政治哲学之间的竞争为前提的,而不是可以通过实证方法来证明的(Millican,2007)。诚然,主要争论者们会诉诸关于贫困和财富的经验证据来证明他们的论点是合理的,但最终,关于平等的大部分讨论都是基于对未来理想国家和机构的理想化讨论。

Bernard Williams认为,分配医疗保健的正当理由是健康需求(Williams,1962)。他认为这是一个基本事实(Wolff,2007)。其他人则认为,这根本不是一个基本事实。诺齐克建议,对需求的关注,在平等主义思想家中很常见,是将人们本质上定义为消费者。然后,这项任务就变成了寻找确保消费者能够公平分配可用商品的最佳方式(Nozick,1974)。当然,这种方法的问题在于,它将人类从根本上塑造成一个被动的角色,而不将个人视为积极的生产者(Wolff,2007)。威廉姆斯还认为,从本质上讲,需求本身并不应该激励公平行动(Williams,1962)。决定社会给予人们什么,尤其是有健康需求的,都取决于道德和伦理立场。

另一种观点是,公平分配的目标应该是尽可能好地对待最弱势的人,而不是平均公平(Wolff,2007)。John Rawls认为,只要照顾到最弱势群体的福利,健康等初级商品的分配差异是可以容忍的(Rawls,1971)。德沃金将这一论点更进一步。他建议,我们需要确定为什么最糟糕的人会处于这种境地。德沃金断言,有些人可能因为找不到工作而无法工作,但其他人可能会决定不想工作。但德沃金指出,需求因个人兴趣而复杂化。有些人的需求是由昂贵的兴趣爱好决定的,比如毒品、葡萄酒或珠宝。因此,德沃金将纯粹的厄运和环境与可选的厄运区分开来,后者需要为处于此种境地背负某种程度的责任。对德沃金来说,这种区别非常重要,因为他认为国家有责任处理前者,而不是后者(Dworkin,2000)。

11.1.7 进一步的哲学思考

健康需求评估不是价值中立的,它是以一些哲学和政治概念为前提的。探讨与这些想法相关的论点是有帮助的,尤其是因为尽管它们是健康需求评估的基础,但关于健康需求评估方面的传统文献很少详细考虑潜在的假设和问题。功利主义的核心重要性及其在哲学经典中的争议地位尤其如此。讨论变得更加混乱,因为许多相关的思想,如正义、平等、公平等,以及技术哲学用法都是共同的,这些词的常识性理解所附带的含义和技术词汇用法很少相称。

另一个非常有趣的特征——毕竟,文章很容易使用正义、公平、平等等术语——除了Sen(2009)(更多人将遵循)之外,关于正义和需求的争论的起源几乎完全没有参考他们在基督教或世界其他主要宗教中的经历。世俗试图界定社会的平等、正义与公平在这方面的斗争,寻找道德或伦理的参照点。另一件非常奇怪的事情是,多年来,传统的政治哲学实际上很少关注健康和健康不平等以及医疗资源分配问题(Venkatapuram,2011)。

正如我们早些时候所看到的,当代社会关于公平和健康不平等的辩论的核心是社会正义。许多评论家认为健康不平等是不公正和不公平的,这是在需求评估后更公平地分配资源的一个原因。正如功利主义是健康需求评估的核心一样,它也是正义理论的核心,即产生最大幸福感的因素被认为是社会公正的(Venkatapuram,Marmot,2009)。这种绝对或分配的正义方法是基于高度个人主义的模式,并以个人为分析单位,而不是基于社会生活的关系概念。从世界功利主义的角度来看,解决方案是公平分配和能够有效分配资源的系统,这是健康需求评估的核心原则。功利主义的论点,由于其效用最大化的基础,不仅忽视了这样一个事实,即人类受到各种事物的驱动,不仅仅是效用最大化,如爱情、社会冲突、人类的腐败和纯粹的邪恶,而且它似乎没有社会的概念(Etzioni,1988)。换句话说,个人效用最大化的动机主体是争论的焦点,而不是人与人之间的社会关系。这种个人主义的方法与医学相吻合。

医学的主要关注点是人体个体的病理学。这意味着,除了少数历史上的个例外,学者的兴趣一直倾向于关注个体生理或思想中的现象,其病理学是可测量的,以反映个体的变化(Antonovsky,1985,1987;Carter,2003)。随着细菌理论的兴起,以及分离病原微生物和抗生素对抗病原微生物的巨大成功,这种方法得到了巨大的发展(Kelly,Russo,2018)。当然,医学也有其他关注点;尤其是身体系统,但特定兴趣的变量和现象是个体的。病原学范式的基本原理是分离特定结果(病理学)的特定原因(病原体),强化了个人主义方法(Antonovsky,1987)。心理学同样将其主要关注点放在个人身上,因此智力、个性、生活质量的衡量标准都存在于个人身上或是个人的特征或特性。这种方法是关于个体身体和思想出现问题的程度以及病理学的先前原因。在这种思维方式下,需求作为一种个人财产是显而易见的下一步。

经济学,尤其是健康经济学,在很大程度上接受了这种个人主义范式。QALYs以及成本效用分析和卫生技术评估的应用深深地融入了个人主义的取向。最多数人的最大幸福是功利主义哲学观点,它与个人主义范式非常吻合,因为它将良好的概念概念化为许多不同的个人效用的总和。这一点的本体论后果——即人类生命的构成以及为什么会这样的假设——基于这样一种观点,即人类存在的本质和意义可以通过分离这些个体特征并观察它们如何相互联系来获得。因此,例如,身高、体重、血压、骨密度、头发颜色、智商、生物性别和肿瘤大小等不同的个体特征都可能与个体中其他特征的存在有关,如母亲的健康状况、儿童营养状况不佳、基因编码、父母遗传、年龄、染色体结构和吸烟。因果关系是从一个个体特征到另一个个体的特征。

现在,所有这些都具有直观的意义——在现代西方世界,个人和个体化的自我是我们生活方式和国家监管我们生活方式的试金石——例如,我们有个人的国家保险号码、护照号码、出生证明、税码和基因组结构。个体的不同似乎是很自然的。此外,在医学方面,使用这些原理,在分离疾病机制和使用个体方法提供治疗技术方面取得了一些显著的成功,尽管远低于大众的想象。

然而,有两个基本的反对意见表明,用另一种方式看待事物可能会有所帮助。第一,个人主义的方法使人失去人性,人被简化为一些亚人类的特征——一个数字、一个基因密码、一个病理有机体、一种效用。第二,尽管在一些个人主义联系之后取得了进步,最重要的是,它忽略或贬低了这样一个事实,即人类生活在群体中,这些群体彼此有关系,这些群体的成员身份是身份的决定性特征,对大多数人来说意义重大——一个人的家庭、阶级、部落、种姓、性别、民族和国籍都是生活中最重要的社会标志。此外,我们生活的关系、与他人的关系、不同群体内部和之间的关系,塑造了我们人类自我的本质、我们的经历和我们的行为(Kriznik et al.,2018)。人类生活的决定性特征是归属感——成为多个群体和社区的一员。我们生活在一个相互关联、相互重叠的关系网络中。无论是否知情,归属感对我们采取的行为类型和做出的选择都有深远的影响。因此,毫不奇怪,在试图解释个人健康时,社会排斥或与社会群体隔离的影响至关重要。

并不是说个体立场对于人类状况的理解是不重要的,这显然是一种荒谬的立场。相反,对人类状况的全面理解还需要另一套概念——捕捉人类关系的关系概念——以便对人类生活进行全面的描述(Kriznik et al.,2018)。此外,不公平和不公正最好用关系而非个人主义的术语来理解。

社会理论家在机构和结构之间动态互动的概念中非常巧妙地掌握了全面方法的思想。代理的理念是,我们都是独特的生物、心理和身体个体。我们都参与了个人动机的行动和行为,这在一定程度上是我们独特个性的结果。但所有人类行为的总和是社会结构,它是数以百万计的人际关系的产物,而人际关系是个人行为的媒介。这些人际关系的结构或网络是相关联的,反过来又约束、驱动和促进个人的行为。因此,我们有个人行为,它的表达媒介,即人际关系,以及社会结构,即所有这些关系的总和,以上所有又反过来影响和限定了个人行为的可能性(Giddens,1979,1984;Elder-Vass,2010)。

这种相当抽象的方法反过来使我们能够考虑健康需求评估的核心问题。对机构和结构之间动态互动的思考使我们超越了传统流行病学的方法论个人主义,从而超越了健康需求评估,并提供了一种逃离个人层面的解释(Frohlich et al.,2001)。这反过来又有助于更全面地了解健康不平等发展的动态(Abel,Frohlich,2012)。

这种思维方式与所谓的能力理论联系在一起(Sen,2009)。在紧缩政策下,能力的概念已经开始进入JS-NA,HiAP(见前面关于政治和哲学思考的部分)。能力理论的核心特征是它关注人们在相互关系中能够有效地做什么(Abel,Frohlich,2012)。个人能够有效地参与他们真正想做的事情,这是核心理念。这些活动包括积极、健康和能够工作,但列表并不局限于这些活动。在能力方法中,资源及其对个人的公平分配(传统功利主义方法的重点)不是中心利益。资源本身并不是目的,而是达到目的的手段。资源也不能减少为货币效用。人们实现人生目标和计划的能力是焦点。在能力方法中,正义、公平和需求的问题不适用于资源本身,而是适用于机构的一系列选择——能力(Abel,Frohlich,2012)。

Sen是与这些论点相关的关键思想家。他提出了一种动态的社会正义方法。他认为,这样思考正义是对哲学家思考正义的传统方式的重大转变。这是因为他们被锁定在功利主义/分配传统中(Sen,2009)。这在需求评估的背景下很重要,需求评估从根本上是功利性的,意味着通过其合理性和市场配置效率,将有可能通过市场再分配实现公平。根据Sen的说法,这个观点可以追溯到启蒙运动时期。功利主义的立场是一种明显的理性主义立场,即一种对思想进行人为设计的立场,而不是对经验事实的观察(Millican,2007)。人为设计的社会正义观点是,人们可以设计出一种社会制度,这种社会制度将能够实现社会正义,并成为一个完美社会的制度基础。对Sen来说,正义是一个相对的概念,是关于人与人之间的关系。正义是一个过程,一种愿景,是关于促进公正或减少不公正,并不是要找到或描述一个完全公正的社会。因为社会结构及其特性是从人与人之间的社会关系中产生的,这意味着试图通过立法将社会体系变得更加公平公正的想法只能部分奏效。在社会学意义上,正义和不公正是社会制度的属性,而不是社会行动者可以制造的抽象的先验事物。Sen的方法是比较的、多元的、迭代的、动态的,并承认备选方案。

在这种观点中,正义不是一个既定的——一个理性衍生的静态普遍原则。它是关于人与人之间的关系,是社会行为和社会结构的结果。因此,不公正也会在社会交往中产生,并在道德或形而上学上决定。判断人与人之间的关系,如健康差异,是公正的还是不公正的,是一种价值判断。简言之,通过功利性的资源再分配来实现健康方面的平等永远不可能奏效,也不可能产生公平和正义,因为正义不是个人或机构的素质。平等是关于人际关系的,健康需求评估的核心是基于另一种个人主义本体论的功利主义方法。

Sen的论点是,正义的理论主要在某些方面,它可以是幸福,就像古典功利主义的情况一样,也可以是资源或收入。Sen认为,与这些基于效用或资源的思维方式相反,个人优势是通过一个人做他们有理由重视的事情的能力来判断的。如果一个人实现他们有理由重视的事情的能力较低,那么他们在机会方面的优势就会被判断为低于另一个人。重点是一个人实际上必须做这个或做那个的自由——他们重视做或存在的事情(Sen,2009)。Sen的方法是关于人类的生活和生存的机会——与存在的生活相反。社会制度无法为Sen伸张正义。正义应旨在减少不公正,即改变人与人之间关系的性质,而不是旨在建立一个完全公正的社会。

11.1.8 结论

卫生需求评估可以被视为一种非常合理和直接的方法,用来确定卫生需求、将需求与卫生不公平现象联系起来、调集适当的资源来满足这些需求,然后据此相应地配置资源。当然,这正是它所期望的。但这种期望是基于传统的功利主义理性主义方法的基础上,进而又建立在基于个人主义本体论的基础上。正如我们已经指出的,需求不是一个静态的、客观的东西。它本质上很难衡量,一旦人们开始试图捕捉这一想法,就会提出关于公平和正义的根本问题。

客观和可衡量的需求概念位于个人主义本体论中。当我们从关系的角度思考公平、正义和人类能力时,可能会有不同的观点。能力理论以一种比个人主义、功利主义更细致入微的方式解释了公平的概念。它还提供了一种更全面的方式来理解我们如何重新思考健康需求评估。

因此,关系能力方法不是试图衡量个人主义的客观变量,然后寻求相应的资源应用,而是让我们以一种新颖的方式思考服务提供者和服务使用者之间的关系。它要求我们不要试图将资源与一个完全不可靠和虚假的客观需求概念相匹配,而是让我们思考人与服务之间关系的本质。

最大化健康成果是功利主义的基本原则,但这可能不是社会正义所需要的,减少不公平所需的远不止效率最大化(Venkatapuram,2011)。然后,争论取决于几个基本问题:服务的结构和组织在多大程度上允许人们发挥自己的能力,在多大程度上允许人的潜力得以实现,与服务的关系在多大程度上不会扭曲或疏远人们与自己或他人的关系。能力方法优先考虑人类自身的功能,而不是最大化效益或实现理想化的、生物学上的不可能的无疾病状态(Venkatapuram,2011)。

这意味着服务设计应体现和尊重人的尊严。这意味着尊重个人的同时承认疾病和残疾真正给人们带来的局限性,同时承认疾病状态和社会功能之间没有直接的线性因果关系。它应该承认这样一个事实,即疾病本身往往会加剧人与其正常角色责任、主要社会依恋和期望能力之间的脱节。疾病和残疾的经历也会使个人与他们的自我意识或他们想成为什么样的人的意识产生深刻的分离。因此,能力方法要求我们尊重普通人的生活世界,并与他们合作,培养他们的技能、资产和能力(而不是专注于他们的缺陷并试图通过资源再分配来纠正他们)。这些技能、资产和能力使他们能够在最小的障碍下管理自己的生活世界,增强能力的技能,包括人际关系、管理社会、经济和家庭生活日常方面的技术技能、发展情绪和心理抵抗的技能(通常被称为应对或恢复机制)以及使生活看起来有意义的能力。这些技能使人们能够减轻日常生活中的痛苦,以及在偶尔的重要生活事件中不至于被情绪淹没(Kelly,2010b)。它还允许人们管理他们所居住的物质生活世界。这一点很重要,因为物质和心理生活世界介导着压力源——生理性的、心理上的和生物的——这些压力源周期性地攻击人体。人们控制自己生活世界的能力越强,他们的应变能力就越强。控制生活世界的技能是典型的能力,没有这种控制生活的能力就构成了健康不平等的基础,因为这种能力并不平均分配给每一个人。按照Sen的处方,我们不应该试图以一种潜在的伪科学方式来衡量需求,而应该承认,我们所有人都需要加强我们的能力。此外,我们可以很轻松地想到,最需要发展这种技能和能力的人群是穷人、弱势群体、亚群体和少数民族以及残疾人,开发和培养这种技能和能力的努力不应只集中在这些群体上,而应该按比例配置。自我赋能的水平可以帮助实现这些适配于个体的能力需求,这是配置资源时一个重要的考虑因素,而这又需要积极的公众参与才能明确人们重视什么、需要什么。

此外,上游工作需要采用公共卫生预防方法;基本生活技能教育、作为人际交往技能基础的适当角色塑造、适当的举止、礼貌、尊重他人、情绪管理以及平衡的自我意识和身份意识的发展,是人类社会化的基础。这意味着在早年消除人与人之间破坏性和有害的接触至关重要。

虽然所有这些都在人生的大舞台上上演,但它也必须适用于提供医疗服务的方式。如果仅围绕分配效率来组织服务,而忽视了自我意识、身份认同和协商系统所需的技能,并且疏远了患者和公众,并系统地取消了对护理对象的服务,那么它们根本无法满足任何人的需求,只会使不平等模式变得更糟。换言之,它们成为了问题的贡献者,而不是解决问题的方法。不幸的是,功利主义方法及其个人主义本体论和对理想理性的强调,集中在一个问题上,从表面上看,这个问题并非不合理,即如何使资源部署与需求相匹配。事实上,这是一个错误的问题,所以它往往会做与它试图做的完全相反的事情,并使事情变得更糟。纯粹的赤字方法来评估健康需求可能是清晰明白的,但它只陈述了故事的一面,一旦这种方法将资产纳入评估,整个评估情况就会变得复杂且混乱。凡涉及Sen的能力理论,就没有现成的公式。我们不应该回避困难的事情,而应该接受挑战。毕竟,这是理解人的本质的挑战。幸运的是,有很多人已经迎接了这一挑战,全球各地正在发生一些了不起的事情。虽然帮助需要帮助的人是一种美德,但我们不能忽视这样一个事实,即我们都是人类的一部分,我们都生活在同一个星球上。在我们所有人都平等之前,没有人是平等的。

我们应该从建立资产和能力的角度来理解需求评估,而不是关注赤字。在全球金融危机、紧缩、人口老龄化、肥胖水平上升和昂贵的医疗系统的背景下,健康需求评估的性质有着明显的影响。所需要的是更强的对常规数字数据的洞察力,更多地采纳在最需要的人中创建机构的想法,并承认健康的结构性决定因素对能力的影响。以最需要帮助的人为目标的人口方法可以改善那些处在人类生存边缘的、最困难境地的人群的情况。

然而,这确实意味着,必须抵制试图寻找纯粹理性主义解决方案的诱惑,这种解决方案只能在理论上发挥作用,或者实际上在乌托邦中发挥作用——就像超越的正义理论一样。必须承认,这是关于人与人之间的关系,并使这些关系尽可能具有人的意义和满足感,并允许尽可能提高人的能力。在一个良好和公正的社会中,最重要的任务是防止那些保护和维持人类能力的东西受到侵蚀。这是为了保护善良和美德,并在可能的情况下增强它们,并通过支持促进这一点的社会安排来保护它们。社会关系不能通过立法或复杂的资源分配过程实现。正义和维持关系的社会安排最终是社会关系的凸出属性。必须以人道和尽可能公正的方式培养这些关系,以保护和提高人民的能力。对任何想要以有效和有意义的方式配置医疗资源的国家来说,这是先决条件,将能力纳入服务设计是一个基本前提。

(翻译:高月霞)

参考文献

Abel, T. and Frohlich, K.L. (2012). Capitals and capabilities: linking structure and agency to reduce health inequalities. Social Science and Medicine, 74, 236-44.

Alfano-Sobsey, E., Ledford, S.L., Decosimo, K., and Horney, J.A. (2014). Community health needs assessment in Wake County, North Carolina: partnership of public health, hospitals, academia, and other stakeholders. North Carolina Medical Journal, 75 (6), 376-83.

Allchorne, P. and Green, J. (2016). Identifying unmet care needs of patients with prostate cancer to assist with their success in coping. Urologic Nursing, 36(5), 224-32.

Anderson, E.S. (1999). What is the point of equality? Ethics, 109, 288-337.

Anderson, R. and Bury, M. (eds.) (1988). Living with Chronic Illness: The Experience of Patients and their Families. London: Unwin Hyman.

Antonovsky, A. (1985). Health Stress and Coping. San Francisco, CA: Jossey Bass.

Antonovsky, A. (1987). Unravelling the Mystery of Health: How People Manage Stress and Stay Well. San Francisco, CA: Jossey Bass.

Apatu, E., Hamadi, H., Abrams, J.A., Metzger, I.W., and Spaulding, A. (2018). Association between hospital community services and county population health in the USA. Journal of Public Health, 41(1), 71-9.

Ash, M. and Mackereth, C. (2013). Assessing the mental health and wellbeing of the lesbian, gay, bisexual and transgender population. Community Practitioner, 86(3), 24-7.

Banks, J., Marmot, M., Oldfield, Z., and Smith J.P. (2006). The SES Health Gradient on Both Sides of the Atlantic. Cambridge, MA: National Bureau of Economic Research.

Barendregt, J. (2006). Economics and public health: an arranged marriage. European Journal of Public Health, 17(2), 124.

Becker, K.L. (2015). Conducting community health needs assessments in rural communities: lessons learned. Health Promotion Practice, 16(1), 15-19.

Bentham, J. (1834). Deontology or the science of morality. In: Bowring, J. (ed.) The Works of Jeremy Bentham: Two Volumes. London: Longman.

Bevan, G., Helderman, J., and Wilsford, D. (2010). Changing choices in healthcare: implications for equity, efficiency and cost. Health Economics Policy and Law, 5, 251-67.

Bleich, S.N., Jarlenski, M.P., Bell, C.N., and LaVeist, T.A. (2012). Health inequalities: trends, progress and policy. Annual Review of Public Health, 33, 7-40.

Bonnefoy, J., et al. (2007). Constructing the Evidence Base on the Social Determinants of Health: A Guide. [Online] Available at: http://www.who.int/social_determinants/knowledge_networks/add_documents/mekn_final_guide_112007.pdf.

Bowling, A. (2001). Measuring Disease (2nd ed.). Buckingham: Open University Press.

Carter, K.C. (2003). The Rise of Causal Concepts of Disease: Case Histories. Aldershot: Ashgate.

Cicero, A.F., et al. (2014). Population health needs assessment and healthcare services use in a 3 years follow-up on administrative and clinical data: results from the Brisighella Heart Study. High Blood Pressure & Cardiovascular Prevention, 21(1), 45-51.

Clarke, A., Powell, J., and Lansang, M.A. (2009). Needs assessment: a practical approach. In: Detels, R., Beaglehole, R., Lansang, M.A., and Gulliford, M. (2009). Oxford Textbook of Public Health. Three Volumes (5th ed.). Oxford: Oxford University Press, p. 1549.

Cohen, D.R. and Henderson, J.B. (1988). Health Prevention and Economics. Oxford: Oxford Medical Publications.

Cox, C.L., et al. (2013). Development of a comprehensive health-related needs assessment for adult survivors of childhood cancer. Journal of Cancer Survivorship, 7(1), 1-19.

Derby City Public Health — Knowledge, Intelligence and Strategic Planning (2017). Children and Young People's Mental Health and Emotional Wellbeing Health Needs Assessment. South Derbyshire, North Derbyshire, Erewash, Hardwick Clinical Commissioning Groups, Derbyshire County Council and Derby City Council.

Dworkin, R. (2000). Sovereign Virtue. Cambridge MA: Harvard University Press.

Elder-Vass, D. (2010). The Causal Power of Social Structures: Emergence, Structure and Agency. Cambridge: Cambridge University Press.

Etzioni, A. (1988). The Moral Dimension: Towards a New Economics. New York: Free Press.

Fischer, K.R., et al. (2018). A content analysis of hospitals' community health needs assessments in the most violent U.S. cities. Journal of Community Health, 43(2), 259-62.

Franz, B., Skinner, D., and Kelleher, K. (2017). The impact of the affordable care act on hospital-led community health evaluation in the U.S. Appalachian Ohio region. Journal of Evaluation in Clinical Practice, 23(4), 882-7.

Frohlich, K.L., Corin, H., and Potvin, L. (2001). A theoretical proposal for the relationship between context and disease. Sociology of Health & Illness, 23(6), 776-7.

Giddens, A. (1979). Central Problems in Social Theory: Action, Structure and Contradiction in Social Analysis. Berkeley, CA:

University of California Press.
Giddens, A. (1984). The Constitution of Society: Outline of the Theory of Structuration. Berkeley, CA: University of California Press.
Gillam, S., Yates, J., and Badrinath, P. (2012). Essential Public Health: Theory and Practice. Cambridge: Cambridge University Press.
Graham, H. (2004a). Social determinants and their unequal distribution: clarifying policy understandings. Milbank Quarterly, 82, 101-24.
Graham, H. (2004b). Tackling health inequalities in England: remedying health disadvantages, narrowing gaps or reducing health gradients. Journal of Social Policy, 33, 115-31.
Graham, H. (2006). Socioeconomic inequalities in health: evidence on patterns and determinants. Benefits, 14, 77-90.
Graham, H. and Kelly M.P. (2004). Health Inequalities: Concepts, Frameworks and Policy. London: Health Development Agency.
Health Development Agency (2003). The Working Partnership. London: Health Development Agency.
Hong, K.J., et al. (2017). Rapid health needs assessment after typhoons Bolaven and Tembin using the public health assessment for emergency response toolkit in Paju and Jeju, Korea 2012. Journal of Korean Medical Science, 32(8), 1367-73.
Horsley, S. and Hollingworth, E. (2014). Children and Young People's Emotional Wellbeing and Mental Health: Health Needs Assessment. Sheffield: Sheffield City Council.
Ingold, K. and Hicks, F. (2015). Using a public health approach to improve end-of-life care: results and discussion of a health needs assessment undertaken in a large city in northern England. BMJ Supportive & Palliative Care, 5(2), 200-2.
Kelly, M.P. (2010a). The axes of social differentiation and the evidence base on health equity. Journal of the Royal Society of Medicine, 103, 266-72.
Kelly, M.P. (2010b). A theoretical model of assets: the link between biology and the social structure. In: Morgan A. and Ziglio E. (eds.) International Health and Development: Investing in the Assets of Individuals, Communities and Organisations. New York: Springer.
Kelly, M.P., McDaid D., Ludbrook A., and Powell J. (2005). Economic appraisal of public health interventions. Health Development Agency. [Online] Available at: http://citeseerx.ist.psu.edu/viewdoc/download? doi=10.1.1.476.3820&rep=rep1&type=pdf.
Kelly, M.P., Morgan, A., Ellis, S., Younger, T., Huntley, J., and Swann, C. (2010). Evidence based public health: a review of the experience of the National Institute of Health and Clinical Excellence (NICE) of developing public health guidance in England. Social Science and Medicine, 71, 1056-62.
Kelly, M.P., et al. (2007). The social determinants of health: developing an evidence base for political action. Final Report to the World Health Organization Commission on the Social Determinants of Health. [Online] Available at: http://www. who. int/social_determinants/resources/mckn_report_10oct07.pdf.
Kelly, M.P. and Moore, T.A. (2012). The judgement process in evidence based medicine and health technology assessment. Social Theory and Health, 10, 1-19.
Kelly, M.P. and Doohan, E. (2012). The social determinants of health. In: Merson, M.H., Black, R.E., and Mills, A.J. (eds.) Global Health: Diseases, Programs, Systems and Policies. (3rd ed.) Burlington, MA: Jones & Bartlett, pp. 75-113.
Kelly, M.P. and Russo, F. (2018). Causal narratives in public health: the difference between mechanisms of aetiology and mechanisms of prevention in non-communicable diseases. Sociology of Health and Illness, 40 (1), 82-99.
Kickbusch, I., Williams, C., and Lawless, A. (2014). Making the most of open windows: establishing Health in All Policies in South Australia. International Journal of Health Services, 44, 185-94.
Kriznik, N.M., Kinmonth, A.L., Ling, T., and Kelly, M.P. (2018). Moving beyond individual choice in policies to reduce health inequalities: the integration of dynamic with individual explanations, Journal of Public Health, 40(4), 764-75.
Leininger, L.J., Friedsam, D., Voskuil, K., and DeLeire, T. (2014). Predicting high-need cases among new Medicaid enrolees. American Journal of Managed Care, 20(9), e399-407.
Lorgelly, P., Lawson, K., Fenwick, E., and Briggs A. (2010). Outcome measures in economic evaluations of public health interventions: a role for the capacity approach? International Journal of Environmental Research and Public Health, 7(5), 2274-89.
McGuire, A., Henderson, J., and Mooney, G. (1988). The Economics of Healthcare. London: Routledge.
McIntyre, D., Mooney, G., and Jan, S. (2009). What is need and how do we measure it? In Detels, R., Beaglehole, R., Lansang, M.A., and Gulliford, M. Oxford Textbook of Public Health. Three Volumes (5th ed.). Oxford: Oxford University Press, pp. 1535-48.

Malilay, J., et al. (2014). The role of applied epidemiology methods in the disaster management cycle. American Journal of Public Health, 104(11), 2092-102.

Mathews, A.L., Coyle, B.S., and Deegan, M.M. (2015). Building community while complying with the Affordable Care Act in the Lehigh Valley of Pennsylvania. Progress in Community Health Partnerships, 9(1), 101-12.

Millican, P. (ed.) (2007). Introduction to Hume D. An Enquiry Concerning Human Understanding. Oxford: Oxford University Press.

Mooney, G.H. (1992). Economics Medicine and Healthcare (2nd ed.). Brighton: Wheatsheaf.

NICE (n.d.). Glossary. [Online] Available at: https://www.nice.org.uk/Glossary? letter=H#Health%20needs%20assessment.

NHS England (2015). Health and Wellbeing Health Needs Assessment Programme: Immigration Removal Centres and Residential Short Term Holding Facilities, National Summary Report. London: NHS England.

NHS Kent and Medway (2013). Breastfeeding Services in West Kent and Dartford Gravesham and Swanley: Health Needs Assessment, Kent and Medway Public Health Observatory. Maidstone: NHS Kent and Medway.

Nacul, L.C., et al. (2014). A Toolkit to assess health needs for congenital disorders in low - and middle - income countries: an instrument for public health action. Journal of Public Health, 36(2), 243-50.

Nozick, R. (1974). Anarchy, State and Utopia. Oxford: Blackwell.

Pareto, V. (1935). Mind and Society. New York: Harcourt Brace Jovanovich.

Pennel, C.L., McLeroy, K.R., Burdine, J.N., and Matarrita-Cascante, D. (2015). Nonprofit hospitals' approach to community health needs assessment. American Journal of Public Health, 105(3), e103-13.

Pogge, T.W. (2003). Relational conceptions of justice: responsibilities for health outcomes. In: Anand S., Fabienne P., and Sen A. (eds.) Health, Ethics and Equity. Oxford: Clarendon, pp. 1-10.

Powell, J. (2006). Health Needs Assessment: A Systematic Approach. National Library for Health: Health Management Specialist Library. [Online] Available at: https://www.library.nhs.uk/healthmanagement/ViewResource.aspx? resID=29549.

Powell, J. E. (2007). Health economics in public health. In: Orme J., Powell J., Taylor P., and Grey M. (eds.) Public Health in the 21st Century, New Perspectives on Policy Participation and Practice. Maidenhead: Open University Press.

Pretty, I.A. (2014). The life course, care pathways and elements of vulnerability: a picture of health needs in a vulnerable population. Gerodontology, 31 Suppl 1, 1-8.

Public Health England, Local Government Association (2016). Local Wellbeing, Local Growth: Implementing Health in all Policies at Local Level: Practical Examples. London: Public Health England.

Rawls, J. (1971). A Theory of Justice. Cambridge MA: Harvard University Press.

Rose, G. (1985). Sick individuals and sick populations. International Journal of Epidemiology, 14, 32-8.

Rose, G. (1992). The Strategy of Preventive Medicine. Oxford: Oxford University Press.

Rosenbaum, S. (2013). Principles to Consider in the Implementation of a Community Health Needs Assessment Process. Washington DC: Department of Health Policy School of Public Health and Health Services, George Washington University. [Online] Available at: http://nnphi.org/wp-content/uploads/2015/08/PrinciplesToConsiderForTh eImplementationOfACHNAProcess_GWU_20130604.pdf.

Ross, J.R. (1952). The National Health Service in Great Britain: An Historical and Descriptive Study. London: Oxford University Press.

Sen, A. (2009). The Idea of Justice. London: Allen Lane.

Stevens, A. and Raftery, J. (eds.) (1997). Health Needs Assessment: The Epidemiologically Needs Based Reviews. Oxford: Radcliffe.

Stone, K., Sierocki, A., Shah, V., Ylitalo, K.R., and Horney, J.A. (2018). Conducting community health needs assessments in the local public health department: a comparison of random digit dialing and the Community Assessment for Public Health Emergency Response. Journal of Public Health Management and Practice, 24(2), 155-63.

Solar, O. and Irwin, A. (2010). A Conceptual Framework for Action on the Social Determinants of Health. Social Determinants of Health Discussion Paper 2, Policy and Practice. Geneva: WHO.

Subaiya, S. Moussavi, C. Velasquez, A., and Stillman, J. (2014). A rapid needs assessment of the Rockaway Peninsula in New York City after Hurricane Sandy and the relationship of socioeconomic status to recovery. American Journal of Public Health, 104(4), 632-8.

Taylor, A.J.P. (1955). Bismarck: The Man and the Statesman. London: Hamish Hamilton, pp. 202-8.

Thomson D. (1957). Europe Since Napoleon. London: Longman, pp. 356-9.

Van Gelderen, S., Krumwiede, K.A., Krumwiede, N.K., and Fenske, C. (2018). Trialing the community-based collaborative action research framework: supporting rural health through a community health needs assessment. Health Promotion Practice, 19(5), 673-83.

Venkatapuram, S. (2011). Health Justice: An Argument from the Capabilities Approach. Cambridge: Polity.

Venkatapuram S. and Marmot, M. (2009). Epidemiology and social justice in the light of social determinants of health research. Bioethics, 23, 79-89.

Vyas A.N., Chaudhary, N., Ramiah, K., and Landry, M. (2013). Addressing a growing community's health needs: project SAHNA (South Asian Health Needs Assessment). Journal of Immigrant & Minority Health, 15(3), 577-83.

Whitehead, M. (1992). Perspectives in health inequity. International Journal of Health Services, 22, 429-45.

Whitehead, M. and Dahlgren, G. (2006). Levelling Up. Part 1. A Discussion Paper on Concepts and Principles for Tackling Inequities in Health. Copenhagen: WHO.

Williams, B. (1962). The idea of equality. In: Laslett. P. and Runciman, W.G (eds.) Philosophy, Politics and Society. Second Series. Oxford: Blackwell, pp. 110-31.

Wolff, J. (2007). Equality: the recent history of an idea. Journal of Moral Philosophy, 4, 126.

World Health Organization (WHO) (1947). Constitution of the World Health Organization. Geneva: WHO.

World Health Organization (WHO) (1948). Official Records of the World Health Organization. Geneva: WHO.

World Health Organization (WHO) (1958). The First Ten Years: The World Health Organization. Geneva: WHO.

11.2　非传染性疾病的政治经济学

11.2.1　引言

非传染性疾病(non-communicable diseases,NCDs)简称“慢性病”或“慢病”,是全球范围内导致死亡和残疾的主要原因。非传染性疾病的发病率持续上升,对中低收入国家的影响尤为严重(WHO,2013)。2005年至2015年间,非传染性疾病的年死亡人数增加了14.1%(Wang et al.,2016)。其中,心血管疾病(主要是缺血性心脏病和中风)是全球首要死亡因素,2015年约有1 790万人死于心血管疾病(Sacco et al.,2016)。糖尿病是全球增长较快的慢性病之一,自1980年以来,全球成人糖尿病患者数量几乎翻了两番(NCD Risk Factor Collaboration,2016)。2005年至2015年间,死于癌症的人数增加了17%,其中气管癌、支气管癌和肺癌是癌症死亡的主要原因(Wang et al.,2016)。肥胖的发病率在1980年至2008年间翻了一番,从6.4%上升到12%,其中一半的增长发生在2000年至2008年间(Stevens et al.,2012;WHO,2016)。2014年,每三个18岁以上的成年人中就有一人超重(Stevens et al.,2012;WHO,2016)。

所有非传染性疾病死亡中,40%以上为“过早”死亡(即在70岁之前死亡),并且80%的“过早”死亡发生在中低收入国家(WHO,2014b)。心血管疾病、癌症、慢性呼吸道疾病和糖尿病这四大类疾病所导致的死亡约占所有非传染性疾病导致死亡的80%以上(WHO,2014b)。尽管非传染性疾病仍常与富裕国家密不可分,但在过去几十年中,这些疾病给中低收入国家造成的负担在迅速增加,且相对于高收入国家,中低收入国家的非传染性疾病患者的死亡风险更高(Sommer et al.,2015)。世界卫生组织中的东南亚和西太平洋地区(包括印度和中国),就约占全球糖尿病病例总数的一半(WHO,2016)。1970年至2008年间,中低收入国家新报告的癌症比例从15%增至56%;到2030年,这一比例将达到70%(Wagner,Brath,2012)。预计慢性呼吸道疾病将成为中低收入国家“伤残调整寿命年(disability-adjusted life years,DALYs)”损失的第四大原因(Checkley et al.,2014)。

慢性病对个人和家庭造成破坏性影响,除导致死亡外,还造成了严重的疾病负担。例如,糖尿病的并发症包括失明、肾衰竭和下肢截肢,都会严重影响患者的生活质量和职业参与(WHO,2016)。此外,由于疾病导致的过早死亡和发病率,非传染性疾病对家庭和国家造成了巨大的经济负担,包括与慢性病相关的累积医疗保健费用和劳动生产力的损失。据估计,2005年至2025年间,由于心血管疾病、慢性呼吸系统疾病、癌症、糖尿病和心理健康而造成的经济损失将达到47万亿美元,占2010年全球GDP的75%(63万亿美元)(Bloom et al.,2011)。然而,预防非传染性疾病所需的投资却远远低于目前这些疾病造成的经济损失:在中低收入国家,如缺血性心脏病和中风的死亡率降低10%,则每年减少高达250亿美元的经济损失,这一数字是所需投资的三倍(WHO,2011)。据估计,在全球慢病负担最高的20个国家中,人均额外投资1.5美元用于疾病预防,就可以避免1 500万例死亡、800万例缺血性心脏病和1 300万例中风事件的发生(Bertram et al.,2018)。

尽管非传染性疾病的发病率呈上升趋势,但通过有效的干预措施,可以在很大程度上预防这些疾病。

例如,研究显示,每年发生的1 200万例癌症病例中至少有三分之一是可以通过预防措施避免的(Boyle, Levin,2008)。本章将重点讨论五个可改变的非传染性疾病风险因素,包括吸烟、饮酒、不良饮食、体力活动不足和空气污染(Lim et al.,2013;WHO,2017)。据统计,2016年全球因吸烟导致的死亡人数高达710万人,其中主要死因为癌症和呼吸道疾病,且这些死亡主要集中在印度、美国和俄罗斯等国家(全球疾病负担,2017)。此外,膳食风险因素(如水果蔬菜摄入不足、高钠饮食以及高脂高糖饮食)也是2010年全球疾病负担的主要原因,尤其与心血管疾病、糖尿病和某些癌症相关(Lim et al.,2013)。以伤残调整寿命年为疾病负担衡量指标时,饮酒是非传染性疾病的第七大风险因素。自1990年以来,全球酒精暴露增加了15.2%(全球疾病负担,2017)。缺乏体力活动与癌症(如乳腺癌和结肠癌)、糖尿病、缺血性心脏病和中风的风险增加有关。即使进行少量的身体活动,也能有效降低患这些疾病的风险(Kyu et al.,2016)。2014年,高收入国家体力活动不足的流行率几乎是低收入国家的两倍。然而,随着工作和休闲方式的改变,中低收入国家的体力活动不足发生率正在上升(WHO,2016)。据估计,2017年,空气污染导致的死亡人数占成人心脏病和中风死亡的四分之一,占慢性阻塞性肺病死亡的43%,占肺癌死亡的三分之一。不仅如此,空气污染也与糖尿病死亡有关(WHO,2016;全球疾病负担,2017;Bowe et al.,2018)。

在本章中,我们将讨论在经济利益与公共政策交织的风险环境背景下,这几种主要的风险因素是如何形成的。本章的重要线索是,全球非传染性疾病的增加受到可改变的政治和经济模式的制约。最后,本章提出了公共卫生从业人员可以采取的一些战略措施来改善这种情况。

11.2.2 针对风险因素的政策行动对于预防非传染性疾病至关重要

2013世界卫生大会通过了世界卫生组织负责起草的《预防和控制非传染性疾病的全球行动计划(2013—2020年)》(WHO,2013),用以指导各国加强慢性病预防和控制。这一全球行动计划为解决非传染性疾病严重的全球负担设定了清晰的愿景和目标,其中包括九项自愿性的全球目标,强调了所有可调控的风险因素:

◇ 心血管疾病、癌症、糖尿病或慢性呼吸系统疾病的总死亡率相对降低25%。
◇ 有害酒精使用至少相对减少10%。
◇ 体力活动不足的流行率相对减少10%。
◇ 人群平均食盐/钠摄入量相对减少30%。
◇ 15岁以上人群当前烟草使用流行率相对降低30%。
◇ 高血压流行率下降25%或者根据本国情况控制高血压流行率。
◇ 遏制糖尿病和肥胖的上升。
◇ 至少50%符合条件者接受预防心脏病发作和脑卒中的药物治疗及咨询(包括控制血糖)。
◇ 80%公立和私营医疗卫生机构可提供经济可负担的、治疗主要非传染性疾病所需的基本技术和基本药物,包括非专利药物。

同时,世界卫生组织成员国还达成了一项共识——制定一系列有效的政策方案,通过降低非传染性疾病的四种主要风险因素的流行来实现上述目标(WHO,2013)。

烟草控制的政策方案侧重于实施世界卫生组织《烟草控制框架公约》(FCTC),包括建立无烟环境,在烟草产品上使用图形健康警示标签,禁止烟草广告、促销和赞助,以及对烟草产品征收税款。

促进健康饮食的政策方案包括提倡母乳喂养,限制食品营销,鼓励改良食品配方以减少糖、盐和脂肪含量,促进健康的食品环境、社会营销、营养标签和税收与补贴。

减少有害酒精使用的政策方案包括加强卫生服务机构的反应和社区行动,解决酒后驾驶和酒精可获得性,以及限制酒类市场营销和征税。针对四种风险因素的全球性建议的关键组成部分是保护政策制定不受既得利益者的影响。

促进体力活动政策方案包括通过城市规划和交通政策等方式促进“主动出行”、娱乐活动和体育运动,通过城市规划和交通政策创造支持体力活动的健康建成环境,以及开展促进体力活动的公共运动。

随着人们对环境风险因素,特别是空气污染,与非传染性疾病之间的关联认识不断加深,国际社会逐渐达成了在这一领域采取政策行动以有效预防非传染性疾病的共识(Lelieveld et al.,2015;WHO,2017)。为减少由颗粒物引起的空气污染,需要跨卫生、交通、住房和能源等多部门多领域的政策协同。创新的举措包括支持清洁家庭能源、推行更严格的车辆排放标准和提供公共交通支持政策等(WHO,2018)。

实现与非传染性疾病相关的可持续发展目标和全球非传染性疾病目标将需要结构性的、政策主导的变革,这些改变要着眼于人们生活、工作和娱乐的环境,并关注背景和地区差异(Reddy,2015)。这些环境对人们的健康行为能力具有重要作用,可以支持和激励健康选择,当然也可以产生相反的效果。例如,重新设计街道以建成广场和单行车道,实施交通减速措施并修建自行车道,修建或翻新操场,改善照明和环境美观程度等措施都与增进体力活动有关,既可以提高参与主动出行方式的比例,也有助于减少与交通有关的空气污染(Heath et al.,2006)。同样,越来越多的证据表明食品环境对食品选择和消费具有重要影响,因而对食品的获取、定价、分量、营销等对饮食有重大影响的因素进行调整将会对体重产生重要影响(Wansink,Sobal,2007;Brownell et al.,2010)。

然而,目前尚未普遍实施系统性政策来创建支持健康促进和预防非传染性疾病的环境。这是源于当政府试图控制有害健康的产品与强大的经济利益相冲突时产生的政策紧张,例如酒精饮品生产企业通常利用论点和策略将非传染性疾病的成因归咎于个人而不是环境层面,从而来抵制一切类型的监管(Roberto et al.,2015)。同样,这种政策紧张也存在于那些利益与减少汽车使用以改善体力活动不足和环境污染不一致的行业之间。正如我们将要讨论的,强调个人责任对政府和公共卫生领域如何应对非传染性疾病预防问题有重要意义。个人责任的信息往往转化为公共卫生方法,如通过健康宣传活动和自愿标准来指导行业实践。然而,当环境令健康选择变得愈加困难时,单独依靠这些方法在很大程度上是难以有效的(Golden et al.,2015)。

预防非传染性疾病所需的结构性、环境性政策,包括标签、税收、限制营销和改革交通及规划政策等,需要对财政、商业、贸易、规划和通信等政策进行系统的变革。事实证明,由于行业对政府决策的公开或隐蔽影响,或政府部门任务与健康目标之间的微妙错位,在这些领域实现以健康为导向的政策变革则更具挑战性,特别是涉及不健康商品和物质环境的政策变革(Miller,Harkins,2010;Lencucha et al.,2015;Schram,2017)。那些大力实施以环境为重点的非传染性疾病预防政策的政府,在国内和国际经济领域都面临着挑战,例如,在烟草、酒精、营养标签等方面采取的措施都受到了世界贸易组织的质疑(Lencucha,Drope,2015;全球疾病负担,2017;Mitchell,Casben,2017;Thow et al.,2017)。正因如此,以政治经济学的视角去理解和解决与健康相关的产品和环境风险是必不可少的。

11.2.3 全球政治经济与风险环境

健康的政治经济学观点是将个体的健康风险(如行为选择或生物学)与政治、经济结构、实践联系起来。这种观点通常探究经济利益如何与政治决策相互交织,从而塑造个人的生活环境。简言之,这种观点以其最简单的形式汇集并分析政治和经济结构,以及这些结构如何形成健康条件。正如我们在深入讨论中所提到的,为减轻商业部门监管压力而采取的政治决策也导致了生产环境中缺乏对健康的考虑。

政治结构指的是公共政策,即政府决定做什么或不做什么,以及为制定和实施政策所采取的规则、规范和战略等制度体系(Dye,1972;Ostrom,1986)。值得注意的是,观察者指出,当代政治经济学的另一个特点是国家有意从公共生活中退出,因而非国家行为主体,无论是有权势的个人、公司还是其他团体,都在塑造社会经济模式方面发挥重要作用(Strange,1996;Zohlnhöfer et al.,2018)。通过思考预防非传染性疾病的政治经济学,我们可以研究结构性因素如何影响疾病的发生和流行。这可以帮助我们理解为什么尽管已知某些危害健康的产品对非传染性疾病有风险,但仍能在消费环境中占主导地位。同样也可以阐明政治决策和经济利益是如何塑造我们的出行方式(如步行、骑自行车或开车),以及这种出行方式是如何受到道路系统、公共交通方式以及安全替代交通方式(如限制繁忙街道上的自行车道)的制约。

从政治经济学的角度来考虑风险环境,能够使公共卫生从业者对造成以健康危害产品为特征的生产环境、导致身体活动不足的建成环境以及忽视减少环境污染的社会政治因素进行批判性的评估。这种分析方法并未将这五种可改变的风险因素定位为"行为"风险因素,而是认识到在个人选择受到政治经济结构限制的背景下健康选择通常是十分困难的。

首先,我们审视这些全球范围内的政治经济模式以及这些模式的潜在合理性。新自由主义已成为理解政府、市场和社会之间关系的主流思维方式。Benatar等指出"新自由主义已成为全球资本主义的主流和主导范式"(Benatar et al.,2018)。早期新自由主义的倡导者追求经济自由,既包括个人在多种选择中做出经济决策的自由,也包括公司提供吸引消费者的广泛选择的能力(Fiedman,2002)。正如Gill所指出的,"这些(新自由主义)政策是在新自由主义治理论述中提出的,这种论述强调市场效率、福利和自由,以及在消费过程实现自我"(Gill,1995)。这种观点认为,经济自由具有内在价值和工具价值,前者是表达人类抱负和能力的一种方式,后者是维护政治和经济自由的手段(Friedman,2009)。自20世纪80年代以来,这种新自由主义的观点即使不是千篇一律,也在很大程度上被制度化了(Labonté,Stuckler,2016)。David Harvey曾指出,新自由主义"首先是一种政治经济实践理论,提倡通过在一个以强大私有财产权、自由市场和自由贸易为特征的制度框架内解放个体创业自由和技能,从而更好地促进人类福祉。国家的角色则是建立和维护适合这种实践的制度框架"(Harvey,2007)。

如前所述,新自由主义的一个关键原则是分离市场与国家控制,即通过消费者决策而非政府控制来纠正市场失灵。新自由主义范式的结果是在政府派和市场派之间造成了对立。前者认为政府应该通过干预市场在保护和促进健康方面发挥积极作用;后者则认为应明确区分政府与市场,个人有责任做出(或不做出)健康的选择,并通过这些决定塑造市场。总之,由于主流的新自由主义范式主张市场与国家分离,以及来自强势机构的压力要求政府遵守一系列推动市场与国家分离的政策,造成了政府对公众利益监管的放松或缺位。而新自由主义观点的反对者则认为:"我们需要更加努力地重新夺回话语权:我们并没有财政危机,我们面临的是税收不足的危机。我们不是生活在经济匮乏的条件下,而是生活在极端不平等的条件下"(Labonté,Stuckler,2016)。这一论点源于这样一种共识,即尽管新自由主义被认为是一种将市场从国家中解放出来的理论和实践,但实际上新自由主义在很大程度上是通过国家决策来维持,并经常采取看似矛盾的国家干预来保护市场活动(例如政府对大型企业的救助)(Brenner et al.,2010)。

在这种情况下,由于公共卫生监管的目标在于减少与非传染性疾病风险相关的商品消费,这就给政府带来了现实压力,即需要在经济利益和公共卫生利益之间做出选择。在许多国家,那些从持续的非传染性疾病风险相关行为中获利的企业是国家的经济增长和就业的主要贡献者。除此之外,高风险的商品往往比健康的替代品更具盈利性,例如,与新鲜的未加工食品相比,深加工的食品由于保质期更长、运输成本更低,通常具有更高的利润率。然而,值得注意的是,利润率并不能直接转化为政府或社会的经济效益,而且往往会导致财富集中化并加剧经济不平等(Goda,Lysandrou,2013;Saez,Zucman,2016)。关于烟草、酒精、环境污染以及不健康食品和饮料征税的公共讨论就是一个例子。如果财政部长将其视为一项收益递减的税收措施(收益随着消费/污染的增加而减少),那么新自由主义的反对者们就可以用"摆脱保姆式国家"和"对穷人产生累退影响"等论点来动摇他们。如果将税收政策作为公共卫生的一项必要措施,并着重考虑非传染性疾病的社会经济负担,就能够在公众中建立更广泛的支持(Sassi et al.,2018;Thow et al.,2018a)。

烟草、食品和酒类企业,以及以个人利益为导向的交通公司,都实现了纵向、横向的跨国整合,拥有数十亿美元的市场价值。世界前十大食品公司主要生产深加工食品,几乎拥有所有耳熟能详的国际品牌,2017年的总销售额超过4 000亿美元(Top 100 food and beverage companies n.d.)。这一数字超过了泰国的国内生产总值,相当于印度尼西亚国内生产总值的一半。2016年,全球前十大公司中有七家是石油和汽车公司,包括中国石油(排名第三)、荷兰皇家壳牌(排名第五)、埃克森美孚(排名第六)和大众汽车(排名第七)(2017年《财富》全球500强榜单)。

尽管全球烟草消费有所下降,但跨国烟草公司的利润仍在不断增长,例如,从2006年到2012年,菲利普·莫里斯(Philip Morris)国际公司的利润从大约70亿加元增加到90多亿加元。英美烟草公司和日本烟草公司也出现了类似的增长趋势(Physicians for a Smoke Free Canada n.d.)。全球六大烟草公司的总利润从2012年的350亿美元增至2015年的600多亿美元(Bowers,2012)。正是这些巨额利润促使烟草行业采取一切手段反对烟草控制工作。

这种以利润为中心的观念并没有考虑到消费烟草、酒精和不健康食品所产生的负外部效应,也没有考虑到在不利于体育锻炼或产生空气污染的建成环境中生活所产生的负外部效应,即健康状况不佳、社会成本和生产力损失(Kankeu Tchewonpi et al.,2013;Lencucha et al.,2018b)。上述经济范式为决策提供了一个框架,其中不易量化的成本,如生活质量、社会资本或日益加剧的不平等,难以在决策中被考虑(Stiglitz,2017)。这些行业的纵向整合也会导致利润分配上存在着严重的地域不平等。价值带来的利润通常流向总部位于高收入国家的公司,对中低收入国家的经济和就业增长造成了剥夺。例如,虽然烟草对马拉维等许多非洲国家的经济贡献巨大,但烟农的经济收益与跨国烟草公司的巨额利润相比却相形见绌(Makoka et al.,2017)。

11.2.3.1 行业权力与非传染性疾病风险的政治经济学

这些“风险行业”的巨大规模和影响力转化为巨大的政治权力。在主要由新自由主义思想和相应政策驱动的全球政治经济中,行业界被定位为财富的创造者,它们的声音往往被优先考虑。因此,当卫生部门讨论改变经济政策以减少对高利润商品的消费时,他们的声音往往会被这些商品的既得利益者所淹没。在本节中,我们探讨了行业界在政治和政策制定中行使权力的三种关键方式,这些方式不利于政府减少有害商品的消费和创造促进体力活动的建成环境。根据卢克斯的影响力概念,我们考虑了行业界在正式决策论坛上积极行使权力(“决策权力”)、在政治辩论中塑造议程(“非决策权力”)以及行使意识形态权力的方式(Lukes,2005)。

决策权力关注通过政治行动所揭示的政策偏好。行业行动者通过建立关系和直接游说,投入大量资源来塑造政府政策。烟草控制领域广泛认可这些关系的影响力。烟草行业以各种策略积极地干预政策,尤其是为了阻止对其产品的监管政策(Saloojee,Dagli,2000)。在美国,美国贸易代表办公室在起草贸易协议的过程中会正式征求行业界相关人士对于文本的意见,而公共卫生相关人士却没有这样的参与机会。政府在制定经济政策决策时通常会与行业界进行磋商,而这种做法往往与卫生部门保护健康政策免受行业界影响的目标相冲突。以菲律宾为例,菲律宾成立了烟草问题跨部门委员会负责协调政府内的烟草控制政策,但该委员会的主席一职由贸易部的代表担任,他将烟草行业视为合法利益相关者,因此烟草行业在委员会中拥有保留席位(Lencucha et al.,2015)。

酒类行业也有效利用了建立关系和政策游说的影响力(McCambridge et al.,2018)。例如,在撒哈拉以南非洲地区,酒类行业以“技术专家”的身份支持政府起草国家酒类政策(Bakke,Endal,2010)。来自莱索托、马拉维、乌干达和博茨瓦纳的证据表明,由此产生的政策将公共卫生方法最小化,并将重点放在贸易和酒精带来的经济利益上。在解决酒精问题方面,政策内容则侧重于个体饮酒者,并没有提及有效的环境干预措施(Bakke,Endal,2010)。同样,在泰国,几乎没有采取任何以环境为重点的酒精政策,部分原因是酒精公司的高管在国家政策制定机构中占有一席之地(Treerutkuarkul,2017)。

行业界还通过参与贸易和投资协议的谈判,以及利用这些协议中的争端解决机制来直接对政策决策施加影响。例如,泰国政府曾提出在酒精产品上标注突出显示酒精相关危害的图形警告标签,类似于烟草控制中采用的方法(Cecchini,Belloni,2015)。然而,在世界贸易组织提出“特定贸易关切”(O'Brien,2013)后,这项政策提议在2010年被撤回。同样,尽管新自由主义对自由贸易的承诺可以提高发展中国家市场药品和健康技术的可获得性,但商业利益通过各种贸易条款阻碍了这些产品的经济可负担性(联合国,2016)。特别是，在有利于国际制药公司的严格专利保护下，中低收入国家的非传染性疾病治疗可负担性仍然是一个挑战。

许多国际贸易和投资协议中都包含了“投资者-国家”争端解决机制，使外国投资者可以直接对政府政策提出挑战（这与传统的“国家-国家”争端解决机制不同，后者只允许政府就限制贸易或投资的国家政策提出挑战）。这些机制为行业界提供了渠道，可以对损害其“合理利润预期”的监管进行争辩——这与前文所述的风险产品与公共卫生监管之间的紧张关系相呼应（Hawkins，Holden，2016）。例如，在2011年，烟草跨国公司菲利普·莫里斯根据澳大利亚与中国香港特别行政区之间的《国际投资协定》（IA）对澳大利亚提起诉讼。此项诉讼对澳大利亚实施的烟草产品强制性“普通包装”措施的合理性提出挑战，认为该措施会间接侵占其商标权并破坏其商业信誉（Allens Arthur Robinson，2011）。此外，菲利普·莫里斯还在2010年对乌拉圭扩大烟草产品图形健康警示标签的决定提起了类似的诉讼（Lencucha，2010；Porterfield，Byrnes，2011）。

非决策权力是指在辩论中设置议程并使某些问题无法在“合法”的公共论坛中被讨论。行使非决策权的关键是塑造有关问题的言论和公共辩论。烟草行业一直试图通过借助个人自由这一强大价值观来塑造对政府监管的言论。早期阻止政府对烟草产品进行监管的努力得到了支持，因为其中传达了个体应该有选择消费产品的自由，政府不应干涉公民的个人决策的信息。经济替代研究所（烟草行业的坚定支持者）对烟草产品监管的一些声明反映了反对公共监管的逻辑：“我们认为，通过提供准确信息和自由选择来促进消费者利益，往往比采取商业言论的禁止和限制更加可行。市场可以比政府更快地自我纠正……对尼古丁产业的产品开发和营销的限制已经导致了……政府和市场失灵”。在政治作秀、企业寻租、意识形态僵化和老式清教徒主义等因素的作用下，结果就是对吸烟者（即唯一与之直接相关的人群）造成了一场灾难（Snowdon，2013）。这些言论框架并没有考虑到低社会经济地位人群在非传染性疾病风险因素以及伴随而来的非传染性疾病发病率和死亡率方面所面临的较高风险。狭隘的“利益”定义忽视了非传染性疾病对经济生产力和不平等问题的重要影响（Nugent et al.，2018）。

行业界反对政府对其产品进行监管的另一个有力的信息是，这种监管会在供应链中产生经济波动，损害整个产业的就业机会。在中低收入国家，这与经济发展息息相关。行业界认为，监管将导致失业问题，尤其是农民这样最弱势的人群。烟草行业长期以来一直声称烟草监管会伤害烟农的利益，并成功说服政府官员支持这一观点。我们看到烟草行业代表在媒体上（Karombo，2018；Khan，2018）以及政府官员在世界贸易组织等高级别政策场合中（Lencucha et al.，2016）都提出了这些论点。这些论点再次呼应了新自由主义范式的经济自由和增长理念。

然而，最近的研究对农民因种植烟草等作物而致富的说法提出了质疑。2014年在马拉维进行的一项研究发现，与烟叶收购公司签订合同的小农烟草种植户在扣除家庭劳动力成本后，年收入仅约220美元，每天不足1美元（Makoka et al.，2017）。同一研究还发现，独立烟农在烟季结束时已陷入负债。相反，英美烟草公司首席执行官一年的工资和奖金就高达2 000万美元（Treanor，2012）。类似的论点也出现在食品行业反对含糖饮料征税的情况中（含糖饮料与糖尿病和肥胖风险增加有关），其理由是征税会对贫困家庭造成累退性财务影响（Thow et al.，2018a）。例如，在菲律宾，食品行业一直坚称应降低拟议的含糖饮料税，因为它对穷人不利，并且会对“数百万低收入菲律宾消费者的命运至关重要”（PhilStar.com，2017）。然而，这一论点忽视了低收入消费者所获得的健康益处，因为他们的消费对价格更为敏感，含糖饮料税政策会令他们比高收入人群更大程度地降低含糖饮料的消费量（Thow et al.，2018a）。

在某些公共行业向政府提交的文件中，也可以明显看出经济利润和公共卫生监管之间的紧张关系。例如，食品行业在拟议的《跨太平洋伙伴关系协定》申请书中提出，贸易自由化将提高生活水平并造福于经济和国家；食品被完全框定为一种经济商品，与创收有关，而与营养健康无关（Friel et al.，2016）。

意识形态权力通过激发强烈的价值观、情感和道德准则来塑造思想和行为，旨在创造品牌忠诚度并影响儿童习惯形成的市场营销和其他策略可以成为意识形态权力的来源。Powell指出，食品行业利用学校系统整合和规范了个人对饮食负责和能量平衡的理念（即强调体力活动作为不健康饮食的补救措施）。他详细描述了可口可乐公司如何系统地通过在学校实施250多项“反肥胖”项目，有计划地塑造有关健康选择和消费者责任的言论。Powell和Gard质疑了可口可乐公司设计的一系列促进儿童体力活动的项目,因为这些项目背后所传达的信息是:没有不好的食物,只有不好的选择。例如,其宣传在消费可口可乐等“高能量”产品的同时必须同时加强运动,以达到吃动平衡。食品行业的利益集团在各个层面推广这些信息。此外,Brownell和Warner举例说明了美国糖业协会如何争取美国政府官员的支持,以反对世界卫生组织关于饮食和体力活动问题的战略草案。该协会主张强调个人健康责任,注重体力活动,并经常声称“没有不好的食物,只有不好的选择”(Brownell,Warner,2009)。

Ewing和Cervero于2010年对200多项关于交通方式与建成环境之间关系的研究进行了荟萃分析。其中一个重要发现是,车辆行驶里程(VMTs)与目的地(如工作地点)的可达性呈正相关。他们还发现,混合用途场所,如零售店、学校、杂货店等,与VMTs呈负相关。此外,附近有公交车站也与公共交通的使用呈正相关。这些因素都说明了建成环境设计对交通方式的影响。进一步讲,我们可以看到政策是如何塑造这些环境的,再进一步讲,我们可以看到某些经济因素是如何塑造政策的,例如,美国汽车文化的兴起部分源于个人自由与便捷交通的理念(Seiler,2009)。廉价个人用车的普及得到了政府的公共政策支持,推动了城市中汽车友好型基础设施的建设(如道路和停车场)以及降低燃料成本政策的发展(如对燃料采集、提炼和运输进行补贴)。

11.2.4 公共卫生如何支持强有力的非传染性疾病预防政策

尽管行业利益集团在政策制定过程中拥有巨大的权力,但在预防非传染性疾病方面仍然存在创新和有意义的政策变革。在本节中,我们将探讨公共卫生的成功案例——在这些案例中,政府在强大的经济利益影响下成功地进行了监管。在许多情况下,这种创新是由中低收入国家主导的,部分原因是这些国家的非传染性疾病发病率和死亡率所造成的巨大负担。这些案例研究为我们提供了从经验中吸取教训的机会,并思考公共卫生行动者如何保护政策空间和支持监管,以促进健康产品和改善建成环境。

11.2.4.1 强有力的地方证据

收集强有力的地方证据作为政策的基础,对于说服政策制定者采取行动和实现所需的解决方案至关重要,即使这些证据本身并不足以引起政策变革。秘鲁政府决定在酒精销售时间方面加强以环境为基础的严格监管,这充分说明了有效性证据的力量。利马的拉维多利亚区地区酒类限制销售政策(周日至周三至午夜0点,周四至周日至凌晨3点)实施两年后的数据显示,与没有实施禁酒令的地区相比,实施禁酒令的地区暴力事件发生率减半。随后,利马市区全面实施了类似的禁酒令,国家警察也开始采取了对酒后驾车零容忍的多项行动。一年后,利马市区暴力死亡人数减少了11%,凶杀案减少了19%,酒精导致的交通事故受害者人数减少了28%(WHO,2014a)。

支持政策变革所需的不仅限于定量证据。烟草控制立法的一个转折点是有证据表明烟草行业在推广其产品时存在不道德行为,破坏了政策制定者对消费者能够全面了解产品危害和益处的假设。在以市场为基础的经济中,提供充分、准确的产品信息是一个重要的假设——而信息不对称是公认的市场失灵的一个方面。例如,自由选择可能涉及了解服用某种药物的风险和益处,从而使消费者能够决定益处是否超过风险。20世纪90年代中期,美国对烟草行业提起了一系列诉讼,试图挽回烟草对消费者造成的损害,以及烟草相关疾病给卫生系统带来的沉重负担(Schroeder,2004)。这些诉讼,尤其是《大和解协议》的重要成果之一,就要求烟草公司公开其内部文件供公众审查。当时,各大烟草公司的首席执行官都坚称烟草不会使人上瘾,对使用者不会造成伤害或者伤害很小。然而,内部文件显示,烟草行业对烟草使用的危害有非常清楚的认识;而更为重要的是,尽管有这种认识,他们却一直在积极地、欺骗性地向消费者推销他们的产品。这是恶劣的公司欺骗案例之一,其中“烟草行业在吸烟与癌症的关系问题上对公众的欺骗长达50年之久”(Leahy,2014)。烟草行业的例子说明了经济利益如何通过控制消费者可获得的信息来影响消费者的决策。

正如前面所提到的,与某一产品相关的框架和规范对生产该产品的公司在政策制定领域的卷入程度具有重大影响。例如,目前烟草产品所带来的健康危害已毋庸置疑,以至于全球最大的烟草公司之一——菲利普·莫里斯在其网站上承认了烟草消费的危害。美国国家癌症研究所声称“没有安全的烟草产品,也没有暴露在烟草烟雾中的安全水平”(National Cancer Institute n.d.)。这种明确的立场为将烟草行业利益排除在健康政策甚至其他社会政策领域之外的决策提供了依据,例如,世界银行在1991年制定了一项政策,禁止本组织与烟草行业有任何关联(World Bank n.d.)。鉴于烟草行业在塑造符合其利益的政策方面的成效(Bialous,Peeters,2012;Gilmore et al.,2015),《烟草控制框架公约》第5.3条也敦促各国政府要保护健康政策免受烟草行业的干涉(WHO,2003)。相比之下,我们仍然看到像百事可乐这样的公司仍在与卫生组织合作抗击非传染性疾病(Yach et al.,2010)。涉及问题的规模以及行业在政策制定中的影响的证据,将有助于改变关于其他非传染性疾病风险因素的规范和框架。

11.2.4.2 联盟

政策过程理论强调了具有共同利益的强大行动者联盟在塑造政策结果方面的影响力(Sabatier,1987;Weble et al.,2012;Shiffman,2016)。在健康领域,强大的行动者联盟的关键特征之一是他们能够构建令人信服的问题框架和行动理由。此外,他们积极参与政治事务,并与卫生部门之外的其他机构建立关系(Shiffman,2016)。一个与非传染性疾病政策行动相关的例子是拉丁美洲健康联盟(CLAS)(NCD Alliance,2017),CLAS是一个由250个成员组织组成的联盟,联盟成员基于共识立场声明开发了营养政策宣传的快速响应系统。当拉丁美洲国家面临营养政策危机时,该联盟可以协调强大的公共卫生力量,以保护有益的政策。联盟成员不必每次都达成共识,因为他们可以根据已经达成的共识立场发表意见,例如,当墨西哥卫生委员会想要降低含糖饮料税的税率时,该联盟组织了协调一致的游说,最终保留了这项税收政策。

跨部门之间的强大联盟在支持促进体力活动的城市规划政策方面也取得了成效。从可持续性和健康的角度来看,通过主动交通来鼓励体力活动的城市建设如今已经被视为优先事项(Giles-Corti et al.,2015)。在澳大利亚,由于健康行动者的共同游说,城市规划立法草案纳入了健康考虑因素(Harris et al.,2017)。健康专门机构提交的文件中将健康确定为政策规划的相关事项,并将其与更广泛的规划问题联系起来,如经济、交通、公共开放空间和环境可持续性等。

11.2.4.3 为行业界的抗议做好准备

如前所述,有效的非传染性疾病预防政策将受到那些因其产品消费或使用下降而受到影响的行业的争议。积极主动地考虑这些反对意见并制定周全的对策,是保护非传染性疾病预防政策空间的关键组成部分。通常情况下,行业界会关注非传染性疾病预防政策对经济和利润的影响,对行业游说的战略性反驳有助于将其影响降至最低。例如,当南非提出软饮料税时,行业界就提出强烈反对,他们表示这一政策将导致含糖饮料生产行业失去3 400个工作岗位,相关的上游行业失去25 200个工作岗位,零售业失去19 200~29 000个工作岗位,同时还将因饮料需求减少而导致15 400个直接或间接工作岗位损失(Wilkinson,Bhardwaj,2017)。然而,一家独立智库的数据显示,这些数据被大大高估了,因为行业分析是假设生产商不会转向生产更健康、不征税的饮料(这将带来更多就业机会),也没有考虑到利用税收筹集的资金可以创造新的就业机会。这种平衡的数据有助于政策制定者将重点放在健康问题上,最终该税收政策获得通过(Cullinan,2017)。经济利益集团凭借其庞大的资源有能力将其论点转化为公共话题。就烟草而言,健康倡导者已经认识到,通过在政府内部制定规则来拦截此类信息至关重要,这些规则可以包括禁止行业界接触政府决策者,或确保这种信息获取是透明的,并公开任何此类磋商的信息以供公众监督。

11.2.4.4 更健康的经济政策

最后,公共卫生行为者必须识别经济政策变化,从而为创造健康环境来预防非传染性疾病提供具体机会。使用健康影响评估等工具对于确定经济政策对健康和非传染性疾病可能产生的具体负面影响至关重要(Hirono et al.,2016)。在实际层面上,卫生政策行动者必须战略性地制定健康政策目标,以确保它们符合贸易规则中的必要性和非歧视性的关键原则。例如,在世界贸易组织对营养标签在预防非传染性疾病方面的关注进行分析后表明,这些措施缺乏明确的必要性,同时也存在着实际操作问题(如如何使用标签来标记进口产品)(Tow et al.,2017)。然而,同样重要的是,政府需要改进简单的以健康为重点的政策措施,考虑其他相关目标和利益在内的更广泛的、整体性的政府目标,并平衡各种竞争性目标之间的关系。政府必须明确在非传染性疾病以及更广泛的公共卫生问题方面的国家利益,为经济决策的制定提供背景条件,尤其是在国际贸易和投资协定谈判方面。例如,南非营养政策不一致的根源就在于整个政府优先考虑的是经济指标而不是营养问题(Tow et al.,2018b)。此外,还要认识到政府拥有多种工具可以用来培育健康的产品环境。政府的监管作用可以通过有针对性的干预来补充,以确保水果和蔬菜等健康产品的可获得性和可负担性。此外,还可以利用经济资源来补贴或激励健康食品生产,包括向销售水果和蔬菜等产品的小型零售店提供补贴(Story et al.,2008;Lencucha et al.,2018a)。

尽管占主导地位的新自由主义经济模式往往优先考虑行业利益而不是公共健康,但经济政策可以并且已经为公共健康的利益做出重大变革。在菲利普·莫里斯对普通包装提出挑战后,澳大利亚政府决定不同意“投资者-国家”争端解决机制(Voon,Mitchell,2016)。同样,巴西、南非和印度政府也终止了一些双边投资协定,因为这些协定对国内政策空间施加了约束(贸发会议,2016)。公共卫生行动者与管理非传染性疾病风险的部门进行战略合作,以及对非传染性疾病风险的政治经济学的认识,可以为促进健康环境而进行的有意义的政策变革提供有力支持。

(翻译:赵苗苗)

参考文献

Allens Arthur Robinson (2011). Notice of Arbitration, Australia/Hong Kong Agreement for the Promotion and Protection of Investments, Philip Morris (Asia) Limited, 21 November 2011. Australian Government.

Bakke, Ø. and Endal, D. (2010). Vested Interests in addiction research and policy: alcohol policies out of context: drinks industry supplanting government role in alcohol policies in sub-Saharan Africa. Addiction, 105(1), 22-8.

Benatar, S., Upshur, R., and Gill, S. (2018). Understanding the relationship between ethics, neoliberalism and power as a step towards improving the health of people and our planet. The Anthropocene Review, 5(2), 155-76.

Bertram, M.Y., et al. (2018). Investing in non-communicable diseases: an estimation of the return on investment for prevention and treatment services. The Lancet, 391(10134), 2071-8.

Bialous, S.A. and Peeters, S. (2012). A brief overview of the tobacco industry in the last 20 years. Tobacco Control, 21(2), 92-4.

Bloom, D.E., et al. (2011). The Global Economic Burden of Non-Communicable Diseases. World Economic Forum. [Online] Available at: http://www3.weforum.org/docs/WEF_Harvard_HE_GlobalEconomicBurdenNonCommun icableDiseases_2011.pdf.

Bowe, B., Xie, Y., Li, T., Yan, Y., Xian, H., and Al-Aly, Z. (2018). The 2016 global and national burden of diabetes mellitus attributable to PM2·5 air pollution. The Lancet Planetary Health, 2(7), e301-e312.

Bowers, S. (2012). Global profits for tobacco trade total $35bn as smoking deaths top 6 million. The Guardian. [Online] Available at: https://www. theguardian. com/business/2012/mar/22/tobacco - profits - deaths - 6 - million#: ~: text=8%20years% 20old - , Global% 20profits% 20for% 20 tobacco% 20trade% 20total% 20%2435, smoking% 20deaths% 20 top% 206%20million&text=Revenues% 20from%20global%20 tobacco%20sales, more%20than%20%241%2C100%20a%20second.

Boyle, P. and Levin, B. (2008). World Cancer Report. Lyon: International Agency for Research on Cancer.

Brenner, N., Peck, J., and Theodore, N. (2010). After neoliberalization? Globalizations, 7(3), 327-45.

Brownell, K., et al. (2010). Personal responsibility and obesity: a constructive approach to a controversial issue. Health Affairs, 29 (3), 379-87.

Brownell K, Warner K (2009). The perils of ignoring history: big tobacco played dirty and millions died. how similar is big food? The Milbank Quarterly, 87(1), 259-94.

Cecchini, M. and Belloni, A. (2015). Tackling Alcohol-Related Harms: What Policy Approaches? Paris: OECD Publishing.

Checkley, W., et al. (2014). Management of NCD in Low-and Middle-Income Countries. Global Heart, 9(4), 431-43.

Cullinan, K. (2017). Parliament finally passes sugary drinks tax. South Africa: health24. [Online] Available at: https://www.health24.com/Diet-and-nutrition/Beverages/parliament-finally-passes-sugary-drinks-tax-20171205.

Dye, T.R. (1972). Policy analysis and political science: some problems at the interface. Policy Studies Journal, 1(2), 103-7.

Ewing, R. and Cervero, R. (2010). Travel and the built environment. Journal of the American Planning Association, 76(3), 265-94.

Fortune Global 500 List (2017). See Who Made It. [Online] Available at: http://fortune.com/global500/.

Friedman, M. (2002). Capitalism and Freedom (40th ed.). Chicago, IL: University of Chicago Press.

Friedman, M. (2009). Capitalism and Freedom. Chicago, IL: University of Chicago Press.

Friel, S., et al. (2016). Shaping the discourse: what has the food industry been lobbying for in the Trans Pacific Partnership trade agreement and what are the implications for dietary health? Critical Public Health, 26(5), 518-29.

Giles-Corti, B., Sallis, J.F., Sugiyama, T., Frank, L.D., Lowe, M., and Owen, N. (2015). Translating active living research into policy and practice: one important pathway to chronic disease prevention. Journal of Public Health Policy, 36(2), 231-43.

Gill, S. (1995). Globalisation, market civilisation, and disciplinary neo-liberalism. Millennium, 1(24), 399-423.

Gilmore, A.B., Fooks, G., Drope, J., Bialous, S.A., and Jackson, R.R. (2015). Exposing and addressing tobacco industry conduct in low-income and middle-income countries. The Lancet, 385(9972), 1029-43.

Global Burden of Disease (2017). Global, regional, and national comparative risk assessment of 84 behavioural, environmental and occupational, and metabolic risks or clusters of risks, 1990-2016: a systematic analysis for the Global Burden of Disease Study 2016. The Lancet, 390(10100), 1345-422.

Goda, T. and Lysandrou, P. (2013). The contribution of wealth concentration to the subprime crisis: a quantitative estimation. Cambridge Journal of Economics, 38(2), 301-27.

Golden, S.D., McLeroy, K.R., Green, L.W., Earp, J.A.L., and Lieberman, L.D. (2015). Upending the social ecological model to guide health promotion efforts toward policy and environmental change. Health Education & Behavior, 42(1_suppl), 8S-14S.

Harris, P., et al. (2017). Creating 'healthy built environment'' legislation in Australia; a policy analysis. Health Promotion International, 33(6), 1090-100.

Harvey, D. (2007). A Brief History of Neoliberalism. Oxford: Oxford University Press.

Hawkins, B. and Holden, C. (2016). A corporate veto on health policy? Global Constitutionalism and Investor-State Dispute Settlement. Journal of Health Politics, Policy and Law, 41(5), 969-95.

Heath, G., Brownson, R., Kruger, J., Miles, R., Powell, K., and Ramsey, L. (2006). The effectiveness of urban design and land use and transport policies and practices to increase physical activity: a systematic review. Journal of Physical Activity and Health, 3 (s1), S55-76.

Hirono, K., Haigh, F., Gleeson, D., Harris, P., Thow, A.M., and Friel, S. (2016). Is health impact assessment useful in the context of trade negotiations? A case study of the Trans Pacific Partnership Agreement. British Medical Journal Open, 6(4), e010339.

Kankeu Tchewonpi, H., Saksena, P., Xu, K., and Evans, D.B. (2013). The financial burden from non-communicable diseases in low-and middle-income countries: a literature review. Health Research Policy and Systems, 11(31), 1-12.

Karombo, T. (2018). Zimbabwe is upbeat about its tobacco crop. [Online] Available at: https://www.iol.co.za/business-report/international/zimbabwe-is-upbeat-about-its-tobacco-crop-14080202.

Khan, R. (2018). Tobacco cultivation creates jobs for 75 000 farmers' families. The Nation. [Online] Available at: https://nation.com.pk/31-Mar-2018/tobacco-cultivation-creates-jobs-for-75-000-farmers-families.

Kyu, H.H., et al. (2016). Physical activity and risk of breast cancer, colon cancer, diabetes, ischemic heart disease, and ischemic stroke events: systematic review and dose-response meta-analysis for the Global Burden of Disease Study 2013. British Medical

Journal, 354, i3857.

Labonté, R. and Stuckler, D. (2016). The rise of neoliberalism: how bad economics imperils health and what to do about it. Journal of Epidemiology & Community Health, 70(1), 312-18.

Leahy, S. (2014). Merchants of Doubt film exposes slick US industry behind climate denial. The Guardian. [Online] Available at: http://www.theguardian.com/environment/2014/nov/20/merchants-of-doubt-film-exposes-slick-us-industry-behind-climate-denial.

Lelieveld, J., Evans, J.S., Fnais, M., Giannadaki, D., and Pozzer, A. (2015). The contribution of outdoor air pollution sources to premature mortality on a global scale. Nature, 525, 367.

Lencucha, R. (2010). Philip Morris versus Uruguay: health governance challenged. The Lancet, 376(9744), 852-3.

Lencucha, R. and Drope, J. (2015). Plain packaging: an opportunity for improved international policy coherence? Health Promotion International, 30(2), 281-90.

Lencucha, R., Drope, J., and Chavez, J. (2015). Whole-of-government approaches to NCDs: the case of the Philippines Interagency Committee — Tobacco. Health Policy and Planning, 30(7), 844-52.

Lencucha, R., Drope, J., and Labonte, R. (2016). Rhetoric and the law, or the law of rhetoric: how countries oppose novel tobacco control measures at the World Trade Organization. Social Science & Medicine, 164, 100-7.

Lencucha, R., Dubé, L., Blouin, C., Hennis, A., Pardon, M., and Drager, N. (2018a). Fostering the catalyst role of government in advancing healthy food environments. International Journal of Health Policy and Management, 7(6), 485-90.

Lencucha, R., et al. (2018b). Global tobacco control and economic norms: an analysis of normative commitments in Kenya, Malawi and Zambia. Health Policy and Planning, 33(3), 420-8.

Lim, S.S., et al. (2013). A comparative risk assessment of burden of disease and injury attributable to 67 risk factors and risk factor clusters in 21 regions, 1990-2010: a systematic analysis for the Global Burden of Disease Study 2010. The Lancet, 380(9859), 2224-60.

Lukes, S. (2005). Power: a radical view (2nd edn). London: Palgrave Macmillan.

Makoka, D., et al. (2017). Costs, revenues and profits: an economic analysis of smallholder tobacco farmer livelihoods in Malawi. Tobacco Control, 26(1), 634-40.

McCambridge, J., Mialon, M., and Hawkins, B. (2018). Alcohol industry involvement in policy making: a systematic review. Addiction, 113(9), 1571-84.

Miller, D. and Harkins, C. (2010). Corporate strategy, corporate capture: food and alcohol industry lobbying and public health. Critical Social Policy, 30(4), 564-89.

Mitchell, A.D. and Casben, J. (2017). Trade law and alcohol regulation: what role for a global Alcohol Marketing Code? Addiction, 112(S1), 109-16.

NCD Alliance (2017). NCD Civil Society Atlas. In: Brussels: Noncommunicable Disease Alliance. [Online] Available at: https://ncdalliance.org/resources/ncd-atlas.

NCD Risk Factor Collaboration (2016). Worldwide trends in diabetes since 1980: a pooled analysis of 751 population-based studies with 4·4 million participants. The Lancet, 387(10027), 1513-30.

National Cancer Institute (n.d.). Cigar Smoking and Cancer: Facts Sheet. [Online] Available at: http://www.cancer.gov/cancertopics/factsheet/Tobacco/cigars.

Nugent, R., et al. (2018). Investing in non-communicable disease prevention and management to advance the Sustainable Development Goals. The Lancet, 391(10134), 2029-35.

O'Brien, P. (2013). Australia's double standard on Thailand's alcohol warning labels. Drug and Alcohol Review, 32(1), 5-10.

Ostrom, E. (1986). An agenda for the study of institutions. Public Choice, 48(1), 3-25.

PhilStar. com (2017). Sweetest compromise: cutting sweetened beverage taxes and its consequences. The Philippine Star, 17 November. Manila. [Online] Available at: https://www.philstar.com/other-sections/news-feature/2017/11/17/1759832/sweetest-compromise-cutting-sweetened-beverage-taxes-and-its-consequences.

Physicians for a Smoke Free Canada (n.d.). Tobacco Industry Profits: Revenue and profits of the world's largest tobacco companies. [Online] Available at: https://www.fctc.org/member/physicians-for-a-smoke-free-canada-psc/.

Porterfield, M.C. and Byrnes, C.R. (2011). Philip Morris v. Uruguay: will investor-state arbitration send restrictions on tobacco marketing up in smoke. Investment Treaty News, 1(4), 3-5.

Reddy, K.S. (2015). Regional roadmaps for reducing premature deaths from NCDs. The Lancet Global Health, 3(12), e725-6.

Roberto, C.A., et al. (2015). Patchy progress on obesity prevention: emerging examples, entrenched barriers, and new thinking. The Lancet, 385(9985), 2400-9.

Sabatier, P. (1987). Knowledge, policy - oriented learning and policy change: an advocacy coalition framework. Science Communication, 8, 649-92.

Sacco, R.L., et al. (2016). The heart of 25 by 25: achieving the goal of reducing global and regional premature deaths from cardiovascular diseases and stroke: a modeling study from the American Heart Association and World Heart Federation. Global Heart, 11(2), 251-64.

Saez, E. and Zucman, G. (2016). Wealth inequality in the United States since 1913: evidence from capitalized income tax data. The Quarterly Journal of Economics, 131(2), 519-78.

Saloojee, Y. and Dagli, E. (2000). Tobacco industry tactics for resisting public policy on health. Bulletin of the World Health Organization, 78(7), 902-10.

Sassi, F., et al. (2018). Equity impacts of price policies to promote healthy behaviours. The Lancet, 391(10134), 2059-70.

Schram, A. (2017). When evidence isn't enough: ideological, institutional, and interest-based constraints on achieving trade and health policy coherence. Global Social Policy, 18(1), 62-80.

Schroeder, S. (2004). Tobacco control in the wake of the 1998 master settlement agreement. New England Journal of Medicine, 350 (3), 293-301.

Seiler, C. (2009). Republic of Drivers: A Cultural History of Automobility in America. Chicago, IL: University of Chicago Press.

Shiffman, J. (2016). Networks and global health governance: introductory editorial for Health Policy and Planning supplement on the Emergence and Effectiveness of Global Health Networks. Health Policy and Planning, 31(Suppl 1), i1-i2.

Snowdon, C. (2013). Free Market Solutions in Health: The Case of Nicotine. In: IEA Current Controversies Paper No 45. Institute of Economic Affairs. [Online] Available at: http://www.iea.org.uk/sites/default/files/publications/files/Free%20Market%20Solutions%20 in%20Health.pdf.

Sommer, I., et al. (2015). Socioeconomic inequalities in non-communicable diseases and their risk factors: an overview of systematic reviews. BMC Public Health, 15(1), 914.

Stevens, G.A., et al. (2012). National, regional, and global trends in adult overweight and obesity prevalences. Population Health Metrics, 10(1), 22.

Stiglitz, J.E. (2017). Countering the power of vested interests: advancing rationality in public decision-making. Journal of Economic Issues, 51(2), 359-65.

Story, M., Kaphingst, K.M., Robinson-O'Brien, R., and Glanz, K. (2008). Creating healthy food and eating environments: policy and environmental approaches. Annual Review of Public Health, 29, 253-72.

Strange, S. (1996). The Retreat of the State: The Diffusion of Power in the World Economy. Cambridge: Cambridge University Press.

Thow, A.M., et al. (2018a). Fiscal policy to improve diets and prevent noncommunicable diseases: from recommendations to action. Bulletin of the World Health Organization, 96(3), 201.

Thow, A.M., Greenberg, S., Hara, M., Friel, S., duToit, A., and Sanders, D. (2018b). Improving policy coherence for food security and nutrition in South Africa: a qualitative policy analysis. Food Security, 10, 1105-30.

Thow, A.M., Jones, A., Hawkes, C., Ali, I., and Labonte, R. (2017). Nutrition labelling is a trade policy issue: lessons from an analysis of specific trade concerns at the World Trade Organization. Health Promotion International, 33(4), 561-71.

Top 100 food and beverage companies (n.d.). [Online] Available at: https://www.foodengineeringmag.com/2017-top-100-food-and-beverage-companies.

Treanor, J. (2012). Boardroom pay packages close to £10m are on the rise. The Guardian. [Online] Available at: https://www.theguardian.com/business/blog/2012/mar/26/boardroom-pay-packages-10m-rise.

Treerutkuarkul, A. (2017). Moving Thailand's mountain of alcohol-related harm. World Health Organization Bulletin of the World Health Organization, 95(7), 487.

UNCTAD (2016). Taking Stock of IIA Reform. Geneva: United Nations Conference on Trade and Development.

United Nations (2016). High-Level Panel on Access to Health Technologies: The United Nations Secretary-General's High-Level Panel on Access to Medicines Report: Promoting Innovation and Access to Health Technologies. Geneva: United Nations.

Voon, T.S. and Mitchell, A.D. (2016). Philip Morris vs. Tobacco Control: Two Wins for Public Health but Uncertainty Remains. [Online] Available at: https://www.researchgate.net/publication/309319497_Philip_Morris_vs_Tobacco_Control_Two_Wins_for_

Public_Health_but_Uncertainty_Remains.

Wagner, K.-H. and Brath, H. (2012). A global view on the development of non communicable diseases. Preventive Medicine, 54, S38-S41.

Wang, H., et al. (2016). Global, regional, and national life expectancy, all-cause mortality, and cause-specific mortality for 249 causes of death, 1980-2015: a systematic analysis for the Global Burden of Disease Study 2015. The Lancet, 388(10053), 1459-544.

Wansink, B. and Sobal, J. (2007). Mindless eating: the 200 daily food decisions we overlook. Environment and Behavior, 39(1), 106-13.

Weible, C.M., Heikkila, T., deLeon, P., and Sabatier, P.A. (2012). Understanding and influencing the policy process. Policy Sciences, 45(1), 1-21.

Wilkinson K, Bhardwaj V (2017). South Africa's Proposed Sugar Tax: Claims About Calories & Job Losses Checked. Africa Check. [Online] Available at: https://africacheck.org/reports/sas-proposed-sugar-tax-claims-calories-job-losses-checked/.

World Bank (n.d.). The World Bank and Tobacco Control: The Facts. [Online] Available at: http://www.worldbank.org/en/topic/health/brief/world-bank-and-tobacco-control-the-facts.

World Health Organization (WHO) (2003). WHO Framework Convention on Tobacco Control. Geneva: WHO.

World Health Organization (WHO) (2011). From Burden to 'Best Buys'. Geneva: WHO.

World Health Organization (WHO) (2013). Follow-up to the Political Declaration of the High-level Meeting of the General Assembly on the Prevention and Control of Non-communicable Diseases. SIXTY-SIXTH WORLD HEALTH ASSEMBLY WHA66.10 Agenda item 13.1, 13.2, 27 May 2013. Annex: Global Action Plan for the Prevention and Control of Noncommunicable diseases 2013-2020. Geneva: WHO.

World Health Organization (WHO) (2014a). Global Status Report on Alcohol and Health. Geneva: WHO.

World Health Organization (WHO) (2014b). Global Status Report on Non Communicable Disease. Geneva: WHO.

World Health Organization (WHO) (2016). Global Report on Diabetes. Geneva: WHO.

World Health Organization (WHO) (2017). Preventing Noncommunicable Diseases by Reducing Environmental Risks. Geneva: WHO.

World Health Organization (WHO) (2018). Media release: 9 out of 10 people worldwide breathe polluted air, but more countries are taking action (2 May 2018). Geneva: WHO. [Online] Available at: http://www.who.int/news-room/detail/02-05-2018-9-out-of-10-people-worldwide-breathe-polluted-air-but-more-countries-are-taking-action.

Yach, D., Khan, M., Bradley, D., Hargrove, R., Kehoe, S., and Mensah, G. (2010). The role and challenges of the food industry in addressing chronic disease. Globalization and Health, 6, 10.

Zohlnhöer, R., Engler, F., and Dümig, K. (2018). The retreat of the interventionist state in advanced democracies. British Journal of Political Science, 48(2), 535-62.

11.3 免疫和疫苗接种

11.3.1 引言

11.3.1.1 疫苗接种发展史

疫苗接种和免疫的起源可以追溯到公元10世纪，当时中国人观察到天花幸存者对再次感染具有免疫力。这是最早有文献记载的将天花接种到划痕皮肤上的实验，称为种痘。虽然种痘能有效地使机体对天花产生免疫力，但其增加了某些接种者患严重疾病甚至死亡的风险。种痘的实施在传入欧洲和美洲之前，曾传播到非洲和土耳其。在18世纪的英国，爱德华·詹纳观察到，在与奶牛近距离接触后患上牛痘的奶牛场女工对天花具有免疫力。因此，1796年，他对一名13岁的男孩接种了牛痘病毒(牛痘)，之后又对其接种了天花病毒，以证明有关免疫力的猜想。这一试验促成了1798年首个天花疫苗的研发，并最终于200年后根除了天花。

继天花疫苗的成功研发之后，路易斯·巴斯德于1885年研发出了狂犬病疫苗，随后在20世纪30年代，针对霍乱、伤寒、鼠疫、白喉、破伤风、炭疽和结核的抗毒素和疫苗相继问世。然而，直到20世纪40年代中期，系统性免疫接种才常规实施。世界卫生组织于1974年启动了扩大免疫规划(Expanded Programme on Immunization，EPI)。扩大免疫规划的目标是为全世界儿童接种六种基础疫苗：即白喉、破伤风、百日咳、麻疹、脊髓灰质炎和结核疫苗。儿童疫苗接种现已被认为是20世纪最成功的公共卫生干预措施之一，并对预防全球传染病和控制死亡率持续产生着巨大影响。

11.3.1.2 免疫规划面临的挑战

在扩大免疫规划启动后，中低收入国家(LMICs)中只有5%的儿童在20世纪70年代接受了全程疫苗接种，于20世纪80年代后期增加到约80%。然而，在20世纪90年代中期，全球疫苗接种覆盖率达到了一个稳定期，在某些地方甚至有所下降。因此，每年约有1 990万至3 000万名新生儿免疫接种不足或未接种疫苗。疫苗接种覆盖的不平等进一步加剧了这一问题，在许多中低收入国家，经济收入最低的20%的儿童获得全面免疫的可能性比经济最高的20%的儿童低2～3倍。这一矛盾现象表现在贫困家庭的儿童更容易患上疫苗可预防的疾病，而且其获得医疗保健服务的机会更少。

多方面的因素造成儿童免疫接种不足，包括缺乏优先推动免疫规划的政策；边缘和贫困社区缺乏卫生设施；由于社会、文化和宗教问题以及错误信息的误导而对疫苗持犹豫态度；疫苗供应方面的后勤保障问题，如保持冷链、无菌针头和一次性注射器的供应；以及新研发疫苗高昂价格。此外，疫苗犹豫，尤其在高收入和中等收入地区，反对疫苗游说团体往往基于未经证实的担忧助长了人群对疫苗的犹豫态度。

为解决这些有碍疫苗充分发挥其公共卫生价值的问题，全球疫苗免疫联盟(Global Alliance for Vaccines and Immunization, Gavi)于2000年成立,是一个由政府、私营部门、慈善家和民间社会组成的合作伙伴关系。Gavi的目的是减少未接种疫苗的儿童人数,以及加快将新的疫苗纳入低收入国家的公共免疫规划。

11.3.1.3 疫苗接种对公共卫生的影响

目前儿童疫苗完全接种覆盖率已达约83%,儿童疫苗接种每年可挽救200万至300万生命。许多疫苗可预防的病原体导致的全球死亡率已经下降,疫苗接种的益处显而易见,见图11.3.1。

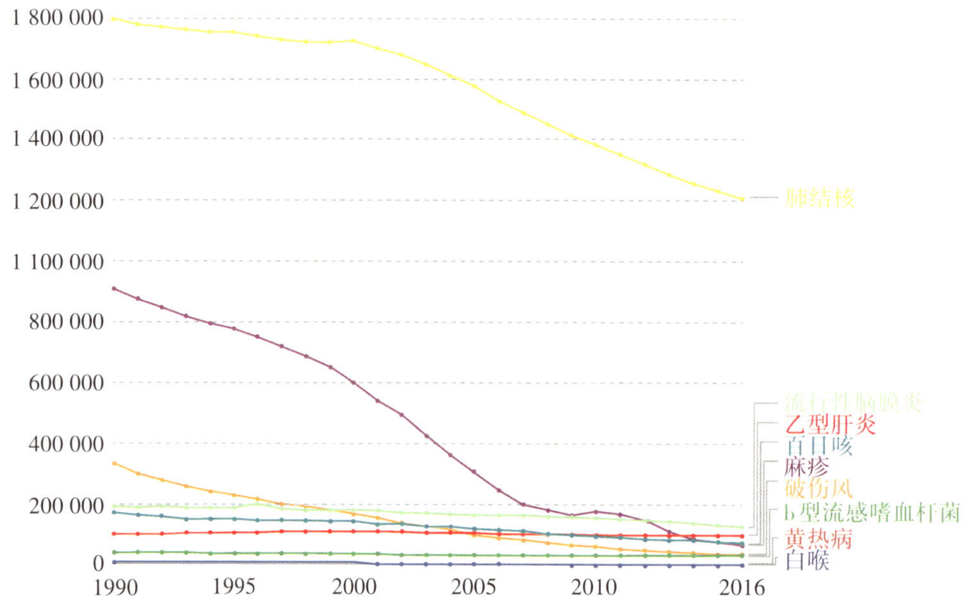

图11.3.1 1990年至2016年疫苗可预防性疾病所导致的死亡趋势

资料来源:Diphtheria, Tetanus, H influenzae type B meningitis, Hepatitis B, Measles, Meningococcal meningitis, Tuberculosis, Yellow fever, Whooping cough.OurWorldInData.org/vaccination.Licensed under CC BY-SA.

进一步的数据表明免疫接种对美国的公共卫生影响,疫苗的引入与许多通过疫苗可预防疾病的死亡减少在时间上具有相关性,见表11.3.1。

表11.3.1 接种疫苗后美国疫苗可预防性疾病的病例和死亡人数减少情况

疾病	接种疫苗前,每年每百万人病例数(年)	接种疫苗后,每年每百万人病例数(所有疫苗接种后病例均指2006年)	病例减少环比(%)	接种疫苗前,每年每百万人死亡数(年)	接种疫苗后,每年每百万人死亡数(所有疫苗接种后病例均指2004年)	死亡减少环比(%)
白喉	58(1936—1945)	0	100%	13.7(1936—1945)	0	100%
麻疹	3044(1953—1962)	0.2	99.99%	2.5(1953—1962)	0	100%
流行性腮腺炎	830(1963—1968)	22	97.4%	0.2(1963—1968)	0	100%
百日咳	1534(1934—1943)	52	96.6%	30.8(1934—1943)	0.09	99.7%
急性脊髓灰质炎	141(1941—1950)	0	100%	10(1941—1950)	0	100%
麻痹性脊髓灰质炎	103(1951—1954)	0	100%	11.8(1951—1954)	0	100%
风疹	242(1966—1968)	0.04	99.98%	0.09(1966—1968)	0	100%
先天性风疹综合征	0.76(1966—1969)	0.003	99.6%		0	
天花	250(1900—1949)	0	100%	2.9(1900—1949)	0	100%

续表

疾病	接种疫苗前，每年每百万人病例数（年）	接种疫苗后，每年每百万人病例数（所有疫苗接种后病例均指2006年）	病例减少环比（%）	接种疫苗前，每年每百万人死亡数（年）	接种疫苗后，每年每百万人死亡数（所有疫苗接种后病例均指2004年）	死亡减少环比（%）
破伤风	4（1947—1949）	0.14	96.6%	3.2（1947—1949）	0.01	99.6%
甲型肝炎	465（1986—1995）	51	89%	0.5（1986—1995）	0.06	88.7%
急性乙型肝炎	273（1982—1991）	44	83.9%	1（1982—1991）	0.16	83.6%
B型流感嗜血杆菌	84（1980s）	0.17	99.8%		0.02	
肺炎球菌	233（1997—1999）	139	40.5%	24（1997—1999）	16.5	31.3%
水痘	16 018（1990—1994）	2046	87.2%	0.41（1990—1994）	0.06	84.3%

资料来源：Roush and Murphy（2007）—Historical comparisons of morbidity and mortality for vaccine-preventable diseases in the United States.In The Journal of the American Medical Association, 298, 18, 2155-63.OurWorldInData.org/vaccination. Licensed under CC BY-SA by the author Max Roser/data converted to table.

疫苗接种成效显著：

20世纪60年代，天花每年造成200万人死亡。在全球免疫运动之后，于1979年根除了天花。

脊髓灰质炎病例数从1988年的每年350 000例（125个国家中流行）减少到2015年的74例（3个国家中流行）。

三分之二的发展中国家根除了新生儿破伤风，每年新生儿破伤风死亡人数从1980年的120万人减少到2015年的5万人以下。新生儿破伤风的减少是由于孕妇破伤风类毒素疫苗覆盖率的增加，以及分娩和助产以及新生儿产前护理方面的改善。

2000年（n=580 000）至2015年（<50 000）期间，麻疹的死亡人数减少了79%，防止了2 000多万人例死于麻疹。

根除了动物牛瘟。

除了疫苗接种，广泛的社会和经济发展，包括改善卫生条件，医疗保健设施的普及，以及改善婴儿营养，均在减少疫苗可预防性疾病造成的儿童死亡方面发挥作用。

11.3.1.4 疫苗接种的广泛影响

婴儿免疫接种被广泛认为是一种成本效益高的医疗干预措施，仅次于饮用水供给。据估计，疫苗接种的经济效益约为预先接种疫苗费用的44倍，包括直接治疗费用和通过预防疾病避免的终身生产力损失。免疫接种的益处不仅限于预防个人的疾病，还可通过阻断病原体的传播（间接免疫）或减毒活疫苗在人与人之间的传播（群体免疫），让健康益处惠及整个社会。此外，疫苗的社会价值包括更广泛的内容，包括对合并症、医院感染、教育程度、认知发展、劳动生产力、收入、储蓄、投资和生育率的影响。

11.3.1.5 疫苗领域的进展

自20世纪70年代以来，新疫苗的研发取得了重大进展。生物技术的进步和对不同病原体免疫知识的了解，包括新型的佐剂技术，促进了疫苗的研发。在过去20年中获得上市许可或处于临床研发最后阶段的疫苗数量已经超过了前两个世纪所研发的疫苗总数，见表11.3.2。

表 11.3.2　疫苗发展时间

1798—1899	1900—1949	1950—1979	1980—1999	2000年至今
1798天花 1885狂犬病 1891炭疽 1886伤寒 1896霍乱 1897鼠疫	1923白喉（类毒素） 1924破伤风（类毒素） 1926百日咳 1927结核病（卡介苗） 1935黄热病 1936流感 1938斑疹伤寒	1955脊髓灰质炎灭活疫苗 1962脊髓灰质炎口服减毒活疫苗 1963麻疹 1967流行性腮腺炎 1969风疹 1974脑膜炎球菌多糖 1977肺炎球菌多糖	1980腺病毒、狂犬病（细胞培养） 1981乙型肝炎（血源）、森林脑炎 1983母体破伤风 1985 B型流感嗜血杆菌多糖疫苗 1986乙型肝炎 1987流感嗜血杆菌结合疫苗 1989伤寒 1991霍乱（WC-rBC） 1992日本脑炎（灭活） 1995带状疱疹 1996甲型肝炎（灭活）、百日咳（无细胞） 1998轮状病毒 1999脑膜炎C群结合疫苗	2000肺炎球菌结合疫苗 2005脑膜炎球菌四价（A、C、W、Y）结合疫苗 2006人乳头瘤病毒、轮状病毒减毒活疫苗、带状疱疹减毒活疫苗 2009日本脑炎（Vero细胞培养）、霍乱（全细胞） 2012伤寒Vi结合疫苗 2015恶性疟疾（RTS-S） 2015志贺氏菌 2016登革热 2018重组卡介苗 预期：孕妇呼吸道合胞病毒疫苗和长效呼吸道合胞病毒单克隆抗体

11.3.2　扩大免疫规划推荐的疫苗

儿童常规免疫接种建议见表11.3.3。

表 11.3.3　儿童常规免疫接种建议

抗　原	第一针接种年龄	基础免疫剂量	加强剂	注　　意
卡介苗	出生时	1		
乙型肝炎	出生时	3或4；接种DTPCV		
脊髓灰质炎	6周（bOPV）～8周（IPV）	4（bOPV+IPV）； 3～4（1～2 IPV，2 bOPV）； 3（IPV）		
DTP疫苗	6周	3	3针加强剂 12～23月（DTPCV）； 4～7岁（Td）； 9～15岁（Td）	
B型流感嗜血杆菌	6周～59月	2～3		不建议5岁以上的儿童接种
肺炎球菌结合疫苗	6周	2～3	第二针后：9～15月	
轮状病毒	6周接种DTP1	2（Rotarix）；3（Rota Teq）		不建议24月之后接种
麻疹	9～12月（最小6月）	2		HIV早期接种
风疹	9～12月接种麻疹疫苗	1		达到并维持80%的覆盖率
HPV	9岁（仅女性）	2		9～14岁女孩；15岁以上接种3针
针对居住在特定地区的儿童的建议				
日本脑炎	6～9月	1（减毒和重组活疫苗）； 2（灭活Vero细胞来源）		

续表

抗　原	第一针接种年龄	基础免疫剂量	加强剂	注　　意
黄热病	9～12月接种麻疹疫苗	1		
森林脑炎	≥1岁(FSME-Immun和Encepur); ≥3岁(BE_Moscow和EnceVir)	3	每3年至少一针	
针对高风险人群儿童的建议				
伤寒	>6月(Typhbar); 2岁(伤寒Vi多糖疫苗); 5岁(伤寒Ty21a减毒活疫苗)	1(Typhbar,Vi PS); 3或4(伤寒Ty21a减毒活疫苗)	每3年(伤寒Vi多糖疫苗); 每3～7年(伤寒Ty21a减毒活疫苗)	
霍乱	1岁(Shanchol,Euvchol,mORCVAX); 2岁(Dukoral)	2 (Shachol, Euvchol, mORCVAX); 2～5岁3针或≥6岁2针(Dukoral)	每6个月(Dukoral 2～5岁); 每2年(Dukoral ≥6岁); 2岁后(Shanchol, Euvchol,mORCVAX)	
脑膜炎球菌	9～18月(流脑A群结合疫苗); 2～11月/≥12月(流脑C群结合疫苗); 9～23月/≥2岁(四价流脑结合疫苗)	1(流脑A群结合疫苗); 2/1(流脑C群结合疫苗); 2/1(四价流脑结合疫苗)	1岁后(流脑C群结合疫苗)	
甲型肝炎	1岁	至少1针		
狂犬病	按需	2		暴露前预防与暴露后预防
登革热(CYD-TDV)	9岁	3		血清阳性率
针对免疫规划疫苗接种儿童的建议				
流行性腮腺炎	12～18月与麻疹疫苗一同接种	2		覆盖率>80%
季节性流感(灭活)	6月	2(<9岁);1(≥9岁)	每年重复接种:一针	优先高风险人群:孕妇、6～35月接种低剂量
水痘	12～18月	1～2		达到并维持80%的覆盖率

11.3.2.1 卡介苗(Bacillus Calmette-Guérin,BCG)

目前,由结核分枝杆菌(mycobacterium tuberculosis,MTB)引起的结核病(tuberculosis,TB)是全球疫苗可预防疾病的主要死亡原因。据估计,全球有17亿人感染MTB,2016年有1 040万例活动性结核病例,其中10%与HIV感染有关。据估计,2016年有120万人死于结核病。在2岁以下的儿童中,MTB感染后发展为TB的风险最大,其中30%～40%的MTB感染者进展为结核病。儿童时期的MTB感染表现为肺结核(pulmonary TB,PTB)或更严重的肺外结核(30%～40%病例)。儿童结核病可作为结核分枝杆菌在人群中持续传播的一个指标。

免疫功能低下的个体从MTB感染发展为疾病的风险较高，或潜在蛰伏的结核分枝杆菌感染的重新激活。未接受抗逆转录病毒治疗（antiretroviral treatment，ART）的HIV感染者每年患结核病的风险为10%，相比较，普通人群患结核病的风险为10%。尽管开始进行ART后，该风险会降低，但HIV感染者的风险仍明显高于普通人群。增加TB传播和易感性的其他因素包括贫困、过度拥挤、通风不良、吸烟和糖尿病。在难民、移民、城市贫民和被监禁者的人中患结核病的风险也有所增加。

尽管可以获得治疗，但约40%的结核病患者仍未被诊断。为实现联合国提出的2030年终结结核病流行的可持续发展目标，应更加关注结核病病例的早期发现和治疗；还应为高危人群提供化药预防，如HIV感染的成年人、5岁以下的MTB感染儿童和活动性结核病病例的家庭接触者。此外，婴儿出生时或出生后不久进行BCG接种，以及研发新的结核病疫苗，仍然是实现根除结核病战略的关键措施。

BCG于1921年首次在人体接种，使其成为最古老的疫苗之一。BCG是牛分枝杆菌减毒活菌株的冻干制剂。目前，已有超过10种疫苗菌株。尽管正在研发新的抗结核疫苗，但缺乏明确的免疫保护相关指标仍是疫苗研发的主要障碍。因此，卡介苗仍是目前唯一可用的结核病疫苗，同时还可预防麻风病。然而，BCG疫苗的有效性在不同类型结核病中的差异很大，且疫苗有效性随时间而减弱，并且不同BCG疫苗株之间也存在差异。据报道，新生儿卡介苗接种对PTB的保护率为59%（RR 0.41，95%CI：0.29～0.58），位于热带附近的国家可能更低；针对儿童期肺外结核的保护率>80%。最新的证据表明，接种卡介苗也可以预防结核病原发感染。10～15岁接种卡介苗后的保护持久性尚未确定。目前，正在致力于研究加强接种所带来的益处。

在结核病发病率高和/或麻风病高发地区建议接种卡介苗。建议所有健康的新生儿在出生时接种一剂卡介苗。已知对疫苗组分过敏的个体、免疫功能低下的个体（包括有症状的HIV感染者）和CD4≤25%的ART初治者禁用该疫苗。正在接受ART的HIV感染儿童，若临床和免疫状况稳定，则可以接种卡介苗。

目前正在研发新的结核病候选疫苗，考虑到90%以上的结核病患者为青少年和成年人，且为社区中MTB传播的主要来源，因此，将优先研发针对青少年和成年人的结核疫苗。

11.3.2.2 乙型肝炎

乙型肝炎病毒（HBV）可引起急性肝炎和慢性肝炎，后者可进展为肝细胞癌（hepatocellular carcinoma，HCC）。乙型肝炎表面抗原（hepatitis B surface antigen，HBsAg）的血清阳性率用于测量传染性HBV的流行程度。据估计，2015年全球HBsAg血清阳性率为3.5%，其中包括2.57亿HBV慢性感染者。血清阳性率最高的是西太地区（6.2%）和非洲（6.1%）。据估计，2015年全球因HBV感染导致的死亡为887 220例，包括因HCC、肝硬化和急性肝炎而导致的死亡。婴儿期的HBV感染引起慢性感染的风险高于以后的感染风险。在HBV流行地区，通常会发生与其他病毒合并感染，包括与HIV、丙型肝炎病毒和丁型肝炎病毒的合并感染。

乙型肝炎疫苗于1982年首次获得许可，含有HBsAg表面抗原蛋白。1986年研发出重组疫苗，目前应用最广泛。全程三剂次HBV基础免疫在超过95%的婴儿中诱导产生保护性抗体（即HBsAg抗体≥10 mIU/ml），并可维持终身，因此，不推荐加强接种。乙型肝炎疫苗可作为单价疫苗或与白喉-破伤风-百日咳（diphtheria-tetanus-pertussis，DTP）±B型流感嗜血杆菌（haemophilus influenzae type b，HiB）和脊髓灰质炎灭活疫苗（inactivated polio vaccine，IPV）联合使用；出生时仅接种单价疫苗。WHO建议，出生后应立即接种乙型肝炎疫苗，以防止高传染性母亲（即乙型肝炎抗原阳性）的垂直传播，随后接种第二剂和第三剂疫苗以完成基础免疫。截至2018年，已有102个国家（53%）将乙型肝炎疫苗纳入新生儿出生接种。新生儿接种疫苗可对部分围产期感染（约30%～40%）提供保护。

建议对大年龄组HBV感染高风险人群接种乙肝疫苗，包括需要经常使用血液或血液制品的患者。在资源允许的条件下，建议对未接种疫苗的人群追加接种乙肝疫苗。感染HIV的成年人的免疫力可能有所下降，因此需要重新接种疫苗。其他预防HBV传播的措施包括出生时接种乙型肝炎免疫球蛋白（在大多数低收入国家因价格昂贵而无法提供）和对献血者进行筛查。

据估计，2015年，三剂次乙肝疫苗的全球覆盖率为84%。HBV的常规免疫接种促使0～5岁儿童慢性乙肝的患病率从疫苗接种前的4.7%降低到2015年的1.3%。据估计,2013年,全世界5岁以下儿童通过乙肝疫苗预防了1 420万例慢性HBV感染。

11.3.2.3 脊髓灰质炎

脊髓灰质炎是由脊髓灰质炎病毒三种血清型(1、2或3型)引起的急性传染病。在常规接种疫苗之前,脊髓灰质炎病毒是导致儿童永久性残疾的主要病原体,每200名易感个体中就有1人出现麻痹性脊髓灰质炎。

口服减毒活疫苗(oral, live-attenuated vaccines, OPV)和注射灭活病毒疫苗(inactivated virus vaccines, IPV)均为可用的脊髓灰质炎疫苗。口服脊髓灰质炎活疫苗含有减毒病毒株,其可在复制过程中重新获得传播力和神经毒性,造成麻痹性脊髓灰质炎的散发或暴发。自2009年以来,从脊髓灰质炎口服疫苗中去除了2型脊髓灰质炎病毒,以消除该毒株引发的疫苗衍生脊髓灰质炎感染。在仍然使用OPV的免疫规划中,三价OPV已被二价OPV(含有1型和3型Sabin病毒的bOPV)所取代。

EPI建议接种三至四剂bOPV和至少一剂IPV。与IPV相比,bOPV的优势包括成本低、易于给药、可诱导更强的肠黏膜免疫以及具有提高家庭和社区接触者免疫力的潜能。在疫苗接种覆盖率持续较高和从邻国输入风险较低的国家中,可以采用IPV-bOPV序贯免疫或仅接种IPV。然而,在野生脊髓灰质炎病毒(wild poliovirus, WPV)输入风险较高的流行国家和地区,WHO尚未建议该免疫程序的转换。

1988年,世界卫生大会提出了“全球消灭脊髓灰质炎倡议”,力求到2000年消灭脊髓灰质炎。自此,全球脊髓灰质炎的发病率下降了99%以上。2型野生脊髓灰质炎病毒(WPV)已于2015年消除,且自2012年11月以来尚未发现3型WPV。脊髓灰质炎流行的国家已从1988年的125个减少到2015年的2个(阿富汗、巴基斯坦)。

11.3.2.4 白喉

白喉是由白喉棒状杆菌感染所致的急性呼吸道传染病。在过去,白喉是严重威胁健康的传染病之一,病死率高达50%。白喉类毒素疫苗于20世纪40年代末研发成功,但直到20世纪70年代EPI(扩大免疫规划)启动时才在全球范围内广泛接种。从1980年到2000年,疫苗的使用减少了超90%的报告白喉病例。然而,在疫苗覆盖率低的国家,包括在流离失所人群和难民中,白喉仍然是一个相当严重的健康问题。全球约86%的儿童接种了三剂含白喉的疫苗。由于儿童疫苗接种覆盖率增加,病例的年龄分布已向青少年和成年人转移。

白喉类毒素疫苗含有经甲醛脱毒的白喉类毒素,吸附于铝佐剂上以增加免疫原性。自20世纪40年代以来,含有白喉类毒素、破伤风类毒素和百日咳(DTP)的联合疫苗得到了广泛应用。DTP疫苗也可与乙肝表面抗原和b型流感嗜血杆菌结合疫苗(五价疫苗)和IPV(含有无细胞百日咳疫苗的六价疫苗)联合使用。婴儿常规免疫接种包括三剂基础免疫(从6周开始,间隔4周)和15~18个月的加强剂。母体白喉抗体的存在会干扰婴儿早期前两剂接种的免疫反应,但在第三剂疫苗接种后达到保护性抗体水平。白喉疫苗不能预防感染,但会抑制白喉毒素的作用,从而防止全身疾病。

在三剂基础疫苗接种后,免疫力会随着时间的推移而减弱。为维持保护效果,需要加强接种。建议超过7岁的儿童接种低剂量的白喉类毒素(TD)疫苗,以减少疫苗不良反应的风险。

11.3.2.5 破伤风

破伤风梭菌是破伤风的致病菌。破伤风可通过暴露于受污染的皮肤伤口或组织损伤中的破伤风梭菌芽孢而感染。所有年龄组人群都有感染风险,过去在破伤风相关死亡中新生儿占比最高。在缺乏医疗护理的情况下,破伤风感染的病死率高达100%。在疫苗免疫欠佳的国家,包括孕期破伤风疫苗接种率低的国家,破伤风仍然是一个相当严重的公共卫生问题。在中低收入国家,大多数破伤风病例仍发生在新生儿中,也有一些病例发生在母亲身上。分娩和流产期间卫生条件差、文化习俗和脐带护理是导致产妇和新生儿感染破伤风的原因。发病率最高的是农村和边远地区,在这些地区,分娩主要在家里进行,没有进行无菌操作。在产妇和新生儿破伤风不常见、婴儿和孕妇疫苗覆盖率高的国家,大多数病例发生在受伤后的青少年和成年人中。由于中低收入国家的监测系统不完善,缺乏破伤风发病率的可靠数据。据估计,2015年约有34 000名新生儿死于破伤风,与1988年(78.7万例)相比减少了96%。

破伤风类毒素疫苗(TTCV)被纳入世界各地的常规免疫规划。建议使用含白喉类毒素的联合疫苗。预防新生儿破伤风的目标是在孕期或孕期外为育龄妇女接种TTCV,让母亲和新生儿(通过母传抗体)都得到保护。建议新生儿破伤风高危国家的育龄妇女使用TTCV。所有国家在孕妇首次产检就诊时,应核实孕妇的破伤风疫苗接种史,并应对未接种的人进行补充接种。在所有的情况中,分娩过程中的清洁程序是很重要的。

破伤风感染后不能诱导自然免疫。感染过的个体仍易感染,因此还需接种疫苗。世界卫生组织建议通过常规的儿童免疫接种进行三次基础免疫和三次加强免疫(12~23个月、4~7岁和9~15岁的加强剂量)。

11.3.2.6 百日咳

百日咳又称“鸡咳”,由百日咳杆菌引起,在全球流行。在疫苗时代之前,百日咳是一种常见的儿童疾病,大多数人都会感染,超过50%的人出现临床症状。婴儿因百日咳感染死亡的风险最高。百日咳可以通过接种疫苗来预防,儿童免疫方案已成功地减少了百日咳病例和死亡人数。白喉、破伤风类毒素,百日咳联合疫苗于1974年被纳入EPI。2001年,接种疫苗在全世界预防了超过130万例与百日咳相关的死亡,2008年预防了68.7万例死亡。

有两种百日咳疫苗可供选择。全细胞百日咳(wP)疫苗含有灭活的百日咳杆菌,通常用于大多数中低收入国家。无细胞百日咳(aP)疫苗包含百日咳毒素亚单位和1~4种其他免疫原性百日咳蛋白,包括丝状血凝素、黏附素和菌毛。许多高收入国家(HICs)已经用aP疫苗取代了wP,以减少接种疫苗后的不良反应。

据报道,在一些使用aP疫苗的国家,百日咳发病率有所上升。病例的增加部分归因于周期性模式、监测的改善、认识的提高以及使用聚合酶链式反应进行更灵敏的实验室检测。然而,aP疫苗的保护期(4~5年)比wP(10~12年)短,而且不像wP能提供黏膜保护或防止传播。世界卫生组织建议目前使用wP的国家不要改为使用aP。在高收入国家,百日咳仍然是疫苗可预防的最难控制的疾病;可能是由于从wP疫苗向aP疫苗的过渡所致。

百日咳疫苗接种的目的是降低婴儿患严重百日咳的概率。全球目标是为90%以上的婴儿接种三剂百日咳疫苗。在一些国家,建议在青少年和成人中进行TdaP的加强接种,以预防这一人群中的百日咳。没有足够的证据表明加强剂是否能够减少儿童严重百日咳;然而,考虑到aP疫苗的保护期,可能需要每十年加强一剂aP疫苗。此外,为孕妇接种疫苗是最近百日咳免疫的一个重点,目的是在婴儿出生后的头2~3个月,即严重百日咳疾病和死亡风险最大的时期,保护婴儿免受百日咳疾病的侵袭;这个时期他们不能通过直接接种疫苗获得免疫力。孕妇接种疫苗已被证明是安全的,在预防婴儿百日咳方面有90%以上的有效性。建议从妊娠中晚期开始接种疫苗,至少在预产期前30天接种,以优化母传抗体。然而,母亲接种百日咳疫苗已被证明干扰了婴儿对aP的免疫反应,可能还会干扰对肺炎球菌结合疫苗(PCV)的免疫反应[由于给母亲的dTap疫苗中包含白喉类毒素——类似于PCV-CRM197配方中用于结合多糖的交叉反应(CRM)蛋白质]。这种母传抗体对婴儿免疫应答干扰的临床意义需要进一步研究。

11.3.2.7 B型流感嗜血杆菌

B型流感嗜血杆菌(Hib)是引起严重肺炎、脑膜炎和其他侵袭性疾病的致病菌。在常规Hib多糖结合疫苗(HibCV)接种之前,疾病负担最大的是4~18个月的儿童,年龄较小的儿童通过母传抗体获得免疫,较大的儿童通过接触Hib获得自然免疫。感染艾滋病毒的儿童患Hib侵袭性疾病的风险是未感染艾滋病毒的儿童的6倍。

Hib病很难诊断,因为它需要在患者接受抗生素之前进行实验室检测,以及在脑膜炎病例中采集脑脊液样本。此外,在中低收入国家,Hib引发的肺炎在严重疾病和死亡率中占比最高,对于肺炎,血培养对诊断病例的敏感性<5%,目前还没有其他实用的诊断工具来进行病原体特异性诊断。

在2000年中低收入国家采用疫苗之前,据估计Hib导致200~300万例5岁以下儿童患上严重疾病,并造成386 000人死亡。2015年,Hib死亡人数下降到约30 000人[大致范围(UR)18 400~40 700],比2000年减少了90%。目前有191个(98%)世界卫生组织成员国使用HibCV。

虽然自20世纪80年代末,HICs开始将HibCV纳入免疫规划,但在大约四分之一世纪后,大多数低收入国家才纳入免疫规划。得益于Gavi的支持,HibCV的价格从最初获得许可时的每剂约20美元降至如今不到2美元。在常规免疫规划接种HibCV疫苗的国家中,侵袭性Hib疾病(特别是脑膜炎)减少了90%以上,经胸透确诊的各种原因肺炎减少了约20%。

该疫苗由富含脯氨酸的蛋白质组成,它是Hib多糖细胞壁的成分,与蛋白质结合,以刺激T细胞依赖的免疫反应,诱导婴儿的免疫力,并建立免疫记忆。疫苗可单独接种,但目前主要与DTP±HepB±IPV联合接种。世界卫生组织建议在所有婴儿免疫规划中使用HibCV。根据当地流行病学和国家计划,疫苗可按不加加强剂的三次基础免疫方案(3P+0)、有加强剂的两剂基础免疫方案(2P+1)或有加强剂的三次基础免疫方案(3P+1)进行接种。目前,大多数资源丰富的国家都在使用加强剂,但通常不建议在EPI中使用。然而,在没有接受抗逆转录病毒治疗的情况下,免疫力下降的抗艾滋病病毒感染儿童需要加强免疫。

11.3.2.8 肺炎球菌疫苗

肺炎链球菌引起的疾病包括肺炎、脑膜炎和菌血症,以及其他不太严重但更常见的黏膜疾病,如中耳炎、鼻窦炎和支气管炎。2015年,估计有294 000名(UR 192 000~366 000名)未感染艾滋病毒的儿童和23 300名(15 300~29 700名)1~59个月大的艾滋病毒感染儿童死于链球菌性肺炎,主要发生在中低收入国家。链球菌性肺炎的占比在2岁以下的儿童和老年人中最高。

由于疫苗接种的间接影响,将肺炎球菌结合疫苗(PCV)引入免疫规划已使疫苗血清型侵袭性肺炎(IPD)发病率大幅下降,即使在未接种疫苗的年龄段也是如此。由于儿童是社区传播的主要来源,通过PCV减少接种儿童鼻咽部携带疫苗血清型病原体的方法,阻断疫苗血清型在未接种疫苗年龄组之间的传播。

目前推荐两种PCV疫苗:10价(PCV10)和13价(PCV13)疫苗。这些疫苗旨在覆盖与儿童重症肺炎相关的血清型。PCV10包括D蛋白作为结合蛋白,可能预防部分无荚膜流感嗜血杆菌,这是中耳炎和肺炎的常见原因。与Hib结合疫苗类似,PCV还可以诱导T细胞依赖的免疫反应,从而产生免疫记忆,并预防鼻咽部定植(有效率为50%)。一旦婴儿疫苗覆盖率达到约50%,就能实现对未接种者(包括肺炎球菌疾病高危成人)的间接保护。

PCV对疫苗血清型IPD的疫苗效力>85%,对疫苗血清型急性中耳炎的效力约为50%,对所有原因胸透确诊的肺炎住院病人的效力为30%。尽管非疫苗血清型会在鼻咽部替代疫苗血清型,但这并没有导致儿童中非疫苗血清型IPD发病率的大幅增加。然而,来自英国的最新数据表明,在儿童接种疫苗后,老年人对疫苗血清型IPD的间接保护已被非疫苗血清型IPD的增加所抵消。在南非,在儿童接种PCV13疫苗后,感染艾滋病毒的成年人中非疫苗血清型IPD也大幅增加。

WHO推荐三剂次接种方案,根据当地情况选择三剂基础免疫(3p+0)或两剂基础免疫和9~15个月的加强免疫(2p+1方案)。与6周、10周和14周的三剂基础免疫相比,6周和14周的两剂基础免疫诱导类似的免疫原性。使用第三剂作为增强剂的优势是,在某些环境中可以维持保护的持久性,并且可能更有效地防止病原体鼻咽定植。

截至2018年,已有138个国家把PCV纳入国家免疫规划。PCV的高成本(在中等收入国家为每剂20美元,在低收入国家约为每剂3.50美元)对国家卫生预算造成重大负担。因此,在肺炎球菌低流行地区,正在评估减少疫苗剂量的方案,并继续监测肺炎球菌定植的流行情况。

PCV疫苗也被批准用于高危成年人,包括感染艾滋病毒的成年人和老年人,对于该部分人群,单剂疫苗可满足需要。在未接受ART的HIV感染成人中,接种PCV疫苗可使疫苗血清型IPD再发的风险降低74%,而在老年人(>50岁)中,接种PCV疫苗在预防疫苗血清型肺炎方面的有效性为46%(95%可信区间22%~63%)。目前,正在开发更高价次的PCV,将包括15~25个血清型。

肺炎球菌多糖疫苗(PPV)包含有23种血清型(PPV-23),是T细胞非依赖性反应,不产生免疫记忆。对于2岁以下的儿童,免疫原性不佳,老年人的保护性免疫可能也是有限的或短暂的。此外,重复使用PPV与低免疫反应相关。PPV-23可以在PCV接种后1~2个月用于特定的高风险人群,如镰状细胞病、慢性肾功能衰竭、免疫抑制、脑脊液漏、脾功能不全、糖尿病或慢性肝、心肺疾病,以增加PCV未覆盖的血清型。在资源有限的情况下,支持老年人和高危人群常规接种PPV-23的证据有限。

11.3.2.9 轮状病毒

在没有接种疫苗的情况下,轮状病毒是引起全球幼儿严重腹泻疾病的主要病因。根据世界卫生组织2013年的估计,在5岁以下儿童中,每年约有21.5万人死于疫苗可预防的轮状病毒感染。几乎每个3~5岁的儿童都会感染轮状病毒。在低收入国家中,初次感染的中位年龄为6~9个月,在高收入国家为2~5岁。大多数(90%)轮状病毒相关死亡病例发生在低收入国家,并与缺乏医疗保健设施有关。在缺乏疫苗接种的中低收入国家,轮状病毒导致了多达一半的腹泻相关住院病例和大约40%的全因腹泻死亡病例。

轮状病毒疫苗的引入使墨西哥5岁以下儿童的腹泻死亡人数减少了50%,并使美国轮状病毒胃肠炎住院人数大幅下降。

目前,有两种口服轮状病毒减毒活疫苗可供使用:Rotarix™(源自一种单价人类轮状病毒株)和RotaTeq™(一种五价牛-人轮状病毒重组株)。这两种疫苗在预防严重胃肠道疾病方面都是安全和高效的,主要是在接种第一剂疫苗后,肠套叠的风险略有增加(约为1~2/100 000婴儿),但免疫的好处远远超过了这一风险。

在低收入国家,疫苗效力(45%~70%)可能低于发达国家(>90%),但由于严重轮状病毒的高发病率,轮状病毒疫苗接种仍然可以预防大量严重胃肠炎病例和死亡。

世界卫生组织建议在常规免疫方案中引入轮状病毒疫苗,分为两剂程序(Rotarix™)或三剂程序(RotaTeq™)。印度(Rotavac、Rotasiil)、越南(Rotavin-M1)和中国(Lanzhou lamb)都批准了各自的轮状病毒疫苗,但这些疫苗在国际上无法获得。由于理论上担心大龄儿童肠套叠的风险增加,制造商建议最后一剂疫苗不晚于32周龄,然而,世界卫生组织建议两岁前轮状病毒疫苗可以与DTP疫苗一起接种。2018年,全球已有94个国家引入轮状病毒疫苗。目前中低收入国家的减毒活疫苗效力低于预期,正在进行升级换代——包括亚单位疫苗的研发。

11.3.2.10 麻疹

在1963年有可用疫苗之前,这种高传染性的麻疹病毒每2到3年就会引起一次流行。在疫苗之前的时代,麻疹每年造成全球3 000万例感染和200多万人死亡,超过95%的人在15岁之前已感染过麻疹。尽管自20世纪60年代以来有疫苗可用于预防,但麻疹仍然是儿童死亡的一个重要原因。2000年,估计有850 000人死于麻疹,经过共同努力提高常规免疫接种覆盖率和定期开展全社区的补充接种活动,到2016年估计减少到89 780人,从而在2000至2016年期间有2 040多万人免于麻疹死亡。

麻疹发病年龄因人群免疫力和出生率不同而不同。在低收入国家、难民营、人口免疫力低、出生率高和人口密度高的国家,婴幼儿感染麻疹的风险增加。一旦疫苗接种覆盖率提高,在以前没有接种过疫苗的人群中,就会发生从儿童期感染到青春期或成年期的过渡。

作为"全球疫苗行动计划"的一部分,世界卫生组织的目标是到2020年在6个世界卫生组织地区中的5个地区消除麻疹。消除的定义是在特定地理区域内传播中断,超过12个月没有麻疹病毒传播,并持续36个月无本土麻疹病例报告时,则确认为消除麻疹。一旦人群达到足够的免疫力,麻疹病毒的传播就可中断。由于其高感染率(Ro),麻疹免疫需要非常高的覆盖率(约90%~95%)才能实现群体保护。2016年,全球12个月龄内麻疹疫苗首针覆盖率为85%,撒哈拉以南非洲和南亚的覆盖率稍低(78%)。

麻疹疫苗是一种减毒活病毒疫苗,可作为单价疫苗或与风疹、+/-腮腺炎、+/-水痘(MR、MMR、MMRV)联合接种。接种麻疹疫苗的时间取决于免疫接种的覆盖率、麻疹发病率和接种程序的起始年龄。例如,免疫接种计划薄弱、覆盖率较低且麻疹病毒传播率较高的国家可能会在较小的年龄(6~9个月)进行疫苗接种,并可能需要开展疫苗补充接种活动,所有儿童都应接种两剂麻疹疫苗。在持续传播的国家,第一剂应在婴儿期(9个月)接种,第二剂应在15~18个月龄接种。在麻疹和产妇艾滋病发病率高的地区,应在6个月时接种加强剂,以减少艾滋病毒感染儿童出现更多重症病例的情况。如果麻疹传播率低,首针接种可在12个月龄。

为实现消除麻疹,二剂次麻疹疫苗接种覆盖率应≥95%,卫生服务机构应对每次接受服务的儿童开展漏种情况评估,如有漏种,必要时应进行补种。

11.3.2.11 风疹

风疹病毒引起一种急性但轻微的感染,通常影响儿童和青年人,对公共卫生的重要性与其致畸的结果有关。孕妇感染风疹可能导致流产、胎儿死亡或先天缺陷。

先天性风疹综合征(CRS)与眼(如白内障、青光眼、小眼炎)、听觉(如感觉神经性聋)、心脏(如动脉导管未闭、室间隔缺损)和颅面(如小头畸形)缺陷有关。对风疹易感的育龄妇女患CRS的风险最高。在尚未引入风疹疫苗的国家,CRS的负担估计与1996年相似,当时非洲约有22 000名儿童出生时感染CRS(95%可信区间:6 127~51 472),东南亚约有46 000名(95%可信区间:1 016~168 910),西太平洋地区约有12 634名(95%可信区间:1 545~21 396)。许多高收入国家和一些中低收入国家引入了风疹疫苗接种,并具有高覆盖率,基本上实现了风疹和CRS消除。

风疹疫苗是一种减毒活疫苗,主要以RA 27/3株为基础。该疫苗通常作为麻疹(MR)、麻疹和腮腺炎(MMR)、±水痘(MMRV)联合疫苗的一部分接种。风疹疫苗接种的主要目的是降低孕妇的原发感染率,从而保护其后代免患CRS。当疫苗覆盖率较低时(例如,仅在私营部门提供疫苗),病毒传播可能会下降,让在儿童时期发生的原发性感染后移到青春期和成年期。这种异常情况会导致CRS病例的增加。

世界卫生组织最近建议,提供两剂麻疹疫苗的国家应考虑婴儿联合免疫程序,将风疹疫苗纳入第二剂麻疹疫苗接种中。这种方法(最好辅以针对广泛的青少年和育龄妇女的初始免疫活动)优于对少女和育龄妇女进行免疫接种的替代策略,因为疫苗覆盖率低和病毒的持续传播可能会破坏这一战略。由于单剂接种风疹疫苗的应答率高,保护作用长期持久,因此不需要加强剂量。

11.3.2.12 人乳头瘤病毒

人乳头瘤病毒(HPV)是一组病毒,其中至少有13种可以引起随后发展成癌症的癌前病变。HPV通常导致生殖道感染,大多数表现为无症状感染并自行消退。HPV通过性接触传播,大多数人在性行为开始后即被感染。70%的宫颈癌和宫颈癌癌前病变由HPV-16和HPV-18所导致。HPV还与肛门-生殖器癌和口咽癌有关。在中低收入国家中,宫颈癌是女性第二常见的癌症。据估计,2012年新增630 000例HPV相关癌症病例,其中84%是宫颈癌。大多数因宫颈癌死亡病例(85%)发生在中低收入国家。

有三种HPV疫苗获得许可并已上市:二价(HPV16型和18型)、四价(HPV16型、18型、6型和11型)和九价HPV疫苗（HPV6型、11型、16型、18型、31型、33型、45型、52型和58型）。所有疫苗都建议在性行为开始之前接种，以预防宫颈癌。四价和九价HPV疫苗还可以预防常见的生殖器疣感染。

世界卫生组织建议将HPV疫苗接种纳入所有国家免疫规划。HPV主要适用于9～14岁的女孩，使用两剂预防宫颈癌。只有在可行、经济有效和负担得起的情况下，才建议对年龄超过15岁的女性或男性接种疫苗。如果女孩的疫苗接种率超过80%，男孩感染HPV的风险就会降低。最近证明，在15～25岁患有宫颈癌前期病变的妇女中，三剂疫苗接种计划在预防宫颈癌进展方面有效，但在老年妇女中无效。

截至2018年5月，80个国家（41%）将HPV纳入其免疫规划中。在免疫规划中实施HPV疫苗接种在技术和后勤上有别于EPI疫苗接种所使用的服务，因为目标年龄组很少去儿童免疫接种中心。HPV疫苗的纳入应该是预防宫颈癌和其他HPV相关疾病的综合策略的一部分。作为策略的一部分，还有对卫生人员进行培训，让人们了解导致感染HPV病毒的行为，告知妇女关于癌前病变和癌症的筛查、诊断和治疗。此外，应解决宫颈癌筛查和侵袭性癌症治疗的问题。重要的是，接种HPV疫苗不能取代成年期必要的筛查，因为年龄较大的人群不会接种疫苗，而且疫苗不能预防所有高危HPV类别。

11.3.3 区域推荐使用疫苗

11.3.3.1 日本脑炎

日本脑炎病毒（JEV）是亚洲病毒性脑炎的主要原因。日本脑炎（流行性乙型脑炎，简称乙脑）是一种人兽共患的病毒性疾病。该病毒通过库蚊在猪和水禽中传播。三带喙库蚊是最重要的传播媒介，在水淹没的稻田和水池中繁殖，通常在夜间叮咬。由于动物宿主的存在，消灭乙型脑炎病毒是不可能的。然而，在流行地区为人类接种疫苗是有可能控制的。由于人类的病毒血症不太可能造成传播，因此人是终末宿主。在温带气候下，4月/5月至9月/10月是乙脑病毒传播的季节。在热带或亚热带地区，雨季的传播会增加。然而，在旱季，如果有灌溉系统，传播也是可能的。

由于缺乏监测和实验室确诊困难，乙脑的疾病负担尚不清楚。据估计，每年发生68 000例临床病例，其中约有13 600人死亡。大多数乙脑是轻症病例，但在脑炎病例中病死率可高达30%。30%～50%的脑炎病例会出现永久性神经或精神后遗症。世界卫生组织东南亚和西太平洋地区的24个国家存在地方性JEV传播。生活在农村地区、靠近稻田或靠近猪的人患乙脑的风险增加。

安全有效的疫苗可以预防乙脑。在乙脑成为公共卫生问题的所有地区，建议将乙脑疫苗接种作为国家免疫方案的一部分。目前有三种乙脑疫苗可供使用和推荐：灭活Vero细胞疫苗、减毒活疫苗和重组（嵌合）活疫苗。灭活Vero细胞疫苗推荐为2剂（6月龄起），而减毒活疫苗（8月龄起）和重组活疫苗（9月龄起）则为单剂。

乙脑疫苗接种不能诱导群体免疫，因此需要在高危人群中实现高覆盖率。如果这种情况持续下去，就可消除病毒流行。在乙脑流行地区，一种常见的免疫策略应包括在主要目标人群（取决于当地流行情况，通常<15岁）中开展一次查漏补种，并将乙脑疫苗纳入国家常规儿童免疫方案。如果老年群体的疾病负担高，他们也可能成为疫苗接种的目标人群。

11.3.3.2 黄热病

黄热病（YF）是一种由蚊子传播的病毒性疾病，影响人类和其他灵长类动物。该病毒在非洲（29个国家）、中美洲和南美洲（13个国家）的热带地区流行。YF可引起急性病毒性出血，因其临床表现之一为黄疸而被命名为“黄”。据估计,2013年,非洲的YF造成84 000~170 000例重症病例和29 000~60 000例死亡病例。YF可在森林(丛林)、中间地带或城市间传播。除人类外,森林型YF在灵长类动物中也很常见。在人类中,它主要见于中美洲和南美洲靠近雨林工作的年轻男性。中间型YF传播发生在非洲潮湿环境中,感染人类和非人类的灵长类动物。城市型YF传播与大规模流行有关,在人口稠密地区,埃及伊蚊在人与人之间传播病毒,只有一小部分感染病毒的人会发展成重症。在症状严重的患者中,约有一半在7~10天内死亡。大多数(>90%)的YF死亡发生在撒哈拉以南非洲地区,其中儿童的风险最高。

YF可用非常有效的减毒活疫苗来预防,一次剂量就可产生终身免疫。在黄热病流行国家,建议在接种麻疹疫苗的同时对婴儿进行免疫接种。此外,建议在黄热病高风险和疫苗接种覆盖率低的地区开展大规模免疫接种活动。

11.3.3.3 蜱传脑炎

蜱传脑炎可引起中枢神经系统的病毒感染。它在东欧、中欧、北欧、中国北部和俄罗斯联邦流行。据估计,每年报告的蜱传脑炎临床病例为10 000~12 000例。一般来说,感染发生在森林户外活动期间被蜱虫叮咬后。

使用福尔马林灭活病毒疫苗,如果完成初免三次接种,可以预防蜱传脑炎。公众的免疫需求取决于地理区域与当地蜱传脑炎的发病率。如果该病高度流行(接种前每年临床发病率≥5例/10万人),世界卫生组织建议在所有年龄组接种疫苗。

11.3.4 高危人群的疫苗接种建议

11.3.4.1 伤寒

伤寒是由肠道沙门氏菌伤寒血清型(S.Typhi)引起,是可危及生命的感染。通过受污染的食物和水经粪口途径传播。人类是伤寒杆菌的唯一宿主。伤寒沙门氏菌感染与缺乏安全饮用水和卫生设施、处理食物时卫生条件差、人口密度高、过度拥挤、社会经济地位低和文化程度低有关。

中低收入国家有沉重的伤寒疾病负担,但随着环境卫生、个人卫生和饮用水供应的改善,这种负担有所减轻。在全球范围内,每年发病人数在1 100万至2 100万例之间,死亡人数约为12.8万至16.1万人。伤寒的发病率在亚洲和非洲国家之间差别很大。儿童伤寒发病率最高,特别是5至15岁的儿童。

可以使用的伤寒疫苗有三种类型:伤寒结合疫苗(TCV)、非结合型Vi多糖疫苗(ViPS)和Ty21a减毒活疫苗。获得许可的TCV疫苗由于其增强了免疫原性成为所有年龄段的首选疫苗,可用于年幼的儿童,并能获得更长的保护时间。在伤寒病负担重或抗生素耐药性高的国家,应优先考虑TCV。根据成本和免疫方案,各国可考虑对≥2岁的人群常规使用ViPS疫苗,对≥6岁的人群常规使用Ty21a疫苗。

11.3.4.2 霍乱

霍乱是由霍乱弧菌的产毒素血清群引起的一种腹泻病,可导致迅速脱水。霍乱的危险因素包括缺乏清洁饮用水、卫生条件差和贫困。在过去,霍乱的暴发造成数百万病例和数十万人死亡。一些中低收入国家仍然经历着该病的严重流行,霍乱在许多国家仍然是一个重要的公共卫生问题,特别是在动乱、战争、自然灾害期间基础设施匮乏的地区和难民营。霍乱流行的定义是:在过去3年中在特定地区发现的疫情是由当地传播引发。有一个或多个霍乱流行地区的国家被列为霍乱流行国家。霍乱疫情的定义是在通常没有霍乱的地区出现至少一例霍乱确诊病例,并存在本地传播证据。2010年至2017年期间,海地和也门暴发了疫情,亚洲和撒哈拉以南非洲地区也出现了病例激增。霍乱负担最重的是非洲和亚洲南部(99%的病例)。在人道主义紧急情况下,霍乱的风险增加,大约50%的病例和死亡发生在5岁以下儿童中。

现有两种口服霍乱疫苗:WC-rBS,是一种单价疫苗,采用经甲醛和高温灭活的霍乱弧菌(古典生物型和埃尔托生物型;稻叶和小川血清型)全细胞(whole cells,WC)加重组霍乱毒素B亚单位制备而成。WC是一种不含B亚单位的灭活改良全细胞二价疫苗。世界卫生组织建议,在采取其他预防措施的同时,应在霍乱流行的地方使用霍乱疫苗,并考虑在有暴发风险的地区使用霍乱疫苗。肌注霍乱疫苗效果不佳,已不再推荐使用。

11.3.4.3 脑膜炎球菌病

脑膜炎球菌性脑膜炎是一种侵袭大脑和脊髓周围细胞膜的严重细菌感染。如果不治疗,病死率可高达50%,或引起严重的神经系统后遗症(10%)。脑膜炎奈瑟菌是导致脑膜炎球菌性脑膜炎的病原菌。脑膜炎奈瑟菌有12个血清群,其中A、B、C、W、X和Y可引起流行。该病主要影响儿童和年轻人,可引发单个病例、聚集性病例或疾病流行。

根据血清群的不同,疾病的地区负担有所不同;然而,由于监测不足,对全球脑膜炎球菌病负担的估计是不充分的。脑膜炎高发地带是撒哈拉以南非洲地区从塞内加尔延伸到埃塞俄比亚(26个国家)的一个区域,其脑膜炎球菌病负担最重。在旱季,由于沙尘风、寒夜和上呼吸道感染致使鼻咽黏膜受损,同时过度拥挤促进传播,导致脑膜炎球菌感染的风险增加。

针对特定血清群的疫苗可纳入常规免疫接种或疾病暴发期间接种。有三种疫苗可用:多糖疫苗、结合疫苗和蛋白疫苗。多糖疫苗有二价(血清组A、C)、三价(A、C、W)或四价(A、C、Y、W),通常在疫情暴发期间接种。然而,保护作用在几年后就会下降,除了血清A群外,婴儿的免疫原性较差。这些疫苗基本上已被多糖-蛋白结合疫苗(Men-CV)所取代。

Men-CV可产生更持久的免疫力,诱导群体免疫,并防止鼻咽定植,因此也阻断了细菌的传播。它们对1岁以上的儿童具有免疫原性。目前可用的疫苗包括单价(A或C)或四价(A、C、Y、W)结合疫苗,也可与HibCV(HibMenC)联合使用。表位特异性蛋白疫苗可用于血清B群。

自2010年以来,在脑膜炎高发地带使用A群脑膜炎球菌结合疫苗开展的大规模免疫接种活动使A群脑膜炎球菌病例减少了58%,流行风险降低了60%。截至2017年11月,位于脑膜炎高发地带上的国家已有超过2.8亿人接种了疫苗。然而,由血清群W、X和C脑膜炎球菌引起的流行病仍时有发生,每年报告的脑膜炎球菌病例达3万例。

11.3.4.4 甲型肝炎

甲型肝炎病毒(HAV)可引起轻度至重度的肝脏疾病。儿童时期感染甲型肝炎大多数为无症状,但以后感染通常会出现症状。病毒通过粪-口途径传播,即摄入被污染的食物或水,或与感染者密切接触。甲型肝炎感染的风险与社会经济因素有关,如收入、清洁水的供应、环境卫生和个人卫生。据估计,在1990年至2005年期间,患甲型肝炎的人数已从1.17亿例增加到1.26亿例,同期因甲型肝炎死亡的人数从30 283人增加到35 245人。

在大多数低收入国家,90%的儿童在10岁时就有抗甲肝病毒抗体。儿童时期的无症状感染可诱发免疫力,很少的易感者在青春期和成年期出现症状。然而,中等收入国家的甲肝流行往往处于中等水平。随着环境卫生和个人卫生的改善,许多人在儿童时期不会被感染,但在成年后可能面临有症状的感染风险。因此,当甲型肝炎病毒流行下降时,临床甲型肝炎病例数将会增加。在高收入国家,抗HAV抗体普遍很低,病毒的流行也很低。

安全有效的疫苗可预防甲型肝炎。灭活疫苗和减毒活疫苗，可为成人和儿童提供长期保护。世界卫生组织建议，急性甲型肝炎高发国家，将甲型肝炎疫苗纳入国家常规免疫方案，接种对象为≥1岁儿童；如果具有成本效益，这些国家会从高流行过渡到中流行。

11.3.4.5 狂犬病

狂犬病是一种病毒性疾病，通过咬伤或抓伤从动物传染给人类。99%的狂犬病由狗传播，狗是人类狂犬病死亡的主要来源。狂犬病也在家畜和野生动物中发现。狂犬病存在于150多个国家，每年估计造成5.9万人死亡，约370万伤残调整寿命年损失。一旦出现临床症状，几乎都会因急性进行性脑炎而死亡。

大多数病例发生在亚洲和非洲，其中40%为15岁以下儿童。

控制狂犬病的主要策略包括给狗注射疫苗和防止狗咬伤。

有人用疫苗和免疫球蛋白，但生活在偏远地区的人们通常无法获得。狂犬病暴露前后接种都有效。

11.3.4.6 登革热

登革热病毒通过雌性蚊子传播给人类，主要媒介是埃及伊蚊，在一定程度上也包括白纹伊蚊。感染登革热的人呈现流感样病例症状，但被感染的人可能会出现严重的致命并发症。登革热有四种血清型：DEN-1，DEN-2，DEN-3和DEN-4。感染后将对特定血清型产生终身保护，但对其他血清型的交叉免疫是有限和暂时的。相反，其他血清型的新感染增加了患严重登革热的风险。在亚洲和拉丁美洲，患重症登革热是儿童严重疾病和死亡的一个重要原因。

近几十年来，登革热发病率从1995—2005年的40万至130万迅速增加到2020年的220万和2015年的320万。全球约50%的人口面临登革热感染的风险。登革热常见于热带和亚热带，主要分布在城市和半城市地区。地区的危险因素包括降雨、温度和城市化。

通过控制病媒，可以成功实现登革热的预防和控制。首个登革热疫苗（dengvaxia，CYD-TDV）于2015年获批上市，用于生活在流行环境中的9～45岁人群。当目标年龄组血清阳性率<50%时，不建议接种疫苗。最近的研究结果表明，与未接种疫苗的个体相比，首次接种疫苗时血清阴性的患者有更严重的疾病并需要住院治疗。世界卫生组织现在建议实施“疫苗接种前筛查战略”，即只有登革热血清阳性的人才接种疫苗，其后勤工作可能具有挑战性。

目前，其他四价减毒活疫苗正在进行Ⅲ期临床试验。基于亚单位DNA和纯化灭活病毒平台的新候选疫苗的研发也在进行中。

11.3.5 免疫规划中推荐的疫苗

11.3.5.1 流行性腮腺炎

流行性腮腺炎是一种通过空气飞沫或直接接触在人与人之间传播的病毒感染。由于唾液腺（腮腺）受到感染，它也被称为传染性腮腺炎。儿童期感染腮腺炎会表现轻症病例，主要影响5～9岁儿童。成人感染，可能会导致严重的并发症，如脑膜炎（高达15%的病例）、睾丸炎或耳聋。

在缺少疫苗的情况下，腮腺炎发病率为每10万人100至1 000例，接种腮腺炎疫苗减少了发病率。许多中高收入国家已将腮腺炎疫苗纳入儿童常规免疫中，通常与麻疹和风疹（MMR）联合免疫。世界卫生组织建议在腮腺炎高发国家进行腮腺炎疫苗接种,建立常规疫苗接种规划,并将麻疹和风疹疫苗接种覆盖率保持在80%以上。与风疹疫苗类似,儿童时期流行性腮腺炎疫苗接种覆盖率不足,可能导致年龄分布向疾病严重的大年龄转移。

11.3.5.2 季节性流感

流感病毒可引起季节性流感流行,也可引起散发病例和流感季节以外的暴发。据报告,有症状的流感发病率成人为5%~10%,儿童为20%~30%,有多达50%的个体在季节性流行后表现出血清阳转。患严重疾病和并发症的风险增加人群包括:孕妇、5岁以下儿童、老年人和患有慢性病或免疫抑制的人。

由于暴露的增加和疾病传播的风险增加,卫生工作者感染流感的风险也在增加。在热带地区,流感全年都有发生,而温带地区发病率季节高峰出现在冬季。

世界卫生组织建议每年接种流感疫苗,保护高危人群避免重症流感和死亡。这些风险人群包括被视为最优先接种群体的孕妇、6个月至5岁的儿童、老年人(>65岁)、慢性病患者和卫生工作者。疫苗的有效性取决于疫苗与流行毒株之间的基因匹配程度,每年的变化范围从0%到70%不等。流感病毒随着时间不断进化。因此,跟踪监测流行毒株和每两年更新一次疫苗成分是很重要的。

孕妇接种疫苗已被证明可保护孕妇(50%的效力)及其6个月以下的婴儿(50%的效力)避免有症状的感染。此外,对接种疫苗孕妇所生的孩子进行的随机对照试验,全因肺炎住院率降低了20%。

流感疫苗研发存在许多挑战,包括病毒繁殖依赖于鸡胚培养,预测将出现流行毒株变异的不确定性,以及保护期短的问题。解决这一问题的办法是寻找通用流感疫苗,至少针对引起最严重季节性流行的A型病毒。此外,由于一种新的流感病毒毒株可能导致大流行,因此各国应保证大流行防范应对计划已到位,其中包括在出现这种大流行时如何采购和分发疫苗。理想情况下,"通用"流感病毒疫苗还应提供针对大流行病毒的交叉保护;然而,这在未来5~10年内实现的可能性较小。

11.3.5.3 水痘和带状疱疹疫苗

水痘和带状疱疹病毒(VZV)是一种传染性很强的病毒,主要在儿童时期引起水痘,在成年后引起带状疱疹。在缺乏疫苗的情况下,几乎所有人在成年前都感染过水痘。VZV流行取决于气候、人口密度和暴露风险。该病一般较轻,但也可能发展为严重的疾病(如蜂窝织炎、肺炎、脑炎、死亡),特别是在婴儿和免疫功能低下的个体中。初次感染后,病毒可在感觉神经节中潜伏,并可在以后重新激活,引起带状疱疹。通常情况下,带状疱疹影响老年人和免疫功能低下的人。

基于OKA毒株的水痘减毒活疫苗有多种配方可供选择。它可以单剂接种,也可与麻腮风疫苗联合接种。许多资源丰富的国家采用VZV常规免疫接种。为了防止感染向大年龄组转移,疫苗覆盖率需要≥80%。由于数据有限,目前不建议接种带状疱疹疫苗。最近在美国获得许可上市的带状疱疹疫苗显示预防带状疱疹的有效率为70%(95%CI 54%~81%)。

11.3.6 特殊人群的疫苗接种

11.3.6.1 难民、寻求庇护者、移民

由于大规模人口流动,难民、寻求庇护者和移民可能会增加感染传染病的风险,因为这部分人群获得清

洁水、住所和卫生设施的机会受限。这些人群中的儿童患呼吸道感染、腹泻和皮肤感染的风险有所增加。尽管在原籍国疫苗接种覆盖率很高，但由于受内乱和战争的干扰，幼儿可能错过疫苗接种。此外，个人可能无法获得医疗保健、健康保险或在卫生系统中注册。

如果人口在流动，为难民、寻求庇护者和移民接种疫苗可能具有挑战性。所有疫苗应按照停留国的国家常规免疫方案进行接种。优先疫苗包括麻疹、腮腺炎、风疹和脊髓灰质炎。此外，难民可能受益于早期接种霍乱疫苗，特别是在霍乱流行地区或来自霍乱流行地区的难民。

11.3.6.2 艾滋病毒感染者

艾滋病毒感染者需要特别考虑，因为他们更容易由感染引起严重疾病，包括结核病、肺炎球菌病和麻疹。艾滋病毒感染者在艾滋病晚期接种疫苗后免疫原性降低，但艾滋病毒阳性的成人和儿童能够产生中等至良好的疫苗反应。随着时间的推移，免疫力的下降可能导致某些疫苗的保护作用降低，个人可能需要给予加强剂量，特别是如果儿童在开始抗逆转录病毒治疗之前接种了疫苗。

HIV暴露未感染的儿童和HIV感染的儿童，在已接受抗逆转录病毒治疗时接种了疫苗，对疫苗接种的反应与未接触艾滋病毒的儿童类似。除卡介苗外，无症状艾滋病毒感染者应在指定年龄接种全部的EPI疫苗。如果临床表现良好且免疫功能稳定，接受抗逆转录病毒治疗的儿童应接种BCG。对于诊断为艾滋病毒的新生儿，应延迟接种卡介苗，直到开始抗逆转录病毒治疗并确认其免疫稳定。对任何重症儿童，如果感染艾滋病毒的儿童患有急性严重疾病，应推迟接种疫苗。

11.3.6.3 卫生保健工作者

卫生保健工作者增加了感染疫苗可预防疾病的风险。重要的是，卫生保健工作者需要在疾病流行期间继续提供卫生保健服务。他们应避免将疾病传播给脆弱的患者群体。建议适当接种卡介苗、乙肝、脊髓灰质炎、白喉、麻疹、风疹、脑膜炎球菌、流感、水痘和百日咳疫苗，特别是在暴露风险增加的情况下。

11.3.7 新发病媒传染病

病媒传播的疾病需要媒介，如蚊子、蜱虫或沙蝇在宿主之间传播，或依赖其他动物作为宿主或携带者。它们估计占所有传染病的17%，在热带和亚热带地区造成严重的负担。自2014年以来，基孔肯雅热、登革热、疟疾、寨卡和埃博拉的大规模暴发影响了世界各地的人口并夺去了许多人的生命。

埃博拉病毒

埃博拉病毒病，以前被称为埃博拉出血热，是一种严重且往往致命的疾病。该病毒于1976年在南苏丹和刚果民主共和国暴发期间首次被发现。最大的疫情发生在2014—2016年的西非。已经确定了五种埃博拉病毒，其中扎伊尔病毒是最近暴发的罪魁祸首。

该病毒从野生动物传播给人类，并可在人与人之间传播。病死率在25%～90%之间。救治由支持治疗与护理组成，包括补液，但目前尚无有效的治疗方法。

在几内亚进行的一项试验显示，一种实验性疫苗（rVSV-ZEBOV）可防止病毒感染。世界卫生组织支持在刚果民主共和国高危人群中使用环形疫苗接种策略进行埃博拉疫苗接种。这包括追踪最近确诊病例的接触者以及间接接触者。其他预防措施应以减少传播风险和控制疫情暴发为目标。

11.3.8 母体免疫

尽管在降低5岁以下儿童死亡率方面取得了相当大的进展,但在新生儿期仍有大量死亡发生,而这一年龄组的进展较慢。在出生后第一个月内死亡的70万婴儿中,28%可归因于传染病。因此,重要的是要保护生命最初几周的婴儿。然而,在大多数中低收入国家,基础免疫方案通常从6周龄开始。孕产妇免疫接种可降低婴儿出生时传染病的发病率和死亡率。母亲在怀孕期间免疫接种,母传抗体可以成功地保护新生儿免受破伤风、流感和百日咳的感染。目前正在研制的新的母体疫苗包括B族链球菌和呼吸道合胞病毒疫苗。

11.3.9 免疫接种的普及

2012年,世界卫生大会通过了《全球疫苗行动计划》(GVAP),旨在普及免疫接种。预计在10年内,可避免2 460万至2 580万例疫苗可预防疾病的死亡。全球免疫行动计划议程的关键是确保公平获得免疫接种服务,无论地理位置、种族或宗教信仰以及社会经济背景如何。实现这一目标的努力包括:全球疫苗免疫联盟通过补贴疫苗采购,来支持最贫穷国家引进新疫苗。因此,将PCV和轮状病毒疫苗纳入公共免疫规划的时间大大缩短,在脑膜炎带的国家中,有20个国家引入了脑膜炎A结合疫苗。此外,在消除小儿麻痹症和破伤风方面也取得了稳步进展。

然而,免疫公平性分析仍然表明,经济差异、居住地和教育状况继续决定儿童的疫苗接种状况。在许多地区,疫苗供应仍然是一项挑战,2017年有16个国家报告了一次或多次疫苗库存短缺,持续时间超过一周。因此,在每年1.32亿出生人口中,估计有1 990万人(15%)没有接种疫苗或免疫接种不足。疫苗可预防死亡的持续存在主要是由于免疫覆盖率低。因此,了解导致儿童免疫不足和未接种疫苗的各种因素,对于充分发挥疫苗在个人和社会层面上的益处至关重要。在这种情况下,需要社区参与和自下而上的方法,包括社会、文化和宗教方面的考虑,以解决导致儿童免疫接种不足的问题。

(翻译:江湖大川、李思敏、王炜晓)

11.4 传染病防控原则

11.4.1 引言

传染病仍然是全球致病、致残和致死的主要原因。在各类传染疾病中，下呼吸道感染导致的死亡率是最高的，是全世界第四大死因(WHO,2020)。无论是工业化国家还是发展中国家，对下呼吸道感染的控制都是卫生工作者和公共卫生官员面临的一项长期挑战。迄今为止，全球只有天花这一种传染病是被根除的，这是传染病控制史上的里程碑。目前，国际社会在根除小儿麻痹症和麦地那龙线虫病(几内亚线虫感染)方面进展顺利。但根除或控制其他传染病，例如疟疾和结核病的努力，则明显受挫。在许多国家，包括发展中国家和发达国家，这些疾病重新成为日益严重的威胁。如果不持续采取控制措施，破伤风等传染病将始终对人类构成威胁。而新的传染病，如艾滋病和新冠肺炎(COVID-19)，则证明了McNeill的说法，即传染病仍将是“人类历史的基本参数和决定因素之一”。传染病史本身就是一个激动人心的故事，对这个主题感兴趣的读者可参阅McNeill(1976)或人类疾病史的综合著作(Kiple,1993)。

本章通过考察疾病负担的严重程度、传染病的感染链(病原体、传播和宿主)、预防和控制传染病的各种方法，研究有助于根除传染病以及预防传染病新发、再发的多重因素，为传染病控制提供了全球视野和综合观点。虽然本章提供了许多传染病的案例来详细阐述传播模式和传染病控制方法，但并未试图覆盖所有传染病种类。美国公共卫生协会定期更新的《传染病控制手册》(Heymann,2014)、《曼德尔、道格拉斯和班尼特传染病原理与实践》(Bennett et al.,2020)两卷本综合著作以及《传染病教科书》(Gorbach et al.,2004)，均定期概述了针对任何特定疾病的详细控制措施和建议。对于那些对儿童传染病特别感兴趣的读者，推荐阅读两卷本综合著作《Feigin和Cherry儿科传染病教科书》(Cherry et al.,2014)；针对急诊设施的传染病，推荐阅读教材《传染病：急诊科诊断与管理(红与白急诊医学丛书)》(Slaven et al.,2006)；关于热带传染病，推荐阅读《热带传染病：防治原则、病原体与实践》(Guerrant et al.,2011)。《人类传染病图谱》(Wertheim et al.,2012)全面介绍了全球分布传染病的治疗方法。美国疾病预防控制中心(CDC)在《发病率和死亡率周报》中发布美国最新的疾病监测信息和控制措施建议，并在《美国疾病报告摘要》(美国疾病预防控制中心,2016)中发布传染病的年度监测汇总报告。许多其他国家也有类似的出版物。世界卫生组织(WHO)在《每周流行病学记录》中发布全球监测信息和控制措施建议。作为人体健康和疾病的决定因素的传染病病原体，本书在第8.11～8.15章对其背景知识作了更详细的介绍。

11.4.1.1 传染病的定义及其防控措施

当病原体进入人体并进行发育或增殖时，就会发生感染。病原体是指能够产生隐性感染或临床显性疾病的生物体，包括细菌、立克次体、衣原体、真菌、寄生虫、病毒和朊病毒。感染性疾病或传染病，是一种导致临床表现疾病的感染。传染病也可由感染性病原体的毒性产物所致，例如由肉毒梭菌产生的毒素会导致典型的肉毒中毒。由于这是一本公共卫生教科书，因此所考虑的传染病是那些在人类宿主身上表现出来的疾病，是人、动物及其环境相互作用的结果。传染病的发生可能是由只存在于人类宿主体内的病原体导致的，如风疹病毒；也可能是由环境中的病原体导致的，如嗜肺军团菌；或由主要存在于动物体内的病原体导致的，如流产布鲁氏菌。

传染病防控方法是指旨在减少疾病发生率（新感染病例）、降低疾病流行率（社区内任何特定时间点的感染病例）或完全根除疾病的行动和项目。旨在降低传染病发病率或其风险因素的控制措施可被视为传染病的初级预防。初级预防措施通过个人和社区范围内的措施来保护公众健康，具体包括保持良好的营养状况、保持身体健康、针对特定传染病的预防接种、提供安全的饮用水，妥善处理粪便等行动。

旨在通过缩短传染病的持续时间来降低发病率的控制措施可被视为传染病的二级预防措施。二级预防措施通过个人和社区范围内的措施来纠正偏离良好健康的行为，包括可以尽早发现疾病的筛查工作、及时进行抗生素治疗，以及确保充足的营养等行动。需要注意的是，在受感染人群中努力开展二级预防控制，也可能会对未感染人群产生一级预防效果。例如，对肺结核病人进行及时的特效药物治疗，使其痰液转化为培养阴性，这样肺结核病人就不再成为他人的传染源；对艾滋病毒呈阳性的孕妇进行治疗，可以减少将艾滋病毒传播给新生儿。

旨在减少甚至消除传染病长期损害的控制措施可被视为传染病的三级预防措施。三级预防措施通过为小儿麻痹症患者提供矫形器具及相关康复服务、咨询和职业培训、防止机会性感染等行动，可以减少或消除残疾，最大程度地减轻痛苦，促进患者对永久性残疾的适应程度。例如，防止艾滋病毒患者中的机会性感染可被视为三级预防措施（Osterholm，Hedberg，2005）。

11.4.1.2 传染病的全球负担

世界卫生组织对全球疾病负担的分析估计，2008年传染病造成了1 230万人死亡，占当年全球总死亡人数5 680万人的21%。下呼吸道感染、艾滋病、腹泻、肺结核和疟疾，这五种疾病约占传染病总体疾病负担的81%。大多数传染病（约97%）死亡发生在发展中国家，这些国家约四分之一的死亡是由传染病引起的（WHO，2008）。然而，传染病在较发达国家也同样不容忽视。例如，流感仍然是美国导致死亡的一个重要原因。

华盛顿大学健康测量与评估研究所（IHME）对目前全球传染病导致的发病率和死亡率的严重程度做了下述强调（http://www.healthdata.org/results/gbd_summaries）：

包括肺炎和流感在内的急性下呼吸道感染，每年引起约4.89亿人发病，每年造成249万人死亡。这些感染是发展中国家婴儿和儿童死亡的最主要原因。

艾滋病毒每年新增感染约190万人，估计每年造成86.4万例艾滋病相关死亡，低于2000年代中期220万例的峰值。2019年，全球约有3 680万艾滋病毒感染者。

腹泻病也是发展中国家婴儿和儿童发病和死亡的一个主要原因。每年大约有66亿例腹泻病例，150万人死于腹泻病，其中绝大多数是5岁以下儿童。

结核病是由结核分枝杆菌引起的，感染了大约18.2亿人，约占全球人口的四分之一，是单一病原体感染导致死亡的主要原因。据估计，2019年有850万人出现临床疾病，118万人死于结核病。

据估计，2019年疟疾造成了约2.31亿例感染病例和64.3万例死亡，主要是5岁以下儿童。

由甲型和乙型流感病毒引起的流感流行预计每年在全世界造成50万至100万人死亡。流感大流行在上个世纪发生过三次，曾造成多达4 000万至5 000万人死亡（例如1918年至1919年发生的“西班牙大流感”）。正如当前人们对高致病性禽流感H5病毒的担忧一样，流感大流行仍有可能再次成为公共卫生重大紧急事件。撰写本章时全球正在发生的新冠肺炎已成为过去100年来最重要的传染病公共卫生大流行。

11.4.1.3 感染链:病原体、传播和宿主

感染链是指传染病病原体、传播和易感宿主之间的关系。传染病的预防和控制取决于这三个因素的相互作用,它们可能导致人类宿主的临床疾病。

病原体

传染病病原体是感染链中的第一个环节,是指其存在或过度存在对传染病的发生至关重要的任何微生物。传染病的病原体包括以下几类:

细菌:例如,螺旋状和弯曲菌,如引起莱姆病的伯氏疏螺旋体;革兰氏阴性杆菌,如引起鼠疫的鼠疫耶尔森菌;革兰氏阳性球菌,如引起丹毒的化脓性链球菌A群;以及革兰氏阳性杆菌,如引起结核病的结核分枝杆菌。

立克次体:例如,引起落基山斑疹热的立克次体(rickettsia ricketsii)和引起流行性虱传染斑疹伤寒的普氏立克次体(rickettsia prowazekii)。

衣原体:例如,引起鹦鹉热的鹦鹉热衣原体(chlamydia psittaci)和引起沙眼及生殖器感染的沙眼衣原体(chlamydia trachomatis)。

真菌:例如,可引起头皮癣的舍恩莱发癣菌(trichophyton schoenleinii)和犬小孢子菌(microsporum canis),以及可引起足癣的红色毛癣菌(trichophyton rubrum)、须发癣菌(trichophyton mentagrophytes)、絮状表皮癣菌(epidermophyton floccosum)。

寄生虫:例如,旋毛虫(trichinella spiralis)等蠕虫会引起旋毛虫病;马来布丝虫(brugia malayi)等丝虫可引起丝虫病(可导致象皮病症状);蠕形肠线虫(enterobius vermicularis)等线虫会引起肠虫病(蛲虫病);华支睾吸虫(clonorchis sinensis)等吸虫会引起吸虫病(东方肝吸虫病);猪带绦虫(taenia solium)等绦虫会引起绦虫病(牛肉绦虫病);克氏锥虫(trypanosoma cruzi)等原虫会引起美洲锥虫病(南美锥虫病)。

病毒:例如,副黏病毒,如麻疹病毒可引发麻疹;披膜病毒,如风疹病毒可引发风疹;微小核糖核酸病毒,如肝炎病毒可引发甲型肝炎;节肢动物传播病毒(虫媒病毒),如可引起登革热的登革热病毒。

朊粒:小型感染性蛋白质粒子,可引发库鲁病、克雅氏病(及人类接触牛海绵状脑病或"疯牛病"病原体导致的相关病变)以及吉斯特曼—施特劳斯勒—申克综合征等疾病。

越来越多的证据表明,某些感染性病原体,通常伴有辅助原因,与人类肿瘤病例有关。例如:血吸虫与膀胱癌、日本血吸虫与结肠直肠癌、华支睾吸虫与胆管癌、乙型和丙型肝炎病毒与肝细胞癌、幽门螺杆菌与胃癌、人乳头瘤病毒与宫颈癌。国际癌症研究机构(IARC)认为,约有220万癌症病例与传染源有关。

可以通过其感染能力(传染力)、传播能力(传染性)、致病能力(致病性)以及导致严重疾病的能力(毒力)来描述病原体。感染性病原体的传染力是指病原体进入宿主体内、在宿主体内存活和繁殖的程度,用感染人数与接触该病原体的总人数之比来衡量。例如,可引起普通感冒的鼻病毒就是高传染性病原体典型。

感染性病原体的传染性或传播能力是指病原体从一个宿主传播到另一个宿主的程度。它通过基本繁殖数(称为R0)来衡量,而基本繁殖数R0是由原发性感染在易感人群中引起的继发感染数决定的。由麻疹病毒和百日咳细菌分别引起的麻疹和百日咳等流行疾病,就是由高度传染性病原体引起的疾病的例子,其R0为10或更高。

感染性病原体的致病性是指在受感染人群中产生临床疾病的程度,用出现临床疾病的人数与受感染总人数之比来衡量。高致病性传染病原体的例子有麻疹病毒和人类(α)疱疹病毒3(水痘-带状疱疹),这两种病毒分别引起麻疹和水痘,其中大多数易感人群都会发病。

感染性病原体的毒力是指在有临床表现疾病的人群中产生严重疾病的程度。它是患严重致命疾病的人数与患病总人数的比率。艾滋病毒就是一种毒性很强的传染病,几乎所有未经治疗的艾滋病患者都会死亡。

影响致病性的传染病病原体的特征包括它们可以侵入人体组织(侵袭性)、产生毒素(中毒)、引发破坏性超敏(过敏)反应、产生抗原变异和抗生素耐药性的能力。志贺氏菌就是一种高侵袭性的传染病病原体,它可以侵入肠道黏膜下组织,引起志贺氏菌病(细菌性痢疾)。肉毒梭状芽孢杆菌(clostridium botulinum)是一种产生毒素能力很强的传染病病原体,它可以在未经充分烹制的食物中产生毒素,并引发典型的肉毒中毒。结核分枝杆菌是一种具有高度致敏性的传染病病原体,它可以引发结核病。抗原变异程度较高的病原体的一个例子是甲型流感病毒,它经常发生微小的抗原变化,即"抗原漂移"。甲型流感病毒也可以不定期地发生重大抗原变化,产生一种全新的亚型抗原,即"抗原转变"。抗原转变具有在人与人之间高度传播的特点,当大量个体接触到他们以前没有免疫力的新亚型时,这种抗原转变可能会导致流感大流行。淋病奈瑟菌(neisseria gonorrhoeae)是一种可产生抗生素耐药性的传染病菌,它具有染色体介导和耐药性转移质粒介导的抗生素耐药性遗传因子,对淋病的控制构成了挑战。

传染性病原体的感染剂量是指引起感染所需的生物体数量。感染剂量因传播途径和宿主易感性而异。大肠杆菌O157:H7是一种只需要极低感染剂量(少至10个生物体)就能引发肠出血性腹泻的传染病病原体。霍乱弧菌是一种需要相对较高感染剂量的传染病病原体,它需要摄入大约1亿个细菌才能在健康成人中引起霍乱。

针对传染病采取的控制措施是根据病原体的类型及其宿主和来源而设计的,其目的是使病原体失去活性。例如,像霍乱弧菌这样的病原体可以通过对供水进行充分氯化处理来灭活。这是一种提供安全饮用水以控制霍乱的化学方法。乙型肝炎病毒等病原体可以通过对注射和手术设备进行充分的高压灭菌来灭活。这是一种控制乙型肝炎的消毒灭菌方法。本章中针对病原体和环境的控制措施的章节详细介绍了这些方法和其他针对病原体的控制方法。

传播途径

传染病控制工作通常旨在切断传播途径,即病原体从宿主或来源向人类宿主传播的机制。病原体贮存宿主是指病原体正常生存和生长的任何人、其他生物体或无生命物质。宿主的感染来源是指病原体所来自的人、其他生物体或无生命物质。水平传播指的是个体之间的传播,而垂直传播指的是亲代与子代之间的特定传播情况(例如,在子宫内经胎盘传播、通过产道传播或通过母乳传播)。《传染病控制手册》(Heymann,2014)将传播途径总结如下:

直接传播

传染性病原体直接并立即转移到人或动物的受染侵入门户而导致感染。这可以是通过直接接触,如触摸、咬、亲吻或性交,或通过打喷嚏、咳嗽、吐痰、唱歌或说话时飞沫直接喷射到结膜或眼、鼻或口腔黏膜上(飞沫传播)(这种方式的传播风险通常限制在距离感染源约1米或更短的距离内)。直接传播也可能通过易感人体组织直接接触土壤中的病原体、被患狂犬病的动物咬伤或胎盘传播而发生(Heymann,2014)。

间接传播

载体传播:受污染的无生命材料或物体(污染物),如玩具、手帕、脏衣服、床上用品、炊具或餐具、手术器械或敷料;水、食物、牛奶和生物制品,包括血液、血清、血浆、人体组织或器官;或作为中间媒介的任何物质,传染病病原体通过个体被输送进入易感宿主体内。病原体在传播前可能已经或并未在载体内或载体上繁殖和生长(Heymann,2014)。

病媒传播:(1) 机械性传播:包括爬行的或飞行的昆虫通过弄脏脚部或喙部,或通过生物体胃肠道排泄,实现的一种简单的机械性传播。该过程不需要生物机体的繁殖或生长。(2) 生物性传播:节肢动物将病原体的感染形式传播给人类之前,需要在其体内繁殖(增殖)、循环发育或者几种方式的结合(循环繁殖)。病原体感染节肢动物后需要一个潜伏期(外潜伏期)才能具有感染性。感染性病原体可以垂直传播给后代(经卵传播);跨期传播表示病原体从节肢动物生命周期的一个阶段传递到另一个阶段,如从若虫到成虫(例如,感染立克次体的蜱虫从若虫阶段到成虫阶段都保持被感染状态)。传播可能是在叮咬过程中注入唾液腺液,或通过胃的反流物或粪便或其他物质沾染宿主皮肤咬伤部位或创伤区域上,或通过抓挠或擦伤皮肤穿透。

这种传播是通过受感染的非脊椎动物宿主传播的，而不是由病媒作为载体进行简单的机械性携带。扮演这两种角色的节肢动物都被称为病媒(Heymann，2014)。

空气传播

微生物气溶胶扩散到合适的侵入门户，通常是呼吸道。微生物气溶胶是空气中部分或全部由微生物组成的颗粒悬浮物。它们可在空气中悬浮很长时间，有些保持着感染性，有些则失去了感染性或毒性。1～5 μm粒径的微粒很容易被吸入肺泡，并可滞留在那里。飞沫和其他大颗粒则不被视为空气传播，它们会迅速沉降下来(参见“直接传播”)。

飞沫核：通常是受感染宿主喷出的飞沫中液体蒸发后产生的小残留物(参见前文)。它们也可能是由各种雾化装置产生的，或在微生物实验室、屠宰场、炼油厂或解剖室里偶然产生的。它们通常在空中悬浮很长一段时间。

灰尘：大小不一的小颗粒，可能来自土壤(例如真菌孢子)、衣物、床上用品或受污染地板(Heymann，2014)。

针对传染病的控制措施是根据病原体的传播类型设计的，目的是阻断传播。例如，通过使用避孕套作为控制淋病的屏障方法，可以减少淋病奈瑟菌等病原体的直接传播。通过杀虫剂的滞留效果作为疟疾的化学病媒控制方法，可以减少恶性疟原虫等病原体的病媒传播。作为一种控制结核病的环境方法，可以通过在患者房间内使用特殊通风装置产生负压来减少痰液阳性肺结核患者引起的结核杆菌等病原体的空气传播。应该认识到，有些病原体的传播途径可能不止一条。例如，小儿麻痹病毒可以通过粪-口途径直接传播和咽部传播，也可能通过受污染的食物或其他物质间接传播。本章“传染病防控工具”一节详细介绍了这些方法和其他旨在阻断传播的控制方法。

宿主

人类宿主是感染链的最后一环。感染性病原体可通过以下途径进入宿主体内。

呼吸道：传染性病原体可被吸入呼吸道，并根据气溶胶、飞沫核或粉尘颗粒的大小沉积在肺泡的不同层次。例如，空气中直径为1～5 μm的飞沫核中的结核杆菌可被易感宿主吸入肺泡而引发结核病。

完整的皮肤：一些传染性病原体，例如可以导致钩虫病的美洲钩虫，可以穿透完整的人体皮肤。

胃肠道感染性病原体，如引发霍乱的霍乱弧菌可通过胃肠道进入人体。胃功能受损(如患有胃酸缺乏症)的人可能会增加患病风险。

黏膜：麻疹病毒等感染性病原体可通过飞沫传播或直接接触受感染者或受污染的物体而沉积在包括眼结膜在内的黏膜上。

泌尿生殖系统：一些感染性病原体，如容易引发尿路感染的大肠杆菌，可通过尿道定植的病菌经上升途径进入尿路。尿路结构异常和导尿等手术可能使宿主容易患病。性传播传染源，例如容易引发淋病的淋病奈瑟菌，可能会进入男性或女性生殖器口。

胎盘：某些感染性病原体，如可导致先天性风疹综合征的风疹病毒，可以穿过胎盘，经由胎盘传播，这是一种从母体到胎儿的直接传播途径，是垂直传播的一种形式。

感染性病原体也会通过突破人体天然屏障的机制进入宿主体内，包括破坏皮肤或黏膜完整性的伤口；通过将病原体带入体内的侵入性手术、肠外注射、肠外输液、输血或器官移植；或通过皮肤注射病原体的媒介昆虫。

免疫状况和年龄是影响疾病临床表现和严重程度的最重要宿主因素。婴儿、幼儿和老人由于免疫系统不成熟或退化，会面临患上严重疾病的更高风险。宿主共同感染或其他降低免疫状态的健康状况，例如艾滋病毒感染或营养不良，也是风险因素。

许多宿主防御机制有助于预防感染或疾病。非特异性宿主防御机制包括完整的皮肤(提供天然屏障)、鼻窦和鼻腔纤毛(将黏液和微粒移向鼻腔)、眼泪、唾液和黏液(通过防止干燥并含有溶菌酶和其他具有抗菌特性的成分)和胃酸(具有抗菌和抗寄生虫特性的盐酸)。特定的宿主防御机制包括从先前感染中获得的自然免疫力、新生儿从母亲处经胎盘获得的被动免疫力、通过免疫接种人为获得的主动免疫力,以及通过免疫球蛋白和抗毒素人为获得的被动免疫力。

宿主对感染的反应可预防或减轻传染病的严重程度,包括:(1) 某些细菌感染会刺激多形核白细胞增多,从而增加吞噬白细胞的数量;(2) 发热可减缓某些感染病原体的繁殖;(3) 抗体的产生可以中和某些感染病原体或其毒素;(4) 干扰素的产生可阻止病毒在细胞内复制;(5) 细胞毒性免疫细胞反应可以杀死感染病毒的细胞。

宿主感染的疾病其表现各不相同,从不明显的(亚临床)感染到严重的疾病,甚至可能导致死亡。传染性病原体、传播途径和宿主因素之间的相互作用决定了症状和体征谱。有时候,宿主可能成为传染性病原体的无症状携带者,并成为其他人的感染源。

针对宿主的传染病控制措施是根据宿主的免疫状况以及宿主接触某些感染病原体的可能性而设计的。例如,麻疹可以通过接种麻疹疫苗来提高宿主免疫力。在与鼠疫肺炎患者密切接触的人群中,通过使用四环素或磺胺等抗生素进行化学预防,可以预防感染肺炎鼠疫。本章中关于针对宿主的控制措施的部分详细介绍了以上这些方法,以及其他控制方法。

11.4.1.4 传染病防控工具

无论是在发展中国家还是在工业化国家,公共卫生领域传染病控制的首要任务都是减少、消除甚至根除传染病。要做到这一点,就要针对病原体、传播途径或宿主采取控制措施。这些控制措施包括:(1) 确定病原体,然后减少或消除感染源和贮存宿主所携带的病原体;(2) 阻断或干扰病原体的传播途径;(3) 确定易感人群,然后降低或消除其易感性。

控制传染病的工具与识别和评价疾病模式以及控制疾病干预措施的结果有关。在传染病控制中,最重要的识别和评价工具是疾病监测,其定义如下:

疾病监测是系统收集、有序整合、分析和评估相关数据,并将结果及时传送给需要了解这些数据的人,特别是有能力采取行动的人的过程。

收集和评价的内容包括:

◇ 发病和死亡报告。

◇ 针对流行和病例个案的现场调查报告。

◇ 实验室对感染性病原体的分离和鉴定。

◇ 疫苗和类毒素、免疫球蛋白、杀虫剂及其他用于控制措施的物资的供应数据、使用数据和不良反应数据。

◇ 各亚组人群免疫水平的信息。

◇ 其他相关流行病学数据资料。

相关部门应编写一份总结上述数据的报告,并分发给所有合作方和其他需要了解疾病监测结果的人员。该程序适用于从地方到国际的所有公共卫生管辖级别(Heymann,2014)。

因此,疾病监测的过程是“收集信息以供采取行动”的过程。有关疾病监测或实地调查的更多详细信息,请参见第5.19章。

与干预有关的传染病控制工具包括:

◇ 针对宿主的控制措施:主动免疫、被动免疫、化学预防、外科干预、行为改变、反向隔离、屏障和提高宿主抵抗力。

◇ 针对传播媒介的控制措施:化学、环境和生物措施。

◇ 针对受感染人群的控制措施:药物治疗、外科干预、隔离、检疫、限制活动和活动行为改变。

◇ 针对动物的控制措施:主动免疫、隔离、检疫、限制或减少活动、化学预防和药物治疗。

◇ 针对环境的控制措施:提供安全的水、妥善处理粪便、食品和牛奶卫生,以及设施和设备的重新设计。

◇ 针对感染性病原体的控制措施：清洁、冷却、巴氏灭菌、消毒和灭菌。

要最大限度地控制某种传染病，可能需要采取不止一种干预措施。例如，要控制甲型肝炎感染，可以采取的干预措施包括：主动免疫接种、被动免疫接种、食物准备和洗手行为、提供安全饮用水和卫生的食品，恰当处理粪便。

控制工具也可根据不同的应用层面来考虑：个人、机构或社区。在个人层面，针对特定人群面临的特定传染病威胁，通常由临床医生最先采取控制措施。例如，预防伤口感染的化学预防、兽医在接触狂犬病动物预防性的免疫接种、白喉患者使用白喉抗毒素等。

在机构层面，通常由机构官员针对彼此密切接触的人群采取控制措施，例如日托中心、学校、军营、医院病房、养老院及惩教机构中的人员。此类例子包括：(1) 在高风险机构人群中使用盐酸金刚烷胺或金刚乙胺进行甲型流感的化学预防或化疗；(2) 在麻疹暴发期间对机构中的幼儿进行隔离；(3) 对残障机构的工作人员和服务对象进行乙型肝炎免疫接种。

在社区层面，通常由地方、州或国家公共卫生机构面向整个社区采取控制措施。例如，儿童免疫接种项目、提供安全饮用水、食品供应管理和召回受污染的食品。

需要注意的是，有些控制措施，例如免疫接种，可能在所有层面都会进行，而有些措施，如为社区提供安全饮用水，则更会具体地应用在某一特定层面。

传染病的控制工具及其与感染链的关系是本章其余部分的重点。

11.4.2 对宿主采取的控制措施

对宿主采取的控制措施范围广泛，既包括相对容易实施的免疫接种，也包括极难接受和实行的个人行为改变。本节详细介绍了适用于易感宿主的各种控制措施类型，并举例说明了这些措施在特定传染病控制中的应用。

11.4.2.1 主动免疫

对宿主采取的最有效的控制措施之一，就是使宿主对传染病的病原体产生免疫力。主动免疫是控制许多传染病的公共卫生措施的基石，被认为是保护个人、机构和社区免受疫苗可预防传染病危害的最经济有效的方法之一。天花疫苗的接种就是主动免疫对传染病潜在影响的最有力的实证。在全球范围内调动政治意愿，同时充分实施主动监测和围堵免疫战略（环形接种），最终在全球范围内遏止了天花病毒的传播，彻底根除了天花。

主动免疫通常被认为是疫苗接种的同义词，是一种接种抗原的过程。它可诱导特异性免疫反应，保护易感宿主免受传染病的侵害。有些人对这两个术语进行了区分。从狭义上讲，接种疫苗就是施打抗原的过程，而免疫则是产生特异性免疫反应的过程。接种了抗原而无法引起免疫反应是有可能的，因为没有一种疫苗100%有效。相反，即使没有接种抗原，也有可能产生免疫反应。例如，口服脊髓灰质炎减毒活疫苗病毒可从受种者传播给其他密切接触者。

主动免疫可通过不同类型的抗原来实现，包括以下几种抗原：

灭活毒素：白喉类毒素是一种甲醛灭活的白喉毒素制剂，可预防临床表现的疾病，但接种者仍有可能感染产生毒素的白喉棒状杆菌菌株。破伤风类毒素和产气荚膜梭菌类毒素（猪脐带疫苗）是灭活毒素制剂另一个例子。

灭活的复合抗原：全细胞百日咳疫苗是一种经过热处理或化学处理的百日咳全菌制剂，可预防临床表现疾病，但接种者仍有可能感染百日咳菌。灭活脊髓灰质炎疫苗和灭活流感疫苗也是灭活疫苗的例子。

纯化抗原:无细胞百日咳疫苗就是由分离和纯化的免疫原性百日咳抗原制成的疫苗。其他含有纯化成分的疫苗包括多价肺炎球菌多糖疫苗、脑膜炎球菌多糖疫苗、蛋白多糖结合型乙型流感嗜血杆菌疫苗和血源乙型肝炎疫苗。

重组抗原:乙型肝炎重组疫苗就是通过DNA重组技术制成的由乙型肝炎表面抗原亚基组成的疫苗。人乳头瘤病毒疫苗是DNA重组疫苗的另一个例子。

减毒活疫苗:麻疹疫苗是一种含有感染性活病原体的疫苗,其病毒性降低,但可诱导针对麻疹病毒的保护性抗体。其他减毒活疫苗包括口服脊髓灰质炎疫苗、腮腺炎疫苗、风疹疫苗、黄热病疫苗和卡介苗。

信使核糖核酸(mRNA)疫苗:有些新冠肺炎疫苗是新疫苗技术的范例,它利用mRNA将一种或多种SARS-CoV-2基因送入人体细胞中,然后让这些细胞产生刺突蛋白,这些刺突蛋白随后从细胞中释放出来并引发免疫反应。

保护性抗体反应通常需要7~21天才能形成。虽然大多数疫苗必须在接触病原体之前接种才有效,但有些疫苗即使在接触病原体之后接种也能起到保护作用。例如,如果在接触后72小时内接种麻疹疫苗,也可以起到预防麻疹的作用。这是因为注射给药途径接种抗原所引起的免疫反应速度要快于麻疹病毒通过呼吸道自然暴露所导致的疾病。

保护期持续时间各不相同,有的只有几个月,如全细胞灭活霍乱疫苗,有的则长达数年甚至终身,如麻疹疫苗。有些灭活类毒素和疫苗,如破伤风类毒素,可能需要一系列的起始剂量才能达到最佳效果,并需要额外的加强剂量来维持保护性抗体。目前,专业人士正在探索许多新技术,以增加可用于预防传染病的疫苗的数量和功效,包括免疫刺激复合物、活病毒或细菌载体疫苗以及定时释放疫苗。

应该认识到,疫苗的效力各不相同,没有一种疫苗100%有效。疫苗的效力因疫苗类型、生产技术、储存和处理条件、接种技巧、接种年龄及其他宿主因素而异。常规使用的疫苗是安全的。然而,没有一种疫苗是100%安全的。疫苗接种者及其父母或监护人应做禁忌证筛查,并了解潜在的副作用。

免疫程序因国家而异,通常基于专家向政府和医生提供的建议。例如,美国免疫实践咨询委员会(Advisory Committee on Immunization Practices)做出通用和特定免疫政策建议,并在网上发布(美国免疫实践咨询委员会,2018)。此外,美国儿科学会(American Academy of Pediatrics)定期在其传染病委员会报告(传染病委员会,2018)中发布全面的免疫建议。在全球层面,世界卫生组织在《每周流行病学记录》中公布其推荐的免疫程序和疫苗可预防疾病的控制策略,并由专家咨询组定期更新。

在疫情爆发的情况下,免疫程序可能会有所调整。例如,在麻疹暴发期间,麻疹的接种年龄可能降至6个月龄。在这种情况下,在常规推荐接种年龄之前接种疫苗的儿童应在推荐年龄再次接种疫苗,因为在较早年龄接种疫苗可能不能达到最佳效果。

免疫程序包括儿童常规疫苗、成人常规疫苗、旅行疫苗、特定高风险人群疫苗和职业人群用的疫苗。例如,破伤风类毒素是普遍推荐的疫苗;黄热病疫苗只推荐给有流行病风险的地理区域(即非洲和南美洲的某些地区);伤寒疫苗只推荐给不寻常接触伤寒的人,包括与已知带菌者生活在同一家庭的人;炭疽疫苗只推荐给兽医和职业上接触可能被污染的工业原料的人员。

除了保护个人外,接种疫苗还可提供一定程度的群体保护。这种群体保护现象被称为群体免疫。群体免疫是指通过免疫接种或之前的自然感染,使足够比例的人群具有免疫力,即对传染病具有抵抗力,从而减少或切断传染病的传播链,实现对整体人群的相对保护。当一个人群的免疫力达到一定水平,疾病在该人群中的有效繁殖数R小于1时,该疾病将最终消失。群体免疫是一种复杂的现象,因感染性病原体、传播途径、疫苗对感染的保护程度以及人群免疫力的分布而有所不同。通常情况下,对于儿童疫苗可预防的疾病,人群中实现群体免疫的免疫水平从84%左右(风疹)到90%以上(百日咳)不等。群体免疫的机制有多种,包括"直接保护接种者免受疾病危害或传播感染的危害,以及非接种者通过隐形接种(如非接种者暴露于脊灰减毒活疫苗接种者肠道排出的脊灰疫苗病毒而获得免疫)、被动获得抗体(胎传抗体),或只是因为减少了传播来源而获得间接保护,从而降低社区中的感染风险"(Fine,1993)。

对于疫苗可预防传染病控制项目,一个特别棘手的问题是,由于项目的成功,人们可能产生自满情绪,这也凸显了需要持续教育公众和决策者的必要性。疫苗可预防传染病的低发病率可能会让家长错误地认为疫苗接种对维护孩子的健康不再重要，并可能导致政治领导人减少对免疫项目的拨款。低发病率还可能使人们过分关注与当前发病率相比相对罕见的疫苗严重副作用。这些副作用只能与没有免疫接种计划时的发病率及其并发症进行比较(Kim-Farley，2017)。

Plotkin和Orenstein对主动免疫的综合处理进行了全面阐述(2012)。

11.4.2.2 被动免疫

被动免疫是指宿主体内的一种暂时免疫，宿主因另一宿主产生的抗体或人工产生的抗体所提供的保护而产生的暂时性免疫力，例如使用实验室制造的对抗SARS-CoV-2的单克隆抗体来模拟人体免疫系统对抗病毒的过程。被动免疫可以自然获得，也可以人为获得。

自然获得的被动免疫是通过胎盘转移母体抗体来实现的。具有免疫力的母亲可以通过这种方式使新生儿获得暂时的免疫力，以抵御某些传染病。这种免疫力随着时间而减弱，最终使婴儿成为这些传染病易感者。

经胎盘免疫作为一种控制措施，它的一个重要用途是通过在妇女怀孕前或怀孕期间对其进行破伤风类毒素免疫接种来预防新生儿感染破伤风。这在发展中国家尤为重要，在这些国家，通常因使用被破伤风孢子污染的不洁工具切断脐带或分娩后在脐带残端放置被破伤风孢子污染的物质而发生新生儿破伤风。由于婴儿的平均潜伏期只有6天(3～28天不等)，因此，无法在足够的时间内通过主动免疫来控制病情。不过，经过免疫接种的母亲通常会有效地将母体的破伤风抗体通过胎盘传递给新生儿，从而预防新生儿破伤风。

自然获得的被动免疫的另一个例子是，患过麻疹的母亲所生的婴儿对麻疹疾病有相对的保护作用。通常，这些婴儿在出生后大约6～9个月或更长时间内都具有免疫力，这取决于怀孕时母体残留的抗体水平。婴儿经胎盘获得有效免疫力的其他疾病包括白喉、流行性腮腺炎、小儿麻痹症、风疹和水痘，免疫力的维持时间长短不一。需要注意的是，如果母亲没有免疫力，或者母体残留的抗体已经明显减弱，那么婴儿可能仍会对疾病易感。

目前，专家正在研究可通过母亲在怀孕前或怀孕期间接受免疫接种来预防新生儿或婴儿患上的其他传染病。例如B型流感嗜血杆菌、B组链球菌和脑膜炎球菌疾病(Insel et al.，1994)。然而，许多疾病并不能通过胎盘免疫来预防(例如，虽然抗体可跨胎盘传递给婴儿，但百日咳的胎盘免疫尚未得到证实)。

母乳喂养是新生儿和婴儿自然获得被动抗体的一种形式。母乳和初乳中含有分泌性免疫球蛋白A(IgA)抗体，可在预防呼吸道合胞病毒、轮状病毒和B型流感嗜血杆菌等病原体感染方面发挥保护作用。

人工获得的被动免疫是通过注射含有抗体的制剂、抗血清或免疫球蛋白获得的。特殊情况下，它可以在控制某些传染病方面发挥作用。但这种免疫力会在较短的时间内减弱。

利用人工获得的被动免疫来控制传染病有以下实例：

狂犬病：人类对狂犬病不存在天然免疫。被已知或疑似狂犬病动物咬伤的易感人群应注射狂犬病免疫球蛋白，以中和伤口中的狂犬病病毒。需要注意的是，除了注射狂犬病免疫球蛋白进行被动免疫外，这些人还应注射狂犬病疫苗进行主动免疫。

甲型肝炎：在卫生条件较差的地区，甲型肝炎感染通常发生在幼年时期，因此，发展中国家的大多数成年人已经具有免疫力。然而，工业化国家也可能爆发甲型肝炎。可为以下人员注射免疫球蛋白进行被动免疫：(1) 甲型肝炎患者的所有家庭接触者和性接触者；(2) 在已有食品处理人员被感染的甲型肝炎发生地，其他食品处理人员需要接受注射；(3) 甲型肝炎集中暴发地机构中的所有人员；以及(4) 工业化国家前往高发病地区的旅行者。值得注意的是，现在已经研发出了甲型肝炎主动免疫疫苗，这可能是一种更可取的方法。

白喉：治疗这种疾病的是使用一种含有抗体的产品(白喉抗毒素)，该抗体是在动物体内产生的(目前只有马的白喉抗毒素)，作为疾病二级预防治疗方案的一部分加以管理。在白喉疑似病例中，必须尽快注射抗毒素,因为它只能中和那些尚未与细胞结合的白喉毒素。

其他重要的传染病,包括乙型肝炎、麻疹、破伤风、水痘、新冠肺炎,根据接触情况、宿主的易感性和宿主整体免疫系统的状况,在某些情况下可能需要注射乙型肝炎免疫球蛋白、破伤风免疫球蛋白、水痘带状疱疹免疫球蛋白、SARS-CoV-2单克隆抗体或免疫球蛋白。

11.4.2.3 化学预防

化学预防是指采用化学物质(包括抗生素)来预防感染或疾病。化学预防也包括疾病的治疗,以预防该疾病的并发症。化学预防可以专门针对某种特定的感染病原体,也可以广谱性地针对多种感染病原体。在外科手术前使用抗生素就是广谱性化学预防的一个例子,用来防止术后伤口感染。下文给出了特异性化学预防的实例。

使用氯喹预防间日疟原虫、卵形疟原虫、三日疟原虫和对氯喹敏感的恶性疟原虫引起的疟原虫血症,说明了如何使用化学预防措施来预防感染的发生。对于某些对氯喹耐药的恶性疟原虫菌株,替代治疗方案包括单独使用甲氟喹、单独使用强力霉素、单独使用伯氨喹或阿托伐醌/氯胍复方制剂。在停止使用除伯氨喹以外的任何化学抑制药物后,可使用伯氨喹来降低间日疟和卵形疟肝内型复发的风险。确定具体的疟疾化学预防方案是非常复杂的。它必须考虑地理区域、怀孕的可能性、个人体重(儿童的剂量大小由体重决定)以及对化学预防方案产生不良反应的风险。

预防感染恶化的其他实例如下:

使用硝酸银、红霉素或四环素滴入新生儿的眼睛,以预防新生儿在出生时因母亲感染淋病奈瑟菌而患上淋球菌性眼炎。

在确诊患者或疑似鼠疫肺炎病例的密切接触者中使用四环素、磺胺类药物(包括磺胺嘧啶和甲氧苄啶-磺胺甲恶唑)、氯霉素或链霉素,以预防鼠疫耶尔森菌传播引起的肺鼠疫。

对与早期梅毒确诊病例的有性接触的人员使用苄胺青霉素,以预防梅毒螺旋体传播梅毒。

使用异烟肼(INH)来预防结核杆菌潜伏感染发展成临床结核病,就是使用化学预防措施来预防感染发展为显性疾病的一个例子。35岁以下结核菌检测呈阳性的人应接受INH治疗,以预防临床结核病。对于使用INH的决定,尤其是35岁以上的患者(他们因使用该药物而患临床肝炎的风险较高),必须根据感染时间长短、与当前病例的关系密切程度、免疫系统状况、是否患有急性肝病、是否可能怀孕以及不良反应风险等信息来决定。

通过使用化学预防来防止感染发展为显性疾病的其他实例包括以下:

复方新诺明(cotrimoxazole)或喷他脒(pentamidine),用于预防免疫抑制人群(如艾滋病毒感染者)的亚临床潜伏性肺孢子虫肺炎(原称为卡氏肺孢子虫肺炎)发展为显性的临床肺孢子虫肺炎。

甲苯咪唑(mebendazole)、阿苯咪唑(albendazole)或帕莫酸噻嘧啶(pyrantel pamoate),用于预防美洲钩虫(necator americanus)、十二指肠蛲虫(ancylostoma duodenale)和塞兰蛲虫(ancylostoma ceylanicum)感染发展为临床表现为贫血症的钩虫病。

将乙胺嘧啶与磺胺嘧啶和亚叶酸结合使用(以避免可能出现的骨髓抑制),防止先天感染弓形虫的无症状婴儿发展为临床表现为脉络膜视网膜炎和其他先天性弓形虫病后遗症。

在某些情况下,在确定的人群中建立筛查计划来检测和治疗特定人群中无症状感染或未被识别的疾病,是非常有用的。例如,对沙眼衣原体感染者的性伴侣、患有脓性黏液宫颈炎的妇女、25岁或25岁以下性活跃妇女以及25岁以上有衣原体感染风险的妇女,进行沙眼衣原体筛查。关于筛查的公共卫生意义的详细背景,请参阅第11.4章。

使用化学预防法治疗传染病以预防疾病并发症的一个例子是,使用青霉素(或对青霉素敏感的患者使用红霉素)治疗由A群化脓性链球菌引起的链球菌性咽喉炎,以预防急性风湿热。

通过使用化学预防方法预防传染病并发症的其他实例包括:

成人用四环素，儿童用青霉素，治疗由伯氏螺旋体(borrelia burgdorferi)引起慢性迁徙性红斑阶段的莱姆病，以预防或减轻后期心脏、关节炎或神经系统并发症的严重程度。

苄星青霉素用于治疗梅毒的原发阶段、继发阶段或早期潜伏期阶段，以预防疾病的晚期表现，如心血管梅毒。

酮康唑(ketoconazole)：用于治疗由皮炎芽生菌(blastomyces dermatitidis)引起的早期芽生菌病，以防止可能导致死亡的慢性阻塞性肺病的发展或芽生菌病的恶化。

使用化学预防的潜在问题包括：因宿主自身非特异性防御机制受损，其他机会性感染微生物在受特定化学预防方案影响的病原体定值的位置上生长，进而引发疾病(例如，当肠道中的正常菌群因使用抗生素而消失时，肠道可能因感染艰难梭菌而导致严重腹泻)，以及出现该传染性病原体的耐药菌株。只有在需要时才应该使用抗生素，针对传染性病原体应该选择适当的抗生素(或在某些情况下使用多种药物疗法)，并确保在治疗期间遵守适当的治疗方案，才能减少抗生素耐药性的产生。

11.4.2.4 外科手术防控

外科手术防控是传染病控制的另一种方法。特别是在采取化学预防措施的同时，作为首要预防措施，某些在公共卫生上具有重要性的传染病可以通过外科手术的干预得到更好的控制。

外科手术用于传染病防控的典型案例就是，将手术作为艾滋病初级预防的有效措施。有充分证据表明，男性包皮环切术，即手术切除阴茎包皮，可以降低艾滋病感染风险。三项随机对照试验表明，与未经过包皮环切术的男性相比，已经经过包皮环切术的异性恋男性的艾滋病发病率降低了50%～60%(Smith et al., 2010)。尽管如此，男性包皮环切术应与艾滋病预防的一揽子措施同时实施，包括推广安全性行为意识、提供避孕套和使用暴露前预防措施(PreP)。世界卫生组织/联合国艾滋病规划署建议男性进行包皮环切，尤其是在以异性性行为所致艾滋病毒感染为主、艾滋病毒感染率高、男性包皮环切术普及率低的国家和地区(WHO，2017)。值得注意的是，包皮环切术对艾滋病以外的其他性传播感染的影响仍存在争议(MacNeily，2011)。

作为主要预防措施的其他手术案例包括扁桃体切除术、鼓室造口术和预防性阑尾切除术。扁桃体切除术(摘除扁桃体)虽然比过去少了，但最常用于预防扁桃体炎复发和阻塞性睡眠呼吸暂停(Patel et al.，2014)。鼓室造口管置入手术是在鼓膜上做一个小切口(鼓膜切开术)并置入一根导管，可以排出积液，在感染反复发作时可用作中耳炎的预防措施(Lieberthal et al.，2013)。关于预防性阑尾切除术，或因其他适应证而在腹部手术中切除明显正常的阑尾，虽然随机试验尚未确定其明确的益处，但发病率似乎很少增加，因此，在腹腔镜手术中切除阑尾的决定应根据具体情况而定(Occhionorelli et al.，2014)。此外，还有一种罕见的情况，比如独自在南极洲过冬的医生需要进行预防性的阑尾切除术，以避免出现像1961年遇到的情况那样，当时一名俄罗斯医生不得不自己给自己做了切除阑尾的紧急手术(Rogozov，Bermel，2009)。

11.4.2.5 改变行为

也许控制传染病最具挑战性的工具，有时也是最有力和最具成本效益的工具，就是改变宿主的行为，减少或消除接触病原体的风险。每个人都养成了不易改变的生活习惯(生活方式)，其中一些行为对传染病有保护作用，另一些行为则使个体面临更高的感染风险。

增加传染性病原体暴露风险的行为，以及可对传播链产生影响的行为改变的实例，包括以下方面：

性行为

许多传染性病原体都是通过性接触直接传播的，其中包括沙眼衣原体引起的衣原体生殖器感染、淋病奈瑟菌引起的淋病、梅毒螺旋体引起的梅毒性病、肉芽肿荚膜杆菌引起的腹股沟肉芽肿、杜克雷嗜血杆菌引起的软下疳,单纯疱疹病毒引起的单纯疱疹,阴道毛滴虫引起的滴虫病,人类乳头瘤病毒引起的尖锐湿疣,以及艾滋病毒引起的艾滋病。

节制性行为,即不与他人发生性行为,可避免通过性接触传播这些病原体的风险。推迟初次性行为的年龄,可避免这些病原体在幼年群体中传播的风险。将性接触限制在两个未受感染且不与任何其他人发生性行为的人之间,实际上就消除了这些病原体通过性行为传播的风险。但也有例外情况,其中一些病原体会通过其他途径传播(例如,其中一方通过静脉注射毒品感染的艾滋病毒会通过性接触传播给另一方)。限制性伴侣的数量,且只和性伴侣很少的人建立性伴关系,可以降低暴露风险。然而,就个人而言,如果这些性伴侣中有人患有性传播疾病,那么传播风险可能仍然很高。最后,在高风险情况下进行性活动时使用避孕套会显著降低传播风险,但并不能杜绝传播。关于性传播感染的更详细的背景资料请参见第8.12章。

静脉注射吸毒行为

使用静脉注射吸毒者使用过的未经消毒的针头或注射器注射毒品,可能会通过载体传播途径间接传播血液中的传染性病原体,包括导致艾滋病毒、乙型肝炎病毒;以及间日疟原虫、恶性疟原虫和卵形疟原虫。

避免静脉注射毒品的行为,可以消除通过受污染的针头和注射器传播此类病原体的风险。使用无菌针头和无菌注射器,可以切断此类病原体的传播链。一些社区公共卫生计划除了大力开展戒毒和戒毒康复活动外,还开展针具交换以及消毒方法的教育,以帮助吸毒者使用无菌的注射器材(参见第9.2章)。

饮食行为

食用某些食物可能会导致通过载体间接传播途径暴露于传染性病原体。这些行为包括生吃软体动物,生吃污染了甲型肝炎病毒软体动物可引起甲型肝炎;生吃沙门氏菌等病原体污染鸡蛋可引发沙门氏菌病;生吃带有弓形虫等病原体的牛肉可引发牛绦虫感染。

虽然食物和饮食习惯是根深蒂固的行为,但改变饮食模式是有可能的。烹饪牛肉、猪肉和鸡蛋等食物可以显著降低传染性病原体的传播风险。此外,还可以通过消除食物中的病原体来降低风险(参见关于环境控制方法的章节)。烹饪后立即进食,避免食物在环境温度下长时间放置,以及注意食物召回通知也是重要的行为。饭前洗手还可减少许多通过直接或间接的粪口途径传播的感染性病原体的风险,例如痢疾杆菌、福氏志贺菌、鲍氏志贺菌和索内志贺菌,这些病原体可能导致志贺氏菌病(细菌性痢疾),据估计,该病每年造成60万人死亡,其中三分之二的病例发生在10岁以下儿童中(Heymann,2014)。

工作行为

在某些职业中,许多行为可能导致接触传染性病原体,因此这些行为应该成为职业安全与健康环境的控制目标。具体实例如下:

牙科工作者赤手操作可能会接触到来自受感染者的乙型肝炎病毒。

医务工作者处理使用过的针头操作不当,可能导致被针刺伤,从而感染上病人携带的艾滋病毒。

医院实验室工作人员在处理含有传染性病原体的标本时操作不当,没有佩戴适当的手套或防护眼镜,可能会导致接触到这些病原体。

兽医如果处理动物不当,可能会接触流产布鲁氏菌、羊布鲁氏菌、猪布鲁氏菌或犬布鲁氏菌,而染上布鲁氏菌病(波状热)。

与非传染性物质有关的职业危害可能会增加个体罹患传染病的风险。例如,在某些工厂和矿山环境下,由于长期吸入游离结晶二氧化硅粉尘会导致工人患上矽肺病,这样的工作条件将大大增加患结核病的风险。

特定职业环境的恰当工作行为包括穿戴防护服、眼镜和手套;不要在工作场所吃东西;下班后洗手和更衣；接受特定工作环境所需的疫苗接种；严格遵守针头处理和设备消毒程序；以及在实验室处理可能产生气溶胶的传染性标本时使用带通风橱的工作台。

其他行为

其他可减少传染性病原体传播的行为包括：

将户外活动安排在病媒活动较少的时期、使用驱虫剂、睡在蚊帐里，减少疟疾等传染病病媒的间接传播。

在蜱虫出没的地区玩耍或工作时，每隔3～4个小时检查自己或幼儿身上是否附着蜱虫，可减少落基山斑疹热等传染病病媒的间接传播。

避免共用餐具、杯子、牙刷或毛巾，可减少单核细胞增多症等经由载体传播的传染性疾病的间接传播。

穿鞋可减少传染性病原体（如钩虫病）的直接传播。

经常洗澡和定期用热肥皂水洗衣服可以预防体虱。

母乳喂养可减少婴儿的腹泻疾病，尽管母乳喂养可能会从感染艾滋病毒的母亲那里传播艾滋病毒。

排便后或接触可能被污染的物体表面、人或动物（包括宠物园中的动物）后要洗手，在准备食物或接触自己的眼睛、黏膜或口腔之前要洗手，这些做法可降低直接或间接传播各种传染性病原体的风险。

家庭规模大和拥挤可能促进传染病病原通过飞沫核在空气中传播，从而导致结核病等传染病。

其中一些其他行为，如居住拥挤，是由贫困等环境条件所决定的，而这些环境并不容易或直接适用于促进行为改变的项目。

11.4.2.6 逆向隔离

在某些罕见的情况下，避免传染病传播给高度易感宿主的方法是进行反向隔离或保护性隔离。这种隔离旨在保护易感病人免受潜在有害病原体的感染。反向隔离程序包括提供一个私人房间，所有进入房间的人都使用口罩、手套和防护服，也包括配备层流室和食物消毒设施。保护性隔离通常在有限的时间内进行，直到正常免疫系统恢复、开启被动免疫方案，或骨髓移植成功。

需要进行逆向隔离的人群包括：患有X-连锁无丙种球蛋白血症、迪乔治综合征和严重联合免疫缺陷症等疾病的人；或那些接受过癌症化疗的人，这些疗法严重损害了他们的免疫系统，使其无法对抗多种传染病。

11.4.2.7 屏障措施

可用于宿主的一种控制手段是在宿主和传染源之间使用屏障。然而，这些屏障的有效性可能取决于宿主是否坚持使用这些屏障，以及是否接受了正确使用这些屏障的教育。屏障使用的实例包括：

纱窗、蚊帐[包括浸有菊酯类杀虫剂（如氯菊酯）的蚊帐]、长袖衬衫和长裤（裤子塞进靴子里作为机械屏障）以及驱蚊剂（DEET避蚊胺），以防止受感染的雌性疟蚊通过叮咬传播疟疾，或库蚊传播西尼罗河病毒。

安全套，用于防止通过性交传播艾滋病毒和其他性传播疾病。

口罩（空气净化呼吸器），防止痰液阳性肺结核患者通过空气飞沫核传播肺结核。

11.4.2.8 提高宿主一般抵抗力

通过改善免疫系统来提高宿主的抵抗力是一种非特异性方法，但在某些情况下可能很重要。红细胞增多症、马拉色菌病和其他形式的营养不良会削弱宿主的免疫系统，使人更容易感染传染病。此外，营养不良并感染传染病的人患上更严重疾病并导致其他并发症的风险更高。

营养不良还包括微量营养素缺乏症。例如,维生素A缺乏与麻疹疾病的高死亡率有关。在高危人群中开展补充、强化和调整膳食项目以纠正维生素A缺乏症,可以降低麻疹死亡率。

腹泻等传染病与营养不良之间存在着复杂的相互作用。感染可能会导致营养不良,而营养不良又会导致更多的感染,形成恶性循环。特别是在发展中国家,如果不加以控制,这种螺旋式恶性循环最终会导致死亡增加。

此外,传染病本身也会影响宿主的抵抗力。麻疹带来的"免疫失忆"已被证明会对儿童死亡率产生长期影响(Mina et al.,2015)。

11.4.2.9 国际旅行

国际旅行的特殊情况结合了前面提到的适用于宿主的许多控制措施。旅行者人数的增加、旅行速度的加快以及到达过去不曾涉足地区的能力,降低了到达口岸传染病监测的有效性,增加了传染病的输入风险。预防传染病的建议必须既有普遍性又有针对性。

普遍性的建议包括避免食用和饮用可能受污染的食物或饮料(包括冰块),以及避免在受污染的水中游泳或洗澡。卫生专业人员应根据所访问地区的情况提供具体咨询意见,可能包括以下措施:针对黄热病的主动免疫、甲型肝炎的主动或被动免疫、预防疟疾的化学预防、准备驱蚊剂以避免蚊虫感染,以及不要在有感染钩虫风险的地区赤脚行走。世界卫生组织每年更新的出版物《国际旅行与健康》(WHO,2012b)提供了有关国际旅行与健康的更详细背景资料。

11.4.3 病媒防控措施

病媒传播是许多传染病的唯一或主要传播途径。有100多种节肢动物传播的病毒可以引发人类疾病。病媒传播疾病的控制措施包括:(1) 改变易感宿主的行为并使用屏障;(2) 减少或切断传染性病原从受感染宿主到病媒的传播链;(3) 直接控制病媒种群的密度。化学、环境和生物控制是直接控制病媒种群的主要手段。

11.4.3.1 化学防控措施

用于控制病媒的化学品包括矿物质、天然植物产品(植物性药物)、碳氢氯化合物、有机磷酸酯和氨基甲酸酯,这些化学品可用作消化道杀虫剂、触杀剂或熏蒸剂。化学控制包括以下公共卫生干预措施:

喷洒化学杀虫剂,如有机氯杀虫剂(如二氯二苯基三氯乙烷或滴滴涕和狄氏剂)、有机磷杀虫剂(如马拉硫磷和杀螟硫磷)和碳酸盐杀虫剂(如丙溴磷和西维因),通过控制蚊子来预防疟疾。

喷洒可生物降解的化学杀虫剂,例如双硫磷,通过控制蚋蝇(simulium fly)病媒来预防盘尾丝虫病。

使用浸泡过溴氰菊酯的诱捕器,通过减少传染性舌蝇载体的数量来预防非洲锥虫病(昏睡病)。

用化学灭螺剂处理钉螺繁殖地,以预防血吸虫病,这种病是由在钉螺体内生长的曼氏血吸虫、埃及血吸虫和日本血吸虫的自由游动尾蚴(幼虫形式)引起的。

用双硫磷等化学杀虫剂处理阶梯井和池塘,以防止因感染剑水蚤(一种甲壳类桡足类动物)而引起的麦地那龙线虫病。

在采取跳蚤控制措施之前或同时采取灭鼠的措施来抑制老鼠的数量,作为改善环境卫生的额外措施,来预防人类感染鼠疫。

由于人们担心滴滴涕和狄氏剂等化学品污染环境，许多国家已禁止使用这些化学品，因此，使用喷洒来控制蚊虫的做法变得复杂。此外，出现了对杀虫剂有抗药性的蚊媒，这也降低了杀虫剂在许多地区的效果。新的施用方法，如马拉硫磷的超低容量喷洒，可减少杀虫剂的用量。

11.4.3.2 环境防控

病媒的环境防控包括以下公共卫生措施：

通过填埋和排干积水区域以及清除房屋周围可能积水的物品，来消除蚊子幼虫的滋生场所。

破坏采采蝇的栖息地。

正确执行垃圾填埋程序，在垃圾箱上加盖，覆盖供人食用的食物，遮盖厕所，清理溢出的食物，并适当储存食物。

设置蟑螂和苍蝇诱捕器。

建造防鼠的房屋。

消除啮齿动物的栖息地。

必须指出，同样重要的是，某些开发项目可能会对环境产生影响，导致病媒或中间宿主种群的增长，并会引发传染病的增加。修建人工水道可能会成为蚋蝇病媒的繁殖地，而蚋蝇病媒可传播盘尾丝虫，引发盘尾丝虫病的传播。灌溉方案可能会促进血吸虫传播所需的钉螺中间宿主的生长，从而引发血吸虫病。认真开展环境和健康影响研究，考虑建设项目对病媒和中间宿主种群的影响，以及修改项目以减少此类种群的方法，是重要的环境控制措施。

11.4.3.3 生物防控

病媒生物的防控包括以下公共卫生措施：

引入捕食者和寄生虫：引入以蚊子幼虫为食的小鱼（gambusia affinis）和真菌寄生虫（coelomomyces），这些都是有效防治伊蚊的措施。

昆虫生长调节剂：使用此类调节剂可能会干扰昆虫的正常发育，导致介媒昆虫死亡或不育。例如，使用烯虫酯来防治洪水中的蚊子。

基因改造：尽管仍处于实验阶段，但研究人员已经开发出转基因蚊子或基因改造过的蚊子，它们具有抗疟疾能力，存活率更高，最终在生态上取代可携带疟原虫的蚊子。

11.4.4 针对感染者的防控措施

针对感染者的防控措施，其适用范围包括个人、机构或医院以及社区。

11.4.4.1 医院感染控制

医院环境的独特性要求通过特殊的措施来预防和控制院内感染或医疗相关感染（HAIs），即在医院或其他医疗环境中引起或发生的感染。医疗相关感染是一个世界性的大问题。仅在美国，每年发生约200万次医疗相关感染，导致约为九万人死亡（McKibben et al.，2005）。根据住院服务消费价格指数，医疗相关感染产生的医院患者直接医疗费用每年约为357到450亿美元（Scott，2009）。

理想情况下，医院的感染控制项目应包括以下要素：

负责全面协调感染控制活动的感染控制委员会。

负责医院内疾病监测、数据分析、咨询和医院员工培训的一名或多名感染控制从业人员(感染预防专家)。

负责监督感染控制从业人员、监督数据收集和分析以及落实所有必要的应急感染防控措施的一名医院流行病学家。

负责提供工程及预防性维护操作,尤其是通风设备预防维护指导的工程师。

负责制定适当程序以处置液体、固体废物以及负责水、冰和食物及环境卫生的一名卫生学家。

行之有效的病患护理实践指南。

对病患护理、患者感染和传染性病原体造成的环境污染进行监测。

与其他部门(微生物实验室、中心服务部门、后勤部、餐饮部和洗衣房)进行协调。

病媒控制。

对出现的问题进行全面调查。

针对个人、机构和社区的传染病感染者具体防控措施见下文。

11.4.4.2 化学治疗

对传染病感染者或亚临床感染者的治疗可以对某些传染病起到控制作用。这种治疗对患者的疾病进展可能有影响,也可能没有影响。应该注意的是,需要通过快速的病例检测和及时使用合适的化学治疗来降低传染性。

通过化学疗法进行控制的部分重要示例:

用适当的多种药物疗法治疗痰结核菌阳性肺结核患者,通常会在几周内使痰菌转阴,从而使患者对他人不具传染性。推荐通过异烟肼(INH)与下列一种或多种抗生素进行组合的治疗方案:利福平、链霉素、乙胺丁醇和吡嗪酰胺。世界卫生组织建议由一名负责人直接对多种药物治疗的完整疗程进行观察,作为全球结核病控制策略(DOTS,即直接观察治疗、短程化学治疗)的一部分。

通过适当的多种药物进行治疗的麻风病患者在接受常规和持续治疗3个月后可被视为不再具有传染性。以下抗生素可用于多菌型麻风推荐治疗方案:利福平、氨苯砜和氯法齐明。

使用青霉素(对青霉素过敏者可改用红霉素)治疗链球菌性咽喉痛患者,通常会在24～48小时后不再具有传染性。

使用红霉素或甲氧苄啶-磺胺甲恶唑等抗生素治疗百日咳虽然可能不会改变患者症状,但通常会使患者在5～7天后不再具有传染性。

需要特别注意对带菌者的治疗:

带菌者是指携带有特定的传染性病原体,虽然本身没有可识别的临床疾病,但具有潜在传染性的人或动物。带菌者可能全程无明显症状(这种个体通常称为健康或无症状携带者),或者伴随患有临床上可识别疾病的患者的潜伏期、恢复期和恢复期后(通常称为潜伏期或恢复期带菌者)。在任一情况下,带菌者可能是短期的或长期的(暂时或短期带菌者,也可能是长期带菌者)(Heymann,2014)。

例如,白喉的慢性带菌者可能需要6个月或更长的时间来清除传染性病原体白喉棒状杆菌,但适当的抗生素治疗通常会迅速终止这种带菌状态。另一个例子是未经治疗的伤寒患者。2%～5%的患者将成为永久带菌者,而通过使用适当的抗生素进行治疗,可有效地终止这种带菌状态。

对于某些传染性病原体而言,抗生素治疗不一定能消除带菌状态。例如,用抗生素治疗沙门氏菌病患者可能不会消除其传染性,反而可能导致抗生素耐药菌株的出现。然而在某些特定情况下,抗生素治疗仍然是必要的。

有些情况下,宜在特定目标人群中建立筛查程序,进而对那些可能有传染性的无症状或未识别的感染者进行识别。这种筛查应包括必要的后续治疗,如适当的化学疗法和咨询服务。例如,对白喉患者的密切接触者进行筛查,检查其鼻和咽喉培养物是否存在白喉棒状杆菌。对于已确定的培养阳性带菌者,应使用适当的抗生素疗法予以治疗。

11.4.4.3 外科手术防控

外科手术是对感染者进行传染病控制的另一种方法。外科手术,尤其当其与化学治疗措施相结合时,可以对一些在公共卫生方面有重大影响的传染性疾病产生良好的控制效果。

从20世纪上半叶直到本世纪中期有效药物出现前,外科手术在控制结核病(TB)方面发挥了重要作用(Sihoe et al.,2009)。随着耐多药(MDR)和广泛耐药(XDR)结核病的增加,手术干预再次被视为一种辅助治疗选择(Kempker et al.,2012)。美国胸科协会、疾病预防控制中心和美国传染病协会在2003年发布了一份报告,其中指出手术治疗只能作为药物治疗的辅助手段(Blumber et al.,2003)。最近的研究表明,作为化学治疗的辅助手段,通过早期肺切手术切除部分或全部肺叶,可给耐多药和广泛耐药结核带来很高的治愈率(Kang et al.,2010)。世界卫生组织还建议在疾病发展的早期(而不是晚期)进行各种辅助手术治疗(WHO,2008a)。应该注意的是,对结核病的治疗是阻止向他人传播的初级预防措施。

手术治疗也可以在治疗其他感染过程中发挥作用,如耐甲氧西林金黄色葡萄球菌(MRSA)感染。对于复杂的耐甲氧西林金黄色葡萄球菌感染,或当骨或关节受侵时,建议进行外科清创术,从伤口移除坏死或被污染的组织,以防止进一步感染(Liu et al.,2011)。另一个例子是坏疽。坏疽是一种由于感染和/或糖尿病等非传染性疾病引起的血液供应不足而导致细胞死亡的疾病。坏疽可由非感染性疾病引起,表现为干性坏疽,或由多种细菌引起,表现为湿性坏疽、气性坏疽、内部坏疽和坏死性筋膜炎(一种导致软组织死亡的感染)。

11.4.4.4 隔离

隔离是指"将被感染者或动物与其他人隔离,隔离时间至少等于传染期,隔离的地点和条件应能防止或阻止传染性病原体从被感染者直接或间接传播给易感者或可能将病原体传播给他人的人"(Heymann,2014)。

美国疾病预防控制中心和美国医院感染控制顾问委员会(HICPAC)为医院隔离防范措施提供了相应的指南(Siegel et al.,2007)。隔离防范措施共分两类,即:(1)针对所有住院病人护理的标准防范措施;(2)针对接触、飞沫或空气传播途径播散病原体的疑似或确诊住院患者,采用基于控制传播的防范护理措施,具体概括如下:

标准防范措施是普遍适用的预防措施,旨在降低来自血液、体液、分泌物和排泄物、不完整的皮肤和黏膜的感染性病原体传播的风险。标准防范措施主要包括洗手,正确使用个人防护设备(手套、口罩、眼罩、面罩以及防护服),正确处理病人护理设备,对常规护理进行适当的环境控制,对经常接触的物品表面进行清洁和消毒,适当管理、运输和处理用过的床单,正确处理和处置针头、手术刀和其他尖锐器械,在对病人进行急救时提供足够的保护,注意呼吸道卫生/咳嗽礼仪以及将造成环境污染的病人安置在独立房间。

除了标准预防措施外,对于经空气传播感染的疑似或确诊患者还应采取空气传播防范措施。空气传播防范措施主要包括:将患者置于负压隔离病房(AIIR)(如有必要,可对具有相同活动性感染的患者进行集中照护)、使用面罩呼吸器(N-95空气净化式呼吸防护面具)以及限制患者移出和离开房间(如果必须移动患者,则给患者戴上医用口罩)。例如,对一名住院麻疹患者在其出疹的四天里需采取空气传播防范措施。尽管对普通人群来说,隔离未住院的麻疹患者并不可行,但学龄儿童至少在出疹四天内不应该去上学。

除了标准预防措施外,对于经飞沫传播感染的疑似或确诊患者还应采取飞沫传播防范措施。飞沫传播防范措施主要包括:将患者安置在独立房间(如有必要,对患有相同活动性感染的患者进行集中照护,或确保感染者与其他患者和访客之间至少3英尺的距离)、在距离患者3英尺范围内工作时使用口罩以及限制病人离开和移出房间(如必须移动患者,则给病人戴上医用口罩)。建议对患有咽部白喉和肺鼠疫的患者采取飞沫传播预防措施。

除了标准预防措施外,对于经直接或间接接触感染疑似或确诊感染患者或定植者还应采取接触传播防范措施。接触传播防范措施主要包括:将患者安置在独立房间中(如有必要,可对具有相同活动性感染的患者进行集中照护)、进入病房时戴好手套、离开病房前脱下手套、进入病人房间时穿好防护服、离开房间前脱下防护服、仅出于必要目的移动或转移患者并且在可能的情况下将患者护理设备专用于单个患者(如有必要,可以将此类设备用于具有相同活动性或群体性感染的患者人群)。建议对患有皮肤白喉、艰难梭菌感染和播散性单纯疱疹患者采取接触隔离防范措施。

11.4.4.5 潜在感染者检疫

检疫是指"对暴露于(或被认为有高风险暴露于)处在传播期的传染病患者的健康人或动物(即密切接触者)的活动进行限制,以防止这些接触者在感染的潜伏期传播疾病"(Heymann,2014)。

两类检疫如下(Heymann,2014):

绝对或完全检疫:限制暴露于传染病患者的行动自由,限制时长不超过传染病最长潜伏期,防止他们与未暴露者发生有效接触。

适度检疫:对接触者行动采取选择性的限制和部分限制,通常视已知或推测的易感性而定,并评估疾病传播的风险。适度检疫适用于某些特殊情况,例如将儿童从学校移出,对免疫人群免除针对易感人群的措施,或将军事人员限制在驻地或营房内。适度检疫包括:个人监测,即对接触者进行密切的医学或其他监督,以便及时发现感染或疾病的发生,但不限制他们的行动;出于特殊的考虑及管理或观察的需要,将一群人或家畜的某一部分与其他部分分开;将易感儿童转移到免疫者家中,或者建立一个卫生防护地带以保护人群中未受感染的人员免受感染(Heymann,2014)。

几种可以考虑实施检疫措施的疾病实例如下:

肺鼠疫:对与肺鼠疫患者同处一室或面对面接触过的人以及没有接受化学预防的人,应进行绝对检疫,并实施严格隔离,包括为时7天的严密监测。

麻疹:尽管绝对隔离不可行,但对于宿舍、病房或机构中的儿童,建议采用适当检疫。当麻疹在上述设施内发生时,应对婴儿进行严格的隔离。

拉沙热:建议对所有密切接触者进行严密的个人监测。密切接触者包括与拉沙热患者共同生活或有密切接触的人以及检测这些患者标本的实验室人员。

11.4.4.6 活动限制

在某些情况下,可通过限制社区中可能具有传染性的人的活动来控制传染病的传播,例如:

患有腹泻的人不应处理食物或照顾住院病人、儿童和老人。

已知的伤寒沙门氏菌携带者不应处理食品或照顾患者。

患有葡萄球菌疾病的人应避免接触虚弱的成人和婴儿。

风疹患者在出现皮疹后的7天内不得上学或工作,也不得与孕妇接触。

11.4.4.7 行为改变

感染者可能难以做到为保护他人而改变自己的行为,这往往需要对他们持续进行教育和咨询。但在下述情形中,为防止传染性病原体的传播,应考虑采取行为改变措施。

性行为

通过性活动传播的传染性病原体的例子在前面关于对宿主采取防控措施的章节中已经讨论过,更详细的内容见第8.12章。应该鼓励那些怀疑自己可能感染了性传播疾病的个人就医。携带性传播疾病病原体的人应接受治疗,并按照要求配合卫生官员对他们的性接触者进行追踪。患有性病性淋巴肉芽肿和梅毒等疾病的患者在病变痊愈前应避免性接触。应建议艾滋病毒感染者及时治疗生殖器溃疡疾病,因为这种疾病可能会增加艾滋病毒的传播。此外,艾滋病毒感染者应避免与艾滋病毒阴性的人发生性接触,如果发生性行为,应使用避孕套等来减少传播风险。有关艾滋病毒和艾滋病的更详细介绍,请参见第8.13章。

静脉注射吸毒行为

除了为静脉注射吸毒的人提供戒毒咨询和戒毒方案,还应敦促其在注射器材的使用上做出改变。避免共用注射器材以及指导其正确的静脉注射用针头和注射器的消毒方法,以降低病原体通过受污染的注射器材传播的风险。

食品处理行为

应告知被限制接触食物的个人(如伤寒沙门氏菌携带者)其身体状况以及通过接触食物感染他人的风险。有可能通过食物作为传播介质传播疾病的食品处理人员不应为他人加工食品。强调洗手,尤其是在排便后和处理食物前洗手的重要性。

其他行为

可降低将传染性病原体传染给他人风险的其他行为有:

咳嗽和打喷嚏行为:患有直接通过飞沫传播或通过飞沫核进行空气传播的传染病患者(如痰检阳性的肺结核患者),咳嗽或打喷嚏时应捂住口鼻。

避免饮用受污染的水:麦地那龙线虫病患者如有活动性溃疡或水疱,应避免进入饮用水源。

避免病媒叮咬:血液中带有锥虫的非洲锥虫病(昏睡病)患者应防止被舌蝇叮咬。

避免特定人群捐献器官或体液:感染艾滋病毒或有感染艾滋病毒高风险性行为和其他行为者不应捐献血液、血浆、组织、细胞、人工授精精液或移植器官。

11.4.5 动物防控措施

人兽共患病是指在自然条件下可以从野生和家养的脊椎动物传播给人类的任何感染性病原体或传染性疾病。《人兽共患病CRC系列手册》给出了人兽共患病的具体防控方法(Beran,Steele,1994)。在人兽共患病的防控中,用于动物的方法如下:

11.4.5.1 主动免疫

对选定动物进行主动免疫或疫苗接种可以保护易感动物宿主免受某些传染病攻击。对动物的保护反过来也能预防易感人群暴露于来自动物的病原体。狂犬病就是一个例子。狂犬病是一种动物传染病,可以通过对某些动物种群免疫接种一定程度上起到控制人类感染狂犬病毒的作用。狂犬病病毒的贮存宿主有多种,包括狗、狐狸、狼、臭鼬、浣熊和蝙蝠。作为预防措施,应尽量给所有的狗接种疫苗。

在某些情况下对动物进行免疫的实例还有:(1) 在布鲁氏菌病高度流行的地区,用羊种布鲁氏菌减毒活疫苗对小山羊和绵羊进行免疫,在布鲁氏菌病高发区使用流产布鲁氏菌疫苗对小牛进行免疫;(2) 炭疽杆菌可传播给人类引起炭疽。可对有感染炭疽杆菌风险的动物进行免疫接种。

11.4.5.2 限制或减量

限制是指限制动物活动,包括隔离和检疫。减量是指扑杀选定的动物。选择性地使用限制动物活动或减少感染或潜在感染的动物数量可减少或消除易感人类或其他动物暴露于这些动物的机会。

狂犬病的例子也可以用来说明限制或减少动物数量有助于狂犬病控制。Heymann(2014)建议采取的措施如下:

预防措施

在狂犬病呈地方性流行的国家,对所有有主犬或其他宠物进行登记、发放许可和接种疫苗,管理无主动物和流浪狗。帮助宠物主人和公众了解履行当地社区责任的重要性(例如,当宠物离开其主人的住所时,应用皮带拴住;应避开或不要接触任何种类的行为怪异或生病的动物,无论是家养的还是野生的;发生咬伤人或其他动物时,应报告给相关当局,如警察/当地卫生部门;如有可能,作为预防措施,应观察并限制这些动物的活动;野生动物的家在大自然,而不是被当作宠物来饲养)。在无法减少动物数量的地方,动物避孕和多次的疫苗接种可能是行之有效的方法。

扣留并观察已知咬人的看起来健康的狗或猫10天(流浪狗或无主的狗和猫可被实施安乐死,并用荧光显微镜进行狂犬病检查);表现出可疑狂犬病症状的狗和猫应该被施行安乐死并进行狂犬病检查。

对被已知患有狂犬病的动物咬伤的未接种疫苗的家畜实施安乐死;如果选择扣留,则在兽医的监督下将动物关在安全的地方至少6个月,并在释放前30天接种狂犬病疫苗。如果以前接种过疫苗,立即接种狂犬疫苗加强免疫,并扣留至少45天。

与野生动物保护当局进行项目合作,以降低野生动物宿主对森林狂犬病的携带能力,减少其暴露于家畜和人类的机会,例如在露营地附近和人类密集居住区域附近设立限界的地方性兽疫区(Heymann,2014)。

流行(动物疫病流行)的防控措施

在工业化国家的城市地区,严格执行搜集、扣留和安乐死无主狗和流浪狗,以及在主人住所外发现的未免疫狗的相关法律法规;通过阉割、摘除卵巢或通过药物控制狗的数量可有效阻断传播周期(Heymann,2014)。

其他措施

限制或减少动物数量的其他实例包括:

建造有防鼠功能的住所和减少老鼠数量来防止老鼠啃咬并传播念珠状链杆菌和小螺旋体引起鼠咬热。

在鼠间鼠疫流行高风险的地区,通过毒鼠药物(在实现鼠蚤控制后)抑制老鼠数量。

隔离或宰杀感染了流产布鲁氏菌、羊种布鲁氏菌、猪种布鲁氏菌和犬种布鲁氏菌的动物,预防布鲁氏菌病。

宰杀牛结核分枝杆菌检测阳性的奶牛。

11.4.5.3 化学预防和化学治疗

动物的化学预防是使用化学药物(例如抗生素)来预防动物感染或其发展为临床疾病。动物的化学治疗是用这些化学药物来治疗动物的传染性疾病。化学预防和化学治疗都是防控措施,可用于降低或避免传染性病原体从动物传播到易感人群的风险。然而,在家畜饲养场和家禽饲养场常规使用化学预防药物时应小心谨慎,因为这可能会促进耐药性的出现及其对人类造成的相关影响。

鹦鹉热是在特定的动物种群中通过化学预防或化学治疗进行控制的一种人兽共患病。鹦鹉热衣原体可通过被感染鸟类的干燥粪便、分泌物或羽毛灰尘直接传播给人类。应对进口的鹦鹉物种进行检疫,并选择适当的抗生素治疗方案,如在其饲料中加入金霉素,为期30天。

另一个例子是对感染细粒棘球蚴高风险的狗进行化学预防。这种病原体可通过狗粪便中的虫卵经手-口传播方式感染人类,引起细粒棘球蚴病或囊型包虫病。应该定期对这种高风险的狗投喂抗蠕虫治疗化疗药物,如吡喹酮。

11.4.6 环境防控措施

环境防控措施旨在阻断传染性病原体在环境中的传播途径。传播途径多种多样,可采用的防控方法也是如此。本章的其他部分阐述了可应用于宿主、病原体、病媒、被感染人类和其他动物的传播控制措施。环境因素也可对宿主、媒介或载体产生直接影响。例如,较低湿度可使宿主细胞膜的渗透性增大,容易诱发某些感染,寒冷干燥气候可抑制钩虫病病原体幼虫的发育、高海拔和寒冷气候限制了蚊虫媒介栖息地。

对疾病和污物之间关系的认识在工业化国家引发了一场环境卫生革命,这场环境卫生革命在抗生素时代到来之前就显著减少了传染病。食物储存和保存方法的改进、更好的居住条件、更小的家庭以及随之而来的儿童感染风险的降低,都有助于降低婴儿和儿童的死亡率。

本部分重点介绍未被提及的通用环境防控措施,其中安全给水等方法可以对几种不同的传染病起到预防作用,并大大降低社区的发病率。

11.4.6.1 提供安全饮用水

据估计,2015年仍有约6.63亿人缺乏安全饮用水(世界卫生组织,联合国儿童基金会,2015)。被污染的饮用水——有时是因为污水系统设计或维护不当——会导致诸如贾第鞭毛虫病、沙门氏菌病和隐孢子虫病等疾病的经水间接传播。

水的净化可以通过自然方法或人为干预来实现。蒸发和冷凝、土壤过滤、植物生长、通风以及细菌对有机物质的还原和氧化等都是有助于水净化的自然方法。公共用水的净化通常是通过铝盐(如硫酸铝或明矾)或其他技术进行沉淀,或通过煤、沙或硅藻土等材料过滤,以及用诸如氯的衍生物等化学物质进行消毒等来完成的。在特殊情况下,可采用煮沸和蒸馏进行净化(Solomon et al.,2009)。

11.4.6.2 妥善处理粪便

据估计,在发展中国家,约有24亿人没有适当的粪便处理系统,约有9.46亿人露天排便(世界卫生组织,联合国儿童基金会,2015)。粪便中病原体有脊髓灰质炎病毒(脊髓灰质炎)、痢疾志贺氏菌、福氏志贺氏菌、鲍氏志贺氏菌、宋内志贺氏菌(志贺氏菌病)和溶组织内阿米巴(阿米巴病)。

粪便中的病原体可通过直接传播(包括粪-口模式)、载体传播(包括上一节提到的水)和媒介昆虫传播(包括苍蝇受粪便污染足的携带这种简单机械传播)。通过妥善处理粪便来阻断传播的环境公共卫生防控措施,具体包括:

在没有下水系统的农村地区,通过建造户外厕所等方式进行直接处理。

生活废水(如使用化粪池或污水池)的直接处理。

污水处理系统。该系统可包括预处理、沉淀、化学凝聚和絮凝、生物处理(如活性污泥装置和滴滤池)、稳定池、污泥管理和对排放到饮用、沐浴或贝类养殖水中的流出物的消毒(通常用氯消毒)。

使用厕所、保持厕所清洁和便后洗手等个人健康促进行为是妥善处理粪便这一防控措施的一部分。

11.4.6.3 食品卫生

食源性传染病是工业化国家和发展中国家都面临的一个问题。仅在2011年,美国就有约4 800万人患病,128 000人住院,3 000人死于食源性相关疾病(疾病预防控制中心,2012a)。重大食源性疾病暴发和散发病例持续出现的几大因素如下:

肉类、家禽和鸡蛋被传染性病原体污染,包括致病血清型的沙门氏菌、假结核耶尔森菌、肠炎耶尔森菌和单核细胞增生李斯特菌。

蔬菜,特别是莴苣和绿叶蔬菜被大肠杆菌O157:H7的传染性肠出血菌株污染。水果、果汁和蔬菜等其他食源性疾病的暴发是由于甲型肝炎和沙门氏菌致病血清型的污染。

商业餐饮场所和家庭中的食品储存、处理和制备问题。

由于生产和加工设施更大、更集中,分销网络日益广泛,一旦某种商业产品受到污染,就会导致传染性病原体的大面积传播。

工业化国家通过一系列食品卫生方面的重大公共卫生项目,大大减少了传染性病原体的传播,包括:(1) 餐饮设施检查;(2) 肉类和家禽检查;(3) 改善贝类卫生;(4) 推广适当的烹饪、罐装和冷藏方法。一些城市和县建立了基于检查报告的餐馆等级制度,包括要求公开展示餐馆的等级作为消费参考。

通过全面的公共卫生食品卫生方案防控载体间接传染的示例如下:

通过摄入感染了致病血清型沙门氏菌的动物制成的食物或被含沙门氏菌粪便污染的食物传播。防控方法及措施包括:(1) 在准备食物之前、之中和之后洗手;(2) 在小容器中冷藏预制食品;(3) 彻底烹饪所有来自动物的食物,尤其是家禽、猪肉、蛋制品和肉类菜肴;(4) 烹饪完成后避免厨房内的再次污染;(5) 保持厨房卫生,保护预制食品免受啮齿动物和昆虫的污染(Heymann,2014)。

通过摄入含有葡萄球菌肠毒素的食物导致葡萄球菌食物中毒。防控方法及措施包括:(1) 尽量缩短食物处理时间(从最初的准备到进食),在环境温度下不超过4小时;(2) 如果食物储存时间超过2小时,将易腐食物放在浅容器中并加盖存放,温度高于60 ℃/140 ℉或低于5 ℃/41 ℉;(3) 手、脸或鼻子有疖子、脓肿和其他化脓性病变的人暂时避免处理食物(Heymann,2014)。

旋毛虫病通过食用生的或烹调不当的肉或肉制品——主要是含有旋毛虫包囊幼虫猪肉进行传播。防控方法及措施如下:

教育公众对所有新鲜猪肉、猪肉制品和野生动物的肉进行烹饪,烹饪的温度和时间应足以使所有部分达到至少71 ℃(160 ℉),或直到肉从粉红色变成灰色,以确保充分安全,除非已经确定这些肉制品已经通过加热、腌制、冷冻或辐照杀死旋毛虫。

在单独的绞肉机中绞轧猪肉,或者在加工其他肉类之前和之后彻底清洁绞肉机。

实施法规,鼓励猪肉产品的商业辐照处理。用消化技术检测肉类感染以及通过批准的ELISA试验对猪进行免疫诊断,都是行之有效的做法。

通过并执行相关法规,仅允许经无旋毛虫认证的猪肉作为外观呈熟的生猪肉产品上市,或用于最终加热烹制不足以杀死旋毛虫的传统猪肉产品。

通过法律或规章,要求并强制实施对屠宰废物、内脏经高温处理后方可用作猪饲料(Heymann,2014)。

11.4.6.4 牛奶卫生

牛奶可成为间接传播以下病原体的载体:牛分枝杆菌、白喉棒状杆菌、单核细胞增多性李斯特菌、空肠弯曲杆菌和结肠弯曲杆菌(弯曲菌肠炎)。

切断牛奶为载体的病原体传播链的公共卫生防控措施包括:

挤奶过程的机械化作业和卫生处理。

牛奶冷藏以抑制细菌生长。

通过短时高温、分批、超巴氏杀菌或超高温方法对牛奶进行巴氏杀菌,有助于杀死来自奶牛或其他可能在挤奶和处理过程中直接污染牛奶的细菌。

通过使用标准平板菌落计数检测细菌,检测大肠杆菌的密度以及使用磷酸酶法检测巴氏杀菌效果。

定期检测奶牛结核病和布鲁氏菌病。

人类食用生牛奶可能会导致疾病爆发。一项研究表明,1993年至2006年间向疾病预防控制中心报告的乳制品相关疫情约60%与生乳制品有关(疾病预防控制中心,2012b)。应该注意的是,巴氏杀菌后的牛奶污染也可能导致牛奶传播疾病的发生。

11.4.6.5 设施和设备的设计

建筑物、房间和设备的设计和适当维护有助于切断传染性病原体的传播链。实验室工作台的层流通风罩、医院的通风系统和采用一次性静脉注射器材都是降低传播风险的实例。使原始设计标准的设施设备保持病原体传播防控效果需做好日常维护,包括:(1) 更换空气过滤器;(2) 清洗冷却塔;(3) 监控负压室和正压室及其气闸;(4) 更换外周静脉留置插管。

通过适当的设计和维护可以减少病原体的传播:

军团菌是导致军团菌病的病原体,通常通过气溶胶进行空气传播。通过定期清除水垢或沉积物,定期使用生物杀灭剂杀死形成黏液的生物,并在不使用时将冷却塔中的水排干,可以减少病原体从冷却塔中的传播。

金黄色葡萄球菌是医院内科和外科病房中导致葡萄球菌疾病的病原体,可以通过严格的无菌技术进行控制,如至少每48小时更换一次静脉输液部位和每72小时更换一次外周静脉插管。

炭疽杆菌是炭疽的病原体,可通过吸入炭疽芽孢等方式进行传播。动物纤维原料工厂设施的设计应确保充分的通风和灰尘控制、清洗、工作后更换衣服以及就餐场所远离工作场。

11.4.6.6 其他方法

除了已经提到的控制病原体传播的环境方法,以下方法也值得注意。它们中有一些是特定方法,另一些是通用方法。

改善住房条件以减少拥挤(以每个房间的人数而不是总人口密度来衡量)。减少拥挤是减少病原体传播,尤其是直接传播(通过直接接触或飞沫等)的通用措施。

改善工作条件会对传染病风险产生影响。例如,在纺织工人、金属磨工和陶器厂工人等职业中,通过适当的通风来控制颗粒物可以减少肺部炎症的发生,从而降低患结核病的风险。过度的体力消耗和工作压力也会增加患肺结核的风险。

改善灌溉和农业实践,清除钉螺孳生地的植物或给水和排水,可以减少或消除曼氏血吸虫、埃及血吸虫和日本血吸虫等导致人类感染血吸虫病的病原体的淡水钉螺宿主。

充分筛查血液、血清、血浆、组织或器官可以打破此类生物制品的载体传播链,如在捐献的血液中筛查乙型肝炎表面抗原和艾滋病毒抗体,以防止乙型肝炎和艾滋病毒的传播。

在生活和睡眠区安装纱窗纱门,使用蚊帐,如浸有合成除虫菊酯(如氯菊酯)的蚊帐,可以减少与传疟蚊媒的接触。

除了佩戴口罩面罩等,在学生课桌周围或食品加工线上的工人之间安装有机玻璃屏,以降低新型冠状病毒飞沫传播的风险,从而预防新冠肺炎。

11.4.7 病原体防控措施

某些传染病的控制可以通过物理措施（如加热、冷却、紫外线和电离辐射）和化学措施（如液体消毒剂、防腐剂、气体熏蒸和氯化）等从环境中清除病原体或使其失活的方法来实现。适用于病原体防控措施的实例如下：

清洁是指通过真空吸尘或使用肥皂或清洁剂和热水进行洗涤和擦洗等物理活动，从物体表面清除病原体。清洁也有助于清除有助病原体生长或存活的有机物。

冷却可以抑制细菌繁殖，如旋毛虫囊幼和猪带绦虫幼虫（囊尾蚴）等病原体可以被冷冻杀死。

巴氏杀菌是将温度加热到75℃/167℉，持续30分钟，以杀死致病的繁殖期细菌。它不能杀死细菌芽孢。巴氏杀菌作为一种常用方法，能够确保牛奶的安全性，延长其储存保质期。

消毒是指减少或杀死体外或物体上的有害细菌性病原体。消毒可能不能杀死所有的细菌孢子和病毒。消毒剂用于消除皮肤表面和被污染的无生命物体表面的致病菌，包括：(1) 醇类；(2) 卤素类，如碘和氯；(3) 表面活性化合物，如季铵化合物苯扎氯铵；(4) 酚类；(5) 烷化剂，如戊二醛和甲醛。防腐剂是一类可以应用于体表的消毒剂。它们的毒性比环境消毒剂低，通常在杀灭微生物方面效果较差。

灭菌是指完全清除或杀死物体内部或表面的所有传染性病原体。外科手术设备和伤口敷料的灭菌、药物、疫苗或营养物的肠胃外给药、插管术和牙科操作都是通过杀死病原体来控制感染的重要手段。灭菌可以通过使用火、加压蒸汽（如使用高压灭菌器）、加热空气、某些气体（如环氧乙烷）熏蒸、紫外线、电离辐射、液体化学品和过滤来完成。灭菌方法的选择是由需要进行灭菌的设备类型决定的。

使用无菌的一次性设备，如一次性针头、注射器和导管，可降低病原体的传播风险。但是，必须确保此类设备得到妥善处置，并且不再重复使用。例如不能对一次性注射器消毒再用，因为制造这些注射器使用的塑料不能承受消毒所需的热度。出于免疫目的而开发的一次性针头和注射器等技术有助于确保这种一次性设备不会被重复使用。

11.4.8 疾病防控项目

前面几节已经围绕这些问题展开阐述，并举例说明了个人、机构和社区层面的传染病防控措施，以及针对宿主、传播途径和病原体的防控工具。使用这些工具的防控方案的制定必须基于以下因素：(1) 疾病的风险；(2) 疾病负担的大小（用死亡率、残疾程度、发病率和经济成本来衡量）；(3)防控策略的可行性；(4) 控制措施的成本；(5) 此类措施的有效性（对当前疾病水平以及对未来病例或疫情的影响）；(6) 防控措施的不利影响或并发症；(7) 资源的可用性。传染病防控公共卫生规划必须考虑到这些问题，以制定合理的、基于证据的防控方案。

用于识别和评估疾病模式的疾病监测工具可以提供疾病对于个人、机构人员、人口亚群和整个社区的风险和造成负担大小的信息。必须将建立和维护监测基础设施，包括依法报告传染病和异常事件的系统，作为一个高度优先事项。

必须通过操作性研究、试点项目或现场经验对防控方案进行可行性评估。事实上，一个对疾病起到防控作用的特定的措施并不一定在更大范围内也可达到预期效果。防控活动的成本（人力和物力资源）可以通过成本研究进行评估，另外，成本研究还可以为更严格的成本效益和成本效用分析提供所需的数据。如果一项措施投入太过高昂，即使它对传染病起到了高度的防控效果，也可能是社会所不能负担的，或许，采用其他不太昂贵的替代措施更具合理性。例如，使用无菌的一次性产品可能比可重复使用的可灭菌产品更加昂贵。防控措施的有效性可通过流行病学研究进行评估，以确定其对降低疾病发病率或流行率的影响。

防控项目资源的可获得性，常常迫使公共卫生项目规划人员不得不将所有这些因素纳入考虑范畴，以确定优先事项，在可获得的资源条件下设计具有最大防控效果的项目。公共卫生项目人员有责任通过提高公众认识、激发公众的政治意愿来调动额外的必要资源。对疾病负担和管理良好的防控项目可取得的防控效果进行有效沟通，可以发挥强大的动员作用。理想情况下，社区或其代表应积极参与到公共卫生项目的规划、执行和评估中。

防控有效性是对防控政策、防控项目和防控实践对健康的影响（包括有效性、安全性和成本）的测量。对防控效果的评估是将评估工具应用于防控实践的一个持续的过程（疾病预防控制中心，1995）。认识到防控策略有效性评估系统（包括传染病的预防策略）在发展中国家和工业化国家薄弱性或缺失，美国疾控中心对防控有效性评价工作的目标提出如下建议：评价预防项目的影响、使用评价研究结果来确定项目的优先性、建立或使用标准化的方法来比较各种备选的预防策略的收益和有效性（疾病预防控制中心，1995）。

目前世界范围的国际移民使传染病防控项目的设计额外复杂，相关问题包括难民营、移民在接受国的法律地位和临时回迁。在设计适宜的防控项目时，公共卫生官员必须考虑使用适用于宿主、病原体和传播途径最有效防控措施组合（Gellert，1993）。特别是在人道主义危机下，无论是由于人类暴力还是自然灾害，群居会使疟疾、急性呼吸道感染（ARI）和脑膜炎等疾病成为流离失所者最令人担心的问题（Heymann，2014）。美国热带医学和卫生学会执行委员会的最新声明呼吁，美国的移民政策要以证据为基础、富有同情心以及维护国际人权法。他们进一步认为，对世界弱势群体的健康需求进行投资不仅有利于这些群体本身，于美国也是有利的，因为传染病是一个全球性问题（Rosenthal et al.，2017）。

国际商业和运输是公共卫生传染病防控项目关注的重要领域，在旅行速度加快的情况下尤其如此。防控工具包括以下措施：

在飞机起飞前、飞行途中或抵达时喷洒杀虫剂，以有效杀灭飞机上的传疟蚊媒。

防鼠或通过定期熏蒸进行船只、码头和仓库控制老鼠，以预防鼠疫传播。

《国际卫生条例》（WHO，2005）详细阐述了与飞机、船只和陆地运输有关的传染病的具体国际防控措施。

传染病防控项目面临的一大挑战是在地方、机构、社区、国家和国际各层面，设计一套能为政治领导层接受并能获得目标人群支持的最优干预措施。

11.4.9 疾病消灭

传染病防控的一个终点是消灭疾病。消灭疾病是指通过消灭一种传染性病原体来终结该病原体的所有传播。迄今为止，天花和牛瘟分别是唯一被消灭的人类传染病和动物传染病。1980年5月，在1977年10月发现最后一例自然感染天花病例（Fenner et al.，1988）。3年后，世界卫生大会确认，天花在全世界范围内被消灭。这是一项了不起的成就。据估计，在20世纪50年代初，世界上每年仍有5 000万例天花病例发生，而这距离Edward Jenner第一次接种天花疫苗并写下“当下，不容置疑的是，接种天花疫苗最终必将消灭天花这一人类最可怕的祸害”（Fenner et al.，1988）已经过去了150年的时间。牛瘟是牛和其他一些偶蹄类动物中发生的一种病毒性传染病，具有很高的死亡率。经过广泛的疫苗接种，2011年，联合国宣布该疾病已被根除。

世界卫生大会确定了在全球范围内根除另外两种传染病的目标，即由野生脊髓灰质炎病毒引起的脊髓灰质炎和麦地那龙线虫病（麦地那龙线虫感染）。麦地那龙线虫病是由麦地那龙线虫引起的一种疾病。持续高水平的政治意愿、积极的疾病监测和有效的防控措施是消灭这些病原体的必要条件。

自1988年世界卫生大会确定消灭脊髓灰质炎的目标以来，消灭脊髓灰质炎在全球范围内取得了令人瞩目的进展。自那时以来，脊髓灰质炎病例减少了99%以上，报告病例从超过125个国家的约35万例减少到2017年的仅22例。2018年，世界上只有三个国家（尼日利亚、巴基斯坦和阿富汗）的部分地区仍是该疾病的

流行区(WHO,2018)。以消灭为目的的脊髓灰质炎防控措施包括:

在婴儿中达到并保持至少三剂口服脊髓灰质炎疫苗的高常规覆盖率。

在脊髓灰质炎流行的国家,通过"国家免疫日"开展大规模口服脊髓灰质炎疫苗接种,为每名5岁以下儿童提供口服脊髓灰质炎疫苗,此项活动通常在脊髓灰质炎病毒传播的低流行季节开展,每年两次,间隔4到6周。

国家免疫日之后的"清扫"免疫行动减少了疾病在特定重点地区的传播,它采用挨家挨户为所有5岁以下儿童接种两次口服脊髓灰质炎疫苗,两次活动通常间隔4~6周。

对急性弛缓性麻痹进行积极的、行动导向的监测。该监测包括:(1) 病例调查;(2) 建立实验室网络,对疑似脊髓灰质炎病例及其密切接触者标本进行脊髓灰质炎病毒分离和鉴定;(3) 开展局限的应急免疫接种,挨家挨户为生活在患者所在村庄或邻村的5岁以下儿童提供一轮口服脊髓灰质炎疫苗。

消灭麦地那龙线虫病的工作也取得了重大进展。在过去30年里,麦地那龙线虫病病例总数下降了99%以上。2017年,仅乍得和埃塞尔比亚两个国家报告了30起病例(WHO,2018a)。以消灭为目的的麦地那龙线虫病的防控措施包括:

建立国家项目办公室、开展基线调查、编制并完善国家行动计划。

向流行地区的居民告知麦地那龙线虫的来源是他们的饮用水。

通过改变人们的行为和将阶梯井改为抽水井,确保皮肤出现水泡或皮肤破溃处显露线虫虫体的人不进入饮用水源。

通过煮沸水或通过细网布过滤以去除桡足类。用氯或碘处理饮用水也会杀死桡足类昆虫(剑水蚤)和有传染性的幼虫。

通过建造水井或雨水集水区提供未受影响的水。

在选定的流行村庄,在水库、水箱、池塘和阶梯井中放置双硫磷杀虫剂控制桡足类种群。

在项目即将实现根除目标前强化监测并实施积极的病例遏制战略。

消灭一种疾病需要一系列独特的条件,包括:(1) 明确、可接近的病原体贮存宿主;(2) 针对宿主、病原体或传播途径,能够采取经济上可负担且有效的防控措施阻断感染链;(3) 充分监测并最终证实病原体消失的监测机制。

麻疹有可能成为未来在全球范围内消灭的目标疾病。一些国家和区域确立了消除(该术语有时用来描述在一个大的地理区域内消灭一种疾病)麻疹这一目标。未来有可能消灭的其他疾病有流行性腮腺炎、风疹、乙型肝炎、麻风病和白喉。

11.4.10 新发传染病

无论是在工业化国家还是在发展中国家,新出现的传染病和再现传染病已经成为公共卫生防控项目的焦点。任何关于迅速消灭这些公共卫生问题的期望都屡受挫败,结果是疾病种类和范围反而扩大了,其中许多疾病曾一度被认为已被征服。Krause曾对此作出如下思考:

细菌每30分钟繁殖一次。对它们来说,一千年被压缩成两个星期。它们发展极快,我们的研究必须跟上它们的步伐,否则将遭碾压(Krause,1998)。

许多因素促成了新型或再发传染病的出现(Lederberg et al.,1992;疾病预防控制中心,1994;Murphy,1994),包括:

人类发生了人口学变化,人们开始在之前无人居住的世界偏远地区生活,并且暴露于新的环境感染来源、昆虫和动物。

在城市过度拥挤、内乱和战争背景下,环境卫生和其他公共卫生措施分崩离析。

经济发展和土地使用的变化,包括砍伐森林、重新造林和城市化。

气候变化,包括全球变暖,可能扩大了蚊子等病媒的栖息地。

其他人类行为,如更多地使用儿童保育机构、性行为和吸毒行为以及户外娱乐模式。

国际旅行和商业,将人员和货物快速长距离运送。

食品加工的变化,包括用许多不同的动物制作食品以及长距离运输。

病原体的进化,通过这种进化,它们可以感染新的宿主,产生毒素,或适应宿主免疫力的变化。

结核分枝杆菌和淋病奈瑟菌等病原体对化学预防或化学治疗药物产生耐药性。

传染病的媒介昆虫对杀虫剂产生抗药性。

由于医疗或新的疾病导致人的免疫抑制,使得通常在健康宿主中不致病的微生物引起传染病。

传染病监测系统以及实验室支持体系的恶化,使其无法在早期发现新型或新兴疾病。

新兴传染病威胁示例:

◇ 新冠肺炎是由新型冠状病毒引起的严重急性病毒性呼吸道疾病。这一事件清晰地展示了作为一种以前未知的动物(蝙蝠)来源的病毒,竟能够跨物种传播并制造一场导致数百万易感人群死亡的世界大流行。

◇ 中毒性休克综合征由产生传染性毒素的金黄色葡萄球菌菌株引起,而新技术产品——具有超强吸收能力的卫生棉条——给新的传染威胁创造了有利条件。

◇ 莱姆病由传染性伯氏疏螺旋体引起,说明了生态环境的变化,包括重新造林、鹿的数量增加和人口向郊区迁移等可产生新的微生物威胁,目前它已经成为美国最流行的媒介传播疾病之一。

◇ 随着社会的工作模式的变化,人们使用儿童看护中心的需求增加,志贺氏菌病、贾第鞭毛虫病和甲型肝炎作为新上升传染病已经成为对儿童保育中心工作人员和儿童的威胁。

◇ 机会性感染,如由卡氏肺囊虫引起的肺囊虫肺炎、由隐孢子虫引起的慢性隐孢子虫病和播散性巨细胞病毒感染,新发传染病对越来越多因癌症化疗、器官移植或HIV感染而发生免疫抑制的人造成威胁。

◇ 由大肠杆菌肠出血性菌株O157:H7引起的腹泻等食源性感染和由隐孢子虫引起的胃肠疾病等水源性感染与饮食变化、食品加工、食品供应全球化和城市供水污染等因素有关。

◇ 汉坦病毒肺综合征于1993年在美国首次发现,它是由一种以前未被识别的汉坦病毒引起,说明接触某些种类的感染啮齿动物可导致新发传染病的出现。

◇ 尼帕病毒病于1999年在马来西亚首次发现,它是由一种以前未被识别的亨德拉病毒引起,说明与果蝠和猪的密切接触会导致新发传染病的出现。

◇ 严重急性呼吸综合征(SARS)是一种由SARS相关冠状病毒(SARS-CoV)引起的病毒性呼吸系统疾病,于2003年2月在亚洲首次报道,并在2004年SARS全球暴发得到控制之前传播到北美、南美、欧洲和亚洲的20多个国家,感染人数超过8 000,死亡人数超过700,说明需要保持对疾病监测和暴发的响应能力(WHO,2003)。

◇ 在鸟类中出现的新型甲型流感病毒,即偶尔感染人类的高致病性禽流感(H5N1)是流感病毒抗原转变的一个例子,如果它发展成一种容易在人与人之间传播的流感形式,将可能引发大流行。

◇ 中东呼吸综合征(MERS)是一种由新型冠状病毒(MERS-CoV)引起的病毒性呼吸道疾病,于2012年在沙特阿拉伯首次发现。自2012年以来,已有1 888例实验室确诊病例和670例死亡病例。这是一个病毒感染动物宿主(骆驼)20多年后才在人类中发现的例子(Cotton et al.,2014)。大多数病例(>85%)和死亡病例报告于阿拉伯半岛。该病毒于2015年被输出后,在韩国发生了一起原发区域之外的最大规模的暴发。

◇ 埃博拉病毒病(EVD)是一种病毒性出血热,于1976年在刚果民主共和国和苏丹首次发现,并于2014年在西非首次发现。这是一种疾病大暴发的例子,而这种疾病以前只限于地理上更为孤立的区域。该疾病造成超过11 000人死亡,而国际旅行使几个其他国家出现了个别病例(疾病预防控制中心,2016a)。

◇ 寨卡病毒是一种由病媒传播的疾病,1947年在乌干达首次分离出来(Dick et al.,1952),2015年开始在美洲暴发并成为一个全球关注的问题。寨卡病毒可以通过媒介(伊蚊)传播、母亲到胎儿垂直传播、性接触或可能的输血传播。这是一个传染病引入大量易感人群、感染人数惊人的事例。虽然该疾病的患者症状通常较轻或无症状,但可导致出生缺陷,如头小畸形(疾病预防控制中心,2016b)。

抗菌药物耐药性是传染病出现和再发的主要因素,需要特别关注。尽管自20世纪40年代普遍使用抗生素以来,传染病死亡率显著下降,但由于抗生素在人类中的广泛使用,其耐药性已经出现。

曾经似乎战无不胜的药物面对广泛的社区获得性感染——包括肺结核、淋病、肺炎球菌感染(中耳炎、肺炎和脑膜炎的主要原因)——以及医院获得性肠球菌和葡萄球菌感染,其效力式微。对抗病毒药物(如流感病毒发生金刚烷胺耐药,单纯疱疹病毒对阿昔洛韦的耐药)、抗真菌药物(如唑类药物耐药的念珠菌)和抗原虫(如耐甲硝唑的阴道毛滴虫)的耐药性也在出现。抗药性疟疾已经蔓延到世界上几乎所有发生疟疾的地区。人们也开始对抗病毒药物耐药的HIV病毒株表示担忧。微生物耐药性增加导致住院时间延长,感染死亡率上升,对更昂贵且通常毒性更大的药物或药物组合(即使对于普通感染)的需求增加,医疗卫生费用随之增加(疾病预防控制中心,1994)。

由于在家养动物中使用抗菌剂,出现了抗微生物药物耐药性。例如,在家禽中使用氟喹诺酮类药物已经产生了一个耐喹诺酮空肠弯曲杆菌,现在已经在人类中分离出来。美国食品药品监督管理局的兽医饲料指令(VFD)(最终版本于2015年10月1日生效)对动物饲料中使用的药物实施监管,并规定VFD药物必须在持照兽医的监督下使用(食品药品管理局,2015)。

必须对这些新型、新兴和再发传染病威胁做出积极的公共卫生响应,以更好地描述它们的特征,并采取有效的防控反应。例如,1999年在纽约市和周围地区暴发的西尼罗河热,4年时间内蔓延到整个美国,这一最初被归类为圣路易斯脑炎,后来却被证实为由西尼罗河病毒引起的病毒性脑炎的发展远远超出其通常范围。

世界卫生组织对高度优先事项概括如下(WHO,1995):

- 加强对传染病的全球监测。
- 建立国家和国际基础设施,以识别、报告和应对新型疾病威胁。
- 进一步推动新发传染病诊断、流行病学和防控方面的应用研究。
- 加强传染病防控国际能力。

11.4.11　生物恐怖主义:故意使用生物制剂制造危害

传染病威胁的另一个不幸来源是生物战或生物恐怖主义“幽灵”,在恐怖主义行为频发的时代尤其如此(Christopher et al.,1997)。2002年世界卫生大会决议敦促成员国“将任何故意——包括在当地局部发生的——使用生物和化学制剂以及放射性核攻击造成伤害的行为视为全球公共卫生威胁,应通过与其他国家分享专门知识、物资和资源进行威胁应对,以便迅速控制事件并减轻其影响”(WHO,2002)。

世界卫生组织建议如下(WHO,2004):

公共卫生当局应与其他政府机构密切合作,针对故意使用生物或化学制剂以伤害平民的情况制定应急计划。这些计划应该与针对疾病爆发、自然灾害、大规模工伤或交通事故以及恐怖事件的现有计划保持一致或作为其不可或缺的一部分。

对故意使用生物或化学制剂的防范工作应以标准的风险分析原则为基础,从风险和威胁评估着手,通过与有关国家公共相比的其他危险相比,确定它的相对优先级。应将上述故意使用生物或化学制剂问题纳入现有的公共卫生基础设施,而不是将其独立开来。

在大多数国家,通过加强公共卫生基础设施,特别是公共卫生监测和响应,可以显著提高对故意使用生物或化学物剂的防备工作,相应措施也应落实到位。

对故意使用生物或化学制剂的后果进行管理所需要的资源可能超出现有资源,因此国际援助至关重要。

许多国家正着手发展其应急响应能力,以应对这种突发状态,而2001年在美国发生的使用炭疽进行生物恐怖袭击的事件则是前车之鉴。

11.4.12 结论

只有通过全世界协同行动，传染病防控工作才会发挥其应有的效果。在当前时代，正如诺贝尔奖获得者Joshua Lederberg博士所说，“昨天在一个遥远的大陆上使一名儿童病倒的微生物，今天就可以到达你们那里，为明天的全球大流行播下种子”（疾病预防控制中心，1994）。60多年前Hans Zinsser说道：“传染病是世界上仅存的少数真正的冒险。龙都死了，长矛在烟囱角落里锈迹斑斑……人类生活水准日益改善，但那些凶残的小东西们是唯一没有被自由的人类无情驯化的物种，人类与它们之间的战争仍是未改变的命题。它们潜伏在黑暗的角落里，藏匿在大小老鼠和各种家畜的体内，偷偷潜近我们；它们和昆虫一起或飞行或爬行，或藏在我们的食物和饮料中，甚至埋伏在我们的爱情里，阻击我们（Hans Zinsser，1934；Murphy，1994）”。

（翻译：冯子健）

参考文献

ACIP (Immunization Practices Advisory Committee) (2018). Vaccine Recommendations and Guidelines of the ACIP. [Online] Available at: https://www.cdc.gov/vaccines/hcp/acip-recs/general-recs/index. html.

Bennett J.E., Dolin, R., and Blaser, M.J. (eds.) (2020). Mandell, Douglas and Bennett's Principles and Practice of Infectious Diseases (9th ed.). Philadelphia, PA: Elsevier Saunders.

Beran, G.W. and Steele, J.H. (eds.) (1994). Handbook Series of Zoonoses. Boca Raton, FL: CRC Press.

Blumber, H., et al. (2003). American Thoracic Society/Centers for Disease Control and Prevention/Infectious Diseases Society of America: treatment of tuberculosis. American Journal of Respiratory and Critical Care Medicine, 167(4), 603-62.

Centers for Disease Control and Prevention (CDC) (1994). Addressing Emerging Infectious Disease Threats: A Prevention Strategy for the United States. Atlanta, GA: CDC.

Centers for Disease Control and Prevention (CDC) (1995). Prevention Effectiveness: Making Prevention a Practical Reality. Atlanta, GA: CDC.

Centers for Disease Control and Prevention (CDC) (2012a). Estimates of Foodborne Illness in the United States. Atlanta, GA: CDC. [Online] Available at: http://www.cdc.gov/foodborneburden/index.html.

Centers for Disease Control and Prevention (CDC) (2012b). Feature: Raw (Unpasteurized) Milk. Atlanta, GA. [Online] Available at: http://www.cdc.gov/Features/RawMilk.

Centers for Disease Control and Prevention (CDC) (2016). Summary of notifiable diseases, United States, 2014. Morbidity and Mortality Weekly Report, 63(54), 1-152.

Centers for Disease Control and Prevention (CDC) (2016a). Ebola (Ebola virus disease). [Online] Available at: https://www.cdc.gov/vhf/ebola/outbreaks/2014-west-africa/qa.html.

Centers for Disease Control and Prevention (CDC) (2016b). Zika virus. [Online] Available at: https://www.cdc.gov/zika/about/overview.html.

Cherry, J.D., et al (ed.) (2014). Feigin and Cherry's Textbook of Pediatric Infectious Diseases (7th ed). Philadelphia, PA: W.B. Saunders.

Christopher, G.W., et al. (1997). Biological warfare: a historical perspective. Journal of the American Medical Association, 278, 412-17.

Committee on Infectious Diseases (2018). American Academy of Pediatrics: Red Book: 2018 Report of the Committee on Infectious Diseases (31st ed.). Elk Grove Village, IL: American Academy of Pediatrics.

Cotton, M., et al. (2014). Spread, circulation, and evolution of the Middle East respiratory syndrome coronavirus. MBio, 5(1), e01062-13.

Dick, G., et al. (1952). Zika virus. I. Isolations and serological specificity. Transactions of the Royal Society of Tropical Medicine and Hygiene, 46(5), 509-20.

Fenner, F., Henderson, D.A., Arita, I., Jecek, Z., and Ladnyi, I.D. (1988). Smallpox and its Eradication. Geneva: WHO.

Fine, P.E. (1993). Herd immunity: history, theory, practice. Epidemiologic Reviews, 15, 265-302.

Food and Drug Administration (FDA) (2015). Veterinary Feed Directive; Final Rule, 80 FR 31707. 21 CFR Parts 514 and 558, 31707-35.

Gellert, G.A. (1993). International migration and control of communicable diseases. Social Science & Medicine, 37, 1489-99.

Gorbach, S.L., Bartlett, J.G., and Blacklow, N.R. (eds.) (2004). Infectious Diseases (3rd ed.). Philadelphia, PA: Lippincott Williams and Wilkins.

Guerrant, R.L., Walker, D.H., and Weller, P.F. (eds.) (2011). Tropical Infectious Diseases: Principles, Pathogens, and Practice (3rd ed.). Philadelphia, PA: W.B. Saunders.

Heymann, D.L. (ed.) (2014). Control of Communicable Diseases Manual (20th ed.). Washington, DC: American Public Health Association.

Insel, R.A., Amstey, M., Woodin, K., and Pichichero, M. (1994). Maternal immunization to prevent infectious diseases in the neonate or infant. International Journal of Technology Assessment in Health Care, 10, 143-53.

Kang, M., et al. (2010). Surgical treatment for multidrug-resistant and extensive drug-resistant tuberculosis. The Annals of Thoracic Surgery, 89(5), 1597-602.

Kempker, R.R., et al. (2012). Surgical treatment of drug-resistant tuberculosis. The Lancet Infectious Diseases, 12(2), 157-66.

Kim-Farley, R.J. (2017). The dangerous curve and the guardrail: disease and vaccination. American Journal of Public Health, 107 (1), 15-17.

Kiple, K.F. (ed.) (1993). The Cambridge World History of Human Disease. Cambridge: Cambridge University Press.

Krause, R.M. (ed.) (1998). Emerging Infections: Biomedical Research Reports. New York: Academic Press.

Lederberg, J., Shope, R.E., and Oaks, S.C. Jr. (eds.) (1992). Emerging Infections: Microbial Threats to Health in the United States. Washington, DC: National Academy Press.

Lieberthal, A.S., et al (2013). The diagnosis and management of acute otitis media. Pediatrics, 131(3), e964-99.

Liu, C., et al. (2011). Clinical practice guidelines by the Infectious Diseases Society of America for the treatment of methicillin-resistant staphylococcus aureus infections in adults and children. Clinical Infectious Diseases, 52(3), e18-55.

MacNeily, A.E. and Afshar, K. (2011). Circumcision and non-HIV sexually transmitted infections. Canadian Urological Association Journal, 5(1), 58-9.

McKibben, L., et al. (2005). Guidance on public reporting of healthcare-associated infections: recommendations of the Hospital Infection Control Practices Advisory Committee. American Journal of Infection Control, 33, 217-26.

McNeill, W.H. (1976). Plagues and Peoples. Garden City, NY: Anchor Press/Doubleday.

Mina, M.J., et al (2015). Long-term measles-induced immunomodulation increases overall childhood infectious disease mortality. Science, 348(6235), 694-9.

Murphy, F.A. (1994). New, emerging, and reemerging infectious diseases. Advances in Virus Research, 43, 1-52.

Occhionorelli, S., et al (2014). Prophylactic appendectomy during laparoscopic surgery for other conditions. Case Reports in Medicine, 2014, 292864.

Osterholm, M.T. and Hedberg C.W. (2005). Epidemiolologic principles. In: Mandell, G.L., Bennett, J.E., and Dolin, R. (eds.) Mandell, Douglas and Bennett ' s Principles and Practice of Infectious Diseases (6th ed.). New York: Elsevier Churchill Livingstone, pp. 158-68.

Patel, H. H., et al (2014). Indications for tonsillectomy: a 10 year retrospective review. International Journal of Pediatric Otorhinolaryngology, 78(12):2151-5.

Plotkin, S.A., Orenstein, W.A., and Offit P.A. (ed.) (2012). Vaccines (6th ed.). Philadelphia, PA: W.B Saunders.

Rogozov, V. and Bermel, N. (2009). Auto-appendectomy in the Antarctic: case report. British Medical Journal, 339, b4965.

Rosenthal, P.J., et al. (2017). Evidence-based policies on migration and global health are essential to maintain the health of those inside and outside the United States. American Journal of Tropical Medicine and Hygiene, 96(1), 5-6.

Scott, R.D., Ⅱ (2009). The Direct Medical Costs of Healthcare-Associated Infections in U.S. Hospitals. Atlanta, GA: Division of Healthcare Quality Promotion, National Center for Preparedness, Detection, and Control of Infectious Diseases, CDC.

Siegel, J.D., Rhinehart, E., Jackson, M., Chiarello, L., and the Healthcare Infection Control Practices Advisory Committee (2007). 2007 Guideline for Isolation Precautions: Preventing Transmission of Infectious Agents in Healthcare Settings. [Online] Available at: http://www.cdc.gov/niosh/docket/archive/pdfs/NIOSH-219/0219-010107-siegel.pdf.

Sihoe, A., et al. (2009). The current role of thoracic surgery in tuberculosis management. Respirology, 14(7), 954-68.

Slaven, E.M., Stone, S.C., and Lopez, F.A. (ed.) (2006). Infectious Diseases: Emergency Department Diagnosis & Management. Red and White Emergency Medicine Series. New York: McGraw-Hill.

Smith, D.K., et al. (2010). Male circumcision in the United States for the prevention of HIV infection and other adverse health outcomes: report from a CDC consultation. Public Health Reports, 125(4), 517.

Solomon, S.L., Fraser, D.W., and Kaplan, S.L. (2009). Public health considerations. In: Feigin, R.D., Cherry, J.D., Demmler-Harrison, G.J., and Kaplan, S.L. (eds.) Textbook of Pediatric Infectious Diseases (5th ed.). Philadelphia, PA: W.B. Saunders, pp. 3221-44.

Wertheim, H.F.L., Horby, P., and Woodall, J. (ed.) (2012). Atlas of Human Infectious Diseases. Oxford: Wiley-Blackwell.

World Health Organization (WHO) (1995). Communicable Disease Prevention and Control: New, Emerging, and Re-Emerging Infectious Diseases. No. A48/15. Geneva: WHO.

World Health Organization (WHO) (2002). Global Public Health Response to Natural Occurrence, Accidental Release or Deliberate Use of Biological and Chemical Agents or Radionuclear Material That Affect Health. World Health Assembly Resolution, WHA55.16, Geneva: WHO.

World Health Organization (WHO) (2003). Communicable Disease 2002: Global Defence Against the Infectious Disease Threat. WHO/CDS/2003.15. Geneva: WHO.

World Health Organization (WHO) (2004). Public Health Response to Biological and Chemical Weapons. Geneva: WHO.

World Health Organization (WHO) (2005). International Health Regulations (2005). Geneva: WHO.

World Health Organization (WHO) (2008). The Global Burden of Disease: 2004 Update. Geneva: WHO.

World Health Organization (WHO) (2008a). Guidelines for the Programmatic Management of Drug-resistant Tuberculosis. Emergency Update 2008. Geneva: WHO.

World Health Organization (WHO) (2012b). International Travel and Health. Geneva: WHO.

World Health Organization and United Nations Children's Fund (2015). Progress on Drinking Water and Sanitation 2015 Update. Geneva: WHO.

World Health Organization (WHO) (2017). Male Circumcision for HIV Prevention. Geneva: WHO. [Online] Available at: http://www. who.int/hiv/topics/malecircumcision/en/.

World Health Organization (WHO) (2018). Poliomyelitis. Fact sheet. Geneva: WHO. [Online] Available at: http://www.who.int/news-room/fact-sheets/detail/poliomyelitis.

World Health Organization (WHO) (2018a). Dracunculiasis. Fact sheet. Geneva: WHO. [Online] Available at: http://www.who.int/en/news-room/fact-sheets/detail/dracunculiasis-(guinea-worm-disease).

World Health Organization (WHO) (2020). The Top 10 Causes of Death. Geneva: WHO. [Online] Available at: http://www. who.int/newsroom/factsheets/detail/the-top-10-causes-of-death.

11.5 医学筛查的理论、方法、效果

11.5.1 引言

自上世纪中叶以来，癌症与心血管疾病已逐渐超越传染性疾病，跃居为人类健康的头号杀手。心血管疾病侧重于通过规避危险因素实现有效预防，而癌症则更多依赖于早期发现与治疗的策略。目前，评估心血管疾病的潜在风险已成为临床诊疗的常规步骤，目的在于预防可能出现的严重并发症。与此同时，癌症筛查在过去数十年中迅速普及，成为广泛应用的医疗实践。基因检测，作为20世纪生物医学领域的重大科学突破之一，进一步提升了公众对筛查的接受度和参与度。如今，形式多样的筛查手段已成为现代公共卫生与临床医学不可或缺的组成部分。

从广义的角度来看，筛查的形式可谓是纷繁多样。它既包含了成熟而完善的人群筛查计划，也涵盖了普遍应用于疾病早期诊断的各种诊断方法，还涉及个体临床医生为探寻隐匿疾病而不断创新尝试的新诊断手段。虽然组织得当的筛查计划能够带来显著的益处，然而，在筛查隐匿性疾病的过程中，过度筛查往往导致过度诊断和过度治疗。在本章中，我们将从狭义和广义两个层面深入剖析健康筛查的理论支撑、实施策略、实际效果以及潜在的危害，以期引导疾病筛查的合理运用，促进医疗资源的合理配置和高效利用。

11.5.2 医学筛查

尽管人类已经与慢性非传染性疾病（简称“慢性病”）进行了长达数十年的不懈斗争，然而至今我们仍未找到像改善卫生条件、使用抗生素和疫苗来对抗传染病那样高效的慢性病预防和治疗方法。

慢性病与传染病之间的一大显著区别在于，慢性病通常需要数年甚至数十年的时间才会发展到足以引发明显症状、痛苦、残疾或死亡的阶段。与此同时，生物医学技术的迅猛进步，特别是在医学检测和影像技术方面，使得许多慢性病在尚未出现任何症状时便能够被精准检测出来。这些新兴的诊断技术还广泛应用于识别慢性病的潜在危险因素，进而促进一级预防的实施。可以预见的是，通过干预这些危险因素，我们不仅能够有效预防疾病的发生，还能对无症状的疾病进行早期治疗，从而延缓或阻止其进展，显著改善患者的预后，并最终降低疾病的痛苦和死亡率。因此，早期发现与早期干预已经构成了现代医学对抗慢性病的核心策略。在公共卫生领域，这一策略被普遍称为医学筛查、健康筛查或人群筛查（Wilson，Jungner，1968；Morrison，1992；NSC，1998；Raffle，Gray，2007）。

筛查是指对健康人群系统地运用简便的检查手段或询问方式，旨在识别出患有特定临床前期疾病或疾病风险增高的个体，从而能够实施早期治疗或预防措施。最终的目标是通过筛查，改善筛查人群的整体健康状况。简而言之，筛查的核心在于早期发现和早期干预，以达成提升健康的宗旨。图11.5.1详细展示了利用巴氏涂片法进行子宫颈癌筛查的流程与步骤，这一图示直观地展示了筛查的工作流程和步骤。

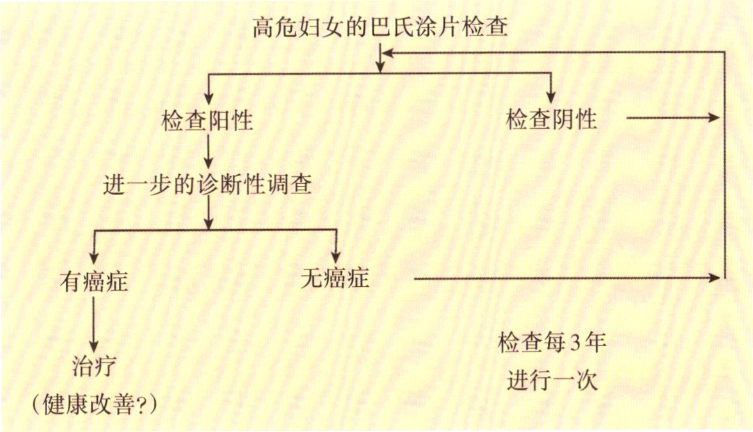

图 11.5.1 子宫颈癌的巴氏涂片检查的筛查流程和步骤

公共卫生领域倾向于将筛查视为一种全面而系统的方法。筛查并非仅仅是新检测技术的简单应用，它更是一项精心策划、系统组织并定期重复的多方协同努力，旨在实现疾病的早期发现和早期治疗，从而最终改善接受筛查人群的健康状况。这里的“系统性”意味着，在筛查方案实施之前，我们必须依据科学证据，审慎地考虑并决定筛查的必要性、筛查的对象、筛查的具体方法、后续的确诊步骤以及治疗方案，以确保筛查工作能够精准地针对那些真正需要并能够从中受益的人群。

“检查”是指通过一系列医疗程序，如实验室检测、影像技术和内窥镜检查等手段，来检测潜在的危险因素和隐匿疾病。这些程序旨在揭示个体可能存在的健康隐患，为后续的预防和治疗提供依据。“询问”则是通过访谈或调查问卷的方式，获取个体的职业史、家族史、疾病史、生活方式等关键信息，这些信息有助于我们评估个体当前或未来的疾病风险。在实际应用中，来自检查和询问的信息并非孤立存在，而是相互补充、共同使用的。通过将这些信息结合，例如评分或多元回归模型（如弗雷明汉心血管风险方程），可以更准确地预测疾病风险。

筛查是针对“健康人”而不是患者提供的。“健康人”并不是完全没有任何疾病的人。他们可能患有除要筛查的疾病以外的疾病，甚至可能患有筛查的疾病，但由于症状隐匿而没有就医。与临床治疗不同的是，接受筛查的人并不是因怀疑患病而就医的人，而是被医护人员邀请进行检查和询问的人。筛查与患者只有在生病时才去看医生的传统医疗模式有很大不同，可能会产生新的伦理问题。

癌症筛查的核心目标在于早期发现临床前阶段的疾病，从而防止癌症进一步恶化并引发严重的并发症或致命后果。以子宫颈涂片检查、乳房X光检查和粪便潜血检查等为例，这些筛查手段旨在通过早期检测，为癌症患者赢得宝贵的治疗时间，提高治愈率和生存率。此外，筛查不仅关注疾病的早期发现，还致力于通过干预危险因素暴露来预防疾病的新发病例。例如，通过定期监测吸烟、高血压、高脂血症和血糖升高等危险因素，医护人员能够针对个体情况制定个性化的预防策略，通过生活方式调整和必要的医疗干预，有效预防心肌梗死和中风等严重疾病的发生。

筛查活动既可以专注于单一疾病的检测，也可以采取多阶段、针对多种疾病的形式，或是同时关注一种疾病的所有主要危险因素。从这个角度来看，定期的健康体检实际上也可以视为一种更为复杂和全面的筛查形式。然而，需要注意的是，尽管健康体检能够发现已经显现的明显疾病，但针对无症状疾病和潜在危险因素的检测，应当采用与筛查相似的严谨科学评估和管理标准。

筛查计划是一种涉及多步骤的复杂干预措施，与单一的药物干预存在显著区别，其潜在的益处和危害是由诸多因素共同决定的，这些因素包括但不限于初步检查、进一步的诊断检查、后续的干预措施以及这些步骤的组织和执行方式。在筛查流程中，任何一个环节的失误都可能导致整个筛查计划的失败。

因此，必须强调筛查以实现改善筛查人群健康的最终目标为导向。如果某项筛查计划或类似工作无法达成这一目标，那么其存在和实施的合理性便值得质疑。

11.5.3 筛查发展的历史简要

对于公共卫生工作者而言，筛查是一个特定而重要的概念，他们注重的是筛查在群体层面的预防作用；而对于临床医生和公众来说，筛查可能更多地被理解为一种个体化的健康检查手段。事实上，筛查的概念并非一成不变，它随着医学的发展和人们对健康认识的深入而不断演变。

11.5.3.1 早期筛查

筛查的概念并非近年才崭露头角，其历史可追溯至更早时期。早在1861年，英国著名医生霍勒斯·多贝尔便前瞻性地提出了对每个人进行定期体检的建议，不论他们是否正在寻求医疗帮助。这一观点在当时已显示出其前瞻性和重要性。而在1990年，美国医生乔治·古尔德进一步强调了筛查的重要性。他类比了牧场主检查牲畜、商人检查库存、会计师检查账簿、将军检查军队以及政府检查预算的行为，提出了为何医生不应对健康人群进行定期非特异性体检的疑问。古尔德医生的这一观点，旨在强调对健康人群进行筛查的必要性，以预防潜在的健康问题。然而，尽管这些先驱者的观点具有深远意义，但他们关于对健康人群进行定期非特异性体检的建议并未立即得到广泛接受。

现代筛查的概念可追溯至上世纪初，其起源可追溯到军队组织的健康体检，用以筛选出不适合参军的人员；保险公司为确定保险费用而进行的健康评估；以及大型公司在招聘员工时的健康筛选(Raffle，Gray，2007)。早期的筛查计划还包括了针对传染病的检测，例如由政府组织的结核病检查等。然而，这些早期的筛查活动往往未能符合现代筛查计划的严格标准。这些标准是在对过去几十年健康检查和早期筛查计划进行科学评估的基础上，结合对慢性病自然史的深入理解而逐步形成的。

20世纪50年代，筛查工作在美国已有序展开，而在英国则尚处于起步阶段。以1957年为例，美国慢性病委员会积极倡导开展广泛的筛查活动，涵盖糖尿病、青光眼、口腔癌、皮肤癌、乳腺癌、子宫颈癌和直肠癌等多种疾病。然而，由于缺乏有效性的科学证据，筛查活动逐渐受到越来越多的质疑和挑战。

11.5.3.2 近代筛查

1968年发表的两份报告尤为引人瞩目，分别是纳菲尔德省立医院信托基金与世界卫生组织的报告。这两份报告均对筛查的常规认知提出了深刻的质疑。纳菲尔德信托基金对英国现有的或拟议的10项筛查进行了全面评估，其结论令人震惊：其中大多数筛查项目被认定为无效，甚至可能产生有害影响。另一方面，Wilson和Jungner向世界卫生组织提交的报告则对筛查的多个方面进行了深入探讨，并提出了筛查计划应当满足的10项关键标准。这份报告进一步强调，即便一个筛查计划能够完全符合这些原则，仍需深入研究其潜在的益处、可能带来的危害以及经济可负担性。

为了全面评估筛查的有效性，分别于1964年在凯撒医疗机构以及1967年在伦敦东南部先后进行了两项重要的随机对照试验。但这两项试验均未能找到确凿的证据支持多阶段筛查能够显著降低死亡率。这些关于筛查的早期报告和评价研究逐渐引导我们调整筛查实践的方向，从原先的多阶段健康检查转向更为精准的特定疾病筛查。这一转变明确了一个重要观点：一般性的健康检查并不等同于筛查。

11.5.3.3 现代筛查

过去，筛查的决策主要由专家主导，他们实施目的明确的筛查计划，而个体则通常遵从并心怀感激。然而,进入21世纪后,情况发生了显著变化。筛查工作承受着来自多方面的压力,需要进行改革。这种转变源自父式医疗模式的逐步瓦解、患者期望值的不断上升、对患者知情权的更加重视,以及医疗新技术的不断涌现。

在上世纪末,筛查的概念虽然逐渐确立,但在其被普遍接受之前,始终面临着各种挑战和变革。值得注意的是,早期的筛查实践并未完全消失,而是以不同形式继续存在。同时,数百万的医护人员在探索和实施新的检测方法时,往往缺乏充分证据来证明这些新方法对无症状疾病和危险因素的益处与潜在危害。从个别临床医生对新技术的实验性应用,到诊所和医院中的临时或机会性检测,再到广泛开展的大众健康体检,直至针对特定疾病的高度组织化且经过验证的筛查计划,这些形式多样的筛查活动确实以疾病早期诊断的名义存在于医疗实践中。

随着常规健康体检的迅猛发展,检查项目日益繁多,这不禁让人回想起20世纪60年代之前的早期筛查实践,那时也曾伴随着诸多忧虑。这些新兴的或所谓的新型筛查方法以及非典型筛查手段,同样需要纳入讨论范畴。它们可能催生大量不适宜甚至有害的筛查实践,而且其有效性也备受质疑。因此,明确界定何为有害的筛查,并坚决防止其实施,显得尤为重要。一旦无效的干预措施得以实践,想要终止将变得极为困难。以前列腺特异性抗原(PSA)筛查为例,尽管在20世纪80年代末首次引入西方国家时便已被证明其效果有限,但至今仍被广泛使用(Hoffman,2011)。这警示我们,在推进筛查工作时必须保持审慎态度,避免盲目跟风,确保每一项筛查措施都经过科学论证,真正符合公众健康的需要。

11.5.4 筛查的应用

识别个体未来的健康风险或潜在疾病已成为当前医学领域的研究核心和热点。随着医学和生物学领域日新月异的技术进步,医生和公众对筛查的探索和期望也日益增长。然而,与许多医疗干预措施不同,筛查技术在初看之下似乎颇具吸引力,但其实际效果却常常令人失望。

此外,筛查流程的复杂性以及实施高标准和高质量筛查的难度,都进一步降低了筛查的潜在收益。因此,只有少数筛查计划能够真正实现利大于弊,从而真正值得广泛实施。在推荐筛查计划时,必须严格评估其获益与成本的平衡,确保只有那些真正能够带来显著益处且成本合理的计划才得到推广。

筛查计划的潜在益处和危害主要由以下三个因素决定:疾病、筛查试验和治疗,详见下文。

11.5.4.1 疾病

需从三个关键方面深入评估疾病:首先,筛查的目标疾病应具备较长的可检测的临床前阶段。其次,疾病应对人群在痛苦、残疾、贫困或死亡等方面造成显著的健康负担。最后,疾病的临床前阶段在人群中应相对普遍。

值得注意的是,疾病的临床前或无症状阶段是指从发病到出现症状并由医生常规诊断的时间段(图11.5.2)。例如,大多数无症状期很短的传染病和急性疾病并不适合进行筛查,因为它们的进展速度过快,很难在出现症状之前进行有效干预。相反,大多数癌症可能具有多年的潜伏期,这使得它们成为筛查的理想目标。

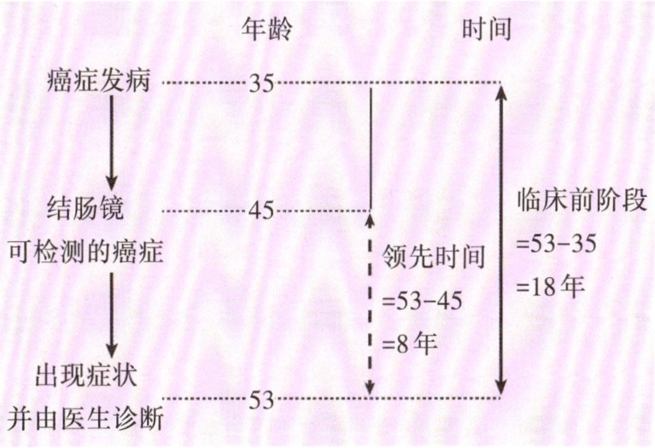

图11.5.2 结肠癌假设病例的筛查试验和领先时间

尽管大多数癌症临床前阶段较长,但这一阶段的实际长度往往是一个未知数。首先,确定个体癌症的确切发病时间是极为困难的。癌症的发病过程复杂且隐匿,很难精确追踪到每一个病例的起始点。其次,目前所诊断出的癌症患者大多数在确诊时都尚未出现明显的症状。因此,无法准确得知,如果不进行干预,这些无症状的癌症患者究竟会在何时出现明显的疾病症状。由于对癌症临床前阶段的了解尚显不足,筛查的有效性难以得到准确估计。

疾病负担是一个相对的概念,其衡量标准因疾病类型、严重程度以及不同人群和时间点的差异而异。这种差异不仅体现在不同人群之间,即便在同一人群中,不同时期的疾病负担也可能存在显著差异。以非洲的一些国家为例,在这些地区,传染病往往构成主要的生命威胁,因此癌症在这些地方的相对重要性远低于西方国家。而在西方国家,随着生活方式的改变和医疗技术的进步,癌症已经逐渐取代传染病,成为主要的健康杀手。在大多数人群中,对高血压、高脂血症和糖尿病等心血管疾病的筛查和管理,目的在于预防主要的心血管并发症。相较于一个世纪前,现代社会对这些疾病的认知和重视程度无疑更为普遍和深入。

患病率是一个关键因素,它直接决定了在筛查过程中我们能够检测到的病例数量。如果某种疾病在人群中极为罕见,那么通过筛查能够识别的病例数量将会非常有限。在这种情况下,即便治疗手段再先进、效果再显著,筛查对于整个人群健康的总体影响也将变得微乎其微。至于何时将一种疾病视为流行,并因此有充分理由开展筛查工作,这并没有一个固定的标准答案。这个问题的答案会因不同的人群、不同的时间点而异,它受到多种因素的影响,包括我们在决策时所掌握的资源、所面临的机会成本,以及广大民众对于疾病筛查的价值观和接受度。

疾病的患病率与两个关键因素呈现正相关关系:一是人群中的危险因素暴露程度和流行率,二是疾病的临床前期时长。因此,在危险因素暴露程度较高的人群中实施筛查可能更为有效。此外,未确诊但可通过筛查检测出的临床前疾病的患病率还受到另一个因素的影响,即人群近期是否接受过筛查。对于近期已接受过筛查的人群,未确诊的无症状患者的检出数量自然会减少。基于这一认识,为了确保筛查计划更具成本效益,两次连续的筛查之间不应过于接近。过短的筛查间隔可能导致资源浪费,并降低筛查的整体效果。例如,在制定乳房X线检查或子宫颈涂片检查的筛查计划时,建议同一个体每3~5年进行一次检查,以确保筛查的有效性和成本效益。

危险因素和早期癌症均会显著提升严重并发症、痛苦和死亡的风险,这使得对它们的预防和早期发现至关重要。对于增加心肌梗死和中风风险的心血管危险因素,如高血压、高脂血症和2型糖尿病,常常会开展筛查和药物干预。这些危险因素在人群中相当普遍,然而,它们也是可以通过改变生活方式和药物治疗得到有效控制的。

11.5.4.2 筛查试验

筛查试验是指在筛查计划中,用于辨识那些可能罹患某种疾病,并需要进一步确诊的个体的一系列试验。筛查试验的有效性是筛查工作得以顺利进行的关键前提。这些试验必须具备足够的精确度,即应拥有较高的灵敏度和特异度。具体而言,试验的灵敏度是指将真正患有临床前期疾病的个体正确识别为试验阳性的能力,而试验的特异度则是指将真正健康的个体正确分类为阴性的能力(表11.5.1)。

表11.5.1 金标准和筛查试验对疾病状态的分类

	金标准		
筛检试验	+	–	合计
+	a真阳性	b假阳性	a+b
–	c假阴性	d真阴性	c+d
合计	a+c	b+d	N=a+b+c+d

灵敏度和特异度往往难以达到完美,因此,在筛查试验中不可避免地会出现错误结果。当个体确实患有某疾病,但试验结果显示为阴性时,这种情况被称为假阴性结果。这种错误可能导致错过早期诊断和治

疗的最佳时机，对患者的健康产生不利影响。相反，当个体实际上并未患病，但试验结果却呈现阳性时，这就是假阳性结果。假阳性结果不仅可能导致患者接受不必要的确诊检查，还可能进一步引发不必要的治疗和潜在的身体伤害。鉴于筛查试验的目的是发现和治疗那些尚未引起明显症状和痛苦的疾病，因此，不必要的治疗情况往往比预期中更为普遍。

此外，筛查试验还需确保提供足够的领先时间。领先时间，即从筛查出无症状患者到若未进行筛查试验而假设出现症状并由医生做出诊断的这段时间。尽管对于一组患者，可以利用现有数据和合理假设来估算这一时间（Morrison，1992），但值得注意的是，对于单个患者而言，领先时间实际上是一个难以准确估计的假设性概念。为了确保筛查计划能够切实降低人群的发病率和死亡率，必须确保在足够数量的筛查病例中，领先时间达到足够的长度。只有这样，患者才能及时接受治疗，从而有效延缓或阻止疾病的进展。

最后，理想的筛查试验应该兼具简单性、快速性、低成本性和安全性，以确保其能够在广大人群中以经济可承受的方式广泛应用。这样的特性对于提升公众接受度以及推动临床医生积极参与筛查工作至关重要（Cochrane，Holland，1971；Sackett，Holland，1975；Morrison，1992）。若筛查试验过于昂贵，可能导致经济负担过重而难以普及；若其缺乏吸引力，公众可能缺乏参与筛查的动力。因此，筛查试验的操作应该简单易懂，那些可以由非医务人员管理的筛查试验，其成本往往会更低，相较于那些需要高度医疗专业技能的试验而言，更具备普及性。此外，需要住院数天才能完成复杂且侵入性的筛查程序，即使在需要接受筛查的人群中，接受度也会相对较低。

11.5.4.3 治疗

筛查的真正益处，如果有的话，应源于后续的治疗，而非筛查试验本身或与之相关的其他活动。因此，要使筛查计划具备潜在的益处，关键在于为无症状患者提供有效且可接受的治疗方法。值得注意的是，针对晚期患者的治疗方案并不一定适用于早期患者，同样，有症状患者可接受的治疗方式也不一定适合无症状患者。简而言之，若要将早期患者的治疗方案应用于筛查中临床前患者的治疗，必须在随机对照试验中重新评估其有效性和适用性，以确保其安全性和有效性得到充分验证。

11.5.5 筛查试验的效果评价

筛查是临床前期疾病早发现、早治疗的重要手段。一个筛查计划能否成功，其关键在于筛查试验。筛查试验与获益、成本和危害之间有着密切的关系。本节将深入剖析这些关系，并探讨如何利用筛查试验来最大化获益，同时最小化成本和危害。

什么是好的筛查试验呢？如先前所述，优质的筛查试验应具备准确性、易操作性和公众接受度。现在，我们将聚焦于分析准确性在筛查过程中的核心作用。准确性，简而言之，即筛查试验能够精确区分个体疾病真实状态（是否存在）的能力。这种能力通常通过两个关键参数来衡量：灵敏度和特异度。

11.5.5.1 灵敏度和特异度

灵敏度是在实际患病人群中发现病人的能力，特异度是在实际未患病人群中排除病人的能力。

灵敏度和特异度通过科学研究估算。此类研究通常将参与者分为两组，一组为病人，另一组为非病人。然后对所有参与者开展筛检试验。通常，阳性结果表明患病，阴性结果表明未患病。根据实际疾病状况和检测结果，将参与者分为四类：(1) 真阳性；(2) 假阳性；(3) 假阴性；(4) 真阴性（表11.5.1）。

灵敏度是筛检阳性者占实际患病者的百分比，特异度是筛检阴性者占实际非患病者的百分比。灵敏度即实际病人被检出的概率,特异性即实际非病人被检出的概率。若灵敏度不足,一些真正的病人会判定为阴性,这些阴性结果称为假阴性。反之,若特异性不足,一些真正非病人会判定为阳性,这些阳性结果称为假阳性(表11.5.1)。

例如,假设有100名病人和200名非病人参与诊断研究。在100名病人中,有95人结果为阳性(a=真阳性),5人结果为阴性(c=假阴性);在200名非病人中,有180人结果为检测阴性(d=真阴性),20人结果为阳性(b=假阳性)。则:

灵敏度=a/(a+c)=95/(95+5)=95%

特异度=d/(b+d)=180/(20+180)=90%

11.5.5.2 预测值

筛检试验的准确性信息本身并不直接决定筛查实践的效果,因为仅凭试验结果无法全面了解疾病的真实状态。在实际操作中更应该关注的是以下问题:(1)当一个人筛检试验结果呈阳性时,其真正患有疾病的概率是多少?(2)当一个人筛检试验结果呈阴性时,其真正未患病的概率又是多少?为了解决这些问题,需要借助阳性预测值和阴性预测值这两个重要指标进行估算。阳性预测值(PPV)是指在筛检结果为阳性的情况下,个体真正患病的概率;而阴性预测值(NPV)则是指在筛检结果为阴性的情况下,个体真正未患病的概率。

然而,如果应用筛检试验的人群中疾病患病率未知,则不能仅通过敏感度和特异度估计预测值。换句话说,对预测值的估计同样需要疾病患病率。在给定灵敏度、特异度和患病率的情况下,预测值可以通过以下公式估计:

PPV=P*SN/{P*SN+(1−P)(1−SP)}

NPV=(1−P)*SP/{P*(1−SN)+(1−P)SP}

其中,SN为灵敏度,SP为特异度,P为筛检试验应用人群中疾病患病率。

上述公式明确指出了预测值是由筛检试验的准确性和疾病的特征共同决定的。更具体地说,预测值取决于筛检试验的灵敏度和特异度,以及疾病在检测人群中的患病率,这通常被称为检测前疾病的概率。尽管我们通常假设筛检试验的准确性是一个稳定的特征,并且可以从研究人群推广到其他人群,但这一假设并非在所有情况下都适用。因此,在不同的疾病患病率的人群中,即使筛检试验的结果相同(阳性或阴性),其对应的患病(或无病)率也可能存在显著差异。

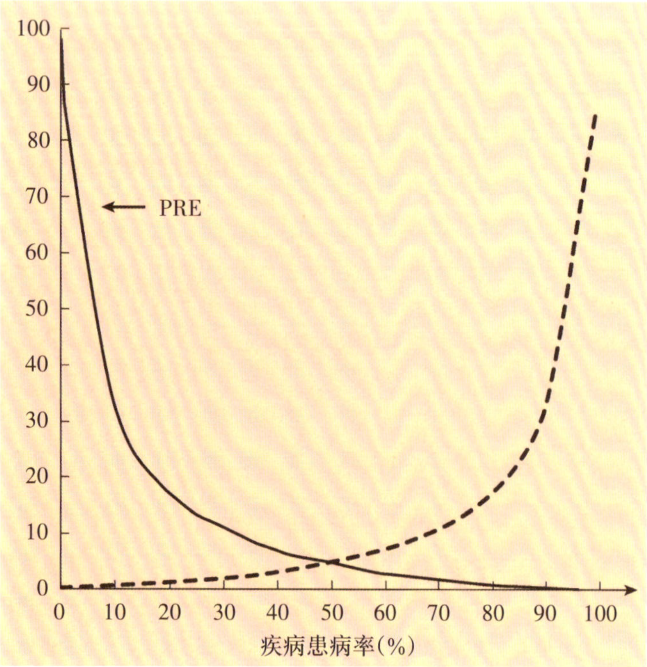

图11.5.3 疾病患病率和筛检试验阳性与阴性结果的预测误差率

虽然一项筛查试验的灵敏度和特异度均达到95%看似非常理想,但实际上预测值会随着患病率的变化而显著变动(图11.5.3)。随着患病率的增加,PPV会上升,但NPV则会下降。由于筛查工作通常针对的是患病率相对较低的人群,因此在实际应用中,筛查试验的结果往往呈现出较低的PPV和较高的NPV。

在筛查过程中,高NPV具有显著优势,因为它确保了筛检结果为阴性的人不会患病。然而,低PPV却引起了人们的关注,因为这意味着众多或绝大多数筛检阳性的结果并非真正阳性,进而需要额外进行一系列高昂且耗时的调查。筛检结果为阳性的个体中，假阳性率实际上是1-PPV，这一比例通常超过50%，甚至在部分筛查项目中高达90%以上。因此，降低假阳性率成为筛查工作的重要任务之一，旨在最大程度地减少成本支出和潜在危害。

降低假阳性率的两种主要方法显而易见。首先，通过针对高风险人群进行筛查，可以显著提高筛查的有效性。以肺癌为例，年龄较大和吸烟是两个主要的风险因素，这些因素使得这些人群相较于普通成年人群具有更高的肺癌患病率。因此，对年龄较大且吸烟的人进行肺癌筛查，不仅能够提高筛查的准确性，还能有效降低不必要的成本。除此之外，识别高危人群的方法还可以更加精细，比如通过综合考虑多种筛查疾病的危险因素来预测个体风险(Tammemägi et al.，2013)。同样地，在乳腺癌筛查中，也应重点关注40岁或以上的女性。另一种降低假阳性率的方法是"调整"筛查试验的灵敏度和特异度，以达到理想的筛查PPV。

11.5.5.3 平衡灵敏度和特异度

医学试验的结果本质上具有定量性质，而非定性。为了在临床实践中解释这些结果，通常会设定一个临界值，将试验结果划分为两个类别：阳性或阴性。当结果等于或高于临界值时，将其定义为阳性；而低于临界值的，则定义为阴性。值得注意的是，不同的临界值对应着不同的灵敏度和特异度组合。在筛检试验中，灵敏度和特异度之间呈现出一种反比关系：当灵敏度提高时，特异度往往会降低，反之亦然。这意味着，在检测技术没有取得实质性改进的前提下，无法仅通过调整特定临界值来同时提高灵敏度和特异度。

在不同的临床环境中，筛检试验的灵敏度和特异度组合应当灵活调整。高灵敏度的试验能够更有效地发现患者，而高特异度的试验则有助于减少假阳性，降低后续的检查费用。例如，在急诊等紧急情况下，可能会选择较低的临界值，以提高灵敏度，从而尽量避免遗漏任何可能危及生命的风险。然而，这种策略虽然具有高灵敏度，但由于特异度相对较低，可能会导致大量的假阳性结果。因此，那些被初步筛检为阴性的人可以确定为安全，而筛检结果为阳性的人则需要进一步接受更为精确的检查才能确诊。相反，在如唐氏综合征筛查等场景中，更倾向于采用较高的临界值，以实现高特异度和高PPV。这样的策略有助于将可能导致不必要流产的羊膜穿刺术数量降至最低。通过精确调整临界值，可以在确保筛查准确性的同时，最大限度地降低对孕妇和胎儿的风险。

在筛查过程中，由于患病率通常较低，而与之相对应的无病患者的比例则非常高。因此，对于未患病的人来说，筛检结果的小误差可能导致大量的假阳性情况，这不仅会显著增加实际未患病者接受进一步检查的经济负担，还可能给他们带来不必要的身心伤害。在制定筛查计划时，面临着一个重要的抉择：是应该降低阈值，以便最大限度地增加被检出患者的数量，从而潜在地提高治疗的获益？还是应该提高阈值，以最大程度地减少不必要的进一步检查，从而控制成本和降低潜在危害？阈值的选择对于平衡筛查试验的灵敏度和特异度至关重要，将直接影响到整个筛查计划的获益与成本之间的权衡。

11.5.6 如何证明筛查有效?

严重疾病的高风险人群、高效的筛查试验以及有效的治疗手段，共同构成了筛查项目最终带来实际益处的先决条件。然而，仅凭这些标准并不足以确保筛查在实践操作中真正带来益处。因此，我们如何判定筛查项目是否真正利大于弊，成为了亟待解决的问题。

以癌症筛查为例，一种直观且常用的评估筛查效益的方法是，比较通过筛查发现的无症状病例与因症状而诊断的病例之间的生存率。我们习惯上将前者称为"筛查检出"，后者称为"常规诊断"。如果筛查检出的患者生存率明显高于常规诊断的患者，那么我们可以认为筛查在降低死亡率、提高生存率方面发挥了积极作用。

然而，这种比较方法并非完美无缺。事实上，它存在严重的缺陷，并且可能导致误导性的结论。在筛查效益评估过程中,几类偏倚几乎无法避免,这些偏倚可能导致我们得出错误的结论,其中主要包括领先时间偏倚、病程长短偏倚以及选择偏倚等。

11.5.6.1 领先时间偏倚

领先时间是指从通过筛查手段发现疾病,到该患者在未接受筛查的情况下因症状出现而被诊断的时间间隔(图11.5.2)。在筛查实践中,领先时间始终存在,它是筛查能够提前检测到患者的重要前提。如果缺乏这一时间间隔,那么筛查就失去了其提前发现疾病的意义,相当于没有进行筛查。

由于领先时间的存在,筛查发现的患者往往比通过常规诊断方式发现的患者具有更长的生存时间。这是因为筛查能够更早地发现疾病,从而促使患者更早地接受诊断和治疗,进而延长了观察时间。然而,需要注意的是,这种生存时间的延长并不一定反映了筛查的实际效益。

换句话说,如果早期发现和早期治疗并不能有效改变疾病的自然进程,那么筛查发现的患者比常规诊断的患者多活的时间,实际上只是领先时间所带来的表面现象。这种由领先时间导致的生存时间延长,并非真正的筛查效益,而是一种虚假的生存获益,我们称之为领先时间偏倚。

例如,在图11.5.4中,可以看到三个不同的场景。在场景A中,患者未经过筛查,而是在症状出现后才被诊断和治疗。而在场景B中,患者通过筛查被早期发现和治疗。然而,由于筛查并未带来实际的治疗效果,患者的生存时间与场景A中的患者并无显著差异。相比之下,场景C中的患者同样是通过筛查被早期发现,但他们的生存时间却明显长于场景A中的患者,这充分展示了筛查所带来的益处。

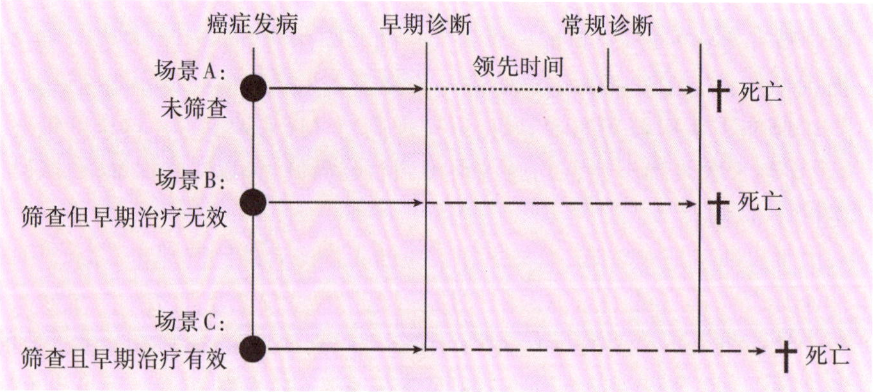

图11.5.4 领先时间如何影响筛查后的领先时间

值得注意的是,由于领先时间的存在,场景B中的患者看起来似乎比场景A中的患者生存时间更长。但实际上,这种生存时间的延长仅仅是领先时间所带来的表面现象,并不代表筛查的真正效果。只有当筛查发现的患者的额外生存时间超过了领先时间,如场景C所示,我们才能认为筛查是有效的。

然而,要准确区分场景C和场景B,我们必须对领先时间有清晰的了解。只有在知道了领先时间的具体长度后,我们才能准确判断患者的额外生存时间是否超过了这一时间间隔,从而确定筛查是否真正带来了益处。

然而,领先时间的准确估计是一项极具挑战性的任务。首先,我们无法通过疾病的发病时间来确定领先时间,因为对于大多数慢性疾病而言,其确切的发病时间通常是难以追溯的。其次,即使我们尝试通过筛查时间和症状出现时间的差异来估算领先时间,也会面临诸多困难。这是因为对于同一个患者而言,这两个时间点往往也是未知的。具体来说,如果我们进行了筛查并发现了患者,那么我们就无法准确知道该患者症状出现的确切时间。反之,如果我们没有进行筛查而是依靠症状进行诊断,那么我们也无法得知筛查可能发生的时间点。

领先时间偏倚就像一个比较寿命的悖论。设想有两个人,一个25岁,另一个40岁,而他们的预期寿命都是80岁。那么，从当前时刻算起，年轻者还有55年的寿命，而年长者则只剩下40年。如果我们提前15年观察这位年轻人，那么从观察的角度看，年轻者似乎比年长者多活了15年。然而，这并不能真正推断出年轻者的寿命会更长，因为他们的最终寿命其实是相同的。

将这一情境类比到筛查中，年轻者就像是筛查早期发现的患者，而年长者则代表那些通过常规症状诊断的患者。与常规诊断的患者相比，筛查发现的患者所展现出的额外生存时间中，至少有一部分实际上是领先时间所带来的。这意味着我们不能单纯依赖这种观察来评估筛查的实际效益。

总而言之，所有基于筛查发现患者与常规诊断患者之间生存率的比较都存在固有的缺陷，且不可避免地会受到领先时间偏倚的影响。

11.5.6.2 病程长短偏倚

病程长短偏倚是在比较筛查发现的患者与常规诊断患者的生存情况时，另一个难以避免的偏倚因素。这种偏倚主要源于同一种癌症在不同患者体内的进展速度存在显著差异。

筛查手段通常更倾向于检测到恶性程度相对较低、进展速度较慢的癌症，而非那些恶性程度高、进展迅速的癌症。以图11.5.5为例，它展示了同一种癌症在不同类型患者中的进展情况。图中，a、b、c代表缓慢进展的癌症，d、e、f代表中等进展的癌症，而g、h、i则代表快速进展的癌症。假设所有癌症的发生时间相同，那么在筛查时，那些进展迅速的癌症很可能已经发展到足以出现症状并在常规临床环境中被诊断出来的阶段。相对而言，进展缓慢的癌症可能仍然处于非常早期的阶段，体积过小，以至于无法通过筛查手段被有效发现。

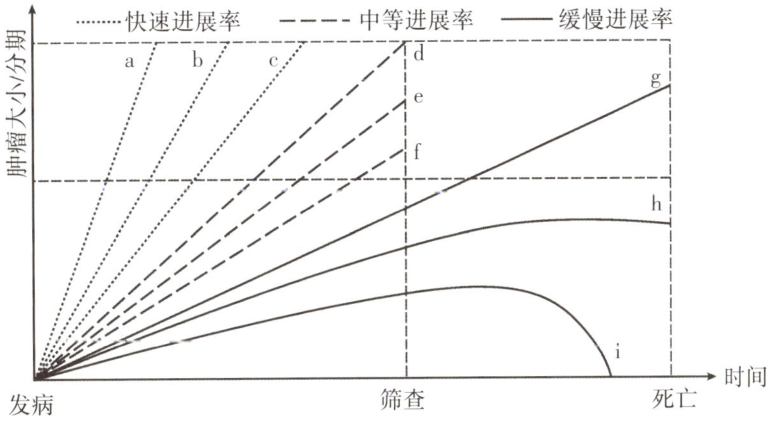

图11.5.5 领先时间偏倚：快速进展的肿瘤在进行筛查之前就引起了医疗关注，而中等进展的肿瘤则需要更多的时间进行检测

筛查通常更倾向于发现那些进展较慢、预后相对较好的癌症。不仅如此，与进展缓慢的癌症类似，部分通过筛查发现的癌症可能会停止进展、出现逆转，甚至自行痊愈，这意味着在患者因其他原因离世之前，这些癌症可能永远不会对他们的健康造成实质性影响。因此，即便筛查本身并无实际疗效，那些通过筛查发现的患者也往往展现出比常规诊断患者更为乐观的预后和更长的生存时间。通常将这种对筛查益处的错误结论称为病程长短偏倚。

11.5.6.3 混杂

将筛查发现的患者与常规诊断的患者直接进行比较，在评估筛查计划的有效性时存在固有的缺陷和偏倚。为了克服这些局限性，我们可以考虑采用另一种评估策略，即比较接受筛查的人群与未接受筛查的人群的健康结局。在这种比较中，我们关注的是整个人群的差异，而不是个别患者是否患有特定疾病。

未筛查人群可以是那些位于同一社区内被提供了筛查机会但尚未接受筛查的个体，也可以是那些生活在根本没有提供筛查服务的其他地区的人群。如果数据显示,接受筛查的人群中该疾病的死亡率低于未接受筛查的人群,那么我们可以初步认为筛查是有效的。例如,虽然有些研究报道了筛查地区与未筛查地区之间前列腺癌死亡率的差异,并据此认为PSA筛查是有效的,但这些结论仍然需要谨慎对待。然而,这种比较方法也并非完美无缺。就像任何队列研究一样,它同样可能受到混杂因素的影响。

混杂是由于筛查人群和未筛查人群之间在可能影响筛查疾病预后的因素分布上存在不平衡,从而产生的偏差。理论上,我们期望筛查人群与未筛查人群在各方面特征上都是相似的,但实际情况中,这两者之间往往存在诸多潜在的差异,这些差异正是混杂的根源。举例来说,如果那些具有所筛查疾病高风险的人群更倾向于接受筛查(比如有乳腺癌家族史的女性更可能主动选择接受乳腺X线摄影检查),那么筛查的结果可能会显得比实际情况更为悲观。这是因为高风险人群的存在会“拉低”筛查的整体效果评估,导致我们低估了筛查的真正获益。

混杂因素同样可能导致筛查看起来比实际情况更为有效。比如,当个体需要长途跋涉才能接受检测时,筛查人群中往往会有更多年轻且健康状况良好的人参与,而年老或健康状况较差的人则可能因种种原因选择不参与筛查。这种情况下,由于筛查人群中死亡案例相对较少,筛查的效果似乎非常积极,但实际上这很可能是混杂因素造成的假象。由于筛查通常是自愿参加的,而非强制性,这种选择过程本身就会导致一种偏倚,我们称之为志愿者偏倚或转诊偏倚,它是选择偏倚的一种表现形式。由于这种选择偏倚的存在,筛查人群和未筛查人群在多个方面可能都不具备直接可比性,从而不可避免地引入了混杂因素。

与临床试验一样,解决混杂或所谓的选择偏倚的最佳方法是进行随机对照试验。在随机试验中,人们被随机分配到不同的比较组中,以便在比较组之间平衡疾病的预后因素,从而消除混杂。

11.5.6.4 随机对照试验评估筛查

筛查中的随机对照试验与常规的临床试验在设计上存在一定差异。为了尽可能减少筛查服务在比较组之间的潜在影响,通常的做法不是将个体随机分配,而是将群体或社区作为随机分配的单位。这意味着筛查服务会提供给被随机选为干预组的社区人群,而对照组社区的人群则不会接受筛查。这种特殊类型的试验被称为整群随机对照试验。如果筛查组中筛查疾病的死亡率低于对照组,则表明筛查有效。

如图11.5.6所示,在癌症筛查的随机对照试验中,每个比较组都包含了四类人群:无癌症者、快速进展的癌症患者、中等进展的癌症患者以及缓慢进展的癌症患者。由于采用了随机化分配原则,这四类人群在筛查社区和非筛查社区之间的比例是具有可比性的。筛查的干预主要影响中等进展癌症患者的预后,而对于其他三类患者,他们的死亡率在两组之间是可比较的,并且这种比较会相互抵消掉潜在的差异。因此,当我们观察到筛查组死亡率有所降低时,这一结果可以归因于筛查的干预效果。更重要的是,由于我们仅专注于比较那些患有中等进展率癌症的患者,这样就可以有效地避免领先时间偏倚和病程长短偏倚的影响。同时,通过随机化分配,我们还能够控制混杂因素对结果的影响,从而更加准确地评估筛查的实际效益。

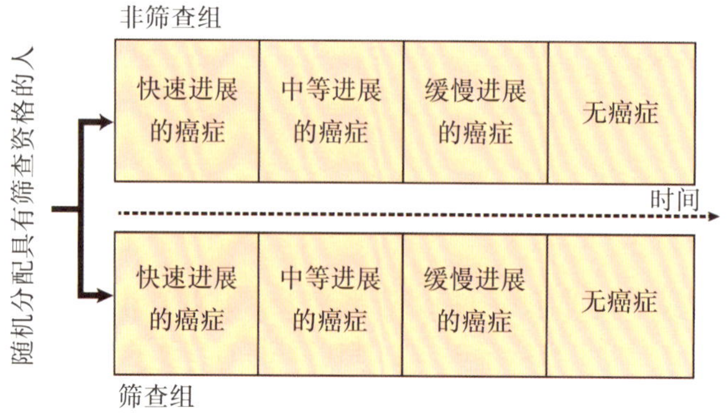

图11.5.6 旨在评估筛查计划的随机对照试验

现在普遍认为，针对健康人群的筛查项目，其合理性仅在于当随机对照试验能够明确证实其利益远超过潜在风险时。在评估筛查的益处时，我们应聚焦于关键的终点结局，如死亡率的降低，而非仅仅依赖于中间替代终点，如血液检查或影像学结果的改善。以具体案例为例，随机对照试验的结果表明，乳腺X线摄影能够有效降低50岁以上女性乳腺癌的死亡率(Wells，1998)。然而，对于胸部X线检查，无论是否结合痰细胞学检查，其并未显示出对肺癌死亡率产生显著影响(Bech et al.，2003)。

筛查的整群试验往往规模巨大、耗资不菲且组织难度高，同时其统计效能也相对较低。原因在于，这类试验中，绝大多数人并不直接参与比较，因此筛查可能带来的益处被大大稀释。另一种试验设计是仅纳入通过筛查发现的癌症患者，并将他们随机分配为接受治疗组和不接受治疗的对照组。然而，由于普遍认为不给予癌症患者任何治疗是不道德的，因此这类试验在实践中相对较少。但随着对癌症自然病程的深入了解，越来越多的癌症患者开始倾向于选择观察等待的策略，而非立即接受治疗。这种态度转变使得上述类型的试验更容易得到公众的接受(Holmberg et al.，2002；Wilt et al.，2012)。理论上，对照组可以接受那些已经证实对筛查发现的癌症有益的治疗方法。若存在这样的治疗方法，那么就已经形成了支持筛查的有力证据。

然而，将筛查发现的癌症患者纳入的试验，其性质更接近于药物试验的有效性评估，因为这些试验并未全面考虑筛查项目在实际操作中的组织特征等因素。如果筛查项目的组织不当，即便筛查测试本身足够准确且后续治疗有效，整个筛查项目仍有可能以失败告终。在实际操作中，人员选择、检测实施以及治疗提供等环节往往需要根据具体情况进行调整。若管理标准和质量出现下滑，筛查计划最终可能无法为筛查人群带来预期的益处(Raffle，Gray，2007)。因此，为了准确评估筛查计划的整体有效性，必须依赖随机对照试验。这些试验通过随机分配符合条件的个体接受筛查或常规体检，从而确保评估结果的可靠性和有效性。

11.5.7　平衡筛查收益、成本和伤害

随机对照试验的结果表明，筛查不仅能够带来人群健康上的显著获益，同时也会伴随着成本的增加。这些成本不仅包括直接支出的金钱、人力成本和时间成本，还涵盖了筛查过程中各个环节给个体带来的诸多不便、担忧以及可能的伤害。

11.5.7.1　收益

若缺乏有效的早期治疗手段，筛查便失去了其根本意义。只有当筛查检出的病例在早期接受的治疗效果显著优于常规治疗手段时，筛查才真正具备实际效用。

筛查项目为人群带来的整体获益，受到筛查检出病例的数量以及这些病例后续治疗效果的双重影响。具体而言，筛查检出的病例数量，主要由疾病的发病率和筛查试验的灵敏度共同决定。疾病的患病率越高，意味着潜在的可检测患者数量就越多；而筛查试验的灵敏度越高，则通过筛查能够发现的患者比例也就越大。筛查项目为人群带来的总生存年数，是接受治疗病例数与早期治疗所带来的平均额外生存年数的乘积。在一定的治疗疗效下，可采取以下方法提高筛查的成本效益，包括对高风险人群进行筛查、采用高灵敏度的检测方法、改变筛查试验的截断值提升灵敏度，或增加筛查频率等。

11.5.7.2　筛查成本及伤害

筛查项目的实施会增加成本，并对筛查者带来一定的伤害。筛查试验、诊断试验和治疗过程均可能产生额外成本和伤害。其中，伤害可能表现为以下多种形式：

初筛试验可能给患者带来伤害和不便。

负面标签效应：筛查的假阳性结果导致受检者产生压力及不安情绪。

筛查假阳性者接受不必要的检查，造成过度诊断。

若筛查出的病例属于"惰性病例"，即不会发展到临床阶段的病例，会造成过度诊断，影响患者健康。

若筛查出的病例无法获得及时、有效治疗，可能导致患者长期的精神压力和焦虑情绪。

假阴性结果可能给予患者虚假的安全感，从而延误最终的诊断时机。

11.5.7.3 如何提升筛查获益并减少成本及伤害

筛查试验和治疗所带来的成本和危害往往难以完全避免，能够采取的有效措施确实有限。然而，相比之下，确诊试验在减少成本和标签效应危害方面发挥着重要作用。尽管确诊试验通常较为昂贵、耗时，且多数具有侵入性，可能对受试者造成一定的伤害，但若能通过减少假阳性结果和不必要的进一步检查，便能有效控制其产生的额外费用和对受试者的潜在伤害。

由于筛查人群中绝大多数个体并不患有目标疾病，因此较低的特异度可能导致大量的假阳性结果出现，这些假阳性结果的数量有时甚至可能远超真阳性患者。疾病的患病率越低，假阳性预测值（假PPV）就会越高；相反，如果特异度提升，假PPV则会相应降低。为了降低筛查的假阳性率，我们可以采取提高特异度、针对高发人群进行筛查以及延长筛查间隔时间等策略。然而，需要注意的是，检测的灵敏度和特异度之间存在反比关系，即提高特异度往往意味着灵敏度的降低，这可能导致漏诊患者数量的增加。为了平衡筛查的收益与潜在的成本和危害，需要通过调整筛查试验的临界值来优化灵敏度和特异度的组合。一个好的筛查计划需要谨慎选择筛查试验的临界值，确保在维持一定灵敏度的同时，尽可能提高特异度，以减少假阳性结果的发生，同时避免过多的漏诊。

简而言之，筛查过程中所产生的额外成本和潜在危害，主要源于假阳性结果的出现。为了有效减少这些不必要的成本和风险，应对高风险人群进行有针对性的筛查，并致力于提升筛查试验的特异度。此外，时间因素同样不容忽视。鉴于当前技术的飞速发展，我们有理由相信，未来的筛查成本将逐渐降低，而更为精确高效的筛检手段也将不断涌现，为疾病的早期发现和治疗提供更有力的支持。

11.5.8 案例1：前列腺癌筛查

在本节中，我们将以美国的前列腺癌筛查实践为例，阐明筛查实施的基本原理、原则、方法和问题。

11.5.8.1 前列腺癌的严重程度和发病率

癌症，这一高侵袭性的可怕疾病，若未能得到及时治疗，往往会致命，即便接受了治疗，亦存在不小的死亡风险。因此，及早发现癌症并进行治疗至关重要，这一点对前列腺癌同样适用。

前列腺癌，作为一种常见疾病，在美国已经成为导致男性癌症死亡的第二大原因。自1985年至2007年，前列腺癌的终身风险从9%攀升至16%（Altekruse et al.，2010）。此外，惰性前列腺癌的存在也相当普遍。早期研究揭示，通过尸检发现的惰性前列腺癌发病率高达12%（Breslow et al.，1977）。而根据最近的一项系统综述，该综述综合了29项关于死于其他原因的男性尸检研究，结果显示，偶发前列腺癌的发病率随着年龄的增长而显著上升。具体而言，30岁及以下男性中前列腺癌的发病率约为5%，而到了80岁及以上年龄段，这一发病率已高达59%（Bell et al.，2015）。

前列腺癌的诊断中位年龄为67岁，而死亡中位年龄则为81岁（Altekruse et al.，2010）。值得注意的是，约60%的患者在确诊前列腺癌后的10年内,会因其他原因离世。这些统计数据表明,前列腺癌的进展相对缓慢,其临床前阶段较长。研究进一步估计,通过前列腺特异性蛋白(PSA)筛查,无症状前列腺癌可提前5至10年得以检出(Draisma et al.,2009)。

在前列腺癌患者中,大约80%的病例属于局部性前列腺癌,即癌症尚未扩散至身体的其他部位。对于这部分患者而言,预后通常较为乐观,其5年生存率接近100%。然而,一旦前列腺癌确诊为转移性,并已扩散至远处的淋巴结、骨骼或其他重要器官,患者的生存状况则大为不同,其5年生存率显著下降至仅约29%(ACS,2018)。这种局部性前列腺癌与转移性前列腺癌在生存率上的显著差异,凸显了早期发现与早期治疗对于延长患者生存期的重要性。

11.5.8.2 筛查手段:前列腺特异性蛋白

前列腺特异性抗原(PSA)技术的诞生,无疑是前列腺癌筛查领域的一大里程碑(AUA,2013;Hoffman,2018)。这种蛋白质由前列腺的正常细胞和恶性细胞共同产生,而PSA试验正是通过测量男性血液中的PSA水平来辅助诊断前列腺癌。在前列腺癌患者体内,血液中的PSA水平往往呈现出升高趋势。自20世纪80年代起,PSA试验开始应用于临床,并于1994年获得美国食品和药物管理局(FDA)的批准,与数字直肠指检联合,作为无症状男性前列腺癌筛查的重要手段。

在PSA技术问世之前,实体癌的诊断主要依赖于患者的症状、体征以及影像学检查,鲜有能通过简单的血液检查便得以确诊的案例。然而,PSA技术的出现为前列腺癌筛查研究带来了新的希望与突破。进入本世纪初,这一技术的普及程度迅速提升,约有75%的50岁以上美国男性接受了PSA试验,而其中高达90%的前列腺癌患者是通过筛查得以早期发现的。

前列腺特异性抗原检测以其安全、快速、简单和低成本的特点,成为了一种广受欢迎并可在大规模人群中推广的筛查手段。然而,这种筛查方法的核心问题在于其准确性尚待提高。当采用4.0 ng/ml作为截断值时,尽管其特异度高达91%,但灵敏度仅为21%,这意味着高达79%的癌症患者可能会被漏检。在检测中,阳性结果的比例为12%,但其中仅有30%为真阳性。若我们尝试将截断值降低至3.0 ng/ml,虽然灵敏度会提升至32%,但仍处于相对较低的水平,同时特异性将降至85%(Wolf et al.,2010)。在此截断值下,阳性检测的比例上升至18%,但真阳性结果仅占其中的28%。对于筛查结果为阳性的个体,通常需要进一步进行前列腺活检以确认诊断。然而,值得注意的是,约70%的阳性男性在活检中并不会获得有益的信息,反而可能因此承受精神压力、出血、疼痛、血块形成、感染以及排尿困难等潜在伤害。

11.5.8.3 治疗方法

根治性前列腺切除术是前列腺癌患者的常用治疗手段。然而,在前列腺特异抗原检测得到普及之时,关于无症状前列腺癌在侵入性治疗中的确切获益尚未得到充分证实。直到2002年,斯堪的纳维亚半岛的一项随机对照试验为我们带来了重要线索。该研究纳入了694名75岁以下、无症状的前列腺癌患者,结果显示,相较于不采取积极治疗措施,根治性前列腺切除术将患者的死亡风险从8.9%显著降至4.6%。在长达6.2年的中位随访期间,相对死亡率更是降低了48%(Holmberg et al.,2002)。令人振奋的是,这一生存优势在长达15年的随访中依然持续存在(Bill-Axelson et al.,2011)。然而,该试验中的患者群体并非完全由筛查发现。事实上,仅有约5%的癌症患者是通过筛查诊断的,而超过75%的病例是通过触诊得以确诊。因此,这项研究的结果是否适用于大多数通过筛查发现但触诊无法诊断的前列腺癌患者,仍是一个悬而未决的问题。

遗憾的是,美国的PIVOT试验并未能证实根治性前列腺切除术对大部分筛检发现的前列腺癌患者的益处。更令人惊讶的是,参与该试验的患者的癌症分期甚至比斯堪的纳维亚试验中的患者更早(PIVOT,2009)。在这项试验中,731名男性被随机分配至前列腺癌根治术组或观察组。经过长达12年的随访,两组人群在总体死亡率和前列腺特异性死亡率方面并未展现出明显的统计学差异(Phillips,2011)。

目前,关于早期前列腺癌治疗方法是否能够延长患者生命的议题,医学界仍存在广泛争议。既往研究所涉及的样本量相对较小,且未能充分考虑筛查的标准和质量差异,这在一定程度上可能影响了对筛查获益的准确评估。为了更加精确地衡量筛查的益处,大型随机对照试验应运而生,这些试验直接对比了筛查人群与非筛查人群的长期健康结局。随着这些高质量研究的陆续开展与完成,将获取到更严格、证据等级更高的评估依据,从而为PSA筛查的实际应用提供更为科学、可靠的指导。

11.5.8.4 PSA筛查随机对照试验

截至2010年,共有6项大型随机对照试验完成了对PSA筛查的评估,并发表了相关研究结果,累计涉及387 286名男性参与者(Djulbegovic et al.,2010)。这些试验的中位随访时间从4年至15年不等,其中更有5项试验的随访时间长达9年或更长,确保了研究的深度和广度。对这些试验的系统综述显示,相较于常规治疗方法,无论是否结合直肠指检,PSA筛查平均能额外发现50%的前列腺癌患者。这意味着,在每1 000名接受筛查的男性中,大约可多发现20名前列腺癌患者。而这些通过筛查发现的癌症患者,多数处于Ⅰ期或Ⅱ期,即癌症早期阶段。值得注意的是,大多数试验并未报告筛查带来的明显伤害,或仅报告了相对较少的伤害情况,这在一定程度上增强了PSA筛查的接受度。

重要的是,综合5项纳入总计302 500名受试者的试验结果,前列腺癌死亡率的相对风险为0.88,这一数据在统计学上并未展现出显著性。同样地,另外4项纳入256 019名受试者的试验显示,全因死亡率的相对风险为0.99,这一结果同样缺乏统计学意义。尽管在前列腺癌的检出比例上存在着较大的异质性,但所有试验均一致地表明,PSA筛查对于降低死亡率并未产生显著影响。以上数据强烈表明,早期前列腺癌检出率的提高并未能有效降低人群的总死亡率和前列腺癌死亡率。

综合来看,尽管PSA筛查已经推行了约30年,但目前尚无确切证据证实PSA筛查能够有效改善患者预后。在某些情况下,前列腺特异性抗原(PSA)可能会降低前列腺癌的死亡率。然而,PSA筛查也可能会提升其他原因造成的死亡风险,进而导致总死亡率不变,这是反对PSA筛查的有力证据。此外,试验的常规治疗组中包括许多惰性前列腺癌患者,这可能是PSA筛查缺乏效果的另一原因。

11.5.9 实例2:心血管危险因素的筛查

与癌症不同,心血管疾病具有诸多共同的危险因素。目前,我们已对大部分心血管危险因素有了深入的认识,并能通过现有的干预措施进行有效控制。这些可控的心血管危险因素包括高血压、高脂血症、吸烟、体重问题、缺乏体育活动以及2型糖尿病等。在本节中,我们将以高血压为例,深入探讨以一级预防为目标的危险因素筛查。

11.5.9.1 高血压筛查:最常用的筛查项目

目前,血压值的测量已逐渐取代体温测量,成为临床诊疗中最为常见的测量指标之一。无论是常规的临床检查、健康体检,还是家用自动血压计,都能轻松进行血压值的测量。值得一提的是,血压筛查通常并未被特别纳入筛查计划的一环,因此也较少受到类似癌症筛查那样的严格审视和挑战。这一现状进一步推动了血压测量的普及和便捷性。

高血压在人群中发病率高,其导致的心血管并发症极为常见且严重,对人群健康构成巨大威胁。与此同时,血压测量简便易行,降压药物能有效降低心血管并发症风险,并已得到广泛应用。这些因素均为高血压筛查提供了有力支持。实际上,高血压已在全球范围内得到广泛筛查和治疗。然而,需明确的是治疗高血压的目的不仅在于降低血压数值,更在于减少严重心血管并发症和死亡的风险。

11.5.9.2 高血压筛查的有效性

目前,在一般人群中进行高血压筛查是否有助于降低未来心血管并发症和死亡的风险尚不明确。一项对常规体检随机对照试验的系统综述显示,尽管在普通医疗机构进行的常规体检有助于降低心血管风险因素,如血压和血胆固醇水平,但这些干预措施对心血管死亡率和总死亡率并未产生显著影响(Si et al.,2014)。这一结果与先前的一项系统综述相吻合,后者还纳入了非初级保健环境中的随机对照研究(Krogsbøll et al.,2012)。

并非所有被诊断为高血压的患者最终都能得到治疗,这在一定程度上解释了为何常规血压检查和其他心血管危险因素筛查在降低死亡率方面的效果不佳。从筛查的角度来看,如果大部分确诊患者都能得到治疗,那么血压检查的必要性就会受到质疑。关于高血压筛查的证据不足,部分原因在于血压检查在一般人群中已相当普遍,因此干预组与常规护理组之间的差异过于细微,难以有效检测。此外,心血管危险因素筛查的潜在益处可能因治疗本身和其他疾病筛查的潜在危害而被抵消。近期,一项涉及59 616名参与者的大型随机对照试验为以心血管危险因素为主的筛查研究提供了依据。该研究通过一般人群中的随机抽样,比较了高血压及其他主要心血管危险因素筛查与5年重复生活方式干预的效果。然而,在长达10年的随访结束时,筛查并未显示出对缺血性心脏病、中风等疾病死亡率的显著影响(Jørgensen et al.,2014)。

在当前医学发展的背景下,高血压及其他心血管危险因素的筛查似乎尚未达到至关重要的标准:即降低疾病的严重并发症发生率和死亡率。因此,在推行高血压筛查及常规体检的过程中,一个亟待解决的关键问题是:我们究竟在筛查何种临床状况?若被筛查的临床状况本身难以准确定义,那么筛查计划可能被迫延长,进而引发其有效性的质疑,最终可能导致整个计划的可靠性受到挑战。

11.5.9.3 高血压的定义

高血压的定期筛查进一步突显了我们应当明确的筛查核心准则:即筛查计划只有在其能以经济可承受的成本为大众带来显著益处时,才值得推荐。然而,随着高血压诊断标准的演变,其筛查所带来的益处与潜在风险也在不断发生变化。高血压的“任意”定义性质,主要体现在其截断值的选定上,这种选择对高血压筛查和常规体检的实施具有举足轻重的意义。

流行病学研究已明确揭示,心血管疾病的风险与血压水平呈正相关,尤其在收缩压在120~180 mmHg之间、舒张压在70~110 mmHg之间的范围内(覆盖大多数成年人的血压波动),这种风险增加基本上呈线性趋势。重要的是,迄今尚未发现明确的血压转折点,即在该点以下心血管疾病风险不会因血压上升而增加(Law,Wald,2002;Lacey et al.,2018)。这意味着,相较于最低血压值,任何较高的血压读数都可视作高血压;反之,与最高血压值相比,其他读数则显得正常。然而,当前并不存在一个普遍接受且毫无争议的高血压定义方法。截断值的设定,实际上是多种因素综合权衡的结果。设定较高的截断值,虽能确保治疗更为精准有效,但获益的患者群体将相应减少;而截断值过低则可能导致被诊断为高血压的人群过于庞大,进而影响治疗效果。因此,如何科学合理地设定这一截断值,仍是一个亟待解决的问题。

高血压定义的核心要求在于,对其治疗应当带来明显益处而非潜在危害,同时必须充分考量相关人群的可用资源及价值观(Jackson et al.,MacMahon et al.,2005;Tang,Hu,2005)。在英国,胆固醇临界值的设定正是基于这一原则,用于指导他汀类药物的处方开具(Pickin et al.,1999;Gaw,Packard,2000)。虽然过去的高血压定义得到了广泛认同,且相应治疗方法有效,但近年来高血压的临界值已从90/140 mmHg降低(Lenzer,2012;Brunstrom,Carlberg,2018)。一项对随机对照试验的系统综述揭示,降压药物并未有效降低新标准下轻度高血压患者的心血管疾病风险和相关死亡率。这一结论很可能同样适用于血压稍低但按美国新指南(Whelton et al.,2017)已诊断为高血压的人群,其中高血压临界值被进一步降低至130/80 mmHg。因此,高血压的新定义无疑会对早期轻度高血压筛查计划的合理性提出质疑。

值得注意的是,类似的变化不仅限于高血压,高血脂症、2型糖尿病和癌症等危险因素和疾病的定义也在不断更新(Welch et al.,2011;Doust et al.,2017;Yang et al.,2017)。癌症定义的变化对筛查工作的影响将在本章后续部分进行深入探讨。

11.5.10 当健康体检作为多项筛查时

现代系统性筛查的概念和实践起源于早期的常规健康体检。当前,我们更加注重通过随机对照试验对筛查计划进行系统的规划和严格的效益评估。自20世纪60年代起,尽管针对单一疾病的随机对照试验层出不穷,但多数结果并未如预期般显著。然而,这并未导致传统常规健康体检的消失。相反,近几十年来,常规健康体检的数量持续攀升,已然成为包括中国在内的众多国家卫生工作的重要一环(Ren,2016)。这些体检通常包含数百项检查项目,甚至涵盖了基因检测等前沿检测手段。然而,值得注意的是,这些新型检测手段尚未经过充分的科学验证,其是否能够真正为大众带来更多的健康益处,仍是一个亟待解答的问题。

健康体检本质上是对多种不同疾病筛查试验在统一计划中的综合应用。然而,现实中却存在着一个不容忽视的问题:往往只有少数检测出异常的人能够获得及时且充分的后续诊断和治疗,这使得筛查试验的潜在益处无法得到完全发挥。更为复杂的是,筛查阳性结果的后续诊断和治疗过程本身也伴随着一定的潜在风险。如果以随机对照试验中死亡率的降低和生命的延长作为衡量有效性的关键指标,那么常规健康体检是否真正有效,并值得被广泛推行呢?

2012年,Krogsbøll等人开展了一项详尽的系统综述,该研究纳入了14项随机对照试验,涉及共计182 880名参与者,旨在探索成人常规健康体检在降低发病率和死亡率方面的作用(Krogsbøll et al.,2012)。在该综述中,常规健康体检被定义为在一个或多个器官系统中对一种或多种疾病或危险因素进行单次或多次的筛查,其中涵盖了多项针对心血管疾病危险因素和癌症的筛查技术。

其中,9项试验提供了关于总死亡率的数据,8项试验提供了心血管疾病死亡率的数据,另有8项试验提供了癌症死亡率的数据。然而,令人失望的是,研究结果显示,常规健康体检在降低死亡率方面并未展现出任何显著的益处:总死亡率、心血管疾病死亡率和癌症死亡率的风险比分别为0.99、1.03和1.10,这些结果均不具有统计学意义。此外,该综述也未发现健康体检在减少住院、残疾、减轻心理负担、减少额外问诊以及降低工作缺勤等方面的潜在益处。尽管关于是否需要常规健康体检的讨论仍将持续,但有一点几乎可以肯定:常规健康体检对于降低死亡率这一筛查的最终目标,即便存在任何益处,也是微乎其微的。

在Cochrane的社论中,作者强调,尽管筛查与生活方式咨询经常得出不尽如人意的研究结果,但常规健康体检仍然是减轻缺血性心脏病和其他慢性病负担的关键工具。近期,英国政府已着手推行全民常规健康体检,丹麦左翼政党在2011年大选期间也曾对此作出承诺,然而上台后却迅速转变了立场。早在1968年,世界卫生组织就提出了一系列标准,作为系统性筛查的前提条件。这些标准不仅适用于疾病的早期阶段筛查,同样也适用于高风险疾病的系统性筛查。其中,所筛查的疾病必须严重危害公众健康,且存在切实有效的筛查方法。显然,缺血性心脏病完全符合这两项标准。然而,最为重要的标准是筛查必须能够切实降低目标人群的发病率和死亡率,这是衡量筛查效果的核心指标。

早期关于健康体检价值的争论,为现代医学中专注于特定疾病的更有组织性的筛查计划提供了沃土(Raffle,Gray,2007)。鉴于当前筛查理念的多样性及其在实践中往往以无效结局告终的情况,有必要重新审视这些历史争论。无论是常规健康体检还是其他筛查理念,都应仅限于那些明确针对特定疾病,且经过验证能对关键健康结局产生积极影响的试验和检查。

11.5.11　早期发现和过度诊断

11.5.11.1　筛查和过度诊断

随着新技术的迅猛发展，早期诊断与早期治疗的理念在未经充分验证其有效性之前，便频频被应用于临床实践，由此引发了过度诊断的问题。当无症状的患者被诊断为某种疾病，而这种疾病在其生命周期内既不会引发症状也不会导致过早死亡时，便构成了过度诊断的现象（Moynihan et al.，2012）。筛查的初衷在于早期发现和早期治疗，然而过度诊断却往往指的是那些未能为患者带来实际益处的早期诊断，这两者之间存在一定的相关性。

过度诊断往往源于过度检测或过度定义（Broderson et al.，2018）。过度检测是导致过度诊断的一种主要形式，其中技术进步在一定程度上扮演了推动者的角色（Orme et al.，2010）。过度检测通常发生在识别那些对患者并无实际伤害的异常状况时，这些异常可能包括不会进一步发展的病变、发展过于缓慢以至于在患者生命周期内不会引起明显症状或伤害的病变，或者那些能够自行缓解的病变。这些不必要的检测导致了过度诊断的现象。

过度定义已成为高血压、高脂血症、糖尿病和骨质疏松症等疾病过度诊断的主要形式，这种现象通常出现在疾病诊断截断值的降低，以及将尚未有充分证据支持的参数纳入诊断标准的过程中。

11.5.11.2　高血压的过度诊断

如上所述，高血压定义并非一成不变，而是随着医学研究的深入和临床实践的积累而不断演变。在理解高血压的定义时，我们需要注意截断值的设定具有一定的主观性和灵活性。为了更早地识别和治疗潜在的高血压患者，诊断高血压的截断值逐渐降低，因此被诊断为高血压，从而得到及时的提醒和治疗。

1998年，高血压的截断值由160/95 mmHg降低至140/90 mmHg。在中国，这一变化导致了高血压患病率的显著上升，新增了1亿多高血压患者，这确实是一个庞大的数字，也反映了我国高血压问题的严重性。与此同时，高脂血症和2型糖尿病也呈现出类似的趋势。据估计在2002年，如果所有患者都接受药物治疗，高血压、高脂血症和2型糖尿病的药物总费用将达到政府医疗总支出的56%（Hu et al.，2017）。

根据中国现行的指南，2015年中国18岁及以上成年人口中高血压的患病率约为23.2%（约2.445亿），此外，还有大约41.3%（约4.353亿）的成年人处于高血压前期（Wang et al.，2018）。2017年，美国建议的新的高血压临界值，即120/80 mmHg（Whelton et al.，2017）。按照这种新标准，中国的高血压患病率可能会达到46.4%，患者总数可能接近5亿（Wang et al.，2018）。

Krogsbøll、Jørgensen和Si等人的研究指出，没有足够的证据表明药物治疗可以显著降低轻度高血压患者的发病率和死亡率（Krogsbøll et al.，2012；Jørgensen et al.，2014；Si et al.，2014），这一发现引发了对于新高血压临界值可能导致过度诊断的担忧。

11.5.11.3　癌症的过度诊断

癌症确实是一个复杂且常被误解的疾病。传统观念中，癌症往往被视作一种一旦确诊就等同于死亡的“非黑即白”的疾病，但实际情况并非如此。事实上，癌症更像高血压，是一种持续性疾病，其发展过程并非一蹴而就，而是随着病情的严重程度或肿瘤大小的增加而逐渐加剧。早期、无症状的癌症只是未来可能出现痛苦和死亡的“风险因素”,而不是当前的症状。

癌症与死亡率的关系如图11.5.7所示。首先,我们要明确的是,癌症并非一开始就以大块癌组织的形式出现。它的起源,实际上是细胞分裂时的致癌突变。这些突变的细胞可能逐渐增多,形成所谓的原位癌。如果原位癌未能得到及时的控制,它可能会进一步发展,侵入周围的组织和淋巴结。从而进入局部癌症阶段。在这个阶段,癌症对患者生命的威胁开始逐渐增大。这时,癌症的死亡率会显著增加,因为转移癌往往难以治疗,且容易引发各种并发症。尽管如此,我们也要认识到,并非所有早期癌症都会致命。事实上,有些患者的癌症病情可能会自发缓解,或者发展得非常缓慢,以至于在患者因其他原因去世之前,癌症并未对其生命造成显著影响(Black,1998)。这表明某些早期癌症可能并不会对寿命造成直接伤害。尸检研究发现,许多因事故或其他原因去世的人体内都存在亚临床癌症。这意味着这些癌症在生前并未对患者造成明显的健康威胁,或者说,它们的存在与患者的死亡并无直接关联(Welch et al.,2010)。

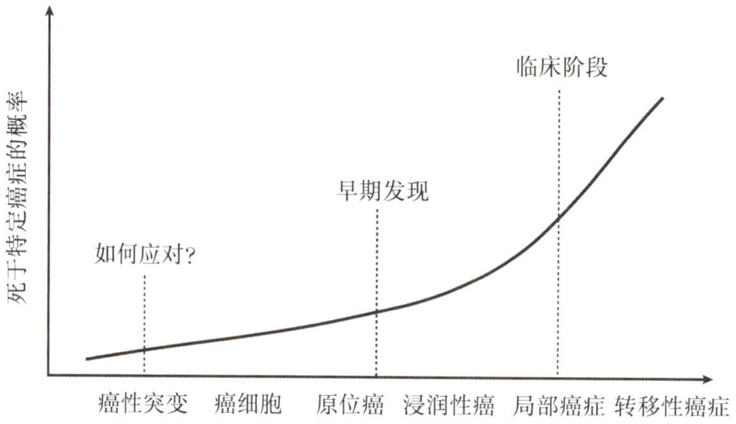

图11.5.7 癌症的分期以及死于该癌症的概率

癌症与死亡之间的关系确实与高血压和死亡之间存在某种相似性,两者都是持续性疾病,其风险和后果随着病情的严重程度或持续时间的增加而增加。然而,在划定诊断癌症的截断值方面,情况要复杂得多。与高血压不同,癌症的诊断截断值并不是我们可以随意讨论和更改的。癌症的诊断基于一系列复杂的医学标准和临床实践,这些标准旨在确保诊断的准确性和可靠性。然而,随着医学技术的不断进步,我们确实在不断降低肿瘤大小的截断值。这是因为更强大的诊断方法使我们能够检测到更小、更早期的癌症。然而,这些技术进步真的有助于减少痛苦和死亡吗? 证据表明不一定。

前列腺癌的发病率和诊断趋势确实为我们提供了一个探讨过度诊断现象的典型案例,在70~79岁的男性中,白种人中未被发现的前列腺癌发病率高达36%,而在非裔美国人中则高达51%(Jahn et al.,2015)。美国在20世纪80年代末引入PSA后,前列腺癌的发病率迅速增加了100%以上。1999年至2006年间,男性前列腺癌按年龄调整的年发病率保持在每10万名男性150例以上。然而,约80%的前列腺癌在临床上仅局限于前列腺,只有4%发生转移(Hoffman,2011)。前列腺癌发病率呈现大幅上升,其死亡率在1975年至2007年间基本保持不变。值得注意的是,尽管发病率大幅上升,但死亡率却基本保持不变。这显然是过度诊断的现象。此外,来自6项随机对照试验(共有387 286人参与)的证据并不支持常规使用PSA筛查前列腺癌(Djulbegovic et al.,2010)。

甲状腺癌是具有代表性的过度诊断例子。虽然检测发现甲状腺“异常”的机会很高,但造成伤害的风险却很低(Tang,Hu,2005;Welch et al.,2011)。以美国为例,2006年的分析显示,许多新诊断的甲状腺癌都是属于这种情况,这些癌症不需要治疗(Davies,Welch,2006),然而,如果患者接受了治疗,可能会面临神经受损和长期用药等风险。类似的情况也在韩国出现,甲状腺癌的发病率在短短十几年间增长了14倍,其中大部分增长被认为是过度诊断的结果,这主要归因于超声波技术对甲状腺乳头状癌的早期发现(Ahn et al.,2014;Park et al.,2016)。此外,关于甲状腺癌筛查的效果,目前的研究结果并不一致。一项系统综述指出,超声检查加细胞学随诊的甲状腺癌筛查是否可以降低死亡率或改善患者预后,尚无法得出科学结论(Lin et al.,2017)。

11.5.11.4 其他疾病

过度诊断现象在医学领域确实普遍存在,不仅限于高血压和癌症。再举几个例子来进一步说明这一问题:

肺栓塞

肺栓塞作为一个曾被普遍认为具有极高致命性的疾病,其诊断与治疗的演变历程确实反映了过度诊断现象的存在。从历史角度看,肺栓塞的诊断主要依赖于临床表现,而这样的诊断往往是在患者死亡后才得以确认,这显示了当时对于肺栓塞诊断的局限性和挑战。随着医学技术的进步,特别是计算机断层扫描肺动脉造影术(CTPA)的引入,我们得以无创且可靠地检测肺栓塞。这一技术革新极大地提高了肺栓塞的诊断率,使得我们能够发现更小体积的栓塞。然而,这也带来了一个问题:随着检测能力的提升,被诊断为肺栓塞的病例数量显著增加,但死亡率却基本保持不变。这强烈提示我们,过度诊断的现象可能正在发生(Prasad et al.,2012)。

腹主动脉瘤

腹主动脉瘤检测的案例为我们提供了一个很好的视角来观察过度诊断的现象。一项对201名年龄在60至75岁患有高血压或心脏病的男性进行的研究,比较了通过超声波和体格检查的腹主动脉瘤的数量。在5例动脉瘤大于或等于5厘米的患者中,体格检查可以发现4个动脉瘤。在动脉瘤在4至5厘米之间的5例患者中,体格检查只能发现1个。在动脉瘤小于4厘米的8例患者中,体格检查未发现任何动脉瘤。超声波可以检测到所有这些动脉瘤,从而识别三倍以上的亚临床动脉瘤。然而,发现的大多数动脉瘤未达到手术标准,这是典型的过度诊断(Lederle et al.,1988)。

中风

MRI扫描技术的进步使得我们能够发现以前难以察觉的病变,包括无症状中风。超过10%的未被临床诊断为中风的普通人群被发现存在无症状中风,且这一比例随年龄增长而增加。这显示了无症状中风在普通人群中的普遍性和其与年龄之间的关联。然而,尽管我们能够发现这些无症状中风,但治疗它们并不一定是有益的(Das et al.,2008)。

慢性肾病

美国最新指南建议,肾小球滤过率估计值低于60毫升/分钟/1.73平方米并持续3个月或更长时间被视为异常。根据这一标准,目前美国有超过10%的成年人被归类为患有某种形式的慢性肾病(Levey et al.,2009)。

早期诊断中的经验

诊断方法的进步确实为临床医学带来了显著的益处,使疾病在临床阶段的诊断变得更为便捷、迅速和可靠。这种进步不仅提高了诊断的准确性,还减少了不必要的治疗,并提升了治疗的有效性。通过更早、更精确地识别疾病,医生可以制定更个性化的治疗方案,从而改善患者的生活质量并可能提高治愈率。然而,由此诊断的临床前病人是否能从治疗中获益往往并不明确。

从筛查的角度来看,许多早期或轻微疾病的检测和治疗似乎并不合理。早期诊断正在广泛开展,而且数量还在不断增加。由此诊断的早期患者的数量可能比通过适当有组织的筛查计划发现的数量多出许多倍。如果筛查没有任何获益,将会导致巨大的资源浪费。因此,在采用新的诊断方法之前,我们需要进行严格评估；同时，我们也需要不断完善疾病的定义和诊断标准，以确保诊断的准确性和合理性。这样，我们才能真正实现医疗资源的合理利用和患者的最佳利益。

11.5.12 结论

直观上看，筛查极具吸引力，但在实践中往往应用效果不佳。所有筛查项目均需要成本，且存在潜在危害。经过数十年的流行病学研究，我们发现筛查利大于弊的情况远少于我们最初的预期。这再次迫切强调了筛查的最终标准：只有在可负担成本下获益大于危害的筛查计划才应推荐。政策制定者应认真评估疾病、检查和治疗方法，确认它们是否适合筛查。筛查计划获益和危害的最终证据应来自随机对照试验。此外，还应高标准和高质量地组织筛查计划，确保研究中证实的筛查获益可以在实践中得到验证。

然而，早发现和早治疗并不仅仅局限于组织性的筛查活动，而是广泛存在于常规临床服务和健康体检中。实际上，它们通常在常规临床服务中实施，而且越来越多地在常规健康体检中进行。在一些地区，健康体检可能是早期筛查的主要方式。因此，对待健康体检，也应该像筛查特定疾病一样，进行详细规划和评估。即使筛查有效，筛查项目也仅能使少数人获益，而对全人群而言需要较高成本。此外，筛查的危害可能会立即发生，但获益却需要较长时间才能显现，这使得我们在决策时需要更加谨慎。因此，对于是否引入新的筛查项目，我们应该采取与做出重要医疗保健决策一样的审慎态度。

最后，筛查计划获益是否可以与其成本和危害相抵？不同人群在资源可及性、健康需求以及对筛查利弊的认知上都存在差异，这导致了我们不能简单地将一种筛查计划应用于所有人群。我们是否向某人群推荐筛查，应基于该人群的具体情况和对筛查计划的全面评估。只有当筛查对该人群的收益显著大于危害时，我们才应推荐其实施。

（翻译：李霓）

参考文献

Ahn, H.S., Kim, H.J., and Welch, H.G. (2014). Korea's thyroid-cancer 'epidemic' — screening and overdiagnosis. New England Journal of Medicine, 371, 1765-7.

Altekruse, S.F., et al. (2010). SEER Cancer Statistics Review 1975-2007. Bethesda, MD: National Cancer Institute.

American Cancer Society (ACS) (2018). Survival Rate of Prostate Cancer by Stage. [Online] Available at: https://www.cancer.org/cancer/prostate-cancer/detection-diagnosis-staging/survival-rates.html.

American Urological Association (AUA) (2013). Early Detection of Prostate Cancer (updated 2018) [Online] Available at: https://www.auanet.org/guidelines/prostate-cancer-early-detection-guideline.

Bartsch G, et al. (2008). Tyrol Prostate Cancer Demonstration Project: early detection, treatment, outcome, incidence and mortality. BJU International, 101(7), 809-16.

Bech, P.B., Kelley, M.J., Tate, R.C., and McCrory, D.C. (2003). Screening for lung cancer: a review of the current literature. Chest, 123, 72S-82S.

Bell, K.J.L., Del Mar, C., Wright, G., Dickinson, J., and Glasziou, P. (2015). Prevalence of incidental prostate cancer: a systematic review of autopsy studies. International Journal of Cancer, 137(7), 1749-57.

Bill-Axelson, A., et al. (2011). Radical prostatectomy versus watchful waiting in early prostate cancer. New England Journal of Medicine, 364, 1708-17.

Black W. (1998). Advances in radiology and the real versus apparent effects of early diagnosis. European Journal of Radiology, 27, 116-22.

Breslow, N., et al. (1977). Latent carcinoma of prostate at autopsy in seven areas. International Journal of Cancer, 20(5), 680-8.

Brodersen, J., et al. (2018). Overdiagnosis: what it is and what it isn't. BMJ Evidence-Based Medicine, 23, 1-3.

Brunström, M. and Carlberg, B. (2018). Association of blood pressure lowering with mortality and cardiovascular disease across blood pressure levels: a systematic review and meta-analysis. JAMA Internal Medicine, 178(1), 28-36.

Cochrane, A.L. and Holland, W.W. (1971). Validation of screening procedures. British Medical Bulletin, 27, 3-8.

Das, R.R., et al. (2008). Prevalence and correlates of silent cerebral infarcts in the Framingham offspring study. Stroke, 39(11), 2929-35.

Davies, L. and Welch, H.G. (2006). Increasing incidence of thyroid cancer in the United States, 1973-2002. Journal of the American Medical Association, 295(18), 2164-7.

Djulbegovic, M., et al. (2010). Screening for prostate cancer: systematic review and meta-analysis of randomised controlled trials. British Medical Journal, 341, c4543.

Doust, J., et al. (2017). Guidance for modifying the definition of diseases: a checklist. JAMA Internal Medicine, 177(7), 1020-5.

Draisma, G., et al. (2009). Lead time and overdiagnosis in prostate-specific antigen screening: importance of methods and context. Journal of the National Cancer Institute, 101, 374-83.

Gaw, A. and Packard, C.J. (2000). At what level of coronary heart disease risk should a statin be prescribed? Current Opinions in Lipidology, 11(4), 363-7.

Gøtzsche, P.C. (2014). General health checks don't work. British Medical Journal, 348, g3680.

Hoffman, R.M. (2011). Screening for prostate cancer. New England Journal of Medicine, 365, 2013-19.

Hoffman, R. (2018). Screening for prostate cancer. [Online] Available at: https://www.uptodate.com/contents/screening-for-prostate-cancer.

Holmberg, L., et al. (2002). A randomized trial comparing radical prostatectomy with watchful waiting in early prostate cancer. New England Journal of Medicine, 347, 781-9.

Hu, X.F., Han, X.R., Yang, Z.Y., Hu, Y.H., and Tang, J.L. (2017). The impact of broadened diagnostic criteria on the prevalence of hypertension, hyperlipidemia and diabetes mellitus in China. Chinese Journal of Preventive Medicine, 51(5), 369-77.

Jackson, R., Lawes, C.M.M., Bennett, D.A., Milne, R.J., and Rodgers, A. (2005). Treatment with drugs to lower blood pressure and blood cholesterol based on an individual's absolute cardiovascular risk. The Lancet, 365(9457), 434-41.

Jahn, J.L., Giovannucci, E.L., and Stampfer, M.J. (2015). The high prevalence of undiagnosed prostate cancer at autopsy: implications for epidemiology and treatment of prostate cancer in the Prostate-specific Antigen-era. International Journal of Cancer, 137(12), 2795-802.

Jørgensen, T., Jacobsen, R.K., Toft, U., Aadahl, M., Glümer, C., and Pisinger, C. (2014). Effect of screening and lifestyle counselling on incidence of ischaemic heart disease in general population: Inter99 randomised trial. British Medical Journal, 348, g3617.

Krogsbøll, L.T., Jøgensen, K.J., Larsen, C.G., and Gøzsche, P.C. (2012). General health checks in adults for reducing morbidity and mortality from disease: Cochrane systematic review and meta-analysis. British Medical Journal, 345, e7191.

Lacey, B., et al. (2018). Age-specific association between blood pressure and vascular and non-vascular chronic diseases in 0.5 million adults in China: a prospective cohort study. Lancet Global Health, 6(6), e641-9.

Law, M.R. and Wald, N.J. (2002). Risk factor thresholds: their existence under scrutiny. British Medical Journal, 324, 1570.

Lederle, F.A., Walker, J.M., and Reinke, D.B. (1988). Selective screening for abdominal aortic aneurysms with physical examination and ultrasound. Archives of Internal Medicine, 148(8), 1753-6.

Lenzer, J. (2012). Cochrane review finds no proved benefit in drug treatment for patients with mild hypertension. British Medical Journal, 345, e5511.

Levey, A.S., et al. (2009). A new equation to estimate glomerular filtration rate. Annals of Internal Medicine, 150, 604-12.

Lin, J.S., Bowles, E.J.A., Williams, S.B., and Morrison, C.C. (2017). Screening for thyroid cancer: updated evidence report and systematic review for the US Preventive Services Task Force. Journal of the American Medical Association, 317(18), 1888-903.

MacMahon, S., Neal, B., and Rodgers, A. (2005). Hypertension — time to move on. The Lancet, 365(9464), 1108-9.

Morrison, A.S. (1992). Screening in Chronic Disease (2nd ed.). Oxford: Oxford University Press.

Moynihan, R., Doust, J., and Henry, H. (2012). Preventing overdiagnosis: how to stop harming the healthy. British Medical Journal, 344, e3502.

Orme, N.M., et al. (2010). Incidental findings in imaging research: evaluating incidence, benefit, and burden. Archives of Internal

Medicine, 170, 1525-32.

Park, S., et al. (2016). Association between screening and the thyroid cancer 'epidemic' in South Korea: evidence from a nationwide study. British Medical Journal, 355, i5745.

Phillips, C. (2011). Study questions benefit of surgery in some men with early-stage prostate cancer. NCI Cancer Bulletin, 8(11).

Pickin, D.M., et al. (1999). Cost effectiveness of HMG-CoA reductase inhibitor (statin) treatment related to the risk of coronary heart disease and cost of drug treatment. Heart, 82, 325-32.

Prasad, V., Rho, J., and Cifu, A. (2012). The diagnosis and treatment of pulmonary embolism: a metaphor for medicine in the evidence-based medicine era. Archives of Internal Medicine, 172(12), 955-8.

Raffle, A. and Gray, M. (2007). Screening: Evidence and Practice. Oxford: Oxford University Press.

Ren, D. (2016). Prevention is better than cure: China's health-care market poised for gains amid shifting values: an emphasis on early screening and preventive medicine is emerging among China's newly-affluent consumers. South China Morning Post. Sunday 24 April. [Online] Available at: http://www.scmp.com/business/article/1938224/prevention-better-cure-chinas-health-care-market-poised-gains-amid-shifting.

Sackett, D.L. and Holland, W.W. (1975). Controversy in the detection of disease. The Lancet, 2, 357-9.

Si, S., Moss, J.R., Sullivan, T.R., Newton, S.S., and Stocks, N.P. (2014). Effectiveness of general practice-based health checks: a systematic review and meta-analysis. British Journal of General Practice, 64(618), e47-53.

Tammemägi, M.C., et al. (2013). Selection criteria for lung-cancer screening. New England Journal of Medicine, 368, 728-36.

Tang, J.L. and Hu, Y.H. (2005). Drugs for preventing cardiovascular disease in China. British Medical Journal, 330, 610.

The Prostate Cancer Intervention Versus Observation Trial (PIVOT) (2009). VA/NCI/AHRQ Cooperative Studies Program #407 (PIVOT) design and baseline results of a randomized controlled trial comparing radical prostatectomy to watchful waiting for men with clinically localized prostate cancer. Contemporary Clinical Trials, 30, 81-7.

Wang, Z.W., et al. (2018). Status of hypertension in China: results from the China Hypertension Survey, 2012-2015. Circulation, 137, 2344-56.

Welch, H.G. and Black, W.C. (2010). Overdiagnosis in cancer. Journal of the National Cancer Institute, 102, 605-13.

Welch, H.G., Schwartz, L.M., and Woloshin, S. (2011). Over-diagnosed: Making People Sick in the Pursuit of Health. Boston, MA: Beacon.

Wells, J. (1998). Mammography and the politics of randomized controlled trials. British Medical Journal, 317, 1224-30.

Whelton, P.K., et al. (2018). 2017 ACC/AHA/AAPA/ABC/ACPM/AGS/APhA/ASH/ASPC/NMA/PCNA guideline for the prevention, detection, evaluation, and management of high blood pressure in adults: a report of the American College of Cardiology/American Heart Association Task Force on Clinical Practice Guidelines. Hypertension, 71, e13-115.

Wilson, J.M.G. and Jungner, F. (1968). Principles and Practice of Screening for Disease (Public Health Paper 34). Geneva: WHO.

Wilt, T.J., et al. (2012). Radical prostatectomy versus observation for localized prostate cancer. New England Journal of Medicine, 367(3), 203-13.

Wolf, A.M., et al. (2010). American Cancer Society guideline for the early detection of prostate cancer: update 2010. CA: A Cancer Journal for Clinicians, 60(2), 70-98.

Yang, Z.Y., Fan, H., and Tang, J.L. (2017). Considerations concerning disease redefinition. JAMA Internal Medicine, 177(12), 1872-3.

11.6　可持续发展时代的环境卫生实践

11.6.1　引言

11.6.1.1　环境卫生实践的根源

环境卫生的实践可以追溯到远古时期。例如，在整个有记录的历史中，清洁、供水和卫生设施在疾病预防方面发挥了重要作用。世界上许多水和卫生设施都起源于印度、埃及和美索不达米亚的古代文明。同时，这也证明了他们的水利工程技术。然而，罗马人在卫生工程方面表现更为出色，罗马的下水道排水系统，仍然是现代罗马排水系统的一部分。在史前社会，就已经强调个人卫生和清洁，并将其视为精神纯洁的标志。

几千年来，疾病与神有关的理论一直盛行，直到后来才逐渐演变出疾病与气候和环境等自然原因有关的观点[例如，希腊医生希波克拉底在《空气、水和地域》(公元前400年)中的建议]。《空气、水和地域》还就如何解决环境健康问题提供了实用建议(或许是健康影响评估的早期范例)，提出在殖民地之前，有必要对土壤特性进行评估。

在希腊罗马文明随后消亡的过程中，许多科学知识也随之失传，在中世纪，不卫生的情况普遍存在，尤其是在城市，尽管当时对水源污染和其他环境危害实施了处罚条例。除了个人卫生措施外，检疫也是环境卫生的一种方式，以防止空气污染(瘴气——"坏空气"理论)。

19世纪中叶及以后，人们越来越意识到卫生条件差对公众健康的威胁。随着这种"卫生觉醒"，广泛的卫生改革措施得以实施。济贫法专员埃德温·查德威克进行了一次调查并于1842年发表了一份关于英格兰卫生条件的重要报告。查德威克在对贫困原因进行调查后得出以下结论：人们往往因为恶劣的环境导致健康状况不佳而变得贫穷(这种情况今天依然存在)。随着1848年，英国通过了《公共卫生法》，规定任命"妨害检查员"。这就是今天环境卫生官员的前身。国家还建议设立国家卫生委员会和地区卫生委员会。

正是约翰·斯诺将伦敦霍乱疫情的源头追溯到受污染的水，并由此进行了第一次全面的环境流行病学调查——这在环境健康实践中具有重要作用。在美国，1850年的Shattuck报告同样提请人们注意恶劣的生活条件与健康之间的联系，并建议成立州和地方卫生委员会，以及地方卫生协会和定期(环境)健康调查。

从古代起源到19世纪的环境卫生实践都相对集中于卫生设施、环境卫生、检查和控制，后来逐渐扩展到在可持续发展的背景下解决健康和环境问题，重点是生态系统和生态学。在20世纪早期至中期，空气污染灾难(如1930年比利时默兹河谷、1948年宾夕法尼亚州多诺拉和1952年英国伦敦)、印度博帕尔等工业灾难以及越来越多的证据表明化学品具有致癌、生殖和其他影响(1962年蕾切尔·卡森的《寂静的春天》中着重强调了这一点)，也让人们对环境中有毒化学品的认识不断提高。20世纪70年代，美国爱运河有毒废物场灾难等事件进一步提高了人们的认识。

如今,环境卫生从业人员必须关注各种各样的问题,几乎环境的任何方面都有可能影响人类健康。环境可以影响癌症、肺病或先天缺陷等慢性疾病,也可以影响肠胃炎、呼吸道感染等传染性疾病或疟疾等病媒传播疾病。典型的环境健康问题包括环境和室内空气质量、食品安全、水质、卫生设施、废物管理、住房质量、噪声污染、电磁辐射、场所和工业卫生、病媒控制以及有毒化学品暴露。

环境还具有更广泛的影响,既有积极影响,也有消极影响。例如,它可以提供保护和抵御自然灾害的能力,或使人们容易受到伤害(例如,在地震多发地区建造房屋)。它可以通过提供有营养和安全的食物、饮用水、提供娱乐机会、与大自然互动等方式促进健康。

近年来,人们对与自然生态系统和全球(气候)变化相关的健康影响的关注与日俱增,因此有必要在复杂(生态)系统分析的背景下解决健康问题。随着人们越来越重视生态与健康之间的联系、自然生态系统的完整性以及环境健康的跨学科和跨部门性质,人们呼吁采用新的流行病学方法来应对环境健康危害。随着全球对可持续发展的关注,从业人员开始从住房、交通或能源等不同经济部门以及城市等环境或系统的角度,更加全面地审视环境健康风险。这种方法可追溯到过去40多年来就环境和可持续发展问题召开的各种联合国(UN)会议。下文将简要介绍这些会议,以及其中提出的一些关键原则和目标。

11.6.1.2 全球倡议

继1972年在瑞典斯德哥尔摩召开的联合国人类环境会议之后,1983年由挪威前首相格罗·哈莱姆·布伦特兰领导的世界环境与发展委员会(UNCED)将环境保护问题与经济增长和发展联系起来。该委员会的报告“我们共同的未来”将可持续发展的概念引入了世界辩论的主流。

可持续发展主要是指在满足人类发展需求的同时,不超过地球的长期承载能力。虽然可持续发展的具体定义各不相同,但总的来说,这一概念涉及平衡环境、社会和经济目标,以最大限度提高现在和将来的社会福祉。联合国环境与发展会议(UNCED)——一个具有分水岭意义的事件,俗称为“地球峰会”,通过了《21世纪议程》——一个全球行动计划,为实现环境可持续发展到21世纪所需的措施制定了具体的目标、指标和产出。会议还通过了“里约宣言”,其中包含178个国家通过的27项原则的重要协议,包括预防原则、污染者付费原则、共同但有区别的责任原则(CBDR)和其他原则,如代际公平原则、获取信息原则、决策过程原则和综合决策原则(下文将进一步讨论这些原则)。会议还通过了几项重要公约,如关于气候变化的公约(包括《京都议定书》)和关于生物多样性的公约(根据这些公约谈判达成了《卡塔赫纳议定书》)。《里约宣言》在序言中提到了健康在可持续发展中的核心作用,指出“人类是可持续发展问题的核心。我们可以与自然和谐相处,过上健康和高效的生活”。在约翰内斯堡召开的可持续发展问题世界首脑会议(WSSD)上,这一概念得到了进一步的发展。

在可持续发展问题世界首脑会议上,健康与水、能源、农业和生物多样性一起,被列为需要优先解决的五个问题之一。在这次会议产生的《约翰内斯堡执行计划》(JPOI)中,特别强调了与环境和贫困问题相关的健康问题。改善安全饮用水的获取、卫生设施、清洁空气、改进废物管理和化学品的合理管理是环境卫生从业人员的重要问题,在约翰内斯堡得到了特别关注。

在随后的环发会议20周年纪念活动中,这一势头有所减弱。“里约+20”旨在回顾过去20年的进展,并重申对可持续发展的政治承诺。“里约+20”峰会的最终文件《我们希望的未来》中批准了许多新的绿色经济政策,但没有做出新的国际承诺,也没有达成具有法律约束力的协议,尽管各国为实现本国的可持续发展目标达成了自愿协议。在可持续发展问题世界首脑会议(WSSD)和千年发展目标(MDGs)进程中,健康问题都占据了中心位置。这证明卫生界,尤其是环境卫生从业人员,迫切需要继续积极参与可持续发展计划。

值得注意的是,这三次会议(以环境为重点的环发会议,以社会层面,特别是贫困为重点的世界可持续发展会议,以及以绿色经济为重点的“里约+20”峰会)都未能确保可持续发展的三大支柱的一体化。由2015年可持续发展峰会发起的“里约+20”(《2030可持续发展议程》)的后续进程中,设定了可持续发展目标的进程,旨在确保“整体考虑可持续发展的这三大支柱”新成立的可持续发展高级别政治论坛(联合国,2018)正在审查实现这些目标的进展情况，这是可持续发展峰会的重要成果之一。卫生，特别是环境卫生，可作为从业人员将可持续发展的三个方面综合起来的工具。需要有可衡量的目标(和指标)，以确保健康在所有方面仍然是可持续发展的先决条件和结果。

11.6.1.3 环境卫生的概念和范围

在考虑环境卫生的实践时，从前面的讨论中可以明显看出，这一学科的性质和范围已经发生了很大的变化，特别是考虑到可持续发展和可持续性的新概念。在最广泛的范围内，环境健康是指与环境有关的健康影响，包括物理环境(自然或“建造”)以及社会环境。它不太关心环境本身的健康，而是关注环境对人类健康的影响。在这方面，环境卫生是公共卫生学科的一个组成部分，与环境科学有密切联系。

世界卫生组织以各种方式定义了环境健康，包括“由环境因素决定的人类健康和疾病的那些方面”。它还提到评估和控制环境中可能影响健康的因素的理论和实践。世界卫生组织将健康定义为“身体、精神和社会完全健康的状态，而不仅仅是没有疾病或虚弱”，环境健康往往主要侧重于物质环境，较少强调社会环境和精神健康。然而，环境的物质方面和社会方面都是环境健康领域的重要方面。

世界卫生组织对环境健康的最新定义进一步强调了这一社会组成部分，并将环境健康描述为“由环境中的物理、化学、生物、社会和社会心理因素决定的人类健康的一些方面，包括生活质量”。它还涉及评估、纠正、控制和预防环境中可能对今世后代健康产生不利影响的因素的理论和实践。这个定义也包含了对可持续性的关注，因为它暗示了今世后代的健康。因此，环境卫生不仅涉及识别、控制和补救环境中可能影响健康的因素，而且还涉及疾病预防和增进人类代际健康。

世界卫生组织的《组织法》承认环境卫生的跨部门性质，其中规定，本组织应“在必要时与其他专门机构合作，促进改善营养、住房、卫生、娱乐、经济、工作条件和环境卫生的其他方面”。这一概念起源于若干国际战略和论坛，包括世界卫生组织1977年的“人人享有健康”战略(及其后续更新：1978年阿拉木图初级保健会议、世界卫生大会、部门间行动技术讨论会、《渥太华促进健康宪章》、Sundsvall关于促进健康的支持性环境会议、卫生组织环境与健康委员会，以及1997年在加拿大举行的“跨部门卫生行动——21世纪人人享有健康保障”国际会议)。

解决健康的多因素决定因素至关重要，以便确保长期可持续地改善健康。初级预防是环境卫生工作者工作的一个关键方面，涉及在不健康发生之前实施干预措施。它包括针对一般健康和福祉的健康促进干预措施，以及针对特定已知疾病原因的干预措施——例如逐步淘汰汽油中的铅——一种有充分证据的神经毒物。污染预防是主要预防措施的一个例子，其中包括减少来源、尽量减少废物、重新利用、回收利用、控制排放、废物处置和清理等战略。二级预防措施可在健康影响显现之前的接触早期阶段实施(例如铅筛查)，而三级预防措施则涉及及早发现和治疗疾病患者。

以跨部门的方式解决卫生、环境和发展问题，就会出现双赢的局面：卫生部门取得进展，因为疾病预防可以向上游转移，利用跨部门的方法来改善发展和环境。环境部门之所以能获益，是因为环境问题可以立足于地方和人民直接关心的问题。

在以下各小节中，我们先简要介绍近年来在卫生、环境和发展方面的一些主要趋势，然后再强调环境卫生问题和与环境有关的疾病的负担，这些问题对指导环境卫生从业者的工作具有重要意义。

11.6.1.4 全球趋势

最重要的是，在全球范围内，过去几十年出现了前所未有的财富创造和经济发展，同时加强了针对全世界主要死亡和疾病原因的全球努力。上文提到的19世纪卫生运动对降低传染病死亡率产生了重大影响，并导致预期寿命的重大改善(增加)。最近，这一进程有所加速，部分原因是千年发展目标进程启动了一项雄心勃勃的到2015年消除贫困的目标和指标规划，以及其后续的2030年可持续发展目标(SDGs)进程。

男女的预期寿命都有所增加，与20年前相比，70岁以上的人在总死亡人数中所占比例更高。传染病死亡率有所下降，艾滋病毒、结核病和疟疾的负担都有所下降。5岁以下儿童死亡人数大幅减少，自1970年以来，这一年龄组的死亡人数下降了近60%。1990年至2015年期间，5岁以下儿童死亡率从每1 000名活产儿死亡90人降至43人。然而，在2015年，每天仍有1.6万名儿童死亡，其中大多数死于肺炎、腹泻和疟疾等可预防和与环境有关的疾病。这种负担在撒哈拉以南非洲最为严重。

尽管过去几十年在人类发展和消除贫困方面取得了巨大进展(自1990年以来，超过10亿人摆脱了贫困)，但今天仍有近10亿人生活在贫困中，其中女性的比例高于男性，而且比例很大。在世界上的一些地区，特别是撒哈拉以南非洲和南亚地区，仍然存在进展差距。此外，尽管保健和教育方面的差距在缩小，但在世界许多地方，国家一级的收入分配情况却在恶化。与此同时，全球财富越来越集中于最富有的1%人口，他们在2000年拥有全球财富的32%，而2010年为46%。

人口每年增长7 500万到8 000万，预计到2050年将增长到97亿。2014年，超过一半的世界人口居住在城市地区，到2050年再增加25亿人，这一数字可能会上升到世界人口的三分之二。超过一半的人口将在18岁以下。非洲和亚洲的城市增长最快，其次是拉丁美洲和大洋洲。到2030年，预计将有41个人口超过1 000万的超大城市。发展最快的城市很可能有最集中的贫民窟或非正式定居点。目前已有大约8.8亿人生活在贫民窟，据预测，未来世界40%的扩张将发生在贫民窟。

随着发展中国家经济的快速发展和城市化，城市变得越来越拥挤和污染。空气和水污染的程度一直在增加，城市和危险废物的产生也在增加。然而，在过去30年里，在许多工业化国家，更严格的环境法带来了更清洁、更安全的饮用水和娱乐用水，以及空气质量的改善。然而，在全球范围内，空气和水供应的污染正在恶化。饮用水受到污染、基础设施老化、人口增长以及由此导致的需求和消费增加等因素的压力。在需求不断增加的同时，供应变得更加不稳定和不确定，因为农业、卫生和收入水平受到与水相关因素的影响。总体而言，收入增长与二氧化碳排放、土壤和水质以及森林覆盖等关键环境指标的恶化有关。

11.6.1.5 环境卫生问题

环境卫生的实践与疾病的预防和控制密不可分。在许多不同的情况下，在发达国家和发展中国家，环境卫生工作者面临着日益多样化的环境危害。与贫穷有关的传统风险往往与城市化和工业化、农业和土地利用做法有关的风险并存。例如，水供应可能受到杀虫剂和粪便的污染，使消费者接触微生物和有毒物质，空气污染可能来自燃烧肮脏的家用燃料，如煤炭、木材和用于烹饪和取暖的其他生物质燃料来源，以及工业化石燃料的使用。在贫穷国家，意外的化学物质泄露可能更常见，而且保护人们的手段可能更少。贫穷国家(以及富国的穷人)也可能更容易受到与自然灾害和气候变化相关的健康影响。

问题或许必须在全球、国家和地方各级同时处理。有些问题在地方或微观一级可能具有特别的意义(例如供水和卫生、废物处置或有毒化学品)，而其他问题在区域或全球一级可能更为重要(例如全球气候变化或空气污染的远距离运输)。

与全球变化有关的健康影响和对自然生态系统的干扰(气候系统等生物地球物理系统的破坏以及相关的气温上升、降雨减少、极端天气事件、土地和水退化、资源枯竭和其他影响)必须在各级处理，如前所述，可能对贫穷国家和一般穷人产生严重影响。潜在的影响有很多，如与高温有关的死亡率、与极端天气事件有关的健康影响、病媒传播的疾病分布的变化、农业生产的中断或饮用水供应的威胁。虽然贫穷国家对全球气候变化的贡献最小，但它们经历了对农业生产力和生计影响最大的天气变化(如一些地区的降雨损失和洪水等)。如果不采取适当行动，到2030年，生活在贫困中的人口可能会增加1亿多人。

城市和农村环境的问题可能不同，尽管城市和农村之间的界限日益模糊。虽然城市提供了与增加就业机会和提供基本服务和设施有关的许多福利，但环境和健康问题可能是深远的，特别是在经济不同质的城市。特别是在非正规住区，与水和卫生设施不足以及家庭燃料污染有关的传染病可能很普遍。即使在同一个城市，富人和穷人也生活在非常不同的流行病学世界，这种情况在高收入国家和低收入国家都有发生。

在发达国家,城市贫困人口的婴儿死亡率往往较高。

铅中毒很好地说明了贫困区贫困儿童所承担的不平等的风险负担,他们不仅更多地暴露在家庭环境和周围的铅源中(例如,从铅基涂料的剥落,或污染的空气和灰尘),而且更容易受到铅的毒性影响,经常营养不良,无法充分利用保健设施。即使是生活在美国和欧洲部分地区的儿童也是如此。在市中心地区,南非的研究表明,市中心儿童的血铅负担存在巨大的社会经济差异。

室内空气污染、清洁水和卫生设施不足等因素证明,较贫穷国家的家庭贫困程度也较高。贫困的环境负担直接落在贫困人口身上。然而,随着收入水平的提高,以及富裕程度的提高以及与之相关的生活方式和消费模式的增加,这些负担往往会减轻,同时伴随而来的是更加分散、间接和延迟的环境负担,对时间和空间上流离失所的公众的影响更大。与社区和城市空气污染有关的风险就是一个例子。

随着经济的进一步发展,这些更本地化的负担最终也会减轻(或转移到其他地方),而与全球影响相关的环境风险,例如温室气体排放,往往会随着材料、能源消耗和废物产生水平的提高而上升。最弱势的人承受着两倍(或三倍)的负担,他们更容易受到环境退化的全球影响,往往要应付与快速工业化和城市化有关的新出现的风险,但也必须应付对其直接环境的威胁,如室内空气污染、污水和卫生条件差。

11.6.1.6 与环境有关的疾病负担

据世界卫生组织估计,2012年,全球约有1 260万例死亡(占所有死亡的23%)可归因于可改变的环境风险,以伤残调整寿命年衡量的疾病负担的22%(伤残调整寿命年:一种衡量总体疾病负担的指标,表示为因健康不良、残疾或过早死亡而损失的寿命年数),可归因于环境因素。5岁以下儿童和老年人受影响最大。据估计,如果消除环境风险,5岁以下儿童中26%的死亡是可以避免的。研究发现,50~75岁的成年人受环境因素的影响最大。环境占比最大的疾病(以伤残调整寿命年计算)包括心血管疾病、腹泻疾病和呼吸道感染。这些因素与环境和家庭空气污染、水、环境卫生和个人卫生有关。

最近的研究结果表明,与1990年相比,非传染性疾病的风险占主导地位。正如前面提到的,随着经济发展和其他因素的进步,传染病、寄生虫病和营养性疾病已经向非传染性疾病转移。相比之下,与现代工业发展相关的环境空气、化学和土壤污染有关的死亡人数正在增加。然而,时至今日,肺炎和腹泻(与家庭空气污染或水和卫生设施有关)仍是幼儿的主要杀手。腹泻占5岁以下儿童死亡的20%,而下呼吸道感染占5岁以下儿童死亡的18%左右。几乎所有这些死亡都发生在撒哈拉以南的非洲和南亚,反映出在降低儿童死亡率方面的进展不平衡(联合国儿童基金会,2012)。可以通过改善环境条件来解决的死亡和疾病比例最高的是中低收入国家。2015年,8.44亿人缺乏基本饮用水服务,23亿人缺乏基本卫生服务(世界卫生组织,联合国儿童基金会,2017)。

全球疾病负担(GBD)估计提供了一种环境卫生实践在未来可能产生重大影响的感觉。在撒哈拉以南非洲和亚洲的大部分地区,继续支持改善获得水和卫生服务的机会,并向更清洁的家庭燃料过渡,是一项高度优先事项。在全世界因腹泻而死亡的人中,有近90%归因于不安全的水、不适当的卫生设施和个人卫生条件差。此外,全球约有30亿人使用固体燃料作为主要烹饪燃料(联合国儿童基金会,2012)。

文本框11.6.1和表11.6.1提供了关于全球风险估计负担与环境卫生做法相关性的进一步信息,这些信息基于2015年《全球疾病负担》研究。值得注意的是,尽管世界卫生组织的研究(WHO,2016)和GBD研究都发现环境因素是过早死亡、疾病和残疾的主要原因,但GBD的估计与世界卫生组织早些时候报告的估计略有差异。比如世界卫生组织将1 260万例死亡归因于不健康的环境,2015年《全球疾病负担》研究了900万例过早死亡案例(占全球死亡率的16%)。这种差异很可能是环境定义不同的结果。关于特定的环境空气污染和家庭空气污染等风险因素造成的差异,可能部分是由于计算方法的变化,以及在水和卫生方面,获得安全饮用水的定义不同。

文本框11.6.1　全球风险负担评估是环境卫生实践的主要优先事项，如预防、研究和政策制定

2015年全球疾病和伤害负担比较风险评估提供了这里讨论的主要环境风险数据。然而，应该注意的是，2017年的疾病和伤害负担比较风险评估提供了基于不同的空气污染建模过程的替代估计。

在调查的79个风险因素和风险群中，有几个与环境因素直接相关，包括水和卫生、空气污染(环境颗粒物污染、固体燃料和环境臭氧污染造成的家庭空气污染)、住宅氡和铅接触。据估计，2015年有900万人因环境相关疾病过早死亡，占全球总死亡人数的16%。

2015年，420万人死于环境颗粒物空气污染，290万人死于固体燃料造成的家庭空气污染，180万人死于与不安全的水、卫生设施和洗手有关的疾病。21%的心血管疾病相关死亡，26%的缺血性心脏病死亡，23%的中风死亡，51%的慢性阻塞性肺病(COPD)死亡，43%的肺癌死亡与环境因素有关。

在1990年至2015年期间，全球对不安全卫生设施和家庭空气污染等因素的暴露度均下降了25%以上，而不安全卫生设施和水以及家庭空气污染的可归因DALYs显著下降。

环境风险相对于社会人口指数(SDI)稳步下降。

1990年，家庭空气污染在主要风险因素中排名第四，2015年排名第八。环境颗粒物污染在1990年和2015年排名第六。1990年，不安全水在主要危险因素中排名第二，2015年，不安全水在主要危险因素中排名第十四。不安全的卫生设施在1990年排名第七，2015年排名第十九。

从2005年到2015年，全球因使用不安全的水和不使用肥皂洗手而死亡的人数下降了12%以上。DALYs下降了20%以上。2005年以来，不安全卫生条件下的死亡人数和伤残调整寿命年下降幅度更大。与不安全的水、环境卫生和个人卫生有关的腹泻病的可归因死亡率和伤残调整寿命年的下降尤为显著。

在家庭空气污染方面，自2005年以来，2015年可归因死亡人数为290万人，下降了13%，同期疾病负担下降了20.3%。环境颗粒物和家庭空气污染是2015年全球DALYs的十大贡献者之一。

表11.6.1　主要环境风险因素：1990年、2015年排名

危险因素	1990	2015
不安全的水	2	14
不安全的卫生设施	7	19
洗手	9	18
环境颗粒物	6	6
固体燃料造成家庭空气污染	4	8

资料来源：Forouzanfar et al.2016；Landrigan et al.2018.

在下一节中，我们将讨论环境健康影响的性质和影响暴露的因素，然后继续讨论环境卫生工作者如何对这些因素进行评估。

11.6.2　环境健康评估

11.6.2.1　环境健康影响的性质

环境卫生从业人员不仅要关注已知的环境暴露与疾病后果之间的联系，更要关注未知原因引起的疾病与环境潜在的联系。此外，时至今日，对于许多物质，我们仍不知道是否存在副作用的安全阈值，如果存在的话，这些安全阈值具体是多少。

某些癌症和与环境因素有关的“微妙”疾病和状态(例如与智力、中度听力损失或血压升高有关的铅)尚未可知。因此,现今情况下,许多与环境有关的疾病尚未被发现,暴露于环境中的化学物质通常是以复杂混合物的性质表现出来,无法准确识别其特征。

11.6.2.2 健康结果

环境对健康的影响是由一系列复杂的遗传、环境、社会和其他因素造成的。健康影响可能直接来自特定的化学、物理或生物制剂,也可能间接来自更广泛的物理和社会环境有关的因素(如住房、土地使用、运输、农业或工业)。如前所述,导致腹泻和呼吸道感染等疾病的传染因子可能与水和卫生设施不足以及室内空气污染有关,而非传染因子则与非传染性(慢性)疾病有关。这些疾病包括癌症、哮喘等呼吸道疾病、出生缺陷和其他疾病。

环境健康影响可能包括轻微的、暂时的不健康状况,以及急性疾病和慢性病,其影响往往是不可逆转的。急性健康不良影响可能在接触后较短时间内出现(例如农药中毒或化学品泄漏),而慢性疾病则可能是个人长期累积接触的结果。从接触到对健康的影响之间可能有一段很长的时间。石棉暴露和间皮瘤就是一个例子(Selikoff et al.,1965)。随着时间的推移,高危人群的分散和潜伏期的延长,使得很难重建暴露情况。一些持久性污染物,如多氯联苯(PCBs)和重金属(如铅和汞),可在环境中积累多年,并可能长远地影响人们,在停止使用后很长一段时间内对健康造成影响。急性健康影响通常比慢性影响更容易发现,慢性影响很难与特定的危害或来源联系起来。

多因素暴露

此外,如前所述,许多环境疾病就其原因而言是多因素的,鉴于存在其他因素同时暴露所产生的影响,很难确定一次暴露的影响。预防往往侧重于与单一媒介(如空气或水)有关的接触;然而,人们经常同时接触到各种各样的物理、生物和化学制剂,并且可能从一个来源通过几个途径(空气、水、食物)接触到这些制剂。如前所述,发展中国家的人民可能受到与贫穷有关的危险(不安全的饮用水和卫生设施不足)、污染、不安全的农业和土地使用习惯等等影响。然而,人们对于累积暴露的影响以及各种风险因素如何相互作用(Tickner,2005)——导致加法或倍数级影响,却知之甚少。例如,在吸烟者中,与接触石棉有关的健康影响风险可能显著增加(数倍)(Selikoff et al.,1968)。

弱势群体

穷人、老年人、妇女和幼儿可能受到特别的影响。例如,老年人可能特别容易受到一些有毒物质的伤害,这些物质可能需要更长的时间才能从体内排出。例如,他们可能更容易患上与空气污染有关的呼吸系统疾病。在怀孕期间,女性可能已经改变了生理机能,并以不同的方式代谢有毒物质,而在更年期,女性可能更容易受到有毒物质的影响,例如从骨骼中释放的铅。

儿童尤其容易受到环境的伤害,他们不仅仅是“小大人”。他们比成年人更容易受到污染,因为由于他们的新陈代谢、生长和发育速度快,与成年人相比,他们吃、喝和吸入的污染物相对于他们的体重更多。孩子们的手和嘴的活动也增强了,而且他们更靠近地面玩耍,这进一步增加了他们接触的环境。此外,他们的生理机能不成熟,因此也很脆弱。未出生的胎儿可能特别容易受到有毒化学物质的伤害。

因此,不同群体有不同的脆弱性和易感性,包括遗传倾向、营养状况、健康和生理状况,这些可能会影响他们的暴露(和反应)。基因-环境相互作用是很重要的,种群中的不同亚群可能有不同的暴露-效应关系。人们在生命的不同阶段或多或少会受到伤害。因此,要对疾病的原因进行干预,就需要很好地了解健康风险及其原因,以及易感个人/人群,以便开发监测系统,提前发现潜在的问题,从而能够设计和实施有效的干预措施。

11.6.2.3 流行病学和毒理学的作用

环境卫生从业者工作的一个重要部分是评估人们在环境中可能暴露的风险。虽然与环境因素有关的对人类健康的直接和间接风险的程度目前不确定性较少,但关于环境影响人类健康的方式仍有许多需要了解的地方。

在进行健康评估时,必须确定接触的性质和健康结果之间的关系,并评估因果关系。在对环境健康作出贡献的各个领域(如环境科学、化学、物理、工程、医学和许多其他领域)中,具有关键重要性的是流行病学和毒理学以及接触评估。

环境流行病学是研究受环境暴露风险的人群中不良健康影响的分布和决定因素。随着工作场所的接触逐渐减少,环境接触逐渐增加,人们越来越认识到疾病的多重原因。环境流行病学中采用了各种类型的研究设计,以评估特定环境或人群中接触与健康结果之间关系的性质。这些研究包括生态研究、横断面研究、病例对照研究、队列研究或随访研究以及干预研究。由于所涉及的健康风险和暴露的复杂性,以及需要考虑到混杂(与利益结果相关的外部因素)和偏倚的所有潜在来源,这些评估可能具有挑战性。

然而,无论设计和执行得多么好,流行病学研究都有几个缺点。首先,他们只能披露已经发生的健康风险。此外,有时接触范围太窄,无法进行流行病学研究,无法发现对人口的健康影响。例如,在一般人群中很难评估二噁英的暴露,因为人们的二噁英水平发生在一个相对狭窄的范围内。其次,很难在个人水平上测量暴露(例如空气污染),有时可能(错误地)认为在一个地区或社区水平上进行的暴露测量与个人水平有关,导致流行病学术语中所称的“生态谬论”。在这里,对个人的推断是基于对群体的推断。因此,在一个“暴露”区域内,由于暴露的微观变化和影响人们暴露的其他因素(例如行为模式),人们可能不会受到同质性的影响,即使假定如此。

还需要进行毒理学研究,即在控制条件下实验研究污染物对人类或动物的影响,以便事先查明正在调查的物质的任何不利影响。这样做的好处是可以评估更广泛的暴露范围,并且可以考虑到流行病学研究中混杂因素的问题。然而,为了具有成本效益和人道主义伦理,它们被设计为在统计学意义上使用尽可能少的动物并给动物进行高剂量注射。然而,从实验室动物到人体的高剂量或低剂量的推断是复杂的,涉及许多假设。通常不可能在实验室里重现所有的致病因素。国家和国际上正在努力用更人道的毒性评估方法代替动物试验。这些方法涉及使用结构活性模型,结合体外测试,以“筛选”物质的毒性。

虽然存在着国际统一的毒性试验准则,如经济合作与发展组织(OECD)制定的那些准则,但具体的毒性试验因国家而异,取决于物质的类型以及其所涉及的法律。例如,在美国,食品中的农药需要进行急性和慢性毒性测试、神经毒性测试、癌症生物分析、生殖和发育毒性测试等(Goldman,Torres,2009)。

风险的概念与因果联系在一起。从前面的讨论可以明显看出,许多环境暴露与健康结果之间的关系是复杂的。即使在最佳的条件下,在最佳的研究设计下,也很难对因果关系做出明确的断言。Bradford Hill 列出了文本框 11.6.2 所示的标准,作为评估观察到的关联是否可能是因果关系的关键。

文本框 11.6.2 因果关系标准

关联的强度指的是效应的大小或关联的大小——强关联(通过相对风险或比值比来衡量)比适度关联更有可能产生因果效应。然而,缺乏强有力的联系并不能排除因果联系。在环境流行病学中,人们经常处理 1~2 范围内的相对风险,因为这些风险通常适用于一般人群,然而,就绝对病例数量而言,可归因风险或公共卫生影响可能很大。

一致性指的是在不同的环境中用不同的方法反复观察到的一种关系,比如在不同的群体、不同的地点、不同的环境、不同的时间。使用不同的研究设计、方法等一致地找到一种关联,可以减少由于研究设计的错误造成的关联可能性。

特异性指的是一个结果或一群人的特定联系,也就是说,只有改变原因才会改变结果。与接触石棉有关的间皮瘤就是一个例子。然而,由于许多环境疾病的多因素性质,通常情况下并非如此。

时间性意味着这个因素必须先于假定受它影响的结果。这是评估因果关系的一个关键因素。生物梯度是指暴露与疾病之间的剂量反应关系。接触的次数越多,风险也就越大。

生物学上的合理性是指这种联系在多大程度上与已知的对接触和/或疾病的反应相一致——也就是说,这种联系是否有意义。

证据的一致性意味着因果联系不应该从根本上与现有的实质性知识相矛盾。实验证据强调,如果证据是基于随机实验,因果关系更有可能。

通过类比推理表明,对于类似的暴露和结果,一种效应已经被证明了。例如,观察到的关联是否由类似的关联支持。

11.6.2.4 风险评估

虽然流行病学和毒理学被用来产生关于健康影响的新证据,但风险评估综合现有信息并加以权衡,其目的通常是解决旨在减少或消除风险的特定监管或政策问题(Bartel,2005)。在这方面,国家研究委员会(NRC)将其称为"科学和判断"的混合体(美国核管理委员会,1994)。

风险评估被用于包括环境卫生在内的许多领域。这是一个以科学为基础的过程,通常以定量的方式估计暴露于环境危害所造成的危害(fiorino,1995)。例如,风险评估人员可能想分析与暴露于室内空气污染等因素、涂料中的铅等特定因素或食品或饮用水中的可疑污染物相关的风险。

1983年,美国核管理委员会(美国核管理委员会,1983)提出了风险评估的概念框架,并将风险评估过程分为四个关键要素:危害识别、剂量反应评估、暴露评估和风险表征。风险是危害和剂量的函数。危害识别是指根据流行病学和毒理学研究提供的因果关系证据,确定环境制剂和对健康的影响,以便进行评估。

剂量-反应评估根据预测任何剂量反应水平的模型,描述暴露与疾病之间的定量关系。许多暴露有一个无癌症影响的阈值,即低于这个阈值则测量不到相关影响。虽然人们默认假设致癌物在低剂量时具有线性剂量-反应关系,但这并不适用于所有致癌性机制。风险评估人员通常假定一种单调的剂量-反应关系(反应随剂量增加而增加),除非有令人信服的证据表明低剂量时存在不同的剂量-反应关系(例如智商和低水平血铅水平之间的关系)。暴露评估包括估计或测量人类暴露于被试因子的幅度、持续时间和时间。有必要确定暴露人群和暴露途径。决策者很少能获得接触的直接措施,因此往往依靠模拟和外推来评估接触水平。

最后一步是风险描述。将前三个步骤提供的信息结合起来,估计特定人群在接触特定暴露水平的制剂所产生的可识别的健康影响的反应水平。

11.6.3 辅助决策的工具

虽然获得关于各种风险的知识是环境卫生实践的基础,但同样有必要建立充分的卫生和环境监测系统,以评估环境卫生状况。下面我们将讨论制定健康和环境指标的必要性,以及健康影响评估程序,这些程序已成为协助环境健康决策的重要工具。

11.6.3.1 指标

监测系统

监测潜在危害、接触和疾病的系统对环境卫生的实践至关重要。通过追踪接触和疾病,我们可以识别和应对不同类型的环境健康问题,并评估实施的干预措施的有效性。监测系统存在于不同的环境中,用于不同的目的。例如空气污染和水污染监测、血铅监测、中毒中心监测和出生缺陷登记。20世纪80年代,美国疾病预防控制中心(CDC)开展的血液铅含量监测项目,在评估美国人口血液铅含量是如何随着汽油铅含量的降低而下降的过程中发挥了重要作用,当时,许多人都对汽油中的铅在影响血铅水平方面所起的作用持怀疑态度。这表明,开发支持政策和决策的信息系统有多重要。

必须认识到,环境健康监测不同于环境质量监测。从环境健康的角度来看,最重要的是所收集的接触信息与健康问题有关。通常情况下,接触信息是基于来自高接触地区的数据,目的是监测环境控制措施的有效性,或评估遵守法定接触限度的情况。这种以依从性为导向的方法对于准确估计人群可能的暴露水平不是最佳的。

对许多污染物来说,当人们远离污染源时,其浓度水平会急剧下降。同样,污染物的浓度水平也可能发生显著的垂直变化。因此,从健康的角度来看,了解暴露浓度的时空变化可能很重要,而且可能还需要考虑到,暴露可能由一种以上的环境途径介导。此外,监测程序提供的健康和环境数据往往具有不同的解决水平,因此很难确定两者之间的任何联系。环境卫生监测的复杂性和跨部门性质可能非常具有挑战性,很少建立常规监测系统来全面评估潜在污染物的暴露情况。

指标的作用

社区越来越多地要求获得有关环境状况及其对健康的影响的信息,有时这是他们“知情权”的一部分。制订指标对于帮助决策者和公众获得科学上合理和有用的信息具有重要意义。环境卫生从业人员在设计和使用这些工具方面可发挥重要作用。

牛津词典将指标定义为“提供关于某物状态或条件的特定信息”。它们是一种“着眼于一小部分就能看到大局”的方式(加拿大计划,1999)。指标可以在将数据转化为有用信息方面发挥关键作用,从而增加数据的价值,重要的是,还可以简化数据。它们可以概览(综合)环境和健康趋势,并可用于跟踪进展,帮助建立有效政策的证据基础,确定问题以及问题的优先次序,为制定干预措施及其评价提供数据。

在全球、区域、国家、地方和部门各级的许多不同领域都使用了指标。多年来,联合国系统一直积极参与指标的制定工作,目前有许多关于健康、环境健康、环境、可持续发展、贫困、住房、城市发展等指标的数据集。指标也被应用在各种环境和部门,并被用于各种目的,包括生态系统健康、健康促进、健康城市等。

指标的类型

描述性指标可用于突出环境或人类健康所面临的情况,以便评估趋势,并获得基线信息,据此制订后续的政策选择和计划。它们可能在地方一级(污染浓度水平)、在国家一级(死亡率、食物中毒发生率)或在全球一级(与气候变化有关的温度升高)发挥作用。另一方面,绩效指标是一个链接到参考值或策略目标的指标,说明该指标离预期水平有多远。例如,“居住在通电地区的人口比例”“接种了传染病疫苗的儿童人数”或“某一地区接受检查的食品店的比例”。

可以制定综合指标,将关于不同但相关现象的广泛信息浓缩成单一的衡量标准或指标。在卫生领域,伤残调整寿命年是综合衡量疾病负担的一个例子,它综合了因过早死亡、残疾或疾病而丧失的健康寿命年数。国民生产总值是综合指标的另一个例子,人类发展指数(HDI)是综合了出生时预期寿命、教育水平和收入水平的资料。

指标在规划进程和制定可衡量的目标和指标方面可发挥特别重要的作用。在全球到地方各级环境卫生领域制定目标的例子很多。全球层面的一个例子就是可持续发展目标。然而，指标应适用于用户，而不是仅仅在技术上与数据提供者有关。事实上，指标可以由社区团体得出，并用于以社区为基础的监测。

指标制定

为指导指标的制定、选择和评价而制定的标准包括这些指标的一般相关性、科学合理性和对用户的适用性等因素。理想情况下，指标应该是可信的、不带偏见的、能代表利益状况的，并且在不同的时间和空间环境中是一致的、可比较的，并且容易理解的，基于易于获取的信息。指标的定义应明确，数据来源和用于收集指标的方法应明确。

在许多国家，尽管不可避免地存在数据质量和范围方面的问题，以及常规监测系统的局限性，但通常仍能找到一些基本数据，即使是不完善或不完整的数据。如果确实无法获得/无法使用关于健康结果和接触的数据，则谨慎的做法可能是侧重于行动指标，也可以使用实际暴露量的代理测量方法（例如与空气污染有关），如交通量、距离道路的距离或靠近工业的距离。

指标框架

已经制定了若干指标框架，以说明审议中的因素之间的各种联系，其中最早的一个，后来许多其他的也以此为基础，是经合组织压力–状态–响应（P-S-R）框架，该框架着眼于影响环境状态的各种压力，并需要采取各种政策应对。

对这一模式的修改，如欧洲环境署采用的D-P-S-I-R（驱动力–压力–状态–影响–反应）模式，规定要考虑更广泛的驱动力，以及环境状况变化所产生的影响（包括对健康的影响）。世界卫生组织的D-P-S-E-E-A模型（驱动力–压力–状态–暴露–影响–行动）将"影响"部分进一步分为暴露和健康影响。

因此，如果应用于环境卫生，人们可以认为"驱动力"包括诸如人口增长率或经济发展水平等指标，而由此对环境施加的"压力"可能以污染物排放等指标的形式存在。这反过来可能导致环境的"状态"（质量）退化，通过污染物在各种环境介质（如空气、土壤、水和食物）中的扩散和积累（指标可能包括介质中的污染物浓度水平）。人们随后可能"暴露"于环境中的这些危害（一个指标可能是暴露于空气污染水平高于标准的人群），可能出现各种"健康影响"（与空气污染相关的发病率和死亡率等指标可能是有用的），然后可以在框架的不同点实施各种"行动"（指标可能包括清洁空气政策、技术控制措施、治疗方案或教育措施）。

虽然这可能被认为是一种有点线性和简单化的模型，但它对于以一种直接、容易理解和可采取行动的方式显示暴露、健康影响和政策行动之间的联系的方式提供数据是有用的。然而，当涉及处理复杂的生态系统时，例如，决定测量什么，如何测量，以及如何分析和呈现测量结果，可能是非常具有挑战性的。在气候变化领域，一个例子是制定脆弱性和备灾指标，为公共卫生适应战略提供信息，并预测气候变化对人类健康的影响。在健康和可持续性领域，已经开发了各种具有复杂网络和反馈回路的其他指标模型和框架（Waheed et al.，2009；Reis et al.，2015）。

11.6.3.2 环境健康影响评估

开展具体危害研究，开展流行病学研究，开展风险评估，开展环境监测和风险监测，制定指标等工作都至关重要。最重要的是，必须从一开始就预防人类健康的风险。在许多国家，发展规划对健康的影响缺乏重视。然而，这是环境卫生实践的一个关键方面。影响评估提供了一种强有力的（但未得到充分利用的）工具，以便将在公共政策中处理卫生问题的整体、跨部门办法制度化。

关键步骤

根据可持续性原则,发展应尽量减少对健康的不利影响,尽量增加健康收益。健康影响评估(HIA)是一种决策支持工具,旨在通过分析计划的政策、方案或项目对健康的潜在影响,为决策过程增加价值。HIA是与其他部门合作和促进部门间合作的一种实际方式,被定义为“一种程序、方法和工具的组合,通过它可以判断一项政策、方案或项目对人口健康的潜在影响,以及这些影响在人群中的分布情况”。它的目的是确定和预测拟议发展对于健康有重大意义的环境参数的影响。利用来自流行病学和毒理学研究的信息,研究人员试图确定、预测和评估由于考虑中的发展而可能发生的健康变化,然后进行风险评估(见第7.4章)。

作为一种规划工具,它不仅要优化健康成果,而且要优化环境、社会和经济成果,不仅要面向过程(包括部门间协作和社区参与),而且要展望未来的长期影响,以这种方式承载着可持续性和可持续发展的标志。事实上,战略环境评估在促进可持续发展方面发挥着重要作用,尽管仍有许多障碍需要克服,但仍被世界银行等关键机构视为促进可持续发展的重要工具(世界银行,2013)。此外,还努力加强战略环境评估中的卫生部分(卫生组织,1999)。

HIA在某种程度上是基于环境影响评估(EIA)过程,有一些程序步骤,并有利益相关者参与的机会。实施HIA的步骤包括筛选确定HIA对其有用的项目或政策;确定范围,以确定应评估哪些健康影响以及受影响的人群;评估健康影响的程度、方向和确定性;向决策者报告结果;评估HIA对决策过程的影响。一些健康评估侧重于生物医学结果(例如呼吸系统疾病),另一些健康评估则从整体上定义健康,包括社会、环境和经济条件,还有一些则关注股权影响。

HIA方法

有些方法将HIA独立于EIA考虑,而有些方法将HIA与EIA结合考虑。例如,在一些欧洲国家,HIA已经独立于EIA发展起来,并被广泛应用于不受EIA约束的公共政策决策中。然而,尽管过去几年做了很多工作,但在大多数国家,健康影响很少被纳入影响评估进程。与环评相比,HIA在许多方面仍处于起步阶段。这有些令人惊讶,因为近年来HIA活动大量增加,这可以从出版物、培训课程和指导材料的编制中得到证明。HIA活动在加拿大、欧洲、澳大利亚和新西兰增长最快,这些国家的健康促进工作具有强大的环境基础。在所有政策中,HIA也日益被视为一个促进卫生的重要工具。

事实上,值得注意的是,即使在环评的发源地(即颁布《1969年国家环境政策法》并为美国环境政策奠定基础的美国),健康影响仍然很少被纳入环评程序,尽管这种情况正在逐渐改变。虽然《国家环境政策法》的目标和条例确实规定保护人类健康和福祉,但在实践中考虑到健康影响,这些目标和条例只局限于化学品和毒物接触。在影响评估程序中,尚未形成全面而系统地处理人类健康影响的办法。一系列的制度、组织和纪律因素可以解释这一点。

正如前面所讨论的,这也是暴露与健康结果之间复杂关系的后果。有时,在预测健康结果方面可能存在证据不足和方法上的挑战,因此有必要按照政治或经济优先事项所需的速度作出决定,这些决定可能基于现有证据(尽管存在缺陷或不足)和专业意见。

一些人认为,对HIA采取自愿方式比采取监管方式更好,因为监管方式需要更严格的程序和更严格的证据规则。这就是说,因果关系的确定性和数量的精确性往往是不现实和不必要的影响评估标准。看似有可能的是,与EIA相关的HIA将符合EIA的限制,而不是扩大EIA的范围,尽管加拿大有一些证据表明,在扩展传统的EIA方法方面取得了一些成功。

能力建设的需要

目前,HIA的方法有待完善,因为它在使用证据方面缺乏严密性,需要在影响评估中包括的公共卫生影响种类以及分析健康影响的方法方面提供更好的指导。需要新的分析工具,将环评中提出的影响转化为有效的健康影响预测。可以解决的健康问题范围广泛,包括交通伤害、社会凝聚力、传统饮食、家庭暴力、心理问题等各种各样的情况。

对环境卫生从业人员的影响评估培训应列入公共卫生学校的课程以及继续教育课程,各国应倡导就将卫生问题纳入环境影响评估问题提供正式指导。例如在澳大利亚和加拿大,社会影响评估的指导有助于将这些问题制度化,使之成为环评内部的例行考虑事项。

世界卫生组织制定了一份指南,审查在HIA中使用的现有证据。然而,为了使HIA更有效,环境卫生从业人员他们需要熟悉环评过程,也需要更多地参与社区合作。在实践中,一方面需要让社区参与HIA过程,另一方面又要优先考虑专家和研究产生的证据,这两者之间常常存在一种紧张关系。在美国,促进HIA在改善健康方面的作用的努力一直在加强,皮尤慈善信托基金通过其健康影响项目与罗伯特·伍德·约翰逊基金会合作,制定了一项在美国推广HIA使用的全国性倡议,包括网上可查目录及HIA互动地图。

11.6.4 部门协作和伙伴关系

前面关于决策指标和HIA进程的小节强调了这些工具有助于将部门间政策和决策办法制度化的可能性。在本节中,我们讨论部门间规划进程在处理各级卫生和环境问题方面的性质,这是环境卫生实践的一个关键方面。

虽然各国政府分担了确保健康生活环境的主要责任,但它们只能通过与其他团体合作和结成伙伴关系来做到这一点。让利益攸关方参与决策过程的所有阶段是环境卫生实践的一个重要组成部分。近年来,政府服务下放成为趋势,更加强调非政府组织和社区本身的保健和环境行动。部门间参与性规划已成为各国政府在环境卫生领域开展业务的更为重要的方式。

如果伙伴参与了问题的定义及其解决,那么长期履行承诺的机会就会更大。各级政府采取了若干合作规划举措,其中涉及与非政府组织和地方社区的伙伴关系,因此卫生当局能够更有效地解决问题。例如,已经有了国家一级的国家环境和卫生行动计划(NEHAPS),以及地方卫生和环境规划举措,如地方《21世纪议程》倡议,以及诸如世界卫生组织健康城市运动、联合国人类住区方案、联合国环境规划署(UNEP)的可持续城市运动。这些倡议在环发会议和《21世纪议程》可持续发展全球行动计划的范围内蓬勃发展。

这些措施,以及随后的许多其他措施,使各国卫生部更好地理解了环境和发展问题的重要性,也使各国环境部更好地理解了卫生问题。在许多情况下,已经成功地设立了部门间委员会和论坛,并在此过程中与各部门建立了联盟和联系。在全球范围内,将卫生和环境问题纳入国家计划和方案的办法因国家而异,这取决于优先事项和规划机制以及责任划分的方式。这导致采取了各种各样的办法。有时,卫生和环境计划被列入国家可持续发展计划或经济和社会发展计划。部门计划可能包括卫生和环境问题,又或者将卫生考虑列入国家环境计划等。

健康城市

健康城市项目有助于在许多国家和环境中解决地方一级的健康和环境问题。1984年,世界卫生组织在加拿大多伦多召开的"超越医疗保健"会议,最初只是一个小规模的倡议,后来成为一项涉及全球数千个城市的重大运动。

健康城市的概念和方法,根据不同地区的优先事项和重点,有不同的翻译方式。第一,健康城市运动强调进程,特别是在当地建立政治承诺和共同愿景,将卫生问题置于城市政策议程的更高位置。第二,包括当地社区在内的广泛利益攸关方参与,并强调社区赋权和参与,而不是由专家主导的卫生议程。第三,在部门间伙伴关系和必要的利益攸关方参与的基础上,以城市卫生计划的形式在地方政府内部制定战略是重要的。这与卫生信息系统的发展、将卫生纳入其他城市政策和规划进程以及使用工具评估卫生影响有关。

据《柳叶刀》杂志的委员会称,大多数被评估的城市仍在努力采用综合办法,即将卫生问题充分纳入城市规划。毫无疑问,部分原因是对这些城市环境中运行的系统的复杂性缺乏足够的了解,这促使人们在未来利用系统方法分析健康城市。然而,至关重要的是,卫生部门应与其他部门的规划进程相适应,而不是相反。正如我们在HIA等其他领域所看到的,卫生部门也经常缺乏所需的专门知识和能力,以衡量或估计与拟议项目或政策相关的卫生影响。在它发展这种能力之前,有意义地参与部门间工作的能力可能是有限的。

所需要的是能够从该部门的角度更好地确定卫生负担的特征,而不仅仅是从特定的接触媒介的角度,例如空气或水。然而,在所有情况下,数据挑战仍然是关键。这些问题包括数据可得性和质量方面的差距、难以发现趋势(地理和时间上的)、难以对数据进行分类、卫生和环境数据之间的联系不足以及部门数据。其他问题包括强调症状而不是问题的原因,很少注重分析管理结构和能力,以及在确定优先次序的过程中缺乏明确性,其中许多问题已在前面几节中讨论过。下一节将进一步阐述环境的卫生管理问题。

11.6.5 环境卫生政策和管理

虽然现在更多地接受了健康状况与健康决定因素之间的联系,特别是那些由卫生以外部门的活动产生的联系,但根据这一知识采取行动仍存在问题。需要更加注意发展解决问题的体制、管理、行政和财政能力。除了环境卫生的定义之外,鉴于其固有的跨部门性质,确定环境卫生方面的作用和责任变得越来越复杂。

医学研究所(IOM)的报告《投资于更健康的未来》(2012)强调,有必要详细说明必须在所有司法管辖区提供一套基本公共卫生服务。他们提出了最低限度的一揽子公共保健服务的概念,其中包括任何卫生部门都不可缺少的基本能力和基本方案。这些措施适用于具体的控制领域,例如,无论是传染病控制还是环境卫生,它们是所有项目都需要的能力。

其中一些基本的公共卫生能力包括:

信息系统和资源,包括监测和流行病学。

卫生规划(包括社区卫生改善规划)。

发展伙伴关系和社区动员。

政策制定、分析和决策支持。

沟通(包括卫生知识和文化能力)。

公共卫生研究、评估和质量改进。

11.6.5.1 环境卫生政策

环境卫生政策涉及选择行动,以减少或消除环境暴露的有害影响。有些措施可能是短期的补救措施,而其他措施可能是预防性的长期措施。行动可以采取多种形式,涉及条例和标准、技术控制措施、产品设计、个人或社区保护措施、健康和环境行动计划、住房或交通政策、提高意识和教育措施等因素。这种政策可以采取直接管制污染物允许限度标准的形式,例如空气污染或饮用水标准。其他环境保护措施可以间接有益于健康,例如,通过保护生物多样性,或确定使用何种燃料,从而对空气质量和健康产生影响。

我们可以通过使各部门的政策更好地与可能影响卫生的政策保持一致,从而最大限度地扩大卫生机会。卫生专业人员需要不断推动对有利于健康的政策的支持,例如,促进对使用有毒农药的病媒综合控制或鼓励替代危害健康的作物并促进果蔬饮食均衡的消费。同样,能源政策需要支持清洁能源、更清洁和更节能的交通以及节能建筑,而交通政策需要鼓励使用自行车和公共交通。

这些政策的总体累积影响可能是巨大的,有助于避免出现为短期部门或经济收益而牺牲卫生的情况。这并不是说健康和环境目标总是一致的——它们常常是不一致的。DDT就是一个例子,尽管它会对环境产生长期的潜在负面影响,但人们利用其在健康方面取得的直接成果来游说继续在撒哈拉以南非洲使用DDT。

一些法律和法规可能反过来包含政策。例如,美国的《国家环境政策法》认为"国会承认这一点……每个人都应该享受一个健康的环境,每个人都有责任为保护和改善环境做出贡献"。联邦法律构成了美国环境框架的大部分,其中许多已被许多其他国家效仿。这类法律的例子包括《安全饮用水法》和《清洁空气法》。制定标准通常需要坚实的科学基础,以及为风险管理政策和战略提供有科学依据的风险评估过程,风险管理政策和战略也必须考虑到社会、经济和政治因素。

政策也可能跨越政府的范围——从全球到地方。总的来说,政策方法从国家到州/省/区域到地方,往往会变得更加具体和有针对性。例如,在美国,可能会发布联邦法规和规章,而州和地方政府将发布遵守这些法规或条例所需的法规或条例,或者他们可能会制定自己的法规。政策可以是预防性的,旨在以前瞻性的方式直接减少危害(如空气污染法规),也可以是回顾性的,例如,要求清理有毒废物场地。其他类型的政策可能旨在提高公众的意识和教育,而不是监管控制。

国际政策原则也被采纳。例如,如前所述,环发会议通过了预防原则,其中规定"……如果存在严重或不可逆转的损害的威胁,不应将缺乏充分的科学确定性作为推迟采取成本效益高的措施防止环境退化的理由"(1992年环发会议)。另一项被采纳的原则是污染者付费原则,即由造成污染的人支付清除污染的费用。诸如污染物交易制度等经济手段也在使用中,它们将污染的社会成本转嫁给污染者。

代际公平原则指出,"必须实现发展权,以便公平地满足今世后代的发展和环境需要"。这一原则对于具有长期不利后果的化学品,例如对温室气体和气候变化具有特别的意义。环发会议的另一项原则,综合决策原则指出,"为了实现可持续发展,环境保护应构成发展进程的一个组成部分,不能脱离发展进程来考虑"。因此,需要考虑如前所述的环境因素,纳入各级、全球到地方和所有部门的决策过程。环境和HIA进程以及"将健康纳入所有政策"运动是这一原则的实践范例。

来自许多小部门的影响,往往比来自一个明显的大来源(例如,一个主要的污染工厂)的影响更难控制。与大型企业相比,小型企业通常拥有较少的资源,并且更抗拒改变,或者也许对可能适用的标准不太了解。在发展中国家,一般采用的控制措施较少,控制技术可能不太发达。在缺乏当地标准的情况下(这需要相关的流行病学和暴露数据,而这些数据往往无法获得),国际标准往往会被应用,但可能并不合适,因为不同的流行生活方式、文化、气候、人口属性、体制、政策框架和经济发展水平等,因国而异。

环境标准可以基于风险(即基于对环境或健康风险的评估),也可以基于技术(即基于现有的最佳技术),或两者的结合。污染防治是关键。人们越来越认识到,一次控制一种介质中的污染物会导致污染物从一种介质转移到另一种介质,例如,从空气到水再到陆地。因此,最好采用多媒体方法。从源头减少污染是最理想的,但其他的策略包括尽量减少废物、重复使用、回收利用、控制排放,以及最后的清理。环境监测在评价所采取的各种控制措施的成功与否方面发挥着重要作用,而公众在倡导、监测和执行环境政策方面也发挥着重要作用。

财政支持

由于环境健康保护措施不可避免地涉及成本,因此可以进行成本效益分析,以衡量一项行动的成本和效益,同时也可以进行成本效益分析,以研究解决问题的替代办法。考虑到环境正义的问题,也可以尝试评估经济不公平的影响。经济和财政政策可以影响健康收益的潜力及其在社会中的分配。可以设立财政奖励措施,以鼓励更健康的生活方式,并阻止使用有害产品和物质。如果与适当的立法和健康教育方案相结合,许多不利的健康趋势是可以延缓甚至扭转的。

国际规则

当污染物跨越国界,或在存在全球影响和关切的地方,国际协议和标准就会发挥作用。国际会议在促进就卫生和环境问题采取行动方面发挥了作用,与此同时,国际环境条约也提供了在公共卫生方面取得进一步进展的前景。由于世界卫生组织和其他组织近年来越来越多地参与国际会议和条约的制定过程,健康问题得到了越来越多的认识和关注。可以利用国际环境法中的机制为旨在进一步加强与健康有关的证据基础的研究提供动力,并改善与疾病有关的监测系统。需要加强努力,更充分地发挥国际法在促进全球环境卫生方面的潜力。

许多多边环境协定对健康都有影响,例如《关于消耗臭氧层物质蒙特利尔议定书》(1987)、《控制危险废物越境转移及其处置巴塞尔公约》(1989)、1992年通过的《生物多样性公约》(包括《卡塔赫纳生物安全议定书》)、《联合国气候变化框架公约》(1997)、《关于在国际贸易中对某些危险化学品和农药采用事先知情同意程序的鹿特丹公约》(1998)以及《关于持久性有机污染物的斯德哥尔摩公约》(2001)。

然而,目前存在的环境协定承认各国具有制定自己标准的主权权利和责任。例如,《巴塞尔公约》并不包括在一个国家内处理和处置废物,《鹿特丹公约》也不要求在一个国家内制造和生产的化学品须事先获得同意。

11.6.5.2 环境卫生服务

环境卫生问题是跨部门的,其决定因素往往不在卫生部门的控制范围或管辖范围之内,管理这些问题是复杂的,不同的组织和机构在制定和执行政策方面有不同的作用和责任,此外,世界各地许多政府机构的组织系统可能基于官僚主义、等级制度、专业权威、学科专业化和部门分析等概念,而这些概念的建立目的并非提供环境卫生服务。为了促进部门间政策和计划的执行,可能需要进行体制改革和调整,以克服在协调部门间行动方面的障碍。

一种方法是在政府部门进行内部改革。需要解决的问题可能包括在执行政策和计划方面建立管辖权间合作的机制,结构的权力下放促进社区跨部门参与,以及在治理结构之间和治理结构内部建立更好的协调。其他形式的司法体制改革还包括部门间、层级间权力下放、地域边界转换、多管合一、形成多种协调机制等。在任何情况下,增加权力共享、信息交换、财政资源和激励措施一致的机制都很重要。

虽然对环境卫生服务的确切构成没有普遍的理解,但它主要涉及制定和执行环境和卫生政策,主要是通过监测和控制活动,以及越来越多的关于促进环境卫生的努力。世界各地的环境卫生服务是在一个复杂的政策、机构和立法框架内建立和发展的。环境卫生的概念,要解决的问题是,提供服务的方式和政府组织的方式在世界各地有很大的不同。

环境卫生活动在许多不同的环境中开展,包括各级政府、私营部门、工作场所、保健设施等。在大多数国家,一系列不同的机构在各级政府中负责环境和人类健康的各个方面。通常有单独的管理机构处理环境、卫生、食品安全、农业等,它们负有各种环境卫生责任。不同层级的政府有不同的责任。因此,例如,管理框架和标准(如空气、饮用水等)可以在国家一级制定,而实施和执行可以在州、区域或地方一级进行。对食品制备场所、食品卫生、环境卫生、病媒控制等的检查通常在地方一级进行。这需要强大的监测和执行能力,而这些能力有时是缺乏的,特别是在一些发展中国家。

在国际上,环境卫生服务方面出现了组织多样化的转变。在许多发展中国家发展初级保健服务和地区保健系统,以及在环境管理系统的卫生部门之外平行发展的情况下,在政府结构内安置环境卫生服务是一个需要解决的基本问题。尽管环境卫生被公认为公共卫生部门的主要和核心职能,但公共卫生部门在环境卫生的许多方面也逐渐失去了组织的责任。

这包括越来越多的方面,如空气质量、废物管理、化学安全、肉类检验和许多其他领域。鉴于环境卫生服务的跨部门性质,将环境卫生服务的全部范围集中放在一个部门是难以管理的,因此需要建立有利于专业人员在不同部门、部门和组织之间流动的组织结构。文本框11.6.3给出了来自美国的一个案例研究,这是世界上许多国家的典型情况,这些国家在设立环境部门和新的环境条例之后,在环境卫生职能的安排方面面临着类似的挑战。

文本框11.6.3 美国环境健康的组织责任

在20世纪上半叶的美国，一个典型的情况是，卫生部门由一名医生领导，护士负责免疫规划，卫生人员/卫生工程师负责卫生检查、水和卫生、食品安全、病媒控制等。卫生工作者是经过培训的多面手，能够应对广泛的环境卫生问题。

20世纪60年代，随着工业化程度的提高和公众对环境普遍受到污染的意识的增强，通过了一系列涉及水和空气质量、有毒物质等问题的环境法，美国环保署也成立了。此外，政府还设立了独立的国家级环保机构，负责执行这些新的环境法。在这一时期，属于卫生部门的许多传统环境卫生职能被转移到环境部门，产生了积极(增加资金和知名度)和消极(环境和卫生行动的分裂)的影响。造成了数据系统分离、规划不协调以及对社区卫生和环境问题监督不力。随着新的环境"特定媒介"法律的出台，以及水或空气质量等特定领域的环境卫生专家的出现，环境卫生专业人员与他们的公共卫生根源和州或地方卫生部门的同行越来越脱节，各机构也越来越分散。

随后，在1970年代和1980年代，公众对环境卫生问题的认识和参与日益增加，并要求在决策方面加强问责制和透明度。随着环境影响评估立法的出台和公众参与的要求，监督团体和倡导组织形成，重点关注环境正义、人权和公平问题。由于人们对负责任的机构无法以协调和综合的方式解决这些问题日益感到不满，重新连接环境和公共卫生的倡议越来越多。

环境卫生从业人员

一般而言，环境卫生从业人员和专业人员的主要职责是识别、评估、管理、沟通和补救环境因素造成的健康风险。他们包括在各种专业领域工作的人员，包括环境卫生官员(EHOs)、卫生工作者、卫生检查员、临床医生、流行病学家、毒理学家、环境科学家、环境工程师、兽医等。文本框11.6.4给出了环境卫生实践的专业领域的例子。

文本框11.6.4 环境卫生实践的专业领域

空气质量管理
消费者安全
应急准备
环境流行病学
食品安全
住房质量
噪声控制
暴发调查
辐射控制
娱乐健康和安全
风险评估
固体废物管理
卫生
有毒物质控制
病媒控制
饮用水和休闲用水供应与处理
水质管理

环境卫生官员

正如本章开头所述,今天环境卫生专业的根源可以在19世纪英国的公共卫生运动中找到。这些年来,卫生检查员的作用不断发生变化,从注重检查和控制转变为更广泛的作用,还包括教育、健康促进和社区发展,以及可持续发展。与卫生检查员角色的变化相适应的是,其头衔也发生了变化,随着时间的推移,在不同的环境中被称为卫生检查员、滋扰检查员、卫生检查员/技术人员/助理、公共卫生干事、环境卫生干事,或者环境健康从业者/专家/专业人士。

尽管角色和头衔不断变化,但环境卫生的理论和概念基础牢固地建立在公共卫生基础上,环境卫生的实践,如环境卫生组织和其他人的日常工作所体现的,与检查和环境控制密切相关,环境卫生组织负责管理和执行与环境卫生有关的法例。

环境卫生组织通常是地方政府或区域/省/州一级卫生部门的公共雇员,负责调查环境危害和公共卫生危害,以期减轻或消除这些危害。环境卫生组织参与了对住房、食品设施、学校、日托中心、疗养院和许多其他场所的检查,并参与了病媒控制、污染控制和促进健康活动。他们也可以受雇于军队和私营部门。

随着来自环境化学、物理、环境科学、地理、环境工程、公共卫生、医学和其他领域的专业人员和专家越来越多地参与环境健康,这是不可避免的,环境卫生组织在传统的检查、监测和控制范围之外的角色将继续演变。这也影响到它们在保健服务内外的作用,但在面临研究更广泛的健康决定因素时遇到的挑战和制约,在可持续发展原则的范围内,仍然要坚定地以公共卫生为基础。

资历及培训

在许多国家,环境卫生官员/从业人员需要高等学历,并经过实地培训和专业认证。在英国,要求有环境卫生学位,并获得特许环境卫生协会的认证和注册。英国的许多大学提供经认可的环境卫生学位,包括本科和研究生学位。其他科学学科(英国特许环境卫生研究所)的毕业生需要环境卫生研究生资格。特许环境卫生研究所和环境卫生注册委员会提供环境卫生专门领域的培训模块。

在加拿大,环境卫生组织要求持有环境卫生或相关领域的学士学位以及公共卫生检查证书。加拿大的一些大学提供经加拿大公共卫生检查员研究所批准的学位课程。在美国部分地区,学士学位和专业执照也是一项要求,美国国家环境健康协会(NEHA)为从业人员提供环境健康证书和注册/认证。有趣的是,NEHA的主要证书被称为注册环境卫生专家/注册卫生专家,还有国际环境卫生联合会(环境卫生联合会)倡议促进环境卫生问题跨界的国家之间的合作。区域集团存在于非洲、美洲、亚洲、太平洋、欧洲和中东。成员国也有自己的环境卫生专业机构和协会。这些机构包括乌干达环境卫生工作者协会、斯里兰卡公共卫生检查员工会、马耳他环境卫生官员协会、肯尼亚公共卫生官员协会和许多其他机构,这反映了世界各地从事环境卫生工作的人的各种名称。

在一些国家(例如南非),大学提供环境科学或卫生学位课程,技术机构提供文凭课程(例如国家环境卫生文凭),此外还提供环境卫生技术学位。环境卫生从业人员必须完成南非卫生专业委员会的实践培训和注册。根据不断变化的政治和经济现实,特别是在快速城市化和非正规住区以及大量非正规部门的情况下,立法难以执行,因此对培训方案进行了更新,以适应南非环境卫生官员从执法人员到社区调解人的角色变化。

临床医生

临床医生越来越多地参与环境卫生实践。与环境暴露相关的疾病诊断是一项重要的临床功能,它从职业医学领域扩展到工作场所以外更广泛的环境。治疗与环境有关的疾病往往与治疗这些由其他原因引起的疾病相同,尽管在某些情况下(例如铅中毒)可能需要专门治疗。临床医生需要警惕环境因素可能发挥的作用,并在评估患者(无论是成人还是儿童)的潜在体征、症状和疾病时采用高度的“怀疑指数”。

如果怀疑是环境原因,应记录环境史,以便获得有关潜在接触源和途径(当前和过去)的信息,在进行儿科评估时,应了解儿童的年龄和发育阶段。例如,在婴儿的情况下,母乳喂养可能是一个被考虑的接触源,而手到口的途径可能具有特殊的意义。

临床医生处理的环境健康问题的例子包括铅中毒、与空气污染有关的哮喘、农药中毒、噪音引起的听力丧失以及与过度辐射有关的癌症。除了诊断和治疗环境疾病外,临床医生还可以在预防方面发挥重要作用,包括倡导保护标准,以及教育患者避免或减少暴露于有害环境。对儿科医生来说,儿童的环境健康问题日益重要。1997年,美国签署了一项关于儿童环境健康与安全的行政命令,并在美国环境保护局和卫生与公众服务部之间成立了一个内阁级别的监督委员会。此后,儿童环境健康已成为儿科实践中日益重要的一部分。然而,需要改进接触和风险评估以及毒性测试,以更充分地解决儿童的环境健康问题。作为对2002年举行的世界可持续发展会议后续行动的一部分贡献,世界卫生组织成立了一个"为儿童创造健康环境"国际联盟,以帮助倡导就影响儿童的环境健康问题在全世界采取行动(WHO,2009)。

11.6.6 结论

本章强调了与环境卫生的性质和实践有关的一些关键问题,这是一个复杂、动态和不断发展的多学科领域。越来越明显的是,环境卫生工作者在处理不同背景和环境下影响健康和环境关系的无数因素方面面临着许多挑战。

环境中化学、物理和生物风险的多样性和相互作用,接触的各种媒介和途径,不同群体的不同脆弱性和敏感性,以及世界各地管理环境健康风险的优先事项和能力不断变化,所有这些问题都需要环境卫生从业人员加以解决。

尽管近几十年来全世界在认识和改善环境健康风险方面取得了巨大进展,但在对新的和正在出现的风险的认识以及更有效地处理这些风险所需的方法方面仍存在重大差距。需要改进反映复杂的健康和环境相互作用的指标,以及能够更好地预测与不同环境和发展参数及情景有关的健康影响和风险评估程序。

解决与生态系统、全球变化、城市化以及能源、住房和交通等部门相关的复杂问题所需要的系统方法也是如此。经济发展、环境和人类健康三者密切相关、相互关联,需要加以解决。正如近年来在全球到地方各级开展的部门间卫生和可持续发展规划进程所证明的那样,从业人员将更有必要与社区和其他利益攸关方和伙伴积极合作,解决复杂的卫生和环境问题。虽然需要提高评估和处理部门间影响的能力,因为这些影响的原因往往不在卫生部门的范围之内,但像HIA这样的工具可以帮助使政策制定和决策方面的部门间进程制度化。

随着改进的风险评估程序、环境卫生管理工具和政策工具的不断发展,以及世界各地不同环境和各级政府环境卫生从业人员和专业人员的能力不断发展,环境卫生实践方面的卓越成就,最终将为今世后代创造越来越健康的环境。

(翻译:汤乃军)

参考文献

Annan, K. (2002). Towards a Sustainable Future. American Museum of Natural History's Annual Environmental Lecture. New York: American Museum of Natural History.

Barbier, E.B. (2012). The green economy post Rio+20. Science, 338(6109), 887-8.

Bartel, S. (2005). Risk assessment. In: Frumkin, H. (ed.) Environmental Health: From Global to Local. San Francisco, CA: Jossey-

Bass, pp. 940-60.

Bhandary, R., et al. (2015). Taking Stock: A Brief Analysis of the UN Sustainable Development Summit. Winnipeg: International Institute for Sustainable Development (IISD).

Bhatia, R. and Wernham, A. (2008). Integrating human health into environmental impact assessment: an unrealized opportunity for environmental health and justice. Environmental Health Perspectives, 116(8), 991-1000.

Calman, K. (1998). The 1848 Public Health Act and its relevance to improving health in England now. British Medical Journal, 317, 596-8.

Canadian Institute of Public Health Inspectors (n.d.). Website. [Online] Available at: http://www.ciphi.on.ca/.

Carson, R.L. (1962). Silent Spring. Cambridge: Riverside Press.

Chadwick, E. (1842). Report of the Sanitary Condition of the Labouring Population and on the Means of its Improvement. London: Printed by R. Clowes & Sons, for Her Majesty's Stationery Office.

Chartered Institute of Environmental Health (n.d.). Website. [Online] Available at: http://www.cieh.org.

Cheadle, A., et al. (1992). Environmental indicators: a tool for evaluating community-based health promotion programs. American Journal of Preventive Medicine, 8, 345-50.

Cole, B. and Fielding, J. (2007). Health impact assessment: a tool to help policy makers understand health beyond healthcare. Annual Review of Public Health, 28, 393-412.

Cole, B., Wilhelm, M., Long, P., Fielding, J., Kominski, G., and Morgenstern, H. (2004). Prospects for health impact assessment in the United States: new and improved environmental impact assessment of something different? Journal of Health Politics, Policy and Law, 29, 1153-86.

Cole, D.C., Eyles, J., and Gibson, B.L. (1998). Indicators of human health in ecosystems -what do we measure? Science of the Total Environment, 224(1-3), 201-13.

Dannenberg, A.L., et al. (2006). Growing the field of health impact assessment in the United States: an agenda for research and practice. American Journal of Public Health, 96(2), 262-70.

Davenport, C., Mathers, J., and Parry, J. (2006). Use of health impact assessment in incorporating health considerations in decision-making. Journal of Epidemiology and Community Health, 60(3), 196-201.

English, P.B., et al. (2009). Environmental health indicators of climate change for the United States: findings from the state environmental health indicator collaborative. Environmental Health Perspectives, 117(11), 1673-81.

Environmental Health Registration Board (n.d.). Welcome. [Online] Available at: http://www.ehrb.co.uk.

Fiorino, D.J. (1995). Making Environmental Policy. Los Angeles, CA: University of California Press.

Forouzanfar, M.H., et al. (2016). Global, regional, and national comparative risk assessment of 79 behavioural, environmental and occupational, and metabolic risks or clusters of risks, 1990-2015: a systematic analysis for the Global Burden of Disease Study 2015. The Lancet, 388(10053), 1659-724.

Galvez, M., Forman, J., and Landrigan, P.J. (2005). Children. In: Frumkin, H. (ed.) Environmental Health: From Global to Local. San Francisco, CA: Jossey-Bass, pp. 805-45.

Goldman, L. and Torres, E.B. (2009). Environmental health practice. In: Detels, R., Beaglehole, R., Lansang, M.A., and Gulliford, M. (eds.) Oxford Textbook of Public Health (5th ed.). Oxford: Oxford University Press, pp. 1639-52.

Goldman, L. (2016). Environmental public health: from theory to practice. In: Frumkin, H. (ed.) Environmental Health: From Global to Local. San Francisco, CA: Jossey-Bass, pp. 725-46.

Guidotti, T. (2015). Health and Sustainability: An Introduction. Oxford: Oxford University Press.

Haglund, B., Pettersson, B., Finer, D., and Tillgren, P. (eds.) (1996). Creating Supportive Environments for Health: Stories from the Third International Conference on Health Promotion, Sundsvall, Sweden. Geneva: WHO.

Health Professions Council of South Africa (n.d.). Website. [Online] Available at: http://www.hpcsa.co.za

Hill, A.B. (1965). The environment and disease: association or causation? Proceedings of the Royal Society of Medicine, 58, 295-300.

Hippocrates (400 BCE). On Airs, Waters and Places. (Translation by Francis Adams published 19 August 2015) Hippocratic Corpus. Internet Classics Archives. [Online] Available at: http://classics.mit. edu//Hippocrates/airwatpl.html.

Institute of Medicine (2012). For the Public's Health: Investing in a Healthier Future. Washington, DC: The National Academies Press.

International Federation of Environmental Health (n.d.). Website. [Online] Available at: http://www.ifeh.org/.

Johnson, B.L. (2005). Environmental health policy. In: Frumkin, H. (ed.) Environmental Health: From Global to Local. San Francisco, CA: Jossey-Bass, pp. 961-87.

Kang, E., Park, H., and Kim, J. (2011). Health impact assessment as a strategy for intersectoral collaboration. Journal of Preventive Medicine and Public Health, 44(5), 201-9.

Kemm, J., Parry, J., and Palmer, S. (2004). Health Impact Assessment: Concepts, Techniques and Applications. Oxford: Oxford University Press.

Kjellstrom, T. and Corvalan, C. (1995). Framework for the development of environmental health indicators. World Health Statistics Quarterly, 48(2), 144-54.

Kleinert, S., Bonk, M., and Horton, R. (2012). New voices in global health and sustainable development. The Lancet, 382, S1-2.

Kotchian, S. (2005). The practice of environmental health. In: Frumkin, H. (ed.) Environmental Health: From Global to Local. San Francisco, CA: Jossey-Bass, pp. 895-925.

Kreisel, W. and von Schirnding, Y.E.R. (1998). Intersectoral action for health: a cornerstone for health-for-all in the 21st century. World Health Statistics Quarterly, 51(1), 75-8

Landrigan et al. (2018). Lancet Commission on Pollution and Health. The Lancet, 391(10119), 462-512.

Landrigan, P. and Etzel, R. (eds.) (2013). Textbook of Children's Environmental Health. Oxford: Oxford University Press.

Laumbach, R. and Kipen, H.M. (2005). Health care services. In: Frumkin, H. (ed.) Environmental Health: From Global to Local. San Francisco, CA: Jossey-Bass, pp. 1010-31.

Leppo, K., et al. (2013). Health in All Policies. Finland: Ministry of Social Affairs and Health.

McMichael, A.J. (2013). Globalization, climate change, and human health. The New England Journal of Medicine, 368, 1335-43.

McMichael, A.J., Woodruff, R.E., and Hales, S. (2006). Climate change and human health: present and future risks. The Lancet, 367(9513), 859-69.

Mindell, J., et al. (2010). Improving the use of evidence in health impact assessment. Bulletin of the World Health Organization, 88 (7), 543-50.

National Environmental Health Association (n.d.). Registered Environmental Health Specialist/Registered Sanitarian (REHS/RS). [Online] Available at: http://www.neha.org/credential/REHS.html.

National Environmental Policy Act (NEPA) (1969). U.S.C. 4321-4347 Public Law 91-190, 42.

National Research Council (1983). Risk Assessment in the Federal Government: Managing the Process. Washington, DC: National Academies Press.

National Research Council (1994). Science and Judgment in Risk Assessment. Washington, DC: National Academies Press.

Organisation for Economic Co-operation and Development (2001). Environmental Indicators. Paris: OECD.

Oxford Dictionaries (n.d.). Indicator. Oxford: Oxford University Press. [Online] Available at: http://www.oxforddictionaries.com/defin-ition/english/indicator? q=indicator.

Patz, J., Campbell-Lendrum, D., Gibbs, H., and Woodruff, R. (2008). Health impact assessment of global climate change: expanding on comparative risk assessment approaches for policy making. Annual Review of Public Health, 29, 27-39.

PEW Charitable Trusts and Robert Wood Johnson Foundation (n.d.). Health Impact Assessments in the United States. [Online] Available at: http://www.healthimpactproject.org/en/projects/health-impact-project).

Plan Canada (1999). Sustainable Communities Indicator Program (Vol. 39, No. 5). Toronto: Plan Canada.

Rapport, D.J., Gaudet, C.L., Constanza, R., Epstein, P.R., and Levin, R. (2009). Ecosystem Health: Principles and Practice. Chichester: John Wiley and Sons.

Rattle, R. and Kwiatkowski, R.E. (2003). Integrating health and social impact assessment. In: Becker, H.A. and Vanclay, F. (eds.) The International Handbook of Social Impact Assessment. Cheltenham: Edward Elgar, pp. 92-107.

Reis, S., et al. (2015). Integrating health and environmental impact analysis. Public Health, 129, 1383-9.

Robert Wood Johnson Foundation (2011). Health Impact Assessment: A Tool for Promoting Health in All Policies. Issue Brief #11. Princeton, NJ: Robert Wood Johnson Foundation.

Rosen, G. (1958). A History of Public Health. Cambridge: Cambridge University Press.

Rydin, Y., et al. (2012). Shaping cities for health: complexity and the planning of urban environments in the 21st century. The Lancet, 379, 2079-108.

Sachs, J.D. (2012). From Millennium Development Goals to sustainable development goals. The Lancet, 379, 2206-11.

Selikoff, I. J., Churg, J., and Hammond, E. C. (1965). Relation between exposure to asbestos and mesothelioma. Journal of Occupational Medicine, 7(10), 542.

Selikoff, I.J., Hammond, E.C., and Churg, J. (1968). Asbestos exposure, smoking and neoplasia. Journal of the American Medical Journal, 204(2), 106-12.

Singh, S., Kalmus-Eliasz, M., and Yore, D. (2012). Health at the Rio+20 negotiations. The Lancet, 380(9846), e5-6.

Soskolne, C.L., Butler, C.D., Ijsselmuiden, C., London, L., and von Schirnding, Y.E.R. (2007). Toward a global agenda for research in environmental epidemiology. Epidemiology, 18(1), 162-6.

Stanaway, J.D et al. (2018). Global, regional, and national comparative risk assessment of 84 environmental and occupational, and meta-bolic risks or clusters of risks for 195 countries and territories, 1990-2017: A systematic analysis for the Global Burden of Disease Study 2017. The Lancet, 392(10159), 1923-94.

Takano, T. and Nakamura, K. (2001). An analysis of health levels and various indicators of urban environments for healthy cities projects. Journal of Epidemiology and Community Health, 55, 263-70.

Tickner, J.A. (2005). Prevention. In: Frumkin, H. (ed.) Environmental Health: From Global to Local. San Francisco, CA: Jossey-Bass, pp. 849-94.

Tong, S., von Schirnding, Y.E.R., and Prapamontol, T. (2000). Environmental lead exposure: a public health problem of global dimensions. Bulletin of the World Health Organization, 78(9), 1068-77.

United Nations (UN) (1972). United Nations Conference on the Human Environment, Stockholm, Sweden, 5-16 June.

United Nations (UN) (1992). United Nations Conference on Environment and Development (UNCED), Rio de Janeiro, 3-14 June.

United Nations (UN) (2000). United Nations Millennium Assembly. 55th Session of the United Nations. New York: UN.

United Nations (UN) (2002a). World Summit on Sustainable Development (WSSD), Johannesburg, 26 August-4 September.

United Nations (UN) (2002b). WEHAB Working Group. A Framework for Action on Health and the Environment. New York: UN.

United Nations (UN) (2012). The Future We Want: Rio +20 Outcome Document, 20-22 June, Rio de Janeiro, Brazil. New York: UN.

United Nations (UN) (2015). Sustainable Development Summit, New York, 25-27 September. New York: UN.

United Nations (UN) (2018). High-level Political Forum, New York, 9-18 July. New York: UN.

United Nations Children's Fund (UNICEF) (2012). Pneumonia and Diarrhoea: Tackling the Deadliest Diseases for the World's Poorest Children. New York: UNICEF.

United Nations Development Programme (UNDP) (2011). Human Development Report. New York: UNDP.

United Nations Development Programme (UNDP) (2015). The Millennium Development Goals Report 2015. New York: UN.

United Nations Development Programme (UNDP) (2016). Human Development Report 2016. New York: UNDP.

United Nations Development Programme (UNDP) (2018). Human Development Indices and Indicators: Statistical Update. New York: UNDP.

United Nations Environment Programme (UNEP) (n.d.). International Register of Potentially Toxic Chemicals. [Online] Available at: http://www.unep.ch/.

Von Schirnding, Y.E.R. (1997). Addressing health and environment concerns in sustainable development with special reference to participatory planning initiatives such as healthy cities. Ecosystem Health, 3(4), 220-8.

Von Schirnding, Y.E.R. (2002a). Health and sustainable development: can we rise to the challenge? The Lancet, 360, 632-7.

Von Schirnding, Y.E.R. (2002b). Health in Sustainable Development Planning: The Role of Indicators. Geneva: WHO.

Von Schirnding, Y.E.R. (2005). The World Summit on Sustainable Development: reaffirming the centrality of health. Globalisation and Health, 1, 8.

Von Schirnding, Y.E.R., Bradshaw, D., Fuggle, R.F., and Stokol, M. (1991). Blood lead levels in South African inner-city children. Blood lead levels in inner city Cape Town children. Environmental Health Perspectives, 94, 125-30.

Von Schirnding, Y.E.R., Onzivu, W., and Adede, A.O. (2002). International environmental law and global public health. Bulletin of the World Health Organization, 80(12), 970-4.

Waheed, B; Khan, F; and Veitch, B. (2009). Linkage-based frame-works for sustainability assessment: making a case for driving force-pressure-state-exposure-effect-action (DPSEEA) frame-works. Sustainability, 1, 441-63.

Wang, H., et al. (2013). Age-specific and sex-specific mortality in 187 countries, 1970-2010: a systematic analysis for the global burden of disease study 2010. The Lancet, 380, 2071-94.

White, L. and Noble, B. (2013). Strategic environmental assess-ment for sustainability: a review of a decade of academic research. Environmental Impact Assessment Review, 42, 60-6.

Winslow, C. (1949). The message of Lemuel Shattuck for 1948. American Journal of Public Health, 39(2), 156-162.

World Bank (2013). Strategic Environmental Assessment. [Online] Available at: http://www.worldbank.org/en/topic/environment/brief/strategic-environmnetal-assessment.

World Commission on Environment and Development (1987). Our Common Future. Oxford: Oxford University Press.

World Health Organization (WHO) (1946). Preamble to the Constitution of the World Health Organization as adopted by the International Health Conference, New York. June 19-22, 1946. New York: WHO.

World Health Organization (WHO) (1948). Constitution. Geneva: WHO.

World Health Organization (WHO) (1977). Health-for-All by the Year 2000. Geneva: WHO.

World Health Organization (WHO) (1978). Alma-Ata Primary Healthcare Conference. Geneva: WHO.

World Health Organization (WHO) (1981). Global Strategy for Health-for-All by the Year 2000. Geneva: WHO.

World Health Organization (WHO) (1986a). Intersectoral Action for Health. The Role of Intersectoral Cooperation in National Strategies of Health-for-All. Geneva: WHO.

World Health Organization (WHO) (1986b). Ottawa Charter for Health Promotion. First International Conference on Health Promotion, Ottawa, Canada, 17-21 November. Geneva: WHO.

World Health Organization (WHO) (1989). Environment and Health. The European Charter and Commentary. First European Conference on Environment and Health, Frankfurt, Germany, 7-8 December. Geneva: WHO.

World Health Organization (WHO) (1992). Commission on Environment and Health: Our Planet, Our Health. Geneva: WHO.

World Health Organization (WHO) (1997). Intersectoral Action for Health: A Cornerstone for Health-for-All in the 21st Century. Report of the International Conference. WHO/PPE/PAC/97.6. Geneva: WHO.

World Health Organization (WHO) (1998). Health-for-All in the 21st Century. A/51. Geneva: WHO.

World Health Organization (Regional Office for Europe) (EURO) (1999). Health Impact Assessment: Main Concepts and Suggested Approach. Gothenburg Consensus Paper. Brussels: WHO.

World Health Organization (WHO) (2004). Public health, social and environmental determinants of health (PHE), air quality deterior-ating in many of the world's cities. [Online] Available at: https://www.who.int/phe/health_topics/outdoorair/en/.

World Health Organization (Regional Office for Europe) (EURO) (2009). Health and Strategic Environmental Assessment. WHO Consultation Meeting, Rome, Italy, 8-9 June.

World Health Organization (WHO) (2016). Preventing Disease Through Healthy Environments. Geneva: WHO.

World Health Organization (WHO) (n.d.). Healthy Environments for Children Alliance. [Online] Available at: http://www.who.int/heca/.

World Health Organization and UN-Habitat (2010). Hidden Cities: Unmasking and Overcoming Health Inequities in Urban Settings. Geneva: The WHO Centre for Health Development, Kobe, and United Nations Human Settlements Programme.

World Health Organization and United Nations Children's Fund (2017). Progress on Drinking Water, Sanitation and Hygiene. New York: WHO/UNICEF.

Wright, J., Parry, J., and Mathers, J. (2005). Participation in health im-pact assessment: objectives, methods and core values. Bulletin of the World Health Organization, 83(1), 58-63.

Yach, D. (1996). Renewal of the Health-for-All strategy. World Health Forum, 17, 321-31.

11.7 公共卫生干预的策略和结构

11.7.1 引言

“公共卫生是每个人的事”这句口头禅可能是一把双刃剑。一方面，它意味着对改善健康干预措施的广泛支持；另一方面，它意味着责任范围如此之广，以至于没有人将公共卫生干预作为优先事项。因此，改善公共卫生的战略及其执行结构是复杂的，并取决于具体情况。我们并不总能将A城市的成功方案推广到B城市，也不能将C国的成功方案推广到D国，或将E城区的成功方案推广到F农村地区（Rao et al.，2007）。有效干预措施的知识和证据在不断增长，我们对跨部门和多层次方法关键作用的认识也在加深。

证据的使用强调了改善健康干预措施的广度。例如，在43种最有效的改善饮食习惯、增加体育活动和减少吸烟的干预措施中，证据最有力的是提供经济激励措施，使更多人买得起更健康的食品；此外，还有改善道路安全和土地使用设计以鼓励体育活动，以及禁烟等措施（美国心脏协会，2012）。

因此，推进公共卫生干预措施需要广泛的战略支持，以及将政策转化为有效行动的计划（Kickbusch，Buckett，2010）和执行结构，才能有效改善人口健康水平。

战略可以是全球协议、国家计划、地方政府或社区行动协议（卫生部，2011a）。要实施这些措施，就需要建立直接和间接与健康结果、循证过程和衡量其有效性结果有关的结构。战略可能直接涉及有助于改善健康和控制疾病的卫生服务，但战略往往是跨部门的，涉及更广泛的健康决定因素，需要从社会生态视角纳入政治家、企业部门、民间社会、当地社区和公众的共同参与。本章将讨论改善公众健康战略方法的概念，并提供全球、国家、地方和个人各级促进健康战略的实例。

11.7.2 为什么要采取战略方针？

公共卫生旨在促进和保护健康，预防疾病和伤害。改善社区的健康和福祉是一个艰巨的任务，需要时间和包括公众和社区在内的一系列利益攸关方的参与。制定强有力的战略来指导公共卫生干预措施改进、公众健康改善，并对确保资源有效利用、适宜的投资以及支持计划的成功实施等至关重要，从而使政府和组织能够更好地促进和保护健康，预防疾病和伤害。

在过去的30年里，人们日益重视以有效的战略来指导公共卫生干预措施，并持续改进。这在一定程度上是因为人们认识到：需要以更加协调和资源有效的方式解决健康不良的系统性原因，从而实现预期的结果，并保持利益攸关方和社区之间的信任（WHO，2010）。

今天，各国政府认识到，他们有责任将这些变革的呼吁转化为国家卫生政策、战略和计划（WHO，2010）。与此同时，这些政策、战略和计划必须符合目的、具有包容性，并理想地集成到现有资产和基础设施中，以确保成功。现在人们普遍认识到，国家卫生政策、战略和计划必须超越保健服务的范围，处理广泛的公共卫生议程;必须超越卫生系统的界限,解决健康的社会决定因素以及卫生部门与社会其他部门之间的互动、协同。

总之,用有效的战略来指导公共卫生干预的需要受到了很多因素的影响和推动,包括:

◇ 更好地理解善治、强有力的国家能力和透明度的作用,并需要全球、区域和国家合作与情报支持。
◇ 对问责和透明度的更高要求。
◇ 对现有能力的客观评估,以及如何通过改进协作、协调和资产利用来实现对未来宏伟愿景的设想。
◇ 需要协调和整合卫生部门的财政和技术投入,以减少碎片化和重复,提高健康效益。

11.7.3 战略的必要性

健康是由一系列复杂、相互作用的因素所决定的,这反映在世界卫生组织(WHO)的定义中,该定义不仅强调了健康的生理和心理方面,还强调了其社会经济和环境维度(WHO,1948)。近年来,全球领导倡议[如健康星球(Whitmee et al.,2015)、世界卫生组织一体化健康(WHO,2017b)和联合国可持续发展目标]提供了应对新出现的紧迫公共卫生威胁所需的全球动员、参与和战略方法的实例。

以英格兰为例,政府2010年的公共卫生战略"健康生活,健康国民"强调了其保护和改善健康以及减少健康不平等的承诺。这项公共卫生战略认识到,虽然人们的寿命普遍延长,但慢性身心疾病的总体负担正在增加,穷人的境况比富人更糟。该战略以证据为基础,以国家和地方政府、国民健康服务系统(NHS)、慈善机构、学校、高等教育机构、志愿团体、企业、雇主的参与和共同努力为根本。该战略认可政府的领导地位,并在其他方法失效时接受监管。然而,它认为,责任和行动的平衡点应该从中央政府转移到地方社区,人们应该通过更健康的生活来"推动"对自己的健康承担更多的责任。此外,英格兰成立了一个内阁小组委员会,让有关政府部门参与,该战略还包括了一份令人鼓舞的相关倡议清单。

到2013年,该战略通过政府的《更长寿的美好生活:倡导采取行动减少可避免的过早死亡战略》(卫生署,2013)进行了更新,政府认识到如果要应对非传染性疾病不断增加的挑战,就需要在预防、早期诊断和治疗三个领域进行改进。因为75岁以下的死亡中有三分之二是可以避免的,其中约80%是可以预防的,主要可以通过改善公共卫生来实现。该战略方针考虑到英格兰卫生和保健系统的变化,地方政府已成为改善公共卫生的主要力量,并承担了改善健康的重要责任。此外,还增加了地方在处理更广泛的健康决定因素方面的责任,如空气质量、道路死亡、交通、噪声、暴力、住房、燃料匮乏和户外空间的使用,并将广泛的预防行动责任整合起来,为解决不利健康因素提供了统一的方法。更新后的战略还强调了最大限度增加初级保健以减少过早死亡的重要性,强调地方政府在预防、早期诊断和治疗中的作用和角色,并认为加强初级保健的战略对于提高早期诊断率至关重要,它可以确保尽早发现关键风险因素、诊断疾病和长期病症,有助于对病症和风险进行个案管理,并适当且及时地将患者转诊到二级保健机构接受进一步治疗。

战略发展是动态的,并与政策相联系。例如,在中国,1949年新成立的中华人民共和国面临的首要挑战之一就是如何尽快改善人口总体健康和卫生状况(Dai,Jiang,2013)。解决卫生设施不足、控制传染病、在社区提供妇幼保健的战略催生了"赤脚医生制度"的建立,这是目前许多以社区为基础的初级保健模式的先驱。在20世纪后半叶,中国已成为世界经济主导力量之一,但在"改革开放"期间,由于缺乏卫生服务战略及市场力量占据主导地位,导致卫生领域不公平和公共卫生系统的削弱。卫生不再是优先事项,经济战略占主导地位。因此,在21世纪的第一个十年,迫切需要弥合中国世界级的经济影响力与其难以令人满意的卫生服务提供之间的差距,重点解决许多人难以负担基本医疗费用的问题。此外,富裕东部沿海地区和其他地区之间的不平等加剧,中国现在不仅面临人口日益老龄化和非传染性疾病(NCDs)日益严峻的挑战,而且在贫穷、欠发达地区也面临着如何改进传染病监测、改善孕产妇健康和实施基本初级保健计划等方面考验。此外,还面临2亿移民从农村向城市大规模流动,给公共卫生带来的额外困难(Daar et al.,2007;Jin et al.,2013;Mohammed n.d.)。在国家层面,除推进医院服务改革外,目前也在制定强化预防的新政策,构建更强大的公共卫生系统及改善初级保健等新战略,以减轻由快速城市化、烟草消费增长和生活方式相关的非传染性疾病发病率上升所造成的日益沉重的健康负担(Tan et al.,2018)。

中国的经验表明,地方政府需要根据其人口需要和既有资源来诠释国家战略。然而,人们在健康状况以及获得保健服务的机会方面的巨大差异,突出表明了战略实施不仅取决于国家的战略意图,而且取决于地方的基础设施和资源能力。2003年中国香港发生的严重急性呼吸系统综合征(SARS)疫情就证明了这一点。

案例

案例研究11.7.1 中国香港SARS的教训

全球从2003年SARS应对中汲取的经验教训之一是,卫生和政治系统的所有部门都需要有更好的战略和结构,以应对新发传染病威胁和大流行病的可能性。当SARS在2003年侵袭中国香港时,香港监测系统的重点是H5N1(禽流感)大流行和流感样疾病,政府重点监测医院系统,但对与广州接壤社区的一些活动:如商店货架上的醋被抢购一空,当地居民通过煮沸方式消毒和保护其免受传闻中致命疾病侵害等活动和现象未加关注。香港也未能就广东省爆发SARS的准确信息和资料与国际社会进行正式沟通和交流。直到一群香港医护人员和医学生在三月初因不明呼吸系统疾病被送往一所最大的教学医院时,SARS才在医疗界引发了警报。

虽然疾病传播到当地社区和世界各地的故事现在众所周知,但香港特别行政区政府委托的独立调查,为人们提供了一个重新审视当时策略以及这些策略效果的契机。调查表明,虽然医疗工作人员为病人提供的治疗照护值得赞扬,但也发现了保健系统本身存在着结构性缺陷及行动战略不足等弊端。例如没有迅速立法将新发传染性疾病定为应报告的疾病,立法的滞后性阻碍了及时的干预措施和行动。

此外,还需要对拥有卫生保护职能的组织、医院管理以及其与中央政府的关系等进行审查。亦需要加强香港内外部沟通以及医疗界内部的合作及沟通,并为未来更好应对疾病流行而加强人力资源管理、培训及研究。这些发现与加拿大(亚洲以外受SARS打击最严重的国家)的经验有许多共同之处,尽管公共卫生和医疗保健工作者对遏制SARS所采取的行动值得称赞,但在充分解决疫情遏制、监测、信息管理和感染控制问题方面仍存在许多系统性缺陷(Naylor et al.,2004)。

为应对SARS疫情,受影响和未受影响的司法管辖区均在加强结构和战略以应对新发传染病,并取得了重大进展。香港特别行政区目前通过可靠的实时数据报告系统,不但可向珠江三角洲地区,更可向全球提供监测数据,并通过简化系统和在服务区间建立相邻地理联系,改善医院与社区之间的沟通。目前香港已制定了广泛的计划,通过部门间的"演习"对所有部门和工作人员进行培训,这些演习有明确的领导、指挥及控制系统。公众和媒体可更好地了解传染病和洗手等预防措施。此外,香港不断努力确保沟通的公开和透明,并通过向医务人员发布新闻稿和信函等形式使其了解突发疫情的最新情况。

2008年,在H1N1大流行的威胁下,新改进的基础设施经受住了考验(Cowling et al.,2010)。与2003年的SARS不同,传媒和政界人士根据卫生防护中心定期提供的最新信息携手合作,确保有关H1N1的公共卫生信息清晰明确地传达给公众。卫生防护中心在SARS后成立,在全球传染病监察网络中担当中央架构角色,协调本地的应变工作,并确保全球的合作和沟通。

SARS和H1N1以及最近在亚洲发生的H7N9和中东呼吸综合征冠状病毒(MERS CoV)的应对经验均表明,需要跨部门战略、明确的实施计划以及支持其实施的确定结构。H1N1的经验表明,从SARS中吸取的经验教训改善了战略和结构,2013年,向新闻界、各专业和公众提供的关于H7N9的信息流得到了显著改善,获取全球科学界支持的努力也产生了良好效果。

案例研究11.7.2　刚果(金)埃博拉的教训(WHO,2018)

2018年5月8日,根据《国际卫生条例》的规定,刚果民主共和国卫生部向世界卫生组织通报了赤道省比科罗卫生区的两例埃博拉病毒病(EVD)确诊病例。受影响地区与刚果共和国接壤。这是刚果民主共和国第九次爆发埃博拉疫情,但却是赤道省的第一次。

国家和地方当局及其合作伙伴迅速采取行动应对这一疫情。在卫生部正式宣布疫情为突发公共卫生事件(2018年5月8日宣布)后,成立了国家疫情应对协调委员会,以协调干预措施和合作伙伴的努力,并提出了要求所有合作伙伴共同支持卫生部的联合应对计划,该初步计划为期三个月,于2018年7月底届满。在第一阶段结束之后,还需要有一个巩固和稳定阶段,以发展地方和国家各级的韧性。

截至2018年夏季,累计报告了54例病例,包括38例确诊病例和16例疑似病例。赤道省最后一例EVD确诊病例于2018年6月6日报告。埃博拉治疗中心收治的最后一例确诊病例于2018年6月12日出院,对所有登记接触者的监测于2018年6月27日停止。

刚果制定了一个国家战略应对计划,以指导围绕卫生部参与应对的所有利益相关者的工作。EVD应对的第一阶段是保护比科罗和姆班达卡的城镇,防止病例增加及其可能对该国主要城市以及沿河邻国的威胁。卫生部采取的策略是让更多可能受疫情影响的人群接受EVD实验室诊断。

11.7.4　定义战略

战略可以被看作是推动一个组织走向未来的一种手段。它赋予组织以宗旨和方向,激励受托人、工作人员和志愿者有意义地参与外部环境中并与其中的资助者和受益者建立联系(WHO,2010)。

战略是关于确定一个组织如何将其多样化的能力与利益相关者现在和未来的需求相匹配(以最大限度地发挥影响力)。一个组织的战略将决定它与外部世界的关系——它如何充分利用机会来应对变化和面对威胁(同时也是创新、应变和改进的机会)。

战略明确了优先事项是什么,以及组织的资源应集中投入在哪些方面。虽然大多数战略侧重于中长期计划(3～5年),但它往往也依赖短期计划,因为人们往往无法预测事情何时以及如何发生变化。因此,战略计划需要具有灵活性和机动性。战略通常是“自上而下”制定的,但越来越多的组织寻求通过早期“自下而上”的参与、动员和激励组织中的每个人及其战略伙伴和关键利益相关者,从而使战略从组织基层涌现出来,因此,如何创造性地将“自上而下”与“自下而上”两种路径相结合的方法是至关重要的。

经验表明,制定全面的国家卫生政策、战略和计划的过程既是一个技术过程,也是一个政治过程。它既需要关注确定愿景和政策的鼓舞人心的一面;也需要关注细节操作性的一面(WHO,2010)。究竟应该如何平衡好对愿景、政策、战略规划的关注和对执行操作的关注?不同国家间、国家与区域和地方各级之间也差异很大。鉴于不同国家地区背景的至关重要性,运用蓝图方法可能帮助不如预想的那样大,尽管如此,总会有一些更可能产生强有力政策、战略和计划的政策对话方式。

战略是将政策转化为计划和行动的必要步骤。它们在政策和实践之间架起了桥梁。明茨伯格(1987)描述了战略的五个方面:

- ◇ 计划——有目的的预期行动。
- ◇ 计谋——竞争性的策略。
- ◇ 模式——通过一系列的行动来表明计划。
- ◇ 定位——与外界相关。
- ◇ 观念——组织个性。

将战略全方位转化为公共卫生实践需要具备的特征:

◇ 关注群体而非个体。
◇ 关注健康的社会决定因素及其对贫困的影响。
◇ 基于社会正义和平等的价值观。
◇ 体现全球视野。
◇ 关注环境和健康之间的动态关系。
◇ 优先考虑预防而不是治疗。
◇ 了解系统和结构的重要性。
◇ 采取跨学科和多部门的方法。

确保决策基于:

◇ 生命统计(基于人口的数据)。
◇ 数据、科学证据和优质研究。
◇ 监测和疫情调查。
◇ 致力于倡导并与政治保持一致。

战略计划可能与特定人群或全人群的健康状况或需求有关,战略可采取多种形式,如法律、规则和条例、准则、建议和授权(Kawamoto,2004)。

卫生战略和卫生服务战略对于提供更好的公共卫生干预都很重要。卫生服务负责治疗疾病,但它们不能控制导致疾病产生的主要因素。然而,它们可以通过提供服务和对机构施加影响,在个人和机构层面发挥重要的预防作用。卫生战略在概念上更为广泛,需要动员影响健康的各种人口和社会力量——社会的、经济的、政治的——以及广泛的多部门利益相关者进行参与。

案例

案例研究11.7.3 可持续发展目标(WHO,2015)

2030年可持续发展议程展现了前所未有的覆盖范围和雄心,适用于所有国家,它大大超越了即将结束的千年发展目标(MDGs),并以一项包括17项可持续发展目标(SDGs)的2015年议程将其取而代之。MDGs关注的是中低收入国家,而SDGs则是全球性的。消除贫困、卫生、教育、粮食安全和营养虽然仍然是优先事项,但重要的是SDGs包括了更广泛的经济、社会和环境目标,并提供了建立更和平、更包容社会的前景。它提出了值得注意关注的众多其他挑战:急性流行病、灾害、局势冲突、非传染性疾病和精神健康疾病的迅速蔓延,以及世界各地的严重不平等现象。

SDGs直接靶向其中许多问题的解决,制定了一个新的卫生目标("确保健康的生活,促进所有人的福祉"),并制定了一系列广泛的实现目标(WHO,2015)。SDGs还大幅度扩大行动范围,新发展议程有17个总目标和169个具体目标,包括一个针对健康的总目标和13个具体目标,围绕人类、地球、繁荣、和平和伙伴关系整合了可持续发展的三个层面。卫生目标很广泛:"确保健康的生活,促进所有人的福祉"。卫生作为可持续发展政策的主要贡献者和受益者,占据中心地位。卫生目标与其他总目标和具体目标之间存在许多联系,反映了支撑可持续发展目标的综合方法。全民健康覆盖(UHC)是13项健康具体目标之一,为所有国家实施广泛而雄心勃勃的健康议程提供了一个总体框架(NHS n.d.)。

实现可持续发展目标的根本在于认识到消除贫困和不平等、创造包容性经济增长、保护地球和改善人口健康不仅相互关联,而且相互依存。这对发展战略有着深远的影响,其中许多影响只有在我们发展的过程中才能显现出来。但有些影响在一开始似乎就相当明确,其中包括:各自为政的纵向发展方式必须让位于围绕各国需求和优先事项进行协调并与之保持一致的更广泛、贯穿各领域的横向发展方式。

通过采取更加综合的发展方法,可持续发展目标提供了一个前进的机遇,抓住了合作和利用协同作用的机会。然而,这一目标所面临的挑战也显而易见。例如,为了解决贯穿各领域的问题,有必要实现部门间更大程度的协调一致。为实现这一目标,必须为全球和地区伙伴关系与合作提供新的动力,重点是国家层面的行动。

11.7.5 公共卫生战略:从全球到地方

该战略可能涉及多个人口层次需求,不仅受局部地区因素的影响,也受全球政策的影响,既有纵向联系,也有横向联系。纵向战略可能只涉及单一的方案,如撒哈拉以南非洲处理艾滋病毒/艾滋病的方案,而横向战略可能侧重于解决范围更广的议题,如造成或减轻贫困的影响。

健康的社会决定因素

贫困和健康状况不佳有着不可分割的联系,减贫战略对于改善健康机会至关重要。解决贫困的根源,同时促进更大程度的公平,是世界卫生组织健康问题社会决定因素委员会(2008)工作的关键战略目标,该委员会是一个有影响力的全球智囊团,它提高了人们对关于在政治、经济、社会和文化四个主要方面采取战略行动的必要性的关注。

健康是人类的基本需求与普遍愿望。社会的发展状况,无论贫富,都可以通过其人口的健康质量、健康在社会各阶层的公平分布情况,以及保护健康不佳者免处于弱势地位的程度来判断,健康公平是这一前提的核心(Marmot,2007)。

减少健康不公平现象的战略

改善所有年龄段男性和女性、农村和城市居民在家庭和工作场所的日常生活条件。解决权力和金钱分配不公的问题,这影响着日常生活条件。以知识、专业队伍与民间社会的联盟和评估为基础采取行动。委员会不仅提出了这些战略声明,还通过一系列文件对其进行了支持,提供了良好的示例。

11.7.6 健康促进

委员会的工作可以在世界卫生组织的战略宣言框架内进行,如《阿拉木图宣言》(WHO,1978)。该宣言及其后的迭代版本与公共卫生的历史根源相呼应,反映了人们所生活的社会环境条件的重要性,以及采取基于社区行动来改善健康状况的必要性。同时,它也强调政府、社区和个人与卫生保健部门在促进健康和预防疾病方面发挥互动作用的重要性。《阿拉木图宣言》提出,卫生部门不仅通过其提供的服务在促进健康方面发挥着作用,而且在医疗护理之外也发挥重要作用,有可能参与上游活动,以维护整个社会人群的健康。实际上,有效的预防将有赖于跨部门合作,特别是促进各级政府的联合,包括通过更好的初级保健加强社区参与。

《渥太华宪章》(WHO,1986)进一步发展了《阿拉木图宣言》的概念框架,该宪章拓展了健康公共政策的概念,将对健康的考虑扩大到所有政策环境,而不是仅仅关注卫生政策,包括健康影响评估的概念,《渥太华宪章》确定了战略性公共卫生行动的五个关键领域:

- ◇ 制定健康公共政策。
- ◇ 提供环境支持。
- ◇ 加强社区行动。
- ◇ 提高个人技能。
- ◇ 调整医疗卫生服务的方向,以预防为主,采取综合方法。

《渥太华宪章》明确指出,健康是在人们生活、恋爱、工作和娱乐的日常生活中创造的。它扩大了健康决定因素的概念,将环境挑战和人民赋权纳入其中。它不仅详尽描述了基本决定因素,还将战略思维扩大到需要将各种不同但互补的措施结合起来,以促进有利于健康的生活方式。现在,这些措施包括立法、财政措施、税收和组织变革。随后在2005年,《曼谷宪章》(WHO,2005)进一步扩大了"将健康纳入所有政策"(HiAP)的概念,强调需要在跨企业部门和全球层面开展工作,指出促进健康是:

- 全球发展议程的核心。
- 各国政府的核心责任。
- 社区和民间社会的主要关注点。
- 良好企业实践的要求。

基本概念包括社会公正,强调性别平等和健康平等、尊重多样性和人的尊严以及寻求和平与安全等价值观的重要性。

案例

案例研究11.7.4　促进健康宣言(2016)

最近,第九届全球健康促进大会(2016年11月21日至24日,上海)在中国政府和世界卫生组织以及科学顾问组和大会组委会的主持下联合举办,并提出了《2030年可持续发展议程中的促进健康宣言》。宣言认为,健康和福祉对于实现可持续发展至关重要,对于实现《联合国2030年发展议程》及其可持续发展目标也至关重要。

宣言的关键在于强调健康是一项普遍权利,是日常生活的基本资源,是共同的社会目标,也是所有国家的政治优先事项。联合国(UN)可持续发展目标规定了投资于健康、确保全民健康和减少各年龄段人群健康不平等的责任。该宣言承诺通过对所有可持续发展目标采取行动,并通过让全社会参与卫生发展进程来促进健康。这意味着要对健康的所有决定因素采取果断行动,增强人们的能力以加强对自身健康的管理,并确保以人为本的卫生系统。

宣言还重点关注解决卫生不平等问题,认识到这需要许多不同部门和地区采取政治行动。它们还需要全球集体行动。宣言还强调了优先考虑善治、通过城市和社区采取地方行动以及通过促进卫生知识普及来增强人们能力的重要性,同时高度重视创新和发展,以支持人们享受健康生活,并优先考虑最弱势群体的健康问题(WHO n.d.e)。

最后,宣言承认各国政府在国家、地方和全球层面都有责任解决不可持续的生产和消费所造成的破坏性影响。这包括抵消造成失业和不安全工作条件的经济政策,以及促成损害健康的营销、投资和贸易。宣言呼吁商界领袖展现良好的公司治理——利润决不能凌驾于人们的健康之上。在抗击非传染性疾病流行的过程中,这一点尤为重要。

11.7.7　应对非传染性疾病

非传染性疾病是对健康人口的长期、渐进、代价高昂的威胁。糖尿病等疾病不仅带来功能减退、身体和社会心理发病率增加、合并症和并发症等问题,还导致医疗服务需求增加、医疗成本增加,以及与自我护理和残疾有关的机会成本。与没有糖尿病的人相比,糖尿病患者的预期寿命更短。如今,非传染性疾病每年造成4 000万人死亡,比任何其他死因都多。在这些死亡人数中,有1 500万例过早地发生在30~70岁的人群中,其中700万发生在中低收入人群中。中低收入国家受非传染性疾病的影响尤为严重,80%以上的非传染性疾病死亡病例发生在这些国家。暴力和伤害给年轻人,尤其是男孩造成了巨大的伤害。2015年,世界各国领导人承诺2030年将非传染性疾病导致的过早死亡人数减少三分之一,作为可持续发展目标的一部分。但据世界卫生组织最近的报告显示,世界将很难实现这一目标。

世界卫生组织在2000年首次通过的《预防和控制非传染性疾病全球战略》(WHO,2013a)的基础上再接再厉,又制定了针对烟草控制以及饮食、运动和饮酒等生活方式因素的战略。迄今为止,这些战略已具体化为“身体活动与健康运动”(WHO,2004年)、“减少有害使用酒精运动”(WHO,2008),以及《2008—2013年预防和控制非传染性疾病全球战略行动计划》(WHO,2009a)。这一系列行动还呼吁高层做出政治承诺,并呼吁政府、社区和医疗保健提供者共同参与,以成功实施这些行动。2013年第66届世界卫生大会(WHA)结束时,各会员国通过了一项关于非传染性疾病的“总括决议”。该决议将主要决定和建议合并为一项独立全面的决议,其中包括:

◇ 采用全球监测框架(GMF),包括9个目标和25个指标。
◇ 批准《2013—2020年全球非传染性疾病行动计划》(GAP)。
◇ 同意建立非传染性疾病全球协调机制(GCM),并在2013年11月前制定职权范围。
◇ 同意制定一套指标来衡量《全球行动计划》的实施情况(The NCD Alliance,2013a,2013b)。

《全球行动计划》提出了一个没有非传染性疾病负担的世界的愿景,目标是减少非传染性疾病造成的可预防和可避免的发病、死亡和残疾负担。实现这一目标的途径是在国家、区域和全球各级开展多部门协作与合作。目标是使人们在每个年龄段都达到可实现的最高健康和生产力标准,从而使非传染性疾病不再成为健康福祉或社会经济发展的障碍(WHO,2013b)。采用的原则应是:

◇ 生命历程方法。
◇ 增强人民和社区的权力。
◇ 循证战略。
◇ 全民医保。
◇ 管理实际、感知或潜在的利益冲突。
◇ 人权方法。
◇ 以公平为基础的方法。
◇ 国家层面行动与国际合作。
◇ 多部门行动。

该计划的目标是通过加强国际合作和宣传,提高各级对预防和控制非传染性疾病的重视程度;加强国家能力、领导力、治理、多部门行动和合作伙伴关系,通过创造促进健康的环境,减少可改变的风险因素和潜在的社会诱因;加强卫生系统,使其面向以人为本的初级卫生保健和全民保健。为此,应提高国家开展高质量研究和开发的能力,并监测非传染性疾病的趋势和决定因素,以评估其在预防和控制方面的进展情况。可通过采用自愿性全球目标来衡量进展情况(文本框11.7.1)。通过建立框架和设定目标,重点从分析问题转向实施变革,通过一系列可衡量的成果进行监测,从而使情况有所改观。

文本框11.7.1 全球自愿目标

心血管疾病、癌症、糖尿病或慢性呼吸道疾病的过早死亡风险降低25%。

在全国范围内,酌情将酗酒现象相对减少至少10%。

体育活动不足的发生率相对降低10%。

人口平均盐/钠摄入量相对减少30%。

15岁以上人群当前吸烟率相对降低30%

根据国情,将血压升高的发生率相对降低25%,或控制血压升高的发生率。

遏制糖尿病和肥胖症的增加。

至少50%符合条件的人接受药物治疗和咨询(包括血糖控制),以预防心脏病发作和中风。

在公共和私营设施中,治疗主要非传染性疾病所需的负担得起的基本技术和基本药物(包括非专利药)的供应率达到80%。

资料来源:http://www.who.int/nmh/ncd-tools/definition-targets/en/.

2017年,来自世界各地的国家元首、政府首脑和部长们再次承诺采取新的大胆行动,减少非传染性疾病

(主要是心脏和肺部疾病、癌症及糖尿病这些世界头号杀手)造成的痛苦和死亡。在世界卫生组织和乌拉圭总统府主办的为期三天的蒙得维的亚全球非传染性疾病大会开幕式上,各国政府批准了《2018—2030年蒙得维的亚非传染性疾病路线图》(WHO,2017a),将其作为可持续发展的优先事项。作为联合国可持续发展议程的一部分,世界各国领导人一致同意到2030年将非传染性疾病造成的过早死亡人数减少三分之一。

《蒙得维的亚路线图》(WHO,2017a)强调,这需要全社会采取协调一致的行动,因为许多导致健康不良的主要因素都不在卫生部、卫生系统和专业人员的控制范围之内。民间社会和行业在内的非国家行为者都可以发挥重要作用。

《蒙得维的亚路线图》还指出,通过针对烟草、空气污染、不健康饮食、缺乏运动和酗酒的行动,以及通过改善疾病检测和治疗,大部分非传染性疾病死亡是可以避免的。路线图将为2018年联合国大会非传染性疾病第三次高级别会议的全球筹备工作提供指导,该会议将评估各国在实现到2025年将非传染性疾病过早死亡人数减少25%、到2030年减少三分之一的目标方面所取得的进展(联合国新闻中心,2011)。最后,该计划确定了一系列挑战,其中包括:在减少非传染性疾病过早死亡方面的进展不平衡、不充分;私营部门对政府的影响,使其将贸易置于公共卫生目标之上;以及缺乏高层政治领导,以确保促进健康和减少非传染性疾病过早死亡的目标得以实现(联合国新闻中心,2011)。缺乏高层政治领导,无法确保促进健康和非传染性疾病防控成为政府所有政策领域的一部分。

11.7.8 区域公共卫生战略

11.7.8.1 欧洲地区

欧洲联盟(EU)的卫生战略建立了一个框架,各辖区可在此框架内根据本国需要推进各自的战略。促进健康是"欧洲2020"战略不可分割的一部分。"欧洲2020"是欧盟为期10年的经济增长战略,其重点是实现明智、可持续和包容性增长,以克服欧洲经济结构的弱点,提高其竞争力和生产力,并巩固可持续的社会市场经济(Lefebvre,Flora,1988;Evans,2006;World Health Organization Europe Office n.d.)。具体来说,卫生政策对于"欧洲2020"的智能和包容性增长目标非常重要,原因有:

◇ 让人们保持健康和活跃的时间更长,对生产力和竞争力有积极影响。

◇ 创新有助于使医疗保健行业更具可持续性,并找到治疗健康问题的新方法。

◇ 医疗保健部门在提高技能和创造就业方面发挥着重要作用,因为该部门雇用了欧盟十分之一的最合格的工人。

◇ 预计在未来20年内,65岁及以上人口的数量将增加45%,为不断上涨的医疗费用提供资金以及让老龄人口过上有尊严和独立的生活将成为政治辩论的中心议题。

在7项"欧洲2020"旗舰倡议中,与公共卫生最相关的四项倡议是创新联盟、欧洲的数字议程、制定新技能和就业机会的议程,以及欧洲的扶贫平台(European Portal for Action on Health Inequalities n.d.)。

案例

案例研究11.7.5 欧洲联盟的全民健康政策(EU)

欧盟为补充国家健康行动,将"全民健康政策"作为其战略方针的一部分。欧盟的卫生政策旨在保护人们免受健康威胁和疾病的侵害;促进健康的生活方式;帮助国家当局在健康问题上开展合作(欧盟委员会,2007;Leppoet et al.,2013)。

HiAP是欧盟通过的四项原则之一，其他三项原则是：

以共同的健康价值观为基础的战略：这一原则特别强调减少贫困和不公平现象，以及各级可比健康数据指标的重要性。战略方针的一部分是进一步研究如何减少卫生方面的不公平现象，以及如何促进针对不同年龄组的卫生知识普及计划。

健康是最大的财富：强调健康支出不仅是一种成本，更是一种投资，尽管健康支出可能被视为一种经济负担，但社会的真正成本是与不健康相关的直接和间接成本。报告估计，冠心病每年造成的经济负担可达国内生产总值(GDP)的1%，精神障碍的成本可达国内生产总值的3%～4%。报告强调，由于97%的支出用于急症护理和治疗，因此在预防和改善人口整体身心健康方面的投资不足。

加强欧盟在全球卫生领域的发言权：欧盟对全球卫生事业的贡献需要在卫生、发展合作、对外行动、研究和贸易等政策领域与世界卫生组织和联合国其他相关机构、世界银行、国际劳工组织、经济合作与发展组织(OECD)、欧洲委员会以及其他战略伙伴和国家进行互动(世界银行，2005，2011，2013)。

该战略有三个与其政策优先事项相关的目标，它们共同构成了在全民各级采取行动的总体框架：

在老龄化的欧洲促进健康和预防疾病：需要在人的一生中努力解决一些关键问题，包括营养不良、体育活动、酒精、毒品和烟草消费、环境风险、交通事故以及家庭事故。改善儿童、劳动适龄成年人和老年人的健康状况，将有助于增加有创造力的、健康的、高产的人口，并为现在和未来的健康老龄化提供支持。

保护公民免受健康威胁：强调需要监测和机制来应对健康威胁，包括新出现的感染，以及适应气候变化(The Lancet，2010)。

支持新兴的卫生系统和新技术：电子健康、基因组学和生物技术可以改善疾病预防和治疗，支持从医院护理向预防和初级护理转变。必须对新技术进行适当的评估，包括成本效益和公平性，还必须考虑到对卫生专业人员的培训和能力的影响。

11.7.9 非洲地区

另一个解决不同卫生需求的全大陆战略的例子来自非洲，在那里，大量低收入国家面临着与贫困相关的不同挑战和传染病。非洲联盟卫生部长制定的战略采用了“愿景与使命”“原则”“目标”和“目的”框架(NEPAD n.d.)。其目标是通过改善非洲人民的健康状况，确保所有非洲人，尤其是最贫困和最边缘化的非洲人，都能获得基本的医疗保健服务，从而为非洲的社会经济发展做出贡献。其愿景是努力实现“一个没有疾病、残疾和过早死亡沉重负担的综合繁荣的非洲”，即通过加强卫生系统、扩大卫生干预措施、跨部门行动和增强社区能力，建立一个有效的、由非洲驱动的应对措施，以减少疾病和残疾负担。

战略原则包括：健康是一项人权和发展问题，需要采取多部门应对措施；医疗保健的公平性是所有医疗保健系统的基础；有效性和效率是实现现有资源最大效益的核心。建议将证据作为合理的公共卫生政策和实践的基础，并且指出仅有相同的内容是不够的，因此，新战略将努力制定超越以往的标准。最近，非洲疾病控制中心(Africa Centres for Disease Control)的成立为地区能力建设、合作和应对提供了重要推动力。

案例

案例研究11.7.6 非洲疾病预防控制中心的战略规划

最近，非洲疾病预防控制中心(CDC)成立，其章程于2016年1月获得第26届国家元首和政府首脑会议批准，并于2017年1月31日在埃塞俄比亚的斯亚贝巴正式启动。非洲疾病预防控制中心管理章程规定了该机构的以下指导原则:领导力、公信力、自主权、授权、及时传播信息、透明度、问责制和增值。非洲疾病预防控制中心努力支持会员国改善人民的健康状况,具体做法是建设公共卫生机构的能力,重点是预防感染、监测和应对紧急情况(包括疾病爆发、人为和自然灾害以及区域和国际关注的公共卫生事件),以及建设减轻非洲大陆疾病负担的能力。基于这些指导原则和使命,非洲疾控中心制定了一项五年战略计划(2017—2021年)。该战略计划描述了五大战略支柱,它们将帮助非洲疾病预防控制中心实现其使命和愿景。它们是:监测和疾病情报,信息系统,实验室系统和网络,应急准备和响应,以及公共卫生研究。

从这些战略支柱出发,制定了若干战略目标,并确定了一系列活动和绩效措施,这些支柱的运作和实施需要贯穿各领域的使能因素(劳动力、伙伴关系、创新、财务以及领导和管理)的支持。

11.7.10 国家及地区公共卫生策略

11.7.10.1 加拿大

《改变方向,改变生活》是加拿大第一部心理健康战略,于2012年出版(加拿大精神健康委员会,2012)。该战略的目的是"帮助确保有心理健康问题和疾病史的人——尤其是那些患有最严重和最复杂心理健康问题和疾病的人——受到尊重和有尊严的对待,并享有与所有加拿大人同等的权利"。该战略为改善心理卫生保健提供了六个战略变革方向(文本框11.7.2)。如果政府不对心理健康政策采取全面的措施,将不可能实现变革。

文本框11.7.2 改善心理健康和心理卫生保健体系的六大战略变革方向

(1) 在家庭、学校和工作场所促进全生命周期的心理健康,并尽可能预防心理疾病和自杀。

(2) 促进全年龄人群心理健康问题和疾病的康复和完好状态,维护他们的权利。

(3) 在人们需要的时间和地点,提供适当组合的服务、治疗和支持。全方位的服务、治疗和支持包括初级医疗保健、基于社区的专业心理健康服务、同伴互助以及支持性住房、教育和就业。

(4) 减少风险因素和心理健康服务方面可及性差距,加强对不同社区和北方人需求的回应。

(5) 与原住民、因纽特人和梅蒂斯人合作,满足他们的心理健康需求,承认他们的独特环境、权利和文化。

(6) 调动领导力,提高知识水平,促进各级合作。

资料来源:World Health Organization(WHO),Noncommunicable diseases and mental health: about 9 voluntary global targets,Copyright©WHO 2014,available from: http://www.who.int/nmh/ncd-tools/definition-targets/en/.

11.7.10.2 英国

英国于2011年发布的心理健康战略遵循了相同的主题。《没有心理健康就没有健康:面向所有年龄的跨部门精神健康策略》制定了改善人们心理健康和福祉的共同目标,并计划为有心理健康问题的人提供改善服务。该战略阐述了政府如何与社会各界合作,采取生命历程方法,改善人们的心理健康和福祉,并为人们提供人人可平等获得的高质量服务(卫生部,2011b)。该战略包含了界定政策、制定目的和目标、提出目标以及对目标进行监测等关键要素,以确保所有年龄段、所有背景和文化程度的人都能获得最高质量的心理健康(英国皇家政府,2011)。

最近,《精神卫生五年展望》报告更新了英国国家心理健康战略方针。这份由精神卫生工作组(2016)撰写的独立报告,代表国家医疗服务体系(NHS)开启了为期十年的心理健康服务转型之旅。在报告的前期准备工作中,特别注重确保心理健康问题患者的生活体验成为报告建议关注的核心。超过20 000人参与其中,分享他们希望看到的改变,以实现他们的人生抱负,并作为平等公民在社会中占有一席之地。战略关注的主要优先领域包括:预防、获取、整合、优质以及积极的照护体验。

更新后的心理健康战略包含了对国家医疗服务体系六个下属机构提出的一系列建议,以实现儿童、年轻人、成年人和老年人心理健康与身体健康同等重要的目标。建议还包括需要采取更广泛行动的领域,强调除了在国家医疗服务体系中的任何地方都能获得高质量的精神医疗服务外,另一个主要目标是在当地社区有一个体面的居住地、一份工作或良好的人际关系。

最后,该战略特别强调要解决不平等问题,因为心理健康问题对贫困人口、少数族裔群体、失业者以及已经面临歧视的人的影响尤为严重。

11.7.11 从全球到国家范围的战略和行动

11.7.11.1 全球层面的行动

在全球层面,世界卫生组织制定战略,为变革指明方向,而在国家层面,则需要采取行动实施变革。在本章的前文中,已经举例说明了各国的精神健康战略——每个战略都是针对具体国家的。另一种方法是为国家行动建立一个共同行动框架,例如《烟草控制框架公约》(Framework Convention on Tobacco Control, FCTC)(WHO n.d.)。该公约是在世界卫生组织主持下谈判达成的第一个国际条约,于2003年5月21日获得世界卫生组织通过,并于2005年2月27日生效。该公约是为应对烟草流行全球化带来的威胁而制定的,是一项循证条约,重申了所有人享有最高健康标准的权利。截至2013年年中,已有176个缔约方签署了《公约》,其中包括全球90%的人口。

世界卫生组织的制定了保护人们免受烟草烟雾危害的MPOWER(Monitor, Prevention, Offer, Warn, Enforce, Raise, MPOWER)(包括监测、保护、提供、警示、强化禁止、提高烟税)在内的一揽子方案工具(WHO n.d.d),为国家层面的实施工作提供了支持,该方案就六项行之有效的循证政策提供了战略建议,以减少烟草相关危害(另见第9.1章)。这是一种纵向战略方法,专门针对吸烟这一风险因素。建议采取的主要行动包括:

◇ 监测烟草使用和预防政策。
◇ 保护人们免受烟草烟雾的危害。
◇ 提供戒烟帮助。
◇ 警告烟草的危害。
◇ 确保禁止烟草广告、促销和赞助。
◇ 提高烟草税(WHO n.d.d)。

重要的是,MPOWER提供了减少烟草相关危害负担的成功范例。例如,立法是实现MPOWER措施的关键因素,许多国家已积极立法,通过禁止在工作场所、商店、餐馆、酒吧和养老院等室内环境吸烟,来实现公共场所无烟化。2013年,澳大利亚采取了更多措施来推行香烟普通包装,其他国家也正在研究是否效仿(《柳叶刀》,2013a,2013b)。

但是,尽管国家立法可以提供减少烟草危害的环境,地方战略也是必要的,特别是让卫生部门参与进来。

11.7.11.2 地方层面的行动

事实证明,地方卫生服务机构的参与对于实现《烟草控制框架公约》的目标至关重要。虽然在学校开展有关烟草危害的健康宣传在提高认识方面发挥了重要作用,但地方服务部门也需要提供支持,例如在特殊诊所以及公立和私营部门的常规服务中提供戒烟服务。非政府组织(non-government,NGOs),例如英国的吸烟与健康行动(ASH UK n.d.)和澳大利亚的吸烟与健康行动(ASH Australia n.d.),以及中国香港吸烟与健康委员会(Hong Kong Council on Smoking and Health,COSH)在领导和协助战略实施方面提供了宝贵的支持。在中国香港,COSH向政府进行宣传,还为希望戒烟的吸烟者提供额外的服务和支持,如设置戒烟热线、组织本地活动、提供戒烟信息等。戒烟社区诊所,如中国香港医院管理局的戒烟辅导中心,得到了其他非政府组织和政府的支持,通过提供尼古丁替代疗法和持续护理,提高了戒烟服务的有效性。在意识到烟草危害的吸烟者中,每四人中就有三人希望戒烟。与依赖任何成瘾药物的人一样,大多数烟草使用者很难靠自己戒烟,他们需要从各种渠道获得帮助和支持,以克服对烟草的依赖,包括当地诊所、支持团体和帮助热线的建议。

虽然MPOWER试图提供可转化为地方行动的全球性指导,但也有针对具体司法管辖区的其他战略。通常情况下,此类战略会描述目标人群的流行病学特征,包括人口结构、死亡率和发病率分布的情况、健康需求以及当地特点。由于战略的最终目的是带来变化,因此需要将计划的实施、监测和评估纳入其中,以促进总目标和具体目标的实现。此外,许多国家都制定了应对主要健康挑战如非传染性疾病的优先干预领域战略。

通常情况下,在地方一级制定战略框架需要开展需求分析、确定优先领域,并制定让利益相关者参与的具体政策实施计划。可参考中国香港这方面的做法,根据世界卫生组织和西太平洋区域行动计划(Western Pacific Regional Action Plan,WPRO)的非传染性疾病战略,中国香港卫生署制定了非传染性疾病战略框架,并于2018年进行了修订。该框架是在经过一系列程序之后方制定出台的。该框架的制定不仅涉及卫生部门,而且涉及更广泛的部门,特别是可以在促进健康和提供服务方面发挥重要作用的非政府组织部门。制定战略的第一步是审查国际文献以及当地的流行病学和卫生服务信息。然后,利用一套战略原则来指导计划制定。

为充实该框架,战略小组与其他政府部门、专业团体、非政府组织、商界代表和社区进行了广泛交流,以商定一项工作方案,该方案的基础是宣传预防和早期干预的必要性,并确保任何行动都要以证据为基础、并注重成果产出,需要解决更广泛的健康决定因素,以减轻与非传染性疾病相关的疾病负担。尤其要强调的是,要让民众了解对自身健康的责任,重视公共和私营部门的参与以及专业人员的参与,并致力于可持续性卫生系统的打造。

11.7.12 实施战略

在明确战略框架和原则后,需要规划和监测应对具体健康行为和挑战的行动。战略的制定可以是一项变革、一项新的服务,也可以是现有服务的进一步发展,可能涉及重大变革,也可能涉及相对较小的变革。医疗保健战略的制定可在地方或国家层面进行,涵盖不同规模的地区,或侧重于特定主题或健康方面。战略可以通过单个或跨部门/机构或跨政府计划制定。目前,大多数政府战略都是在与各种合作伙伴经过一段时间的磋商后制定的。

执行战略通常比制定战略更加困难,它代表着使组织能够执行战略并使其发挥作用的一个严谨的过程或一套逻辑严密的活动(Hrebiniak,2005)。

亨特指出,"无论政策或战略的确切性质如何,也无论得到了多少支持,若执行政策或战略的手段不存在或能力不足,甚至两者兼而有之,那么该政策或战略的作用将微乎其微"(Hunter,2007:20)。

目前已知的能够影响管理变革的关键因素和活动如下:

◇ 激励变革:为变革做好准备,克服阻力。

◇ 制定愿景:使命、有价值的成果和条件、中期目标。

◇ 发展政治支持:评估变革推动者的力量,确定主要利益相关者,影响利益相关者。

◇ 管理过渡:活动规划、承诺规划管理结构。

◇ 保持势头:提供资源,为变革推动者建立支持系统,发展新的能力和管理结构。为变革推动者建立支持系统,培养新的能力和技能,强化新的行为。

案例

案例研究11.7.7 在香港实施减少酒精危害战略

当将减少酒精危害为作为实施NCD战略的优先事项后,香港伤害和酒精滥用问题工作组提出了十项建议,以解决与酒精相关的伤害问题(Kim et al.,2013)。

(1) 通过收集来自所有部门的数据,加强对酒精消费的监测。

(2) 通过收集卫生保健部门的数据,加强对酒精相关危害的监测。

(3) 促进研究了解饮酒模式,尤其是年轻人的饮酒模式,评估所采取措施的影响。

(4) 通过教育和实践让所有卫生专业人员参与进来。

(5) 鼓励医疗保健专业人员识别高危饮酒者,并探索开发相关工具来实现这一目标。

(6) 为确定有需要的人提供二级、三级和心理健康服务。

(7) 政府、非政府组织、学校和用人单位携手合作,最大限度地开展工作。

(8) 制定以证据为基础、与文化相关的建议和方案,并在所有部门传播。

(9) 通过公众、媒体和其他手段加强社区意识和行动。

(10) 审查立法并考虑对售酒年龄的限制。

这些建议随后被用于制定监测实施过程的措施,非政府组织和社区团体等各种合作伙伴也参与了该战略的推广工作。医疗保健提供者也参与其中,为个人提供健康教育和护理,并与专业团体合作(Li et al.,2011)。

资料来源:Promoting Health in Hong Kong: A Strategic Framework for Prevention and Control of Non-communicable Diseases, available from http://www.change4health.gov.hk/filemanager/common/image/strategic_framework/promoting_health/promoting_health_e.pdf.

11.7.13 地方性战略实施

战略制定过程中会用到各种公共卫生工具和技能。工作的重点主要是获得合作伙伴、患者和公众的承诺,以及克服他们认为存在的障碍。战略的成功实施有赖于明确的健康挑战、关键目标,以及支持让社区中合适的人参与到变革中并确保变革得以实施和持续发展的结构。表11.7.1列出了指导地方层面行动的一些关键问题。

有许多指导战略实施的框架。其中一个有用的框架就是PEOPLE框架。首字母缩写PEOPLE可用作审查战略实施结构支持的工具:

(1) 伙伴关系。

(2) 环境。
(3) 结果导向。
(4) 基于人群的干预措施。
(5) 生命历程方法。
(6) 赋权。

表 11.7.1 指导地方行动时常面临的问题

我们该如何证明这一点呢?	进行地方需求评估,并考虑地方和国家战略
我们的目标是做什么?	通过明确的目的和目标以及指标和具体对象来体现
我们如何让患者和公众参与进来?	明确为什么需要患者和公众参与,以及如何让他们参与到战略的各个阶段,确定变革的障碍
我们如何与合作伙伴进行互动/沟通?	确保所有受该战略影响的人都参与其中,包括临床医生和合作组织;确定谁会支持、谁会反对以及如何处理;在工作推进过程中与所有相关人员沟通
我们如何才能实现改变呢?	确保变革是工作的核心,需要在规划阶段加以解决,这一阶段应包括对所需行动的描述,以及对资源影响的评估,确保有足够的资源,以便能够适当地实施这些行动
我们如何知道已经做了想做的事情?	根据标准和目标评估影响,展示成果
我们如何才能让改变坚持下去呢?	变革需要持续进行,以确保其成为常规做法,这可能需要改变工作环境,并进行持续的监督和审计,以防止人们重拾旧的工作模式

资料来源:Hill, A. et al., Public Health and Primary Care: Partners in Population Health, Volume 1, Oxford University Press, New York, USA, ©2007, by permission of Oxford University Press USA.

11.7.13.1 伙伴关系

社会不同部门和不同人口水平之间的伙伴关系有利于最大限度地发挥不同知识基础和技能的优势。战略伙伴关系或联盟可以提供竞争优势,并获得更广泛的资源和专业支撑。这意味着该合作伙伴关系可以为客户提供不同于竞争对手的独特技能和产品线。

成功的伙伴关系和联盟依赖于这样一个原则:维持伙伴关系所涉及的工作以及联盟所带来的利益要平均分配,而不是一方承担责任,而另一方获得利益。

战略合作效益最大化通常发生在各合作方在不同但相关的领域表现卓越,且在各自领域内鲜有对手的情境。这样,通过合作,每个合作伙伴都可以专注于自己的优势,同时在其他组织中拥有可靠的人员来覆盖其专业知识之外的领域。

案例

案例研究 11.7.8 创建英国公共卫生部门——强调伙伴关系

作为英国医疗改革进程的一部分,2013年,英国公共卫生局(PHE)成立,对公共卫生系统进行了重组,以反映中央和地方建立强有力伙伴关系的必要性。这一改革的主要动力是认识到公共卫生不是医疗服务活动的产物,解决上游更广泛的社会和经济决定因素是促进更好健康的关键。

在中央层面,公共卫生和保健战略局负责"为公众健康转型制定连贯、可信和国际公认的战略",为"地方当局、国家卫生服务系统(NHS)和其他合作伙伴都大力支持、广泛拥有的、公共卫生战略方向提供领导"。

实施该方案的关键在于将地方公共卫生署长的职责从国家医疗服务体系移交给有职责和权力的地方政府行政当局,并颁布改善健康和福祉以及减少当地社区不平等的地方计划。根据设想,将有一个涉及所有部门的持续性战略评估和规划过程,以"制定基于证据的地方优先事项,改善公众健康并减少不平等",并帮助确定地方当局、地方NHS和其他合作伙伴需要采取哪些行动来满足健康和社会照护需求,以及解决影响健康和福祉的更广泛的决定因素(卫生部,2013a)。

这些结构性改革在实现减少不平等现象及通过联合战略满足当地健康需求目标和效果如何,则需要进行不断的监测和评估。

在建立战略合作伙伴关系或联盟时,有很多事情需要考虑,但以下策略对建立积极和富有成效的联盟特别有帮助:

注重成果。重要的是要知道自己能做什么,准备做什么,以及希望从潜在合作伙伴那里得到什么回报。

承诺。需要考虑各方的承诺程度。伙伴关系或联盟的性质将决定各方需要付出多少才能保持伙伴关系或联盟的健康发展。

协作。需要考虑与合作伙伴共享资源的程度。一般来说伙伴关系或联盟的协作性越强,努力就越成功。

沟通。重视合作伙伴之间的有效沟通至关重要。伙伴关系或联盟成员之间畅通有效的沟通渠道将有助于各方之间的期望保持一致。

11.7.13.2 环境

环境影响在有效的干预中起着关键作用。从广义上讲,它们可能是经济、社会、政治和物理因素。健康环境方法的运用有利于从更广泛的环境角度考虑促进健康和预防疾病,并为构建健康促进环境提供范例。

世界卫生组织将健康环境定义为影响人们健康和福祉的人类日常活动场所或社会环境,其中,环境、组织和个人因素之间通过相互作用发挥作用。环境的特点是有形的边界、有具有明确角色的人群范围以及组织结构,包括:学校、医院、城市、村庄、工作场所。在健康的环境中,人们可以发现和解决与健康有关的问题,并积极利用和塑造环境。

学校

作为更广泛的社会健康模式的一部分,学校在鼓励和促进健康方面负有不可推卸的责任、并发挥着不可或缺的作用。世界卫生组织推动的"健康学校运动"在许多国家发展和分享相关经验方面发挥了关键作用。例如,在印度,学校促进健康计划一直强调均衡饮食、定期体育活动和生活方式管理,它们在预防和控制许多疾病方面发挥了关键作用。其主要计划之一是与学校合作推广"午餐计划",该计划鼓励健康饮食和卫生(Mahal et al.,2009;Bangdiwala et al.,2011;健康印度 n.d.;学校与公共卫生计划协会 n.d.)。印度学校健康基金会根据实现目标得分的情况制定了一项"健康学校"认证计划(印度学校健康基金会 n.d.)。在美国密西西比州,该州教育部成立了健康学校办公室,致力于提供技术援助和服务,使学校和社区能够根据疾病预防控制中心的指导制定计划,鼓励终身健康行为(Etienne et al.,2013;密西西比州健康学校办公室 n.d.)。

在英国,"全国健康学校计划"(NHSP)的目标是支持儿童和青少年养成健康行为、帮助提高学生成绩、减少健康不平等现象、促进社会包容。促进健康学校计划有六个行动领域:正规课程、校风、学校政策和实践、学校卫生服务、学校家庭社区互动以及组织结构。全国健康学校还为青少年的个人和社会健康(包括性和关系教育)、健康饮食、体育活动、情感健康和幸福提供支持。有关改善儿童健康的干预措施的证据表明了跨部门综合计划的价值,这些计划可以通过学校促进健康计划的行动和组织结构来制定和实施(卫生部 n.d.)。

医院

医院是另一个可以促进健康和提供保健服务的例子。健康医院的促进可以从两方面描述,一方面是其

提供的照护服务,另一方面是打造可持续的环境。关于促进健康医院的早期声明多侧重于前者,其声明通常宣称医院应:

(1) 促进人的尊严、公平和团结,以及职业道德,承认不同人口群体的需求、价值观和文化上的差异。

(2) 注重质量的提高,促进患者、亲属和工作人员的福祉,保护环境,并实现成为学习型组织的潜力。

(3) 以整体的方法来关注健康,而不仅仅是治疗服务。

(4) 尽可能向患者及其家属提供"以人为中心"的最佳保健服务,以促进愈合过程,并有助于赋予患者权利。

(5) 有效和具有成本效益地利用资源,并基于对改善健康的贡献分配资源,尽可能与卫生保健系统和社区的其他各级形成密切的联系(WHO,1997)。美国疾病预防控制中心的健康医院选择策略建议,医院应致力于促进更好的健康——促进健康的医院食品、体育活动、母乳喂养和哺乳支持以及无烟选择(国家慢性病预防与健康促进中心,2010;Rocco et al.,2011;美国疾病预防控制中心,2012;美国全球卫生 n.d.)。然而,近年来,医院为可持续发展做贡献的责任已经成为一个日益关注的主题。

最近,全球绿色和健康医院是一个由医院、医疗保健设施、卫生系统和卫生组织组成的国际网络,致力于减少其环境足迹,促进公共和环境健康。该网络在54个国家拥有1 000多名成员,他们代表着32 100多家医院和保健中心的利益。成员们利用创新、独创性和投资来改变卫生部门,并促进一个健康、可持续的未来。

非政府组织"更健康医院计划"创建了一个网络医院,致力于改善病人和员工的健康,还致力于通过领导参与、健康食品、清洁能源、减少浪费、更安全的化学品以及更智慧的采购促进医院在创建可持续的环境中发挥作用(更健康医院计划,2013)。

在英国,NHS建立了一个可持续发展单位,横跨健康、公共卫生和社会保健领域,具有帮助卫生和保健组织发挥其在环境可持续和低碳组织中的作用和潜力(英国国家医疗服务体系 n.d.)。

然而,民间医院和保健机构作为保健提供者、就业提供者以及作为当地环境和当地社区的影响者的这些作用往往被遗忘。

城市/村庄

城市/村庄也是重要的健康环境,因为它们包括了人们居住的主要地区(Yang et al.,2018)。世界卫生组织健康城市项目(世界卫生组织 n.d.g)是一项旨在创造健康支持环境的全球运动,它有助于实现高质量的生活。它们的重点是确保基本的环境卫生和个人卫生需求得到满足,并确保获得卫生保健。在欧洲,其主要目标是把健康水平提高到美国城市政府的社会、经济、政治议程中的高度,让所有部门提供解决不平等问题、城市贫困、弱势群体的需求和影响健康的社会、经济和环境决定因素的政策和计划(世界卫生组织欧洲办公室 n.d.)。

工作场所同样应该成为保持健康的重要环境。就像年轻人大部分时间在学校度过,成年人在工作场所花费的时间比其他任何场景中都多。工作场所可以支持旨在改善工人/员工的精神和身体、福祉的健康状况和意识的方案:

提供一个心理上安全的工作场所不再是一件简单的好事情,它正日益具有法律上的必要性(加拿大心理健康委员会,2013)。

世界卫生组织健康工作场所模型提出了一种全面的思维和行动方式,以解决:

◇ 与工作相关的身体和社会风险。

◇ 促进和支持健康的行为。

◇ 更广泛的社会和环境决定因素(世界卫生组织 n.d.h)。

工作中的健康方案旨在确保对健康和工作采取积极的办法,其中包括培训管理人员了解和宣传健康和精神疾病,以及鼓励工作中的健康(心理和身体)文化。这种方法突出了健康和生产力的互惠互利,并将传统的健康和安全与福祉倡议联系起来(世界卫生组织西太平洋区域办事处,1999;健康工作场所行动模式,2011)。在英国,用"健康证明"代替生病证明,证明了这种健康方法是积极的。2010年4月,医生向个人发布了合适的标记,以证明他们"可能适合工作"或"不适合工作"(就业和养老金部,2008)。

11.7.13.3 结果导向

常做战略规划的人发现,公共卫生从业人员和决策者往往最终会实现那些只反映一系列方向的全球目标。最好的情况是,他们最终会朝着"正确的方向"前进,但他们永远不会到达社区特定的目的地。另一个典型的结果是,他们只在成功的地区取得了成功,而在落后的地方停滞不前,并保持不变。

因此,越来越多人意识到:全球战略需要通过更详细的地方特定战略来确定更为具体的、期望的目的地——即确定当地居民和社区想要的、客观的和可测量的结果。如果使用"基于结果"的战略规划来取代"基于标准"的战略规划,地方和实施者将能够更好地为实现目标设定自己的战略路径,并认识到当地的资产和能力。这样做最明显的结果是,他们将有更大的机会来实现目标和获得结果。

以结果为重点的战略有助于通过对健康结果的监测,指导对现有资源进行具有最大健康收益的最佳投资。此外,关注产出结果还可以帮助方案实施者更好地衡量已经实施项目的成功和失败,并为评估、调整和改进留出空间。

案例

案例研究11.7.9 英国公共卫生的产出成果

在英格兰,公共卫生产出成果框架"健康生活,健康人民:改善产出和支持透明"提出了公共卫生愿景、期望成果以及有助于人们了解公共卫生改善和保护程度的指标。2015年经过磋商后,公共卫生产出成果框架于2016年5月进行了更新。

该框架集中于将在整个公共卫生系统中实现两项高级别产出成果,并进一步将指标分为四个涵盖整个公共卫生的"领域"。产出目标不仅关注了人们的寿命,还关注了他们在生命的各个阶段的生活水平。最新和之前版本的更新指标列表可在https://www.gov.uk内的公共卫生目标产出框架集合中找到。数据将在每年的2月、5月、8月和11月作为季度更新周期的一部分发布。该数据工具尽可能提供框架内最近一段时期的指标数据和附带的趋势数据,还可获得不平等相关方面的数据。

以目标产出为重点的战略实例之一是在英国使用健康不平等目标,将其作为促进健康的国家战略目标组成部分,这些目标和主要指标最初是在2006年颁布的,并确定了14个衡量领域(卫生部,2006)。除了针对有证据表明采取行动可推进重视预防的12项主要指标外,还提出了两项针对婴儿死亡率和预期寿命的健康不平等目标。这些随后被完善并发布为《2013年至2016年英格兰公共卫生成果框架》(卫生部,2013b),该计划的成果目标是:提高健康预期寿命并减少社区之间预期寿命和健康预期寿命的差异,并提出四个领域的指标:改善更广泛的健康决定因素、健康改善、健康保护和医疗保健公共卫生,并防止过早死亡(图11.7.1)。

该计划框架的出台将有利于更好地指导地方公共卫生行动,并通过推进定期监测,以使地方当局跟踪和比较本地区和不同地区之间的进展情况。

11.7.13.4 基于人群的干预措施

目前存在着各种各样的预防和早期干预策略。有些预防策略是针对整个人群的,例如,一场大众媒体的反吸烟运动。就其性质而言,这些干预措施是一刀切的,没有针对特定人群。虽然这些方案通常很昂贵,但如果按人均成本计算,它们是相当经济的。强调全体人口会产生集体的健康效益,并可以对许多人产生较小的影响,从而改变行为模式和疾病流行率。以人口为基础的预防战略通常包括立法、中介战略(包括大众媒体宣传、减少酒精和烟草的广告及推销)和毒品教育(包括学校毒品教育)等。

公共卫生结果导向的策略框架

结果

愿景:改善和保护国家的健康和福祉,并更快改善最贫困人口的健康状况

结果1:增加健康预期寿命

考虑到健康质量和寿命

(注:测量采用了适用于预期寿命的自我报告健康评估工具)

结果2:减少社区间预期寿命和健康预期寿命的差异

在更大程度上改善不利社区的健康差异

(注:这两项措施将作为涵盖发病率和死亡率的一揽子措施,解决区域内差异和地区间差异)

↑ ↑ ↑ ↑

场景

场景1:改善更广泛的健康决定因素	场景2:健康改善	场景3:健康保护	场景4:卫生保健、公共卫生和预防过早死亡
目的:对影响健康和福祉的更广泛因素以及健康不平等的改善	目的:帮助人们以健康的生活方式生活,做出健康的选择,减少健康上的不平等	目的:保护重大事件和其他威胁中的人口健康,同时减少健康不平等	目的:患有可预防的健康疾病和过早死亡的人数减少,同时缩小社区之间的差距
指标→在全生命周期过程中推进改善	指标→在全生命周期过程中推进改善	指标→在全生命周期过程中推进改善	指标→在全生命周期过程中推进改善

图.11.7.1 战略领域的例子

资料来源:Department of Health, Public Health Outcomes Framework 2013 to 2016 and technical updates 2013, Crown Copyright 2013, licensed under the Open Government License v.2.0, available from https://www.gov.uk/government/publications/healthy-lives-healthy-people-improving-outcomes-and-supporting-transparency.

案例

案例研究11.7.10 阿根廷:少盐、多生命运动

2011年,阿根廷的面包制造商自愿将面包中的盐减少了40%,布宜诺斯艾利斯的餐馆减少了餐桌上的盐,作为减少高血压和减少心脏病运动的一部分,还与食品工业就降低加工食品的盐含量进行了讨论。在此活动之前,每天的盐摄入量估计是推荐水平的两到三倍。减少人口水平的盐被认为是减少高血压及其后果的最具成本效益的策略之一(He,MacGragor,2009)。政府成立了一个拥有跨政府代表权的全国委员会,与大型食品公司和工会合作,达成自愿协议。协调一致的监测计划将评估进展情况。据估计,在每个人的饮食中减少3克盐,总体可以避免6 000例心血管死亡、13 000例心肌梗死和13 000例中风(Laspiur,2012)。

案例研究11.7.11 在英国的减糖和重新配方

儿童肥胖是英国的一场全国性危机,也是导致健康不良和过早死亡的主要原因,三分之一的儿童在小学毕业时超重或肥胖。肥胖或超重的儿童更有可能成为肥胖或超重的成年人,这增加了他们患心血管疾病、2型糖尿病和一些癌症的风险。英国公共卫生部门对儿童肥胖的优先计划认为,我们生活在一个鼓励体重增加和肥胖的致肥环境中,过量的糖摄入已成为常态。儿童和成人摄入的糖量是推荐量的两倍多,这是

肥胖流行的一个基础因素。

2016年,PHE(Public health England)推出了世界上第一个减糖策略。政府承诺支持该项目追踪儿童肥胖。儿童肥胖行动计划(英国政府,2016)包含PHE领导一个透明监测的降糖策略的承诺。该项目挑战了食品行业——从零售商到制造商、餐馆、咖啡馆、外卖、酒吧、娱乐连锁店和配送服务——到2020年,将让儿童摄入量贡献最大产品中的糖含量减少20%(UK Government n.d.)。

PHE通过全国饮食和营养调查(NDNS)数据和市场份额分析,确定有助于儿童糖消费的主要食品和饮料,以及最大的企业,确定了食品行业减少糖的重点。

PHE已致力于与生产高糖类产品的食品制造商和零售商进行接触,讨论其产品中的降糖问题和每个类别下的目标。PHE还支持靶向"外出就餐"部门的行动——那些提供我们在户外购买和消费食物的部门,包括餐馆、酒吧、外卖店、快餐店、三明治和咖啡店。

从2017年开始,PHE将致力于制定目标,在更广泛的产品类别和所有部门,减少总热量,包括外出就餐部门。对饱和脂肪的研究成果将在2018年以后进行进一步的回顾。

11.7.13.5 生命历程方法

生命历程方法通过从妊娠到老年的健康促进来解决人们生活中积累的不利健康因素的负面影响。罹患疾病和残疾的风险随着年龄的增长而增加,并在生命的各个阶段都受到社会和身体因素的影响(图11.7.2)。

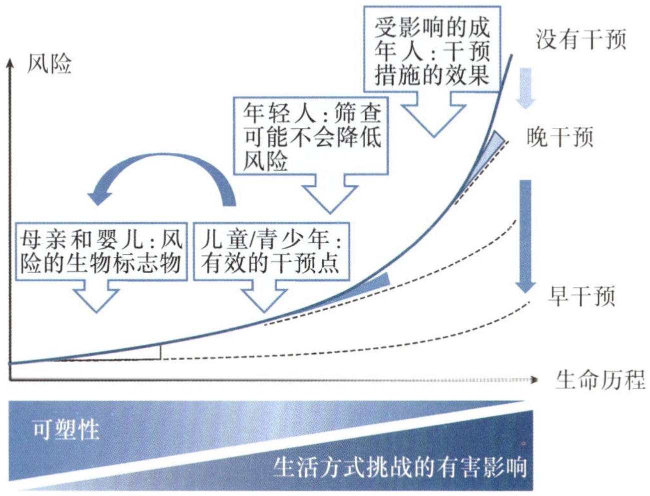

图11.7.2 非传染性疾病的生命历程视图

资料来源:Progress in Biophysics and Molecular Biology, Volume 106, Issue 1, Hanson, M. et al., Developmental plasticity and developmental origins of non-communicable disease: Theoretical considerations and epigenetic mechanisms, pp. 272-80.©2011, with permission from Elsevier.

在一些关键时期,环境暴露对健康及其潜在、敏感的发展阶段有很大危害,如妊娠期、儿童早期和青春期,相比其他时期,这些时期的社会和认知因素更容易获得。因此,社会行为和环境因素对健康未来的潜力产生影响,并持续在整个生命到老年的过程中(Kuh Ben-Shlomo, 1997; WHO n.d.i)。

理解生命历程的重要性促使人们采取了多种举措,包括制定促进孕前保健的策略,推动孕期的最佳护理,确保安全分娩的努力,关注弱势儿童和青少年,并实施旨在促进和维持中老年人健康的干预措施。

11.7.13.6 授权地方行动结构——基于社区的倡议

社区参与,也被称为"公众参与",是指让人们参与影响他们生活的决策的过程。它通过促进决策的共同责任，实现良好的治理并做出明智的决策。它为理解决策和在社区内建立对决策过程的信任提供了坚实的基础，支持采用开放的方法来管理风险(Merson，Page，2009)。社区参与可以涉及各种各样的活动，最好是从通知(反映低参与水平)到积极参与(反映高水平参与)的一个连续体。

◇ 当已经做出决定或需要采取行动时，当地方需要确保受影响的人了解事实时，就会进行通知。

◇ 当项目在部分项目或决策进展之前需要一些输入、反馈或建议时，就会进行咨询。

◇ 当当地与特定利益相关团体或社区合作找出需要做的事情并制定纳入决策的解决方案时，就会发生积极参与。

◇ 所有参与流程都需要提供信息。大多数将进行一定程度的协商，有些将允许积极参与。

参与和赋权使社区中的每个人都有机会通过控制影响健康的决策和行动来充分发挥其潜力。为人们及其社区赋权时需要多层次的参与(文本框11.7.3)。

文本框11.7.3　让公众参与公共卫生策略实施的原则

◇ 社区应被视为解决方案的一部分，而不是问题的一部分。

◇ 社区代表需要有与更广泛的社区建立联系的机制。

◇ 社区的投入必须对当地社区负责。任何战略都必须考虑到被边缘化的少数群体。

◇ 为了确保公众能够真正受益，财政支持是必要的。

◇ 社区应该提出他们所关心的问题。

◇ 社区需要看到他们自愿参与的具体结果，否则，他们可能会失去兴趣。

◇ 涉及社区的会议必须避免使用行话。

资料来源：Crowley，P.，Community development and primary care groups，pp. 41-2，in Communities Developing for Health，UK Health for All Network，Liverpool，UK，©2000.

除了直接让公众参与之外，志愿组织和社区部门组织在帮助制定战略方面也可以发挥关键作用。有相当多的证据表明，为什么需要合作伙伴关系来解决排斥、地区劣势和发展机会问题，特别需要、但不应局限于从社区和志愿部门的角度完善战略制定。例如：

◇ 确保居民和被排除群体在不同阶段和不同问题讨论中的参与。

◇ 使社区和志愿组织能够突出他们可以为实施解决方案带来的贡献和资产。

◇ 为解决平等、劣势和排斥的问题提供一个框架。

◇ 更好地说明战略发展进程的影响，特别是在涉及大量公共部门投资的情况下。

下面的文本框11.7.4强调了英国糖尿病公众参与对英国战略发展贡献的例证。

文本框11.7.4　英国糖尿病的社区参与

◇ 英国糖尿病协会是一家领先的慈善机构，它关心每一个受糖尿病影响或有糖尿病风险的人，并与他们建立联系和开展活动。

◇ 他们与糖尿病患者和医疗保健专业人员共同开展活动，以提高英国保健服务的保健质量。

◇ 他们资助了所有类型糖尿病护理、治疗和预防方面的开创性研究。

◇ 他们通过风险评估、早期诊断，以及宣传选择健康的生活方式可以帮助许多人避免或推迟它的发病，努力遏制2型糖尿病的大量增加。

资料来源：Diabetes UK，What we do，©Diabetes UK 2014，available from http://www.diabetes.org.uk/About_us/What-we-do/.

案例

案例研究11.7.12 心理健康的合作伙伴

加拿大精神健康战略强调有必要让患者及其护理人员确定他们希望从卫生服务中得到什么:

必须动员加拿大公众就心理健康问题采取行动,以确保心理健康仍然是一个高度优先事项(加拿大心理健康委员会,2012)。

心理健康合作伙伴"有一个重点目标……推动一项使个人和组织能够采取行动改善心理健康的社会活动",特别是与公众接触,增加对心理健康问题的参与和倡导((加拿大心理健康委员会,2012)。

有效的战略实施依赖于社区参与和"自上而下"的指令和"自下而上"的倡议。因此,让公众和患者群体参与实施是很重要的,因为如果缺乏他们的参与将导致战略的失败。参与方式既可以通过最低限度的参与,即人们仅仅是被动的信息接受者,例如,接受健康教育材料,也可通过积极的伙伴关系参与,如患者群体或公众作为合作伙伴,有权发挥更大的作用并承担责任。例如,英国糖尿病协会在国家和地方各级为糖尿病患者提供宣传和建议方面发挥着关键作用(文本框11.7.4)。

11.7.14 提供公共卫生战略

政治领导

毫无疑问,鉴于公共卫生政策的制定和执行往往处在各种各样的政治环境中,因此,必须适当考虑政治背景的影响,及其成为障碍或促进因素的可能性。除了对健康产生积极影响外,有效的公共卫生战略还可以通过实现卫生公平、国家安全和对投资者的经济红利,促进社会稳定。这些好处需要更有效的渠道,向国家元首、政府部长、地方政客、公务员、政策制定者和经济学家们阐明。帮助政治领导了解卫生系统和公共卫生战略有助于改善其功能和成果,是就业和资本投资的关键来源,通过更高效的健康劳动力促进经济增长,并有助于国家安全。

在全球各国和地方都有动员政治领导人支持公共卫生战略的例子。世界卫生组织关于气候变化、全民保健、应对艾滋病毒/艾滋病等战略规划进程,都显示了政治领导和参与方面的充分记录,这是达成共识和加速进展的关键。在英国,卫生国务大臣强有力的政治领导对于制定国家烟草控制计划(DH,2017)、国家健康战略(DH,2013c)和最近的儿童肥胖计划(英国健康与社会保健局,2018)至关重要。在地方一级,由于资源、社区关切和政治任务,公共卫生战略可能变得更具挑战性,议员们一直站在解决与当地社区有关的问题的最前沿,推动更多的社区参与和共同行动,有助于促进包容性政策制定和战略形成。

全球、国家和地方各级的政治家在同意倡导、支持和资助实施之前,必须平衡一些相互竞争的关切和优先事项,而不仅仅是考虑证据的有效性。还需要重点考虑的因素包括:政治意识形态与宣言和承诺的一致性,平衡竞争利益的必要性,减轻公共卫生政策可能对其他部门造成的风险和意外后果,决策如何在媒体和公共领域发挥作用,以及失去或疏远关键选民(包括公众、捐助者和企业在内)所带来的风险。认识到这些额外观点至关重要,因为它对理解和发展公共卫生政策的机会之窗、重视发展联盟的重要性、与各种合作伙伴和部门合作、展示广泛的认同和支持,以及明确公众支持等方面工作极其重要。如果能够明确地将政策与政治家的价值观、优先事项和承诺保持一致,那么将有助于减少实施障碍。因此,政治领导层需要:

- 制定国家或地方公共卫生战略、企业案例行动,通过必要的规制提供支持。
- 学会通过战略和规制来要求公共和私人教育工作者以及卫生工作者的雇主制定计划和预算。
- 使用创新的流程和技术,提供更有效和高效的服务,以保护、促进和恢复最佳水平的健康。

◇ 就区域和全球捐助者提供的有针对性的技术和财政援助进行谈判，并要求捐助者的援助协调一致，有针对性地满足各国确定的卫生系统优先需求。

人们还应该记住，这种政治参与和支持的过程既有可能会很快产生，例如在对国家或地方应对灾难的反应中迅速产生，也可能会在很长一段时间内缓慢产生，因为它往往需要时间来改变公众舆论、教育、参与和争取联盟的支持，以证明政策变化的必要性和价值。在英格兰，烟草控制的政府领导层历经半个多世纪的积淀与发展，不仅充分展现了建立吸烟对个体和社会造成的主要和次要影响以及成本方面坚实证据基础所付出的努力，更彰显了医疗行业与倡导组织联手合作下的卓越领导力。他们与关键政治领导层建立稳固的联盟，开展了一系列有效的反吸烟运动，并相继制定和实施了国家烟草控制战略，明确了各项承诺、资金投入和问责机制，为推动烟草控制工作的进展奠定了坚实基础（Raw，Joossens，2007；Joossens，Raw，2011）。

11.7.15 领导与治理

如果领导和治理方面没有得到应有的重视，那么即使是最完善的公共卫生战略也会失败。在全球范围内，公共卫生管理者和提供者面临着如何在日益复杂的医疗保健环境中取得成果的挑战。卫生部门改革、捐助方优先事项变化、客户需求变化以及新技术的出现，都要求各级管理人员承担起更多以往主要由上级人员承担的责任。此外，卫生系统劳动力短缺、财政拮据以及应对新的和正在出现的疾病等问题，使管理人员更有必要学习新的领导和管理方法来取得成果。通过改进领导、管理和团队合作，公共、私营和非政府组织的管理人员可以更有信心地面对这些挑战，并领导其团队在卫生方面实现重大变革。

在实施公共卫生战略方面，适宜的领导和治理包括：确保支持战略的政策框架，并与有效监督、建立联盟、监管、关注系统设计和问责制等行动有机结合。领导力涉及战略性地制定和执行，并能够体现问责制和透明度的计划和政策。良好的领导力还要求在复杂情况下有能力面对挑战并取得成果，这种领导力可以而且应该在各级行动中得到落实。

卫生系统治理包括社会为促进人口健康而采取的组织行动。治理是卫生系统中最不为人知的组成部分，但它对卫生系统的所有功能都有重要影响。良好的治理可以加强卫生系统的绩效，并通过公共卫生战略、卫生服务的有效提供来推进卫生成果的实现。近年来，治理已经过渡到成为国际发展议程的前沿，表明注意力已从关注微观层面、项目具体目标转向宏观层面的决策问题。公共卫生战略中的治理与问责制问题密切相关，是一个跨领域的主题。治理是卫生系统得到强化的有机组成部分，但遗憾的是目前对治理活动的监测和评价仍然不足。

英格兰将倡导者、科学家、临床医生、公共卫生专家等专业人员聚集在一起，成立了一个独立咨询小组来监督新的国家艾滋病毒/艾滋病战略（卫生部，2013），共同审查项目进展情况并推动其成功实施。英格兰在公共卫生部内设立了一个直接向英格兰公共卫生局（PHE）报告的执行委员会，监督主要国家公共卫生战略以及PHE自身的非传染性疾病预防战略的执行情况。在地方一级，对战略执行的监督往往由现有的治理结构，包括地方卫生和福利委员会负责，对执行情况进行监督、提出质疑和问责。

在执行公共卫生战略时，如何赢得人们对善治的支持？各国所秉持原则及经验教训如下：应着力促进作为政策目标的个人和社区的积极参与，以提高方案的反应能力、效率、效力和可持续性，并加强服务用户的自决和满意度。还应加大对信息和数据方面的投入，以支持政治势头、政策制定者的决策、评估、问责和资源的公平分配。此外，应明确对解决不平等问题和促进包容性重要性的认识和宣传力度，确保提供公平且可及的服务。最后，需不断强调政治领导力的重要性，应尽可能开展强有力的跨部门协调，以确保（国家和地方层面）政府部门之间的协调一致，并通过将实施工作与现有方案和举措相结合，致力于促进方案的可持续性。

11.7.16　公共卫生队伍

公共卫生被定义为“通过社会的有组织努力，促进和保护健康与福祉、预防疾病、延长寿命的科学和艺术”。这意味着，在保护和改善人们健康的过程中，众多个人和组织都在贡献力量。世界卫生组织将公共卫生系统的三大核心功能定义为：

◇ 对社区和风险人群的健康状况进行评估和监测，以确定存在的健康问题和优先事项。

◇ 制定公共政策以解决已确定的地方和国家健康问题与优先事项。

◇ 确保所有人群都能获得适当且具有成本效益的健康服务，包括健康促进和疾病预防服务。

在英国，这些职能主要通过“核心”工作者队伍（文本框 11.7.5）来实现，包括公共卫生专业人员，如公共卫生主任、专家、学者和从业人员，他们接受过公共卫生实践九个关键领域中的全部或部分培训，在各种组织中完成一系列委托或交付职责。越来越多的人认识到拥有人群背景和广泛专业背景的专家队伍对公共卫生系统的重要性，因为改善公共卫生需要来自许多专业和学科背景专业人员的共同努力（Sim et al., 2007）。

公共卫生专业人员的定义：接受过公共卫生或相关学科教育，并致力于通过关注人群来改善健康状况的人员。这些公共卫生人员运用专业知识，以人群健康为工作核心，致力于提升整个社会的健康水平（美国医学研究所，1988）。英国采用的一个有用的方法，是把公共卫生人员分为三大类：(1) 专家；(2) 从事公共卫生工作的人士，例如基层健康服务提供者；(3) 对公众健康产生影响的其他工作者。

文本框 11.7.5　核心公共卫生队伍

专家——包括公共卫生主任——担任战略或高级管理层系统领导职务，具备高水平的技术技能和知识——主要受雇于地方当局和公共医疗服务体系。

公共卫生护士，如学校护士和健康访视员，以及从事健康保护、筛查、免疫接种、研究、结核病、性健康、感染预防和控制、药物和酒精方面工作的人员；他们可能受雇于国家医疗服务体系信托基金、公共医疗服务体系、志愿或私营部门。

公共卫生助产士——在怀孕、分娩和产后的整个期间，改善和促进妇女、儿童、家庭和社区的健康和福祉，以及专门从事公共医疗服务体系中产前筛查方案的质量保证工作。

环境卫生官员和从业人员——致力于改善、监测和执行公共卫生和环境卫生标准。

知识和情报人员——受雇于数据分析、知识管理、信息学以及信息的解读和展示。

学术人员——开展研究和建立证据基础，并培训公共卫生新进人员。

科学家——领导高度技术和专业化的科学职能的开发和转化，以支持公共卫生目标，主要在公共医疗服务体系内工作，也在国家医疗服务体系实验室工作。

在一系列环境中（包括地方当局公共卫生团队和公共卫生服务体系）提供公共卫生服务和计划的具备广泛相关技能的从业人员。

健康培训师、戒烟顾问、体重管理顾问等——为当地社区的个体提供建议、动机和实际支持，通常受雇于第三部门组织。

然而，现在人们普遍认识到，公共卫生确实是每个人的事情。如果想开始让天平向更健康、更幸福的方向倾斜，我们的目标必须涵盖改善个人生活的多个方面，包括交通、住房、教育和环境。例如，与法定组织相比，非政府志愿组织往往更能深入了解社区中弱势群体的健康需求。因此，仅仅关注任何一个部门或任何一项活动是不够的，还需要认识不同部门和不同行动间的相关作用及其在不同层面产生的影响。

在英国,公共卫生实践被认为包含健康保护、健康改善和卫生服务三个相互重叠的领域(英国内阁府,2010)。这一结构性框架认识到实践的不同方面之间的相互作用,以及实践不仅需要流行病学和生物统计学方面的知识,还需要全球范围内伦理问题方面的知识支撑。公共卫生实践所需的能力已在“全英技能和知识框架(The UK-Wide Skills and Knowledge Framework)”中进行了描述。为反映当今核心专业力量和更广泛知识背景的专业队伍的实践,该框架目前正在更新,并已经确定了四个关键职能领域:

(1)行为——原则、价值观和道德实践。

(2)技术能力——核心工作者队伍更加专业化的传统公共卫生技能组合。

(3)背景——战略/政策,组织/协作,合同/商业,政治和民主。

(4)提供——领导、沟通、项目管理、确定优先次序和资源管理。

专家,特别是地方当局的公共卫生主任,除了应拥有公共卫生方面的技术技能外,还需具备使其能在战略或高级管理层中担任系统领导或在特定专业领域担任高级职务的技能。

一些海外地区采取了类似的做法和标准,如中国香港医学协会的一部分——社区医学学院(中国香港)(n.d.)。该学院是一个总体的医学机构,代表医学领域的专业团体,其下属学院由专业人士领导,独立于政府或许可机构。这些学院负责制定涵盖研究生到专家级别的专业医疗标准和课程。许可机构如英国普通医学理事会(n.d.),卫生学院(n.d.),或中国香港医务理事会(n.d.),担任专业监管机构,并颁发执业许可证。

11.7.17 健康服务贡献:初级卫生保健的作用

公共卫生战略和计划的实施方式是影响其能否发挥效力的关键,这不仅体现在应对疾病方面,也体现在促进改善公共健康方面。卫生服务和公共卫生在卫生服务中的作用发挥对于提供更好的健康结果非常重要。例如,公共卫生服务涵盖了产前护理、婴儿健康检查、产后支持和免疫接种等多个方面。这些服务并非由单一系统提供,而是由不同系统在不同地点提供,这些地点包括初级卫生保健机构以及政府开办的妇幼保健所等。因此,需要在初级保健提供框架内考虑公共卫生服务。

初级保健应该是卫生服务的基础,这一观念已得到许多努力发展或加强其公共卫生和保健系统的国家的认可。《2008年世界卫生报告》重申了加强初级保健的必要性,该报告以《阿拉木图宣言》的原则为基础,题为《初级卫生保健:现在比以往任何时候都更重要》(WHO,2008),2009年世界卫生大会进一步强调了初级保健政策的重要性(WHO,2009)进一步强调了这一点。

与专科治理和照护制度相比,初级保健能产生更好的人群健康结果,降低可避免的死亡率,改善医疗保健的连续性和可及性,提高患者满意度,降低医疗保健总体成本,减少与健康有关的差异(Starfield,1998)。初级保健卫生服务在社区层面提供持续的医疗与健康服务,因此,它们经常与公共卫生服务密切相关。在许多情况下,初级保健临床医生实际上是公共卫生服务的主要提供者。人们越来越关注将个人卫生保健和公共卫生有效和高效地整合起来的模式,并期望根据特定人群的需求,在一段时间内以个体照护为原则来组织初级保健。

初级保健以及整个医疗保健的未来将取决于初级卫生保健实践如何有效地实现这一面向社区的健康保健,并如何为促进公平和社会凝聚力作出贡献。目前为振兴全球初级卫生保健所做的努力应结合对卫生问题社会决定因素问题的关注。正如改善卫生公平性的社会决定因素方法必须涉及卫生保健,控制重点公共卫生条件的方案也必须关注这些社会决定因素(Van Weel et al.,2008)。

《初级卫生保健:现在比以往任何时候都更重要》(WHO,2008)再次强调,实施初级保健战略需要根据具体情况具体分析,特别是考虑到收入和资源因素。例如,中国医疗保健系统正在对社区卫生服务中心和以社区为基础的体系进行大规模投资,以便为全民提供初级保健,强调预防,并允许人们在西医和中医之间作出选择,同时对社区的各项方案进行加强。

中国改进的初级保健战略旨在通过以下方式加强公共卫生服务体系的建设：

◇ 健全疾病预防控制、健康教育、妇幼保健、精神卫生、应急救治、采供血、卫生监督和计划生育等专业公共卫生服务网络。

◇ 以基本医疗服务网络为基础，完善医疗服务体系的公共卫生功能。

◇ 建立信息共享、资源共用的公共卫生服务体系。

◇ 增强公共卫生服务能力。

◇ 提高应对突发公共卫生事件的能力。

◇ 减少城乡之间在公共卫生服务利用上的不平等（中国政府，2009）。

另一个通过发展初级保健服务提供公共卫生来促进保健改革战略的重要案例来自智利。智利的卫生政策规定了一套详细的福利方案，并将其作为民众广泛知晓的可强制执行权利。人们被不断告知应享受这种服务，包括从初级卫生保健团队那里获得专业的保健服务。这种明确应享权利并与持续投入相结合的做法，为初级卫生保健发展提供了强大的动力（WHO，2008）。

11.7.18 研究与评估

研究在战略制定和实施中起着重要作用。人们越来越关注应在最有力的证据基础上制定公共卫生政策，不仅需要对变革必要性进行评估，收集干预措施的有效性和成本效益方面的证据，并运用包括数学模型在内的方法对备选行动方案进行有效的评价。此外，人们也越来越多重视研究定性研究的重要性，作为一种研究工具，其可以从政治、供应商和社区的多个视角，更深入地了解潜在备选政策的可行性和可接受性。

战略设计和实施是一个持续的过程。针对关键主题的持续沟通和由此产生的行为变化应该是可识别的，并伴随评价战略纳入而不断更新。衡量评价是否成功的两个基本规则：

（1）评价过程必须从一开始就经过深思熟虑，同时制定战略的目的、目标和指标。

（2）必须为评价预留充足的资金。

评价的关键领域必须由包括参与者在内的合作伙伴共同商定，以反映不同的议程。评价内容通常包括：项目进展指标的测量与评价，包括目标实现程度的进展情况；评估各部门专业人员和社区对战略各方面工作的看法；评估这些变化是否是干预措施的结果。为了更准确地评价战略目标是否对特定人群产生影响，可以从规划到审查的所有阶段都使用影响筛查工具。下文将着重指出这一点。

如前几章所述，尽管证据基础对于指导有效的政策和实践具有重要意义，但在大多数行政管辖区，公共卫生研究与评估仍然缺乏资金。因为能够带来高回报的高科技医疗提案往往对资助者更有吸引力。

在本章的前面，我们强调了评价和监测卫生干预措施作为战略方针关键组成部分的重要性。人们在制定战略时，越来越认识到健康与医疗服务之间的相互关系。例如，英国在推出“投资研究、促进健康”计划时，主管部长写道：

我们致力于尽一切可能开展疾病预防，并对发现不平等与健康之间日益清晰的生物联系感到高兴。健康和医疗保健带来的社会收益是显而易见的，但我们同时对其带来的潜在经济收益高度关注，生命科学在其中发挥着关键作用，我们将在既往卓越传统的基础上继续发展（苏格兰国家医疗服务体系首席科学家办公室，2009）。

在英国，国家健康研究所有一个专门研究公共健康的部门。该部门接受公共卫生研究（PHR）计划委托开展研究，通过研究提供关于非国家医疗服务体系干预措施（英国国家医疗服务体系，2013）（图11.7.3）的效益、成本、可接受性和广泛影响方面的新知识。然而，与澳大利亚和其他国家一样，大部分可用资金通常用于基础科学和临床研究，而用于公共卫生和卫生服务研究的拨款只有个位数（澳大利亚政府国家医疗服务体系和医疗研究理事会，2008；Pitcher et al.，2010；澳大利亚政府卫生和老龄部，2012）。

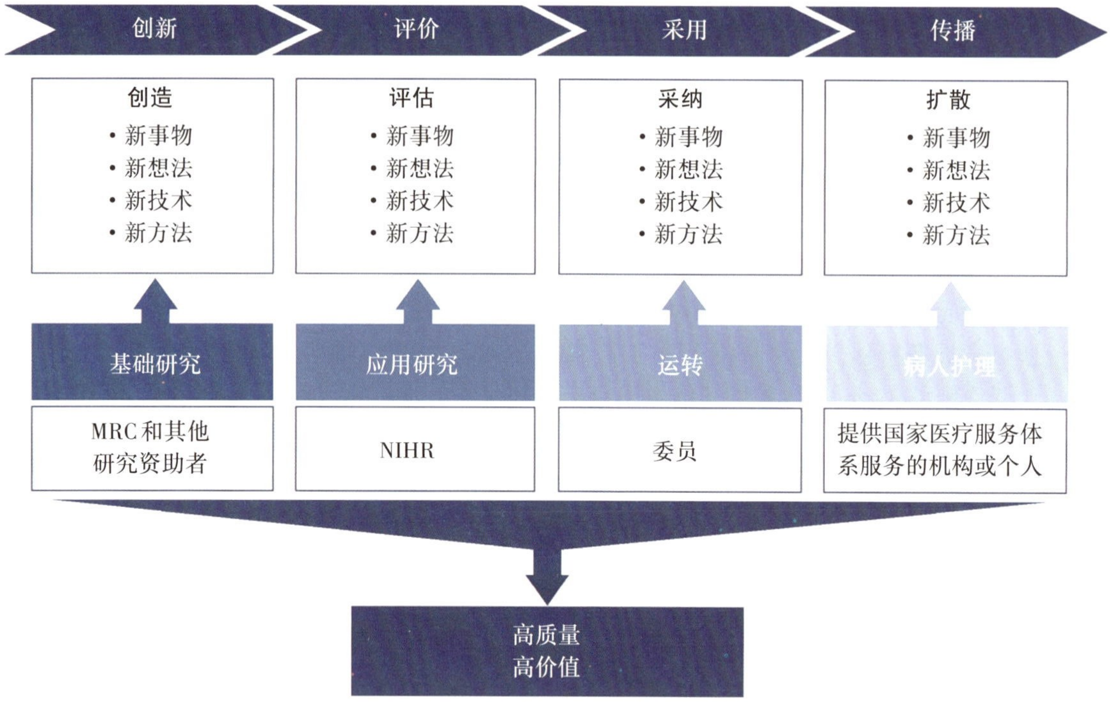

图 11.7.3 研究途径

资料来源:The National Institute for Health Research(NIHR), NIHR Briefing Note 1.1, Version 9, ©2014, under the Open Government License.

展望未来,公共卫生研究(PHR)需要更紧密地与相关政策对接。为解决当代和新兴的公共卫生问题,需确保与战略方案相关的研究得以开展,应重视实施科学研究,解决更广泛的健康决定因素,评估干预措施的费用和成本效益,并对减少不平等现象的努力给予关注。正如英格兰医学科学院(2016)关于《改善公众健康2040》报告中强调的那样,这一重点变化将需要对研究人员和相应基础设施给予重点支持。

案例

案例研究 11.7.13 英格兰公共卫生研究的战略方法

在未来的几十年里,英国人将面临一系列复杂的健康挑战和机遇,其中许多问题只有通过确保和改善公众健康的战略才能得到充分解决。英国医学科学院的报告《到2040年改善公众健康》(2016)探讨了如何组织我们的研究环境,以生成和转化支持这些战略所需的证据。

报告的结论是,虽然公共卫生研究(PHR)为人类健康提供了基本的见解,但我们对影响公众健康的复杂因素以及如何预防和解决我们面临的各种健康挑战仍然知之甚少。解决这些挑战需要转向"公众健康"方法,但这些学科通常不会被视为与公共卫生领域有关。这反过来需要六项关键发展:(1) 重新平衡和加强研究的协调性;(2) 利用新技术和数字革命;(3) 发展跨学科研究能力;(4) 协调临床和公共卫生实践之间的观点和方法;(5) 与社会各界合作,包括政策制定者、从业人员、商业部门和公众合作;(6) 推进全球参与。

该报告强调,需要以一种能够驾驭健康变化驱动因素的方式,显著提高跨学科研究能力。为了促进这一雄心壮志,英国医学科学院推出了一项名为"起跳板——2040年公众健康"的新资助计划,以帮助在健康社会科学和医学人文科学领域工作的独立研究人员进一步发展自己的职业生涯。该报告还强调,政策决策应基于对如何最有效地支持和改善公众健康的深刻理解。为了促进在决策中更好地利用证据,英国医学科学院目前正在与英国皇家学会开展一项证据综合联合项目。

11.7.19　战略实施障碍

我们已经讨论了政治领导和支持对于成功实施公共卫生战略的重要性，因为它需要政治支持和宣传、一系列跨部门合作伙伴的充分参与、公众参与以及资源的充分分配。如果未能充分考虑这些政治现实（包括组织或社区层面的政治因素），将对实施产生不利影响。

然而，战略实施还可能存在其他障碍。虽然许多组织都制定了战略，但许多组织都没有实现其目标。虽然这些战略充满抱负，但有时却不切实际。管理相关研究文献表明，有效战略实施存在四个主要障碍：

(1) 视野障碍：在知识经济时代，员工需要理解战略。

(2) 人员障碍：个人激励需要与支持战略的长期举措相挂钩，而非短期经济成果。

(3) 资源障碍：战略需要与预算相挂钩。

(4) 管理障碍：管理者需要讨论战略，但他们往往仅关注预算（Kaplan，Norton，2001）。

人们往往过分专注于日常职责，忽视那些被确定为对组织可持续性发展和成功至关重要的项目。因为重要的战略可能被视为具有压倒性的、难处理的工作。缺乏团队合作可能导致不同组织和参与者们因各自优先事项而难以形成有效合作，如何才能更好地推进战略计划的成功实施？具体建议如下：

◇ 确定、了解和规划战略制定和实施所处的政治环境。

◇ 确保适当的领导和治理到位，以推动执行工作，并确保对进程的每一步负责，包括评价和传播成果。

◇ 确保就执行所需的资源进行明确讨论，达成共识，并制定计划，以便在整个执行阶段获得这些资源。

◇ 确定构建多元化和包容性合作伙伴联盟，以促进战略制定、实施、宣传和战略沟通。

◇ 明确重点：如果优先事项过多，将导致无法采取行动，并非所有事项都是优先事项，因此要商定最重要的两到三个目标。

◇ 进行定期、明确的沟通，并了解彼此的语言和背景。

◇ 强调和奖励团队合作，这可能涉及权衡、谈判资源分配和期望。

◇ 定期对进展进行审查，并构建一个框架以确保所有利益相关者实现其目标。

◇ 需要对问责机制进行明确界定。

◇ 强调战略计划实施应成为计划关注的最重要方面。

识别并克服实施障碍是任何组织成功的关键。团队合作、问责制和解决优先事项或潜在议程方面的冲突，将有助于确保最重要的两到三个目标的实施（Dane，2010）。

11.7.20　结论

本章重点介绍了促进公共健康的战略和实施这些战略的结构。随着公共卫生范围的扩大，需要更加重视广泛的健康决定因素和未来面临的挑战——如需要考虑非传染性疾病流行、不断变化的人口和疾病模式以及气候变化等对健康带来的影响——这些都需要更多的合作伙伴参与战略制定，以更有效地应对上述挑战带来的公共卫生威胁。2003年非典（SARS）疫情表明，如果战略缺位，就会出现问题。中国在经济转型期间的经验表明，需要不断审视更广泛的健康决定因素对公众健康和公共卫生服务公平的影响。本章已结合不同国家背景的实践和经验案例，讨论了循证和价值战略的内涵；强调卫生系统战略需要构建与目标相匹配的结构，并突出了公共卫生队伍和研究的重要性。此外，指出了在实现战略目标所需克服的主要障碍。然而，很多时候战略仍然停留在华丽的辞藻，其根本挑战在于如何实施这些战略并根据执行情况不断对其加以改进。

（翻译：吴群红）

参考文献

Action on Smoking and Health Australia (n.d.). The tobacco problem and our aims. [Online] Available at: http://www.ashaust.org.au/.

Action on Smoking and Health UK (n.d.). About ASH. [Online] Available at: http://www.ash.org.uk/about-ash.

Academy of Medical Sciences (AMS) (2016). Improving the Health of the Public by 2040. Optimising the Research Environment for a Healthier, Fairer Future. [Online] Available at: https://acmedsci. ac.uk/file-download/41399-5807581429f81.pdf.

Ahmad, A., Rayment, M., Shah, P., Hannah, A., and Singh, K. (2018). A Review of the Implementation of Everybody Active, Every Day at National and Local Level Final Report. [Online] Available at: https://www.icf.com/-/media/. . ./everybody-active-every-day_public-health-england.pdf.

Africa Union and Africa Centers for Disease Control. 2017-2021 Africa Centres for Disease Control and Prevention Strategic Plan. [Online] Available at: http://www.ianphi.org/includes/documents/Strategy%20Africa%20English%20CDC.PDF.

American Heart Association (2012). Researchers identify evidence-based public health interventions for policy makers. [Online] Available at: http://newsroom.heart.org/news/researchers-identify-evidence-237575.

Association of Schools & Programs of Public Health (n.d.). MPH Core Competency Model. [Online] Available at: http://www.aspph.org/educate/models/mph-competency-model/.

Association of Schools and Programs of Public Health (2012). MPH expert panel. [Online] Available at: https://www.aspph.org/ftf-reports/the-mph/.

Australian Government Department of Health and Ageing (2012). National mental health strategy. [Online] Available at: http://www.health.gov.au/internet/main/publishing.nsf/Content/mental-strat.

Australian Government National Health and Medical Research Council (2008). Report of the Review of Public Health Research Funding in Australia. [Online] Available at: http://caphia.com.au/testsite/wp-content/uploads/2016/07/1327359298Review-of-PH-Research-Funding-in-Australia-2008.pdf.

Bangdiwala, S.I., et al. (2011). Public health education in India and China: history, opportunities, and challenges. Public Health Reviews, 33(1), 204-24.

Centers for Disease Control and Prevention (CDC) (2012). CDC Global Health Strategy 2012-2015. [Online] Available at: http://www.cdc.gov/globalhealth/strategy/.

Chief Scientist Office, NHS Scotland (2009). Investing in Research, Improving Health. [Online] Available at: https://www.cso.scot.nhs. uk/wp-content/uploads/2013/02/research.pdf.

Commission on Social Determinants of Health (2008). Closing the Gap in a Generation: Health Equity Through Action on the Social Determinants of Health. Geneva: WHO. Available at: http://whqlibdoc.who.int/publications/2008/9789241563703_eng.pdf.

Council on Smoking and Health (COSH) (n.d.). About COSH. [Online] Available at: http://www.smokefree.hk/en/content/web. do?page=ChairmanMessage.

Cowling, B.J., et al. (2010). Community psychological and behavioral responses through the first wave of 2009 pandemic (H1N1) in Hong Kong. Journal of Infectious Disease, 202(6), 867-76.

Crowley, P. (2000). Community development and primary care groups. In: Hobbs, A. (ed.) Communities Developing for Health. Liverpool: UK Health for All Network, pp. 41-2.

Daar, A.S., et al. (2007). Grand challenges in chronic non-communicable diseases. Nature, 450, 494-6.

Dai, C. and Jiang, M. (2013). Fake meat scandals add to Chinese food fears. British Medical Journal, 346, f3385.

Dane, M. (2010). Overcoming barriers to plan implementation. [Online] Available at: http://suite101. com/article/overcoming-barriers-to-plan-implementation-a213233.

Department for Work and Pensions (2008). The role of the workplace in health and well-being. In: Working for a Healthier Tomorrow: Dame Carol Black's Review of the Health of Britain's Working Age Population. London: Department for Work and Pensions, pp. 51-60. Available at: http://www.dwp.gov.uk/docs/hwwb-working-for-a-healthier-tomorrow.pdf.

Department for Work and Pensions (n.d.). Fit note. [Online] Available at: https://www.gov.uk/government/organisations/department-for-work-pensions/series/fit-note.

Department of Health (DH) (2006). Tackling Health Inequalities: Status Report on the Program for Action 2006. Update on Headline Indicators. London: DOH.

Department of Health (DH) (2011a). Public Health in Local Government. [Online] Available at: https://www.gov.uk/government/uploads/system/uploads/attachment_data/file/216708/dh_131904.pdf.

Department of Health (DH) (2011b). The mental health strategy for England. [Online] Available at: https://www.gov.uk/government/publications/the-mental-health-strategy-for-england.

Department of Health (DH) (2013a). Statutory Guidance on Joint Strategic Needs Assessments and Joint Health and Wellbeing Strategies 2013. [Online] Available at: https://s3-eu-west-1.amazonaws.com/media.dh.gov.uk/network/18/files/2013/03/Statutory-Guidance-on-Joint-Strategic-Needs-Assessments-and-Joint-Health-and-Wellbeing-Strategies-March-20131.pdf.

Department of Health (DH) (2013b). Public Health Outcomes Framework 2013 to 2016. [Online] Available at: https://www.gov.uk/government/publications/healthy-lives-healthy-people-improving-outcomes-and-supporting-transparency.

Department of Health (DH) (2013c). A Framework for Sexual Health Improvement in England. [Online] Available at: https://assets.publishing.service.gov.uk/government/uploads/system/uploads/attachment_data/file/142592/9287-2900714-TSO-SexualHealthPolicyNW_ACCESSIBLE.pdf.

Department of Health (DH) (2017). Towards a Smokefree Generation A Tobacco Control Plan for England. [Online] Available at: https://assets. publishing. service. gov. uk/government/uploads/system/uploads/attachment_data/file/630217/Towards_a_Smoke_free_Generation_-A_Tobacco_Control_Plan_for_England_2017-2022_2_.pdf.

Department of Health (DH) (n. d.). National Healthy School Status: A Guide for Schools. [Online] Available at: http://www.salisbury.anglican.org/resources-library/schools/schools-every-child-matters/be-healthy.

Department of Health and Social Care (DHSC) (2018). Childhood obesity: a plan for action, Chapter 2. [Online] Available at: https://assets.publishing.service.gov.uk/government/uploads/system/uploads/attachment_data/file/718903/childhood-obesity-a-plan-for-action-chapter-2.pdf.

Diabetes UK (n.d.). What we do. [Online] Available at: http://www. diabetes.org.uk/About_us/What-we-do/.

Etienne, C., Teruel, J., Galvao, L.A., Garza, S.M., and Martinelli, R. (2013). Health in All Policies: Experiences from the Americas. Washington, DC: Pan American Health Organization.

European Commission (2007). Together for Health: A Strategic Approach for the EU 2008-13. White Paper. [Online] Available at: http://ec.europa.eu/health-eu/doc/whitepaper_en.pdf.

European Portal for Action on Health Inequalities (n.d.). Health in All Policies (HiAP). [Online] Available at: http://www.health-inequalities.eu/HEALTHEQUITY/EN/policies/health_in_all_policies/.

Evans, W.D. (2006). How social marketing works in health care. British Medical Journal, 332, 1207.

Faculty of Public Health (n.d.). About the faculty of Public Health. [Online] Available at: http://www.fph.org.uk/about-fph.

General Medical Council (n.d.). About us. [Online] Available at: http://www.gmc-uk.org/.

Global Green and Healthy Hospitals. [Online]. Available at: https://noharm-global. org/issues/global/global-green-and-healthy-hospitals.

Government of China (2009). Opinions of the CPC Central Committee and the State Council on deepening the health care system reform. [Online] Available at: http://www.china.org.cn/government/scio-press-conferences/2009-04/09/content_17575378.htm.

Hanson, M., Godfrey, K.M., Lillycrop, K.A., Burdge, G.C., and Cluckman, P.D. (2011). Developmental plasticity and developmental origins of non-communicable disease: theoretical considerations and epigenetic mechanisms. Progress in Biophysics and Molecular Biology, 106(1), 272-80.

He, F. and MacGragor, G. (2009). A comprehensive review on salt and health and current experience of worldwide salt reduction programmes. Journal of Human Hypertension, 23, 363-84.

Healthier Hospitals Initiative (2013). About. 2013. [Online] Available at: http://healthierhospitals.org/about-hhi.

Healthy India (n.d.). Mid-day Meals. [Online] Available at: http://healthy-india.org/healthy-spaces/schools/mid-day-meals.html.

Healthy Workplaces (2011). Healthy Workplace Guide: Ten Steps to Implementing A Workplace Health Program. [Online] Available at: https://ses. library. usyd. edu. au/bitstream/handle/2123/8776/Healthy%20Workplace%20Guide_Ten%20steps. pdf?sequence=1&isAllowed=y.

Hrebiniak, L.G. (2005). Making Strategy Work. New Jersey: Wharton School Publishing.

Hill, A., Griffiths, S., and Gillam, S. (2007). Public Health and Primary Care: Partners in Population Health, Volume 1. Oxford:

Oxford University Press.

HM Government (2010). Healthy Lives, Healthy People: Our Strategy for Public Health in England. London: The Stationery Office. [Online] Available at: http://www.official-documents.gov.uk/document/cm79/7985/7985.pdf.

HM Government (2011). No Health Without Mental Health: A Cross-Government Mental Health Outcomes Strategy for People of All Ages. [Online] Available at: https://www.gov.uk/government/uploads/system/uploads/attachment_data/file/135457/dh_124058.pdf.pdf.

HM Government (2016). Childhood Obesity: A Plan for Action. [Online] Available at https://assets.publishing.service.gov.uk/government/uploads/system/uploads/attachment_data/file/546588/Childhood_obesity_2016_2_acc.pdf.

Hong Kong Academy of Medicine (n.d.). Overview. [Online] Available at: http://www.hkam.org.hk/.

Hong Kong College of Community Medicine (n.d.). Background. [Online] Available at: http://www.hkccm.org.hk/.

Hong Kong Government (2011). Department of Health. Action Plan to Reduce Alcohol-Related Harm in Hong Kong. [Online] Available at: http://www.dh.gov.hk/english/pub_rec/pub_rec_ar/pdf/ncd_ap2/action_plan_whole_document_e.pdf.

Hong Kong Government (2013). Department of Health. Promoting Health in Hong Kong: A Strategic Framework for Prevention and Control of Non-communicable Diseases. [Online] Available at: http://www.change4health.gov.hk/filemanager/common/image/strategic_framework/promoting_health/promoting_health_e.pdf.

Hong Kong Government (n.d.). Department of Health. Centre for Health Protection. [Online] Available at: http://www.chp.gov.hk/en/index.html.

Hong Kong Special Administrative Region Government (2003). SARS in Hong Kong: From Experience to Action. Report of the SARS Expert Committee. [Online] Available at: http://www.sars-expertcom.gov.hk/english/reports/reports.html.

Hunter, D. (2007) Managing for Health. London: Routledge.

Institute of Medicine (1988). The Future of Public Health. Washington, DC: Committee for the Study of the Future of Public Health.

Jin, M., Griffiths, S.M., Fong, H., and Dawes, M.G. (2013). Health of China's rural-urban migrants and their families: a review of literature from 2000-2012. British Medical Bulletin, 106, 19-43.

Joossens, L. and Raw, M. (2011). The Tobacco Control Scale 2010 in Europe: A Report of the Association of European Cancer Leagues. Brussels: Association of European Cancer Leagues.

Kaplan, R.S. and Norton, D.P. (2001). The Strategy-Focused Organization. Boston, MA: HBS Press.

Kawamoto, K. (2004). Learning about health care policy: part 1. The Journal of Education, Community, and Values, 2004, 4-5.

Kickbusch, I. and Buckett, K. (eds.) (2010). Implementing Health in All Policies, Adelaide 2010. Adelaide: Government of South Australia, Department of Health. [Online] Available at: http://www.who.int/sdhconference/resources/implementinghiapadel-sahealth-100622.pdf.

Kim, J.H., Wong, A.H., Goggins, W.B., Lau, J., and Griffiths, S.M. (2013). Drink driving in Hong Kong: the competing effects of random breath testing and alcohol tax reduction. Addiction, 108(7), 1217-28.

Kuh, D. and Ben-Shlomo, Y. (1997). A Life-course Approach to Chronic Disease Epidemiology. Oxford: Oxford University Press.

Laspiur, S. (2012). Argentine initiative: to reduce sodium consumption 'Less Salt, More Life'. [Online] Available at: http://new.paho.org/panamericanforum/wp-content/uploads/2012/08/less-salt-more-life_PAHO-consortium_ARG.pdf.

Lefebvre, R.C. and Flora, J.A. (1988). Social marketing and public health intervention. Health Education & Behavior, 15(3), 299-315.

Leppo, K., Ollila, E., Peña, S., Wismar, W., and Cook, S. (eds.) (2013). Health in All Policies, Seizing Opportunities, Implementing Policies. Finland: Ministry of Social Affairs and Health. [Online] Available at: http://www.euro.who.int/data/assets/pdf_file/0007/188809/Health-in-All-Policies-final.pdf.

Li, L.M., Tang, J.L., Lv, J., Jiang, Y., and Griffiths, S. (2011). The need for integration in health sciences sets the future direction for public health education. Public Health, 125(1), 20-4.

Mahal, A., Karan, A., and Engelgau, M. (2009). The Economic Implications of Non-Communicable Disease for India. The International Bank for Reconstruction and Development. Washington, DC: World Bank.

Marmot, M., on behalf of the Commission on Social Determinants of Health (2007). Achieving health equity: from root causes to fair outcomes. The Lancet, 370, 1153-63.

Mental Health Commission of Canada (2012). Changing Directions, Changing Lives: The Mental Health Strategy for Canada. [Online] Available at: https://www.mentalhealthcommission.ca/sites/default/files/MHStrategy_Strategy_ENG.pdf.

Mental Health Commission of Canada (2013). National Standard of Canada. January 2013.

Mental Health Taskforce to the NHS in England. (2016). The Five Year Forward View for Mental Health. February 2016. [Online] Available at: https://www.england.nhs.uk/wp-content/uploads/2016/02/Mental-Health-Taskforce-FYFV-final.pdf.

Merson, M.H. and Page, K.C. (2009). The Dramatic Expansion of University Engagement in Global Health. Implications for US Policy: A Report of the CSIS Global Health Policy Center. Washington, DC: Center for Strategic & International Studies. [Online] Available at: https://www.ghdonline.org/uploads/Univ_Engagement_in_GH.pdf.

Mintzberg, H. (1987). The strategy concept i: five Ps for strategy. California Management Review, 30(1), 11-24.

Mississippi Office of Healthy Schools (n.d.). Health education services. [Online] Available at: http://healthyschoolsms.org/.

Mohammed, A. (n.d.). The global burden of NCDs. [Online] Available at: http://ncdaction.org/page/the-global-burden-of-ncds.

National Center for Chronic Disease Prevention and Health Promotion (2010). Healthy Hospital Choices. [Online] Available at: http://www. cdc.gov/nccdphp/dnpao/hwi/docs/HealthyHospBkWeb.pdf.

National Health Service (NHS) (2013). The National Institute for Health Research Report. [Online] Available at: http://www.nihr.ac.uk/files/pdfs/Briefing%20documents/1.1%20The%20National%20 Institute%20for%20Health%20Research.pdf.

National Health Service (NHS) (n.d.). Sustainable development strategy consultation. [Online] Available at: https://www.sduhealth.org.uk/policy-strategy/engagement-resources.aspx.

Naylor, C.D., Chantler, C., and Griffiths, S. (2004). Learning from SARS in Hong Kong and Toronto. Journal of the American Medical Association, 291(20), 2483-7.

NEPAD (n.d.). Africa Health Strategy 2005-2007. [Online] Available at: http://www.nepad.org/.

Pitcher, S., Jordan, D., and Buckett, K. (2010). South Australia's strategic plan and health in all policies. In: Kickbusch, I. and Buckett, K. (eds.) Implementing Health in All Policies Adelaide 2010, pp. 87-92. Adelaide: Government of South Australia, Department of Health. [Online] Available at: http://www.who.int/sdhconference/resources/implementinghiapadel-sahealth-100622.pdf.

Public Health England (PHE) (n.d.). What we do. [Online] Available at: https://www.gov.uk/government/organisations/public-health-england.

Rao, M., Prasad, S., Adshead, F., and Tissera, H. (2007). The built environment and health. The Lancet, 370(9593), 1111-13.

Raw, M. and Joossens, L. (2007). Progress in Tobacco Control Policies in 30 European Countries, 2005 to 2007. [Online] Available at: https://www.slzt.cz/dokumenty/LJ_30_European_countries.pdf.

Rocco, L., Kimie, T., Suhrcke, M., and Fumagalli, E. (2011). Chronic Diseases and Labor Market Outcomes in Egypt. World Bank Policy Research Working Paper, No. 5575. Washington, DC: World Bank.

Save the Children (2012). State of the World's Mothers 2012: Nutrition in the First 1,000 Days. [Online] Available at: https://resourcecentre.savethechildren.net/library/state-worlds-mothers-2012-nutrition-first-1000-days.

School Health Foundation of India (n.d.). Healthy School Certification. [Online] Available at: http://schoolhealth.in/uncategorized/healthy-school-certification/.

Shanghai Declaration on Promoting Health in the 2030 Agenda for Sustainable Development. [Online] Available at: http://www.who.int/healthpromotion/conferences/9gchp/shanghai-declaration. pdf?ua=1.

Sim, F., Lock, K., and McKee, M. (2007). Maximizing the contribution of the public health workforce: the English experience. Bulletin of the World Health Organization, 85(12), 901-80.

Starfield, B. (1998). Primary Care: Balancing Health Needs, Services and Technology. New York: Oxford University Press.

Tan, X., Zhang, Y., and Shao, H. (2018). Healthy China 2030, a breakthrough for improving health. Global Health Promotion, 26(4), 96-9.

The Lancet (2010). Climate Change Series. [Online] Available at: http://www.thelancet.com/series/health-and-climate-change.

The Lancet (2013a). Women Deliver. Interview with Ana Langer, Director of the Women and Health Initiative at the Harvard School of Public Health. [Online] Available at: http://www.lancet.com/themed/women-deliver-2013.

The Lancet (2013b). Tobacco control — political will needed. The Lancet, 381(9877), 1511.

The Medical Council of Hong Kong (n.d.). Homepage. [Online] Available at: http://www.mchk.org.hk/.

The NCD Alliance (2013a). NCD Alliance Report 2012-2013: Putting Non-Communicable Diseases on the Global Agenda. [Online] Available at: http://ncdalliance.org/sites/default/files/resource_files/NCD%20Alliance%20Report%202012-2013.pdf.

The NCD Alliance (2013b). 66th World Health Assembly — May 2013. [Online] Available at: http://www.ncdalliance.org/wha66.

UK Government (n.d.). Childhood obesity: a plan for action, chapter 2. [Online] Available at: https://www.gov.uk/government/publications/childhood-obesity-a-plan-for-action-chapter-2.

United Nations (n.d. a). Millennium Development Goals. [Online] Available at: http://www.un.org/millenniumgoals/.

United Nations (n. d. b). 2010 Summit on the Millennium Development Goals. [Online] Available at: http://www. un. org/millenniumgoals/bkgd.shtml.

United Nations (n.d. c). Sustainable Development Goals. [Online] Available at: https://sustainabledevelopment.un.org/sdgs.

United Nations News Centre (2011). Remarks to General Assembly meeting on the Prevention and Control of Non-Communicable Diseases. Secretary-General Ban Ki-moon General Assembly. [Online] Available at: http://www. un. org/apps/news/infocus/sgspeeches/search_full.asp? statID=1299.

United Nations Population Fund (n.d.). Empowering Women through Education. [Online] Available at: http://www.unfpa.org/gender/empowerment2.htm.

United States Global Health (n.d.). Strategy Objectives of the HHS Global Health Strategy. [Online] Available at: https://www.hhs.gov/sites/default/files/hhs-global-strategy.pdf.

van Weel, C., de Maeseneer, J., and Roberts, R. (2008). Integration of personal and community health care. The Lancet, 372, 871-2.

Whitmee, S., et al. (2015). Safeguarding human health in the Anthropocene epoch: report of The Rockefeller Foundation — Lancet Commission on planetary health. The Lancet, 386(10007), 1973-2028.

WHO Health Promoting Hospitals Network (1997). The Vienna Recommendations on Health Promoting Hospitals. Copenhagen: WHO Europe.

World Bank (2005). Brail: Addressing the Challenge of Non-communicable Diseases in Brazil. Washington, DC: World Bank.

World Bank (2011). Toward a healthy and harmonious life in China: stemming the rising tide of non-communicable diseases. [Online] Available at: http://www.worldbank.org/en/news/feature/2011/07/26/toward-health-harmonious-life-china-stemming-rising-tide-of-non-communicable-diseases.

World Bank (2013). Improving nutrition through multisectoral approaches. [Online] Available at: http://www-wds.worldbank.org/external/default/WDSContentServer/WDSP/IB/2013/02/05/000356161_20130205130807/Rendered/PDF/751020WP0Impro00Box374299B00PUBLIC0.pdf.

World Health Organization (WHO) (1948). WHO Definition of Health. [Online] Available at: http://www.who.int/about/definition/en/print.html.

World Health Organization (WHO) (1978). Declaration of Alma-Ata. International Conference on Primary Health Care, Alma-Ata, USSR, 6-12 September 1978. [Online] Available at: http://www. who.int/publications/almaata_declaration_en.pdf.

World Health Organization (WHO) (1986). The Ottawa Charter for Health Promotion. First International Conference on Health Promotion, Ottawa, 21 November 1986. [Online] Available at: http://www.who.int/healthpromotion/conferences/previous/ottawa/en/.

World Health Organization (WHO) (2004). Global Strategy on Diet, Physical Activity and Health. Strategy Documents. May 2004: Final Strategy Document and Resolution. [Online] Available at: http://www.who.int/dietphysicalactivity/strategy/eb11344/en/.

World Health Organization (WHO) (2005). The Bangkok Charter for Health Promotion in a Globalized World. [Online] Available at: http://www.who.int/healthpromotion/conferences/6gchp/bangkok_charter/en/.

World Health Organization (WHO) (2008). The World Health Report 2008 — Primary Health Care: Now More Than Ever. [Online] Available at: http://www.who.int/whr/2008/en/.

World Health Organization (WHO) (2009a). Noncommunicable Diseases and Mental Health. 2008-2013 Action Plan for the Global Strategy for the Prevention and Control of Noncommunicable Diseases. [Online] Available at: http://www. who. int/nmh/publications/9789241597418/en/.

World Health Organization (WHO) (2009b). 62nd World Health Assembly: Daily Notes on Proceedings. [Online] Available at: http://www.who.int/mediacentre/events/2009/wha62/journal/en/index. html.

World Health Organization (WHO) (2010). A Framework for National Health Policies, Strategies and Plans June 2010. [Online] Available at: http://www.who.int/nationalpolicies/FrameworkNHPSP_final_en.pdf.

World Health Organization (WHO) (2013a). Global Action Plan for the Prevention and Control of Noncommunicable Diseases 2013-2020. Revised Draft. [Online] Available at: http://www.who.int/nmh/events/2013/revised_draft_ncd_action_plan.pdf.

World Health Organization (WHO) (2013b). Draft Action Plan for the Prevention and Control of Noncommunicable Diseases 2013-2020. [Online] Available at: http://www.who.int/nmh/publications/ncd_action_plan2013.pdf.

World Health Organization (WHO) (2014). Noncommunicable Diseases and Mental Health: About 9 Voluntary Global Targets. [Online] Available at: https://www.who.int/nmh/ncd-tools/definition-targets/en/.

World Health Organization (WHO) (2015). Health in 2015: from MDGs, Millennium Development Goals to SDGs, Sustainable Development Goals. [Online] Available at: http://apps. who. int/iris/bitstream/handle/10665/200009/9789241565110_eng. pdf; jsessioni d=FD9F8C6CDA1B640C2A95D889BEA62113? sequence=1.

World Health Organization (WHO) (2017a). Montevideo Roadmap 2018-2030 on NCDs as a Sustainable Development Priority. [Online] Available at: http://www.who.int/conferences/global-ncd-conference/Roadmap.pdf.

World Health Organization (WHO) (2017b). One Health. [Online] Available at: http://www.who.int/features/qa/one-health/en/.

World Health Organization (WHO) (2018). Strategic Plan for Consolidation and Stabilization Following the Epidemic of Ebola Virus Disease in the Democratic Republic of the Congo. August-October 2018. [Online] Available at: http://www.who.int/emergencies/crises/cod/drc-consolidation-and-stabilization-plan-26July2018-en.pdf?ua=1.

World Health Organization (WHO) (n.d. a). Food Security. [Online] Available at: http://www.who.int/trade/glossary/story028/en/.

World Health Organization (WHO) (n.d. b). Global Strategy to Reduce Harmful Use of Alcohol. [Online] Available at: http://www.who.int/substance_abuse/activities/gsrhua/en/.

World Health Organization (WHO) (n.d. c). WHO Framework Convention on Tobacco Control. [Online] Available at: http://www.who.int/fctc/en/.

World Health Organization (WHO) (n.d. d). MPOWER. Tobacco Free Initiative. [Online] Available at: http://www.who.int/tobacco/mpower/en/.

World Health Organization (WHO) (n.d. e). Track 2: Health Literacy and Health Behaviour. 7th Global Conference on Health Promotion: Track Themes. [Online] Available at: http://www.who. int/healthpromotion/conferences/7gchp/track2/en/index.html.

World Health Organization (WHO) (n.d. f). Introduction to Healthy Settings. [Online] Available at: http://www.who.int/healthy_settings/about/en/.

World Health Organization (WHO) (n.d. g). Healthy Settings. [Online] Available at: http://www.who.int/healthy_settings/en/.

World Health Organization (WHO) (n.d. h). Healthy Workplaces: A WHO Global Model for Action. [Online] Available at: http://www. who.int/occupational_health/healthy_workplaces/en/.

World Health Organization (WHO) (n.d. i). Ageing and Life-Course. Care and Independence in Older Age. [Online] Available at: http://www.who.int/ageing/en/.

World Health Organization Europe Office (n.d.). Environment and Health. [Online] Available at: https://www.euro.who.int/en/health-topics/environment-and-health.

World Health Organization Regional Office for the Western Pacific (1999). Regional Guidelines for the Development of Healthy Workplaces. [Online] Available at: http://www.who.int/occupational_health/regions/en/oehwproguidelines.pdf.

Yang, J., et al. (2018). The Tsinghua-Lancet Commission on Healthy Cities in China: unlocking the power of cities for a healthy China. The Lancet, 391(10135), 2140-84.

11.8 卫生服务战略

11.8.1 引言

本章要回答的两个关键问题是:第一,为什么公共卫生专业人员应该对卫生服务感兴趣? 也由此引发第二个问题:卫生服务是否真正对人群健康做出了有意义的贡献?

McKeown(1979)等作者认为,改善健康状况的主要动因来自营养、环境和行为,而非医疗保健。他指出,在1841年至1971年期间,英格兰和威尔士的死亡率下降了四分之三,这是由于感染性疾病导致的死亡人数减少,其中四分之三是在广泛采用了免疫接种或抗生素之前发生的。

其他一些人如Illich(1976)认为,医疗保健非但不能改善健康,反而会对健康产生直接的不利影响,例如处方药的副作用、医院感染、不良的手术操作以及越来越多的实验室检查产生的虚假异常的系列后果。

然而,正如一些评论家所指出的,McKeown所描述的是一个医疗保健服务提供相对较少的时期。直到20世纪六七十年代,许多慢性疾病的安全有效药物才得以广泛使用(Nolte,McKee,2004)。与20世纪60年代之前的情况相反,现在的医疗服务对工业化国家预期寿命的总体改善做出了重要贡献。许多新的治疗方法已经问世,且在高质量的评估研究中被证明可以延长寿命。例如高血压和心力衰竭的有效治疗,心肌梗死的二级预防以及许多儿童癌症的化疗。

国际差异为进一步研究这一问题提供了许多自然实验(McKee,Bojan,1998)。例如,在1990年之前,中欧和东欧前社会主义国家的可医治病因死亡率(即通过及时有效的医疗保健可以预防的病因死亡率)高于西方国家(Bojan et al.,1991;Boys et al.,1991)。这其中不包括新生儿早期死亡,因为新生儿早期死亡的数据并不完整。据Velkova等人(1997)估计,1988年,在东西方男性从出生到75岁之间的预期寿命差距中,有24%是由于可改变的因素,而女性的这一数字为39%。

现在有大量证据表明,与20世纪70年代以前的情况不同,卫生服务虽然只是健康的决定因素之一,其他因素包括遗传倾向、个人行为和生活方式、社会、经济和商业因素以及环境条件等,可以对人群健康产生重大影响(McKee,Figueras,2009)。

《渥太华健康促进宪章》(WHO,1986)建议调整卫生服务及其资源的方向,使其不再局限于提供临床和治疗服务,还要面向健康促进。《宪章》还强调需要努力提高生活技能以增加人们的选择,使他们能够更好地控制自身健康及环境,并做出有利于健康的选择。最近,世界卫生组织对《宪章》又进行了补充,认为政府应采用"将健康融入所有政策"的方法(Leppo et al.,2013),让所有部门都参与检视并最大限度地增加其健康投入,实现健康共治(Baum,2019)。

公共卫生专业人员发挥着重要的倡导作用,以确保医院资源(医院总是获得医疗预算的最大份额)被有效、高效、公平地使用,以优化治疗结局。相比之下,社区服务的紧迫性虽不如紧急的医疗服务,但也同样不可忽视。公共卫生专业人员需要提高其在制定以系统为基础的解决方案和动员跨部门行动方面的能力以改善人群健康。

本章其余部分将探讨卫生保健服务不断变化的背景、卫生保健服务中新出现的主题以及提供和改善卫生保健服务的战略。

11.8.2 卫生保健服务背景

卫生保健服务不是存在于真空中的。虽然这一说法似乎不言而喻，但在制定和发展卫生保健战略时往往没有被充分考虑到。因此，战略要么是没有生根发芽（特别是那些从其他系统“移植”来的最佳实践策略）或是如同“温水煮青蛙”一样未能及时应对新挑战。需要被关注的背景性因素包括社会、专业规范和价值观，因为它们影响到系统的核心原则以及改革的愿景。经济发展水平等因素则会影响卫生服务的可支配资源水平（Maxwell，1981），而卫生保健支出的上升压力则是世界各地卫生保健改革的关键驱动力。卫生保健系统还必须能够主动应对影响人口健康需求的因素，如不断变化的人口结构、疾病模式以及技术变革的影响。教育在产生足够的专业和管理能力方面的作用也将影响卫生系统采取严谨和持久行动的能力。这些背景因素将在以下标题中分别进行讨论：定义规范和价值观、宏观经济学的现实、人口压力、疾病模式的变化、技术变革、对质量和减少浪费的追求以及患者期望的不断上升。

11.8.2.1 规范和信念

卫生保健系统反映了他们所服务人群根深蒂固的社会和文化期望（Contandriopoulos et al.，1998）。尽管这些规范和信念是产生于卫生保健系统的正式结构之外，但它们在定义该系统的整体特征方面发挥着重要作用。

社会有占主导地位的信念体系，在一个社会中，不同价值观和信念之间的紧张关系是相对稳定的（Benson，1975）。理解信念体系的一个有用的方法是将这些紧张关系分为四个极点（Habermas，1987）：价值观、对现象的理解、管辖权的界定和资源分配以及监管的逻辑。

在这个框架中，价值观包括公平、个人自主权和效率之间的紧张关系和权衡（Clark，1988）。对现象的理解与如何解释生命、死亡、疾病、健康和疼痛有关，因此被视为与卫生保健系统的目标有关（Gillett，1995）。管辖权的界定和资源的分配包括对卫生保健部门工作人员的角色和职能的看法，以及在预防、治疗、医疗保健与更广泛的健康决定因素之间的资源分配。监管的逻辑与社会如何选择规范卫生保健的提供有关。这可能是技术官僚的，由素质良好的专家在他们的知识和职位层级的基础上来指导系统；专业的自我调节使医生（作为病人的最佳代理人）处于系统的中心；以市场为基础的模式，规则反映竞争市场中的供求关系；或是民主模式，公众可以直接地或更频繁地通过选举或任命代表，成为制定提供卫生保健框架的责任主体。

理解一个社会中的主流信念体系对公共卫生专业人员来说很重要，因为它有助于了解系统为什么是这样的，它们是如何改变的，以及卫生保健系统中的个体正在追求的目标。它还将影响战略的选择，以实现有意义的和持续的变化（McKee，Figueras，2009）。例如，一些社会认为卫生保健主要是一种社会和集体利益。与那些将卫生保健视为一种可以在市场中买卖商品的社会相比，这些社会更容易接受有意制定从年轻人到老年人、从富人到穷人、从健康者到患病者的交叉补贴的政策。

规范和信念可以而且确实会随着时间的推移而演变。例如，经过多年的惊人增长，现代亚洲摆脱赤贫的人数比历史上任何其他时期都多。但随着他们变得越来越富裕，该地区的公民希望从他们的政府那里得到更多。在整个欧洲大陆，要求公共养老、国家医疗保险、失业保障和其他社会保障的压力越来越大。因此，世界上最具活力的经济体正在转型，从简单地积累财富转向建设更好和更全面的福利国家（经济学人，2012）。此外，联合国还通过了全民健康覆盖（UHC）的目标，作为计划到2030年实现的可持续发展目标的一部分(WHO,2020)。世界卫生组织现任总干事谭德塞·阿达诺姆·盖布雷耶苏斯博士表示,实现“全民健康覆盖是一种政治选择”(WHO,2019)。虽然这些变化提高了对卫生保健系统的要求,但它们也提供了机会,可以引入基于以前的规范和信念可能无法接受的变革和战略。

11.8.2.2 宏观经济因素

上世纪60年代和70年代历史性的高经济增长率没有在90年代得以延续。随着全球化的发展,经济波动加剧,繁荣和萧条的周期缩短。随着全球各经济体之间的联系越来越紧密,一个国家的不利经济状况会迅速蔓延到其他国家并升级到全球范围,正如2000年代末期的全球金融危机一样。

与此同时,医疗保健覆盖面的扩大,无论是服务范围还是覆盖人群,也正在显著增加卫生保健支出的上升压力。人们已经在担忧目前的卫生保健支出水平是不可持续的,并且正在对其他经济部门产生不利影响。例如,美国在卫生领域的支出超过了国内生产总值的17%,这让人们担心在美国开展业务的公司所面临的沉重负担,而这些负担可能使它们在国际市场中处于巨大的竞争劣势。

宏观经济环境影响政治决策过程,特别是对有竞争性部门的资源分配。2010年,几乎所有经济合作与发展组织(经合组织)成员国都放缓或停滞了医疗卫生支出的实际增长,扭转了其快速增长的长期趋势。总的来说,在2000—2009年期间经合组织国家卫生支出的年实际增长率为近5%,但2010年为零增长。有限数量国家的数据初步显示,在2011年是几乎没有或根本没有增长。像英国这样在上世纪90年代卫生保健方面投入巨资的国家,面对紧缩的经济形势也正在被迫缩减规模。英国政府的目标是在2014—2015年底前为国民保健服务体系(NHS)提供200亿英镑(4%)的效率节约。当前的挑战是如何平衡患者在生产力和效率方面不断增长的需求,同时保持良好、优质的医疗水平。

11.8.2.3 人口压力

世界卫生组织前总干事格罗·哈莱姆·布伦特兰博士称,老龄化是人类最伟大的成就之一,也是人类最大的挑战之一。在富裕国家,从1995年至2025年,需要卫生保健的65岁以上人口数预计将增加50%至120%,而老年人所花费的卫生保健支出比年轻人要多得多。例如,在美国,老年人口占总人口数量的比例不足15%,但是医疗保健支出却占三分之一以上(并且这还是未考虑社会或长期保健费用)。

最大的挑战在于发展中国家。发达国家未老先富,而发展中国家则未富先老。一个多世纪以来,人口老龄化在欧洲逐渐发生,而发展中国家人口老龄化的发展进程远远超过了这些国家的社会经济发展的速度。人口老龄化对卫生保健需求的影响往往因出生率的下降而加剧,导致抚养比率不断上升。

然而,有必要提出三个警示。首先,一项对美国医疗保险数据的研究表明,虽然估计的终身费用会随着年龄增长而增加,但与每增一年寿命相关的费用和一个人一生中的年均费用都随着死亡年龄的增加而减少(McGinnis,Foege,1993;Lubitz et al.,1995)。这可能是由于患者在其生命的最后一年年龄越大,其治疗强度越低(Scitovsky,1988)。这表明,与65岁以上寿命的延长相比,预计老年人绝对数量的增加对医疗保健成本的影响更大。

其次,未来老年人的健康和社会状况可能与当前的老年人不同。他们很可能受过更好的教育,并将受益于一生良好的营养。另一方面,他们也可能采用了更久坐的生活方式,对卫生保健有更高的期望。由于这些原因,我们不应该根据当前的老年人数据对未来人口需求进行简单的推断。

最后一个警示是,对老龄化成本的悲观预测是基于这样一种假设,即卫生服务将继续以目前高度以医院中心化的方式扩大。老龄化对疾病负担和费用的影响可以通过更加强调疾病和残疾的预防,以及改变老年人保健模式来减轻。

11.8.2.4 卫生人力的变化

近两个世纪以来，追求更多的知识和专业化一直是医学科学进步的特征（Cassel，Reuben，2011）。认识到比起“通科”专家，有些特定的患者更受益于那些受过额外专门知识和技能培训和认证的专家，亚专科的创建得到最多的发展，由于这些三级亚专科医生需要大量的病人来保持他们的技能熟练程度，他们通常在转诊中心工作。

许多新兴的亚专科都是跨学科的。在美国，睡眠医学跨越了六个不同的专科，而姑息医学亚专科涵盖了10个不同的主要专业领域。专业的激增导致了人们的担忧，即医疗保健将变得越来越碎片化，以及伴随而来的全科医生的流失或被低估，其作为一项职业选择对年轻医生的吸引力也在下降。

随着贸易壁垒的降低，全球化的力量增加了世界各地各类专业人员的流动，卫生保健也不例外。富裕的国家越来越依赖移民作为应对国内卫生保健专业人员短缺的手段。这一趋势引起了人们的担忧，即卫生保健专业人员的外流正在对这些流出国的卫生保健系统产生不利影响。发展中国家的卫生人力资源不足已被确定为限制诸如3by51和千年发展目标（MDGs）（医学研究所（IOM），2004）等倡议方面取得进展的主要制约因素之一。另一方面，接收国需要开发有效的方式以吸收来自不同背景和文化的卫生保健专业人员的涌入。

各国还在探索扩大卫生保健专业人员的执业范围，作为解决卫生保健可获得性问题的一种手段。执业护士、理疗师和职业治疗师以及其他卫生保健专业人员越来越不依赖于医生的监督而独立执业。例如，美国的几个州已经通过立法，允许药剂师在一定权限内评估和管理药物方案以及药物分发。

11.8.2.5 疾病负担的变化

“流行病学转型”一词是指随着社会的发展，健康和疾病模式所发生的复杂变化。它描述了这些模式与其人口统计学、经济和社会学的决定因素及后果之间的相互作用。

在经典的（西方）模型中，Omran（1971）描述了从高死亡率、低预期寿命（20～40岁）的瘟疫和饥荒时代，到流行病消退时代，再到退行性疾病和人为疾病时代，而这一时代以较低死亡率（平均预期寿命超过50岁）和发病率超过死亡率为主要健康特征。

虽然经典模型假设了线性单向变化，但也观察到了反向转变，即由于撒哈拉以南非洲的艾滋病毒/艾滋病大流行等原因，导致年龄别死亡率呈现上升趋势而不是随着时间推移而下降（Gaylin，Kates，1997）。与此同时人们开始意识到一些仍未解决的老问题导致了新旧问题的交叠，并常伴随着国家之间和国家内部的巨大差距。另一方面，虽然糖尿病等慢性疾病通常被认为是富贵病，但目前五分之四的糖尿病患者生活在中低收入国家（国际糖尿病联合会，2012）。简而言之，这些国家的卫生系统必须继续努力应对尚未完成的传染病议程，同时还要应对人口老龄化带来的非传染性疾病的新议程。

由于疾病负担是动态的（Murray，Lopez，1996），卫生服务的提供必须随之演变以满足人群不断变化的卫生需要。由于疾病模式不同，卫生服务不能停留在为某一时代而设计的结构中。例如，慢性病发病率和流行率的增加要求卫生系统组织服务时更加强调预防和社区服务，而不是目前以医院为中心的模式，因后者更适合急性疾病的治疗。

然而，目前的卫生服务模式往往过于复杂和不协调，需要许多步骤和病人“交接”，这就减缓了医疗服务的提供，并降低了其安全性。卫生保健组织、医院和医生团体通常也是作为各自为政的“孤岛”进行运作，它们在行动时无法获得有关患者病情、病史、其他医疗机构提供的服务或其他临床医生提供的药物的完整信息（美国医学研究所，2001）。

公共卫生专业人员在跟踪和解释疾病趋势（包括预测新出现的趋势），设计解决问题机制，支持服务供给所要求的变化，并监控对这些变化的响应过程中发挥着核心作用。通过适当的干预措施，Olshansky和

Ault(1986)推测“延迟退行性疾病时代”是流行病学转型的第四个阶段。

11.8.2.6 技术变革

卫生保健领域的变革步伐正在稳步加快。髋关节置换术已由膝关节、肩关节发展到手指关节置换术。移植外科医生已经由最初的肾脏移植发展到心脏、肝脏和胰腺移植。艾滋病已经从一种快速发展的致命疾病转变为一种越来越多的患者通过复杂的抗病毒治疗而得以控制的疾病。这样的例子几乎不计其数。

人们普遍认为,卫生技术的提高大大增加了卫生保健支出的上升压力。例如,发达国家心脏专科服务的快速增长是由血管成形术和其他医疗技术的进步驱动的,而不是心脏病发病率的变化推动的(Dash et al.,2009)。尽管其确切贡献尚有争议(Mossialos,Le Grand 1999),但美国卫生保健筹资管理局的一项研究估计,美国实际人均卫生保健费用的增长中,约有一半可归因于1940—1990年期间新医疗技术的引入和普及,估计可能的增长在38%~62%之间(Smith et al.,2000)。

造成这种增长有多种原因。新技术往往比它们所取代的技术更昂贵。因为对服务的其他方面进行了重组以适应治疗模式的变化,所以即使技术本身并不昂贵但也可能导致成本增加。例如,新治疗方法的引入可能会导致有治疗适应证的个体数量的增加,要么因为以前无法治疗的疾病变得可治疗,或是随着副作用或禁忌证的减少,治疗的阈值下降。最后,在某些情况下,技术从三级中心推广到基层医疗机构,可以显著减少获取技术的障碍,从而提高技术的使用率。

自20世纪80年代以来,通信的速度和数量也发生了无与伦比的革命。存储和提供知识的新方法的发展改变了卫生保健服务的提供和使用方式,这在带来好处的同时也增加了风险。它使对疾病的评估与服务提供相分离,使卫生保健专业人员不需要面对面即可寻求和提供咨询。远程医疗使得卫生保健工作者的角色不断扩展,并对他们新的胜任力提出要求。它还提供了优化训练有素的亚专科医生价值的机会,通过医生对医生的远程医疗方法,让更广泛的患者群体能够获得他们的专业服务。

11.8.2.7 追求质量和减少浪费

随着医学科学和技术的快速进步,由于要了解更多、做的更多、管理的更多、观察更多以及要参与的人更多,卫生保健相较之前正变得越来越复杂(美国医学研究所,2001)。然而,卫生保健系统正在努力将知识转化为实践。例如,研究证据转化为临床实践平均需要17年的时间(Green et al.,2009)。Wennberg(1984)进行的小区域差异研究显示,不同地区的临床医生对主诉相同的病人做出的决策差异可能高达40%。

支出的地域差异也同样被证实。例如,2004年,美国的人均卫生支出从犹他州的约4 000美元到马萨诸塞州的6 700美元不等(国会预算办公室,2008)。更高的支出并不一定意味着更好的结果。在过去,人们认为造成这种差异的主要原因是由于特定情况下最合适的治疗方法存在着临床不确定性(Anderson,Mooney,1990)。然而,随着医学知识的进步和针对许多情景制定的循证实践指南,这一立场变得越来越站不住脚。

卫生保健系统也在努力应对不安全的保健后果。《新英格兰医学杂志》(Landrigan et al.,2010)上的一项研究报告称,25%的住院患者受到了医疗事故的伤害。医学研究所(IOM)在其具有里程碑意义的研究《孰能无过》(1989)中估计,美国每年有98 000人死于医疗事故。IOM的后续出版物《跨越质量鸿沟》确定了医疗保健需要改进的六个方面:

- ◇ 安全——减少对病人的伤害。
- ◇ 有效——基于科学知识提供适当的治疗,以避免未充分利用或过度使用服务。
- ◇ 以病人为中心——提供基于病人偏好、需求和价值观的保健服务。
- ◇ 及时——减少可能危及治疗结果的不必要的延误。
- ◇ 高效——不仅避免物质资源的浪费,同时包括思想和精力的浪费。
- ◇ 公平——提供一致的治疗质量,而不是基于个人特征,如性别、种族、地域和社会经济地位。

不当的治疗和差错浪费了宝贵的资源。浪费不仅发生在个体临床医生、患者当中，还由于提供者之间和跨部门的协调不佳，资本、资源管理和业务预算不足而出现。IOM委员会撰写了《低成本的最佳医疗：美国持续学习卫生保健的道路》报告，估计在2009年仅在美国就有7 500亿美元的非必要卫生支出。IOM委员会提倡一个更灵活的卫生保健系统，它始终可靠且持续、系统、无间断地改进。卫生保健系统必须通过避免过去的错误和采纳新的成功经验来学习。

国际Cochrane协作组织通过使用标准化方法对文献中的可用证据进行系统审查，并传播信息，在提供医疗干预措施可以（或不可以）实现的证据方面发挥了重要作用（Chalmers，Altman，1995）。遗憾的是，这些信息并不总能转化为日常实践，因为它挑战了基于临床自主性的传统模式。

11.8.2.8 患者期望的增加

新兴的、更昂贵的技术发展伴随即时可得的信息，特别是随着互联网的发展，已经导致了公众对医疗服务期望不断升高，并且可能难以满足。

借助线上咨询和其他信息来源，越来越多的人开始承担起对自我医疗的责任。公众越来越希望卫生保健系统可以随时（每天24小时）响应，并且除了面对面的问诊外，卫生保健还应该通过多种渠道提供，如互联网，电话和其他方式。患者希望卫生保健服务能够向患者及其家属提供信息，使他们能够在选择健康计划、医院或临床方案以及可替代的治疗方案时能够做出更加明智的决策。

通过互联网，患者不仅会参考医生的观点，也会参考其他患者的观点。然而，这也会带来风险。在网络上搜索信息的人必须意识到网络信息不受监管的性质，这些信息的观点可能从诺贝尔奖得主到庸医皆有（Eysenbach et al.，1998；Sandvik，1999）。互联网处方可能会为一些人省钱，但它也可能规避旨在降低患者风险的监管保障措施。

11.8.3 卫生服务中的新主题

本节探讨了为应对卫生服务不断变化的背景而出现的一些主题。不断变化的宏观经济环境，加上不断变化的人口学、流行病学和患者期望所带来的对卫生服务的需求，导致了对国家与市场之间的关系以及卫生服务的组织和筹资方式的再评估。以规范和信念变化为基础的技术发展正在挑战传统的制度，并鼓励卫生服务提供的新方式，使患者更多地参与他们自己的治疗。我们将依次讨论这些主题。

11.8.3.1 政府和市场

在上世纪80年代和90年代期间，许多国家开始重新审视政府在规制、资助和提供卫生服务方面的作用。那些政府发挥核心作用的国家正在探索新的多元解决方案，让与国家保持不同距离的行动者参与其中。一些职能正在从中央政府移交给地方政府或一些独立的法定机构，或完全转移到私人部门。相反，政府在传统上扮演不那么核心角色的、只是作为一个相互竞争的私人利益的监管者的国家，现在正在重新评估扩大角色和更积极干预的必要性（Saltman，Figueras，1997）。

然而，把这些发展视为一个卫生系统向某种理想模式发展的趋势，将是完全错误的。相反，每个国家的情况代表了前面所描述的经济、社会、人口、流行病学、管理和技术力量以及深层次的文化信念之间的复杂相互作用。这场辩论通常被描述为政府和市场之间的二分法，但这是一种严重的过简化的说法（Saltman，von Otter，1995）。在某些情况下，二者的要素是以不同的比例结合在一起的，允许由公共部门拥有和运营的机构在准市场或内部市场中增加使用市场式的激励措施。

卫生部门引入市场机制带来了一系列概念上和实践上的挑战。从概念上讲,卫生保健在许多社会中被认为是一种社会福利,其中向每个个体提供服务对整个社会也是有价值的,如治疗危险的精神疾病或传染病,无论是出于自身利益的考虑,还是出于利他主义的考虑,都是如此。这些原则推动了确保全民覆盖和团结互助的制度的建立。相比之下,市场激励机制本质上是基于这样一种假设,即所有的服务都是一种商品,需求受个人偏好驱动(McKee,Figueras,2009)。

另一个困难是,新古典主义的市场概念是基于买卖双方之间的关系。然而,卫生保健系统通常包括一组更复杂的关系,涉及患者、各种卫生专业人员、提供机构和支付者,其中由卫生专业人员作为患者的服务提供者和代理人(Young,Saltman,1985)。最后,新古典经济理论的假设是,不同病人之间的交叉补贴是低效的,这与卫生系统的社会功能不符。在卫生系统中,存在年轻人和老年人,富人与穷人,健康人与患者之间的大量交叉补贴。

将市场机制引入卫生保健的关键实践挑战是实际价格的制定。这是一个繁琐而昂贵的过程,它需要一个稳健的成本计算系统来计算服务和患者层面的实际成本(包括日常费用)。由于交易成本和为确保竞争优势而进行的昂贵设施的重复建设超过了运营效率的提高,一些实施市场定价机制的尝试遇到了问题(Saltman,von Otter,1995)。卫生保健领域市场机制失败的另一个原因是,竞争在错误的水平上运作。Porter和Teisberg(2006)认为,目前的竞争既太宽泛又太狭窄。竞争过于宽泛,因为现在的许多竞争都是在健康计划、网络、医院集团、医生团体和诊所等层面上进行的而没有在解决特定的医疗问题上进行。竞争过于狭窄,因为竞争发生在分散的干预措施或服务层面上,而没有在患者层面上进行,以解决整个治疗周期中的医疗问题,包括监测和预防、诊断、治疗和持续的病情管理。

然而,其他一些尝试则更为成功。在这些体系中,市场原则的引入并不意味着政府干预较少,而是干预方式不同。尽管我们熟悉卫生保健领域的市场失灵,但也可能出现政府失灵——这可能发生在基于政府或是市场的系统中。政府干预的方式比干预的事实更重要。所谓的市场机制的失败,有时可能更多地是由于执行不力,而不是由于机制本身。市场在卫生保健领域经常会失灵,因为允许它们失灵。为了让市场发挥作用,政府的干预措施,如制定竞争的基本规则、为市场参与者提供明确的标准并进行严格的监管和评估、提高价格的透明性等都是必要的。

另一个相关的问题是监管方式的变化。各国政府需要在监管措施和竞争措施之间找到适当的平衡,这会随着时间和实施的背景而变化。由于人们越来越认识到传统的"指挥和控制"措施需要配以更广泛的监管工具包(其中包括"软"工具,例如教育和社区参与等),监管也变得愈加复杂。此外,各国政府还需认识到,规则制定不当也可能会导致激励倒错的风险。

许多国家开始质疑,医疗保健专业人员的自我监管作为一个服务于公众最大利益的制度是否可靠。行业的自身利益会以各种方式表现出来,有时甚至是负面的。例如,一个专业团体可能会利用监管结构对另一个团体施加控制和影响,或维持他们对高利润服务的垄断。因此,政策制定者面临的关键问题,也是治理问题之一:即卫生保健专业监管者在多大程度上充分独立于其监管的群体——以及他们在多大程度上是为了患者和公众的最大利益呢?一些国家已经采取了"共享监管"政策,让政府和其他来自受监管行业以外的专家与业内人士"同桌共议"。参与者的位置比例由各国根据当地情况来决定(Dzau et al.,2012)。

那些成功地引入市场原则的政府依靠竞争和市场力量来提高服务的供给和效率,同时在市场未能降低医疗成本时保留国家直接干预的特权(Atwal,2010)。市场机制对于帮助政府更好地工作是必要的,而良好的政府对于发挥市场作用也是必要的(Menon,2010)。事实上,一些研究人员已经得出结论,政府必须更有能力监管履约和其他市场方式的安排,而不是直接经营服务(Kettl,1993)。

11.8.3.2 重组系统:权力下放、再集中和私有化

权力下放被定义为权力从较高层级(国家级)转移到较低层级(地方)(Rondinelli,1981)。权力下放在不

同的国家和不同的背景下具有多种意义、解释和实施。权力下放的共同本质在于通过从中央政府转移权力和资源来加强地方当局。权力下放之所以具有吸引力，是因为人们对大型中央集权官僚机构的失败，如效率低下、缺乏响应能力和创新失败等感到失望。权力下放的机构被认为有几个优势。首先，工作在其中的人员能够更好地识别不断变化的环境和需求，从而可以更灵活地作出反应。其次，他们可以比中央机构更具创新性，有更高的士气，更多的承诺和更高的生产力。另外，权力下放还能强化与当地居民的伙伴关系，从而增加决策中的民主参与。

近年来许多国家的经验表明，在某些领域，决策权力不应该被下放。四个这样的领域包括：

◇ 卫生政策的基本框架，关于发展诸如资本、人力、昂贵设备等卫生资源的战略决策。

◇ 研究与开发，因为它们塑造了整个系统的未来。

◇ 有关公共安全的规制。

◇ 监测、评价和分析人口的健康状况以及卫生保健服务供给(因为这些都是影响权利下放单位行为的工具)。

Borgenhammer(1993)还确定了成功的权力下放所必需的某些社会和文化条件。这些条件包括足够的地方行政和管理能力，在执行任务时意识形态的确定性，以及接受对某一特定问题的多种解释的意愿。进行权力下放的组织必须参与明确其使命的进程，围绕核心价值观创建内部文化，并建立监测结果的机制(Osborne，Gaebler，1993)。

在卫生服务方面，权力下放使人们能够更便利地获得临近他们居住地点的基本卫生服务。然而，权力下放也可能会产生负面影响(Collins，Green，1994)，包括服务的碎片化、服务规模的减少以及实践中不可接受的异质性(Borgenhammer，1993)。在卫生服务方面，有大量临床证据表明，将某些复杂的病症和治疗方案集中起来，实行专科化，并将专科人员和服务集中以产生足够数量的病例，可以获得更好的临床效果并提高生产率。这样做的目标是“在可能的地方去中心化，在必要时集中”(国家卫生服务，2007)。这需要建立一个初级和社区保健机构，能够在病人住所附近提供综合服务，并整合只进行少量服务的中心(Dash et al.，2009)。

私有化需要单独考虑，因为它在几个重要方面与其他类型的去中心化有根本上的不同。它的支持者认为，引入经济激励可以提高卫生服务管理的效率和质量(内阁办公室，1999)。这对一些政府也很有吸引力，因为它可以吸引私人资本进入卫生部门，从而减少对稀缺公共资金的需求。

然而，这些好处也带来相当大的风险。私人管理和资本投资与其他私人市场一样，是要获得利润回报的。为实现这些利润回报的压力可能会导致负向选择(例如，故意歧视穷人和其他弱势群体的做法)。一级和二级预防等不能立即产生回报的活动可能会被降到较低的优先级(Himmelstein et al.，1999)。如果私有化不损害更广泛的卫生政策，就必须同时加强对其的中央监管控制，这会增加监管机构和提供者的管理成本。

关于权力下放的辩论产生了两个普遍的发现。首先是权力下放的好处是否大于其产生的弊端，如服务碎片化、服务交叉以及高昂的交易成本，这个问题必须根据具体情况来解决(Saltman，Figueras，1997)。其次，权力下放政策需要一系列措施来建立一个适当的框架，包括制定共同的愿景和监测结局的手段。

11.8.3.3 医疗保健的生态系统方法

健康状况在很大程度上取决于四个相关因素的相互作用：遗传易感性、行为和生活方式、社会经济地位以及环境条件(Lalonde，1974)。要解决这些因素，就需要如住房、农业和教育这些传统卫生部门以外的合作伙伴共同努力，并改善医院和社区服务(包括初级卫生保健)之间的协调性和连续性。

尽管速度不同，但卫生保健系统正在从疾病转向福祉/健康模式，资金分配从治疗转移到预防保健。然而，这是一项需要细心权衡和调整的活动，因为在为未来做准备的同时，还需要维持当前的服务。美国医疗保健促进研究所制定了一个框架，旨在通过同时追求“三重目标”来优化医疗保健系统的绩效，即改善患者的就医体验(包括质量和满意度),改善人群健康状况以及降低人均医疗成本(Berwick et al.,2008)。

三重目标的构成并不是相互独立的。追求任何一个目标都可能导致其他两个目标的变化,有时是消极的,有时是积极的。例如,如果改善个人治疗与新的、有效但昂贵的技术或药物有关,就会增加成本。相反,减少治疗或诊断检查的过度使用或滥用可能既降低了成本又改善了结局。

遗憾的是,除少数卫生保健组织外,均衡追求三重目标与其他组织当前的业务模式并不一致。支付方式往往导致医院只关注其内部的治疗,将充血性心力衰竭等慢性病的再入院视为医院外部缺陷的结果,而不是医院避免再入院的责任(Bisognano,Kenney,2012)。对于按治疗病人数付费的医院来说,避免再次入院会产生额外的成本,如病人教育和出院后随访(由于这些工作在医院外进行,因此可能得不到补偿),同时由于减少入院病人的数量导致收入减少。在这种情况下,理性的共同利益与理性的个人利益发生冲突。临床医生和组织机构由于缺乏系统知识,导致他们优化自己最熟悉的系统组成部分,而牺牲了整个系统的利益。

在不同级别的卫生机构(一级、二级、三级和社区卫生机构)之间的流动,通常需要通过一系列规定的过程和步骤,这些过程和步骤受不同程度的正式规则的制约。例如,由初级保健医生转诊入院或从急症医院出院到长期护理机构。然而,这些流动往往不是无缝的,从而阻碍了患者在最具成本效益的环境中接受治疗。

要实现三重目标,卫生服务就必须从目前各自为政的方式转变为更加系统和综合模式。整合卫生保健是将诊断、治疗、护理、康复和健康促进有关的投入、提供、管理和服务组织综合起来作为一种手段,能够提高服务的可及性、质量、效率和用户满意度(Gröne,Garcia-Barbero,2001)。

测量驱动行为。因此在更好地整合卫生服务的同时,还要努力测量健康状况而不仅仅是卫生保健。图 11.8.1(Arah et al.,2006)所示的建议框架列示了一个测量系统,该系统考虑了健康的非卫生保健决定因素,跨各卫生保健部门的卫生系统绩效,并将卫生保健嵌入一个国家更宏观的经济、社会和政治背景中。过于狭窄和临床化的框架不具备这种大局观。

11.8.3.4 患者的参与和赋权

目前,很少有卫生保健服务模式将患者视为能帮助自己和他人改善卫生服务的资源。患者被视为稀缺资源的消耗者,或是被动接受治疗的载体(Dzau et al.,2012)。有时,医疗服务不仅没有利用病人的能力,反而削弱了他们的能力:研究表明,老年人在住院期间实际上丧失了独立生活的能力(Creditor,1993;Sager et al.,1996)。

慢性病患者通过有效的自我保健、目标设定以及坚持对处方药物、运动和营养方案的依从,就能深刻改变病情的发展进化。然而,联邦基金的一项调查(Schoen et al.,2011)表明,许多卫生保健系统正在错失这一机会,原因是专业人员未能通过讨论治疗目标/优先事项,制定患者可在日常生活中执行的治疗方案,让患者为承担这一角色做好准备,并就症状和何时就医给出明确指示。另一方面,在瑞典"Jönköping"也有一个积极的例子,肾衰竭患者接受过使用医院透析机的培训,从而提高卫生服务提供的效率、生产力、便利性和安全性。这些患者还被授权就他们彼此的疾病管理方式提供建议(Dzau et al.,2012)。

增加患者在卫生保健系统中的参与度需要解决几个重要问题(Saltman,Figueras,1997)。其中一个问题是,在所有医疗保健决策中选择是否是同等重要的。另一个是,考虑到医疗保健的特殊性,用户是否能够获得足够的信息,他们是否能够充分理解这些信息从而做出明智的选择?一些国家试图通过公布医院或医生的结果排名来告知公众。然而,这也存在很多的方法学限制,也为提供者的投机行为提供了余地,要么排除风险较高的患者,要么操纵提交的数据。最后,加强选择可能会增加健康不平等,因为拥有最多资源(时间、金钱和精力)的人可能有最大的机会做出选择。

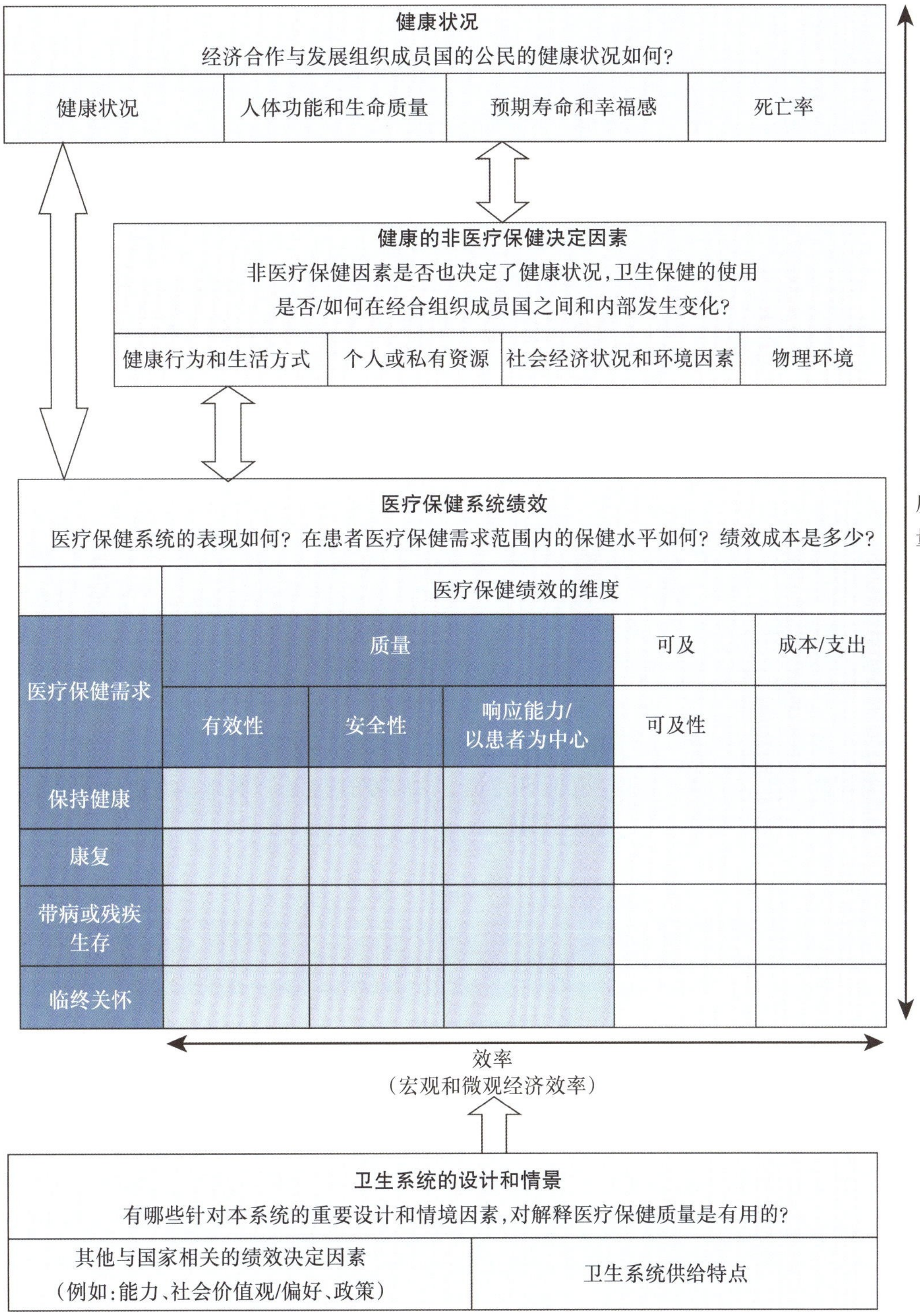

图 11.8.1　经合组织医疗保健质量指标(HCQI)项目的概念框架

资料来源:Arah, O. A. et al., A conceptual framework for the OECD Health Care Quality Indicators Project, International Journal for Quality in Health Care, Volume 18, Issue Supplement 1, pp. 5-13, ©2006 International Society for Quality in Health Care and Oxford University Press, by permission of Oxford University Press.

11.8.3.5 成本分摊

越来越多关于医疗费用的争论不再是“谁支付?”的问题，而是关于在平衡效率目标和关注公平之间找到最佳的成本分担方案(Lim，2004)。这种提议的支持者认为“天下没有免费的午餐”，医疗保险费用应由被保险人支付，员工的医疗福利应构成工资成本的一部分，而卫生保健的公共支出最终由纳税人支付。关键问题是如何构建一个既高效又能让所有人以合理的价格获得服务的卫生体系并制定其筹资方式(卫生部，1993)。

那些对药品处方和手术决策有较大控制权的人往往没有太大的动力降低这些费用(事实上，就手术而言，他们的激励通常恰恰相反)。此外，在按项目付费的制度下，医生和医院并不希望通过推广疾病预防而使自己失去患者。同样，如果医疗费用完全由保险或国家承担，患者通常也不太关心控制自己医疗保健费用的问题。这些做法助长了医疗服务的过度消费，导致医疗费用的攀升。因此，一些医疗体系已经尝试构建其筹资系统，以最大限度的激励个体保持健康、节约医疗支出，并避免使用不必要的医疗服务(Lim，2004)。

卫生服务的成本分摊可以有助于控制医疗保健的过度消费，并可能增强个人对自己健康负责任的意识。然而，成本分摊(或病人共付)也可能在某些国家引发可及性和公平方面的问题。因此，成本分摊或病人共付应成为多层次、多角度医疗保健筹资体系的一部分(Lim，2004)。在个人责任(即激励人们认真照护好自己的健康)和风险共济(即在人们生病时提供全面的安全网)之间达到适当的平衡是非常重要的。

成本分摊还使政府能够更精确地定位其社会支出的目标。例如，通过财政手段可以向经济困难的患者提供更多补贴。社会福利应该更多地保护贫困人口而不是补贴富人。同时，在快速老龄化的社会中，增加对老年人群的支出不能挤占对年轻人的医疗保健投入(《经济学人》，2012)。

这些新兴主题为公共卫生从业者提供了重新定位卫生服务的机会，以实现最大化健康增益。下一部分将探讨卫生服务如何将这些机会转化为现实的策略。

11.8.4 卫生服务战略

在制定卫生服务战略时，我们需要考虑到卫生保健的复杂性，简单化、机械化和线性解决问题的方法往往与无法预测的后果和不完全信息的规律相违背。此外，区分手段和目的也非常重要。例如，尽管卫生保健系统的目标是实现全面覆盖，以确保没有人因无力支付而被剥夺所需的医疗保健，但实现这一目标的手段可能存在较大差异。

在制定卫生服务战略时，还需要考虑到卫生保健系统中不同要素的生命周期，例如重要基础设施(如医院)、技术进步(包括信息技术)、服务模式与政府/监管政策的不匹配问题。这可能给规划和协调带来重大问题，特别是在面对不断变化的环境时要确保各方做出一致和及时的响应。

在有限的篇幅内介绍每种可能会增强卫生服务战略的全面综述是不可能的。相反，本节重点介绍卫生服务战略规划过程中的关键步骤，公共卫生专业人员会在其中起到潜在、重要的作用。首先，从需求评估和优先领域设定过程开始，确保提供的卫生服务能够反映服务人群的健康需求。其次，审视卫生服务的设计和组织，以提高服务提供的效率。最后，讨论实施、维持和增强这些服务所必需的促成因素。

11.8.4.1 需要评估和优先事项确定

“需要”最好定义为从“医疗保健”中获益的能力，这取决于发病率和医疗保健的有效性。需要不能与供给或需求相混淆。需要与需求之间的关系通过不同的疾病行为进行中介。需求是人们在市场上愿意支付的或希望在免费医疗保健体系中使用的服务，供给是实际提供的服务。把现有的服务供给当作衡量需要的指标是有误导性的。同样，对候诊名单的测量反映了以医生为中介的需求，也是具有误导性的(Stevens, Gabbay, 1991)。

医疗保健需要是指那些能够从医疗保健(健康教育、疾病、预防、诊断、治疗、康复、临终护理)中受益的需要。健康需要包括更广泛的健康的社会和环境决定因素，如贫困、住房、饮食、教育和就业。这一更广泛的定义使我们能够超越以卫生服务为基础的医疗模式的边界，看到对健康更广泛的影响因素。人群的健康需要会不断变化，许多因素也不属于医疗干预的范畴(Wright et al., 1998)。图11.8.2说明了需要、需求和供给之间如何交叉或不同，图中显示了七个服务领域，分为(E)有需要但没有需求和供给的服务领域，(F)有需求但没有需要或供给的服务领域，(G)有供给但没有需要或需求的服务领域，此外(A-D)代表不同程度的重叠(国家卫生服务联盟，2008)。

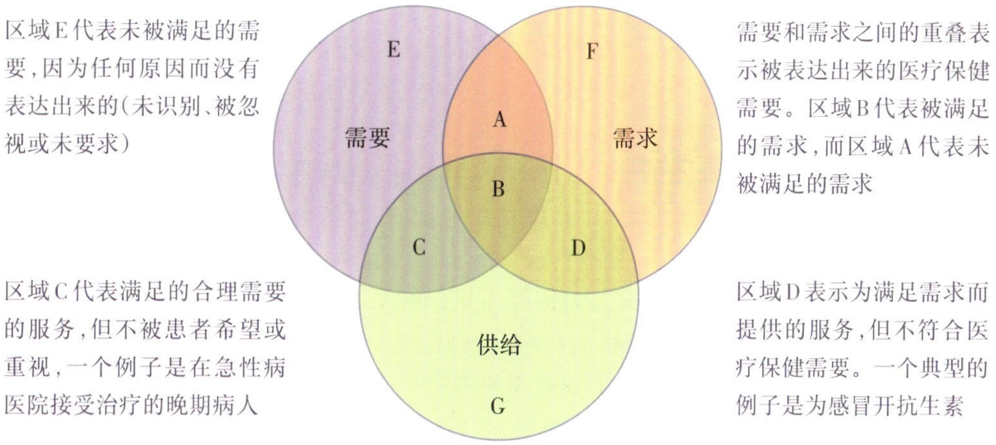

图11.8.2　医疗保健的需要、需求和供给

资料来源：NHS Confederation, Priority Setting—Strategic Planning, The NHS Confederation, London, UK, ©The NHS Confederation 2008.

关键的挑战是使需要、需求和供给这三个圈更加一致，包括需求管理和改变供给以及更好地定义需要。需求管理可能涉及在不适当的地方削减需求(图11.8.2中的区域F和D)或刺激需求(区域A和B)。影响需求的各种机制包括服务的可及性和组织、健康信息的提供、教育和财政激励。需求也可以由供给引起，如医院床位的供应比死亡率指标更能解释住院率的地域差异(Feldstein, 1964)；全科医生的转诊率更多地取决于医生的个人特点而不是服务人群的健康状况(Wilkin, 1992)。

对卫生服务供给起作用的策略包括减少卫生保健专业人员或设施的数量，为提供者设定总额预算(Schwartz et al., 1996)，给予专业人员奖励以减少提供的服务量，以及减少获得保健的机会(Abel-Smith et al., 1995)。随着疾病病理学的新发现和有效的新疗法的出现，卫生服务需要也被转变。

在规划和提供地方卫生服务时，区分个人需要和更广泛的社区需要是很重要的。如果没有适当的需要评估过程，卫生服务的模式往往可能只反映了少数人的感知需要，而不是实际需要，而且往往那些需要最多的人得到的最少(Hart, 1971)。

健康需要评估是一种确定未满足的人群健康和卫生保健需要，并做出改变以满足这些未满足需要的系统方法(Wright et al., 1998)。卫生保健需要评估的主要活动是评估发病率和流行率(有多少人需要服务/干预)、服务的有效性和成本效益(它们是否带来任何好处，如果有，成本是多少，即相对好处是什么？)以及基线服务。为了更好地改变医疗保健服务的提供，需要了解现有的服务，既要知道哪些服务应该改变，也要确定释放资源的机会以促进改变的发生。

健康需要评估不应仅仅衡量不良的健康状况，因为这是假设可以采取措施解决的问题。它应纳入受益能力的概念，这要求对卫生干预措施的有效性进行评估，并试图明确在个体和群体层面上追求哪些收益。

健康需要评估应包括另外两个目标。第一,改善资源的空间分配,使基本相等的人口获得基本相等的资源。第二,准确地定位资源,使获得服务的人需要服务,需要服务的人得到服务。

由于受益的能力总是大于可用的资源,健康需要评估也应纳入优先设置的问题(Donaldson,Mooney,1991)。一些评论家认为,如果可以获得足够的资金,通常是通过从其他公共支出领域重新分配资金或提高税收,或通过确保更有效地利用现有资源,那么就不应该进行定量配给。实际上,某种形式的定量配给一直存在于所有医疗体系中,尽管在大多数情况下,这是隐性的,与临床判断有着千丝万缕的联系。医疗保健中的优先级设置或定量配给仍然是一个充满政治色彩的话题,但最近它的必要性得到了更广泛的认可,因为不可能为每个人提供他们可能需要或想要的每一个有效干预(Sabik,Lie,2008)。通过透明的过程来平衡临床、伦理和经济考虑(Black,1994),明确解决优先事项设置问题对于制定更公平的方案来分配稀缺的医疗资源是必要的(Fleck,1994)。

确定优先事项的方法大致可分为两类:制定原则和定义实践。挪威、荷兰、瑞典和丹麦等国制定了指导优先次序工作的原则。在荷兰,Dunning委员会(卫生保健委员会,1992)提出了由社会保险资助的任何干预措施都应满足的四个标准:必要性、有效性、效率和个人责任。他们将这些原则描述为筛除不应得到公共资助服务的筛子("Dunning漏斗")。他们的想法是,人们应该从必要性原则开始,依次应用这些原则,然后限制提供服务的数量。委员会排除了那些很容易由个人支付的服务。委员会举的一个例子是成人牙科保健。虽然这种牙科保健是必要的、有效的、高效的,但成年人可以很容易地自掏腰包支付这种服务,因此最好还是由个人来承担。这种方法的缺点是,由于其抽象性,政府委员会所制定的原则对其国家的政策影响很小。

其他国家,如英国、以色列、新西兰和美国的俄勒冈州建立了专门机构对系统应提供哪些服务提出了实际建议。决策可能会导致全面排除干预措施或疾病-干预组合,如俄勒冈州采取的做法;或制定指导方针,如新西兰(国家健康和残疾咨询委员会),再比如英国和保健卓越国家研究所的做法。俄勒冈州的经历特别有趣,因为它引发了技术和伦理问题,其目的是创建一个基于成本效益排序的问题-干预组合列表,并根据可用资源设置一个界值,低于该界值的组合将不会得到资助。然而,由于公众对于排序的强烈抗议,如阑尾切除术的评级低于牙科美容,这种最初方案被放弃。针对公众的反应以及对方法的批评,委员会开始根据更广泛定义的标准对医疗保健服务进行排名,其中专家知识和委员们对服务适当性的直觉判断发挥了更大的作用。这一过程还引发了重要的伦理问题,因为这项工作仅限于医疗救助计划中的贫困妇女和儿童,而拒绝向他们提供的服务仍然可以向其他人提供(Rosenbaum,1992)。

在英国,国家研究所[现为国家健康与卓越保健研究所(NICE)]于1999年成立,目的是评估新的卫生技术、制定临床指南并评估介入治疗(Rawlins,1999)。在开展这些活动时,NICE解决的问题包括什么是必要和适当的保健,如何纳入成本效益考虑因素,以及哪些干预措施应该由公共资助。

医疗保健优先排序的挑战是在专家主导的过程和强调公众参与决策的过程之间找到适当的平衡,以确保所达成的决策是合法的。最终,尽管公共卫生专业人员在提供证据方面发挥着重要作用,任何关于确定优先事项的辩论都必须以此为基础,但在公共资助的系统中确定优先事项是政治家的责任。因为要在全民覆盖、服务的全面性、公平、效率、成本控制和更广泛的社会价值之间寻求平衡,决策不可避免地涉及目标之间的妥协(Sabik,Lie,2008)。

11.8.4.2 卫生服务的设计和组织:以确保有效的服务提供

传统的服务提供通常基于机构的医院服务和训练有素的卫生专业人员的供给——所有这些都相对昂贵,住院治疗通常消耗45%~75%的医疗保健资源(Saltman,Figueras,1997)。此外,不同的专业人员往往在组织孤岛中工作,无法整合服务以实现最佳价值和最佳护理。遗传学、影像、微型化、制药和信息等领域的新技术正在改变预防、诊断和治疗实践的组合,使更广泛的人群能够在自己的家中或社区而不是医院获得更低成本的服务。为应对这些挑战,卫生系统采取了若干战略,其中包括组织医院服务网络,通过分散化和集中化举措实现更高效和有效的配置(见“系统重组:分散化、再集中和私有化”)。以下小节描述了另外三种策略:改进干预措施的针对性、替代以及医院和社区服务的整合。

提高干预的针对性

Bohmer(2011)将规范和规划确定为高价值医疗保健组织的共同惯例。这些组织提前规定了决策和活动。只要有可能,无论是与患者流程相关(入院、出院和转院标准)相关的运营决策,还是与诊断、检查或治疗选择相关的核心临床决策,都基于明确的标准。基于标准的决策体现在临床决策支持系统和治疗算法的使用、严重程度和风险评分、启动呼叫快速反应小组,或触发对未来资源的使用(例如,出院计划者、术前检查清单和标准化的患者评估)上。规范也适用于根据疾病亚型、严重性或并发症风险将异质患者群体划分为有临床意义的亚组,每个亚组都有自己独特的路径。例如,基因组检测允许肿瘤病房根据患者对特定治疗的可能反应将患者分为不同的组[例如,Kirsten RNA 相关大鼠肉瘤 2 病毒(KRAS)基因检测用于西妥昔单抗治疗]。而在犹他州和爱达荷州的山间卫生保健,使用基于已发表指南的评分系统,将精神病患者的需求分为轻度(由初级保健医生进行常规护理)、中度(团队护理)和重度(专家转诊)。

为了促进这种标准化,我们需要加快医疗证据基础的建设,并支持临床方案、最佳实践和结果数据的快速共享。同时,我们还需要有效地利用信息技术来实现临床信息的自动化,并使患者和照护团队的所有成员都能方便地获取这些信息(美国医学研究所,2001)。良好的信息基础设施和经过深思熟虑并实施的持续沟通模式可以减少为协调患者保健而制定繁琐的个案策略的需要。

高价值组织的第二个共同特征是基础设施设计。他们精心设计了包括员工、信息和临床技术、物理空间、业务流程以及患者保健支持政策和程序这一微系统(Nelson et al.,2011),用以匹配其定义的亚群体和路径。由此,不同的情况或患者群体具有不同的微系统设计。各种保健任务被分配给临床团队中不同人员(包括患者),每个医护人员的技能和培训都能与其工作相匹配。

替代

替代是指在保健机构之间及其内部重组资源(医护人员、设备、信息、设施等)的过程,通过效果最佳和成本最低的解决方案,实现更好的临床、财务和患者结局。一个实用的分类法是将替代分为三类:改变保健服务提供的地点,引入新技术以及员工和技能的整合。根据三者的不同组合,可能存在其他替代类型(Warner,1996)。例如,将保健从医院转移到社区可能包含:

◇ 仅用于物理治疗的地点。

◇ 地点和技术,如床旁实验室检测以及允许远程咨询的远程医疗。

◇ 地点、医护人员和/或技能,如护士主导的家庭保健。

◇ 所有替代类型,如家庭透析服务。

除替代外,保健服务范围的比重随着预防和自我管理的强化及保健需求的降低而发生相应变化。过去,预防侧重于年轻人或劳动年龄人群,但人们日益认识到,针对老年人的侧重于增加功能性的预防项目的价值。这些健康促进和基本预防战略最终应降低卫生保健服务总需求和卫生保健费用。然而,在测量健康促进的成本效益以便与其他保健服务干预措施进行比较方面仍存在困难,这意味着健康促进的作用往往被低估。公共卫生专业人员必须开发更多、更好的方法来评估健康促进,以满足决策者、管理人员和临床医生的需求,进而充分发挥健康促进的潜力(McKee,Bojan,1998)。

卫生服务应从以医院为中心的模式转变为以初级卫生保健为核心的模式,二级和三级卫生保健承担支持和转诊职责。围绕初级卫生保健配置的卫生保健系统以更低的成本促进人群的健康。例如,在美国,拥有更多初级保健医生以及初级保健功能良好的地区,人群的总体健康状况更佳。相比之下,在专科医生占主导地位的地区,人群的总体健康状况更差(Starfield et al.,2005a,2005b)。有效的初级卫生保健系统具有以下优点(Oldham et al.,2012):

◇ 能够协调具有多种复杂保健需求的综合保健,这是专科医生无法做到的。

◇ 能够在距离更近的地方提供保健,增加便利性,特别是远离医院的地区。

◇ 作为最先接触到患者的地方,有助于疾病早期发现和预后改善。

除了医疗保健内部的替代外,还应在医疗保健和其他部门之间进行替代,进而认识到生活方式和社会决定因素在改善健康结局方面的重要性。近来有人提出,更广泛的综合性初级保健方法对实现全民健康覆盖至关重要(Sanders et al.,2019)。社会和经济决定因素已经被证明是不良健康的上游因素,这些因素也影响了人们的健康行为(Baum,2019)。因此,一些国家的卫生和社会部门正在共享资源,特别是在为老年人提供服务方面,以解决社会孤立问题,使其更广泛地参与社区事务,改造或建造住房,让城市对老年人更加友好。

保健整合

越来越多的主体参与医疗保健提供,这凸显了采用系统观点促进医疗保健提供的发展,而不是聚焦某一单一要素。为了实现针对不同患者状况、学科/专业、环境和临床医生以及随时间变化的协调和连续保健,需要重新设计保健流程。关键性挑战是根据患者在不同生命阶段的需求(如各种慢性病),为其提供基于循证的、适当的和反应性的保健。资本投资和运营支出鼓励跨界思考。举例来说,要问的问题可能包括:"对心力衰竭患者来说,2名额外的上门服务护士比1名额外的心脏病专家更好吗?"(Berwick et al.,2008)。

实现这一目标的途径之一是设计独特的保健整合平台(Leape et al.,2009),以满足共同的工作和支持性需求,如慢性病保健、复杂的急性保健、姑息治疗和临终关怀。每一保健平台均应具备以下特点:

◇ 以患者为中心:医护人员、设施和服务能够迅速、高效地满足患者需求;在需要的时间和地点提供服务,并将患者及其家属视为保健合作伙伴。

◇ 工作分配:将工作分配给负责完成该项工作的人。力求最大限度发挥个人才能,同时确保工作由支出成本最低的合格保健人员或多学科团队在患者最容易到达的地点完成。当需要他/她的专业知识以及患者的期望没有其他选择时,医生再参与其中。

◇ 支持:支持框架——医护人员、系统和工具(例如技术、IT、通讯)——由工作和患者参与来定义。

◇ 社区联系:酌情将与社区宣传、支持和教育团体(特别是卫生知识普及方面)的联系纳入设计(例如针对慢性病患者)。

◇ 差异管理:质量和效率的保障需要明确过程中的差异是否恰当。因此,应将过程和结局测量纳入日常工作。使用这些测量可以了解绩效与最佳实践的一致程度,以及患者得到帮助的程度。异常分析是评估差异是否由以下因素引起:(1) 适应特定患者需求;(2) 新证据的改变(好);(3) 缺乏适当的保健培训;(4) 对保健路径定义不清(坏)。

◇ 透明度:提供过程的结果和保健结局应与包括患者在内的所有相关方共享。这将使患者、保健人员、组织和管理人员能够了解"系统状态"的可靠性、对证据的遵守情况以及成本和改进情况。

为了使整合平台发挥作用,需要一个"整合者",承担三重目标责任,即改善患者保健体验,改善人群健康状况,降低特定人群人均医疗保健成本。最简单的形式,如凯撒医疗集团,他们将筹资和所有权或独家的服务提供关系进行完全整合,使其能够更好地利用这种结构的优势。然而,一体化的筹资或单一的服务提供系统不一定是整合者的前提条件。这一角色可能由实力强劲的保险公司、与支付者合作的大型初级保健集团,或者是与医疗保健组织(以及公共卫生和社会服务组织)相关联的区域卫生系统承担,这些组织的工作在不同服务提供领域有所重叠(Berwick et al.,2008)。在患者层面,整合者要确保人群,特别是慢性病患者,可以与其一同制定持续性的保健计划,指导他们成为整合碎片化服务的倡导者。

整合者必须根据健康状况,家庭或他人的支持和社会经济地位对人群进行细分,促进资源分配的公平和有效(Lynn et al.,2007)。在大多数情况下,整合者不是所有必要服务的直接提供者。相反,其通过业务关系的设计,可以委托供应方提供部分服务,实现预期效果。

11.8.4.3 推动因素

将战略转变为现实需要三个关键的推动因素:智能采购、有胜任力的员工以及强大的信息和知识管理系统。

智能采购

所有卫生系统都采取了某种形式的采购,但基于个人服务和产品的支付方式助长了浪费和无效医疗(美国医学研究所,2012)。基于工作量的支付制度往往会阻碍提供者在不同的环境和时间内协调对患者的服务,因为一组提供者的投入收益(和成本)是由另一组提供者实现的。例如,对初级保健服务的投入往往会减少对医院服务的需求,而不是初级保健服务。医院可能并不热衷于系统的整体成本节约,因为其自身的补偿可能会随着工作量的减少而降低。

卫生系统需要从被动的购买模式——仅仅是对提供者的补偿——转向更具主动性和战略性的购买模式,考虑应该购买哪些干预措施、如何购买以及从何处购买(Figueras et al.,2005)。越来越多的国家,将智能采购视为以传统指挥和控制方法实施卫生政策目标的替代方案,将其作为重新确定卫生服务重点的一种手段,确保这些目标能够反映健康需求,并提供具有成本效益的保健服务。其基本特点是,将购买方与提供方分开,通过合同将各方约束在明确的承诺之下,从而产生履行这些承诺的经济动机(McKee,Figueras,2009)。

付款方/购买方应采用以结果和价值为导向的支付模式,在此模式中,支付制度的经济激励与基于最佳实践和实现患者更佳结果的保健实施过程相一致。支付制度还应通过支持以患者需求为重点的高质量团队式服务进而降低保健的碎片化。合同可用于制定针对健康问题的跨部门应对措施,并重新调整卫生保健提供者的方向以便其将预防与治疗相结合。

合同还应为供方提供分享质量改进的机会。当供方因对保健流程的精心设计和调整以实现更高质量和更加安全的水平而受到高度的激励与回报时,质量最有可能得到大幅改善。因此,激励措施应在可能发生质量改进的重组和流程再造的地方进行设置(美国医学研究所,2001)。

购买方根据需求分配资源和购买服务,代表其人群利益,特别是弱势群体以及服务不足的社区。然而,有必要防范提供方不重视或逐步淘汰利润较低的服务的风险。因此,合同应当为诊治各类患者的良好临床管理提供公平补偿。临床医生应因照护各类患者而得到足够的补偿,不应该因照护病情较重或更复杂的患者而获得或者失去经济上的收益。人群疾病随机发生的风险应该储备在更大的风险池中,无论是大型的提供者群体、健康计划还是保险公司(美国医学研究所,2001)。

采购还为消费者和购买者认识医疗保健质量差异、指导其决策,从而为提高人们对医疗保健组织的参与度提供了机会。要做到这一点,消费者需要掌握有关质量的良好信息,并有能力在其认为合适之时运用这些信息满足自身需求。

智能采购系统的实施是一个复杂的过程,需要较高的技术和完善的信息系统。至少需要关于跨专科、诊断组、人口统计和风险组的患者量、成本和服务利用等信息。采购决策还需考虑医疗保健的复杂现实。诊断标签往往并不精确,会受到一定程度的不确定性因素影响。临床管理决策还包括与风险态度和不同健康状态的效用等因素相关的价值和信念。因此,所能实现的目标的预期应该是符合实际的,这一点非常重要(McKee,Clarke,1995)。合同如果要具有公信力,必须足够灵活并能够反映所有相关方的意见。还要认识到,采购可能不是某些服务的最佳选择,尤其是在无法明确定义所需产品/服务范围的情况下。

虽然理想的采购重点应该放在结局上,但结局通常更难测量,而且可能只有在干预实施后的很长一段时间才会显现。一些结局可能是罕见的,并且检测到预期结局的偏差所需的样本量可能非常大。例如,Mant和Hicks(1995)为了解心肌梗死的有效治疗手段,在两家典型医院的比较中,需要73年的数据才发现死亡率显著降低3%,而与接受治疗有关的过程测量的差异仅在4个月后就会出现。在进行过程或结构测量时,应该有证据表明它们与良好的结局相关。基于结构的测量可能具有一定的价值,因为假设在缺乏基本前提条件(如训练有素的医护人员)的情况下无法提供高质量的保健,但这是必要而非充分的,通常应辅以过程或结局的测量。

所有这些活动(例如,评估、绩效分析、谈判和监测)都会产生交易成本。需要大幅提高质量和效率来证明这些额外的成本是合理的。越来越多的购买者和提供者正在建立长期的合同关系,以降低交易成本(Rosen,McKee,1995)。如果在不损害公平和健康收益目标的情况下,将交易成本降到最低,那么智能采购就可以为人类健康的促进提供一种强大的工具。

卫生人力

向前述理想保健模式过渡的主要挑战之一是让医护人员做好获得新技能的准备,并采用新的方式同患者以及彼此之间建立联系。至少可以采取三种方法来支持医护人员的转型:

◇ 重新设计卫生专业人员的培训模式。卫生保健专业人员应该学习循证实践,并具备访问和应用不断扩大的知识库的能力。他们还应具备足够的沟通和行为技巧,有效地与患者合作,尤其是在提高治疗依从性和改善健康生活方式方面。此外,他们还需要掌握通过行之有效的方法和行动改进保健过程和系统的能力。此外,鉴于有效的保健服务越来越多地由临床医生协作团队提供,每个人都发挥着至关重要的作用,因此培训应采用多学科方法,提高团队的有效性,而不是单纯按学科培训卫生专业人员。几乎每个国家都希望更多的患者能够在社区而不是在医院接受治疗,我们需要确保卫生专业人员的培训在社区而不是在医院花费更多的时间。我们还需要审视越来越多的医生和护士在非常局限的亚专科接受培训所花费时间和成本的必要性(Emanuel,Fuchs,2012),以及与人群更广泛利益和需求的一致性。

◇ 改变卫生专业人员的监管方式。对卫生保健专业人员的监管旨在保护公众并确保患者安全,但提供这种保护需要在监管负担以及为创新者保留足够的自由之间达到相对的平衡。监管应以患者为重点,并应独立于专业利益。执业范围法和其他劳动法规要允许所有临床医生使用的创新技术以尽可能有效和高效的方式满足患者需求。在高风险领域,应使用法律法规来保护公众;当风险较低时,则应运用其他程序。持续的许可证和认证制度还应反映终身学习和能力评估的必要性,以确保卫生专业人员在其工作时间和工作环境下具备特定技能(Dzau et al.,2012)。

◇ 审查责任制度如何建设性地支持保健服务提供的变革,同时仍然是医疗专业人员和组织问责总体方案的一部分。

除了专业人员外,确保非正式服务的提供也很重要。家庭提供的保健是长期保健服务的重要支柱。但面对抚养比下降、城市化和移民以及工作模式的变化,很难维持或增加家庭保健的比率。一种选择是直接用现金和服务来支持保健人员。另一种是利用技术创新提供信息和支持。政府还可以通过税收制度和其他监管措施,创新性地激励或加强传统的家庭照顾责任(Hope et al.,2012)。

信息和知识管理

如何配置结构和流程以获得最佳临床结局的知识将成为卫生服务最重要的资产之一。因此,卫生保健组织必须创造、维护和传播实现良好结局所需的系统性知识。

由于医疗保健是复杂和不断变化的,我们需要建立能够持续学习、实时学习并利用新工具更好地管理问题的医疗保健系统。在卫生保健提供过程中产生的数据(无论是临床数据、提供过程数据还是财务数据)应该以数字格式收集、编译和保护,作为管理服务、获取结果、改进流程、加强公共健康以及产生新见解的资源。决策支持工具和知识管理系统可以常规地纳入医疗保健服务,以确保决策得到最佳证据的支持。文本框 11.8.1 总结了持续学习的卫生保健系统的特点(美国医学研究所,2012)。

文本框 11.8.1 持续学习的医疗保健系统的特点

科学与信息学 实时获取知识——学习型卫生保健系统能够持续稳定地获取、组织和提供最佳证据，以此指导、支持、定向和改进临床决策和保健的安全性和质量。保健体验的数字获取——学习型卫生保健系统在数字平台上获得保健体验，实时生成和应用知识改进保健。

医患伙伴关系 患者参与和授权——学习型卫生保健系统应以患者需求和观念为基础，促进患者、家属和其他保健人员成为持续学习型保健团队的重要成员。

激励 激励措施与价值相一致——在学习型卫生保健系统中，激励措施是积极一致的，以鼓励持续改进、识别和减少浪费并奖励高价值的保健。完全透明——学习型卫生保健系统应全面监测保健的安全性、质量、流程、价格、成本和结局，并为临床医生、患者及其家属提供改善保健、做出知情选择和决策的信息。

文化 领导层灌输的学习文化——学习型卫生保健系统由致力于团队合作、协同以及具有适应性文化的领导层进行管理，以支持持续学习这一核心目标。支持性系统能力——在学习型卫生保健系统中，通过持续的团队培训和技能建设、系统分析和信息开发，以及为持续学习和系统改进创建反馈回路，不断完善复杂的保健操作和流程。

监管机构在促进这一学习过程中发挥着关键作用，通过澄清和改进管理临床数据收集和使用的规则来保护患者隐私，同时促进这些数据的无缝使用，以更好地协调和管理、改善保健服务，增加知识。应采取法律保护措施，保护个人免受非匿名健康数据的不当使用，并针对提供者和公众开展教育活动，提高对健康数据相关权利、责任、风险和收益的认识。

11.8.5 结论

卫生服务在改善人口健康状况方面发挥着重要作用。本章明确了公共卫生可以在最大限度地提高卫生服务的健康收益方面发挥主要作用的机制，特别是确保在最合适的卫生保健系统水平上管理患者的系统设计，识别和促进高质量临床保健的机制创建，以及将治疗服务转向预防服务的调整。

无论他人正在追求什么样的目标，公共卫生专业人员始终以改善人群健康为重点，在确保追求健康收益成为卫生服务中心目标方面发挥着关键性作用(McKee，Figueras，2009)。为此，他们必须促进公平地使用对相关人群有效的和适当的干预措施，减少无效或有害的干预措施，并最大限度地利用现有资金获得健康收益。这在很大程度上取决于公共卫生专业是否有能力适应并利用相关工具与技能组合来应对快速变化的卫生服务。

（翻译：郝艳华）

参考文献

Abel-Smith，B.，Figueras，J.，Holland，W.，McKee，M.，and Mossialos，E.(1995). Choices in Health Policy：An Agenda for the European Union. Aldershot：Dartmouth Press/Office for Official Publications of the European Communities.

Anderson，T.F. and Mooney，G. (eds.) (1990). The Challenges of Medical Care Variations. Basingstoke：Macmillan.

Arah，O.A.，Westert，G.P.，Hurst，J.，and Klazinga，N.S. (2006). A conceptual framework for the OECD Health Care Quality Indicators Project. International Journal for Quality in Health Care，2006，5-13.

Atwal，P. (2010). How do you solve a problem like health reform：has Singapore got it right? [Online] Available at：http://healthaffairs. org/blog/2010/11/12/how-do-you-solve-a-problem-like-health-reform-has-singapore-got-it-right/.

Baum, F (2019) Governing for Health: Advancing Health and Equity through Policy and Advocacy. New York: Oxford University Press.

Benson, J.K. (1975). The interorganisational network as a political economy. Administrative Science Quarterly, 20, 229-49.

Berwick, D.M., Nolan, T.W., and Whittington, J. (2008). The triple aim: care, health, and cost. Health Affairs, 27, 759-69.

Bisognano, M.A. and Kenney, C. (2012). Pursuing the Triple Aim: Seven Innovators Show the Way to Better Care, Better Health, and Lower Costs. San Francisco, CA: Jossey-Bass.

Black, D. (1994). A Doctor Looks at Health Economics. Office of Health Economics Annual Lecture. London: Office of Health Economics.

Bohmer, R.M.J. (2011). The four habits of high-value health care organizations. The New England Journal of Medicine, 365, 22.

Bojan, F., Hajdu, P., and Belicza, E. (1991). Avoidable mortality. Is it an indicator of quality of medical care in Eastern European countries? Quality Assurance of Health Care, 3, 191-203.

Borgenhammer, E. (1993). At vårda liv: orgnisation, etik, kvalitet. [Looking after life: organisation, ethics, quality.] Stockholm: SNS Förlag.

Boys, R.J., Forster, D.P., and Jozan, P. (1991). Mortality from causes amenable and non-amenable to medical care: the experience of Eastern Europe. British Medical Journal, 303, 879-83.

Cabinet Office (1999). Modernising Government. London: HMSO.

Cassel, C.K. and Reuben, D.B. (2011). Specialization, subspecialization, and subsubspecialization in internal medicine. The New England Journal of Medicine, 364, 1169-73.

Chalmers, I. and Altman, D.G. (1995). Systematic Reviews. London: BMJ Publications.

Clark, D.G. (1988). Autonomy, personal empowerment and quality of life in long-term care. Journal of Applied Gerontology, 7, 279-97.

Collins, C.D. and Green, A.T. (1994). Decentralisation and primary health care: some negative implications in developing countries. International Journal of Health Services, 24, 459-75.

Committee on Choices in Health Care (1992). Choices in Health Care. Rijswijk: Ministry of Welfare HCA.

Congressional Budget Office (2008). Geographic Variation in Health Care Spending. Washington, DC: Congressional Budget Office.

Contandriopoulos, A.P., Lauristin, M., and Leibovich, E. (1998). Values, norms, and the reform of health care systems. In: Saltman, R., Figueras, J., and Sakallarides, C. (eds.) Critical Challenges for Health Care Reform in Europe. Buckingham: Open University Press, pp. 339-62.

Creditor, M. (1993). Hazards of hospitalization in the elderly. Annals of Internal Medicine, 118, 219-23.

Dash, P., Llewellyn, C., and Richardson, B. (2009). Developing a regional health system strategy. Health International, 8, 26-35.

Donaldson, C. and Mooney, G. (1991). Needs assessment, priority setting, and contracts for health care: an economic view. British Medical Journal, 303, 1529-30.

Dzau, V., et al. (2012). A Neglected Resource: Transforming Healthcare through Human Capital. Report of the Innovative Delivery Models Working Group. London: Imperial College.

Emanuel, E. and Fuchs, V. (2012), Shortening medical training by 30%. Journal of the American Medical Association, 307(11), 1143-4.

Eysenbach, G., et al. (1998). Towards quality management of medical information on the Internet: evaluation, labelling, and filtering of information. British Medical Journal, 317, 1496-502.

Feldstein, M.S. (1964). Effects of differences in hospital bed scarcity on type of use. British Medical Journal, ii, 562-5.

Figueras, J., Jakubowski, E., and Robinson, R. (eds.) (2005). Purchasing to Improve Health Systems Performance. Maidenhead: Open University Press.

Fleck, L.M. (1994). Just caring: health reform and health care rationing. Journal of Medicine and Philosophy, 19, 435-43.

Gaylin, D.S. and Kates, J. (1997). Refocusing the lens: epidemiologic transition theory, mortality differentials, and the AIDS pandemic. Social Science & Medicine, 44(5), 609-21.

Gillett, G. (1995). Virtue and truth in clinical science. Journal of Medical Philosophy, 20, 285-98.

Green, L., Ottoson, J., García, C., and Hiatt, R. (2009). Diffusion theory and knowledge dissemination, utilization, and integration in public health. Annual Review of Public Health, 30, 151-74.

Gröe, O. and Garcia-Barbero, M. (2001). Integrated care: a position paper of the WHO European Office for Integrated Health

Services. International Journal of Integrated Care, 1, e21.

Habermas, J. (1987). Théorie de L'agir Communicationnel. Paris: Fayard.

Hart, J.T. (1971). The inverse care law. The Lancet, i, 405-12.

Himmelstein, D.U., et al. (1999). Quality of care in investor-owned vs not for profit HMOs. Journal of the American Medical Association, 282, 159-63.

Hope, P., et al. (2012). Creating Sustainable Health and Care Systems in Ageing Societies. Ageing Societies Working Group 2012. London: Imperial College.

Illich, I. (1976). Limits to Medicine. London: Marion Boyars.

Institute of Medicine (IOM) (1989). To Err is Human: Building A Safer Health System. Washington, DC: National Academy Press.

Institute of Medicine (IOM) (2001). Crossing the Quality Chasm: A New Health System for the 21st century. Washington, DC: National Academy Press.

Institute of Medicine (IOM) (2004). The Migration of Health Care Workers: Creative Solutions to Manage Health Workforce Migration. Washington, DC: National Academy Press.

Institute of Medicine (IOM) (2012). Best Care at Lower Cost: The Path to Continuously Learning Health Care in America. Washington, DC: National Academy Press.

International Diabetes Federation (2012). IDF Diabetes Atlas (5th ed.). Brussels: International Diabetes Federation.

Kettl, D.F. (1993). Sharing Power: Public Governance and Private Markets. Washington, DC: Brookings Institution.

Lalonde, M. (1974). A New Perspective on Health of Canadians: A Working Document. Ottawa: Information Canada.

Landrigan, C.P., Parry, G.J., Bones, C.B., Hackbarth, A.D., Goldmann, D.A., and Sharek, P.J. (2010). Temporal trends in rates of patient harm resulting from medical care. The New England Journal of Medicine, 363(22), 2124-34.

Leape, L., et al. (2009). Transforming healthcare: a safety imperative. Quality and Safety in Health Care, 18, 424-8.

Leppo, K., et al. (eds.) (2013). Health in All Policies — Seizing Opportunities Implementing Policies. Helsinki:, Ministry of Social Affairs and Health.

Lim, M.K. (2004). Shifting the burden of health care finance: a case study of public-private partnership in Singapore. Health Policy, 69, 83-92.

Lubitz, J., Beebe, J., and Baker, C. (1995). Longevity and medical care expenditures. The New England Journal of Medicine, 332, 999-1003.

Lynn, J., Straube, B.M., Bell, K.M., Jencks, S.F., and Kambic, R.T. (2007). Using population segmentation to provide better health care for all: the 'bridges to health' model. Milbank Quarterly, 85, 185-208.

Mant, J. and Hicks, N. (1995). Detecting differences in quality of care: the sensitivity of measures of process and outcome in treating acute myocardial infarction. British Medical Journal, 311, 793-6.

Maxwell, R.J. (1981). Health and Wealth: An International Study of Health Spending. Cambridge, MA: Lexington Books.

McGinnis, J.M. and Foege, W.H. (1993). Actual causes of death in the United States. Journal of the American Medical Association, 270, 2207-12.

McKee, M. and Bojan, F. (1998). Reforming public health services. In: Figueras, J., Saltman, R., and Sakallarides, C. (eds.) Critical Challenges for Health Care Reform. Buckingham: Open University Press, pp. 135-54.

McKee, M. and Clarke, A. (1995). Guidelines, enthusiasms, uncertainty and the limits to purchasing. British Medical Journal, 310, 101-4.

McKee, M. and Figueras, J. (2009). Strategies for health services. In: Detels, R., Beaglehole, R., Lansang, M.A., and Gulliford, M. (eds.) Oxford Textbook of Public Health (5th ed.). Oxford: Oxford University Press, pp. 1668-81.

McKeown, T. (1979). The Role of Medicine: Dream, Mirage or Nemesis? Oxford: Blackwell Scientific.

Menon, R. (2010). Markets and Government: Striking a Balance in Singapore. Singapore: Economic Policy Forum.

Ministry of Health (1993). Affordable Healthcare: A White Paper. Singapore: Ministry of Health.

Mossialos, E. and Le Grand, J. (1999). Cost containment in the EU: an overview. In: Mossialos, E. and Le Grand, J. (eds.) Health Care and Cost Containment in the European Union. Ashgate: Aldershot, pp. 1-154.

Murray, C.J.L. and Lopez, A. (1996). The Global Burden of Disease. Cambridge, MA: Harvard University Press.

National Health Service (NHS) (2007). Healthcare for London: A Framework for Action. London: NHS.

Nelson, E.C., Batalden, P.B., Godfrey, M.M., and Lazar, J.S. (2011). Value by Design: Developing Clinical Microsystems to

Achieve Organizational Excellence. San Francisco, CA: Jossey-Bass.

NHS Confederation (2008). Priority Setting — Strategic Planning. [Online] Available at: https://www.nhsconfed.org/~/media/Confederation/Files/Publications/Documents/Priority%20 setting%20strategic%20planning.

Nolte, E. and McKee, M. (2004). Does Health Care Save Lives? Avoidable Mortality Revisited. London: The Nuffield Trust.

Oldham, J., Richardson, B., Dorling, G., and Howitt, P. (2012). Primary Care — The Central Function and Main Focus Report of The Primary Care Working Group 2012. London: Imperial College.

Olshansky, S.J. and Ault, A.B. (1986). The fourth stage of the epidemiologic transition: the age of delayed degenerative diseases. The Milbank Quarterly, 64, 355-91.

Omran, A.R. (1971). The epidemiologic transition: a theory of the epidemiology of population change. The Milbank Memorial Fund Quarterly, 49, 509-38.

Osborne, D. and Gaebler, T. (1993). Reinventing Government. Reading, MA: Addison-Wesley.

Porter, M. and Teisberg, E.O. (2006). Redefining Healthcare: Creating Value-Based Competition on Results. Boston, MA: Harvard Business School Press.

Rathod, R.H., et al. (2010). A novel approach to gathering and acting on relevant clinical information: SCAMPs. Congenital Heart Disease, 5, 343-53.

Rawlins, M. (1999). In pursuit of quality: the National Institute for Clinical Excellence. The Lancet, 353, 1079-83.

Rondinelli, D. (1981). Government decentralisation in comparative theory and practice in developing countries. International Review of Administrative Sciences, 47, 133-45.

Rosen, R. and McKee, M. (1995). Short termism in the NHS. British Medical Journal, 311, 703-4.

Rosenbaum, S. (1992). Poor women, poor children, poor policy: the Oregon Medicaid experiment. In: Strosberg, M., Wiener, J., Baker, R., and Fein, I.A. (eds.) Rationing America's Medical Care: The Oregon Plan and Beyond. Washington, DC: Brookings Institution, pp. 103-4.

Sabik, L.M. and Lie, R.K. (2008). Priority setting in health care: les-sons from the experiences of eight countries. International Journal for Equity in Health, 7, 4.

Sager, M.A., et al. (1996). Functional outcomes of acute medical illness and hospitalization in older persons. Archives of Internal Medicine, 156, 645-52.

Saltman, R.B. and Figueras, J. (1997). European Health Care Reform: Analysis of Current Strategies. Copenhagen: WHO.

Saltman, R.B. and von Otter, C. (eds.) (1995). Implementing Planned Markets in Health Care. Buckingham: Open University Press.

Sanders, D., Nandi, S., Labonté, R., Vance, C., Van Damme, W. (2019). From primary health care to universal health coverage — one step forward and two steps back. The Lancet, 394(10199), 619-21.

Sandvik, H. (1999). Health information and interaction on the internet: a survey of female urinary incontinence. British Medical Journal, 319, 29-32.

Schoen, C., et al. (2011). New 2011 survey of patients with complex care needs in eleven countries finds that care is often poorly coordinated. Health Affairs, 30, 2437-48.

Schwartz, F.W., Glennerster, H., and Saltman, R.B. (eds.). (1996). Fixing Health Budgets — Experience from Europe and North America. Chichester: Wiley.

Scitovsky, A.A. (1988). Medical care in the last twelve months of life: the relation between age, functional status, and medical care expenditures. The Milbank Memorial Fund Quarterly: Health and Society, 66, 640-60.

Smith, S.D., Heffler, S.K., and Freeland, M.S. (2000). The Impact of Technological Change on Healthcare Cost Spending: An Evaluation of the Literature. Health Care Financing Administration Working Paper. [Online] Available at: http://www.cms.gov/Research-Statistics-Data-and-Systems/Statistics-Trends-and-Reports/NationalHealthExpendData/downloads/tech_2000_0810.pdf.

Starfield, B., et al. (2005a). The effects of specialist supply on populations' health: assessing the evidence. Health Affairs, Suppl. Web Exclusives: W5-97-W5-107.

Starfield, B., Shi, L., and Macinko, J. (2005b). Contribution of primary care to health systems and health. The Milbank Quarterly, 83, 457-502.

Stevens, A. and Gabbay, J. (1991). Needs assessment needs assessment. Health Trends, 23, 20-2.

The Economist (2012). Rethinking the welfare state: Asia's next revolution. The Economist, 8 September.

Velkova, A., Wolleswinkel-van den Bosch, J.H., and Mackenbach, J.P. (1997). The east-west life expectancy gap: differences in mortality from conditions amenable to medical intervention. International Journal of Epidemiology, 26, 75-84.

Warner, M. (1996). Implementing Healthcare Reforms Through Substitution. Cardiff: Welsh Institute for Health and Social Care.

Wennberg, J.E. (1984). Dealing with medical practice variations: a proposal for action. Health Affairs, 3(2), 6-31.

Wilkin, D. (1992). Patterns of referral: explaining variation. In: Roland, M. and Coulter, A. (eds.) Hospital Referrals. Oxford: Oxford University Press, pp. 76-91.

World Health Organization (WHO) (1986). Ottawa Charter for Health Promotion: First International Conference on Health Promotion. Geneva: World Health Organization.

World Health Organization (WHO) (2019). WHO welcomes landmark UN declaration on universal health coverage. [Online] Available at: https://www.who.int/news-room/detail/23-09-2019-who-welcomes-landmark-un-declaration-on-universal-health-coverage.

World Health Organization (WHO) (2020). Universal Health Coverage. [Online] Available at: https://www.who.int/health-topics/universal-health-coverage#tab=tab_1.

Wright, J., Williams, R., and Wilkinson, J.R. (1998). Development and importance of health needs assessment. British Medical Journal, 316, 1310-13.

Young, D.W. and Saltman, R.B. (1985). The Hospital Power Equilibrium — Physician Behaviour and Cost Control. Baltimore, MD: Johns Hopkins University Press.

11.9 发展中国家对公共卫生专业人员的培训

11.9.1 引言

公共卫生与医疗系统以及培训对一个国家的卫生至关重要(Heller et al.,2007;Bangdiwala et al.,2010)。这一点对于发展中国家更是不可或缺,因为在发展中国家,贫富差异巨大,并且可以用于公民健康的投资非常有限。为了在国家、省级、市区级及地方均可提供公共卫生服务及医疗资源,发展中国家在通过普及初级卫生进而达成全面健康方面付出了巨大的努力。在每一个层级,对于公共卫生及医疗人员的技能及需求不仅差异显著,并且均有其特异性。公共卫生的使命非常广泛,因此在这个领域内需要一定程度的不同专业知识。由不同的公共卫生专业人员负责开展初级卫生保健、妇女与儿童健康服务、环境保护(包括充足及安全的水的供应以及对人与其他来源的废弃物的安全处置),实施社区健康项目,如免疫覆盖、地方病及由病原微生物导致有流行威胁的疾病的预防与控制,对慢性病发病增加的控制,以及在每一层级对分布广泛且类型多样的公共卫生队伍的后勤支持/管理。因此,公共卫生培训不止需要对医学科学提供培训,并且需要对很多技术领域如微生物学、化学、物理科学、管理科学,以及行为、社会与政治科学、统计学、流行病学和研究方法学均提供培训。

世界经济论坛启动了一个为期4年对两个非政府组织总额为1亿美元的资金支持项目,这两个组织分别是“最后一英里健康(Last Mile Health)”与“生活用品(Living Goods)”,将在6个国家培训50 000名卫生工作者,这个项目正在引发全球对改善最基层卫生保健的关注(Winters et al.,2018)。项目的关注点在于展示技术如何可以成规模地重塑社区卫生保健以确保在中低收入国家对边缘人员提供有质量的卫生保健,以及应用实用但前沿的策略来培训卫生从业人员,如将在后文讨论的在“移动医疗”的实施中开展数字教育。

公共卫生队伍从拟承担相关公共卫生职责的不同背景的人员中选择产生,包括医学、护理学、行为学、管理及生物学/物理科学(Beaglehole,Dal Poz,2003)。通常情况下,卫生培训项目主要针对卫生专业人员及在地方层级工作的其他人员开展,包括对卫生志愿者(这类人群是许多卫生系统的核心并且在村级提供服务)开展提供证书认证的培训,开展专业培训(如助产士),以及对那些将成为公共卫生项目及研究的领导者提供的硕士层级的培训(通常需要1～3年的研究生学习)以及博士层级的培训(需要4～6年的研究生学习)。研究生级别的培训还包括在专业领域的专业培训,如对完成广泛的公共卫生使命所必须具备的环境、社会、行为及公共卫生的卫生保健议题的不同领域技能的培训。虽然大多数公共卫生培训项目在公共卫生方面均提供了基础的初始培训,但仍存在对研究生及进修培训的重要需求,以确保公共卫生队伍可持续利用最现代的策略及资源。

某些公共卫生专业人员认为,包括某些作者也持有相同观点,即在每一个层级公共卫生专业人员的角色与责任与他们所接受的培训之间往往不匹配。更为常见的情况是,在发展中国家应用的公共卫生课程由欧洲殖民者基于欧洲体系制定,因此并不能对所在国的当前卫生问题予以充分解决。这种误配既体现在培训项目的内容上,也体现在所在国公共卫生系统自身的策略/内容上。公共卫生规划人员、管理人员和行政人员在达成最佳公共卫生服务上面临着一系列障碍，包括资金限制、政治因素以及称职人员和公共卫生领导者的缺乏。公共卫生培训人员有责任制定策略和课程，以克服这些障碍，并确保对公共卫生专业人员的培训是适宜的，并具有灵活性，以使受训者具备制定新的策略，以解决不断变化的公共卫生议题和问题的能力。在某些情况下，这需要重新考虑目前的公共卫生结构，以确保最大限度地发挥效力。公共卫生项目需要确保接受培训的卫生专业人员看到其自身明确的职业发展路径，确保卫生专业人员的最佳分布，特别是在农村和偏远地区更应如此，以及确保公共卫生系统可提供金钱和非金钱双重激励措施对专业人员加以激励。在本章中，我们将更深入地讨论这些议题，并为改进和加强发展中国家的卫生培训提供建议。

11.9.2　发展中国家的典型公共卫生结构：发展中国家的卫生系统结构

通常，发展中国家的政府卫生系统有一个分级系统，对包括国家、省级、市区级和地方各级在内的各层级提供卫生服务。此外，在大多数发展中国家，既有主要向富有者提供服务的私营卫生保健部门，也有通过社区志愿者和临床服务提供公共卫生服务的国家机构和国际非政府组织。某些时候，这些在政府公共卫生系统权限之外的运作，可能会导致问题产生（见第11.12章）。在本章中，我们将重点关注与政府资助的公共卫生系统相关的培训。

在最低层级工作的卫生专业人员数量最多，在市区级、省级和国家级工作的人数则不断减少。最高水平的培训和责任集中在国家一级。伴随所实施项目领导责任和水平的增加，对其卫生人员培训的持续时间和强度也随之增加。

发展中国家的公共卫生系统通常分为3个层级：(1) 中央行政层面：职责为制定卫生政策，为国家的整体发展提出战略建议，以及对国家项目、国家培训机构与提供复杂三级保健的国家医院进行管理；(2) 中级层面：由省级和市区级卫生部门组成，职责为执行国家政策和项目，省级医院需要经常接收来自地方卫生保健机构的转诊，以及为地方卫生专业人员和志愿卫生工作者实施区域培训项目；(3) 地方或区级层面：职责为实施国家和省级项目，如初级卫生保健、妇幼卫生项目和开展免疫接种活动（图11.9.1）。

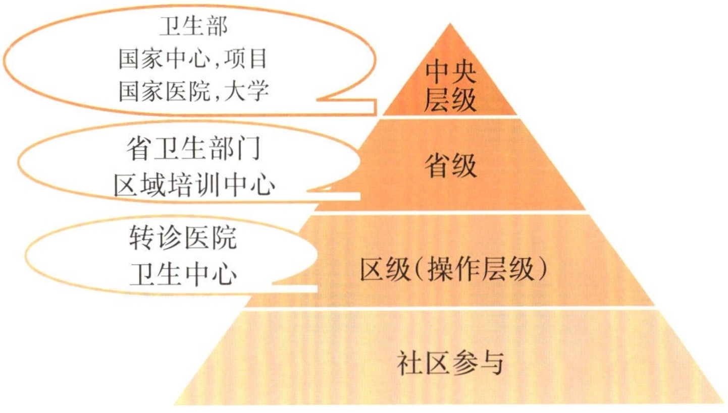

图11.9.1　卫生系统

区级（卫生中心或卫生服务点）通常提供最小程度的初级卫生保健和公共卫生活动，每个卫生中心或服务点覆盖的人口数在5 000～30 000之间，并且拥有1所可对简单的卫生问题提供服务且在需要时提供转诊服务的医院。村卫生中心的卫生力量包括初级/社区卫生保健工作者、护士和/或护士助产士，这些人员接受过1年及以上的培训，职责为提供初级卫生保健服务，包括妇幼、计划生育、儿童免疫接种，对非传染性疾病的治疗，以及对HIV感染者和结核病患者提供管理所需的每日观察治疗。随着最近全球均在向消除某些传染病，如疟疾、疫苗可预防的儿童疾病（脊髓灰质炎、麻疹）和消除HIV和梅毒的母婴传播的目标迈进，初级卫生保健提供者所发挥的作用发生了拓展。

在一些国家，初级保健提供者会在公共卫生人员的协助下开展工作，这些人员均曾在开展关于地方病和流行病的健康教育和环境卫生活动方面接受过大约6个月或更长时间的培训。在村或社群层级，通常有由当地居民挑选出的志愿卫生工作者，提供最低限度的急救和转诊到区卫生中心或医院的服务，并确保对结核病和其他疾病提供直接观察治疗。他们还帮助组织免疫活动，为儿童提供口服疫苗（例如脊髓灰质炎）和高剂量维生素A，但不允许他们提供注射服务。此外，他们还推动健康教育活动，包括倡导环境卫生。尽管通常建议一定程度的酬劳，但与其从事岗位相对应的尊重，才是对这些志愿者的主要回报。志愿卫生工作者通常会接受为期几周的培训。Taylor等人（2018）概述了作为1名理想的志愿卫生工作者所需具备的特征，包括对当地人群和文化的了解，良好的人际关系和沟通技巧，从他人的角度看世界的能力，非评判的态度，对社区的“嵌入”，与服务社区相同的人口学特征，以及对人们提供帮助的意愿。

11.9.3 发展中国家每一层级公共卫生专业人员的职责/角色

依据毕业生在卫生系统中预期发挥的作用有异，对他们在培训层级和持续时间的设定上也存在差异。在最高层级，通常是学士或硕士项目，受训者在对卫生项目的管理上接受指导（尽管护理通常通过医学教育系统教授），包括健康教育的内容和策略、为实现健康生活方式而做的行为改变、确保安全供水的策略、对人和其他来源废弃物的适宜处置、口腔健康、卫生筹资系统、影响该国的主要传染病（通常包括结核病、疟疾、寄生虫感染、HIV与任何地方性疾病）的控制策略，以及对免疫项目的管理和策略。在有些发展中国家，会将具备医学学位或其他卫生科学或技术学位作为进入公共卫生硕士（MPH）项目学习的先决条件。这些项目毕业生的预期角色为领导公共卫生项目。对这个层级毕业生开展的培训项目通常要求受训人员在当地或农村层级完成现场实习，以确保他们对服务提供点的系统和民众文化有所了解。在可行时，通常会在医疗和公共卫生机构中，在其相对较少的博士/博士学位项目中教授研究方法。然而，许多发展中国家只是在最近才对公共卫生院校进行投资，而且在大多数情况下，都没有开展研究。最近出现了一种利用互联网为发展中国家处于公共卫生硕士层级的公共卫生工作者以及研究生/进修课程所提供的远程学习，该远程学习由不同的大学和政府机构提供（Mokwena et al.，2007）。虽然这些项目对方法学和公共卫生战略的教授可能颇有助益，但由于它们不能提供手把手的现场经历，导致它们在不同国家的地方层级开展与实践相关的培训时存在困难。克服这一困难的一个策略是通过网络就特定主题设定讨论环节，并且在讨论中纳入来自该地方层级的从业人员。由于大多数发展中国家没有资源投资于研究项目，因此大多数公共卫生项目均不是基于循证而设置。

在村一级，许多国家雇佣只接受过几周培训的志愿卫生工作者，履行非常常规的职能，如照料轻伤、例行急救，并鼓励村民按照区或更高层级的医生和联合保健工作人员的建议服用药物。志愿卫生工作者的作用可包括家访、急救、治疗简单疾病和常见疾病、健康教育、营养和监测、计划生育、转诊、收集生命事件（出生、死亡）数据，以及对更加训练有素的卫生专业人员，如护士助产士的协助。他们通常是社区推选的，也最了解村庄和村民的健康状况和需要。若想做一名成功的志愿者，他们需要成为该社区不可或缺的一部分，并需得到社区的支持。由于他们通常不是由政府支付报酬，因此从村庄获得一定酬劳对于他们至关重要。

图11.9.2展示了在区/城镇层级的典型的卫生结构。

在村卫生站工作的卫生专业人员包括护士助产士，专职卫生人员以及卫生工作者，他们通常均接受过1～3年的培训。护士助产士负责倡导和实施产前项目的登记、为产前诊所配备人员、接生，并提供产后指导。他们需要能够识别困难的妊娠，在该种情况下，将需要更多训练有素的医务人员来确保安全分娩。这些问题妊娠通常会被转诊给更高级别的机构。将孕妇运送到医院，特别是在紧急和复杂分娩情况下的运送，是一个严峻的问题。与护士助产士一道工作的专职卫生人员通常还承担其他医疗、卫生和健康教育职责，以及指导和促进诸如脊髓灰质炎免疫日等卫生运动。在一些国家，护士助产士同时承担这两种职责，尽管助理护士助产士和/或接受过一些培训的公共卫生工作人员可能会对他们的工作予以协助。护士助产士可能负责多达10～15个村庄。农村和城市的卫生中心需要有护理病人的设施，包括对不仅仅是简单急救的伤害的护理。然而，患有复杂疾病的病人还是会被转诊到更高一级的卫生机构，由那里的医生进行诊断和治疗。

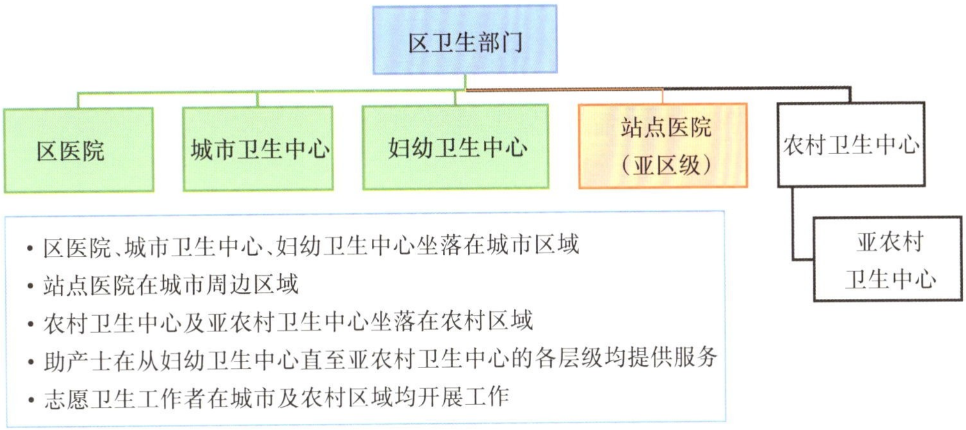

图 11.9.2 区级的卫生结构/系统

随着全民健康覆盖的推进，许多国家正在努力制定可行及符合成本效益的策略，来提供卫生服务。主要策略包括下放以前在村卫生层级无法获得的一些服务，例如，开展HIV筛检检测，以及为初级卫生保健工作者介绍减少疾病的服务包并在其服务中应用。根据这些计划，初级卫生保健提供者、护士助产士和较低级别的卫生工作者也将负责开展对政府承诺的在特定时间达到消除的传染病服务包的活动。这些措施通常包括主动的病例监测、实施适合的筛检检测、开展免疫接种运动、引入标准化治疗，以及进行及时报告。

区医院可能有一个实验室来执行常规的检验流程，但通常无法进行更复杂的生化和微生物分析，这些分析通常在省级进行。每一层级实验室通常面临的一个问题是，没有实施质量控制程序及对其标准化。虽然一些较富裕的发展中国家（如中国）在县和省一级实施了质量控制项目，但只有少数实验室参加了质量控制项目。因此，获得有效检测结果和确保安全性，是许多实验室面临的一个共性问题（Callaway，2012）。面临的第二个问题是需要为这些实验室配备训练有素且可胜任的技术人员，并且这些技术人员需要定期更新他们的实验室技能，以确保获得有效的结果和履行安全的检测流程。

复杂的外科手术和对严重健康问题的医疗管理通常只在省级和国家/三级进行，因此在资源有限和人口居住在偏远地区的发展中国家，如何对患者做出诊断并将其及时转运到三级医疗机构以确保其获得成功治疗是一个严峻的问题。

对卫生工作者的培训可在公共卫生系统的每一层级开展，尽管对较高级别的卫生专业人员的培训通常仅限于大学、医学院以及公共卫生、牙科、卫生科学和护理学院。

11.9.4 发展中国家对卫生专业人员的教育

在所有发展中国家，在国家、省和区级医院的各种医疗机构工作的卫生专业人员都必须完成医学院的教育。作为对基层卫生系统提供卫生保健服务的一项策略，许多发展中国家要求刚毕业的医生需要在区级工作至少几年的时间。在国家和省一级，负责管理国家项目的工作人员往往还要求具有医学学位或公共卫生硕士学位。专业和先进的医疗培训通常只在国家一级的医疗机构有需求，有时在省级卫生机构也会有此需求。从事口腔护理和制药服务的卫生专业人员通常需要接受专门培训。

有些卫生专业人员需要接受高级培训，这些人员包括设计和指导诸如疾病监测等健康信息系统的人员、为政策制定提供信息而设计和开展卫生研究以及开展卫生项目评估的人员。这些培训活动通常针对国家层面开展，尽管在活动中也可能涉及省、区和地方层级的工作人员。

护士通常需要接受学士学位水平的培训。然而，因国家而异，在地方层级工作的助产士也可能获得仅需要1～2年证书级别培训的副助产士学位即可以从业。一些国家也有接受更短期培训的助产士助理。对提供较低水平护理、医疗成像、卫生服务、低水平实验室服务和物理治疗的工作人员，则通常只接受有限的培训即可从业。

11.9.5 在发展中国家提供公共卫生培训面临的问题

区级的卫生专业人员往往只接受过1～3年的培训，他们的职责如下：协助规划和管理公共卫生项目，识别暴发并开展初步调查，实施和监测免疫规划项目，预防、治疗和监测结核病以及HIV项目(如直接观察治疗)，实施具体的传染病消除策略(例如，为消除疟疾而主动开展病例调查)以及为预防疾病和促进健康生活方式而开展基础健康教育。对他们的培训应包括履行这些职责所需的各种技能和知识，包括收集准确数据，以用于对有效卫生系统的规划及支持(国际病毒登记与统计研究所，1989)。因此，对公共卫生专业人员的培训需要与他们拟承担的责任保持一致(Sudhinaraset et al.，2013)。在各级公共卫生培训中，缺乏称职的教师均是达成适合培训的一个主要障碍。为确保卫生工作者掌握当前和不断变化的策略和政策，对他们进行进修培训至关重要。在地方一级对卫生专业人员的培训往往不是整合一体的，因此工作人员只了解他们自己的责任，而不明确在广泛的公共卫生系统中，他们的努力究竟发挥了哪些作用。

对政治领导人和决策者而言，为公共卫生项目和培训提供资金往往不是优先选项。发展中国家的大多数卫生项目均由国际捐助者资助，但这些捐助者有其自身的卫生发展议程，这些议程可能与该国的议程有别(见第11.12章)。

对于希望选择公共卫生职业的有资质的个体而言，明确的公共卫生职业发展路径往往并非清晰可见。低薪酬水平使各级公共卫生专业人员的招聘均变得复杂。通常，愿意从事公共卫生工作的医生也必须拥有私人执业，以获取足够的收入来支持他们的家庭(Chomitz et al.，1998；Ferrinho et al.，2004)。因此，他们无法全力履行其公共卫生责任。医生往往也不愿在偏远农村地区工作(WHO，2010a)。基层的公共卫生工作者通常工资较低，或者只能志愿提供服务。在这些情况下，必须创建其他报酬架构对志愿者和基层员工予以激励。

11.9.6 克服障碍获得最佳公共卫生培训的策略

对公共卫生培训进行设计的基本原则包括学术和实践两个方面。为了使培训项目能够与需求相对应，必须对这些需求做出清晰的描述。重要的是，对公共卫生系统各级卫生专业人员任务和责任的设计应符合选民的需要以及对这一层级应承担责任的期望。开展培训的第一步即应在各级进行需求评估，这些层级包括地方、省和国家，进行需求评估的人员包括初级卫生保健提供者、研究人员和决策者(Bangdiwala et al.，2010)。评估工作应由该层级的社区成员或选民参与。由此，可以明确界定每一层级的责任和任务，对正式的工作描述进行记录，以对在该系统的特定层级预期执行所需任务的卫生工作者制定适合的培训课程。其后应确定和/或开发培训资源，以便在公共卫生系统的每一层级开展所需的培训。在每个层级上，都应针对符合毕业生所要承担岗位的工作描述，开展课程的设计和评估。每一层级培训项目的教员均应包括在该层级有过服务经历的个人。培训应包括使接受培训的卫生专业人员对他们在国家整体公共卫生系统中所处位置的理解。

11.9.6.1 整合新技术

掌上电脑/电话、全球定位系统以及日益复杂的通讯系统的开发和广泛使用，被称为“M健康”，为健康活动的监测、指导和强化提供了机会，特别在地方层级更是如此。实施“M健康”战略可以降低成本，同时提高所提供卫生服务的质量，提高实时事件和疾病报告的完整性和便利性，以及提高供资人和捐助者的透明度和归责性。例如，“M健康”策略可用于通过发送到移动设备的视频进行培训和更新技能，以便将初级卫生保健提供者与监督人员联系起来，以帮助他们解决在实地中遇到的卫生和后勤问题；获得更高级别卫生专业人员对护理的建议；将有严重健康问题的个人与更高层级的护理相关联；实时报告卫生活动，如免疫接种和社区暴发；促进快速的公共卫生应对；并可因为移动设备使地方卫生工作者获得更高层级的支持而增加他们的信心。

与全球定位系统结合使用的移动电话可通过如下方式监测初级卫生保健提供者的工作表现：因为定位可以确保他们在自我报告的地点工作，以及在每次家访时让他们签入和签出等。这些低成本策略特别适用于预算有限和疾病问题众多的发展中国家。对全民健康覆盖的全球目标的达成取决于社区公共卫生专业人员的表现，移动设备（技术）的部署则对促进该目标的达成发挥着重要作用。现代化的移动设备可以作为基于实践的教育、培训和指导的平台，通过该平台，提供临床服务所需的知识和技能可以从超三级中心转移到社区一级，从而最终不仅确保服务质量，并且确保了全民健康覆盖的可持续性和可行性（Project-ECHO，2017）。此外，可以根据具体需要设定移动设备的使用策略，例如提供标准化卫生信息和提供按步骤开展服务指导的参考工作辅助工具，启动病例调查的触发点，以及对有效疾病监测的应对促进等。使用这些新兴策略和技术来提高卫生工作者的绩效并以低成本满足村民的需求，这一点需要成为卫生系统和各级培训课程设置的一部分（Rotheram-Boris et al.，2012；Tomlinson et al.，2013；Taylor et al.，2018）。

对那些设计公共卫生系统的人而言，为各级卫生专业人员描绘明确的职业道路非常重要，这将为有志于从事这些职业的潜在学生提供信息；并且如果陈述良好的话，将会吸引这些学生的加盟。定义职业道路的一个重要组成部分是在这些职业道路中包含对个人的激励机制（Calcutta Declaration，1999）。许多发展中国家面临的一个问题是训练有素的卫生志愿者的高流失率，部分原因即为缺乏金钱激励。在一些发展中国家，培训，特别是对护士的培训，可以更好地为受训者在发达国家工作做好准备。因此，由于在发达国家工作可获得更好的工作条件和薪酬，卫生专业人员在由发展中国家资助完成培训后，特别是医生和护士在完成培训后会转到发达国家工作，这种迁移减少了发展中国家的潜在劳动力（Stilwell et al.，2004；Naicker et al.，2009；WHO，2010b）。在这些情况下，发展中国家可被认为在对发达国家的卫生保健做资助！

对卫生工作者的激励应包括金钱回报，重要的是，这些回报也应包括对各级卫生专业人员在整体卫生系统中对促进所服务人群的健康所发挥的重要作用的认可。这种认可对在最低和最少经济回报层级工作的卫生专业人员更为重要。声望和对价值的认可均是强有力的激励！

11.9.6.2 确保公共卫生系统对需求变化持续做出回应

最后，重要的是对各级卫生系统的绩效做监测和定期评估。随着时间的推移，由于一系列因素和新技术的发展，具体需求会发生变化；因此，各级培训项目必须相应调整其课程，以满足当前的需要和快速出现的技术需求。以前受过培训的卫生工作者也需要相应更新他们的技能。因此，必须对各级卫生工作者进行持续培训，以确保他们能够持续满足卫生系统不断变化的需求。

（翻译：罗会明、裴迎新）

参考文献

Bangdiwala, S.I., et al. (2010). Workforce resources for health in developing countries. Public Health Reviews, 32, 296-318.

Beaglehole, R. and Dal Poz, M.R. (2003). Public health workforce: challenges and policy issues. Human Resources for Health, 1, 4.

Calcutta Declaration on Public Health (1999). Regional Conference on Public Health in South East Asia in the 21st Century, Calcutta, 22-24 November 1999. Journal of Epidemiology & Community Health, 54, 749.

Callaway, E. (2012). Biosafety concerns for laboratories in the developing world. Nature, 485, 425.

Chomitz, K., et al. (1998). What do doctors want? Developing incentives for doctors to serve in indonesia's rural and remote areas. Unpublished World Bank Policy Research Working Paper 1888.

Ferrinho, P., et al. (2004). Dual practice in the health sector: a review of the evidence. Human Resources for Health, 2, 14.

Heller, R.F., et al. (2007). Capacity-building for public health. Bulletin of the World Health Organization, 85, 901-80.

Henderson, L.N. and Tulloch, J. (2008). Incentives for retaining and motivating health workers in Pacific and Asian countries. Human Resources for Health, 6, 18.

Institute for Viral Registration and Statistics (1989). Health Data Issues for Primary Health Care Delivery Systems in Developing Countries. Bethesda, MD: International Institute for Viral Registration and Statistics.

Mangham, I.J. and Hanson, K. (2008). Employment preferences of public sector nurses in Malawi: results from a discrete choice experiment. Tropical Medicine & International Health, 13, 1-9.

Mokwena, K., et al. (2007). Training of public health workforce at the National School of Public Health: meeting Africa's needs. Bulletin of the World Health Organization, 85, 949-54.

Naicker, S., et al. (2009). Shortage of health care workers in developing countries — Africa. Ethnicity & Disease, 19(Suppl. 1), S1-60-4.

Project-ECHO (2017). Website. [Online] Available at: https://hsc. unm.edu/echo/.

Rotheram-Boris, M.J., et al. (2012). Standardized functions for smartphone applications: examples from maternal and child health. International Journal of Telemedicine and Applications, 2012, 1-16.

Stilwell, B., et al. (2004). Migration of health-care workers from developing countries: strategic approaches to its management. Bulletin of the World Health Organization, 82, 595-600.

Taylor, B., Mathers, J., and Parry, J. (2018). Who are community health workers and what do they do? Development of an empirically derived reporting taxonomy. Journal of Public Health, 40(1), 199-209.

Tomlinson, M., et al. (2013). Value of mobile information system to improve quality of care by community health workers. South African Infection Management, 15(1), 1-17.

Sudhinaraset, M., et al. (2013). What is the role of informal healthcare providers in developing countries? PLoS One, 8, e54978.

Winters, N., O'Donovan, J., and Geniets, A. (2018). A new era for community health workers in countries of low and middle income? Science Direct, 6, 489-90.

World Health Organization (WHO) (2010a). Increasing Access to Health Workers in Remote and Rural Areas Through Improved Retention. Global Policy Recommendations; Executive Summary. Geneva: WHO.

World Health Organization (WHO) (2010b). Migration of Health Workers. Fact Sheet No. 301. Geneva: WHO.

11.10　21世纪面向未来卫生人力培养卫生专业人员的变革性学习

11.10.1　为什么要进行卫生专业人员的变革性学习？

自1910年Flexnor报告以来，为了持续推动变革，人们开展了一系列关于卫生专业教育体系的研究。在非商业化和以大学为基础的医学院校开展的以科学为基础的培训课程取代了经验性的学徒学习。变革为卫生专业人员提供了知识和技能，使20世纪的预期寿命翻了一番（Frenk et al.，2010）。

在21世纪初，新的更为复杂的挑战出现，影响了全球卫生保健服务系统。卫生服务可及性和服务质量的不平等深切表明，卫生发展成果在国家内部和国际间并未能得到共享。前所未有的科技发展速度，人口快速向老龄化和城市化变迁，慢性非传染性疾病（NCDs）和残疾发生率的日益增加，以及快速全球化，使新发传染病如新冠病毒大流行与再发传染病更易传播，使世界陷入了易变性、不确定性、复杂性和模糊性（VUCA）的局面。这些新出现的挑战，以及到2030年实现可持续发展目标的最高政治承诺，都需要新型的卫生专业人员。

目前的卫生专业教育系统尚未能很好地应对全球挑战，其主要原因在于过时、静态和碎片化的课程、机构和师资。因此，毕业生不具备充分的知识、态度和能力来适应现在和未来的医疗保健系统的需求（Wasi，2000）。

面临的主要挑战是：

◇ 卫生专业人员之间缺乏团队合作和协作不充分。

◇ 专业地位的性别不平等。

◇ 只关注技术，而忽略更广泛的背景。

◇ 与病人疾病的片段式接触，而不是长期持续服务。

◇ 强调以医院为基础的服务，而不是以社区和家庭为基础的初级保健和疾病预防。

◇ 对健康的社会决定因素了解不足。

◇ 专业劳动力市场的数量和质量失衡、分配不公平以及技能构成不适当。

◇ 在卫生系统发展中领导力不足。

因此，我们迫切需要改革卫生专业教育系统。这些改革必须确保新的毕业生能够很好地适应不断变化的卫生挑战和卫生系统的发展。

11.10.2　健康挑战和未来的医疗保健系统

11.10.2.1　21世纪面临的挑战

全球的新兴挑战一直在影响着医疗保健系统，这些挑战包括快速全球化、技术发展、人口学和流行病学转型等。我们可以预见到与健康的社会决定因素有关的更多的慢性疾病,包括传染性疾病和非传染性疾病,以及突发公共卫生事件的发生。与此同时还有卫生费用的增加和公平性的普及。社会经济发展已经导致了医疗需求和医患关系的变化。

世界银行和世界卫生组织(WHO)在2017年报告称,世界上有一半的人口无法获得基本医疗保健。此外,近1亿人处于极端贫困状态,他们被迫每天仅靠1.9美元或更少的钱生存(《全民健康覆盖追踪2017》)。可持续发展目标的最大挑战和宏伟目标是消除极端贫困,为达成这一目标,需要包容性和持续性的经济增长,这可以通过经济、社会和环境部门的一致性政策来实现。

11.10.2.2 全民健康覆盖

全民健康覆盖(UHC)是同时解决健康差距和医疗贫困的有效社会措施。联合国可持续发展目标3.8旨在到2030年实现全民健康覆盖。

全民健康覆盖是指"所有人都能获得所需要的卫生服务,且不会因此产生经济困难"。寓意人们在没有经济障碍的情况下获得基本的全面健康促进、疾病预防、治疗、康复、长期以及临终的关怀服务和技术。

要实现全民健康覆盖,必须满足以下五个标准:

第一,基本卫生服务的可用性。这包括在体面的工作条件下,雇佣足够数量的技能熟练的卫生专业人员。

第二,可负担性。通过尽量减少服务点的自付费用(OOP),确保不发生经济困难。

第三,可获得性。地域分配公平,并且可就近获得初级卫生保健和以社区为基础的卫生保健。

第四,可接受性。符合文化特质、性别保护等敏感问题,不歧视以及会对特定人群的特殊需要做出回应。

第五,质量和责任感。包括卫生服务质量、患者安全、对患者需求的响应以及人们的参与。

11.10.2.3 基本公共卫生

公共卫生(PH)的定义是:通过有组织的社会努力,预防疾病、延长生命并促进健康和提高效率的科学和技术(Grant,2012)。

基本公共卫生的功能包括加强初级和社区卫生保健;提高个体和以人群为基础的群体卫生保健服务的能力、可及性和质量;通过卫生系统研究加强循证决策过程;加强有质量和公平的卫生体系;在正常和危机情况下保护健康和安全,并为公共卫生问题进行社会革新。随着健康危机包括人为因素导致的、自然灾害和流行性疾病等的不断出现,公共卫生能力在"预防、发现和应对"中所发挥的作用对于保护健康和人类越发重要。

因此,全民健康覆盖和公共卫生密切相关,应进行良好的整合,协同发展。

11.10.3 卫生人力的投入是实现卫生相关可持续发展目标的关键

为了实现在67个中低收入国家(LMICs)的可持续发展目标,加大卫生保健方面的投入是必要的。预计到2030年,对每人每年在卫生方面投入41~57美元,可使全球经济增长实现9:1的回报。国际劳工组织(ILO)确定了实现全民健康覆盖的门槛为每10 000人口配备卫生专业人员41.1人。战略性投入应更多地侧重于在农村和服务缺乏社区工作的一线医疗卫生专业人员(可以更多地关照女性)。

目前,世界城市化人口预计将翻一番,从1950年的30%增加到2050年的66%。尽管预计未来20年将出现快速城市化,但非洲和亚洲农村人口估计将占全球农村人口的近90%,这些人口主要集中在印度、中国和尼日利亚这三个国家(联合国,2014)(图11.10.1)。全球只有22%的城市人口获得了有限的医疗保健服务,而56%

的农村人口缺乏基本医疗服务(国际劳工局,2015)(图11.10.2)。非洲农村居民是获得医疗保健服务最困难的群体。因而,实现与卫生相关的可持续发展目标的挑战在于:城市规模小但城市化迅速的中低收入国家应备受关注。

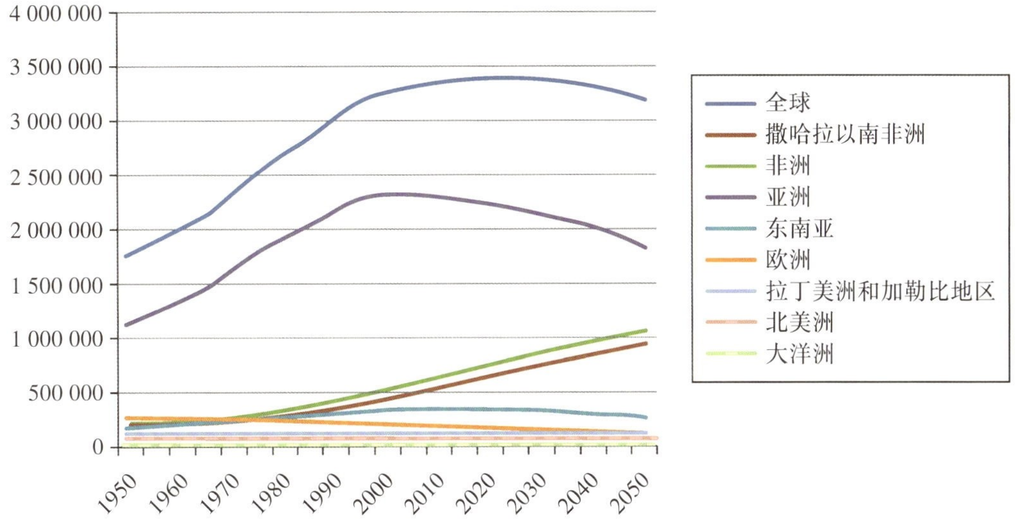

图11.10.1 年度农村人口(千)

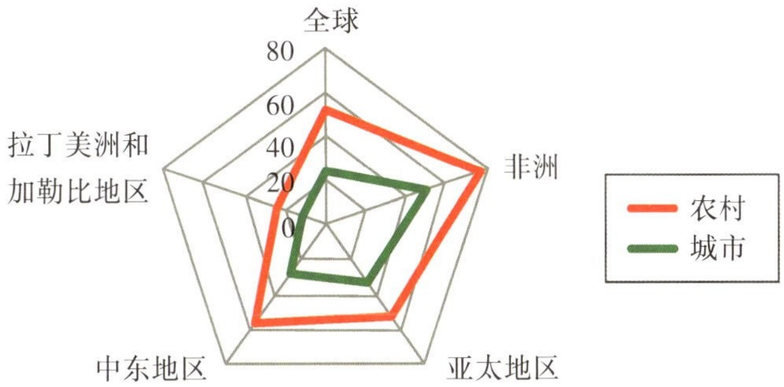

图11.10.2 2015年由于卫生人力短缺导致健康覆盖缺乏的农村/城市人口

(ILO,HWF短缺导致无法获得保健服务的百分比)

注:"城市"人口的定义是基于每个国家使用的定义。这些定义是由国家统计局在完成最新的人口普查时采用的。

可及性、可获得性、对高效卫生保健服务的筹资保障、自付费用支出和孕产妇死亡率比(MMR)是衡量卫生保健覆盖水平和利用关键维度的五个指标(图11.10.3)。

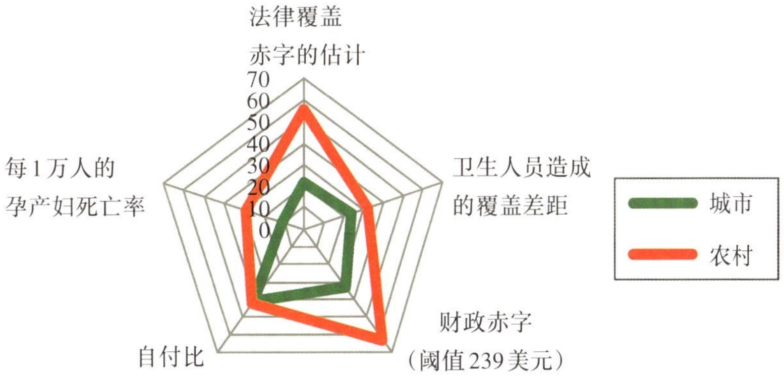

图11.10.3 全球获得优质医疗保健服务的不足:2015年农村和城市人口(%);按农村和城市居民做区域平均加权,孕产妇死亡率比则按熟练助产士加权

资料来源:ILO estimates,2015。

尽管我们正面临着快速的城市化,但超过50%的世界人口生活在服务缺乏的农村地区(图11.10.2)。在这些地区,卫生专业人员的严重短缺是一项重大挑战(表11.10.1)。加强初级卫生保健和基于社区的卫生保健以及组织社区合作,对于解决城乡差距问题至关重要。这需要强有力的以基本初级卫生保健(PHC)为基础的,由合格的、忠诚的卫生志愿者和卫生专业人员承担工作的卫生系统。它的成功取决于家庭、地方政府、社区领导人的积极参与和部门间合作。在社区通过转变学习和实践模式以对卫生专业人员赋能,是解决全民健康覆盖差距问题的关键推力。

社区参与型卫生专业学习是一种优先途径,可以让学习者了解如何在社区工作并与其他社区合作。换言之,社区参与型卫生专业学习是学习如何将社区居民融入当地的再开发中。这是为社区培养具备技能和职业精神的卫生专业人员以减少地域分布不公平问题的关键组成部分。当社区和学术机构在项目的设计、提供和评估方面持续开展合作,通过培训合格和积极的卫生专业人员对社区进行等值赋能,以对促进健康公平性提供基于社区的服务时,参与型卫生专业学习即得以发展。推动有效的社区参与型变革性学习,需要体现对社会责任的价值观,包括诚实、尊重、真实、开放、透明以及可信。

表11.10.1 全球和国家卫生专业人员储备和市场需求不匹配

	卫生人员储备			基于需求的卫生专业人员短缺			卫生人员市场需求	
	2013	2030	增长率(%)	2013	2030	增长率(%)	2013	2030
收入								
高收入	17.6	24.3	38	0.1	0.1	−7	17.7	23.8
中高收入	14.7	22.6	54	3.7	1.8	−50	19	33.3
中低收入	10	18.3	82	9.1	6.6	−28	10.9	21.7
低收入	1.1	2.1	86	4.6	6.1	33	0.6	1.4
地区								
非洲	1.9	3.1	63	4.2	6.1	45	1.1	2.4
美洲	9.4	14	50	0.8	0.6	−17	8.8	15.3
东地中海地区	3.1	5.3	72	1.7	1.7	−1	3.1	6.2
欧洲	12.7	16.8	32	0.1	0.1	−33	14.2	18.2
东南亚	6.2	10.9	75	6.9	4.7	−32	6	12.2
西太平洋	10.3	17.3	68	3.7	1.4	−64	15.1	25.9
全球	43.5	67.3	55	17.4	14.5	−17	48.3	80.2

注:卫生工作者的总人数为几百万,表中四舍五入的单位为10万。

卫生人员储备和短缺人数来源于193个成员国(资料来源:WHO Global Strategy on HRH http://who.int/hrh/resources/globstrathrh-2030/en/)。

卫生人员市场需求数量来源于数据充分的165个成员国(资料来源:World Bank)。

11.10.4 21世纪开展卫生专业人员变革性学习的全球运动

2010年,在Flexner报告发表100周年之际,面向21世纪的全球卫生专业人员教育委员会成立。全球委员会的报告强烈建议在卫生专业学习中,采用以系统为基础的方法来取代基于科学的课程学习。该报告引发了全球运动,促进了变革,例如:

东南亚区域委员会关于"加强本区域卫生人力教育和培训"的决议–SEA/RC/R6(WHO,2012)。

世界卫生大会第66.23号决议：转变卫生人力教育以支持全民健康覆盖（世界卫生大会，2013）。

2013年世界卫生组织发布"关于转变和扩大卫生专业教育和培训的建议"（WHO，2013），其中11项建议包括：开展可持续专业发展（CPD）的教师培训，认证，教师和教学人员的招聘程序，课程发展，模拟方法，毕业生直接入职，入学程序，精简化的教育路径和阶梯项目，跨专业教育，认证和可持续发展。这些全球性的建议为变革性学习提供了指南，包括提供了本科和研究生课程的政策和技术指南，以及有关培养满足群众卫生保健需求的毕业生的指导。

在玛希隆王子奖大会（Prince Mahidol Award Conference，PMAC）"变革式学习促进卫生公平"上（2014），若干旨在解决目前卫生专业学习不足的新运动，正在不同区域加快开展（WHO，2006）。

2015年，作为"未完成的"与卫生相关的千年发展替代性目标，SDG 3.C旨在大幅增加发展中国家的卫生筹资，并招募、发展、培训以及留住卫生专业人员，以实现全民健康覆盖（SDG 2015）的主要目标。为实现全民健康覆盖，每位公民都必须可以突破经济壁垒的影响，获得国家基本医疗服务和必要的、安全的、有效的、高质量的药品。

2016年，《卫生人力资源全球战略：2030年人力资源》（卫生人力资源全球战略，2030）基于当代视角，重申并再次回顾了采用变革性战略扩大卫生专业人员学习的议程。该战略总结了一系列关于卫生专业人员学习的重要环节和关键指标，其中包括到2020年建立卫生培训机构的认证机制，将当前卫生专业人员分配差距减半（按就业地点分解，例如亚国家级/城市/农村/偏远地区），以及到2030年将医疗、护理和专职卫生专业学校因资格预审减员率降低到20%或以下。

教育策略应重点资助具有高社会回报潜力的培训师。应优先对课程进行调整设置，以在培养满足本地需求和国际市场需求的毕业生方面保持平衡。协调措施对于在专业规划、学习和激励跨专业教育（IPE）和跨专业实践（IPP）之间建立密切联系至关重要。国家政策应包括制定和监督教育标准并提供足够的财政支持。高等教育和卫生部门之间的合作应基于卫生系统与以能力为根本的学习之间的整合。

卫生专业人员应具备与健康的社会决定因素相关的，以及公共卫生系统方面的知识、技能、价值观和态度，以建立最具协作性和有效性的跨专业团队。构建对疾病流行准备的公共卫生（PH）能力和建立全球卫生安全议程，以预防、发现和应对新发威胁，是当前教育战略的重中之重。卫生培训机构的高质量应受认证机制的监管。

联合国秘书长任命了一个关于健康就业和经济增长的高级委员会（健康就业和经济增长的高级委员会，2016），提出了10个切实的建议。该委员会积极吸纳了包括国际劳工组织（ILO）、经济合作与发展组织（OECD）和世界卫生组织（WHO）在内的众多高级别政府间国际组织的参与。HEEG委员会建议通过刺激卫生和社会领域的就业，推动包容性经济增长，以实现更大范围的经济稳定和安全。这对实现消除贫困（SDG 1）、促进健康福祉（SDG 3）、提供优质教育（SDG 4）、促进性别平等（SDG 5）、实现体面工作和经济增长（SDG 8）等可持续发展目标方面也大有裨益。报告显示，在2000年至2014年间，OECD成员国的卫生和社会领域就业增加了48%，而工业和农业部门的就业水平则有所下降。

该委员会建议在卫生和社会部门增加超过4 000万个新工作岗位以减少预计到2030年将出现的1 800万人力资源短缺，特别是在中低收入国家和低收入国家。更多的健康需求会创造更多的就业机会。全球对卫生投资的经济回报为9:1，寿命每增加一年，国内生产总值（GDP）就会增长4%。全球70%以上的卫生和社会服务人员是女性，而其他就业领域的女性占比不到40%。有鉴于此，HEEG委员会倡导了10项具体行动，其中6项行动涉及卫生系统和卫生人力改革，包括创造工作岗位，性别和妇女权利，教育、培训和技能，卫生服务提供和组织，技术，危机管理和人道主义环境。其余4项关于促进行动的建议则是融资和财政空间，伙伴关系和合作，国际移民，数据和信息以及问责制。

转变和提升高质量的学习应从狭隘的专科化转向全科实践开始。应该更加强调终身学习，以培养高层次的卫生专业人员。必须培养积极主动的卫生专业人员，以满足当地和全球卫生需求。此外，还需要减少不必要的准入壁垒，措施包括均衡地域，加强青年教育以获得更好的就业机会，以及加强以社区为基础的卫生工作者的效能。

11.10.5 未来卫生专业人员和领导者的新技能

为了应对全球出现的新挑战,卫生专业人员需要向更好的健康促进、健康保护、疾病预防、以人为本的卫生保健、具有广泛地理覆盖面的以社区为基础和基于卫生系统的初级卫生保健方向发展。

21世纪,以能力为本的课程和基于团队的学习将取代传统的基于时间的学习。根据OECD的定义,“能力”不仅是“知识和技能”,而且是在特定情况下通过利用心理社会资源来满足复杂需求的能力。有效的健康促进需要整合健康素养、沟通技巧和个人态度。以能力为本的方式可以量身定制,根据不同环境中的人群健康需求,设计学习和培训,并由此确定学习者的成果或表现(Gruppen et al.,2012)。

随着社会经济的不断发展,人们能够更多、更及时地获得医疗保健服务和相关知识。医患关系逐渐由垂直的庇护关系转变为信任减少、成本增加的契约关系。社区家庭医生的社群关系将是恢复信任型关系的新方向。

在21世纪,基本技能应包括在训练过程中的学习、读写和生活技能(图11.10.4)。此外,还要求卫生专业人员充分理解社会正义、伦理、道德、人权、卫生公平、利他主义和社会责任的内在价值。这将促进他们与病人的沟通,以及在与其他专业人员、家庭和社区的合作中,反映出相互尊重。他们需要具备询问、搜索、解释和使用证据进行适当决策的技能。他们还需要全面了解社会、政治和经济效应对健康状况的影响,该健康状况是指包括了将健康概念纳入了所有政策和健康社会决定因素后的状况。如表11.10.2所示,新的卫生专业领导人需要五项关键的软技能来实现变革(Piirto,2010)。

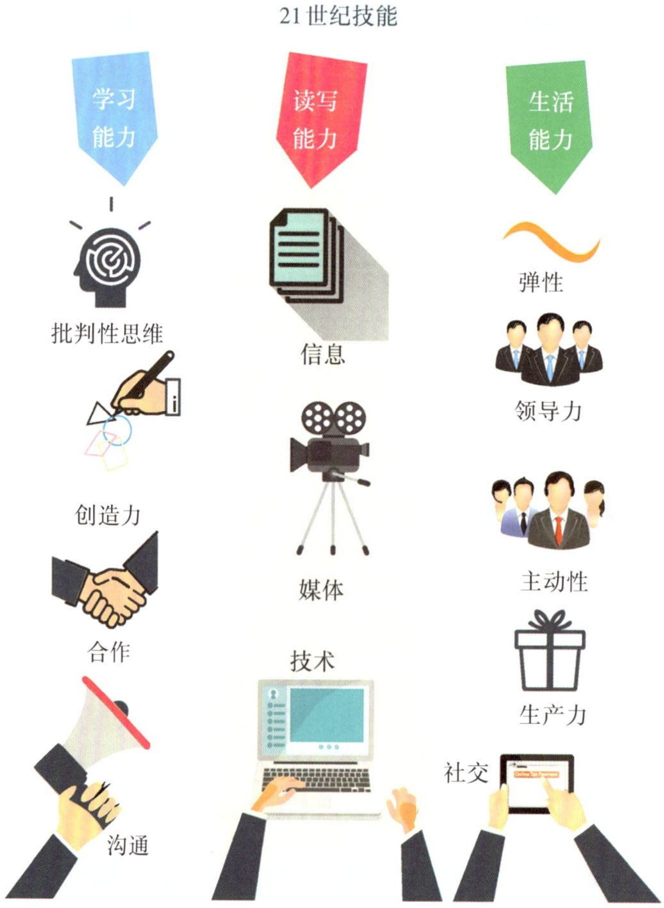

图11.10.4 21世纪技能:学习、读写和生活能力

表 11.10.2　实现变革需要的五个“软技能”

项　目	内　　　　容
理解力	良好的理解力或较高的智力；理解速度快
想象力	能够创造新颖而合适的解决方案，具有发散性思维，是一个优秀的批判性思考者和问题解决者
灵感	突然到来的新奇的想法，一个“飞跃”
洞察力	◆ 对事物内在本质有清晰理解的能力，尤指凭直觉 ◆ 洞察力会突然显现，但需要艰苦的准备工作，对重新概念化的信任，将新旧信息的关联，以及对结构不良问题的应用
直觉	◆ 来自深度人类经验原型的整体无意识（黑暗或野性的一面以及与他人相处的社会面具）的即刻和毫不费力的了解 ◆ 尽管直觉存在，许多人却不相信直觉，但有创造力的人相信直觉，并喜欢利用直觉，直觉型的人更易于通过试错而不是指令来操作任务

11.10.6　卫生专业人员的变革性学习

卫生专业人员的变革性学习是指通过对卫生专业人员的学习进行持续拓展和改革，以取得所需的新技能。变革性学习旨在减少卫生不公平现象，改善卫生保健质量以及解决国家卫生系统中卫生专业人员能力不足的问题。如实现这一目标，将确切无疑会使人群健康和健康公平得到改善。

11.10.6.1　卫生专业人员学习方式的改变

变革性学习理论由Jack Mezirow在1978年提出（Jack Mezirow，2014）。它包括三个方面：

◇ 心理（自我认知的变化）。

◇ 信念（信念系统的修订）。

◇ 行为（生活方式的改变）。

卫生专业人员的学习正在从“知识性”转向“形成性”，进而转向“变革性”。

◇ “知识性”学习是指事实记忆和技能构建的基础水平，以成为专业人才。

◇ “形成性”学习的重点是更高层次的批判性思维和系统思考，以培养专家。

◇ “变革性”学习的目标是最高水平的分析、综合和启蒙，以成为可以带来改变的领导者。

变革性学习要求改革卫生专业教育体系。改革包括机构改革和教学改革。机构改革的重点是改革结构性和功能性的教育体制。教学改革具体包括课程设计、学习过程发展和预期结果（文本框 11.10.1）。

文本框 11.10.1　变革性卫生专业人员学习

机构改革（结构和功能）

◇ 专业改革

◇ 领导力发展和管理改革

◇ 利益相关方之间的协作

◇ 法律法规改革

◇ 融资体制改革

教学改革（过程与结果）

◇ 招聘改革

◇ 课程改革

◇ 学习过程改革，包括跨专业教育（IPE）、IT应用和真实学习

11.10.6.2 以教师发展为重点的专业改革

教师发展包括学术和职业发展，教学改进、研究能力和领导力发展，以确保教学、研究和服务的一致性（Steinert，2012）。基于成长的视角，可以认为有效的教师发展是促进个人和组织变革的关键组分。

帕克·帕尔默（Parker Palmer）指出，任何工艺的发展都依赖于实践者之间的分享和诚实对话（Palmer，1998）。分享"实践社区"对话在教师发展中不可或缺。它使人们集体反思职业中有关人的问题，而不仅仅是技术问题。其中，教师发展有助于创造价值或功绩，如"榜样"或"励志教师"，奖励系统，并努力追求卓越。

11.10.6.3 领导力发展和管理改革

领导力对指导、管理和影响他人，推动卫生系统发生根本性变革至关重要。体制机制的经验适用于：（1）强调在各级卫生专业教育和研究中通过变革性学习培养领导力；（2）将卫生专业发展与不断变化的地方卫生需求、国家战略和可持续发展目标联系起来；（3）通过机构合作和教学改革建立卫生公平和消除卫生差距（WHO，2016）；（4）利用适当的利益相关者输入来生成和解释数据，为基于证据的政策制定提供信息，并评估教育和培训的实践创新；（5）制定一项国家卫生专业人员发展规划，以培养一支具有多项技能、可提供全面的初级保健服务的卫生专业人员为目标，对现有的力量进行培养。

教育系统的管理改革总体上指向教育管理的权力下放，在善治和社会责任的基础上，将权力和决策权从中央控制转移到地方控制。

11.10.6.4 利益相关方之间的协作

实现变革和增强领导力，有赖于专业教育机构、理事会以及共同负责卫生保健服务系统的多部门主要利益相关方之间的协同和协调。由此，可以通过集体行动培养未来的卫生专业人员，这些专业人员可致力于在服务缺乏地区服务，在这些地区，卫生不公平和不平等的情况依然存在。这种协作包括为建立包容和可持续的卫生保健系统所实行的公私合作模式。

11.10.6.5 法律法规改革

在法律和法规改革方面，质量保证、培训机构和课程的认证及再认证是确保毕业生质量和能力的关键手段，而国家资格考试、再许可程序和持续专业进修（CPD）则是确保卫生专业人员能力连续性的必要措施。未来的改革要通过实施认证程序，引入和加强对卫生专业学习的认证开展。该程序应持续改进优质教育过程和结果，并兼顾改进社会责任。未来的改革应支持各国之间的相互学习和渐进互认，例如东南亚国家之间关于医疗、护理、牙科和药学专业的互认。

最后，随着私立卫生专业教育机构数量的增加，认证和许可制度应该在公立和私立机构中平等适用。

11.10.6.6 融资体制改革

卫生专业教育需要巨大的投入。例如，在泰国培养1名医生的费用约为6万美元。大多数公立机构都有很高的补贴，私立学校的学生则可以获得政府资助的贷款，但公平获取和有效利用公共资源仍是主要挑战。来自社会经济地位较低家庭的学生，尤其是农村地区的学生，很难与来自城市富裕家庭的学生竞争。

"农村招聘、地方培训和返乡安置"是确保教育机会和毕业生分配更公平的重要措施。有些情况下，当地社区会招募和资助他们社区内的学生，条件是这些学生必须返回社区工作。

教育融资改革的目标应该是重组和重新分配资源，通过公私合作模式覆盖当地社区。需求方通过融资计划将资金直接拨付给当地社区或学生，这将对其赋能，从而在供应方创造更大的社区响应能力。

11.10.7 教学改革

见文本框11.10.1。

11.10.7.1 招聘改革

学生招生和录取政策应更多地关注学生的社会经济、人口学、心理和生理、种族和地理多样性。它将反映当地人口的多样性，并确保他们回归社会。因此，应该建立专门的制度，以招收更多来自弱势群体、服务匮乏人群和边缘群体的学生。但这些制度也应该与必要的学术标准和其他希望达成的特征要求保持一致。此外，还应实施特殊的培训项目，以支持服务匮乏的人群达到入学要求，并降低他们在完成培训前的辍学率。

11.10.7.2 课程改革

现有的传统的、碎片化的课程应该改变。新课程应更多关注人群卫生需求、新服务提供模式和卫生团队技术组合，以支持全民健康覆盖，促进健康公平。必须审查不同相关课程之间的"职能分化"，以确保新课程更好地适用于不同专业人员。

有关课程改革的新的重要议题应该包括：

- 更广泛和更深入的基于能力的学习，聚焦当地的社会和环境健康决定因素。
- 更广泛地理解以人为本的整体综合型卫生系统和不同卫生专业人员的作用。
- 持续发展领导力，成为积极的"变革推动者"。
- 以家庭为基础的全面初级保健、健康促进和疾病预防。
- 社区参与，专业之间或跨专业的卫生团队，以及沉浸式教育经验。
- 将社区领导人、卫生服务管理者和卫生设施用户纳入课程规划委员会。

11.10.7.3 跨专业教育(IPE)

世界卫生组织将跨专业教育定义为"各专业的成员相互学习、相互借鉴、相互了解，以合作实践提高卫生保健质量(WHO，2010)"。

跨专业教育是世界卫生组织提出的11项主要建议之一。跨专业教育支持和提高社区卫生系统的绩效，通过加深不同专业之间的相互了解,实现有效的合作和社区健康结果的改善。

为了扩大跨专业教育研究,所有卫生专业人员都应在现实生活中逐步关注跨专业实践(IPP)(de Villiers,Naidoo,2011;医学研究所,2013)。

为了优化卫生专业学习,转型中除了以能力为基础的学习外,还应注重基于团队的教育。

跨专业教育应对的主要挑战是:

◇ 个人障碍,包括不能欣赏其他专业人士。
◇ 误解和错误沟通。
◇ 害怕改变。
◇ 收入差异。
◇ 在系统内的权力差异。
◇ 语言或性别。
◇ 机构壁垒,如实践设置、结构和优先级。

11.10.7.4 用于变革性学习的信息和通信技术(ICT)

数字化信息技术(IT)和社交媒体技能是21世纪教学的关键要素。它可以为知识交流和共享提供一个共用平台。然而,这个平台需要大量的基础设施支持,来连接所有的基础设施、服务和信息。

ICT变革性学习有五个目标:

◇ 培育和深化以学习者为中心的学习体系和学习环境。
◇ 通过调动和共享资源来降低成本。
◇ 增加信息通信技术在学习环境中的应用,并共享信息技术知识。
◇ 增强教师和学习者使用信息通信技术的信心和能力。
◇ 在现有课程的基础上开发在线课程。

将信息通信技术应用于变革性学习的四项策略包括:

◇ 促进学科之间的信息通信技术互通。
◇ 在课程中增加技术平台的使用。
◇ 促进学习者使用移动设备。
◇ 推行全面的学习管理制度,以改善学习成效。

关键的成功指标是:

◇ 具有信息通信技术素养的教学和技术支持人员占比。
◇ 关于学习、教育研究和创新的电子资源数量,这些资源可用于改善学习过程和取得更好的学习成果。
◇ 掌握信息通信技术的教师人数。

在技术丰富的数字化创新环境中,可能会出现软技能发展的不足。为了克服这些挑战,应采取一些措施:

◇ 通过对话进行沟通的社会互动。
◇ 鼓励。
◇ 解释。
◇ 拥抱和感谢。

我们应该始终强调“数字化的技术虽然有帮助,但毕竟是人工的,真正的卫生服务取决于与病人和人群接触的卫生专业人员”。

“伴有适当技术的人的服务”是最受欢迎的服务,而不是“伴有高科技但人员服务程度低”的服务(Gade,Chari,2013)。

11.10.7.5 真实学习

真实学习或体验学习将使学习者真正投身于解决实际的健康挑战。学习者从经验和实践中获得的技能和态度，将使他们更有动力加强他们的终身学习。这有助于确保可持续的卫生保健质量，并最终获得社区满意。关键的挑战是创造性地学习经验，有效地激发深刻的反思。

真实学习离不开有效、恰当的信息通信技术应用(ICT)的支持。

11.10.8 卫生专业人员变革性学习网络

许多全球和区域变革性学习网络已经建立，并呈现出积极发展势头，其中包括：

◇ 联合学习倡议(2004)。

◇ 全球卫生人力联盟(GHWA)。

◇ 亚太人权行动联盟(AAAH)。

◇ 卫生公平网络培训(THEnet)。

◇ 总统防治艾滋病紧急救援计划(PEPFAR)支持医学和护理教育伙伴关系倡议(MEPI和NEPI)或非洲卫生研究和教育论坛(AFREhealth)。

◇ 亚太卫生专业教育改革网络(ANHER)。

◇ 太平洋开放学习健康网(POLHN)。

11.10.8.1 联合学习倡议(2004)

联合学习倡议(2004)是一个由100多位杰出的卫生专业领导人组成的网络，他们决心主要在低收入国家通过动员和培训卫生专业人员来应对全球卫生系统危机。反思他们的倡议，卫生人力短缺已成为普遍关注的问题，需要采取集体行动来解决卫生人员短缺危机。

11.10.8.2 全球卫生人力联盟(GHWA)

当洛克菲勒支持的联合学习倡议于2005年结束时，建议之一即为建立全球和地区HWF网络。2006年，世界卫生组织为应对卫生人力危机发起并主办了全球卫生人力联盟。它是一个由各种机构组成的全球网络，包括民间团体、融资部门、工人、政府、国际社会、学术组织和专业组织。2016年，全球卫生人力联盟发展成由世界卫生组织运营的全球卫生人力网络，以支持根据《2016—2030年卫生人力全球战略》和联合国卫生就业和经济增长高级委员会的建议所采取的国家行动。

11.10.8.3 亚太卫生人力资源行动联盟(AAAH)

在全球卫生人力联盟成立的同时，亚太地区的卫生人力领导人也成立了亚太卫生人力资源行动联盟。这是一个制定国家卫生人力规划和发展行动的区域伙伴关系机制。亚太卫生人力资源行动联盟的突出作用是倡导人力资源政策；监控信息系统；加强能力；生成、管理和分享知识；以及协调技术议题。亚太卫生人力资源行动联盟自2006年起每年召开一次会议，自2014年起每两年召开一次会议。世界卫生组织东南亚区域和西太平洋区域18个国家的网络活动包括培训研讨会和研究访问。不同研究研讨会期间，通过证据生成和各项能力建设活动,由国家合作伙伴推动国家议程。

11.10.8.4 卫生公平网络培训(THEnet)

卫生公平培训网络成立于2008年,旨在增加学术机构对社区卫生的影响,并建立更公平的卫生系统。对成功战略的确定表明,卫生人力短缺是待解决的主要目标。卫生公平网络培训在世界各地的拓展区域均有设置,并逐渐使学校和决策者确信,对社会负责的教育可以提高在农村和服务不足地区实践的卫生专业人员的数量和质量。

11.10.8.5 医学教育合作伙伴关系倡议(MEPI)和护理教育合作伙伴关系倡议(NEPI)

2010年,美国总统防治艾滋病紧急救援计划(PEPFAR)支持创办了由美国国立卫生研究院(NIH)管理的医学教育合作伙伴关系倡议,和由卫生资源和服务管理局(HRSA)管理的护理教育合作伙伴关系倡议。这两个网络共同制定了创新性循证战略,促进了变革性卫生专业学习、培训和研究,以支持非洲的艾滋病流行控制和实现全民健康覆盖。两者都通过提高医生、护士和助产士的数量、质量和能力来应对撒哈拉以南非洲地区卫生专业人员的严重短缺。自2016年以来,基于这两个倡议,一个由非洲人设计和领导的,包括了跨专业合作的非洲卫生研究和卫生教育论坛(AFREhealth)应运而生。

11.10.8.6 亚洲卫生专业教育改革网络(ANHER)

2010年全球委员会关于变革性学习的回顾报告显示,孟加拉国、中国、印度、泰国和越南致力于实施和开展了特色鲜明且适合的卫生专业人员教育改革。这些战略可以根据国家的社会经济、文化现状和趋势以及国内卫生服务系统而灵活变通。2011年,在河内的一次会议上,上述国家发起成立了亚洲卫生专业教育改革网络。该网络已商定将采取联合行动,包括对卫生专业学习开展联合调查、信息共享、在护理方面开展学习和公共卫生专业改革,以及其他的国际合作活动。形势分析调查的重点是引进创新性的机构和教学改革。改革旨在提高质量,加强学生、学校和网络之间的团队合作,改进课程和实践形式,以使卫生专业人员做好迎接新挑战的准备。学习系统也进行了创新改革,如电子化学习方法,以及在课程中引入新技能,如公共卫生和管理培训。此外,该网络还发表了关于跨国分析和国家经验的文章,以学习和分享经验,并推动改革(Chuenkongkaew et al.,2016;Pudpong et al.,2017;Zodpey et al.,2018)。

11.10.8.7 太平洋开放学习健康网(POLHN)

太平洋开放学习健康网是世界卫生组织与太平洋岛国多个卫生部合作的重要项目,旨在通过提供免费的在线和混合式课程,提高卫生专业标准和质量。该网络设立了47个学习中心和15个国家的专门联络点。太平洋开放学习健康网提供来自斐济国立大学、太平洋医疗辅助培训中心和宾夕法尼亚福斯特牙科学校的不同专业在线认证课程。由于太平洋地区的互联网接入越来越改善,并且全球范围内提供的在线课程数量不断增加,在线继续教育在太平洋岛国将变得越来越重要。在这方面,太平洋开放学习健康网需要加强其在整体持续专业发展(CPD)中发挥的作用,包括与更多国家更好地开展区域协调。

11.10.9 结论

与卫生相关的可持续发展目标能否取得成功，取决于卫生系统改革能否提供以初级保健为基础、以患者为中心的卫生服务的成功。这些改革反过来又取决于卫生专业教育改革的成功。

这些改革会确保提供足够数量的卫生人力，以及对有能力、有灵感、有动力且有领导能力的卫生专业人员进行公平分配。

变革性卫生专业学习是通过一系列基本改革，实现从以医院为基础过渡到卫生系统和以社区为基础以及真实学习。改革的重点是在合理化结合技术使用和提供人员服务方面，培养人员的技能和态度。变革性卫生专业学习实现了从基于个体的独立实践转向基于团队的综合实践，保证了卫生系统中卫生人力的培训方和使用方开展有效性和建设性的合作。

（翻译：苗豫东）

参考文献

Chuenkongkaew, W.L., Negandhi, H., Lumbiganon, P., Wang, W., Mahmud, K., and Cuong, P.V. (2016). Attitude towards working in rural area and self-assessment of competencies in last year medical students: a survey of five countries in Asia. BMC Medical Education, 16, 238.

de Villiers, M.R. and Naidoo, C. (2011). The consultation — a different approach to the patient: the patient-centered clinical method. In: Marsh, B. (ed.) Handbook of Family Medicine (3rd ed.). Cape Town: Oxford University Press.

Frenk, J., et al. (2010). Health professionals for a new century: transforming education to strengthen health systems in an inter-dependent world. The Lancet, 376(9756), 1923-58.

Gade, S. and Chari, S. (2013). Case-based learning in endocrine physiology: an approach toward self-directed learning and the development of soft skills in medical students. Advances in Physiology Education, 37(4), 356-60.

Global Strategy on Human Resources for Health: Workforce (GSHRH) (2030). [Online] Available at: http://www.who.int/hrh/resources/glob-strat-hrh_workforce2030.pdf.

Grant, R. (2012). A bridge between public health and primary care. American Journal of Public Health, 102(Suppl 3), S304.

Gruppen, L.D., Mangrulkar, R.S., and Kolars, J.C. (2012). Competency-based education in the health professions: implications for improving global health. Human Resources for Health, 10, 43.

High-Level Commission on Health Employment and Economic Growth (HEEG) (2016). Working for Health and Growth. [Online] Available at: http://apps.who.int/iris/bitstream/handle/10665/250047/9789241511308-eng.pdf? sequence=1.

Institute of Medicine (IOM) (2013). Interprofessional Education for Collaboration: Learning How to Improve Health from Interprofessional Models Across the Continuum of Education to Practice: Workshop Summary. Washington, DC: The National Academies Press.

International Labour Office (2015). Global Evidence on Inequities in Rural Health Protection: New Data on Rural Deficits in Health Coverage for 174 Countries. Scheil-Adlung, X. (ed.). Geneva: ILO.

Jack Mezirow (2014). Jack Mezirow, who transformed the field of adult learning, dies at 91. Teachers College — Columbia University. [Online] Available at: https://www.tc.columbia.edu/articles/2014/october/jack-mezirow-who-transformed-the-field-of-adult-learning-d/.

Palmer, P.J. (1998). The Courage to Teach: Exploring the Inner Landscape of a Teacher's Life. San Francisco, CA: Blackstone, p. 144.

Piirto, J. (2010). The five core attitudes and seven i's for enhancing creativity in the classroom. In: Kaufman, J. and Beghetto, R. (eds.). Creativity in the Classroom. New York: Cambridge University Press, pp. 142-71.

Prince Mahidol Award Conference (2014). Transformative learning for health equity. Conference Proceedings, 27-31 January 2014. [Online] Available at http://www.pmaconference.mahidol.ac.th/.

Pudpong, N., Suphanchaimat, R., Batra, B., Hou, J., Vu, L.T.H., and Dipika, P. (2017). A final-year nursing student survey: rural, attitudes, perceived competencies and intention, to work across five Asian countries. BMC Nursing, 16, 13.

Steinert, Y. (2012). Perspectives on faculty development: aiming for 6/6 by 2020. Perspectives on Medical Education, 1(1), 31-42.

Sustainable Development Goals (SDG) (2015). Sustainable Development Goals to Transform Our World. [Online] Available at: https://www. un.org/sustainabledevelopment/sustainable-development-goals/.

Tracking Universal Health Coverage (2017). Global Monitoring Report. [Online] Available at: http://www. worldbank. org/en/topic/universalhealthcoverage/publication/tracking-universal-health-coverage-2017-global-monitoring-report.

United Nations (2014). World Urbanization Prospects: The 2014 Revision. [Online] Available at: https://esa.un.org/unpd/wup/publications/files/wup2014-highlights.pdf.

Wasi P. (2000). Research in health manpower development. Human Resources Development Journal, 4, 106-10.

World Health Assembly (WHA) (2013). WHA66.23 Transforming health workforce education in support of universal health coverage. [Online] Available at: http://apps.who.int/gb/ebwha/pdf_files/WHA66/A66_R23-en.pdf?ua=1.

World Health Organization (WHO) (2006). The World Health Report: Working Together for Health. Geneva: WHO.

World Health Organization (WHO) (2010). Framework for Action on Interprofessional Education & Collaborative Practice [following the CAIPE definition (2002)]. Geneva: WHO.

World Health Organization (WHO) (2012). SEA/RC/R6 Strengthening health workforce education and training in the region. [Online] Available at: http://apps.who.int/iris/bitstream/handle/10665/128331/SEA-RC65-R7.pdf? sequence=1.

World Health Organization (WHO) (2013). Transforming and Scaling Up Health Professionals' Education. [Online] Available at: http://apps.who.int/iris/bitstream/10665/93635/1/9789241506502_eng. pdf.

World Health Organization (WHO) (2016). Framework on integrated people-centred health services. Available at: http://www.who.int/servicedeliverysafety/areas/people-centred-care/en/.

Zodpey, S., et al. (2018). Assessment of health professional education across five Asian countries — a protocol. Human Resources for Health, 16(1), DOI: 10.1186/s12960-018-0316-6.

11.11 人道主义紧急情况

11.11.1 历史上的一个艰难时刻：更多需要帮助的人，更多需要投入的资金，更多艰难的任务

近年来，人道主义部门一直是受强烈批评的对象。人道主义组织被认为受富裕国家议程的驱动，未能充分发展并倾听当地参与者的意见，也未能充分遵守国际法和人道主义原则(《人类议程》，n.d.)。虽然所有这些批评都有坚实的依据，但并非因人道主义的衰落。相反，很多人道主义行动目标不清晰的原因可能是由人道主义组织取得了引人注目的成功而导致的。

诸如自1981年世界银行开始采用现行措施以来，贫困人口比例下降了75%。然而，这一下降的主要原因可能与危机事件中无处不在的人道主义行动有关。与此同时，人道主义行动还为人类的生命健康发展做出了贡献。

如今，流离失所的人口比以往任何时候都多。据联合国难民事务高级专员(UNHCR)估计，目前有6 000多万人流离失所，其中三分之二的人仍在自己的祖国，由本国政府负责(UNHCR n.d.)。与图11.11.1中上个世纪灾难频发的国家不同，叙利亚作为一个具有中等收入水平、高教育水平的国家，也正在经历灾难，目前已有四分之一的难民正在逃离本国，与以往几十年情况相比，现在成功离境人员也不会在短期内回国(图11.11.2)。

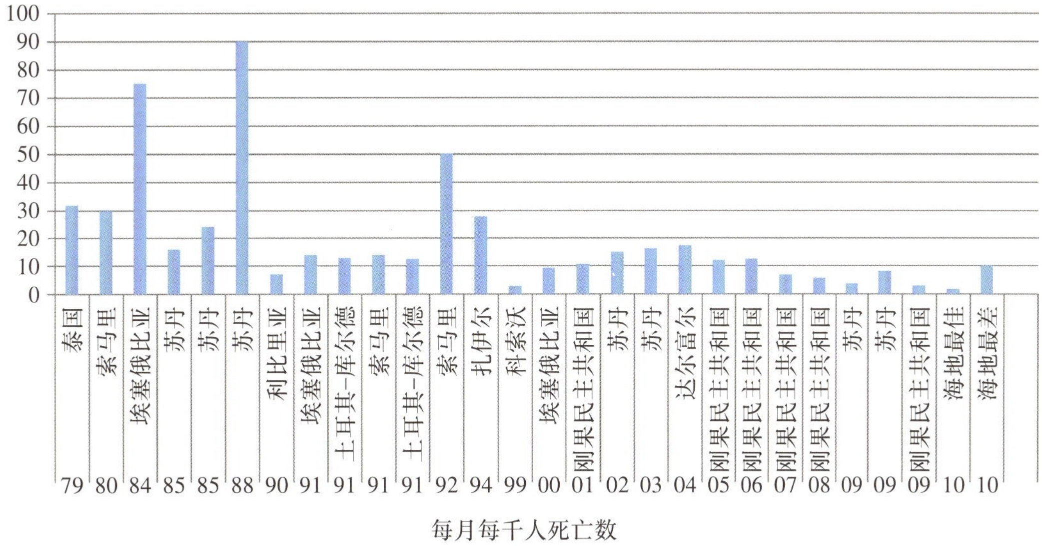

图11.11.1 在过去30年间，人数超过10万的群体中，周期性记录其最高死亡率超过1个月时间的情况

资料来源：Centre for Research on the Epidemiology of Disasters(CRED)database.

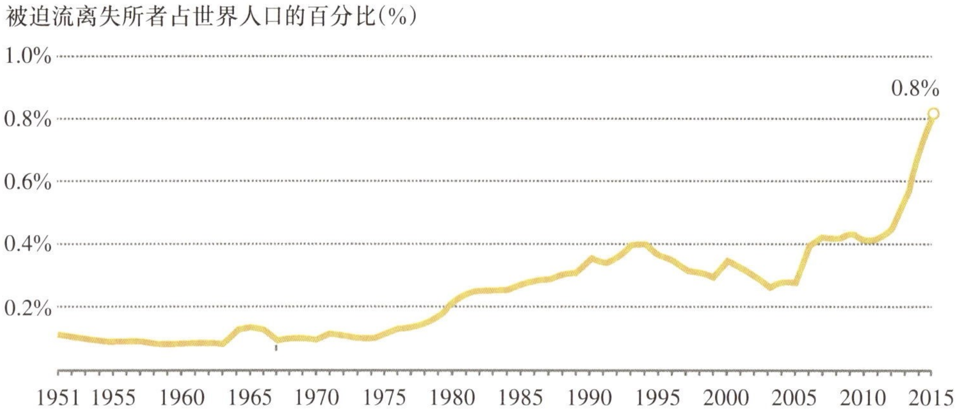

图11.11.2 随着时间推移全球流离失所人口比例的估计值

注:流离失所者包括在其出生国的境内流离失所者、居住在不同国家但尚未永久定居的难民和寻求庇护者,以及在约旦、黎巴嫩和叙利亚的联合国救济和工程处(UNWA)登记的巴勒斯坦难民,在约旦、黎巴嫩和叙利亚的联合国救济和工程处(UNRWA)登记的巴勒斯坦难民。

资料来源:Pew Research Center 2016.http://www.pewresearch.org/fact-tank/2016/08/03/nearly-1-in-100-worldwide-are-now-displaced-from-their-homes/ft_16-07-28_displaced_world/.

人道主义救援中的高支出加剧了当下情况的复杂性。2017年全球人道主义援助报告显示,2016年全球在人道主义救援方面的支出达到了273亿美元,超过在发展援助上的支出。这与20世纪70年代—90年代的情况形成了鲜明的对比,当时经济合作与发展组织(OECD)国家在发展援助上的支出通常是人道援助的10倍以上(全球人道主义援助,2000)。

如图11.11.3所示,自1990年以来,世界卫生组织中东和北非(MENA)地区暴力引起的死亡情况愈发严重(全球疾病负担,2018)。在该区域内的每个地理分组中,暴力造成的死亡人数都有所增加,从1990年到2015年间增加了450%。

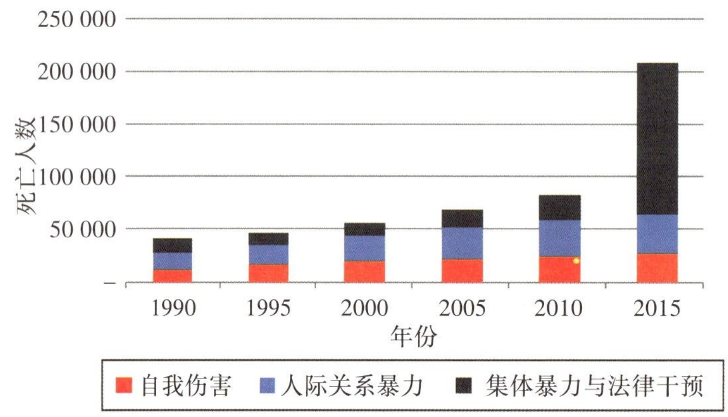

图11.11.3 中东和北非地区1990—2015年增加的死亡人数

资料来源:GBD 2015 Eastern Mediterranean Region Intentional Injuries Collaborators(2018)'Intentional injuries in the Eastern Mediterranean Region, 1990-2015: findings from the Global Burden of Disease 2015 study'.Int J Public Health.2018;63(Suppl 1): 39-46, under a CC BY 4.0 license.

在此期间,暴力已经成为10~19岁年龄组的头号死因。因此,人道主义救援等非本国政府行为并不是有效解决该地域的高发病率及死亡率问题的根本措施。雪上加霜的是,很多救援者也会遭受到暴力,这使得很多医疗和人道救援人员对于该地域的政治中立态度及安全期望有所降低(Jackson,2012)。在叙利亚战争期间,超过1 000家医院和诊所遭到袭击,袭击程度超出了历史标准(Briody)。

21世纪的人道主义援助不再重点关注麻疹、急性呼吸道感染、腹泻和疟疾等相对容易治疗、死亡率较低的疾病。如今,人道主义援助更多的是关注那些希望获得长期支持的中等收入国家,特别是优先关注暴力、抑郁、失业等与人类健康相关问题。《牛津词典》定义“人道主义”为“关注或寻求促进人类福祉”，因此，满足人们最迫切的需求是人道主义工作的任务。但是，联合国、教会团体和非政府组织等主要的人道主义领导机构，相比于解决那些需要长期干预和社会变革的问题，更擅长解决预防麻疹和疟疾的死亡等健康问题。

总之，21世纪对人道主义界来说将是一个充满挑战的时代。越来越多的人需要帮助，不仅仅是为了维持生存所需的食物、水和药物，还有随着期望不断提高而出现的更加复杂和困难的其他需求。虽然面临一定的困难，但这也代表了人类文明的进步。挑战之所以巨大，是因为我们当前不仅要关注那些生命受到威胁的人们，还要对他们注入更多的情感关注。挑战之所以困难，也是因为人道主义援助是需要在这样的环境中开展工作，援助人员甚至可能成为被攻击的目标，而这种伤害甚至是来自原本应保护援助人员的东道国政府。挑战之所以复杂是因为贫困、家庭暴力以及当今许多救援的首要问题，即使在最富裕的国家也难以轻松解决。本章将回顾人道主义援助的发展历程，并试图对应对当下存在的挑战提出一些新的见解。

11.11.2 公共卫生紧急情况及人道主义援助简介：我们的经历

比夫拉战争（1967—1970）期间，在这块不断缩小的独立国度内生活的200万人口，冲突结束时大约有一半的人口死于营养不良和疾病（Western，1972）。也正是在这场危机中，现代人道主义援助取得了长足的发展。由于无法确定哪些儿童属于营养不良，哪些儿童只是瘦弱或体型较小，海外友人服务委员会推出了桂格上臂围（QUAC）棒测量工具，这是第一个评估人体营养的测量方案。疾病预防控制中心（CDC）通过干预组与对照组实验验证了一个被广泛接受的理论，即营养不良的儿童在接种疫苗后会产生免疫反应。在实验中，他们给一些严重营养不良的儿童接种了疫苗，并在几周后从这些儿童身上采血以观察是否产生了免疫力，而在这一次紧急情况下的对照试验中，其结果证明了营养不良儿童接种疫苗同样具有有效性（Ifekwunigwe et al.，1980）。其他进展还包括首次在公共卫生领域采用野生动物生物学中的捕获-再捕获方法以估算死亡人数（从而首次对冲突死亡率进行实时测量），首次制定了运行供餐中心等方面的指导方针并成立了无国界医生组织（MSF）。

在后续的危机中，越来越多关于弱势群体生存与健康保护的科学研究快速发展并积累。东巴基斯坦危机恰好发生在一个国际性腹泻研究中心所在地，这促成了口服补液疗法（ORT）的出现（Sack et al.，1970）。为泰国边境上的柬埔寨人提供的援助也突显了监测和快速评估的价值（Glass et al.，1980）。20世纪80年代初非洲之角的饥荒和冲突为粮食配给、针对9个月以下儿童的两阶段麻疹疫苗接种战略，以及其他“最佳实践”都提供了重要依据（Toole et al.，1988，1989）。而到了20世纪90年代，已经制定并完成了基于前期研究与经验的全面优先事项与最佳实践纲要（Toole，1990；疾病预防控制中心，1992；无国界医生组织，1997）。

这些指南大多是根据在极端贫困和高死亡率环境中的经验制定的，在此环境中的高死亡率多是由于像腹泻、呼吸道感染和疟疾等传染病导致的。虽然急性呼吸道感染通常是紧急情况下死亡的主要原因，但由于预防感染相对困难，当下的救援工作主要还是针对病例的有效治疗。相比之下，在过去的几十年间，疟疾、麻疹和腹泻三种主要致命性疾病都可以通过人道主义援助中提供的干预措施进行预防。如图11.11.4显示了从1985年到2015年间这三种疾病的全球死亡率。数据来源于多种资料的汇编（Rodolfo et al.，1993；Kosek et al.，2003；Boschi-Pinto et al.，2008；WHO，2011）。

在评估这些死亡率显著下降的原因时，很难明确区分是由于全球贫困人口减少还是一系列新技术［如麻疹疫苗接种、口服补液溶液（ORS）推广以及长效驱虫蚊帐等］的推行影响更大。最大的可能是这些因素都发挥了作用，并与识字率的提高、健康相关机构功能的提升等其他因素相互影响、相互作用。在紧急情况下，人们的死因与以往常态时期的死因相同，只是死亡率更高。因此，与冷战时期相比，当今观察到的较低死亡率可能在一定程度上反映了全球人口的死亡威胁有所减少。冷战时期，由于地域政治和经济等各种原因导致危机持续多年，大量人口流离失所并被安置在难民营中，拥挤的难民营成为了疾病传播的温床。如今，生活在难民营中的人口减少，因此对于传染病的防控重视程度也有所降低。

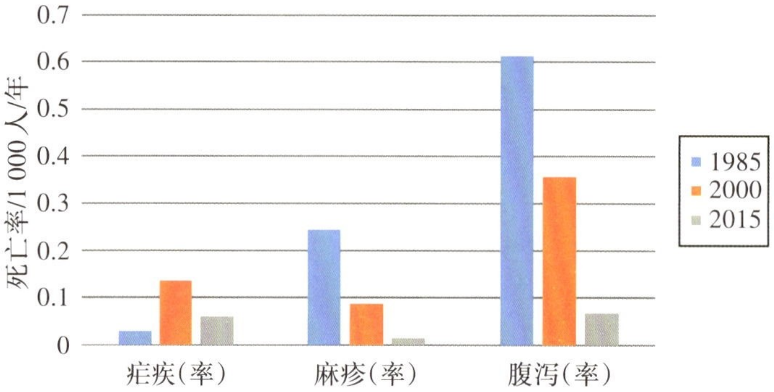

图11.11.4 全球疟疾、麻疹和腹泻死亡率

资料来源：WHO n.d.，2011，Boschi-Pinto et al.2008，Kosek et al.，2003，Rodolfo et al.，1993.

总结过去半个世纪人道主义援助演变历程，当今的人道主义响应与比夫拉战争差别迥异。如今，世界上多数的流离失所者可能都在本国境内，甚至大部分最脆弱的群体都生活在城市之中。最后，可能是由于社区援助和全球经济的发展，到目前为止，21世纪鲜有与上世纪在柬埔寨、莫桑比克、苏丹、索马里、比亚弗拉、刚果民主共和国(DR Congo)以及其他地方致死率高的危机事件发生。随着国际对于人道主义期望的不断提高，特别是针对慢性病、心理障碍等带来的疾病与苦难问题，人道主义援助工作不断深入。

为了应对这些新的现实问题，本章将聚焦于21世纪人道主义事业与20世纪截然不同的领域，包括准备与规划、机构结构与架构变化、全球对疾病暴发的日益关注、紧急救助需求下不断演变的公共卫生状况以及新技术和创新技术的角色。近年来，紧急救援工作人员能力迅速提升，呈现出专业化和政治化的趋势。我们试图构建一个体系框架来更好地理解这些转变。

11.11.3 定义和分类

当今社会中，鲜有比“人道主义”一词更具争议性的术语。《韦氏词典》将“人道主义”定义为：“促进人类福祉和社会改革的人，慈善家——因致力于消除世界饥饿而被公认为伟大的人道主义者。”《牛津在线词典》则表示：“人道主义(形容词)：(1) 关心或寻求促进人类福祉；(2) 指引起或涉及广泛人类苦难，尤其需要大规模援助的事件或情况。”在本章以及大多数人道主义资方的解读中，人道主义意味着在遵守《红十字会行为准则》即一套旨在促进无差别的同情心、公正、中立和问责的10项规则的前提下，寻求促进人类福祉(红十字国际委员会ICRC n.d.)。

目前对于“灾害”这一术语的定义尚未形成统一标准，究其原因，可能是灾害管理涉及的学科范围过于广泛。尽管如此，大多数定义都包含一个共同的概念，即大规模的损失超出了社区自身有效应对的能力，需要某种形式的外部援助。

联合国国际减灾战略(UNISDR)将灾害定义为“社区或社会功能的严重破坏，涉及广泛的人员、物资、经济或环境损失和影响，超出了受影响社区或社会利用其自身资源应对的能力”(联合国国际减灾战略，2010)。这一定义也是世界卫生组织(WHO)认可的几个定义之一。

同样地，目前对于灾害的分类虽多，但尚未有统一的标准。一般来说，灾害的发生与其诱发危险因素息息相关。灾害可以分为自然灾害和人为灾害，每种类别还可以被进一步细分。自然灾害通常根据其是突然发生还是逐渐发生进行细分，人为灾害则分为有意和无意引发的。总体而言，这些分类定义并未得到广泛认可。此外，军事、政治和公共卫生专业人士逐渐采用“紧急情况”“灾难”和“人道主义”等词汇，但这些词汇在实际运用中并没有严格的共同标准。不同学科的学者通常以不同的方式解读同一场危机，这进一步削弱了灾害分类的实用性。如2011年的叙利亚战争尽管在很大程度上被描述为由阿拉伯之春起义和残酷的政府镇压引发的一场短期政治冲突，但塞尔比却将这场冲突描述为多年异常低降雨量导致的移民和政治不稳定的缓慢发展后果（Al-Jazeera，2016b；Selby et al.，2017）。因此，在这里我们更基于流行病学的定义和解释，因为这很可能是对卫生专业人员最有用的方法。

11.11.4 流行病学

人为灾害（战争和大多数饥荒）与自然灾害在流行病学上存在显著差异，除了干旱之外，自然灾害往往还具有快速发生的特点。我们通常定义的灾害是指自然灾害，但其发生率和灾害死亡率相较于人为灾害更低。自然灾害中最致命的灾害依次是地震、海啸、极端温度事件和洪水。

根据灾害流行病学研究中心（CRED）的数据显示，1996年至2015年期间，平均每年全球发生约600起自然和人为灾害，造成67 000人死亡（CRED，2017）。在这20年间，尽管每年发生的灾害次数略有增加，但每年的死亡人数却没有增加。受灾最严重的地区是亚洲，其次是非洲和美洲。

贫困人口是受到灾害影响最大的公共卫生脆弱群体。虽然只有27%的灾害发生在低发展水平国家，但由于它们在减缓、应急准备和灾害应对等方面的能力有限，这些国家覆盖了47%的死亡人数。此外，灾害造成的经济损失高达数十亿美元，一次灾害就足以让一个国家的发展倒退多年，对于公共卫生计划和健康状况的影响更为显著。根据疾病预防控制中心的报告中世界银行的估计，受到2014年暴发的埃博拉疫情影响，塞拉利昂在2014年到2016年间国内生产总值（GDP）损失了22亿美元，降幅约为20%（疾病预防控制中心，2016）。

在全球范围内，最常见的灾害是交通事故，其次是洪水、风暴、工业事故、地震以及干旱和食物安全问题（表11.11.1）。气候变化与洪水、风暴和干旱发生的频率、严重程度及其造成的公共卫生影响关系密切（世界卫生组织，世界气象组织，2012）。例如，在过去十年中，萨赫勒地区和非洲之角频繁受到严重的干旱和食品安全问题的困扰。2010年和2012年，季风引发的洪水给巴基斯坦带来有史以来最为严重的洪灾之一。

表11.11.1 2006—2015年主要灾害类型的发生频率、影响和地理分布情况

灾害	年发频率	年平均死亡人数	平均受影响人数	平均损失费用（百万美元）	出现频率最高的地区	死亡人数最多的地区
旱灾/粮食无保障	24	2 025	58 790 500	6 783	非洲	非洲
地震/海啸	25	35 709	8 500 100	47 103	亚洲	美洲
极端气温	25	7 908	8 980 800	3 251	欧洲	欧洲
洪水	172	5 703	83 095 100	34 270	亚洲	亚洲
森林火灾	8	75	242 500	2 232	美洲	欧洲
虫害	1	n.a.	510 000	n.a.	非洲	n.a.
山体滑坡	18	948	303 100	194	亚洲	亚洲
火山爆发	6	46	201 800	108	美洲	亚洲
工业事故	38	1 169	53 300	2 550	亚洲	亚洲
交通事故	162	4 996	4 300	40	非洲	非洲

尽管这类事件通常被详细记录并被认为是毋庸置疑的，但自然灾害往往有长期的影响，例如移民或其他公共服务的长期中断，会对健康产生长期复杂、难以预计的影响，这些影响并不为人们所熟知。2017年9月，飓风玛丽亚袭击波多黎各就是一个极端的例子。官方政府估计死亡人数为64人，在随后的几个月内仍

坚持认定这个死亡人数(Shugarmen,2017)。然而,三个月后,《纽约时报》对死亡证明进行检查后认定死亡人数达到了2 000人,数月后的一项人口调查则保守估计死亡人数大约为4 600人(Kishore et al.,2018)。这只是个例而非常态的,因为像交通事故和地震这样的急性灾害通常会在几秒钟或几小时内导致创伤性死亡。

越来越多的证据表明,气候变化可以与多种因素相互作用并对人类造成危害。因此,很难区分哪些死亡是与气候变化、人口过剩相关,或仅与自然灾害相关。极端天气和气候变化与其他重要的全球趋势相互作用增加了灾害的发生频率和影响。日益加剧的城市化、糟糕的城市规划、土地使用不当、无管制的工业化、新发传染病以及恐怖主义等因素都有可能使更多的人面临危险[联合国国际减灾战略(UNDP),2010;世界卫生组织,2011a;Bhui et al.,2012]。2011年克赖斯特彻奇地震、2011年曼谷洪水和2012年纽约市的超级风暴桑迪都证明了灾害袭击人口密集的城市地区可能会对公共卫生和经济产生重大影响。2012年尼日利亚的洪水和2017年印度次大陆的洪水迫使数百万人离开家园,引发了人们对城市规划不善和洪灾易发区的居住问题的关注。2003年的严重急性呼吸综合征(SARS)流行和2009年H1N1流感大流行,突显了对更强大的公共卫生监测和应对机制的需求。一系列的国家恐怖袭击也揭示了需要做好灾害应急准备与应对规划以更好的解决安全威胁(WHO,2007)。尽管存在着这些复杂因素,但多年来灾害死亡人数收集方法原则仍保持一致。有证据表明,自20世纪20年代以来,由自然灾害引起的年度死亡人数已经减少了80%以上(Richie et al.,n.d)。在过去的一个世纪里,由于干旱造成的死亡人数显著下降,地震已经成为自然灾害死亡的主要原因。因此,持续性的灾害死亡人数记录也在一定程度上印证了全球为减轻干旱和饥荒影响而努力造就的积极成果。

相比之下,武装冲突的影响更加难以量化。据世界银行估计,仍有约15亿人口生活在饱受政治冲突、犯罪暴力等脆弱性影响的国家(世界银行,2011)。现代大多数冲突都是旷日持久的内战,平民往往成为蓄意攻击的目标并经常被迫离开自己的家园。这些常被称为"复杂紧急情况"的冲突也是高发病率与死亡率的重要原因。

这类冲突中,暴力伤害会导致大量的死亡,如卢旺达种族大屠杀、20世纪90年代的巴尔干冲突以及近期的叙利亚战争。但在多数情况下,大多数死亡都是由冲突而造成的间接健康损害而导致的,如传染病增多、急性营养不良以及由于社会混乱、人口流离失所和卫生服务中断而引起的慢性病并发症等。刚果民主共和国、埃塞俄比亚、索马里和苏丹的危机都印证了这些事实(Toole,1997;Coghlan et al.,2006)。

由于定义不同,持续冲突的数量很难进行准确的量化。乌普萨拉冲突数据库将冲突定义为"一种涉及政府和(或)领土存在争议的不相容行为,其中双方使用武装力量导致一年内至少有25起与战斗相关的死亡。双方中,至少有一方必须是国家的政府。"根据这一定义,2016年发生了52起持续冲突,其中三分之二是国家或州内战(乌普萨拉冲突数据计划n.d.)。自二战以来,冲突呈现出持续时间长、暴力程度降低的趋势(Garfield et al.,2012)。然而,冲突的记录与报道存在完整性缺失的问题,在社交网络不发达的国家更甚。例如,一项由无国界医生组织(MSF)进行的调查发现,在2017年8月至9月的一个月时间里,至少有9 400名罗兴亚人在缅甸的种族清洗中死亡(无国界医生组织,2018)。这些死亡几乎没有在新闻或社交媒体上得到记录。相比之下,有五个叙利亚民间社会团体记录了该冲突中绝大多数的暴力死亡事件(Price et al.,2014)。

乌普萨拉冲突数据库是目前最稳健、最标准化的冲突死亡监测系统,该数据库致力于通过评估新闻报道、救援机构和专家意见,来估算年度死亡人数(请参阅ucdp.uu.se)。基于调查及多重系统的人口估计,在网络化程度较高的国家中,乌普萨拉系统也相对较完整(我们的全球数据,2017)。如人权数据分析小组(HRDAG)的估计表明,该系统在叙利亚的完整度为60%(Price et al.,2014;联合国开发计划署,2010)。同样,从1997年到2016年的阿尔及利亚情况来看,和武装冲突定位与事件数据项目(ACLED)Excel数据库相比,乌普萨拉冲突数据库的灵敏度为100%。相比之下,根据2011年对南苏丹死亡人数与同一时期的武装冲突定位与事件数据项目(ACLED)数据库的对比来看,其灵敏度仅有35%。在2003年至2010年间伊拉克暴力冲突频发且社交网络中等发达的环境下,对家庭调查中记录的与冲突有关的死亡人数进行比较后发现，乌普萨拉数据库的完整性为12%～17%（Burnham et al.，2006；Hagopian et al.，2013；乌普萨拉冲突数据计划，2010）。此外，2009年在中非共和国进行的调查表明，乌普萨拉数据库的完整性不足2%（Vinck，Pham，2011）。这表明我们对战争死亡的全球数据的了解可能比我们对自然灾害死亡的了解程度要低。

Garfield研究了2002年至2006年间主要的自然灾害和人为灾害（Garfield，2007），发现虽然受到自然灾害影响的人数更多，但人为灾害往往造成更多的死亡人数，如下图11.11.5所示。

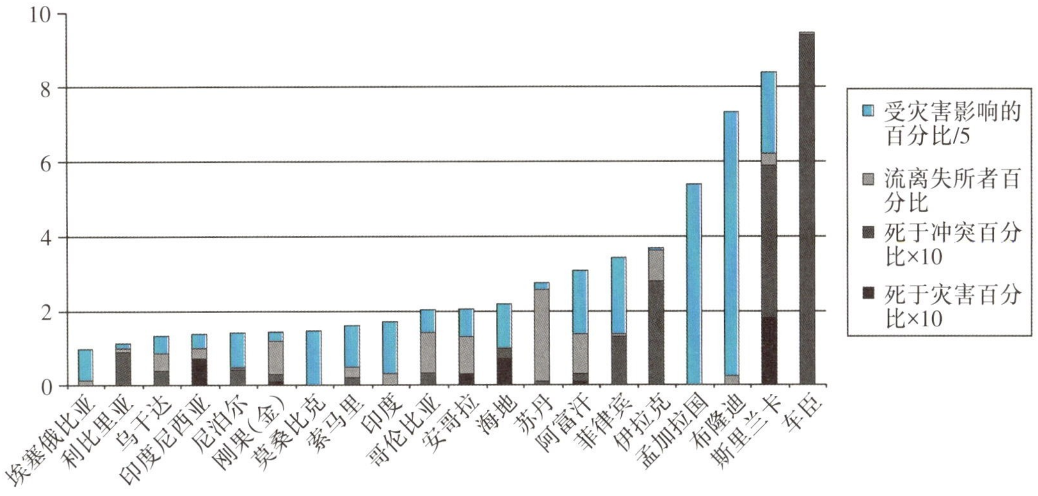

图11.11.5 2002—2006年重大紧急事件中受影响和死亡人口的相对数量

资料来源：Garfield R（2007）'Measuring Humanitarian Emergencies' Disaster Medicine and Public Health Preparedness 1（2）：110-116，with permission from Cambridge University Press.

就当地社会和人道主义组织的需求而言，正如在安哥拉、刚果民主共和国和南苏丹所记录的那样，冲突正式结束后，死亡率仍多年呈现上升趋势。作为危机严重的后果之一，被迫流离失所会使人群面临更大的公共卫生风险。联合国开发计划署（UNDP）开发了人类发展指数作为综合评价社会发展情况的指标，该指数包括出生时预期寿命、教育指数和收入三个维度。根据2016年的人类发展指数，全球最不发达的十个国家中有九个在近年来经历了严重的武装冲突，几内亚是唯一一个没有经历过重大冲突的国家，但其邻国都是受冲突影响的国家。同样，在十个孕产妇死亡率最高的国家中，有九个最近经历了冲突。根据世界银行的数据，没有一个低收入或受冲突影响的国家能够实现八个千年发展目标中的任何一个，其中有三个目标与健康有关。

流离失所的过程可能会增加传染病的风险（例如，居住在不卫生的条件下或暴露在携带疾病的媒介），也可能引发食物短缺、营养不良、身体暴力、性虐待以及心理创伤等问题。因此，由危机造成的干扰通常会不同程度地影响婴幼儿的健康和生存。卫生服务可获得性低、健康保障及提升项目（如疫苗接种）受到干扰等情况常有发生。通常情况下，境内流离失所人群（IDPs）的患病率往往更高，这是因为向难民提供保护和人道主义援助的完善机制并不总是能够直接应用于内部流离失所者（Salama et al.，2001）。

因此，我们对灾害和冲突中数据的了解和使用是截然不同的。战争会导致更多的死亡人数，而且往往涉及长期的危机，在这种情况下，外部支持对避免死亡至关重要。相比之下，灾害影响的人数更多，但其持续的危机期时间较短，与灾害相关的流行病学数据对制定自然灾害预防计划和政策最为有用。这个概念引导我们进入了灾害规划的主题。

11.11.5 防灾准备和规划

在2010年海地地震之后，灾害流行病学研究中心（CRED）进行了一项评估，对比了此前伊斯帕尼奥拉岛的10次自然灾害事件。值得注意的是，该岛的两个国家人口相近，均约为1 000万人。表11.11.2显示了每个国家每次事件的死亡人数和受灾人数。

表11.11.2 海地和多米尼加共和国遭受同样风暴袭击时的死亡率对比

日期	事件	海地死亡人数	海地受影响人数	多米尼加死亡人数	多米尼加受影响人数
2008年9月	飓风“Hanna”	529	48 000	1	10 745
2008年8月	飓风“Gustav”	85	73 006	8	6 257
2008年8月	热带风暴“fey”	10	220	4	20
2007年12月	热带风暴“Olga”	3	2 090	33	61 605
2007年10月	热带风暴“Noel”	90	108 763	129	79 728
2007年8月	飓风风暴“Dean”	9	3 966	1	1 600
2007年5月	洪水	2	12 500	9	16 000
2007年3月	洪水	14	15.014	3	3 830
2005年10月	热带风暴“Alpha”	12	2 192	9	1 000
2004年9月	飓风“Jean”	2 754	315 594	11	14 009
总计		3 508	581 345	208	194 794

资料来源:CRED,2010。

令人震惊的是，偶然袭击同一岛屿的10场风暴在海地影响了2.5倍的人数，但在海地造成的死亡人数却是其17倍。这种结果可能是由许多因素造成的，如人口拥挤、森林砍伐等，这些因素都对较贫穷的海地人口安全构成了威胁。但是以建筑质量、分区法规及其遵守情况、政府应对计划为例的部分因素也很可能影响了海地居民因这些风暴而面临的死亡风险，这个风险是正常水平的七倍。

11.11.6 为灾难做好准备:卫生应急风险管理

减少公共卫生风险和灾害影响最有效的途径是采用全面的应急风险管理方法。应急风险管理(ERM)由一系列可降低灾害风险和后果的协同步骤组成，包括预防(风险降低和缓解)、准备、响应和恢复。这些步骤紧密相连，实际操作时应系统使用。例如，风险评估和风险预防工作可以直接指导灾害准备和响应。此外，机构响应紧急情况的方式也将直接影响恢复过程(WHO,2011b)。

应急风险管理(ERM)汲取了风险管理、灾害管理和卫生系统的学科知识。这种方法强调在灾害发生前就进行风险管理，以便预防或最小化潜在的公共卫生后果。具体而言，应急风险管理涉及识别并减少危险及相关的脆弱性，为灾害的发生做好准备并有效响应，以及在灾害发生后进行恢复、复原和重建。经验表明，那些在应急风险管理(ERM)上投入了足够资源的国家和社区能更有效地应对灾害，也更能抵御灾害的影响。加强应急风险管理还会促进可持续发展。

孟加拉国是地球上最容易遭受自然灾害的国家之一。大量的人口居住在低洼、平坦的冲积三角洲上，容易受到来自北方布拉马普特拉河流域的洪水和南方多台风的印度洋影响。1970年的一场台风导致大约25万人死亡(Bern et al.,1993)。在随后的几十年里，孟加拉国人民建造了311座能容纳35万人的高架台风和洪水避难所，并实行了以社区为基础的应对策略。1991年一场类似的台风影响的人口规模要大得多，造成了13.8万人口的死亡(Mallick et al.,2005)。在这场风暴中，尽管只有17%的受影响人群在风暴警报响起时寻求了避难所，但也证明了早期寻找并前往风暴避难所和政府应急准备管理的有效性。自那以后，孟加拉国南部因其风暴预警、公共通信和社区响应方面的进步成为了全球灾害准备及应对的典范(联合国开发计划署,2010)。

11.11.6.1 指导原则

除了强调风险管理之外，应急风险管理还遵循以下几个关键原则（Brennan et al.，2009）：

应对所有危险

风险管理所需的许多关键功能具有共通性，例如评估、沟通、后勤保障等。此外，建立针对不同灾害的计划、流程、培训和响应机制既不高效也不具成本效益。虽然很少需要一些特定危险的考虑（如放射性核素），但是采用全面应对所有危险的方法可以更有效地管理风险和进行响应。

跨部门合作的方法

许多保护和维护健康的活动由非卫生部门管理，例如水、卫生、住所、食品安全、法律和秩序等。因此，需要建立有效的跨部门合作与协调机制来确保卫生领域优化的卫生应急管理。应尽可能在国家和地方层面建立这些机制。

社区应急准备

社区是灾害响应的第一单位，可以在满足紧急卫生需求方面发挥关键作用。通过建立社区的防灾、减灾、备灾、应灾和灾后恢复能力，可以加强社区的韧性。地方政府、民间社会组织和个体公民都可以为应急风险管理做出贡献。

11.11.7 应急风险管理的关键组成部分

首先是预防、降低风险和缓解风险。

表11.11.2中比较了10场风暴对多米尼加共和国与海地两国的影响，强调了健全的建筑分区法规、城市规划、洪泛平原缓冲区、公用设施维修计划、疏散计划、预先录制广播信息的重要性，这些计划都是在所有灾害发生前数年和数月就已经制定完备。灾害规划的最高优先级应该是将人们与潜在的有害暴露隔离开来。尽管这个声明非常宽泛（包括疏散命令、禁止旅行命令和危险废物规定），但应成为灾害规划者的重点关注内容之一。

灾害风险评估是预防和减少风险的重要措施。

1993年，一辆装有炸弹的卡车在世界贸易中心的地下停车场爆炸，造成6人死亡，1 000多人受伤（Lambert n.d.）。爆炸发生后，电力中断，烟雾弥漫整栋建筑。由于电力中断，电梯停止工作。楼梯间也没有窗户，楼道内满是烟雾，漆黑一片，人们花了好几个小时才在黑暗中走下楼梯。疾病预防控制中心（CDC）派出一个小组对此次事件进行评估，小组的首要建议是在楼梯间安置由电池驱动的照明灯，以防电力再次中断。8年后的2001年，当两架飞机撞击世界贸易中心时，由于这些楼梯间安装了照明灯，电力中断后的几分钟内，成千上万的人得以在建筑物坍塌之前逃生。这是一个体现灾害风险评估价值的典型案例。

理想情况下，灾害风险评估应该是跨部门、跨学科的，旨在事先识别风险并制定清晰的风险管理策略（红十字国际委员会，2006）。跨部门风险评估中的卫生组成部分旨在确定未来灾害发生的可能性及其潜在的公共卫生影响。可能的健康后果包括对人员（如受伤、疾病）或卫生设施的直接影响，以及/或由于基础设施损坏（如水和卫生系统）、人口流离失所、环境破坏等而产生的间接影响。

沿海社区比远离海岸线的社区更容易受到飓风的影响。位于陡峭山坡上的社区与附近平坦低洼上的村庄相比，将会面临不同的地震风险。因此，在进行社区灾害准备工作时应特别重视当地人的经验和想法，注重地区差异性。灾害规划者的任务之一是区分哪些是普遍适用的经验(例如,永远不要开车驶入移动的洪水中,总是假设电线是“带电的”,即使电已经停了)和哪些是对特定地点的经验(例如,龙卷风来临时,去教堂的地下室)。

构建基于证据的策略和计划,并形成执行者认同理念。

灾害应对计划与策略的制定应是基于历史灾害经验、环境检查和关键合作伙伴访谈的灾害风险评估而开展的,以减少已经确定的危险因素对公共卫生的潜在影响。这些策略既包括加强卫生系统的一般性措施,以提高现有卫生服务的覆盖率和有效性(如疫苗接种、员工培训和监督、改进药物管理);还包括可以减轻灾害影响的具体卫生部门的干预措施,如拉丁美洲成功的安全医院方案(泛美卫生组织PAHO,2000,2002)和早期警报预警及疫情控制响应系统。无线电信息或警报建立对某些地方是非常重要的,在某些情况下,如最近暴发的拉丁美洲寨卡病毒,将采取措施的重点放在卫生工作者和孕妇等关键群体上可能是最为合适的。模拟和演练是更好地践行策略、计划的重要手段,可以帮助我们发现问题,动态调整以实现最优化运作。

做好准备。联合国开发计划署(UNISDR)对准备的定义是:“由政府、专业响应和重建组织、社区和个人开发的知识和能力,用于有效地预测、应对,以及从可能、即将发生或当前的灾害事件或状况的影响中恢复”(联合国开发计划署,2009)。许多应急组织也使用相关术语“准备就绪”来描述其迅速、适当地应对灾害的能力。对于可监测、预测到的灾害(如飓风、洪水、山火),需要建立家庭、地区和国家多层面的应急准备计划。

有效的风险评估与早期预警系统是构建健全的灾害应急准备工作的基础,其充足的应急准备资源应能满足灾害发生后的迅速部署。在应急准备工作中,需要明确应急职能,建立分工明确的响应小组,储备基本药物、设备和物资等,以确保充足的后勤保障。所有应急工作人员都应接受过有关技术标准、绩效标准和响应程序的培训(Sphere项目,2011)。标准操作程序应涵盖关键的行政、财务、采购和通信职能,同时应提前制定部门协调机制,以更好地应对所有突发的状况。

应急响应是关键。2018年,当埃博拉疫情在刚果民主共和国暴发时,世界卫生组织(WHO)的响应速度比2013年至2015年西非疫情暴发期间提高了100多倍。世界卫生组织通过培训工作人员,储备防护服和材料等物资,以及研发疫苗并在最初病例报告后的一个月内实现了现场应用。世界卫生组织在2013年疫情暴发后多年来一直受到抨击,而在2018年则几乎全是好评,这并非偶然。尽管在这两个时期,应对埃博拉疫情的工作在WHO总工作中所占比例不足10%。当前,公众评价政府和机构的焦点更多地放在危机时期的应对能力上,而非其避免危机或在危机外做出的其他贡献。

这意味着在危机爆发之前,必须提前进行充分的应急准备(包括知识、信息、资源和人员)。应提前做好应急预案、应急响应程序、应急物资储备、应急工作人员培训等重要的灾害应对响应要素。

恢复工作经常被忽视且许多组织坚持所谓更好地重建的方法。灾后需求评估(PDNA)为恢复计划提供了越来越多的信息、这些评估提供了各部门损失的衡量标准与优先恢复和重建计划(世界银行全球减灾和灾后恢复基金,2011)。实际上,应急援助人员很难胜任这项工作,而当地人也没有足够的资源进行恢复重建。大部分应急资金的持续时间通常只有几个月,最长也就一年,但实际的重建过程往往需要更长的时间。虽然这一点众所周知,各机构和组织已试图解决应急响应和重建之间的空白,但这依然是一个非常棘手的问题。

1993年,美国政府设立了一个名为启动转型办公室(OTI)的资助机构,旨在填补应急响应和恢复发展之间的空白。批评人士指出,在急性危机过去后,该机构几乎没有采取措施终止对支持健康项目的资助。对于启动转型办公室而言,一些批评人士指出它似乎将大部分资金用于民主建设等民间社会活动上(Blum,2013)。例如,维基解密报道指出,在2006年的一份电报中,时任大使威廉·布朗菲尔德概述了一项战略,旨在“渗透查韦斯的政治基础”“分化查维斯主义”“保护至关重要的美国商业”和“在国际上孤立查韦斯”,启动转型办公室的资助是这一战略的核心部分(Hart,2013)。尽管这个例子来自美国,但在许多其他国家,政治和人道主义议程都交织在一起,这就使得大使和资助者无法遵守人道主义公正和中立的原则。

因此，当恢复和发展部门一同举行，以不同的方式进行开发会议时，他们得出结论认为当地人参与力度和赋权不足，真正的恢复工作经常被忽视(DDD n.d.)。2016年联合国在伊斯坦布尔举行人道主义峰会时，他们得出结论认为当地人参与和赋权不足，恢复资金也存在缺乏或被忽视的问题(人道主义议程，2016)。因此，尽管人们普遍认识到这个问题并怀有良好的期望，但在可预见的将来，人们仍倾向于在危机爆发时提供资金；然而，在最贫困的环境中，由于竞争的优先次序会转移工作的重点，所以危机后的重建工作往往被忽视。

11.11.8 响应协调

响应的协调可以通过多种差异化的机制进行工作，而自然灾害通常由国家应急机制进行协调。这种协调机制有时设在军方，有时是一个常设的内阁级办公室(如英国和日本)，有时是一个独立的办公室(如秘鲁和加纳)。在这种情况下，通常由该组织机构来协调国外的援助。在某些情况下，协调机制可能会动态调整或呈现出更复杂的态势。以2014年在塞拉利昂暴发的埃博拉疫情为例，最初卫生部是通过国家埃博拉应对委员会(NERC)来指导应对工作的重点，该委员会每天与世界卫生组织会面并协调大多数的海外援助。三个月后，军方接管了国家协调工作和国家埃博拉应对委员会，但卫生部依然负责协调对外援助的工作(LR个人观察)。

在复杂的紧急情况下，包括战争在内，东道国政府常因捉襟见肘或软弱，或人道主义行动者固守中立主义理念，不愿与交战各方合作而难以发挥协调作用。为了解决这一问题，联合国集群系统应运而生。图11.11.6是该系统的可视化展示。

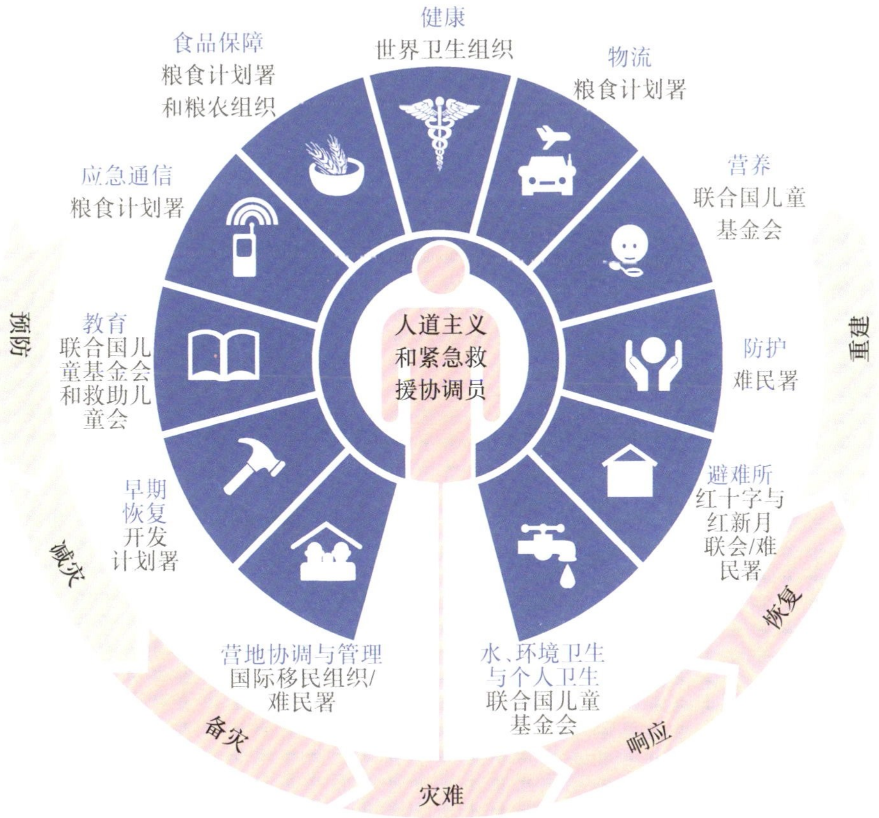

图11.11.6 联合国人道协调办公室对多国系统的描述

资料来源：Reprinted under a Creative Commons Attribution 4.0 license.

集群系统通常由联合国人道主义事务协调厅（UNOCHA，n.d.）协调，并作为系统协调机构运作。该系统涵盖11个部门，每个部门都设有一个协调领导，通常来自联合国机构，致力于共享信息、资源整合以及优化资产分配。

在某些特定的环境下，这些部门会形成子集群以协调资源，形成部门的特色活动。人道主义组织的成员会进行定期集会，政府机构往往也会参加。然而由于多种原因，一些人道主义行动者，如无国界医生组织（MSF）通常不会正式参与集会。在2018年，世界卫生组织管理了27个国家的"健康集群"。尽管这些集群的成功备受争议，但在可预见的未来，它们极有可能成为人道主义协调的中流砥柱。

11.11.9 公共卫生需求

在所有危险环境中，氧气、水和食物仍然是人类最基本和最优先的需求。最初编制的关于高死亡率、低资源环境下的公共卫生优先事项手册至今仍发挥重要作用（疾病预防控制中心，1992；无国界医生组织，1997）。然而，在大多数应受到重视的领域中，公共卫生优先事项仍存在缺失，产科护理就是一个典型的例子。这些手册通常将紧急情况定义为翻倍或增加4倍的死亡率。在极端困难的情况下，那些流离失所、生计和社会秩序受到破坏的人通常会经历与极端情况前相同的疾病折磨，甚至以更高的比率继续死亡。在一些自然灾害：如地震和洪水等灾难中，死亡率可能会在短期内出现显著性改变，但像2017年波多黎各例子中长期高死亡率却是罕见的。因此，在最典型的破坏和流离失所的情况下，急性呼吸道感染、腹泻以及某些地区的疟疾成为预防和治疗的首要任务。然而，这些导致死亡率增加4倍或更多的危机类型，在所有人道主义援助中所占比例正逐渐减少。

如今，大多数救援工作者可能会终身从事这项工作，但却再也不会见到自1960年代以来频繁发生的情况，如1994年卢旺达危机中高于基线水平的死亡率增加了10倍或20倍。例如，如果使用超过10万以上人口中每月有2%的人口死亡（基线最高值的10倍）这一阈值来定义人道主义灾难，那么根据以往公开或未公开的死亡率报告，如图11.11.1所示，从1979年到1994年，平均每两年就会发生一次这样的灾难，而在1994年以后就再没发生过（Roberts，2013）。如今的救援工作也多是与政府合作，在城市之中开展，很难见到营地式的救援设置。

这种以水、食物配送以及挽救生命的初级卫生保健方法为特征的救济方式的转变，是由四股力量驱动的：全球的疾病经济负担从以急性传染病为主转变为以慢性疾病为主、援助资金和冲突减少导致人道主义危机界定标准降低、援助动机的变化，以及人权框架在人道救援中的崛起。

11.11.9.1 从急性传染病向慢性疾病的转变

近年来，2013至2016年西非埃博拉疫情和2015至2016年的寨卡疫情等国际卫生危机占据了新闻头条。这两起事件中，世界卫生组织发布了"国际关注的突发公共卫生事件"声明，以动员国际支持，并领导政府及非政府组织的全球性应对，做好应急准备和资金支持工作，以应对全球公共卫生事件。

然而，尽管有媒体大肆报道财政捐款用于对抗这些突发的急性传染性疾病，但由急性传染病导致的死亡人数仅占全球死亡人数的一小部分。根据Lopez等人的记录，在1990年至2005年期间，全球范围内人类如何从经历传染病原因造成的伤残调整寿命年（DALYs）转变为由慢性和非传染性原因造成的伤残调整寿命年损失（Lopez et al.，2006）。实际上，仅在未来的3小时内，全球死于慢性非传染性疾病的人数将超过西非埃博拉疫情3年内死于埃博拉病毒的总人数（WHO，2018）。然而，尽管非传染性疾病占所有伤残调整寿命年（DALYs）的60%和死亡的70%，但它们目前仅获得了2%的海外卫生发展援助（Allen，2017）。

有充分的数据显示，发展中国家发生了从传染病到非传染性疾病为死亡主因的流行病学转变。如Lopez等人对比了1990年和2001年各地区成年人死亡原因的数据(Lopez et al.,2006)。在这11年间,拉丁美洲和加勒比地区、中东和北非、东亚和太平洋以及南亚的成年人非艾滋病传染性疾病死亡率显著下降,各个地区内传染病死亡率的下降与整体成年人的死亡率下降都具有相关性。在苏联解体后欧洲时期的中亚以及非洲地区,成年人的死亡率呈上升趋势,中亚地区的主要死因是心血管疾病和意外伤害,而非洲则主要是由艾滋病导致的。然而,在非洲,由于婴幼儿死亡率的显著减少,整体死亡率在这一时期仍有所下降。

在波斯尼亚、科索沃和伊拉克的危机中同样可以发现这种流行病学转变的影响,卫生部和援助机构面临的主要工作也以非传染性疾病为主。近年来,大量叙利亚人因持续内战而流离失所,高发的非传染性疾病(NCDs)给邻国的援助组织和卫生系统带来了挑战。在叙利亚内战之前,2007年的一项调查发现,心血管疾病占阿勒颇总死亡率的45%,世界卫生组织东地中海区域办事处(EMRO)的分析也显示,叙利亚全国79%的死亡与非传染性疾病有关(Gardemann,2002;Rahim,2014)。因叙利亚内部人道救援协调困难,许多寻求庇护的叙利亚难民所在的邻国也缺乏必要的初级医疗保健服务。由此,为因冲突而导致的数百万流离失所的人提供慢性非传染性疾病护理变得异常复杂。

在人道主义工作中,非传染性疾病日益流行凸显了危机中受影响人群的健康需求,这与当下人道主义主要应对高死亡率传染病危机的情况之间存在明显脱节。

此外,随着人们将艾滋病作为一种非致命慢性病认知的不断增加,应急医疗准备工作也有所转变。据估计,在2015年,大约有1 030万非洲人定期接受抗逆转录病毒药物(ARVs)治疗,是2011年的两倍,覆盖率达到2011年非洲HIV阳性患者总数的54%(WHO,2016)。虽然对非洲进行的人道主义行动具有不确定性,但针对HIV进行慢性病支持工作一直是人道主义公共卫生项目规划中的必要内容(O'Brien et al.,2010)。

人道主义未来工作的成功与否在一定程度上将取决于其应对健康威胁的能力,包括其在人道主义危机事件中提供高质量的非传染性疾病护理能力,还包括在全球化背景下应对全球急性传染病的能力。

11.11.9.2 更多的援助,更多的需求,以及更长期的武装冲突

近几十年来,用于人道主义援助的支出大幅增加。根据全球人道主义援助组织的数据显示,正式的人道主义援助支出从1990年到2010年增加了四倍(联合国儿童基金会,2013)。然而,不幸的是,越来越多的援助被用于支持因冲突而流离失所的人,而用于自然灾害和技术灾害的援助则越来越少,如2011年的福岛核泄漏事件中的援助。这导致了人道主义危机援助中死亡的优先级降低。这也意味着,由于大部分人道主义支出是针对冲突后的事件而进行的,现在人道主义援助与发展工作密不可分。

与此同时,自冷战结束以来,世界武装冲突的数量呈下降趋势,但自2013年以来呈现了上升趋势,这在很大程度上是由中东地区持续不断的冲突所导致的(Gleditsch et al.,2002;奥斯陆和平研究所,2017)。尽管许多持续的冲突仍是国家内部冲突,但国际化冲突比例也有所增加,这表明其他国开始卷入国内冲突。由于国际化的冲突往往持续时间更长,其问题也更难以解决(奥斯陆和平研究所,2017)。随着问题的进一步复杂化,冲突也变得更为持久,平均冲突持续时间从1990年的19年增加到2013年的37年。Garfield等人记录了过去半个世纪生活在冲突中的人数,其人口数量整体是增加的,但在高强度冲突环境中生活的人口比例是越来越小的(Garfield,2012)。随着长期冲突在多个地区内发生,国际社会所面临的挑战也越发严峻。

11.11.9.3 变化的动机和以权利为基础的框架

旨在促进发展的援助与旨在短期内减轻痛苦和防止死亡的人道主义援助在性质上有所不同。捐助方日益强调人道主义干预的可持续性,并要求被援助方参与和赋权。这些变化与从仅仅避免死亡到改善生活质量的优先事项的转变相匹配。像国际无国界医生等非政府组织主要致力于减少死亡和痛苦,但大多数其他组织现在将长期影响和可持续性作为核心目标。这为救援工作创造了一些新的定义。在20世纪80年代和90年代,许多救援工作通过降低粗死亡率来衡量其成效(疾病预防控制中心,1992)。而如今,这样的衡量

方式已经非常罕见。可持续性发展通常需要当地政府和机构的支持,进行相关培训,长期参与并监测其行为变化。这需要与20世纪救援组织的传统技能不同的技能。地震和海啸后的恢复重建往往需要建筑和经济专家的参与,而不仅仅是卫生专业人员和流行病学专家。

随着关注点从仅仅避免死亡的转移,以人权为基础的规划方法开始兴起。联合国儿童基金会(UNICEF)将人权为基础的方法定义为"在人类发展的过程中,以国际人权标准为规范基础,并以促进和保护人权为操作指导的概念框架"(联合国儿童基金会,2013)。这一框架虽然在根本上并不矛盾,但在重点和规划含义上与上个世纪救援行动的"公共卫生"方法(疾病预防控制中心,1992;无国界医生组织,1997)有很大的不同。所谓的公共卫生方法,也被称为成本效益法,其核心目标是利用现有有限的社区资源最大程度地降低痛苦和死亡。例如,通过麻疹疫苗接种、建设厕所或初级卫生保健诊所等特定的干预措施,以较低的成本带来了更大的收益。

基于人权的方法具有一项优势,即更容易涵盖难以定量衡量的问题,如心理痛苦,同时能够推广像女孩应该与男孩有平等的晋升机会等这样的价值观。但是,在联合国儿童基金会(UNICEF)定义中,"基于规范的"一词尚没有明确的定义。例如,联合国决议或机构立场声明通常强调需要实施儿童团聚计划,但这些计划的益处很难证明(Ager,Metzler,2012)。在公共卫生方法中,项目的成本和效益相对容易确定,并且可以进行纵向既往比较。相比之下,以人权为基础的项目就难以有效衡量其成本效益,其效益往往受到更多来自决议和宣言的影响。因此,在以权力为基础的框架内,如果有人想提倡为强奸受害者提供咨询服务,那么以一项联合国决议来推进会比采用现场调查评估更具效率。而如果采用公共卫生方法来解决此问题,则结果恰恰相反。

总之,随着人道主义援助关注于服务对象更广泛的发展水平,以及支持包括艾滋病在内的慢性病患者的需要成为更加重要的内容,人道主义援助将更关注于公共卫生。这可能表明,人道主义努力在过去半个世纪中已经取得了成效。现在很少见到类似比亚法拉那四年内半数人口死亡的情况。因此,世界上日益增长的同情心和援助资源可以服务于更多的人,而不仅仅是濒临死亡的人们。

11.11.10 21世纪的新进展

许多新的发展趋势使得人们有理由相信,到了21世纪中叶,救援工作将与上个世纪在比亚法拉和东南亚所见的努力有着显著不同。过去几十年的进步可能在未来得到进一步拓展,这些进步大概可以分为三类:政治趋势、新方法和新技术进步。这些类别相互作用并相互影响,技术进步为社会组织新秩序的创造提供了可能性。尽管不全面,本节旨在预估人道主义响应领域下未来可能出现的变革。

11.11.10.1 政治趋势

政治与人道主义议程的融合

国家政府的政治议程和人道主义救援从来都不是完全独立的。1919年,美国国会成立了美国救济管理局(ARA),这本是一个类似非政府组织的独立实体,由未来的总统赫伯特·胡佛领导,在第一次世界大战之后的几年中,美国救济管理局作为一个独立的饥荒救援机构活跃于欧洲(Fisher,1927)。乐施会,以其政治中立的资金来源而闻名的非政府组织,其成立在很大程度上是为了游说英国政府放松盟军对欧洲占领区的封锁(乐施会 n.d.)。无国界医生组织的联合创始人伯纳德·库什纳后来成为了法国人道事务部长和外交部长,为他所创立的无国界医生组织争取拨款。在民主制度下,公众选择资助人道主义事业,同时也会影响其政府优先考虑资助相同的事业,因此人道主义和政治利益的交叉并非完全不健康。另一方面,各国之间往往处于公开竞争状态，将援助与提升经济、军事或政治竞争力联系起来，可能与人道主义事业背道而驰。在20世纪后期，有两份文件试图在参战者和受益者眼中保持人道主义援助的“中立性”。

大多数非政府组织和联合国都努力遵守在1949年第三届日内瓦公约和红十字会行为准则中提到的鼓励将人道主义事业与各个国家的自身利益相分离这一准则。非约束性的《红十字会行为准则》第四条明确指出：“我们将努力不成为政府外交政策的工具”（红十字会与红新月会国际联合会IFRC.n.d.）。红十字国际委员会（ICRC）和无国界医生组织（MSF）因其即使在危机最严重的阶段，仍能与政治和军事力量保持距离而闻名。例如，在1992年，库尔德人逃离伊拉克北部但未被允许进入土耳其时，无国界医生组织（MSF）拒绝在公共场合活动或与任何携带武器的军事人员合作。为了与无国界医生组织以及其他非政府组织人员合作，许多军事人员包括刚刚入侵伊拉克的英国和美国军队在内，只能放弃武器，在流离失所者社区中进行合作。因此，直到2001年，尽管资金影响了救援的去向和资助的救援类型，大多数捐助者和国际非政府组织都表示不从事明显的政治活动来推进某个国家的议程。

尽管如此，在2001年9月11日纽约市遭受恐怖袭击后，人道主义援助领域发生了显著变化，政治活动和人道主义议程开始融合。从阿富汗遭到入侵以来，政治与人道主义事业之间日渐模糊的界限常常被忽视或混淆。2001年10月，美国国务卿科林·鲍威尔致美国非政府组织社区领导人的讲话中，将他们的组织称为“力量倍增器”（IFRC n.d.）。在阿富汗，美国的人道主义援助被视为一种赢得人心的军事手段。到了2003年5月，美国国际开发署（USAID）管理员安德鲁·纳齐奥斯告诉美国的非政府组织，他们需要大力宣传他们提供给阿富汗人民的商品和服务都是来自美国政府。他告诉美国的非政府组织，他们是“美国政府的一臂之力”（Klien，2003）。诸如物资分发和学校建设等军事活动经常使人们难以区分是参战人员还是非政府组织做的（Falconer，2009）。在阿富汗工作了33年的无国界医生组织（MSF），因其援助工作成为了暗杀目标，不得不撤出阿富汗和伊拉克（Katz，Wright，2004）。2011年，当中央情报局雇佣一位医生在巴基斯坦进行了一场假的疫苗接种活动来作为搜捕奥萨马·本·拉登活动的一部分时，援助与政治议程的混淆再次显现（Roberts，VanRooyen，2013；Rubenstein，2013）。在此策略实施之后，援助工作者安全数据库显示疫苗接种人员遭受攻击和被杀害的数量急剧增加，如图11.11.7所示。

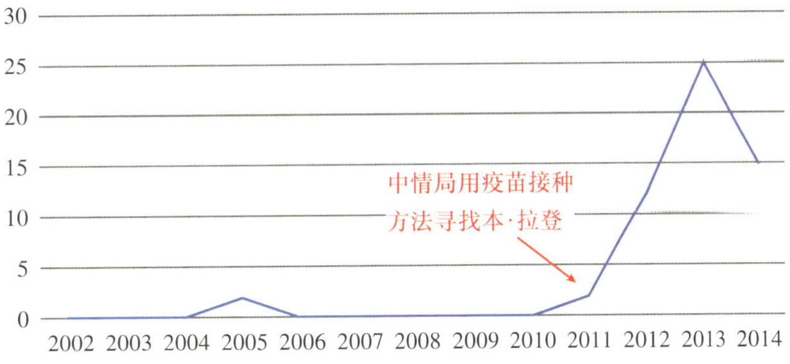

图11.11.7 所附接种疫苗者，2002—2014年

资料来源：Humanitarian Outcomes（2015），Aid Worker Security Database，https://aidworkersecurity.org/Graphic provided courtesy of A. Stoddard.

对自然灾害的响应也不乏政治色彩或议程的影响。2005年太平洋地区中的穆斯林聚集生活区发生了海啸，美国国务卿称这场灾难是美国的“绝佳机会”。在自然灾害发生后，对前殖民地和近邻的优先响应似乎成为双边援助不可避免的工作。

11.11.10.2 对医疗保健的攻击

正如前文所述，由于政治和人道主义的融合，人道主义组织越来越担心对医疗保健的攻击，包括针对医疗工作者、设施和运输的攻击正在以前所未有的速度发生。

在武装冲突期间,国际人道主义法旨在保护医疗设施和人员免受攻击。这一保护原则被庄严载入了《日内瓦公约》,并在2016年被联合国安理会第2286号决议中得到重申(联合国,2016)。一些备受关注的攻击事件——比如2015年美国空军对位于阿富汗昆都士的无国界医生组织医院进行的破坏——已经引起了援助工作者的广泛关注。虽然对医疗保健的攻击早有记载——包括意大利对埃塞俄比亚红十字会的攻击,甚至普法战争中对红十字会的袭击也曾激怒亨利·杜兰特——但援助工作人员仍能感觉到对医疗工作者和设施的攻击正在增加(国际危机组织,2005;Verma,2017)。尽管叙利亚等地的证据都表明这类攻击有所增加,但长期以来缺乏标准化数据来记录这些攻击,使得任何趋势的量化都很困难(Briody,2018)。

作为回应,许多组织开展了倡导活动,包括红十字国际委员会ICRC的"面临危险的医疗保健"和无国界医生(MSF)的"战火中的医疗护理"——旨在提高人们对此类袭击事件的认识并将其记录在案。同时,像人道主义援助工作者安全数据库这样的独立研究机构也建立了全面的数据库来记录医疗援助工作人员所遭受到的攻击(WHO,2015)。

2016年在伊拉克摩苏尔战役期间,由世界卫生组织领导的创伤响应提供了一个在更加危险的条件下医疗服务可能会使援助工作者面临更大的攻击风险的例子。伊拉克和国际力量联合发起军事行动,从伊斯兰国手中夺回摩苏尔市,但忽视了根据国际人道主义法对受伤战斗人员提供医疗护理的责任。鉴于预料到会有大量复杂创伤患者,世界卫生组织接管了创伤响应工作,并与非政府医疗组织和私人医疗机构签约,让它们"共同驻扎"或嵌入冲突前线的军事单位中,以提供稳定的医疗服务,并协调创伤转诊系统(Fox et al., 2018)。虽然没有关于医疗工作者遇袭的报道,但人道主义界担心,直接与冲突前线的军事力量合作会增加援助工作者的风险并违背独立和中立原则。

移民:移动人数创纪录

全世界有6 560万人被迫流离失所,每分钟就有20人因逃离暴力、贫困和迫害而流离失所(皮尤研究中心,2016)。

如今大多数迁移中的人都是国内流离失所者,这意味着他们没有越过边境,仍然在自己的祖国境内。以那些因叙利亚内战而流离失所的人为例,近1 200万流离失所的叙利亚人中,有近一半仍在叙利亚境内。其余大部分生活在邻国,包括土耳其(340万)、黎巴嫩(100万)、约旦(66万)和伊拉克(12.5万)(皮尤研究中心,2018)。尽管西方世界的政客们反移民和民族主义言论日益增多,但那些被接纳到美国或欧洲的流离失所者数目却相对较小。

自2011年以来,除了大批叙利亚人流离失所之外,世界各地还存在着多个大规模人口流动的情况。2016年,中美洲洪都拉斯和萨尔瓦多发生暴力冲突,导致38.8万人逃离该地区,前往墨西哥北部和美国避难。自2017年开始,近70万罗兴亚人——缅甸境内的一个无国籍少数民族群体——越过边境逃往孟加拉国以躲避迫害。在撒哈拉以南的非洲地区,成千上万的男性、妇女和儿童——主要来自西非——穿过萨赫勒地区到达利比亚,其中许多人试图通过危险的海上航线前往欧洲。

在旅途中,无论是否越过边境,流离失所的人们都面临诸多挑战,包括人权侵犯、无法获得医疗保健以及行动受限。例如,在利比亚,数千人被关押在官方和非官方的拘留中心,那里经常发生勒索赎金的虐待、强奸和酷刑(国际特赦组织,2018)。同样,许多罗兴亚人报告称在缅甸境内或逃往孟加拉国边境时遭受了强奸和肆意袭击。

在迁移过程中,移民死亡人数记录不全一直是令人担忧的问题。国际移民组织(IOM)的"失踪移民"项目等努力尝试量化不同背景下移民的死亡经历,但由于数据收集的不完整性和非标准化、有限的政治资金支持以及许多移民在迁移过程中处于恶劣环境等原因,这些努力受到了限制。以地中海航线为例,失踪移民项目报告称,在2014年到2017年间,有6 869人在尝试跨越这一航线时死亡,使得地中海航线成为世界上最危险的海上旅程(国际移民组织,2018)。然而,实际死亡人数无疑要高得多,因为这一数据并不包括那些溺水死亡但尸体从未被发现的人。

尽管援助机构和红十字会行为准则一直宣称支持地方赋权,以及援助提供者对受益人和捐助者的责任，许多新的人道主义发展也都在提倡这一愿景。第三版星球标准（星球计划，2011）可能是人道主义实践中认可度最高的准则，它也着重强调地方参与和对受益人的问责。2010年，联合国通过了一项“责任框架”，该框架不一定会有助于提高现场援助的成本效益，但它无疑有助于国际社会关注透明记录援助工作的成本和效益（联合国，2010）。同样，2011年，机构间常设委员会（IASC）开发了一个广泛应用于人道主义参与者的操作框架，旨在确保在人道主义紧急状态下对受影响人口的问责（机构间常设委员会，2011）。全球经济发达且高效政府的崛起也加大了对援助运送程序的期望，如2003年，印度成为国际货币基金组织（IMF）和世界粮食计划署（WFP）的净债权国（Bijoy，2011）。地方非政府组织作为主要国际援助运输机构的崛起，社交网络的普及，以及2008年以后欧洲和北美的经济下滑等原因都表明未来地方和更多的参与者在提供援助和援助分配方面将发挥更大作用。

11.11.10.3 “非传统”行为体在人道主义响应中的参与度日益增加

究其根源，当今的人道主义体系本质上是基于欧洲启蒙思想中的慈善理念和限制战争行为的一种西方构想。虽然某种形式的人道主义理念可能像人类文明一样古老，但当下我们所了解的人道主义结构始建于19世纪末，并在二战后主要旨在向因战争流离失所的欧洲人提供帮助的项目而快速发展。人道主义组织逐步将其项目扩展到全球范围内几乎所有受危机影响的人口，虽然全球地缘政治和金融发生了重大变化，但其核心原则自一开始以来基本保持不变。

然而有迹象表明，在全球援助组织中，包括中国、沙特阿拉伯和土耳其在内的一些“非传统”行为主体，在人道主义事业中扮演着越来越重要的角色。虽然人道主义应急响应的大部分资金仍来自“传统”的政府和政府间组织——仅美国、欧洲委员会和英国就贡献了超过50%的政府人道主义捐款——但近年来来自富裕西方国家以外的贡献越来越多。在2012年至2014年间，捐款增长最多的是沙特阿拉伯以及海湾国家科威特和卡塔尔（责信与绩效学习网络，2015），如图11.11.8所示，从2004年到2016年，中国的人道主义贡献更是增加了5倍（Hirono，2018）。

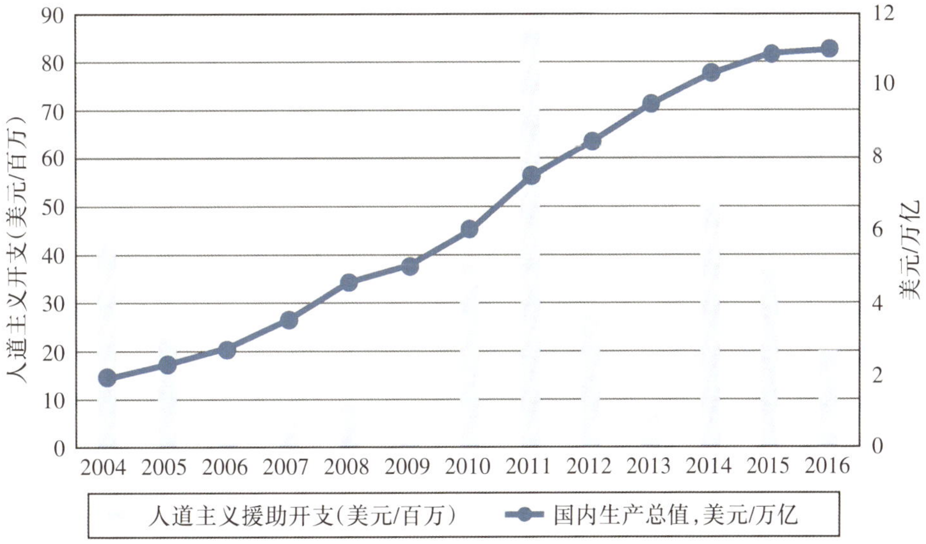

图11.11.8 2004—2015年中国国内生产总值（万亿）和人道主义支出（百万）

资料来源：UNOCHA FTS，World Bank.

人道主义响应自其开始以来，在很大程度上受到西方思想和行动者的影响，然而目前这一状况正在发生变化，因为非传统行动者在人道主义事业的财政和政治领导中的影响力不断扩大。目前尚不清楚非西方捐助者的日益增加对未来人道主义事业发展将会产生何种影响。

新方法

在过去十年里,人道主义对援助地提供精密技术服务的能力日益得到认可,结合不断进步的技术和重视的问责制,为人道主义援助新方式的发展奠定了基础。这些新方式包括以下几点:

家庭治疗

在20世纪80年代,联合国及其相关机构积极推广口服补液疗法(ORT),将其视为是克服急性疾病、成功治疗的主要手段,即早期发现和治疗的一种方式。其逻辑机制在于不需将患者和药品集中到医疗机构进行救治,进而提高救治效率。中国的"赤脚医生"及移动诊所等计划便是依据此逻辑机制而进行的(Gish,Walker,1977)。

在过去十年里,为医疗基础设施和资源有限的地区提供抗逆转录病毒治疗,已经产生了多种药物分发和利用社区或患者志愿者或有偿社区卫生工作者进行病人监测的模式。证据表明,那些非基于医生的病人管理和监测计划,即更接近社区层面的监测模式,与更好的病人保留率和生存率相关(Callaghan et al.,2010)。在疟疾高度传播的重点地区中,以家庭为基础的发热治疗已被证明是一种有效挽救生命的方法(Kidane,Morrow,2000)。

在紧急情况下,没有哪种家庭治疗策略能够比家庭治疗性喂养受到更多的关注。家庭治疗性喂养通常包括培训营养不良儿童的母亲,使用诸如eeZeePaste™NUT或Plumpy'Nut®这样的营养丰富、预先煮熟且能抵抗细菌生长的即食食品来治疗孩子。这些即用型家庭治疗产品减少了喂养中心的支出损耗,是治疗中度营养不良儿童的一种比较具有成本效益的方法,并在实地运行中得到了印证(Patel et al.,2005)。

众包和移动电话

移动电话和社交媒体的广泛普及使得全民参与危机监测成为可能,其中最著名的是在2008年肯尼亚选举后暴力时期成立的乌沙希迪平台(Ushahidi n.d.)。

乌沙希迪平台最引人注目的应用可能是在2010年2月的智利地震中。这场8.8级的地震引发了一系列余震,导致数千座建筑物受损,最终造成约521人死亡。在初始地震发生后的48小时内,乌沙希迪平台应运而生,一组在纽约的研究生开始绘制新闻报道和短信,以此来勾勒出受灾情况以及人们被困的位置。在运行的第一天就有100个"事件"被绘制出来,到第三天结束时共绘制了700个。随后的几周内,乌沙希迪平台向当地新闻媒体和公众不断公开关于食物分配、危险建筑、抢劫事件以及学生复学进展等方面的信息(Carlsen et al.,2011)。众包策略也被用来向中国当局通报四川地震后的紧急情况,绘制叙利亚性暴力事件的发生地,及在2011年日本海啸后绘制不安全区域。

移动电话自身就带来了一些令人激动的人道主义援助创新形式。受冲突影响的索马里人通过手机话费的形式获得人道主义援助,这些话费可以用于当地商店购买物品(全球社区n.d.)。在海地地震之后,最大的移动电话运营商利用蜂窝网络比较了地震前后人们的流动情况,结果显示在地震后19天内有63万太子港居民离开了首都(Bengtsson et al.,2011)。在刚果民主共和国,北基伍的社区工作人员通过移动电话来监测紧急情况下与家庭和照护者分离的儿童数量变化趋势(Guinote,2012;Rubenstein,2015)。这些应用大多是探索性的,需要进行对照试验来确定这些应用方式的有效性。但在未来几年中,移动电话可能会被更广泛地应用在人道主义和卫生事业中。

货币援助

作为促进地方和受益人赋权的一部分,援助中允许受益人自行确定优先事项的做法已变得越来越受欢迎。前面已经提到给流离失所的索马里人提供手机话费的案例。但是,直接给受益人现金而不是配给物资有几个优点。首先,人们更有可能得到他们想要的东西,而且转账成本要低得多。其次,它具有支持当地经济发展的潜力,包括激励当地进行未来的食品生产等。但也可能会出现负面影响,如可能会引发当地通货膨胀,使人们面临更高的被剥削和勒索的风险等。最近的一项综合评估认为其利大于弊,但建议实施者需要谨慎选择情境,并制定监测直接现金援助的方案(Harvey,2007)。

与货币援助密切相关的是信用凭证或优惠券的发放。有时这些券具有特定用途,例如支付学费或校服费用。最常见的灵活分发方式是非食品项目(NFI)或食品项目集市,一些精选的商家在指定地以预订的价格出售商品,而持有优惠券的受益人则在这个地方和时间使用他们的优惠券进行购物。这一形式的优势在于让受益人可以选择他们接收的援助物品,同时支持当地市场,减少受益人受到当地勒索的可能性。最近一项针对刚果民主共和国南基伍省近期流离失所人口举办的非食品项目集市的分析发现,地方政府在制定弱势群体名单时遗漏了大多数国内流离失所者,但纳入了许多本地人。在非食品项目分发援助结束时,依据联合国儿童基金会定义的非食品项目"脆弱性评分"进行测评,评分并未因本次援助而发生改变(O'Keeffe,Zadravecz,2012)。正如与许多新的形式一样,实施和评估程序也需要因地制宜,以最大程度地提高通过集市和类似优惠券系统进行分发的效率。

新技术进步

一系列新的技术进步或工具也为本世纪的人道主义救援工作带来了变革性的发展(机构间常设委员会,2013)。全球定位系统(GPS)等技术在当前的援助工作中至关重要,以至于很难想象20年前这项技术几乎不存在时我们是如何进行工作的。它很可能发展成为人员、货物和车辆的追踪工具。仅需一美元的全球定位系统发射器将有可能实现对疫苗和药物个案的追踪,以遏制武装团体对仓库的抢劫。眼部和指纹扫描技术的全球应用也有效减少了盗窃和虚假登记的发生。医学、诊断技术及长效浸渍蚊帐等保护装置的进步,都在不断改变人道主义的救援实践。这里着重介绍一些较有前景的新技术和医学突破。

卫星成像和遥感技术

卫星成像和遥感技术已经改变了人道主义实践。联合国难民署利用卫星成像技术统计了从达尔富尔迁移到乍得的人数。多年来,遥感技术一直被用来预测农作物的歉收情况和作物产量。达尔富尔和刚果民主共和国的村庄被摧毁前后的情况在遥感图像中得到详尽记录。但最近,卫星成像的应用已扩展到控制减少国家主权中有罪不罚的现象。例如,在2017年缅甸若开邦政府对罗兴亚人实施暴力期间,人权观察组织利用遥感技术对村庄被毁情况进行了极为详尽和及时的记录(人权观察,2017)。

云计算和互联网协作

云计算和互联网协作为紧急情况的应对提供了很多新的思路,推动了很多创新方式的发展。像"人类黑客"这样的组织试图将互联网高新技术引入慈善机构中("人类黑客"n.d.)。通过众包寻求解决"人道主义问题"的一系列应对方案。一个典型的例子是在2013—2016年西非埃博拉疫情中,使用了开源调查(OpenDataKit)和导航(OpenStreetMap)软件。通过当地居民使用的智能手机,调查员能够以每村3.80欧元的成本快速更新医疗监测和响应团队所使用的地理和村庄信息(Nic Lochlainn et al.,2018)。

互联网问责机制

谷歌地球和互联网在为小额私人捐赠者在援助问责方面提供了可能。慈善之水(Charity Water)就是一个被认为具有创新性但已被复制的模式。慈善之水组织并不直接实施供水和卫生项目,而是与当地的运营合作伙伴签约,将西方的私人捐赠转化为水和卫生基础设施(慈善之水.n.d.)。慈善之水组织为捐赠者提供了特定项目的具体位置,以便他们随时查看是否真实建造了水井或公共水龙头等项目,并且可以监测其长期使用情况。他们甚至安装了监测器,以便捐助者可以随时查看是否有水流出。虽然并非所有援助都能远程可见,但这种通过视觉或社交媒体将捐助者与受益者联系起来的形式可能会随着时间的推移而增长,人道主义援助的过程也会因此而变得更好(Srinivasan et al.,2012)。

无人驾驶飞行器

虽然无人驾驶飞行器(UAV)——"无人机"——主要因其军事用途而闻名,但人们也逐渐意识到其在灾害应对和人道主义救援中可以发挥关键作用。无人机已经在2010年海地地震后实现了向太子港的营地递送小包裹,并且在2013年菲律宾海燕台风造成的损害评估中发挥了作用(乐施会,2013;路透社,2014)。一家美国无人机制造商和运营商Zipline,已经与卢旺达卫生部合作,为其偏远地区配送输血所用血液,其他国家也开始使用无人机将紧急疫苗、HIV药物和抗疟疾药物运送到一些难以到达的地区(Reliefweb n.d.)。面对偏远地区高结核病负担问题,无国界医生组织最近开始在巴布亚新几内亚使用无人驾驶水上船只(UMV)

来运送结核病样本(无国界医生组织,2018)。尽管它们可能会面临监管要求和当地反对的挑战,但无人机在未来的人道主义和灾害响应中可能会发挥更大的作用。

远程医疗

远程医疗——从远处提供的医疗服务——在发达地区被越来越广泛地应用于远程连接患者和医疗服务提供者。无国界医生组织自2010年以来一直在使用远程医疗,将现场工作人员与驻欧洲或美国的专家连接起来,以实现从远处提供咨询的目标(Walji,2015)。尽管其使用仍然有限,但随着蜂窝和无线连接的日益普及以及最偏远地区缺乏专业医疗服务提供者的现状,远程医疗在人道响应中有着更大的应用前景。

11.11.11 结论

21世纪人道主义事业不断演进,更聚焦于经济、紧急准备和发展问题。同时,援助更具政治化,受地方控制与监管。后比夫拉时代的危机相关的极端死亡人数显著下降,与人道主义努力密切相关,塑造了新的人道主义救援格局。新型人道主义救援工作虽类似于传统模式,但其是在20世纪成就基础上发展而来。

(翻译:丁玎)

参考文献

Agenda for Humanity (2016). Outcome of the World Humanitarian Summit. [Online] Available at: https://www.agendaforhumanity.org/sites/default/files/A-71-353%20-%20SG%20Report%20on%20 the%20Outcome%20of%20the%20WHS.pdf.

Ager, A. and Metzler, J. (2012). Child Friendly Spaces: A Structured Review of the Current Evidence-Base. World Vision. [Online] Available at: http://reliefweb.int/sites/reliefweb.int/files/resources/CFS_Literature_Review_final_Aug_2012.pdf.

Aid Worker Security Database (n.d.). [Online] Available at: https://aidworkersecurity.org/.

Al-Jazeera (2016a). Syria civil war: air strikes hit Aleppo Hospitals. [Online] Available at: http://www.aljazeera.com/news/2016/07/syria-civil-war-airstrikes-hit-aleppo-hospitals-160724090834185. html.

Al-Jazeera (2016b). Syria's civil war explained from the beginning. [Online] Available at: https://www.aljazeera.com/news/2016/05/syria-civil-war-explained-160505084119966.html.

Allen, L. (2017). Non-communicable disease funding. The Lancet Diabetes & Endocrinology, 5(2), 92.

ALNAP (2015). Website. [Online] Available at: https://www.alnap.org/.

Amnesty International (2018). Libya: number of detained refugees and migrants soars. [Online] Available at: https://www.amnesty.org.uk/press-r eleases/l ibya-n umber-d etained-r efugees-a nd-m igrants-s oars.

Anonymous (2005). Condi Rice: tsunami provided 'wonderful opportunity' for US. Agence France Presse, 18 January. [Online] Available at: http://www.commondreams.org/headlines05/0118-08.htm.

Armed Conflict Location and Event Data Project (ACLED) Excel Database (n.d.). ACLED Analysis. [Online] Available at: http://www. acleddata.com/data/acled-version-7-1997-2016/.

Bengtsson, L., et al. (2011). Improved response to disasters and outbreaks by tracking population movements with mobile phone network data: a post-earthquake geospatial study in Haiti. PLoS Medicine, 8, 8.

Bern, C., et al. (1993). Risk factors for mortality in the Bangladesh cyclone of 1991. Bulletin of the World Health Organization, 71 (1), 73-8.

Bhui, K.S., Hicks, M.H., Lahley, M., and Jones, E. (2012). A public health approach to understanding and preventing violent radicalization. BMC Medicine, 10, 16.

Bijoy, C.R. (2011). India: transiting to a global donor. In: Reality of Aid Management Committee (eds.) South-South Development Cooperation: A Challenge to the Aid System? [Online] Available at: http://www. realityofaid. org/userfiles/roareports/roareport_3ce2522270.pdf.

Blum W. (2013). The Anti-Empire Report #115. April 2013. https://williamblum.org/aer/read/115.

Boschi-Pinto, C.M., Velebit, L., and Shibuya, K. (2008). Estimating child mortality due to diarrhoea in developing countries. Bulletin of the World Health Organization, 86(9), 657-736.

Brennan, R.J., Bradt, D.A., and Abrahams, J. (2009). Medical issues in disasters. In: Cameron, P., et al. (eds.) Textbook of Adult Emergency Medicine (3rd ed.). London: Churchill Livingstone, pp. 785-92.

Briody, C., Penney, E., Rubenstien, L., Horbar, J., Keenan, W., and Roberts, L. (2018). Review of attacks on health care facilities in six conflicts of the past three decades. Conflict and Health, 12, 19.

Burnham, G., Lafta, R., Doocy, S., and Roberts, L. (2006). Mortality after the 2003 invasion of Iraq: a cross-sectional cluster sample survey. The Lancet, 368, 1421-8.

Callaghan, M., Ford, N., and Schneider, H. (2010). A systematic review of task-shifting for HIV treatment and care in Africa. Human Resources for Health, 8, 8.

Carlsen, J., et al. (2011). Grant Report for Mozilla Corporation. [Online] Available at: http://newmediataskforce.files.wordpress.com/2011/02/ushahidi-chile-grant-report-16-jan-2011.pdf.

Centers for Disease Control (1992). Famine-affected, refugee, and displaced populations: recommendations for public health issues. Morbidity and Mortality Weekly Report, 2441(13), 1-76.

Centers for Disease Control (2016). Cost of the Ebola epidemic | 2014-2016 outbreak West Africa. [Online] Available at: https://www.cdc. gov/vhf/ebola/history/2014-2016-outbreak/cost-of-ebola.html.

Charity Water (n.d.). Website. [Online] Available at: https://www. charity-water.org.

Coghlan, B., et al. (2006). Mortality in the Democratic Republic of Congo: a nationwide survey. The Lancet, 367, 44-51.

Doing Development Differently (DDD) (n.d.). The DDD Manifesto 2015. [Online] Available at: http://doingdevelopmentdifferently.com/.

EM-DAT: The Emergency Events Database — Université catholique de Louvain (UCL) — CRED. Brussels [Online] Available at: https://www.emdat.be.

Falconer, B. (2009). Military hijacking aid effort in Afghanistan, say NGOs. Mother Jones, 3 April.

Fisher, H.H. (1927). The Famine in Soviet Russia, 1919-1923: The Operations of the American Relief Administration. New York: Macmillan.

Fox, H et al. (2018). Emergency trauma response to the Mosul offensive, 2016-2017: a review of issues and challenges. [Online] Available at: https://www.humanitarianoutcomes.org/Emergency_Trauma_Response.

Gardemann, J. (2002). Primary health care in complex humanitarian emergencies: Rwanda and Kosovo experiences and their implications for public health training. Croatian Medical Journal, 43(2), 148-55.

Garfield, R. (2007). Measuring humanitarian emergencies. Disaster Medicine & Public Health Preparedness, 1, 110-16.

Garfield, R.M., Polonsky, J., and Burkle, F.M. (2012). Changes in size of populations and level of conflict since World War II: implications for health and health services. Disaster Medicine and Public Health Preparedness, 6(3), 241-6.

Gish, O. and Walker, G. (1977). Mobile Health Services. London: Tri-Med Books Ltd.

Glass, R., et al. (1980). Rapid assessment of health status and preventive-medicine needs in newly arrived Kampuchean refugees, Sa Kaeo, Thailand. The Lancet, 315, 868-72.

Gleditsch, N.P., et al. (2002). Armed conflict 1946-2001: a new dataset. Journal of Peace Research, 39(5), 615-37.

Global Burden of Disease (GBD) 2015 Eastern Mediterranean Region Intentional Injuries Collaborators (2018). Intentional injuries in the Eastern Mediterranean Region, 1990-2015: findings from the Global Burden of Disease 2015 study. International Journal of Public Health, 63(Suppl 1), 39-46.

Global Communities (n.d.). CHF's Director of Humanitarian Assistance on Drought Relief in the Horn of Africa. [Online] Available at: http://www.chfinternational.org/node/36995.

Global Health Observatory (n.d.). Number of malaria deaths. [Online] Available at: http://www.who.int/gho/malaria/epidemic/deaths/en/.

Global Humanitarian Assistance (2000). Commissioned by IASC from Development Initiatives, May 2000. [Online] Available at: http://devinit.org/wp-content/uploads/2017/06/2000-GHA-report.pdf.

Guinote, F. (2012). Calling for Help: How Cell Phones Help Protect Children's Rights in the DRC. [Online] Available at: http://womensrefugeecommission.org/blog/1292-calling-for-help-how-cell-phones-help-protect-childrens-rights-in-the-drc.

Hackers for Humanity (n.d.). Website. [Online] Available at: http://www.hackersforhumanity.com/.

Hagopian, A., et al. (2013). Mortality in Iraq associated with the 2003-2011 war and occupation: findings from a National Cluster Sample Survey by the University Collaborative Iraq Mortality Study. PLoS Medicine, 10(10). http://doi. org/10.1371/journal. pmed.1001533.

Hart, P. (3 April 2013). WikiLeaks: was Chavez right about U.S. meddling? FAIR. [Online] Available at: https://fair.org/home/wikileaks-was-chavez-right-about-u-s-meddling/.

Harvey, P. (2007). Cash - Based Responses in Emergencies. Overseas Development Group (ODI), Humanitarian Policy Group Briefing Paper 25. London: Overseas Development Group.

Hirono, M. (2018). Exploring the links between Chinese foreign policy and humanitarian action. HPG/ODI. [Online] Available at: https://www.odi.org/sites/odi.org.uk/files/resource-documents/12015.pdf.

Human Rights Watch (2017). Burma: satellite imagery shows mass destruction. [Online] Available at: https://www.hrw.org/news/2017/09/19/burma-satellite-imagery-shows-mass-destruction.

ICRC (n.d.). The Code of Conduct for the International Red Cross and Red Crescent Movement and Non-Governmental Organisations (NGOs) in Disaster Relief. [Online] Available at: http://www.ifrc.org/Global/Publications/disasters/code-of-conduct/code-english.pdf.

Ifekwunigwe, A.E., Grasset, N., Glass, R., and Foster, S. (1980). Immune response to measles and smallpox vaccinations in malnourished children. American Journal of Clinical Nutrition, 33(3), 621-4.

Interagency Standing Committee (2011). End Discrimination and End Discrimination and Ensure Equitable Outcomes for All Outcomes for All. 2010-2011 Accountability Frameworks for AGDM and Targeted Actions. Geneva: UN.

Interagency Standing Committee (2013). Transformative agenda protocols. [Online] Available at: http://www.humanitarianinfo.org/iasc/page-loader.aspx? page=content-documents-default&publish=0.

International Crisis Group (2005). Ethiopia and Eritrea: Preventing War. Africa Report No. 101, 22 December 2005. [Online] Available at: http://www. crisisgroup. org/~/media/Files/africa/horn - of - africa/ethiopia - eritrea/Ethiopia% 20and% 20Eritrea% 20Preventing%20 War.

International Federation of Red Cross and Red Crescent Societies (2012). World Disasters Report, 2012. Geneva: IFRC.

International Federation of Red Cross and Red Crescent Societies (n.d.). Red Cross Code of Conduct. [Online] Available at: http://www. ifrc.org/en/publications-and-reports/code-of-conduct/.

International Federation of the Red Cross (2006). What is VCA? An Introduction to Vulnerability and Capacity Assessment. Geneva: IFRC.

International Organization on Migration (IOM) (2018). Missing migrants. [Online] Available at: https://missingmigrants.iom.int/region/mediterranean.

International Strategy for Disaster Reduction (UNISDR) (2009). 2009 UNISDR Terminology on Disaster Risk Reduction. Geneva: UNISDR.

Jackson, A. (2012). Remembering the humanitarians. Al-Jazeera, 16 August. [Online] Available at: http://www. aljazeera. com/indepth/opinion/2012/08/201281213836229581.html.

Katz, I.T. and Wright, A.A. (2004). Collateral damage — Médecins sans Frontières leaves Afghanistan and Iraq. The New England Journal of Medicine, 351, 2571-3.

Kidane, G. and Morrow, R.H. (2000). Teaching mothers to provide home treatment of malaria in Tigray, Ethiopia: a randomised trial. The Lancet, 356, 550-5.

Kishore, N., et al. (2018). A survey-based estimation of mortality in Puerto Rico after Hurricane Maria. New England Journal of Medicine, 379, 162-70.

Klien, N. (2003). Bush to NGOs: watch your mouths. The Globe and Mail (Canada), 30 June. [Online] Available at: https://www.theglobeandmail.com/opinion/bush-to-ngos-watch-your-mouths/article751269/.

Kosek, M., Bern, C., and Guerrant, R. (2003). The global burden of diarrhoeal disease as estimated from studies published between 1992 and 2000. Bulletin if the World Health Organization, 81, 197-204.

Lambert L. World Trade Center bombing of 1993. [Online] Available at: https://www.britannica.com/event/World-Trade-Center-bombing-of-1993.

Lopez, A.D., et al. (2006). Global and regional burden of disease and risk factors, 2001: systematic analysis of population health data. The Lancet, 379, 1747-57.

Mallick, D.K., et al. (2005). Case study 3: Bangladesh floods in Bangladesh: a shift from disaster management towards disaster preparedness. IDS Bulletin, 36(4), 53-70.

Médecins Sans Frontières (MSF) (1997). Refugee Health. London: Macmillan Education Ltd.

Médecins Sans Frontières (MSF) (2018). 'No One was Left': Death and Violence Against the Rohingya in Rakhine State. Myanmar: Médecins Sans Frontières.

Médecins Sans Frontières (MSF) (2018). Innovating to reach remote TB patients and improve access to treatment. [Online] Available at: http://www.msf.org/en/article/papua-new-guinea-innovating-reach-remote-tb-patients-and-improve-access-treatment.

Nic Lochlainn, L.M., et al. (2018) Improving mapping for Ebola response through mobilising a local community with self-owned smartphones: Tonkolili District, Sierra Leone, January 2015. PLoS One, 13(1), e0189959.

O'Brien, D.P., et al. (2010). Provision of antiretroviral treatment in conflict settings: the experience of Médecins Sans Frontières. Conflict and Health, 4, 12.

O'Keeffe, J. and Zadravecz, F. (2012). Bunyakiri NFI Post-Fair Evaluation. Unpublished Report for RHA. New York: Columbia Mailman School of Public Health.

Our World Data (2017). World Population Growth. [Online] Available at: https://ourworldindata.org/world-population-growth.

Oxfam (n.d.). History of Oxfam. [Online] Available at: http://www. oxfam.org.uk/what-we-do/about-us/history-of-oxfam.

Oxfam (2013). Typhoon Haiyan. [Online] Available at: https://www. oxfamamerica. org/static/media/files/bn - typhoon - haiyan - philippines-response-071213-en.pdf.

Pan American Health Organization (2000). Natural Disasters: Protecting the Public Health. Washington, DC: PAHO.

Pan American Health Organization (2002). Guidelines for Vulnerability Reduction in the Design of New Health Facilities. Washington, DC: PAHO.

Patel, M.P., et al. (2005). Supplemental feeding with ready-to-use therapeutic food in Malawian children at risk of malnutrition. Journal of Health, Population and Nutrition, 23(4), 351-7.

Pew Research Center (2016). A record-high share of the world's population is displaced from their homes. [Online] Available at: http://www. pewresearch. org/fact-tank/2016/08/03/nearly-1-in-100-worldwide-are-now-displaced-from-their-homes/ft_16-07-28_displaced_world/.

Pew Research Center (2018). Most displaced Syrians are in the Middle East, and about a million are in Europe. [Online] Available at: http://www.pewresearch.org/fact-tank/2018/01/29/where-displaced-syrians-have-resettled/.

Price, M., Gohdes, A., and Ball, P. (2014). Updated Statistical Analysis of Documentation of Killings in the Syrian Arab Republic. Commissioned by the Office of the UN High Commissioner for Human Rights. HRDAG. [Online] Available at: https://files.givewell.org/files/shallow/fragile-states/Price,%20Gohdes,%20and%20Ball%20 2014.pdf.

PRIO (2017). Trends in Armed Conflict, 1946-2016. [Online] Available at: https://www.prio.org/utility/DownloadFile.ashx? id=1373&type=publicationfile.

Rahim, H.F.A., et al. (2014). Non-communicable diseases in the Arab world. The Lancet, 383, 356-67.

Reliefweb (n.d.). Are drones taking off as the future of African health-care? [Online] Available at: https://reliefweb.int/report/world/are-drones-taking-future-african-healthcare.

Reuters (2014). Drones being developed to deliver medical aid, not bombs. [Online] Available at: https://www.reuters.com/article/us-medical-drones-idUSKBN0GF17I20140815? feedType=RSS.

Richie, H. and Rosner, M. (n.d.). Natural disasters. [Online] Available at: https://ourworldindata.org/natural-catastrophes.

Roberts, L. (2013). The Lack of an Evidence Base for Humanitarian Interventions. Paper presented at Evidence Live, Oxford, UK 24 March. [Online] Abstract available at: http://www.evidencelive.org/2013/programme.

Roberts, L. and VanRooyen, M.J. (2013). Ensuring public health neutrality. The New England Journal of Medicine, 368, 1073-5.

Roser, M. and Ortiz-Ospina, E. (2018). Global extreme poverty. [Online] Available at: https://ourworldindata.org/extreme-poverty.

Rubenstein, B.L., et al. (2015). Community-based surveillance to monitor trends in unaccompanied and separated children in eastern DRC. Child Abuse & Neglect, 19, 19.

Rubenstein, L. (2013). Unhealthy practice. Foreign Affairs, 24 April. Available at: http://www.foreignaffairs.com/articles/139344/leonard-s-rubenstein/unhealthy-practice.

Bulatao, R.A. (1993). Mortality by cause, 1970 to 2015. The epidemiological transition: policy and planning implications for developing countries: workshop proceedings. National Academies Press. [Online] Available at: https://www.ncbi.nlm.nih.gov/books/NBK236445/table/ttt00026/? report=objectonly.

Sack, R.B., et al. (1970). The use of oral replacement solutions in the treatment of cholera and other severe diarrhea. Bulletin of the World Health Organization, 43, 351-60.

Salama, P., Spiegel, P., and Brennan, R. (2001). No less vulnerable: the internally displaced in humanitarian emergencies. The Lancet, 357, 1430-1.

Selby J, Dahi OS, Frölich C, Hulme M. (2017). Climate change and the Syrian civil war revisited. Political Geography, 60, 232-44.

Shugerman E. The Independent (3 October 2017). Trump says Puerto Rico should be 'proud' of hurricane death toll: 'Look at a real catastrophe like Katrina's. [Online] Available at: https://www. independent.co.uk/news/world/americas/us-politics/trump-puerto-rico-death-toll-comments-katrina-hurricane-visit-latest-a7981356.html.

Sphere Project (2011). The Sphere Project: Humanitarian Charter and Minimum Standards for Humanitarian Response. Rugby: Practical Action Publishing.

Srinivasan, V., Lambin, E.F., Gorelick, S.M., Thompson, B.H., and Rozelle, S. (2012), The nature and causes of the global water crisis: syndromes from a meta-analysis of coupled human-water studies, Water Resource Research, 48, W10516.

Toole, M.J., Nieberg, P., and Waldman, R.J. (1988). The association between inadequate rations, undernutrition prevalence, and mortality in refugee camps: case studies of refugee populations in Eastern Thailand, 1979-1980, and Eastern Sudan, 1984-1985. Journal of Tropical Pediatrics, 34(5), 218-24.

Toole, M.J. Steketee, R.W., Waldman, R.J., and Nieburg, P. (1989). Measles prevention and control in emergency settings. Bulletin of the World Health Organization, 67, 381-8.

Toole, M.J. and Waldman, R.J. (1990). Prevention of excess mortality in refugee and displaced populations in developing countries. Journal of the American Medical Association, 263(24), 3296-302.

Toole, M.J. and Waldman, R.J. (1997). The public health aspects of complex emergencies and refugee situations. Annual Review of Public Health, 18, 283-312.

United Nations (UN) (2010). Agenda Item 130: Review of the Efficiency of the Administrative and Financial Functioning of the United Nations. 29 January 2010. [Online] Available at: http://www.un.org/en/strengtheningtheun/pdf/A-64-640.pdf.

United Nations (2016). Security Council Adopts Resolution 2286 (2016), strongly condemning attacks against medical facilities, personnel in conflict situations. [Online] Available at: https://www. un.org/press/en/2016/sc12347.doc.htm.

United Nations Children's Fund (2013). Human Rights-based Approach to Programming. Global Humanitarian Assistance. [Online] Available at: http://www.unicef.org/policyanalysis/rights/index. html. See data at: https://docs.google.com/spreadsheet/ccc? key=0A vGCmVxSBN08dFJ2cGRKRkhpYTdWU0liNXgtTy1odlE#gid=24.

United Nations Development Programme (UNDP) (2010). Success Story Leads. Bangladesh: Comprehensive Disaster Management Programme. [Online] Available at: http://www.undp.org/content/dam/undp/library/crisis%20prevention/Bangladesh%201.pdf.

UNHCR (n.d.). Figures at a glance. [Online] Available at: https://www. unhcr.org/en-us/figures-at-a-glance.html.

United Nations International Strategy for Disaster Reduction (2010). Emerging Challenges for Early Warning Systems in Context of Climate Change and Urbanization. Coppet: Humanitarian & Development Network.

United Nations Office for Coordination of Humanitarian Action (UNOCHA) (n. d.). What is the Cluster Approach? [Online] Available at: https://www.humanitarianresponse.info/en/about-clusters/what-is-the-cluster-approach.

Uppsala Conflict Data Program (n.d.). Uppsala Conflict Data Program. [Online] Available at: http://www.pcr.uu.se/research/ucdp/.

Ushahidi (n.d.). Website. [Online] Available at: http://www.ushahidi. com/about-us.

Verma, A.A. (2017). Failing to protect humanitarian workers: lessons from Britain and Voluntary Aid Detachments in the Second World War. Medicine, Conflict and Survival, 33, 216-28.

Vinck, P. and Pham, P. (2011). Association of exposure to violence and potential traumatic events with self-reported physical and mental health status in the Central African Republic. Journal of the American Medical Association, 304(5), 544-52.

Walji, M. (2015). Bringing telehealth to humanitarian settings. CMAJ: Canadian Medical Association Journal, 187(4), E123-4.

Western, K.A. (1972). The Epidemiology of Natural and Manmade Disasters: The Present State of the Art. Dissertation for D.T.P.H. London: University of London.

World Bank (2011). World Development Report 2011: Conflict, Security and Development. Washington, DC: World Bank.

World Bank Global Facility for Disaster Reduction and Recovery (2011). Analysing the Social Impacts of Disasters. Volume 1:

Methodology. Washington, DC: World Bank.
World Health Organization (WHO) (2005). International Health Regulations (2005) (2nd ed.). Geneva: WHO.
World Health Organization (WHO) (2007). Mass Casualty Management Systems. Geneva: WHO.
World Health Organization (WHO) (2011a). Strengthening Response to Pandemics and other Public-Health Emergencies. Geneva: WHO.
World Health Organization (WHO) (2011b). Disaster risk management for health: fact sheets. [Online] Available at: http://www.who.int/hac/techguidance/preparedness/factsheets/en/index. html.
World Health Organization, UNAIDS, and United Nations Children's Fund (2011). Global HIV/AIDS Response: Epidemic Update and Health Sector Progress towards Universal Access. Geneva: WHO. Available at: http://www. who. int/hiv/pub/progress_report2011/en/index.html.
World Health Organization and World Meteorological Organization (2012). Atlas of Health and Climate. Geneva: WHO.
World Health Organization (WHO) (2015). Documenting attacks on health workers and facilities in armed conflicts. [Online] Available at: https://www.who.int/bulletin/volumes/95/1/15-168328/en/.
World Health Organization (WHO) (2016). 17 million people with access to antiretroviral therapy. [Online] Available at: http://www.who. int/hiv/mediacentre/news/global-aids-update-2016-news/en/.
World Health Organization (WHO) (2018). Non-communicable diseases. [Online] Available at: http://www.who.int/news-room/fact-sheets/detail/noncommunicable-diseases.
World Health Organization (WHO) (n.d.). Measles. [Online] Available at: http://www.who.int/news-room/fact-sheets/detail/measles.

11.12　突发环境、化学和辐射事件的公共卫生应急响应原则

11.12.1　突发公共卫生事件的准备、恢复和响应原则

突发环境、化学和辐射相关的事件和紧急情况可对人们的健康产生重大影响，甚至会造成人员伤亡。这些威胁为突发事件的健康风险和影响的管理带来了新的挑战。卫生部门和其他相关部门组织的灾害管理可以有效避免或减少死亡、伤害、疾病、残疾、社会心理问题和一些其他健康影响。

本章讨论了应急响应的各个阶段以及公共卫生在每个阶段的作用。案例研究用于说明所描述的各项原则。需要特别注意的是，现场应急响应人员在挽救生命和保护人员（包括应急响应人员）方面的重要性。本章涉及以下内容：

A. 包括国际义务在内的应急响应事件管理安排：包括当地应急响应安排，以及这些安排与世界卫生组织（WHO）的《国际卫生条例》等国际义务是如何相互作用的（见第11.10章）。

B. 公共卫生风险评估：在任何事件响应中，必须尽快使用生物监测、环境监测或建立模型来评估公众、工作者和响应者的暴露情况。这将有助于评估暴露人群的健康风险，并进行进一步的环境、人群的抽样和建模，以完善风险评估。化学事故和辐射事故的暴露评估方法存在显著差异。

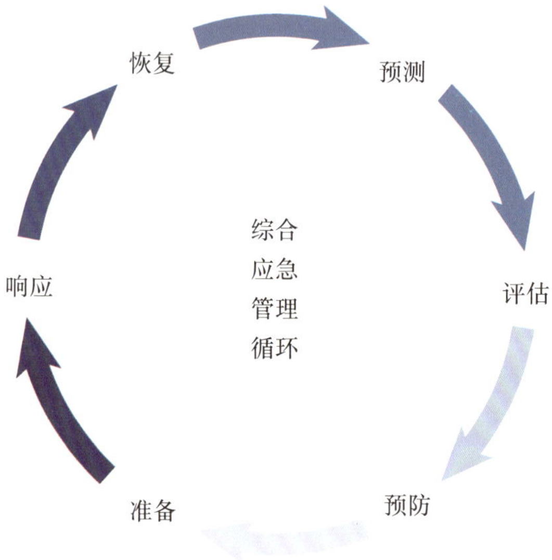

图11.12.1　综合应急管理循环图

资料来源：National Health Service（NHS），NHS Commissioning Board Emergency Preparedness Framework 2013，©2013，under the Open Government Licence v3.0.

C. 公共卫生风险管理技术和对策对于确保尽早提供有效的建议以减少接触非常重要，即使是在鲜为人知事件的早期阶段。针对所有危害的应对措施大致相似，包括洗消、避难、疏散、特定解毒剂和医疗。本章涉及恢复过程和恢复至正常的机制。对受影响人群采取的后续干预往往至关重要。讨论了如何对受影响人群进行适当后续干预的方法，包括持续医疗救护和流行病学相关的后续行动。

D. 突发事件和事故中的公众安抚：为了覆盖受影响和未受影响的所有公众，必须有明确且完全的信息。

E. 确定并公布经验教训、审查分享和传播经验教训的重要性，以减少事件再次发生的可能，并总结经验教训，以改进和完善应急准备、响应和恢复的相关内容。

突发事件和应急健康风险管理是指通过以下方式对突发事件和紧急情况造成的健康风险进行系统分析和管理：

◇ 减少危害和漏洞以预防和减轻风险。
◇ 准备。
◇ 响应。
◇ 恢复措施。

如图11.12.1所示，在这一循环的每个阶段，公共卫生专

业知识都在减少危害和拯救生命方面发挥着至关重要的作用。卫生部门的传统重点一直放在应急响应上，但日益严峻的挑战是如何将事件和紧急情况风险管理的重点扩大到一种更加积极主动的方法，强调识别、减少、预防和减轻风险，以及社区和国家如何提供及时有效的反应和恢复能力。基于社区一级的初级医疗保健的适应性较好的卫生系统可以降低潜在漏洞，保护卫生设施和服务，并有助于扩大应对措施规模，以满足大范围的健康需求。

紧急情况和其他危机可能直接或通过扰乱卫生服务对大众健康造成影响，使人们在紧急情况下无法获得医疗保健。它们还影响到对公共卫生至关重要的基础设施，如供水和安全住所。

11.12.2 世界卫生组织应急框架

世界卫生组织《2017年应急框架》概述了世界卫生组织的应急准备和响应方法，它针对所有的公共危害，为成员国提供了结构化框架（WHO，2017）。该框架的第一步是风险评估和形势分析，包括早期识别和检测的重要性，以尽可能防止事件发展为突发公共卫生事件。

然后，该框架转向快速风险评估和表征，以根据事件对公共卫生的潜在影响的可能性得出风险水平。对事件和紧急情况进行分级的标准方法有助于确定需要世界卫生组织做出的响应水平；应急响应共分为三个等级，被认为是“长期”或持续超过六个月的事件也分为三级。重要的是，对任何事件的初步行动反应不应因这一分级过程而推迟，因为世界卫生组织采用了“不遗憾”的重要原则，该原则支持在响应的初始阶段提供过量的资源，而避免面临资源不足的风险。

世界卫生组织事件管理程序（WHO Incident Management Process）描述了世界卫生组织应对措施的各个组成部分，这些组成部分对所有突发事件都是通用的，无论事件的潜在性质如何。这凸显了应急管理系统朝着结构化和可预测的响应方法迈进，以最大限度地减少变化，最大限度地提高互操作性和标准化。世界卫生组织事件管理程序以其认为的国际最佳做法为基础，正在日益影响世界各地应急响应计划的制定。该框架最后详细说明了紧急情况的绩效标准和关键绩效指标，分别监测“过程”和“产出/结果”指标。

《2004年英国民事应急法案》（文本框11.12.1）提供了实施该框架的一个例子。

文本框11.12.1 《2004年英国民事应急法案》

《英国民事应急法案》及其支持指南为两类应急人员的应急准备和响应确立了明确的角色和责任，并规定了他们的法律义务（内阁办公室，2011，2017）。第一类响应者是指主要参与应急响应的组织，如应急服务机构和地方当局，第二类响应者是指需要与第一类响应者合作的组织，如健康与安全执行机构。这些类别的响应者聚集在地方抗灾论坛上，准备、计划、演习和审查其所在地区的应急响应。该指南将应急准备和响应周期描述为一个渐进和系统的过程，各组织应据此准备和应对紧急情况。

这个循环从风险评估过程设定的方向开始，接下来的步骤重申了风险评估阶段的重要性，因为该循环将进入目标设定、确定行动和分配责任。因此，正是风险识别和评估阶段推动了这一过程。然后，该过程经过传播和培训阶段，通过实际响应和紧急情况来验证计划。在确定经验教训并从应对和演练中吸取教训的关键阶段之后是审查和计划修订，从而完成整个循环。

英国HM政府指南（2013）描述了其综合应急管理方法中的六项活动，为刚才描述的循环周期奠定了基础：

- ◇ 预期。
- ◇ 评估。
- ◇ 预防。
- ◇ 准备。

◇ 响应。

◇ 恢复管理。

这种方法为英国的应急准备和响应提供了一种全面的方法。

值得注意的是,预测和系统风险识别的重要性,以及随后的演练和确定学习改进计划的重要性,为准备和应对突发公共卫生事件提供了一种持续改进的方法。

国际共识认为,灾害是阻碍卫生相关发展进步的障碍,因为灾害往往会阻碍来之不易的卫生和其他相关部门的发展成果。然而,最近同时通过的具有里程碑意义的联合国协议——仙台减少灾害风险框架(Sendai Framework for Disaster Risk Reduction)、可持续发展目标(Sustainable Development Goals)、第21届联合国气候大会巴黎气候会议(COP21's Paris Climate Conference)、世界人道主义首脑会议(World Humanitarian Summit)和第三届联合国住房与城市可持续发展会议(Habitat Ⅲ)——为在不同但重叠的政策领域建立一致性,以减少灾害对健康的影响创造了一个难得且重要的机会。下面简要总结2015年联合国具有里程碑意义的三项关键协议:

2015年6月,联合国大会批准了《2015—2030年仙台减少灾害风险框架》(联合国国际减灾策略组织,2015)。它将健康置于全球减少灾害风险政策的中心,并倡导在未来15年内采取行动减少灾害风险。这是一项自愿的、不具约束力的协议,有七项全球目标,旨在减少灾害风险和生命、生计和健康损失,并与关键的《国际卫生条例》(2008)实施工作联系起来。它确定了四个优先行动事项:

◇ 了解灾害风险。

◇ 加强灾害风险治理,管控灾害风险。

◇ 投资减少灾害风险,增强抗灾能力。

◇ 加强灾害前准备,以便有效应对,并在恢复和重建中"建设得更好"。

联合国可持续发展目标描绘了17个令人向往的"全球目标",其中包括169个具体目标,包括普遍呼吁采取行动消除贫困,保护地球免受气候变化的影响,并确保所有人享有和平与繁荣(2015年联合国大会)。健康目标的第3d项目标是"加强所有国家,特别是发展中国家早期预警、减少风险和管理国家及全球健康风险的能力"。

国际社会对气候变化的政治相关回应始于1992年里约地球峰会,并于2015年11月召开了巴黎气候大会(UNFCCC 2015)。《巴黎气候变化协定》旨在就气候问题达成一项具有法律约束力和普遍性的协议,将全球变暖幅度控制在2摄氏度以下。

健康风险可以从危害、人们对该危害的暴露和脆弱性以及管理风险的能力等方面来理解(Cardona et al.,2012)。人类对紧急情况的脆弱性是一个复杂的问题组合,包括社会经济、卫生和文化因素。在许多情况下,不一定是危害本身,而是人们针对危害在预测、应对、响应和恢复方面的脆弱性和无力性会导致紧急情况。人口及其健康受到许多危害的威胁,仙台框架确定所有危害的范围和种类,其中包括自然、生物、技术和社会危害:

◇ 自然:地震、山体滑坡、海啸、飓风、极端温度、洪水和干旱。

◇ 生物学:疾病暴发,包括人类、动物和植物疾病流行或大流行。

◇ 技术:化学和放射性制剂释放、爆炸、运输和基础设施故障。

◇ 社会:冲突、踩踏、恐怖主义行为、移民和人道主义紧急情况。

目前全球、各个区域、各个国家和社区各级都取得了一定进展,但各国在减少风险、应急准备、响应和恢复方面的能力仍然千差万别。

紧急情况的负担不成比例地落在弱势群体身上,即穷人、少数民族、老年人和残疾人。在全球范围内,欠发达国家因气候相关紧急情况造成的生命损失远高于发达国家(Cardona et al.,2012)。在每个国家,包括发达国家,穷人受到的影响最大。减少贫穷是减少易受紧急情况影响的一个重要组成部分。在有针对性地减轻人类脆弱性的努力中,必须优先考虑高风险人群,包括与紧急情况和灾害相关的健康后果,如死亡、受伤、疾病和残疾。

在紧急情况风险管理方面，公共卫生规划建立了个人和社区应对风险、减少影响、应对灾害和从灾害中恢复的能力和适应力，并解决了与普通人群和最弱势群体之间出现的健康结果差异有关的问题。

11.12.3 《国际卫生条例》

2005年世界卫生大会通过了《国际卫生条例》（于2007年修订）（WHO，2008），旨在保护世界免受全球健康威胁。在2003年出现严重急性呼吸系统综合征（SARS）之后，人们确定有必要制定这一项具有国际约束力的文书，这也表明一种新疾病的传播速度有可能会非常快。因此，196个国家承认有责任采取集体行动，防治被视为引起国际关注的突发公共卫生事件的传染病以及食品和环境污染。会员国有责任发展、加强和保持发现、评估突发公共卫生事件风险和应对突发公共卫生事件的能力。此外，各国必须在24小时内通过其指定的国际卫生条例协调中心向世界卫生组织通报这些威胁。条例要求各国评估其疾病监测和应对能力，并报告这些能力是否足以履行其义务。

《国际卫生条例》和世界卫生组织突发事件应对框架的实施使一些高风险国家加强了其防灾、备灾和救灾系统；在一些国家，卫生部门主导了制定多部门应急风险管理方法的举措（世界卫生组织/公共卫生部门/联合国减少灾害风险办公室，2017）。在重大事件或紧急情况发生期间及发生后期，需要多部门开展工作来保护民众的健康。水、环境卫生、营养和安全等更广泛的健康决定因素也需要得到充分处理。此外，通信、物流、能源、供水、应急服务和银行设施等重要基础设施需要通过多部门工作得到保护，以确保卫生服务的连续性。

11.12.4 公共卫生风险评估

风险识别和评估是公共卫生风险管理过程的首要组成部分。风险评估阶段将考虑事件发生的可能性和事件后果的严重程度。在事件的早期阶段，风险评估将是主观的，但将随着收集到更多信息，风险评估会加以改进和量化。

单一风险评估包括四个阶段：危害识别、后果评估、概率评估以及风险和不确定性表征（Gormley et al.，2011）。在紧急情况下，可以通过定性和定量相结合的方法进行公共卫生风险评估。

公共卫生和灾害风险评估的重大挑战之一是对特定地理位置的所有危险中产生的风险进行优先排序。由于使用不同的评估技术和指标来了解不同危险类型的风险，这一点变得更加复杂，因此需要通用的多风险框架。此外，针对突发环境、化学和辐射事件的公共卫生应急规划和响应必须认识到这些危害之间频繁且往往复杂的相互作用。

这种了解风险的多危害方法必须从单一危害风险评估开始，因此我们首先概述这一过程。极端降雨或气温、山体滑坡和洪水等自然灾害特别容易形成连锁反应或相互作用，从而增加总风险，例如2011年日本的海啸，2017年加勒比地区的飓风。

在许多环境、化学和辐射事件中，通过考虑来源、途径和受害者有助于分解风险（文本框11.12.2）。

文本框11.12.2 “来源-途径-受害者”模型示例

◇ 来源：油罐车道路交通事故导致的化学品泄漏。

◇ 途径：化学物质在空气中的扩散。

◇ 受害者：居民（儿童和成人）。

11.12.4.1 来源

有关“来源”的信息可以是特定于天气的自然发生的环境暴露,如极端温度,可以通过气象评估、预测或建模来了解。有关“来源”的化学数据通常可从工业事故现场操作员处获得。在有条件的情况下,专业的消防和救援、有害物质以及环境保护官员可以在化学事件的早期阶段提供宝贵的现场信息。关键要求是确定释放的化学物质及其物理形式。这种化学物质的物理化学性质将提供它在整个环境中是否易于传播的相关信息。了解其毒理学性质和释放量也是成功进行风险评估的关键。

大多数涉及化学品和辐射的事件都需要获得专家建议才能解释所收集的信息。重要的是要记住产品清单中所含的物质并不总是最受公众关注的物质。例如,火灾可能导致形成更多有毒化学物质,并可能导致其他危害,具体取决于温度和氧气的可用性。

11.12.4.2 途径

“途径”描述了危险因素如何在环境中传播。如果是污染气体,主要途径将是通过空气传播,扩散模型可用于预测其在空间和时间上的移动方式。液体可能会通过土壤、水和空气扩散,这取决于它们的挥发性。固体分散得更慢;然而,微小固体会形成粉尘,在适当的条件下可以迅速扩散。暴露于某种物质可以通过多种方法进行评估:对外部环境进行采样或监测,对外部环境进行建模,或测量体内的物质。

食物也可能是复杂暴露途径的一部分,例如,空气中传播的一些化学物质甚至放射性物质可能沉积在作物上,这些作物后来被摄入导致暴露。

相关国家机构(如英国气象局)可能会定期收集气象数据。

公众健康风险评估需要及时了解污染物的类型、浓度和环境分布。在可用和适用的情况下,可以根据时间和资源的不同,以不同程度的准确性和精确度监测和/或模拟环境中物质的浓度。除非在规划阶段就快速部署了采样和测量设备,否则收到的信息可能较晚,无法进行风险评估。

一个英国的计划性监测系统的例子是放射性事件监测网络(RIMNET),该网络成立于1988年,用于监测国外核事件的后果。RIMNET由英国各地的96个监测站组成,许多组织可以向RIMNET提交监测数据。英国公共卫生部就辐射监测数据的公共卫生解释向政府部门提供建议。

含有所关注物质的环境基质(例如空气、食物、水、灰尘或土壤)可用于帮助公共健康风险评估。在某些情况下,可以进行实时测量,例如,空气中的化学物质或辐射水平的监测。应尽快制定监测计划。监测策略应确保所采集的样品具有一般散装物质的代表性,因为物质很少均匀地分散在环境介质中。用于采集和储存样品的方法不应降低有关物质的质量。所用的分析技术必须具有适当的敏感性、准确性和可重复性。对于直接测量,在适当的时间间隔内进行监测可以与任何预定义的基于健康的标准进行比较。

外部暴露的模拟涉及计算机模拟技术,以评估污染物的浓度并预测其通过一种或多种环境介质的行为。空气扩散模型通常用于大规模事件,根据模型的复杂程度,需要若干数据源,例如数据源项、天气数据和地形。

监测和建模应在一个由专业科学工作人员参加的多机构小组中一起审议,因为从监测中获得的信息可用于为模型提供信息,并且模型输出可预测监测区域以进行有效的暴露评估。这类外部暴露评估的不确定性包括数据的准确性、完整性和相关性。

11.12.4.3 受害者

为了进行健康风险评估,受害者是可能暴露于环境、化学和辐射事件的人。某些人群在暴露于极端温度或较低污染水平时表现出不良健康效应，并且其反应速度可能比一般人群更快。这些人群被称为“敏感受害者”。儿童、老年人、既往疾病患者和孕妇可能是敏感受害者，具体取决于所涉及的危害。

化学品的主要接触途径是吸收（化学品与皮肤或眼睛接触），吸入（吸入肺部），摄入（通过受污染的食物和/或水）和注射（通过皮肤裂口）。对于放射性物质，另一种暴露途径是外部照射，即身体外物质释放的γ和/或β辐射粒子穿透皮肤并将其能量储存在体内。只有通过吸入、摄入或通过开放性伤口进入人体时，α粒子才对人体健康构成风险，因为它们很容易被皮肤阻挡。

暴露的持续时间对于评估和估计健康风险很重要。单次或短期接触某些足够浓度的化学品会引发不良的健康影响（例如一氧化碳）。其他化学品需要暴露数天或数月才能对健康造成持久影响（例如一些呼吸道刺激物）。

一旦进入体内，化学物质就会通过代谢途径移动、转化、储存或消除。照射生物标志物可用于加强内照射风险评估和内照射剂量测量。然而，正确的研究设计，包括选择最合适的体液或组织进行检测、收集、储存、加工和分析方案，需要彻底了解所关注化学品的暴露途径、吸收和代谢过程。在考虑通过人体生物监测来评估暴露情况之前，应征求专家的科学建议。

11.12.4.4 风险表征

公共卫生风险评估的这一步骤通常是一项定量评估，涉及将环境、化学和辐射事件暴露或浓度与基于健康的值（如果存在）进行比较。对于不同类型的事件，这些值是不同的，甚至在化学暴露的情况下，相同的化学物质在不同的环境基质中也是不同的。例如，针对空气、水和血液中的铅制定了健康指南。基于健康的数值是在所谓阈值化学品不太可能对健康产生不利影响的水平下得出的。若接触某些化学品可导致任何水平的健康影响，这些化学品被称为“非阈值化学品”，基于健康的浓度被设定为可耐受的风险。

辐射具有阈值效应和非阈值效应。急性损伤发生在阈值高剂量以上。在较低剂量下，存在随机风险，主要是被假定具有线性无阈值剂量-反应函数的癌症诱发风险。在特定剂量限值的背景下，公众和职业受到的辐射要尽可能低，以帮助制定应急计划。应尽最大努力避免在紧急情况下发生急性辐射损伤。

对自然灾害造成的风险表征不仅取决于事件发生的可能性，还取决于与现代生活基础设施以及由于气候变化、城市化通信和运输而增加的人口脆弱性之间的复杂联系。一场灾难发生在单一人口或金融中心的连锁后果，可能会对世界各地的城市和经济体产生影响；同样，2004年印度洋海啸等灾难的受害者将不仅限于受影响的国家，而且当他们返回可能远在数千英里之外的家园时，也可能会引起个人和公共卫生方面的影响。

11.12.4.5 多风险评估方法

《仙台减少灾害风险框架》（联合国国际减灾策略组织，2015）促进了自然灾害多重风险评估的发展。该框架中的四项优先行动之一是更好地了解灾害风险，并将制定区域和国家多重灾害风险评估、绘图和风险概况指南作为一项关键可交付成果。

为了确定特定地点或区域的危害和风险的优先次序，它们的定量和定性特征必须进行相互比较。由于这些特征（如重现期、性质、影响和强度）因灾害不同而有本质差异，而且它们的测量内容也必然不同（风速、水深、温度），因此在为评估人口的总体公共健康风险而汇编某一区域的灾害时极为复杂。

因此，统一风险评估程序是克服这些困难的重要第一步。有人建议使用危害、风险和脆弱性的矩阵和指数来解决这一问题，尽管这种方法不允许对相互作用或级联风险进行评估。

矩阵试图在多个尺度上对危害进行分类，通常是影响和强度或频率，然后将这些特征分类（定性或定量）以进行图形显示，从而比较它们的相对重要性。

英国国家风险评估就是一个例子（文本框11.12.3）。

文本框11.12.3 《2017年英国国家民事突发事件风险登记册》作为多风险评估方法实施的案例

《2017年英国国家民事突发事件风险登记册》解释了未来5年可能影响英国的重大紧急情况的风险,并提供了抗灾建议和指导,已被联合国减灾战略用作模型(联合国减灾战略,2017)。

《2017年英国国家民事突发事件风险登记册》提供了一份最新的政府评估,评估了未来5年可能直接影响英国的一系列不同民事紧急情况风险(包括自然和意外发生的危害及恶意威胁)的可能性和潜在影响。图11.12.2提供了用于告知登记的一些评估内容。

除了提供有关英国政府和当地应急人员如何管理这些紧急情况的信息外,国家风险登记册还为公众可以为这些事件做哪些准备提供建议和指导。作为一份定期更新的开放获取文件,风险登记册允许公众找到有关当地社区风险登记册的链接和信息。

总体相对影响评分	1/20 000到1/2 000之间	1/2 000到1/200之间	1/200到1/20之间	1/20到1/2之间	大于1/2
5		灾难性恐怖袭击		大流行性流感	
4			沿海洪灾 大面积停电		
3		网络攻击:基础设施 重大交通事故 重大工业事故	火山喷发 新发传染病 内陆洪灾 恐怖分子袭击基础设施 小规模CBR恐怖袭击	恶劣天气 低温或大雪 热浪 空气质量不佳事件 恐怖分子袭击人群密集地域	恐怖分子袭击交通系统
2		公众骚乱 严重的野火	动物疾病 干旱	火山爆发 风暴和大风	
1			破坏性工业行动		网络攻击:数据保密性

未来5年发生的相对可能性

图11.12.2 英国2015年国家风险登记册(NRR)公布的关键民事紧急风险

资料来源:Hemingway R and Gunawan O.(2018)The Natural Hazards Partnership:A public-sector collaboration across the UK for natural hazard disaster risk reduction International Journal of Disaster Risk Reduction 27(2018)499-511.

指数,或基于指数的方法,也试图比较不同的风险和危害。它们的组成取决于指标的选择,通常是综合指标,其基础是正在衡量的多维概念的基本模型,从而产生有意义的全面的定量衡量。是否具备有用和可用数据通常是此类指数的决定因素。许多国家在人口普查时经常收集社会人口统计数据,例如年龄、收入或性别等人口水平指标,以及社会弱势(如失业)和脆弱性(如残疾或怀孕)的衡量标准。因此,可以在从国家一级到小型行政单位的不同地理尺度上计算此类数据的综合变量。环境和气象数据可能在不同的地理位置获得,或者精度要低得多,因此必须非常小心地解决将区域一级的资料分配给个人或群体的老问题。

通过这种方法进行的多重风险评估可以简单地进行汇总,以获得某一地理位置的总体危害水平,但这种方法忽略了危害之间的相互作用和相互影响,这些危害往往比在不同时间点发生的个别危害造成更重大和更广泛的公共卫生影响。这些相互作用被分为五种关系类型(Gill,Malamud,2016):

◇ 触发关系(如降雨触发山体滑坡)。

◇ 增加概率关系(例如,如果发生降雨,野火会使该地区面临山体滑坡风险)。

◇ 降低概率关系(如降雨降低干旱风险)。

◇ 巧合关系。

◇ 催化和阻抗关系(例如火山爆发引发野火,但受到热带风暴的阻碍)。

定性多重风险评估方法旨在描述和分类危害关系,以使决策者能够选择其所在地区最重要的关系。半定量方法使用矩阵来表征危害之间的相互作用,通过在单个矩阵中包含多个危害,并根据相互作用的强度和方向的判断为相互作用分配分数(Zschau,2017)。定量方法寻求使用具有潜在贝叶斯概率分布函数的事件树或决策树来加权特定分支和节点。这种方法已被用于火山周围情景的建模,包括意大利的维苏威火山(Neri et al.,2008)和菲律宾的坎劳恩火山(Neri et al.,2013),以分析火山爆发的风险及其可能引发的后果性危害。

11.12.5 公共卫生风险管理技术与对策

该过程的下一阶段将考虑可用于预防或控制风险的选项,很可能会有不止一种风险管理策略可用。

对于环境、化学和辐射事件,应对措施分为两类,即避免或减少人员暴露的预防性应对措施(庇护、疏散和洗消)和一旦发生暴露就用于治疗伤亡的预防性应对措施(解毒剂和医疗)。必须强调的是,挽救生命的治疗应始终处于优先地位。卫生计划应包括救护车运送伤亡人员的安排,无论他们是否受到化学品或放射性物质的污染,并受到严重伤害,而不会使救护人员面临重大风险。

根据事件的类型、规模和严重程度,可以使用多种对策。随着事件的发展,应不断对其进行重新评估,并整理更多信息,从而为风险评估提供信息。为了有效地实现这些内容,需要制定和实施多机构计划,以便各组织了解自己的角色,如何与彼此和公众进行沟通,以及具体对策的利弊。这些计划应该允许响应者根据泄漏的严重程度和风险评估的结果扩大或缩小响应规模。

对于高风险的固定场地工业和核设施,计划通常包括当地的避难和疏散策略,该策略基于将一个地理区域划分为区域的地图,同时考虑到当地基础设施(例如当地交通系统的可用性、休息中心的位置)以及对某个紧急区域内的居民的有效警告和通知(例如使用警报器)。

对于所有风险管理技术和对策,需要尽早确定社区的弱势群体,因为他们可能需要帮助(例如,有特殊教育需求/残疾的人、需要医疗支持的人、老年人、体弱者和儿童)或无法理解信息。一些人群可能对极端温度或释放的物质特别敏感,例如,应考虑尽量减少孕妇在辐射事件中的暴露。

11.12.6 就地避难

当躲避实际的(或感知到的)危险最安全的地方是室内时(例如在房屋、商业场所或学校),称为“就地避难”。大多数建筑物都可以提供重要的保护,防止短暂的环境、化学和辐射释放。在英国,应急服务部门通常通过当地媒体使用的信息是“进入、停留和收听收看”,该原则是由独立的“国家警告和告知公众指导委员会”(National Steering Committee on Warning and Informing the Public)制定的(英国政府,2004)。

车辆、船只和商队提供的保护水平低于住宅建筑,因此在这些条件下避难应该是最后的手段,并且是短期的。关闭窗户、空调和通风口将有助于减少空气暴露。

11.12.7 疏散

疏散可以是小规模的、由当地管理和协调的疏散(一两个街道),也可以是需要国家协调的大规模(或广泛地区)疏散(例如大面积洪水)(英国政府,2014)。疏散应以受控、系统的方式进行,以最大限度地减少潜在的暴露和其他风险。大规模疏散是一项复杂的工作,因为运输、对弱势群体的支持以及在指定的地方当局休息中心(如学校或休闲中心)提供住所是必要的。不可低估不定期撤离对弱势人群的长期心理影响。

疏散可能是长期事件的首选,尤其是可以在人员暴露之前(例如,在泄漏到达社区之前)或事件发生之前实施疏散。

消防和救援部门将启动预先制定的计划,在特定情况下(例如存在爆炸风险),将公众和非必要人员疏散到安全距离。

11.12.8 洗消

洗消通常是指对人体进行外部洗消,以减少进一步暴露或避免二次污染。关于洗消如何起作用的例子,请参见文本框11.12.4,应将处于危险中的受污染人员疏散到安全环境中,并应尽快进行个人或大规模洗消,最好在暴露后15分钟内进行,以获得最好效果。伤员通常被要求从头到脚脱掉衣服,以减少吸入任何污染物的风险。最近对洗消技术的研究表明,在涉及非腐蚀性化学品的事件的初始阶段,除非专家顾问建议使用水,否则用干燥的吸收性材料(即干燥洗消)吸干和摩擦暴露的皮肤表面是最有效的。

文本框11.12.4 英格兰和威尔士的洗消计划

消防及救援部门与卫生署共同负责管理公众大规模洗消工作。消防和救援部门配备了大规模移动洗消设备,包括脱衣和换装包。在2001年9月11日美国发生恐怖袭击之后,提供了新的设备和培训程序,特别侧重于在发生化学、生物、辐射或核袭击时在公共场所进行大规模洗消(卫生保护局,2009)。

英国卫生部在救护车服务中建立了危险地区响应小组(HART)(NARU,2018)。这些资源使经过专门训练和装备的救护车专业人员能够在发生重大或灾难性事故时照护病人,而以前他们这样做可能并不安全。这包括CBRN能力,能够为伤亡人员提供临时洗消和全湿洗消。

通过水进行净化的基本步骤是漂洗-擦拭-漂洗,最简单的方法可能是在接触到任何可流动的水后洗手。在脱掉化学或放射性污染的衣服后,要求伤员在温水淋浴下淋湿自己,以去除水溶性物质和灰尘(冲洗),用软刷涂抹洗涤剂溶液以去除有机物(擦拭),然后再次淋湿以去除洗涤剂(冲洗)。

不能行走的伤者和有开放性伤口的患者应由受过培训的人员进行消毒净化。

对洗消技术的研究仍在继续,有许多正在进行的研究比较了湿洗消和干洗消的优点,以及头发等其他方面的洗消,所以在这一领域应始终依据最新的指导和建议。

对公众进行的放射性污染无创筛查可用于对大量人群进行分诊,并评估是否需要进行药物干预、洗消和/或进一步的污染监测。根据放射性核素的不同,可使用步行检测通道和手持检测设备来检测内部或外部污染,应使用便携式或可移动的全身监测仪来检测内部污染的存在,并在洗消后进行剂量评估。

11.12.9 解毒剂

对化学和辐射暴露的治疗主要是对症和支持性的。个别毒素的解毒剂很少,即使有,也应在医疗监督下施用。

核反应堆事故中碘通常是释放的重要组成部分,在暴露前或暴露后数小时内给予稳定碘,结合适当的避护,可以形成非常有效的对抗策略。

根据化学物质的不同,解毒剂可用于与毒物形成惰性复合物,加速解毒,降低转化为毒性更大的化合物的速率。例如,建议使用螯合剂(如依地酸二钴)治疗成人中度至重度氰化物中毒,并推荐使用2,3-二巯基琥珀酸(DMSA)治疗铅中毒。普鲁士蓝(亚铁氰化铁)用于增加粪便中铯和铊从体内排泄,从而降低体内剂量。许多国家可以通过毒物控制中心等地方机构获得有关如何治疗化学和辐射暴露的建议。

11.12.10　恢复

恢复是在事件发生后恢复和重建社区的过程,对于最严重的事件,这可能需要数年或数十年的时间。需要从一开始就考虑从事件中恢复,最成功的恢复策略始于事件的紧急阶段,通过解决事件对环境、健康、基础设施和经济的影响。应在多机构环境中规划和演练恢复角色和责任。地方政府通常会领导事件的恢复阶段;在英国,已经开发了包含指导意见的综合康复手册,以支持循证决策(英格兰公共卫生,2013,2015a,2015b)。

11.12.11　受影响人群的后续随访

对受化学、辐射或环境事件影响的人群进行后续调查有两个主要原因:第一,随访是为受影响人群提供帮助和服务的长期响应的一部分;第二,收集有关他们可能受到的暴露对健康影响的科学信息。在大多数情况下,出于这两个原因,决定进行后续研究。文本框11.12.5概述了一个案例研究。

文本框11.12.5　了解洪灾及相关破坏对心理疾病的影响

在2013—2014年英格兰大面积洪灾之后,建立了一项为期多年的全国洪灾与健康研究,以研究洪灾对受洪灾影响地区人民心理健康的长期影响。

测量洪灾对心理健康的影响在方法上很复杂,因此收集一系列个人因素的数据至关重要。洪灾后12个月,洪灾受害者的心理症状:抑郁症20.1%,焦虑症28.3%,创伤后应激障碍(PTSD)36.2%,被洪灾干扰但房屋未被破坏的人员的心理症状:抑郁症9.6%,焦虑症10.7%,创伤后应激障碍15.2%(Waite et al.,2017)。

与其他洪灾受害者相比,报告家庭公用事业(如电力、天然气或水)或医疗保健中断的洪灾受害者患有精神障碍的几率更高,流离失所者也是如此。例如,在调整了家中洪水的深度和持续时间后,与没有流离失所的人员相比,流离失所的人员可能患抑郁症的概率高1.7倍(Munro et al.,2017)。收到的警告数量似乎是流离失所者的一个保护因素,那些在洪灾前没有收到警告的人往往比那些预先警告的人报告更多的抑郁症和创伤后应激障碍症状。

如果要对受影响的人进行持续治疗或补偿,前者可能特别有用。补偿通常需要很多年的时间来组织,到那时受影响的人可能已经离开当地或死亡。

应急响应后续研究与其他流行病学研究不同,存在两个主要问题。首先,可能需要在事件发生的早期就做出开展研究的决定,以便尽可能全面地捕捉研究的参与者队列。其次,确定每个人接触有毒物质的暴露情况可能比计划中的研究更困难。

决定每起事件是否需要进行后续随访研究并不简单。如果处理得当,除了最小的事故之外,所有的工作都需要大量的资源。如果该队列不能准确反映所有可能受到伤害的人,那么从长期来看,其作为帮助患者治疗的工具的科学效果和可用性可能有限。Paranthaman等人(2012)提出了一个决策框架以帮助响应人员,根据对响应人员和流行病学专家进行的德尔菲共识研究(Delphi Consensus Study),决定是否开展后续健康登记研究。该研究向参与者提供了四种情景,并询问参与者是否应该开展以及为什么开展后续研究。虽然不同的响应者有不同的观点,但参与者认为在决定是否建立健康登记时,有11个因素很重要。这些因素并不是相互排斥的,它们的相关性需要建立后续研究的团队进行讨论。

在紧急情况下,测量个人或群体对有害物质的"剂量"可能很困难,因为资源正确地集中在应对措施的更紧迫方面。对于某些药物,例如放射性核素的摄入,有准确的生物剂量测定方法,可以在事件发生后的几周和几个月内用于回顾性暴露评估。但是,对于其他有害物质,事件发生后没有可检测的信号,或者信号衰减很快。如果需要对大量人员进行检测,这就会造成实际的后勤问题,并且很可能会使国家无法承受此类检测的工作量。可能需要安排分诊,以确保临床测试需求最高的人获得优先考虑。

在其他情况下,环境测量结合事件发生时人们在哪里、他们在做什么以及他们可能遭受的伤害的信息,允许事后评估可能的"剂量"。这些可以通过释放时在较少数量的具有相似位置和行为的人中进行的实际测量来校准。

在事件的急性期,需要设置一些后续研究的工作。因此,应急计划需要具体说明如何做出建立后续研究的决定,并计划这项工作的资源和实际影响。实施这些计划将有助于发现限速步骤,并确定可以提前采取的行动,例如,详细了解如何从医院、社区服务机构和休养中心收集患者数据,制定通用数据收集和患者信息表单,以便在事件发生时进行调整。

11.12.12　紧急情况和事件中的公众安抚

准确的公共灾害沟通的学科基础已经成熟。还有大量文献表明,需要在紧急情况下保护伤亡人员、公众和应急响应人员的系统中建立信任。

环境、辐射和化学物质的暴露会引发公众最担心的所有"恐惧因素"(Slovic,1987;Meara,2002)。世界卫生组织有指导文件帮助紧急情况下的风险沟通人员(WHO,2018a)。文本框11.12.6给出了一个案例研究。

负责健康保护的监管机构和组织曾经因为在紧急情况下对媒体保持低调而受到批评(众议院科学技术委员会,2012)。科学组织发现在高压情况下很难进行沟通,因为在这种情况下,事实是未知的,而且可能发生的情况存在很多不确定性。

文本框11.12.6　案例研究:2006年伦敦钋污染期间的公众风险沟通

2006年,在对一起意外死亡事件进行调查后,发现放射性钋污染了伦敦的许多公共场所(Rubin et al.,2007;Morgan et al.,2008)。详细调查最终显示,公共卫生风险较低,但在事件开始时这一点并不为人所知。调查需要明确的目标和优先方法,以充分利用现有的环境和人员监测设施。

在应急响应过程中,研究人员对1 000名伦敦人和100多名潜在暴露人群进行了随机电话调查。调查显示,包括媒体采访和每日新闻稿在内的健康保护沟通一般都很成功,只有11.7%的回复者认为他们的健康受到该事件的威胁。到伦敦旅游的人数并没有减少。

每日发布的健康保护新闻被认为是保持人们知情的重要因素。有71%的被调查者知晓如果他们不在相关场所,他们就不会被污染。58%的被调查者理解钋只有进入体内才有危险。

作者认为,促成这种有效的公众沟通的因素是:

◇ 在公众意识中,该事件与间谍活动有关,而不是恐怖主义。认为动机是恐怖主义的人(占样本的15%)比那些将事件归因于间谍活动或犯罪活动的人更有可能感到自己的健康受到威胁。

◇ 公众认为只有一个人成为了被袭击目标。认为该事件旨在伤害公众的人(占样本的14%)比那些认为该事件旨在伤害一人的人更有可能感到自己的健康受到威胁。

尽管取得了这些积极的结果,但在受污染地区接受尿液检测的人往往对得到的信息不满意。有些不满是不可避免的,因为他们想要的有关刑事调查的细节不能公开。其他人想要更多关于他们测试结果的数值信息。尤其对于尿中钋的检测,这一数据难以提供,因为根据所做的假设,相同的尿排泄量可能与10倍不等的辐射剂量相关。对于最低风险类别,没有足够的资源进行详细的剂量评估,因此人们只被告知他们的结果"不受关注"。在紧急事件中,这些复杂性很难解释清楚。

有一小部分人(3 837人中的7人)联系了为该事件设立的电话求助热线,即使他们不在任何受污染的场所,也未能通过与专业健康保护人员的直接讨论得到安慰(Morgan et al.,2008)。其中,精神科医师联系了4例患者,发现了患者存在心理压力源和健康相关焦虑病史的证据。作者得出结论,在诸如伦敦钋污染这样的事件中,接受精神治疗可能会发挥作用。

11.12.13 确定并发布教程

从事件和演习中吸取教训并形成教程是应急准备和响应周期的一个组成部分,以便进行后续的学习。这需要有一个结构化的汇报程序,以了解在应急和恢复的各个阶段的学习情况。世界卫生组织行动后审查程序(WHO,2018b)是一个很好的例子,它是一种结构化方法,将其与紧急情况的应对和恢复阶段相结合,用于确定潜在的学习教程。实施学习、改变计划和传播经验教训是响应组织的关键职责。可以理解的是,在以往事件或演习中已经确定的教程,在随后的相似的紧急情况下,不需要再次制定教程,而且规划和响应周期中的学习部分与响应本身一样重要。

这意味着在发生事件或演习后,必要时应更新计划并传播学习成果。报告事件对于分享知识、减少事件再次发生的概率以及改进应急响应能力至关重要。然而,许多事件和紧急情况都没有得到很好的记录。事件报告对于处于危险中的公众成员、应对类似事件的工作人员以及被要求在公共或立法调查中提供证据的公共卫生专业人员也可能有用。只有通过详细的记录分析,才能总结出可以改变政策和实践的经验教训。

作为突发事件前响应计划的一部分,应建立一个流程,以明确收集哪些信息以及如何在事件或紧急情况期间和之后组织数据收集。在紧急事件期间,应尽快开始整理用于报告的数据,并制定计划,随着多学科(或潜在的国际合作)响应工作获得更多数据,并不断更新数据。

执行事件或应急响应的组织(包括公共卫生合作伙伴)应共同制定并记录如何确保信息的质量和有效性。这需要为事件应急响应者(包括行政人员)提供有关信息收集、分析和质量保证方法的标准化程序和培训。

Kulling等人(2011)总结了关于卫生危机和重大卫生事件报告的要求,并提出了应在早期阶段积极应对的问题。这些包括:

◇ 紧急情况报告的授权以及各机构/组织的授权。

◇ 尽早确定作者及其责任。

◇ 如果需要,报告的伦理批准和质量保证声明。

◇ 如有必要,事件发生前情况摘要,如医院和卫生设施的基本承载能力,以及以往其他相关事件或灾害及其防范计划。

◇ 事件或紧急情况总结。

◇ 方法说明,包括危害和暴露评估、决策流程和信息管理的描述。

◇ 对干预措施的描述,以及如何在与干预措施的目标相平衡的情况下,根据效果、结果和影响对其进行评估。区分近期、中期和长期影响可能会更有效。

◇ 卫生和其他部门组织之间的协调与协作。

◇ 对响应者的不利健康影响。

◇ 确定将事态恢复到事件前水平的干预措施,包括响应组织如何进行干预,以提供适应力并减少风险人群的脆弱性。

◇ 考虑通过描述以下内容总结经验教训:

• 哪些方面进展顺利。
• 哪些方面进展不利。
• 哪些方面可以进一步完善提高。

最后的任务是在适当的同行评审出版物中发布报告,供所有人分享和学习,以及如何利用这些报告来减少进一步的影响(文本框 11.12.7)。

文本框 11.12.7 化学事故教训和 Seveso 指令

自工业革命开始以来,涉及化学品和工业的事件已导致全世界出现重大生命损失。在发生了许多事件之后,相关反思教训的公布促使产生了更明确且更易于实施的相关法律(Rees, Waite, 2015)。

1974 年,英国弗利克斯堡(Flixborough)发生一起事故,蒸汽云爆炸导致 26 人死亡,多人受伤,几乎引发了邻近地区的"多米诺骨牌效应"事件。1976 年,意大利 Seveso 的一家生产杀虫剂和除草剂的化工厂释放出大量二噁英。虽然 Seveso 没有立即报告死亡病例,但已知二噁英对人体致命,即使剂量很小。大片土地被污染,600 人不得不离开家园,多达 2 000 人因二噁英中毒接受治疗。2001 年,位于图卢兹的 AZF 工厂发生了灾难性的爆炸,整个建筑被毁,29 人当场死亡。官方调查表明,爆炸是标签错误导致了不应该混合的化合物发生反应。研究表明,更好的管理和改善工厂周围的土地利用将大大限制灾难的程度。2005 年,英国一家储油库发生了史无前例的邦斯菲尔德爆炸和火灾,这是一种未知的爆炸机制所造成的结果,在这种机制下,泄漏导致形成蒸汽云,这种蒸汽云受到工厂布局的限制,以一种独特的方式爆发,形成露天可燃云爆炸。在欧盟委员会内,解决技术灾害风险降低的 Seveso 指令导致了包括检查在内的政策发生变化(欧盟委员会, 2017)。通过检查以确保政策得到彻底实施,并扩大和加强了有关"存储地点"的立法。通过涉及私营和公共实体的有效和灵活的规划,防止未来发生前所未有的灾难。随着这些事件被记录在案,欧盟委员会采取了行动,引入了随后的一系列 Seveso 指令,从而大大减少了该地区的化学事故数量,降低了生命、环境和财政方面的潜在成本。

资料来源:Rees HC and Waite TD. 2015. The Seveso Directives and the UK Control of Major Accident Hazard (COMAH) regulations UNISDR Scientific and Technical Advisory Group Case Studies—2015.

11.12.14 结论

本章介绍了突发环境、化学和辐射事件的突发公共卫生事件应对原则,总结了通用的"所有危害"框架和"来源-途径-受害者"风险评估模型应对紧急情况的各个阶段,该模型适用于任何情况并符合国际义务。

近年来,发生了许多环境、化学和辐射灾害,对全球各国的应急准备工作提出了挑战。充足的应对资源和预案对于提供专业、适当的响应以及确定重大事件后建立随访研究时需要考虑的重要因素至关重要。通过仔细评估应急行动获得的知识,可以大大提高应急准备的效率和后续响应的安全性。然而,在这种情况下进行研究面临着巨大的挑战,仍然存在大量证据缺口,因此仍然需要详细地记录以及对未来将要发生突发事件的后续行动,从而填补这些缺口,并改进今后的应急准备和响应工作。

(翻译:宋宏彬、杨超杰)

参考文献

Cabinet Office (2011). Emergency planning. In: Emergency Preparedness, Chapter 5, pp. 16-17. London: Cabinet Office. [Online] Available at: https://assets. publishing. service. gov. uk/government/uploads/system/uploads/attachment_data/file/61028/Emergency_Preparedness_chapter5_amends_21112011.pdf.

Cabinet Office (2017). UK National Risk Register of Civil Emergencies. London: Cabinet Office. [Online] Available at: https://assets. publishing. service. gov. uk/government/uploads/system/uploads/attachment_data/file/644968/UK_National_Risk_Register_2017.pdf.

Cardona, O.D., et al. (2012). Determinants of risk: exposure and vulnerability. In: Field, C.B., et al. (eds.) Managing the Risks of Extreme Events and Disasters to Advanced Climate Change Adaptation: A Special Report of Working Groups I and II of the Intergovernmental Panel on Climate Change (IPCC). Cambridge, UK, and New York, NY: Cambridge University Press, pp. 65-108.

European Commission (2017) Major accident hazards. The Seveso Directive — Technological Disaster Risk Reduction. [Online] Available at: http://ec.europa.eu/environment/seveso.

Gill, J.C. and Malamud, B.D. (2016) Hazard interactions and interaction networks (cascades) within multi-hazard methodologies. Earth System Dynamics, 7, 259.

Gormley, A., Pollard, S., and Rocks, S. (2011). Guidelines for Environmental Risk Assessment and Management. Green Leaves Ⅲ. [Online] Available at: https://www.gov.uk/government/uploads/system/uploads/attachment_data/file/69450/pb13670-green-leaves-iii-1111071.pdf.

Health Protection Agency (2009). Centre for Radiation, Chemical and Environmental Hazards Chemical Surveillance Report 1st January-31st December 2009. [Online] Available at: http://webarchive. nationalarchives.gov.uk/20140714100036/http://www.hpa.org.uk/webc/HPAwebFile/HPAweb_C/1284475648621.

Hemingway, R. and Gunawan, O. (2018) The Natural Hazards Partnership: a public-sector collaboration across the UK for natural hazard disaster risk reduction. International Journal of Disaster Risk Reduction, 27(2018), 499-511.

HM Government (2004). Preparing for Emergencies: What You Need to Know. London: HMSO. [Online] Available at: http://webarchive. nationalarchives.gov.uk/20121005013740/http://www.direct.gov. uk/prod_consum_dg/groups/dg_digitalassets/@dg/@en/documents/digitalasset/dg_176618.pdf.

HM Government (2014). Evacuation and Shelter Guidance. Non-Statutory Guidance to Complement Emergency Preparedness and Emergency Response and Recovery. London: HMSO. Available at: https://www. gov. uk/government/uploads/system/uploads/attachment_data/file/274615/Evacuation_and_Shelter_Guidance_2014.pdf.

House of Commons Science and Technology Committee (2012). Devil's Bargain? Energy Risks and the Public First Report of Session 2012-13 HC 428 [Incorporating HC 1742-i to -iv, Session 2010-12]. London: HMSO. Available at: http://www.publications.parliament. uk/pa/cm201213/cmselect/cmsctech/428/42802.htm.

Kulling, P., Birnbaum, M., Murray, V., and Rockenschaub, G. (2011). (A48) Guidelines for reports on health crises and critical health events — a tool for the development of disaster medicine research. Prehospital and Disaster Medicine, 26, s17.

Meara, J.R. (2002). Getting the message across: is communicating risk to the public worth it? Journal of Radiological Protection, 22, 79-85.

Morgan, O.W., Page, L., Forrester, S., and Maguire, H. (2008). Polonium-210 poisoning in London: hypochondriasis and public health. Prehospital and Disaster Medicine, 23(1), 96-7.

Munro, A., Armstrong, B., Waite, T.D., Bone, A., Rubin, G.J., and Kovats, S. (2017). Do evacuation and displacement affect the association between flooding and mental health outcomes? A cross-sectional analysis of English Survey Data. Lancet Planetary Health, 1(4), e134-41.

National Ambulance Resilience Unit (NARU). Hazardous Area Response Teams. [Online] Available at: https://naru.org.uk/naru-work-activities/hazardous-area-response-teams/.

Neri, M., et al. (2008). Developing an event tree for probabilistic hazard and risk assessment at Vesuvius. Journal of Volcanology and Geothermal Research, 178(3), 397-415.

Neri, M., Le Cozannet, G., Thierry, P., Bignami, C., and Ruch, J. (2013). A method for multi-hazard mapping in poorly known volcanic areas: an example from Kanlaon (Philippines). Natural Hazards and Earth System Sciences, 13, 1929-2013.

NHS England (2015). NHS England Emergency Preparedness Resilience and Response Framework. Leeds: NHS Commissioning Board. [Online] Available at: https://www.england.nhs.uk/wp-content/uploads/2015/11/eprr-framework.pdf.

Paranthaman, K., Catchpole, M., Simpson, J., Morris, J., Muirhead, C.R., and Leonardi, G.S. (2012). Development of a decision framework for establishing a health register following a major incident. Prehospital and Disaster Medicine, 27(6), 524-30.

Public Health England (2013). UK Recovery Handbook for Chemical Incidents. [Online] Available at: https://www. gov. uk/government/publications/uk-recovery-handbook-for-chemical-incidents-and-associated-publications.

Public Health England (2015a). UK Recovery Handbooks for Radiation Incidents 2015. [Online] Available at: https://www. gov.uk/government/publications/uk-recovery-handbooks-for-radiation-incidents-2015.

Public Health England (2015b). UK Recovery Handbook for Biological Incidents. [Online] Available at: https://www. gov. uk/government/publications/uk-recovery-handbook-for-biological-incidents.

Rees, H.C. and Waite, T.D. (2015). The Seveso Directives and the UK Control of Major Accident Hazard (COMAH) regulations UNISDR Scientific and Technical Advisory Group Case Studies — 2015. [Online] Available at: https://www.preventionweb.net/files/work-space/7935_comahcasestudyera.pdf.

Rubin, G.J., et al. (2007). Public information needs after the poisoning of Alexander Litvinenko with polonium-210 in London: cross sectional telephone survey and qualitative analysis. British Medical Journal, 335(7630), 1143.

Slovic, P. (1987). Perception of risk. Science, 236, 280-5.

UK HM Government (2013). Emergency Response and Recovery: Non Statutory Guidance Accompanying the Civil Contingencies Act 2004 Emergency Response and Recovery. Revised version October 2013. [Online] Available at: https://assets.publishing.service.gov.uk/government/uploads/system/uploads/attachment_data/file/253488/Emergency_Response_and_Recovery_5th_edition_October_2013.pdf.

UNISDR (2017). National Disaster Risk Assessment Words into Action Guidelines Governance System, Methodologies, and Use of Results 2017. [Online] Available at: https://www.unisdr.org/we/inform/publications/52828.

United Nations General Assembly (2015). Transforming Our World: The 2030 Agenda for Sustainable Development Resolution adopted by the General Assembly on 25 September 2015 A/RES/70/1. [Online] Available at: http://www.un.org/en/development/desa/population/migration/generalassembly/docs/globalcompact/A_RES_70_1_E.pdf.

United Nations Framework Convention on Climate Change (UNFCCC) (2015). Conference of the Parties Twenty-first session Paris, 30 November to 11 December 2015. Adoption of the Paris Agreement FCCC/CP/2015/L.9/Rev.1 [Online] Available at: https://unfccc.int/resource/docs/2015/cop21/eng/l09r01.pdf.

United Nations International Strategy for Disaster Reduction (UNISDR) (2015). Sendai Framework for Disaster Risk Reduction 2015-2030. [Online] Available at: https://www.unisdr.org/we/coordinate/sendai-framework.

Waite T, et al. (2017). The National Study of Flooding and Health — establishing the cohort and first year cross-sectional analysis of data from a ten year cohort study of the effects of flooding on mental health (2016) BMC Public Health, 17(1), 129.

World Health Organization (WHO) (2008). International Health Regulations (2005) (2nd ed.). Geneva: WHO. [Online] Available at: http://www.who.int/ihr/9789241596664/en/.

World Health Organization (WHO) (2017). Emergency Response Framework (2nd ed.). Geneva: WHO. [Online] Available at: http://www.who.int/hac/about/erf/en/.

World Health Organization (WHO) (2018a). Communicating Risk in Public Health Emergencies: A WHO Guideline for Emergency Risk Communication (ERC) Policy and Practice. Geneva: WHO. [Online] Available at: http://www.who.int/risk-communication/guidance/download/en/.

World Health Organization (WHO) (2018b). After Action Review. Geneva: WHO. [Online] Available at: https://extranet.who.int/sph/after-action-review.

World Health Organization/Public Health England/United Nations International Strategy for Disaster Reduction (2017). Health Emergency and Disaster Risk Management Fact Sheets. Geneva: WHO. [Online] Available at: http://www. who. int/hac/techguidance/preparedness/factsheets/en/.

Zschau, J. (2017). Where are we with multihazards, multirisks assess-ment capacities? In: Polijansek, K., Marin Ferrer, M., De Groeve, T., and Clark, I. (eds.) Science for Disaster Risk Management: Knowing Better and Losing Less. Luxembourg: Publications Office of the European Union, pp. 99-108.

11.13 公共卫生的私人支持

11.13.1 引言

公共利益的私人支持可以被理解为私人个体、基金会和/或商业部门与公共部门的合作，从而更有效地满足本地和全球社会的需求(Buse，Waxman，2001)。这种关系不一定是单向的，很多时候，赠与方也从中受益，他们通过公司品牌的正面宣传和正面媒体报道，增加公众对产品的积极需求(Broadbent，Laughlin，2003)。世界卫生组织(WHO)对卫生领域的公私合作伙伴关系(PPPs)进行定义，指的是将一群行动者汇聚在一起，基于相互达成共识的角色和原则，共同为提升人群健康而努力(Kickbusch，Quick，1998)。尽管这些原则基于人类伦理学的核心理念和价值，如善待他人、不加害原则、自主权以及公平(Buse，Walt，2000a)，然而实际情况是，赠与者和接受者之间的关系并不是平等的。

随着时间的推移，尽管匿名个体的捐赠持续存在，一些临时性的捐献机构逐渐演变成更明确且在法律上得到承认的机构，也被称为慈善组织，包括一些富裕个人和家庭的捐赠，如盖茨和扎克伯格，以及一些企业机构。捐赠，特别是起源于北美的慈善捐赠，可以追溯到20世纪初由于工业化积累财富从而形成的"基金会"。在美国，这个概念受到了美国政府对私营企业和公民提供的"减税"激励的影响，他们可以将财富的一定比例捐赠给联邦或州政府的项目或重点倡议(Butler，2001)。私营实体有权选择支持哪个政府或全球项目或优先事项，以及支持的程度，同时获得减少税收的好处。

这种由美国政府提供的慈善性税收减免使基金会能够减少高达25%的税收负担(Strom，2007)。据《纽约时报》估计，慈善性税收减免在2006年给美国政府造成了400亿美元的税收损失(Strom，2007)。实际上，这种大量的私人慈善支持意味着基金会，而不是美国政府，决定了重要的公共资金的使用方向，因此对医学研究、社会政策和政治等方面产生了相当大的影响。他们的捐赠反映了捐赠者的个人兴趣和倾向。一些较大的基金会和慈善家拥有比世界卫生组织和许多较小国家的政府更多的资源。慈善家和基金会以在决定投资方向上拥有自主权为傲，他们通常会选择一些与众不同并且带有捐赠身份特征的领域。一位主要捐赠者，埃利·布罗德(Eli Broad)，总结了私人捐赠的本质和动力，他声称聪明的慈善家之所以能够更有效地运用资金，是因为他们懂得如何进行明智的投资(Strom，2007)。

然而，需要注意的是，基金会通常由某些个人来确定优先事项和目标，而不是根据国际和国家需求进行客观评估。基金会可能会投资政府出于政治或道德原因不愿涉足的领域，例如性教育、性别暴力、生育控制和伤害减少计划等。一些基金会，如索罗斯基金会和科克兄弟基金会，甚至会投资能够推动对社会问题和公共卫生产生重大影响的政治意识形态领域。

11.13.2 捐赠的历史

美国最早成立的基金会之一是1906年成立的罗素·塞奇基金会，其关注点主要集中在职业妇女以及与贫困相关的疾病上(Hammack, Wheeler, 1994)。更大、更广泛基金会的兴起始于1911年,当时安德鲁·卡内基(Andrew Carnegie)创建了卡内基基金会,以“在这个世界上实现真正且永久的善行”为宗旨(卡内基纽约基金会 n.d.)。紧随其后,洛克菲勒基金会于1913年成立(Menasha, Hsig, 1915)。

这些早期的捐赠对创立支持公共卫生能力建设的机构产生了重大的影响。公共卫生为洛克菲勒慈善事业提供了一个最佳机制,基金会通过这一机制将科学发现应用于公益事业(Birn, Fee, 2013)。洛克菲勒基金会在其创立的第一年就支持成立了国际卫生委员会(洛克菲勒基金会,2013a)。

这是私人基金会首次投资国际公共卫生活动,具有广泛的影响,涵盖了52个国家、六大洲和29个岛屿,旨在改善它们的公共卫生系统。洛克菲勒基金会同时启动了为期20年的计划,以支持社会卫生局在生育控制、母婴健康和性教育方面进行重点研究和宣教。该基金会在创建全球第一批公共卫生学校方面发挥了关键作用,首先在约翰斯·霍普金斯大学,然后在哈佛大学,随后在美国其他地区,同时还为其他21个国家公共卫生的发展做出了贡献,包括资助1921年成立的伦敦热带医学与卫生学院、1914年成立的中华医学基金会和1921年成立的北京协和医学院,其中后两个机构在中国公共卫生发展中发挥了关键作用(洛克菲勒基金会,2013b)。

成立于1936年的英国惠康基金会致力于支持改善人类和动物健康的研究。在撰写本文时,惠康基金会是世界上最富有的基金会之一(惠康基金会,n.d.),仅次于盖茨基金会、陈·扎克伯格基金会和荷兰斯地廷·英格卡基金会(表11.13.1)。

这类捐赠的显著特征是依赖于个人的敏锐洞察力,捐赠者需要提前预见、优先考虑并填补重要的空白,为其他人包括政府在内的进一步发展奠定坚实的基础。这种灵活、愿意冒险的投资符合基于企业家精神的商业模式,这种模式能够看到并抓住机会。这些就是基金会创建财富的核心,不受烦琐、回避风险的决策和永无休止的流程的限制,与大多数政府和公共部门官僚机构的典型标志形成了鲜明对比。

表11.13.1 最富有的慈善基金会

机构	价值
陈·扎克伯格基金会	580亿美元
比尔和梅琳达·盖茨基金会	423亿美元
斯地廷·英格卡基金会	360亿美元
惠康信托基金	259亿美元
霍华德·休斯医学研究所	169亿美元
福特基金会	112亿美元
J.保罗·盖蒂信托	105亿美元
卡美哈美哈学校	101亿美元
穆罕默德·本·拉希德·阿勒马克图姆基金会	100亿美元
阿齐姆·普雷姆吉基金会	98亿美元

资料来源:Wikipedia https://en.wikipedia.org/wiki/List_of_wealthiest_organizations.

11.13.3 当今的捐赠

自上述早期捐赠以来,私人对公共卫生的支持在规模和程度上都有了显著的增加,尤其是在过去的十年。当今,比尔和梅琳达·盖茨基金会是世界上最大的私人慈善基金之一,支持世界各地的重大项目,包括一个致力于加强中等和高等教育的美国项目,一个关注减轻饥饿和贫困的全球发展项目,以及一个全球卫生项目,其中包括增加儿童免疫计划的接种率,预防和研究主要传染病,如结核病、疟疾和艾滋病(McCoy et al.,2009b)。该基金会以一己之力重新定义了个人社会责任的概念,并在全球范围内激发了类似的捐赠趋势,包括在发展中国家招募富人支持公共卫生。

2015年,年仅31岁的社交媒体新亿万富翁普里西拉·陈和马克·扎克伯格承诺在其有生之年内花费他们全部财富的99%,以"在本世纪末治愈、预防或管理所有疾病"。在南非,帕特里斯·莫特塞普于2013年创建了莫特塞普基金会,他是该国最富有的个人之一,也是《财富》500强中排名前十的人之一,他承诺将家族财富的50%用于慈善事业,并在未来五年内向健康、教育和提供就业等多个领域捐赠1 000万美元(Morvaridi,2012)。

11.13.4　全球化的健康威胁、全球团结和公私伙伴关系的出现

全球范围内现在有40多个主要基金会,以及无数个小型基金会(Robert Wood Johnson 基金会,2012;基金会中心,2013)(表11.13.1)。这种增长部分归因于至少三个现象:个别人士个人财富的显著增长,全球面对艾滋病流行以及其他健康威胁时团结一致,同时公民对企业责任和社会责任施加的压力在增加。企业社会责任项目是一种新型的捐赠形式,采用更具企业家精神的方法进行产品品牌推广,建立品牌忠诚度并提升产品销售,但本章并不着重讨论此类项目。

由于贫困、薄弱的医疗服务体系、对健康的投资不足以及对药品、疫苗和药物的供给不足,全球疾病负担,尤其是传染性疾病不同程度地影响着发展中国家人群(Widdus,2001)。在发达国家,这些疾病在工业革命后多数被消灭,并且营利性制药行业的发展导致了对"贫困疾病"药物和其他医疗产品研发的忽视,因为这类产品被认为不太可能带来显著的投资回报。

多重耐药结核菌(MDR-TB和XDR-TB)的出现,引发了新兴疾病,如严重急性呼吸综合征、猪流感、禽流感等。同时,很多先前已经控制住的感染的抗生素耐药性,也在日益增加。这些都深刻地提醒我们,在我们日益全球化的世界中,这些被忽视的热带病以及新兴和再现的传染病,无论在什么地理位置,仍然构成持续的威胁。

降低成本、提供市场激励和创造基础设施以实现产品可及性的干预措施(Widdus,2001)需要私营部门,如制药公司,与公共和非营利机构合作,以确保快速而高效的响应(Widdus,2001,2005)。全球公私伙伴关系的增多(Croft,2005)反映了这种方法,并且正在迅速重新塑造全球公共卫生格局(Buse,Walt,2000a)。

11.13.5　其他私人支持的案例

基金会、行业、制药公司和专业组织对公共卫生的私人支持主要集中在疾病控制与治疗、扶贫、教育、卫生工作者培训、基础设施发展、研究、改善农业实践、卫生信息传播以及支持众多全球卫生联盟等方面。

具体例子包括向发展中国家提供药物以及降低药品价格,其中最早的例子是1988年由默克(Merck&Co. Inc.)推出的伊维菌素(Mectizan)捐赠计划,用于治疗西非的寄生虫病(河盲症)。1998年,作为伊维菌素捐赠计划的一部分,葛兰素史克公司(GlaxoSmithKline)提供阿苯达唑醇用于淋巴丝虫病的治疗。迄今为止,这个持续进行的计划已经惠及超过8 000万人(维菌素捐赠计划,2012)。

口服霍乱疫苗Shanchol的开发、生产和推广是基金会、研究机构、政府和制药公司共同合作的典型例子。这个公私合作项目的贡献者包括瑞典、越南、韩国和印度,美国国家儿童健康与人类发展研究所、盖茨基金会、全球疫苗倡议、印度霍乱与肠道疾病研究所、孟加拉国国际腹泻疾病研究中心、印度Shantha Biotechnica公司、韩国Eubiologics公司和越南VaBiotech公司(人类疫苗6:9763-66,2010年9月,兰德斯生物科学;世界卫生组织每周流行病学记录,2010年3月26日,第13号)。

私人机构的另一个重要贡献是在研究领域。例如,霍华德·休斯医学研究所是由休斯航空公司创建的,旨在进行人类疾病研究(霍华德·休斯医学研究所 n.d.)。霍华德·休斯研究机构在美国主要学术医学中心以及南非夸祖鲁-纳塔尔省建立并资助了多个研究中心。此外,制药公司在疫苗和治疗的研发方面也做出了非常重要的贡献,既独立进行了研究也参与了公私合作项目。

11.13.6 行动主义

行动主义在推动科学议程和公众获取产品进展方面的作用在艾滋病毒/艾滋病领域表现得尤为明显。自1980年代初在美国首次报道艾滋病病例以及发现致病微生物以来,艾滋病已在全球迅速传播,在发现有效的抗逆转录病毒疗法之前已有数百万人死亡(Curran,Jaffe,2011;Sharp,Hahn,2011)。得益于盖茨和克林顿基金会以及美国政府的支持(总统艾滋病紧急援助计划,PEPFAR),艾滋病从一种普遍致命的疾病转变为一种慢性可管理的健康问题,在工业化国家实现了艾滋病死亡率的快速显著下降,在发展中国家艾滋病死亡率也逐渐降低。

2000年,在南非德班举办的第十三届国际艾滋病大会是许多工业化国家首次直面发展中国家数百万艾滋病感染者的困境。这些人因高昂的费用无法获得抗逆转录病毒治疗继而面临死亡的风险。工业化国家和发展中国家在获得挽救生命的药物和医疗保健方面存在不公平和差距并非一个新问题,但这次大会是一个深刻的提醒,并催生了在医疗保健提供和新型伙伴关系领域进行公益捐赠的全新方法。

2007年成立的全球抗击艾滋病、结核病和疟疾基金(GFATM)致力于解决这三种疾病,因为它们在资源有限的环境中是导致高发病率和死亡率的主要因素,也在全球疾病负担中起到了不可忽视的作用(Vitoria et al.,2009)。比尔和梅琳达·盖茨基金会的资金撬动了来自沃伦·巴菲特和威廉·克林顿基金会的附加大额捐赠。

全球抗击艾滋病、结核病和疟疾基金的模式建立在正式设立的公私合作伙伴关系(PPPs)的基础上,以解决特定的公共卫生挑战,其中包括20世纪90年代末,洛克菲勒基金会在大多数人已经放弃艾滋病疫苗研发的时候,通过支持国际艾滋病疫苗倡议(IAVI)投资研发疫苗推动了产品研发。国际艾滋病疫苗倡议通过其内部计划激发了对艾滋病疫苗的探索,扩大了参与这一探索的学术机构的数量,并鼓励一些制药公司加大对疫苗研发的投资。

后来,洛克菲勒基金会采用了这一模式,通过伊丽莎白·格拉泽基金会主导的"MTCT+"倡议,整合资源并提高药物获取,以减少艾滋病母婴传播(MTCT),并增加在资源有限环境中对艾滋病患者进行抗逆转录病毒治疗的机会(Barr,2007)。针对疾病和/或产品的公私合作伙伴关系方法建立在1980年由美国国会通过的《贝伊-多尔法案》(*Bayh-Dole Act*)的基础上(Barr,2007),该法案旨在促进美国联邦政府、大学和私营制药公司在新药物的开发和营销方面的合作。

11.13.7 公私合作伙伴关系(PPPs)

PPPs(公私合作伙伴关系)可以根据目的、组织结构、活动范围或方法进行分类或描述。根据Buse和Walt(2000b)的分类方法,可以分为以下三类:

◇ 促进获取的基于产品的伙伴关系:包括药物或产品捐赠计划;为低收入国家大规模采购产品,例如阿苯达唑醇捐赠计划;以及儿童免疫计划的疫苗采购。

◇ 基于产品开发的伙伴关系,支持和激励合作伙伴关系的发现和/或商业化,例如1999年成立的疟疾疫苗倡议(MVI),前述的国际艾滋病疫苗倡议,国际微生物杀菌剂伙伴关系,Shanchol霍乱疫苗和结核病疫苗倡议。

◇ 基于系统的伙伴关系,支持政府通过强化卫生系统加强卫生服务提供。

公私合作伙伴关系可能涉及来自不同资金来源的融资,包括股权投资、债务投资、银行担保/信用证/履约担保、债券/资本市场融资、中间/次级投资,以及在股权和债务的某种组合中的债权人协议(世界银行集团,2011)。这些资金来源可能包括政府、私人基金会、个人以及商业/企业部门(McCoy et al.,2009a)。全球最富有的非营利慈善基金会包括比尔和梅琳达·盖茨基金会(Vogel,2006)、陈·扎克伯格基金会、斯地廷·英格卡基金会、惠康基金(Wellcome Trust)以及霍华德·休斯医学研究所(见表11.13.1)。过去几年的捐赠基本不受监管,但考虑到2009年后全球金融经济危机的影响,许多情况发生了变化。一些国家,尤其是美国,呼吁对私营公司慈善捐赠的税收抵免进行更严格的规定。这主要涉及联邦税收,但各个州则有各自关于州税的规定。随着富裕国家和私人捐助者向资源有限地区提供更多援助,健康问题逐渐被提升至外交议程中,其中良好的健康被视为一项基本人权,对于国家层面的经济发展和社会稳定至关重要。良好治理和可持续发展社会目标的实现,将通过已经实现和尚未实现此目标的群体之间的双边和多边伙伴关系来促成,这种伙伴关系将建立一个重新定义全球化含义的全球公民社会(Vogel,2006)。

自从公私合作伙伴关系(PPPs)在英国首次实施以来(Spackman,2002),已有超过560亿英镑投入到800多个项目中,包括停车场、学校、收费高速公路和发电厂(Garvin,Bosso,2008)。全球范围内,公众关注主要集中在医疗保健、教育、社会住房(Flinders,2005)和灾害控制等领域。特别是医疗保健领域,是公私合作伙伴关系资金的主要受益领域之一(Howard,1983,1991;Novignon et al.,2012)。卫生领域的公私合作伙伴关系包括传染病控制(Ardian et al.,2007;Kane et al.,2010;Sinanovic,Kumaranayake,2010;Lal et al.,2011;Sturchio,Cohen,2012)、药物和疫苗研发(Wheeler,Berkley,2001;Nwaka,Ridley,2003;Nwaka,2005年;Sanhai et al.,2008)、医院管理(Goldman et al.,1992;DeVol et al.,2007;Lester,2012)以及医院和卫生研究所的建设(Weiner,Alexander,1998;McKee et al.,2006)。

公私合作伙伴关系可以在全球或国家层面发挥作用,意味着私营部门和公共部门之间可以建立互利、协同的联盟,以实现善治、公平和效率为基础的共同目标(Goldman et al.,1992)。尽管公私合作伙伴关系可以带来诸多好处,包括资金动员、技术转移、强化交付系统(Kraak et al.,2012)、在时间、范围和改进选项方面提高效率,但同时也存在一些风险。公私合作伙伴关系并非解决所有卫生挑战的灵丹妙药,在某些情况下可能不是最有效或最高效的途径(英国议会,2011)。例如,英国议会财政特别委员会在2011年8月对私人融资倡议(PFI)计划的审查得出结论:私人融资倡议(PFI)为学校和医院等新基础设施提供的资金并不向纳税人提供有价值的回报,并呼吁制定更严格的标准来规范它的使用。因此,在每种情况下,都需要深思熟虑和精心计划,以评估外部资金的适用性,确保其不会产生适得其反的效果。

在卫生领域,世界卫生组织与企业之间存在着一种重要的公私合作伙伴关系(Buse,Waxman,2001)。这种伙伴关系基于联合国提出的"全球契约"(Williams,2008),鼓励企业在全球化的背景下在劳工、人权和环境领域承担责任(Buse,Waxman,2001),这种伙伴关系的独特之处在于对健康的承诺以及其使命和对其成员国的责任感(Buse,Waxman,2001),与世界卫生组织的企业伙伴关系相比引起了褒贬不一的反应。一些执委会成员表达了担忧,认为商业利益可能会损害世界卫生组织的完整性,体现为价值观的妥协、使命的重新定位、推动和监测国际法规能力的削弱、优先事项的转移以及自我审查(Buse,Waxman,2001)。这种"规制俘虏"威胁的一些例子包括:(1) 高血压管理指南受制于一家药品公司的不当影响,该公司有望从开具的药品中获益;(2) 关于母乳喂养的讨论被认为在世界卫生组织的新商业盟友的支持下被审查过度(Buse,Waxman,2001)。

在国家层面,采购流程的延误或社区需求的变化(Fussel,Beresford,2009)可能会降低私营合作伙伴的效率和灵活性(Hodge,2004;Fussel,Beresford,2009),僵化的承诺可能会破坏现有的政府政策和基础设施,导致共存的政府项目受到威胁,发展中国家政府的优先事项和议程受到破坏。

截至2004年,全球卫生领域存在90多个国际合作伙伴关系(Nishtar,2004),其中大多数致力于应对传染病,尤其是艾滋病、结核病和疟疾。一些合作涉及单个国家的政府、非政府组织,或者两者共同与盈利部门形成联盟。例如,赛诺菲·安万特公司推行了一个广泛的国际人道主义赞助计划,其中包括与纳尔逊·曼德拉基金会和南非卫生部的合作,旨在在南非受结核病严重影响的地区提供免费的结核病治疗(赛诺菲·安万特,2007)。

其他典型的合作伙伴关系包括全球卫生联盟,例如全球疫苗与免疫联盟、遏制疟疾合作伙伴关系、遏制结核病全球合作伙伴关系和全球根除脊髓灰质炎计划。它们可能主要由公司推动,具有法律独立性,或者由一个民间社会组织承办(Nishtar,2004)。以遏制结核病全球合作伙伴关系为例,它包括一个由500多个合作伙伴组成的网络,其中包括发达和发展中国家的政府、卫生技术研究机构、多边组织、民间社会、制药公司和其他行业合作伙伴,总部设在世界卫生组织内(Stop TB Partnership n.d.)。

11.13.8 需求优先级:候选者的竞争

公私合作伙伴关系(PPPs)面临的重要问题之一是根据感知到的需求程度正确分配资金。根据涉及的时期以及危机管理的全球环境,资金通常会根据紧急程度和需求的规模进行有针对性的分配。在医疗保健领域,全球已经广泛关注艾滋病的大流行,但近期文献指出需要采取更加均衡和全面的方法(Bygbjerg,2012)。此外,除了目前的传染病议程外,中低收入国家还存在经济发展、工业化、城市化、投资和老龄化等方面的问题,这反过来推动了非传染性疾病(NCDs)发病率不断上升,这种趋势大多数发生在发展中国家(Bygbjerg,2012)。营养不良,包括营养不足,与经济水平提高相关的肥胖以及婴儿期感染往往会增加后期发生非传染性疾病的发病率(Bygbjerg,2012)。传染病和非传染性疾病的共存(Boutayeb,2006)可能导致不良的相互作用(Bygbjerg,2012)。因此,试图单独为每个卫生倡议提供资金很可能会加剧整体局势并扭曲各国的卫生优先事项(Bygbjerg,2012)。以改善整个医疗保健系统为目标的联合方法是更为可取的(Bygbjerg,2012)。为此,联合国在2015年确定了17个可持续发展目标。

11.13.9 挑战

尽管公私合作伙伴关系的概念在理论上具有吸引力,但仍会带来许多挑战(Hodge,Greve,2005;Asante,Zwi,2007),例如优先级、可持续性;捐助者、政府、卫生部门和民间社会之间的合作;腐败以及众多伦理和道德困境。存在的其他挑战包括平衡私人商业利益与公共卫生利益、管理利益冲突、评估合作伙伴关系的兼容性及成果(Kraak et al.,2012)。从私营部门借款的资金通常比从政府借款的资金更昂贵,而这些成本最终会转嫁给公众,尽管私营部门可能会主张他们最终可以以更高效的方式运作从而节省费用。另一方面,有人争论称,最初的资本支出可能会抵消所获得的效益。此外,这些支出需要被转化为正确和最有效的一系列方法、策略和投资,以改善贫困人口的健康状况(McCoy et al.,2009a)。再者,透明度和政府监管方面也存在一些问题。在采购过程中,商业考虑可能会限制公共监督的力度。合同规定可能会限制在项目后期为了维护公共利益而必要的变更,尤其是随着新的公共政策和挑战的出现(Fussel,Beresford,2009)。

11.13.10 私人投资和全球卫生:正处在十字路口?

私人捐赠以其各种形式,让美国和其他国家的个人、机构,以及受援国都获益匪浅。全球卫生事业在相对短时间内成功实现了原本难以达成的目标,这具有重要的意义。毫无疑问,近来捐赠激增降低了卫生差距,并改变了某些特定疾病的全球格局,目前正处于一个重要的十字路口。20世纪初公共卫生领域的私人捐赠规模较小、具有催化作用，而且是个人决定的，与之相比，如今的捐赠者更加透明，贡献更加巨大，有更多的参与者积极参与全球议程、国家议程以及国际组织和国家层面制定优先事项和资源分配的决策过程中。一些基金会的预算规模在某些情况下已经超越了国际组织（如世界卫生组织）和个别国家实现其自身议程的能力，同时也超越了较小慈善组织的贡献/优先事项。这些不同参与者的不同优先事项有时可能会导致不确定性。因此，慈善捐赠在全球和国家层面对优先事项设定和投资过程的偏向可能带来一些额外花费，有时甚至会超过其带来的好处。例如，基金会或行业在决策层面发挥关键作用时，特别是在对使用的产品或确定预算分配给哪个国家或卫生需求存在某些既得利益的情况下，一些人可能认为存在利益冲突。最近由烟草行业支持的“无烟世界”基金会引发了这样的问题。其他问题包括对资金支出和使用施加过度繁琐的条件。尽管需要对资金使用进行责任追究以确保其用于预期目的，但这种责任应该能够在尊重国家主权的同时，避免过度微观管理，从而有效并且高效地实现期望的结果。

与基金会相比，企业社会责任项目涉及一系列不同的问题（Shah，2011）。例如，作为全球最大的矿业公司之一，力拓公司（Rio Tinto）因在赤道非洲成功应对疟疾而感到自豪，但与此同时，该公司在巴布亚新几内亚却倾倒了数十亿吨有毒废料。同样地，可口可乐的全球分销系统使得口服补液盐在非洲等地更加有效地分发并用于治疗腹泻（一种儿童主要的致命疾病）。然而，可口可乐和其他生产改良、不健康快餐的公司也在促使发展中国家肥胖和非传染性疾病的激增。

基金会一直以来都是基于其创始人和后来领导者的个人观点进行捐赠的。在确定这些目标时，他们往往不充分咨询公共卫生领导者。随着一些基金会注入大量资金，这种方式很容易扭曲全球和国家的公共卫生议程，以及较小基金会的角色。

私人行业向世界卫生组织（WHO）等国际组织的大额捐赠为后者带来了两难的困境。由于超过80%的预算来自私人行业，WHO在将资金用于自身优先事项方面的灵活性受到限制。例如，在2004年至2005年期间，由于捐赠资金的指定，WHO最终将其预算的61%用于仅占全球死亡率11%的疾病。

在国家层面，大额捐赠可能使受援国的整体预算相形见绌，并且在许多资源受限的情境下，地方政府的资金往往无法与之匹配。令人担忧的是，地方公共卫生议程可能最终由外部机构决定，特别是当捐赠方的议程与该国的优先事项不一致时，会转移稀缺资源，如受过培训的人员和基础设施，用于次要事项。捐助项目通常提供更高的薪水，吸引了公共部门的员工，使政府内的工作人员减少，难以应对其他卫生优先事项，导致了其他重要的公共卫生项目的恶化，并加剧了大多数发展中国家现有的公共卫生人力资源危机。例如，在海地，得益于巨额私人资金的支持，艾滋病状况得到了显著改善，但这也消耗了大部分卫生人力资源，导致人口健康的其他衡量指标同时下降，包括婴儿死亡率（Farmer，Garrett，2007）。

在许多情况下，地方政府的资金通常不到政府总支出的5%。因此，外部资金可能会持续导致卫生资金不足，削弱政府在本国医疗服务交付方面的责任。在官僚体系不健全且存在腐败问题的国家，捐赠资金可能会加剧腐败，因为这些资金会被一些政府官员用于谋取私利。

将私人资金直接用于特定的公共卫生挑战和紧急情况具有明显的优势。这使得天花被消灭、儿童免疫接种覆盖率大幅提高，并促使对自然灾害和紧急情况作出更好的响应。在各利益相关者之间就优先事项达成共识，并且负责方在制定长期可持续性计划和系统的同时可以进行快速、灵活的短期投资，这种类型的投资效果良好。

在这一背景下，长期可持续性方面至少存在四个相互关联的问题。首先，当私人捐赠与全球或本地的优先事项设置不同步，并且针对需要长期投资的慢性病症，比如艾滋病时，资金撤回可能导致情况急剧恶化。例如，艾滋病的药物供应中断可能导致治疗中断，并促使艾滋病毒产生耐药株。因此，对于具有特定长期重点的重大私人资金倡议，例如根除脊髓灰质炎或开发新药物或疫苗，需要持续支持，直到实现目标，以确保这些投资的有效性。

私人资金可持续性方面的第二个问题涉及基金会拥有多样化投资组合的情况。具体而言，是指在实现目标之前撤回资金或将资金从一个未完成的倡议转移到新倡议。在企业界，不断更改优先次序和重新确定优先次序是典型情况，但在解决与公司面临的问题不同的公共卫生挑战时，这种方法可能事与愿违。以盖茨基金会为例,它提供大量资金用于根除脊髓灰质炎、支持儿童免疫接种计划、开发艾滋病疫苗和抗微生物药物,以及进行暴露前预防研究。此外,它的资金还支持格拉明基金会,该基金会通过小额信贷赋权孟加拉国妇女。与洛克菲勒基金会合作,盖茨基金会支持发展中国家的新型农业实践,以提高粮食安全性。所有这些倡议都是重要的长期项目,其结果存在不确定性。何时以及如何决定是否继续或停止投资将对接收援助的国家产生关键而广泛的影响。

第三个问题是,由谁以及如何确定优先事项,特别是在面临多重挑战的环境中。例如,一些人担心在艾滋病治疗方面的大量资金可能以牺牲其他可能对发病率和死亡率产生更大影响的卫生优先事项为代价,比如腹泻和呼吸道疾病。另一些人则将其视为一个机会,可以同时加强医疗服务系统并整合服务,特别是结核病、孕产妇健康和婴儿健康服务,从而对所有卫生服务产生总体效益。

随着全球努力治疗艾滋病患者,一个新的重要合作伙伴是制药行业。前所未有的降价和知识产权谈判被广泛赞誉,并被当作范例向其他疾病和产品推广。若要赋能发展中国家政府以满足人民需求,重大机遇在于帮助欠发达国家进行能力建设和技术转让,而不是通过药物捐赠这种仅满足短期需求但造成长期依赖的方法。

第四个问题是在国家层面,各捐助方之间缺乏协调。在一些国家,存在众多的捐助方,每个都有自己的议程,导致与国家优先事项协调一致变得非常困难。如果腐败盛行,这种不协调会进一步加剧。更为关键的问题是,如何将重要人力资源从政府确定的优先事项分散到捐助方的优先事项。多个资助方提供的服务如果出现重复还会导致冗余和低效。

对一个国家的卫生领域进行外部投资时,应优先与改善和支持现有公共卫生基础设施的国家进行合作,并应认识到一个国家的政府通常更能够判断其卫生优先事项,而不是一个总部位于富裕国家的外部组织(Widdus,2003)。当然,这前提是国家政府运作良好且有能力确定其优先事项。

在一些发展中国家,由于缺乏被拥护的本地领导力,联合国机构承担了领导角色,私人资金和非政府援助则绕过了相应的政府机构,从而形成一种局面,政府可能通过阻止这些慈善组织完成目标来进行打击报复。

艾滋病提供了在国家层面实现协调的另一个例子。所有联合国机构都是“三位一体”协议的一部分:一个经过协商的艾滋病行动框架,为协调所有合作伙伴的工作提供基础;一个具有广泛多部门职责的国家艾滋病协调机构;以及一个在国家层面实现监测和评估的一致性体系(WHO,2004)。类似的协议在其他的受捐助健康项目中也是必要的。

中国提供了一个独特的例子,展示了政府如何帮助实现这种协调。中国要求大型捐助机构在进入该国开展工作之前获得政府批准,因此相关官员能够直接参与决定捐助资金应该如何使用。相比之下,在南非的姆贝基艾滋病否认主义时代(译者注:姆贝基1999—2008年期间担任南非总统,他否认南非存在艾滋病问题,从而阻碍了艾滋病防控措施的推广),私人和捐助资金通过非政府和学术机构的渠道确保了数百万艾滋病患者能够获得抗逆转录病毒治疗。

11.13.11 未来展望

慈善基金、行业和私人捐助者的慷慨捐赠极大地惠及了公共卫生,但有时也带来了意想不到的负面影响。如何最大化私人捐赠的积极影响?以下是一些可能有助于实现这一目标的策略建议:

- 利用明确定义的客观标准对优先事项进行客观评估。
- 与关键利益相关者(例如当地卫生部门)保持透明、沟通和协调。
- 考虑投资的长期和短期影响。
- 在国家层面建设可持续性的投资。
- 对项目进展进行持续的内部监测,并定期由外部组织评估项目影响。

◇ 设立由国际专家和当地专家共同组成的咨询委员会。
◇ 协调多个捐助者和关键利益相关者，确保协调和协同。
◇ 制定透明的治理机制、政策和程序框架。
◇ 对长期健康问题做出持续的资金支持承诺。

这些建议中的许多条已经被纳入了全球抗艾滋病、结核和疟疾基金。随着我们向前发展，私人捐赠的作用和贡献者不断增加，重要的是私人捐赠的优势，如专注、灵活、创新、风险承担和效率，不会被庞大、低效和瘫痪的官僚主义所影响。为了充分发挥私人捐赠的潜力，至关重要的是要确保其结构旨在带来最少的负面结果的同时产生最大的利益。

（翻译：刘逸舒）

参考文献

Ardian, M., et al. (2007). A public-private partnership for TB control in Timika, Papua Province, Indonesia. International Journal of Tuberculosis and Lung Disease, 11, 1101-7.

Asante, A.D. and Zwi, A.B. (2007). Public-private partnerships and global health equity: prospects and challenges. Indian Journal of Medical Ethics, 4, 176-80.

Barr, D.A. (2007). Ethics in public health research: a research protocol to evaluate the effectiveness of public-private partnerships as a means to improve health and welfare systems worldwide. American Journal of Public Health, 97, 19-25.

Birn, A.-E. and Fee, E. (2013). The Rockefeller Foundation and the international health agenda. The Lancet, 381, 1618-19.

Boutayeb, A. (2006). The double burden of communicable and non-communicable diseases in developing countries. Transactions of the Royal Society of Tropical Medicine and Hygiene, 100, 191-9.

Broadbent, J. and Laughlin, R. (2003). Public - private partnerships: an introduction. Accounting, Auditing & Accountability Journal, 16, 332-41.

Buse, K. and Walt, G. (2000a). Global public-private partnerships: part I — a new development in health? Bulletin of the World Health Organization, 78, 549-61.

Buse, K. and Walt, G. (2000b). Global public-private partnerships: part II — What are the health issues for global governance? Bulletin of the World Health Organization, 78, 699-709.

Buse, K. and Waxman, A. (2001). Public - private health partnerships: a strategy for WHO. Bulletin of the World Health Organization, 79, 748-54.

Butler, S.M. (2001). Why the Bush Tax Cuts Are No Threat to Philanthropy. [Online] Available at: http://www.heritage.org/research/reports/2001/03/why-the-bush-tax-cuts-are-no-threat-to-philanthropy.

Bygbjerg, I.C. (2012). Double burden of noncommunicable and infectious diseases in developing countries. Science, 337, 1499-501.

Carnegie Corporation of New York (n.d.). Website. [Online] Available at: http://www.carnegie.org.

Croft, S. L. (2005). Public - private partnership: from there to here. Transactions of the Royal Society of Tropical Medicine and Hygiene, 99, S9-14.

Curran, J. W. and Jaffe, H. W. (2011). AIDS: the early years and CDC's response. Morbidity and Mortality Weekly Report Surveillance Summaries, 60, 64-9.

DeVol, R., Bedroussian, A., and Charuworn, A. (2007). An Unhealthy America: The Economic Burden of Chronic Disease. Santa Monica, CA: Milken Institute.

Farmer, P. and Garrett, L. (2007). From 'Marvelous Momentum' to health care for all: success is possible with the right programs. [Online] Available at: http://www.foreignaffairs.com/articles/62458/paul-farmer-and-laurie-garrett/from-marvelous-momentum-to-healthcare-for-all-success-is-possible.

Flinders, M. (2005). The politics of public-private partnerships. The British Journal of Politics & International Relations, 7, 215-39.

Foundation Center (2013). Top Funders [Online] Available at: http://www.foundationcenter.org.

Fussel, H. and Beresford, C. (2009). Public Private Partnerships: Understanding the Challenge (2nd ed.). Vancouver: Center for

Civic Governance, Columbia Institute.
Garvin, M.J. and Bosso, D. (2008). Assessing the effectiveness of infra-structure public-private partnership programs and projects. Public Works Management & Policy, 13, 162-78.
Goldman, H.H., Morrissey, J.P., Ridgely, M.S., Frank, R.G., Newman, S.J., and Kennedy, C. (1992). Lessons from the program on chronic mental illness. Health Affairs, 11, 51-68.
Hammack, D.C. and Wheeler, S. (1994). Social Science in the Making: Essays on the Russell Sage Foundation, 1907-1972. New York: Russell Sage Foundation.
Hodge, G.A. (2004). The risky business of public-private partnerships. Australian Journal of Public Administration, 63, 37-49.
Hodge, G. A. and Greve, C. (2005). The Challenge of Public - Private Partnerships: Learning from International Experience. Cheltenham: Edward Elgar Publishing.
Howard, L.M. (1983). International sources of financial cooperation for health in developing countries. Bulletin of the Pan American Health Organization, 17, 142-57.
Howard, L. M. (1991). Public and private donor financing for health in developing countries. Infectious Disease Clinics of North America, 5, 221-34.
Howard Hughes Medical Institute (n.d.). Origins: 1905-1953. [Online] Available at: http://www.hhmi.org/about/origins.html.
Kane, S., et al. (2010). Large - scale public - private partnership for improving TB - HIV services for high - risk groups in India. International Journal of Tuberculosis and Lung Disease, 14, 1066-8.
Kickbusch, I. and Quick, J. (1998). Partnerships for health in the 21st century. World Health Statistics Quarterly, 51, 68-74.
Kraak, V.I., Harrigan, P.B., Lawrence, M., Harrison, P.J., Jackson, M.A., and Swinburn, B. (2012). Balancing the benefits and risks of public-private partnerships to address the global double burden of malnutrition. Public Health Nutrition, 15, 503-17.
Lal, S.S., et al. (2011). Global Fund financing of public-private mix approaches for delivery of tuberculosis care. Tropical Medicine & International Health, 16, 685-92.
Lester, G. (2012). The osteoarthritis initiative: a NIH public-private partnership. HSS Journal, 8, 62-3.
McCoy, D., Chand, S., and Sridhar, D. (2009a). Global health funding: how much, where it comes from and where it goes. Health Policy and Planning, 24, 407-17.
McCoy, D., Kembhavi, G., Patel, J., and Luintel, A. (2009b). The Bill & Melinda Gates Foundation's grant-making programme for global health. The Lancet, 373, 1645-53.
McKee, M., Edwards, N., and Atun, R. (2006). Public - private partnerships for hospitals. Bulletin of the World Health Organization, 84, 890-6.
Mectizan Donation Program (2012). 25 Years of the Mectizan Donation Program. [Online] Available at: http://www.mectizan.org/news/25-years-of-the-mectizan-donation-program.
Menasha, M.C.E. and Hsig, R.M. (1915). The Rockefeller Foundation, Annual Report, 1913-1914. New York: The Rockefeller Foundation.
Morvaridi, B. (2012). Capitalist philanthropy and hegemonic partnerships. Third World Quarterly, 33, 1191-210.
Nishtar, S. (2004). Public-private 'partnerships' in health — a global call to action. Health Research Policy and Systems, 2, 5.
Novignon, J., Olakojo, S.A., and Nonvignon, J. (2012). The effects of public and private health care expenditure on health status in sub-Saharan Africa: new evidence from panel data analysis. Health Economics Review, 2, 22.
Nwaka, S. (2005). Drug discovery and beyond: the role of public-private partnerships in improving access to new malaria medicines. Transactions of the Royal Society of Tropical Medicine and Hygiene, 99, 20-9.
Nwaka, S. and Ridley, R. G. (2003). Virtual drug discovery and development for neglected diseases through public - private partnerships. Nature Reviews Drug Discovery, 2, 919-28.
Robert Wood Johnson Foundation (2012). Grants: Robert Wood Johnson Foundation Clinical Scholars. [Online] Available at: http://www.rwjf.org/en/grants/national-program-offices/R/robert-wood-johnson-foundation-clinical-scholars.html.
Sanhai, W.R., Sakamoto, J.H., Canady, R., and Ferrari, M. (2008). Seven challenges for nanomedicine. Nature Nanotechnology, 3, 242-4.
Sanofi-Aventis (2007). Sanofi-Aventis joins the fight against tuberculosis in South Africa. [Online] Available at: http://en.sanofi.com/Images/15299_brochure_aam_en.pdf.
Shah, S. (2011). How private companies are transforming the global public health agenda. Foreign Affairs, 9 November. [Online]

Available at: https://www.business-humanrights.org/en/latest-news/how-private-companies-are-transforming-the-global-public-health-agenda/.

Sharp, P.M. and Hahn, B.H. (2011). Origins of HIV and the AIDS pandemic. Cold Spring Harbor Perspectives in Medicine, 1, a006841.

Sinanovic, E. and Kumaranayake, L. (2010). The motivations for participation in public-private partnerships for the provision of tuberculosis treatment in South Africa. Global Public Health, 5, 479-92.

Spackman, M. (2002). Public-private partnerships: lessons from the British approach. Economic Systems, 26, 283-301.

Stop TB Partnership (n.d.). Global Laboratory Initiative (GLI). [Online] Available at: http://www.stoptb.org/wg/gli/default.asp.

Strom, S. (2007). Big gifts, tax breaks and a debate on charity. The New York Times, 6 September. [Online] Available at: http://www.nytimes.com/2007/09/06/business/06giving.html? pagewanted=all&_r=0.

Sturchio, J.L. and Cohen, G.M. (2012). How PEPFAR's public-private partnerships achieved ambitious goals, from improving labs to strengthening supply chains. Health Affairs, 31, 1450-8.

The Rockefeller Foundation (2013a). Our History. Moments in Time: 1913 - 1919. [Online] Available at: http://www.rockefellerfoundation.org/about-us/our-history/1913-1919.

The Rockefeller Foundation (2013b). Medicine in China. [Online] Available at: http://rockefeller100.org/exhibits/show/education/china-medical-board.

UK Parliament (2011). Committee Publishes Report on Private Finance Initiative Funding. [Online] Available at: http://www.parliament.uk/business/committees/committees-a-z/commons-select/treasury-committee/news/pfi-report/.

Vitoria, M., et al. (2009). The global fight against HIV/AIDS, tuberculosis, and malaria current status and future perspectives. American Journal of Clinical Pathology, 131, 844-8.

Vogel, A. (2006). Who's making global civil society: philanthropy and US empire in world society. The British Journal of Sociology, 57, 635-55.

Weiner, B.J. and Alexander, J.A. (1998). The challenges of governing public-private community health partnerships. Health Care Management Review, 23, 39-55.

Wellcome Trust (n.d.). Website. [Online] Available at: http://www. wellcome.ac.uk/.

Wheeler, C. and Berkley, S. (2001). Initial lessons from public-private partnerships in drug and vaccine development. Bulletin of the World Health Organization, 79, 728-34.

Widdus, R. (2001). Public-private partnerships for health: their main targets, their diversity, and their future directions. Bulletin of the World Health Organization, 79, 713-20.

Widdus, R. (2003). Public-private partnerships for health require thoughtful evaluation. Bulletin of the World Health Organization, 81, 235.

Widdus, R. (2005). Public-private partnerships: an overview. Royal Society of Tropical Medicine and Hygiene, 99, S1-8.

Williams, O.F. (2008). The UN Global Compact: the challenge and the promise. Leadership and Business Ethics, 2008, 229-49.

World Bank Group (2011). PPP in Infrastructure Resource Center for Contracts, Laws and Regulations. New York: World Bank.

World Health Organization (WHO) (2004). WHO: 'Three Ones' Agreed by Donors and Developing Countries. [Online] Available at: http://www.who.int/3by5/newsitem9/en/.

11.14 可持续发展时代的全球健康

11.14.1 引言:从千年发展目标到可持续发展目标

世界正处于人口和流行病学的转变发展之中,这些变化的结果是更多人的寿命大大延长。为了应对这些变化带来的挑战,世界卫生组织已从最初聚焦传染病死因的议题扩展至更广泛的领域,包括非传染性疾病、暴力和伤害、营养、抗微生物药物耐药性、卫生工作者短缺、污染加剧和生物多样性减少、气候变化、大规模移徙以及获得基本药物和服务的机会不公平(Vujicic et al.,2004;WHO,2010b)。

世界卫生组织联合各国政府与许多其他机构共同倡议,并以公私伙伴关系开展合作,推动改善人类健康。千年发展目标的终末评估报告总结了近几十年来取得的累积进展(联合国,2000,2015,2017;帕斯适宜卫生科技组织,2017;联合国艾滋病规划署,2018)。

例如,从1990年到2015年,孕产妇死亡率下降了45%,由熟练卫生人员协助的分娩比例从59%增加到71%(联合国,2015)。到2017年,全球5岁以下儿童死亡率已从1990年的每千名活产90人死亡降至每千名活产39人死亡(联合国,2015;联合国儿童死亡率估算机构间小组,2018)。2017年,全球约85%的儿童接种了至少一剂麻疹疫苗,相比于2000年的73%有所增加(联合国,2015;WHO,2018a)。

新增的人类免疫缺陷病毒(HIV)感染者从2000年估算的350万例降至2017年的180万例(Jordan et al.,2017)。2003年,80万人类免疫缺陷病毒(HIV)感染者在接受抗逆转录病毒治疗,到了2017年,这一数字增加至2 170万(联合国,2015;联合国艾滋病规划署,2018)。1990年至2015年期间,全球疟疾发病率下降了约37%,死亡率下降了约58%,但据世界卫生组织估计,2015年至2017年期间并没有取得更多进展(WHO,2016a,2018j)。除此之外,2000年至2017年期间,结核病死亡率下降了42%(WHO,2018i)。

世界卫生组织在2019—2023年第十三个工作总规划(Thirteenth General Programme of Work 2019—2023,GPW 13)中阐述了其在进一步改善健康成果方面付出的努力,这与《2030年可持续发展议程》密切相关。在通过这项议程时,联合国会员国承诺实现由250个指标衡量的17个目标和169个具体目标(联合国,2015a)。可持续发展被定义为“既满足当代人的需求,又不损害后代人满足其需求的能力”的过程(世界环境与发展委员会,1987)。

在《2030年可持续发展议程》中,各国政府同意调和三个相互冲突的要求:改善人类福祉、保护环境和促进经济增长。大多数高收入国家在改善人类福祉方面往往表现较好(Sen,1999),但是人类发展指数各个维度的进步,包括预期寿命、教育和人均国民总收入都与巨大的环境影响有关(Sneddon et al.,2006;Steffen et al.,2015)。

一些可持续发展目标之间存在明确的冲突,例如工业化[可持续发展目标9(sustainable development goal,SDG),工业、创新和基础设施]与减缓气候变化(目标13,气候行动)之间,生物多样性(目标14,水下生命;目标15,陆地上的生命)与人类福祉(目标1,消除贫困)之间,这些冲突使政策制定者不得不面临不同目标之间及其内部的相互作用。这些相互作用可以是积极的协同效应,即一个目标的进展有助于推动另一个目标发展，也可以是权衡折中作用，即一个目标的进步会阻碍另一个目标的发展。一些目标在任一方向上都没有明显的关联，因此未被分类(Worm et al.，2006；Pradhan et al.，2017)。在大多数国家经历人口快速增长之际，《2030年可持续发展议程》要求各国政府将经济增长与环境破坏脱钩，不能以破坏环境为代价实现经济增长。

世界卫生组织的重点是可持续发展目标3(良好的健康与福祉)，它与目标1(消除贫困)、目标5(性别平等)、目标10(减少不平等)和目标6(清洁饮用和环境卫生)之间具有协同作用。目标3有13个具体目标，包括千年发展目标所涵盖的一些领域——孕产妇、新生儿和儿童死亡、人类免疫缺陷病毒、结核病和疟疾。新的具体目标涉及被忽视的热带病、肝炎、水传播疾病和其他传染病、非传染性疾病和心理健康、滥用麻醉药品和有害使用酒精、道路交通伤害和死亡、性健康和生殖健康保健服务、危险化学品、空气、水和土壤污染、烟草控制、疫苗和药物的研究和开发、卫生筹资和卫生工作者，以及国家和全球健康风险的早期预警。世界卫生组织和其他卫生组织制定了各自的任务，并在《人人享有健康生活和福祉全球行动计划》中设定了可持续发展目标3的中期里程碑(WHO，2013，2018)。

世界卫生组织《组织法》规定，“享有可达到的最高健康标准”是“每个人的基本权利之一，不分种族、宗教、政治信仰、经济或社会条件”(WHO，1948)。健康权是可持续发展目标3所有具体目标的基础，特别是3.8：“实现全民健康覆盖(universal health coverage，UHC)，包括财务风险保护，获得优质的基本卫生保健服务，并为所有人提供安全、有效、优质和负担得起的基本药物和疫苗”。

根据《2030年可持续发展议程》，目前世界卫生组织的五年战略提出了以下愿景：全民健康覆盖受益人数增加10亿人，免受突发卫生事件影响的人数增加10亿人，健康和福祉得到改善的人数增加10亿人(WHO，2018)。

11.14.2 实现全民健康覆盖

全民健康覆盖的定义是确保所有人都能获得所需的高质量卫生服务，而不会造成经济困难，这是可持续发展具体目标3.8的主题。为了实现这一目标，世界卫生组织设想到2023年全民健康覆盖的范围增加10亿人。在缺乏财务保障的情况下，预计将有8亿人把至少10%的家庭预算用于支付医疗费用。每年都有将近1亿人因为昂贵的医疗费用而陷入极度贫困的状态(WHO，世界银行，2017)。世界上至少有一半人口仍然无法获得基本卫生服务。

通过衡量卫生服务的覆盖范围，以及这些服务的自付支出对人们生活水平和满足其他基本需求的支付能力的影响，世界卫生组织可以跟踪全民健康覆盖的进展情况。这些措施反映了实现全民健康覆盖的两个必要条件：人们可以在不面临经济困难的情况下获得所需的卫生服务(Sachs，2012；Wagstaff et al.，2017，2018)。

因为国家平均水平可能会掩盖弱势群体低覆盖率的情况，所以世界卫生组织和世界银行对全民健康覆盖的总体水平和公平程度进行了评估。例如，在低收入和中等偏低收入国家，五分之一最贫穷的家庭中，只有17%的母亲和儿童获得了七项基本妇幼保健干预措施中的六项，而在五分之一最富裕的家庭中，这一比例为74%(世界银行，2004；世界卫生组织，国际复兴开发银行，2017)。

《2030年全民健康覆盖国际卫生伙伴关系》有118个签署国，包括政府、多边组织、民间社会和慈善组织。他们承诺建立和扩大公平、有韧性和可持续的卫生系统，这个卫生系统将主要由公共财政提供资金，以初级卫生保健为基础，为所有人提供以人为本的综合、全面、优质的卫生服务，同时采取必要措施保护家庭免受因卫生支出而造成的经济困难。

世界卫生组织将服务质量定义为卫生服务在多大程度上增加了获得理想健康结果的可能性，并与当前的专业知识相一致(Kieny et al.，2018)。服务的组成要素包括融资、劳动力、治理、服务提供、信息、药品、技术和基础设施。

初级卫生保健是国家卫生系统的重要组成部分,是推动各国实现全面健康覆盖的必经之路。强有力的初级卫生保健可以推动尚未完成的传染病、孕产妇、新生儿、儿童和青少年健康议程,进一步发展并减轻日益加重的非传染性疾病负担。

数字健康技术和其他的系统性创新在加强这些服务方面也发挥着重要作用。

每个国家的卫生系统都可以进一步改进其卫生服务的组成部分。例如,基本药物和卫生技术往往分配不当,定价不公平(粮农组织,2018a)。反复发生的资源短缺影响着一些关键医药产品的分配,包括胰岛素、降压药、静脉输液、口服补液、镇痛药、口服抗糖尿病药和用于姑息治疗的阿片类药物。

对于许多国家而言,治疗艾滋病病毒的抗逆转录病毒药物、治疗丙型肝炎的直接作用抗病毒药物和治疗耐药结核病的二线药物在最初上市时价格过于昂贵。一些国家后来通过自愿许可协议和生产有质量保证的仿制药来降低价格(Andrieux-Meyer et al.,2015),同时联合国采购的药物也惠及了数百万患者。

在一些国家,仅治疗糖尿病的费用就消耗了近25%的国家卫生预算(Zhang et al.,2010)。在全球范围内,需要胰岛素的1亿人中仅有一半能够获得胰岛素(Basu et al.,2019)。2000年至2010年期间,美国民众的胰岛素自付费用增长了89%。三家公司瓜分了价值210亿美元的全球胰岛素市场,占据了市场价值的99%,市场规模的96%。尽管132个国家中有90多个国家对胰岛素不征收关税,但税收、大幅加价和其他供应链成本共同推高了药品价格,损害了人们对药品的可负担能力(国际卫生行动,2015)。

世界卫生组织在监测可持续发展目标的背景下修订了用于衡量基本药物(特别是用于初级卫生保健的药物)定价和可负担性的方法。世界卫生组织在资源匮乏的卫生系统中促进政策的制定和技术能力的建设,为卫生产品的生产和监管制定国际标准,并就如何安全、有成本效益地提供卫生产品向卫生系统提供指导。

通过谈判降低现有产品的价格和鼓励为购买力有限的市场开发新产品可以进一步提高医疗产品的可获得性。因为仿制药的生产不需要在药物研发和批准上市方面投资,其销售价格更接近制造成本,这为降低所有国家的卫生服务成本提供了重要手段。因此,实施鼓励使用仿制药的国家政策可节省约60%的药品费用(WHO,2010,2010A)。

1977年,世界卫生组织推出了第一份《基本药物标准清单》,纳入了当时可获得的最有效和可负担的药物。该标准清单可以在调整后适用于任何卫生系统,特别是中低收入国家的卫生系统。目前约有150个国家正使用这份清单,清单共包含433种产品。2007年,世界卫生组织为12岁以下儿童制定了第一份《基本药物标准清单》。这些清单均每两年更新一次(WHO,2013b)。

世界卫生组织预认证计划鼓励提供有质量保证的药品,包括仿制药,并鼓励生产商之间的良性竞争(WHO,2013c)。该计划于2001年建立,作为联合国机构、全球疫苗和免疫联盟、全球基金采购产品的质量保证机制。预认证计划带来了更可靠的供应渠道、更精准的预测,而且往往会大幅降低价格(世界卫生组织 n.d.)。合规措施包括现场检查,以确保生产商遵守良好的生产规范。如果不能一直保持较高的质量,产品可能会被取消资格。事实证明,被取消资格的风险会激励制造商保持标准。

除了融资、基础设施和药品之外,实现全民健康覆盖还需要一支规模足够且具备专业技能的卫生人员队伍。然而,处于不同社会经济发展水平的国家在卫生人力的教育、培训、部署、维持和绩效管理方面都面临着各自的困难(Anand,Barnighausen,2004,2007;Mullan et al.,2011)。

世界卫生组织和世界银行制定了"可持续发展目标指数阈值",即卫生工作者的指示性最低密度为每1 000个人中有4.45名医生、护士和助产士。2016年,全球卫生工作者总数超过4 300万。预测指出,尽管2030年卫生工作者总数将增长至6 730万,但全球卫生工作者的缺口仍将超过1 450万(WHO,2016)。

残疾

根据世界卫生组织估计,目前全球人口中约有15%(超过10亿人)患有某种形式的残疾。《国际功能、残疾和健康分类》将残疾定义为损伤、活动受限和参与限制的总称,是有健康状况的个体与环境和个人因素相互作用的结果。因此,在有轮椅的环境中,在家庭、人行道、公共交通和工作场所适合轮椅通行的环境中,下肢瘫痪者所经历的残疾与具有相同身体状况但没有生活在这些适应性环境中的人所经历的残疾有很大程度上的不同。

据报告，与非残疾人相比，残疾人寻求的医疗服务更多，未满足的需求也更多。然而，所有残疾人也会面临与一般人群相同的健康问题，因此他们同样需要主流医疗服务。《联合国残疾人权利公约》第25条强调了残疾人有权在不受歧视的情况下获得最高标准的卫生服务。世界卫生组织还向决策者提供精神卫生规划方面的指导，其中特别令人关注的是严重精神障碍患者可获得的卫生服务，包括中度至重度抑郁症、双相情感障碍、精神分裂症和其他精神障碍。患有这些疾病的人的预期寿命通常比一般人群少10~20年。这些过早死亡大多是由身体健康状况造成的。对于少数能够获得卫生服务的人来说，他们所获得的卫生服务质量往往很差，身体健康状况也往往被忽视。

11.14.3 应急准备和反应

自成立以来，世界卫生组织协同国际社会共同应对疫情和其他跨境卫生威胁。其《国际卫生条例》要求成员国报告传染病暴发和其他卫生事件，如化学品泄漏和核事件，并建立监测和反应的核心能力(WHO，2008a；Heymann et al.，2013)。世界卫生组织对这些报告进行评估，并根据严重程度、传播潜力、受影响人数以及事件起因作出应对。评估的最高级别是"国际关注的公共卫生事件"，即"通过疾病的国际传播构成对其他国家的公共卫生风险，并可能需要采取协调一致的国际应对措施的不同寻常的事件"(WHO，2008a，2018b，2018c)。自2005年修订《国际卫生条例》以来，全球共发生了四次此类事件：甲型H1N1流感(2009)、埃博拉病毒(2014)、脊髓灰质炎(2014)和寨卡病毒(2016)。

这种处理突发卫生事件的方法在2013—2016年西非埃博拉病毒病暴发期间面临了严峻的考验。此次国际反应中存在的问题已得到充分记录(WHO，2015；埃博拉暴发流行病学小组，2018)。有人关注的问题是此次事件受影响的国家和世界卫生组织都没能较早地发出警报，并且此次疫情被评为"国际关注的公共卫生事件"的时间也过晚。世界卫生组织、各国卫生部、联合国机构和非政府合作伙伴之间的协调在许多层面上都很薄弱。世界卫生组织因为现场工作人员不足无法作出充分的反应，几内亚、利比里亚和塞拉利昂三国边境的跨境传播情况更加凸显了加强卫生安全的必要性(Moon et al.，2015；世界卫生组织，2015a，2015b；Gostin，Katz，2016)。

根据《国际卫生条例》的规定，各国应避免采取可能对旅行和贸易造成干扰的措施。然而，在2013年至2016年埃博拉疫情期间，有40多个国家实施了超出世界卫生组织临时建议范围的措施，对国际交通造成了严重干扰。因此，几内亚、利比里亚和塞拉利昂面临严重的政治、经济和社会后果，以及接收必要人员和物资的障碍(WHO，2015a)。

从2013—2016年疫情中吸取的经验教训促使世界卫生组织建立了卫生应急项目。通过建立从总部到各区域办事处的统一组织架构和问责制度，世界卫生组织可以更有效地应对疫情和紧急情况。同时，世界卫生组织还作出了行政和财务的调整，包括设立紧急情况应急基金。事件管理系统是应急响应框架的核心组成部分，用于组织和管理应急活动(WHO，2017a)。

世界卫生组织正在与联合国人道主义事务协调厅开展更为紧密的合作，并与其他在实地为人道主义危机提供支持的机构进行合作，以提供援助和支持。这些机构包括联合国难民署、世界粮食计划署和联合国儿童基金会等(Nabarro，2015)。

截至2019年2月，世界卫生组织应对了全球41起突发卫生事件，并领导联合国机构间常设委员会分组体系中的卫生小组应对27个国家和地区的疫情、紧急情况、长期冲突和自然灾害。

世界卫生组织将紧急情况分为三个等级，表示需要采用相应等级的行动：1级(有限反应)；2级(中度反应)；3级(重大/最大反应)(机构间常务委员会，2016)。持续6个月以上的紧急情况将转变为长期危机，在这种环境下，相当一部分人口容易受到生计、疾病和死亡的长期损害。

世界卫生组织向各国提供技术援助,帮助它们根据《国际卫生条例》建立发现、报告和控制传染病暴发和其他卫生事件的能力。这种援助包括早期预警和反应系统、实验室和监测、疾病负担、监管能力建设、风险沟通以及大流行产品部署规划。

世界卫生组织还制定了各国可以采取的标准化方法,以应对脑膜炎、黄热病和霍乱等容易流行的重大传染病。2016年,世界卫生组织启动了一项计划,即到2026年为40个国家的14亿人口接种黄热病疫苗。2018年,世界卫生大会批准了在47个国家内将霍乱死亡人数减少90%的目标。

世界卫生组织紧急医疗队倡议协助各组织和成员国建设临床反应小组的应对能力,并帮助他们能够更好地协调紧急情况下高质量医疗队的部署。世界卫生组织还帮助识别危险和可能重新出现的病原体,并向各国提供所需的技术支持,以加强其生物安全、生物安保和应对疫情的准备(Bermingham et al.,2012)。为了预防流行病,各国需要有能够覆盖农村地区并具有复原力和包容性的卫生系统、灵敏的早期预警系统和快速反应能力,以及信任其卫生服务提供者的知情社区。除此之外,各国还需要有效和负担得起的疫苗、诊断和治疗方法、可靠的实验室和后勤能力以及安全的治疗设施,这些设施必须装备齐全、分配合理、同时配备专业人员。

预防流行病和大流行病

在2013年至2016年埃博拉疫情期间,世界卫生组织协调了候选疫苗的实地试验。2016年12月,有研究证实埃博拉疫苗rVSV-ZEBOV在几内亚的临床试验中为受试者提供了近100%的保护作用(Henão-Restrepo et al.,2017)。为了更好地预测社会对疫苗、诊断和治疗药物的需求,世界卫生组织收集了其研发蓝图(WHO,2016b)的资金投入数据。2018年的重点疾病是:克里米亚-刚果出血热、埃博拉出血热、马尔堡出血热、拉沙热、中东呼吸综合征、严重急性呼吸系统综合征、尼帕病毒和亨尼帕病毒病、裂谷热和寨卡病毒病。该清单还包含"X疾病",代表一种未知病原体的流行潜力(WHO,2018h)。针对每一种容易流行的疾病,世界卫生组织制定了研发路线图、目标产品概况和通用方案。与此同时,世界卫生组织致力于加强国家监管和伦理机构建设,以便能够在突发公共卫生事件期间开展研究(WHO,2014)。

显然,由成员国领导对突发卫生事件的反应和协调是最佳选择,必要时可根据需要借助国际伙伴的支持。世界卫生组织正越来越多地帮助成员国设立应急作业中心(Emergency Operations Centres,EOC),并发展其面对紧急情况的管理和协调能力。全球疫情警报和反应网络(Global Outbreak Alert and Response Network,GOARN)以及全球卫生集群(Global Health Cluster)等伙伴关系对有效的准备和响应至关重要。

在紧急情况下,对公共卫生的监测和评估往往很难开展,然而,为了及时调整和优化公共卫生干预措施,这些评估与监测至关重要(Roberts,Brennan,2015)。提供紧急医疗服务所面临的另一个挑战是安全,因为许多疫情都发生在冲突环境中。世界卫生组织正与无国界医生(Médecins Sans Frontières,MSF)和红十字国际委员会(International Committee of the Red Cross,ICRC)一起监测和汇编有关袭击卫生设施、交通工具和工作人员的数据,并开展以"非目标#Not A Target"等为主题的人道主义运动(WHO n.d.)。

1918年的流感大流行导致约3 000万至5 000万人死亡,一个世纪之后,世界卫生组织仍在对媒体报道、公众认知和政府关于流感的政策作出相应的反应。2011年,世界卫生大会批准了《大流行性流感防范框架》(WHO,2011)。根据该框架,各成员国在流感大流行发生时,有义务共享流感病毒、药物和疫苗的相关信息和材料。除此之外,该框架还明确了世界卫生组织、成员国、由世界卫生组织指定的流感实验室以及制药业应履行的义务(Gao et al.,2013;疾病预防控制中心,2018)。

2018年,35个国家具备对异常呼吸道疾病事件进行检测所需的系统,这一数字相较于2014年实现了五倍的增长。另外,与2014年相比,2018年具备有效住院流感监测机制的重点国家数量增加了一倍,达到了34个;同时,有29个重点国家建立了人与动物机构间的协调机制(疾病预防控制中心,2018;WHO,2018)。此外,2014年只有55个国家共享了流感的流行病学数据,而2018年有91个国家共享了数据。

然而,不断加强国家、地区及全球在突发卫生事件的预防、准备、应对和恢复等方面的能力建设,仍然是一项至关重要的国际优先事项。在防治传染病方面,除了根除疾病外,所取得的其他成果往往较为脆弱

(Packard,1997)。由于自满、控制力度减弱、病媒栖息地或人类行为的变化以及耐药病原体的传播,疾病传播的风险可能会增加。

抗微生物药物耐药性会阻碍对细菌、寄生虫、病毒和真菌引起的一系列感染进行有效治疗。如果没有有效的抗生素,创伤、手术、器官移植、分娩和免疫抑制都可能对生命构成威胁。耐药感染患者面临着高昂的医疗费用,主要是由于疾病持续时间长、并发症发生概率高、需要进行额外检查并使用更为昂贵的药物来治疗。

随着时间的推移,耐药性会随着病原体的遗传变化自然产生。然而,在医学和农业领域中滥用抗菌素正在加速这一进程。耐药微生物存在于人类、动物、食物和环境中,它们可以在人与动物之间传播,包括通过动物源性食物传播,也可以在人与人之间传播(Ong,Heymann,2007)。感染控制不佳、卫生条件不充分以及食物处理不当会加剧耐药性的传播。当前以控制疟疾、结核病和艾滋病毒感染为重点的卫生规划中特别关注多重耐药性的问题。

2015年的世界卫生大会通过了《抗微生物药物耐药性全球行动计划》,其目标在于指导世界卫生组织支持成员国制定并实施有关耐药性的国家行动计划(WHO,2015b)。

世界卫生组织与联合国粮食及农业组织(Food and Agriculture Organization of the United Nations,FAO)和世界动物卫生组织(World Organisation for Animal Health,OIE)开展合作,共同采取"同一健康"方针,旨在推广最佳实践经验,以防止抗生素耐药性的产生和传播,其中包括在人类、动物和环境中合理使用抗生素。

2016年,联合国大会指出,世界各国将承诺采取协调一致的方法,以在多个部门中,特别是人类健康、动物健康和农业部门,从根本上解决抗菌素耐药性的产生。

11.14.4 更好的健康和福祉

1800年,全球人口还不到10亿。此后,人口快速增长,在1962年达到2.6%的增长峰值,导致全球人口从1900年的15亿增加到2000年的61亿。自1960年以来,人口增长已呈下降趋势,较之前减少了一半。此外,自1970年以来,全球男性和女性的预期寿命均呈现上升趋势,已经增加了10余年。根据2016年的统计数据,全球平均预期寿命为72岁。值得一提的是,仅在过去20年中,世界卫生组织东南亚区域的寿命就增加了8年以上。根据预测,到2100年,全球平均生育率将降至每名育龄妇女活产2胎,全球人口的平均预期寿命将稳定在男性83岁和女性85岁,而全球人口数量也将稳定在112亿左右(联合国,2017)。

在全球范围内,老年人占总体人口比例的增长速度是总体人口增长率的三倍以上。除某些特殊情况以外,中低收入国家人口老龄化速度最快。欧洲经历一个多世纪的时间才步入老龄化社会,如今包括巴西、泰国和中国在内的一些国家仅用了不到25年的时间就步入了老龄化社会。

据估计,到2030年,65岁及以上人口数量(14.1亿)将首次超过10岁以下儿童人口数量(13.5亿)。到2050年,老年人口在欧洲将占到35%,北美洲占到28%,拉丁美洲和加勒比地区占到25%,亚洲占到24%,大洋洲占到23%,而非洲老年人口将占到9%。这些趋势对于卫生保健领域产生了深远的影响,因为多数老年人都将死于非传染性疾病的并发症。

11.14.4.1 气候变化对健康的影响

本世纪初各国在健康方面取得的成果是脆弱的,很容易被气候变化和环境退化的影响所逆转,因此世界卫生组织需要制定可量化的目标(WHO,2008b)。世界卫生组织预计,在2030年至2050年间,每年将有约25万人因气候变化对健康的影响而死亡,其中3.8万人死于老年人热暴露,4.8万人死于腹泻,6万人死于疟疾,9.5万人死于儿童营养不良。据估计,到2030年,每年由气候变化引起的直接健康费用将在20亿至40亿美元之间(全球疾病负担,2016;风险因素协作者,2017;Postigo et al.,2007;WHO,2014,2018g)。

气候变化可以通过极端天气事件直接影响人类健康,还可以通过降水、作物产量和海平面变化等长期的方式影响人类健康。全球一半以上的人口生活在距离海洋60公里的范围内。海平面上升和风暴会摧毁房屋、医疗设施和其他基本服务设施。根据预测,到2100年,仅在欧洲,因极端天气事件(热浪和寒潮、野火、干旱、河流和沿海洪水以及风暴)导致的死亡人数将从每年约3 000人增加到15万人左右(Forzieri et al.,2017)。

多变的降雨模式会对淡水供应造成影响,导致淡水短缺,进而对卫生状况产生不良影响,并增加患腹泻病的风险。洪水会污染淡水资源,增加水传播疾病的风险,并为昆虫媒介提供繁殖的温床。洪水还会导致溺水,造成人身伤害,破坏房屋,扰乱卫生服务秩序等危害。气温上升和降水变化无常可能会减少许多贫困地区的主食产量,导致作物歉收,进而增加营养不良和营养不足的患病率,目前每年约有310万人因营养不良和营养不足而死亡(美国食品药品监督管理局,2013;联合国儿童基金会,2018)。

气候条件还通过延长传播季节和改变病媒生物的地理范围来影响水传播和媒介传播的疾病。随着蚊子栖息地的变化,更多的人可能会接触到虫媒传播疾病,如黄热病、登革热、基孔肯雅热、寨卡病毒以及疟疾。2015年之前,疟疾的发病率和死亡率呈现下降趋势,然而,2015年疟疾控制并没有取得进展。据估计,2017年全球约有2.19亿疟疾患者并有43.5万疟疾相关死亡例数(Nayyar et al.,2012;WHO,2018f)。

居住在海岸附近的人们特别容易受到气候变化的影响。据估计,拥有6 500万人口的小岛屿国家和低洼沿海国家已经在遭受气候变化的不利影响。由于三分之一的人口生活在海拔低于5米的地区,海平面上升、风暴潮和海岸线破坏将会对人类健康构成威胁(联合国开发计划署,2017)。一些小岛屿国家可能最终会随着海平面上升而消失。

在2017年联合国气候变化会议上,世界卫生组织和联合国气候变化秘书处共同发布了一项特别倡议,以保护生活在小岛屿发展中国家的人民免受气候变化对健康造成的危害(Ghebreyesus,Espinosa,2018)。

由于这些岛屿独特而脆弱的生物多样性以及对进口燃料和粮食的依赖,这些岛屿上采取的适应措施变得更加复杂。尽管这些国家对全球温室气体排放的贡献率不到1%,它们却是最先遭受气候变化冲击的国家,所受影响既深又广,极具破坏性。尽管资源有限,一些小岛屿国家已通过实施作物多样化种植、建设抗飓风卫生设施及利用太阳能为医疗服务供电等措施,显著提高了人口和卫生系统的抵御能力(联合国开发计划署,2017)。

11.14.4.2 空气污染和多部门方法

空气污染影响着全球更大比例的人口,是气候变化对健康影响的重要因素之一。据世界卫生组织估计,全球90%以上的人口所生活地区的空气质量不符合主要污染物建议浓度水平,其中颗粒物是常用的主要污染物替代指标。为了规范全球空气质量标准,世界卫生组织空气质量指南,设定了颗粒物、二氧化氮、臭氧和二氧化硫等污染物的限值(这些限值标准将于2020年进行修订)。据世界卫生组织估计,环境空气污染和家庭空气污染分别造成420万人和380万人死亡,主要是由于这些污染物会增加中风、心脏病、慢性阻塞性肺病、肺癌和急性呼吸道感染的发病风险(Prüss-Üstün et al.,2016)。

多部门协同行动对于推动全球卫生事业发展十分重要,同时也是可持续发展目标议程的核心,因为影响人类健康的因素多种多样,包括社会经济地位、性别和其他社会决定因素。因此,这类行动对于治理各种空气污染源,保障环境质量尤为关键。例如,2008年北京奥运会期间,中国政府实施了严格政策以降低北京和周边区域的排放量:限制交通、关闭工厂、暂停施工以及修改排放标准(Su et al.,2015)。这些举措使得北京及其周边协办城市的空气质量得到了显著改善。观察性研究显示,受政策执行期6个月影响的城市心血管疾病死亡率显著下降(Guojun et al.,2016)。

推广使用清洁家用燃料和技术来满足家庭烹饪、取暖和照明的能源需求可以减少环境和家庭空气污染。此外,扩大城市公共交通网络、建设节能建筑、优化废物管理以及利用清洁的可再生能源发电等措施,也能够有效改善环境空气质量。实施减少空气污染的政策有利于环境气候和人体健康,既可以降低由空气污染引起的疾病负担,也有助于减缓气候变化。这些互惠互利的政策,类似于协同的可持续发展目标,被称为健康双赢(health co-benefits)。例如,支持电动汽车、推广公共交通和主动交通的政策可以减少碳排放和交通拥堵,降低城市土地的抗渗透性和噪声暴露,同时改善城市环境、提高人们的身体健康和环境空气质量(联合国环境规划署,2013)。

11.14.4.3 非传染性疾病:决定因素和风险因素

根据目前的数据,非传染性疾病导致的死亡人数占所有死亡人数的71%,其中1 500万例发生在30~69岁之间。这一数据表明,主要死亡原因已经从传染性死亡转变为非传染性死亡。在70岁之前发生的成人死亡被认定为过早死亡。据统计,每年因心血管疾病导致的死亡人数为1 790万人,癌症900万人,呼吸系统疾病390万人,糖尿病160万人。这四类疾病是导致非传染性疾病过早死亡的主要原因,其占比超过80%(WHO,2016)。道路交通事故已成为5~29岁人群的主要死亡原因之一,每年有135万人因道路交通事故死亡,其中一半是行人、骑自行车的人或骑摩托车的人(WHO,2018e)。

心血管疾病、癌症、呼吸系统疾病和糖尿病这四种主要疾病导致的过早死亡中,高达70%与以下四个主要风险因素密切相关:烟草的使用;酒精的过度摄取;高能量、低营养的饮食习惯以及缺乏身体活动。世界卫生组织收集每个领域相关的数据,根据实证推荐相应的政策,提供技术支持,并监测干预措施的影响。2011年,世界卫生组织向各国政府提出了预防和控制非传染性疾病"最佳投入"的干预措施,包括预防心血管疾病的抗高血压药和降脂药,以及预防宫颈癌的人乳头瘤病毒疫苗。这些干预措施具有重大的公共卫生影响,优点是具有成本效益,价格低廉并且实施可行(世界卫生组织,世界经济论坛,2011)。

每年有135万人因道路交通事故而去世,为支持各国应对日益加重的道路交通事故负担,世界卫生组织建议各国通过立法减少超速驾驶和酒后驾驶,强制规定安全带和头盔的使用,改善道路基础设施,包括安全的人行横道和自行车道,从而使人在车辆行驶过程中更安全,除此之外,还强调改善事故后护理,并在公共交通方面进行投资。

根据最近的数据估计,全球有14亿人的身体活动未达到世界卫生组织的建议标准(Guthold et al.,2018)。在很大程度上,这种缺乏活动的情况是由于道路交通状况造成的,每年约有35.1万名骑自行车者和行人因此丧生。因此,世界卫生组织建议为人们步行、骑自行车和其他身体活动提供基础设施、设备和开放的公共空间(WHO,2018e)。

11.14.4.4 营养:最佳数量和质量

人人都有权利获得充足的食物和营养,然而,这一人权却不断受到侵犯,近三分之一的人口患有至少一种形式的营养不良。据统计,2017年全球有4.62亿成年人体重不足,超过19亿成年人超重,其中6亿多人肥胖。同时,有3 830万5岁以下儿童超重或肥胖,1.508亿儿童发育迟缓(与年龄相比身高不足),5 050万儿童消瘦(与身高相比体重不足)(联合国粮食及农业组织,2014,2018b;WHO,2018)。

国际社会承诺"到2030年,消除一切形式的营养不良,包括在2025年前实现关于5岁以下儿童发育迟缓和消瘦的国际商定目标,并满足少女、孕妇和哺乳期妇女以及老年人的营养需求"。

营养不良仍然是导致近半数5岁以下儿童死亡的主要原因之一,同时,营养不良和不健康饮食也是导致成人心血管疾病、2型糖尿病以及某些癌症等非传染性疾病的主要风险因素(Petemadi et al.,2017)。人们对高热量、高脂肪、高糖和高盐的加工食品的消费正在增加。数据显示,6个月以下婴儿中,近三分之二未能接受纯母乳喂养(Yang et al.,2014)。

许多人的饮食中粗粮、水果、坚果和种子以及蔬菜的含量都极低。这些饮食习惯的形成往往与性别、文化背景、知识层次、技能掌握以及个人偏好等个人因素有关。同时,经济、政治以及环境因素也在这个过程中起着重要作用,如食物的成本及获取渠道、市场营销手段、标签制度、贫困程度、城市化进程、地理条件以及气候变化等。

为了有效应对营养不良问题,同时预防和控制与饮食相关的非传染性疾病,每个人都应当获得安全、健康且可负担的食物。第二届国际营养大会行动框架提供了一套包含60项政策行动和建议的方案,供各国政府采纳实施以改善营养状况(联合国粮食及农业组织,WHO,2014)。

为了确保政策行动的有效性,必须将其转化为具体行动。例如,限制向儿童推销不健康食品、对含糖饮料征税或禁止工业反式脂肪。此外,强制要求在包装正面呈现简化版营养标签,并对在学校、医院和其他公共机构进行销售的食品实行营养标准(Hastings et al.,2003;McGinnis et al.,2006;Cairns et al.,2009;de Ruyter et al.,2012;Ebbeling et al.,2012;Qibin et al.,2012;WHO,2015,2017)。

在《2016—2025十年营养行动》中,各国政府正在加速采取应对措施,但仍需根据世界卫生组织的建议采取更多行动(WHO,2017b)。

11.14.4.5 尽量减少烟草和酒精的危害

据统计,每年吸烟导致约800万人死亡,占全球成人死亡人数的17%左右(全球疾病负担,2017)。自2000年以来,全球吸烟率从27%的平均水平下降到2016年的20%。目前,全球有34%的男性和6%的女性吸烟,全球15岁及以上的吸烟者总计达11亿人。尽管吸烟率有所下降,但吸烟者的数量并未减少。令人震惊的是,13～15岁的年轻人吸烟人数超过2 400万。2016年,成年人无烟草使用者人数为3.67亿,13～15岁青少年无烟草使用者人数为1 300万(WHO,2013,2018)。

在实施烟草控制措施的国家,与吸烟相关的疾病(如肺癌、慢性阻塞性肺病和其他呼吸系统疾病)的发病率正在逐渐降低,这些疾病的疾病负担正在逐渐向中低收入国家转移。

1970年,世界卫生大会通过了关于烟草控制的第一项决议。在过去的数十年中,烟草控制已经取得了一定的进展。在此基础上,可持续发展目标的具体目标3.4呼吁各国加强实施《烟草控制框架公约》。《烟草控制框架公约》是在世界卫生组织主持下谈判达成的第一项条约,也是联合国历史上批准速度较快的条约之一(WHO,2012)。该条约从烟草制品的生产、销售、分销、广告和征税等方面规定了烟草控制的最低要求(WHO,2013)。

为了降低对烟草的需求,诸多国家已经通过了烟草控制立法的决议,该立法按年龄和销售点类型对烟草销售进行了限制,并加大了烟草税收。澳大利亚、法国、爱尔兰、俄罗斯、土耳其和英国都推出了室内禁烟等措施。2012年,澳大利亚成为第一个为烟草引入普通包装的国家(澳大利亚统计局,2012;澳大利亚国家健康和医学研究委员会,2013)。普通包装除了规定颜色和字体的品牌和产品名称之外,禁止在烟草制品和包装上使用标识、颜色、品牌形象和促销信息。此后,法国、匈牙利、爱尔兰、新西兰、挪威和英国六个国家也实施了普通包装法。其中,澳大利亚、法国、挪威和英国成功地应对了对其普通包装法的法律质疑,其他几个国家正在进行立法工作、制定相关规章制度或批准普通包装政策。

电子烟和加热烟草制品的发展给烟草控制带来了诸多新的挑战,因此我们需要将工作重心转向建立科学证据和监管能力上,以量化各种烟草和尼古丁输送装置的危害,并随时根据需要更新法规。此外,尽管许多国家对传统营销和广告实施了严格的规定,但许多此类活动已转移到了未受监管的在线渠道。当前尚未完成的公共卫生议程包括增强各国应对烟草业伎俩的能力,治疗因使用烟草导致的疾病,寻找烟草种植的可持续替代品,以及教育公众了解吸烟和其他尼古丁输送装置对健康造成的危害。

全球每年有300万人因有害使用酒精而死亡,占疾病和伤害负担的5%以上(WHO,2018d)。它直接影响到可持续发展目标中许多与健康相关的具体目标,包括孕产妇和儿童健康、传染病(艾滋病、病毒性肝炎、下呼吸道感染、结核病)、非传染性疾病(癌症、心血管疾病和糖尿病)、消化系统疾病、精神卫生、暴力、伤害和中毒。根据可持续发展目标中与健康有关的具体目标3.5,每年人均纯酒精消费量(以公升计)是衡量“加强预防和治疗药物滥用,包括麻醉药品滥用和有害使用酒精”的指标之一(联合国,2015)。

几乎所有国家都采取了征收酒精消费税这一措施,但只有不到半数的国家实施了其他价格策略,例如禁止以低于成本的价格销售或批量折扣。大部分国家采取了综合性的政策措施,包括税收、零售和批发分销限制、广告限制、消费年龄限制以及驾驶时血液酒精浓度的法定限制(WHO,2018d)。

世界卫生组织于2018年发起一项全新倡议,旨在解决在降低酒精消费相关健康风险方面缺乏进展的问题。此倡议为各国政府提供了一套技术方案,包括以下五项战略:(1) 加强对酒精供应的限制;(2) 推进和执行酒驾对策;(3) 促进筛查、简短干预和治疗服务的可及性;(4) 禁止或全面限制酒类广告、赞助和促销活动;(5) 通过消费税和定价政策提高酒类价格。

11.14.5 创新、数据、统计

千年发展目标报告期于2015年结束时,世界上80%的贫困人口生活在农村地区,其中55%的人可以获得安全饮用水,而城市人口中这一比例为85%。虽然已经取得了相当大的进展,但最富裕的人和最贫穷的人并没有公平受益。例如,在2000年至2015年期间,最富裕的五分之一家庭的熟练助产率有所提高,从80%上升到89%,而最贫穷的五分之一家庭的熟练助产率仅略有上升,从33%上升到43%。此外,女性的贫困比例仍然较高,并且在劳动力市场上处于劣势,全球女性的收入比男性低24%。因此,公平是可持续发展的核心议程之一。世界已经认识到,国家平均水平可能掩盖了不同人群之间的严重差距(Gurria,2011)。

造成这些持续不公平的部分原因在于:人群水平的统计数据历来存在覆盖不全的问题,某些族裔群体被系统性地排除在外,机构人口不包括在家庭调查中,行政数据只反映那些能够获得服务的人,而基于学校的调查只能统计那些能够上学的儿童(Carrera et al.,2012)。

为了对最弱势群体进行有效地跟踪与监测,分层数据是必不可少的。然而,收集和分析这些数据所需的工作量庞大,并伴随着更高的成本,例如解决样本量、保密性和透明度等问题的成本。特别是当指标需要进行多维分层时,例如“城市地区最贫困五分之一人口中的童工”,这种情况下的成本更是显著增加。我们面临的挑战是在一个非常广泛的议程上满足对高质量、及时、分层数据的需求。联合国大会明确指出:“可持续发展目标指标应根据《官方统计基本原则》,酌情按收入、性别、年龄、种族、族裔、移徙身份、残疾和地理位置或其他特征进行分层”(联合国,2014)。

世界卫生组织对此重点表示欢迎,因为卫生系统不会自然地发展到确保服务公平分配的程度。旨在促进一国的经济增长的决策不会自动地保护穷人或促进他们的健康。国际贸易协定本身并不能保证粮食安全、就业保障、健康保障或获得可负担的药品。要实现这些成果,需要深思熟虑,将公平放在首位,从而去制定相关政策决定(Blas,Sivasankara Kurup,2010;Hoegh-Guldberg et al.,2015;联合国粮食及农业组织,2016),并且决策者还需具备衡量构成国家人口的不同群体影响的能力。

为了量化其改善健康结果的贡献,世界卫生组织制定了一个影响框架,该框架包括三个层面的衡量标准:健康调整后预期寿命、每个目标的指数以及规划具体目标。

根据世界卫生组织的规定,影响框架需制定基线数据和绩效指标。因此,世界卫生组织的工作成效(包括指导方针和技术支持、人道主义反应、政策对话和卫生运动)将不再仅仅依据该计划是否实现了产出来衡量,而是根据其在各国产生的卫生影响来衡量。这一转变充分响应了政府和其他捐助者对于提高公共资金透明度和问责制的要求(经济合作与发展组织,2005,2008,2011)。

激励创新

创新可以改善影响人们健康和福祉的政策、制度、产品和技术、服务和交付方法的任何方面。世界卫生组织正在努力在全球卫生领域建立一种更具创新性的文化,以发展促进健康的数字技术。2018年,世界卫生组织与卫生适宜技术组织(Programme for Appropriate Technologies in Health,PATH)建立了一个创新中心,开发了疫苗瓶监测贴(可显示冷链何时被破坏)、疟疾和日本脑炎疫苗、数字卫生干预措施分类和指南,以及全球数字健康图谱(Global Digital Health Atlas,一个旨在加强新出现的卫生创新的影响并促进其规模发展的技术登记平台)。

当发现某种未被满足的卫生需求时,创新中心将确定一种理想产品,并形成公私伙伴关系以开发该产品。这些项目通常汇集学术界、工业界和公共卫生领域的专家,并由慈善机构提供资金支持,还包括一些其他实例,如疟疾药物项目、国际艾滋病疫苗倡议、全球结核病药物开发联盟以及治疗被忽视疾病药物倡议。

根据低收入国家的实际需求来设计产品的重要性在脑膜炎疫苗项目中得到了充分体现。各国卫生部长明确提出要求,希望世界卫生组织能够提供一种针对非洲脑膜炎流行带的26个国家的疫苗,以有效控制该地区每年大规模的脑膜炎疫情。同时,他们还明确了理想疫苗应具备的特性,其中包括这些国家可以负担得起的价格。

在不到十年的时间里,一种新型疫苗由一个科学家团队成功开发,在加拿大监管机构的支持下获得许可,并通过了世界卫生组织的预认证。生产结合疫苗的技术从美国和荷兰转移至印度血清研究所,该研究所同意以每剂50美分的目标价格生产疫苗。自2011年底首次使用这种新疫苗以来,至2012年底已接种超过1亿剂疫苗。经历了多次大规模接种后,一些高流行国家的脑膜炎病例数已降至十多年来的最低水平。

该项目带来的预计经济效益显著。以一例脑膜炎为例,其引发的医疗费用支出相当于该家庭三个月至四个月的收入。采取紧急应对措施以应对流行病,可能会占用一个国家全部卫生预算的5%以上。从另一个角度来看,该项目具有开创性的价值。通常,非洲国家需要等待几年,甚至几十年,才能让新的医疗技术在其卫生系统中得到应用。在此情况下,非洲率先获得了全球范围内可提供的最为先进的技术。

药品供应链的多个环节亟需技术创新,例如,加强国家药品监管部门和质量保证实验室的传统手段在应对不合格、假冒、错误标签、伪造的医疗产品所引发的问题时显得力不从心(Cockburn et al.,2005)。根据世界卫生组织的统计,仅有20%的国家建立了完善的医药产品监管体系,而剩余国家中,约50%在一定程度上有效实施了药品监管,剩余30%的国家或缺乏药品监管机制,或机制的能力有限,几乎无法发挥其应有的作用。此外,网络销售药品使保护消费者免受不合格或伪造医药产品侵害的工作变得更加复杂(世界卫生组织n.d.a)。

由于公共卫生事件与知识产权及侵犯版权问题相互交织,以及出现了合法仿制药在运输过程中作为假药被查获的贸易事件,以往为解决不合格药品问题所付出的努力受到了阻碍。在很多国家,解决由不合格药品所引发的公共卫生问题时,唯一可用的法律文件是与知识产权有关的立法(Attaran et al.,2012)。

产品的效率、有效性、质量、可持续性、安全性和/或可负担性是需要持续改进的,例如,胰岛素(发现于1923年)和青霉素(1942)的反复短缺可以表明,一种药物即使问世已久也并不能保证它的可用性。

11.14.6 未来的发展方向

尽管近几十年来全球卫生领域取得了显著进展,但其仍需不断进行创新和改进。为了使全球人口数量稳定在112亿左右,各国需要在人们的生活方式、饮食习惯、工作模式以及卫生保健服务的获取方式等诸多方面进行重大变革。可持续发展目标覆盖的领域十分广泛,同时也存在一些需要解决的矛盾。卫生部门面临着流行病学和人口结构转型带来的重大挑战,同时肩负着确保全民均能获得高质量卫生服务的艰巨任务。为实现最大的健康效益,世界卫生组织在推进各部门实施各项政策时,应继续发挥其在传染病控制领域的成功经验。

全球健康对于可持续发展的贡献在于能够确保资源的公平获取，实现人与自然环境的健康共生，以及对预期寿命的变化影响较小（联合国粮农组织，2018c）。世界卫生组织将继续跟踪健康决定因素和疾病模式的变化，以制定有效的干预措施，并衡量其在一段时间内改善健康和寿命的程度。

（翻译：黄旸木）

参考文献

Anand, S. and Barnighausen, T. (2004). Human resources and health outcomes: cross-country econometric study. The Lancet, 364 (9445), 1603-9.

Anand, S. and Barnighausen, T. (2007). Health workers and vaccination coverage in developing countries: an econometric analysis. The Lancet, 369(9569), 1277-85.

Andrieux-Meyer, I., Cohn, J., de Araujo, E.S., and Hamid, S.S. (2015). Disparity in market prices for hepatitis C virus direct-acting drugs. Lancet Global Health, 3, e676-e7.

Attaran, A., et al. (2012). How to achieve international action on falsified and substandard medicines. British Medical Journal, 345, e7381.

Australian Bureau of Statistics (2012). 4364.0.55.007 — Australian Health Survey: Nutrition First Results — Foods and Nutrients, 2011 - 12. [Online] Available at: http://www. abs. gov. au/ausstats/abs@. nsf/Lookup/bySubject/4364.0.55.007~2011 -12~MainFeatures~Discreti onaryfoods~700.

Basu, S., et al. (2019). Estimation of global insulin use for type 2 diabetes, 2018-30: a microsimulation analysis. Lancet Diabetes & Endocrinology, 7(1), 25-33.

Bermingham, A., et al. (2012). Severe respiratory illness caused by a novel coronavirus, in a patient transferred to the United Kingdom from the Middle East, September 2012. Euro Surveillance, 17(40), 20290.

Blas, E. and Sivasankara Kurup, A. (2010). Equity, Social Determinants and Public Health Programmes. Geneva: WHO. [Online] Available at: http://whqlibdoc.who.int/publications/2010/9789241563970_eng.pdf.

Cairns, G., Angus, K., and Hastings, G. (2009). The Extent, Nature and Effects of Food Promotion to Children: A Review of the Evidence to December 2008. Geneva: WHO. [Online] Available at: https://www. who.int/dietphysicalactivity/Evidence_Update_2009.pdf.

Carrera, C., et al. (2012). The comparative cost-effectiveness of an equity-focused approach to child survival, health, and nutrition: a modelling approach. The Lancet, 380, 1341-51.

Centers for Disease Control and Prevention (CDC) (2012). Press briefing transcript. CDC, FDA, Massachusetts Department of Public Health. Joint telebriefing updating investigation of meningitis outbreak. [Online] Available at: http://www.cdc.gov/media/releases/2012/t1011_meningitis_outbreak.html.

Centers for Disease Control and Prevention (CDC) (2018). Influenza infections in humans. [Online] Available at: https://www.cdc.gov/flu/swineflu/variant-cases-us.htm#table-infections.

Cockburn, R., Newton, P.N., Agyarko, E.K., Akunyili, D., and White, J.H. (2005). The global threat of counterfeit drugs: why industry and governments must communicate the dangers. PLoS Medicine, 2(4), e100.

de Ruyter, J.C., Olthof, M.R., Seidell, J.C., and Katan, M.B. (2012). A trial of sugar-free or sugar-sweetened beverages and body weight in children. The New England Journal of Medicine, 367(15), 1397-406.

Ebbeling, C.B., et al. (2012). A randomized trial of sugar-sweetened beverages and adolescent body weight. The New England Journal of Medicine, 367(15), 1407-16.

Food and Agriculture Organization of the United Nations and the World Health Organization (FAO/WHO) (2014). Second International Conference on Nutrition. ICN2 2014/3 Corr.1. [Online] Available at: http://www.fao.org/3/a-mm215e.pdf.

Food and Agriculture Organization of the United Nations (FAO) (2016). The State of World Fisheries and Aquaculture 2016. Contributing to Food Security and Nutrition for All. [Online] Available at: http://www.fao.org/3/a-i5555e.pdf.

Food and Agriculture Organization of the United Nations (FAO) (2018a). FAO Food Price Index declines in June for the first time in 2018. [Online] Available at: http://www.fao.org/news/story/en/item/1143914/icode/.

Food and Agriculture Organization of the United Nations (FAO) (2018b). The State of Food Security and Nutrition in the World 2018. [Online] Available at: http://www.fao.org/3/I9553EN/i9553en.pdf.

Food and Agriculture Organization of the United Nations (FAO) (2018c). The State of the World's Forests: Forest Pathways to Sustainable Development. [Online] Available at: http://www.fao. org/policy-support/tools-and-publications/resources-details/en/c/1144279/.

Forzieri, G., Cescatti, A., Batista e Silva, F., and Feyen, L. (2017). Increasing risk over time of weather-related hazards to the European population: a data-driven prognostic study. Lancet Planetary Health, 1, e200-e208.

G20 Meeting of Health Ministers (2018). Declaration 4th October. Argentina. [Online] Available at: http://www. g20. utoronto. ca/2018/2018-10-04-health.pdf.

Gao, R., et al. (2013). Human infection with a novel avian-origin in-fluenza A (H7N9) virus. The New England Journal of Medicine, 368, 1888-97.

GBD 2015 Tobacco Collaborators (2017). Smoking prevalence and attributable disease burden in 195 countries and territories, 1990-2015: a systematic analysis from the Global Burden of Disease Study 2015. The Lancet, 389(10082), 1885-906.

GBD 2016 Risk Factors collaborators (2017). Global, regional, and national comparative risk assessment of 84 behavioural, environmental and occupational, and metabolic risks or clusters of risks, 1990-2016: a systematic analysis of the Global Burden of Disease Study 2016. The Lancet, 390, 1345-1422.

Ghebreyesus, T.A. and Espinosa, P. (2018). Health, climate and small island states. Bulletin of the World Health Organization, 96, 78-78A.

Gostin, L.O. and Katz, R. (2016). The international health regulations: the governing framework for global health security. Milbank Quarterly, 94, 264-313.

Guojun, H., Fan, M., and Zhou, M. (2016). The effect of air pollution on mortality in China: evidence from the 2008 Beijing Olympic Games. HKUST IEMS Working Paper, 3, 1-62.

Gurria, A. (2011). Remarks by OECD Secretary-General Delivered at the Launch of Divided We Stand: Why Inequality Keeps Rising. Paris: OECD. [Online] Available at: http://www.oecd.org/els/soc/dividedwestandwhyinequalitykeepsrisingspeech.htm.

Guthold, R., Stevens, G.A., Riley, L.M., and Bull, F.C. (2018). Worldwide trends in insufficient physical activity from 2001 to 2016: a pooled analysis of 358 population-based surveys with 1·9 million participants. The Lancet Global Health, 46(10), E1077-86.

Hastings, G., et al. (2003). Review of the Research on the Effects of Food Promotion to Children. Glasgow: University of Strathclyde, Centre for Social Marketing. [Online] Available at: https://www. fabresearch.org/viewItem.php? id=11053.

Health Action International (2015). Inequities and Inefficiencies in the Global Insulin Market. Fact Sheet 1. November. [Online] Available at: https://haiweb.org/wp-content/uploads/2015/11/ACCISS-Fact-Sheet-1-Inequalities-in-Insulin-Market.pdf.

Henã-Restrepo, A.M., et al. (2017). Efficacy and effectiveness of an rVSV-vectored vaccine in preventing Ebola virus disease: final results from the Guinea ring vaccination, open-label, cluster-randomised trial (Ebola Ç Suffit!). The Lancet, 389(10068), 505-18.

Heymann, D.L., Mackenzie, J.S., and Peiris, M. (2013). SARS legacy: outbreak reporting is expected and respected. The Lancet, 381(9869), 779-81.

Hoegh-Guldberg, O. et al. (2015). Reviving the ocean economy: the case for action — 2015. World Wide Fund for Nature. [Online] Available at: https://c402277. ssl. cf1. rackcdn. com/publications/790/files/original/Reviving_Ocean_Economy_REPORT_low_res.pdf? 1429717323.

Inter-Agency Standing Committee (2016). Final IASC system-wide level 3 (L3) activation procedures for infectious disease events. [Online] Available at: https://interagencystandingcommittee.org/principals/documents-public/final-iasc-system-wide-level-3-l3-activation-procedures-infectious.

Joint United Nations Programme on HIV/AIDS (UNAIDS) (2018). UNAIDS data 2018. [Online] Available at: http://www.unaids.org/sites/default/files/media_asset/unaids-data-2018_en.pdf.

Jordan, M.R., et al. (2017). Human immunodeficiency virus (HIV) drug resistance in African infants and young children newly diagnosed with HIV: a multicountry analysis. Clinical Infectious Diseases, 65(12), 2018-25.

Kieny, M-P., et al. (2018). Delivering Quality Health Services: A Global Imperative for Universal Health Coverage. World Bank Group. [Online] Available at: https://www.worldbank.org/en/topic/universalhealthcoverage/publication/delivering-quality-health-services-a-global-imperative-for-universal-health-coverage.

McGinnis, J.M., Gootman, J.A., and Kraak, V.I. (eds.) (2006). Food Marketing to Children and Youth: Threat or Opportunity? Washington, DC: Institute of Medicine, National Academies Press. Available at: http://www.nap.edu/catalog.php? record_id=11514#toc.

Meningitis Vaccine Project (n.d.). Website. [Online] Available at: http://www.meningvax.org/.

Moon, S., et al. (2015). Will Ebola change the game? Ten essential reforms before the next pandemic. The report of the Harvard-LSHTM Independent Panel on the Global Response to Ebola. The Lancet, 386, 2204-21.

Mullan, F., et al. (2011). Medical schools in sub-Saharan Africa. The Lancet, 377, 1113-21.

Nabarro, D. (2015). WHO steps up its role in health emergencies. Bulletin of the World Health Organization, 93(12). [Online] Available at: http://www.who.int/bulletin/volumes/93/12/15-031215/en/.

National Health and Medical Research Council (2013). Australian Dietary Guidelines. Canberra: National Health and Medical Research Council. [Online] Available at: https://www.nhmrc.gov.au/about-us/publications/australian-dietary-guidelines.

Nayyar, G., Breman, J., Newton, P.N., and Herrington, J. (2012). Poor-quality antimalarial drugs in southeast Asia and sub-Saharan Africa. The Lancet Infectious Diseases, 12(6), 488-96.

Ong, A.K. and Heymann, D.L. (2007). Microbes and humans: the long dance. Bulletin of the World Health Organization, 85, 422-3.

Organisation for Economic Co-operation and Development (OECD) (2005). Paris Declaration on Aid Effectiveness. Paris: OECD. [Online] Available at: http://www.oecd.org/development/effectiveness/34428351.pdf.

Organisation for Economic Co-operation and Development (OECD) (2008). Accra Agenda for Action. Paris: OECD. [Online] Available at: http://www.oecd.org/development/effectiveness/34428351.pdf.

Organisation for Economic Co-operation and Development (OECD) (2011). Divided We Stand: Why Inequality Keeps Rising. Paris: OECD. [Online] Available at: http://www.oecd.org/els/soc/dividedwestand whyinequalitykeepsrising.htm.

Packard, R. M., (1997). Malaria dreams: postwar visions of health and development in the Third World, Medical Anthropology, 17 (3), 279-96.

Petemadi, A., et al. (2017). Mortality from different causes associated with meat, heme iron, nitrates and nitrates in the NIH-AARP Diet and Health Study: population based cohort study. British Medical Journal, 357, 1957.

Postigo, A., Haines, A., Neira, M., and Confalonieri, U. (2007). Will increased awareness of the health impacts of climate change help in achieving international collective action? Bulletin of the World Health Organization, 85(11), 826-8.

Pradhan, P., et al. (2017). A systematic study of Sustainable Development Goal (SDG) interactions. Earth's Future, 5(11), 1169-79.

Program for Appropriate Technologies in Health (PATH) (2017). PATH consolidated financial statements for the years ended 31 December 2017 and 2016. [Online] Available at: https://path.azureedge.net/media/documents/PATH2017-financial-statements.pdf.

Prüss-Üstün, A., Wolf, J., Corvalán, C.F., Bos, R., and Neira, M.P. (2016). Preventing disease through healthy environments: a global assessment of the burden of disease from environmental risks. World Health Organization. [Online] Available at: https://apps.who. int/iris/handle/10665/204585.

Qibin, Q., et al. (2012). Sugar-sweetened beverages and genetic risk of obesity. The New England Journal of Medicine, 367(15), 1387-96.

Roberts, L. and Brennan, R. (2015). Emergency public health and humanitarian assistance in the twenty-first century. In: Detels, R., Gulliford, M., Abdool Karim, Q., and Chuan Tan, C. (eds.) Oxford Textbook of Global Public Health (6th ed.). Oxford: Oxford University Press.

Sachs, J.D. (2012). Achieving universal health coverage in low-income settings. The Lancet, 380(9845), 944-7.

Sen, A. (1999). Development as Freedom. Oxford: Oxford University Press.

Sneddon, C., Howarth, R.B., and Norgaard, R.B. (2006). Sustainable development in a post-Brundtland world. Ecological Economics, 57, 253-68.

Steffen, W., et al. (2015). Planetary boundaries: guiding human development on a changing planet. Science, 347(6223), 1259855.

Su C., et al. (2015). Assessing responses of cardiovascular mortality to particulate matter air pollution for pre-, during-and post-2008 Olympics periods. Environmental Research, 142, 112-22.

The Ebola Outbreak Epidemiology Team (2018). Outbreak of Ebola virus disease in the Democratic Republic of the Congo, April-May 2018: an epidemiological study. The Lancet, 392(10143), 213-21.

United Nations (UN) (2000). United Nations Millennium Declaration (United Nations General Assembly Resolution 55/2). New York: UN. [Online] Available at: http://www.un.org/millennium/declaration/ares552e.pdf.

United Nations (UN) (2014). 68/261. Fundamental Principles of Official Statistics. [Online] Available at: http://undocs.org/A/RES/68/261.

United Nations (UN) (2015). The Millennium Development Goals Report 2015. [Online] Available at: http://www. un. org/millenniumgoals/2015_MDG_Report/pdf/MDG%202015%20rev%20(July%201).pdf.

United Nations (UN) (2015a). 70/1.Transforming Our World: The 2030 Agenda for Sustainable Development. United Nations A/RES/70/1. [Online] Available at: https://sustainabledevelopment.un.org/post2015/transformingourworld.

United Nations (UN) (2017). Department of Economic and Social Affairs, Population Division. World Population Prospects: The 2017 Revision. [Online] Available at: https://population.un.org/wpp/Graphs/DemographicProfiles/.

United Nations Children's Fund (UNICEF), World Health Organization, World Bank Group (2018). Levels and Trends in Child Malnutrition: Key Findings of the 2018 Edition of the Joint Child Malnutrition Estimates. [Online] Available at: https://www.who.int/nutgrowthdb/estimates2017/en/.

United Nations Development Programme (UNDP) (2017). Rising Tides, Rising Capacity: Supporting a Sustainable Future for Small Island Developing States. United Nations Development Programme, Alliance of Small Island States. [Online] Available at: https://www.undp.org/content/undp/en/home/librarypage/poverty-reduction/rising-tides-rising-capacity-supporting-a-sustainable-future-for.html.

United Nations Environment Programme (UNEP) (2013). Global Mercury Assessment 2013; Sources, Emissions, Releases, and Environmental Transport. [Online] Available at: https://wedocs. unep.org/handle/20.500.11822/7984.

United Nations Inter-Agency Group for Child Mortality Estimation (2018). Levels and Trends in Child Mortality: Report. [Online] Available at: https://www.un.org/en/development/desa/population/publications/mortality/child-mortality-report-2018.asp.

United States Food and Drug Administration (USFDA) (2013). Strategic Plan for Preventing and Mitigating Drug Shortages. [Online] Available at: https://www.fda.gov/media/86907/download.

Vujicic, M., Zurn, P., Diallo, K., Adams, O., and Dal Poz, M. (2004). The role of wages in the migration of health care professionals from developing countries. Human Resources for Health, 2(1), 3.

Wagstaff, A., et al. (2017). Progress on catastrophic health spending: results for 133 countries. A retrospective observational study. Lancet Global Health, 6(2), e169-79.

Wagstaff, A., Flores, G., Smitz, M-F., Hsu, J., Chepynoga, K., and Eozenou, P. (2018). Progress on impoverishing health spending: results for 122 countries. A retrospective observational study. Lancet Global Health, 6(2), e180-92.

World Bank (2004). World Development Report. Making Services Work for the Poor. Washington, DC: World Bank.

World Commission on Environment and Development (1987). Our Common Future. New York: Oxford University Press.

World Health Organization (WHO) (1948). Constitution of the World Health Organization. Geneva: WHO. [Online] Available at: http://apps.who.int/gb/bd/PDF/bd47/EN/constitution-en.pdf? ua=1.

World Health Organization (WHO) (2008a). International Health Regulations (2005) (2nd ed.). Geneva: WHO. [Online] Available at: http://whqlibdoc.who.int/publications/2008/9789241580410_eng.pdf.

World Health Organization (WHO) (2008b). Protecting Health from Climate Change — World Health Day 2008. Geneva: WHO. [Online] Available at: http://www.who.int/world-health-day/previous/2008/en/index.html.

World Health Organization (WHO) (2010). The World Health Report 2010. Health Systems Financing: The Path to Universal Coverage. Geneva: WHO.

World Health Organization (WHO) (2010a). Hidden Cities: Unmasking and Overcoming Health Inequities in Urban Settings. Geneva: WHO.

World Health Organization (WHO) (2010b). Global Code of Practice on the International Recruitment of Health Personnel. Geneva: WHO. [Online] Available at: http://www.who.int/hrh/migration/code/practice/en/.

World Health Organization (WHO) (2011). Pandemic Influenza Preparedness Framework for the Sharing of Influenza Viruses and Access to Vaccines and Other Benefits. Geneva: WHO.

World Health Organization (WHO) (2012). Global Progress Report on Implementation of the WHO Framework Convention on

Tobacco Control. Geneva: WHO. [Online] Available at: https://www.who.int/fctc/reporting/2012_global_progress_report_en.pdf?ua=1.
World Health Organization (WHO) (2013). MPOWER in action: defeating the global tobacco epidemic. Geneva: WHO. [Online] Available at: https://www.who.int/tobacco/mpower/publi-cations/mpower_2013.pdf? ua=1.
World Health Organization (WHO) (2013a). Noncommunicable diseases: fact sheet. [Online] Available at: http://www.who.int/mediacentre/factsheets/fs355/en/.
World Health Organization (WHO) (2013b). WHO model lists of essential medicines. [Online] Available at: http://www.who.int/medi-cines/publications/essentialmedicines/en/index.html.
World Health Organization (WHO) (2013c). Prequalification of medicine by WHO: fact sheet. [Online] Available at: http://www.who.int/mediacentre/factsheets/fs278/en/index.html.
World Health Organization (WHO) (2013d). Protocol to Eliminate Illicit Trade in Tobacco Products. Geneva: World Health Organization. [Online] Available at: http://apps.who.int/iris/bitstream/10665/80873/1/9789241505246_eng.pdf.
World Health Organization (WHO) (2014). Quantitative risk assessment of the effects of climate change on selected causes of death, 2030s and 2050s. [Online] Available at: https://www.who.int/globalchange/publications/quantitative-risk-assessment/en/.
World Health Organization (WHO) (2015). Guideline: Sugars Intake for Adults and Children. Geneva: WHO. [Online] Available at: http://apps.who.int/iris/bitstream/10665/149782/1/9789241549028_eng. pdf?ua=1.
World Health Organization (WHO) (2015a). Report of the Ebola Interim Assessment Panel. Geneva: WHO. [Online] Available at: https://www.who.int/csr/resources/publications/ebola/ebola-panel-report/en/.
World Health Organization (WHO) (2015b). Sixty - eighth World Health Assembly Opens in Geneva. Geneva: WHO. [Online] Available at: https://www.who.int/mediacentre/news/releases/2015/wha-18-may-2015/en/.
World Health Organization (WHO) (2016). Global Strategy on Human Resources for Health: Workforce 2030. Geneva: WHO.
World Health Organization (WHO) (2016a). Eliminating Malaria in the Greater Mekong Subregion: United to End a Deadly Disease. Geneva: WHO.
World Health Organization (WHO) (2016b). An R&D Blueprint for Action to Prevent Epidemics. Geneva: WHO.
World Health Organization (WHO) (2017). Global Action Plan on HIV Drug Resistance 2017-2021. Geneva: WHO.
World Health Organization (WHO) (2017a). Emergency Response Framework (2nd ed.). Geneva: WHO.
World Health Organization (WHO) (2017b). United Nations Decade of Action on Nutrition 2016-2025. Workplan. Geneva: WHO. [Online] Available at: https://www.who.int/nutrition/decade-of-action/workprogramme-doa2016to2025-en.pdf?ua=1.
World Health Organization (WHO) (2018). 13th General Programme of Work 2019-2023. Geneva: WHO. [Online] Available at: http://www.who.int/about/what-we-do/gpw-thirteen-consultation/en/.
World Health Organization (WHO) (2018a). Immunization Coverage. Fact sheet. Geneva: WHO. [Online] Available at: https://www.who. int/news-room/fact-sheets/detail/immunization-coverage.
World Health Organization (WHO) (2018b). Statement of the Nineteenth IHR Emergency Committee Regarding the International Spread of Poliovirus. Geneva: WHO. [Online] Available at: https://www.who.int/news-room/detail/30-11-2018-statement-of-the-nineteenth-ihr-emergency-committee-regarding-the-international-spread-of-poliovirus.
World Health Organization (WHO) (2018c). EXECUTIVE BOARD. EB144/9. 144th session. 26 November 2018. Provisional agenda item 5.3. Polio Eradication. Report by the Director-General. Geneva: WHO.
World Health Organization (WHO) (2018d). Global Status Report on Alcohol and Health 2018. Geneva: WHO.
World Health Organization (WHO) (2018e). Global Status Report on Road Safety. Geneva: WHO.
World Health Organization (WHO) (2018f). World Malaria Report. Geneva: WHO.
World Health Organization (WHO) (2018g). Fact Sheet: Climate Change and Health. Geneva: WHO.
World Health Organization (WHO) (2018h). Annual Review of Diseases Prioritized under the Research and Development Blueprint. Geneva: WHO.
World Health Organization (WHO) (2018i). Global Tuberculosis Report. Geneva: WHO.
World Health Organization (WHO) (2018j). World Malaria Report. Geneva: WHO.
World Health Organization (WHO) (2018k). Towards a Global Action Plan for Healthy Lives and Well-Being for All. Geneva: WHO.
World Health Organization (WHO) (2018l). The Pandemic Influenza Preparedness Framework: Partnership Contribution High Level Implementation Plan I Final Report 2014-2017. Geneva: WHO.

World Health Organization (WHO) (n.d.). Attacks on health care. Geneva: WHO. [Online] Available at: https://www.who.int/emergencies/attacks-on-health-care/en/.

World Health Organization (WHO) (n.d. a). General information on counterfeit medicines. Geneva: WHO. [Online] Available at: http://www.who.int/medicines/services/counterfeit/overview/en/index1.html.

World Health Organization and the International Bank for Reconstruction and Development/The World Bank (WHO/IBRD) (2017). Tracking Universal Health Coverage: 2017 Global Monitoring Report. Geneva: WHO. [Online] Available at: https://www.who.int/healthinfo/universal_health_coverage/report/2017/en/.

World Health Organization and the World Economic Forum (2011). From Burden to 'Best Buys': Reducing the Economic Impact of NCDs in Low - and Middle - Income Countries. Geneva: WHO. [Online] Available at: https://www.who.int/nmh/publications/best_buys_summary/en/.

Worm, B., et al. (2006). Impacts of biodiversity loss on ocean eco-system services. Science, 314(5800), 787-90.

Yang, Q., Zhang, Z., and Gregg, E.W. (2014). Added sugar intake and cardiovascular diseases mortality among US adults. JAMA Internal Medicine, 174(4), 516-24.

Zhang, P., et al. (2010). Global healthcare expenditure on diabetes for 2010 and 2030. Diabetes Research and Clinical Practice, 87, 293-301.